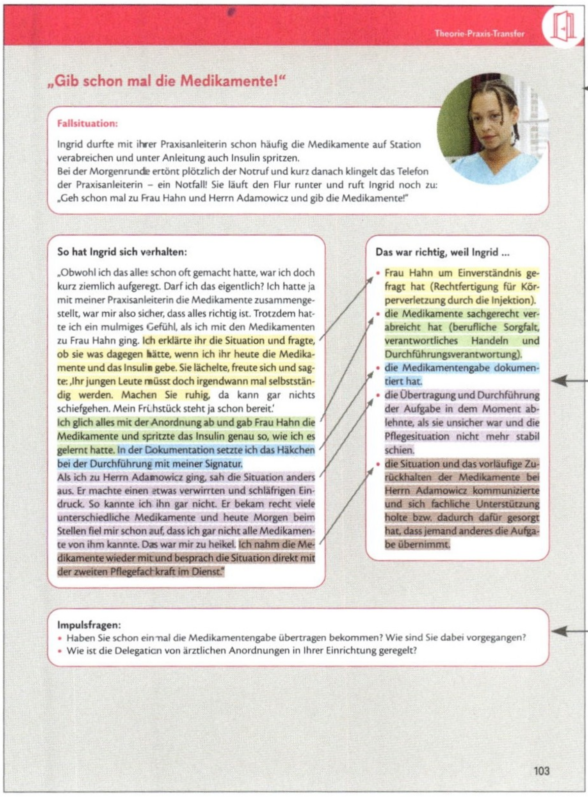

Theorie-Praxis-Transfer

„Gib schon mal die Medikamente!“

Fallsituation:

Ingrid durfte mit ihrer Praxisanleiterin schon häufig die Medikamente auf Station verabreichen und unter Anleitung auch Insulin spritzen.
Bei der Morgenrunde ertönt plötzlich der Notruf und kurz danach klingelt das Telefon der Praxisanleiterin – ein Notfall! Sie läuft den Flur runter und ruft Ingrid noch zu: „Geh schon mal zu Frau Hahn und Herrn Adamowicz und gib die Medikamente!“

So hat Ingrid sich verhalten:

„Obwohl ich das alles schon oft gemacht hatte, war ich doch kurz ziemlich aufgeregt. Darf ich das eigentlich? Ich hatte ja mit meiner Praxisanleiterin die Medikamente zusammengestellt, war mir also sicher, dass alles richtig ist. Trotzdem hatte ich ein mulmiges Gefühl, als ich mit den Medikamenten zu Frau Hahn ging. Ich erklärte ihr die Situation und fragte, ob sie was dagegen hätte, wenn ich ihr heute die Medikamente und das Insulin gebe. Sie lächelte, freute sich und sagte: ‚Ihr jungen Leute müsst doch irgendwann mal selbstständig werden. Machen Sie ruhig, da kann gar nichts schiefgehen. Mein Frühstück steht ja schon bereit.‘
Ich glich alles mit der Anordnung ab und gab Frau Hahn die Medikamente und spritzte das Insulin genau so, wie ich es gelernt hatte. In der Dokumentation setzte ich das Häkchen bei der Durchführung mit meiner Signatur.
Als ich zu Herrn Adamowicz ging, sah die Situation anders aus. Er machte einen etwas verwirrten und schläfrigen Eindruck. So kannte ich ihn gar nicht. Er bekam recht viele unterschiedliche Medikamente und heute Morgen beim Stellen fiel mir schon auf, dass ich gar nicht alle Medikamente von ihm kannte. Das war mir zu heikel. Ich nahm die Medikamente wieder mit und besprach die Situation direkt mit der zweiten Pflegefachkraft im Dienst.“

Das war richtig, weil Ingrid …

- Frau Hahn um Einverständnis gefragt hat (Rechtfertigung für Körperverletzung durch die Injektion).
- die Medikamente sachgerecht verabreicht hat (berufliche Sorgfalt, verantwortliches Handeln und Durchführungsverantwortung).
- die Medikamentengabe dokumentiert hat.
- die Übertragung und Durchführung der Aufgabe in dem Moment ablehnte, als sie unsicher war und die Pflegesituation nicht mehr stabil schien.
- die Situation und das vorläufige Zurückhalten der Medikamente bei Herrn Adamowicz kommunizierte und sich fachliche Unterstützung holte bzw. dadurch dafür gesorgt hat, dass jemand anderes die Aufgabe übernimmt.

Impulsfragen:
- Haben Sie schon einmal die Medikamentengabe übertragen bekommen? Wie sind Sie dabei vorgegangen?
- Wie ist die Delegation von ärztlichen Anordnungen in Ihrer Einrichtung geregelt?

103

Auf **Theorie-Praxis-Transfer-Seiten** schildern Pflegefachassistenzpersonen herausfordernde Situationen aus dem Berufsalltag passend zu den jeweiligen Kapitelthemen und wie sie damit umgegangen sind.

Farblich zugeordnete und theoriebasierte **Begründungen** lassen nachvollziehen, warum das jeweilige Verhalten richtig war.

Impulsfragen regen zum Nachdenken an oder laden zum gemeinsamen Austausch und zur Diskussion ein.

Jedes Kapitel endet mit einem **Kompetenz-Check.**

Diese Seite dient der Selbstreflexion zu den neu erworbenen Fachkenntnissen und Fertigkeiten sowie dem Einschätzen Ihrer sozialen Fähigkeiten und Selbstständigkeit.

So haben Sie Ihren Lernerfolg immer im Blick!

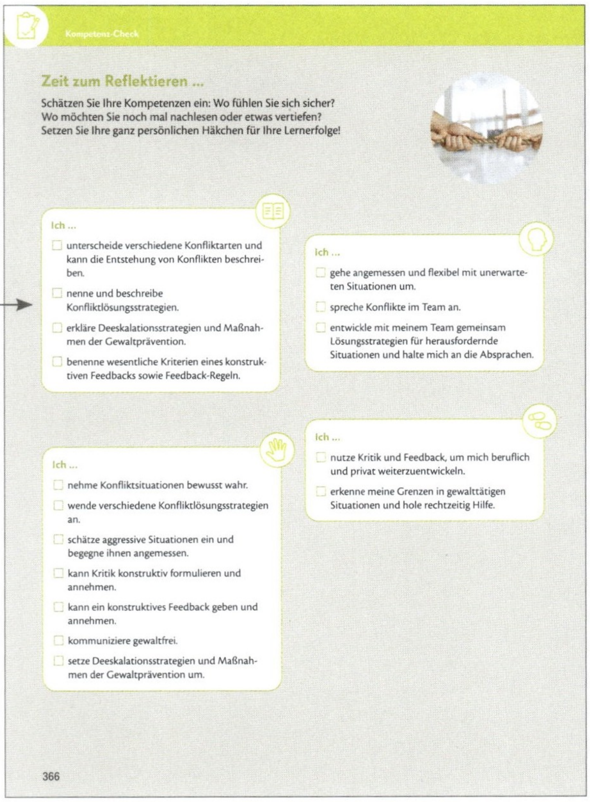

Kompetenz-Check

Zeit zum Reflektieren …

Schätzen Sie Ihre Kompetenzen ein: Wo fühlen Sie sich sicher?
Wo möchten Sie noch mal nachlesen oder etwas vertiefen?
Setzen Sie Ihre ganz persönlichen Häkchen für Ihre Lernerfolge!

Ich …
- ☐ unterscheide verschiedene Konfliktarten und kann die Entstehung von Konflikten beschreiben.
- ☐ nenne und beschreibe Konfliktlösungsstrategien.
- ☐ erkläre Deeskalationsstrategien und Maßnahmen der Gewaltprävention.
- ☐ benenne wesentliche Kriterien eines konstruktiven Feedbacks sowie Feedback-Regeln.

Ich …
- ☐ gehe angemessen und flexibel mit unerwarteten Situationen um.
- ☐ spreche Konflikte im Team an.
- ☐ entwickle mit meinem Team gemeinsam Lösungsstrategien für herausfordernde Situationen und halte mich an die Absprachen.

Ich …
- ☐ nehme Konfliktsituationen bewusst wahr.
- ☐ wende verschiedene Konfliktlösungsstrategien an.
- ☐ schätze aggressive Situationen ein und begegne ihnen angemessen.
- ☐ kann Kritik konstruktiv formulieren und annehmen.
- ☐ kann ein konstruktives Feedback geben und annehmen.
- ☐ kommuniziere gewaltfrei.
- ☐ setze Deeskalationsstrategien und Maßnahmen der Gewaltprävention um.

Ich …
- ☐ nutze Kritik und Feedback, um mich beruflich und privat weiterzuentwickeln.
- ☐ erkenne meine Grenzen in gewalttätigen Situationen und hole rechtzeitig Hilfe.

366

Hinweis: In diesem Fachbuch wird sowohl die männliche als auch die weibliche Sprachform genutzt. Dabei sind, wenn nicht ausdrücklich erwähnt, immer alle Geschlechter eingeschlossen.

Aus der Reihe Pflegias

PFLEGE FACH ASSISTENZ

Fachkunde

Autorinnen:

Anja Lull und Heike Jacobi-Wanke

unter Mitarbeit der Verlagsredaktion

Cornelsen

PFLEGE FACH ASSISTENZ

Fachkunde

Redaktion: Maren Abraham, Susanne Klar, Dr. Franz Schaller
Außenredaktion: Silja von Rauchhaupt, Stefan Schiefer
Videoredaktion: Lisa Budzynski, Maria-Stefania Bidian
Rechte und Lizenzen: Gertha Maly, Christina Scheuerer

Umschlaggestaltung: Rosendahl Grafikdesign, Berlin
Umschlagfoto: Werner Krüper, Bielefeld
Layoutkonzept: vitaledesign, Berlin
Technische Umsetzung: graphitecture book & edition

www.cornelsen.de

1. Auflage, 2. Druck 2025

Alle Drucke dieser Auflage sind inhaltlich unverändert und können im Unterricht nebeneinander verwendet werden.

Druck: Mohn Media Mohndruck, Gütersloh

ISBN 978-3-06-452381-4

PEFC
PEFC/04-31-1033

PEFC-zertifiziert
Dieses Produkt stammt aus nachhaltig bewirtschafteten Wäldern und kontrollierten Quellen
www.pefc.de

Liebe Leserinnen und Leser,

dieses Buch ist uns ein Herzensanliegen. Wir arbeiten seit vielen Jahren in der und für die Pflegeausbildung. Im Vordergrund steht dabei für uns die Haltung zum Pflegeberuf:

- Eine wertschätzende und empathische Haltung gegenüber Pflegebedürftigen, ihren Bezugspersonen sowie den beruflich Pflegenden und anderen Berufsgruppen in Pflegeeinrichtungen und Krankenhäusern.
- Eine Haltung, die regelmäßig zwischen Pflegefachlichkeit und den Bedürfnissen und Bedarfen der Pflegebedürftigen abgleicht.

Politisch angedacht ist ein neues Gesetz, das die Pflegeassistenzausbildung bundeseinheitlich regelt. Dadurch soll die Stellung der Pflegefachassistenzpersonen gestärkt werden.

Als zukünftige Pflegefachassistentin oder Pflegefachassistent werden Sie in Pflegeeinrichtungen und Krankenhäusern Pflegefachpersonen unterstützen und eigenständig, klar definierte und an sie übertragene Aufgaben in überschaubaren Pflegesituationen durchführen.

Dieses Buch vermittelt Ihnen das theoretische Hintergrundwissen zu Ihrem Beruf. Immer wieder kommen in diesem Fachbuch Menschen zu Wort, die bereits eine Ausbildung zur Pflegefachassistenzperson durchlaufen haben. Sie geben Einblicke in einen manchmal anstrengenden, aber immer auch spannenden Pflegealltag, der von fachlichen, rechtlichen und ethisch-moralischen Fragen geprägt ist.

Wir danken an dieser Stelle der Fachredaktion des Cornelsen-Verlages, den Pflegefachassistentinnen und Pflegefachassistenten, die sich mit ihren Erfahrungen in den Kapiteln und Videos eingebracht haben, sowie allen weiteren Beteiligten für die viele Arbeit, die in dieser besonderen Gestaltung des Buches steckt.

Bei der Auswahl und Darstellung der Themen haben wir versucht, sowohl die noch bestehenden Ausbildungen als auch die neue Pflegefachassistenzausbildung mitzudenken. Wir möchten damit Anregungen für den Unterricht und für das selbstgesteuerte Lernen in der Pflegeschule und in der Pflegepraxis geben. Dabei haben wir uns von einem kompetenzorientierten Ausbildungsverständnis leiten lassen, welches in zahlreichen Praxisbeispielen, Theorie-Praxis-Transfer-Seiten und Kompetenz-Checks zum Ausdruck kommt. Sollte uns dies trotz aller Sorgfalt an einer Stelle nicht gelungen sein, freuen wir uns über Rückmeldungen. Ein neues Fachbuch ist genauso lebendig wie eine neue Ausbildung und wird regelmäßig überarbeitet und angepasst werden müssen.

Wir wünschen Ihnen viel Spaß beim Stöbern, Lernen und Lehren mit unserem Buch.

Heike Jacobi-Wanke und Anja Lull

Die Autorinnen

Anja Lull

Kapitel 1, 3, 6, 7

Dipl.-Pflegepädagogin; Lehramt an beruflichen Schulen (Gesundheit/Pflege/Biologie); Leiterin des Referats „Pflegeberufe und Fachkräftesicherung“ in der Senatsverwaltung für Gesundheit, Pflege und Gleichstellung in Berlin

Heike Jacobi-Wanke

Kapitel 2, 4, 5

Dipl.-Pflegepädagogin und stellv. Schulleitung an einer Schule für Pflegefachassistenz in Berlin, zusätzliche Arbeitsschwerpunkte Lerncoaching und Förderung fachsprachlicher Kompetenz von Lernenden nicht-deutscher Herkunftssprache; EM Intercultural Education; DaF/DaZ-Lehrerin

Die Pflegefachassistenzpersonen

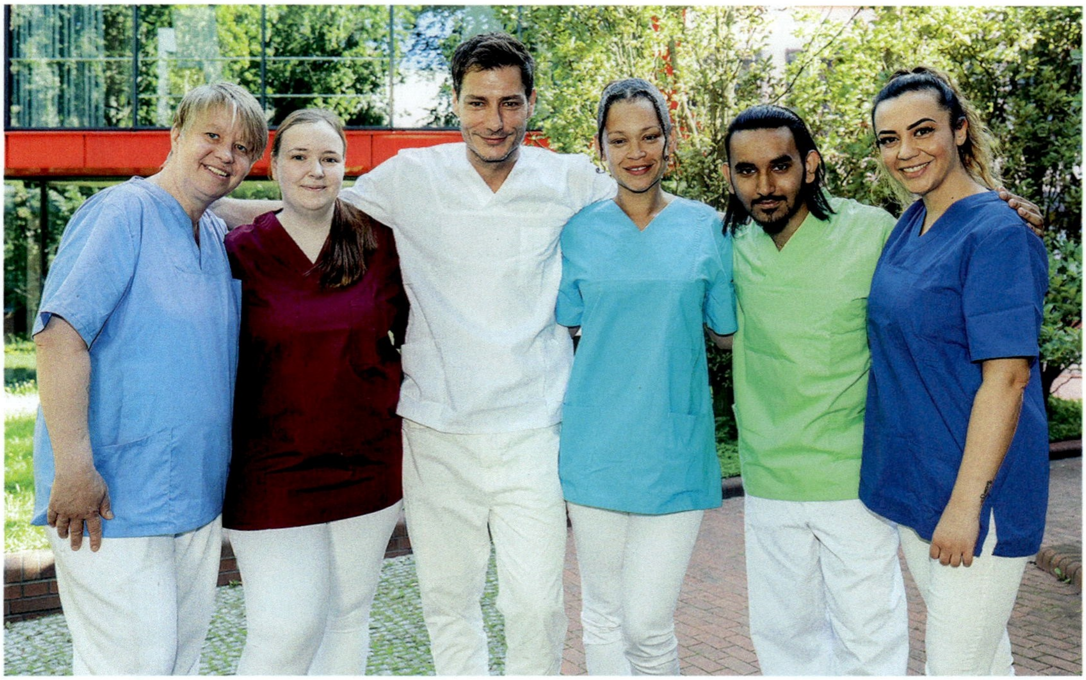

In diesem Buch begleiten Sie sieben Pflegefachassistentinnen und Pflegefachassistenten: Martina, Tabea, Ronny, Ingrid, Yar Zar und Yonca (von links nach rechts).

So ist dieses Buch aufgebaut

Echte Pflegefachassistentinnen und Pflegefachassistenten begleiten Sie durch alle Kapitel.

1 Pflegefachassistenzperson werden

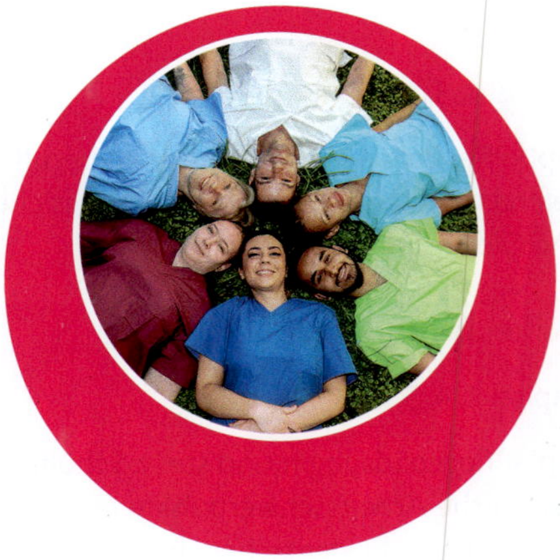

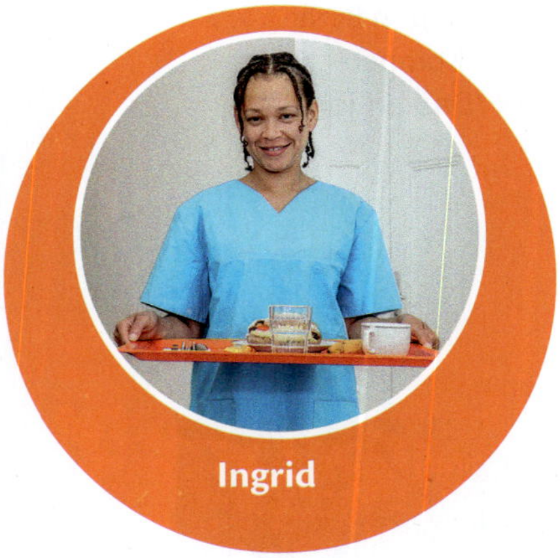

2 Menschen in der Selbstversorgung und Bewegung unterstützen

3 Pflegeerfahrungen reflektieren – berufsbezogen kommunizieren

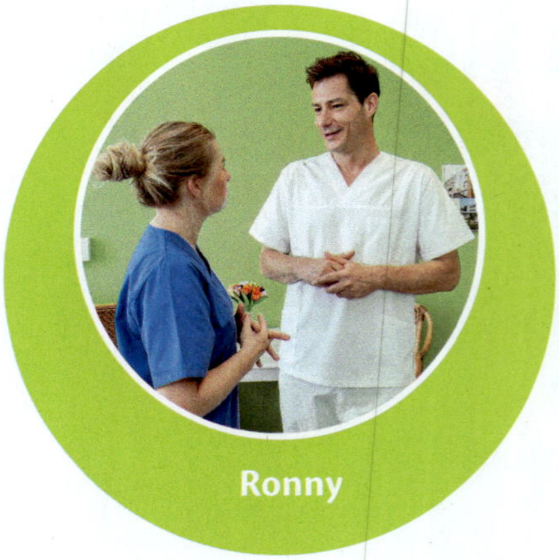

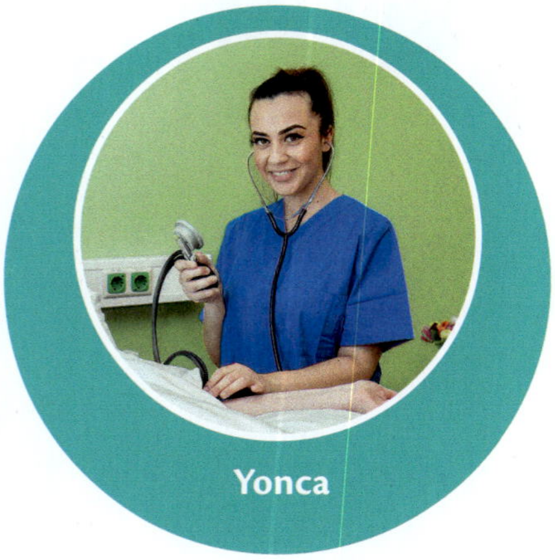

4 Menschen in kurativen Prozessen unterstützen

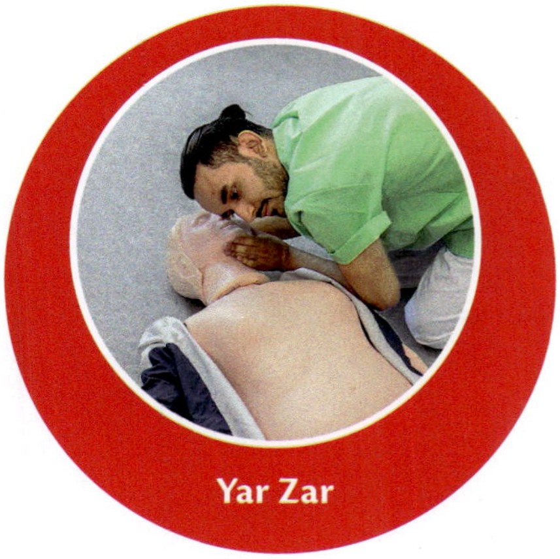
Yar Zar

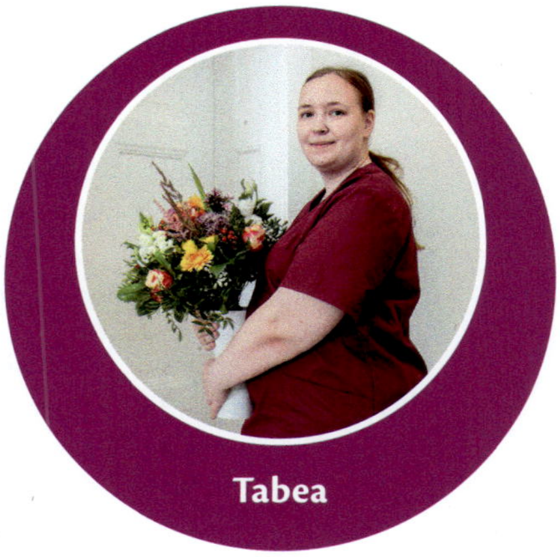
Tabea

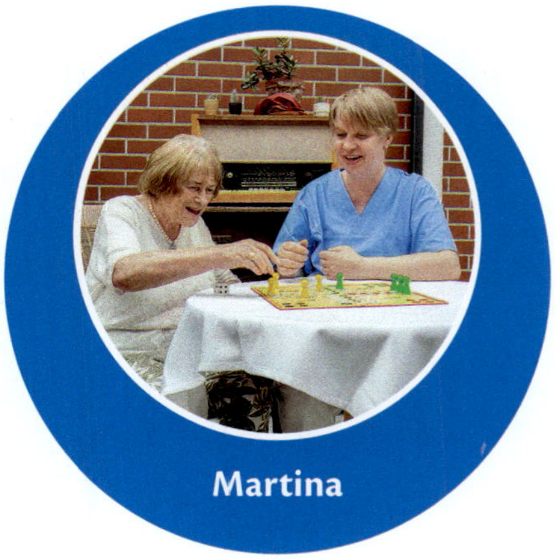
Martina

Inhalt

1 Pflegefachassistenzperson werden

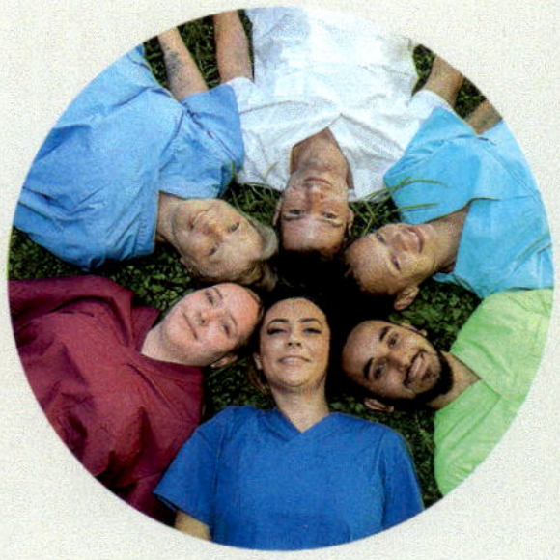

Willkommen in der Pflegefachassistenz-Ausbildung!

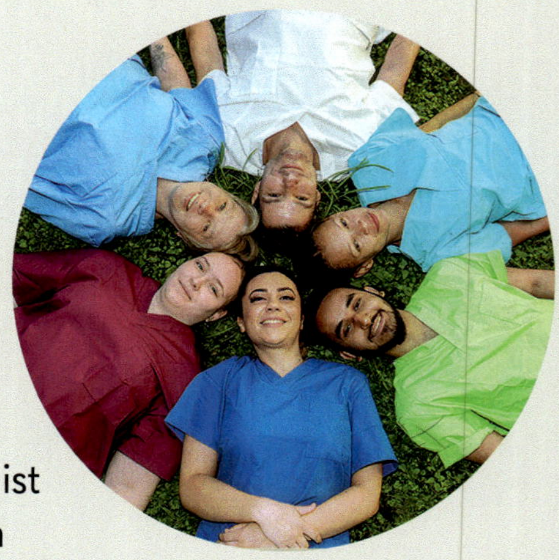

Wir, das sind Ingrid, Ronny, Yonca, Yar Zar, Tabea und Martina. Und wir alle haben die neue generalistische Ausbildung zur Pflegefachassistenz begonnen. Für einige von uns ist es die erste Berufsausbildung, andere haben bereits vorher schon einen Beruf gelernt oder in verschiedenen Bereichen gearbeitet. Was wir alle gemeinsam haben: Wir lieben es, mit Menschen zusammenzuarbeiten und für sie da zu sein!

„Es ist ein wichtiger Beruf und SIE sind wertvoll!"

„In diesem Lehrbuch begleiten wir Sie abwechselnd durch alle sieben Buchkapitel. In jedem Kapitel finden Sie von uns persönliche Einblicke sowie Tipps aus dem Pflegealltag und Hinweise auf zusätzliche Videos zu praxisnahen Themen und Pflegemaßnahmen.
Im ersten Kapitel geht es unter anderem darum, den Beruf kennenzulernen, eine persönliche Haltung zu entwickeln und sich selbst zu reflektieren. Schauen Sie sich die Interviewfilme *Berufliches Selbstverständnis* und *Teamarbeit* an und lernen Sie uns kennen. Diskutieren Sie gern darüber in Ihrem Kurs und in der Praxis.
Das Lernen wird einigen von Ihnen vertraut sein. Andere müssen sich vielleicht erst wieder hineinfinden. Im Video *Lernen lernen* geben Tabea und Ronny Anregungen aus ihren eigenen Lernprozessen.
Hygiene wird in Ihrer Ausbildung und hier im ersten Kapitel ein wichtiges Thema sein. Auch dazu gibt es unterstützende Videos, unter anderem zur *Isolationspflege.*
Freuen Sie sich auf die Einführung in den Pflegeprozess, bei dem Sie unterstützend mitwirken sowie alles Wissenswerte über die rechtlichen, gesundheitspolitischen und ökologischen Rahmenbedingungen in Ihrem Beruf erfahren.
Uns liegt am Herzen, dass wir Sie in allen Kapiteln und in Ihrer Ausbildung unterstützen und Sie so gut in Ihren Berufsalltag hineinfinden. Wir alle haben erfahren: Es ist unsere Ausbildung, die uns stolz gemacht hat und unser professionelles Handeln leitet. Und das möchten wir Ihnen gerne mit auf Ihren persönlichen Weg geben: Es ist ein wichtiger Beruf und Sie sind wertvoll! Erinnern Sie sich immer wieder daran, besonders wenn es einmal schwierig wird."

1.1 Ein berufliches Selbstverständnis entwickeln

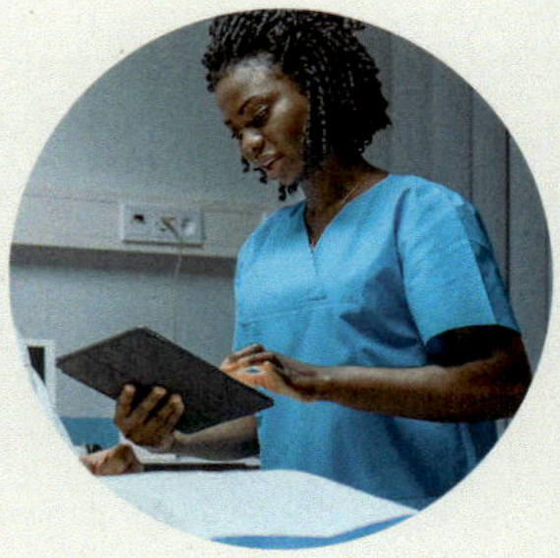

Alle Berufe haben eine eigene Tradition und Geschichte. Viele Berufe basieren auf bestimmten Regeln und Vorgaben. Hinzu kommen „ungeschriebene Gesetze" über Prinzipien oder Verhaltensweisen in einem Beruf, z. B. „Der Kunde ist König". All das wird unter dem Begriff „berufliches Selbstverständnis" zusammengefasst.

1.1.1 Geschichte der Pflege

Seit es Menschen gibt, kümmern sie sich um die Kranken und Verletzten. In allen Kulturen gibt es Wissen über das Heilen von Krankheiten und die Fürsorge für Menschen in besonderen Lebenslagen, z. B. Säuglinge, schwangere Frauen, alte Menschen.
Häufig haben diese Aufgaben bestimmte Personen in einer Gemeinschaft übernommen. Diese kannten Kräuter, die Schmerzen lindern oder die Heilung von Wunden unterstützen. Sie haben ihr Wissen von Generation zu Generation weitergegeben.

Altertum und Mittelalter

Im Altertum sammelten Menschen erstmals das Wissen in Schriften, um es weiterzugeben und davon zu lernen. Heilkunde entwickelte sich zur Heilkunst.

Im Mittelalter ergänzten Mönche und Nonnen das Wissen aus dem Altertum. Mit dem Grundsatz der christlichen Nächstenliebe versorgten sie alte und kranke Menschen und sammelten noch mehr Erfahrungen. Langsam entwickelten sich verschiedene Berufe, die sich mit der Heilkunde beschäftigten. So gab es **Hebammen**, die Frauen in der Schwangerschaft und Geburt beistanden. Sogenannte **Bader** behandelten Wunden, Abszesse und entzündete Zähne der einfachen Leute. Oft zogen sie von Dorf zu Dorf.

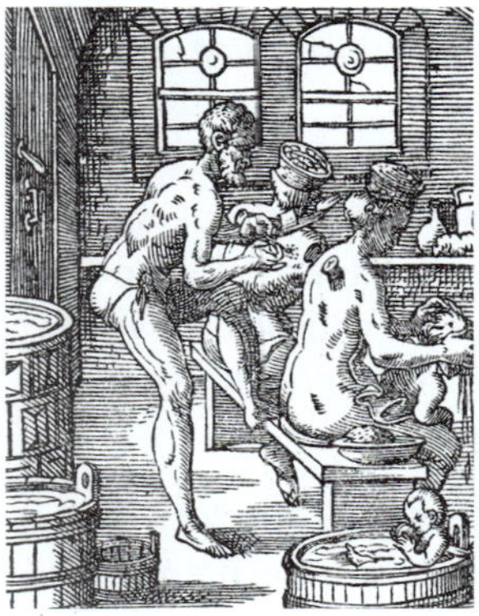

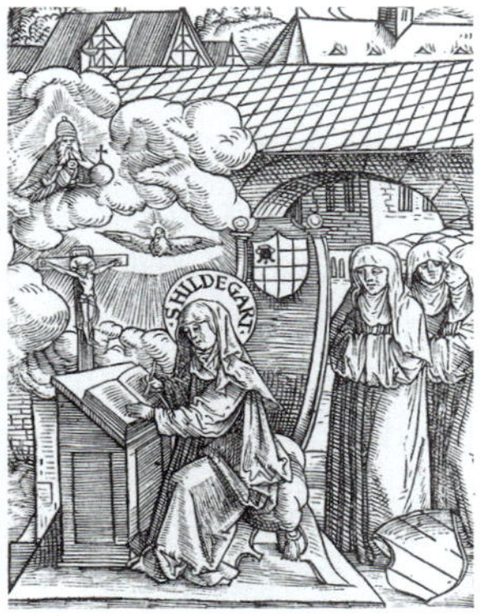

Abb. 1 Szene in einem Badehaus: Stich von 1568, Jost Ammann
Abb. 2 Die Äbtissin Hildegard von Bingen (1098–1157) ist berühmt für ihre Schriften über die Wirkung von Heilkräutern.

Seit dem Mittelalter gab es an Universitäten Ein Medizinstudium für angehende Ärzte. Diese konnten jedoch oft nur von reichen Menschen bezahlt werden.

In allen Bereichen der Heilkunde und Pflege gab es Gehilfen – Menschen, die keine Ausbildung hatten, sondern angelernt wurden. Sie waren eine wichtige Unterstützung und übernahmen teilweise während der Abwesenheit ihrer Dienstherren die Vertretung. Während die Heilkunde zunehmend von spezialisierten Personen übernommen wurde, war die Pflege von Menschen, die alt oder krank waren, eine Aufgabe der Familie oder der dörflichen Gemeinschaft. Meistens übernahmen Frauen diese Aufgabe.

Wer aus der Gemeinschaft ausgestoßen war oder keine Familie mehr hatte, musste anderweitig versorgt werden, z. B. in kirchlichen Einrichtungen.

„1. Die Sorge für die Kranken muss vor und über allem stehen: man soll ihnen so dienen, als wären sie wirklich Christus.

2. Hat er doch gesagt: ‚Ich war krank, und ihr habt mich besucht',

3. und: ‚Was ihr einem dieser Geringsten getan habt, das habt ihr mir getan.'

4. Aber auch die Kranken mögen bedenken, dass man ihnen dient, um Gott zu ehren, sie sollen ihre Brüder, die ihnen dienen, nicht durch übertriebene Ansprüche traurig machen.

5. Doch auch solche Kranke müssen in Geduld ertragen werden, denn durch sie erlangt man größeren Lohn."

Abb. 1 Die Ordensregeln des Heiligen Benedikt beschreiben unter anderem seine Vorstellungen über eine christliche Krankenpflege. Wichtigste Prinzipien: Nächstenliebe und Fürsorge.

Sozialpflege und Krankenpflege

Die Pflege als Beruf entwickelte sich in Europa während des 19. Jahrhunderts zunehmend außerhalb von Klöstern. Weiterhin war sie stark vom christlichen Glauben beeinflusst und oft an kirchliche Einrichtungen angebunden.

In den damals schnell wachsenden Großstädten gab es viele arme Menschen, die in einem schlechten gesundheitlichen Zustand waren und oft kein Geld für eine medizinische Versorgung hatten. Es entstand die sozialpflegerische Ausrichtung des Berufs.

Alleinstehende Frauen, oftmals aus wohlhabenden Familien, konnten z. B. eine Ausbildung zur **Diakonisse** durchlaufen. In dieser Ausbildung lernten sie die Grundzüge der Hauswirtschaft und Pflege. Sie betreuten Kinder, alte, kranke und obdachlose Menschen und lebten häufig in sogenannten Mutterhäusern. Wurden die Diakonissen selbst alt oder krank, erhielten sie bis zum Lebensende Essen, Wohnraum und die notwendige Pflege.

Im 19. Jahrhundert wurden in Europa viele Kriege geführt. Durch den Fortschritt in der Technik wurden die Waffen immer gefährlicher und die Wunden der Soldaten schwerer zu heilen. Parallel zu der sozialpflegerischen Bewegung entwickelte sich die **Lazarettpflege**. Lazarette waren Krankenhäuser, die auf die Behandlung von Soldaten mit Kriegsverletzungen spezialisiert waren.

Es entstand die krankenpflegerische Ausrichtung, die stärker auf die medizinische Assistenz und die eigenständige Versorgung von Kranken in Krankenhäusern ausgerichtet ist. Pflegende wurden Krankenschwester oder Krankenwärter genannt. In den wachsenden Städten arbeiteten sie auch in Friedenszeiten in den neu entstehenden Krankenhäusern.

Die Entstehung der frühen Pflegewissenschaften

Heute ist vor allem die Arbeit von **Florence Nightingale** berühmt, die als Erste das Wissen über Pflege systematisierte und in England eine Pflegeausbildung außerhalb von Klöstern oder kirchlichen Einrichtungen aufbaute. Sie gilt als die Begründerin der Pflegewissenschaft.

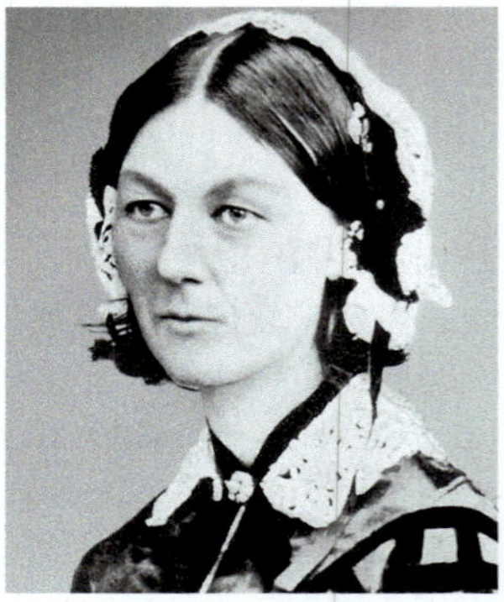

Abb. 2 Florence Nightingale (1820–1910) baute auf ein professionelles Verständnis von Pflege, das weit über die in Deutschland übliche Nächstenliebe hinausging. Auf sie ist die Praxis des Abstandes von zwei Stunden beim Positionieren zur Vermeidung eines Dekubitus zurückzuführen.

Gründung des ersten Berufsverbandes für Pflege

Frauen, die selbstständig in der Pflege arbeiten wollten, hatten es in der Zeit der christlich organisierten Pflege schwer. Um diesen „freien" Krankenschwestern eine Stimme zu geben, gründete Agnes Karll 1903 die erste Berufsorganisation der Krankenpflegerinnen Deutschlands (BO).

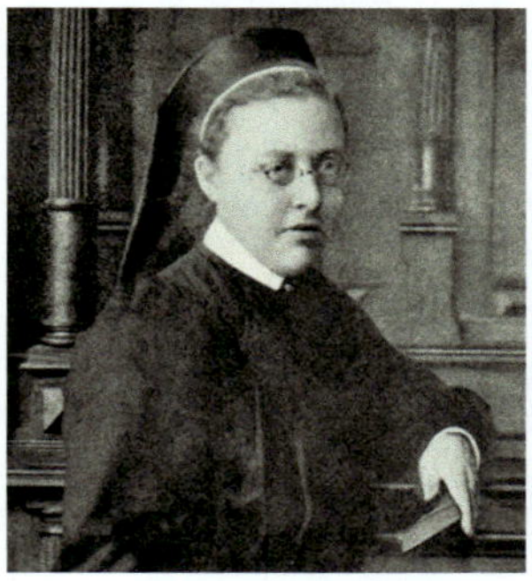

Abb. 3 Agnes Karll (1868–1927) gründete den Berufsverband der Krankenpflegerinnen Deutschlands (BO) und reformierte die deutsche Krankenpflege. Sie sagte: „Wer soll uns denn unseren Beruf aufbauen, wenn wir es nicht selbst tun!"

1972 ging der BO in den Deutschen Berufsverband für Pflegeberufe (DBfK) über. Er vertritt auch heute noch die Interessen der beruflich Pflegenden.

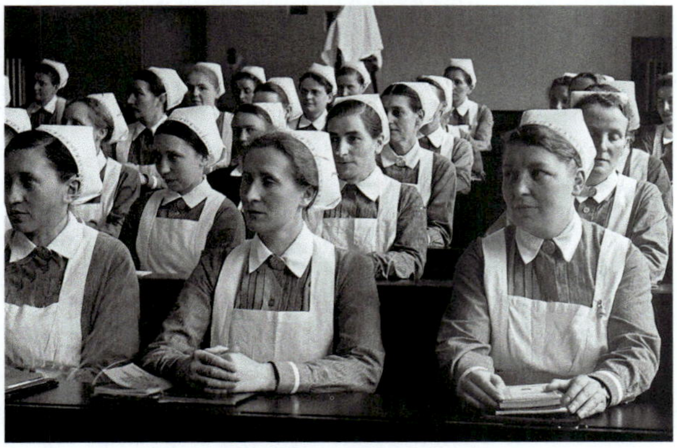

Abb. 4 Aufnahme von 1930: Der Berufsverband BO organisierte u. a. eine systematische Ausbildung der Krankenpflegerinnen.

DBfK
Mehr Informationen über den Deutschen Berufsverband für Pflegeberufe unter: www.dbfk.de

Pflege im Nationalsozialismus

Definition
Als Zeit des **Nationalsozialismus** werden in Deutschland die Jahre zwischen 1933 und 1945 beschrieben. In dieser Zeit regierte die NSDAP (Nationalsozialistische Deutsche Arbeiterpartei), die Deutschland von einer Demokratie in eine Diktatur umwandelte. An ihrer Spitze stand Adolf Hitler.

Viele Menschen in Deutschland unterstützten die Ideen der Nationalsozialisten und befürworteten die Regierung. Sie arbeiteten in der Verwaltung, aber auch in Einrichtungen des Gesundheitswesens an der Umstrukturierung des Staates nach der Ideologie des Nationalsozialismus mit.

Für andere Menschen in Deutschland begann eine Zeit der Ausgrenzung, Verfolgung und Ermordung. Dies betraf vor allem jüdische Menschen, Menschen mit anderer politischer Einstellung, Sinti und Roma sowie Menschen mit Behinderungen und homosexuelle Menschen.

Menschen, die sich nicht aktiv an der Politik der Nationalsozialisten beteiligten, sich dagegen aber auch nicht zur Wehr setzten, werden „Mitläufer" genannt.

Krankenschwestern, die der nationalsozialistischen Idee nahestanden, wurden „braune" Schwestern genannt. Sie beteiligten sich an Maßnahmen der Nationalsozialisten, die die Vernichtung von Menschen mit Behinderungen zum Ziel hatten. In den Jahren vor dem Zweiten Weltkrieg erfassten sie Menschen mit Behinderungen oder bestimmten Krankheiten (z. B. Epilepsie, Alkoholsucht) oder sogenannte „erbkranke" Menschen. Als **erbkrank** galten Menschen mit bestimmten, v. a. psychischen Erkrankungen. Man ging davon aus, dass diese Krankheiten auf die Kinder übertragbar, also vererbbar, waren. Aus diesem Grund sollten diese keine Kinder bekommen. Krankenschwestern unterstützten die Ärzte, die z. B. Zwangssterilisationen vornahmen oder Mütter zu Abtreibungen zwangen.

Gleichzeitig wurden die Berufsverbände der freien Krankenschwestern (BO) nach und nach gleichgeschaltet und verboten. Nur wenige Menschen leisteten aktiv Widerstand gegen die Politik der Nationalsozialisten. Damit verstießen Krankenschwestern gegen die eigentliche Idee von Pflege, allen Menschen, unabhängig von ihrem Status oder Leid, zu helfen. Statt die Pflegebedürftigen zu schützen, beteiligten sie sich an zahlreichen Verbrechen in Einrichtungen der Psychiatrie oder für Menschen mit Behinderungen.

Die Ideologie des Nationalsozialismus basierte auf der Unterscheidung zwischen „gutem" und „unwertem" Leben. Als „unwert" galten Menschen, die angeblich keinen Beitrag für das Volk leisteten oder ihm schadeten. Hilfreich für die Nationalsozialisten war der „absolute Gehorsam", der in vielen Teilen der Gesellschaft als Leitbild galt: Menschen wurden dazu erzogen, Anweisungen und Anordnungen auch außerhalb des Militärs kritiklos umzusetzen. Dies wurde auch von Krankenschwestern verlangt.

„Wünschenswerte, zum Teil unabweisbare Eigenschaften einer guten Krankenpflegerin sind Selbstlosigkeit, Diensttreue, Folgsamkeit, Ordnungs- und Wahrheitsliebe, [...]. Sie ist die unentbehrliche Hilfskraft des behandelnden Arztes und seiner Stellvertreter [...] Er muss von der Pflegerin verlangen, dass sie seine Verfügungen kritiklos und unbedenklich nach den Regeln der Wissenschaft und der Schule präzis durchführt und sich durch nichts [auch nicht durch Patienten] in der Durchführung beirren lässt."

Abb. 5 Gehorsam war wichtig, wie der Text von 1917 aus dem „Handbuch der Krankenpflege" zeigt.

Euthanasie

Definition
Der Begriff **Euthanasie** kommt aus dem Griechischen und heißt wörtlich übersetzt „guter Tod". Dieser Name wurde im Nationalsozialismus zur Tarnung des Mordprogramms an Menschen mit Behinderung benutzt.

Ab 1940 begann die Massenermordung von ca. 70.000 Menschen mit Behinderung durch Vergasung. Diese Aktion wurde unter dem Namen „T4" bekannt, nach der Adresse „Tiergartenstraße 4" in Berlin, in der die hierfür zuständige Behörde ansässig war.

Zwar wurde die Massenermordung nach einem halben Jahr wegen massiver Proteste aus der Bevölkerung ausgesetzt, aber bis zum Ende des Nationalsozialismus 1945 wurden im Rahmen des Euthanasieprogramms noch etwa 230.000 weitere Menschen mit Behinderung gezielt getötet. Dies geschah sowohl durch medizinische Versuche als auch durch den Einsatz von tödlichen Medikamenten.
Ebenso gehörte der gezielte Nahrungsentzug zu den Mord-Techniken. So bestimmte 1942 das Bayerische Innenministerium im sogenannten Hungerkost-Erlass: „Nicht arbeitsfähige Patientinnen und Patienten sollen eine völlig fettlose Kost erhalten." Die Wirkung sollte ein langsamer, nach etwa drei Monaten eintretender Tod sein. Jede kranke Person erhielt lediglich einen halben Schöpflöffel Suppe täglich.

Pflegende ähnelten in ihrer Haltung dem Rest der Bevölkerung. Manche waren Mitläufer. Andere waren überzeugte Nazis und von der Notwendigkeit der „Rassenhygiene" überzeugt. Wenige gingen in den Widerstand.

Nach dem Zweiten Weltkrieg kam es in Deutschland zu Prozessen gegen Krankenschwestern, die sich an den Euthanasie-Morden beteiligten. Viele wurden sehr milde oder gar nicht bestraft. Ihnen wurde zugutegehalten, dass der absolute Gehorsam gegenüber den Ärzten bzw. Obrigkeiten zu ihrem Berufsbild gehörte.

Die vorsichtige Haltung des heutigen deutschen Staates zu Fragen der aktiven Sterbehilfe (▷ Kap. 5.4) steht in enger Verbindung mit der Euthanasie-Geschichte im Nationalsozialismus.

! Wichtig
Die heutige (Schul)-Ausbildung ist **demokratisch** orientiert. Sie hat die Mündigkeit aller Bürgerinnen und Bürger zum Ziel, auch in der Berufswelt. Menschen sollen im privaten wie im beruflichen Leben selbstverantwortlich handeln. Sie sollen Gesetze oder andere, sachlich notwendige Vorgaben einhalten und gleichzeitig kritisch denken. Damit soll vorgebeugt werden, dass autoritäre Ideen oder Parteien wieder mehrheitsfähig werden und die Verbrechen des Nationalsozialismus sich wiederholen.

Generalistische Pflege

In Deutschland entwickelte sich in der zweiten Hälfte des 20. Jahrhunderts zum einen die sogenannte Altenpflege und zum anderen die Krankenpflege. Unabhängig davon unterscheidet man

- berufliche Pflege, die durch angestellte Pflegepersonen durchgeführt wurde,
- professionelle Pflege durch Pflegefachpersonen,
- Laienpflege oder informelle Pflege durch Angehörige, Freunde oder Wahlfamilien ohne Ausbildung.

Die **Krankenpflegeausbildung** war bereits früh durch ein bundesweit einheitliches Krankenpflegegesetz geregelt, inklusive einer Krankenpflegehilfeausbildung. Die Altenpflegeausbildung war bis 2002 in jedem Bundesland einzeln und mit unterschiedlichen Ausbildungsdauern geregelt. Auch die **Altenpflegehilfeausbildung** existierte in vielen Bundesländern in unterschiedlicher Form.

In den meisten Ländern der Welt gibt es diese Unterteilung der Pflegeberufe nicht. Mit dem **Pflegeberufereformgesetz** wurde 2017 beschlossen, die Altenpflege-, die Gesundheits- und Krankenpflege- sowie die Gesundheits- und Kinderkrankenpflegeausbildung zusammenzuführen.

Es entstand eine neue **generalistische Ausbildung,** die EU-weit anerkannt ist und Pflegefachkräften die Möglichkeit gibt, in verschiedenen Pflegesektoren zu arbeiten. Ebenfalls neu daran ist, dass die Ausbildung sowohl durch Steuern als auch durch Krankenkassenbeiträge (SGB V, ▷ S. 105) und Beiträge der Pflegeversicherten (SGB XI, ▷ S. 106) finanziert wird. Das neue Pflegeberufegesetz trat 2020 in Kraft.

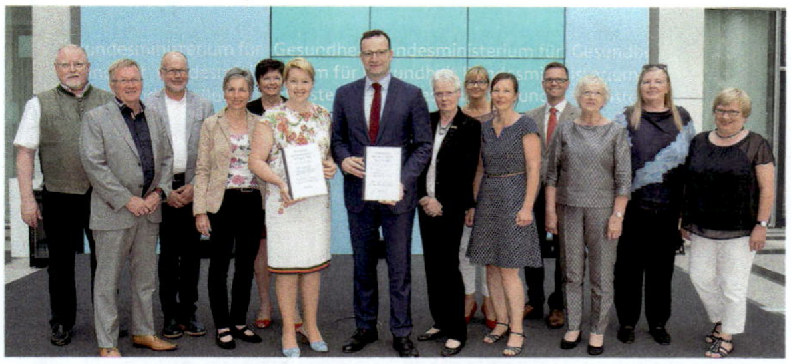

Abb. 1 Die Rahmenlehrpläne der generalistischen Pflegeausbildung wurden 2019 von der Fachkommission an den damaligen Bundesgesundheitsminister Jens Spahn übergeben.

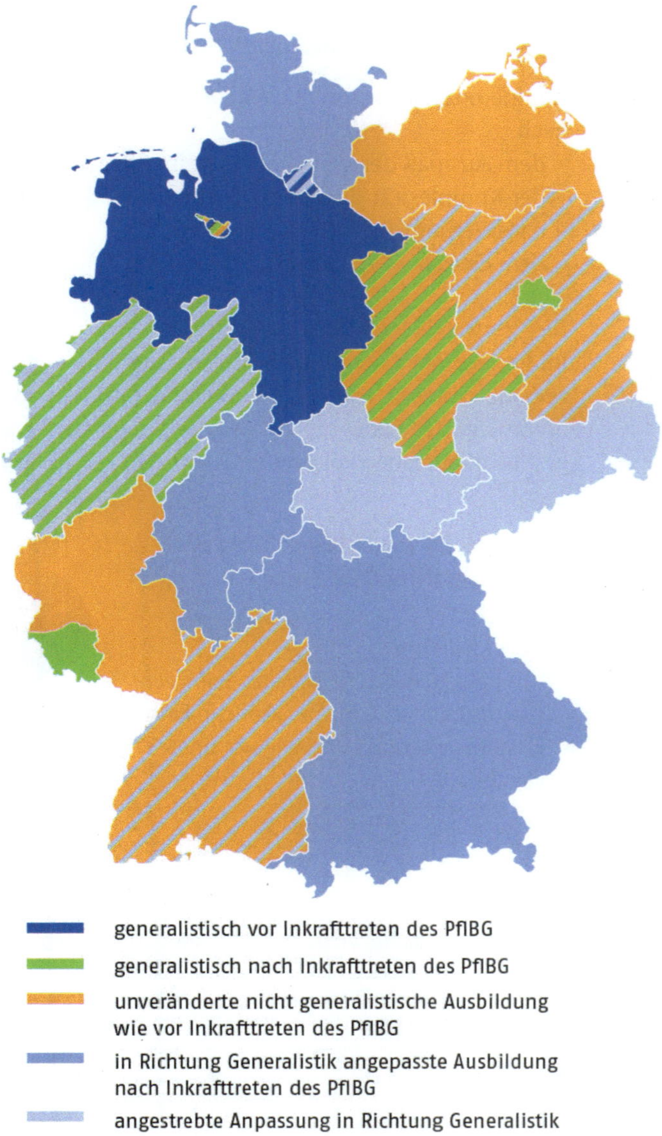

Abb. 2 Überblick über die landesrechtlichen Regelungen zur Pflegehilfe und Pflegeassistenz, Stand: 11/2023. Quelle: Jürgensen, Anke: Factsheet zur Publikation „Pflegehilfe und Pflegeassistenz", Bonn 2023 (BiBB).

Inzwischen haben die ersten Bundesländer damit angefangen, auch die Pflegehilfe- und -assistenzberufe zu generalisieren.

In manchen Bundesländern gibt es neue generalistische Ausbildungen (z. B. Pflegefachassistenzausbildung), in anderen Bundesländern sind die schulischen Anteile der Altenpflegehilfe- und Krankenpflegehilfeausbildung angeglichen worden.

Derzeit befindet sich der Kabinettsentwurf zur Einführung einer bundeseinheitlichen Pflegefachassistenzausbildung in der parlamentarischen Befassung. Nach diesem Entwurf dauert die Ausbildung 18 Monate und enthält u. a. Regelungen zu Ausbildungsvergütung sowie zum sektorenübergreifenden Einsatz der zukünftigen Pflegefachassistenzpersonen.

> **Wichtig**
> In den generalistischen Ausbildungen geht es darum, Pflege über alle Altersgruppen und alle Settings zu beschreiben und die Gemeinsamkeiten hervorzuheben. Die Besonderheiten bestimmter Gruppen von Menschen, z. B. Kinder und alte Menschen, können dann in der Praxis erlernt werden.

Diese Entwicklung ist für die Versorgung von pflegebedürftigen und kranken Menschen sehr wichtig. Durch den medizinischen Fortschritt werden die Menschen deutlich älter. Gleichzeitig können viele Operationen und Behandlungen heute ambulant durchgeführt werden.

Auf der anderen Seite gibt es auch junge Menschen, die aufgrund chronischer Krankheiten (▷ Kap. 5.3) pflegebedürftig sind. Die Grenzen zwischen „Altenpflege" und „Krankenpflege" verschwimmen zunehmend und unterscheiden sich oft hauptsächlich in der Finanzierung (▷ S. 369, S. 381).

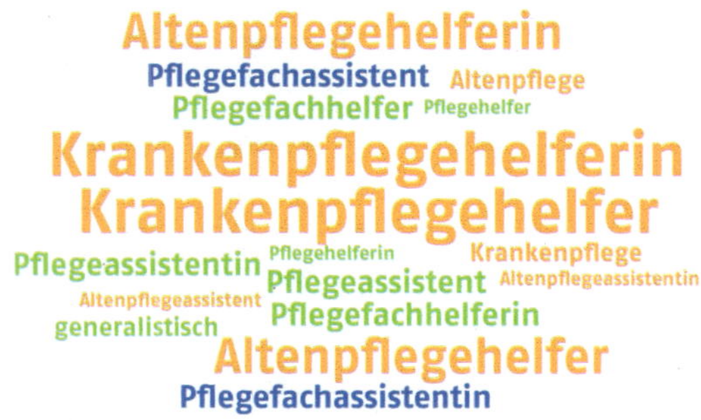

1.1.2 Rahmenbedingungen für Pflegehilfe- und -fachassistenzberufe

Das Berufsfeld Pflege umfasst heute viele verschiedene Settings (z. B. Akutpflege im Krankenhaus, stationäre Langzeitpflege, ambulante Pflege). Der Anspruch an die Pflege ist dabei über die Jahre stark gestiegen. Die Aufgaben sind vielfältiger geworden.

Qualifikationsmix

In Anlehnung an internationale Entwicklungen soll daher auch in Deutschland zunehmend ein **Qualifikationsmix** in allen Bereichen eingeführt werden. Das bedeutet, dass Pflegende über unterschiedliche Qualifikationsniveaus verfügen und damit unterschiedliche Aufgaben im Pflegeprozess wahrnehmen.

Die **Qualifikationsniveaus (QN)** sind an dem Deutschen bzw. Europäischen Qualifikationsrahmen (DQR, EQR) orientiert. Jedes Qualifikationsniveau verfügt über einen bestimmten Ausbildungsstandard bzw. im Idealfall über ein eigenes Kompetenzprofil.
In der Praxis ist es Aufgabe des Arbeitgebers, die Arbeit so zu organisieren, dass Pflegepersonen Aufgaben übernehmen, für die sie die entsprechenden Kompetenzen haben.

> **Wichtig**
> Die Pflegeberufe gehören zu den Heilberufen und werden zum Schutz der Patientinnen und Patienten sowie Pflegebedürftigen durch Gesetze geregelt.

Kompetenzprofile und Qualifikationsniveaus

Bundesweit einheitlich sind derzeit die **Kompetenzprofile** für nicht-akademische (QN 4) und akademische (QN 6) Pflegefachpersonen im Pflegeberufegesetz bzw. in den Anlagen 2–5 der Pflegeberufe-Ausbildungs- und -Prüfungsverordnung (PflAPrV) geregelt. Die Pflegehilfe und -assistenzberufe haben teilweise eigene Kompetenzprofile in den Bundesländern auf dem Niveau QN 3. In den meisten Bundesländern gibt es für das QN 2 keine eigene Ausbildung.

Häufig können Pflegehelfer/-innen sich in einem Pflegebasiskurs qualifizieren. Dieser stellt keine geregelte Ausbildung dar. Weiterbildungen sind in den Bundesländern über Weiterbildungsgesetze geregelt und spezialisieren Pflegefachpersonen für bestimmte Fachbereiche, z. B. Kinderonkologie.

Kompetenzprofile unterscheiden sich grundsätzlich nach
- dem Ausmaß der Verantwortung im Pflegeprozess,
- der Komplexität der Pflegesituation (Stabilität, Standardisierung),
- dem Grad der Fachlichkeit.

Berufsprofile und Berufsbilder

Im Projekt BAPID erarbeiten Pflegewissenschaftler derzeit ein System, wie in Zukunft alle Qualifikationsniveaus in der Pflege durchlässig und aufeinander abgestimmt aussehen können.

1.1.3 Rolle der Pflegefachassistenz im Qualifikationsmix

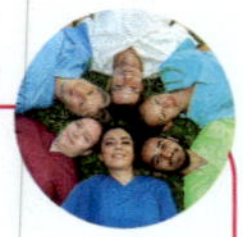

> **Video-Tipp**
> „Im Interviewfilm *Berufliches Selbstverständnis* gibt es ganz persönliche Einblicke zum Qualifikationsmix und wie wir unsere Rolle verstehen."

Pflegehilfe (QN 2)
- Qualifizierung Pflegebasiskurs
- angelernt

Pflegehilfe/Pflegefachassistenz (QN 3)
- Landesrecht
- mind. 1-jährige Ausbildung in Vollzeit
- staatliche Prüfung

Pflegefachperson (QN 4)
- Bundesrecht (Pflegeberufegesetz)
- 3 Jahre in Vollzeit
- staatliche Prüfung

Fachpflege (QN 5)
- Landesrecht
- mind. 700 Stunden
- staatlich anerkannte Weiterbildungseinrichtungen

Pflegestudium (QN 6)
- Bundesrecht (Pflegeberufegesetz)
- 7–8 Semester in Vollzeit an einer Hochschule
- staatliche Prüfung

Abb. 1 Überblick über die derzeitigen verschiedenen Abschlüsse und Qualifikationsniveaus

Qualifikationsmix in der Personalbemessung

Definition

Die **Personalbemessung** ist ein ursprünglich Instrument der Arbeitsplanung. Sie stellt dar, wie viel Personal mit welcher Qualifikation nötig ist, um die anfallende Arbeit zu erledigen.

In der Pflege gibt es in den verschiedenen Sektoren unterschiedliche Personalbemessungen, die das Minimum an Personal vorgeben. Alle Personalbemessungen orientierten sich bislang an der Anzahl von Pflegefachpersonen.

Das neue **Personalbemessungsinstrument** (PeBeM) für die stationäre Langzeitpflege berücksichtigt sowohl die Pflegegrade der Pflegebedürftigen als auch unterschiedliche QN der Pflegenden. Die Anzahl der jeweiligen Personen im QN 2 (Pflegehilfe), im QN 3 (Pflegefachassistenz) und im QN 4 (Pflegefachkraft) wird in Zukunft abhängig von der Zusammensetzung der Pflegebedürftigen und ihrem Pflegegrad sein (§ 113 c SGB XI). Mit dem **Krankenpflegeentlastungsgesetz** soll auch in Krankenhäusern ein Modell entwickelt und erprobt werden, wie der Qualifikationsmix berechnet und umgesetzt werden kann. Bis dahin gilt seit 2023 die PPR 2.0, die anhand des Pflegeaufwands Pflegepersonal bemisst – unterschieden nach Pflegefachperson und Pflegehilfsperson.

In der ambulanten Pflege sind solche Instrumente schwerer umzusetzen. Denn die Pflegebedürftigen entscheiden unabhängig vom Pflegegrad (▷ S. 383) selbst, welche Leistungen sie nutzen wollen. Pflegefachassistenzpersonen (QN 3) sind im Qualifikationsmix wichtig. Sie übernehmen körpernahe Pflegeleistungen entsprechend der Pflegeplanung und dokumentieren das, was sie getan haben.

Pflegefachassistenz im Qualifikationsmix

Pflegefachassistenzpersonen …
- unterstützen Pflegefachpersonen nach Absprache und können bestimmte ärztlich verordnete Leistungen nach Delegation (▷ S. 100) durch Pflegefachpersonen übernehmen.
- handeln in stabilen Pflegesituationen weitgehend selbstständig.

Die Steuerung des Pflegeprozesses (▷ S. 111) übernehmen (akademische und nicht-akademische) Pflegefachpersonen (QN 4 und QN 6), wobei akademische Pflegefachpersonen (QN 6) vor allem hochkomplexe Pflegesituationen steuern.
Pflegefachpersonen mit einer Weiterbildung (QN 5) haben spezielle Kompetenzen für die Leitung oder die Pflege bestimmter Personengruppen. So sind einige besonders dafür geeignet, frühgeborene Kinder oder Menschen mit psychiatrischen Erkrankungen zu unterstützen.

Alle Pflegefachpersonen bringen sich in die individuelle Planung, Steuerung und Evaluation des Pflegeprozesses ein und übernehmen Pflegemaßnahmen in instabilen Pflegesituationen. Sie setzen ärztlich delegierte Maßnahmen um.

Pflegehilfe/Alltagsbegleitung/ Servicekraft	• Betreuung und Beschäftigung • hauswirtschaftliche Dienstleistung und körperferne Pflege
Pflegefachassistenz	• körpernahe Pflege und eingeschränkt ärztlich verordnete Tätigkeiten nach Delegation
nicht-akademische Pflegefachperson	• Pflegeprozesssteuerung • heilkundliche Tätigkeiten in Delegation
Fachpflegeperson	• Spezialisierung, z. B. gerontopsychiatrisch, palliativ, onkologisch, intensiv, pädiatrisch
akademische Pflegefachperson	• Schnittstellenmanagement, EBN, Change Management • hochkomplexe Pflegesituationen • heilkundliche Tätigkeiten in Substitution

Abb. 2 Qualifikationsmix: Die Aufgaben der verschiedenen Qualifikationsniveaus in der Pflege

1.1.4 Berufskodizes

Definition
Das Wort Kodex (Mehrzahl: Kodizes) stammt aus dem Lateinischen und heißt „Schrifttafel" oder „Schriftrolle" und ist der Vorgänger eines Buches. Als **Berufskodex** werden Vorschriften zum guten und richtigen Handeln in einem bestimmten Beruf bezeichnet.

Ein berühmtes Beispiel für einen Berufskodex ist der Eid des Hippokrates, den alle Ärztinnen und Ärzte seit der Antike als Grundlage für ihr Handeln ansehen. Mit diesem Eid haben sie sich z. B. verpflichtet, ihren Patientinnen und Patienten keinen Schaden zuzufügen, sie nicht zu bestehlen und über persönliche Informationen zu schweigen. Heute gibt es moderne Nachfolger dieses Eides, z. B. die **Genfer Deklaration** des Weltärztebundes. Nach ihr richten sich Ärztinnen und Ärzte heute.

Genfer Deklaration
Mehr Informationen über die „Deklaration von Genf" gibt es unter: www.bundesaerztekammer.de

ICN-Kodex

Definition
Der **Internationale Ethikkodex für Pflegefachpersonen** heißt kurz ICN-Kodex. Er wurde formuliert vom Weltverband der beruflich Pflegenden (International Council of Nurses, ICN).

Die Richtlinien des ICN-Kodex können in vielen Situationen für alle Pflegeberufe handlungsleitend sein.

Für Pflegefachassistenzen gibt es keine eigenen Leitlinien. Es ist aber auch für sie hilfreich, sich mit dem ICN-Kodex auseinanderzusetzen und zu reflektieren, welche Aufgabenfelder und Verantwortungsbereiche für sie zutreffen.

Der ICN-Kodex unterscheidet vier Handlungsfelder:
1. Pflegefachpersonen und Menschen mit Pflegebedarf
2. Pflegefachpersonen und Praxis
3. Pflegefachpersonen und der Beruf
4. Pflegefachpersonen und globale Gesundheit

ICN-Ethikkodex
Der ICN-Ethikkodex wurde 2021 überarbeitet.
Mehr Informationen dazu gibt es unter: www.dbfk.de

Darüber hinaus sollte für alle Pflegenden die Pflege-Charta (▷ S. 378) Orientierung für das eigene Handeln sein.

Pflege-Charta
Mehr zur Pflege-Charta online unter: www.wege-zur-pflege.de/pflege-charta

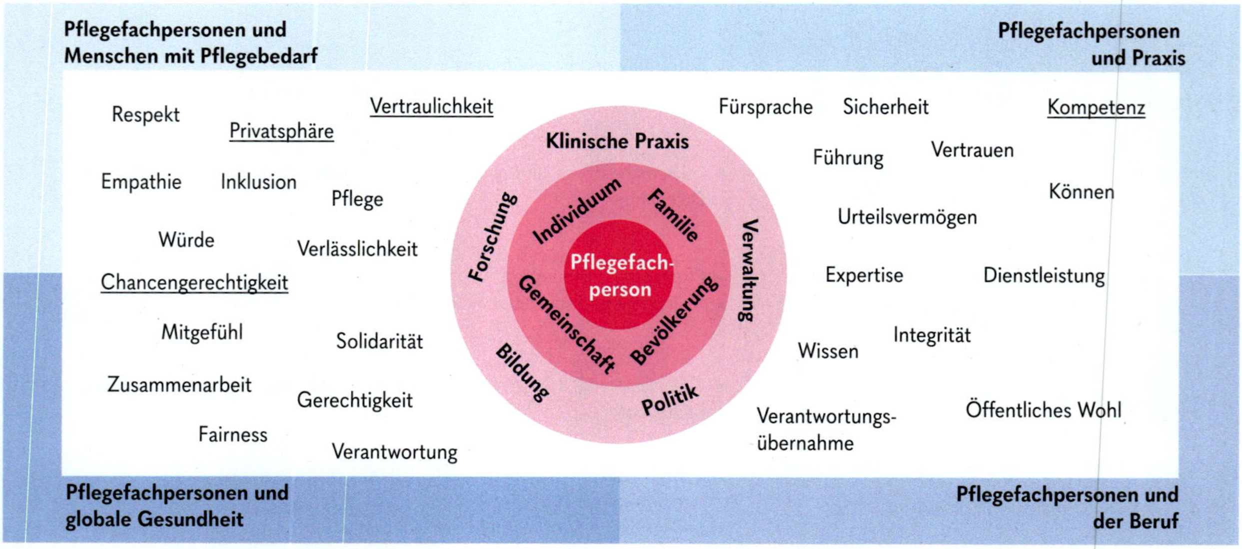

Abb. 1 Der ICN-Ethikkodex für Pflegefachpersonen stellt Werte für das berufliche Handeln auf.

1.1.5 Menschenbilder

Definition
Ein **Menschenbild** ist die Vorstellung, die eine einzelne Person über das Wesen des Menschen hat. Es basiert auf persönlichen Überzeugungen, der eigenen Erziehung und individuellen Lebenserfahrungen. Oft enthält es auch Elemente, die für die Auffassungen anderer Personen oder größerer Gruppen und Gemeinschaften typisch sind, wie kulturelle und gesellschaftliche Traditionen und Werte.

In den meisten Fällen machen wir uns keine Gedanken über unser Menschenbild. Es scheint so selbstverständlich, dass die wenigsten Menschen ihr eigenes Menschenbild beschreiben könnten. Es fällt erst auf, wenn wir auf Personen oder Kulturkreise mit anderen Menschenbildern treffen.

Unser Verhalten wird stark von unserem Menschenbild beeinflusst. Deshalb ist es so wichtig für Pflegende, darüber nachzudenken.

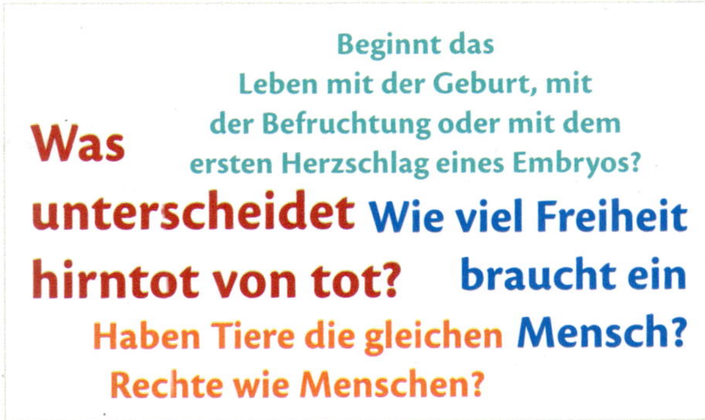

Abb. 2 Nicht alle Menschen hätten auf diese Fragen die gleiche Antwort. Wie würden Sie auf diese Fragen antworten?

Wichtig
Unser Bild und unsere Sichtweisen auf einen Menschen haben Einfluss darauf, wie wir Menschen begegnen und uns ihnen gegenüber verhalten. Oft ist uns das nicht bewusst.

Der Begriff **Menschenwürde** ist Teil eines Menschenbildes, das von vielen Kulturkreisen der westlichen Welt geteilt wird. Es ist die Idee der Aufklärung (philosophische Strömung im 18. Jahrhundert) mit dem Bekenntnis zur Eigenverantwortung und Freiheit des einzelnen Menschen. Auf diesem Grundsatz baut die Idee von Demokratie auf. Sie gilt heute als unumstößlicher Wert.

Beispiel
„Was macht uns als Menschen aus?" Diese Frage hat viele Facetten. Folgende Beispiele machen deutlich, wie viele Menschenbilder existieren. In einer vielfältigen Gesellschaft können sich Menschen mit unterschiedlichen Menschenbildern begegnen und austauschen.

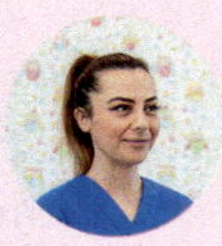

„Ich finde ein mechanistisches Menschenbild irgendwie gruselig. Der Mensch ist doch keine Maschine. Wir haben doch ein Bewusstsein, eine Seele."

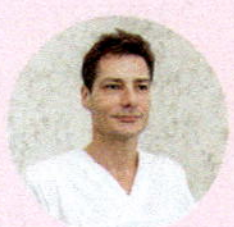

„Ja, ein naturwissenschaftliches Menschenbild ist ganz ähnlich. Da kommt es auch nicht auf die psychische Komponente an, die finde ich aber sehr wichtig. Gerade auch in der Medizin und Pflege!"

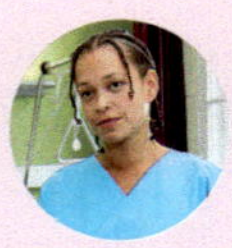

„Also, ich kann am meisten mit dem humanistischen Menschenbild anfangen. Humanismus ist eine Philosophie und eine Weltanschauung. Die Würde des einzelnen Menschen steht im Zentrum und es geht viel um Toleranz."

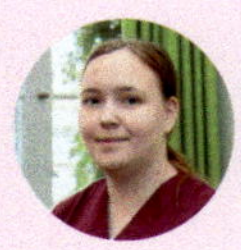

„Also, ich finde auch das christliche Menschenbild sympathisch. Jeder Mensch ist vor Gott gleich, das sagt mir sehr zu. Das Prinzip der Nächstenliebe gefällt mir. Auch wenn ich gar nicht so oft in die Kirche gehe."

Diversität

In anderen Kulturkreisen, z. B. in China, steht der gesellschaftliche Nutzen, den ein Mensch hat, immer im Vordergrund. Die Menschenwürde Einzelner tritt im Zweifel in den Hintergrund, wenn die Gemeinschaft profitiert.

1.1.6 Ethische Prinzipien in der Pflege

Definition

Ethik ist als Wissenschaft ein Teilgebiet der Philosophie. Sie beschäftigt sich mit dem menschlichen Handeln und den Fragen nach dem „guten und richtigen" Leben. Sie versucht zu begründen und zu reflektieren, warum bestimmte Aspekte des Lebens als „gut" oder „richtig" gelten.
Ein **Prinzip** ist ein Grundsatz. Das heißt, die Annahme in dem Prinzip ist Grundlage für alles weitere Denken.
Ethische Prinzipien sind also Grundsätze über das gute und richtige menschliche Handeln.

Gutes pflegerisches Handeln wird von ethischen Prinzipien geleitet. Die Pflegeethikerin Marianne Rabe unterscheidet sieben Prinzipien als zentrale Grundlagen guten menschlichen Handelns in der Pflege:

- Würde
- Autonomie
- Fürsorge
- Verantwortung
- Gerechtigkeit
- Dialog

Prinzip Würde

Definition

„Die **Würde** des Menschen ist unantastbar" ist der erste Satz des Grundgesetzes. Sie ist ein unveränderliches Grundrecht jedes Menschen in Deutschland.

Die Würde eines Menschen gilt als universell und als nicht verhandelbar. Sie ist jedem Menschen gegeben, unabhängig von seinem sozialen Stand, seinen Fähigkeiten oder seiner Gesundheit. Die Würde eines Menschen ist verletzlich. Babys und Kleinkinder können ihre Würde genauso wenig schützen wie Menschen, die bewusstlos oder schwer krank sind. Deshalb ist es ein pflegerisches Grundprinzip, Pflegebedürftige davor zu schützen, dass ihre Würde verletzt wird, z. B. durch Missachtung oder Misshandlung.

Beispiel

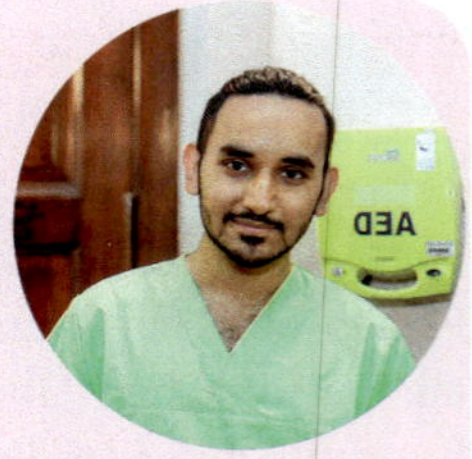

„Ein Patient kam mit dem Rettungswagen. Während der Übergabe lag er verängstigt und halb nackt auf der Trage (Verletzung der Würde). Ich habe ihn erst einmal zugedeckt, mich dabei vorgestellt und gesagt, dass wir uns gleich gut um ihn kümmern werden."

Prinzip Autonomie

Definition

Autonomie bedeutet Selbstbestimmung. Dazu gehört, dass Personen ihren Willen ausdrücken und entsprechend ihrer Werte und Überzeugungen leben können.

Beispiel

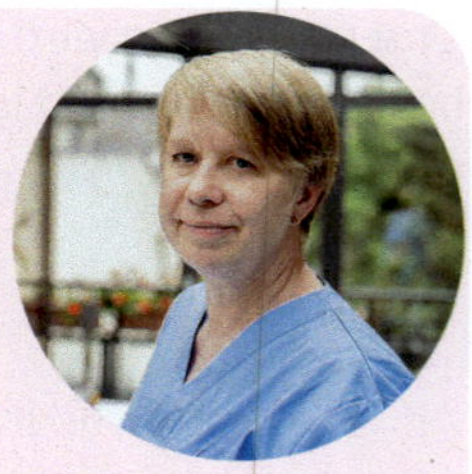

„Eine Bewohnerin in unserer Seniorenresidenz ist sehr schwer erkrankt. Sie weiß, dass sie nicht mehr lange zu leben hat. Sie möchte in einem Notfall nicht mehr in ein Krankenhaus eingewiesen werden und hat dies in einer Patientenverfügung (▷ S. 528) festgehalten. Unser Team respektiert diesen Wunsch."

Prinzip Fürsorge

Definition

Fürsorge bedeutet, sich um eine Person zu kümmern, indem man Dinge für sie erledigt, die sie nicht selbst tun kann. Das kann in der Familie, durch gemeinnützige Organisationen oder durch staatliche Einrichtungen geschehen.

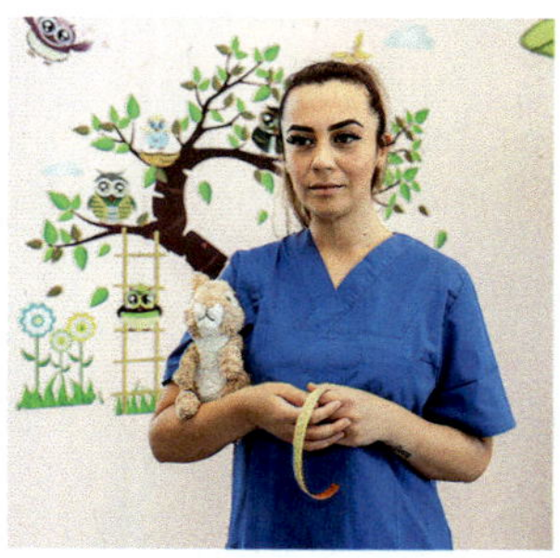

Abb. 1 Fürsorge bedeutet für Yonca, sich liebevoll, bedürfnisorientiert und individuell um Kinder und ihre Eltern auf der Station zu kümmern.

Eine gut umgesetzte Fürsorge berücksichtigt die Autonomie der pflegebedürftigen Menschen und nimmt die individuellen Bedürfnisse wahr oder versucht sie nachzuvollziehen. Falsch verstandene Fürsorge kann in autoritäres Verhalten (auch „Paternalismus" genannt) kippen. Das passiert zum Beispiel, wenn Pflegende zu wissen glauben, was richtig für Pflegebedürftige ist, ohne ihren Willen zu beachten.

Beispiel

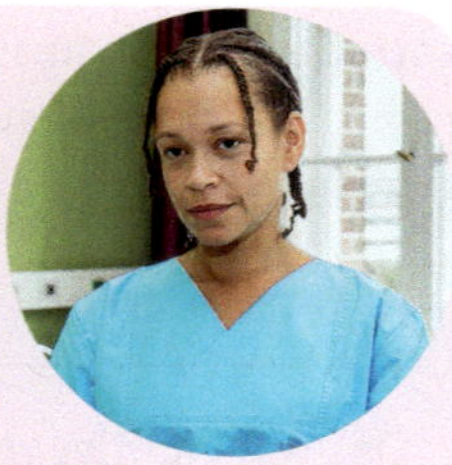

Ingrid betreut mehrere Pflegebedürftige mit einem angeordneten Trinkplan, der über den Tag verteilt 1,2 Liter Trinkmenge vorgibt. Daher bietet sie den Pflegebedürftigen immer wieder Getränke an. Einige trinken nicht gerne und lehnen das Angebot ab. Sie dokumentiert die Ablehnung und bietet später wieder etwas zu trinken an.

Prinzip Verantwortung

Definition

Verantwortung bedeutet, für die Folgen des eigenen Handelns einzustehen.

Grundsätzlich ist jede Person für das eigene Handeln verantwortlich. Verantwortung kann aber auch geteilt oder an andere – zumindest – teilweise abgegeben werden, z. B. im Rahmen der Delegation (▷ S. 100).

Zu dem Prinzip Verantwortung gehört auch ein guter Umgang mit Fehlern.

! Wichtig

Es gehört zum ethisch guten Handeln, Fehler zu berichten und nicht zu verheimlichen. So können alle aus Fehlern lernen und weiteren Schaden vermeiden.

Beispiel

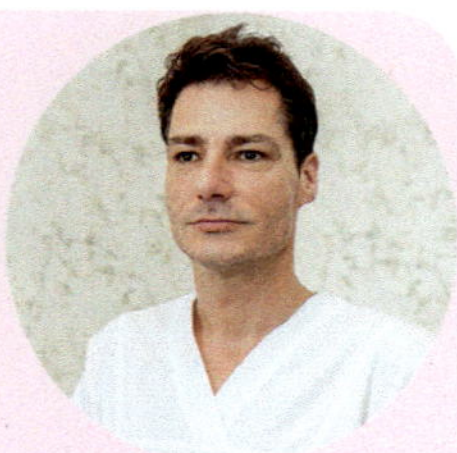

„Verantwortung heißt für mich: Wenn ich eine Aufgabe übernehme, dann bin ich für die Durchführung verantwortlich und erledige die Aufgabe so gut wie möglich."

Prinzip Gerechtigkeit

Als gerecht gilt, Menschen gleichzubehandeln. Das klingt einfach. Doch das ist gar nicht so leicht. Die Herausforderung im menschlichen Zusammenleben besteht darin, gemeinsame Maßstäbe für das festzulegen, was eine gleiche Behandlung ist. Das Schwierige dabei: Menschen haben einen individuellen Gerechtigkeitssinn. Manchmal passt er nicht ganz zu den Normen und Vorgaben. Wenn man anders handelt als die Vorschriften, handelt man nicht „konform". Gerechtigkeit ist auch eine Frage der Perspektive und der vorhandenen Ressourcen. Es ist daher oft wichtig, im Team darüber zu sprechen und eine gemeinsame Basis zu finden.

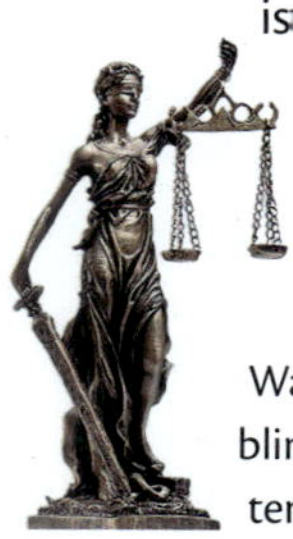

Abb. 2 Die Symbole der Justitia (Augenbinde, Waage und Schwert) bedeuten: Gerechtigkeit ist blind für den Status der Person, sie wiegt die Fakten sorgfältig ab und setzt das Urteil streng um.

Beispiel

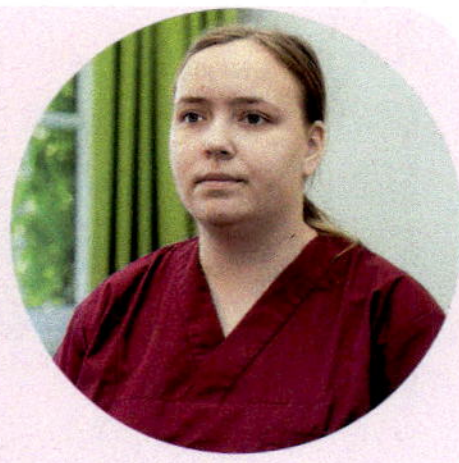

„Ich betreue in meinem Wohnbereich Menschen mit unterschiedlichen Pflegegraden (▷ S. 383). Ein Bewohner hat Pflegegrad 2. Er ist sehr anspruchsvoll und klingelt viel. Er nimmt sehr viel Zeit in Anspruch. Eine andere Bewohnerin hat Pflegegrad 4. Sie ist sehr ruhig, hat keine besonderen Wünsche und oftmals sehe ich sie nach der Körperpflege morgens lange nicht mehr. Ich frage mich, ob es gerecht ist, dass der Bewohner aufgrund seiner vielen Bedürfnisse genauso viel Zeit in Anspruch nehmen darf als die schwerst pflegebedürftige Bewohnerin."

Prinzip Dialog

Definition

Das Prinzip des **Dialogs** steht für eine Kommunikation auf Augenhöhe.

Dialogisches Handeln ist gleichzeitig ein Prinzip der Mitarbeiterführung. Moderne Führungsstile (▷ S. 123) setzen auf Dialog, nicht auf Autorität.
Pflegende und Pflegebedürftige begegnen sich mit Respekt. Sie hören einander zu und handeln gemeinsam aus, welche pflegerischen Maßnahmen wichtig sind.

„Hast du etwa schon die Medikamente gegeben?“

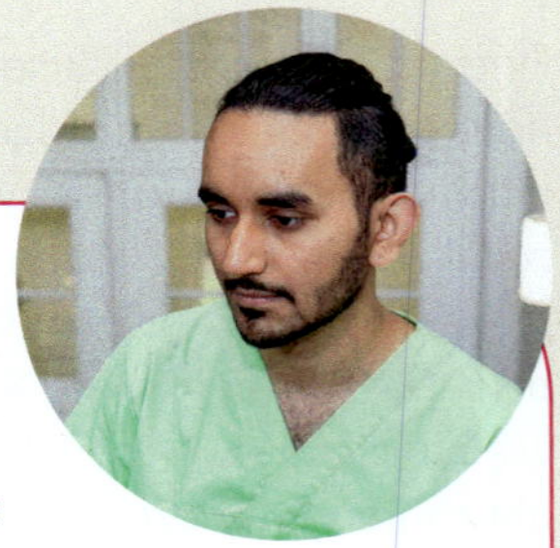

Fallsituation:

Yar Zar ist seit einer Woche gemeinsam mit seinem Praxisanleiter im Frühdienst. Jeden Morgen begleitet er das Verteilen und Verabreichen von Medikamenten. Ihm wurde erklärt, worauf er achten muss, und er durfte auch schon unter Aufsicht die Medikamente geben. Heute Morgen sind sie gerade dabei, das Zimmer von Frau Suckow zu betreten, als Yar Zars Praxisanleiter plötzlich auf einen Notruf reagieren muss. Yar Zar geht zu Frau Suckow und gibt ihr die Medikamente, ohne sie vorher zu überprüfen. Als der Praxisanleiter zurückkommt, fragt er: „Hast du etwa schon die Medikamente gegeben? Hast du die 10-R-Regel eingehalten?“

So hat Yar Zar reagiert:

„Mir war die Situation sehr unangenehm, ich hatte tatsächlich vergessen, alles vorher noch einmal zu kontrollieren.

Ich gab sofort zu, dass ich die Medikamente ohne Überprüfung gegeben hatte.

Mein Praxisanleiter fragte mich, ob ich einen Vorschlag hätte, wie wir mit dem Fehler jetzt umgehen, und was ich für die Zukunft ändern will.

Wir verabredeten, dass ich für heute erst mal keine Medikamente allein gebe und stündlich nach Frau Suckow schaue, um auf mögliche unerwünschte Medikamentenwirkungen zu achten.

Seitdem habe ich nie mehr vergessen, die 10-R-Regel anzuwenden.“

Das war richtig, weil Yar Zar ...

- den Fehler eingestanden hat.
- damit Verantwortung für sein Handeln übernommen hat.
- im Dialog mit dem Praxisanleiter nach Lösungen sucht und richtiges Handeln für die Zukunft plant.
- Schaden durch möglicherweise falsche Medikamente für Frau Suckow abwehrt, indem er stündlich auf unerwünschte Wirkungen kontrolliert und so im Bedarfsfall schnell reagieren kann.
- aus seinen Fehlern gelernt hat und sensibilisiert für negative Folgen ist, die eine nachlässige Medikamentengabe haben kann.

Impulsfragen:

- Haben Sie schon einmal einen Fehler zugegeben? Was ist danach passiert?
- Haben Sie schon einmal einen Fehler vertuscht? Wie haben Sie sich danach gefühlt?
- Wie könnte eine gute Fehlerkultur in der Pflege aussehen?

Ethische Entscheidungen auf der Grundlage ethischer Prinzipien

Menschen treffen im Pflegealltag ständig Entscheidungen. Viele Entscheidungen sind eindeutig, weil sie auf bestimmten Vorlieben oder Erfahrungen beruhen. Andere ethische Fragen sind schwieriger.

Gibt es nur zwei Entscheidungsmöglichkeiten, die beide einen schwerwiegenden Nachteil bilden, spricht man von einem Dilemma, auch Zwickmühle genannt. Ein ethisches oder moralisches Dilemma liegt dann vor, wenn ich bei meiner Entscheidung ein oder mehrere ethische Prinzipien verletze.

Einzelnen Menschen fällt es meist schwer, mit ethischen Dilemmasituationen umzugehen. Daher hat sich in der Pflege die Methode der **ethischen Fallbesprechung** als sehr hilfreich erwiesen: Ethische Dilemmata werden in eine Fallbesprechung eingebracht und gemeinsam mit Kolleginnen und Kollegen (im Idealfall im interprofessionellen Team und mit Moderation) nach einer strukturierten Vorgehensweise bearbeitet.

Beispiel
Frau Meerschild hat eine Tetraplegie. Das ist eine Querschnittlähmung, bei der beide Arme und Beine betroffen sind. Sie ist rund um die Uhr auf Hilfe angewiesen. Frau Meerschild bittet eine Pflegende, ihr beim Sterben zu helfen.

- Wenn die Pflegende die Sterbehilfe ablehnt, verletzt sie das **Prinzip der Autonomie**, da es Frau Meerschilds ausdrücklicher Wunsch ist, zu sterben.
- Wenn sie Frau Meerschilds Wunsch nachkommt, dann würde sie das **Prinzip der Würde und Fürsorge** verletzen, nach dem keinem Menschen Schaden zugeführt werden darf (unabhängig davon, dass sie sich strafbar macht).

In weniger komplexen Entscheidungssituationen kann es hilfreich sein, eine **ethische Reflexion** durchzuführen.

Beispiel
Sich gar nicht zu entscheiden ist der falsche Weg, wie das berühmte Beispiel von Buridans Esel zeigt: Dieser Esel stand vor zwei exakt gleich großen Heuhaufen, die genauso lecker aussahen und genauso weit weg waren. Der Esel konnte sich nicht entscheiden, weil für ihn ein Grund fehlte, dem einen Haufen den Vorzug zu geben. Buridans Esel verhungerte.

In Krankenhäusern, aber auch in größeren Pflegeeinrichtungen gibt es zunehmend eigene Stellen, die z. B. in Form eines **Ethik-Komitees** oder einer **Ethik-Beratung** Pflegende bei ethisch schwierigen Situationen unterstützen. Auch Arbeitskreise oder sogenannte Ethik-Cafés sind eine gute Möglichkeit, sich mit ethischen Themen auseinanderzusetzen.

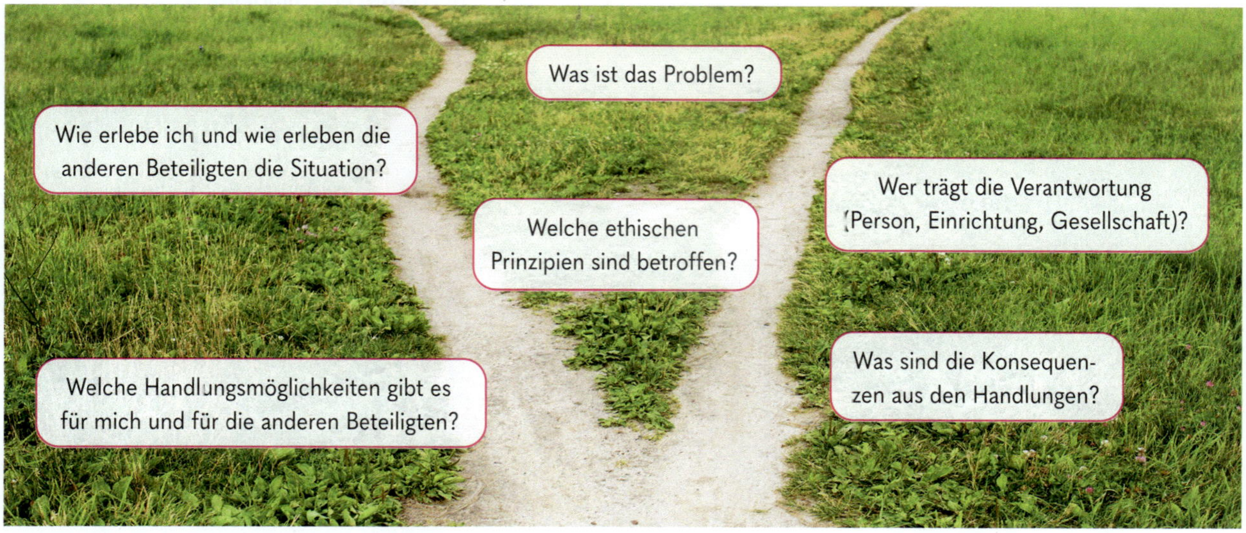
Was ist das Problem?
Wie erlebe ich und wie erleben die anderen Beteiligten die Situation?
Wer trägt die Verantwortung (Person, Einrichtung, Gesellschaft)?
Welche ethischen Prinzipien sind betroffen?
Was sind die Konsequenzen aus den Handlungen?
Welche Handlungsmöglichkeiten gibt es für mich und für die anderen Beteiligten?

Abb. 1 Fragen, die man sich in einer ethischen Reflexion stellt, um sich für einen bestimmten Weg zu entscheiden.

Zeit zum Reflektieren ...

Schätzen Sie Ihre Kompetenzen ein: Wo fühlen Sie sich sicher? Wo möchten Sie noch mal nachlesen oder etwas vertiefen? Setzen Sie Ihre ganz persönlichen Häkchen für Ihre Lernerfolge!

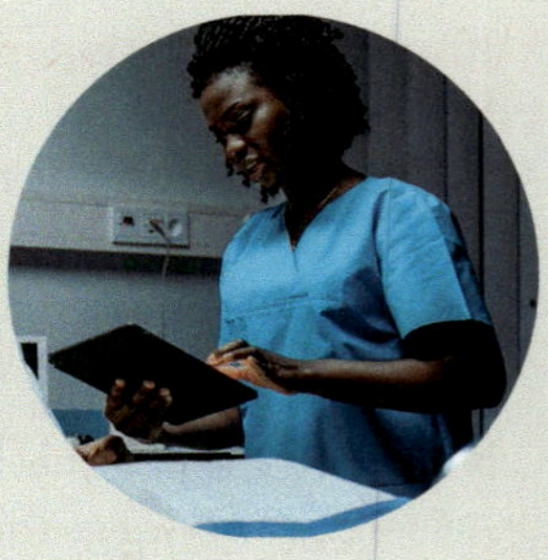

Ich ...

- ☐ weiß, wie die Pflegeberufe entstanden sind und wie es zu den heutigen Regelungen und Gesetzen gekommen ist.
- ☐ nenne Meilensteine, die wichtig für die heutige Ausgestaltung von beruflicher Pflege sind.
- ☐ unterscheide zwischen beruflicher, professioneller Pflege und Laienpflege.
- ☐ weiß, welche Qualifikationsniveaus es in der Pflege gibt und durch welche Kompetenzbereiche sie sich auszeichnen.
- ☐ beschreibe und erkläre ethische Prinzipien, die leitend für die Pflege sind.

Ich ...

- ☐ arbeite gerne mit Pflegenden verschiedener Qualifikationsniveaus zusammen.
- ☐ nutze Unterstützungsmöglichkeiten in ethisch schwierigen Situationen.
- ☐ nutze Fehler als Lernanlässe.

Ich ...

- ☐ unterscheide Aufgabenfelder in der Pflege abhängig von in der Ausbildung vermittelten Kompetenzen und der jeweiligen Arbeitsorganisation in der Einrichtung.
- ☐ handele nach ethischen Prinzipien.

Ich ...

- ☐ nehme meinen Aufgabenbereich als Pflegefachassistenzperson im Qualifikationsmix wahr.
- ☐ übernehme Verantwortung für mein pflegerisches und ethisches Handeln.

1.2 Eigene Lernprozesse aktiv gestalten

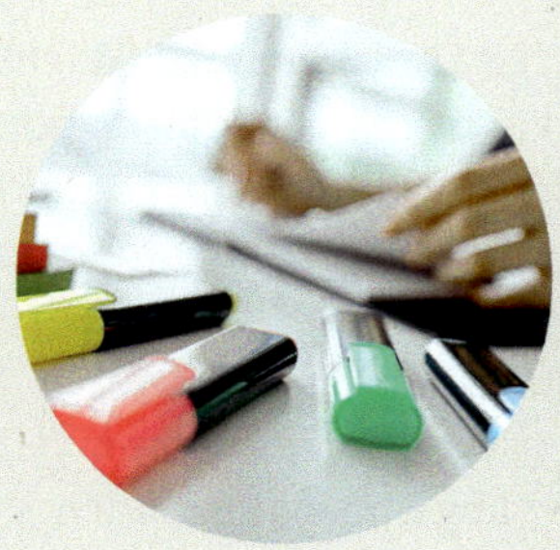

1.2.1 Wie das Gehirn Informationen speichert

Menschen lernen von Geburt an und bis zu ihrem Tod. Durch **Lernen** erwerben Menschen unterschiedliche Kenntnisse (Wissen) und Fertigkeiten. Dies kann absichtlich geschehen oder beiläufig, das heißt, ohne dass man es merkt.

Definition

Lernen ist ein Prozess. Er baut auf Erfahrungen auf und führt zu Veränderung im Verhalten oder im Verhaltenspotenzial. Veränderung im Verhaltenspotenzial bedeutet, jetzt etwas zu lernen, das später erst gebraucht wird, z. B. Techniken im Erste-Hilfe-Kurs.

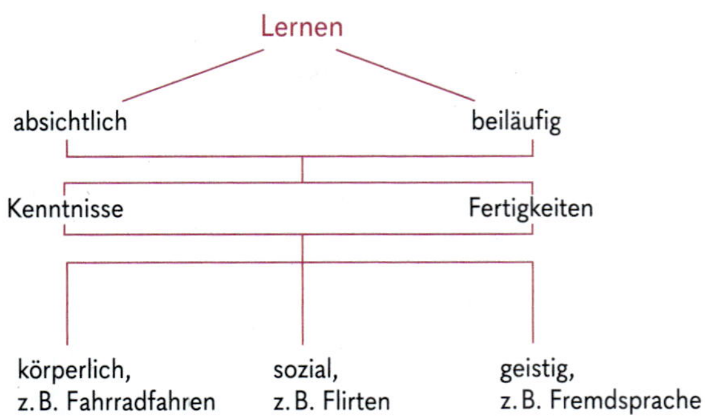

Abb. 1 Lernen geschieht sowohl absichtlich als auch beiläufig.

Wie gut wir lernen können, ist von vielen Faktoren abhängig. Dazu gehört auch die Intelligenz. Genauso wichtig sind jedoch **Motivation** (▷ S. 35) und **Emotionen** (▷ S. 482). Um lernen zu können, brauche ich die (innere) Bereitschaft, mich mit dem Lerngegenstand zu beschäftigen. Gleichzeitig braucht es eine emotionale Beziehung zum Lerngegenstand, damit wir neues Wissen oder neue Fertigkeiten lernen können.

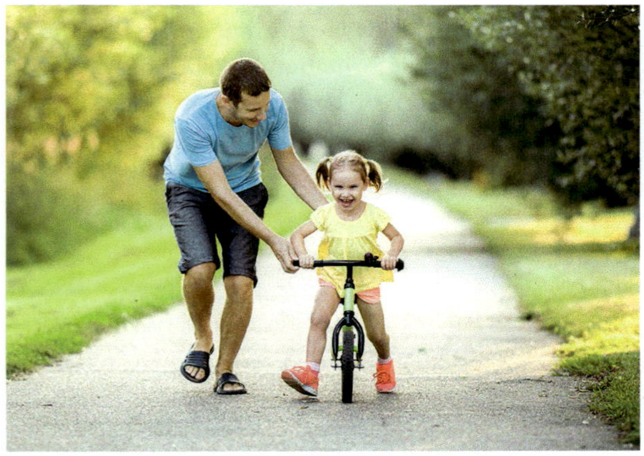

Abb. 2 Von klein auf lernen wir. Dabei spielen Motivation und Emotionen eine entscheidende Rolle.

Das **Gedächtnis** ist in verschiedenen Strukturen im Gehirn angesiedelt, die Informationen verarbeiten und speichern. Man kann sich das Gehirn wie einen Speicher vorstellen, in dem Waren für kurze oder längere Zeit gelagert werden.

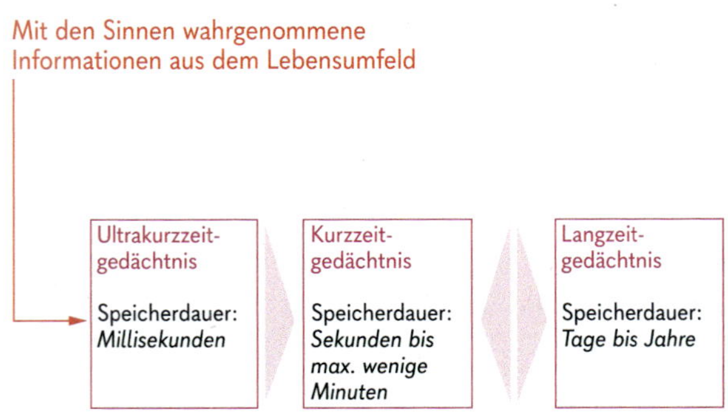

Abb. 3 Das Gedächtnis lässt sich mit dem Dreispeichermodell beschreiben. Es besteht aus Ultrakurzzeitgedächtnis, Kurzzeitgedächtnis und Langzeitgedächtnis.

Das **Ultrakurzzeitgedächtnis** (UKZ) speichert für sehr kurze Zeit alle Informationen, die wir mit unseren Sinnen wahrnehmen. Es filtert Informationen. Unwichtige Informationen nimmt es gar nicht erst auf.

Beispiel
Informationen, die im UKZ nur übergangsweise abgespeichert werden, sind u. a. Umgebungsgeräusche, Vogelgezwitscher, Gerüche oder visuelle Reize wie Scheinwerfer von Autos oder Ampeln.

Das **Kurzzeitgedächtnis** (KZG) speichert nur die Informationen aus dem UKZ, die für eine Person wichtig (relevant) sind. Das KZG kann nur höchstens sieben bis neun Informationen auf einmal aufnehmen. Deshalb ist es sinnvoll, mehrere Informationen zu bündeln. So können mehr Lerninhalte gleichzeitig in das KZG gelangen. Diese Methode nennt sich „Chunking".

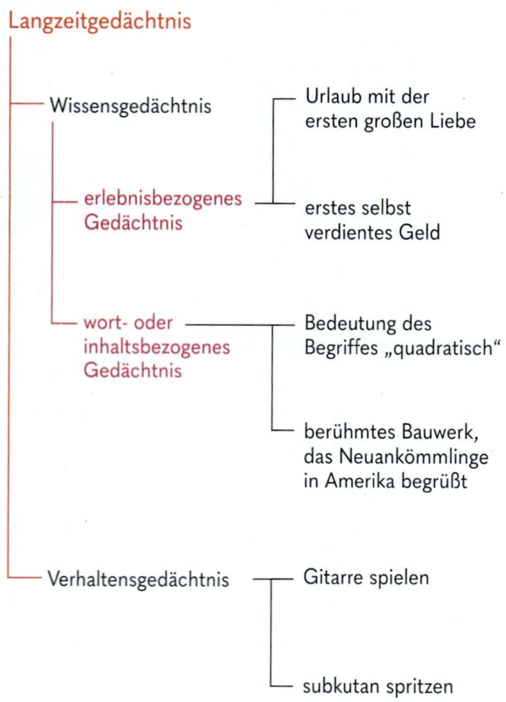

Abb. 1 Im Langzeitgedächtnis gibt es einen Wissensspeicher und einen Verhaltensspeicher.

Stellt sich eine Information als nicht relevant heraus, wird sie durch eine neue, wichtigere Information aus dem UKZ ersetzt. Ist eine Information relevant genug, speichert sie das Langzeitgedächtnis (LZG) ab.

Das sind die besten Voraussetzungen für ein Abspeichern im LZG:

- Wissen in Verbindung mit Handeln
- Wiederholungen
- Verbindung mit möglichst positiven Emotionen

Wichtig
Das Gehirn hat eine nahezu unbegrenzte Speicherkapazität. Haben wir Probleme beim Behalten von Lernstoff, liegt das nicht an der mangelnden Speicherkapazität, sondern nur daran, dass uns das Vorwissen fehlt, um an das neue Wissen anzuknüpfen.

1.2.2 Gute Lernbedingungen schaffen

Eine **lernförderliche Umgebung** sieht für jeden anders aus. Ein übersichtlich organisierter Arbeitsplatz ist meistens hilfreich, Lärm und fortwährende Unterbrechungen wirken störend.

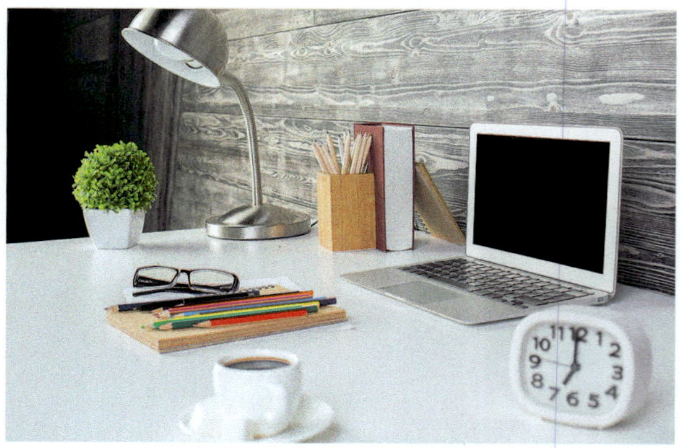

Abb. 2 An einem ruhigen, aufgeräumten Platz lernt es sich meist am besten.

Viele Auszubildende wohnen in beengten Verhältnissen. In diesen Fällen können Lernplätze in Bibliotheken oder der Pflegeschule eine Alternative zum häuslichen Umfeld sein. Ein gutes Ressourcenmanagement ist daher eine wichtige Voraussetzung für den Lernerfolg.

Definition
Ressourcen sind Mittel, die einzelnen Menschen oder Gruppen zur Verfügung stehen. Dazu gehören zum Beispiel die eigene Motivation, die Umgebung, genug Zeit und Lernmaterialien.

Zeitmanagement

Mit einem **guten Zeitmanagement** und einem **strukturierten Lernplan** halten Lernergebnisse lange vor. Für Auszubildende besteht die Herausforderung darin, dass sie häufig mindestens acht Stunden Unterricht haben oder in der Praxis arbeiten. Freie Zeit ist rar. Kommen dann noch familiäre Verpflichtungen hinzu, ist es besonders wichtig, sich eine bestimmte Tageszeit oder einen bestimmten Tag in der Woche als Lernzeit freizuhalten.

Wichtig
Lernen gelingt besser, wenn Sie **ausgeschlafen** sind, ausreichend Energie haben und sich gesund fühlen. Belasten einen Sorgen oder gesundheitliche Probleme oder ist man müde oder hungrig, schaltet das Gehirn nur schlecht in den Lernmodus um.

Lernplan von Frau Hönig			
	Montag	**Dienstag**	**Mittwoch**
6:00–8:00	*Lisa zur Schule*	*Frühdienst*	*Lisa zur Schule*
8:00–10:00	*Schule*	*Frühdienst*	*Haushalt*
10:00–12:00	*Schule*	*Frühdienst*	*Einkaufen*
12:00–14:00	*Schule*	*Frühdienst*	*Lernen*
14:00–16:00	*Schule*	*Lernen*	*Spätdienst*
16:00–18.00	*Lisa vom Hort*	*Lisa vom Hort*	*Spätdienst*
18:00–20:00	*Abendbrot*	*Abendbrot*	*Spätdienst*
20:00–22:00	*Lernen*	*Lernen*	*Spätdienst*

Abb. 3 Frau Hönig macht eine Ausbildung zur Pflegefachassistentin. Zu Hause kümmert sie sich gemeinsam mit ihrem Mann um die 7-jährige Tochter Lisa. Vor der Abschlussprüfung hat sie noch einen Praxisblock mit unterschiedlichen Schichten. Sie plant sich feste Zeiten zum Lernen ein.

Motivation

Lernen gelingt dann besonders gut, wenn es eine hohe **Eigenmotivation** gibt und eine positive Grundhaltung. Auszubildende sind häufig stärker motiviert, da sie das Ziel der Abschlussprüfung vor Augen haben. Sie wissen, dass dies der Einstieg in das Arbeitsleben ist. Mit einem eigenen Gehalt gewinnen sie mehr Freiheit und Unabhängigkeit.

Ansprechende Lern- und Arbeitsmaterialien können emotional unterstützen. Für manche ist die Arbeit mit elektronischen Geräten motivierender, manche benötigen sorgfältig gestaltete Mitschriften, andere motiviert ein schön gestalteter Arbeitsplatz.

Wichtig
Lernen ist anstrengend. Um die Motivation aufrechtzuhalten, sollten Sie daher immer wieder kurze **Pausen** einplanen, in denen Sie aufstehen, vielleicht ein paar Dehnübungen machen oder sogar einen kurzen Spaziergang. Dies hält die Konzentration aufrecht.

Lernmedien

Definition
Als **Lernmedien** bezeichnet man alle Mittel der Kommunikation, die zum Lernen geeignet sind. Dazu gehören Bücher, Modelle, Arbeitsblätter, digitale Apps, Zeitschriften, die Tafel oder das Smartboard, aber auch die eigenen Mitschriften.

Manche Medien sind besonders dafür geeignet, selbstgesteuert zu lernen, d. h. ohne Lehrpersonen bzw. Unterricht in der Schule. Ein Beispiel dafür sind Online-Kurse. Andere Medien funktionieren nur durch eine anleitende Person, z. B. ein anatomisches Modell des Herzens.

Bücher

Bücher sind eine gute Quelle für gesichertes Wissen, vor allem Bücher von Schulbuch- oder Fachbuchverlagen. Oft steht auf dem Klappentext die Qualifikation der Autorin oder des Autors, z. B. der Beruf oder der Studienabschluss oder bereits veröffentlichte Werke. **Schulbücher** sind meistens so strukturiert, dass sie auf ein bestimmtes Unterrichtsfach, eine Klassenstufe oder eine Ausbildung ausgerichtet sind. Die Inhalte entsprechen den Lehrplänen des jeweiligen Fachs oder der jeweiligen Ausbildung.

Fachbücher beschreiben das Fachwissen aus Sicht des jeweiligen Fachs oder der Wissenschaftsdisziplin. Viele Fachbücher sind in einem wissenschaftlichen Stil verfasst. Sie berufen sich auf Theorien und Forschungsergebnisse und geben ihre Quellen systematisch an.

Definition

Als **Quelle** bezeichnet man den Ursprung des Wissens, sie werden in Form von **Zitaten** in einen Text eingebaut. **Direkte Zitate** stehen in Anführungsstrichen und geben wortwörtlich die Aussage einer anderen Person wieder. **Indirekte Zitate** geben den Inhalt einer Aussage mit anderen Worten wieder. In der Quelle steht dann, wer diese Aussage wo vorher veröffentlicht hat.

Gibt ein Autor oder eine Autorin für verwendete fremde Texte und Abbildungen keine Quelle an, spricht man von einem **Plagiat**, oder auch Diebstahl geistigen Eigentums. Das Plagiieren ist strafbar, da das Urheberrecht verletzt wird.

Die Inhalte der Pflegefachassistenzausbildung kommen aus verschiedenen Fächern oder wissenschaftlichen Fachdisziplinen: Pflegewissenschaft, Psychologie, Soziologie, Anatomie, Medizin oder Recht. In Ausbildungsberufen in Deutschland ist die Ausbildung häufig nicht nach diesen Fächern gegliedert, sondern nach Kompetenzbereichen oder Lernfeldern. Themen werden so strukturiert, wie sie in der Berufspraxis gebraucht werden.

Wichtig

- Damit Lerninhalte aktuell sind, sollte darauf geachtet werden, dass die Bücher nicht älter als fünf oder zehn Jahre sind.
- Werden Texte oder Inhalte aus einem dieser Bücher genutzt, müssen Autorin, Titel des Buches, Jahr der Herausgabe und Seitenzahl angegeben werden.

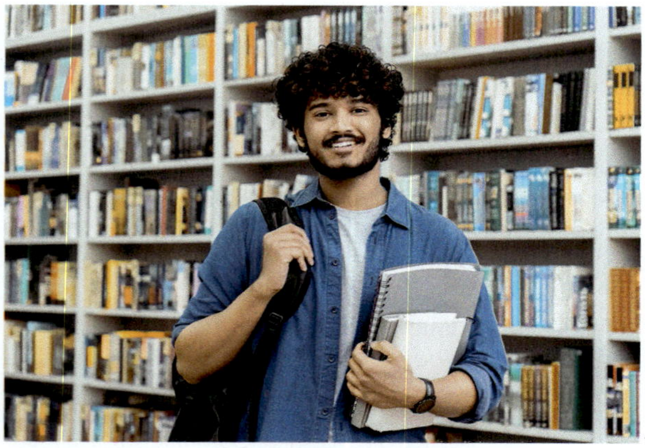

Abb. 1 Viele Pflegeschulen verfügen über Bibliotheken. Manche bieten auch E-Books.

Internet und Apps

Mithilfe des Internets können wir heute auf eine riesige Anzahl von Informationen zugreifen. Suchmaschinen wie z. B. Google, Bing oder Ecosia liefern nach Eingabe eines Suchwortes eine Liste von Webseiten, auf welchen Informationen zu diesem Suchbegriff zu finden sind. Die Ergebnisliste umfasst:

- **gesponserte Ergebnisse**, also „Anzeigen". Hier hat der Eigentümer der Webseite der Suchmaschinenfirma Geld dafür bezahlt, dass seine Seite „ganz oben" steht.
- **organische Suchergebnisse**, die meist die Webseiten ganz oben listen, die am häufigsten von anderen Personen angeklickt wurden oder den Suchbegriff besonders oft an wichtigen Stellen aufführt.

Wichtig

Jede Person kann eine Webseite einrichten und mit Inhalten füllen. Das Internet selbst gibt keine Qualitätskriterien vor. Es gibt keine Kontrollen, ob die Inhalte z. B. fachlich richtig sind oder eine bestimmte politische Meinung dahintersteckt. Ist eine Webseite bei einer Suche ganz oben gelistet, bedeutet das nur, dass die Seite entweder gesponsort ist oder besonders häufig aufgerufen wurde.

Webseiten

Qualitätskriterien für Webseiten sind u. a.:

1. Nennung von Autorinnen und Autoren sowie Angabe der Herausgeber im Impressum
2. Aktualität der Seite (nicht älter als 12 Monate)
3. Ansprechende Gestaltung der Seite
4. Transparenz der Informationen (Nennung von Bild- und Textquellen)
5. Webseiten können auch Quellen sein. In diesem Fall muss, falls bekannt, Autor oder Autorin und die URL-Adresse der Seite angegeben werden.

Lern-Apps

Definition

Lern-Apps sind digitale Anwendungen (engl. „applications", kurz Apps) mit dem Ziel, das Lernen zu vereinfachen.

Viele Lern-Apps bieten eine ansprechend gestaltete digitale Variante altbekannter Lerntechniken (▷ S. 39). Tatsächlich macht es vielen Menschen mehr Spaß, Lerntechniken am Smartphone anzuwenden. Die Entwicklung von Lern-Apps ist teuer. Deshalb sind viele Angebote kostenpflichtig. Für Lern-Apps gilt das gleiche Prinzip wie im analogen Leben: „Es gibt nichts geschenkt". Fallen keine Kosten an, bezahlen die Anwenderinnen und Anwender in der Regel mit ihren Daten. In den meisten Fällen finanzieren sich Lern-Apps durch Werbung.

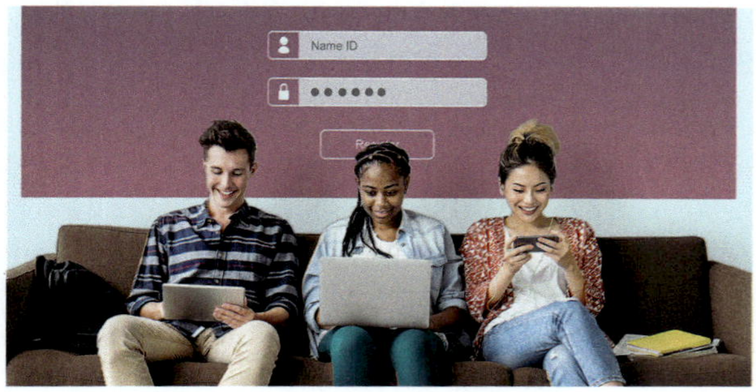

Abb. 2 Es ist wichtig, sich vor der Entscheidung für eine App über die Qualität und die Konditionen zu informieren.

Cookies	Werbung wird personalisiert („zugeschnitten"), wenn Cookies persönliche Vorlieben über das Suchverhalten erfasst haben (besuchte Webseiten).
Persönliche Informationen	Manchmal müssen vor der Anwendung kostenfreier Lern-Apps persönliche Informationen wie Geburtsdatum oder Telefonnummer und E-Mail-Adresse angegeben werden.
Datenschutz	In der Datenschutzerklärung der App muss geschildert werden, was mit diesen Daten passiert. Stimmt die Anwenderin der Weitergabe von Daten zu, werden Telefonnummer und Mailadressen z. B. an professionelle Werbefirmen weitergegeben.
Firmensitz	Es ist empfehlenswert, wenn das Unternehmen seinen Sitz in Deutschland bzw. der EU hat und sich dem Datenschutz verpflichtet.

Tab. 1 Hinweise zur Nutzung von Lern-Apps

1.2.3 Lernstrategien anwenden

Definition

Lernstrategien sind Handlungspläne einer Person zum Lernen. Sie beantworten die Frage: Wie lerne ich am besten?

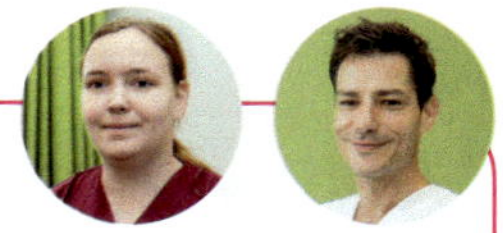

Video-Tipp von Ronny und Tabea

„Im Film *Lernen lernen* geben wir Einblicke in unsere persönlichen Lernstrategien. Weitere Tipps und Strategien sind in den zwei Filmen *Lernen leicht gemacht – Methoden und Strategien* und *Lernen leicht gemacht – Tipps und Tricks enthalten.* Welcher Lerntyp sind Sie? Welche Tricks finden Sie hilfreich?"

Organisationsstrategien

Der erste Schritt besteht darin, die Lerninhalte zu organisieren. Denn unser Gehirn speichert Informationen besser im Langzeitgedächtnis ab, wenn die Lerngegenstände gut strukturiert sind und sie an bereits vorhandenes Vorwissen anknüpfen können. Konkrete Lernziele helfen bei der Organisation von Lerninhalten.

Beispiel

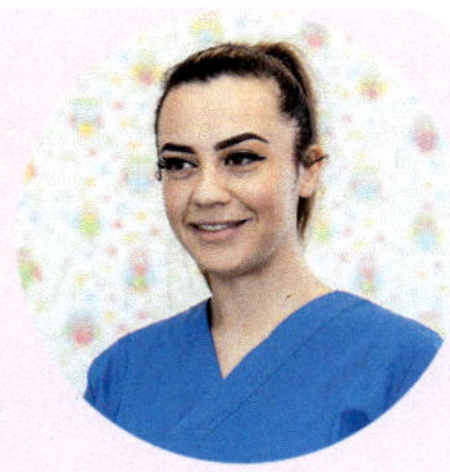

„Mir hat es sehr geholfen, wenn ich ein großes Lernziel in kleinere Teilziele zerlegt habe. Zum Beispiel statt dem großen Thema Haut- und Körperpflege habe ich die einzelnen Bereiche mit Unterpunkten aufgelistet und nacheinander abgehakt. Also z. B. Dekubitusprophylaxe und dazu dann:

- Definition
- Einteilung eines Dekubitus
- Risikogruppen und Assessment
- Pflegemaßnahmen

Das war viel motivierender, weil ich damit schnell kleine Erfolge feiern konnte."

Oft hilft es auch, das Wissen in Tabellen oder Übersichten zu strukturieren oder Texte in eigenen Worten zusammenzufassen. Um das Gehirn zu aktivieren, sind Visualisierungstechniken geeignet, z. B. Sketchnotes oder eine Mindmap.

Definition

Sketchnotes (engl. „sketch“ = Skizze, „note“ = Notiz) sind kurze Texte bzw. Mitschriften, die man mit selbst gemalten, einfachen Zeichnungen kombiniert. Dadurch prägen sich Informationen schneller ein. Auch komplexe Inhalte werden leichter verständlich. Der Grund: Unser Gehirn liebt Bilder, sie helfen beim Verstehen, Abspeichern und Erinnern.

Abb. 1 Wenn man kurze Notizen mit einfachen, skizzenhaften Zeichnungen wie diesen hier ergänzt oder teilweise auch ersetzt, lassen sich Informationen leichter merken.

Definition

Mindmap (auch „Gedankenlandkarte“) ist eine Technik, Gedanken oder Informationen locker auf einem Papier zu gruppieren, zu sortieren und Verbindungen herzustellen. Dabei dürfen je nach Vorliebe auch verschiedene Farben, Schriftarten oder grafische Formen und Skizzen zum Einsatz kommen.

! Wichtig

Es kommt bei **Mindmaps** und **Sketchnotes** nicht auf Perfektion an, sondern was zählt, ist die Verknüpfung von Bildern und Texten. Dadurch arbeiten die linke und rechte Gehirnhälfte optimal zusammen und Lernstoff ist leichter zu merken.

Erarbeitungsstrategien

Die meisten Menschen können besser lernen, wenn sie dabei an konkrete Handlungssituationen denken. Die Lerninhalte, die in der Berufsausbildung gelehrt werden, lassen sich meist gut in die Praxis übertragen. Besonders lernförderlich ist die Arbeit mit Lernsituationen, Fallbeispielen und selbst erlebten Situationen.

Je aktiver eine Person im Unterricht mitarbeitet, desto besser verankern sich die Lerninhalte im Gehirn. Unterricht ist deshalb heute auf eine **hohe Aktivität von Lernenden** ausgerichtet. Sie müssen in Gruppen gemeinsam Aufgaben bearbeiten, Ergebnisse mündlich präsentieren oder Fälle wiederholen.

Auch das Verfassen von Mitschriften ist lernförderlich („über die Hand ins Hirn“). Darüber hinaus hilft es, bestimmte Themen aus verschiedenen Perspektiven zu betrachten, Fragen zu stellen oder Inhalte kritisch zu diskutieren. Jede Form der **Wiederholung** festigt das Gelernte. Vielen fällt es leichter, zu lernen, wenn sie in Bewegung sind. Hier helfen Bewegungspausen, „stehender“ Unterricht oder ein Stehpult statt eines Schreibtisches.

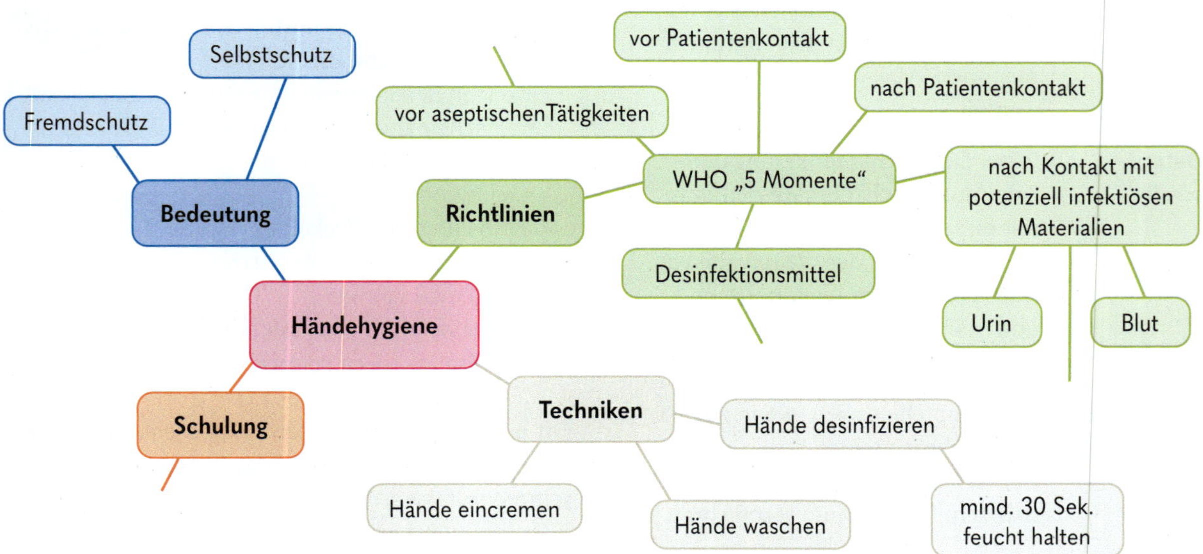

Abb. 2 Beispiel einer Mindmap zum Thema Händehygiene im Pflegealltag

Lernkanäle

Definition

Lernkanäle sind die Zuflüsse (Sinne) zu unserem Gehirn, über die eine Person die Informationen aufnimmt. Bevorzugt eine Person einen gewissen Lernkanal, spricht man auch von einem „Lerntyp".

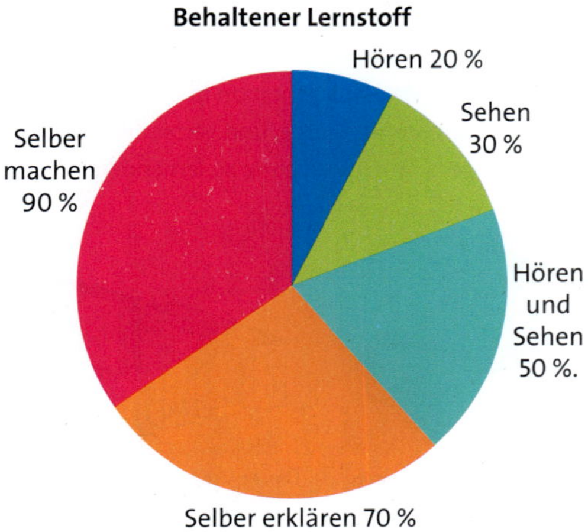

Abb. 3 Diese Grafik zeigt, wie effektiv die verschiedenen Lernkanäle im Durchschnitt sind.

Diversität

Menschen haben unterschiedliche Vorlieben und Gewohnheiten beim Lernen. Im deutschen Schulsystem werden daher im Unterricht unterschiedliche Methoden eingesetzt, um alle Lernkanäle zu bedienen.

Lerntechniken in der kompetenzorientierten Ausbildung

Die meisten Bildungsgänge in Deutschland sind inzwischen **kompetenzorientiert** ausgerichtet. Das bedeutet, dass Unterricht zu bestimmten Kompetenzen befähigen soll, die am Ende der Ausbildung nachweisbar sind.

Definition

Kompetenz ist die Fähigkeit und Fertigkeit, Probleme zu lösen, und die Bereitschaft, dies auch zu tun.

Im Unterricht werden verschiedene Methoden eingesetzt, um dieses Ziel zu erreichen. Häufig beginnt eine Lerneinheit mit einer **Fallsituation** oder einer selbst erlebten Situation. Diese wird gemeinsam analysiert und das Problem beschrieben, das zu lösen ist.

Dazu werden Informationen vermittelt oder auch aktiv recherchiert, die für die Lösung des Problems nötig sind. In weiteren Schritten werden konkrete Anwendungen geplant und – zumindest in der Theorie – durchgeführt. Am Ende sollen die Auszubildenden in der Lage sein, die erworbenen Fähigkeiten und Fertigkeiten auch auf neue Situationen anzuwenden.

In Klausuren und Prüfungen kommen neben der klassischen Wissensabfrage auch Aufgaben zur Anwendung und Übertragung auf neue Situationen vor. Im Folgenden werden Lerntechniken zu den jeweiligen Anforderungsbereichen im Unterricht, aber auch in Lernerfolgskontrollen und Prüfungen kurz dargestellt.

Wiedergabe von Wissen

Die Wiedergabe von Wissen beginnt mit der Erfassung von Wissen. Vor allem bei Impulsen durch die Lehrperson oder bei Vorträgen von anderen Auszubildenden helfen **Mitschriften** bei der Vorbereitung auf das anschließende Lernen.

Beispiel

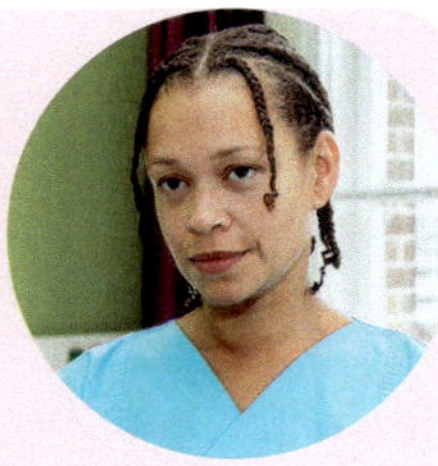

„Ich habe meine Mitschriften immer so gut strukturiert wie möglich – mit Überschriften, Datum und farbigen Markierungen der wichtigsten Begriffe. Das hat die Wiederholung des Lernstoffs einfacher gemacht."

In der Ausbildung müssen vor allem Fachbegriffe oder Teile von bestimmten Systemen oder Theorien auswendig gelernt werden. Hierbei helfen sogenannte **Gedächtnistechniken**.

Der Klassiker unter den Gedächtnistechniken ist die **Eselsbrücke**. Hierbei werden z. B. Buchstaben oder Silben neu zusammengesetzt oder in Reimform gebracht, oft auf humorvolle Art.

Beispiel

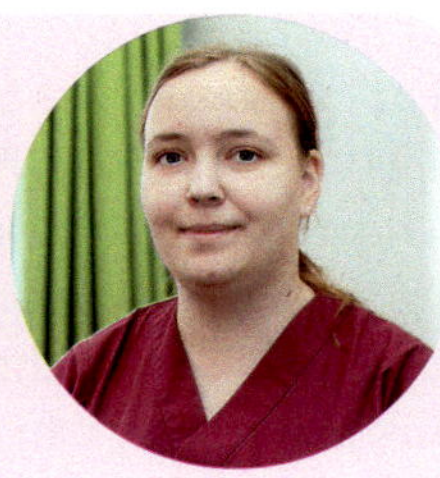

„Mit dieser Eselsbrücke habe ich mir die Begriffe Hypertonie und Hypotonie gemerkt: Hy„po"tonie ist zu niedriger Blutdruck, da der Po beim Sitzen immer unten ist."

Die **Loci-Methode** verbindet lange Reihen von Wissen mit dem Besichtigen verschiedener Orte oder Gegenstände z. B. bei einem Spaziergang (lat. „loci"= Orte). Das Bild- und Ortsgedächtnis wird genutzt, um das neue Wissen zu organisieren.

> **Loci-Methode**
> Ein Erklärvideo zur Loci-Methode gibt es online unter: www.studyflix.de → Suche nach: Loci-Methode

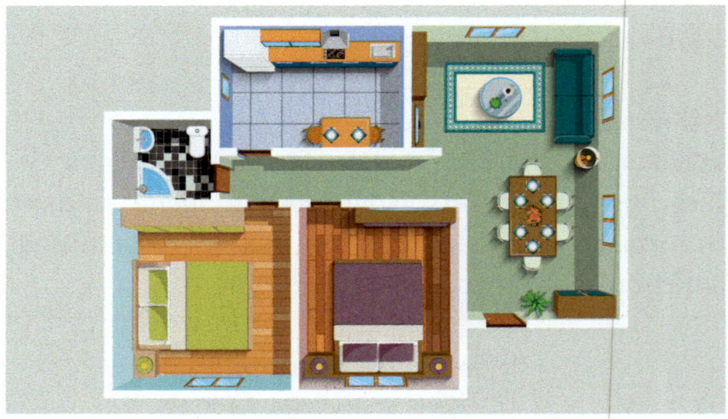

Abb. 1 Bei der Loci-Methode geht man in Gedanken bekannte Orte ab, z. B die eigene Wohnung, und verbindet verschiedene Gegenstände oder Zimmer mit einer zu lernenden Information.

Auch der Einsatz von **Lernkarteien** kann helfen, sich größere Mengen an Wissen anzueignen.

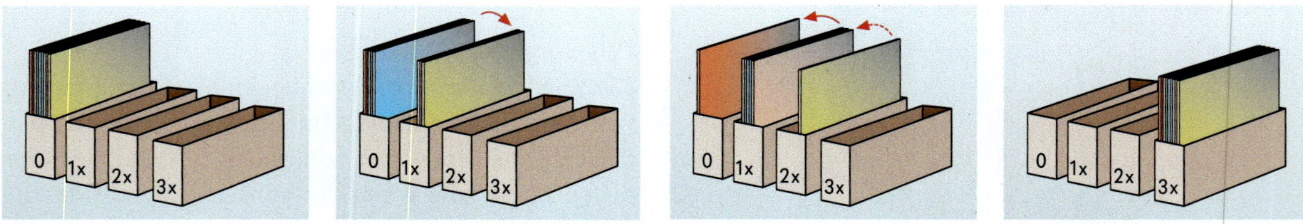

Alle Karten mit neuen Informationen werden in das hinterste Fach (Fach 0) gesteckt.

Sobald der Inhalt der Karteikarte gewusst wird, kommt sie in das nächste Fach.

Wenn die Inhalte aus dem zweiten Fach wiederholt werden, wandern die Karteikarten, deren Inhalt gewusst wurde, ein Fach weiter. Inhalte, die nicht gewusst wurden, kommen zurück in das Fach 0.

Dieser Vorgang wird so lange wiederholt, bis alle Karten im letzten Fach sind.

Abb. 2 Das Lernen mit Lernkarteien bedeutet Lernen mit System. Es erhöht den Lernerfolg durch systematisches Abfragen und Wiederholen. Auch das Aufschreiben und selbstständige Erarbeiten der Lerninhalte trägt dazu bei.

Herstellen von Zusammenhängen

Entsprechend dem Kompetenzbegriff geht es in der Pflegefachassistenzausbildung vor allem darum, in der Praxis handeln zu können. Das Anwenden des erworbenen Wissens sowie das Herstellen von Zusammenhängen ist Ziel des Unterrichts.

Advance Organizer („vorangestellte Übersicht") helfen, eine Lerneinheit im Unterricht zu begleiten und die Zusammenhänge mit Grafik- und Textbausteinen darzustellen. In der Praxis lassen sie sich nicht eindeutig von Lernlandkarten oder Mindmaps abgrenzen. Zu Beginn der Lerneinheit wird die Kompetenz vorgestellt, z. B. „Pflegebedürftige an Feiertagen in ihrem Alltag begleiten", und die Lehrperson verteilt einen noch nicht vollständig ausgefüllten Advance Organizer. In den folgenden Unterrichtsstunden ergänzen die Auszubildenden den Advance Organizer mit weiteren Stichworten, Grafiken und Materialien.

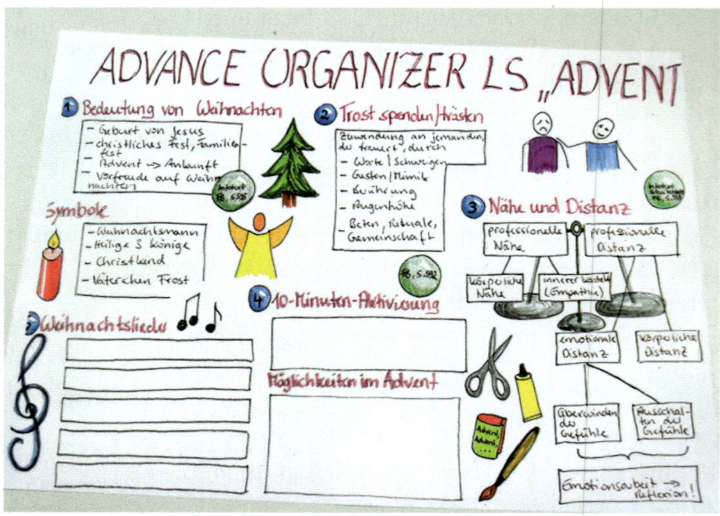

Abb. 3 Variante 1: Beispiel eines Advance Organizer zu einer Lernsituation (LS) mit den Themen Weihnachten, Nähe und Distanz in der Pflege zur Kompetenz „Pflegebedürftige an Feiertagen in ihrem Alltag begleiten".

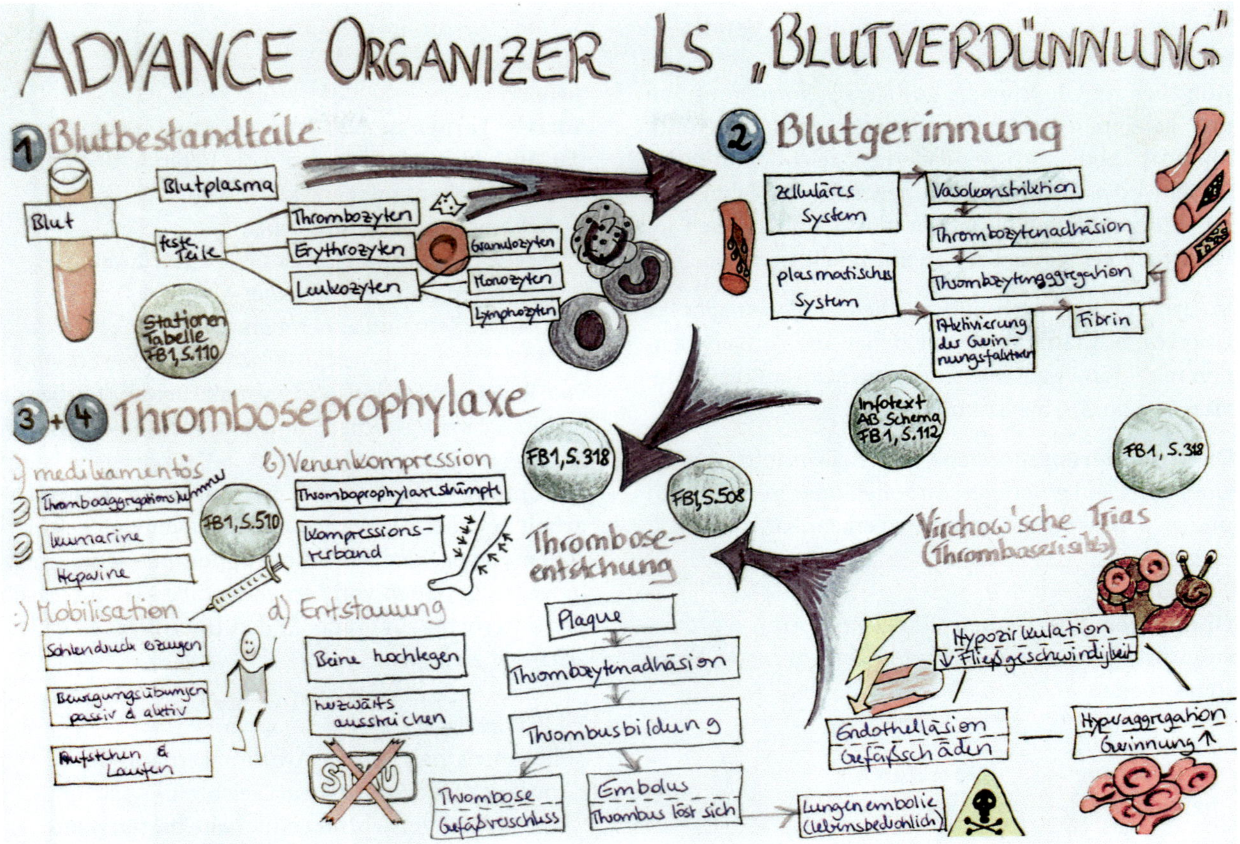

Abb. 4 Variante 2: Ein vollständig ausgefüllter Advance Organizer zu den Themen Blutgerinnung und Thromboseprophylaxe zur Kompetenz „Maßnahmen der Thromboseprophylaxe unter Anleitung durchführen".

Lernplakate sind besonders gut geeignet, um die Ergebnisse von Gruppenarbeiten zusammenzufassen und allen zur Verfügung zu stellen. Sie sollten im Unterricht auf ihre Richtigkeit überprüft werden.

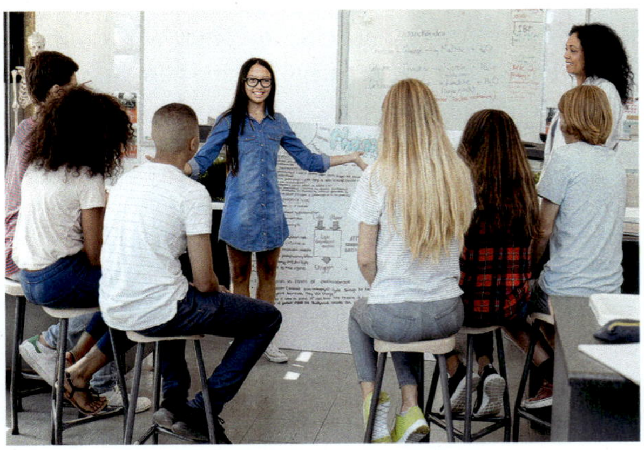

Abb. 5 Eine Präsentation im Kurs mit einem Lernplakat ist eine sehr effektive Lernstrategie.

> **! Wichtig**
> Lernplakate sind kein reines Wiederholen von Texten aus dem Internet oder aus Büchern, sondern sollen eine strukturierte und grafisch gestaltete Übersicht zur Anwendung von Wissen geben.

Lern- und Arbeitsaufgaben dienen der Anwendung von schulischen Lerninhalten in der Praxis. Die Pflegeschule entwickelt sie aus der Sicht des schulischen Lernens. Praxisanleitende der einzelnen Pflegeeinrichtungen bzw. Träger erstellen **Arbeits- und Lernaufgaben**. Mit ihnen können die Auszubildenden ihr Handeln in der Praxis hinterfragen. Beide Aufgabentypen helfen, über die Praxis Zusammenhänge herzustellen und Wissen anzuwenden und im Gehirn zu verankern.

Wiedergeben, Anwenden, Übertragen, Verallgemeinern und Reflektieren

Aufgaben zur Übertragung und Verallgemeinerung von neu gelerntem Lernstoff verlangen einen Überblick über das Thema. „Auswendiglernen“ reicht dafür nicht. Daher wird diese Kompetenz meistens von Beginn an in der Ausbildung geübt, indem die Auszubildenden im Unterricht gemeinsam ein Thema reflektieren.

In den meisten Lern- und Arbeitsaufgaben gibt es **Übertragungsaufgaben**, mit denen die Auszubildenden mit ihren Praxisanleitenden gemeinsam die **Reflexion** (▷ Kap. 3) üben können.

Die **Anforderungsbereiche** von Arbeitsaufträgen im Unterricht, in Lernerfolgskontrollen oder in Prüfungen sind an sogenannten Operatoren erkennbar.

Definition

Operatoren sind Verben (Tätigkeitsworte), die dazu auffordern, den Arbeitsauftrag in einer gewissen Form zu bearbeiten.

Anforderungsbereich (AB)	Operatoren
AB I: Wiedergabe von Wissen	• nennen • beschreiben • wiedergeben • aufzählen • sortieren • zuordnen • zusammenfassen
AB II: Anwenden von Wissen	• analysieren • erklären • erstellen • darlegen • gliedern • vergleichen
AB III: Übertragen und Reflektieren von Wissen	• begründen • beurteilen • bewerten • erörtern • diskutieren • argumentieren

Tab. 1 Beispiele für Operatoren in den drei Anforderungsbereichen

1.2.4 Lernen in der Gruppe

Definition

Soziales Lernen ist eine der wichtigsten Lernformen in der Ausbildung. Es zielt ab auf die Veränderung des sozialen Verhaltens mit Fähigkeiten wie

- mit anderen zusammenarbeiten,
- eigene Gefühle und Bedürfnisse ausdrücken,
- Interessen wahrnehmen oder
- Kritik äußern und annehmen.

Die Pflegeberufe sind auch soziale Berufe. Pflegende arbeiten „am Menschen“ und mit anderen Menschen zusammen. Daher ist das Lernen in Gruppen eine häufige Unterrichtsform, auch **Partner- und Gruppenarbeit** genannt. Sie wird in der Regel von den Lehrpersonen vorgegeben. Als **Lerngruppen** bezeichnet man hingegen Gruppen von Lernenden, die sich außerhalb des Unterrichts zusammenfinden, um z. B. für eine Klassenarbeit zu lernen.

! Wichtig

Gruppenarbeit und die Arbeit in Lerngruppen fördern das soziale Lernen. Gleichzeitig speichert das Langzeitgedächtnis Lerninhalte besser, wenn Menschen diese selbst erarbeiten und aktiv am Lerngeschehen teilnehmen.

Ein weiterer Vorteil von Gruppenarbeit liegt darin, dass die Lernenden sich eigenständig organisieren und auch Konflikte austragen müssen. Das fördert die Toleranz und ein positives Demokratieverständnis.

Die Arbeitswelt ist heute äußerst komplex. Es gibt kaum noch Arbeitsbereiche, die nur aus Routinen bestehen. Gerade in der Pflege ist eine gute Kommunikationsfähigkeit und Entscheidungsfähigkeit gefragt. Beides sind Eigenschaften, die bei Gruppenarbeiten geübt und vertieft werden können.

Treten in der Arbeitswelt Probleme auf, wird heute oft eine Gruppe damit beauftragt, nach Lösungen zu suchen. Diese Lösungen werden vom Team besser akzeptiert und führen eher zum Ziel, als wenn einzelne „Expertinnen und Experten“ eine Lösung erarbeiten.

Aufgaben, die in Gruppenarbeit bearbeitet werden sollen, können grundsätzlich in zwei unterschiedliche Formen unterteilt werden:

- Alle Personen in der Gruppe arbeiten gemeinsam an einem Problem.
- Jeder in der Gruppe bearbeitet einen Aspekt eines Problems allein – am Ende werden die Ergebnisse zusammengeführt.

Es gibt auch Formen der Gruppenarbeit, in denen beide Formen miteinander verknüpft werden. Eine typische Methode ist das **Gruppenpuzzle**.

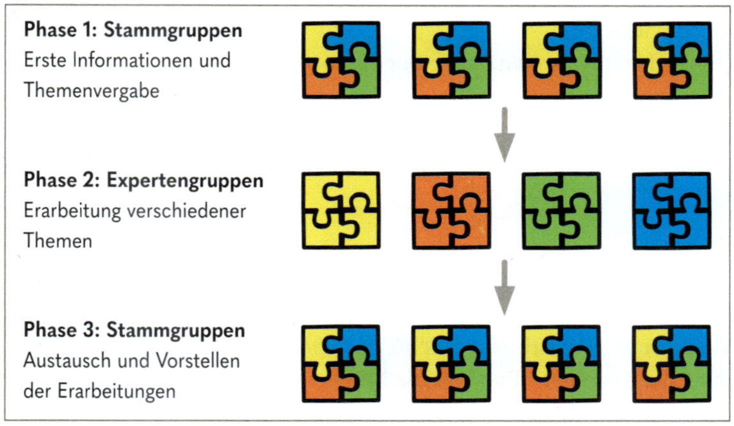

Abb. 1 Methode Gruppenpuzzle

Organisation von Lerngruppen und Gruppenarbeit

Gruppenarbeit gelingt immer dann, wenn sie gut vorbereitet ist und die Rahmenbedingungen gut sind. Dazu gehören

- Offenheit,
- gegenseitige Akzeptanz,
- Arbeitsdisziplin,
- geeignete Räumlichkeiten und Sitzgelegenheiten.

Gruppenarbeit ist meist mit einem konkreten Arbeitsauftrag verknüpft. Oft empfiehlt die Lehrperson auch Literatur in Form von Büchern oder zusätzlichem Lesematerial. Daher ist es sinnvoll, sich vor dem Beginn der Gruppenarbeitsphase den Arbeitsauftrag genau durchzulesen und Verständnisfragen zu stellen. Alle Gruppenmitglieder sollten wissen, was ihre Aufgabe ist. In einem nächsten Schritt können Arbeitsaufgaben verteilt werden, wenn dies in der ursprünglichen Aufgabe vorgesehen ist.

! Wichtig

Es ist sinnvoll, wenn sich ein Kurs zu Beginn einer Ausbildung auf Regeln zum Arbeiten in Gruppen einigt und sie dann im Kursraum aufhängt. Ebenso sollte überlegt werden, welche Konsequenzen es geben soll, wenn die Regeln nicht eingehalten werden.

Die ideale **Gruppenarbeitsgröße** liegt zwischen vier und sieben Personen. Damit die Gruppe erfolgreich zusammenarbeitet, können **Rollen** für bestimmte Aufgaben verteilt werden.

Moderation	Leitung der Gesprächsführung (ist neutral)
Protokoll	Festhalten der Arbeitsergebnisse an der Tafel, an einer Metaplanwand oder digital
Zeitwache	Einteilung und Einhaltung der zur Verfügung stehenden Zeit
Präsentation	Vorstellung der Arbeitsergebnisse vor den Kursteilnehmenden

Tab. 2 Rollen für bestimmte Gruppenaufgaben

Diversität

In den meisten Gruppen gibt es Rollen, die nicht offiziell vergeben sind, aber trotzdem „gespielt" werden. Teils sorgen sie für Konflikte. Beispiele: Anführerin, Mitläufer, Vermittlerin, Trittbrettfahrer, Clown. Es kann hilfreich sein, diese Rollen zu reflektieren und offen anzusprechen.

Arbeiten die Gruppen eines Kurses an unterschiedlichen Themen, ist es besonders wichtig, die Ergebnisse gut aufzuarbeiten. Handouts, Lernplakate oder kleine digitale Präsentationen sind gut geeignet, die erarbeiteten Inhalte mit den anderen zu teilen. Das Festhalten von Arbeitsergebnissen ist auch dann wichtig, wenn verschiedene Gruppen die gleichen Aufgaben bearbeitet haben.

Wichtig
Wurde ein Thema mithilfe der Ergebnisse einer Gruppenarbeit abgeschlossen, ist es besonders wichtig, sich diese Unterlagen bei Krankheit oder Abwesenheit zu besorgen und nachzuarbeiten.

Digitale Werkzeuge für die Gruppenarbeit

Gerade wenn Gruppenarbeiten oder Lerngruppen über einen längeren Zeitraum geplant sind, können digitale Werkzeuge die Arbeit erleichtern. Wichtig dabei ist, dass alle Gruppenmitglieder die Möglichkeit haben, auf diese digitalen Werkzeuge zuzugreifen, und wissen, wie sie funktionieren.

Videokonferenz-Systeme	für digitale Besprechungen, oft integriert in der Lernplattform und kostenfrei
Break-out-Rooms/Austauschräume	für die Gruppenarbeit während einer Videokonferenz
digitale Pinnwände	für die Ablage von Texten, Arbeitsblättern, Videos
Chats/Mailverteiler	für die schriftliche Kommunikation
digitale Bibliotheken oder Mediatheken	für das Lesen von unterrichtsbegleitender Literatur oder das Ansehen von Filmen; Schul- und Fachbücher können z. B. als E-Books gelesen werden

Tab. 1 digitale Werkzeuge in der Pflegeschule

Wichtig
Achten Sie stets auf den Datenschutz. Die Schweigepflicht (▷ S. 102) gilt auch für die digitale Kommunikation.

Pflegeschulen nutzen oft **Lernplattformen** und stellen diese auch den Auszubildenden zur Verfügung. Sie bieten verschiedene Möglichkeiten, das eigene Lernen und das Lernen in Gruppen zu organisieren (▷ Tab. 1).

In der Regel müssen die Auszubildenden über ihre Rechte und Pflichten bei der Nutzung der Lernplattformen informiert werden und die Kenntnisnahme unterschreiben.

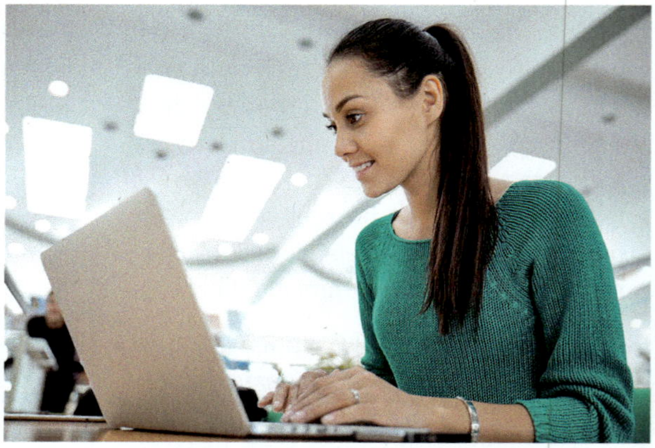

Abb. 1 Auch wenn die Pflegeschulen Lernplattformen zur Verfügung stellen, sind die einzelnen Auszubildenden selbst dafür verantwortlich, welche Inhalte sie dort einstellen.

Digitalisierung
Messenger sind für die Kommunikation sehr beliebt. Wenn aber sensible Informationen, z. B. über einen Pflegebedürftigen im Praxisblock, miteinander ausgetauscht werden, muss besonders auf die Datensicherheit geachtet werden. Messenger-Dienste, die eine Ende-zu-Ende-Verschlüsselung anbieten, garantieren, dass außer Sender und Empfänger niemand die Nachrichten lesen kann. Es gibt Alternativen, die einen besseren Datenschutz anbieten als WhatsApp. Hier gibt es eine Liste dazu: www.verbraucherzentrale.de
In Zukunft soll der Kommunikationsdienst KIM (Kommunikation im Medizinwesen) die datensichere Kommunikation im Rahmen der Telematikinfrastruktur (▷ S. 647) ermöglichen.

Damit mehrere Menschen digital an einem Dokument gleichzeitig arbeiten können, braucht es bestimmte Anwendungen (Apps) für digitale Pinnwände, Terminabsprachen, Brainstorming oder Arbeitsplanung. Stehen solche Apps nicht zur Verfügung, sind Absprachen zur Arbeitsorganisation und Dokumentenerstellung notwendig (z. B. Dokumentenname, Speicherort, Überarbeitungsmodus).

Wichtig
Auch in der digitalen Kommunikation gelten die Regeln der Höflichkeit. Geschriebene Worte wirken oft stärker als gesprochene, sowohl im Positiven wie im Negativen. Prüfen Sie daher vor dem Versenden, ob die Zielperson die Nachricht genau so verstehen wird, wie sie gemeint war.

„Ein Praxiseinsatz, viele Aufgaben und acht Azubis!“

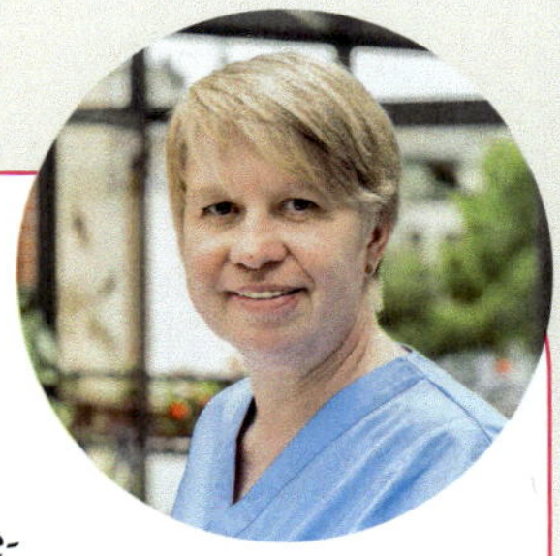

Fallsituation:

Martina hat gerade ihren Praxiseinsatz im Pflegeheim. Sowohl von der Pflegeschule als auch von der Praxiseinrichtung hat sie dafür ein umfangreiches Paket mit Lern- und Arbeitsaufgaben bzw. mit Arbeits- und Lernaufgaben erhalten. Ihre Praxisanleiterin erzählt ihr, dass im Moment mit ihr insgesamt acht Auszubildende aus der Pflegefachassistenzausbildung ihren Praxiseinsatz im Pflegeheim machen. Martina überlegt, ob sich nicht alle in einer Lerngruppe organisieren und dadurch voneinander profitieren könnten.

So hat sich Martina verhalten:

„Ich sprach zunächst mit meiner Praxisanleiterin darüber, eine Lerngruppe für die Einsatzzeit bilden zu wollen. Auch sie fand die Idee gut. Ich bat sie darum, den anderen Azubis meine Handynummer zu geben und sich bei Interesse einfach bei mir zu melden. Ich war sehr positiv überrascht, denn am Abend hatten mir alle sieben Auszubildenden geantwortet. Ich richtete gleich eine Chatgruppe bei einem datensicheren Anbieter ein und ebenso einen Austauschraum auf der digitalen Plattform der Pflegeschule. Am nächsten Tag fragte ich zur Sicherheit auch noch mal meine Praxisanleiterin, ob ich denn ihre Arbeits- und Lernaufgaben in den Austauschraum einstellen darf. Sie stimmte zu, verwies aber darauf, dass die Aufgaben Eigentum des Pflegeheims sind und nicht an andere Praxiseinrichtungen weitergegeben werden dürfen. Gesagt, getan: Ich stellte die Aufgaben mit dem Hinweis ein und startete das Projekt Lerngruppe mit einer kleinen Umfrage, wer wann Zeit hat und ob wir uns während des Dienstes in Präsenz oder mithilfe eines Videokonferenzsystems treffen wollen.“

Das war richtig, weil Martina ...

- das Problem der vielen Arbeitsaufträge in der Pflegepraxis erkannt und nach Lösungen gesucht hat.
- gerne in Lerngruppen arbeitet und den Vorteil der vielen Auszubildenden in der Einrichtung erkannt hat.
- die Initiative ergriffen und Verantwortung für ihren eigenen Lernprozess übernommen hat.
- ihr Vorhaben mit der Praxisanleiterin abgesprochen hat.
- behutsam und verantwortungsbewusst mit den Daten der anderen Auszubildenden umgegangen ist.
- das Urheberrecht der Einrichtung respektiert und nicht ungefragt Arbeitsmaterialien weitergegeben hat.

Impulsfragen:

- In welchen Situationen ist Gruppenarbeit für Sie hilfreich?
- Welche Bedingungen für erfolgreiche Gruppenarbeit können Sie selbst beeinflussen?

1.2.5 Lebenslanges Lernen

Früher ging man davon aus, dass der Mensch in Kindheit und Jugend lernt und als Erwachsener weiß, was er tut. Durch den immer schnelleren technologischen Fortschritt lernen heute Erwachsene immer weiter hinzu. Lebenslanges Lernen hilft, sich besser den Herausforderungen des Arbeitsmarktes zu stellen und mit sozialen Veränderungen umzugehen. Es schafft Selbstvertrauen und Selbstwirksamkeit und kann dadurch die Lebensqualität verbessern. Zum lebenslangen Lernen gehört das **formale Lernen** (z. B. in der Schule oder Ausbildung) genauso wie das **informelle Lernen** (z. B. durch Berufserfahrung).

Durchlässigkeit der Ausbildungen

Manche Menschen wechseln in ihrem Leben den Beruf ein- oder mehrmals. Andere Menschen möchten sich in ihrem Beruf weiterentwickeln und Karriere machen.

Beispiel
„Ich habe mich mit 46 Jahren dazu entschlossen, eine Ausbildung als Pflegefachassistentin zu machen. Ich kann nur sagen: Lernen, das geht in jedem Alter!"

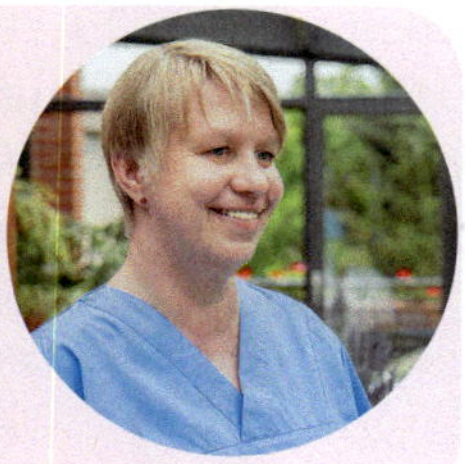

Die Ausbildungen in der Pflege sind so aufeinander aufgebaut, dass beim Übergang von einer in die nächste Ausbildung Anteile anerkannt werden können. Dieses Vorgehen heißt **Durchlässigkeit** von Bildungswegen.

Eine staatlich anerkannte, mindestens einjährige Pflegehilfe- oder Pflegefachassistenzausbildung und mindestens die Berufsbildungsreife ermöglichen den **Zugang zur Pflegefachausbildung**. Wer möchte, der kann in diesem Fall auch das erste Drittel der Pflegefachkraftausbildung anrechnen lassen und im zweiten Drittel der Ausbildung starten.

Zum **Studieren** ist eine Hochschulzugangsberechtigung nötig. Das muss nicht immer das Abitur sein. Fast alle Hochschulen in Deutschland ermöglichen den Zugang auch für Menschen, die einen mittleren Schulabschluss, eine Berufsausbildung und mindestens zwei Jahre Berufserfahrung haben. In diesem Fall kann die Pflegefachausbildung auf den Bachelorstudiengang Pflege angerechnet werden. Oft müssen ausgebildete Pflegefachpersonen nur noch wenige Semester studieren, um eine akademische Pflegefachkraft zu werden.

Fort- und Weiterbildung

Definition
Fortbildungen erweitern, vertiefen oder erneuern bereits vorhandene Kenntnisse und Fähigkeiten. Pflegefachassistenzpersonen können Fortbildungen in ihrer Einrichtung besuchen oder in Fortbildungseinrichtungen.
Weiterbildungen sind Maßnahmen, die für neue oder erweiterte berufliche Tätigkeiten qualifizieren. In der Pflege sind diese durch Gesetze oder Verordnungen in den Bundesländern geregelt, die nur für Pflegefachpersonen gelten.

Digitale Fortbildungsangebote
Digitale Formate werden auch in Fortbildungen immer beliebter. Manchmal sind sie auch preiswerter als Präsenzangebote.

Überall dort, wo Fort- und Weiterbildungen rechtlich geregelt sind, gibt es in der Regel auch Einschränkun-

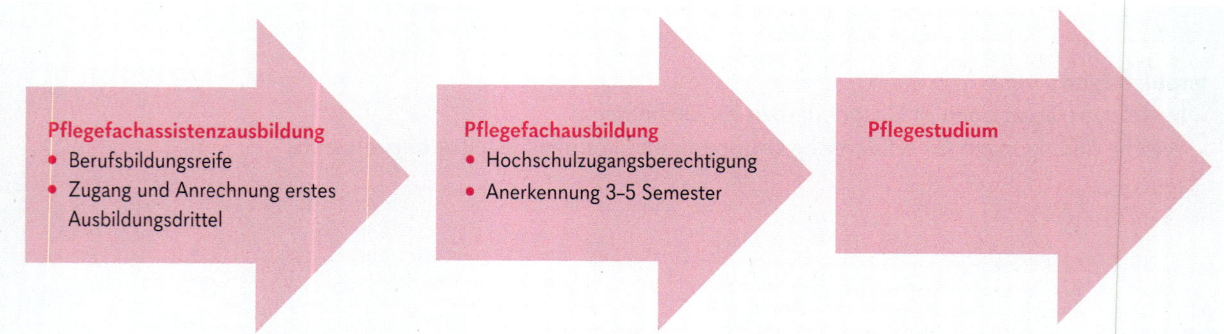

Abb. 1 Die Grafik zeigt, wie „durchlässig" (flexibel) die Ausbildungsmöglichkeiten im Bereich Pflege sind.

gen, was digitale Formate betrifft. Daher ist es wichtig, im Vorfeld zu prüfen, ob auch ein digitales Angebot anerkannt wird.

Insbesondere beim Erwerb von sogenannten Soft Skills, also personale oder soziale Kompetenzen, gelten Präsenzformate oder hybride Formate (eine Mischung aus Präsenz- und Distanzlernen) als geeigneter. Darüber hinaus sollte überprüft werden, ob der Anbieter von digitalen Angeboten qualitätsgesichert arbeitet. Entsprechende Zertifikate oder Empfehlungen können darüber Auskunft geben. Vor allem Medizinproduktehersteller und Pharmafirmen bieten zahlreiche Fortbildungen an. Hierbei sollte – unabhängig davon, ob die Bildungsmaßnahme in Präsenz oder online stattfindet – immer daran gedacht werden, dass diese Veranstaltung für den Anbieter auch Werbung ist.

In vielen deutschen Bundesländern gibt es die **Bildungszeit**, auch Bildungsurlaub genannt. In dieser Zeit können Schülerinnen und Schüler, Auszubildende und Arbeitnehmende in der Regel für fünf Tage pro Jahr eine bezahlte Auszeit nehmen.

Bildungszeit

Die Regelungen zur Bildungszeit sind in jedem Bundesland etwas anders. In einigen Bundesländern gibt es diese Möglichkeit nicht, z. B. in Bayern. Detaillierte Informationen finden sich auf den Internetportalen der Landesarbeitsministerien.

Fördermöglichkeiten

Lebenslanges Lernen wird auch außerhalb der Bildungszeit mit Mitteln der Bundesagentur für Arbeit gefördert, wenn es für den Erhalt des Arbeitsverhältnisses, die Weiterqualifizierung oder den Erwerb eines ersten Berufsabschlusses wichtig ist. Die angestellte Person bekommt einen Bildungsgutschein. Ein **Bildungsgutschein** deckt die Kosten der schulischen Ausbildung, die Kosten für Kinderbetreuung und die Fahrtkosten ab. Der Arbeitgeber kann im Gegenzug Zuschüsse beantragen, die eine Lohnfortzahlung zumindest in Teilen ermöglicht. Die Bedingungen für diese Förderungen sind sehr individuell, weshalb eine Beratung in der Arbeitsagentur oder im Jobcenter nötig ist.

Umschulungen werden finanziert, wenn z. B. der alte Beruf aufgrund des digitalen Fortschritts nicht mehr existiert oder weil jemand den alten Beruf aus verschiedenen Gründen nicht mehr ausüben kann.

Eine weitere Förderungsmöglichkeit der beruflichen Bildung sind Maßnahmen für die **berufliche Rehabilitation**. Sie gelten für Menschen mit chronischen Erkrankungen oder einem Grad der Schwerbehinderung, die aus diesem Grund nicht mehr in ihrem alten Beruf arbeiten können. In diesen Fällen übernimmt die Rentenversicherung die Kosten für die Weiterqualifizierung oder Umschulung.

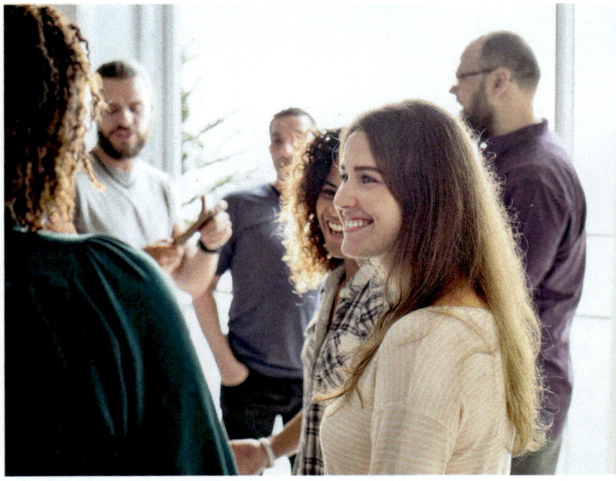
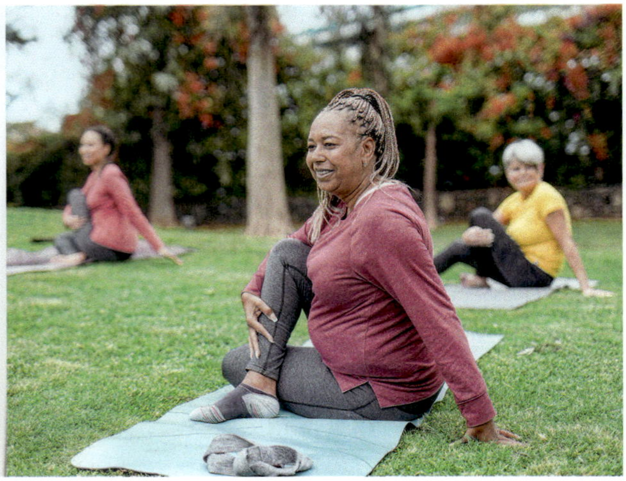

Abb. 2 und 3 Bildungszeit kann für berufliche Fortbildungen, für die Weiterentwicklung von Personal- und Sozialkompetenzen (Soft Skills), aber auch für Maßnahmen der Gesundheitsförderung in Anspruch genommen werden.

Zeit zum Reflektieren …

Schätzen Sie Ihre Kompetenzen ein: Wo fühlen Sie sich sicher? Wo möchten Sie noch mal nachlesen oder etwas vertiefen? Setzen Sie Ihre ganz persönlichen Häkchen für Ihre Lernerfolge!

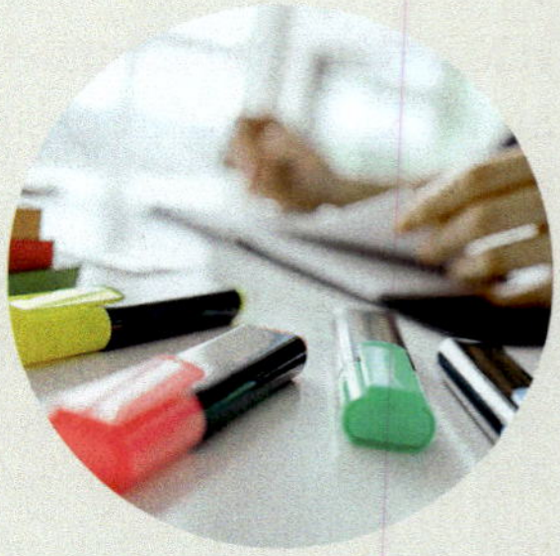

Ich …

- ☐ kann Lernen als Prozess verstehen, der von der Gedächtnisleistung, der Motivation und Emotionen beeinflusst wird.
- ☐ kenne die Qualitätskriterien von Lernmedien.
- ☐ kann die Grundlagen der Nutzung von digitalen Anwendungen beim Lernen erklären.
- ☐ beschreibe verschiedene Lernstrategien und -techniken.
- ☐ kenne das Konzept und die Vorteile des lebenslangen Lernens.

Ich …

- ☐ gestalte Lernsituationen in Gruppenarbeiten aktiv mit und übernehme die mir zugeteilten Rollen.
- ☐ erstelle und präsentiere Lern- und Arbeitsergebnisse nach Gruppenarbeiten sach- und situationsgerecht.
- ☐ nutze Unterstützungsangebote der Pflegeschule oder der Ausbildungseinrichtung, um optimal zu lernen und die Ausbildung erfolgreich abzuschließen.

Ich …

- ☐ arbeite aktiv im Unterricht mit und steuere meine Lernprozesse.
- ☐ nutze analoge und digitale Lernmedien und Kommunikationswege.
- ☐ benenne Operatoren von Arbeitsaufträgen und richte mein Handeln an den Operatoren aus.
- ☐ nutze Möglichkeiten des lebenslangen Lernens.

Ich …

- ☐ gehe aufmerksam mit meinen und den Daten von anderen Menschen um.
- ☐ entwickle meine eigenen Lernstrategien und wähle für mich passende Lerntechniken aus.
- ☐ übernehme Verantwortung für meine persönliche Entwicklung als Pflegefachassistenzperson.

1.3 Diversitätssensibel pflegen

Sprache und Schreibweisen befinden sich kontinuierlich im Wandel und der Anpassung. Die in der gängigen Rechtsprechung verwendete Begriffe können von den betroffenen Menschen auch anders gewünscht sein.

1.3.1 Diversität und Diskriminierung

Definition

Diversität (engl. „diversity") bedeutet gesellschaftliche Vielfalt und den bewussten Umgang mit Vielfalt, also das wechselseitige Anerkennen und Wertschätzen aller Menschen – unabhängig von Herkunft, Alter, Beeinträchtigungen, Geschlecht oder sexueller Zugehörigkeit. **Diskriminierung** beschreibt dagegen die Ausgrenzung, Abwertung oder Benachteiligung von Menschen aufgrund bestimmter (zugeschriebener) Merkmale.

Bewusst gelebte Diversität kann Diskriminierung in der Gesellschaft reduzieren. Sie tritt Vorurteilen oder bestimmten Wertvorstellungen entgegen, die einzelne Eigenschaften oder äußere Merkmale von Menschen mit bestimmten Verhaltensweisen verknüpfen. Oft entstehen diese Vorurteile bereits in der Kindheit.

Beispiel

In Deutschland erleben Schwarze Menschen Diskriminierung, wenn sie unbegründet von der Polizei kontrolliert werden oder bei Bewerbungsprozessen nicht zum Vorstellungsgespräch eingeladen werden, obwohl sie über die gleiche Qualifikation verfügen wie andere sich Bewerbende.

Das Eigene und das Fremde

Fremdes oder Fremde sind uns erst einmal unvertraut und lösen ein vorsichtigeres Verhalten aus als uns nahestehende Menschen. Kleine Kinder lernen in ihren Familien, sich am „Eigenen" zu orientieren, also an dem, was ihnen vertraut ist. Das gibt ihnen Sicherheit. Spätestens in der Pubertät entwickeln sie – in der Regel über Abgrenzung zu anderen Gruppen oder Erwachsenen – eine eigene **Identität**. Identität bedeutet zum einen, sich als eigene Person und Individuum wahrzunehmen, zum anderen, sich als Person einer Gruppe zugehörig zu fühlen bzw. sich damit von anderen Gruppen abzugrenzen.

Beispiel

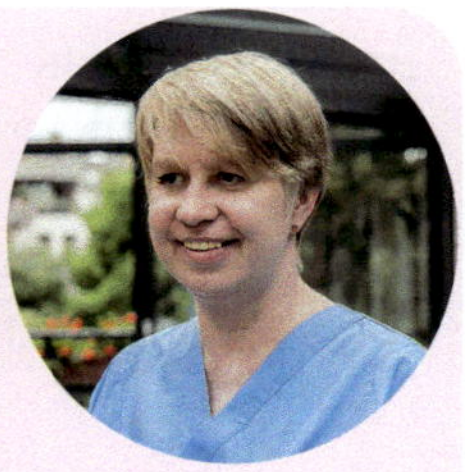

Martina ist ein Fußballfan. Sie geht zu allen Heimspielen und trägt dann die Trikots ihres Vereins. Bereits auf dem Weg ins Stadion zeigt sie damit die Zugehörigkeit zu ihrem Verein und grenzt sich gleichzeitig von den Fans anderer Vereine ab.

Während das Eigene vertraut ist, erscheinen uns Dinge fremd, die wir nicht kennen. Fremden gegenüber sind wir häufig misstrauisch, wir müssen einordnen: Kommen sie in friedlicher oder feindlicher Absicht?

Wer in einer Gruppe als fremd gesehen wird, bestimmen „ungeschriebene" Regeln. Sie legen fest, was „anders" ist: die Kleidung, die Sprache, das Aussehen, das Verhalten. Dabei kann eine Person, die sich in mehreren Gruppen bewegt (z. B. Freundeskreis, Arbeitskolleginnen, Familie) verschiedene Merkmale vertraut finden, die anderen wiederum fremd sind. Das Eigene und das Fremde ist also immer eine Frage der Perspektive und auch des Zeitpunkts oder des Ortes.

> **Wichtig**
> Das Eigene und das Fremde sind oft zwei Seiten der gleichen Medaille oder können sogar ineinander übergehen. „Fremd sein“ ist also kein Wert für sich, sondern immer nur eine Zuschreibung durch eine andere Person.

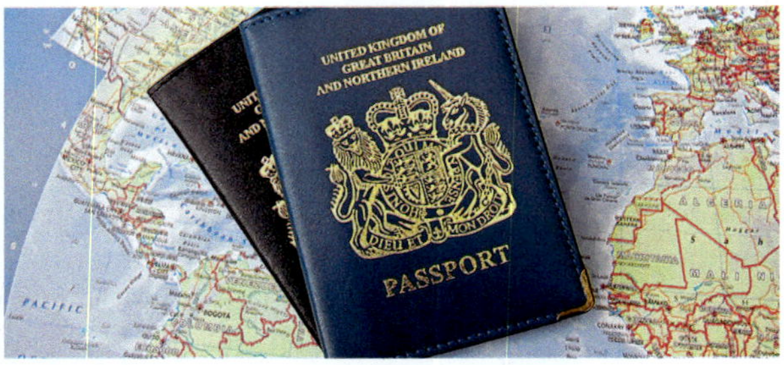

Abb. 1 Überall auf der Welt werden Unterschiede zwischen dem Eigenen und dem Fremden gemacht. Stereotype zu hinterfragen kann Menschen verbinden.

> **Beispiel**
> 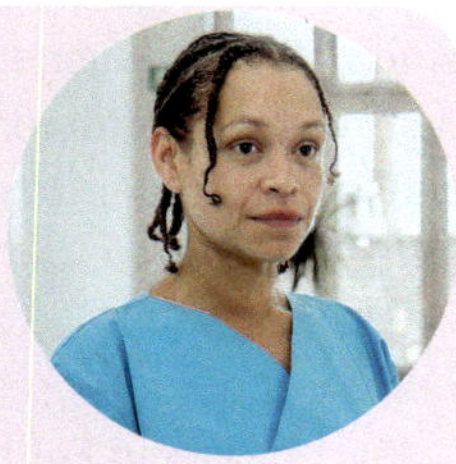
> Ingrid berichtet von einem Gespräch mit einem Patienten: Für ihn waren alle Menschen ohne deutschen Pass und deutsche Staatsangehörigkeit Ausländer. Ich meinte dann zu ihm, wenn er in ein anderes Land reist, ist er dort selbst Ausländer. Er stutzte, denn so hatte er das noch nie gesehen.

Vorurteile und Stereotype

Definition
- **Vorurteile** sind positive oder negative Einstellungen, die ohne vorherige Erfahrungen über etwas gefällt werden. Sie basieren in der Regel auf Stereotypen.
- **Stereotype** charakterisieren Personen oder Gruppen, oftmals vereinfachend oder klischeehaft.

Welche Merkmale von Menschen positiv oder negativ besetzt sind, beruht hauptsächlich auf unseren eigenen Erfahrungen, aber auch auf Vorurteilen und Stereotypen. Mitglieder von uns fremden Gruppen werden oft nicht als Individuen wahrgenommen, sondern als Verkörperung bestimmter Vorurteile und Stereotypen. Dadurch wird die Individualität einer Person nicht erkannt.

> **Beispiel**
> Mädchen wird oft nachgesagt, dass sie in Mathematik weniger begabt sind als Jungen. Schreibt ein Mädchen eine schlechte Note in einer Mathearbeit, heißt es schnell, sie kann nicht rechnen, weil sie ein Mädchen ist. Es wird nicht hinterfragt, ob andere Gründe, wie z. B. private Probleme oder schlechter Unterricht die Ursache sind.

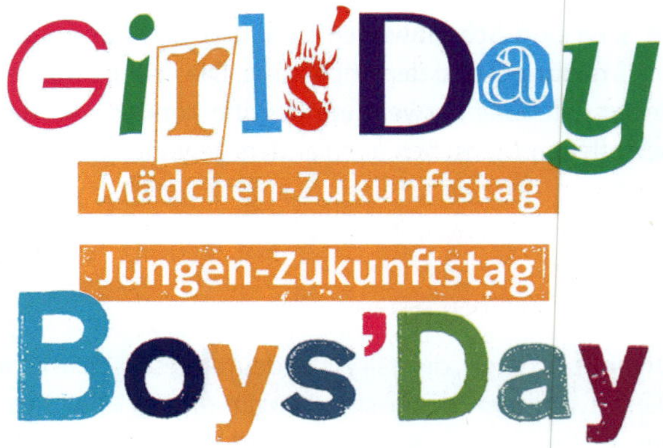

Abb. 2 Girls' und Boys' Days haben zum Ziel, Geschlechterstereotype bei der Berufswahl zu durchbrechen.

> **Girls' Day und Boys' Day**
> Mehr Infos dazu unter: www.girls-day.de und www.boys-day.de

> **Diversität**
> In China gibt es inzwischen mehr Frauen, die technische Studiengänge belegen als Männer. Dort gibt es nicht das Stereotyp wie in Europa, dass Frauen angeblich technisch-mathematisch weniger begabt sind und daher Männer vermehrt in diesen Berufen arbeiten.

Vorurteile und Stereotype sind für die Orientierung in der Gesellschaft wichtig. Gefährlich werden sie, wenn sie menschenfeindliche Züge annehmen und zur systematischen Ausgrenzung oder sogar Schädigung von Personengruppen führt.

> **Wichtig**
> Es ist hilfreich, sich der eigenen Vorurteile und Stereotype bewusst zu sein und immer wieder zu hinterfragen, ob durch sie andere Menschen benachteiligt werden.

1.3.2 Geschichtliche und rechtliche Grundlagen

In der (europäischen) Geschichte haben vor allem der **Kolonialismus** (die Besitznahme von fremden Ländern und die Beherrschung der dort lebenden Menschen) und **Imperialismus** (die Stärkung des eigenen Reichs, um andere Reiche einzunehmen) bzw. ab dem 19. Jahrhundert der **Nationalismus** (Stärkung der eigenen Nation) dazu geführt, dass Menschen systematisch ausgegrenzt, herabgewürdigt oder ermordet wurden. Die Sklaverei, insbesondere auf dem amerikanischen Kontinent, und der Holocaust konnten nur umgesetzt werden, weil eine Gesellschaft eine bestimmte Gruppe von Menschen als minderwertig bezeichnete. Millionen von Menschen wurden systematisch und mit der Hilfe von Gesetzen ausgegrenzt, gequält und ermordet. Viele Vorurteile und Stereotype aus dieser Zeit halten sich bis heute hartnäckig.

Nach dem Ende des Nationalsozialismus und zu Beginn der Bundesrepublik Deutschland war den Verfasserinnen und Verfassern des **Grundgesetzes** die Gleichbehandlung aller Menschen besonders wichtig. Deshalb steht dieser Punkt gleich im ersten Abschnitt des Grundgesetzes (die deutsche Verfassung).

> **Artikel 3 GG,** Wortlaut des Gesetzes:
> *(1) Alle Menschen sind vor dem Gesetz gleich.*
> *(2) Männer und Frauen sind gleichberechtigt. Der Staat fördert die tatsächliche Durchsetzung der Gleichberechtigung von Frauen und Männern und wirkt auf die Beseitigung bestehender Nachteile hin.*
> *(3) Niemand darf wegen seines Geschlechtes, seiner Abstammung, seiner Rasse, seiner Sprache, seiner Heimat und Herkunft, seines Glaubens, seiner religiösen oder politischen Anschauungen benachteiligt oder bevorzugt werden. Niemand darf wegen seiner Behinderung benachteiligt werden.*

> **Grundgesetz**
> Das Grundgesetz der Bundesrepublik Deutschland (GG): www.gesetze-im-internet.de/gg/

Die Gleichstellung blieb für viele Menschen in Deutschland ein wichtiges Thema. Denn in mehreren Bereichen fand immer noch Diskriminierung statt. Deshalb entstand eine politische Bewegung mit dem Ziel, die Gleichstellung aller Menschen umzusetzen. Vor allem ging es um die Abschaffung diskriminierender Gesetze, später wurden Gesetze gegen Diskriminierung bzw. für die Gleichbehandlung verabschiedet. So konnten Menschen ihr Recht auf Gleichbehandlung einklagen.

2006 wurde in Deutschland das **Allgemeine Gleichbehandlungsgesetz (AGG)** beschlossen und eingeführt. Ziel ist die Verhinderung bzw. Beseitigung von Benachteiligungen durch Behörden oder Institutionen aus Gründen

- der Rasse,
- der ethnischen Herkunft,
- des Geschlechts,
- der Religion oder Weltanschauung,
- einer Behinderung,
- des Alters oder
- der sexuellen Identität durch eine Person oder Institution.

Jede Person, die aufgrund dieser Merkmale z.B. im Arbeitsleben, beim Zugang zu Bildung oder Wohnraum benachteiligt wird, kann dagegen rechtlich vorgehen.

Das AGG und ähnliche Gesetze anderer europäischer Länder setzt Antidiskriminierungsrichtlinien der EU um. Auch die Vereinten Nationen (UN) haben eine eigene Richtlinie beschlossen, um Menschen weltweit vor Diskriminierung zu schützen.

> **Antidiskriminierungsrichtlinien**
> Mehr unter: www.antidiskriminierungsstelle.de

1.3.3 Sieben Dimensionen der Vielfalt

Jeder Mensch ist individuell und setzt sich aus einer Vielzahl von Merkmalen zusammen, die gemeinsam seine Identität ausmachen. In den rechtlichen Grundlagen zur Gleichbehandlung wird zusammengefasst auf folgende sieben Merkmale verwiesen, die als Kern-Dimensionen von Vielfalt gelten.

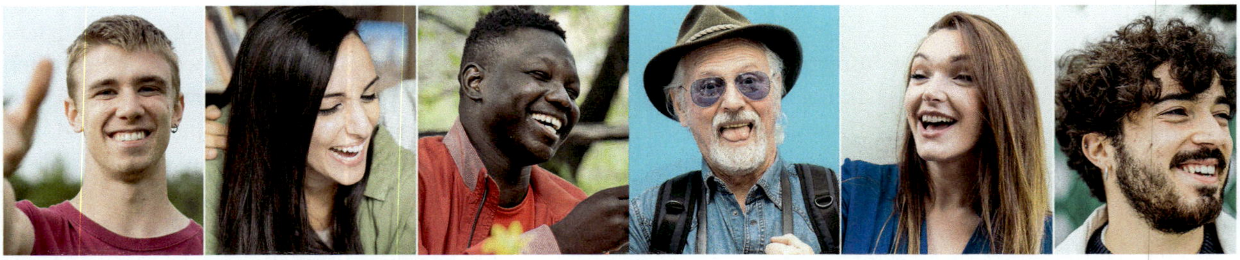

Abb. 1 Zu den Kern-Dimensionen der Vielfalt zählen sieben Merkmale: u. a. Alter, Geschlecht und ethnische Herkunft.

Alter

Menschen können aufgrund ihres Alters diskriminiert werden. Bewerbungen von Menschen über 50 werden beispielsweise in einigen Branchen abgewiesen, weil fortgeschrittenes Alter mit fehlender Flexibilität oder hohen Gehaltsforderungen verbunden wird. Junge Menschen haben dagegen häufig Probleme, wenn sie sich für eine Mietwohnung bewerben. Denn bei vielen Immobilienmaklern und Eigentümern gelten junge Menschen als unzuverlässig.

Diversität

Aufgrund des demografischen Wandels verschiebt sich derzeit der Blick auf das Alter und viele Initiativen rufen zu einem gleichberechtigten Umgang zwischen den Generationen auf.

Ethnische Herkunft und Nationalität

Diskriminierung aufgrund von ethnischer Herkunft und Nationalität umfasst die Abwertung und Benachteiligung von Personen aufgrund ihrer (angenommenen) Herkunft, ihrer Haut- und Haarfarbe, ihrer (vermeintlichen) Nationalität oder ihrer Sprache. Dabei spielt es keine Rolle, ob die Zuschreibung tatsächlich zutrifft. Wer beispielsweise rassistische Vorurteile gegenüber Schwarzen Menschen hat und sie deshalb für weniger wertvoll hält, behandelt Schwarze Menschen schlechter als Weiße Menschen.

Ebenso kann die Zuschreibung angeblich „typischer Verhaltensweisen" zu Bevölkerungsgruppen zur Benachteiligung führen – auch im Gesundheitssystem. Die Schmerzäußerungen von Schwarzen Menschen in der Notfallversorgung werden beispielsweise häufig als „übertrieben" eingeschätzt. In der Folge können medizinische Fehleinschätzungen und falsche Therapien die Folge sein. Dabei ist der Schmerzausdruck individuell und nicht gruppenbezogen unterschiedlich.

Geschlecht und Geschlechtsidentität

Definition

- Als **Geschlecht** wird in der Regel das biologische Geschlecht bezeichnet, welches neben den Kategorien weiblich und männlich zahlreiche Varianten von Intergeschlechtlichkeit umfasst. Eine Zuordnung nach biologischen Kriterien ist nicht möglich. Das Geschlecht ist divers.
- Unter **Gender** wird das soziale Geschlecht verstanden und das meint die Vorstellungen und Erwartungen, die mit der Rolle der Frau bzw. des Mannes verbunden sind, was also als „weiblich" bzw. „männlich" gelesen wird (z. B. hinsichtlich Kleidung, Auftreten, Verhalten).
- **Geschlechtliche Identität** beschreibt das Zugehörigkeitsempfinden zu einem Geschlecht. Menschen können sich zu einem bestimmten Geschlecht zugehörig fühlen, auch wenn sie diesem äußerlich nicht zu entsprechen scheinen. Menschen, die sich ihrem (biologischen) Geschlecht nicht zugehörig finden, werden als trans oder trans* bezeichnet. Sternchen (*) wie auch andere Sonderzeichen werden in der Schriftsprache genutzt, um alle Geschlechter und Geschlechtsidentitäten zu beschreiben. Sie entsprechen allerdings nicht den gängigen Rechtschreibregeln.

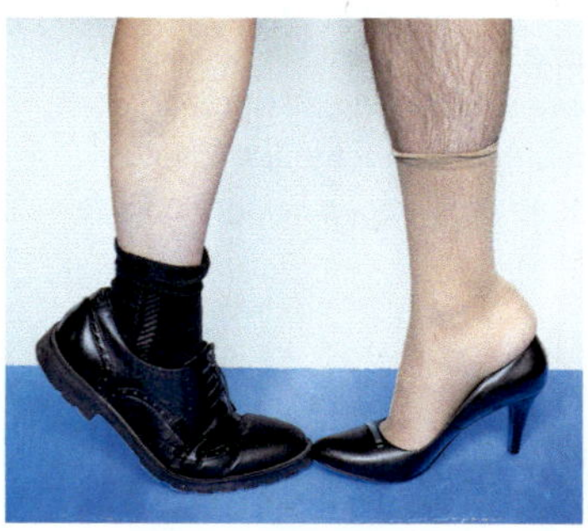

Abb. 2 Geschlechtliche Identität: Menschen können sich einem bestimmten Geschlecht zugehörig fühlen, auch wenn sie diesem äußerlich scheinbar nicht entsprechen.

Benachteiligung aufgrund des Geschlechts oder der Geschlechtsidentität hat viele Gesichter. Frauen haben häufig aufgrund überlieferter Rollenbilder einen schlechteren Zugang zum Arbeitsmarkt. Sie arbeiten häufiger in Teilzeit, weil sie einen Großteil der familiären Sorgearbeit leisten, und verdienen bei gleicher Leistung oft weniger als ihre männlichen Kollegen. In der Folge haben viele Frauen eine schlechtere Altersversorgung und geraten im Alter eher in Armut.

Sind bestimmte Berufe mit geschlechtsbezogenen Rollenbildern verbunden, ist der Zugang dazu für das andere Geschlechter erschwert, z. B. gibt es nach wie vor kaum männliche Hebammen oder Maurermeisterinnen. Transpersonen werden häufig dazu gezwungen, sich einem Geschlecht zuzuordnen, z. B., wenn bei einem Online-Fragebogen das Feld „Herr“ oder „Frau“ ausgefüllt werden muss.

Körperliche und geistige Fähigkeiten

Jeder Mensch und jeder Körper sind einzigartig und unvergleichbar. Jeder Körper ist, wie er ist, weder gut noch schlecht, weder besser noch schlechter als ein anderer. Körperliche und geistige Fähigkeiten sind von zahlreichen Faktoren abhängig (z. B. Bildungs- und Förderangeboten, Hilfsmitteln und Unterstützungsressourcen). Der Alltag von Menschen mit (sichtbaren) Behinderungen oder chronischen Krankheiten ist von vielen Hürden geprägt, die Teilhabe an Bildung und gesellschaftlichem Leben oft eine Herausforderung.

Der Blick im Gesundheitswesen ist oft auf körperliche Einschränkungen gerichtet. So ermöglichen Rampen den Zugang für mobilitätseingeschränkte Menschen mit einem Rollstuhl und Braille-Schrift neben Aufzugknöpfen die Teilhabe und Autonomie für seheingeschränkte Menschen.

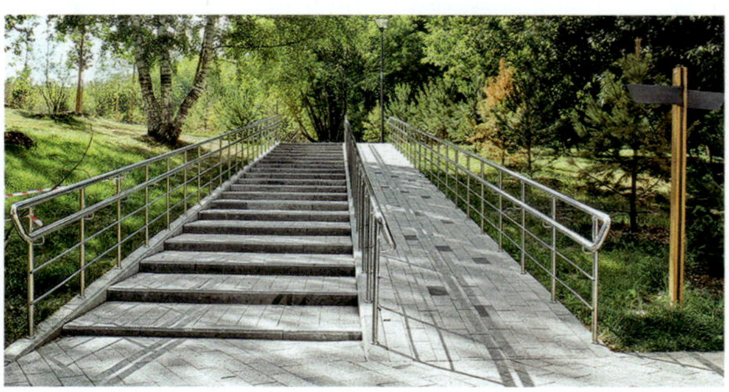

Abb. 3 Barrierearme Umgebungen erleichtern Menschen mit Einschränkungen in der Mobilität den Zugang. Hier ein Übergang mit Treppe (links) und Rampe (rechts).

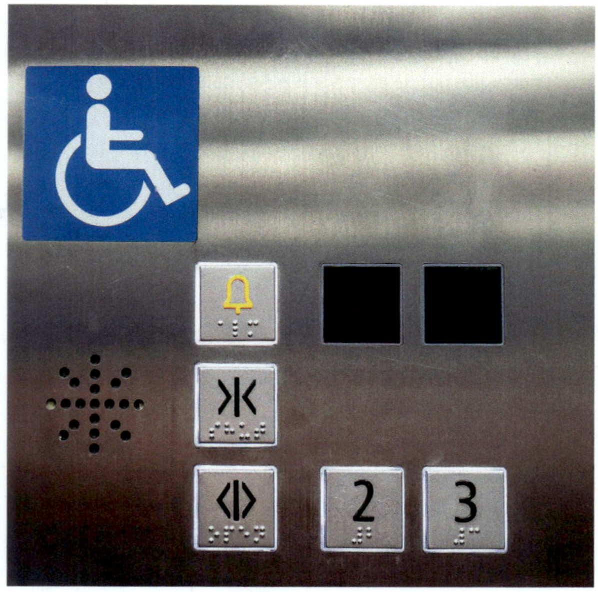

Abb. 4 Braille-Schrift und Lautsprecheransagen in einem Aufzug ermöglichen Teilhabe und Autonomie von Menschen mit Seheinschränkungen.

Diversität
Zunehmend wird auch der Blick auf Menschen mit eingeschränkten geistigen Fähigkeiten gerichtet. In fast allen Behörden gibt es inzwischen Texte in **Leichter Sprache**.

Leichte Sprache
Unter der folgenden Webseite gibt es viele Informationen rund um das Thema Leichte Sprache, u. a. Übersetzungen, Textprüfungen und Kurse: www.leichte-sprache.de

Trotz allem besteht immer noch ein hohes Potenzial für die Diskriminierung von Menschen mit eingeschränkten körperlichen und geistigen Fähigkeiten, z. B. bei der Frage nach selbstbestimmter Elternschaft oder Zugang zu Mobilität.

Religion und Weltanschauung

Glaube und Spiritualität sind für viele Menschen wichtig. Weltweit fühlen sich viele Menschen einer der großen **Religionen** (Buddhismus, Christentum, Hinduismus, Islam, Judentum) zugehörig oder einer der vielen anderen **Religionsgemeinschaften**, z.B. den Zeugen Jehovas, oder **Weltanschauungen**, z.B. dem Humanistischen Verband oder auch bestimmten Lebensweisen.

Diversität
Religionen und Weltanschauungen umfassen neben dem individuellen Glauben oft ein umfassendes **Wertesystem**, das teilweise auch Regeln im Alltag beinhaltet, wie z.B. welche Nahrungsmittel verzehrt werden dürfen oder welche Kleidung getragen werden muss.

Menschen haben in Deutschland das Recht, ihren Glauben frei auszuleben. Dazu gehört die Ausübung bestimmter Rituale, etwa Gebete oder das Feiern von Festen, z.B. Weihnachten oder Ramadan, oder auch die Teilnahme an Gottesdiensten.

Ob und in welchem Umfang sich Menschen an die Vorgaben ihrer Religion halten, wie wichtig ihnen bestimmte Rituale sind, ist individuell sehr unterschiedlich. Bezeichnet sich eine Person als religiös, lässt sich nicht sofort daraus schließen, welche Teile der Ausübung der Religion ihr wichtig ist.

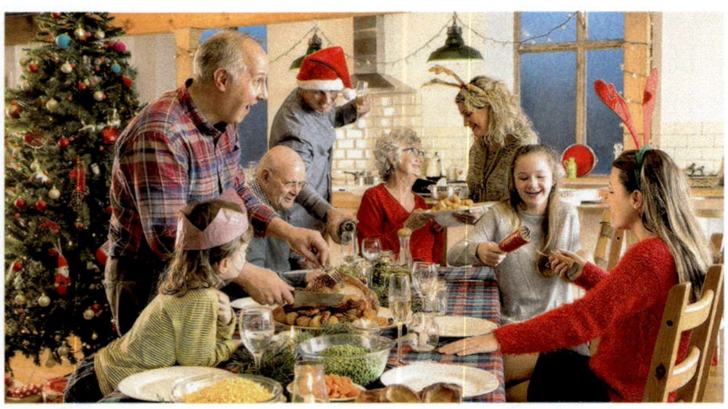

Abb. 1 Eine christliche Familie feiert Weihnachten nach dem Gottesdienst zu Hause mit geschmücktem Tannenbaum, Geschenken und Abendessen.

Wichtig
Benachteiligung entsteht dann, wenn Menschen an der Ausübung ihrer Religion gehindert werden, oder Vorurteile über die Religion dazu führen, dass bestimmte gesellschaftliche Bereiche ihnen verschlossen bleiben.

Beispiel
Lina ist Buddhistin und lehnt daher das Essen von tierischen Produkten ab. In der Kantine ihres Krankenhauses gab es bis vor kurzer Zeit für Personal nur sehr selten pflanzliches Essen, sodass sie an den Mittagessen mit den anderen Auszubildenden nicht teilnehmen konnte.

Sexuelle Orientierung und Identität

Definition
Die **sexuelle Orientierung** beschreibt die Ausrichtung der sexuellen und emotionalen Bedürfnisse eines Menschen auf andere Menschen.
Als **sexuelle Identität** bezeichnet man das grundlegende Selbstverständnis einer Person darüber, wer sie als geschlechtliche Wesen ist, wie sie sich selbst wahrnimmt und wie sie von anderen wahrgenommen wird.

heterosexuell	gegengeschlechtliches Begehren: Mann ↔ Frau
homosexuell	gleichgeschlechtliches Begehren: Mann ↔ Mann oder Frau ↔ Frau
bisexuell	Begehren ist auf beide Geschlechter bezogen
pansexuell	Begehren unabhängig vom Geschlecht des anderen Menschen
asexuell	ohne sexuelles Begehren

Tab. 1 unterschiedliche Formen sexueller Orientierung

Erst seit 2017 wurde in Deutschland die Ehe für alle eingeführt. Vorher war es nicht-heterosexuellen Paaren nicht möglich, zu heiraten, und damit z.B. auch nicht, im Krankheitsfall Auskunft über die geliebte Person zu erhalten oder Kinder zu adoptieren.

Wichtig
Nicht-heterosexuelle Menschen wurden und werden in vielen Ländern diskriminiert, ihr Lebensstil verachtet, sexuelle Praktiken unter Strafe (bis hin zur Todesstrafe) gestellt. Homosexuellenfeindlichkeit, also die Ablehnung von Homosexualität, führt noch heute zu teils gewalttätigen Übergriffen auf schwule, lesbische oder bisexuelle Personen.

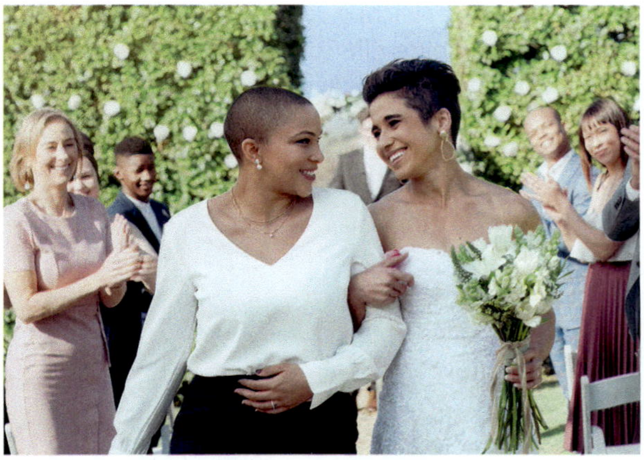

Abb. 2 In Deutschland ist es seit 2017 auch gleichgeschlechtlichen Paaren möglich, zu heiraten und damit die gleichen Rechte zu haben wie heterosexuelle Paare. In den USA ist die gleichgeschlechtliche Ehe seit 2015 legal.

Beispiel

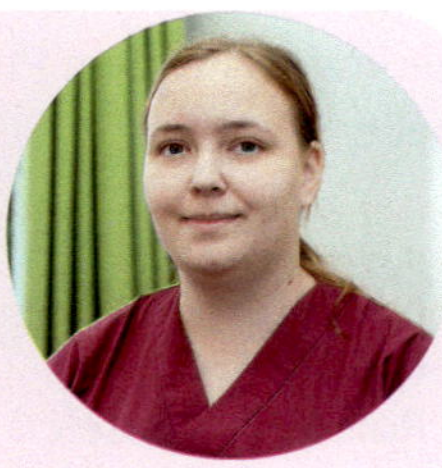

„Wir haben ein schwules Paar in einem der Wohnbereiche. Sie haben offenbar schon viele negative Erfahrungen mit dem Staat und dem Gesundheitswesen gemacht. Deshalb waren sie anfangs sehr skeptisch gegenüber der Pflege in unserer Einrichtung."

Diversität

Das Wort **„queer"** beschreibt eine Person, deren sexuelle Orientierung, sexuelle Identität oder geschlechtliche Identität von der zweigeschlechtlichen, heterosexuellen Norm abweicht.

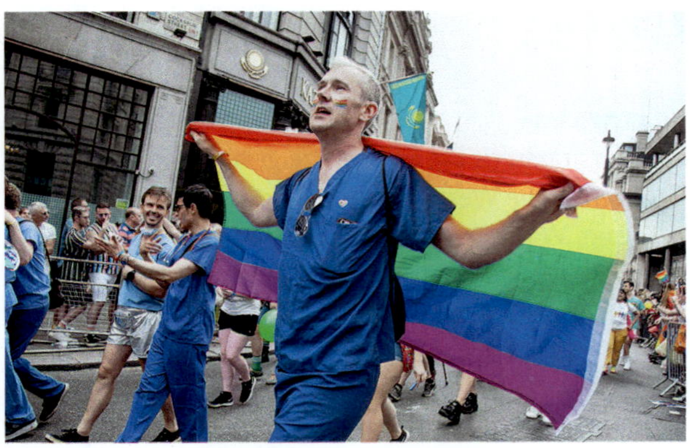

Abb. 3 Die Regenbogenflagge gilt weltweit als Zeichen der Solidarität und Toleranz mit Menschen unterschiedlicher sexueller Identität und Orientierung.

Soziale Herkunft

Die Frage nach der sozialen Herkunft entscheidet häufig über Lebenswege von Menschen und kann sich negativ auf die Chancengleichheit z. B. in der Arbeitswelt, aber auch im Gesundheitswesen auswirken.
Menschen, die in Armut oder in von Armut geprägten Stadtteilen aufwachsen, haben öfter einen schlechteren Zugang zu Bildung, sprechen eine andere Sprache und setzen andere Verhaltensweisen ein als Menschen, die in wohlhabenderen Verhältnissen groß werden.

Wohnungslose oder geflüchtete Menschen haben von Gesetzes wegen nicht den gleichen Zugang zu gesundheitlicher Versorgung. Sie haben selbst bei gleichen Abschlüssen und Leistungen weniger Chancen auf dem Arbeitsmarkt generell, besonders jedoch in gut bezahlten Berufen oder in der Führungsetage.

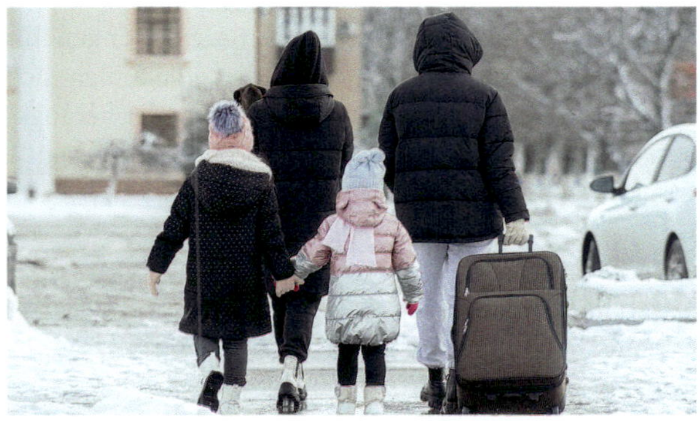

Abb. 4 Die soziale Herkunft eines Menschen wird durch verschiedene Faktoren wie das Einkommen, den Bildungsstand und den Beruf der Eltern sowie das soziale Umfeld und die Wohngegend geprägt.

Diversität

Arme Menschen haben eine geringere Lebenserwartung, leiden häufiger an chronischen Erkrankungen und haben ein höheres Risiko, früh pflegebedürftig zu werden. Auf der anderen Seite zeigen Studien, dass Menschen aus benachteiligter sozialer Herkunft oft besonders resilient (▷ S. 484), flexibel und innovativ sind.

Auch wenn Deutschland ein Sozialstaat ist, in dem benachteiligte Menschen staatliche Unterstützung erhalten, ist die soziale Herkunft immer noch entscheidend für den persönlichen Lebensweg. Maßnahmen für die Prävention und die Gesundheitsförderung (▷ Kap. 2.1) richten sich daher immer häufiger an sozial benachteiligte Menschen.

1.3.4 Sprache und Diskriminierung

Sprache ist ein wesentlicher Teil unserer Kommunikation. Sprache verändert sich, Sprache versucht, eindeutig zu sein, Sprache benennt Gemeinsamkeiten und Unterschiede.

Sprache wirkt dann diskriminierend, wenn eine andere Person oder Gruppe durch sprachliche Ausdrücke bewusst oder unbewusst herabgesetzt, abgewertet, beleidigt oder angegriffen wird. Es ist bekannt, dass diskriminierendes Handeln im Denken und Sprechen vorbereitet wird. So wurden bereits lange vor der Zeit des Nationalsozialismus jüdische Menschen mit Schimpfworten belegt, die sie gedanklich abwerteten („Ungeziefer", „Heuschrecken"). Die damit verbundene „Entmenschlichung" schaffte die gedankliche Basis dafür, sie später systematisch im Holocaust zu ermorden.

Kommen bestimmte abwertende Bezeichnungen für Bevölkerungsgruppen immer wieder vor, fühlen sich die so bezeichneten Menschen immer wieder herabgesetzt oder daran erinnert, dass sie durch bestehende Strukturen benachteiligt werden.

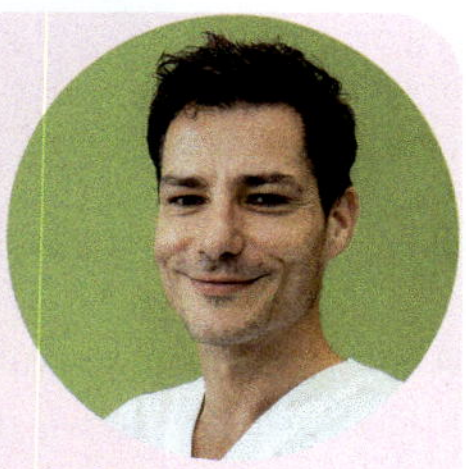

Beispiel
„Ich finde es hilfreich, Menschen offen zu fragen, wie sie angesprochen werden möchten, wenn äußerlich nicht klar ist, welchem Geschlecht sie sich zugehörig fühlen. Offene Fragen klingen respektvoller als geschlossene Fragen wie: Sind Sie eine Frau oder ein Mann?"

Definition
Diversitätssensible Sprache berücksichtigt, dass Menschen vielfältig sind und gleichberechtigt sein sollen. Es geht nicht so sehr darum, „politisch korrekt" zu sprechen, als darauf zu achten, Menschen in ihrer Vielfalt zu respektieren und wertzuschätzen.

In der Pflege ist es wichtig, Gruppen von pflegebedürftigen oder erkrankten Personen nicht über das Merkmal einer Krankheit oder Behinderung zu definieren.

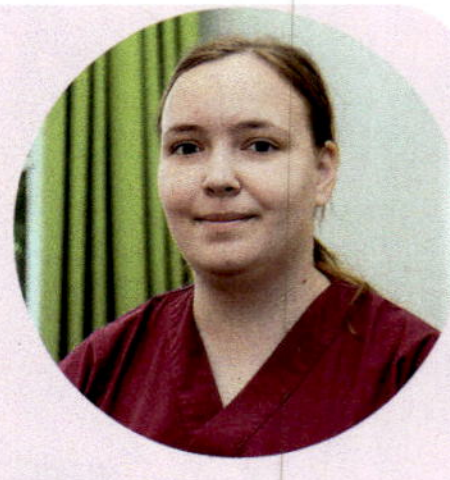

Beispiel
„Wenn ich bei uns im Wohnbereich ‚Menschen mit Demenz' sage, signalisiere ich damit, dass ich den Menschen mit all seinen Eigenheiten verstehe und nicht – wie bei dem Begriff ‚Dementer' – auf seine Krankheit reduziere."

Viele Begriffe sind historisch negativ besetzt. So wurden Menschen mit Down-Syndrom im Nationalsozialismus als „Mongoloide" bezeichnet und damit abgewertet. Beispiele für alternative, nicht diskriminierende Formulierungen aus dem Pflegebereich zeigt die folgende Tabelle.

Anstatt ...	Besser ...
Frau A. ist an den Rollstuhl gefesselt.	Frau A. ist auf einen Rollstuhl angewiesen.
Herr D. ist behindert.	Herr D. ist eingeschränkt bei X oder Herr D lebt mit der Krankheit X.
Frau N. ist ein Pflegefall.	Frau N. hat Unterstützungsbedarf oder Frau N. ist pflegebedürftig.
Herr B. ist psychisch gestört/geisteskrank.	Herr B. ist psychisch beeinträchtigt.
Frau Z. ist bettlägrig.	Frau Z. ist immobil.

Wichtig
Diversitätssensible Sprache zeigt nicht nur gegenseitige Wertschätzung, sondern prägt auch unsere **Wahrnehmung**. Da die Wahrnehmung das Handeln beeinflusst, kann faire Sprache aktiv zur Gleichberechtigung aller Menschen beitragen.

Diskriminierung im Aufwachraum

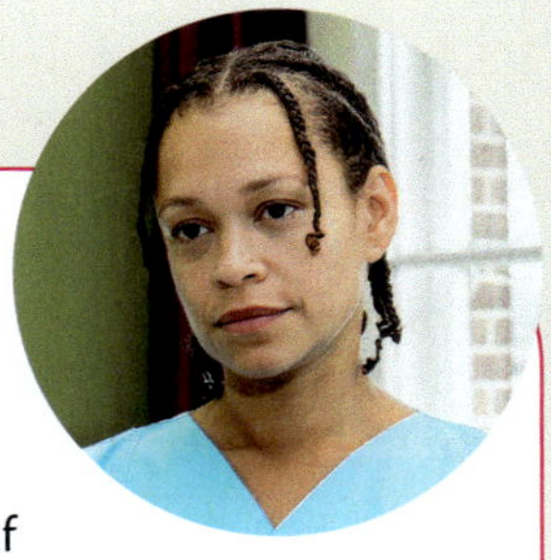

Fallsituation:

Ingrid hat im Krankenhaus ihren Akutpflegeeinsatz auf einer chirurgischen Station. Direkt gegenüber befindet sich ein kleiner OP mit einem Aufwachraum. Das Telefon klingelt und das Personal vom Aufwachraum bittet darum, einen Patienten für die Station wieder abzuholen. Der operative Eingriff verlief problemlos. Ingrid macht sich auf den Weg. Schon von Weitem hört sie hämisches Gekicher. Im Aufwachraum angekommen, sieht sie nur ein Bett mit einer Person, die aufgrund ihrer Brüste für sie als Frau erscheint. Der Kollege aus dem Aufwachraum kommentiert auch sofort: „Na, so was hast du wohl noch nie gesehen. Ist wohl so eine Mannfrau oder ein Fraumann. Darf man so etwas heutzutage noch sagen?“ Die Person im Bett öffnet nur kurz und müde die Augen.

So hat Ingrid sich verhalten:

„Mir war die Situation sehr unangenehm und ich wollte das, was gesagt wurde, auf keinen Fall so stehen lassen.
Ich überlegte kurz und dann sagte ich in einem ruhigen und höflichen Ton:
‚Ich werde einfach nachher fragen, welche Ansprache gewünscht ist. Im Übrigen finde ich es sehr unpassend, so ÜBER Patienten zu reden – Ich rede lieber MIT ihnen. Dann muss man sich auch nicht fragen oder darüber rätseln, was man denn heutzutage noch sagen darf oder nicht.‘“

Das war richtig, weil Ingrid ...

- trotz ihrer persönlichen ersten Irritation professionell gehandelt hat.
- sich im Sinne von Artikel 6 der Pflege-Charta für die Wertschätzung von pflegebedürftigen Menschen in ihrer Vielfalt starkgemacht hat.
- im Gespräch eine Lösung aufgezeigt hat, die die Selbstbestimmung der pflegebedürftigen Person in den Vordergrund rückt.
- in einem möglichen Konflikt mit einer Ich-Botschaft ihre Meinung zum Ausdruck gebracht hat.
- sich gegen den diskriminierenden und verletzenden Kommentar des Kollegen positioniert hat.

Impulsfragen:

- Wie würden Sie sich verhalten, wenn Sie im privaten oder beruflichen Bereich eine diskriminierende Äußerung hören?
- Welche Lösung sehen Sie, um Menschen jeder Geschlechtsidentität in der Dokumentation zu erfassen?

1.3.5 Diversität in der Pflege

Definition
Diversitätssensible Pflege ist eine auf die Biografie abgestimmte, subjektorientierte Versorgung (▷ S. 611) mit dem Ziel der Förderung von Autonomie, Selbstbestimmung und Teilhabe (▷ S. 639).

Richtet sich der Blick auf Menschen anderer ethnischer oder nationaler Herkunft, ist häufig von kultursensibler Pflege die Rede.

Definition
Als **Kultur** werden alle Merkmale des Verhaltens und gemeinschaftlicher Werte bezeichnet, die eine Gruppe von Menschen ausmacht. Verschiedene Konzepte beschreiben unterschiedliche Ansätze im Umgang: **Multikulturalität** steht für die Koexistenz verschiedener Kulturen ohne Verschmelzung, **Interkulturalität** für den Austausch und das Finden von Gemeinsamkeiten und **Transkulturalität** für die Überwindung kultureller Grenzen und die Entstehung neuer kultureller Formen.

Eine Kultur wirkt nur von außen oft recht geschlossen und einheitlich. Je genauer man hinschaut, desto mehr Unterschiede sind erkennbar.

Beispiel
Viele Menschen in anderen Ländern denken bei „deutscher Kultur" an das Oktoberfest in München mit seinen großen Bierzelten und den bayerischen Trachten. Die Kultur in anderen deutschen Regionen ist oft anders: Die Dialekte klingen anders und das Essen unterscheidet sich genauso wie die Bräuche und Traditionen. So ist es in jedem Land der Welt.

! Wichtig
Die Kultur, der sich ein Mensch zugehörig fühlt, ergibt sich aus den verschiedenen Kerndimensionen der Vielfalt. Sie prägen unsere Vorlieben und Abneigungen sowie Gewohnheiten, z. B. in Bezug auf Essen, Kleidung oder Freizeitbeschäftigung.

Eine diversitätssensible Pflege ist immer auch eine kultursensible Pflege. Sie bedeutet,

- Interesse an der einzelnen Person und ihrer Kultur zu haben,
- sich über die gelebte Kultur zu informieren,
- mit der Person über die individuelle Bedeutung der Werte der Kultur zu sprechen,
- die individuellen und kulturellen Besonderheiten erkennen und in die Pflege einzubeziehen und
- eine wertschätzende Haltung einzunehmen.

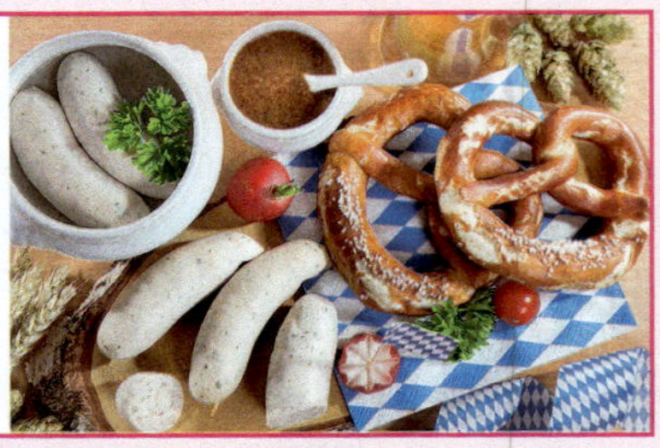
Brotzeit in Bayern: Brezel, Weißwurst mit süßem Senf und Radieschen
1

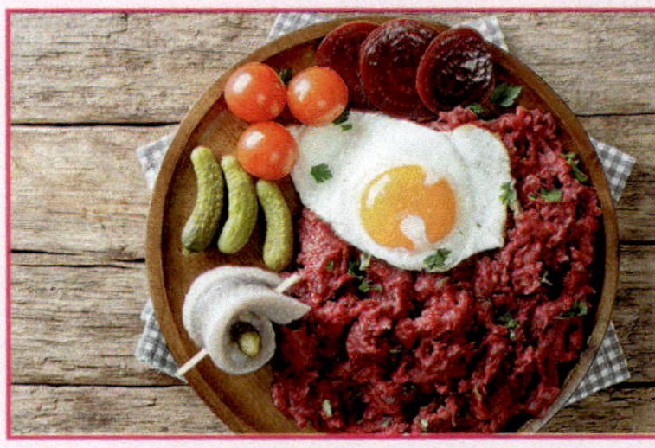
Hamburg: Labskaus (Kartoffeln, Rote Bete und Rindfleisch) mit Hering und Gewürzgurke
2

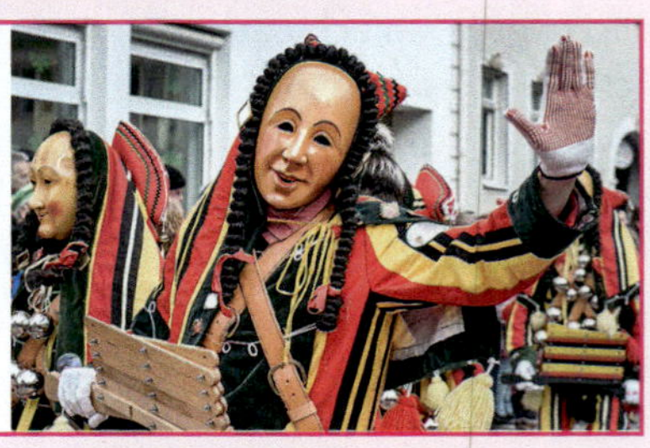
Fastnacht im Schwarzwald: Umzug mit typischen Narrenmasken und Holzratschen
3

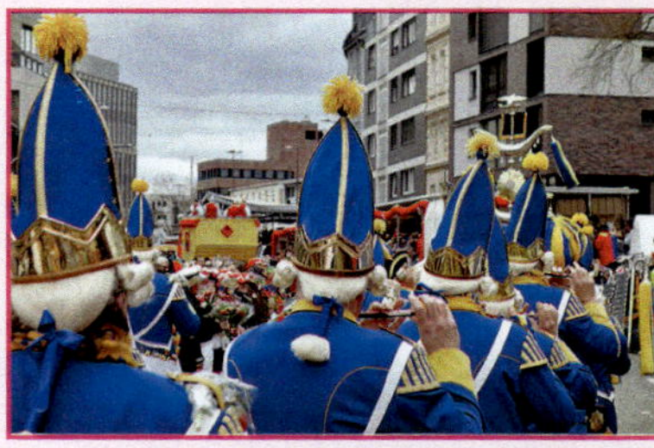
Karneval in Köln: Rosenmontagsparade verschiedener kostümierter Karnevalsvereine mit Musik
4

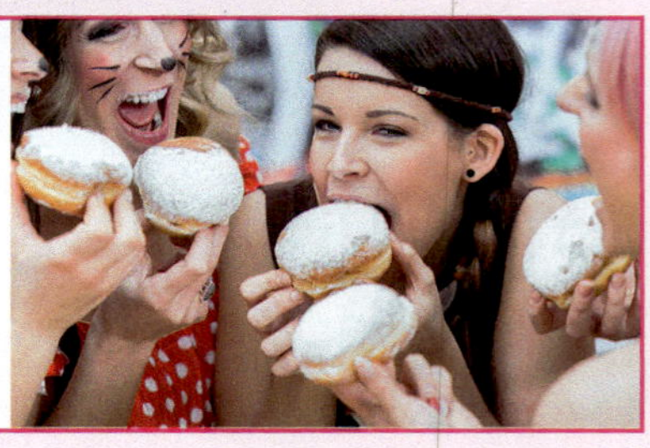
Faschingsparty in Leipzig mit Pfannkuchen
5

Abb. 1–5 Kleidung und Speisen lassen auf kulturelle Bräuche schließen und unterscheiden sich auch in Deutschland.

Umgang mit Diskriminierungserfahrungen

Viele Menschen aus einer Minderheitengruppe, z. B. Menschen mit Migrationshintergrund, homosexuelle Menschen oder Schwarze Menschen, haben in ihrem Leben zahlreiche Diskriminierungserfahrungen gemacht. Kommen sie in ein Krankenhaus oder in eine Pflegeeinrichtung, fühlen sich viele an diskriminierende Erlebnisse in anderen Einrichtungen und Zusammenhängen erinnert und reagieren mit Misstrauen.

Einrichtungen, die sich auf eine bestimmte Minderheitengruppe spezialisieren, bieten den zu pflegenden Menschen eine vertrautere Umgebung und Personal, welches in den Besonderheiten der Lebenswelt geschult ist oder selbst aus dieser Minderheitengruppe kommt. Das Personal in Einrichtungen, die sich auf Menschen mit Migrationshintergrund spezialisieren, ist zusätzlich häufig mehrsprachig und kann so auch in der Muttersprache kommunizieren. Ein Vorteil insbesondere bei Menschen mit Demenz, die in späteren Demenzphasen häufig die Zweitsprache(n) vergessen und nur in der Muttersprache kommunizieren.

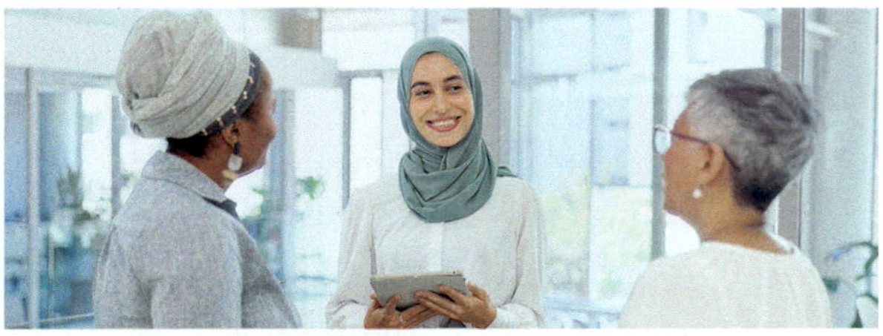

Abb. 6 Fachkräfte in kultursensiblen Pflege- und Gesundheitseinrichtungen sind häufig mehrsprachig und können durch das Kommunizieren in der Muttersprache der Pflegebedürftigen und ihrer Zugehörigen schnell Vertrauen aufbauen.

Homosexuelle und andere queere Personen sind in der Vergangenheit in der Öffentlichkeit, aber auch im Gesundheitswesen häufig schlecht behandelt worden. Diese Erfahrungen haben bei älteren Menschen oft das Leben geprägt und zu einer tiefen Verunsicherung und zu Schamgefühlen geführt. Auf diese Personengruppe spezialisierte Einrichtungen kennen diese Zusammenhänge und können in der Pflege besonders gut darauf eingehen. Auf Minderheitengruppen spezialisierte Einrichtungen gibt es jedoch nur in geringer Anzahl und häufig in Großstädten.

Definition

LSBTI ist ein Kurzwort aus den Anfangsbuchstaben von: **L**esben, **S**chwule, **B**isexuelle, **T**ransgender, **I**ntergeschlechtliche. Es steht für die Vielfalt und Stärkung der Rechte von Identitäten. Das Kurzwort LSBTI findet man auch oft ergänzt um den Buchstaben „Q“, dieser steht für queere Menschen.

Qualitätssiegel Lebensort Vielfalt®

Das Qualitätssiegel Lebensort Vielfalt® zeichnet Einrichtungen mit LSBGTI-sensiblen Settings aus. Ziel des Siegels ist es, u. a. LSBTI-sensible Settings zu schaffen und Vielfaltsdimensionen stärker als bisher zu berücksichtigen.

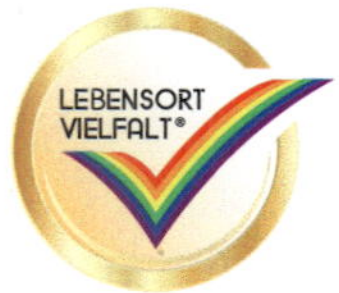

Abb. 7 Das Qualitätssiegel Lebensort Vielfalt® ist ein bundesweites Qualifizierungsprogramm für Pflege- und Gesundheitseinrichtungen (z. B. Pflegeheime, Hospize, Tagespflegestätten, Krankenhäuser).

Regenbogenportal

Das Regenbogenportal bietet Informationen zu sexueller und geschlechtlicher Vielfalt und wird vom Bundesministerium für Familie, Senioren, Frauen und Jugend herausgegeben und vom Bundesamt für Familie und zivilgesellschaftliche Aufgaben betreut. Auf der Webseite findet sich u. a. auch ein stets aktuelles Glossar zu diversen verwendeten Kurzwörtern: www.regenbogenportal.de

Eine diversitätssensible Pflege kann in allen Krankenhäusern und Pflegeeinrichtungen gelebt werden. Die folgenden Punkte gehören dazu:

- regelmäßige, auch interdisziplinäre Fortbildungen, kollegiale Beratungen oder Fallbesprechungen mit dem Fokus auf den Umgang mit Diversität
- Diversitätsorientierung für das gesamte Unternehmen
- Einsatz von diversitätssensiblen Formularen, z. B. im Rahmen der Anamnese oder der Biografiearbeit
- eine Fehlerkultur, die nicht auf Abwertung und Verurteilung beruht, sondern Menschen ermutigt, sich weiterzuentwickeln

Charta der Vielfalt

Die Charta der Vielfalt listet wichtige Aspekte für die Umsetzung in Unternehmen und Institutionen auf: www.charta-der-vielfalt.de

Zeit zum Reflektieren ...

Schätzen Sie Ihre Kompetenzen ein: Wo fühlen Sie sich sicher? Wo möchten Sie noch mal nachlesen oder etwas vertiefen? Setzen Sie Ihre ganz persönlichen Häkchen für Ihre Lernerfolge!

Ich weiß, ...

- ☐ was Diversität, Diversity und Diskriminierung bedeutet.
- ☐ welche Dimensionen von Vielfalt es gibt.
- ☐ welche Auswirkungen Vorurteile und Stereotype auf Menschen haben.
- ☐ welche gesetzlichen Grundlagen es zur Umsetzung von Chancengleichheit und gegen Diskriminierung gibt.
- ☐ welche Rahmenbedingungen Diskriminierung befördern.
- ☐ welche Ziele eine diversitätssensible Pflege verfolgt.

Ich kann ...

- ☐ eigene Strategien im Umgang mit „dem Eigenen und dem Fremden" entwickeln.
- ☐ diversitätssensibel kommunizieren.
- ☐ empathische und wertschätzende Beziehungen mit Menschen aus unterschiedlichen Lebenswelten aufbauen.

Ich bin ...

- ☐ mir der Folgen von Diskriminierung für die Entwicklung von Menschen bewusst.
- ☐ für die Diskriminierungserfahrungen von Minderheitengruppen sensibilisiert.

Ich ...

- ☐ begegne anderen Menschen offen und mit Interesse.
- ☐ reflektiere mein eigenes Urteilen und Handeln vor dem Hintergrund meiner eigenen Kultur.
- ☐ setze mich mit meinen eigenen Vorurteilen kritisch auseinander.

1.4 Sich und andere im Berufsalltag schützen

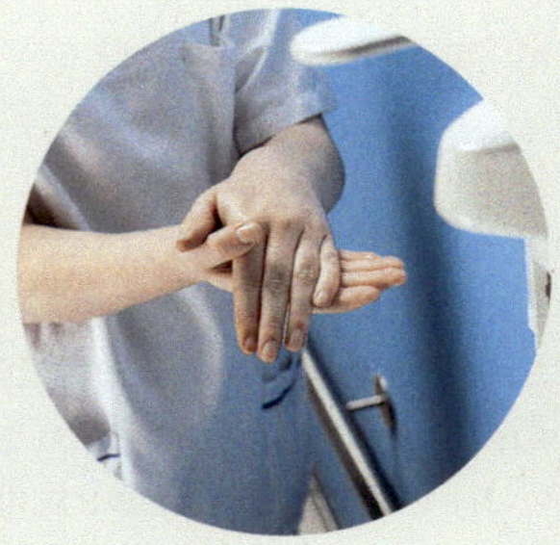

Sich selbst und andere zu schützen ist ein wichtiger Grundsatz im Pflegeberuf. Wer die Vorgaben zum Infektionsschutz, Arbeitsschutz und Unfallschutz kennt und umsetzt, trägt dazu bei, die eigene Sicherheit und Gesundheit und die der zu Pflegenden zu gewährleisten. Eine nachhaltige Selbstfürsorge gehört ebenso zum Selbstschutz wie das Einhalten von Hygiene- und Arbeitsschutzregeln.

1.4.1 Rechtliche Grundlagen

Infektionsschutzgesetz

Definition

Das **Infektionsschutzgesetz (IfSG)** ist ein Bundesgesetz. Ziel dieses Gesetzes ist der Schutz der Bevölkerung vor Infektionserkrankungen.
Dabei dürfen die Grundrechte (▷ S. 93) der Menschen in Deutschland vorübergehend eingeschränkt werden: Der Schutz der Gesamtbevölkerung hat Vorrang vor den Interessen einer einzelnen Person. Mögliche Einschränkungen sind z. B. die Freiheit der Person oder die Versammlungsfreiheit.

Beispiel

„Während der Covid-19-Pandemie waren Versammlungen von mehreren Menschen verboten. Die Abschlussfeier des Jahrgangs vor uns musste daher online stattfinden.

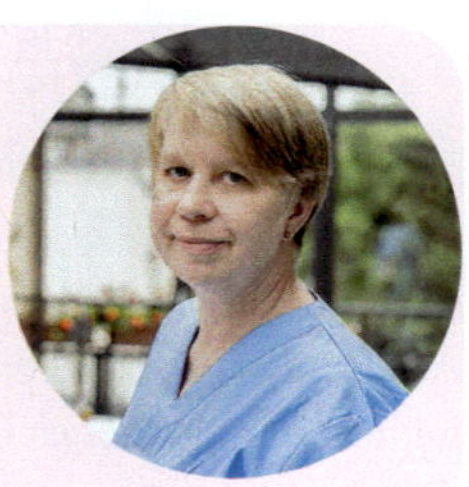

Unter anderem sind im Infektionsschutzgesetz folgende Punkte geregelt:

- die Aufgaben des öffentlichen Gesundheitsdienstes
- der Umgang mit Infektionskrankheiten (z. B. Impfungen, Meldepflicht von Erkrankungen),
- institutionelle Aufgaben der Infektionsprävention (z. B. Einsatz einer Hygienekommission) und
- Gesetze und Verordnungen, welche die einzelnen Bundesländer erlassen dürfen.

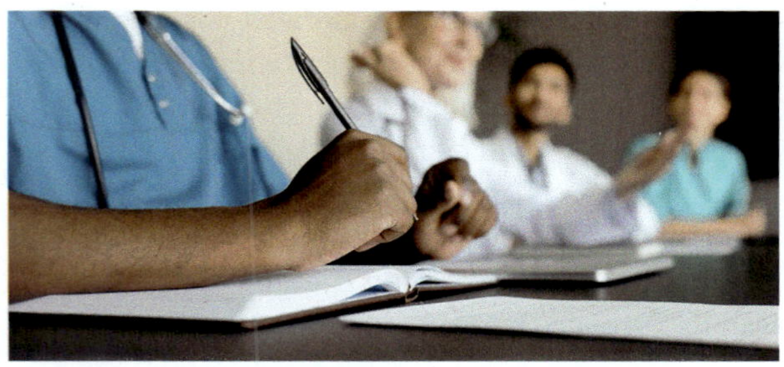

Abb. 1 Eine Hygienekommission tagt, berät und unterstützt bei Fragen zum Infektionsschutz. Sie besteht aus Mitarbeitenden, z. B. der Pflege, Medizin, Reinigung, Haustechnik.

Wichtig

Das IfSG regelt, welche Infektionskrankheiten aufgrund ihrer Gefährlichkeit der gesamten Bevölkerung schaden und an das örtliche Gesundheitsamt meldepflichtig sind (teilweise namentlich). So können Ursachen ermittelt und größere Krankheitsausbrüche (Pandemien) verhindert werden.

Infektionsschutzgesetz

Online unter: www.gesetze-im-internet.de/ifsg

Arbeitsschutzgesetz

Definition

Das **Arbeitsschutzgesetz** ist ein Bundesgesetz. Es dient dem Gesundheitsschutz aller Beschäftigten durch betriebliche Maßnahmen. Es regelt die Verpflichtungen für die Arbeitgeber. Dazu gehören:
- die Gefährdungsbeurteilung,
- die Umsetzung von vorbeugenden Maßnahmen,
- die Überprüfung der Einhaltung und Wirksamkeit dieser Maßnahmen.

Zur Gefährdung in den Betrieben gehören alle Arbeitsbedingungen, die körperlichen oder seelischen Schaden verursachen können. Für den Schutz von Jugendlichen bei der Arbeit gibt es eigene Vorschriften im Jugendschutzgesetz (▷ S. 83) und für schwangere Frauen gelten die Regelungen des Mutterschutzgesetzes (▷ S. 83).

Arbeitsschutzgesetz

Das Gesetz ist online verfügbar unter: www.gesetze-im-internet.de/arbschg

Unfallverhütungsvorschriften

Im Rahmen der **gesetzlichen Unfallversicherung** (Sozialgesetzbuch VII) haben die **Berufsgenossenschaften** in Deutschland die Aufgabe, **Vorschriften zur Unfallverhütung (UVV)** zu erlassen. Jede Branche hat eigene Berufsgenossenschaften, in der alle Betriebe dieser Branche Mitglied sind. In der Pflege ist dies in der Regel die Berufsgenossenschaft für Gesundheitsdienst und Wohlfahrtspflege (BGW).

BGW

Mehr Informationen zur Berufsgenossenschaft für Gesundheitsdienst und Wohlfahrtspflege gibt es unter: www.bgw-online.de

Die Mitgliedsbetriebe sind verpflichtet, die UVV ihrer Genossenschaft einzuhalten. UVV regeln z. B.
- betriebliche Maßnahmen zur Verhütung von Arbeitsunfällen (▷ S. 81) und Berufskrankheiten (▷ S. 83)
- Verhalten der Angestellten zur Verhütung von Arbeitsunfällen und Berufskrankheiten
- Aufgaben und Maßnahmen des betriebsärztlichen Dienstes
- Sicherstellung einer wirksamen Ersten Hilfe (▷ Kap. 5.2)

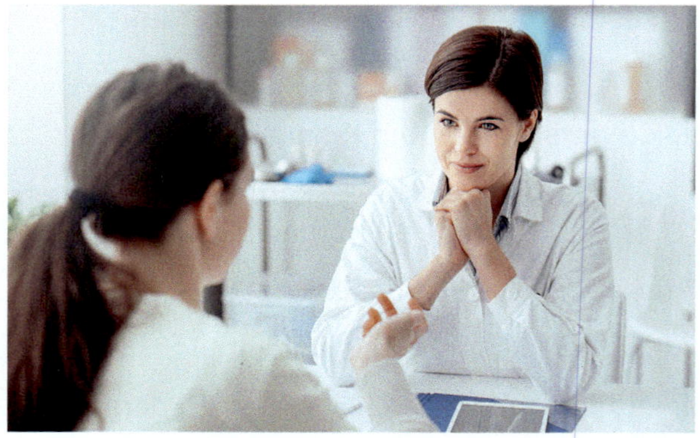

Abb. 1 Eine Betriebsärztin bietet Untersuchungen an und beantwortet Fragen rund um den arbeitsbedingten Gesundheitsschutz. Sie unterliegt der Schweigepflicht.

1.4.2 Infektionen und Krankheitserreger

Definition

- Eine **Infektion** ist das Eindringen und Vermehren von Mikroorganismen in einen Körper sowie die daraus folgende Reaktion des Immunsystems.
- **Mikroorganismen** sind kleinste Lebewesen. Sie können unter Umständen Krankheiten auslösen und heißen daher auch **Krankheitserreger** oder Keime. Sie sind nur unter dem Mikroskop sichtbar.

Vier Arten von Mikroorganismen sind besonders wichtig für die Entstehung von Infektionen: Bakterien, Viren, Pilze und Parasiten.

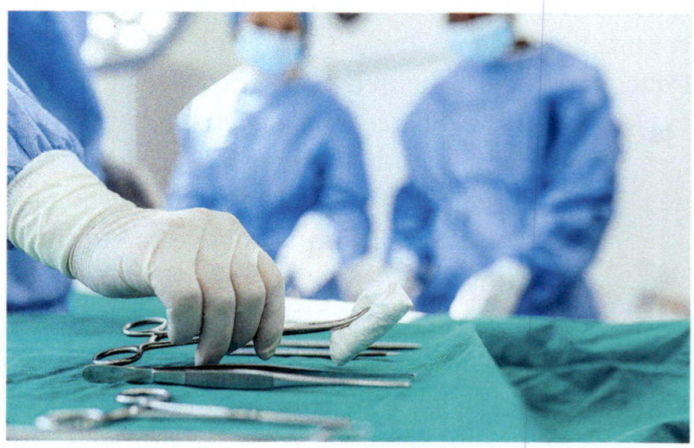

Abb. 2 Mikroorganismen sind mit dem bloßen Auge nicht sichtbar. Außer bei sterilisierten Gegenständen muss man immer davon ausgehen, dass Oberflächen oder das Innere von Gegenständen mit Mikroorganismen besiedelt sind.

Bakterielle Infektionen

Definition

Bakterien sind einzellige Mikroorganismen, die fast überall in einer riesigen Anzahl vorkommen, u. a. im und auf dem Körper. Man spricht von Besiedelung oder auch **Kolonisierung** bestimmter Körperareale. Ähnliche Bakterien heißen **Bakterienstämme**. Bakterien vermehren sich durch Zellteilung, vor allem bei guten Lebensbedingungen (warm, feucht, nährstoffreich) besonders schnell.

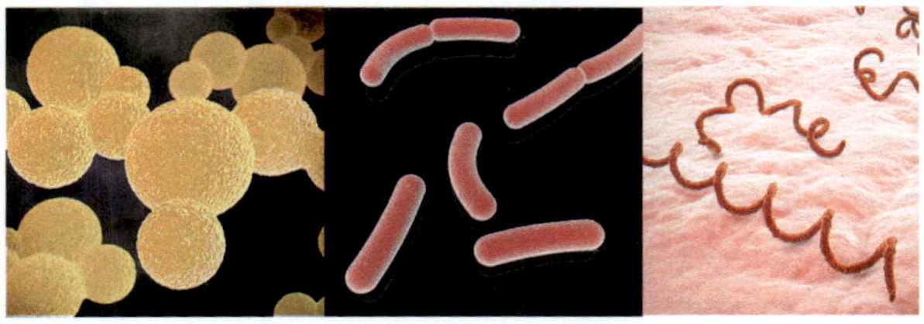

Abb. 3 Die Form von Bakterien gibt ihnen oft ihre Bezeichnung: Kugelförmige Bakterien werden Kokken genannt (links), längliche Bakterien heißen Stäbchenbakterien (Mitte) und schlangenförmige, spiralige Bakterien sind Spirochäten (rechts).

Viele Körperfunktionen sind von Bakterien abhängig, so z. B. die Verdauung oder der Säureschutzmantel der Haut (▷ S. 165). Dringen körperfremde Bakterien ein oder gelangen körpereigene Bakterien an Stellen außerhalb ihrer angestammten Wirkorte, können sie oder ihre Ausscheidungen Zellen schädigen und damit Krankheiten auslösen. Vor der Entdeckung des Penicillins konnten bakterielle Infektionen kaum geheilt werden. Antibiotika (▷ S. 420) wirken heute gegen viele Bakterien(-stämme).

Bakterielle Infektionen lösen sehr unterschiedliche Symptome aus, meist lokal beschränkt (z. B. Wundinfektionen, Durchfälle, Entzündung eines Organs). Sie werden in der Regel mit Antibiotika behandelt. Große Eiterherde (z. B. Abszesse) können eine chirurgische Behandlung nötig machen. Kommt es im Rahmen der Infektion zu Fieber oder Schmerzen, werden diese zusätzlich symptomatisch behandelt.

Staphylokokkensstämme führen häufig zu Eiterbildung, die sich in Form von Wundinfektionen oder Abszessen zeigt. Viele sind inzwischen gegen Antibiotika resistent (widerstandsfähig). Sie besiedeln oft chronische Wunden. Diese resistenten Stämme werden mit einem nicht mehr wirksamen Antibiotikum klassifiziert. So bedeutet der Zusatz MRSA beispielsweise „Methicillin-resistenter Staphylococcus aureus".

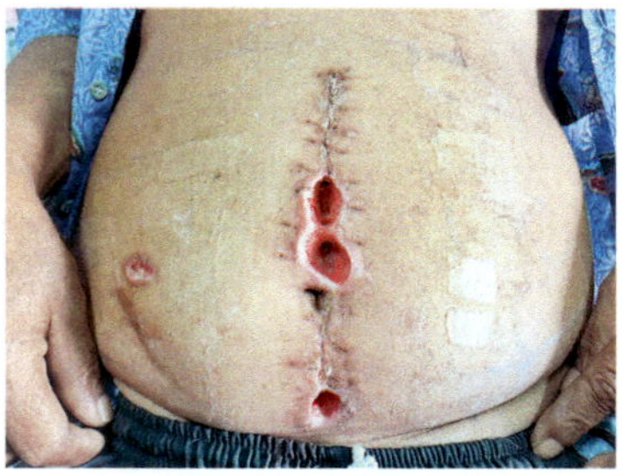

Abb. 4 postoperative Wundheilungsstörung aufgrund einer MRSA-Besiedelung

Streptokokken sind typische Schleimhautbakterien und meistens unschädlich. Krankheitserregende Streptokokken können z. B. Scharlach oder Mandelentzündungen (Angina tonsillaris) hervorrufen.

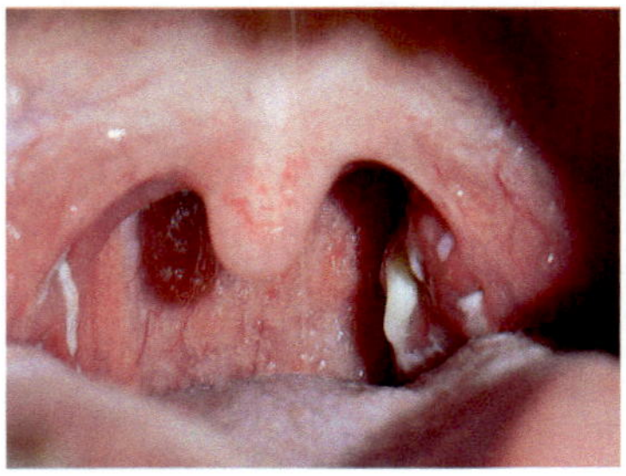

Abb. 5 Tonsillitis: Entzündung der Gaumenmandeln mit Eiterbelägen durch beta-hämolysierende Streptokokken

Enterobakterien bilden unsere Darmflora und spielen eine wichtige Rolle bei der Verdauung und in unserem Immunsystem. Enterobakterien von Tieren, anderen Menschen oder die eigenen Enterobakterien „am falschen Ort" rufen oft schwere Infektionen hervor. Besonders häufig anzutreffen sind

- Escherichia coli (E. coli) – verursachen bei Schmierinfektion Harnwegsinfekte (▷ S. 287) – und
- Salmonellen, vor allem in falsch gelagerten Lebensmitteln wie Geflügel, Eier, Tiefkühlkost, verursachen schwere Durchfallerkrankungen.

! Wichtig

Es gibt bestimmte Bakterien, die als Überlebensstrategie Sporen bilden können. Bei schlechten Lebensbedingungen kapseln sie ihr Erbgut ein, überdauern so bis zu mehreren Jahrzehnten und werden bei guten Lebensbedingungen wieder aktiv. Beispiele für sporenbildende Bakterien sind Clostridien.

Virale Infektionen

Definition

Viren sind einhundertmal kleiner als Bakterien und gelten nicht als Lebewesen, da sie keinen eigenen Stoffwechsel haben. Sie benötigen Zellen eines Wirts, um zu überleben und sich zu vermehren. Viren können Krankheiten bei Menschen, Tieren, Pflanzen und sogar Bakterien verursachen.

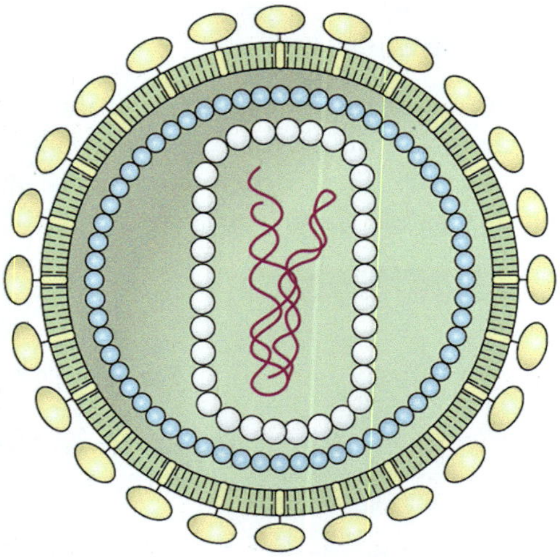

Abb. 1 Viren bestehen aus einer Proteinhülle, die ihr genetisches Material (DNA oder RNA) umgibt.

Da Viren auf Wirtszellen angewiesen sind, liegt es in ihrer Strategie, dass der Wirt – also der Mensch – überlebt. Viele unserer „Alltagserkrankungen", z. B. Erkältungen, werden durch Viren ausgelöst. Das gilt auch für die meisten sogenannten „Kinderkrankheiten", wie z. B. Masern, Mumps, Röteln.

Virale Infektionen können kaum ursächlich behandelt werden, da Antibiotika nicht gegen Viren wirken. Medikamente, die die Vermehrung von Viren hemmen (*Virostatika*) haben starke Nebenwirkungen und kommen nur zum Einsatz, wenn andere Heilmethoden nicht helfen.

Die meisten Viruserkrankungen verlaufen harmlos und bedürfen nur einer symptombezogenen Behandlung. Bestimmte Viruserkrankungen führen dagegen zu schweren Krankheitsverläufen (z. B. Poliomyelitis: Kinderlähmung) oder zum Tod (z. B. Ebola). Hier ist das Ziel, mithilfe der Entwicklung und Verabreichung von Impfstoffen (▷ S. 67) den Körper vorsorglich zu immunisieren.

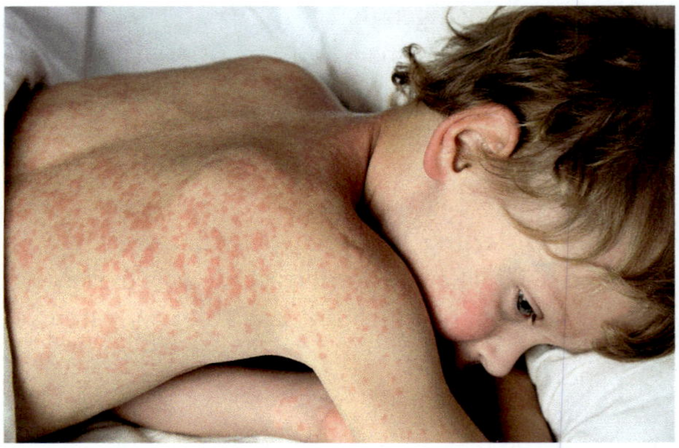

Abb. 2 Rötelnvirus mit typischem rotem Hautausschlag bei einem Kleinkind

Als besonders gefährlich gelten Viren, die ursprünglich auf andere „Wirte" (in der Regel Tiere) spezialisiert waren und durch genetische Anpassung (Mutation) auf den Menschen übertragen werden können. Je mehr Menschen und Tiere auf engem Raum zusammenleben, desto größer ist die Gefahr solcher Mutationen. Beispiele für gefährliche Mutationen sind die viralen Erreger der Schweinegrippe, der Vogelgrippe und der bovinen spongiformen Enzephalopathie (BSE), umgangssprachlich „Rinderwahn" genannt.

Influenzaviren können schwere Infektionen der Atemwege auslösen („echte Grippe"). Der Influenzaimpfstoff wird jedes Jahr weiterentwickelt, um sich an die neuen Virenstämme anzupassen. Eine Impfung wird im Spätsommer empfohlen, nicht nur für immungeschwächte Menschen, sondern auch für Menschen, die im Gesundheits- und Pflegebereich arbeiten, um die Übertragungsketten zu unterbrechen.

Herpesviren verbleiben nach einer Erstinfektion im Körper. Teilweise werden sie durch Stress oder bei Immunschwäche reaktiviert und führen erneut zur Erkrankung. Bekannt sind das Herpes-simplex-Virus, das Lippenherpes auslöst, oder Windpocken (Varizellen), die bei Immunschwäche als Gürtelrose (Herpes zoster) wieder auftauchen können.

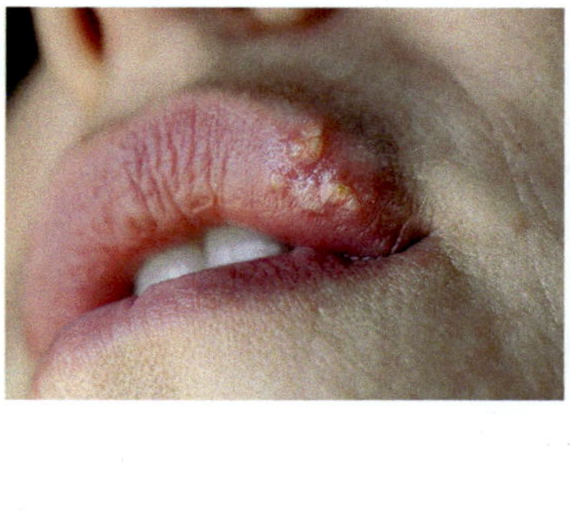

Abb. 3 Herpes simplex

Rhinoviren bevorzugen niedrigere Temperaturen über dem Gefrierpunkt, weshalb sie häufig im Frühjahr und im Herbst Erkältungskrankheiten der Atemwege auslösen. Diese sind in der Regel harmlos.

Auch **Coronaviren** lösen Entzündungen der Atemwege aus, viele gelten als harmlos. Sie besitzen jedoch die Fähigkeit, in einer hohen Geschwindigkeit zu mutieren. Insbesondere die als SARS-CoV (Severe acute respiratory syndrom Corona Virus = schweres, akutes Atemwegssyndrom durch Coronaviren) bekannt gewordenen Virenstämme riefen in den vergangenen Jahrzehnten mehrere große Pandemien von schweren Atemwegserkrankungen hervor.

Pilzinfektionen

Definition
Pilze bilden ein eigenes biologisches Reich. Sie sind weder Tier noch Pflanze. Sie benötigen zum Überleben lebende Substanzen, von denen sie sich ernähren können. Sie vermehren sich über Sporen. Es gibt Schimmelpilze und Hefepilze. Pilzinfektionen werden **Mykosen** genannt.

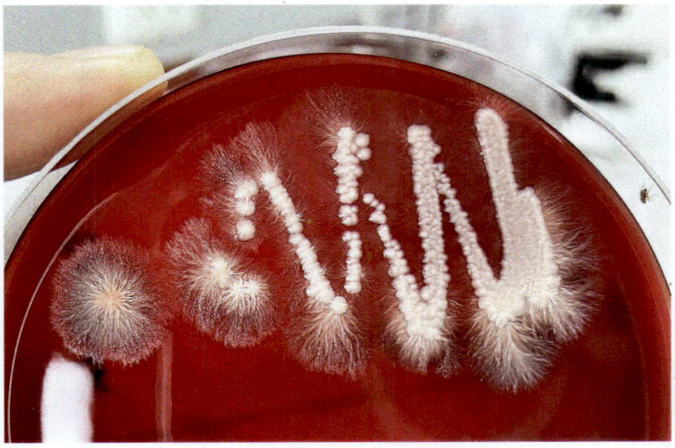

Abb. 4 Candida albicans: Hefepilz („Soorpilz") in einer Petrischale mit Blutagar

Ähnlich wie bei den Bakterien gibt es bestimmte Pilze, die Körperoberflächen besiedeln. Vermehren sie sich außerhalb ihrer angestammten Wirkorte, können sie vor allem bei immungeschwächten Menschen Mykosen der Haut, Hautanhangsgebilde (z. B. Nagelpilz) oder der Schleimhäute (z. B. Soor) hervorrufen.

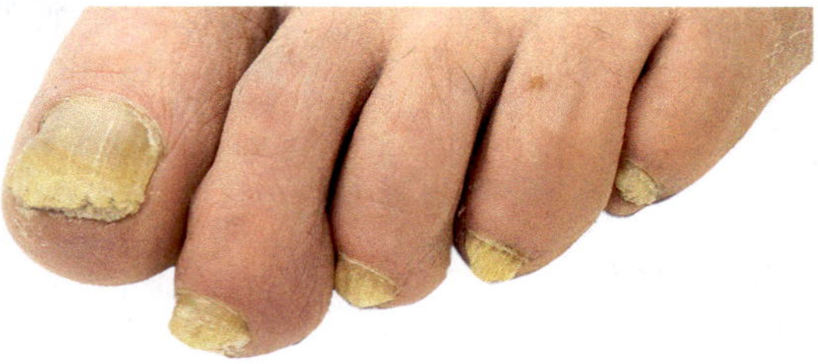

Abb. 5 Fußnagelpilz

In seltenen Fällen können Pilzerkrankungen auch innere Organe befallen (Organcandidose). In diesem Fall ist die Pilzinfektion nicht **lokal**, also auf einen Bereich beschränkt, sondern kann den ganzen Körper betreffen. Eine solche Pilzinfektion wird als **systemisch** bezeichnet. Zur Behandlung von Pilzerkrankungen werden Antimykotika eingesetzt.

Parasitosen

Definition
Parasiten, auch Schmarotzer genannt, sind Lebewesen, die einen Wirt zum Überleben benötigen. Eine Erkrankung durch Parasiten wird auch **Parasitose** genannt.

Parasiten siedeln auf Körperoberflächen (z. B. Kopflaus), werden mit der Nahrung aufgenommen (z. B. bestimmte Würmer über den Verzehr von rohem Fleisch) oder dringen über Wunden oder mithilfe von Schneide- oder Bohrwerkzeug in den Körper ein. Dort können sie selbst oder ihre Ausscheidungen schwere Krankheiten auslösen. Beispiele für parasitär bedingte Erkrankungen sind: Krätze (Skabies), Läusebefall (Pedikulose), Toxoplasmose, Malaria.

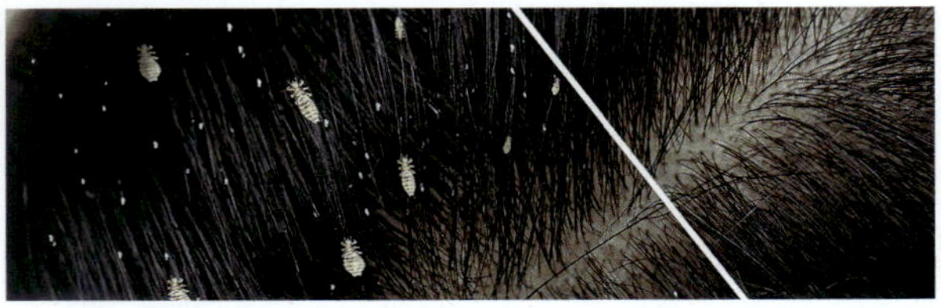

Abb. 6 Kopflausbefall

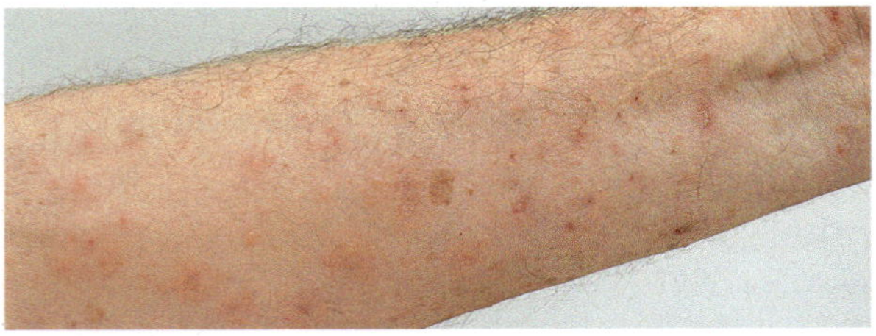

Abb. 7 Krätze: juckende Hautreizungen durch Krätzmilben

1.4.3 Übertragungswege, körpereigene Abwehr, Risikogruppen, Impfung

Damit Mikroorganismen im Körper Krankheiten auslösen können, müssen sie von einem Ort auf einen anderen übertragen werden. Den Ursprungsort der Mikroorganismen bezeichnet man als **Infektionsquelle**. Diese kann z. B. sein:

- die **Umwelt**, etwa die Luft, Nahrungsmittel oder Gegenstände
- ein **fremder Körper**, z. B. eines anderen Menschen oder eines Tieres
- der **eigene Körper**, z. B. die natürliche Besiedlung mit Mikroorganismen der Haut oder Ausscheidungen

Der Ort, an dem die Krankheitserreger in den Körper eindringen, heißt **Eintrittspforte**. Der **Übertragungsweg** beschreibt den Verlauf zwischen der Infektionsquelle und der Eintrittspforte. Da alle Hygienemaßnahmen darauf abzielen, den Übertragungsweg zu unterbrechen, ist es wichtig, die verschiedenen Arten zu kennen. In der Regel reichen unsichtbare Mengen von Erregermengen aus, um eine Infektion auszulösen.

iatrogene Infektion	Infektion während eines ärztlichen Eingriffs
Kontaktinfektion/Schmierinfektion, fäkal-orale Infektion	Übertragung durch Aufnahme von Kot oder Kotresten in den Mund, z. B. durch fehlende Händehygiene nach dem Stuhlgang
nosokomiale Infektion	im Krankenhaus erworbene Infektion
orale Infektion	Aufnahme von Erregern über den Mund
parenterale Infektion	Übertragung durch Tierbisse, Insektenstiche oder Nadelstiche direkt ins Blut
sexuelle Infektion	Übertragung durch ungeschützten Geschlechtsverkehr
transplazentare Infektion	Übertragung von der Mutter auf das Kind bei der Geburt
Tröpfcheninfektion	Übertragung durch kleinste Tröpfchen in der Luft, z. B. beim Niesen, Husten

Tab. 1 Übertragungswege von Infektionen

In Deutschland folgen viele Krankheitswellen den Jahreszeiten: Im Herbst und Winter, wenn Menschen sich vorwiegend in Innenräumen aufhalten, häufen sich die Erkältungs- und Grippeerkrankungen. Im Frühjahr und Sommer erhöht sich die Zahl an Erkrankungen, deren Infektionsquelle die Natur ist, z. B. Borreliose oder Frühsommer-Meningokokken-Enzephalitis (FSME) nach Zeckenbissen oder Wurmbefall nach dem Verspeisen von ungewaschenen Wald- und Wiesenfrüchten.

Das körpereigene Immunsystem hat die Aufgabe, eindringende Mikroorganismen zu erkennen und abzuwehren. Es gibt unspezifische und spezifische Abwehrmechanismen.

Unspezifische Abwehr

Definition

Die **unspezifische Abwehr (Resistenz)** umfasst angeborene Abwehrmechanismen des Körpers. Sie sind nicht auf bestimmte Erreger ausgerichtet, sondern bieten einen allgemeinen Schutz gegen Krankheitserreger. Zur unspezifischen Abwehr gehören physikalische Barrieren wie die Haut und Schleimhäute, chemische Barrieren wie Magensäure und Enzyme, Entzündungsreaktionen und Zellen des Immunsystems wie körpereigene Fresszellen, z. B. Leukozyten (▷ S. 471).

Die Haut übernimmt bei der unspezifischen Abwehr eine wichtige Barrierefunktion:

1. **mechanisch**: Bei einer intakten Haut können Mikroorganismen nicht in das Innere des Körpers eindringen.
2. **chemisch**: Der Säureschutzmantel (▷ S. 165) mit seinen zahlreichen „guten" Mikroorganismen verhindert, dass körperfremde Mikroorganismen sich vermehren können.

Haben Mikroorganismen die Barrieren überwunden (z. B. bei Hautverletzungen oder durch die Aufnahme mit Nahrungsmitteln), werden die Leukozyten aktiviert. Sie umzingeln die eingedrungenen Mikroorganismen und zerstören sie.

Andere Abwehrmechanismen des Körpers reagieren noch schneller: die Mechanismen der spezifischen Abwehr.

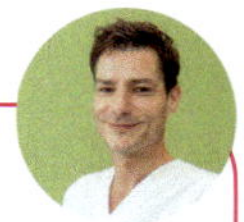

Video-Tipp von Ronny
„Zum Thema gibt es zwei Erklärfilme: *Immunsystem – unspezifische Abwehr* und *Immunsystem – spezifische Abwehr*."

Spezifische Abwehr

Definition
Die **spezifische Abwehr** wird auch als **Immunität** bezeichnet. Sie entwickelt sich im Laufe des Lebens und besteht aus der Produktion von Antikörpern und der Aktivierung von Immunzellen. Diese Abwehrmechanismen sind auf bestimmte Krankheitserreger ausgerichtet.

Beim Erstkontakt merken sich die sogenannten Gedächtniszellen Oberfläche und chemische Eigenschaften des Erregers. Dieser Vorgang heißt **Immunisierung.** Versucht der gleiche Keim, sich wieder im Körper zu vermehren, aktivieren die Gedächtniszellen spezialisierte Zellen, die die Erreger vernichten. Sie arbeiten schneller und wirksamer als die Zellen der unspezifischen Abwehr. Zu ihnen gehören die Lymphozyten, die nach Erkennen der schädlichen Erreger Botenstoffe an andere Zellen aussenden. Diese Zellen bekämpfen dann mit eigenen Techniken die Eindringlinge. Die Botenstoffe aktivieren auch die Antikörper (Immunglobuline). Die Antikörper erkennen die Oberfläche der Eindringlinge und verklumpen mithilfe des **Schlüssel-Schloss-Prinzips** mit den Mikroorganismen. Damit werden sie wirkunfähig.

Risikogruppen

Infektionskrankheiten können leicht oder schwer verlaufen. Grundsätzlich gilt: Je schwächer das Immunsystem oder je „unerfahrener", desto größer die Gefahr einer schweren Erkrankung. Obwohl neugeborene Kinder während der Stillzeit noch Antikörper mit der Muttermilch aufnehmen, sind sie eine genauso große Risikogruppe für schwerer verlaufende Infektionserkrankungen wie Menschen mit chronischen Krankheiten oder Menschen, deren Immunsystem mithilfe von Medikamenten unterdrückt wird.

Impfung

Manche Krankheitserreger sind so gefährlich, dass der Erstkontakt zu schweren, bisweilen tödlichen Krankheitsverläufen führen kann. **Impfstoffe** können einen Erstkontakt nachahmen (*simulieren*), ohne dass die Krankheit ausbricht. Dies erfolgt bei der **aktiven Impfung** durch geringe Mengen der Krankheitserreger, durch inaktive oder Teile von Krankheitserregern. Enthält der Impfstoff bereits die spezifischen Antikörper, spricht man von einer **passiven Impfung**.

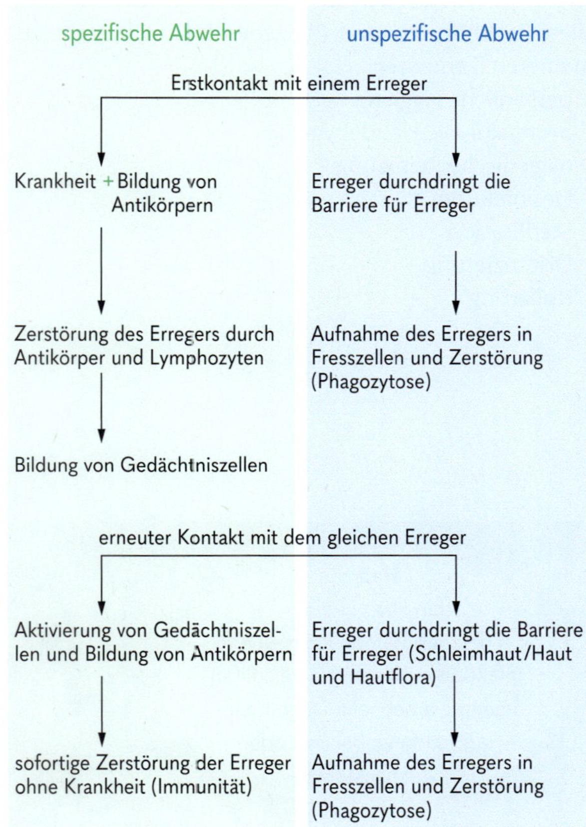

Abb. 1 Zusammenspiel von spezifischer und unspezifischer Abwehr

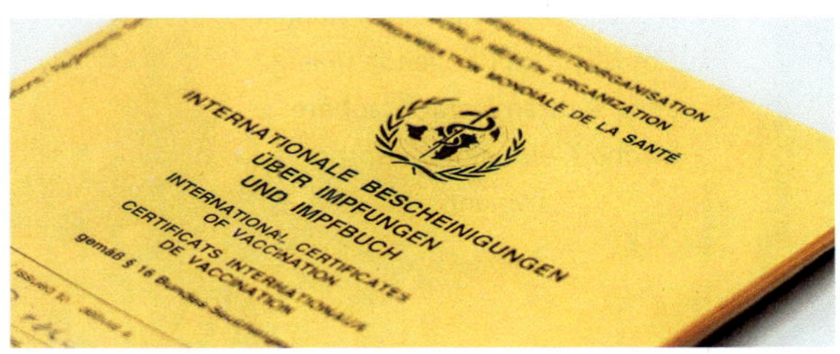

Abb. 2 In Deutschland empfiehlt die Ständige Impfkommission (STIKO) aufgrund von aktuellen Forschungsergebnissen, wann gegen welche Krankheiten eine Impfung sinnvoll ist.

STIKO
Aktuelle Impfempfehlungen unter: www.rki.de → Suche nach: Empfehlungen der STIKO

1.4.4 Hygienisch arbeiten

Definition
Hygiene ist die Lehre von der Verhütung von Krankheiten und der Erhaltung und Förderung der Gesundheit.

Hygienisches Arbeiten ist eine wichtige Grundlage in allen Gesundheits- und Pflegeberufen. Es besteht aus mehreren Elementen:
- persönliche Hygiene
- professionelle Händehygiene
- hygienische Reinigung
- Desinfektion
- Sterilisation
- Distanzierung
- Isolierung

Persönliche Hygiene

Pflege ist ein Berührungsberuf. Pflegende kommen Pflegebedürftigen, Angehörigen, Kolleginnen und Kollegen räumlich sehr nah. Daher versteht es sich von selbst, dass der eigene Körper sowie die Kleidung gepflegt, frei von unangenehmen Gerüchen und sichtbaren Verunreinigungen ist.

Beispiel
Unter langen Fingernägeln, an den Rändern von aufgeklebten Nägeln oder unter abbröckelndem Nagellack sammelt sich Schmutz, der ein guter Nährboden für Mikroorganismen ist.

Wichtig
Verzichten Sie auf Schmuck! In Notfällen oder aggressiven Situationen kann jemand an dem Schmuck reißen und Sie damit verletzen.

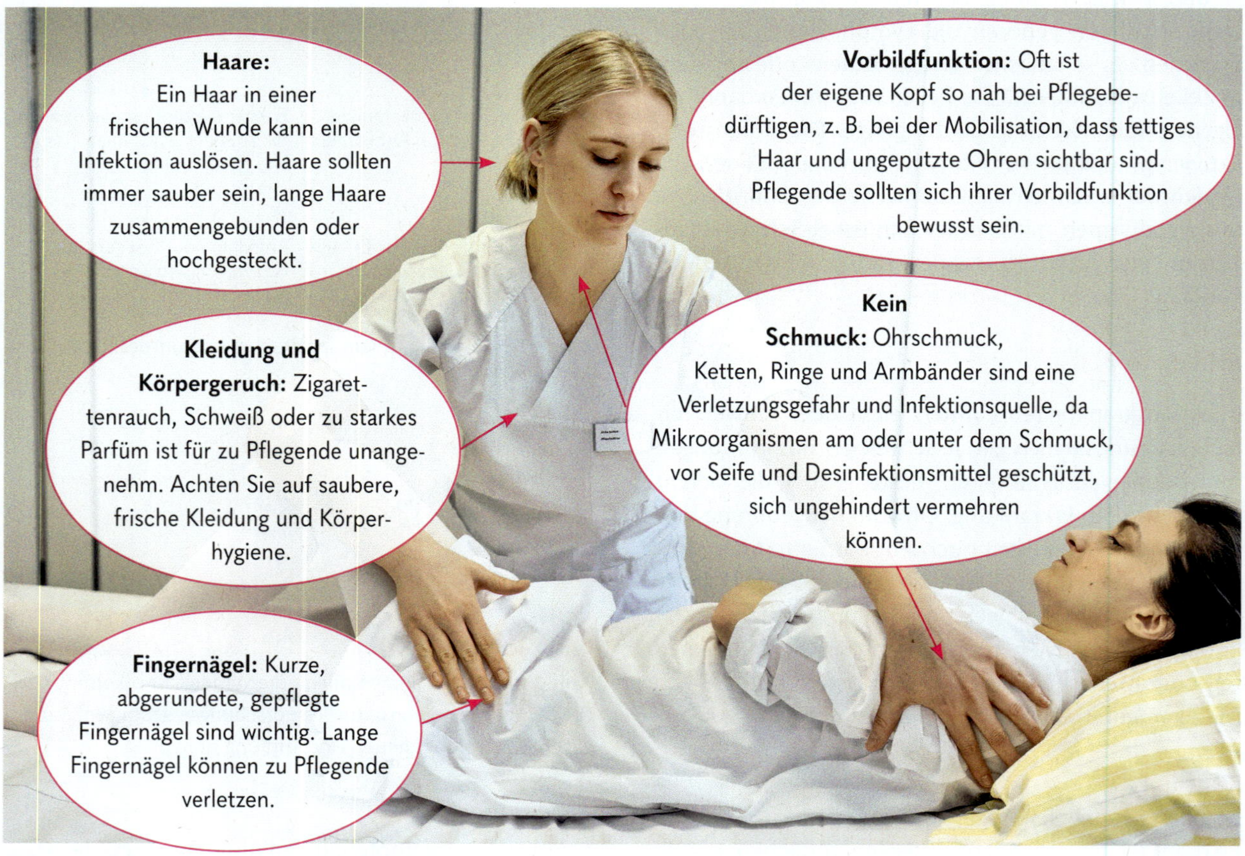

Abb. 1 Persönliche Hygiene von Kopf bis Fuß ist wichtig – für sich selbst und um niemanden zu schaden.

Berufskleidung

In der Pflege hat die Berufskleidung vor allem eine hygienische Funktion. Die Kleidung
- ist je nach Einsatz bei 95 °C waschbar, um sie desinfizieren zu können, mindestens jedoch bei 60 °C.
- hat einen weiten Schnitt, um den Pflegenden möglichst viel Bewegungsspielraum zu geben.
- hat kurze Ärmel, um die Hände und Unterarme regelmäßig reinigen und desinfizieren zu können.
- verfügt über Taschen, um Stifte oder kleinere Hilfsmittel zu verstauen.
- ist farblich heller ausgerichtet, sodass Verschmutzungen sofort sichtbar sind und entfernt werden können.

Händehygiene

Unsere Hände berühren während der pflegerischen Arbeit fast ständig Gegenstände oder Körper. Bei jedem Kontakt können Mikroorganismen an den Händen oder umgekehrt an der berührten Oberfläche anhaften: der perfekte Übertragungsweg für Krankheitserreger (Kontaktinfektion ▷ S. 66).

Die **Händereinigung** unter fließendem Wasser mit Seife verringert bereits die Anzahl schädlicher Mikroorganismen auf der Haut beträchtlich und reicht im Alltag völlig aus. Wasser und das Gegeneinanderreiben der Hände lösen Verschmutzungen ab. In Einrichtungen des Gesundheitswesens erfolgt das Abtrocknen mit Einweg-Papier-Handtüchern. Das Waschen der Hände erfolgt zu Dienstbeginn und zu Dienstende sowie bei sichtbaren Verschmutzungen, nach dem Toilettengang und vor dem Zubereiten von Essen und Trinken.

Allerdings wird durch häufiges Händewaschen der Säureschutzmantel der Haut angegriffen, weshalb zur Händehygiene auch das nachträgliche **Einreiben mit einer geeigneten Handcreme** gehört. Auch der Einsatz von ph-neutralen Seifen kann die Gefahr der Hautreizung vermindern.

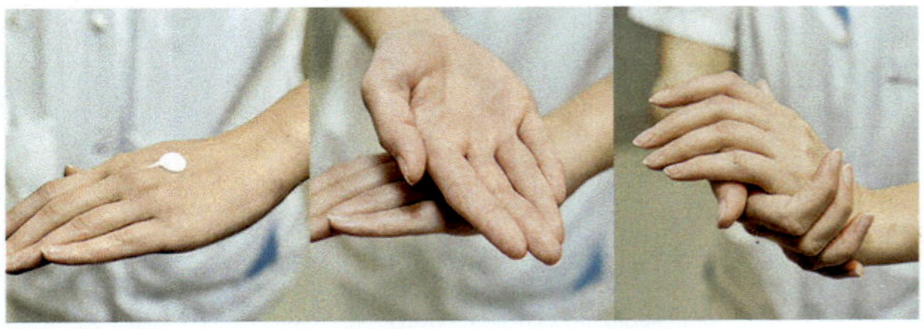

Abb. 2–4 Anleitung zum richtigen Eincremen der Hände

Die **Händedesinfektion** erfolgt mit geeigneten Desinfektionsmitteln (s. Hygieneplan Ihrer Einrichtung) nach Anleitung des Herstellers. Der Einsatz von Desinfektionsmitteln reduziert die Anzahl von Krankheitserregern auf den Händen im Vergleich zum Händewaschen um ein Vielfaches und ist daher in Einrichtungen des Gesundheitswesens vorzuziehen.

Definition

Auf Desinfektionsmitteln steht, gegen welche Erreger sie wirken:
bakterizid = gegen Bakterien
viruzid = gegen Viren
fungizid = gegen Pilze
sporozid = gegen Sporen

Die **fünf Regeln der hygienischen Händedesinfektion** laut WHO listen auf, wann die Hände zu desinfizieren sind:
1. vor dem Kontakt mit Pflegebedürftigen
2. nach dem Kontakt mit Pflegebedürftigen
3. nach Kontakt mit potenziell infektiösem Material (z. B. Blut, Urin, Erbrochenem)
4. vor aseptischen Tätigkeiten (z. B. Verbandwechsel, subkutane Injektion)
5. nach Kontakt mit der unmittelbaren Umgebung Pflegebedürftiger (z. B. Nachttisch, Bett)

Aktion saubere Hände (ASH)
Die ASH ist eine nationale Kampagne zur Verbesserung der Händehygiene in Gesundheitseinrichtungen. Mehr Infos, Materialien und Fortbildungen unter: www.aktion-sauberehaende.de

Durchführung einer hygienischen Händedesinfektion:
- 3–5 ml Händedesinfektionsmittel (1–2 Hübe je nach Handgröße) auf die trockenen Handflächen geben.
- Hände mindestens 30 Sekunden mit dem Desinfektionsmittel feucht halten.
- Desinfektionsmittel auf der gesamten Hand innen und außen einreiben, insbesondere Fingerspitzen, Daumen, Nagelfalze und Handgelenke.

Wichtig
Händedesinfektion ist hautschonender als Händewaschen und daher vorzuziehen.

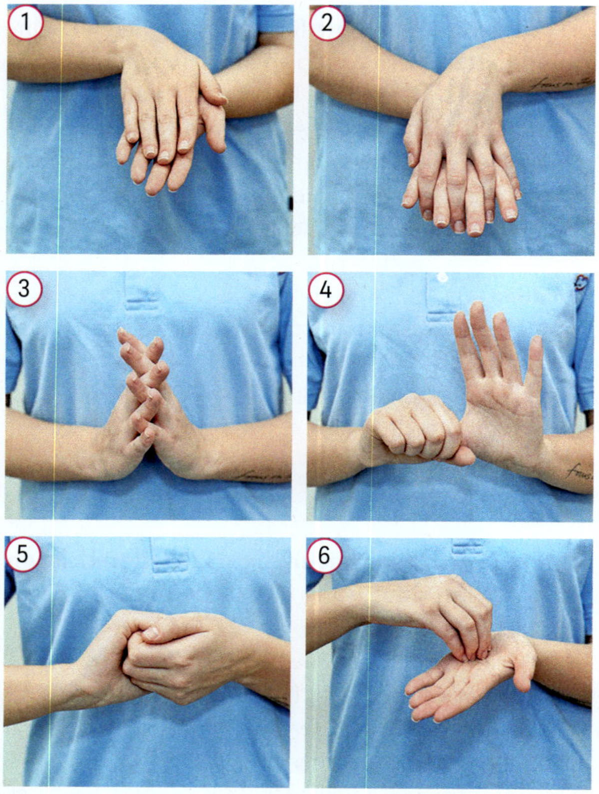

Abb. 1–6 Schritte der Händedesinfektion: Die Reihenfolge kann variieren, wichtig ist, dass alle Bereiche gleichmäßig und sorgfältig mit Desinfektionsmittel eingerieben werden.

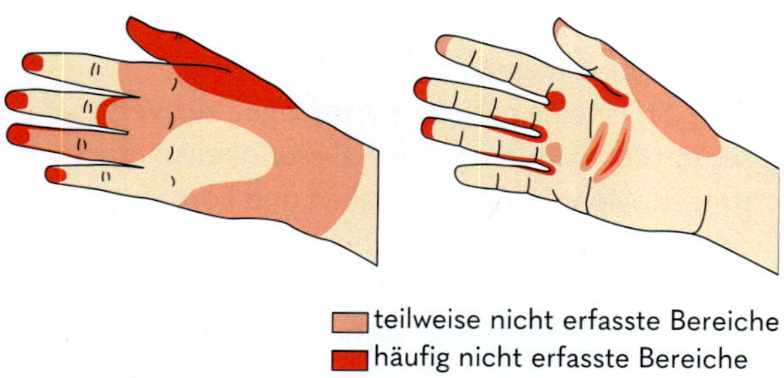

Abb. 7 typische Stellen, die bei der Händedesinfektion oft vergessen oder nicht gründlich genug desinfiziert werden

Reinigung von Oberflächen

Die Reinigung ist eine wichtige hygienische Maßnahme zum Schutz der Pflegebedürftigen. Die Oberflächenreinigung umfasst die Säuberung von Böden, Wänden, Möbeln, medizinischen Geräten und anderen Oberflächen mit geeigneten Reinigungsmitteln gemäß den geltenden Hygienerichtlinien und -verfahren. Vor allem bei grober Verschmutzung (Kontamination) sowie im stationären Langzeitpflegebereich oder in der häuslichen Umgebung erfolgt sie regelmäßig.

Definition

Kontamination bedeutet im medizinischen Bereich eine Verunreinigung von Gegenständen, Räumen, Wasser, Lebensmitteln oder Personen mit schädlichen Stoffen wie Mikroorganismen, radioaktiven und chemischen Substanzen oder biologischen Giften.

Die Oberflächenreinigung kann trocken, z. B. durch Kehren, oder feucht erfolgen. Bei der feuchten Reinigung kommt warmes Wasser mit Reinigungsmittel zum Einsatz. Um die Umwelt zu schonen, sollte immer nur so viel Reinigungsmittel zugesetzt werden, wie auf der Verpackung angegeben ist. In stationären Einrichtungen sind die Reinigungsmittel im Hygieneplan vorgegeben, im häuslichen Bereich richtet sich der Einsatz nach den Wünschen der Pflegebedürftigen (Haushaltsreinigung ▷ S. 631). Wischlappen und Tücher werden nach Gebrauch mit Reinigungsmittel ausgewaschen und zum Trocknen aufgehängt bzw. regelmäßig erneuert.

! Wichtig

Mikroorganismen sind mit dem bloßen Auge nicht sichtbar. Außer bei sterilisierten Gegenständen muss man immer davon ausgehen, dass Oberflächen oder das Innere von Gegenständen mit Mikroorganismen besiedelt sind.

Desinfektion

Definition

Desinfektion ist eine Maßnahme zur Verringerung von Mikroorganismen auf lebenden oder unbelebten Oberflächen (Keimreduktion). Maßnahmen der Desinfektion und auch der Reinigung gehören zur **Antisepsis**.

Im Krankenhaus sowie in gemeinschaftlich genutzten Räumen von Pflegeeinrichtungen können alle Oberflächen eine Infektionsquelle sein. Desinfektion hat daher zum Ziel, Krankheitserreger weitestmöglich unschädlich zu machen.

Es gibt zwei Formen der Desinfektion:

- unter **Einsatz von Hitze (thermische Verfahren),** je höher die Temperatur und je länger die Einwirkzeit, desto größer die Wirksamkeit.
- unter **Einsatz von Desinfektionsmitteln (chemische Verfahren),** die Wahl des Desinfektionsmittels richtet sich nach dem Erreger mit möglicher Resistenz und der Art des zu desinfizierenden Objektes.

	Methoden	Anwendungsbeispiele
Thermische Desinfektion	Auskochen	Milchflaschen, Sauger, Kleidung, teilweise Inhalationsmaterial
	Spülautomat	temperaturbeständige Instrumente, Steckbecken, Urinflaschen
	Dampfdesinfektion	Textilien, Betten, Matratzen, Räume bei bestimmten Erregern
Chemische Desinfektion	Einlegen	Schläuche, Instrumente (z. B. Scheren, Pinzetten)
	Wischen/Abreiben	Fußböden, Möbeloberflächen, Haut vor operativem Eingriff
	Einsprühen/Absprühen	schlecht zugängige Flächen, z. B. Stethoskop
	Einreiben	Händedesinfektion

Tab. 1 Desinfektionsverfahren

Beispiel

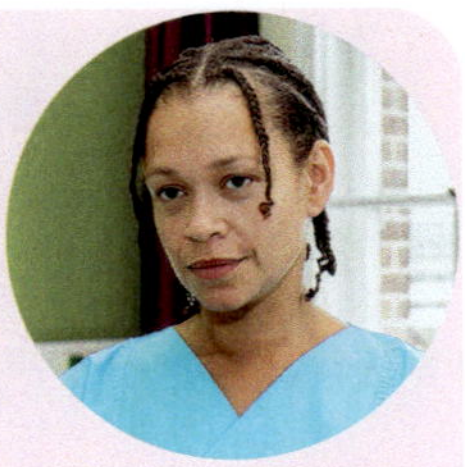

„Im Pflegealltag sieht man manchmal, dass Personal nicht die Handschuhe wechselt, sondern die behandschuhten Hände ‚desinfiziert'. Das ist falsch und fahrlässig. Das Händedesinfektionsmittel ist nur für die Hände und bewirkt Materialschäden an den Handschuhen. Es besteht so ein Infektionsrisiko für andere und für sich selbst."

Welche Verfahren wofür infrage kommen, ist im Desinfektions- und Hygieneplan geregelt.

Grundregeln bei der Desinfektion sind:

- Flächen und Gegenstände vor der Desinfektion von sichtbaren Verschmutzungen reinigen.
- Immer das entsprechend richtige und geeignete Desinfektionsmittel auswählen, um Materialschäden bzw. Allergien vorzubeugen.
- Die angegebene Einwirkzeit beachten.
- Nicht verschiedene Desinfektionsmittel mischen (z. B. bei der Flächendesinfektion).
- Gegenstände (z. B. Scheren, Klemmen), die zur Desinfektion oder in Vorbereitung auf die Sterilisation vorher eingeweicht werden, müssen so geöffnet werden, dass die Desinfektionslösung alle Oberflächen benetzen kann.

DESINFEKTIONSPLAN AUFNAHMESTATION

Unfallkrankenhaus Berlin

WAS?	WANN?	WIE?	WOMIT?	WER?
Händewaschung	vor Arbeitsbeginn bei sichtbarer Verschmutzung vor jedem Umgang mit Lebensmitteln nach dem Toilettenbesuch nach Arbeitsende	Entnahme der Waschlotion aus Wandspender. Gründlich abspülen. Mit Einmal-Handtüchern abtrocknen.	Waschlotion	Medizinisches Personal
Hygienische Händedesinfektion	vor und nach Patientenkontakt vor aseptischen Tätigkeiten nach Kontakt mit der unmittelbaren Patientenumgebung nach Kontakt mit potentiell infektiösem Material	Sämtliche Bereiche der trockenen Hände mit dem alkoholischen Präparat einreiben und für die Dauer der Einwirkzeit (30 Sek.) feucht halten. Ggf. anschließend waschen. Einwirkzeit Softa Man® acute: 1 Minute	Skinman® soft Sterillium® classic pure Spitacid® sensiva® Softa Man® acute (viruzid)	Medizinisches Personal
Hautdesinfektion	vor jedem invasiven/operativen Eingriff	Hautdesinfektionsmittel vom Eingriffsgebiet zur Peripherie hin mit satt getränkten, sterilen Tupfern auftragen. Gebrauchte Tupfer nicht erneut in Desinfektionslösung eintauchen. Die Hautpartie vollständig benetzen. Vorgang mehrmals wiederholen. Einwirkzeit: mind. 3 Minuten	alkoholhaltiges Jod-Präparat. (Achtung: Herstellerangaben beachten!) Sterile Kumme, Kornzange und Tupfer	Medizinisches Personal
	vor Spinalanästhesie und Lumbalpunktion	Hautantiseptikum aufsprühen, mit sterilem Tupfer abreiben, nochmals aufsprühen. Einwirkzeit: mind. 2 Minuten	Octeniderm®	
	vor Punktionen z.B. von Gelenken/ Körperhöhlen vor der Anlage von ZVK	Hautantiseptikum aufsprühen, mit sterilem Tupfer abreiben, nochmals aufsprühen. Einwirkzeit: mind. 1 Min		
	vor s.c., i.c., i.m., i.v.-Injektionen vor Anlage pVk	Hautantiseptikum aufsprühen, mit sterilisiertem Tupfer abreiben, nochmals aufsprühen. Einwirkzeit: mind. 15 Sek.		
	Blutentnahmen	Hautantiseptikum aufsprühen, mit sterilisiertem Tupfer abreiben, nochmals aufsprühen. Einwirkzeit: mind. 15 Sek. Oder Mit mind. zwei alkoholgetränkten Tupfern nacheinander die Punktionsstelle abreiben, gebrauchte Tupfer verwerfen Einwirkzeit: mind. 15 Sek.	Einmal-Alkoholtupfer	
Wund- und Schleimhautantiseptik	vor operativen Eingriffen im Ano-Genitalbereich, der Mundhöhle und offenen Wunden	Mit sterilen Tupfern auftragen. Einwirkzeit: mind. 3 Minuten	Octenisept®	Medizinisches Personal
	vor Katheterisierung der Harnblase	Mit sterilem Tupfer oder Kompresse auftragen. Einwirkzeit: mind. 1 Minute	Octenisept®	

Abb. 8 Auszug aus einem Desinfektionsplan im Krankenhaus

Sterilisation

Definition

Sterilisation ist ein Verfahren, bei dem Materialien und Gegenstände von lebenden Mikroorganismen einschließlich ihrer Ruhestadien (z. B. Sporen) sowie Viren befreit werden. Die so behandelten Materialien und Gegenstände werden als „steril" bezeichnet. Steril bedeutet „keimfrei".
Sterile Materialien heißen auch **Sterilgut**. Für sie gelten bei der Lagerung, Öffnung und Entsorgung besondere Regeln, die im Hygieneplan festgelegt sind. Maßnahmen der Sterilisation gehören zur **Asepsis,** eine sterile Arbeitsweise heißt aseptisch arbeiten.

Bei Eingriffen in den Körper (z. B. Injektionen, Operationen) müssen die medizinischen Oberflächen von Instrumenten (z. B. Kanülen, Skalpelle) sowie deren Umgebung steril sein. Dies erfolgt mithilfe von Sterilisationsverfahren, z. B. mithilfe von Dampf oder heißer Luft.

Im Umgang mit sterilen Materialien ist immer auf die **Non-touch-Methode** zu achten. Das heißt, sterile Materialien dürfen – zumindest mit dem Teil, der mit den zu behandelnden Menschen in Kontakt kommen soll – nicht mit den bloßen Händen angefasst werden. Entweder können die Materialien – nach hygienischer Händedesinfektion – von außen angefasst, sterile Handschuhe getragen oder sterile Greifinstrumente (z. B. Pinzette) genutzt werden.

Beispiel

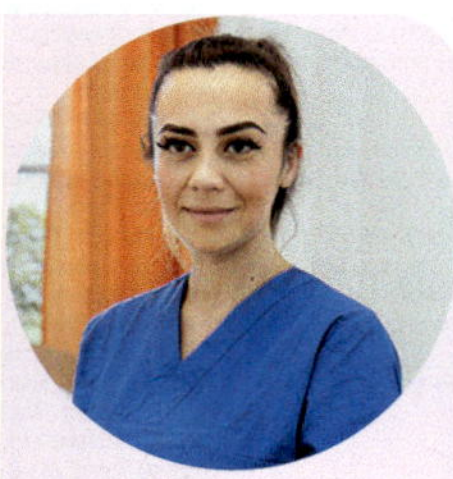

„Ich habe eine Weile gebraucht, bis ich das verstanden habe, auch weil man sehr verschiedene Situationen beobachtet, die nicht immer richtig sind. Bei einem Verbandwechsel zum Beispiel muss alles, was eine Wunde direkt berührt, steril sein. So werden sterile Kompressen immer so angereicht, dass man die Verpackung nur an den perforierten Stellen öffnet und nicht einfach aufreißt. Die sterilen Kompressen dürfen nur mit einer sterilen Pinzette oder mit sterilen Handschuhen angefasst und auf die Wunde gelegt werden. Fasst man sie mit bloßen oder auch desinfizierten Händen an oder nur mit keimarmen Handschuhen, sind sie unsteril."

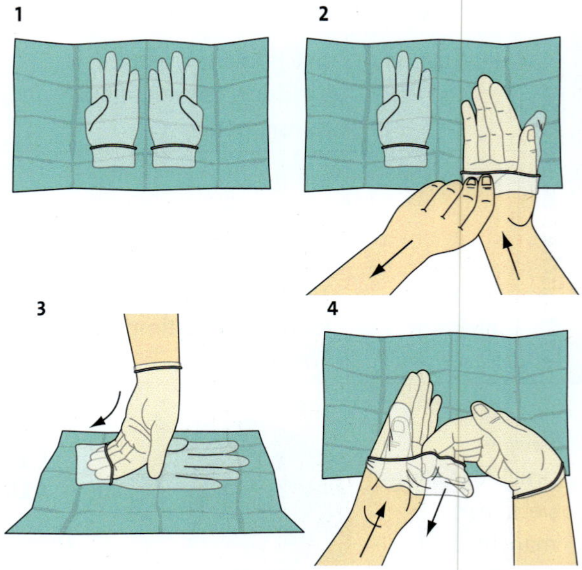

Abb. 1 Anleitung zum Anziehen von sterilen Handschuhen

Video-Tipp von Tabea

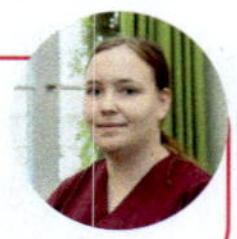

„Es gibt zu dem Thema das Video *Sterile Handschuhe anziehen.*"

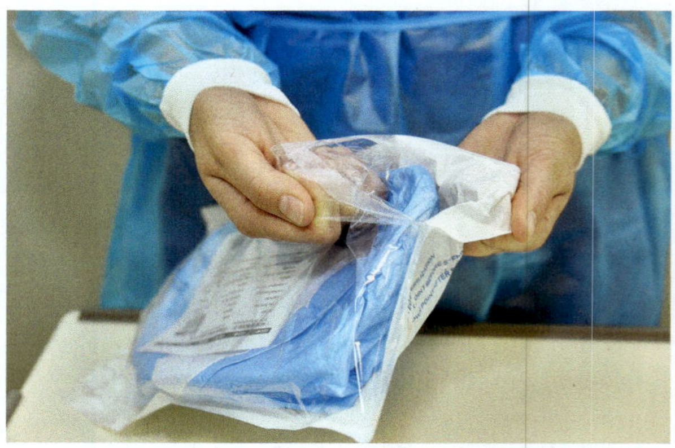

Abb. 2 richtiges Öffnen einer Umverpackung von Sterilgut

Wichtig

Sterilgut ist immer halb in Papier und halb in Folie eingepackt. Vergewissern Sie sich vor dem Gebrauch, ob die Verpackung unbeschädigt ist und das Haltbarkeitsdatum noch stimmt. Entdecken Sie Mängel, gilt das Material als unsteril. Sie dürfen es dann nicht mehr verwenden, da es ein Infektionsrisiko darstellt.

Distanzierung

Definition

Das **Prinzip der Distanzierung** hat zum Ziel, möglichst viel räumliche Entfernung (Distanz) zwischen die erkrankte Person und andere Menschen zu bringen.

Während die bisher vorgestellten Hygienemaßnahmen der Vorbeugung vor Infektionen generell dienen, werden die Maßnahmen zur Distanzierung und Isolierung dann angewendet, wenn Menschen bekanntermaßen oder mit hoher Wahrscheinlichkeit an Infektionen erkrankt sind und selbst Infektionsquelle sind.

Wirksam sind alle Maßnahmen, die eine Barriere zwischen die erkrankte Person und andere Personen bringt. Die Maßnahmen kommen abhängig vom Übertragungsweg zum Einsatz und sollen diesen Weg unterbrechen. Dazu gehört unter anderem der richtige Umgang mit Schutzkleidung.

Eine besondere Maßnahme der Distanzierung ist die Isolierung.

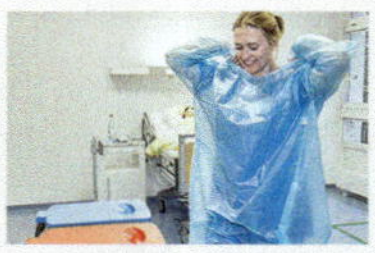	**Schutzkittel** • verhindert das Anheften von Krankheitserregern an der Arbeits-/Berufskleidung • muss nach Kontakt und je nach Material (z. B. Baumwollstoff, Kunstfaser) gewechselt bzw. entsorgt werden
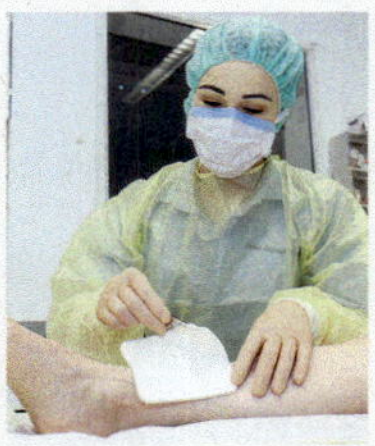	**Mund-Nasen-Schutz** • verhindert das Einatmen von Krankheitserregern (Eigenschutz), aber auch die Übertragung von Erregern durch die ausgeatmete Luft (Fremdschutz) • abhängig von Material und Aufbau erfüllt die Maske unterschiedliche Funktionen (z. B. spezielle Filter FFP 1–3 bei aerogener Krankheitsübertragung) • einmal abgenommene Mund- und Nasenmasken müssen entsorgt und dürfen nicht erneut wieder aufgesetzt werden
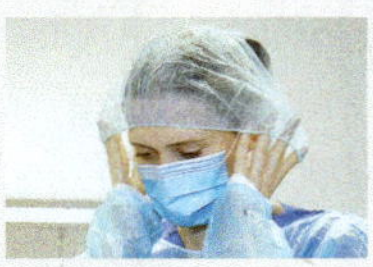	**Kopf-Haar-Schutz (Kopfhaube)** • schützt vor dem Anheften von Krankheitserregern aus der Luft an den Haaren (Eigenschutz), aber auch vor der Keimübertragung von den eigenen Haaren auf andere (Fremdschutz), z. B. bei einem Verbandwechsel von großen offenen Wunden
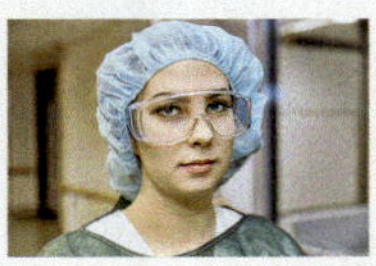	**Schutzbrille, Visier** • verhindert, dass die Augen oder deren Schleimhäute zur Eintrittspforte für Krankheitserreger werden (Eigenschutz), z. B. bei Anhusten, Anniesen oder weiterem möglichem Kontakt mit infektiösen oder chemischen Materialien
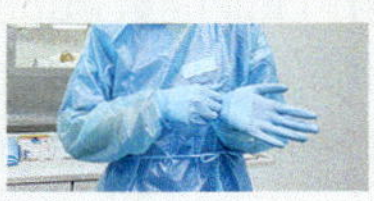	**Handschuhe** • schützen vor direktem Kontakt mit infektiösen Materialien • vor dem Anziehen und nach dem Ausziehen müssen die Hände desinfiziert werden

Tab. 1 Schutzkleidung und ihre Besonderheiten

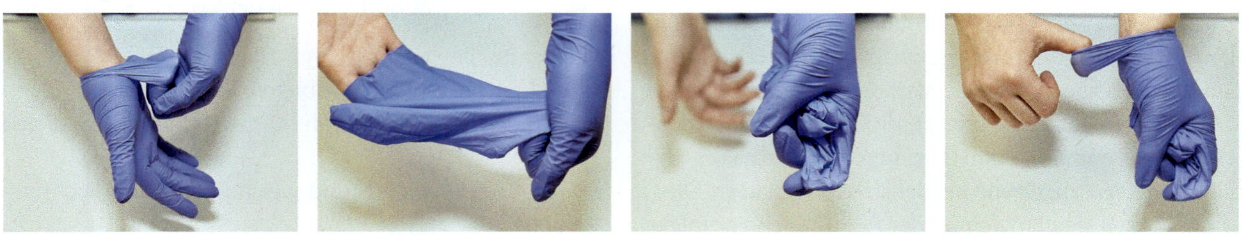

Abb. 3–6 Anleitung zum richtigen Ausziehen von Handschuhen

Isolierung

Definition

Isolierung in Krankenhäusern und Pflegeeinrichtungen bedeutet, dass Pflegebedürftige voneinander räumlich getrennt werden, um die Verbreitung von Krankheitserregern zu verhindern oder um erkrankte Menschen vor Infektionen zu schützen. Es werden drei Formen der Isolierung unterschieden: Standardisolierung, strikte Isolierung und Umkehrisolation.

Menschen mit Infektionskrankheiten sind in der Regel in Einzelzimmern untergebracht. Sind mehrere Personen erkrankt, spricht man von einem **Infektionsausbruch**. Da diese Menschen sich gegenseitig nicht mehr anstecken können, können sie als **Kohorte** (Gruppe) Räume gemeinsam nutzen.

Standardisolierung

Bei der Standardisolierung können die Betroffenen das Zimmer verlassen und Besuch empfangen, insofern weitere Maßnahmen der Distanzierung ergriffen werden.

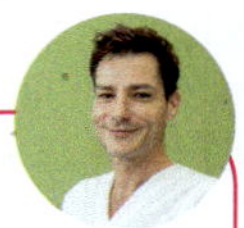

Video-Tipp von Ronny

„Wie und wann man bei einer Standardisolierung die Schutzkleidung anlegt, auszieht und worauf zu achten ist, zeigt das Praxisvideo *Isolationspflege.*"

Strikte Isolierung

Bei der strikten Isolierung dürfen die erkrankten Menschen nur für medizinische Zwecke das Zimmer verlassen bzw. Besuch erhalten und auch nur bei Einsatz entsprechender Distanzierungsmaßnahmen. Die strikte Isolierung wird häufig bei meldepflichtigen Erkrankungen angeordnet.

Umkehrisolation

Eine besondere Form der Isolierung ist die Umkehrisolation, auch **protektive Isolation** bezeichnet. Sie kommt bei stark immungeschwächten Menschen zum Einsatz, z. B. nach schweren Verbrennungen oder einer Organtransplantation mit anschließender Unterdrückung des Immunsystems. In diesen Fällen gelten die gleichen Regelungen wie bei der strikten Isolation, allerdings dienen sie dem Schutz der Betroffenen vor Infektionen.

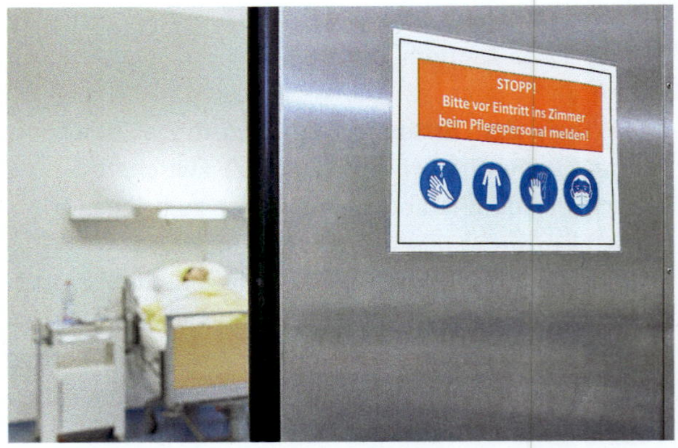

Abb. 1 Isolationszimmer werden meist mit einem extra Türschild gekennzeichnet, das auf besondere Schutzmaßnahmen hinweist.

Wichtig

Beachten Sie immer die jeweils geltenden Hygienestandards in Ihrer Einrichtung entsprechend den Erregern, die eine pflegebedürftige Person hat. Fragen Sie bei Unsicherheiten stets nach und weisen Sie auch Angehörige auf die Einhaltung von Schutzmaßnahmen hin.

RKI-Ratgeber

Auf den Webseiten des Robert Koch-Instituts (www.rki.de/ratgeber) werden regelmäßig aktuelle Informationen und Empfehlungen zum Umgang mit verschiedenen Infektionskrankheiten veröffentlicht.

1.4.5 Persönliche Gesunderhaltung

Gesundheitsförderliche Bewegung

Sich körperlich zu bewegen ist ein menschliches Grundbedürfnis von Geburt an. Körperliche Aktivität steht für Vitalität und Lebensfreude. Sie ist lebensnotwendig. Gesunde Bewegungs- und Haltungsmuster erlauben eine ruhige und tiefe Atmung, einen schmerzfreien Bewegungsapparat und das Abfedern von Belastungen.

Folgende Bewegungs- und Haltungsmuster sind gesundheitsförderlich – probieren Sie es aus:

- Auf dem ganzen Fuß schulterbreit und mit parallelen Füßen stehen.
- Die Knie beweglich und weich halten, also leicht gebeugt.

- Das Gesäß nach unten fallen lassen – das Becken richtet sich dadurch auf und die Lendenwirbelsäule streckt sich.
- Den Kopf in den Himmel strecken. Dadurch richten sich Brust- und Halswirbelsäule auf.
- Das Brustbein mit einem gedachten Knopf herausziehen. Hierdurch weitet sich der Atemraum.
- Schritte schulterbreit aufsetzen. Das erhöht die Standfestigkeit.
- Drehungen aus dem Becken heraus einleiten.
- Lasten nahe an den Körper heranbringen.
- Beim Anheben eines Menschen oder einer Last das Becken senken.
- Bei allen Bewegungen in den Knien nachgeben.

! Wichtig
Freizeitsport sorgt nicht nur für körperliches, sondern auch für seelisches Wohlbefinden. Das gelingt dann besonders gut, wenn die Sportart Spaß macht, den eigenen Voraussetzungen entspricht und die Sportstätte gut erreichbar ist.

Rückengerechtes Arbeiten

Die Wirbelsäule und die Rückenmuskulatur halten unseren Rücken aufrecht, lassen ihn zugleich beweglich sein und fangen durch ihre Elastizität Erschütterungen z. B. beim Rennen ab. Damit die Rückenmuskulatur gesund bleibt, sind geeignete Bewegungsmuster nötig. Fehlhaltungen führen zu einer ungleichmäßigen Kräfteverteilung auf die Wirbelkörper und die dazwischen liegenden Bandscheiben. Wichtig sind deshalb Bewegungsmuster, die dem Rücken und seinem Aufbau gerecht werden: rückengerechtes Arbeiten.

Das Heben, Ziehen und Schieben – gerade auch von schweren Lasten – wird ohne rückengerechte Techniken zur starken Belastung für die Wirbelsäule. Gesunde Haltungs- und Bewegungsmuster beim Heben, Ziehen und Schieben verhindern eine einseitige Druckausübung auf die Bandscheiben.

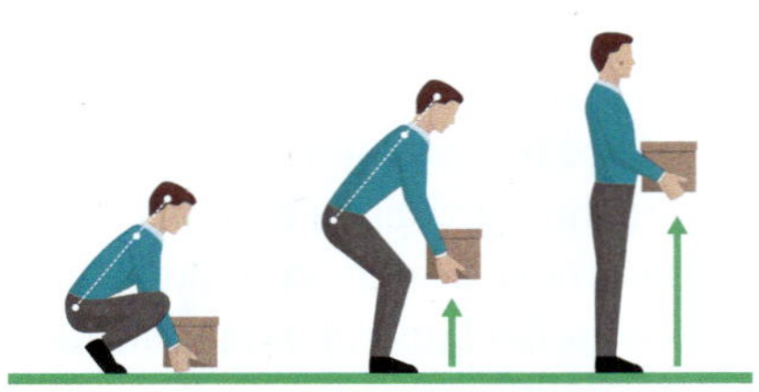

Abb. 2 Rückengerechtes Heben von Lasten beugt Wirbelsäulenschäden vor.

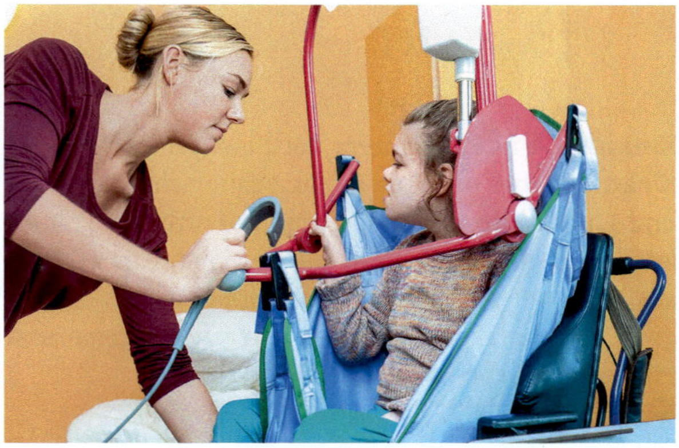

Abb. 3 Einsatz eines Lifters zur rückenschonenden Arbeitsweise der Pflegenden

! Wichtig
Alle Hilfsmittel zur Mobilisation (z. B. Lifter, hydraulische Betten) dienen – bei korrektem und konsequentem Einsatz – der Prävention von Rückenerkrankungen.

Beispiel

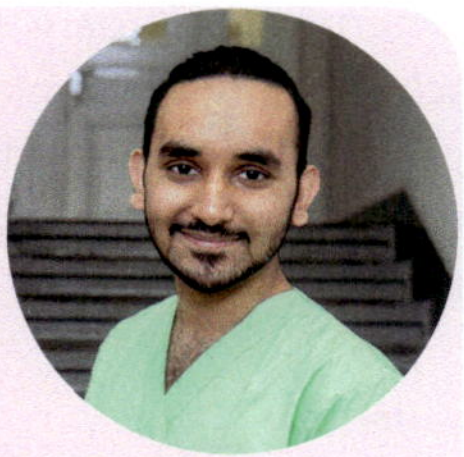

„Ich habe mir angewöhnt, das Bett bei Patientinnen und Patienten auf Arbeitshöhe zu stellen. Auch wenn ich mit meinen Kolleginnen oder Kollegen nur kurz ein Bett neu beziehe oder einer Person helfe, sich im Bett auf die Seite zu drehen oder ans Kopfende zu rutschen."

Doch nicht nur ungünstige Bewegungsmuster wirken sich auf die Wirbelsäule aus. Die Bandscheiben werden auch durch längeres, vornübergebeugtes Sitzen belastet, z. B. bei der Dokumentation am PC, der Smartphonenutzung, beim Lernen zu Hause, bei Tätigkeiten als Sitzwache im Krankenhaus oder bei Autofahrten in der ambulanten Pflege. Dabei verspannt die Muskulatur in Rücken und Nacken. In der Folge kann es zu Schmerzen im Rücken, im Nacken und im Kopf kommen. Für Arbeiten im Sitzen gilt deshalb: Geeignete Schreibtischhöhe, passende Bildschirmentfernung und Sitzgelegenheiten und regelmäßige Abwechslung in der Bewegung und Körperhaltung beugen Rückenbeschwerden vor.

Kinästhetisches Arbeiten

Definition

Kinästhetik ist ein Konzept zur Bewegungsförderung. Kinästhetisches Arbeiten umfasst zahlreiche Techniken und Grundprinzipien und muss in Fortbildungen erlernt werden. Die Grundprinzipien gehen von der Idee aus, dass mit dem bewussten Empfinden von Bewegung die Interaktion zwischen Pflegebedürftigen und Pflegenden verbessert werden kann.

Der bewusste Einsatz von Hilfsmitteln, des eigenen Körpers sowie die Kenntnis über die Bewegungsmuster von Pflegebedürftigen erleichtern die Mobilisation im Alltag von Pflegenden sehr.

Ein einfach in den Pflegealltag zu integrierendes Konzept ist das der funktionellen Anatomie. Der Körper wird in diesem Konzept in sieben Massen (Kopf, Brustkorb, zwei Arme, zwei Beine) und sechs Zwischenräume (Hals, Taille, je zwei Schulter- und Hüftgelenksebenen) unterteilt. Mit dem Grundsatz „Massen fassen, Zwischenräume fließen lassen" können Bewegungsmuster gesteuert werden, indem die Massen nacheinander bewegt werden. Ein Anfassen der Zwischenräume verbietet sich.

Beispiel

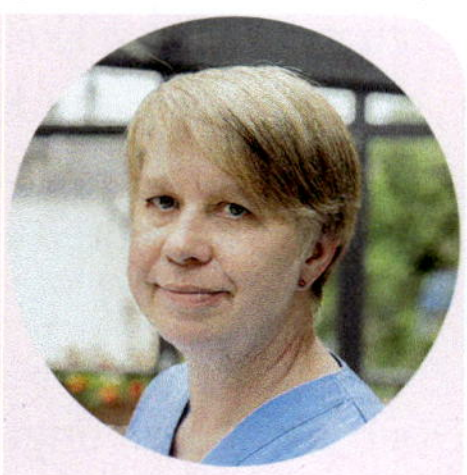

„Wir haben das Konzept der funktionellen Anatomie in einem Workshop ausprobiert. Eine Übung funktionierte so: Eine von uns legt sich auf den Rücken auf einen Tisch oder eine Trage. Eine zweite Person fasst mit der rechten Hand den Unterschenkel und mit der linken Hand den Oberschenkel des vorne liegenden Beins und stellt den Fuß mit einer rotierenden Bewegung auf. Mit sanftem Druck auf den Oberschenkel kann nun der Rumpf auf die Seite gedreht werden."

Ernährung

Essen und Trinken sind Grundbedürfnisse. Hunger und Durst signalisieren dem Körper, dass er Nahrung und Flüssigkeit braucht. Die Ernährung beeinflusst unsere Gesundheit. Ernährung ist sozial und kulturell beeinflusst.

Wie gesund oder schädlich einzelne Nahrungsmittel oder Ernährungsgewohnheiten sind, ist umstritten. Fest steht:

- Bestimmte Schönheitsideale führen v.a. bei jungen Menschen zu Essstörungen.
- Eine höhere Kalorienaufnahme als der körperliche Bedarf führt zu Übergewicht.
- Industriell stark veränderte Lebensmittel stehen im Verdacht, verschiedene Erkrankungen auszulösen.

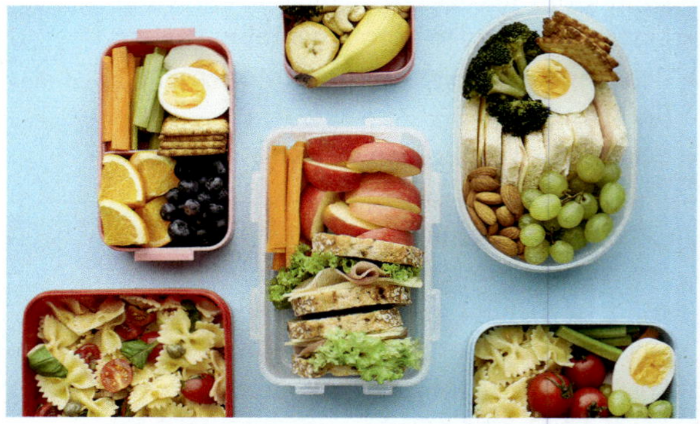

Abb. 1 Selbst vorbereitete frische Mahlzeiten von zu Hause in wiederverwendbaren Boxen sind gesund und sparen Geld.

Eine einseitige Ernährung begünstigt die Entstehung bestimmter Krankheitsbilder, z.B. Diabetes mellitus Typ 2 (▷ S. 465).

Folgende Leitsätze können helfen, eine gesunde Ernährung in den Alltag einzubauen:

- Essen Sie möglichst unverarbeitete Lebensmittel, z.B. frisches Obst und Gemüse, die aus der Region kommen und gerade Saison haben (z.B. Erdbeeren im Juli), oder industrielle Lebensmittel mit weniger als fünf Zutaten.
- Essen Sie mit Genuss, möglichst zu festen Zeiten und mit anderen zusammen.
- Fühlen Sie sich in Ihrem Körper wohl – „Modelmaße" gehören zu einer Berufsgruppe, nicht zur Norm.
- Essen und Bewegung gehören zusammen: Ein ausgedehnter Spaziergang oder eine durchtanzte Nacht machen ein kalorienreiches Festessen wieder wett.

Ernährungs-Apps

Zahlreiche Apps bieten Unterstützung bei einer gesunden Ernährung: digitale Einkaufslisten, Nährwertberechner, Rezeptesammlungen oder Einkaufsapps großer Supermarktketten, die über aktuelle Angebote informieren und häufig auch Rezepte anbieten.

Sucht und Suchtprävention

Definition

Sucht ist ein Zustand, in dem der Körper nach einer bestimmten Substanz (substanzgebundene Sucht) oder Handlung (substanzungebundene Sucht) verlangt. Bekommt der Körper diese nicht, leidet er unter **Entzugserscheinungen**. Im Verlauf der Sucht verringert sich die berauschende Wirkung (**Toleranz**) und der Körper gewöhnt sich an diesen Zustand (**Abhängigkeit**).

Ob Menschen süchtig werden, ist schwer vorauszusagen. Es gibt eine gewisse familiäre Veranlagung (Disposition), wobei diese sowohl auf genetische Faktoren als auch auf die Sozialisation in einer Familie mit Suchterfahrung zurückzuführen ist.

Suchtprävention im Betrieb bedeutet, dass offen mit dem Thema umgegangen wird. Dazu gehört, dass Führungskräfte Mitarbeitende ansprechen, die ein auffälliges Konsum- oder Suchtverhalten zeigen. Das sollte geschehen, ohne sie dabei abzustempeln oder zu diskriminieren. Gleichzeitig muss sichergestellt sein, dass durch das Suchtverhalten Pflegebedürftige oder andere Personen nicht zu Schaden kommen.

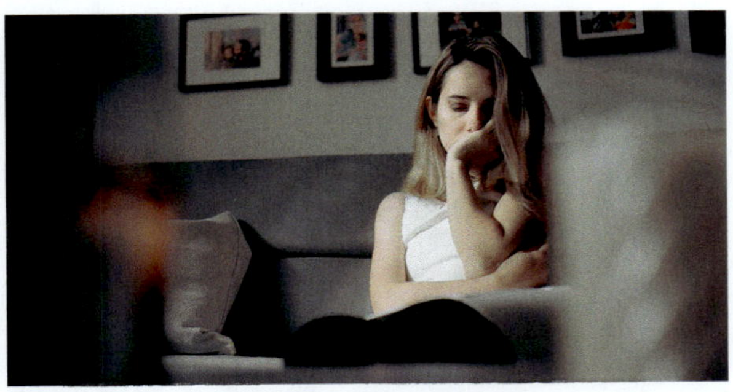

Abb. 2 Menschen mit geringem Selbstwertgefühl sowie Selbstwirksamkeitsgefühl und Menschen in emotional stark belasteten Berufen gelten als stärker suchtgefährdet.

BZgA

Die Bundeszentrale für gesundheitliche Aufklärung bietet kostenloses Informationsmaterial zur Suchtprävention unter:
www.bzga.de/was-wir-tun/suchtpraevention/

Allen **Suchtmitteln** ist gemeinsam, dass sie nicht automatisch süchtig machen. Das Verbot oder die Beschränkung von Suchtmitteln erfolgt in der Regel dann, wenn diese Menschen schneller schädigen als andere.

Diversität

Das Handeln des Staates ist in puncto Suchtmittel nicht konsequent, da Suchtmittelgebrauch auch stark kulturell abhängig und historisch gewachsen ist. So ist Alkohol in Deutschland legal zu erwerben und zu konsumieren, obwohl er ein sehr hohes Suchtpotenzial hat. Andere Substanzen waren in der Vergangenheit legal (z. B. Morphium) und wurden verboten, als viele Menschen abhängig wurden.

Beispiel

Substanzgebundene Süchte:
- Schmerzmittel, Psychostimulanzien
- Alkohol, Nikotin, illegale Drogen

Substanzungebundene Süchte:
- Glücksspielsucht
- Internetabhängigkeit
- Kaufsucht

Diversität

Jugendliche in allen Kulturen auf der Welt konsumieren Suchtmittel – Verbote, Bestrafungen oder abschreckende Beispiele verfehlen ihre Wirkung meistens. Ein Grund ist, dass Jugendliche in der Pubertät durch die Wachstumsprozesse im Gehirn gar nicht dazu fähig sind, die Konsequenzen ihres Handelns für die Zukunft einzuschätzen.

In der Suchtprävention, insbesondere bei der Arbeit mit Kindern und Jugendlichen, setzen moderne Konzepte mehr auf die Stärkung der Persönlichkeit als auf abschreckende Bilder. Besonders wichtig ist die Arbeit mit Kindern in der Früherziehung und in der Grundschule.

Kinder entwickeln ein starkes Selbstwertgefühl sowie das Gefühl der Selbstwirksamkeit, wenn sie früh lernen,
- ihre Bedürfnisse auszudrücken, z. B. „ich bin müde", „mir tut was weh", und dabei spüren, dass ein Mensch sich um ihre Bedürfnisse kümmert
- „Nein" zu sagen und zu erfahren, dass ihr „Nein" respektiert wird,
- Wünsche und Verlangen aufzuschieben, z. B. sich Süßigkeiten einzuteilen
- mit Frustration umzugehen und negative Gefühle wie Wut oder Trauer auszudrücken.

Stress und Stressbewältigung

Definition

Stress ist eine Reaktion unseres Körpers auf Belastung. Der Körper stößt in Stresssituationen verschiedene Regelungskreisläufe an, damit er leistungs- und reaktionsfähig bleibt.

Das Regulierungssystem, das für Stress zuständig ist, ist sehr komplex, und führt über die Ausschüttung bestimmter Botenstoffe zu einer höheren Herzfrequenz und einem höheren Blutdruck. In der Folge ist z. B. die Sinneswahrnehmung erhöht und die Muskulatur besser durchblutet. Dieses System war für die Menschen in der Frühzeit überlebenswichtig. Waren sie einer Gefahr ausgesetzt, mussten sie entweder fliehen oder kämpfen.

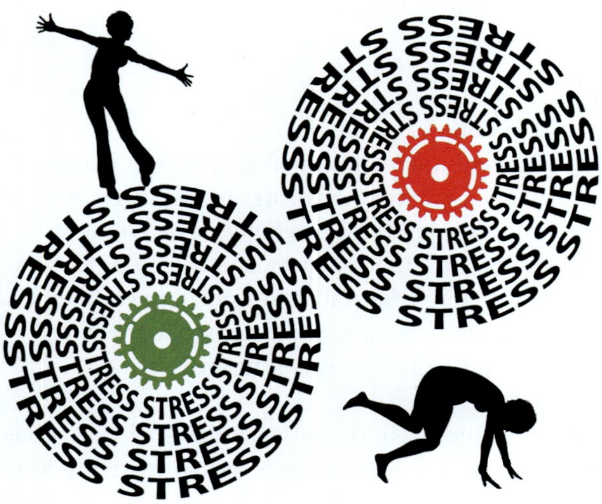

Abb. 1 Positiver Stress (Eustress) ist gesund, negativer Stress (Disstress) kann auf Dauer krank machen.

Auch heute ist Stress bis zu einem gewissen Maß positiv. Daher gibt es die Unterteilung in guten oder positiven Stress (Eustress) und negativen, krank machenden Stress (Disstress). Disstress führt auf Dauer zu psychischen Erkrankungen (z. B. Burn-out-Syndrom, Depressionen), kann sich aber auch auf das Herz-Kreislauf-System auswirken. Vor allem bei einer entsprechenden Veranlagung und bei weiteren belastenden Faktoren (z. B. ungesunder Ernährung und Bewegungsmangel) erhöht Disstress das Risiko für Herzinfarkt und Schlaganfall.

Im Arbeitsbereich der Pflege lassen sich stressige Situationen nicht vermeiden: Dazu gehören ein hohes Arbeitstempo, der hohe eigene Anspruch an die Arbeit bei fehlenden Rahmenbedingungen sowie der Umgang mit vielen Menschen, die einem vielleicht nicht immer sympathisch sind.

Emotionale Situationen lassen sich meist besser bewältigen, wenn man in der Lage ist, einen inneren und äußeren Abstand zu halten. Dies kann mit folgenden Techniken gelingen:

- **Abgrenzung:** Erkennen Sie Ihre eigenen Belastungsgrenzen und sagen Sie auch einmal „Nein“. Nehmen Sie sich bewusst Zeit für Ihre Hobbys und Interessen.
- **Gespräche:** Tauschen Sie sich in belastenden Situationen über das Erlebte und Ihre Gefühle aus. Neben Gesprächen im Kollegium oder im Freundeskreis können auch professionelle Angebote wie Supervision (▷ S. 84) unterstützen.
- **Entspannung:** Nehmen Sie sich bewusst Zeit für sich selbst, Zeit zur Entspannung. Hierzu eignen sich Sport- und Wellnessangebote, spezielle Entspannungsangebote (z. B. autogenes Training) oder Spaziergänge.
- **Meditation:** Durch das Erlernen und Praktizieren von meditativen Methoden kann sich der Geist entspannen, beruhigen und neue Kräfte sammeln.

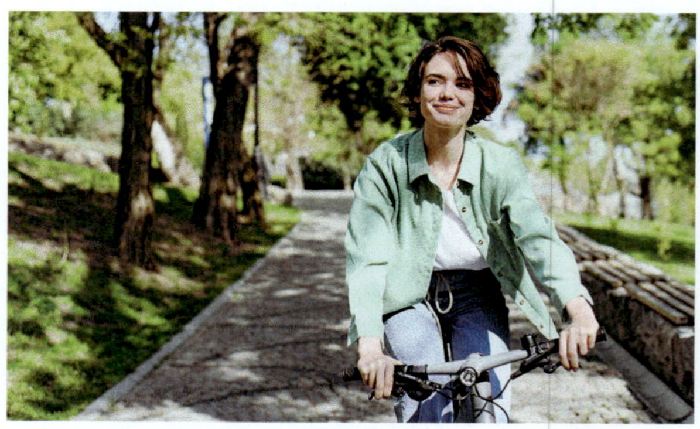

Abb. 2 Fahrradfahren oder Spazierengehen an der frischen Luft hilft, Stress abzubauen.

! Wichtig

Es gibt immer mehr Forschungsergebnisse, die darauf hinweisen, dass die dauerhafte Smartphone-Nutzung ebenfalls zu negativem Stress führt. Die ständige Verfügbarkeit, der soziale Druck, auf Nachrichten zu antworten, und die kontinuierliche „Berieselung“ mit Bildern, Texten und Geräuschen führen dazu, dass sich das Gehirn nicht entspannen kann.

„Ich kann nicht mehr!"

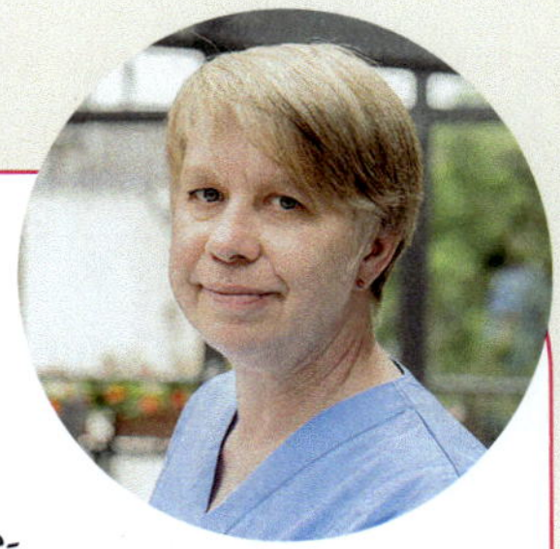

Fallsituation:

„Neulich traf ich eine Mitschülerin aus meinem Kurs. Wir freuten uns sehr, einander zu sehen, und umarmten uns zur Begrüßung. Plötzlich fing sie an zu weinen und erzählte, wie furchtbar alles gerade in ihrem Praxiseinsatz im Pflegeheim ist. Es mangelt an Personal, ihre Praxisanleiterin ist seit drei Wochen krank und sie ist oft mit den Pflegebedürftigen allein. Manche sind ihr gegenüber aggressiv, wenn sie ihnen eigentlich nur helfen will. Einige Bewohner mit Demenz beschmieren das Bad mit Kot oder zerquetschen Essensreste und verteilen diese im Speiseraum. Man kann unmöglich überall sein. Sie sagte, es fällt ihr immer schwerer, morgens aufzustehen und zur Arbeit zu gehen. Abends ist sie todmüde und kann dennoch nicht schlafen. Sie hat ständig Kopfschmerzen und der Rücken tut ihr auch weh. Heute war es so schlimm, dass sie mitten im Dienst losweinen musste und nur noch dachte: ‚Ich kann nicht mehr.'"

So hat sich Martina verhalten:

„Meine sonst so fröhliche Mitschülerin so traurig zu sehen, ging mir nah. Ich nahm sie tröstend in den Arm und schlug vor, gemeinsam einen Kaffee trinken zu gehen, um in Ruhe über alles zu quatschen. Sie freute sich sehr darüber.
Wir setzten uns in ein Café um die Ecke in die Sonne. Je länger wir dort saßen und redeten, desto mehr spürte man, wie gut es ihr tat. Ich gab ihr den Rat, mit der Wohnbereichsleitung zu sprechen, denn so durfte es nicht weitergehen. Wenn das nicht half, wäre es gut, die Schule und unsere Kursleitung zu informieren und den Praxiseinsatzort zu wechseln. Ich fragte sie, was sie nach dem Feierabend oder gerade nach stressigen Diensten immer so macht. Darauf fiel ihr nur ein: nach Hause gehen, erst mal was essen, trinken und sich ausruhen. Für alles andere fehlte ihr in letzter Zeit einfach die Energie. Ich machte ihr Mut und erzählte, dass ich immer aufpasse, gerade im Dienst genug zu trinken und auch gesund zu essen. Auch tut mir Sport gut und, dass ich, statt den Bus zu nehmen, auch öfters nach Hause laufe oder radle. Danach fühle mich eigentlich immer besser. Ich nehme mir auch bewusst Zeit für schöne Dinge, die guttun und Freude machen, so wie der Cafébesuch heute. Das Leben darf nicht nur aus Arbeit bestehen."

Das war richtig, weil Martina …

- sich Zeit für ein Gespräch mit ihrer Mitschülerin genommen und ihr zugehört hat.
- ihre Mitschülerin tröstete und ihr Mut machte.
- mögliche Lösungswege aus der aktuell stark belastenden Stresssituation aufzeigte.
- zum Nachdenken angeregt hat, was ihrer Mitschülerin Freude macht und wie sie Ausgleich im Alltag schafft.
- durch das Erzählen von eigenen Bewältigungsstrategien im Umgang mit Stress dazu motiviert hat, dies auch einmal auszuprobieren.
- eine gute Work-Life-Balance betont, um möglichst lange psychisch wie physisch gesund zu bleiben und Lebensfreude zu bewahren.

Impulsfragen:

- In welchen Situationen haben Sie sich während der Ausbildung überfordert gefühlt? Wie haben Sie reagiert?
- Wie würden Sie nach dieser Lerneinheit reagieren? Würden Sie sich jetzt anders verhalten und warum?

1.4.6 Institutionelle Gesundheitsförderung

Öffentlicher Gesundheitsdienst

Definition
Der **Öffentliche Gesundheitsdienst** (ÖGD) ist die dritte Säule neben der ambulanten und stationären Versorgung im Gesundheitswesen. Er wird überwiegend aus Steuermitteln und nicht aus den Mitteln der gesetzlichen Krankenkassen finanziert.

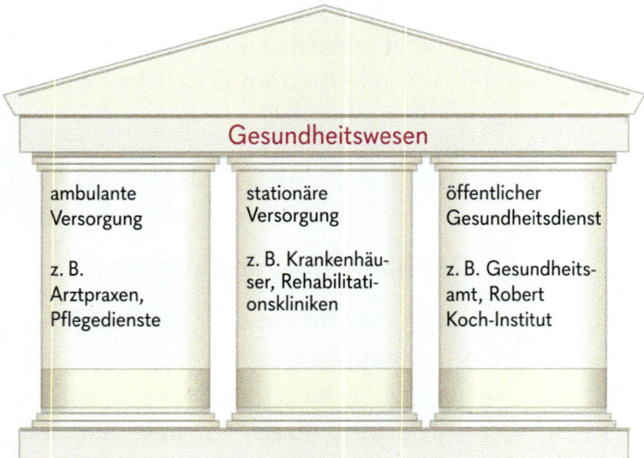

Abb. 1 Der ÖGD ist eine der Säulen des Gesundheitswesens.

Das Ziel des ÖGD ist es, die Gesundheit aller, also der gesamten Bevölkerung eines Landes oder einer Kommune (▷ S. 94), zu schützen, zu bewahren, zu verbessern und die gesundheitliche Chancengleichheit zu erhöhen. Im ÖGD arbeiten fast alle Berufsgruppen des Gesundheitswesens, oft mit zusätzlicher Qualifikation für den Bereich des Bevölkerungsschutzes (Public Health).

Die Aufgaben sind in jeweiligen Landesverordnungen geregelt, z. B.

- Gesundheitsschutz, z. B. Infektionsschutz, Ausbruchs- und Krisenmanagement, umweltbezogener Gesundheitsschutz, Hygieneüberwachung von Krankenhäusern
- Beratung und Information zu unterschiedlichen Gesundheitsthemen
- amtsärztliche Begutachtung
- Gesundheitsförderung und Prävention, ergänzende (subsidiäre) niedrigschwellige Angebote und aufsuchende Gesundheitshilfen, vor allem bei Personen mit besonderen Bedarfen, z. B. Sozialpädiatrie, Sozialpsychiatrie, Suchtberatung
- Aufgaben in den Bereichen Gesundheitsberichterstattung, Gesundheitsplanung und Öffentlichkeitsarbeit

Der ÖGD ist auch eine Ordnungsbehörde. So beaufsichtigt er z. B. die Einhaltung infektionspräventiver Maßnahmen in Einrichtungen des Gesundheitswesens oder ist in bestimmten Fällen zuständig für die Unterbringung von psychisch kranken Menschen.

Der ÖGD ist entsprechend dem föderalen System (▷ S. 94) auf Bundes-, Landes- und kommunaler Ebene organisiert. Über allem steht auf **Bundesebene** das Bundesministerium für Gesundheit (BMG), welches die Fachaufsicht über mehrere **Bundesoberbehörden** führt:

- Bundesinstitut für Infektionskrankheiten und nicht übertragbare Krankheiten (Robert Koch-Institut)
- Bundesinstitut für Arzneimittel und Medizinprodukte
- Bundesinstitut für Sera und Impfstoffe (Paul-Ehrlich-Institut)
- Bundeszentrale für gesundheitliche Aufklärung

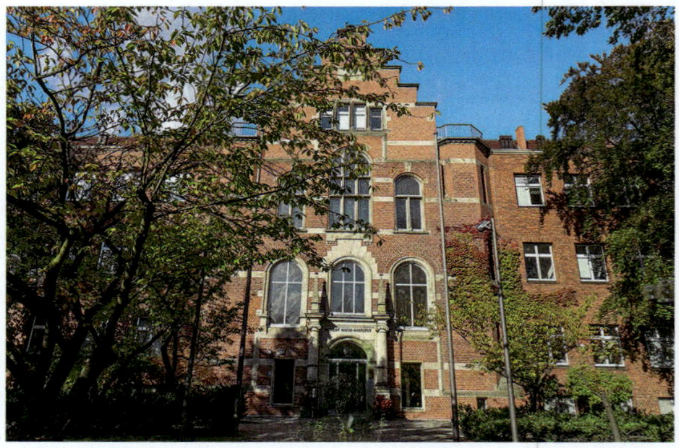

Abb. 2 Robert Koch-Institut in Berlin

Auf **Landesebene** führen die entsprechenden Ministerien (z. B. Gesundheitsministerium) die Fachaufsicht über die jeweiligen Landesämter für Gesundheit.

Auf **kommunaler Ebene** stellen die **Gesundheitsämter** die unterste Gesundheitsbehörde dar. Sie unterstehen der Leitung einer **Amtsärztin** oder eines **Amtsarztes**.

Recherche im Internet
- Robert Koch-Institut: www.rki.de
- Gesundheitsberichterstattung des Bundes: www.gbe-bund.de
- Bundeszentrale für gesundheitliche Aufklärung: www.bzga.de

Arbeitsschutz und Unfallverhütung

Grundsätze des Arbeitsschutzes

- Aufgaben des Arbeitgebers sind, mögliche Gefahren zu erkennen, zu beschreiben und Schutzmaßnahmen zu ergreifen, damit Angestellte nicht gefährdet sind.
- Aufgaben der Angestellten sind die Einhaltung der Schutzvorschriften, dafür Sorge zu tragen, dass andere durch ihr Handeln nicht geschädigt werden, sowie mögliche Gefährdungen zur Anzeige zu bringen.

Unfallverhütung

Definition
Unfälle entstehen, wenn eine Person unter begünstigenden Bedingungen auf eine Gefahrenquelle trifft und die Gefahr wirksam wird.

Beispiel
Pflegefachassistent Justus Falk ist im Stress und führt ein Recapping durch (begünstigende Bedingung). Das heißt, statt die benutzte Spritze direkt im Kanülenabwurf sicher zu entsorgen, setzt er schnell nur die Schutzkappe auf die Nadel (Gefahrenquelle). Dabei zieht er sich eine Nadelstichverletzung an der Hand zu (Wirksamwerden der Gefahr).

Ziel der Unfallverhütung ist entweder, die Gefahrenquellen zu beseitigen, darauf aufmerksam zu machen oder die begünstigenden Faktoren zu reduzieren bzw. auszuschalten.

In den Pflegeberufen passieren im Vergleich zu anderen Branchen wenige Arbeitsunfälle. Typisch sind Stolper-, Rutsch- und Sturzunfälle. Sie sind besonders folgenschwer, wenn zusätzlich Pflegebedürftige gestützt oder schwere Geräte getragen werden. Aus diesem Grund sollten Pflegende viel Wert auf geschlossenes, stabiles Schuhwerk mit rutschfesten Sohlen legen. Stolperfallen sollten – wenn möglich – immer sofort beseitigt werden.

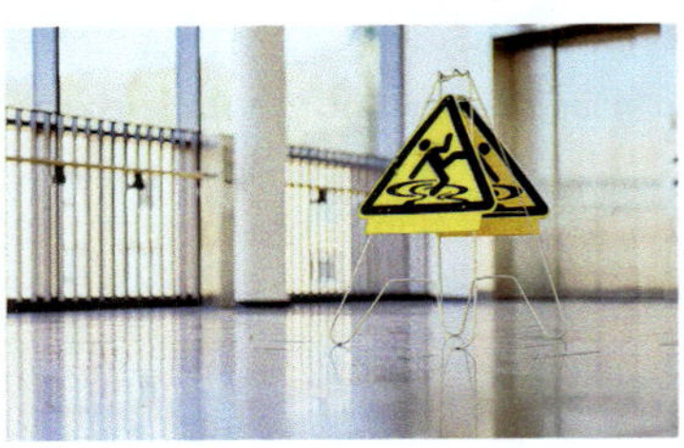

Abb. 3 Frisch gewischte und noch feuchte Fußböden sind ein Risiko für Rutsch- und Sturzunfälle.

Verhalten bei Arbeits- und Wegeunfällen

Definition
Unfälle heißen **Arbeitsunfälle**, wenn sie bei einer versicherten Tätigkeit (bei der Arbeit) geschehen und nicht mit Absicht herbeigeführt wurden. Unfälle heißen **Arbeitswegeunfälle**, wenn sie auf dem Weg zu oder von dem Weg zum Arbeitsplatz geschehen. Im Schadensfall greift bei beiden Unfallformen die gesetzliche Unfallversicherung.

Erleidet eine angestellte Person einen Arbeits- oder Arbeitswegeunfall, muss dieser umgehend dem Arbeitgeber gemeldet werden. In der Regel erfolgt dies in einem sogenannten **Erste-Hilfe-Buch** oder entsprechenden Dokumenten. Führt der Unfall zu Beschwerden oder Einschränkungen, muss ein D-Arzt/eine D-Ärztin aufgesucht werden.

Definition
Ein **Durchgangsarzt** oder **eine Durchgangsärztin (D-Arzt/Ärztin)** ist von der Berufsgenossenschaft beauftragt, Arbeits- und Arbeitswegeunfälle zu diagnostizieren und ihre Behandlung zu koordinieren.

Folgt aus dem Unfall eine Arbeitsunfähigkeit, die länger als drei Tage andauert oder zum Tod führt, muss diese der Berufsgenossenschaft bzw. Unfallkasse gemeldet werden (**Meldepflicht**).

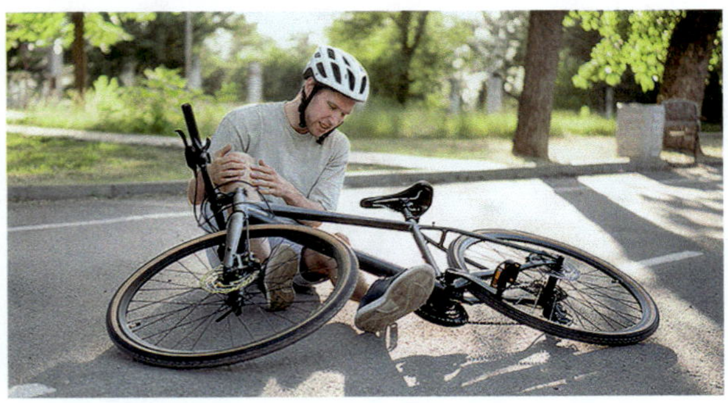

Abb. 4 Es ist wichtig, einen Wegeunfall schnellstmöglich dem Arbeitgeber und der zuständigen Berufsgenossenschaft zu melden, um Ansprüche geltend machen zu können.

Unfallanzeigen
Unfallanzeigen können unter www.bgw-online.de online aufgegeben werden. In der Datenbank der Unfallversicherung finden Sie unter www.dguv.de D-Ärzte in Ihrer Nähe.

Umgang mit Gefahrstoffen

Definition

Gefahrstoffe sind Stoffe und Stoffgemische mit gefährlichen Eigenschaften für Menschen oder ihre Umwelt. Gefahrstoffe können

- fest (z. B. Scheuermittel),
- flüssig, z. B. Reinigungsmittel, Arzneimittel (Antibiotika, Chemotherapeutika)
- gasförmig, z. B. Chlorgas, oder
- staubförmig, z. B. Kohlenstaub, sein.

In Einrichtungen, in denen Gefahrstoffe verwendet werden, müssen die Angestellten regelmäßig über den Umgang mit den entsprechenden Gefahrstoffen informiert und fortgebildet werden. Die Gefährlichkeit der Stoffe erkennt man anhand der international einheitlichen Gefahrensymbole.

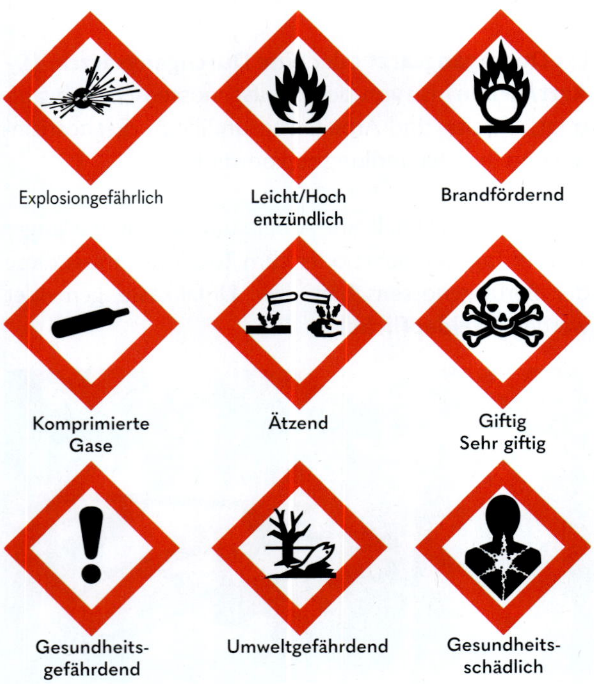

Abb. 1 Gefahrstoffsymbole und ihre Bedeutung

Wichtig

Im häuslichen Pflegebereich sind Sie selbst dafür verantwortlich, anhand der Gefahrensymbole z. B. auf Reinigungsmitteln zu erkennen, wie Sie sich schützen können.

Gefahrstoffzeichen

Die internationalen Gefahrstoffzeichen sind hier aufgelistet: www.bghm.de → Suche nach: Sicherheitszeichen

Um Ihre Gesundheit zu schützen, sollten Sie beim **Umgang mit Reinigungsmitteln** Folgendes beachten:

- Wählen Sie, wenn möglich, hautschonende, rückfettende Produkte und tragen Sie nach dem Kontakt Hautpflegeprodukte entsprechend dem Hygieneplan auf.
- Dosieren Sie die Reinigungsmittel sparsam, exakt und nach Herstellerhinweis.
- Tragen Sie bei stark hautreizenden Stoffen Handschuhe und vermeiden Sie Haut- und Schleimhautkontakt.
- In Privathaushalten sollten Sie die mechanische Reinigung der chemischen vorziehen (Haushaltsführung ▷ S. 625).

Im **Umgang mit Desinfektionsmitteln** gilt darüber hinaus:

- Viele Desinfektionsmittel enthalten Alkohol und sind daher leicht entflammbar. Vermeiden Sie offene Flammen.
- Tragen Sie im Umgang mit Flächendesinfektionsmitteln immer Handschuhe, bei konzentrierten Lösungen auch Mundschutz und Schutzbrille, um eine Reizung der Schleimhäute zu vermeiden.
- Lüften Sie Räume nach der Anwendung von Desinfektionsmitteln ausreichend.

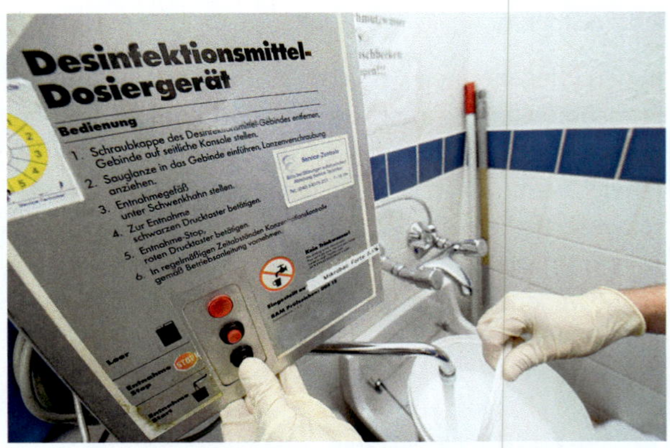

Abb. 2 Pflegende kommen beim Reinigen und Desinfizieren mit Gefahrstoffen in Berührung. Beim Umgang mit Flächendesinfektionsmitteln sollten stets Handschuhe zum Selbstschutz getragen werden.

Berufskrankheiten und ihre Prävention

Definition
Berufskrankheiten sind Krankheiten, die im Zusammenhang mit der versicherten beruflichen Tätigkeit auftreten und in der Berufskrankheitenverordnung aufgeführt sind. Im Krankheitsfall tritt die gesetzliche Unfallversicherung ein.

Eine Krankheit gilt nur dann als Berufskrankheit,
- wenn sie in der Anlage 1 der genannten Verordnung aufgeführt wird und
- die Ursache auch in der Ausübung des Berufs (und nicht in der Freizeit) liegt.

Die Liste in Anlage 1 wird regelmäßig überarbeitet. Es werden nur die Krankheiten aufgenommen, die nicht durch Schutzmaßnahmen verhindert werden können. Hier besteht der Zusammenhang zum Arbeitsschutz (▷ S. 81).

Um herauszufinden, um welche Erkrankung es sich handelt und ob diese durch den ausgeübten Beruf verursacht wurde, braucht es ein Gutachten durch die Unfallkasse. Ist eine Erkrankung als Berufskrankheit anerkannt, haben die Versicherten Anspruch auf medizinische Rehabilitation (▷ S. 369) und ggf. auch auf finanzielle Entschädigung.

Zu den in der Pflege am häufigsten vorkommenden anerkannten Berufskrankheiten gehören
- Hautkrankheiten
- Infektionskrankheiten
- bandscheibenbedingte Erkrankungen der Lendenwirbelsäule

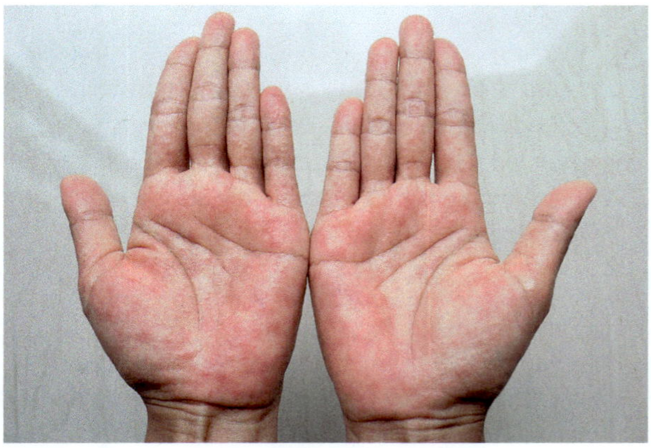

Abb. 3 Kontaktekzem der Hände

Konsequente Hautpflege (▷ S. 171), fachgerecht umgesetzte Maßnahmen des Infektionsschutzes sowie rückengerechte Arbeitsweisen können diese Erkrankungen in den meisten Fällen verhindern.

Schutz besonderer Gruppen

Werdende oder stillende Mütter in einem Arbeitsverhältnis sind im Rahmen des **Mutterschutzgesetzes** besonders vor Gefahren und Überforderung am Arbeitsplatz geschützt. So ist es u. a. untersagt, Schwangeren schwere körperliche Arbeit zuzumuten oder sie oder ihr ungeborenes Kind anderweitigen Gefahren auszusetzen (z. B. Röntgenstrahlen). Dazu gehört auch der Kontakt mit potenziell infektiösem Material. Kehren Mütter während der Stillzeit an ihren Arbeitsplatz zurück, ist der Arbeitgeber verpflichtet, sie zum Stillen freizustellen sowie entsprechende Räumlichkeiten zur Verfügung zu stellen.

Jugendliche Arbeitnehmerinnen und Arbeitnehmer sind durch das **Jugendschutzgesetz** vor besonderen Gefahren und Überforderung am Arbeitsplatz geschützt.

Sie dürfen nicht mit Aufgaben betraut werden, die
- ihre Leistungsfähigkeit übersteigen,
- mit besonderen Unfallgefahren verbunden sind oder
- sie gefährlichen Strahlen oder Arbeitsstoffen aussetzen.

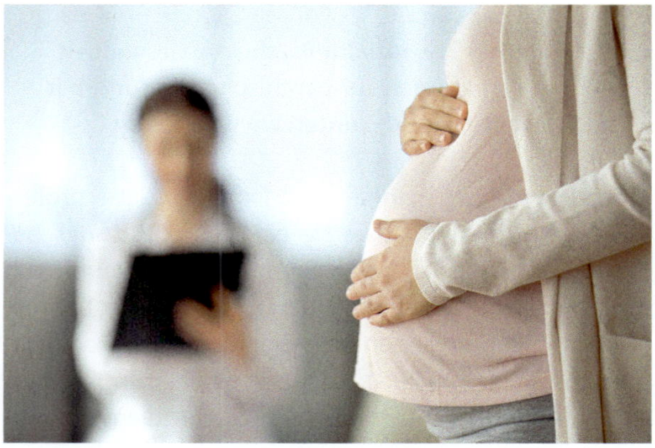

Abb. 4 In der Pflegepraxis lassen sich viele Aspekte des Mutterschutzes nur schlecht umsetzen (z. B. nicht schwer zu heben). Daher ist es in vielen Einrichtungen üblich, werdende Mütter für „bettferne" Tätigkeiten einzusetzen.

Soziale Unterstützung und Supervision

Pflege ist auch ein sozialer Beruf, Probleme und Lösungen entstehen in der sozialen Interaktion (▷ S. 236). In allen sozialen Berufen haben sich Austauschformate etabliert, mit deren Hilfe Probleme besprochen und Lösungen gefunden werden können. Diese Formate unterscheiden sich in Struktur und Regeln. Allen gemeinsam ist die Einnahme unterschiedlicher Perspektiven (▷ S. 316). Jeder Mensch schaut mit seinen eigenen Erfahrungen und Werten auf eine Situation. Wenn Menschen ihre Einstellungen teilen, können sie in der gemeinsamen Betrachtung oft bessere Lösungen finden.

Bei der **kollegialen Beratung** werden berufliche Fragen und Probleme gemeinsam mit Kolleginnen und Kollegen der gleichen Berufsgruppe erörtert und Lösungen gesucht. Es gibt zahlreiche Konzepte für die Durchführung. Eine kollegiale Beratung folgt jedoch immer der gleichen Struktur und es wird jeweils nur ein Problem einer Person behandelt.

Berufsverbände, Trägerverbände und andere Initiativen bieten oft **Arbeitsgemeinschaften** oder andere Gruppenformate für den fachlichen Austausch an.

Manchmal wird für einen informellen, kollegialen Austausch auch der Begriff **Psychohygiene** verwendet. Damit ist gemeint, dass es zum Erhalt der psychischen Gesundheit wichtig ist, sich über Probleme und schwierige Situationen auszutauschen.

Deutsches Zentrum für Psychische Gesundheit
Mehr Informationen zur psychischen Gesundheit (auch: Mental Health) unter: www.dzpg.org

Oft begleiten Expertinnen und Experten diese professionellen Formate, sodass sie einen **Fortbildungs**charakter bekommen. Dadurch entsteht ein Raum, um eigene Erfahrungen zu reflektieren. Gleichzeitig hilft die Mischung von Personen aus verschiedenen Arbeitsbereichen mit unterschiedlicher Berufserfahrung, Lösungen zu finden. Nicht immer sind die Probleme Einzelfälle – gut moderierten Arbeitsgruppen gelingt es, strukturelle Hürden herauszuarbeiten. Damit solche Arbeitsgruppen helfen, sollten sie lösungsorientiert sein und Möglichkeiten der Selbstwirksamkeit aufzeigen.

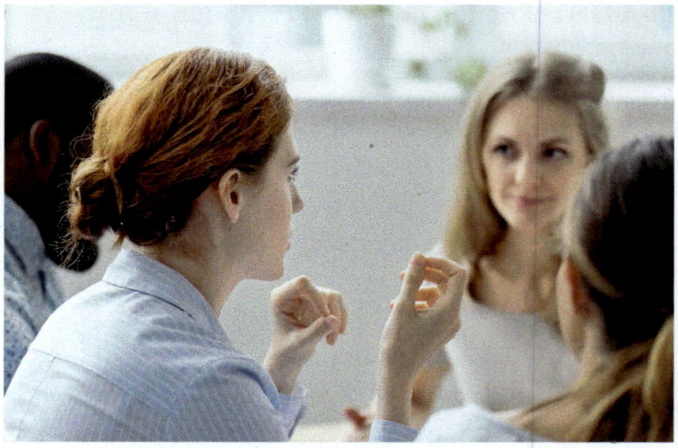

Abb. 1 Fachlicher Austausch gemeinsam am Tisch ist eine wirksame Art der beruflichen Unterstützung.

Eine besondere Form der Beratung ist die **Supervision**. Sie verbindet Methoden aus unterschiedlichen sozialen Arbeitsbereichen und wird von professionell ausgebildeten Supervisorinnen oder Supervisoren geleitet. Ziel einer Supervision ist, unter Anleitung eigene Lösungswege zu finden.

Eine Supervision kann mit unterschiedlichen Schwerpunkten stattfinden:
- Bei **Fallbesprechungen** erfolgt die Beratung anhand eines Falls in der Praxis, z. B. einer Bewohnerin oder eines Klienten mit herausforderndem Verhalten (▷ S. 584).
- Bei **Konfliktberatungen** steht die Bearbeitung von Konflikten im Team oder deren Vermeidung im Vordergrund.

Supervisionen können besondere Belastungen in den Fokus nehmen, z. B. den Umgang mit Sterben, langen Leidenswegen oder unangepassten Verhaltensweisen.

Wichtig
Das Finden eigener Lösungswege ist oft anstrengend und langwierig. Die Lösungsstrategien können jedoch in der Zukunft immer wieder zur Anwendung kommen, weshalb die Supervision insbesondere langfristig wirkt.

Supervision
Die Deutsche Gesellschaft für Supervision e. V. bietet zahlreiche Informationen zur Methode der Supervision an: www.dgsv.de

Prävention von und Schutz vor sexueller Belästigung

Definition

Sexuelle Belästigung ist jedes mit Absicht herbeigeführte, sexuell bestimmte Verhalten, das von der betroffenen Person als unangenehm empfunden wird. Dazu gehören
- anzügliche oder sexistische Witze und Bemerkungen,
- als belästigend empfundene körperliche Berührungen,
- Zeigen und sichtbares Anbringen pornografischer Darstellungen sowie
- sexuelle Nötigung und Vergewaltigung.

Sexuelle Belästigung unterscheidet sich von einem Flirt durch eine einseitige Machtposition der belästigenden Person und ist begleitet von einer Abwertung und Geringschätzung der belästigten Person. Sie kann – vor allem im Wiederholungsfall – zu körperlichen und psychischen Beschwerden bei der belästigten Person führen. Sie ist eine Form sexualisierter Gewalt (▷ S. 87).

Beispiel

Ein Lächeln als Reaktion auf anzügliche Witze ist oft eher ein Zeichen von fehlendem Selbstvertrauen als von angeblicher Akzeptanz. Werden solche verbalen Ausrutscher im Team toleriert, sinkt meist auch die Schwelle für sexuelle Übergriffe.

Der Arbeitgeber muss Rahmenbedingungen schaffen, die sexuelle Belästigung zu vermeiden helfen, und im Fall einer sexuellen Belästigung die belästigte Person schützen. Er ist nach dem AGG (▷ S. 51) verpflichtet, den Sachverhalt einer Belästigung zu prüfen und arbeitsrechtliche Konsequenzen zu ziehen.

! Wichtig

Sexuelle Belästigung kann sich in verschiedenen Formen zeigen. Auch das penetrante Beobachten oder unerwünschte Fotografieren einer Person kann dazugehören.

Eine klare und eindeutige Haltung des Arbeitgebers zu dem Thema ist genauso wichtig wie die Transparenz von Unterstützungsmöglichkeiten. Fortbildungen für Führungskräfte und Angestellte über sexuelle Gewalt helfen, veraltete Strukturen aufzubrechen und Unsicherheiten bei dem Thema zu beseitigen. Der Ausschluss sexualisierter Darstellung, z. B. bei Werbebroschüren, verstärkt die Haltung einer Einrichtung.

Werden Sie sexuell belästigt, gehen Sie am besten aktiv und offensiv vor:
- Weisen Sie die sexuelle Annäherung laut und deutlich zurück.
- Drohen Sie Konsequenzen an, z. B. das Weitererzählen oder Anzeigen der Tat.
- Machen Sie Ihre Drohung spätestens im Wiederholungsfall wahr.

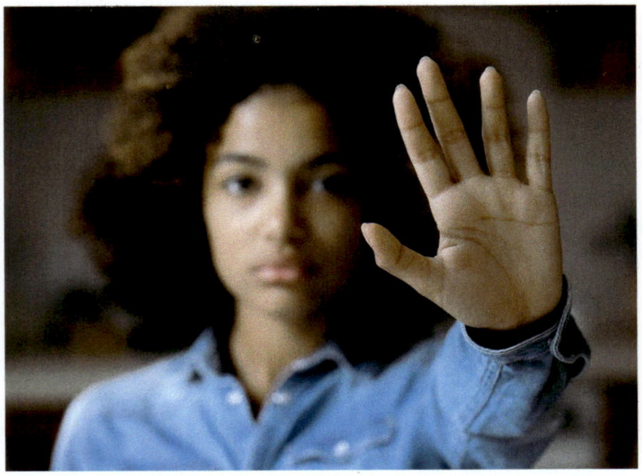

Abb. 2 Scheuen Sie sich nicht, sexualisierte Gewalt deutlich zurückzuweisen.

! Wichtig

Eine besondere Situation ist die sexuelle Belästigung durch Pflegebedürftige, z. B. wenn sie psychisch krank oder kognitiv eingeschränkt sind. So gehen Sie vor:
- Weisen Sie alle Annäherungen durch Pflegebedürftige deutlich zurück.
- Dokumentieren Sie diese und informieren Sie Ihre Leitung.
- Suchen Sie im Team nach Ursachen (z. B. enthemmende Krankheitsbilder oder Medikamente) und Lösungen.
- Verspüren Sie körperliche Gefahr, verlassen Sie den Raum oder die Wohnung.

Die Fürsorgepflicht gegenüber der pflegebedürftigen Person besteht weiter. Sorgen Sie daher dafür, dass ggf. jemand anderes die Betreuung/Pflege weiterführt oder übernimmt, ohne sich in Gefahr zu bringen.

1.4.7 Schutz vor Gewalt

Definition
Gewalt ist der tatsächliche oder angedrohte absichtliche Gebrauch von physischer oder psychologischer Kraft oder Macht, die gegen die eigene oder eine andere Person, gegen eine Gruppe oder Gemeinschaft gerichtet ist und die tatsächlich oder mit hoher Wahrscheinlichkeit zu Verletzungen, Tod, psychischen Schäden, Fehlentwicklung oder Deprivation (Entbehrung) führt (Definition der WHO).

Erklärungsansätze

In unserem Kulturkreis ist der Begriff Gewalt mit der Vorstellung von Zwang, Aggression und Machtmissbrauch verbunden. Für das Entstehen von Gewalt gibt es verschiedene Erklärungsansätze:

- **Biologische Ansätze** gehen davon aus, dass aggressives Verhalten in der Evolution ein Entwicklungsvorteil für den Menschen war.
- **Psychologische Ansätze** untersuchen, welchen Vorteil Menschen in der Interaktion mit anderen Menschen haben, wenn sie Gewalt anwenden.

Beispiel
Erleben Menschen in der Kindheit einen Vorteil durch den Einsatz von Gewalt, kann das ihre Neigung zu gewalttätigem Verhalten verstärken. Kinder erleben Gewalt als Vorteil, wenn sie entweder selbst Opfer von Gewalt waren und die Macht der gewalttätigen Person spürten oder wenn sie selbst gewalttätig waren und dafür besondere Aufmerksamkeit erhalten haben.

- **Soziologische Ansätze** untersuchen, welchen Vorteil Gruppen von Menschen bei der Anwendung von Gewalt haben und welche Umstände die Anwendung von Gewalt begünstigen.

Diversität
Autoritäre gesellschaftliche Strukturen verstärken häufig die Akzeptanz und damit auch den Einsatz von Gewalt.

Risikogruppen

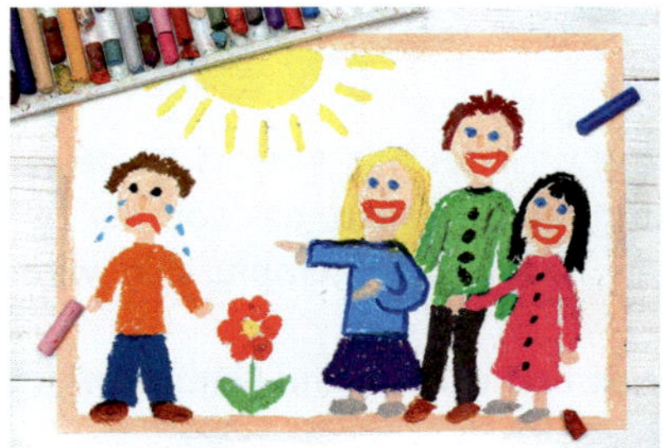

Abb. 1 Wer in der Kindheit Gewalt erlebt, neigt dazu, als Erwachsener selbst zum Täter zu werden.

Das Risiko, Täter oder Opfer von Gewalttaten zu werden, steigt mit der eigenen Gewalterfahrung, vor allem in der Kindheit. Die meisten Gewalttäter waren in der Vergangenheit selbst Opfer von Gewalttaten. Unabhängig davon gibt es Gruppen von Menschen mit besonders hohem Risiko für Gewalterfahrungen.

Kinder und Jugendliche	• können sich nicht zur Wehr setzen • kennen keinen Ausweg oder keine Alternativen • denken oft, dass die Gewalt „normal" ist
Frauen	• haben ein höheres Risiko, Opfer sexualisierter Gewalt zu werden
Ältere Menschen	• haben ein höheres Risiko mit zunehmender Pflegeabhängigkeit, unabhängig davon, ob sie im häuslichen oder institutionellen Rahmen gepflegt werden

Tab. 1 Risikogruppen für Gewalterfahrung

Diversität
Eine Risikogruppe sind auch Menschen, die am Rande der Gesellschaft stehen und oft keine Fürsprecher haben: Sexarbeitende, Wohnungslose, Geflüchtete und Menschen mit psychischen Erkrankungen oder Behinderungen.

Über 250.000 Menschen in Deutschland von häuslicher Gewalt betroffen.

Opferzahlen häuslicher Gewalt steigen um 6,5 Prozent 2023 im Vergleich zum Vorjahr.

70,5 Prozent der Opfer häuslicher Gewalt sind Frauen.

Abb. 1 Daten für das Jahr 2023, Quelle: www.hilfetelefon.de/aktuelles/weiter-steigende-zahlen-im-bereich-haeusliche-gewalt.html

Gewalt erkennen

Erscheinungs- und Ausdrucksformen

Die Erscheinungsformen von Gewalt können in einem Dreieck dargestellt werden (s. Abb. 2) und nach sichtbar und unsichtbar unterschieden werden:

- **Personale (direkte) Gewalt:** eine schädigende Handlung einer oder mehrerer Personen an einer oder mehreren Personen, z. B., wenn eine Person eine andere schlägt.
- **Strukturelle (indirekte) Gewalt:** schädigende Rahmenbedingungen eines Systems oder einer Gesellschaft, z. B., wenn in einem Pflegeheim zu wenig Personal für die fachgerechte Versorgung aller Pflegebedürftigen vorhanden ist.
- **Kulturelle Gewalt:** schädigende Einstellungen und Glaubenssätze in einer Kultur, z. B., wenn Menschen nicht selbst entscheiden dürfen, wen sie heiraten.

> **Wichtig**
> Bei der Erkennung von Gewalt müssen auch die unsichtbaren Erscheinungsformen betrachtet werden. Oft spielen kulturelle oder strukturelle Merkmale eine große Rolle für die Prävention von erneuten Gewaltvorfällen. Sie sind jedoch besonders schwer zu verändern.

Neben den Erscheinungsformen können auch die Ausdrucksformen von Gewalt unterschieden werden:

- **Körperliche Gewalt** umfasst alle Formen körperlicher Misshandlungen, z. B. Schläge, Verbrennen, Schütteln von Babys, Festhalten/Fixieren.
- **Psychische Gewalt** umfasst auf emotionaler Ebene zugefügte Gewalt, z. B. Isolation durch Kontaktverbot oder Liebesentzug, Drohungen, Beschimpfungen (auch online), Belästigungen oder Abwertungen.
- **Sexualisierte Gewalt** umfasst alle sexuellen Handlungen, die Menschen aufgedrängt oder aufgezwungen werden, und reicht von sexueller Belästigung bis zur Vergewaltigung. Sexualisierte Gewalt ist ein Akt der Aggression und des Machtmissbrauchs, nicht das Ergebnis unkontrollierbarer sexueller Triebe.
- **Ökonomische (finanzielle) Gewalt** bezeichnet das bewusste Vorenthalten von Geldmitteln, z. B. wenn immobile Menschen der Zugang zu ihrem Bankkonto verwehrt wird oder wenn der Ehemann der Ehefrau verbietet, erwerbstätig zu sein und damit ein eigenes Einkommen zu haben.
- **Vernachlässigung** umfasst physische und psychische Anteile und kann sich qualitativ (z. B. durch Bereitstellen von verdorbenem Essen) oder quantitativ (z. B. durch fehlende Mahlzeiten) äußern. Meistens sind Kinder und pflegeabhängige Menschen betroffen.

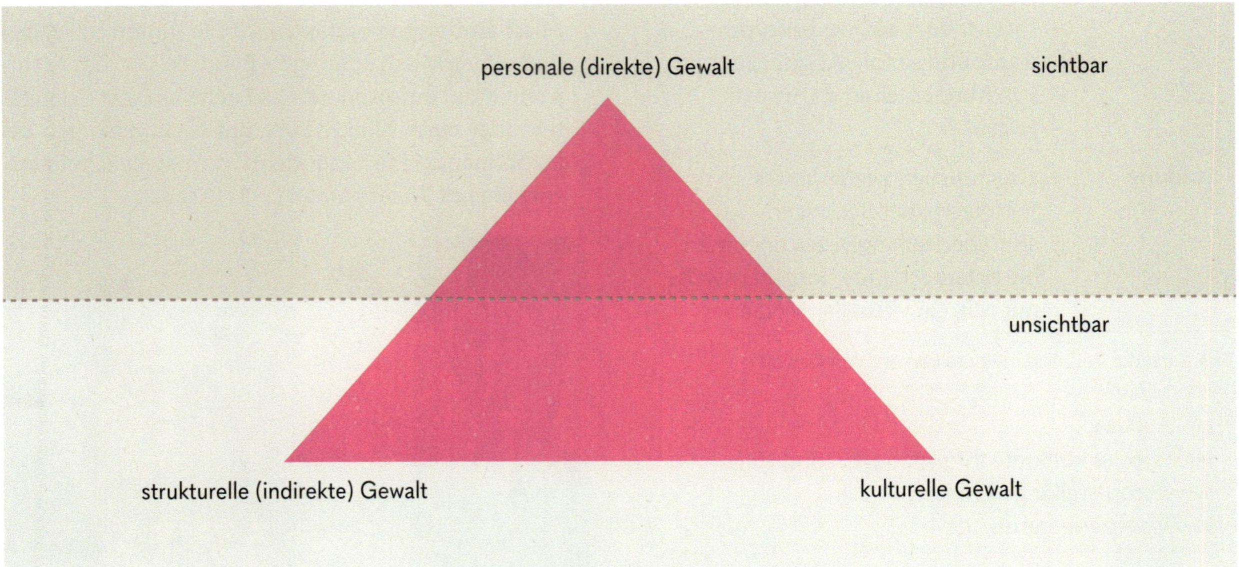

Abb. 2 Man unterscheidet erstens zwischen sichtbarer und unsichtbarer Gewalt und zweitens zwischen struktureller, kultureller und personaler Gewalt.

Besondere, polizeilich erhobene Gewaltformen

Folgende Formen von Gewalt werden bei der Polizei regelmäßig gemeldet:

Häusliche Gewalt	• findet im eigenen Zuhause statt • wird auch familiäre Gewalt oder Gewalt im Nahraum genannt • die Opfer fühlen sich sehr hilflos, da das eigene Zuhause ein Ort der Zuflucht und Sicherheit sein sollte
Kindesmisshandlung	• alle Gewaltformen, die an Kindern verübt werden • Täter sind oft Familienmitglieder oder der Familie nahestehende Personen • die Opfer sind in einem Dilemma (▷ S. 31), da sie oft eine starke emotionale Bindung zu den Tätern haben
Mobbing	• wiederholte und systematische (planmäßige) Schikane mit dem Ziel, die gemobbte Person aus der Gemeinschaft oder dem Betrieb zu drängen • kann in der Schule, am Arbeitsplatz, im Verein oder als Cybermobbing im Internet geschehen • tritt oft dort auf, wo Leistungsdruck und soziale Ausgrenzung von Minderheiten als normal gelten
Stalking	• absichtliches, wiederholtes Verfolgen oder Belästigen • als Cyberstalking bezeichnet man die entsprechende Vorgehensweise mit Mitteln virtueller Medien

Tab. 1 bei der Polizei gemeldete Formen von Gewalt

Stalking
Hier gibt es konkrete Informationen und Hilfe:
www.stop-stalking-berlin.de;
www.polizei-beratung.de

Die Polizei erfasst auch die Formen von Gewalt, die in Pflegesettings aufgetreten sind. Bei allen Fällen ist es so, dass die Opfer in einer Abhängigkeitssituation waren und die Täter unter einem hohen emotionalen Druck standen.

Gewalt gegen pflegebedürftige Menschen

Pflegebedürftige Menschen tragen ein hohes Risiko, Gewalt zu erleben, weil sie abhängig von anderen Menschen sind und sie oft nicht die Möglichkeit haben, Hilfe zu holen.

- **Fürsorgliche Gewalt** umschreibt alle Handlungen, die gegen den Willen einer pflegebedürftigen Person geschehen, aber von der pflegenden Person als notwendig angesehen werden, z. B. das Nase-Zuhalten bei Nahrungsablehnung, um dann die Nahrung in den Mund zu schieben.
- Das **Nichtbeachten** von Pflegebedürftigen geschieht vor allem in Situationen der Überlastung, z. B. „Vergessen" von immobilen Menschen auf der Toilette oder das Reden über Menschen in deren Anwesenheit, als ob sie abwesend wären.
- **Sprachliche Gewalt** bereitet körperliche Gewalt vor. Sie zeigt sich z. B. durch diskriminierende Sprache (▷ S. 56), abwertende oder verniedlichende Anredeformen von Pflegebedürftigen („Omi" oder „Krüppel") oder Entmenschlichung („Der Blinddarm", „Die Demente").
- **Misshandlungen** umfassen subtile (unterschwellige) und offene Misshandlungen. Beispiele sind das Nichtwahren der Intimsphäre, das Entziehen von Hörgeräten oder einer Klingel oder das Nichtversorgen bei Inkontinenz. Eine besondere Form stellen freiheitsentziehende Maßnahmen (▷ S. 102) dar.

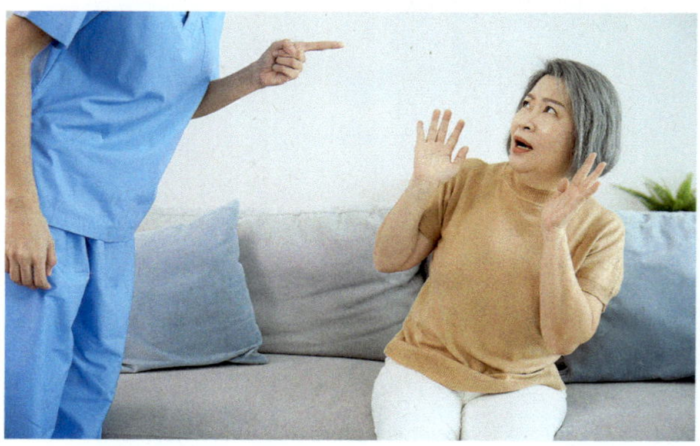

Abb. 1 Die Grenzen der verschiedenen Gewaltformen in der Pflege sind oft fließend.

Beobachtbare Anzeichen und Gewaltdiagnostik

Pflegefachassistenzpersonen kommen Menschen während ihrer Tätigkeit sehr nahe und können daher Anzeichen von erlebter Gewalt besser erkennen als außenstehende Personen. In diesen Fällen müssen sie diese Anzeichen genau beobachten, ggf. vermessen und möglichst neutral, d. h. ohne Bewertung, schriftlich dokumentieren. Dies gilt auch in Fällen, in denen die Opfer keine Anzeige erstatten wollen. Wenn die Opfer Hilfe in Krankenhäusern oder bei betreuenden Pflegepersonen suchen, ist es daher wichtig zu fragen, wie es zur Gewalt gekommen ist.

Definition
Das Erkennen und Festhalten von Anzeichen erlittener Gewalt bezeichnet man als **Gewaltdiagnostik**.

Zeichen physischer Gewalt	Zeichen von Vernachlässigung
Hämatome (Blutergüsse)	Unter- bzw. Fehlernährung
Platz- und Schürfwunden an Kopf und Hals	Druckgeschwüre (Dekubitus)
Verletzungen im Brust-, Bauch- und Rückenbereich	schlechter Mund- und Zahnzustand
Verletzungen im Genital- oder Analbereich	Dehydration (▷ S. 272)

Tab. 2 Anzeichen physischer Gewalt und Vernachlässigung

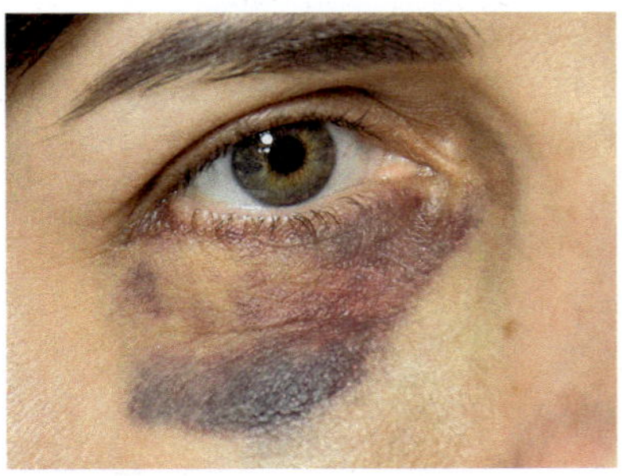

Abb. 2 Ein Hämatom (Bluterguss) verändert die Farbe: dunkelblau/violett (1.–5. Tag), grünlich (6.–8. Tag), gelblich (ab 8. Tag).

Recherche im Internet
Dokumentationsbogen zur Gewaltdiagnostik, den Sie unter Anleitung einer Pflegefachperson einsetzen können, abrufbar unter: www.befund-gewalt.de

Menschen, die über einen längeren Zeitraum Gewalt ausgesetzt sind, reagieren mit **psychischen Symptomen oder psychosomatischen Beschwerden** (Erkrankungen, die sich nicht allein körperlich erklären lassen). Solche Anzeichen können z. B. im Gespräch erfasst oder bei Pflegemaßnahmen beobachtet werden. Vor allem im Langzeitpflegebereich können Veränderungen des Verhaltens auf Gewalterfahrungen hindeuten.

Psychische Symptome	• Angststörungen • Depressionen • Suizidalität • selbstverletzendes Verhalten
Psychosomatische Beschwerden	• Ess- und Schlafstörungen • chronische Schmerzen • immer wieder auftretende Infekte • Autoimmunerkrankungen

Tab. 3 psychische und psychosomatische Symptome

Von Gewalt betroffene Kinder oder Pflegebedürftige zeigen oft ablehnendes und aggressives Verhalten, Entwicklungsverzögerungen bzw. Verschlechterung des Allgemeinzustands und ziehen sich „in sich zurück".

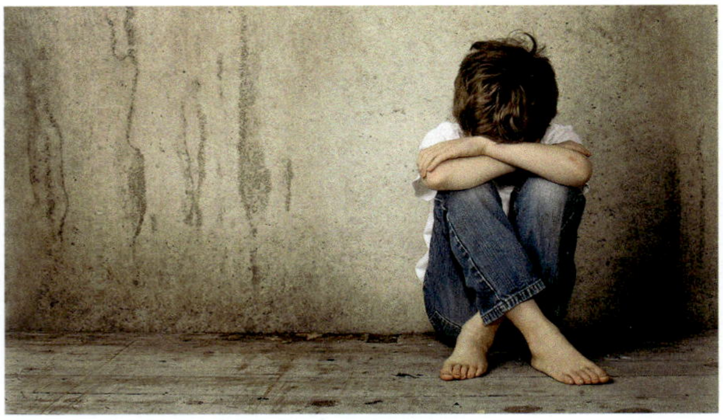

Abb. 3 Von Gewalt betroffene Kinder ziehen sich möglicherweise von anderen zurück.

! Wichtig
Betroffene von häuslicher Gewalt suchen oft Hilfe, jedoch ohne das Erlebte zu berichten. Pflegende in der ambulanten Versorgung sind daher häufig die ersten Ansprechpersonen. Es ist deshalb wichtig, Gewalt als Ursache nicht auszuschließen.

Anzeichen für häusliche Gewalt können sein:
- Verletzungen, die nicht zur Erklärung des Entstehens passen, z. B. „blaues Auge" und „ich bin gestolpert"
- Verletzungen in unterschiedlichem Heilungsstadium, z. B. unterschiedliche Verfärbungen von Hämatomen
- Angehörige, die sehr aufmerksam sind, kontrollieren und die Betroffenen nicht alleine lassen

Eine besonders schwere Folge von Gewalterfahrungen ist die **posttraumatische Belastungsstörung (PTBS)**. Sie kann schon nach einmaligen Gewalterfahrungen auftreten, wenn diese besonders grausam oder existenziell bedrohlich waren. Die Betroffenen leiden oft unter
- Ein- und Durchschlafstörungen,
- Reizbarkeit und Wutausbrüchen,
- sozialem Rückzug,
- Gleichgültigkeit gegenüber anderen Menschen,
- starken emotionalen Schwankungen oder
- (selbst-)aggressivem Verhalten.

Maßnahmen bei Gewaltvorfällen

Sind die Verletzungen frisch, müssen zuerst Maßnahmen der Ersten Hilfe und der Wundversorgung eingeleitet werden. Zusätzlich kann eine Pflegefachperson oder ärztliches Personal hinzugezogen werden.

Besteht aufgrund beobachtbarer Anzeichen der Verdacht, dass eine pflegebedürftige Person Gewalt erfahren hat, sollte der direkte Gesprächskontakt gesucht werden.

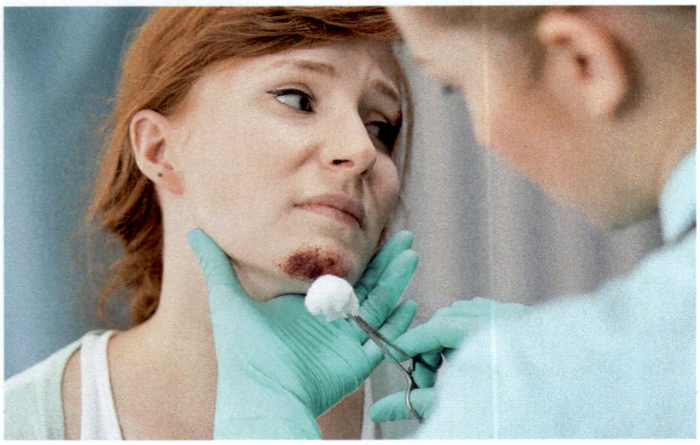

Abb. 1 Pflegende sollte Anzeichen einer Gewalterfahrung ernst nehmen und nachfragen.

Folgende drei Fragen haben sich als hilfreich erwiesen:
- „Sind Sie von jemandem geschlagen, getreten, geboxt oder auf andere Art körperlich angegriffen worden?"
- „Sind Sie von jemandem bedroht, zu etwas gezwungen worden oder hat Ihnen jemand Angst gemacht?"
- „Fühlen Sie sich derzeit in Ihrem sozialen Umfeld und Ihrem Zuhause/Ihrem Zimmer sicher?"

Nach Absprache mit einer Pflegefachperson ist der Verweis auf Hilfsangebote sinnvoll, ggf. mit einem Angebot der Unterstützung bei der Kontaktaufnahme:
- Beratungs- und Hilfsangebote, z. B. der Kirchen und Wohlfahrtsverbände oder anderer Träger
- medizinische Hilfe durch **Gewaltschutzambulanzen** oder die örtliche Notaufnahme/Rettungsstelle
- abhängig vom Ausmaß der Gewalt Polizei, andere zuständige Behörden oder Kinder- und Jugendschutz

Besteht der Verdacht, dass die Gewalt ausübende Person eine Kollegin oder ein Kollege ist, darf auf keinen Fall weggeschaut werden. In diesen Fällen ist unbedingt das Gespräch mit der möglicherweise gewalttätigen Person und mit der Leitung zu suchen. Falls es keine Reaktion auf dieses Gespräch gibt, soll bei der Polizei eine Anzeige erstattet werden.

> **! Wichtig**
> Pflegende sind an die Schweigepflicht (▷ S. 102) gebunden. Wenn sie jedoch den Verdacht haben, dass das Leben einer Person in Gefahr ist, gilt der rechtfertigende Notstand (▷ S. 101). In diesem Fall ist es erlaubt, Hilfe bei entsprechenden Behörden anzufordern. Im Fall von Kindesmissbrauch kann anonymisiert Kontakt zum Jugendamt oder entsprechenden Stellen aufgenommen werden. Eine solche Entscheidung sollte nach Rücksprache mit einer Pflegefachperson bzw. im Team getroffen werden.

Verhalten bei unmittelbarer Gewalt

Kommen Sie zu einer unmittelbaren Gewaltsituation hinzu oder werden selbst angegriffen, gelten folgende Verhaltensvorgaben:
- Schützen Sie sich selbst und rufen Sie Hilfe.
- Schützen Sie andere Personen, ohne sich selbst in Gefahr zu bringen.
- Schaffen Sie räumliche Distanz zu der gewalttätigen Person.

Weitere Hinweise finden Sie im Kapitel zur Deeskalation (▷ S. 360).

Verhalten bei Mobbing

Mobbing-Täter gehen davon aus, dass sich die Betroffenen nicht zur Wehr setzen, und setzen sie unter Druck („Wenn du das jemandem erzählst …"). Daher ist es am wirkungsvollsten, das Schweigen zu durchbrechen und Freunde, Familie oder Beratungsstellen zu informieren. Am Arbeitsplatz sind Betriebsrat (▷ S. 99) oder die vorgesetzte Person ansprechbar und verpflichtet zu reagieren. Mobbing ist ein Kündigungsgrund – für die Täter! Ein Mobbingtagebuch kann helfen, das Ausmaß der Taten zu dokumentieren. Neben dem Vorkommnis sollten Ort und Zeit sowie mögliche Zeuginnen festgehalten werden.

Cybermobbing sollte durch Screenshots dokumentiert werden, bevor ggf. Kommentare gelöscht werden. Ein Screenshot ist ein Foto vom Bildschirm in dem Moment, in dem das Programm geöffnet ist und der Mobbingvorfall sichtbar ist. Wenn Sie das Modell Ihres Smartphones oder Ihres PCs plus das Wort Screenshot in eine Suchmaschine eingeben, finden Sie die Tastenkombination heraus, mit der Sie einen Screenshot erstellen können. Speichern Sie diesen mit Ort und Uhrzeit und dokumentieren Sie darüber das Geschehene.

! Wichtig
Seien Sie vorsichtig, wenn Arbeitskollegen oder Mitschülerinnen sich häufig abfällig über Menschen äußern. Auch wenn nicht jedes „Lästern" gleich Mobbing ist, ist es zumindest kein positiver Umgang miteinander.

Bemerken Sie, wie Personen öffentlich durch Beleidigungen oder Verleumdungen gedemütigt werden, zeigen Sie Haltung:

- „Ich mag es nicht, wenn du so mit Menschen (oder mit „Name") redest!"
- „Ich möchte, dass wir freundlich und respektvoll miteinander umgehen. Dein Verhalten ist gerade respektlos."
- „Wenn du bei mir so über andere Menschen redest, weiß ich schon, wie du bei anderen Menschen über mich redest."

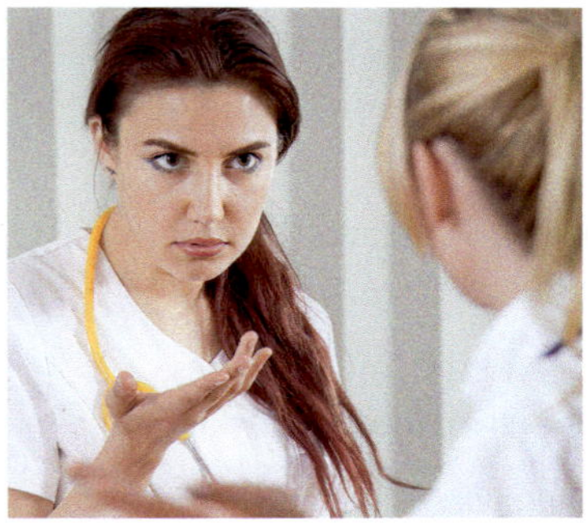

Abb. 3 Unkooperatives, abwertendes oder manipulatives Verhalten darf nicht geduldet werden.

Zeigen Sie Solidarität gegenüber der gemobbten Person, z. B. indem Sie demonstrativ mit ihr die Pause verbringen, mit ihr essen oder zum Bus gehen. Mobbing ist für die betroffenen Personen deshalb so traumatisch, weil sie glauben, dass alle Menschen um sie herum sie verachten.

Recherche im Internet
- Mobbing am Arbeitsplatz: www.macht-immer-sinn.de
- Cybermobbing: www.cybermobbing-hilfe.de

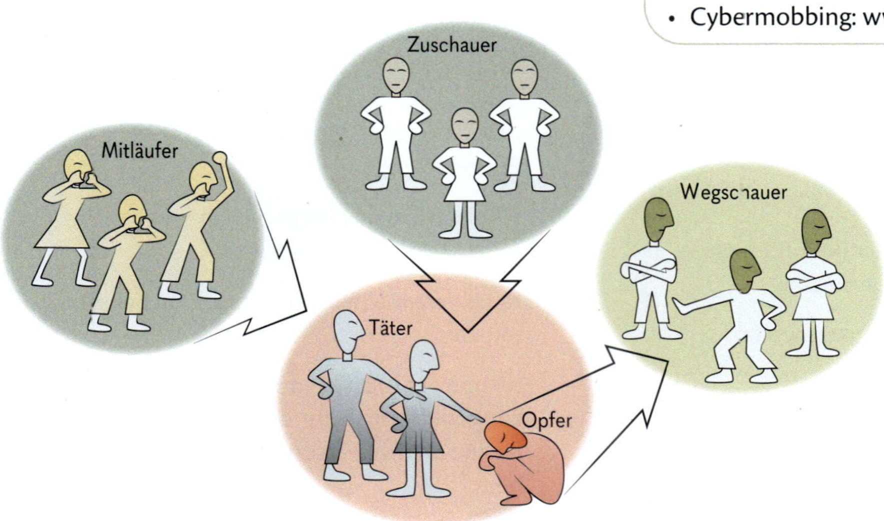

Abb. 2 Mobbing – ein Geflecht aus Manipulation, Gruppenbildung, Ausgrenzung und Wegschauen

Zeit zum Reflektieren ...

Schätzen Sie Ihre Kompetenzen ein: Wo fühlen Sie sich sicher? Wo möchten Sie noch mal nachlesen oder etwas vertiefen? Setzen Sie Ihre ganz persönlichen Häkchen für Ihre Lernerfolge!

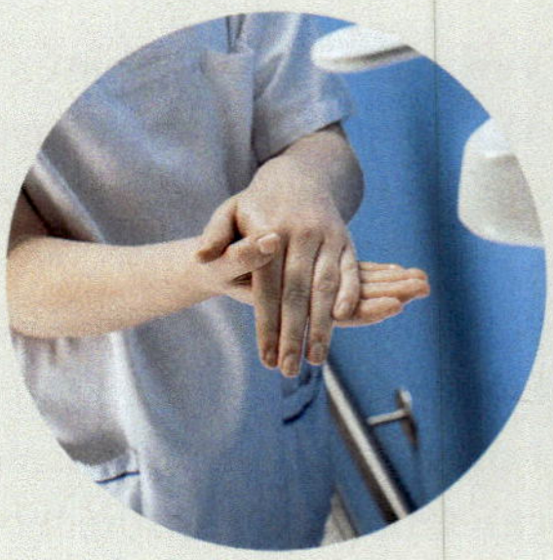

Ich ...

- ☐ kann grundlegende Begriffe der Hygiene und des Infektionsschutzes erklären.
- ☐ kenne Aufbau, Aufgaben und die Funktion des Immunsystems sowie ausgewählte Infektionskrankheiten.
- ☐ kann Maßnahmen zur Unterbrechung von Infektionsketten beschreiben.
- ☐ kann den Aufbau und die Aufgaben des Öffentlichen Gesundheitsdienstes erklären.
- ☐ kenne die Aufgaben von Arbeitgebern und Arbeitnehmern im Rahmen des Arbeitsschutzes.
- ☐ weiß, wie Stress entsteht und welche Maßnahmen zur Stressprävention und -bewältigung es gibt.
- ☐ erläutere die Prinzipien rückengerechten und bewegungsfördernden Arbeitens.
- ☐ erkläre das Phänomen Gewalt sowie seine Ursachen und beschreibe unterschiedliche Formen und beobachtbare Anzeichen von Gewalt.

Ich ...

- ☐ gehe selbstfürsorglich mit mir um und trage zu meiner eigenen Gesunderhaltung bei.
- ☐ kommuniziere belastende Situationen im Team.
- ☐ nutze Angebote der sozialen Unterstützung.

Ich ...

- ☐ wende die Hygienemaßnahmen in meiner Einrichtung entsprechend dem Hygieneplan an.
- ☐ halte die Vorschriften des Arbeitsschutzes und der Unfallverhütung ein.
- ☐ achte auf rückengerechte Arbeitsweisen im Alltag.
- ☐ nehme Anzeichen unterschiedlicher Formen von Gewalt wahr, wirke bei der Anwendung von Instrumenten zur Gewaltdiagnostik mit und informiere Pflegefachpersonen oder Angehörige anderer Berufsgruppen über meine Beobachtungen.

Ich ...

- ☐ unterscheide Hygienestandards abhängig vom Pflegesetting.
- ☐ reflektiere meine körperlichen und psychischen Belastungssituationen.
- ☐ reflektiere meine Ernährungs- und Bewegungsmuster.
- ☐ nehme bei Anzeichen von Gewalt Unterstützungsangebote wahr und bringe bei Bedarf hilfsbedürftige Personen und mich in Sicherheit.

1.5 Auf Grundlage von rechtlichen, gesundheitspolitischen und ökologischen Rahmenbedingungen handeln

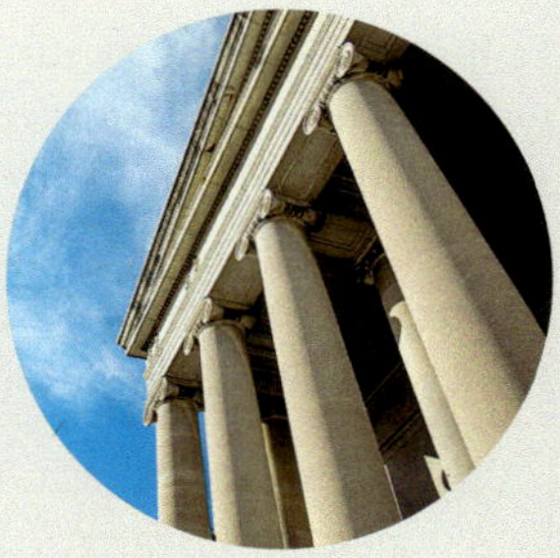

1.5.1 Staatsrechtliche Grundlagen

Rechtsstaatlichkeit und Grundgesetz

Definition

- Deutschland ist ein **Rechtsstaat**. Ein Rechtsstaat ist an Gesetze und Grundrechte gebunden. Dazu gehört auch das Recht, als Bürgerin oder Bürger gegen den Staat klagen zu können. Willkür durch den Staat oder durch andere Bürgerinnen oder Bürger sollen damit ausgeschlossen werden.
- **Gesetze** sind beschlossenes Recht. Die Parlamente beschließen Gesetze, die Behörden setzen die Gesetze um und die Gerichtsbarkeit entscheidet auf Basis von Gesetzen (horizontale Gewaltenteilung ▷ S. 94).
- Deutschland ist eine **Republik.** In einer Republik bestimmt die **Verfassung** die Staatsstrukturen (▷ S. 94) sowie das Verhältnis zwischen Staat und Bürgerinnen und Bürgern und ihre Rechte und Pflichten. Diese Verfassung heißt in Deutschland **Grundgesetz.**

! Wichtig

Die Prinzipien der Rechtsstaatlichkeit sind in vielen Ländern der Welt nicht verwirklicht. Auch wenn viele Rechte für die Menschen in Deutschland normal erscheinen oder sogar zu bürokratisch und kompliziert, sind sie die Grundlage einer freien Lebensgestaltung. Für diese Freiheit kämpfen Menschen in autoritär regierten Ländern.

Das **Grundgesetz** besteht aus einer Präambel (Vorwort), den Grundrechten, den grundrechtsgleichen Rechten sowie den Abschnitten zur Staatsorganisation.

Die **Präambel** betont die Gleichstellung Deutschlands im vereinten Europa, das Bekenntnis zum Frieden und zählt als Geltungsbereich alle 16 Bundesländer auf. Es folgen in den ersten 19 Artikeln die Festlegung der allgemeinen **Grundrechte**, die für jeden Menschen gelten, der sich in Deutschland aufhält, und die jede Person vor dem Bundesverfassungsgericht einklagen kann.

Grundgesetz für die Bundesrepublik Deutschland Artikel 1 bis 19	
Grundrechte	
1	Schutz der Menschenwürde
2	Freiheit der Person
3	Gleichheit vor dem Gesetz
4	Glaubens- und Gewissensfreiheit
5	Freie Meinungsäußerung
6	Schutz der Ehe und Familie
7	Elternrechte, staatliche Schulaufsicht
8	Versammlungsfreiheit
9	Vereinigungsfreiheit
10	Brief- und Telefongeheimnis
11	Recht der Freizügigkeit
12	freie Berufswahl
12a	Wehrdienst/Zivildienst
13	Unverletzlichkeit der Wohnung
14	Eigentumsgarantie
15	Überführung in Gemeineigentum
16	Staatsangehörigkeit, Auslieferung
16a	Asylrecht
17	Petitionsrecht
18	Anerkennung von Grundrechten
19	Rechtsweggarantie

Es folgen Regelungen zur Staatsorganisation (z. B. Gewaltenteilung) und zu **grundrechtsgleichen Rechten**, z. B. Wahlrecht.

Grundrechtsgleiche Rechte im Grundgesetz der Bundesrepublik Deutschland	
20	Volkssouveränität, Widerstandsrecht
33	gleicher Zugang zu öffentlichen Ämtern
38	Wahlrecht
101	Anspruch auf den gesetzlichen Richter / die gesetzliche Richterin
103	Anspruch auf rechtliches Gehör vor Gericht
104	Schutz vor willkürlicher Verhaftung

Das Grundgesetz ist besonders geschützt, sodass keine Partei oder einzelne Menschen es außer Kraft setzen können. Bestimmte Artikel des Grundgesetzes sind durch die Ewigkeitsklausel geschützt und können im Rahmen des bestehenden Grundgesetzes gar nicht geändert werden. Andere können nur mit einer Zweidrittel-Mehrheit des Bundestages und des Bundesrates geändert werden. Alle Gesetze, die in Deutschland neu beschlossen werden, dürfen dem Grundgesetz nicht widersprechen.

Staatsstruktur

Im Grundgesetz werden auch die Staatsform und die Staatsstruktur festgeschrieben.

Definition

- Die Bundesrepublik Deutschland ist ein **föderaler Staat.** Das bedeutet: Die **Bundesländer** bilden zusammen einen souveränen **Bundesstaat**.
- Staatliche Aufgaben sind zwischen dem Bund und den Bundesländern aufgeteilt. Die Bundesländer sind in Gemeinden (Kommunen) aufgeteilt. Diese Aufteilung der staatlichen Aufgaben wird als **vertikale Gewaltenteilung** bezeichnet.
- Die Bundesländer wirken über den **Bundesrat** an der Gesetzgebung des Bundes und der Europäischen Union mit. Darüber hinaus haben die Bundesländer in bestimmten Bereichen eine eigenständige Entscheidungs- und Rechtssetzungskompetenz.
- Bundestag, Bundesrat, Bundespräsident (Staatsoberhaupt), Bundeskanzler und Bundesverfassungsgericht sind die **Verfassungsorgane** der BRD.

Das Prinzip der **horizontalen Gewaltenteilung** verteilt die Macht des Staates auf drei Gewalten, die sich gegenseitig kontrollieren:

- **Legislative** (Gesetzgebung): Der Bundestag und der Bundesrat stellen die Legislative auf Bundesebene dar.
- **Exekutive** (Vollzug): Die Regierung, die Ministerien und nachgeordnete bilden die Exekutive.
- **Judikative** (Rechtsprechung): Gerichtsbarkeit. Auf Bundesebene übernimmt diese Aufgabe das Bundesverfassungsgericht.

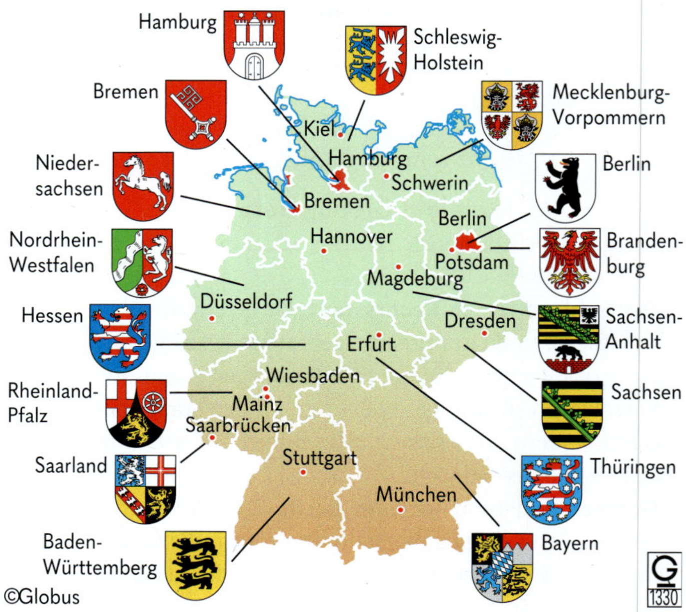

Abb. 1 Deutschland besteht aus 16 Bundesländern.

Demokratieprinzip

Definition

Das Wort **Demokratie** kommt aus dem Altgriechischen und bedeutet „Macht des Volkes". Demokratie beruht auf Partizipation, also auf Teilhabe der Bevölkerung.

Deutschland ist eine Demokratie, d. h. die Bevölkerung wählt die Regierung und die Mitglieder des Parlaments. Durch das demokratische Prinzip haben die Wählerinnen und Wähler einen großen Einfluss auf diese Strukturen. Auf diese Weise können sie dazu beitragen, den Staat zu gestalten.

Recht und Rechtsprechung

Definition

- Es gibt drei Bereiche der Rechtsprechung in Deutschland: **Zivilrecht** (Privatrecht), **öffentliches Recht** (betrifft Staatsorgane und Verwaltung) und **Strafrecht** (Straftaten).
- Für alle drei Rechtsgebiete gibt es unterschiedliche Gerichte. Passend zur föderalen Struktur sind drei **Instanzen** vorgesehen. Eine Gerichtsentscheidung kann auf Antrag immer von der nächsthöheren Instanz geprüft werden.
- Bei einem Rechtsstreit ist der **Kläger oder die Klägerin** die Person, die anklagt. Der oder die **Beklagte** ist die Person, die einen Schaden verursacht hat.

Zivilrecht	Streit zwischen Privatleuten; Grundlage ist das Bürgerliche Gesetzbuch (BGB). Beispiele: Kaufverträge, Mietangelegenheiten, Eherecht
Öffentliches Recht	regelt Beziehung zwischen dem Staat bzw. den Staatsorganen und den Bürgerinnen und Bürgern; betrifft die Verwaltung, die Gerichtsbarkeit oder die Verfassung
Strafrecht	Grundlage ist das Strafgesetzbuch; bei einer Straftat wird die Polizei eingeschaltet. In einem Straffall ermittelt der Staat, vertreten durch den Staatsanwalt. Beispiele sind: Raub, Mord, Körperverletzung, Freiheitsberaubung.

Tab. 1 drei Bereiche der Rechtsprechung

1.5.2 Berufsrechtliche Grundlagen

Besonderheiten der Heilberufe

Definition

Zu den **Heilberufen** zählen diejenigen Berufe, deren Tätigkeit die Heilung von Krankheiten und die medizinisch-helfende Behandlung und Betreuung von Patientinnen und Patienten umfasst.

Nach Artikel 74 Absatz 1 Nummer 19 Grundgesetz darf der Bund die Zulassung zu den ärztlichen und anderen Heilberufen regeln. Die **Pflegefachausbildung** zählt zu den Heilberufen und wird im Pflegeberufegesetz geregelt. Dort sind die Berufsbezeichnungen Pflegefachmann/Pflegefachfrau, Altenpfleger/Altenpflegerin, Gesundheits- und Kinderkrankenpfleger/Gesundheits- und Kinderkrankenpflegerin sowie deren Anerkennung geregelt.

Heilberufe im Überblick

Alle vom Bund geregelten Heilberufe unter:
www.bundesgesundheitsministerium.de →
Suche nach: Gesundheitsberufe allgemein

Die Berufe in der Pflegehilfe und Pflegefachassistenz zählten lange nicht zu den Heilberufen. Erst durch neue, auch auf Heilkunde ausgelegte Kompetenzen und einer Schwerpunktsetzung im pflegerisch-medizinischen Bereich können sie den Heilberufen zugeordnet werden. Auf dieser Basis darf der Bund eine bundeseinheitliche Pflegefachassistenzausbildung regeln.

Berufsgesetze und -verordnungen

In den meisten Bundesländern sind die Berufe in der Pflegehilfe und -fachassistenz über ein landeseigenes Gesetz oder eine Verordnung geregelt. Sie geben folgende Rahmenbedingungen vor und sollten während der Ausbildung sorgfältig gelesen und verstanden werden:

- Berufsbezeichnung
- Ziel und Inhalt der Ausbildung
- Umfang der Ausbildung
- zugelassene Ausbildungsstätten und -einrichtungen
- Ausbildungsverhältnis inkl. Vertrag, Rechte und Pflichten des Trägers und der Auszubildenden, Ausbildungsvergütung und Kündigung
- Prüfungsbestimmungen
- Ordnungswidrigkeiten, z.B. Verstoß gegen den Schutz der Berufsbezeichnung
- Anerkennung in- und ausländischer Abschlüsse

Damit die unterschiedlichen Berufe in der Pflegehilfe und Pflegefachassistenz in allen Bundesländern anerkannt werden, haben sich die Bundesländer auf ein Eckpunktepapier geeinigt. Darin wurden Mindeststandards für Ausbildungen in diesem Bereich festgelegt. Erfüllt eine Ausbildung diese Eckpunkte, ist z.B. die Durchlässigkeit (▷ S. 46) in die Pflegefachausbildung gegeben.

Erlaubte und vorbehaltene Tätigkeiten

Berufsrechtlich gesehen, weisen Auszubildende mit der bestandenen Abschlussprüfung nach, dass sie die Ausbildungsziele erreicht haben und dass sie – falls vorhanden – über die Kompetenzen des jeweiligen Kompetenzprofils verfügen. Der spätere Arbeitgeber ist dafür verantwortlich festzulegen, welche Tätigkeiten zum Aufgabenprofil gehören und z. B. von Pflegefachpersonen delegiert werden dürfen. Diese dürfen die in der Ausbildung erworbenen Kompetenzen nicht übersteigen, können aber bestimmte Kompetenzen ausschließen. Dies passiert z. B., wenn der Rahmenvertrag mit einer Krankenkasse die Abrechnung der Tätigkeit bei einer Qualifikation nicht zulässt. Ob und in welcher Form ärztliche Anordnungen von Pflegefachpersonen delegiert werden, ist eine Frage des Haftungsrechts (▷ S. 99). Der Arbeitgeber trägt hierbei die Organisationsverantwortung (▷ S. 101).

! **Wichtig**

Ärztlichem Personal und Pflegefachpersonen **vorbehaltene Tätigkeiten** dürfen nur durch diese Berufsgruppe ausgeführt werden. Sie können nicht delegiert werden. Dazu gehört z. B. die Steuerung des Pflegeprozesses durch Pflegefachpersonen oder die Diagnose von Krankheiten durch Ärztinnen und Ärzte.

1.5.3 Arbeitsrechtliche Grundlagen

Individualarbeitsrecht	Kollektivarbeitsrecht
Arbeitsvertragsrecht: • Entgeltfortzahlung • Urlaub • Kündigungsschutz • Ausbildung	Betriebsverfassungsrecht (▷ S. 99)
Arbeitsschutzrecht: • Jugendschutz • Mutterschutz • Arbeitszeit • Arbeitsschutz • Arbeitsstätten • Schwerbehindertenschutz	Tarifrecht: • Tarifvertragsgesetz • Tarifverträge • Arbeitskampfrecht

Tab. 1 Individual- und Kollektivarbeitsrecht

Das **Arbeitsrecht** umfasst alle Gesetze und Bestimmungen zur unselbstständigen, abhängigen Erwerbstätigkeit. Es gibt zwei verschiedene Arbeitsrecht-Bereiche:

- **Individualarbeitsrecht:** regelt das Verhältnis zwischen einem Arbeitnehmer und einem Arbeitgeber.
- **Kollektivarbeitsrecht:** betrifft das Verhältnis zwischen einer Arbeitnehmervertretung (z. B. Betriebsrat, Gewerkschaft) und einem Arbeitgeberverbund.

Arbeits- und Ausbildungsvertrag

Definition

Ein **Arbeitsvertrag** regelt die Beziehung zwischen dem Arbeitgeber und dem Arbeitnehmer. Der Arbeitgeber kann sowohl eine natürliche Person (Mensch) sein als auch eine juristische Person (Personenvereinigung, z. B. Betrieb). Der Arbeitnehmer verkauft seine Arbeitsleistung in einem bestimmten zeitlichen und räumlichen Umfang an den Arbeitgeber.

Grundlage für Arbeitsverträge sind ggf. Tarifregelungen sowie das Arbeitsvertragsrecht. Ein Arbeitgeber kann davon zugunsten des Arbeitnehmers abweichen. Stehen im Arbeitsvertrag Bedingungen, die schlechter als die zugrunde liegende Rechtslage sind, sind diese Bedingungen ungültig.

Beispiel

In einem Arbeitsvertrag wird bei einer 5-Tage-Woche ein Jahresurlaub in Höhe von 15 Arbeitstagen gewährt. Diese Regelung ist ungültig, da im Bundesurlaubsgesetz der Urlaubsanspruch auf 20 Arbeitstage festgelegt ist.

Mit der Unterzeichnung des Arbeitsvertrags stimmt der Arbeitnehmer dem **Weisungsrecht** des Arbeitgebers zu. Das heißt: Er ist in Bezug auf seine Arbeitsleistung nicht mehr frei, sondern unterliegt den Anweisungen des Arbeitgebers.

Grundsätzlich können Arbeitsverträge auch mündlich geschlossen werden. Sofern keine weiteren Absprachen getroffen werden, gelten dann die Mindeststandards der Rechtssetzung. Das Nachweisgesetz verlangt aber, dass der Arbeitgeber innerhalb von vier Wochen nach Beginn des Arbeitsverhältnisses dem Arbeitnehmer eine Niederschrift vorlegt und von ihm unterschreiben lässt.

In diesen Arbeitsnachweis gehören:

- Namen und Anschrift der Vertragsparteien
- Zeitpunkt des Beginns der Beschäftigung
- bei einem befristeten Vertrag die geplante Dauer der Beschäftigung
- den Arbeitsort bzw. die Arbeitsorte
- eine Tätigkeitsbeschreibung
- die Höhe des Arbeitsentgelts einschließlich Zuschläge, Datum und Form der Auszahlung
- vereinbarte Arbeitszeit
- Dauer des jährlichen Erholungsurlaubs
- Kündigungsfristen und -verfahren
- die üblichen Arbeitszeiten
- Hinweis auf für dieses Arbeitsverhältnis geltende Tarifverträge, Betriebs- oder Dienstvereinbarungen

Ausbildungsverträge sind eine Sonderform eines Arbeitsvertrags, da die Beziehung zwischen der auszubildenden Person und dem Träger der Ausbildung befristet ist und in erster Linie dem Zweck der Ausbildung dient. Die Inhalte eines Ausbildungsvertrags sind in den meisten Berufsgesetzen und -verordnungen geregelt. Der Ausbildungsvertrag muss sich mindestens an die Regelung im Berufsgesetz / an die Berufsordnung halten, z. B. in Bezug auf den Urlaub oder die Fehlzeitenregelungen.

Tarifverträge, Ausbildungsvergütung und Mindestlohn

Definition

Tarifverträge regeln nach dem Tarifvertragsgesetz die Umstände des Arbeitsverhältnisses in einem Betrieb, einer Branche oder bei einem Träger. Dazu gehören u. a.

- das Arbeitsentgelt sowie Zulagen,
- die wöchentlichen Arbeitszeiten,
- der Urlaubsanspruch,
- die Arbeitsbedingungen und
- die Laufzeit des Vertrages.

Tarifverträge werden zwischen der Vertretung der Arbeitnehmer (Gewerkschaften) und der Vertretung der Arbeitgeber verhandelt. Es gilt die **Tarifautonomie**, d. h. weder der Staat noch andere Personen dürfen sich in die Verhandlungen einmischen. Laufen die Verhandlungen nicht erfolgreich, können die Gewerkschaften zum Arbeitskampf (Streik) aufrufen. In Deutschland ist das Recht zum Arbeitskampf im Grundgesetz geschützt, wenn das Ziel bessere Arbeitsbedingungen oder höhere Löhne sind. Dies gilt auch für Auszubildende, wenn der Arbeitskampf bessere Ausbildungsbedingungen oder -vergütungen zum Ziel hat.

Wichtig

Das Recht zur Streikteilnahme bedeutet nicht, dass der Streik ohne persönliche Folgen ist. Da die am Streik teilnehmenden Personen ihre Arbeit niederlegen, erhalten sie für diesen Zeitraum keinen Lohn oder Ausbildungsvergütung.

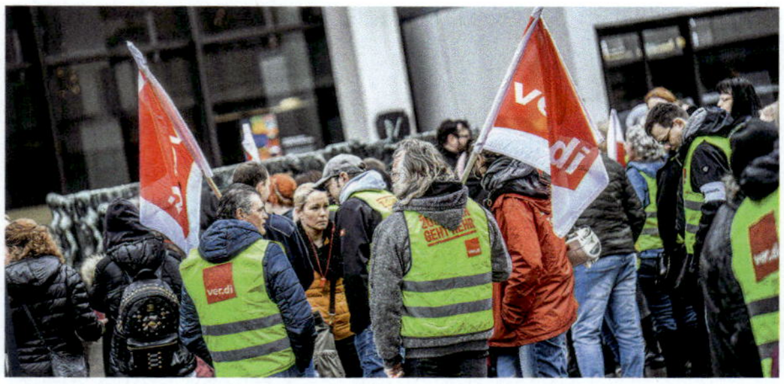

Abb. 1 Bei Tarifverhandlungen vertritt meistens die Gewerkschaft ver.di die Arbeitnehmerseite in Pflegeeinrichtungen, hier bei einer Demonstration von Pflegenden des Ostalbklinikums.

Tarifverträge (TV) oder Arbeitsvertragsrichtlinien (AVR) können für einzelne Träger (Haustarif), Trägerverbände (z. B. Kirchen, Bund, Länder) oder in der Fläche abgeschlossen werden. Sind Pflegende z. B. in Einrichtungen des öffentlichen Dienstes des Bundes oder der Kommunen beschäftigt, gilt für sie die sogenannte P-Tabelle des Tarifvertrags für den öffentlichen Dienst von Bund und Kommunen (TVöD).

Beispiel

Pflegende mit Abschluss einer mindestens einjährigen staatlichen Ausbildung in der Pflegehilfe oder Pflegefachassistenz sind im TVöD der Gruppe P6 zugeordnet. Das Grundgehalt (ohne Schicht- oder andere Zulagen) beträgt ohne Berufserfahrung 2.820,44 Euro brutto monatlich (Stand: 2024).

In vielen Bundesländern ist in der Pflegehilfe- oder -fachassistenzausbildung eine **Ausbildungsvergütung** vorgesehen. Gilt ein Tarifvertrag, muss die Höhe der Ausbildungsvergütung diesem entsprechen. Ist dies nicht der Fall, gilt in der Regel , dass die Höhe der Ausbildungsvergütung angemessen sein muss. Die Angemessenheit kann sich nach der Höhe des TVöD richten und soll diese um nicht mehr als 20 Prozent überschreiten oder unterschreiten.

Beispiel
Die Ausbildungsvergütung im TVöD beträgt im ersten Ausbildungsjahr 1.341 Euro brutto monatlich (Stand: 2024). 20 Prozent davon entsprechen 268,20 Euro. Die Ausbildungsvergütung soll zwischen 1.072,80 und 1.690,20 Euro liegen.

Ist eine Einrichtung an keinen Tarifvertrag gebunden, so gilt mindestens der **gesetzliche Mindestlohn**, in der Pflege der Pflegemindestlohn. Dieser liegt 2024 bundesweit bei 16,50 Euro pro Stunde für Pflegehilfskräfte mit einer mindestens einjährigen Ausbildung.

Seit dem 1. September 2022 gilt die **Tariftreueregelung**. Danach muss eine Pflegeeinrichtung nach SGB XI (▷ S. 106) entweder selbst tarifgebunden sein oder ihre Pflege- und Betreuungskräfte mindestens in Höhe von in der Region anwendbaren Pflege-Tarifverträgen entlohnen. Die Pflegekassen sind dafür zuständig, in regelmäßigen Abständen die durchschnittliche Höhe der in der Region gezahlten Tariflöhne zu erheben und zu veröffentlichen.

Kündigung

Definition
Kündigung bedeutet, dass eine Vertragspartei den Arbeits- oder Ausbildungsvertrag beendet.

Der Arbeitgeber kann nur mit wichtigem Grund den Ausbildungs- oder Arbeitsvertrag kündigen, z. B. bei
- Diebstahl oder tätlichen Übergriffen,
- Verstoß gegen die Schweigepflicht (▷ S. 102) oder Verletzung von Betriebsgeheimnissen,
- wiederholten Verstößen gegen die Sorgfaltspflicht (nach schriftlichen Abmahnungen) sowie
- Nichteinhaltung der Arbeitnehmer- oder Auszubildendenpflichten.

Ein Arbeitsvertrag endet neben der Beendigung durch Kündigung auch durch
- Eintritt des Rentenalters,
- Tod des Arbeitnehmers,
- Aufhebungsvertrag sowie
- automatisch bei Befristungen.

Ohne Angabe eines Grundes kann ein Arbeits- oder Ausbildungsvertrag nur in der Probezeit gekündigt werden. Die Probezeit ist im Ausbildungs- und Arbeitsvertrag festgelegt. Nach der Probezeit gelten die vertraglich vereinbarten Fristen bzw. die gesetzlichen Kündigungsfristen für die Beendigung des Arbeitsverhältnisses durch den Arbeitnehmer bzw. die Auszubildende.

Betriebszugehörigkeit des Arbeitnehmers	Kündigungsfrist
unter 2 Jahre	4 Wochen
ab 2 Jahren	1 Monat
ab 5 Jahren	2 Monate
ab 8 Jahren	3 Monate
ab 10 Jahren	4 Monate
ab 12 Jahren	5 Monate
ab 15 Jahren	6 Monate
ab 20 Jahren	7 Monate

Tab. 1 die gesetzlichen Kündigungsfristen (Stand: 2024)

Betriebliche Mitbestimmung

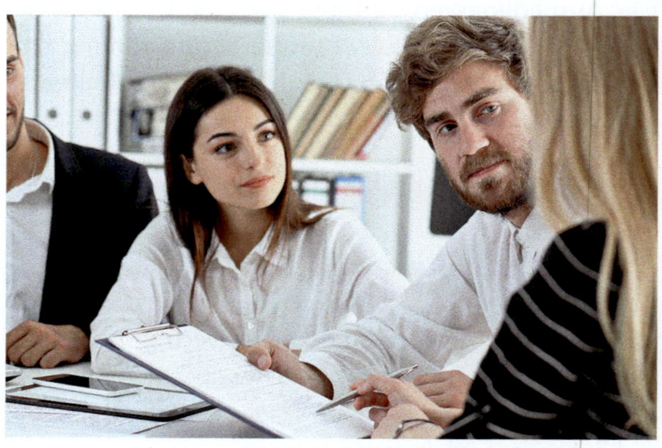

Abb. 1 Betriebsrat, Personalrat oder Mitarbeitervertretung setzen sich in einem Betrieb für die Interessen und Anliegen der Beschäftigten ein.

Definition
Die Mitbestimmung durch die Arbeitnehmerinnen und Auszubildenden ist durch das **betriebliche Mitbestimmungsrecht** geregelt. Es ist durch das Grundgesetz geschützt und soll die Ungleichheit in der Abhängigkeit zwischen Beschäftigten und ihrem Betrieb bzw. Arbeitgeber abmildern. Ziel ist, eine soziale Balance zwischen betrieblichen Anforderungen und den Interessen der Beschäftigten zu schaffen. Dieses Recht kann die **Arbeitnehmervertretung** wahrnehmen.

Abhängig von der Art des Betriebes greifen für die betriebliche Mitbestimmung unterschiedliche Gesetze:

- In der Privatwirtschaft gilt das Betriebsverfassungsgesetz. Die Arbeitnehmervertretung heißt **Betriebsrat**.
- Im öffentlichen Dienst gelten die Personalvertretungsgesetze. Die Arbeitnehmervertretung heißt **Personalrat**.
- In kirchlichen Einrichtungen gilt das Mitarbeitervertretungsgesetz (evangelische Kirche) bzw. die Mitarbeitervertretungsverordnung (katholische Kirche). Die Arbeitnehmervertretung heißt **Mitarbeitervertretung**.

Wichtig
Betriebliche Mitbestimmung erfolgt ebenfalls über die Jugend- und Auszubildendenvertretung (JAV), die Frauenvertretung sowie die Schwerbehindertenvertretung.

Betriebsrat
Über den Betriebsrat informiert die folgende Website: www.brwahl.de → Suche nach: Aufgaben, Rechte und Pflichten eines Betriebsrats

1.5.4 Haftung und strafrechtliche Grundlagen

Definition

- **Haftung** bedeutet verkürzt, für einen Schaden einzustehen. Es wird zwischen einer **strafrechtlichen Haftung** (der Schaden oder die Schuld sind eine Straftat ▷ S. 95, S. 101) und einer **zivilrechtlichen Haftung** (Verstoß gegen das BGB ▷ S. 95) unterschieden.
- Als **Schaden** bezeichnet man jede unfreiwillige Verschlechterung, die jemand durch eine andere Person erleiden muss, z. B. eine Körperverletzung, eine seelische Belastung oder ein finanzieller Verlust.

Menschen tragen grundsätzlich die Verantwortung für ihr Handeln. Im beruflichen Zusammenhang heißt das, Pflegende übernehmen für alle Pflegehandlungen die Verantwortung. Sie müssen ihre Aufgabe mit beruflicher Sorgfalt erledigen. Dazu gehören die Kenntnis und die Beherrschung der übernommenen Pflegehandlungen, das Abschätzen möglicher Risiken und die sach- und fachgerechte Durchführung.

Beispiel
Leidet eine pflegebedürftige Person unter Schluckstörungen, sind bestimmte Maßnahmen nötig, um ein möglicherweise lebensgefährliches Verschlucken zu vermeiden (Aspirationsprophylaxe ▷ S. 272). Übernimmt eine Pflegeperson das Anreichen der Nahrung, handelt sie dann verantwortungsvoll, wenn sie

- erkennt, dass die pflegebedürftige Person Schluckstörungen hat,
- alle Maßnahmen umsetzt, damit es nicht zum Verschlucken kommt und
- die Erste-Hilfe-Technik beherrscht, wenn es doch zum Verschlucken kommen sollte.

Erleidet eine pflegebedürftige Person einen Schaden, kann sie (oder ihr gesetzlicher Vertreter) gegen die Pflegefachperson oder die Pflegeeinrichtung Klage einreichen. In diesem Fall prüft ein Zivilgericht zunächst, ob ein **objektiver Maßstab** vorliegt, nach welchem die fachliche Verantwortung eingeschätzt werden kann. Dazu werden folgende Aspekte betrachtet:

- Ausbildungsstand/Kompetenzprofil
- Pflegestandards/Leitlinien und ihre Anwendung
- der Umfang des Verantwortungsbereichs im Rahmen einer Delegation (▷ S. 100).

Darüber hinaus prüft das Gericht, ob überhaupt ein **Tatbestand** vorliegt:

- Hat die Pflegeperson jemanden durch ihr Handeln oder Nicht-Handeln geschädigt?
- Hat die Pflegeperson gegen geltendes Recht verstoßen?
- Hätte die Pflegeperson den Schaden vermeiden können?
- Handelte die Pflegeperson vorsätzlich, d. h. hat sie die Schädigung bewusst in Kauf genommen (= absichtlich falsches Handeln)?
- Handelte die Pflegeperson fahrlässig, d. h. hat sie die Schädigung billigend in Kauf genommen (= durch Nachlässigkeit falsches Handeln)?

Im Sinne des Gesetzes kann einer Person ihr Fehlverhalten nur dann vorgeworfen werden, wenn sie es zum Zeitpunkt der Tat einsehen konnte. Die **Schuldfähigkeit** einer Person ist fraglich, wenn sie bei der Tat

- jünger als 14 Jahre alt und damit strafunmündig war,
- unter Drogen (Medikamenten, Alkohol o. Ä.) stand oder
- psychisch verändert und damit schuldunfähig war.

Unter Berücksichtigung all dieser Aspekte entscheidet ein Zivilgericht, ob es einen Anspruch auf Schadensersatz oder Schmerzensgeld gibt. Solange die Pflegeperson nicht vorsätzlich gehandelt hat, tritt im beruflichen Zusammenhang in der Regel die Betriebs- oder die Berufshaftpflichtversicherung für den entstandenen Schaden ein.

Wichtig
Ob ein bzw. eine Pflegende richtig handelt, ist immer von der Situation abhängig. Dazu gehören
- der Allgemeinzustand der pflegebedürftigen Person,
- die Arbeitsorganisation,
- die An- oder Abwesenheit von weiteren Fachpersonen sowie
- die Fachlichkeit und das Befinden der/des Pflegenden.

Eine lückenlose Dokumentation und Überlastungsanzeigen können eine zivilrechtliche Haftung abwehren.

Delegation

Definition
Delegation bedeutet, eine Aufgabe an eine andere Person abzugeben.

In der Pflegepraxis können Aufgaben von einer Berufsgruppe an eine andere delegiert werden:
- Ärztinnen und Ärzte delegieren Aufgaben an Pflegefachpersonen, z. B. Medikamentengabe, Wundversorgung oder Blutentnahme.
- Pflegefachpersonen delegieren an Pflegefachassistentinnen und -assistenten, z. B. Medikamentengabe in Einzelfällen, Durchführung von Pflegemaßnahmen nach Pflegeplan. Darüber hinaus können auch dem Kenntnisstand entsprechend Aufgaben an Auszubildende delegiert werden.

Wichtig
Vorbehaltene Tätigkeiten können nicht delegiert werden.

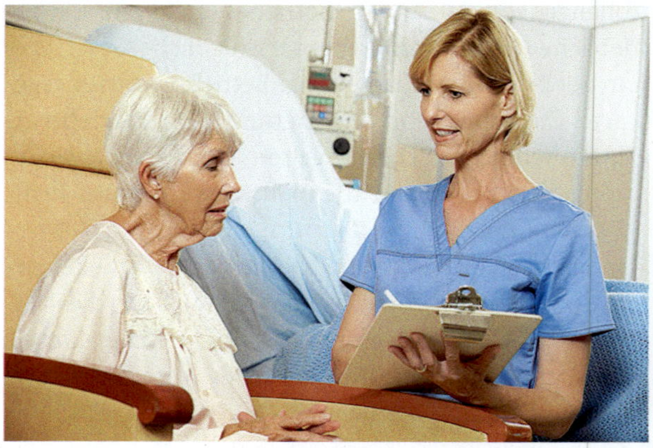

Abb. 1 Die Erhebung des Pflegebedarfs ist Pflegefachpersonen vorbehalten. Das heißt, dass diese Tätigkeit nur mit einem entsprechenden Abschluss übernommen werden darf.

Anordnungsverantwortung

Delegiert in einer Einrichtung eine angestellte Person eine Aufgabe an eine andere angestellte Person, verteilt sich die Verantwortung und damit auch die Haftungsfähigkeit auf drei Bereiche. Die anordnende Person
- trägt die Verantwortung dafür, dass die ausführende Person für die Aufgabe fachlich geeignet ist. Die fachliche Eignung ergibt sich aus dem Berufsabschluss (Kompetenzprofil ▷ S. 24), der persönlichen Qualifikation und der Erfahrung.
- trägt die Verantwortung dafür, dass die Aufgabe zumutbar ist. Das betrifft insbesondere spezielle Risiken oder Situationen, die für die ausführende Person nicht sofort erkennbar sind (z. B. eine nicht sichtbare Vorerkrankung).
- ist sich der Zustimmung der pflegebedürftigen Person sicher und überträgt die Tätigkeit mit einer genauen und verständlichen Anordnung, im Idealfall schriftlich. Die anordnende Person überzeugt sich vom Ergebnis.

Beispiel

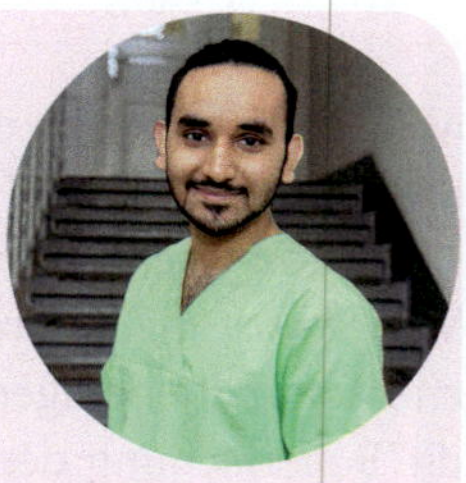

„Ich durfte schon oft bei Patientenaufnahmen auf meiner internistischen Station dabei sein. In meiner letzten Anleitung erklärte mir meine Praxisanleiterin, wie die Informationen für die Risikoassessments erhoben werden. Als wir diesmal eine Patientin zusammen aufgenommen hatten und sie kurzfristig bei einer Kollegin unterstützen musste, durfte ich die Erhebung der Informationen zum Sturzrisiko übernehmen. Ich fühlte mich bereits sicher im Umgang mit der Skala und konnte die Antworten der Patientin gut erfassen. Die Auswertung übernahm dann meine Praxisanleiterin."

Übernahme- und Durchführungsverantwortung
Die ausführende Person trägt die Verantwortung für die sach- und fachgerechte Durchführung der Tätigkeit. Sie muss folgende Punkte sicherstellen:
- fachliche Eignung: Bin ich fachlich geeignet?
- persönliche Eignung: Traue ich mir die Aufgabe zu?
- Richtigkeit der Tätigkeit: Ist die Aufgabe nicht strafbar? Ist die Aufgabe mit meinem Gewissen zu vereinbaren?

Eine Aufgabe, die ein Arzt oder eine Pflegefachperson delegiert, kann aus folgenden Gründen abgelehnt werden:
- Es ist eine offensichtlich fachlich falsche Anordnung.
- Die Übernahme der Aufgabe führt zur Überlastung (physisch oder psychisch).

In diesem Fall muss die Ablehnung unmittelbar nach der Delegation und vor der Übernahme der Aufgabe erfolgen.

Organisationsverantwortung
Finden Delegationen regelhaft statt, trägt der Arbeitgeber die Verantwortung dafür, dass die arbeitsorganisatorischen Rahmenbedingungen für eine sachgerechte Delegation vorliegen. Dazu gehören
- klare Aufgabenprofile, in denen geregelt ist, welche Berufsgruppe für welche Aufgaben zuständig ist,
- eindeutige Dienstvorschriften, die den Rahmen für delegierbare Tätigkeiten setzen,
- ein Dokumentationssystem, das eine eindeutige, schriftliche Delegation ermöglicht sowie
- regelmäßige Fortbildungen zu Fragen der Delegation und des Haftungsrechts.

Unerlaubte Handlungen und Straftaten
Die Pflege kann Tätigkeiten umfassen, die ohne einen Rechtfertigungsgrund strafbar sind. Dazu gehören vor allem
- Verletzung des Datenschutzes
- Verletzung der Schweigepflicht
- Körperverletzung
- Freiheitsentziehung.

Rechtfertigungsgründe können u. a. sein:
- die Einwilligung der einsichtsfähigen Person nach Aufklärung („aufgeklärte Einwilligung")
- eine mutmaßliche Einwilligung
- ein richterlicher Beschluss
- Notwehr (Abwehr einer Gefahr gegenüber sich selbst) und Nothilfe bzw. Notstand (Abwehr einer Gefahr gegen einen Fremden)

Datenschutz
Datenschutz spielt in der Pflege eine zentrale Rolle. Um pflegebedürftige Menschen optimal versorgen zu können, benötigen Pflegende umfassende Informationen über deren Gesundheitszustand. Der Umgang mit Gesundheitsdaten ist in der Datenschutzgrundverordnung (DSGVO) geregelt.

Daten erheben und verarbeiten	• nur für die Pflege und Betreuung notwendige, personenbezogene Daten dürfen erhoben werden • Daten dürfen nicht an Unbefugte weitergegeben werden • betroffene Personen müssen zugestimmt haben
Patientenakten	• müssen sicher und für Unbefugte unzugänglich gelagert werden
Vertraulichkeit	• vor Dritten darf nicht über Personendaten gesprochen werden, auch nicht im Todesfall der Betroffenen • Angehörige haben ohne Einwilligung der Betroffenen keinen Anspruch auf Einsicht in deren personenbezogene Daten
Rechte der Betroffenen	• haben das Recht auf Auskunft über die gespeicherten Daten • können Berichtigung, Löschung oder Sperrung der Daten beantragen.

Tab. 1 Rechte und Pflichten beim Datenschutz

Schweigepflicht

Alles, was Pflegepersonen im Verlauf der Pflege und Betreuung über Pflegebedürftige erfahren, unterliegt der Schweigepflicht. Dazu gehören insbesondere folgende Informationen, auch über den Tod hinaus:

- Namen der Pflegebedürftigen
- die Tatsache, dass die Pflegebedürftigen in medizinischer Behandlung bzw. pflegebedürftig sind
- Krankheitsbilder, Diagnosen und Therapien
- Prognosen (zu erwartender Ausgang einer Erkrankung)
- Geschehnisse des Privatlebens
- ungünstige Charaktermerkmale, Verhaltensweisen oder psychische Auffälligkeiten (z. B. bei Demenz)
- berufliche, wirtschaftliche, finanzielle Verhältnisse

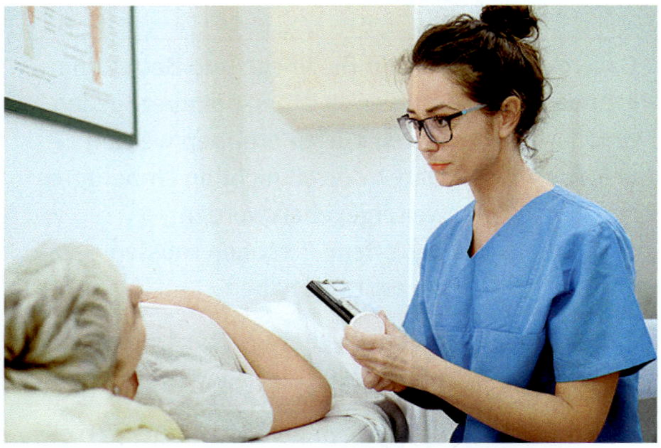

Abb. 1 Pflegende unterliegen wie Ärztinnen und Ärzte gemäß § 203 des Strafgesetzbuches (SGB) der Schweigepflicht.

Das Personal von Pflege- und Gesundheitseinrichtungen kann zum Zweck der Pflege oder medizinischen Behandlung solche Informationen grundsätzlich weitergeben. Pflegebedürftige Personen bzw. Patientinnen und Patienten im Krankenhaus willigen dieser Informationsweitergabe mit ihrer Unterschrift zu. Damit liegt eine Rechtfertigung für das Brechen der Schweigepflicht in diesen Fällen vor. Darüber hinaus sind folgende Situationen ebenfalls von der Schweigepflicht ausgenommen:

- Eine zu pflegende Person plant eine Straftat, die nur durch die Weitergabe der Information der Pflegeperson verhindert werden kann.
- Eine zu pflegende Person leidet an einer meldepflichtigen Krankheit (▷ S. 61).

Körperverletzung

Definition

Körperverletzung bedeutet die körperliche Misshandlung sowie die Schädigung der Gesundheit bzw. Unversehrtheit des Körpers. Sie ist grundsätzlich strafbar.

Beispiel

Entsprechend der Definition ist eine Injektion eine Körperverletzung – auch wenn sie der Gesundheit der Person dient. Jedoch führt sie zu einer Verletzung der Haut durch das Einbringen eines Medikaments mit der Kanüle in das Gewebe. Die Injektion ist dann keine Straftat, wenn die pflegebedürftige Person vorher eingewilligt hat. Umgekehrt kann eine Injektion eine Straftat sein, wenn die pflegebedürftige Person diese ablehnt.

Freiheitsentziehung

Die Freiheitsentziehung im Pflegefall ist eine der am häufigsten versteckt stattfindenden Straftaten. Sie umfasst z. B. Fesselung/Fixierung einer pflegebedürftigen Person oder die Unterbringung in einer geschlossenen psychiatrischen Abteilung. Als Freiheitsentziehung gelten auch

- hochgezogene Bettgitter oder andere Maßnahmen, die das selbstständige Verlassen des Bettes verhindern,
- absichtlich verstellte Türen, die Personen am Verlassen des Zimmers, der Station oder des Wohnbereichs hindern,
- das Verstecken oder Wegstellen der Schuhe oder Mobilitätshilfen sowie
- das Abmontieren der Türklinken.

Entsteht ein Schaden durch eine strafbare Handlung, erhebt (zusätzlich) die Staatsanwaltschaft Anklage. Ein Strafgericht prüft neben den Fragen der Verantwortung und Rechtsfähigkeit, ob ein Rechtfertigungsgrund vorliegt.

! Wichtig

Kommt es zu einer Verurteilung und einer Strafe, haftet die schädigende Person immer persönlich (nicht der Arbeitgeber oder eine Versicherung). Zusätzlich zu den vom Strafgericht verhängten Strafen kann der Arbeitgeber den Straftäter abmahnen oder ihm kündigen.

„Gib schon mal die Medikamente!“

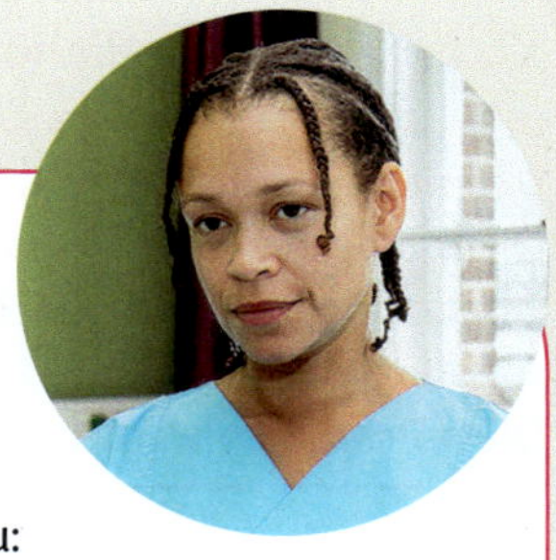

Fallsituation:

Ingrid durfte mit ihrer Praxisanleiterin schon häufig die Medikamente auf Station verabreichen und unter Anleitung auch Insulin spritzen.
Bei der Morgenrunde ertönt plötzlich der Notruf und kurz danach klingelt das Telefon der Praxisanleiterin – ein Notfall! Sie läuft den Flur runter und ruft Ingrid noch zu: „Geh schon mal zu Frau Hahn und Herrn Adamowicz und gib die Medikamente!“

So hat Ingrid sich verhalten:

„Obwohl ich das alles schon oft gemacht hatte, war ich doch kurz ziemlich aufgeregt. Darf ich das eigentlich? Ich hatte ja mit meiner Praxisanleiterin die Medikamente zusammengestellt, war mir also sicher, dass alles richtig ist. Trotzdem hatte ich ein mulmiges Gefühl, als ich mit den Medikamenten zu Frau Hahn ging. Ich erklärte ihr die Situation und fragte, ob sie was dagegen hätte, wenn ich ihr heute die Medikamente und das Insulin gebe. Sie lächelte, freute sich und sagte: ‚Ihr jungen Leute müsst doch irgendwann mal selbstständig werden. Machen Sie ruhig, da kann gar nichts schiefgehen. Mein Frühstück steht ja schon bereit.‘
Ich glich alles mit der Anordnung ab und gab Frau Hahn die Medikamente und spritzte das Insulin genau so, wie ich es gelernt hatte. In der Dokumentation setzte ich das Häkchen bei der Durchführung mit meiner Signatur.
Als ich zu Herrn Adamowicz ging, sah die Situation anders aus. Er machte einen etwas verwirrten und schläfrigen Eindruck. So kannte ich ihn gar nicht. Er bekam recht viele unterschiedliche Medikamente und heute Morgen beim Stellen fiel mir schon auf, dass ich gar nicht alle Medikamente von ihm kannte. Das war mir zu heikel. Ich nahm die Medikamente wieder mit und besprach die Situation direkt mit der zweiten Pflegefachkraft im Dienst.“

Das war richtig, weil Ingrid ...

- Frau Hahn um Einverständnis gefragt hat (Rechtfertigung für Körperverletzung durch die Injektion).
- die Medikamente sachgerecht verabreicht hat (berufliche Sorgfalt, verantwortliches Handeln und Durchführungsverantwortung).
- die Medikamentengabe dokumentiert hat.
- die Übertragung und Durchführung der Aufgabe in dem Moment ablehnte, als sie unsicher war und die Pflegesituation nicht mehr stabil schien.
- die Situation und das vorläufige Zurückhalten der Medikamente bei Herrn Adamowicz kommunizierte und sich fachliche Unterstützung holte bzw. dadurch dafür gesorgt hat, dass jemand anderes die Aufgabe übernimmt.

Impulsfragen:

- Haben Sie schon einmal die Medikamentengabe übertragen bekommen? Wie sind Sie dabei vorgegangen?
- Wie ist die Delegation von ärztlichen Anordnungen in Ihrer Einrichtung geregelt?

1.5.5 Sozialrechtliche Grundlagen

Definition
Die Bundesrepublik Deutschland ist nach dem Grundgesetz ein **sozialer Staat.** Der Staat ist verpflichtet, für soziale Gerechtigkeit und soziale Sicherung zu sorgen. Diese Prinzipien werden **Sozialstaatsgebot** genannt.

Das **Prinzip der sozialen Gerechtigkeit** steht für einen Ausgleich zwischen Menschen mit hohem Einkommen und Menschen mit niedrigem Einkommen. So werden z.B. höhere Einkommen mit höheren Steuern belegt oder es wird versucht, den Zugang zu Bildung unabhängig von der finanziellen Situation zu gestalten.

Das **Prinzip der sozialen Sicherheit** ist durch die Sozialgesetzgebung in den Sozialgesetzbüchern (SGB) umgesetzt. Die Grundidee umfasst
- ein menschenwürdiges Dasein zu sichern,
- gleiche Voraussetzungen für die freie Entfaltung der Persönlichkeit, insbesondere auch für junge Menschen zu schaffen,
- die Familie zu schützen und zu fördern,
- den Erwerb des Lebensunterhaltes durch eine frei gewählte Tätigkeit zu ermöglichen und
- besondere Belastungen des Lebens, auch durch Hilfe zur Selbsthilfe, abzuwenden oder auszugleichen.

Die Leistungen der sozialen Sicherung können in Leistungen aus Steuergeldern und Leistungen der gesetzlichen Sozialversicherung unterteilt werden.

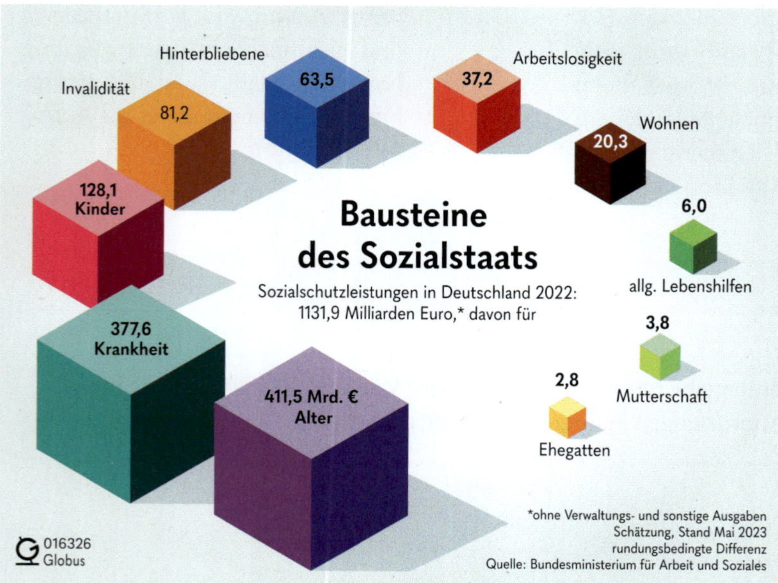

Abb. 1 Bausteine des Sozialstaats und die jeweiligen Ausgaben

Soziale Leistungen aus Steuergeldern

Soziale Härten, die jeden Menschen in Deutschland betreffen könnten, werden in der Regel durch Leistungen aus Steuermitteln finanziert. Dadurch wird gewährleistet, dass die Kosten auf möglichst viele Schultern verteilt werden. Es gibt
- direkt finanzierte Leistungen und
- indirekte Leistungen, z.B. durch Steuervergünstigungen.

Die Umsetzung der steuerfinanzierten Leistungen ist föderal (▷ S. 94) aufgeteilt, z.B.:
- Elterngeld (Bund)
- Wohngeld (Bund und Länder)
- Ausbildungs- und Aufstiegsförderung (Bund und Länder)
- Unterhaltsvorschuss (Bund und Länder)
- Beamtenpensionen und Beamtenbeihilfe (Bund, Länder und Gemeinden)
- Grundsicherung für Arbeitsuchende (ALG II nach SGB II) sowie im Alter und bei Erwerbsminderung (SGB XII) (Bund und Gemeinden)
- Sozialhilfe (Gemeinden)
- Kinder- und Jugendhilfe (Gemeinden)
- freiwillige soziale Leistungen (Gemeinden)
- Kindergeld und Familienleistungsausgleich (Bund, Länder und Gemeinden)
- Zuschüsse zur gesetzlichen Rentenversicherung, gesetzlichen Krankenversicherung (Bund)
- Rentenversicherungsbeiträge für Zeiten der Kindererziehung (Bund)

Soziale Leistungen der gesetzlichen Sozialversicherungen

Die Sozialversicherungen funktionieren nach dem **Solidarprinzip** (Solidarität = Gemeinschaftssinn): Ein Kreis aus Versicherten zahlt in die Sozialversicherung ein und ist berechtigt, im Bedarfsfall darauf zurückzugreifen. Wer ein hohes Einkommen hat, zahlt höhere Beiträge als jemand mit einem niedrigen Einkommen. Im Bedarfsfall ist der grundsätzliche Anspruch unabhängig davon, wie viel jemand eingezahlt hat.
Für bestimmte Leistungen (z.B. Rente, Arbeitslosengeld, Krankengeld) gilt das **Äquivalenzprinzip** (Äquivalenz = Gleichwertigkeit): In diesen Fällen rich-

tet sich die Höhe der Leistungen nach der Höhe und Dauer der Einzahlungen.
Es gilt die **Versicherungspflicht.** Die Beiträge zu den Versicherungen richten sich nach dem Bruttolohn (Arbeitsgehalt vor dem Abzug von Steuern) und sind paritätisch (gleichberechtigt) auf Arbeitgeber und Arbeitnehmer verteilt. Ausnahme ist die gesetzliche Unfallversicherung, die ausschließlich vom Arbeitgeber getragen wird. Die Arbeitnehmerbeiträge werden i. d. R. automatisch vom Lohn abgezogen und vom Arbeitgeber eingezahlt.
Die gesetzlichen Sozialversicherungen sind jeweils in eigenen Sozialgesetzbüchern (SGB) geregelt. Oft werden die Sozialversicherungen mit der Nummer des Gesetzbuches abgekürzt, z. B. Pflegeversicherung = SGB XI.

Gesetzliche Arbeitslosenversicherung

Definition
Die **Arbeitslosenversicherung** ist im SGB III geregelt. Der Versichertenkreis umfasst alle Arbeitnehmer und Arbeitnehmerinnen, die einer sozialversicherungspflichtigen Beschäftigung nachgehen. Ausgenommen sind demnach Beamtinnen und Beamte, Selbstständige oder Menschen mit einem Minijob.
Träger der Arbeitslosenversicherung ist die Bundesagentur für Arbeit (BA) in Nürnberg.

Im Fall von Arbeitslosigkeit erhalten die Versicherten unter bestimmten Umständen Arbeitslosengeld (ALG I). Dies erfolgt befristet und beträgt einen bestimmten Prozentsatz des vorherigen Nettoeinkommens. Darüber hinaus umfasst die Arbeitslosenversicherung zahlreiche Leistungen zur Weiterqualifizierung, Verhinderung von Arbeitslosigkeit, Beratung und Vermittlung bei der Arbeitssuche oder Unterstützung bei der Aufnahme einer selbstständigen Tätigkeit.

Der **Beitrag** zur Arbeitslosigkeit wird regelmäßig neu festgelegt, liegt 2025 bei 2,6 % vom Bruttoeinkommen und wird jeweils zur Hälfte von Arbeitgeber und Arbeitnehmer getragen. Die **Beitragsbemessungsgrenze** (▷ S. 107) führt zur Deckelung von Leistungen.

Gesetzliche Krankenversicherung

Definition
Die **gesetzliche Krankenversicherung (GKV)** ist in Sozialgesetzbuch (SGB) V geregelt. Der Versichertenkreis umfasst Arbeitnehmerinnen und Arbeitnehmer, Auszubildende, Arbeitslose, Rentnerinnen und Rentner sowie Studierende. Die Versicherten sind entweder als Mitglieder pflichtversichert, freiwillig versichert oder beitragsfrei mitversicherte Familienmitglieder.
Träger der gesetzlichen Krankenversicherung sind die verschiedenen Krankenkassen, z. B. AOK, DAK.

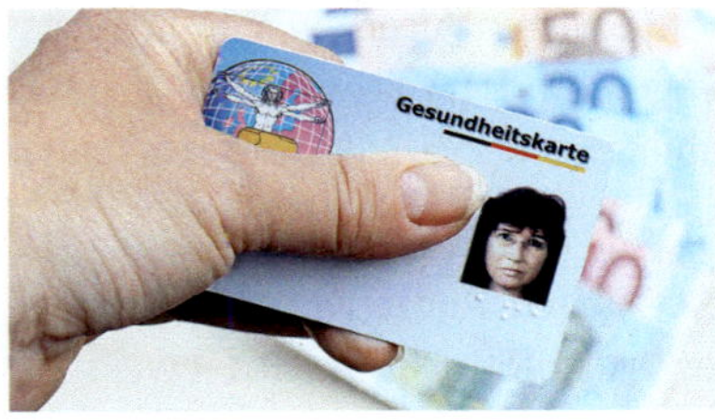

Abb. 2 Ungefähr 90 Prozent der Menschen in Deutschland sind Mitglied einer gesetzlichen Krankenkasse.

Es gibt – historisch gewachsen – eine größere Anzahl gesetzlicher Krankenkassen, die sich in ihren Leistungen und Kosten nur geringfügig unterscheiden. Die Wahl der Krankenkasse ist frei.

Die **Leistungen** der gesetzlichen Krankenversicherung richten sich nach dem gesetzlichen Leistungskatalog. Alle Versicherten haben den gleichen Anspruch auf diese Leistungen. Sie umfassen vor allem
- Behandlung bei Krankheit (ärztliche und zahnärztliche Behandlung),
- Arznei-, Heil- und Hilfsmittel,
- Krankenhausbehandlung,
- häusliche Krankenpflege,
- Leistungen zur Gesundheitsförderung und Prävention (▷ S. 135) sowie
- Maßnahmen zur Rehabilitation.

Der **allgemeine Beitragssatz** liegt 2025 bei 14,6 % des Bruttolohns. Er wird jeweils zur Hälfte von Arbeitgeber und Arbeitnehmer getragen. Darüber hinaus dürfen gesetzliche Krankenkassen einen Zusatzbeitrag zum allgemeinen Beitrag verlangen, der nur vom Arbeitnehmer getragen ist.

Alle Beiträge fließen in den Gesundheitsfonds, der zusätzlich mit Steuermitteln ergänzt wird. Aus dem Gesundheitsfonds finanzieren die Kassen ihre gesetzlichen Leistungen. Die **Beitragsbemessungsgrenze** führt zu einer Deckelung der Pflichtbeiträge.

Gesetzliche Rentenversicherung

Definition
Die **gesetzliche Rentenversicherung** ist in SGB VI geregelt. Der Versichertenkreis umfasst grundsätzlich sozialversicherungspflichtig Beschäftigte sowie zahlreiche weitere Personengruppen wie z. B. Eltern während der Elternzeit oder pflegende Angehörige und freiwillig Versicherte.
Träger der gesetzlichen Rentenversicherung ist die Deutsche Rentenversicherung.

Die **Leistungen** der gesetzlichen Rentenversicherung umfassen u. a. die Rente wegen Alters, wegen Erwerbsunfähigkeit oder wegen Tod („Witwenrente") sowie Leistungen der Rehabilitation (▷ S. 369) und zur Teilhabe.

Der **Beitrag** zur gesetzlichen Rentenversicherung beträgt 2025 18,6 % des Bruttolohns und wird jeweils zur Hälfte von Arbeitgeber und Arbeitnehmer getragen. Zusätzlich wird die Rentenversicherung mit Steuermitteln des Bundes zum Ausgleich von versicherungsfremden Leistungen gestützt. Dieser Bundeszuschuss macht inzwischen 30 % der Gesamteinnahmen der Rentenversicherung aus.

Die Rentenversicherung ist ein Umlagesystem, d. h. mit den Rentenbeiträgen der heutigen Beschäftigten werden die Renten der heutigen Rentner finanziert. Gleichzeitig erwerben die Beschäftigten einen Rentenanspruch, abhängig von der Höhe ihres Arbeitsentgelts und der Dauer der Einzahlung in die Rentenversicherung. Die **Beitragsbemessungsgrenze** führt zu einer Deckelung der Pflichtbeiträge sowie der Leistung. Aufgrund des **demografischen Wandels** wiederholen sich die Debatten um die Generationengerechtigkeit und die Sicherheit der Rente in regelmäßigen Abständen.

Rentenrechner
Auf der Webseite der Deutschen Rentenversicherung (DRV) lässt sich mit einem Online-Rechner die Rente berechnen, wenn alle notwendigen Informationen dazu vorliegen:
www.deutsche-rentenversicherung.de

Gesetzliche Unfallversicherung

Definition
Die **gesetzliche Unfallversicherung** ist in SGB VI geregelt. Der Versichertenkreis umfasst einen großen Personenkreis, i. d. R. in Verbindung mit Erwerbstätigkeit, aber auch z. B. Schülerinnen und Schüler in der Schule, Kinder im Kindergarten oder Angehörige, die nicht erwerbsmäßig pflegen. Es gilt die Pflichtversicherung.
Der **Träger** der gesetzlichen Unfallsversicherung sind die Berufsgenossenschaften und Unfallkassen.

Die **Leistungen** umfassen medizinische und berufsfördernde Sachleistungen im Fall von Berufskrankheiten (▷ S. 83), Arbeits- und Arbeitswegeunfällen (▷ S. 81) sowie dazugehörige Rehabilitationsleistungen.

Zu den Geldleistungen gehören z. B. Lohnersatzleistungen, Sterbegeld oder Hinterbliebenenrente.

Der **Beitrag** zur gesetzlichen Unfallversicherung wird ausschließlich vom Arbeitgeber entrichtet und richtet sich nach der Höhe des Arbeitsentgelts sowie nach der Unfallgefährdung des Arbeitsbereichs.

Soziale Pflegeversicherung

Definition
Die **soziale Pflegeversicherung** ist in SGB XI geregelt. Der Versichertenkreis ist analog zur GKV (▷ S. 105). Träger der sozialen Pflegeversicherung sind die Pflegekassen, die meistens den Krankenkassen angegliedert sind.

Die **Leistungen** umfassen im Fall der Pflegebedürftigkeit Sach- und Geldleistungen und sind ausführlich in Kapitel 4.1 (▷ S. 381) dargestellt.

Der **Beitrag** zur Pflegeversicherung umfasst 2025 3,6 % und wird jeweils zur Hälfte von Arbeitgeber und Arbeitnehmer getragen. Kinderlose entrichten darüber hinaus zusätzlich 0,6 % des Bruttolohns ohne Arbeitgeberanteil. Eine abweichende Regelung gilt im Bundesland Sachsen. Dort entfallen von den 3,6 % Pflegeversicherungsbeitrag 2,3 % auf die Beschäftigten und 1,3 % auf die Arbeitgeber. Die **Beitragsbemessungsgrenze** führt zu einer Deckelung der Pflichtbeiträge.

Ausnahmen von der Regel

Der Versichertenkreis der gesetzlichen Sozialversicherungen wird allgemein mit „sozialversicherungspflichtig Beschäftigte" umschrieben. Hiervon sind bestimmte Personengruppen ausgeschlossen:

- **Selbstständige und freiberuflich Tätige** (z.B. Inhaber eines Geschäfts, Honorardozenten) müssen sich in der Regel privat oder freiwillig versichern, da sie keinen Arbeitgeber haben. In der gesetzlichen Krankenversicherung und sozialen Pflegeversicherung gilt dies auch für alle Angestellten, die mit ihrem Gehalt über der Beitragsbemessungsgrenze liegen.
- Die **Beitragsbemessungsgrenze** ist eine Obergrenze des Bruttoarbeitslohns. Oberhalb dieser Grenze sind die Beiträge und teilweise auch die Leistungen der Sozialversicherungen gedeckelt: Übersteigt der Bruttoarbeitslohn die Beitragsbemessungsgrenze, wird der Versicherungsbeitrag höchstens von diesem Grenzbetrag erhoben. Bei Personen mit einem Einkommen über der Beitragsbemessungsgrenze wird davon ausgegangen, dass diese keinen oder zumindest keinen über diesen Beitrag hinausgehenden Schutz durch die Sozialkassen benötigen.
- **Beamtinnen und Beamten** unterliegen einem besonderen Sozialsystem, welches im Beamtenversorgungsgesetz geregelt ist. So erhalten sie z.B. keine Rente, sondern eine Pension und erhalten eine Beihilfe im Fall von Krankheit.
- Um auch die **geringfügige Beschäftigung** (sogenannter Minijob) attraktiv zu gestalten, ist dieses Arbeitsverhältnis von der Sozialversicherungspflicht der Arbeitnehmer ausgenommen. Dafür erwerben die Arbeitnehmer z.B. nur geringere Rentenansprüche.

Menschen, die nicht unter die Sozialversicherungspflicht fallen, können in verschiedenen Bereichen z.B. Leistungen der **Sozialhilfe** oder **Hilfen zum Lebensunterhalt** oder **Hilfe zum Alter** in Anspruch nehmen. Diese steuerfinanzierten Leistungen müssen i.d.R. bei den Kommunen beantragt werden.

1.5.6 Klimaschutz und Schutz vor Hitze

Ursachen und Folgen des Klimawandels

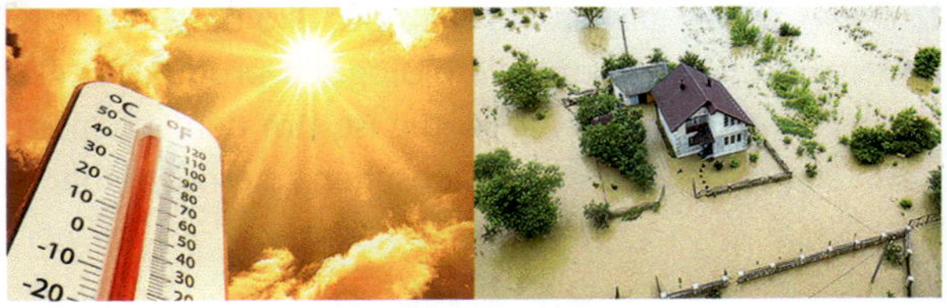

Abb. 1 Extremwetterereignisse als Folge des Klimawandels

Definition

Als **Klima** bezeichnet man die Zusammenfassung der Wettererscheinungen, die den mittleren Zustand der Atmosphäre an einem bestimmten Ort oder in einem mehr oder weniger großen Gebiet charakterisieren. Es unterscheidet sich damit von einzelnen Wetterlagen, die zeitlich und örtlich sehr unterschiedlich sein können.

Das **Wetter** beschreibt die spürbaren und messbaren Zustände der Atmosphäre, z.B. Wärme, Niederschlag und Wind.

Durch Messungen über die Jahrhunderte hinweg können Veränderungen des Klimas gut bewertet werden. Neben Schwankungen des Klimas, die zu den natürlichen Gegebenheiten gehören, gelten bestimmte Veränderungen inzwischen als menschengemacht (anthropogen). Dieser **Klimawandel** macht sich vor allem in einer kontinuierlichen Erwärmung der Erdoberfläche bemerkbar.

Beispiel

Die Erderwärmung führt zu einer Zunahme von gefährlichen Wetterphänomenen (Extremwetterereignisse), wie mehrjährige Dürrezeiten, zerstörerische Stürme und Niederschläge sowie dem Anstieg des Meerwasserspiegels, der sich in Überflutungen von Inseln und Küstenstreifen zeigt.

Als Ursachen der Erwärmung gelten unter anderem:

- der Ausstoß von Kohlenstoffdioxid (CO_2), z.B. durch die Verbrennung von fossilen Brennstoffen (Öl, Kohle, Gas),
- die extensive (erweiterte) Landwirtschaft und
- der hohe Warenkonsum, welcher mit hohem Energieaufwand zur Produktion und zum Transport der Waren einhergeht.

Ökologischer Fußabdruck

Alle Menschen auf der Welt beeinflussen das Klima mit ihrem Handeln. Um dieses Handeln von Einzelnen greifbar zu machen, gibt es das Maß des ökologischen Fußabdrucks. Es beschreibt die biologisch produktive Fläche auf der Erde, die notwendig ist, um den Lebensstil und Lebensstandard eines Menschen zu ermöglichen.

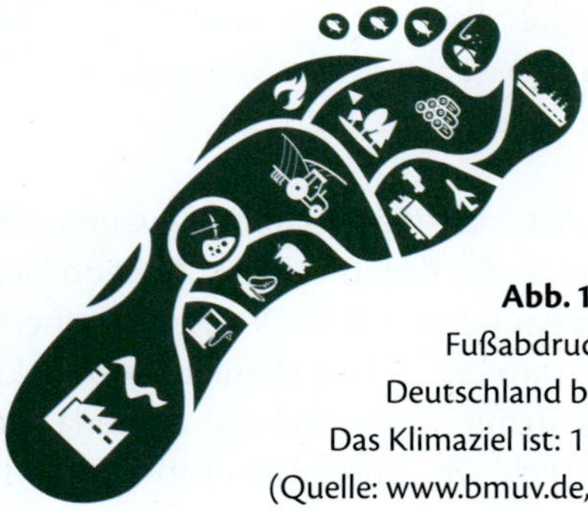

Abb. 1 Der ökologische Fußabdruck pro Kopf in Deutschland beträgt 10,8 t CO_2. Das Klimaziel ist: 1 t CO_2 pro Kopf (Quelle: www.bmuv.de, Stand: 24.10.24).

Je mehr wir verbrauchen und je mehr Schadstoffe wir produzieren, umso größer ist unser Fußabdruck. Damit ist der ökologische Fußabdruck ein Indikator für Nachhaltigkeit.

Definition

Nachhaltigkeit beschreibt ein Prinzip der Ressourcennutzung. Kommen nur so viele Ressourcen zum Einsatz, wie sie die Natur wiederherstellen kann, gilt eine Produktion als nachhaltig.
Die **Biokapazität** ist die Fähigkeit der Natur, nützliche biologische Materialien herzustellen und durch den Menschen erzeugte Abfallstoffe aufzunehmen.

Ist der ökologische Fußabdruck einer Region, eines Landes oder eines Kontinents größer als die Biokapazität, kurbelt dies den Treibhauseffekt immer weiter an. Forschungen gehen davon aus, dass – auf die gesamte Erde bezogen – bereits seit Ende des letzten Jahrhunderts der ökologische Fußabdruck größer als die Biokapazität ist.

Grundsätzlich helfen folgende Verhaltensweisen, den individuellen ökologischen Fußabdruck zu verkleinern:
- weniger Wohnraum, dafür mit ökologischer Energieversorgung und energetischer Dämmung
- pflanzenbasierte Ernährung mit überwiegend regionalen und saisonalen Produkten
- Fortbewegung zu Fuß oder mit dem Fahrrad statt mit dem Auto
- Fortbewegung mit öffentlichen Nahverkehrsmitteln statt mit dem Auto
- Reisen mit dem Zug statt mit Auto, Schiff oder Flugzeug
- Konsum langlebiger oder gebrauchter Produkte
- Abfallvermeidung durch geplanten und bewussten Konsum sowie Bevorzugung von unverpackten Produkten und konsequentes Recycling

Auch wenn der ökologische Fußabdruck – genauso wie andere Maßeinheiten zur Nachhaltigkeit – nicht alle Umweltbereiche exakt erfasst, stellt er eine gute Möglichkeit dar, den eigenen Konsum zu reflektieren.

Ökologischer Fußabdruck

Unter www.uba.co2-rechner.de können Sie Ihren persönlichen ökologischen Fußabdruck berechnen und entscheiden, an welchen Stellen Sie Ihr ökologisches Verhalten ändern wollen oder können.

Klimafreundlich pflegen

Der Klimawandel wirkt sich auf verschiedene Bereiche des Gesundheits- und Pflegewesens aus:
- Hitzebelastung von gefährdeten Personengruppen führt zu Kreislaufproblemen und Dehydration (▷ S. 272) bis hin zum Tod.
- Zunahme von schädlichen Mikroorganismen und Insekten kann zu einer Verstärkung von allergischen Reaktionen und einer Zunahme von Infektionserkrankungen führen.
- Starke Sonneneinstrahlung führt zu Gesundheitsschäden (z. B. Sonnenbrand, Hautkrebs).
- Luftverunreinigung oder Ozonbelastung führen zu Atembeschwerden.
- Extremwetterereignisse führen zu Verletzungen und Todesfällen.

Die Pflege ist eine der größten Branchen in Deutschland. Senkt sie ihren ökologischen Fußabdruck, wirkt sich das stark auf das Klima aus. Viele Maßnahmen müssen auf Einrichtungsebene umgesetzt werden. Pflegende können wichtige Impulse geben und ihre Einrichtungen z. B. auf Initiativen wie „Klimafreundlich pflegen" der Arbeiterwohlfahrt hinweisen. Werden Maßnahmen zum Klimaschutz in Einrichtungen eingeführt, können Pflegende die Umsetzung unterstützen und selbst mit gutem Beispiel vorangehen.

Maßnahmen auf Einrichtungsebene sind z. B.:
- energetische Sanierung der Gebäude
- Dachflächennutzung für Solar-/Fotovoltaikanlagen
- effiziente Wassernutzung
- Einführung von Mehrwegsystemen
- Vermeidung von Einwegartikeln, sofern mit hygienischen Vorgaben vereinbar
- nachhaltige Mahlzeitenproduktion mit regionalen und saisonalen Produkten oder effizientes Bestellsystem für weniger Nahrungsmittelverschwendung
- Abfallvermeidung, Abfalltrennung und Recycling
- Umstellung auf energieeffiziente Geräte
- Umstellung auf Nutzung erneuerbarer Energien
- Umstellung auf Elektroautos oder Dienstfahrräder in der ambulanten Pflege

Hitzeschutz

Der Deutsche Wetterdienst gibt Hitzewarnungen heraus, wenn eine starke Wärmebelastung für mindestens zwei Tage in Folge vorhergesagt wird und eine ausreichende nächtliche Auskühlung der Wohnräume nicht mehr gewährleistet ist. Es gibt zwei Warnstufen:
- **Hitzewarnstufe I:** „starke Wärmebelastung", die „gefühlte Temperatur" ist an zwei Tagen in Folge über 32 °C, zusätzlich nur geringe nächtliche Abkühlung
- **Hitzewarnstufe II:** „extreme Wärmebelastung", die „gefühlte Temperatur" liegt am frühen Nachmittag über 38 °C

! **Wichtig**
Hitzewarnungen gelten grundsätzlich für einen ganzen Tag und damit auch für die Nacht.

Vor allem alte, kranke oder pflegebedürftige Menschen sowie Neugeborene, Säuglinge und Kleinkinder sind im Fall von Hitzewarnstufen besonderes gefährdet. Aus diesem Grund empfiehlt die Weltgesundheitsorganisation ein einheitliches Vorgehen bei Hitze.

In vielen Bundesländern müssen Pflegeheime und Krankenhäuser sowie die Kommunen **Hitzeaktionspläne** vorhalten, in denen die folgenden Maßnahmen konkretisiert sind.

Nutzung des Hitzewarnsystems
- Einrichtung ist an kommunales Meldewesen angeschlossen.
- Einrichtung nutzt Warnsystem des Deutschen Wetterdienstes.

Zentrale Koordinierung und interdisziplinäre Zusammenarbeit
- Hitzeaktionsplan liegt vor und ist allen bekannt.
- Einrichtung benennt eine zentrale Ansprechperson im Fall einer Hitzewarnung.
- Hitzeaktionsplan umfasst Liste mit allen einzubindenden internen und externen Akteuren aus allen Berufsgruppen, z. B. Hausärztin, Apotheker, Reinigungspersonal, Hauswirtschaft.
- Einbindung von Nachbarn und Angehörigen in der häuslichen Pflege

Information und Kommunikation
- Informationsmaterial oder Dienstvorschriften liegen vor, in welchen das Verhalten im Fall einer Hitzewarnung beschrieben ist (im Idealfall barrierefrei sowie in mehreren Sprachen, sofern nötig).
- engmaschiger Kontakt zu Pflegebedürftigen und Patientinnen
- Information und Aufklärung von Angehörigen, Nachbarn, Freunden findet statt.

Reduzierung von Hitze in Innenräumen
- Nutzung von Jalousien, tagsüber bei geschlossenen Fenstern
- Stoßlüftung nachts
- Raumbefeuchtung
- Einsatz von Ventilatoren oder Klimageräten

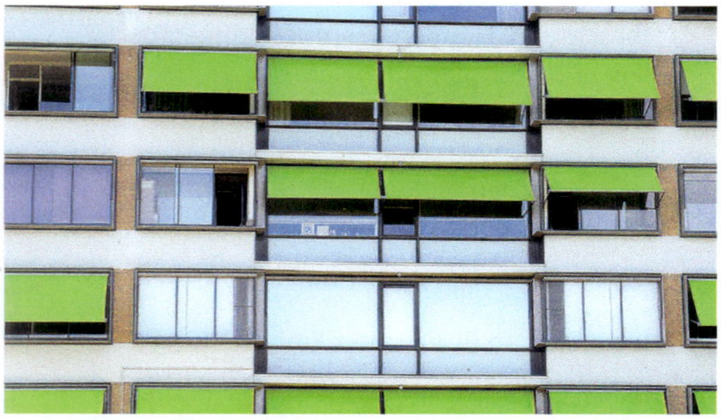

Abb. 2 Vorderansicht eines Pflegeheims mit Markisen als Sonnen- und Hitzeschutz von außen und Jalousien von innen.

Besondere Beachtung von Risikogruppen
- Risikoassessment: Welche Pflegebedürftigen sind besonders gefährdet, z. B. aufgrund von kognitiven Störungen, chronischen Krankheiten, fehlendem Durstgefühl, geringem Trinkverhalten, Immobilität?
- konsequente Dehydrationsprophylaxe (▷ S. 272)
- Erste Hilfe bei akutem Hitzestress (▷ S. 509)

Zeit zum Reflektieren …

Schätzen Sie Ihre Kompetenzen ein: Wo fühlen Sie sich sicher? Wo möchten Sie noch mal nachlesen oder etwas vertiefen? Setzen Sie Ihre ganz persönlichen Häkchen für Ihre Lernerfolge!

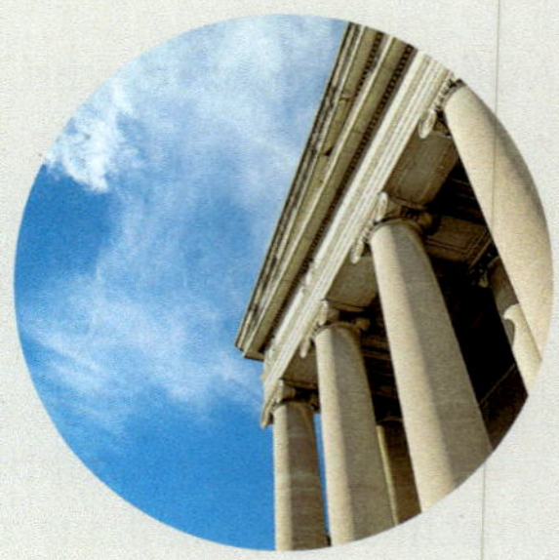

Ich …

- ☐ fasse wichtige Inhalte meines Ausbildungsvertrags zusammen.
- ☐ kenne die tarifrechtlichen Grundlagen meines Berufs und meiner Einrichtung.
- ☐ benenne Möglichkeiten der betrieblichen Mitbestimmung.
- ☐ erkläre die haftungsrechtlichen Zusammenhänge im Rahmen der Delegation.
- ☐ beschreibe die sozial- und rechtsstaatlichen Prinzipien der Bundesrepublik Deutschland.
- ☐ erkläre die Strukturen der sozialen Sicherung in Deutschland.
- ☐ beschreibe den Einfluss meines privaten und beruflichen Handelns auf den Klimawandel.
- ☐ erkläre Maßnahmen zum Klimaschutz im privaten und beruflichen Alltag.
- ☐ beschreibe Handlungsempfehlungen der Hitzeaktionspläne.

Ich …

- ☐ übe meinen Beruf unter Einbeziehung der gesetzlichen Vorgaben, meiner Rechte und Pflichten als Pflegefachassistentin/als Pflegefachassistent aus.
- ☐ schütze zu pflegende Menschen mit geeigneten Maßnahmen vor Hitze.

Ich …

- ☐ bin mir meiner Pflichten und Rechte als Teil des Rechts- und Sozialstaats bewusst.
- ☐ bin in der Lage, mir übertragene Aufgaben in meinem beruflichen Verantwortungsbereich sorgfältig und gewissenhaft auszuführen oder anzuzeigen, wenn mir dies aus persönlichen oder rechtlichen Gründen nicht möglich ist.

Ich …

- ☐ reflektiere mein pflegerisches Handeln vor dem Hintergrund der rechtlichen Grundlagen.
- ☐ nehme Möglichkeiten der betrieblichen Mitbestimmung wahr.
- ☐ reflektiere vor dem Hintergrund der Herausforderungen des Klimawandels die Verantwortung meines eigenen Handelns.

1.6 Bei der Erstellung der Pflege- und Betreuungsplanung im Rahmen des Pflegeprozesses mitwirken

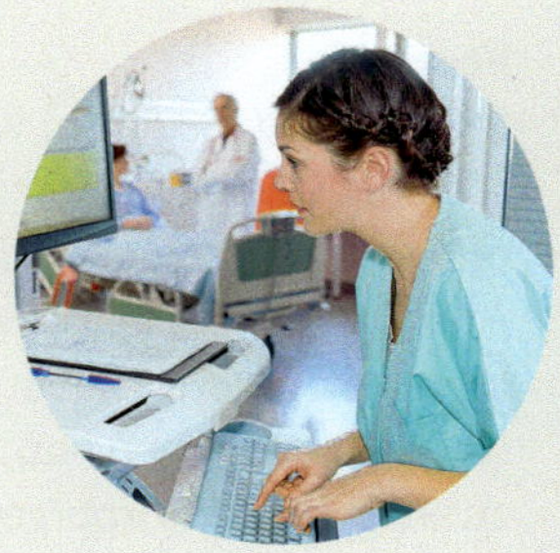

1.6.1 Pflegeprozess

Definition

Ein **Prozess** ist der systematische Verlauf von Handlungsschritten.

Der **Pflegeprozess** ist das systematische und strukturierte Vorgehen in der beruflichen Pflege, um eine bestmögliche, pflegerische Versorgung des Menschen sicherzustellen. Folgende Punkte gehören dazu:

- Sammeln von Informationen und Erkennen von Pflegeproblemen
- Festlegen von Pflegezielen, die erreicht werden sollen
- Planen und Umsetzen der Pflegemaßnahmen
- Bewerten der Pflege

Die berufliche Pflege ist durch ein systematisches Vorgehen gekennzeichnet. Das unterscheidet die berufliche Pflege von der Laienpflege, also der Pflege durch Angehörige und Zugehörige oder Ehrenamtliche.

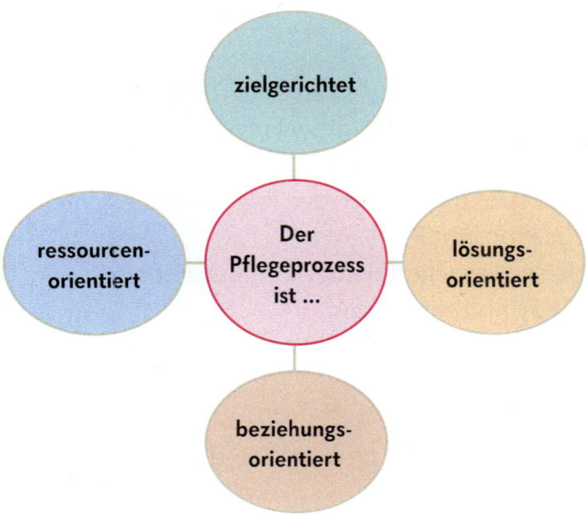

Abb. 1 Kennzeichen des Pflegeprozesses

Der Pflegeprozess ist **zielgerichtet**. Das bedeutet, dass Pflegefachpersonen gemeinsam mit Pflegebedürftigen oder kranken Menschen die Pflege auf ein bestimmtes Ziel hin planen. Diese Pflegeziele kann man in vier Gruppen unterscheiden.

Pflegeziele	
1. präventiv	Die Pflege ist ausgerichtet auf die Vorbeugung von Schäden oder Krankheiten, z. B. der Entstehung eines Dekubitus (▷ S. 247).
2. rehabilitativ	Die Pflege ist ausgerichtet auf die Wiederherstellung von Fähigkeiten, z. B. das Wiedererlernen des Laufens nach einem Schlaganfall (▷ S. 240).
3. kurativ	Die Pflege ist ausgerichtet auf die Unterstützung bei der Heilung von Krankheiten, z. B. die Wundversorgung nach einer Operation.
4. palliativ	Die Pflege ist ausgerichtet auf das größtmögliche Wohlbefinden am Ende des Lebens, z. B. bei nicht mehr heilbaren Tumorerkrankungen.

Tab. 1 vier Gruppen von Pflegezielen

Der Pflegeprozess ist **lösungsorientiert**. Das bedeutet: Pflegefachpersonen, unterstützt durch Pflegefachassistenzpersonen, beobachten systematisch und sammeln Informationen, um die Ursache von Pflegeproblemen zu erfassen. Mithilfe des Pflegeprozesses können sie diese Pflegeprobleme beheben oder abmildern.

Beispiel
Ursula Uhlig (83 Jahre) wird von einem ambulanten Pflegedienst in ihrer häuslichen Umgebung pflegerisch betreut. Der Pflegefachassistentin Anna Adam fällt auf, dass ihre Kleidung sehr locker sitzt, und schließt daraus, dass Frau Uhlig stark abgenommen hat. Sie bittet Frau Uhlig, sich zu wiegen. Das Körpergewicht bestätigt ihre Annahme. Sie informiert die Pflegefachperson, welche am nächsten Tag mit dazukommt. Sie stellt verschiedene Fragen und findet heraus, dass die Zahnprothese von Frau Uhlig nicht mehr richtig sitzt und drückt. Weil das Zahnfleisch wund ist, hat sie Schmerzen beim Kauen. Deshalb hat sie seit mehreren Wochen nicht mehr richtig gegessen. Die Pflegefachperson organisiert einen Termin beim Zahnarzt, der die Zahnprothese anpasst, eine Heilsalbe für die Mundschleimhaut verschreibt und die Anwendung der Salbe dreimal am Tag anordnet. Nach drei Tagen ist die Mundschleimhaut verheilt und Frau Uhlig kann wieder richtig essen.

Der Pflegeprozess ist **beziehungsorientiert**. Das heißt: Er ist geprägt von der Beziehung zwischen Pflegepersonen und Pflegebedürftigen. Die Pflegepersonen beteiligen sich mit ihrem Fachwissen aktiv an dem Prozess, die Pflegebedürftigen bringen sich mit ihren Wünschen und Bedarfen ein. Damit ist der Pflegeprozess immer auch ein Prozess des Aushandelns: Pflegepersonen und Pflegebedürftige tauschen sich regelmäßig aus und handeln gemeinsam aus, welche Ziele und Maßnahmen in einer Situation geeignet sind oder nicht.

Der Pflegeprozess ist **ressourcenorientiert**, er bezieht die vorhandenen Ressourcen der Pflegebedürftigen oder Patienten ein und trägt dazu bei, dass diese erhalten, gestärkt oder wieder aufgebaut werden. Der ressourcenorientierte Blick ist ein wichtiger Aspekt aktivierender Pflege. Eine Ressource ist z. B. die Fähigkeit, eine Körperhälfte bewegen zu können, auch wenn die andere gelähmt ist, oder sich Gesicht, Arme und Brust selbst waschen zu können, obwohl es Unterstützungsbedarf beim Waschen des Rückens, der Füße und des Intimbereichs gibt.

Pflegeprozessmodelle

Es gibt verschiedene Modelle des Pflegeprozesses. Sie werden meistens als Regelkreise abgebildet. Ein Regelkreis ist ein geschlossenes System, in welchem eine Veränderung an einer Stelle immer auch eine Veränderung an einer anderen Stelle nach sich zieht. Das Grundprinzip aller Modelle ist sehr ähnlich. Sie unterscheiden sich jedoch in ihrer Begrifflichkeit, in der Anzahl der beschriebenen Schritte und vor allem in ihrer internationalen Verbreitung.

3-schrittiger Pflegeprozess (Pflegediagnostik-Modell)

In den USA und vielen angloamerikanischen Ländern ist der 3-schrittige Pflegeprozess weitverbreitet. Dieser Pflegeprozess besteht aus standardisierten Pflegediagnosen, Pflegeinterventionen (Maßnahmen) und Pflegeoutcomes (Ergebnissen).

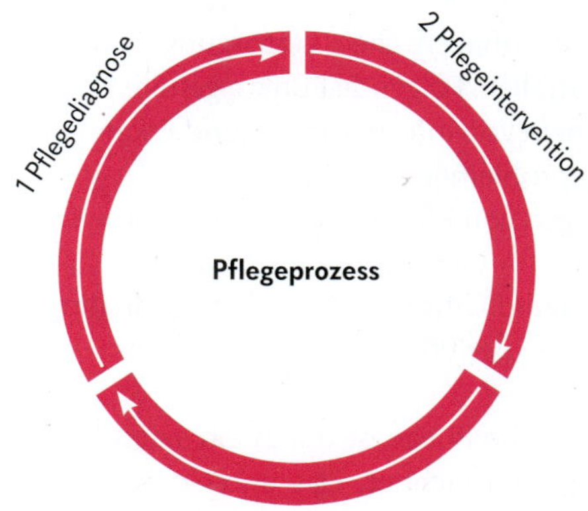

Abb. 1 der Pflegeprozess nach dem 3-Stufen-Modell

Definition
Eine **Pflegediagnose** ist eine standardisierte Erfassung von Pflegeproblemen. Abgekürzt wird eine Pflegediagnose oft mit PES oder PESR. Denn die Pflegediagnose ist fest strukturiert nach den folgenden Elementen:
- das Problem (P),
- dessen Ursache/Etiology/Einflussfaktor (E),
- die Symptome (S) und
- die Ressourcen (R), die zur Verfügung stehen.

Beispiel
Herr Milovic (77 Jahre) wurde von seinem Hausarzt ins Krankenhaus eingewiesen. Er hat hohes Fieber, schwitzt stark und fühlt sich schwach. Im Gespräch ist er bei vollem Bewusstsein und orientiert. Die Stationsärztin vermutet eine Virusinfektion (medizinische Diagnose). Die Pflegefachfrau Ida Köhn betreut Herrn Milovic. Sie stellt als Pflegediagnose:
- Problem (P): Gefahr eines Flüssigkeitsmangels (Dehydration)
- Ursache/Einflussfaktor (E): Fieber
- Symptome (S): starkes Schwitzen, Schwäche
- Ressourcen (R): Herr Milovic ist vollständig orientiert und hat eine sehr gute Compliance.

4-schrittiger-Pflegeprozess (WHO-Modell)
Das Pflegeprozessmodell der Weltgesundheitsorganisation WHO besteht aus 4 Schritten und orientiert sich am allgemeinen Handlungsprozessmodell. Es ist die Basis für das Strukturmodell, welches in vielen Langzeitpflegeeinrichtungen in Deutschland eingeführt ist.

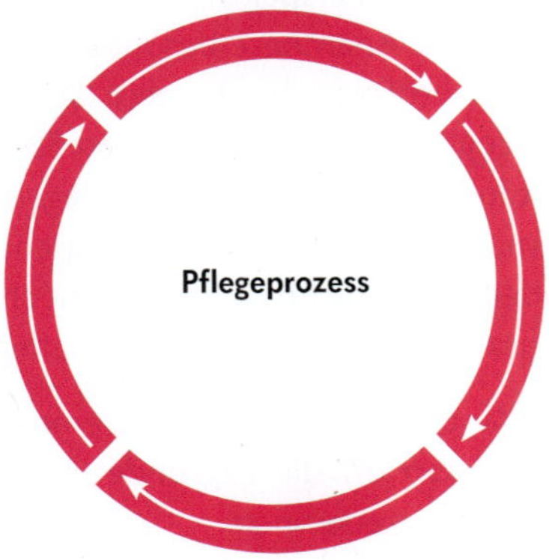

Abb. 2 der 4-schrittige Pflegeprozess nach der WHO

6-schrittiger-Pflegeprozess
Über viele Jahre hat sich im deutschsprachigen Raum vor allem der Pflegeprozess nach Fiechter und Meier etabliert. Er wird in der Ausbildung oft verwendet, um die Pflegeplanung zu üben.

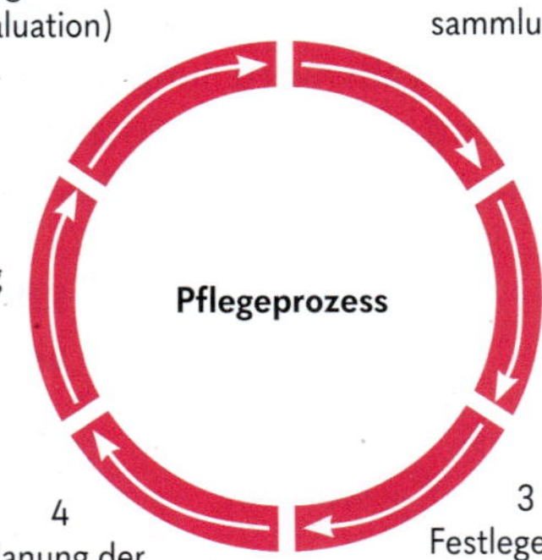

Abb. 3 der 6-schrittige Pflegeprozess nach Fiechter und Meier

Wichtig
Alle Pflegeprozessmodelle haben eine Gemeinsamkeit: Das Ende des Pflegeprozesses ist gleichzeitig sein neuer Anfang – zumindest so lange, wie eine Pflegebeziehung besteht. Das bedeutet, dass alle Pflegemaßnahmen immer anhand der Zielsetzungen bewertet (evaluiert) werden müssen. Ist ein Ziel erreicht, können bestimmte Maßnahmen wegfallen. Wird ein Ziel nicht erreicht, beginnt der Pflegeprozess von vorne.

1.6.2 Pflegeplanung und Pflegemodelle

Definition
Die **Pflegeplanung** ist das zentrale Element der beruflichen Pflege. Sie enthält die schriftlich festgehaltenen Schritte des Pflegeprozesses und ist Grundlage der Qualitätssicherung.
Der Pflegeplan ist ein Teil der Pflegedokumentation.

Das Pflegeberufegesetz (PflBG) regelt seit 2020 in § 4 erstmals pflegerische Vorbehaltsaufgaben. Das sind berufliche Aufgaben, die nur von qualifizierten Pflegefachpersonen ausgeführt werden dürfen.

Zu den Vorbehaltsaufgaben gehören:
- Erhebung und Feststellung des individuellen Pflegebedarfs
- Organisation, Gestaltung und Steuerung des Pflegeprozesses
- Analyse, Evaluation, Sicherung und Entwicklung der Qualität der Pflege.

Der von Pflegefachpersonen erstellte Pflegeplan ist Grundlage für die Pflege durch die Pflegefachassistenzpersonen. Die Aufgabenverteilung zwischen Pflegefachpersonen und Pflegefachassistenzpersonen im 6-schrittigen Pflegeprozess zeigt die Tabelle.

Aufgabe	Pflegefachperson	Pflegefachassistenz
1. Informationssammlung	Hauptverantwortung	Mitwirkung
2. Erkennen von Problemen und Ressourcen	Vorbehalt	---
3. Festlegen der Pflegeziele	Vorbehalt	----
4. Planen der Pflegemaßnahmen	Vorbehalt	----
5. Durchführung der Pflegemaßnahmen	in allen Pflegesituationen (von nicht- bis hochkomplex)	Mitwirkung oder selbstständige Übernahme in nicht komplexen Pflegesituationen
6. Beurteilung der Pflegemaßnahmen	Vorbehalt	---

Tab. 1 Aufgaben von Pflegefachassistenzpersonen im Pflegeprozess im Vergleich zu Pflegefachpersonen

! Wichtig
Die Steuerung des Pflegeprozesses sowie die Planung der Pflege ist Pflegefachpersonen vorbehalten. Das heißt, keine andere Berufsgruppe – auch nicht Pflegefachassistenzpersonen – dürfen die Pflegeplanung übernehmen.

Den meisten Pflegeplanungen liegt mindestens ein Pflegeprozessmodell zugrunde. Häufig basieren sie zusätzlich auch auf einem Pflegemodell oder einer Pflegetheorie.

Definition
Ein **Pflegemodell** ist die vereinfachte, schematische und theoretische Darstellung der beruflichen Pflege. Die meisten Pflegemodelle bauen auf Pflegetheorien auf. Pflegetheorien gelten als theoretischer Bezugsrahmen für ein gemeinsames Pflegeverständnis. Sie umfassen die Beziehung zwischen den Menschen, der Gesundheit/Krankheit, der Umwelt und der Pflege.

! Wichtig
Die Begriffe Pflegemodell und Pflegetheorie werden nicht einheitlich verwendet und oftmals auch gleichgesetzt.

In Deutschland war das **Pflegemodell der ABEDLs** (Aktivitäten, Beziehungen, soziale Bereiche und existenzielle Erfahrungen des Lebens) nach Monika Krohwinkel lange Zeit weitverbreitet – vor allem in der Langzeitpflege. Ihr „System fördernder Prozesspflege" strukturiert die Informationssammlung und die Beschreibung der Pflegeprobleme und Ressourcen. Inzwischen dominiert das sogenannte **Strukturmodell** in der Langzeitpflege. Es ist auf den neuen Pflegebedürftigkeitsbegriff abgestimmt und folgt der Personenzentrierung, indem die Perspektive der Pflegebedürftigen vor allem bei der Anamnese besonders berücksichtigt wird. Im Krankenhaus dominieren das Pflegemodell von Roper, Logan und Tierney mit ihrer Struktur der Lebensaktivitäten sowie das Selbstpflegedefizitmodell nach Orem. Entscheidet sich eine Einrichtung für ein Pflegemodell oder eine Pflegetheorie, möchte sie damit ein gemeinsames Pflegeverständnis schaffen.

Die Pflegeplanung ist das zentrale Element der Pflege. Deshalb ist daran oft die zugrunde liegende Theorie bzw. das Modell zu erkennen.

Beispiel

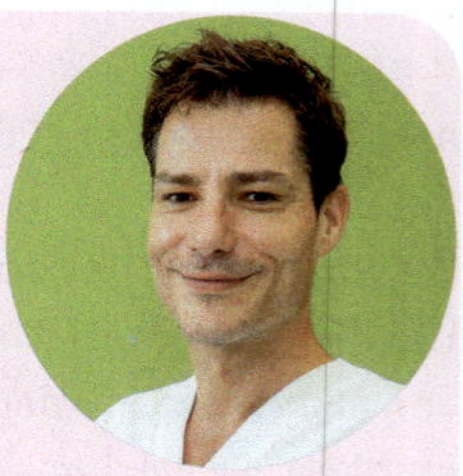

„In meiner Arbeit verwenden wir das Strukturmodell. Es unterstützt uns dabei, die Pflege auf die spezifischen Bedarfe jedes Pflegebedürftigen abzustimmen. Die Informationssamlung erfolgt in einem individuellen Interview und ist ganz schön anspruchsvoll. Die Assessmentinstrumente, z. B. für Sturz und Dekubitus, sind auch schon integriert."

1.6.3 Pflegedokumentation

Definition

Die **Pflegedokumentation** unterstützt den Pflegeprozess und ist wichtig für die Qualitätssicherung, die Transparenz (Klarheit) der erbrachten Pflegeleistungen und die Kontinuität (Beständigkeit) der Pflege.

Pflegende und teilweise auch andere Berufsgruppen halten in der Pflegeplanung, Anordnungen und erbrachte Leistungen fest.

Merkmale einer guten Pflegedokumentation sind:

- Einheitlichkeit
- Lesbarkeit
- Verständlichkeit
- Echtheit
- Übersichtlichkeit
- Aktualität
- Kontinuität

Grundsätzlich gilt eine Leistung erst dann als erbracht, wenn sie auch dokumentiert ist (Durchführungsnachweis). Daher ist die Pflegedokumentation insbesondere im ambulanten Bereich die Grundlage für die Abrechnung der erbrachten Leistung gegenüber den Kundinnen und Kunden bzw. der Pflege- oder Krankenkasse.

Im Fall von Haftungsfragen (▷ S. 99) kann die Dokumentation herangezogen werden, um zu überprüfen, ob die Pflegeleistungen sachgerecht ausgeführt wurden. Auch im Rahmen von Qualitätsprüfungen, z. B. durch den Medizinischen Dienst der Kassen (MDK), ist die Dokumentation notwendig.

Zum Umfang der Dokumentation gibt es unterschiedliche Gerichtsurteile. Gesetzlich ist der Umfang der Pflegedokumentation nicht geregelt. Liegt eine aussagekräftige Pflegeplanung auf Basis einer strukturierten Informationssammlung vor, ist es in stabilen Pflegesituationen ausreichend, nur Abweichungen von der Maßnahmenplanung zu dokumentieren, z. B. Ablehnung einer Pflegemaßnahme. Es gehört zum Qualitätsmanagement einer Einrichtung, klare Verfahrensanweisung zur Pflegedokumentation für ihre Angestellten vorzuhalten. Diese Anweisungen sind grundsätzlich bindend.

Die Pflegedokumentation muss mindestens zehn Jahre, in besonderen Fällen sogar 30 Jahre archiviert werden. Pflegebedürftige, Patientinnen und Patienten sowie Klientinnen und Klienten haben das Recht, ihre Pflegedokumentation einzusehen.

! Wichtig

Im Krankenhaus ist die Pflegedokumentation ein Teil der Patientenakte. Erbrachte Leistungen müssen unmittelbar dokumentiert werden, d. h. möglichst gleich nach der Leistungserbringung. Um Übertragungsfehler zu vermeiden, soll die Dokumentation direkt erfolgen und nicht z. B. auf Notizzetteln „zwischendokumentiert" werden.

Digitale Pflegedokumentation

Digitale Pflegedokumentationen sollen die Arbeit für die Pflegenden erleichtern, Zeit sparen und die Kommunikation zwischen allen an der Pflege und Versorgung beteiligten Personen und Berufsgruppen verbessern.

Inzwischen nutzen viele Einrichtungen digitale Dokumentationssysteme. Sie unterscheiden sich auf der einen Seite in der eingesetzten Hardware (PC, Tablet, Notebook, Smartphone), zum anderen auch in der Software (Programm).

Für den Einsatz digitaler Pflegedokumentationen gelten die gleichen Ansprüche wie an eine papiergestützte Dokumentation. Darüber hinaus muss sichergestellt sein, dass die Daten der zu Pflegenden sicher sind (Datenschutz). Pflegende müssen eine digitale Signatur erhalten, um ihre Dokumentation eindeutig kenntlich machen zu können.

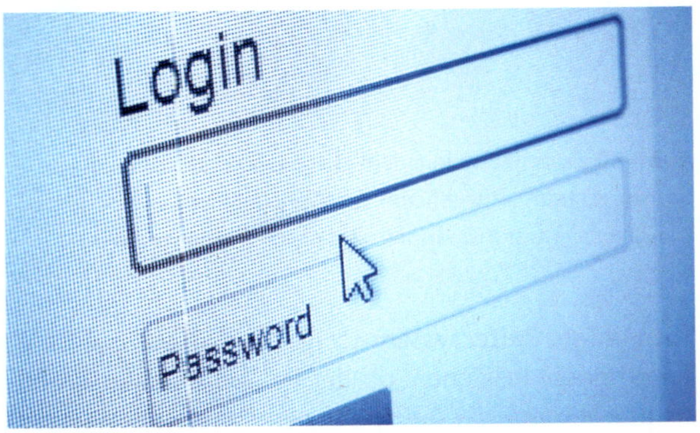

Abb. 1 Zugang nur mit Passwort: Digitale Pflegedokumentationen werden dezentral gespeichert und durch ein Passwort geschützt. Nur Personen, die in die Pflege und Behandlung der betreffenden Menschen eingebunden sind, haben Zugriff auf die Daten.

Schnittstellen
In Zukunft soll die digitale Pflegedokumentation zusätzliche Schnittstellen erhalten. Insbesondere die Anbindung an das Verordnungssystem von niedergelassenen Ärztinnen und Ärzten ist ein Hauptziel beim Aufbau der Telematikinfrastruktur (▷ S. 647).

Aufbau und Struktur der Pflegedokumentation

Pflegedokumentationssysteme sind – unabhängig davon, ob auf Papier oder digital – in der Regel immer gleich aufgebaut:
- Informationssammlungen
- Pflegeplanung
- Anordnungsnachweise
- Durchführungs- bzw. Leistungsnachweise
- Pflegeberichte
- bedarfsabhängige Pläne

Die Papierform einer Pflegedokumentation findet sich oft in Dokumentationsmappen wieder. Meistens können diese in **Registersysteme** eingeordnet werden, sodass die Dokumentationen für einen Wohnbereich oder eine Station gut greifbar sind.

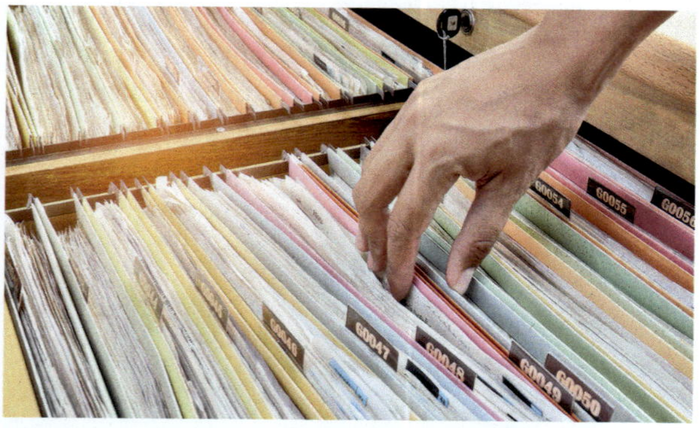

Abb. 1 Registersystem in einem abschließbaren Dokumentationswagen eines Pflegeheims zur Wahrung des Datenschutzes. Die Dokumentationsmappen sind nach Zimmernummern sortiert.

Sogenannte **Reitersysteme** zeigen z. B. an, welche Tätigkeiten noch ausstehen, ob der Patient zu einer Risikogruppe gehört oder die Bewohnerin heute der Hausärztin vorgestellt werden soll.

Informationssammlung

Alle Pflegdokumentationssysteme beinhalten eine **Informationssammlung** über den Patienten/die Bewohnerin/den Klienten.

Die Informationssammlung besteht z. B. aus:
- persönlichen Informationen (Name, Geburtsdatum, Wohnort, ggf. Konfession)
- Grunderkrankungen
- Hilfsmittelbedarf
- Vorliegen einer Patientenverfügung (▷ S. 528), Vorsorgevollmacht oder gesetzliche Betreuung
- Bezugspersonen
- Pflegegrad
- biografischen Informationen (▷ S. 611)

Darüber hinaus kommen abhängig vom Pflegesetting Instrumente zur Erhebung des Pflegebedarfs zum Einsatz, z. B.:
- strukturierte Informationssammlung (SIS) im Langzeitpflegebereich
- Instrumente zur Pflegediagnostik oder zur Bestimmung des Pflegebedarfs bzw. bestimmter Risiken

Definition
Das Erheben des Pflegebedarfs heißt auch **Assessment**. Die Erhebung von Informationen zum Stellen von medizinischen Diagnosen heißt **Anamnese**. Strukturierte Informationssammlungen mit einem bestimmten Ziel heißen **Assessmentinstrumente** (▷ S. 139).

Wichtig
Die Auswertung von Assessmentinstrumenten und die Bestimmung des Pflegebedarfs ist Pflegefachpersonen vorbehalten. Pflegefachassistenzpersonen unterstützen Pflegefachpersonen bei der Bestimmung des Pflegebedarfs, indem sie bestimmte Informationen auf Anweisung erheben.

Pflegeplanung

Definition
Die **Pflegeplanung** entspricht häufig der Struktur des Pflegeprozesses, d. h. Pflegeprobleme/-ressourcen oder Pflegdiagnosen werden in einer Tabelle den Pflegezielen und den geplanten Pflegemaßnahmen gegenübergestellt.

Maßnahmen der Pflegeplanung sind im Idealfall abgestuft nach:

- **Anleitung**, z. B. Anleitung bei der Mobilisation
- **Unterstützung**, z. B. Unterstützung beim Anziehen
- **teilweise Übernahme (TÜ)**, z. B. teilweise Übernahme der Körperpflege – Waschen des Rückens und der Füße
- **vollständige Übernahme (VÜ)**, z. B. der Körperpflege

Diese Unterteilung stellt sicher, dass die Selbstständigkeit der pflegebedürftigen Person erhalten wird oder wiederhergestellt werden kann.

In vielen Einrichtungen finden sich Hinweise dazu, welche Berufsgruppe die Maßnahmen durchführen sollen, z. B. angelernte Pflegepersonen, ausgebildete Pflegehilfs- oder -assistenzpersonen oder Pflegefachpersonen.

Medizinische Anordnungen und Anordnungsnachweise

Anordnungsnachweise dokumentieren ärztliche Anordnungen und sind Nachweise der Ausführung, z. B. der Medikamentengabe oder bestimmter therapeutischer Anordnungen. Medizinische Anordnungen müssen eindeutig sein. Die anordnende Ärztin oder der anordnende Arzt muss die Anordnung unterschreiben. Aus Zeitgründen wird dazu meistens ein Kürzel verwendet. Die angeordnete Leistung wird ebenfalls beim Durchführungsnachweis dokumentiert.

Durchführungsnachweise

In den meisten Pflegedokumentationen sind entsprechend den geplanten Pflegemaßnahmen und medizinischen Anordnungen Durchführungsnachweise angelegt. Pflegepersonen dokumentieren damit, dass sie eine angeordnete Maßnahme durchgeführt haben. In der Papierdokumentation erfolgt dies durch ein Kurzzeichen des Namens („Kürzel“), z. B. die ersten beiden Buchstaben des Nachnamens, dazu das Datum und häufig auch die Uhrzeit oder die Schicht, z. B. FD für Frühdienst. In der digitalen Dokumentation loggt sich die Pflegeperson ein, setzt ein Häkchen und das System erfasst automatisch Namen, Datum und Uhrzeit.

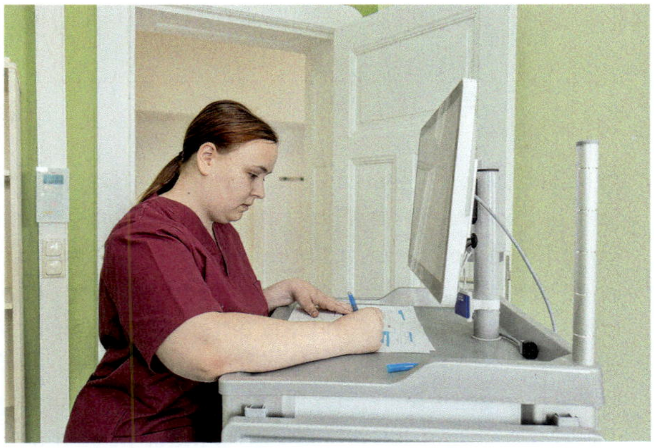

Abb. 2 Tabea bestätigt von ihr erledigte Pflegemaßnahmen handschriftlich mit ihrem Namenskürzel.

Bedarfsabhängige Pläne

Bei bestimmten Pflegebedarfen wird die Dokumentation von Maßnahmen in gesonderten Plänen erfasst. So wird z. B. die Positionierung bei immobilen Menschen in einem Bewegungs- bzw. Positionierungsplan festgehalten. Oder die Bilanzierung der Ein- und Ausfuhrmenge, also der zugenommenen und ausgeschiedenen Flüssigkeitsmengen, wird in einem Bilanzierungsbogen (auch: Ein- und Ausfuhrprotokoll) dokumentiert, z. B. bei Herz- und Nierenerkrankungen oder bei Gefahr einer Exsikkose (▷ S. 272).

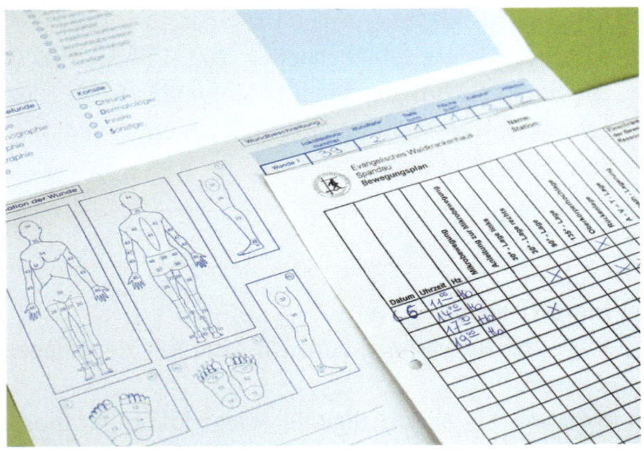

Abb. 3 Auf einem gesonderten Bewegungsplan werden die einzeln durchgeführten Positionierungen mit Datum, Uhrzeit und Handzeichen (Kürzel) dokumentiert.

„Dokumentiere doch schon mal im Positionierungsplan!“

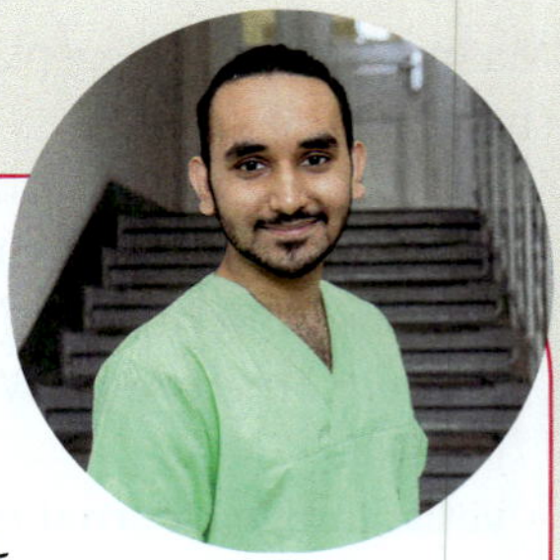

Fallsituation:

Yar Zar absolviert seinen Langzeitpflegeeinsatz im Pflegeheim. Es ist sein zweiter Tag. Seine Praxisanleiterin nimmt ihn im Frühdienst zu einer Bewohnerin mit – Frau Hanoun (86 Jahre). Sie ist immobil und reagiert kaum auf Ansprache. Die Praxisanleiterin zeigt die Durchführung einer Körperpflege im Bett und bezieht Yar Zar in alle Handlungsschritte mit ein. Am Ende bittet sie Yar Zar, ihr verschiedene Hilfsmittel zur Positionierung zu reichen, die sie gekonnt und routiniert einsetzt: U-Kissen, Gelkissen, Rückenstützrolle, Fersenpolster. Danach zeigt sie auf einen Plan, der auf dem Nachttisch liegt, und meint: „Dokumentiere doch schon mal alles im Positionierungsplan!“ Danach wendet sie sich wieder sehr einfühlsam Frau Hanoun zu.

So hat sich Yar Zar verhalten:

„Ich fühlte mich etwas überfordert. Ich hatte noch nie einen Menschen gewaschen, der sich gar nicht mehr selbst bewegen konnte. Und auch die verschiedenen Hilfsmittel und Positionierungsmöglichkeiten zur Dekubitusprophylaxe kannte ich eher nur theoretisch aus der Schule und weniger aus meinen bisherigen Krankenhauseinsätzen. Ich wollte natürlich alles richtig machen und schaute mir den Plan erst mal genau an. Da war eine Zeichnung eines Menschen und dann standen da die verschiedenen Tage. Für die letzten Tage gab es immer Uhrzeiten, dann war notiert RL, LS und RS, manche hatten noch 30 °C dazugeschrieben. Auch wenn ich mir vorstellen konnte, dass ich es so ähnlich eintragen sollte, wollte ich keine Fehler machen. Mir war auch nicht klar, ob ich allein die Dokumentation abzeichnen durfte. Das hatten wir gestern alles noch nicht besprochen. Ich entschied mich, meine Praxisanleiterin zu fragen.“

Das war richtig, weil Yar Zar ...

- während einer Praxisanleitungssituation versuchte, die Inhalte aus dem schulischen Unterricht mit der Praxis zu verknüpfen.
- sich das Dokumentationsformular genau durchgelesen hat.
- bewusst reflektierte, dass er zum Umgang mit der Pflegedokumentation erst eine Einweisung benötigt.
- seine Praxisanleiterin um Unterstützung bat.

Impulsfragen:

- Welche Regelungen zum Umgang mit der Pflegedokumentation kennen Sie aus Ihren bisherigen Praxiseinsätzen?
- Haben Sie schon digitale Pflegedokumentationssysteme kennengelernt? Welche Vor- und Nachteile im Vergleich zu Papierdokumentation konnten Sie feststellen?

Pflegeberichte

Definition
Ein Pflegebericht dokumentiert den Verlauf. Er besteht aus dem ausformulierten Bericht über Veränderungen und Besonderheiten des Pflegezustands sowie der Begründung, falls es eine Abweichung vom Pflegeplan gab.

Ein guter Pflegebericht ...
- ist neutral und ohne Bewertung formuliert, z. B. „Herr Janosch hat die Nahrungsaufnahme abgelehnt."
- enthält Fachsprache, z. B. „Frau Thran hat mehrfach ihr Inkontinenzmaterial entfernt".
- enthält keine Dopplung, z. B. muss ein hoher Blutdruckwert, welcher in der Dokumentation der Vitalzeichen eingetragen ist, nicht noch mal im Pflegebericht notiert sein.
- beschreibt vor allem in der Langzeitpflege ausschließlich Veränderungen/Abweichungen vom „normalen" Tagesablauf, die wichtig für die nachfolgenden Schichten sind.
- ist lesbar, d. h. frei von Rechtschreibfehlern und (in der Papierdokumentation) mit einer sauberen Handschrift geschrieben.
- ist mit Datum, Uhrzeit (oder Schicht) und Namenskürzel eindeutig zuzuordnen.

1.6.4 Mitwirkung bei der Qualitätssicherung

Definition
Die **Qualitätssicherung** umfasst alle Maßnahmen, die dazu beitragen, gute Pflege zu leisten. Die Steuerung der Qualitätssicherung heißt **Qualitätsmanagement**. Einrichtungsintern gehört das Qualitätsmanagement zu den Aufgaben der Einrichtungsleitung, der Beauftragten für Qualitätsmanagement sowie der Pflegedienst-, Stations- oder Wohnbereichsleitungen.

Alle Pflegepersonen einer Einrichtung haben die Pflicht, an der Qualitätssicherung mitzuwirken und mit den Instrumenten der Qualitätssicherung zu arbeiten. Darüber hinaus gibt es externe Personen und Instrumente, die die Qualitätssicherung steuern sowie die erbrachte Pflegequalität sichern. Dazu gehören z. B. der Medizinische Dienst der Kassen oder die Heimaufsicht.

Auch der Bund und die Bundesländer tragen zur Qualitätssicherung bei, indem sie z. B. Modellprojekte für die Weiterentwicklung der Pflege fördern oder bestimmte qualitätssichernde Maßnahmen zusätzlich finanzieren, z. B. die Anschaffung einer digitalen Pflegedokumentation.

Im **Qualitätshandbuch** einer Einrichtung sind alle Maßnahmen und Standards gebündelt, die zur Sicherung der Pflegequalität beitragen sollen. Die wesentlichen Maßnahmen sind in der folgenden Tabelle aufgeführt.

Wichtig
Pflegefachassistenzpersonen wirken bei allen qualitätssichernden Maßnahmen entsprechend den ihnen übertragenen Aufgaben mit.

Pflegedokumentation	Sie ist das Herzstück der Informationsweitergabe und die Basis guter Pflege.
Kommunikations- und Besprechungswesen	Damit die Informationen zwischen den Hierarchieebenen (▷ S. 123) fließen können, kommen feste Formate zum Einsatz, z. B. Dienstbesprechungen, Dienstanweisungen oder die Pflegeübergabe.
Pflegevisite	In regelmäßigen Abständen begutachten die Bezugspflegepersonen ggf. gemeinsam mit der Bereichsleitung die Pflegesituation und prüfen die Wirksamkeit der geplanten Pflegemaßnahmen. Dieses Instrument kommt v. a. in der Langzeitpflege zum Einsatz.
Konzept zur Fort- und Weiterbildung	Über regelmäßige Fortbildungen sowie die Weiterbildung einzelner Personen stellt eine Einrichtung sicher, dass die Pflege immer nach dem neuesten Stand der Kenntnis stattfindet.
Befragungen	Sie dienen der Ermittlung der Kundenzufriedenheit, also der Pflegebedürftigen und ihrer Zugehörigen, z. B. Befragung zur Essensqualität.

Tab. 1 Maßnahmen der Qualitätssicherung

Zeit zum Reflektieren ...

Schätzen Sie Ihre Kompetenzen ein: Wo fühlen Sie sich sicher? Wo möchten Sie noch mal nachlesen oder etwas vertiefen? Setzen Sie Ihre ganz persönlichen Häkchen für Ihre Lernerfolge!

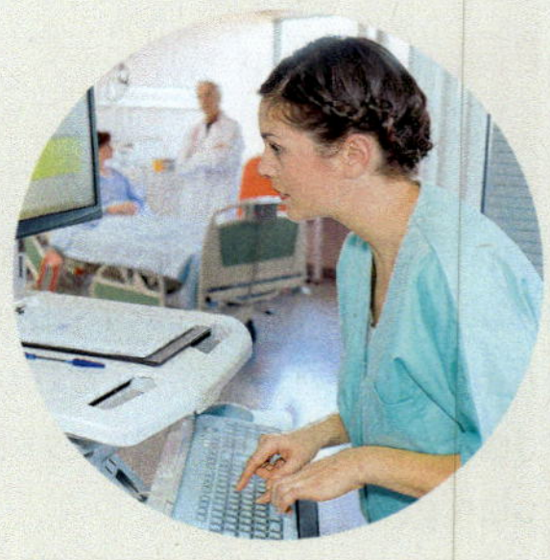

Ich ...

- ☐ beschreibe die Schritte des Pflegeprozesses der unterschiedlichen Modelle.
- ☐ benenne verschiedene Pflegemodelle.
- ☐ erkläre die Merkmale einer guten Pflegedokumentation.
- ☐ erkläre die Merkmale eines guten Pflegeberichts.
- ☐ benenne einrichtungsinterne Instrumente der Qualitätssicherung.

Ich ...

- ☐ verständige mich mit allen Berufsgruppen meiner Einrichtung über den Pflegeprozess.
- ☐ beziehe die Wünsche, Bedarfe und Bedürfnisse der Pflegebedürftigen im Pflegeprozess mit ein.

Ich ...

- ☐ reflektiere mein pflegerisches Handeln anhand des Pflegeprozesses.
- ☐ gebe Informationen sach- und situationsgerecht weiter.

Ich ...

- ☐ sammle zielgerichtete Informationen im Rahmen des Pflegeprozesses und gebe diese sachgerecht weiter.
- ☐ wirke am Pflegeprozess entsprechend meinem Aufgabenbereich mit.
- ☐ verwende das einrichtungsinterne Dokumentationssystem.
- ☐ wirke an den qualitätssichernden Maßnahmen meiner Einrichtung mit.

1.7 Im Team zusammenarbeiten

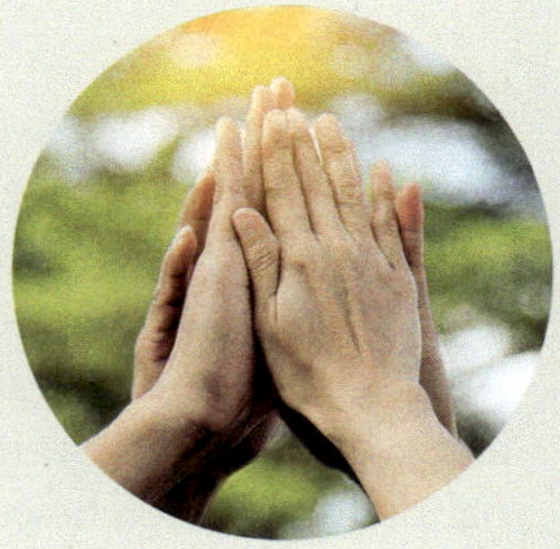

1.7.1 Team und Teamentwicklung

Definition

Ein **Team** besteht aus einer Gruppe von Personen, die zusammenarbeiten, um ein gemeinsames Ziel zu erreichen. Die Teammitglieder ...

- sind durch eine dauerhafte Arbeitsbeziehung miteinander verbunden,
- haben mindestens einen gemeinsamen Arbeitsort,
- tragen gemeinsam Verantwortung und
- ergänzen sich in ihren Fähigkeiten.

Die Pflege ist auch ein sozialer Beruf. Pflegende arbeiten nicht nur mit zu pflegenden Menschen, sondern auch gemeinsam mit Menschen aus unterschiedlichen Berufen in einer Einrichtung.

Die Arbeit in Teams ist von Höhen und Tiefen geprägt. Teams arbeiten erfolgreicher zusammen, wenn sich die Mitglieder eines Teams darüber bewusst sind, dass die gemeinsame Arbeit und der soziale Zusammenhalt nicht etwas Gleichbleibendes sind, sondern einen Prozess darstellen.

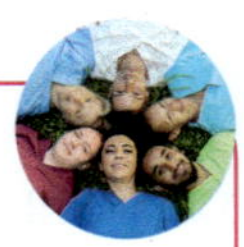

Video-Tipp

„Es gibt einen Interviewfilm zur *Teamarbeit* von uns."

Ein erfolgreicher Teamprozess erfordert die Zusammenarbeit der einzelnen Mitglieder sowie eine effektive Teamentwicklung (Teambuilding), die sicherstellt, dass das Team zusammenhält.

Zu einer guten Teamentwicklung gehören:

- **bewusste Einigung und Formulierung der gemeinsamen Ziele** – sowohl in Bezug auf den Umgang mit den zu Pflegenden als auch untereinander
- **gemeinsam entwickelte oder von allen akzeptierte Regeln,** z. B. Aufgabenprofile, Arbeitsbeginn und -ende, Hilfestellungen, einheitliche Vorgehensweise bei bestimmten Tätigkeiten
- **regelmäßige Teambesprechungen** nach einem möglichst strukturierten Vorgehen
- **klare Wege zur Entscheidungsfindung** – wer entscheidet, wer wirkt an der Entscheidung mit, wer setzt Entscheidungen um?

Maßnahmen des Teambuildings unterstützen die Zusammenarbeit. Sie fördern die Kommunikation und verbessern die Arbeitsbeziehungen. Diese Maßnahmen können von Führungskräften gezielt geplant werden.

Beispiel

Viele Betriebe bieten ein finanzielles Budget, Freistellungen oder bestimmte Formate an, die für das Teambuilding förderlich sind. Zu solchen Angeboten gehören Betriebsausflüge, Betriebsfeiern oder Workshops.

Informelle Rituale stärken den Zusammenhalt im Team.

Beispiel

Spontane Gespräche im Flur, das Mitbringen eines Geburtstagskuchens oder Geschenke zu besonderen Anlässen wie der Geburt eines Kindes, sind informelle Rituale im Team.

Diversität
Studien konnten nachweisen, dass Teams oft leistungsfähiger sind, wenn die Teammitglieder vielfältig sind. Gleichzeitig fühlen sich Teammitglieder häufig wohler, wenn sie sich ähnlich sind. Arbeitgeber können Teams mit einem hohen Grad an Diversität durch geeignete Teambuilding-Maßnahmen und einen bewussten Umgang mit Diversität in der Teamentwicklung unterstützen.

Kommen Menschen neu zu einem Team hinzu, gilt es zuerst, sich der ungeschriebenen Regeln bewusst zu werden. Es hilft ...
- offen auf die Teammitglieder zuzugehen,
- Fragen zu stellen,
- verschiedene Situationen zu beobachten und keine vorschnellen Schlüsse zu ziehen sowie
- wertschätzend und respektvoll mit allen umzugehen.

Umgekehrt hilft es, wenn neue Teammitglieder offen und respektvoll in Empfang genommen werden und darauf geachtet wird, ungeschriebene Regeln rechtzeitig zu kommunizieren.

1.7.2 Machtstrukturen, Hierarchien und Führungsstile

Macht

Definition
Macht bedeutet die Gelegenheit und die Fähigkeit, den eigenen Willen auch gegen den Willen anderer Personen durchzusetzen.

Ob eine Person ihre Macht konstruktiv (nutzbringend) einsetzt oder anderen Menschen schadet, ist eine Frage der Perspektive und der Werte einer Gruppe oder einer Beziehung.

Beispiel
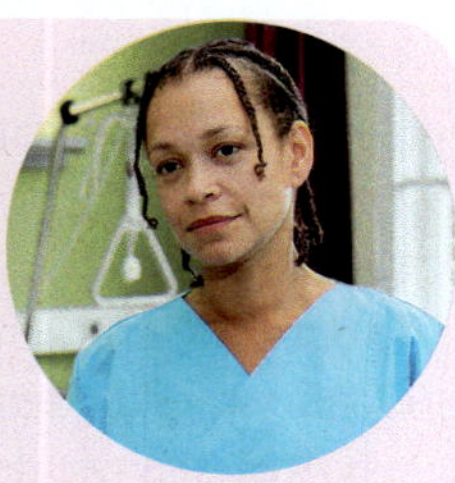
„Unser Team hat vor einiger Zeit darüber gestritten, ob die Blumenvasen im reinen oder unreinen Arbeitsraum aufbewahrt werden sollen. Es gab zwei Meinungsgruppen. Beide hatten gute Argumente. Die Stationsleitung hat dann die Entscheidung getroffen, dass die Vasen in Zukunft im unreinen Arbeitsraum gelagert werden sollen. Sie sagte, dass es wichtig ist, dass es einen klar geregelten Abstellplatz gibt. Unser Team fand die Entscheidung gut, denn wir respektieren unsere Stationsleitung (gemeinsamer Wert)."

Um Macht auf andere auszuüben, gibt es fünf verschiedene Wege.
1. **Legitimation (Rechtfertigung):** Eine Person hat die Bevollmächtigung erhalten, Entscheidungen zu fällen, denen andere folgen, z. B. durch eine Wahl (z. B., für ein politisches Amt) oder als Teil ihrer beruflichen Rolle (Führungskraft).
2. **Überzeugung:** Jemand will mit guten Gründen (Argumenten) erreichen, dass ein anderer aus Einsicht gehorcht oder zustimmt.
3. **Überredung:** Jemand redet so lange auf den anderen ein, bis dieser nachgibt.
4. **Manipulation:** Jemand beeinflusst den anderen so geschickt, dass dieser glaubt, er würde dem eigenen Willen folgen (z. B. durch Werbung oder Social Media).
5. **Zwang:** Jemand hat verschiedene Möglichkeiten, den anderen zu bestrafen. Dieser folgt aus Angst vor den Folgen.

Nicht alle Arten der Machtausübung sind in jeder Situation ethisch vertretbar oder zielführend. Im Arbeitszusammenhang wirken sich Überredung, Manipulation und Zwang in der Regel negativ auf die Teamatmosphäre und die Produktivität aus.

Ohnmacht

Definition
Merkt eine Person, dass sie keine Möglichkeit hat, sich gegen eine Entscheidung oder eine Handlung zur Wehr zu setzen, empfindet sie **Ohnmacht**.

Das Gefühl der Ohnmacht führt auf Dauer zu Unzufriedenheit. Es kann zu negativen Verhaltensveränderungen bis hin zu psychischen Störungen kommen. Produktive Arbeit ist unter solchen Umständen kaum noch möglich. Auch die Zusammenarbeit im Team wird dadurch erschwert. Das Vertrauen geht verloren und es fehlt das Gefühl, wertgeschätzt zu werden.

Hierarchien

Definition
Hierarchien sind Machtstrukturen in einer Organisation. Das Verhältnis der Menschen zueinander ist durch Über- und Unterordnung gekennzeichnet.

Hierarchische Strukturen können gewollt sein oder innerhalb einer Gruppe informell entstehen. In Betrieben sind Hierarchien über ein Organigramm (▷S. 374) darstellbar. Es gibt auf jeder Hierarchieebene (▷S. 123) eine Leitung, die ihrerseits wiederum einer anderen Leitung unterstellt ist. Eine steile Hierarchie umfasst viele Ebenen mit eher kleineren Einheiten. Sie findet man oft in großen Krankenhäusern. Eine flache Hierarchie umfasst weniger Ebenen mit größeren Organisationseinheiten, z. B. in Pflegewohnheimen oder ambulanten Pflegediensten.

Es gibt in der Arbeitswelt nur sehr selten Gruppen, die sich rein partnerschaftlich organisieren und in denen es keine offizielle Leitung gibt. Eine Teamleitung soll über zusätzliche Kompetenzen verfügen, die sie in Fort- oder Weiterbildungen erlernen kann. Teamleitungen sind meistens dann erfolgreich, wenn sie über eine Mischung aus Sachkenntnis, Empathievermögen und guten Führungsmethoden verfügen.

Ob eine hierarchische Struktur als hilfreich oder als hemmend empfunden wird, ist stark von der Leitungsperson und ihrem Führungsstil abhängig.

Führungsstile

Definition
Eine Person, die mehr Verantwortung als andere Teammitglieder trägt, wird **Führungskraft** genannt. Ein Führungsstil, der nur aufgrund der eigenen Macht besteht, ohne andere an Entscheidungen zu beteiligen, ist **autoritär**. Ein Führungsstil ist **kooperativ**, wenn er die Beteiligung der Beschäftigten fördert.

In modernen Organisationsstrukturen gilt ein kooperativer Führungsstil als zielführend. Denn hier können sich alle Teammitglieder auf ihre Weise einbringen. Ein autoritärer Führungsstil schafft häufig Frustration und hemmt die Kreativität und Problemlösungsfähigkeit eines Teams. Ein zu lockerer Führungsstil ist ebenso wenig förderlich. Teamleitungen, die „alle einfach machen lassen" (Laisser-faire-Stil), fehlt vor allem in Konfliktsituationen die Fähigkeit, Probleme anzusprechen und zu lösen.

Merkmal	Autoritärer Führungsstil	Kooperativer Führungsstil	Laisser-faire-Führungsstil
Entscheidungen	... werden allein getroffen	... werden mit dem Team getroffen	... werden kaum getroffen
Aufgabenverteilung und Kontrolle	... erteilt jedem konkrete Arbeitsanweisungen, kontrolliert alles selbst	... gibt Rahmen vor, in dem die Mitarbeitenden entscheiden können, verlässt sich auf deren Selbstkontrolle	... gibt nichts vor, ist oft abwesend
Verhalten gegenüber Mitarbeitenden	misstrauisch, Kontakte eher selten	offen, häufige Gespräche	kumpelhaft, viele nur oberflächliche Gespräche
Handlungsmotiv der Mitarbeitenden	Sicherheit, Zwang	Selbstständigkeit, Einsicht	Unsicherheit, Kampf um eigene Rolle
Einstellung der Mitarbeitenden gegenüber Vorgesetzten	Respekt, Abwehr	Vertrauen, Achtung	Unsicherheit

Tab. 1 Verhalten der Vorgesetzten in den drei Führungsstilen im Vergleich

„Morgen sind Sie gefälligst pünktlich!"

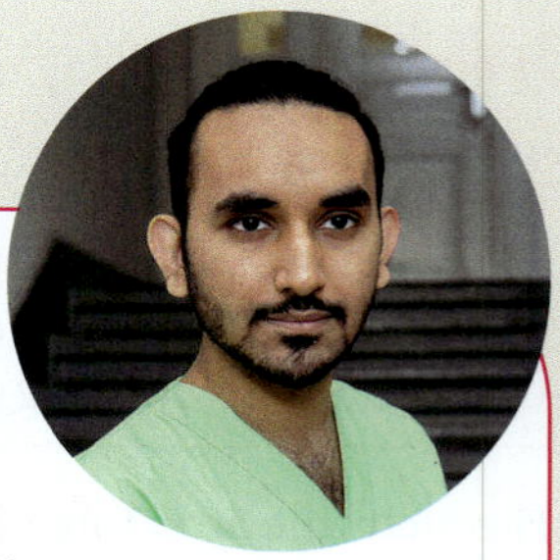

Fallsituation:

Yar Zar hat heute seinen ersten Tag auf einer Station im Krankenhaus. Er soll um 6 Uhr zum Frühdienst erscheinen, so hat man es ihm am Telefon gesagt. Als er pünktlich um 6 Uhr das Dienstzimmer betritt, sitzen neun Personen in Dienstkleidung an einem Tisch und schauen ihn an. Eine Frau am Kopfende des Tisches sagt zu ihm: „Sind Sie der neue Azubi? Sie sind ja noch gar nicht umgezogen. Außerdem nehmen Sie mal die Hände aus den Taschen, bei uns wird gearbeitet. Hier ist der Schlüssel für die Umkleiden. Morgen sind Sie gefälligst pünktlich!"

So hat Yar Zar reagiert:

„Ich war erst mal sprachlos darüber, wie ich dort empfangen wurde. So wurde ich bisher noch nicht behandelt. Verunsichert nahm ich den Schlüssel in die Hand.
In der Umkleidekabine angekommen, dachte ich: Was soll ich jetzt bloß tun? Am liebsten wäre ich gleich wieder gegangen. Aber ich wusste ja, dass mein Einsatz noch drei Monate geht. Ich suchte mir erst mal aus dem Schrank passende Dienstkleidung raus. Ich wusch mir die Hände und kühlte mein Gesicht mit kaltem Wasser. Dann holte ich noch mal tief Luft. Ich nahm mir fest vor, mich nicht klein machen zu lassen, und ging zurück zum Dienstzimmer. Zum Glück hatte ich Stift und Notizblock dabei. Ich suchte mir einen freien Platz und versuchte, mir während der Dienstübergabe Notizen zu machen.
Als die Übergabe beendet war, sagte ich: „Mein Name ist Yar Zar. Ich bin in der Pflegefachassistenzausbildung und für drei Monate auf Ihrer Station. Wer ist denn meine Praxisanleiterin, mit der ich vorab schon telefoniert habe?"

Das war richtig, weil Yar Zar ...

- sich der Situation gestellt hat.
- die Initiative ergriffen hat, um Teil des Teams zu werden und dazu die Sachebene gewählt hat.
- sich in seiner Rolle und mit seinem Berufsbild vorgestellt hat.
- Selbstbewusstsein signalisiert hat, indem er nach seiner Praxisanleiterin fragte und die anderen wissen ließ, dass er sich vorab schon einmal gemeldet und informiert hat.

Impulsfragen:

- Haben Sie schon einmal Situationen erlebt, in welcher ein Team sich am Anfang ausgrenzend Ihnen gegenüber verhalten hat? Wie haben Sie reagiert?
- Was könnte Ihnen helfen, um am ersten Tag eines neuen Einsatzes bereits einige „ungeschriebene" Regeln zu kennen?

1.7.3 Arbeitsorganisation

Definition
Die **Arbeitsorganisation** stellt durch klare Regeln und Richtlinien sicher, dass die Arbeit effizient und koordiniert abläuft. Dazu gehört die Zuweisung von Aufgaben, Verantwortlichkeiten und die Art und Weise, wie die Beschäftigten mit den Arbeitsmaterialien, Informationen und Arbeitsanweisungen umgehen sollen.

In der Pflege unterteilt sich die Arbeitsorganisation in Aufbauorganisation und Ablauforganisation. **Aufbauorganisation** beschreibt die Struktur der Einrichtung, also z. B. die Größe von Versorgungseinheiten oder die Anzahl und Qualifikation des Personals. Die **Ablauforganisation** beschreibt hingegen die Arbeitsfelder und Arbeitsprozesse in der Pflege.

Arbeitsfelder in der Pflege

Das Arbeitsfeld in der Pflege variiert zwischen folgenden Aufgaben:
- Routineaufgaben, die regelmäßig anfallen
- Ad-hoc-Aufgaben, die plötzlich und in unterschiedlichen Situationen immer wieder neu sein können

Die Personal- und Arbeitsplanung muss deshalb so gestaltet sein, dass für die Routineaufgaben ausreichend Zeit und Personal vorhanden ist, aber auch genug Kapazität bleibt für plötzliche und nicht erwartete Aufgaben. Personalbemessungsinstrumente (▷ S. 25) können dabei helfen, diesen Bedarf richtig einzuschätzen. Außerdem muss sichergestellt sein, dass der **Informationsfluss** immer gewährleistet ist und über alle Dienstschichten hinweg die Pflegenden „ihre" Bewohnerinnen oder Patienten kennen.

In den unterschiedlichen Pflegesettings gibt es unterschiedliche Schwerpunkte in den Arbeitsfeldern:
- Im **Krankenhaus** verweilen Patientinnen und Patienten häufig nur wenige Tage. Es besteht ein hoher Arbeitsaufwand durch ständig wiederkehrende Aufnahmen und Entlassungen. Darüber hinaus gibt es pflegerische Aufgaben, die typisch für den jeweils medizinischen Versorgungsbereich des Krankenhauses sind, z. B. die Wundversorgung auf chirurgischen Stationen.
- Im **stationären Langzeitpflegebereich** leben die Bewohnerinnen und Bewohner über lange Zeiträume in der Einrichtung. Die Arbeit ist stark von wiederkehrendem und individuellem Pflegebedarf gekennzeichnet. Die Bewohnerstruktur bestimmt den pflegerischen Alltag stark (z. B. viele hochaltrige oder viele chronisch kranke Bewohnerinnen oder viele Bewohner mit einer Demenz).
- In der **ambulanten Pflege** werden Klientinnen und Klienten unterschiedlich lange betreut. Die Leistungen, die sie beanspruchen, können wechseln. Oft ist das abhängig davon, ob Zugehörige unterstützen oder nicht. Klientinnen und Klienten werden – falls sie nicht in Wohngemeinschaften oder Service-Wohnformen leben – in sogenannte Touren gruppiert, oft in geografischer Nähe.

Pflegesysteme

Definition
Pflegesysteme beschreiben die grundsätzliche Ablauforganisation in der Pflege, also den geplanten und strukturierten Arbeitsablauf innerhalb einer Organisationseinheit (z. B. Wohnbereich) für alle pflegerischen Berufsgruppen. Man unterscheidet aufgabenorientierte und personenzentrierte Pflegesysteme.

Die Pflegesysteme sind theoretisch unterteilt in
- Funktionspflege,
- Bezugspflege und
- Primärpflege.

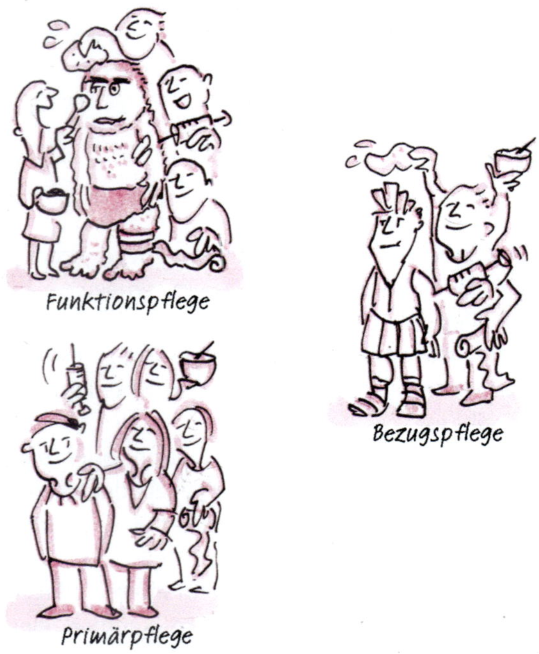

Abb. 1 drei Formen der Pflegeorganisation

Funktionspflege

Definition
Funktionspflege bezeichnet das Pflegesystem, in dem anfallende Arbeiten in der Pflege nach bestimmten Tätigkeiten strukturiert werden.

Beispiel
„Im Spätdienst machen wir es oft so, dass ich das Essen austeile, während eine Kollegin die Vitalzeichenkontrollen durchführt. Ein anderer Kollege gibt Medikamente aus."

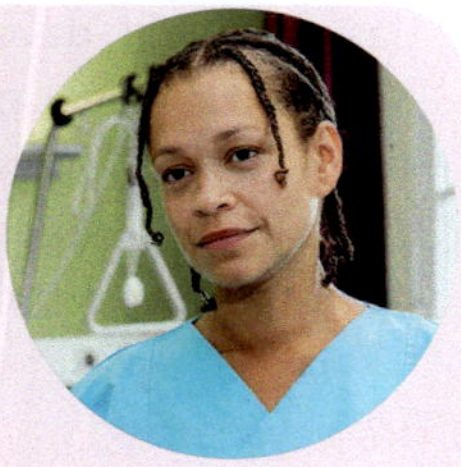

Der Vorteil der Funktionspflege liegt in der klaren Aufgabenverteilung. Der Nachteil liegt in der Monotonie (Gleichförmigkeit) der Arbeit. Darüber hinaus kann der Informationsfluss nur über eine zentral koordinierende Person sichergestellt werden und die zu pflegenden Personen haben keine feste Ansprechperson, sondern sehen viele einzelne Pflegende und müssen immer wieder erneut berichten.

! Wichtig
Innerhalb von Einrichtungen können die Pflegesysteme variieren oder in Mischformen umgesetzt sein. Eine reine Funktionspflege gibt es nur noch selten, z. B. in der Funktionsdiagnostik (▷ S. 475).

Bezugspflege

Definition
Als **Bezugspflege** bezeichnet man das Pflegesystem, in welchem eine Pflegefachperson – oft gemeinsam mit anderen Plfegenden – die Verantwortung über alle pflegerischen Tätigkeiten für eine Gruppe von zu Pflegenden übernimmt. Abhängig von der Einteilung der Gruppe gibt es:

- **Bereichspflege:** Bereich einer Station oder eines Wohnbereichs mit vier bis zehn Pflegebedürftigen
- **Zimmerpflege:** zwei bis vier Patienten eines Zimmers im Krankenhaus
- **Einzelpflege:** eine Patientin z. B. im intensivpflegerischen Bereich oder ein Klient im Rahmen einer 24-Stunden-Pflege

Beispiel
„Unser Wohnbereich ist noch mal in zwei Bereiche, die Nord- und Südzimmer, aufgeteilt. Bei Schichtbeginn teilen wir uns immer nach diesen Bereichen auf."

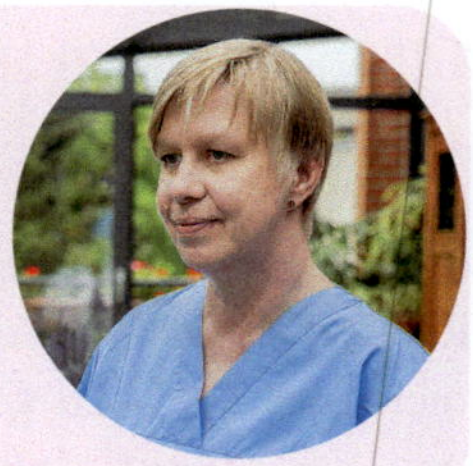

Bezugspflege hat den Vorteil, dass sie pflegeprozessorientiert erfolgen kann. Weiterhin haben die zu pflegenden Personen eine oder wenige zentrale Ansprechpersonen und können eine pflegerische Beziehung zu ihnen aufbauen. Nachteilig ist, dass bei Krankheit oder anderen Personalausfällen der Ausfall nur mit weiterem Personal auszugleichen ist, darüber hinaus gilt das System als personalintensiv und damit teuer, erzielt aber die besten Pflegeergebnisse.

Primärpflege

Definition
Primärpflege (engl.: „primary nursing") ist eine Bezugspflege, die über den gesamten Pflegezeitraum von ein und derselben Pflegefachperson wahrgenommen wird.

Jede pflegebedürftige Person hat bei der Primärpflege „ihre" Pflegefachperson, die zwar nicht immer anwesend, aber für die zentralen Aufgaben wie die Steuerung des Pflegeprozesses (▷ S. 111), Aufnahme und Entlassung oder das Schnittstellenmanagement zu den anderen Berufsgruppen zuständig ist. Zusätzlich zu den Vorteilen der Bezugspflege wirkt sich auch die dauerhafte Verlässlichkeit positiv aus – sowohl für die Pflegebedürftigen als auch für die Zugehörigen sowie Personen anderer Berufsgruppen. Ähnlich wie bei der Bezugspflege liegt der Nachteil im Ausfallmanagement, vor allem, wenn der Personalschlüssel knapp bemessen ist.

Beispiel
„Bei meinem letzten ambulanten Pflegedienst waren die Klientinnen und Klienten festen Pflegefachpersonen zugeteilt. Diese verantworteten die individuellen Pflegeplanungen, Beratungen und Dokumentationen."

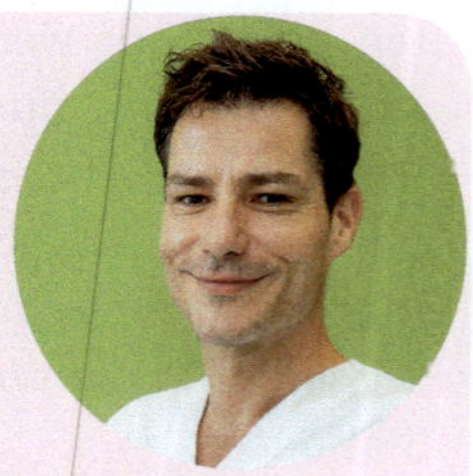

1.7.4 Interprofessionelle Zusammenarbeit

Im Gesundheits- und Pflegebereich arbeiten viele Menschen aus unterschiedlichen Berufen zusammen.

Definition

Interprofessionalität beschreibt die Zusammenarbeit verschiedener Berufsgruppen.
Die Zusammenarbeit zwischen verschiedenen Fachgebieten heißt **Interdisziplinarität**.
Multiprofessionalität bezeichnet die Zusammenarbeit vieler Berufsgruppen.
Intraprofessionalität bedeutet die Zusammenarbeit innerhalb der eigenen Berufsgruppe.

Die Zusammenarbeit zwischen den Berufsgruppen (▷ Tab. 1) hängt vom Pflegesetting ab:

- Im **Krankenhaus** sind viele verschiedene Berufsgruppen angestellt. Viele Krankenhäuser sind nach medizinischen Fachdisziplinen organisiert. In der Patientenakte fließen die Informationen der Bereiche und Berufsgruppen zusammen.
- Im **stationären Langzeitpflegebereich** sind Personen in der Pflege, der Hauswirtschaft und der Betreuung fest angestellt, die meisten Personen mit medizinisch-therapeutischen Berufen sind selbstständig oder in externen Praxiseinrichtungen angestellt und kommen für eine Visite oder Konsultation (Beratung) in die Einrichtung. Oft gibt es Kooperationen in der Zusammenarbeit, sodass die Einrichtung ihren Bewohnerinnen und Bewohnern vertraute Ärztinnen und Therapeuten vermitteln kann. Absprachen werden über Anordnungen und Berichte in der Pflegedokumentation festgehalten.
- Im **ambulanten Pflegebereich** sind meistens nur die Personen in der Pflege und ggf. Hauswirtschaft fest angestellt. Die Klientinnen und Klienten werden in ihrer Häuslichkeit aufgesucht. Abhängig von der Mobilität der Klientinnen und Klienten suchen diese weiterhin Ärztinnen und Therapeuten in ihren Praxen auf oder sind auf Hausbesuche angewiesen. In der Pflegedokumentation werden nur Anordnungen festgehalten, die vom Pflegedienst durchgeführt werden sollen. Darüber hinaus erfolgt die Kommunikation oft direkt zwischen Klienten/Zugehörigen und Ärztin oder Therapeut.

In allen Pflegesettings haben Pflegefachpersonen eine Schnittstellenfunktion. Das heißt, sie koordinieren in der Regel die Zusammenarbeit mit den verschiedenen Berufsgruppen und organisieren die Umsetzung der angeordneten Maßnahmen oder reichen Informationen weiter.

! Wichtig

In der Zusammenarbeit mit anderen Berufsgruppen ist es hilfreich, präzise und fachsprachlich zu kommunizieren. Alle Berufsgruppen haben in der Regel die bestmögliche Versorgung der Patientinnen und Patienten zum Ziel. Kommt es zu Konflikten, hilft es, sich über das gemeinsame Ziel zu verständigen.

Beruf	Aufgabe
Ärztinnen/Ärzte	medizinische Diagnostik und Therapie
Physiotherapie	Wiederherstellung oder Erhalt der Bewegungs- und Funktionsfähigkeit des Körpers durch Übungen oder äußere Anwendung von Heilmitteln
Ergotherapie	Erhalt, Stärkung oder Wiederherstellung der Durchführung bedeutungsvoller Tätigkeiten im Alltag
Logopädie	Erhalt oder Wiederherstellung der Sprach-, Schluck- und Sprechfähigkeit
Medizinische Fachassistenz	Assistenz bei medizinischer Diagnostik und Therapie sowie Büroorganisation im medizinischen Bereich
Medizinisch-Technische Assistenz	Assistenz in bestimmten Funktionsbereichen medizinischer Diagnostik, z. B. Labor oder Röntgen
Hauswirtschaft	Übernahme hauswirtschaftlicher Tätigkeiten in der Küche oder der Reinigung

Tab. 1 Berufsgruppen und ihre Aufgaben

Zeit zum Reflektieren ...

Schätzen Sie Ihre Kompetenzen ein: Wo fühlen Sie sich sicher? Wo möchten Sie noch mal nachlesen oder etwas vertiefen? Setzen Sie Ihre ganz persönlichen Häkchen für Ihre Lernerfolge!

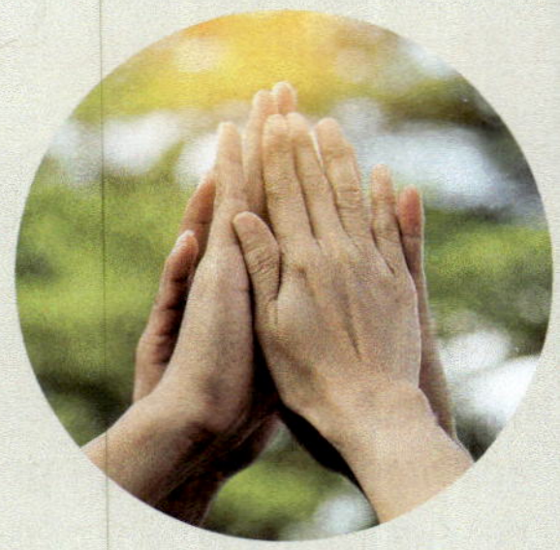

Ich ...

- ☐ beschreibe das Verhältnis zwischen Team und Teammitgliedern.
- ☐ beschreibe Maßnahmen der Teamentwicklung.
- ☐ definiere Macht und Ohnmacht.
- ☐ erkläre die Funktion von Instrumenten der Machtausübung.
- ☐ beschreibe Vor- und Nachteile unterschiedlicher Pflegesysteme.
- ☐ benenne die an der Pflege- und Gesundheitsversorgung beteiligten Berufsgruppen sowie deren Aufgaben.

Ich ...

- ☐ trage durch Offenheit und Akzeptanz zu einem guten Teamklima bei.
- ☐ übernehme die mir übertragenen Aufgaben im Team.
- ☐ arbeite mit anderen Berufsgruppen konstruktiv zusammen.

Ich ...

- ☐ gehe wertschätzend mit anderen Teammitgliedern um.
- ☐ reflektiere Beziehungen im Arbeitsalltag in Bezug auf Hierarchien und Machtstrukturen.
- ☐ erkenne die Funktion und die Person meiner Teamleitung an.

Ich ...

- ☐ reflektiere die Notwendigkeit von Teamarbeit und interdisziplinärer Zusammenarbeit und richte mein berufliches Handeln danach aus.

2 Menschen in der Selbstversorgung und Bewegung unterstützen

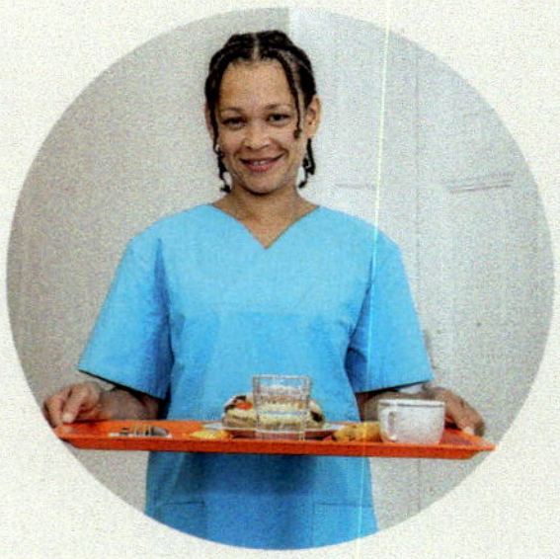

Ingrid, 42 Jahre

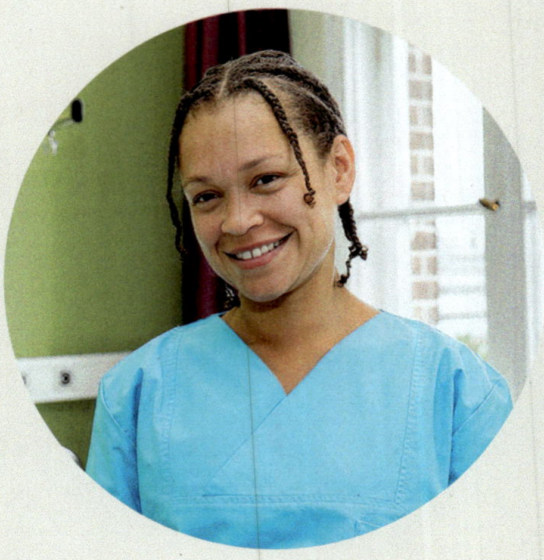

Ingrid arbeitete als Tänzerin in Brasilien und in Deutschland, bevor sie einen Pflegebasiskurs absolvierte und danach eine Ausbildung zur Pflegefachassistentin begann. Ihr Ziel ist, nach ihrem Abschluss direkt die Ausbildung zur Pflegefachfrau verkürzt fortzusetzen und später ein Pflegeheim mit aufzubauen, in dem sich alle Menschen zu Hause und geborgen fühlen.

„Immer das Beste aus jeder Situation machen!"

„Mein Träger ist ein Krankenhaus. Ich arbeite dort auf verschiedenen Stationen und unterstütze Menschen vor allem bei der Körperpflege, der Mobilisation oder auch beim Essen und Trinken. Jeder pflegebedürftige Mensch ist anders und hat unterschiedliche Bedürfnisse, Wünsche und Ansichten. Manche sind sehr freundlich, aufmerksam und motiviert. Sie sind dankbar für die Unterstützung und schätzen es, wenn man alles sorgfältig und gründlich macht, z. B. beim Waschen, Eincremen, Ankleiden oder Bett beziehen. Andere Menschen wirken auf den ersten Blick schwierig. Sie schämen sich, sind traurig oder wütend oder möchten Hilfe nicht immer zulassen oder Beratungen für ihre Gesundheit annehmen und umsetzen. Ich versuche mir dann immer bewusst zu machen, dass Krankheit jeden treffen kann und jeder anders damit umgeht.
In diesem Kapitel erfahren Sie, wie Sie Menschen darin unterstützen können, gut für sich selbst zu sorgen. Sie lernen, welche Risken und möglichen Folgeschäden drohen, wenn Menschen in bestimmten Aktivitäten ihres Lebens eingeschränkt sind und gewisse Pflegemaßnahmen und Prophylaxen nicht erfolgen. Freuen Sie sich auch auf viele praxisnahe Videos mit Erklärungen und Schritt-für-Schritt-Anleitungen. Ich persönlich finde, man sollte jeden pflegebedürftigen Menschen mit seiner Situation so annehmen wie sie ist, und versuchen, immer das Beste daraus zu machen."

2.1 Pflegesituationen gesundheitsförderlich und präventiv gestalten

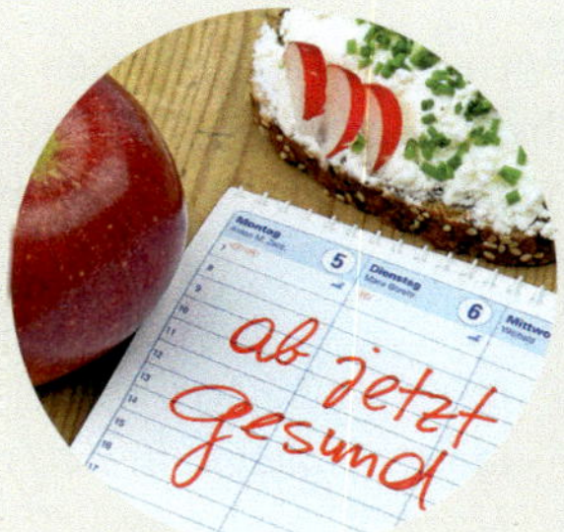

Vorbeugen ist besser als heilen, dem würde wohl jeder zustimmen. Denn wer möchte schon gerne krank sein? Die Bundesregierung hat 2015 Strategien und Ziele zur Stärkung der Gesundheitsförderung und Prävention im Präventionsgesetz (PrävG) festgelegt. Seitdem sind die gesetzlichen Krankenkassen und die Pflegeversicherung verpflichtet, ihren Mitgliedern gesundheitsförderliche Angebote zu machen. Dazu gehören Sport- und Bewegungsangebote, Impfungen sowie aktivierende Pflege.

Prävention und Gesundheitsförderung beruhen auf unterschiedlichen Denkansätzen, haben aber ein gemeinsames Ziel: den Erhalt der Gesundheit.

Definition

Strategien zur **Prävention** zielen darauf ab, Krankheiten vorzubeugen. Zu den Maßnahmen gehören Impfungen, gesunde Ernährung und Bewegung. Im Fokus steht die Frage: Wie vermeide ich es, krank zu werden? Strategien und Maßnahmen zur **Gesundheitsförderung** sollen Menschen befähigen, ihre Gesundheit zu verbessern. Dazu gehört das eigene Verhalten, aber auch, die gesellschaftlichen und wirtschaftlichen Bedingungen zu berücksichtigen. Im Fokus steht die Frage: Was erhält mich gesund?

2.1.1 Gesundheit und Krankheit

Um den Begriff der Gesundheitsförderung zu verstehen, ist es wichtig zu wissen, was mit Gesundheit gemeint ist. Die Vorstellungen darüber können sehr unterschiedlich sein. Auf die Frage „Wann fühlst du dich gesund?" antworten viele Menschen mit: „Ich bin gesund, wenn ich nicht krank bin." Gesundheit und Krankheit werden häufig als Gegensätze wahrgenommen. Die WHO sieht das anders.

Gesundheit

Definition

Gesundheit ist ein Zustand des vollständigen körperlichen, geistigen und sozialen Wohlbefindens und nicht nur das Fehlen von Krankheit oder Gebrechen (Quelle: WHO).

Gesundheit ist laut WHO, wenn es einem körperlich, psychisch und sozial gut geht:

- **Körperliches (physisches) Wohlbefinden** ist z. B. dann vorhanden, wenn keine Schmerzen da sind und alle Organe funktionieren.
- **Geistiges (psychisches) Wohlbefinden** ist dann vorhanden, wenn es möglich ist, logisch zu denken, sich in der Welt zu orientieren und Gefühle wahrzunehmen und einzuordnen.
- **Soziales Wohlbefinden** ist gegeben, wenn es möglich ist, Beziehungen einzugehen und sie zu gestalten.

Alle drei Gesundheitsbereiche greifen ineinander. Körperliches Wohlbefinden erleichtert die gesellschaftliche Teilhabe. Und wer sozialen Kontakt hat, der fühlt sich besser. Daraus folgt: Wer körperlich gesund ist, hat eine höhere Zufriedenheit, was sich wiederum positiv auf die Gesundheit auswirkt. Deshalb ist es so wichtig, die Gesundheit so lange wie möglich zu erhalten.

Viele Pflegemaßnahmen tragen dazu bei, die Gesundheit zu erhalten und Erkrankungen vorzubeugen, und gehören damit zur Prävention und Gesundheitsförderung.

Beispiel
Janina Möller trifft sich mit Freunden. Auf die Frage „Wie geht es dir?" antwortet sie: „Eigentlich ganz gut. Nur hatte ich heute Streit mit meinem Freund. Das macht mir immer noch sehr zu schaffen." Janina Möller fühlt sich auf körperlicher Ebene wohl. Doch psychisch und sozial geht es ihr gerade nicht so gut. Ihre psychische und körperliche Gesundheit ist beeinträchtigt.

Krankheit

Auch der Begriff Krankheit ist sehr vielschichtig. Er hat subjektive, objektive und rechtliche Dimensionen. So kann sich eine Person **subjektiv** krank fühlen, obwohl **objektiv**, also durch medizinische Diagnostik (▷ Kap. 4.6) keine Krankheit feststellbar ist. Rechtlich ist Krankheit wieder etwas anderes.

Die **gesetzliche Rentenversicherung** definiert Krankheit auf Grundlage des § 10 SGB VI als einen „regelwidrigen geistigen, körperlichen oder seelischen Zustand" (Quelle: DRV-Schriften Band 21, S. 10, Deutsche Rentenversicherung 2018). Regelwidrig bedeutet hier, dass die Körperfunktionen nicht nach den Vorschriften und Regeln funktionieren.

! Wichtig
Alle Beschäftigten können sich drei Tage lang bei ihrem Arbeitgeber krankmelden. Im Entgeltfortzahlungsgesetz ist festgelegt, dass ab dem vierten Tag ein Arzt oder eine Ärztin die Arbeitsunfähigkeit feststellen und bestätigen muss, damit man im Krankheitsfall Entgeltfortzahlung bekommt und ein Anspruch auf Krankengeld besteht.

2.1.2 Pathogenese und Salutogenese

Es gibt verschiedene Modelle und Sichtweisen, um zu erklären, wie Krankheit und Gesundheit entstehen.

Definition
Modelle sind Theorien über die Wirklichkeit in vereinfachter Form. Wichtige Merkmale werden dargestellt, um Zusammenhänge besser zu verstehen, z. B. ein anatomisches Modell vom menschlichen Herz.

Pathogenese

Der Fachbegriff für die Entstehung von Krankheiten heißt Pathogenese. Die zentrale Frage der pathogenetischen Sichtweise ist: Was macht Menschen krank?

Definition
Die **Pathologie** ist die Lehre der Krankheiten. Das Wort „pathos" kommt aus dem Griechischen und bedeutet „Krankheit". Bei der Pathologie werden sowohl Symptome als auch Ursachen von Krankheiten untersucht.

Die **Pathogenese** untersucht und erklärt den gesamten Krankheitsprozess. Forscher nutzen diesen Ansatz, um Krankheiten zu bekämpfen, Medikamente und Therapien zu entwickeln und um individuelle Risikofaktoren zu identifizieren. Diese Erkenntnisse sind sowohl für die Behandlung und Pflege als auch für die Prävention entscheidend.

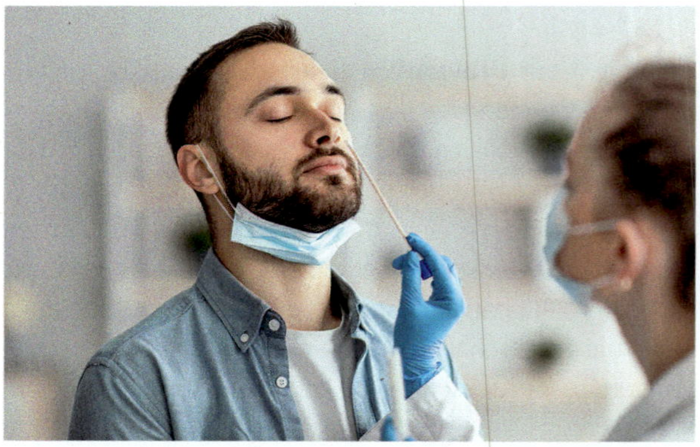

Abb. 1 Bei der pathogenetischen Sichtweise gilt es, herauszufinden, was Menschen krank macht.

Das bio-medizinische Krankheitsmodell

Bei diesem Krankheitsmodell ist die erkrankte Person nicht verantwortlich für ihre Erkrankung. Die Ursachen sind biologisch, z. B. Krankheitserreger, Erbanlagen, Gewebeschäden. Nur Mediziner und Pflegende verfügen über das notwendige Fachwissen, um mit der Erkrankung umzugehen. Von der erkrankten Person wird erwartet, dass sie sich an die vorgeschlagenen medizinischen und pflegerischen Maßnahmen hält, um wieder gesund zu werden.

Beispiel
Uwe Kaiser spielt Basketball. Bei einem Sprint auf den Korb knickt er mit dem Sprungbein um (schädigender Einfluss/Ursache). Der Knöchel ist geschwollen und schmerzt. Uwe kann nicht mehr auftreten (Symptome). Der Arzt diagnostiziert eine Verstauchung (Krankheit).

Das Risikofaktoren-Modell

Im Gegensatz zum bio-medizinischen Krankheitsmodell können Menschen beim Risikofaktoren-Modell ihr Erkrankungsrisiko durch ihr persönliches Verhalten sowohl positiv als auch negativ beeinflussen.

Je mehr Risikofaktoren für eine Erkrankung vorliegen, desto höher ist das Risiko, an dieser zu erkranken.

Es gibt unterschiedliche Arten von **Risikofaktoren**:
- die **Verhaltensweisen eines Menschen** (z. B. Rauchen, Alkoholgenuss, Bewegungsmangel)
- **innere biologische Merkmale** (z. B. Alter, Geschlecht, Erbanlagen, Bluthochdruck) und
- von **außen auf den Menschen einwirkende Umwelteinflüsse** (z. B. wohnen und arbeiten an einer viel befahrenen Straße, Sonneneinstrahlung).

Bewegungsmangel, Übergewicht und Rauchen sind die bedeutendsten Risikofaktoren für Zivilisationskrankheiten.

Definition
Zivilisationskrankheiten sind Krankheiten, die in einer Wohlstandsgesellschaft weitverbreitet sind und vor allem durch ungesunde Verhaltensweisen oder Umwelteinflüsse verursacht werden. Häufige Zivilisationskrankheiten sind z. B. chronische Bronchitis, Diabetes mellitus Typ 2, Karies.

Salutogenese

Definition
Die **Salutogenese** sucht nach Wegen, die Gesundheit zu fördern. Die zentrale Frage lautet: Was hält den Menschen gesund?

Anders als die Pathogenese hat die **Salutogenese** nicht die Krankheit in all ihren Details zum Gegenstand, sondern sie fragt nach den Ursachen für Gesundheit.
Das Modell der Salutogenese wurde von dem US-amerikanischen Soziologen Aaron Antonovsky (1923–1994) geprägt. Für ihn waren Gesundheit und Krankheit keine Gegensätze. Er sah sie als Pole einer Linie, auf der sich der Mensch je nach Situation hin- und herbewegt. Diese Hin- und Her-Bewegung zwischen dem Pol Gesundheit auf der einen Seite und dem Pol Krankheit auf der anderen Seite nannte er Kontinuum. Das bedeutet: Gesundheit ist etwas Aktives, etwas, das immer im Fluss ist.

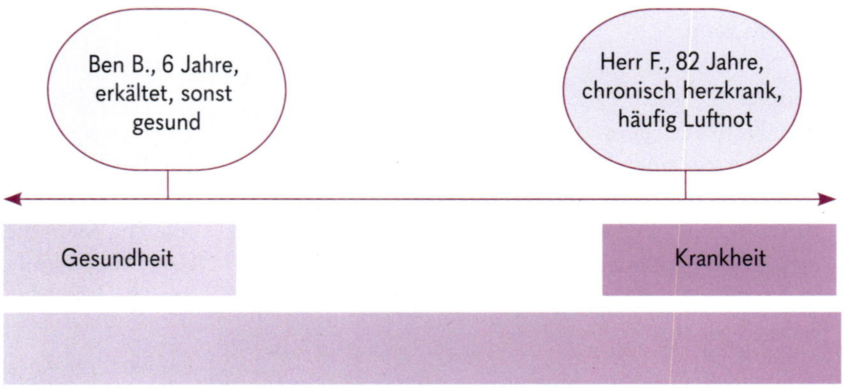
Ben B., 6 Jahre, erkältet, sonst gesund
Herr F., 82 Jahre, chronisch herzkrank, häufig Luftnot
Gesundheit
Krankheit

Abb. 2 Menschen bewegen sich laut Antonovsky auf einem Gesundheits- und Krankheits-Kontinuum.

Das **Kohärenzgefühl** ist laut Antonovsky wichtig für die Erhaltung von Gesundheit. Menschen mit einem stark ausgeprägten Kohärenzgefühl kommen im Leben besser zurecht. Das Kohärenzgefühl besteht aus den drei Elementen:

1. Gefühl der Verstehbarkeit
2. Gefühl der Handhabbarkeit
3. Gefühl der Sinnhaftigkeit

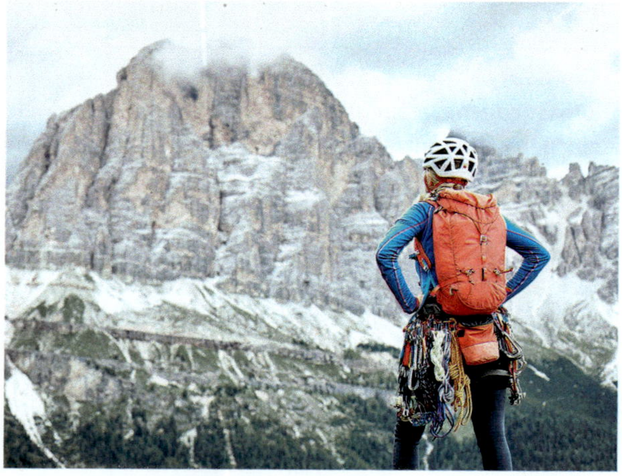

Abb. 1 Kohärenzgefühl: Wenn Menschen das Gefühl haben, schwierige Situationen bewältigen zu können, wirkt sich das positiv auf den gesamten Organismus aus.

Gefühl der Verstehbarkeit

Menschen mit einem starken Gefühl der Verstehbarkeit vertrauen darauf, dass sich Ereignisse erklären lassen (z. B., indem man sich informiert) und dass man sie vorhersehen kann.

Beispiel
Frau Franke reagiert zunächst gefasst, als ihre Frauenärztin einen Knoten in ihrer Brust feststellt. Fast alle Frauen ihrer Familie hatten Brustkrebs, der zum Glück immer frühzeitig erkannt und erfolgreich behandelt werden konnte. Sie hat damit gerechnet und sich dazu schon einmal belesen gehabt.

Gefühl der Handhabbarkeit

Unter Handhabbarkeit versteht man das Selbstvertrauen eines Menschen, mit Problemen, Schwierigkeiten und Krisen umzugehen. Dazu braucht es geeignete Ressourcen. Dabei spielt es keine Rolle, ob der Mensch über diese Ressourcen selbst verfügt oder ob sie durch andere Personen bereitgestellt werden.

Beispiel
Die Frauenärztin überweist Frau Franke in eine Fachklinik. Dort werden weitere Untersuchungen durchgeführt und eine Gewebeprobe entnommen. Sie fühlt sich bei dem freundlichen und professionell auftretenden Klinikpersonal in guten Händen, außerdem hat sie ihre Lebensgefährtin als emotionale Unterstützung mitgenommen (Ressourcen).

Gefühl der Sinnhaftigkeit

Das Element Sinnhaftigkeit beschreibt die Eigenschaft eines Menschen, das eigene Leben für wertvoll, interessant und lebenswert zu halten. Menschen mit einem starken Gefühl der Sinnhaftigkeit finden, dass es sich lohnt, in die Lösung eines Problems zu investieren.

Beispiel
Der Knoten in der Brust ist gutartig. Im italienischen Restaurant stößt sie mit ihren Freunden „auf das Leben" an. Frau Franke erklärt ihnen, dass sie die kleinen Freuden im Leben nun bewusster wahrnimmt und sehr erleichtert ist.

Das **Kohärenzgefühl** entwickelt sich nach Antonovsky bis zum 30. Lebensjahr. Wenn ein Mensch unter sicheren Lebensbedingungen aufwächst und in dieser Zeit überwiegend positive Erfahrungen beim Lösen von Problemen macht, kann er dadurch auch mit Stress auslösenden Situationen besser umgehen (▷ 78, Stress).

Resilienz

Definition
Die **Resilienzforschung** entwickelte das Salutogenese-Modell weiter. Die Frage lautet: Warum bewältigen manche Menschen Probleme und Krisen besser als andere? Was hilft ihnen dabei, gestärkt aus einer schwierigen Situation zu kommen?

Ein weiterer Ansatz der Salutogenese ist die Förderung der Resilienz. Resilienzforscher beobachteten die Entwicklung von Kindern von der Geburt bis ins Erwachsenenalter. Sie stellten fest, dass die Versuchspersonen, die Risikofaktoren (z. B. finanzielle oder Bildungsarmut, komplizierte Geburt) ausgesetzt waren, weniger erfolgreich und weniger gesund durchs Leben kamen als diejenigen, bei denen sie diese Risikofaktoren nicht beobachtet hatten. Eine weitere Beobachtung war, dass ein Drittel der Kinder trotz der erlebten Risiken genauso erfolgreich und gesund war wie Kinder ohne diese negativen Einflüsse. Diese Kinder nannten die Forscher **resilient**.

Resilienz ist nicht angeboren, sondern wird erlernt. Resilienz wird gefördert durch:
- ein starkes **Selbstwertgefühl** (sich selbst für wertvoll und wichtig halten)
- ein starkes **Selbstvertrauen** (innere Überzeugung, Probleme lösen zu können)
- das Gefühl der **Selbstwirksamkeit** (innere Überzeugung, das eigene Leben beeinflussen zu können)
- das Gefühl der **Selbstbestimmtheit** und **Selbstverantwortlichkeit** (frei denken und handeln können).

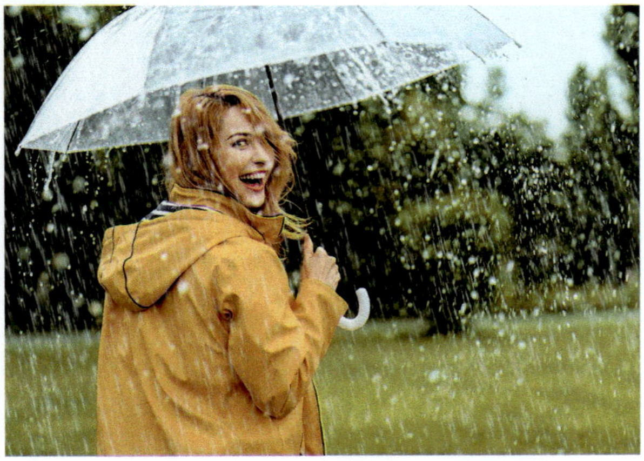

Abb. 2 Resiliente Menschen kommen mit negativen Situationen besser zurecht.

Health-Believe-Modell

Auch das Health-Believe-Modell (Modell der Überzeugungen) ist ein Ansatz der Salutogenese. Es beruht darauf, dass die Überzeugungen eines Menschen sein Verhalten bestimmen. Nach diesem Modell haben zwei Faktoren einen wesentlichen Einfluss auf das Gesundheitsverhalten eines Menschen:
1. Bedrohung
2. Kosten-Nutzen-Abwägung.

Bedrohung: Wie sehr sich ein Mensch durch eine Erkrankung bedroht fühlt, hängt davon ab, wie schwer die Symptome sind und wie verwundbar er sich fühlt.

Beispiel
Herr Minsk hat eine chronische Bronchitis. Seine Hausärztin rät ihm, dringend mit dem Rauchen aufzuhören, weil sich die Erkrankung sonst verschlimmert. Herr Minsk hört nicht auf zu rauchen. Ihn stört sein morgendlicher Husten nicht und er vermeidet jede Anstrengung, die zu einer Atemnot führen könnte. Sein Vater und sein Großvater waren auch starke Raucher. Beide sind sehr alt geworden.

Im Beispiel schätzt Herr Minsk die Bedrohung gering ein. Die Symptome stören ihn kaum. Er fühlt sich nicht verwundbar, weil seinen Familienmitgliedern das Rauchen nicht geschadet hat.

Kosten-Nutzen-Abwägung: Hierbei geht es um die Frage, ob es sich lohnt, sich für etwas anzustrengen. Wenn die Person findet, dass der Aufwand höher ist als der Nutzen, ändert sie ihr Verhalten nicht.

Beispiel
Frau Meier ist stark übergewichtig. Der Arzt sagt, dass sie einen Diabetes mellitus entwickelt. Sie sollte abnehmen und sich mehr bewegen. Frau Meier rechnet aus, dass sie viel Geld sparen kann, wenn sie selbst gesund kocht, weniger isst und Fast Food meidet. Auf der anderen Seite wird es ihr schwerfallen, nicht zu der geliebten Currywurstbude zu gehen. Aber dadurch würde sie einige Kilos abnehmen, wieder in ihre Lieblingshose passen und nicht krank werden. Sie findet, dass der Nutzen überwiegt, und wird versuchen, abzunehmen.

2.1.3 Gesundheitsförderung und Prävention

Die Gesundheitsförderung beruht zum großen Teil auf der Salutogenese. Gesundheitsförderung berücksichtigt verschiedene Faktoren, die einen Einfluss auf die Gesundheit haben: das individuelle **Verhalten** der einzelnen Personen und die **Verhältnisse**, in denen sie leben.

Gesundheitsförderung auf der Ebene des Verhaltens

Menschen können sich nur gesundheitsförderlich verhalten, wenn sie über Gesundheitskompetenz verfügen.

Definition

Gesundheitskompetenz ist das Wissen, die Motivation und die Fähigkeit, wichtige Gesundheitsinformationen zu finden, zu verstehen und anwenden zu können.

Deshalb sind praktische Anleitungen und Informationen über Gesundheit eine wichtige Basis für die Verbesserung der Gesundheit von Menschen in allen Altersgruppen. Angebote, die auf die Gesundheitskompetenz von Menschen abzielen, informieren z. B. über

- Bewegung, Sport und körperliche Fitness
- gesunde Ernährung und positive Esskultur
- Hygiene und Körperpflege
- Infektionsschutz

Nationales Gesundheitsportal

Das Bundesministerium für Gesundheit hat in einer Studie festgestellt, dass sich die Gesundheitskompetenz der Bevölkerung in der Pandemie verschlechtert hat. Im Jahr 2020 ist das **„Nationale Gesundheitsportal"** gestartet, das allen leicht verständliche und wissenschaftlich gesicherte Gesundheitsinformationen online auf www.gesund.bund.de anbietet.

Beispiel

In Kitas und Schulen wird die Gesundheitskompetenz von Kindern und Jugendlichen gefördert. Erziehende und Lehrende vermitteln altersgerechtes Wissen, was man tun kann, um gesund zu bleiben. Dazu gehört das tägliche Zähneputzen genauso wie regelmäßige körperliche Bewegung und das Aufhalten in der Natur – bei jedem Wetter.

Diversität

Kinder, ältere Menschen, chronisch kranke Menschen und Menschen mit einem niedrigeren Bildungs- oder Einkommensstatus brauchen besonders viel Unterstützung, um Gesundheitskompetenzen zu entwickeln.

Gesundheitsförderung auf der Ebene der Verhältnisse

Definition

Unter **Verhältnissen** versteht man die Lebens-, Arbeits-, Freizeit- und Umweltbedingungen, in denen eine Person lebt. Man spricht dabei auch von der **Lebenswelt** eines Menschen.

Die Verhältnisse oder Lebenswelten von Menschen können sich sehr voneinander unterscheiden. Maßnahmen der Gesundheitsförderung, die hier ansetzen, sind beispielsweise stadtplanerische Aktionen, die sich für mehr Spielplätze einsetzen, oder politische Maßnahmen zur Verkehrsberuhigung.

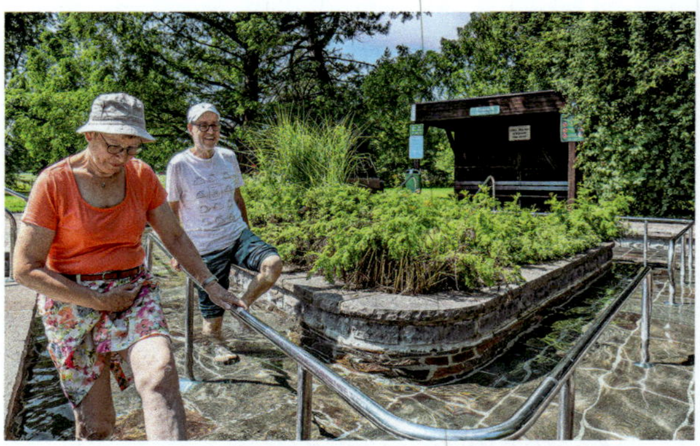

Abb. 1 Der Bau von Kneippanlagen (Hydrotherapie nach Sebastian Kneipp) ist eine Maßnahme der Gesundheitsförderung, bezogen auf die Verhältnisse. Menschen können durch das Treten in kaltem Wasser in solchen Anlagen ihre Durchblutung fördern.

Betriebliche Gesundheitsförderung

Da wir einen großen Teil unseres Lebens an unserem Arbeitsplatz verbringen und ungünstige Arbeitsbedingungen zu körperlichen und psychischen Gesundheitsproblemen führen, sollte der Arbeitsplatz gesundheitsförderlich gestaltet sein.

Definition

Alle Maßnahmen zur Gesundheitsförderung am Arbeitsplatz zählt man zur **betrieblichen Gesundheitsförderung**.

Die Maßnahmen der betrieblichen Gesundheitsförderung sind in § 20b SGB V aufgelistet. Mit diesen Ansätzen kann ein Betrieb die Gesundheit seiner Angestellten fördern:

- körperliche Belastungen verringern und Rückengesundheit stärken (z. B. durch höhenverstellbare Tische für die Pflegedokumentation)
- gesunde Ernährung am Arbeitsplatz (z. B. kostenlose Trinkwasserspender, Obstkörbe)
- Angebote zur Vermeidung von psychosozialen Belastungen (z. B. Teamcoachings)
- Förderung individueller Kompetenzen zur Stressbewältigung am Arbeitsplatz (z. B. Weiterbildungsangebote)
- rauchfreier Betrieb (z. B. Kurse zur Rauchentwöhnung).

Präventionsarten

Um präventiv handeln zu können, muss man wissen, welche Ursachen, Gefahren oder Faktoren krank machen. Präventive Maßnahmen kann man unterscheiden nach

- dem **Zeitpunkt**, zu dem sie durchgeführt werden,
- den **Strategien**, die angewendet werden,

um die Ziele der Prävention zu erreichen.

Zeitpunkt der Prävention

Je nachdem, zu welchem Zeitpunkt die Prävention ansetzt, sind verschiedene Maßnahmen möglich. Man unterscheidet zwischen Primär-, Sekundär- und Tertiärprävention (▷ Tab. 1).

Strategien der Prävention

Bei den Strategien der Prävention unterscheidet man zwischen Verhaltensprävention und Verhältnisprävention.

Maßnahmen der **Verhaltenspräventionen** zielen darauf ab, einen Menschen zu einem gesundheitsförderlichen Verhalten (z. B. Ernährungsverhalten) zu bewegen. Es ist nicht einfach, sich von gewohnten Verhaltensweisen zu trennen. Oft wissen Menschen, dass sie sich ungesund ernähren oder wie schädlich Rauchen ist. Aber sie ändern es trotzdem nicht.

Verhaltensänderung gelingt leichter, wenn Menschen

- sich an Vorbildern orientieren, denen die Verhaltensänderung gelungen ist,
- sich anderen Menschen anschließen, die das gleiche Ziel haben (Mitstreiter),
- die eigenen Ziele kleinschrittig und klar formulieren und
- sich für das Erreichen eines Teilziels belohnen.

Beispiel
Frau Kaiser möchte mehr Sport treiben. Sie fragt ihren Mann, ob sie gemeinsam anfangen wollen, zu joggen (Mitstreiter). Ihr erstes Ziel ist es, 40 Minuten ohne Pause zu joggen (Teilziel). Wenn sie das schaffen, wollen sie eine Städtereise machen (Belohnung).

Maßnahmen der **Verhältnisprävention** setzen an den Lebensumständen und Arbeitsverhältnissen von Personen an, indem sie Risiken am Arbeitsplatz und im privaten Umfeld gesundheitsförderlich verändern.

Beispiel
Eine Wohngruppe mit bewegungseingeschränkten Bewohnern erhält mehrere Personenlifter. Damit können die Pflegenden die Bewohnerinnen und Bewohner rückengerecht und mit weniger Muskelkraft aus dem Bett transferieren.

Prävention	Ziel	Beispiele
1. Primärprävention	Krankheiten vermeiden	Schutzimpfungen, ergonomische (gesunde) Bedingungen am Arbeitsplatz, Schwangerenvorsorge, Sportangebote
2. Sekundärprävention	Krankheiten frühzeitig erkennen	Krebsvorsorgeuntersuchungen, Neugeborenen-Screenings und altersgebundene Gesundheitsuntersuchungen, z. B. Check-up 35
3. Tertiärprävention	eine bestehende Krankheit positiv beeinflussen	Mutter-Kind-Kuren, Rehabilitationssport, Anschlussheilbehandlungen

Tab. 1 Präventionsarten nach Zeitpunkt

2.1.4 Pflegerische Prophylaxen und Assessmentinstrumente

Prophylaxen in der Pflege

Zu den Maßnahmen des gesundheitsförderlichen und präventiven Handelns in der Pflege gehört auch, **pflegerische Prophylaxen** durchzuführen.

Definition

Die Begriffe **Prävention** und **Prophylaxe** bedeuten häufig das Gleiche. Der Begriff Prophylaxe wird in der Medizin und Pflege für Maßnahmen verwendet, mit denen Pflegende Krankheiten, Folgeschäden und Unfällen einer pflegebedürftigen Person vorbeugen können.

Die einzelnen prophylaktischen Maßnahmen stehen gleichberechtigt nebeneinander, das heißt: Keine ist wichtiger als die andere! Anlass für prophylaktische Maßnahmen ist häufig die eingeschränkte Mobilität bzw. Bettlägerigkeit einer pflegebedürftigen Person.

Wichtig

Eine Prophylaxemaßnahme zielt darauf ab, die Beweglichkeit und Bewegungsfähigkeit einer pflegebedürftigen Person zu verbessern.

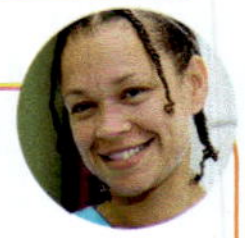

Video-Tipp von Ingrid

„Es gibt animierte Erklärfilme zur
- *Entstehung eines Dekubitus*
- *Entstehung einer Kontraktur*
- *Entstehung einer Thrombose*
- *Entstehung einer Intertrigo*
- *Entstehung einer Pneumonie.*

Auf diese Themen wird in den folgenden Kapiteln, vor allem in ▷ Kap. 2.7 Mobilität unterstützen, erhalten und fördern noch genauer eingegangen. Ebenso lohnt es sich, in die vielen praxisnahen Anleitungsvideos hineinzuschauen, in denen u. a. gezeigt wird, wie man eine atemstimulierende Einreibung durchführt."

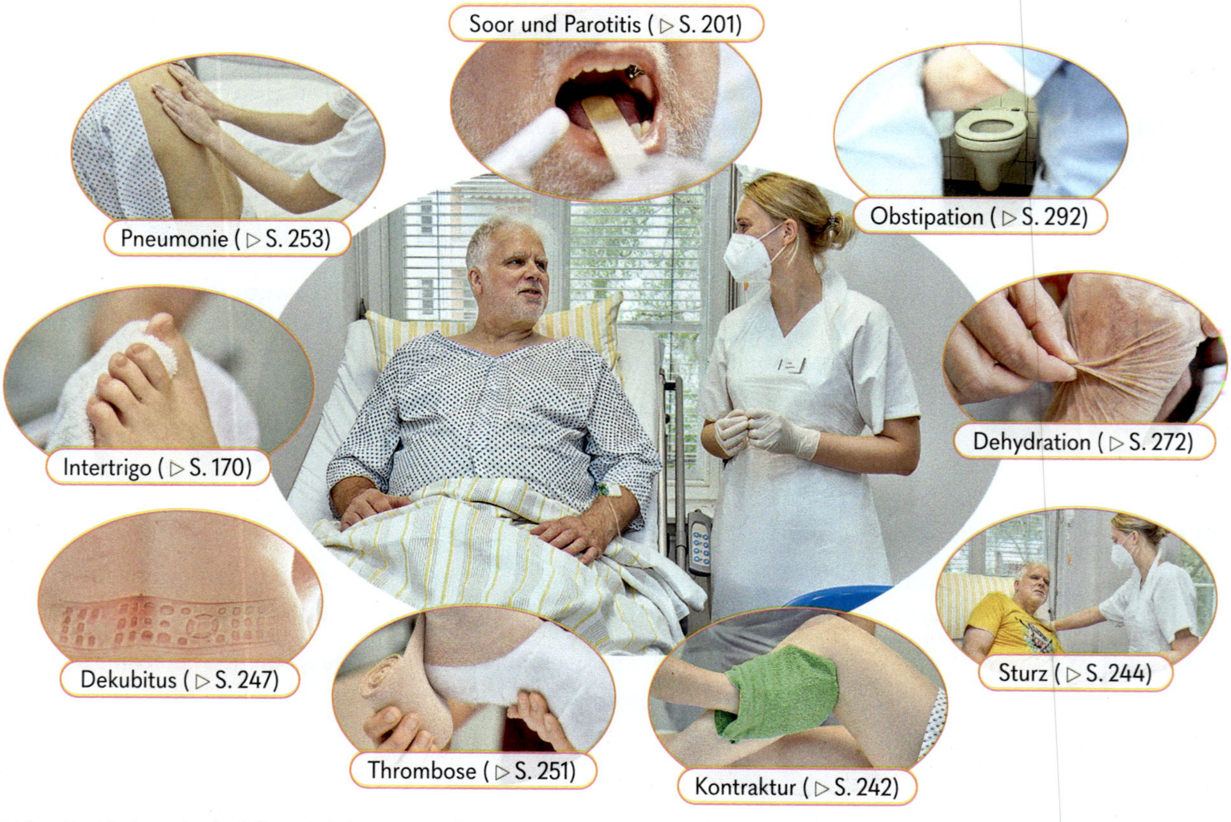

Abb. 1 Prophylaxen in der Pflege: Bei der Körperpflege von immobilen Pflegebedürftigen integrieren Pflegende viele verschiedene prophylaktische Maßnahmen.

Assessmentinstrumente anwenden

Zu den Aufgaben der Pflegenden gehört es, regelmäßig die Risiken für Folgeschäden einzuschätzen, z. B. aufgrund von Bettlägerigkeit. Dazu eignen sich **Assessmentinstrumente**. Sie helfen dabei, pflegebedürftige Menschen gezielt zu beobachten und geeignete Pflegemaßnahmen abzuleiten und durchzuführen.

Definition

Assessmentinstrumente sind Hilfsmittel in Form von Skalen, Messinstrumenten und Fragebögen zur Einschätzung eines Risikos (z. B. von Dekubitus, Stürzen, Mangelernährung) und Bewertung eines Zustandes (z. B. Schmerz, Hautzustand), um entsprechende Maßnahmen abzuleiten.

Risikoerhebung für ...	Assessmentinstrumente
Dekubitus	Norton-Skala (▷ S. 249), Waterlow-Skala, Braden-Skala
Mangelernährung	Mini Nutrional Assessment (MNA), Nutritional Risk Screening (NRS)
Schmerz	Numerische Rating-Skala (NRS), Smiley-Analogskala (SAS) (▷ S. 442)
Pneumonie	Atemskala nach Bienstein
Pflegebedürftigkeit	Barthel-Index (▷ S. 470)

Tab. 1 Beispiele für Assessmentinstrumente

Prophylaktische Maßnahmen müssen von den Pflegefachpersonen so ausgewählt und geplant werden, dass sie zur individuellen Situation der pflegebedürftigen Person passen.

> **! Wichtig**
> Die geplanten prophylaktischen Maßnahmen müssen **kontinuierlich**, also täglich rund um die Uhr durchgeführt werden.

Verschiedene Prophylaxen können in **einer** Pflegesituation (z. B. bei der Körperpflege) gebündelt werden. Die Pflegenden sollten die pflegebedürftige Person über die Ursache und das Ziel einer Prophylaxe informieren und – soweit das möglich ist – zur **selbstständigen Durchführung** motivieren.

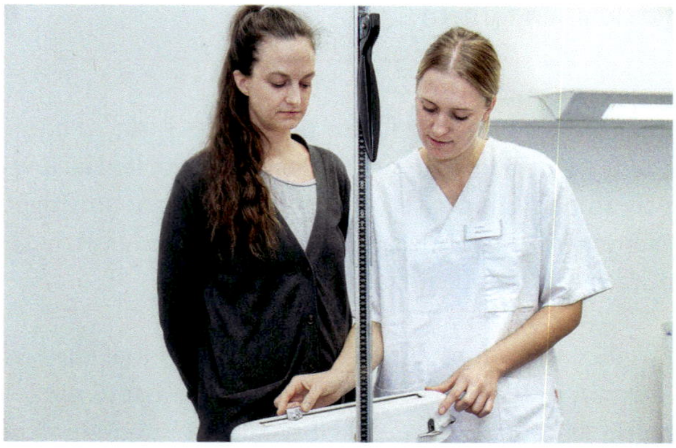

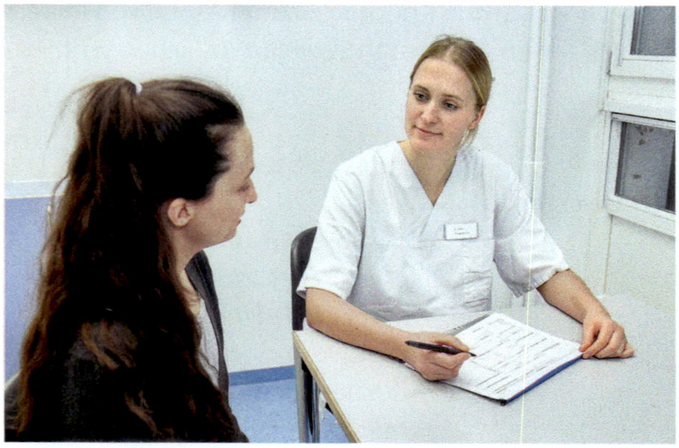

Abb. 2 und 3 Eine Pflegende ermittelt mit Assessmentinstrumenten das Risiko für Mangelernährung bei einer Patientin.

Gesundheitsförderlich und präventiv pflegen

Pflegende wirken tagtäglich an der Gesundheitsförderung und Prävention von Menschen mit. Ihr Handeln beruht dabei auf den folgenden Konzepten:

- die Ressourcen der pflegebedürftigen Person einbeziehen und fördern (z. B. den Atemtrainer selbst benutzen können).
- Zusammenhänge zwischen Erkrankungsrisiko und prophylaktischer Maßnahme erklären (z. B. das Atemtraining unterstützt die Lungenbelüftung und verringert damit das Risiko einer Pneumonie).
- motivieren, die Maßnahmen selbstständig durchzuführen, und Erfolge dabei aufzeigen.

Gesundheitsförderung und Prävention bedeutet für Pflegefachassistenzpersonen:

- die Ressourcen fördern
- das Kohärenzgefühl stärken
- die Resilienz unterstützen
- pflegerische Prophylaxen durchführen

Ressourcen fördern

Definition

Ressourcen sind Mittel, um bestimmte Ziele zu erreichen. In der Pflege meint **Ressourcenorientierung**, sich an den Fähigkeiten und Stärken pflegebedürftiger Menschen zu orientieren, diese zu erhalten, effektiv zu nutzen und darauf aufzubauen.

Es gibt innere und äußere Ressourcen. Unter inneren Ressourcen kann man all das zusammenfassen, was jemand kann und wozu er selbst fähig ist. Äußere Ressourcen sind all die Kraftquellen und Mittel von außen, die uns helfen, Herausforderungen im Leben zu meistern.

innere Ressourcen	• gutes Selbstwertgefühl • Beruf • religiöser Glaube • psychisches Wohlbefinden • körperliche Fitness • positive Erinnerungen und Zukunftspläne • Motivation und Ehrgeiz
äußere Ressourcen	• Lebenspartner, Lebensgefährtin • Freunde und Familie • Geld • Krankenversicherung • Mitgliedschaft im Sportverein • Krankenhaus und Rehaeinrichtung in Wohnortnähe

Tab. 1 Beispiele für innere und äußere Ressourcen

In einem Anamnesegespräch, durch Biografiearbeit (▷ S. 611) und durch gezielte Beobachtungen erkennen Pflegende die Ressourcen eines Menschen. Diese Ressourcen sollten sie in den jeweiligen Pflegesituationen berücksichtigen. Es kann auch notwendig sein, einem pflegebedürftigen Menschen seine Ressourcen aufzuzeigen, damit er sie für sich nutzen kann.

Beispiel

Pflegefachassistent Robert Gründl zeigt einem Patienten eine Möglichkeit, wie er sich im Bett selbst zur Seite drehen kann. Der Patient kann dadurch trotz seiner Bettlägerigkeit aktiv beim Wechsel des Bettlakens mitwirken.

Kohärenzgefühl stärken

Pflegefachassistenzpersonen können das Kohärenzgefühl eines Menschen stärken, indem sie

- die **Verstehbarkeit** fördern: Pflegemaßnahmen und pflegerische Zusammenhänge erklären oder auf nützliche Quellen für Gesundheitsinformationen hinweisen (z. B. Infos zur Sturzprophylaxe der BZgA).

Beispiel

Pflegefachassistentin Mia Radke erklärt einer Patientin, dass sie die Antithrombosestrümpfe erst anziehen kann, wenn sie die Beine mindestens zehn Minuten hochgelegt hat, weil sie dann entstaut sind.

- die **Handhabbarkeit** unterstützen: Hilfestellung anbieten und gleichzeitig dem pflegebedürftigen Menschen zutrauen, etwas selbst zu schaffen.
- beim Finden der **Sinnhaftigkeit** behilflich sind: gemeinsames Nachdenken über die Bedeutung der aktuellen Situation in der Lebensplanung/ für die Persönlichkeit, aktiv zuhören.

Resilienz unterstützen

Pflegefachassistenzpersonen können die Resilienz eines Menschen unterstützen, indem sie

- wertschätzend kommunizieren,
- positive Erlebnisse ermöglichen und kleine Schritte zum Erfolg sichtbar machen,
- zur Eigenständigkeit ermutigen.

Beispiel

Herr Paul (76 Jahre) wird seit Kurzem von einem ambulanten Pflegedienst betreut. Seine Kinder haben ihm dazu geraten und alles organisiert. Herr Paul findet es schrecklich, auf fremde Hilfe angewiesen zu sein und kommt sich nutzlos vor. Pflegefachassistent Rüdiger Boldt unterstützt Herrn Paul bei den Aktivitäten des täglichen Lebens und weist ihn dabei immer wieder auf seine Fähigkeiten hin. Er ermutigt ihn auch, seine Gefühle in einem Tagebuch aufzuschreiben. Einige Tage später, erzählt Herr Paul, dass sein Enkel ihm ein Handy geschenkt hat. Er bittet Rüdiger Boldt um Hilfe beim Bedienen. „Toll, was es heute für Möglichkeiten gibt, in Kontakt zu bleiben. Sogar Fotos und Sprachnachrichten sind damit möglich.", sagt er fröhlich.

„Ich weiß, dass Sie das schaffen, Frau Kringel!"

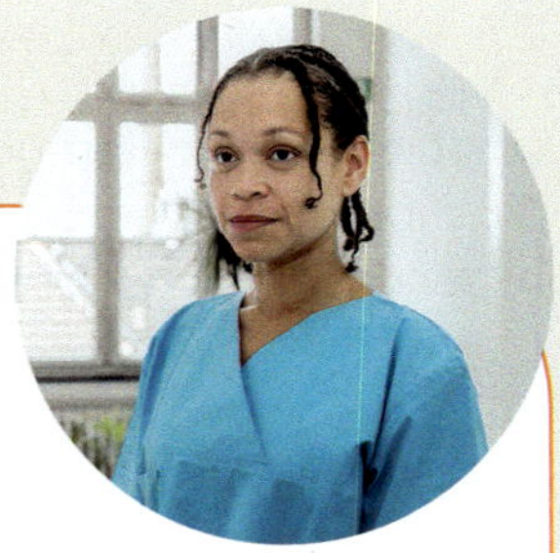

Fallsituation:

Frau Kringel ist 77 Jahre alt. Vor einigen Monaten hat sie sich bei einem Sturz die Hüfte gebrochen. Sie ist gestürzt, weil sie unterzuckert war. Inzwischen ist alles verheilt. Vor wenigen Wochen ist Frau Kringel ins Pflegeheim umgezogen. Sie verlässt ihr Zimmer kaum und nimmt an keinem Beschäftigungsangebot teil. Ingrid hat einen Praxiseinsatz im Pflegeheim und Frau Kringel bereits kennengelernt. Auf sie wirkt Frau Kringel sehr unsicher und ängstlich.

So hat sich Ingrid verhalten:

„Ich setzte mich zu Frau Kringel an den Tisch und unterhielt mich mit ihr. Sie erzählte von ihrer früheren Arbeit in der Gärtnerei und ihrer Liebe zu Büchern. Ich fragte sie, ob sie schon den Park auf der anderen Straßenseite des Pflegeheims besucht hätte. Dort gäbe es auch ein Café, in dem Lesezirkel veranstaltet würden. Frau Kringel hörte interessiert zu, sagte aber, dass sie sich nicht zutraut, dort allein hinzugehen. Ich fragte Frau Kringel, was sie davon abhält, dort hinzugehen. Da erzählte sie, dass sie große Angst hat, wieder zu unterzuckern und erneut zu stürzen. Ich erklärte ihr, an welchen Symptomen sie bemerkt, dass ihr Blutzuckerspiegel zu niedrig ist, und dass wir dazu ja auch immer ihre Blutzuckerwerte kontrollieren und im Blick behalten. Dann vereinbarte ich mit Frau Kringel, sie zur Bewegungsgruppe zu begleiten, um dort sicherer beim Gehen zu werden. Frau Kringel lächelte und sagte beim Abschied: ‚Ich würde mich freuen, wenn Sie mich bei meinem ersten Parkbesuch begleiten würden.' Das hat mich richtig gefreut."

Das war richtig, weil Ingrid ...

- durch biografische Informationen einige Ressourcen von Frau Kringel erfahren und genutzt hat.
- sich Zeit für ein Gespräch nahm und dadurch die Ursachen für Frau Kringels Verhalten herausgefunden hat.
- eine Perspektive für Frau Kringel aufgezeigt hat.
- Frau Kringels Ängste und Unsicherheiten ernst genommen hat und durch die zielgerichteten Informationen ihre Gesundheitskompetenz erweiterte.
- Frau Kringel zu einer sturzprophylaktischen Maßnahme motiviert und begleitet hat.

Impulsfragen:

- Wie wären Sie mit der Situation umgegangen?
- Welche weiteren gesundheitsförderlichen und präventiven Maßnahmen können Sie sich für Frau Kringel vorstellen?

Zeit zum Reflektieren ...

Schätzen Sie Ihre Kompetenzen ein: Wo fühlen Sie sich sicher? Wo möchten Sie noch mal nachlesen oder etwas vertiefen? Setzen Sie Ihre ganz persönlichen Häkchen für Ihre Lernerfolge!

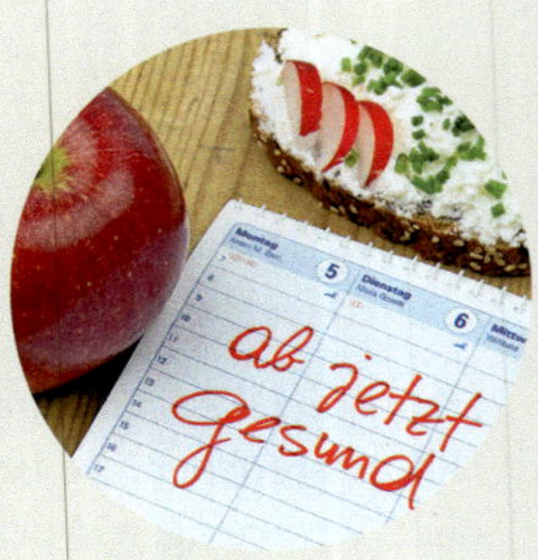

Ich ...

- ☐ unterscheide verschiedene Dimensionen bzw. Ebenen von Gesundheit.
- ☐ weiß, bei welchen pflegebedürftigen Menschen ich die Gesundheitskompetenz in besonderem Maße stärken sollte.
- ☐ nenne Risikofaktoren für Zivilisationskrankheiten.
- ☐ unterscheide zwischen der pathogenetischen und salutogenetischen Sichtweise im Gesundheitsbereich.
- ☐ erkläre den Begriff Gesundheits- und Krankheits-Kontinuum.
- ☐ beschreibe die Entstehung von Gesundheit anhand des Modells der Salutogenese und des Modells der gesundheitlichen Überzeugungen (Health-Belief-Modell).
- ☐ beschreibe die Entstehung von Krankheiten anhand des biomedizinischen Krankheitsmodells und anhand des Risikofaktoren-Modells.
- ☐ unterscheide verschiedene Ansätze der Gesundheitsförderung.
- ☐ zähle Maßnahmen der betrieblichen Gesundheitsförderung auf.
- ☐ unterscheide zwischen verschiedenen Ansätzen der Prävention.

Ich ...

- ☐ beziehe Maßnahmen der Gesundheitsförderung und Prävention in mein pflegerisches Handeln ein.
- ☐ fördere die Gesundheitskompetenz pflegebedürftiger Menschen.

Ich ...

- ☐ lege meinem Arbeitgeber ab dem vierten Krankheitstag eine ärztliche Arbeitsunfähigkeitsbescheinigung vor.
- ☐ senke das Risiko pflegebedürftiger Menschen für Folgeerkrankungen, indem ich pflegeprophylaktische Maßnahmen durchführe.
- ☐ informiere mich über Maßnahmen der betrieblichen Gesundheitsförderung und nehme sie bei Bedarf wahr.

Ich ...

- ☐ beziehe zu der WHO-Definition von Gesundheit Stellung.
- ☐ bin mir bewusst, wie bedeutsam Gesundheitsförderung und Prävention für die Gesundheit der Menschen ist.
- ☐ bin sensibilisiert für die rechtlichen Aspekte des Krankheitsbegriffs.
- ☐ gehe empathisch mit pflegebedürftigen Menschen um, die ihr Gesundheitsverhalten ändern sollten.

2.2 Körperliche und seelische Veränderungen wahrnehmen und Beobachtungen weitergeben

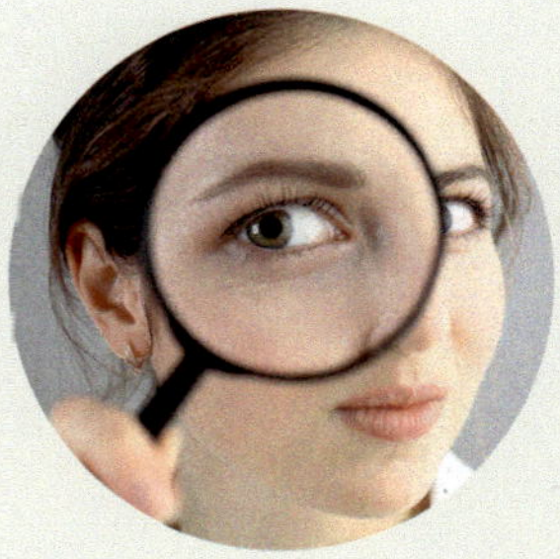

Wahrnehmen und **Beobachten** sind wichtige Tätigkeiten in der Pflege. Die Wahrnehmung findet unbewusst in jeder Begegnung mit dem pflegebedürftigen Menschen statt. Die gezielte Beobachtung dient dazu, Erkenntnisse über eine Pflegesituation zu gewinnen. Genaues Wahrnehmen und gezieltes Beobachten tragen zur Sicherheit von pflegebedürftigen Menschen bei und verbessern die Pflegequalität.

2.2.1 Wahrnehmen

Definition

Wahrnehmen bedeutet „mit allen Sinnen aufnehmen". Wir nehmen mit unseren **Sinnesorganen** ständig Eindrücke (Reize) aus unserer Umwelt (z. B. Geräusche) und aus unserem Körper (z. B. Muskelanspannung) auf. Eine **Wahrnehmung** ist ein Sinneseindruck. Sie läuft unbewusst und automatisch ab.

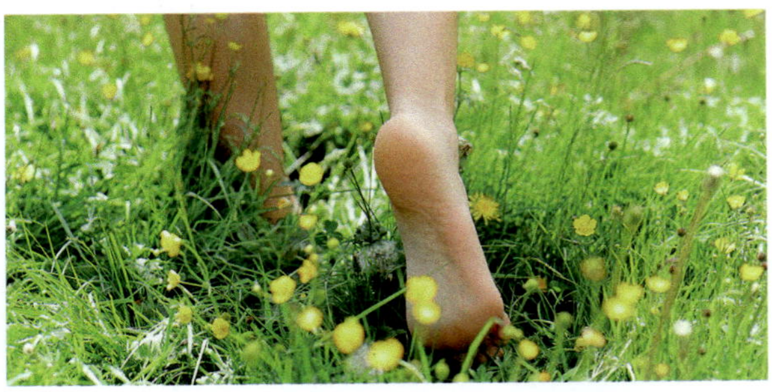

Abb. 1 Mit unseren Sinnesorganen nehmen wir Reize aus der Umwelt unbewusst wahr. Wenn wir uns auf etwas Bestimmtes konzentrieren, können wir unsere Wahrnehmung auch dahin lenken.

Die Fähigkeit, etwas wahrnehmen zu können, ist für Menschen lebensnotwendig. Nur so können sie sich in der Umwelt orientieren und entsprechend darauf reagieren. Manchmal machen sich Wahrnehmungen auch als „Bauchgefühl" bemerkbar.

Beispiel
Frau Kieser schreibt auf dem Weg zu einem Café ihrem Freund auf dem Handy, mit dem sie sich gleich treffen möchte. Plötzlich lenkt sie etwas von ihrem Handy ab. Sie sieht hoch und kann gerade noch zur Seite springen, bevor ein Radfahrer sie anfährt. Sie konnte sich nur schnell in Sicherheit bringen, weil sie das Klingeln und das Rufen des Radfahrers unbewusst wahrgenommen hat.

Das Zentralnervensystem, also unser Gehirn, übernimmt bei der Wahrnehmung eine wichtige Aufgabe. Es setzt die Reize, die wir ununterbrochen aufnehmen, zu einem sinnvollen Gesamtbild zusammen. Dazu muss es die unzähligen Eindrücke filtern, strukturieren und bewerten. Dieser Vorgang braucht Zeit und passiert in mehreren Stufen. Deshalb ist die Wahrnehmung ein Prozess.

Wichtig
Wenn Pflegende verstehen, wie Wahrnehmung funktioniert, können sie das Verhalten anderer Menschen und ihr eigenes Verhalten besser verstehen. Eine geschulte Wahrnehmung ist Voraussetzung für professionelles Verhalten.

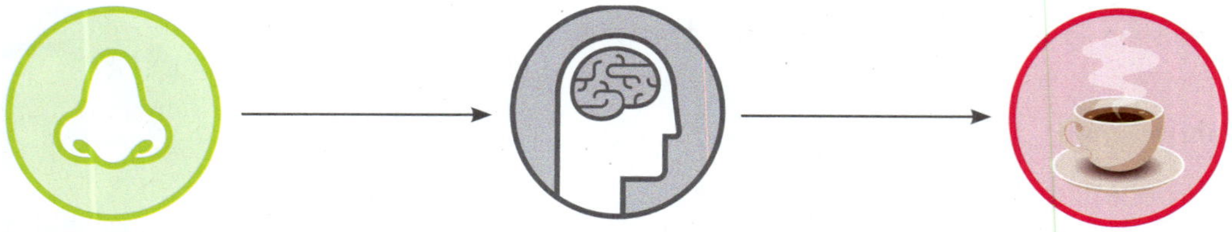

1. Empfindung:
Ein Sinnesorgan (z. B. die Nase) nimmt einen Reiz auf (Geruch) und leitet ihn über Nervenbahnen an das Gehirn weiter.

2. Organisation:
Der Sinneseindruck wird im Gehirn verarbeitet. Er wird u. a. mit vergangenen Reizen verglichen.

3. Bewertung:
Die Eindrücke werden erkannt und ihnen wird eine Bedeutung zugeschrieben. Zum Beispiel: Es riecht nach Kaffee!

Abb. 1 Der Wahrnehmungsprozess erfolgt in drei Stufen. Die vierte Stufe ist die Reaktion auf den verarbeiteten Reiz.

Der Wahrnehmungsprozess

Stufe 1: Empfindung

Am Anfang einer Wahrnehmung steht ein Reiz, der von innen (z. B. Muskelanspannung) oder außen (z. B. Geruch, Schallwelle) auf unsere **Sinnesorgane** einwirkt. Der Reiz trifft dort auf eine Empfängerstruktur (Rezeptor) und wird ans **Gehirn** weitergeleitet. Im Gehirn wird der Reiz dann in unterschiedlichen Bereichen weiterverarbeitet. Bekannte Reize kann unser Gehirn schneller einordnen als unbekannte Reize.

Die Qualität unserer Wahrnehmung hängt auch von der Funktionstüchtigkeit unserer **Sinnesorgane** ab.

Beispiel
Wer schlecht sieht oder hört, nimmt seine Umwelt nur eingeschränkt wahr. Pflegende sollten deshalb immer darauf achten, dass pflegebedürftige Menschen ihre Hilfsmittel (z. B. Brille, Hörgeräte) in Reichweite haben.

Wichtig
Wenn wir einem Reiz über längere Zeit ausgesetzt sind, kann ein Gewöhnungseffekt eintreten. So nimmt man einen unangenehmen Geruch in einem Zimmer nicht mehr wahr, wenn man sich längere Zeit darin aufhält.

Sinn	Reiz	Sinnesorgan	Empfindung
Sehen	Lichtwellen	Auge	Farben, Muster, Texturen
Hören	Schallwellen	Ohr	Geräusche, Töne
Empfindungen der Haut	äußerer Kontakt	Haut	Berührung, Schmerz, Wärme, Kälte
Geruch	geruchstragende Substanzen	Nase	Düfte
Geschmack	lösliche Substanzen	Zunge	Geschmacksempfindungen
Körperbewegung	mechanische Energie	Muskeln, Gelenke, Sehnen	Orientierung im Raum, Bewegung, Druck, Schmerz
Gleichgewicht	mechanische Kraft und Schwerkraft	Innenohr	Bewegung im Raum, „Zug“ der Schwerkraft
Empfindungen der inneren Organe	mechanische Energie	Teile des Verdauungsapparates	Druck, Schmerz

Tab. 1 Empfindung: Die Reize der menschlichen Sinne (bearbeitet). Zimbardo, Philip G. (1995): Psychologie. Springer-Verlag, Berlin, Heidelberg, S. 165

Stufe 2: Organisation

Auf der nächsten Stufe werden die Reize mithilfe von sogenannten **Gestaltgesetzen** im Gehirn zu einem sinnvollen Bild zusammengefügt.

Definition

Der Begriff **Gestalt** kommt aus der Psychologie. Psychologinnen und Psychologen gehen davon aus, dass der menschliche Geist die einzelnen Wahrnehmungen nicht einfach irgendwie zusammensetzt, sondern immer versucht, sie in einen sinnvollen Zusammenhang zu bringen. Eine Wahrnehmung ist demnach mehr als die Summe ihrer Einzelteile.

Beispiel

Das Gehirn vergleicht neue Informationen mit bereits gespeichertem Wissen. Informationen, die sich ähneln, werden dann zu einer Sinneinheit zusammengefügt (Gesetz der Ähnlichkeit). Die Ähnlichkeit kann sich z. B. auf Farben, Formen, Material oder Geschwindigkeit beziehen.

Stufe 3: Identifizieren und Bewerten

In dieser Stufe des Wahrnehmungsprozesses vergleicht das Gehirn das identifizierte Bild mit den Erfahrungen, die es mit ähnlichen Bildern gemacht hat, und bewertet es z. B. als gut, schlecht, gefährlich oder uninteressant.

Diversität

Wie ein Reiz bewertet wird, hängt unter anderem ab von:

- der kulturellen Herkunft,
- den Gruppen, zu denen man sich zugehörig fühlt,
- der aktuellen Aufmerksamkeit und dem Interesse,
- dem aktuellen Befinden,
- dem Wissen und den Erfahrungen,
- der Erwartungshaltung.

Da diese Einflussfaktoren für jeden Menschen unterschiedlich sind, werden Wahrnehmungen auch individuell bewertet. Deshalb ist Wahrnehmung immer subjektiv.

2.2.2 Wahrnehmungsfehler erkennen

Fehler zu machen, ist menschlich. So passieren auch bei der Wahrnehmung Fehler. Das kommt besonders häufig vor, wenn eines unserer Sinnesorgane nicht gut funktioniert, beispielsweise bei Schwerhörigkeit oder einer Sehschwäche. Doch auch wenn alle Sinnesorgane einwandfrei funktionieren und gesund sind, unterlaufen uns Wahrnehmungsfehler.

Fehler bei der Objektwahrnehmung

Optische Täuschungen sind sehr häufig.

Definition

Eine **optische Täuschung** ist ein mit dem Auge aufgenommener Reiz, der im Gehirn objektiv falsch interpretiert wird.

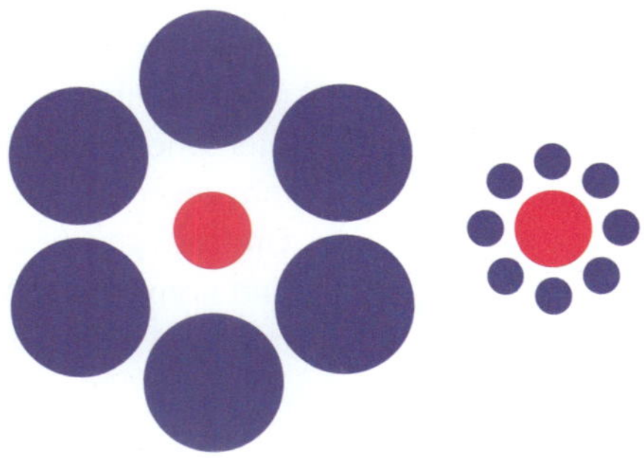

Abb. 2 Optische Täuschung: Der linke Innenkreis wird kleiner wahrgenommen als der rechte, obwohl beide Innenkreise genau gleich groß sind.

Manchmal spielt uns das Gehirn auch einen Streich. Wenn z. B. unsere Erwartungen in einer bestimmten Situation das Wahrnehmungsergebnis beeinflussen. Man spricht dann von **Erwartungsfehlern**.

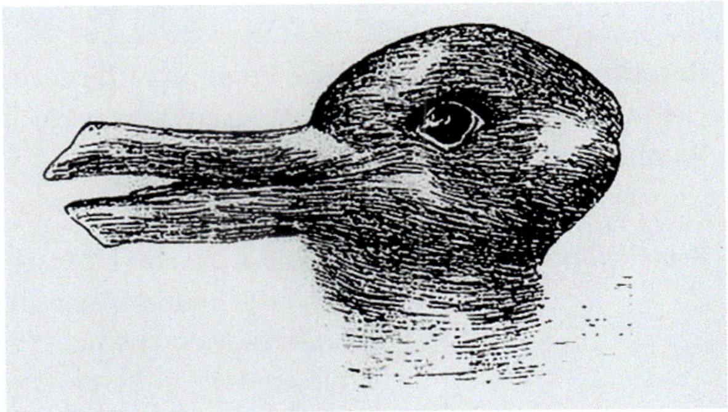

Abb. 3 Wenn wir bei dem Bild gesagt bekommen, das sei ein Hase, dann sehen wir einen Hasen. Wird uns gesagt, es sei eine Ente, sehen wir eine Ente. Die Erwartung kann das verändern, was wir mit unseren Augen sehen.

Fehler bei der Personenwahrnehmung

Unser Gehirn ist relativ einfach zu täuschen. Das kann sowohl bei der Wahrnehmung von Objekten als auch von Personen passieren. Es kann also vorkommen, dass Menschen aufgrund von Wahrnehmungsfehlern völlig falsch eingeschätzt werden. Pflegende sollten sich dieser Wahrnehmungsfehler bewusst sein, weil sie deren Beziehung zu pflegebedürftigen Menschen beeinflusst.

> **!** **Wichtig**
> Die eigene Wahrnehmung immer wieder auf mögliche Fehler zu prüfen ist notwendig – vor allem dann, wenn es um die Gesundheit und Sicherheit von pflegebedürftigen Menschen geht.

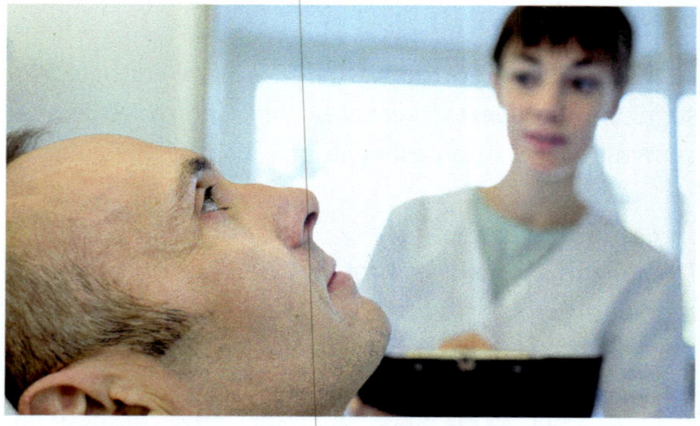

Abb. 1 Um pflegebedürftige Menschen möglichst objektiv beobachten und richtig einschätzen zu können, sollten sich Pflegefachassistenzpersonen möglicher Wahrnehmungsfehler bewusst sein.

Wahrnehmungsfehler	Merkmale	Beispiel
Erster Eindruck (Primäreffekt, engl. primacy effect)	Schon nach wenigen Sekunden bekommen wir einen ersten Eindruck von einem Menschen. Dieser beeinflusst, wie wir uns ihm gegenüber verhalten. Den ersten Eindruck gewinnen wir aus dem verbalen und nonverbalen Verhalten einer Person und seinen körperlichen Merkmalen.	Eine Bewohnerin erinnert mit ihrer Frisur und ihrem Auftreten den Pflegefachassistenten Rolf an seine eigene geliebte Oma. Die Bewohnerin ist ihm sofort sympathisch.
Überstrahlungseffekt (Halo-Effekt)	Eine Eigenschaft überstrahlt bzw. beeinflusst alle anderen Eigenschaften eines Menschen. Das passiert oft dann, wenn man diese als besonders positiv oder negativ empfindet.	Die Pflegefachassistentin Anna kann perfekt das Bett richten. Sie wirkt auf die Patienten besonders sorgfältig und kompetent.
Milde-Strenge-Effekt	Menschen, von denen man einen positiven Eindruck hat, bewertet man weniger streng als Menschen, von denen man einen schlechten Eindruck hat.	Die Blutergüsse von der Heparinspritze können nur von dem Pflegefachmann Jan kommen und nicht von der Pflegefachassistentin Anna, die so perfekt das Bett macht.
Rosenthal-Effekt (selbsterfüllende Prophezeiung)	Eine Situation wird genau so wahrgenommen, wie erwartet wird, dass sie passiert.	Luise ist überzeugt, sie wird die Prüfung nächste Woche meistern. In der Prüfung fallen ihr die Aufgaben leicht.
Projektionsfehler	Eigene Wünsche, Eigenschaften, Erwartungen oder Bedürfnisse werden auf einen anderen Menschen übertragen, ohne dass dieser Mensch diesen Wunsch, diese Eigenschaft oder dieses Bedürfnis tatsächlich hat.	Mirko will eine Ausbildung als Computerspieldesigner machen. Seine Mutter nimmt an, er will lieber ein Auslandsjahr absolvieren, so wie sie es früher in seinem Alter wollte.

Tab. 1 Fehler in der Wahrnehmung und Einschätzung von Menschen

2.2.3 Beobachten

Definition

Eine **Beobachtung** ist die bewusste, systematische, geplante und gezielte Wahrnehmung einer Situation, einer Person oder einer Handlung, u.a. mit Hilfsmitteln. Ziel des Beobachtens in der Pflege ist es, möglichst objektive Informationen über einen pflegebedürftigen Menschen zu sammeln. **Objektiv** bedeutet, dass die Beobachtungen wertfrei und unvoreingenommen sind und von anderen auf ihre Richtigkeit hin überprüft werden können.

Voraussetzung für eine Beobachtung ist die Wahrnehmung. Die Wahrnehmung ist im Gegensatz zur Beobachtung aber eher unstrukturiert, unbewusst und unsystematisch. Erst durch eine gezielte Beobachtung kann man:

- Bedürfnisse und Wünsche eines pflegebedürftigen Menschen erfassen,
- Ressourcen und Pflegeprobleme herausfinden,
- diagnostische und therapeutische Maßnahmen unterstützen,
- Gefahren für den pflegebedürftigen Menschen frühzeitig erkennen und verhindern,
- den Krankheitsverlauf einschätzen und
- die Wirkung von Pflegmaßnahmen überprüfen.

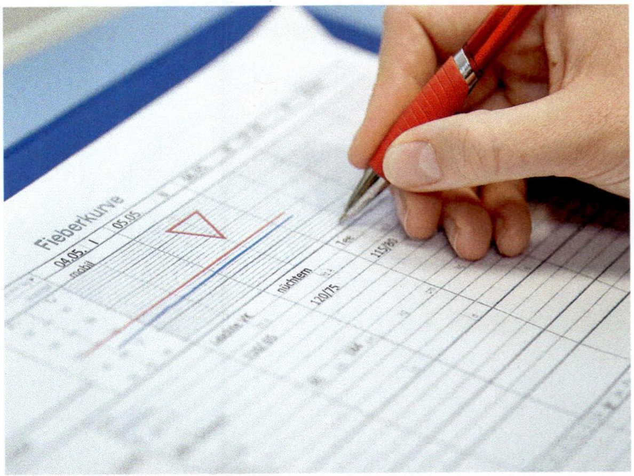

Abb. 2 Mithilfe einer Fieberkurve kann das Pflegeteam die Messergebnisse und damit den Krankheitsverlauf objektiv beobachten und einschätzen.

Eine weitere Voraussetzung, um Beobachtungen richtig einordnen zu können, ist fachtheoretisches Pflegewissen. Nur so kann man entscheiden, ob eine Beobachtung gesundheitsgefährdend ist oder nicht.

Gezielte und systematische Beobachtungen tragen dazu bei,

- die pflegerische Praxis zu verbessern,
- die Pflegequalität aufrechtzuerhalten und fortlaufend zu überprüfen und
- für die Sicherheit der pflegebedürftigen Menschen sorgen zu können.

! Wichtig

Für die richtige Einordnung von Beobachtungen ist fachtheoretisches Pflegewissen nötig. Nur so ist zu beurteilen, ob eine Situation oder ein Zustand gesundheitsgefährdend ist oder nicht.

Beobachtungskriterien

Jeder Kontakt mit einer pflegebedürftigen Person bietet Gelegenheiten für Beobachtungen. Pflegende beobachten im Berufsalltag an den pflegebedürftigen Menschen verschiedene Kriterien.

Kriterien	Beispiele
körperlicher Zustand	Ernährungszustand, Vitalzeichen, Schmerzen, Körpergewicht, Flüssigkeitsaufnahme, Ausscheidung, Mobilität
Sprache, Ausdruck (verbal, nonverbal)	verständliche sprachliche Äußerung, undeutliche verwaschene Sprache
Verhalten	Selbstständigkeit, Bewegungsabläufe, Beziehungsgestaltung, Umgang mit der eigenen Gesundheit
Befinden	Traurigkeit, Freude, Unruhe
Erscheinung	Frisur, Kleidungsstil

Tab. 2 Beobachtungskriterien mit Beispielen

Pflegefachassistenten und Pflegefachassistentinnen haben aufgrund ihres Aufgabenprofils meist viel häufiger Kontakt zu den pflegebedürftigen Menschen als Pflegefachkräfte. Sie sind deswegen die Berufsgruppe, die besonders gut im Beobachten sein müssen, damit ihnen auch kleine Veränderungen auffallen. Schon kleinste Veränderungen können erste Anzeichen dafür sein, dass sich der Gesundheitszustand eines pflegebedürftigen Menschen verbessert oder verschlechtert.

Beispiel
Ingrid möchte Frau Smith die Antithrombosestrümpfe (ATS) anziehen. Ihr fällt auf, dass sich das rechte Bein sehr kalt anfühlt und auch blass und bläulich verfärbt ist. Sie fragt Frau Smith, ob sie Beschwerden hat. Diese sagt, dass das Bein manchmal schmerzt und sich auch taub anfühlt. Ingrid gibt die Information sofort an die Pflegefachkraft weiter und zieht keine ATS an. Es stellt sich heraus, dass Frau Smith eine akute Durchblutungsstörung im Bein hat.

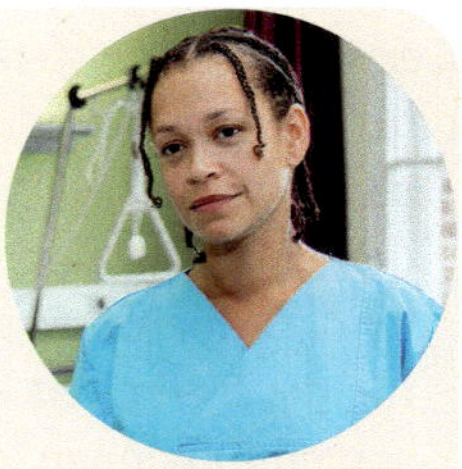

Wichtig
Pflegefachassistentinnen und -assistenten müssen auffällige Beobachtungen an die Pflegefachperson weitergeben, damit sie in den Pflegeprozess einfließen können.

Formen der Beobachtung

Definition
Es gibt mehrere Formen der Beobachtung:
- Bei der **Selbstbeobachtung** beobachten Pflegende sich selbst beim Ausführen einer Handlung.
- Bei der **Fremdbeobachtung** wird man selbst in einer Pflegesituation von einer weiteren Person beobachtet.

Besonders effektiv ist es, wenn man **Selbst- und Fremdbeobachtung** miteinander vergleicht.

Die **Selbstbeobachtung** ist nötig, um zu überprüfen, wie man mit anderen Menschen umgeht und ob man fachlich richtig handelt. Pflegende beobachten beispielsweise
- ihr eigenes verbales und nonverbales Verhalten und wie dieses auf den anderen Menschen wirkt,
- wie sie Pflegemaßnahmen durchführen und ob diese den fachlichen Standards entsprechen und
- ihr Zeitmanagement.

Besonders aufschlussreich ist es, wenn man die Ergebnisse der **Selbst- und Fremdbeobachtung** miteinander vergleicht.

Wichtig
Es ist sinnvoll, Beobachtungen in einer Pflegesituation im Anschluss zu reflektieren. So lässt sich besser herausfinden, wie professionell gehandelt werden sollte. Dazu eignen sich verschiedene Methoden der **Reflexion** (▷ S. 317).

Eine beobachtende Person kann selbst Teil einer Beobachtung sein. Diese Beobachtung nennt man **teilnehmende Beobachtung**. Die beobachtende Person ist dabei am Geschehen beteiligt. Bei einer **nichtteilnehmenden Beobachtung** konzentriert sich die beobachtende Person ganz auf die Situation und nimmt nicht am Geschehen teil.

Beispiel
Ingrid versorgt zusammen mit einer Schülerpraktikantin ein pflegebedürftiges Kind. Anschließend gibt sie der Schülerpraktikantin eine Rückmeldung zu ihrem Verhalten in der Pflegesituation (teilnehmende Beobachtung).

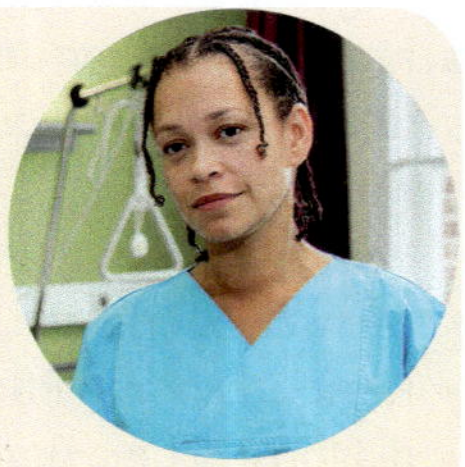

Der Beobachtungsprozess

Das zielgerichtete Beobachten ist ein Prozess, der aus fünf Schritten besteht.

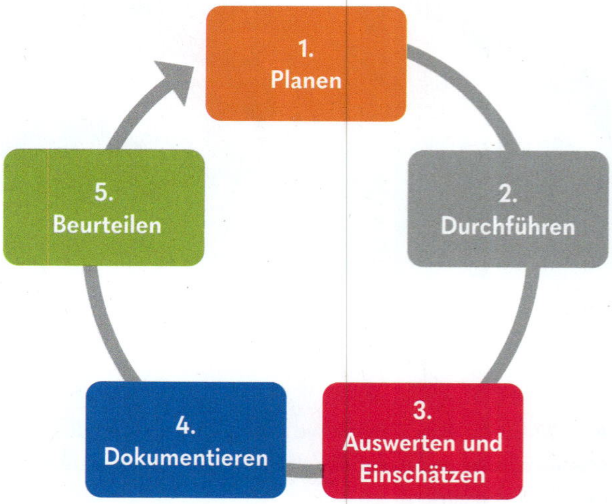

Abb. 1 Der Beobachtungsprozess

Schritt 1: Planen der Beobachtung

Am Anfang einer Beobachtung muss festlegt werden, wen und was zu welchem Anlass, also warum, man beobachten möchte. Auch sollte man abklären, ob es für die geplante Beobachtung ein Hilfsmittel gibt.

Beispiel
Ingrid möchte das Essverhalten (Was) von Frau Meier (Wer) beobachten, weil sie in letzter Zeit mehrere Kilo abgenommen hat (Warum).

Schritt 2: Durchführen der Beobachtung

Die Durchführung der Beobachtung erfolgt möglichst konkret und wertfrei ist. Das heißt, dass man die Beobachtung objektiv beschreiben kann und nicht subjektiv deutet oder interpretiert.

Beispiel
Ingrid beobachtet, dass Frau Meier beim Mittagessen die Vorspeise (250 ml Suppe) und Nachspeise (1 Becher Fruchtjoghurt) gegessen, die Hauptmahlzeit (Lasagne) aber nicht angerührt hat.

Eine Beobachtung sollte dazu auch immer **vollständig** sein. Beispielsweise wird der Hautzustand nicht nur am Rücken beobachtet und eingeschätzt, sondern am ganzen Körper.

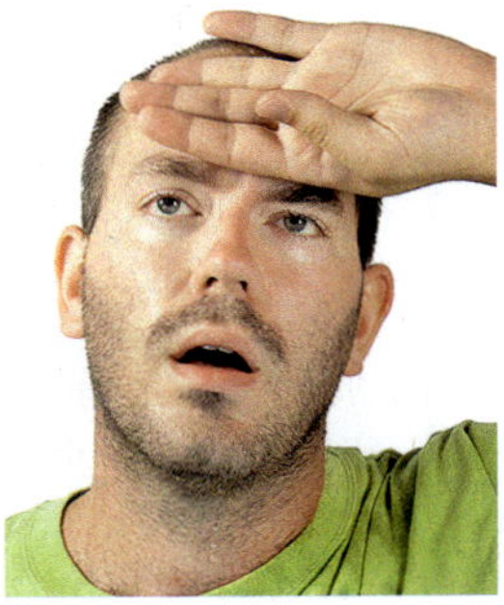

Abb. 2 Subjektive Selbstbeobachtung: „Mir ist so heiß!" Objektive Fremdbeobachtung: Der Mann hat ein feuchtes, rotes Gesicht. Das Fieberthermometer misst 38,5 Grad.

Schritt 3: Beobachtungen auswerten und einschätzen

Nach der durchgeführten Beobachtung wertet man die Beobachtungsergebnisse aus und schätzt sie ein. Dabei kann man sich an den Zielen im Pflegeplan orientieren. Wenn im Pflegeplan z. B. das Ziel „intakte Haut" festgelegt ist, kann das Ergebnis der Beobachtung z. B. sein: „Die Haut ist am ganzen Körper intakt". Das Ziel ist erreicht. Es kann aber auch sein, dass die Haut überall intakt ist, nur nicht an der linken Ferse. Das Ziel ist damit nicht erreicht worden. Wenn man in Zahlen messbare Dinge beobachtet, wie z. B. das Körpergewicht, die Körpertemperatur oder den Blutdruck, orientiert man sich bei der Einschätzung an den Norm- oder Ausgangswerten. Beobachtungen, die auf einen veränderten Gesundheitszustand hinweisen (z. B. ein unregelmäßiger Puls oder ein verändertes Trinkverhalten), müssen Pflegefachassistenzkräfte an eine Pflegefachperson weitergeben.

Beispiel
Ingrid spricht mit Pflegfachmann Moritz Hain über ihre Beobachtungen. Sie stellen fest, dass Frau Meier auch an den Vortagen nur eher flüssige Kost zu sich genommen hat. Das Fleisch und die Kartoffeln hat sie stehen lassen.

Schritt 4: Dokumentieren der Beobachtung

Die Beobachtungen dokumentiert man im Dokumentationssystem, wobei man die Kriterien zur Pflegedokumentation (▷ S. 115) beachtet. Auch standardisierte Beobachtungsbögen können zum Einsatz kommen, wie z. B. Ein- und Ausfuhrtabelle, Positionierungsplan, Wundbeobachtungsprotokoll.

Beispiel
Ingrid notiert im Pflegbericht: Frau Meier hat zum Mittag 250 ml Suppe und einen Becher Fruchtjoghurt gegessen.

Schritt 5: Beurteilen der Beobachtung

Dieser Schritt fällt häufig mit Schritt 3 zusammen. Hier geht es um die Rückschlüsse, die man aus einer Beobachtung ziehen kann. Eine Folge der Beobachtung kann z. B. sein, dass die geplanten Pflegemaßnahmen angepasst werden müssen, weil sie nicht zu dem gewünschten Ergebnis geführt haben oder weil der Zustand einer pflegebedürftigen Person sich so verbessert hat, dass eine Pflegmaßnahme überflüssig geworden ist.

Beispiel
Pflegefachmann Moritz Hain spricht mit Frau Meier über seine Beobachtungen. Nach dem Gespräch ergänzt er in der Pflegeplanung u. a.: „Am 17.05.24 um 14.45 Uhr geht Frau Meier zum Zahnarzt. Sie hat Schmerzen beim Kauen, da ihre Zahnprothese drückt."

2.2.4 Mess- und Assessmentinstrumente bei der Beobachtung

Damit Beobachtungen genau und vergleichbar sind, gibt es in der Pflege verschiedene Hilfsmittel.

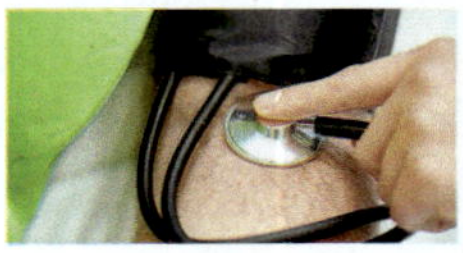	Blutdruckmanschette und Stethoskop zum Messen und Kontrollieren des Blutdrucks
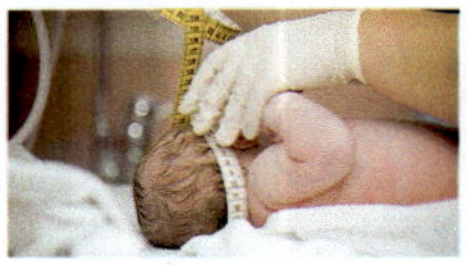	Maßband zum Messen von Körperumfängen (z. B. Kopf, Bauch, Wade)
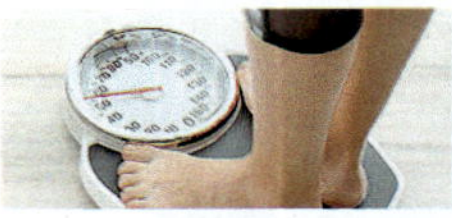	Standwaage zur Bestimmung des Körpergewichts
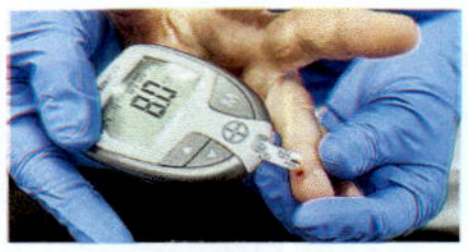	Blutzuckermessgerät zur Bestimmung des Blutzuckerspiegels
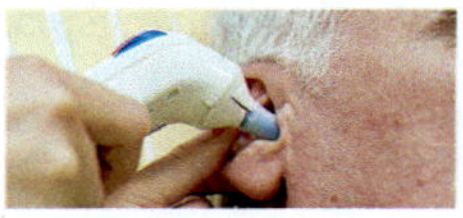	Ohrthermometer zum Messen der Körpertemperatur
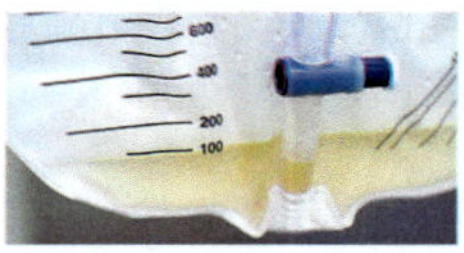	Urin-/Dauerkatheterbeutel zum Messen der Urinmenge und Beobachten der Urinfarbe/-beimengungen

Tab. 1 Messinstrumente in der Pflege

Für die Beobachtung des Allgemeinzustands oder zur Einschätzung von möglichen Gesundheitsrisiken gibt es neben den Messinstrumenten sogenannte Assessmentinstrumente.

Definition
Assessmentinstrumente sind Fragebögen und Tests, die anhand von pflegewissenschaftlichen Kriterien bestimmte Gesundheitsrisiken oder den Allgemeinzustand ermitteln sollen.

Jedes Assessmentinstrument basiert auf festgelegten Beobachtungskriterien. Diese werden meistens mit Zahlen bewertet und am Ende zusammengerechnet. Das Ergebnis steht für einen bestimmten Pflegezustand oder ein Gesundheitsrisiko.

! Wichtig
Assessmentinstrumente ersetzen nicht das Erfahrungswissen von Pflegenden, sondern unterstützen bei der Einschätzung von Gesundheitsrisiken.

Barthel-Index	zur Einschätzung von Alltagskompetenzen
MNA (Mini Nutritional Assessment)	zur Einschätzung von Mangelernährung/Ernährungszustand
Norton-Skala, Waterlow-Skala, Braden-Skala	zur Einschätzung des Dekubitusrisikos
Sturzrisiko-Skala	zur Einschätzung des Sturzrisikos
Bienstein-Skala	zur Einschätzung des Pneumonierisikos
EPCA-Skala	zur Einschätzung von Schmerzen bei Menschen mit Demenz
PAS (Pflegeabhängigkeitsskala)	zur Einschätzung der Pflegebedürftigkeit

Tab. 2 Assessmentinstrumente in der Pflege

2.2.5 Bedürfnisse wahrnehmen und beobachten

Definition
Von einem **Bedürfnis** spricht man, wenn ein Mensch das Gefühl hat, dass ihm etwas fehlt oder es ihm schlecht geht, und er diesen Zustand als einen Mangel empfindet. Ein Bedürfnis ist oft ein **Handlungsanreiz** (Motivation), etwas gegen den empfundenen Mangel zu tun.

Unterscheidung von Bedürfnissen nach Maslow

Die bekannte, aber sehr vereinfachte Beschreibung unterschiedlicher Arten von Bedürfnissen stammt von dem Psychologen **Abraham Maslow**. Er unterscheidet fünf Arten von Bedürfnissen. Diese haben laut Maslow eine Rangordnung (Hierarchie). An unterster Stelle stehen die körperlichen Grundbedürfnisse, an oberster Stelle stehen die Bedürfnisse zur Selbstverwirklichung.

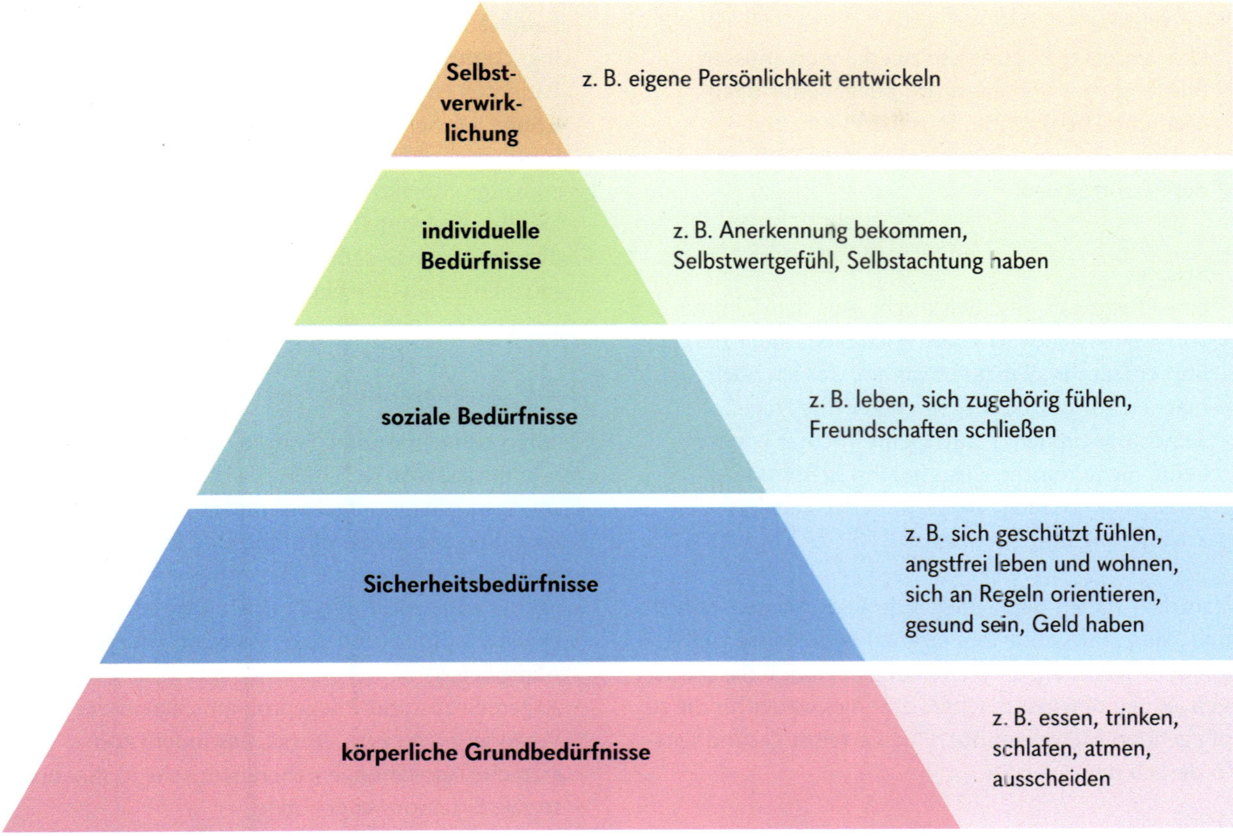

Abb. 1 Maslowsche Bedürfnispyramide

Wichtig
Wenn Grundbedürfnisse nicht erfüllt werden, können sich negative Verhaltensmuster (z. B. selbstverletzendes Verhalten, Teilnahmslosigkeit) ausbilden.

Die Rangordnung von Bedürfnissen kann sich **individuell** und je nach Situation verändern.

Beispiel
Herr Xang gibt als Beruf Künstler an. Er erzählt, dass er nicht von seiner Kunst leben kann. Seine künstlerische Arbeit ist ihm aber so wichtig, dass er lieber auf der Straße lebt, als einen anderen Beruf auszuüben, bei dem er mehr Geld verdienen würde. Die Selbstverwirklichung ist ihm wichtiger als seine körperlichen Grundbedürfnisse und seine Sicherheitsbedürfnisse.

Offensichtliche und verdeckte Bedürfnisse

Pflegebedürftige können einige ihrer Bedürfnisse oft nicht selbst erfüllen. Sie sind dabei auf die Unterstützung durch die Pflegenden angewiesen. Man unterscheidet offensichtliche und verdeckte Bedürfnisse.

Offensichtliche Bedürfnisse können Pflegende von außen leicht erkennen. Meistens handelt es sich dabei um Mangelbedürfnisse (z. B. Hunger, Durst) und um das Bedürfnis nach Schmerzfreiheit. Viele dieser Bedürfnisse finden sich in der Pflegeplanung wieder.

Verdeckte Bedürfnisse sind nicht so leicht zu erkennen, weil sie von Pflegebedürftigen nicht kommuniziert werden. Dafür kann es verschiedene Gründe geben:

- Manchmal halten sie sich aus Rücksicht vor den Pflegenden zurück, weil sie sehen, dass diese keine Zeit und viel zu tun haben.
- Manchmal ist es ihnen vielleicht peinlich, ein Bedürfnis zu äußern, z. B. ausscheiden zu müssen und dabei Hilfe zu benötigen.
- Manchmal ist einem pflegebedürftigen Menschen aber auch gar nicht bewusst, welches Bedürfnis er gerade hat.

Wichtig
Um verdeckte Bedürfnisse zu erkennen, müssen Pflegende das Verhalten von pflegebedürftigen Menschen beobachten. Aus dem Verhalten können sie dann Rückschlüsse auf die Bedürfnisse der Person ziehen.

Beispiel
Eine Pflegekraft beschwert sich: „Aus dem Zimmer von Herrn Markwart komme ich nicht mehr raus. Immer fällt ihm wieder etwas ein, was ich noch machen könnte, oder er hat noch eine Frage."
Seine Kollegin denkt laut: „Seine Tochter konnte heute nicht kommen. Das hat ihn sicher traurig gemacht. Er braucht vielleicht einfach etwas Zuwendung und Gesellschaft."

Natürlich haben auch Pflegende Bedürfnisse. Manchmal stellen Pflegende ihre eigenen Bedürfnisse zugunsten der Menschen, die sie versorgen, zurück. Sie sollten sich jedoch bewusst machen, dass dies weder für die zu pflegenden Menschen noch für sie selbst gesundheitsförderlich ist.

Beispiel
Pflegefachassistentin Maria Olec arbeitet seit einigen Stunden ununterbrochen, obwohl sie großen Durst hat und ihre Blase drückt (körperliche Bedürfnisse). Die Arbeit macht ihr Spaß (Selbstverwirklichung). Sie fühlt sich als wertvolles Mitglied ihres Teams (soziales Bedürfnis) und die Patienten achten sie (Individualbedürfnis). Bei der Übergabe an den Spätdienst hat sie starke Kopfschmerzen und stellt fest, dass sie vergessen hat, den Blutzucker bei einem Bewohner zu kontrollieren.

Bedürfnisse von Pflegebedürftigen erfassen

Um die Bedürfnisse von Pflegebedürftigen zu erfassen, eignen sich Fragenkataloge, die sich an den Lebensaktivitäten orientieren. Im deutschsprachigen Raum ist besonders das ABEDL-Modell von Monika Krohwinkel (▷ S. 114) bekannt.

Manchmal passen die Bedürfnisse eines pflegebedürftigen Menschen nicht zu den Handlungen, die aus pflegerischer Sicht objektiv notwendig wären. Man spricht hierbei auch von Bedarfen (▷ S. 325).

Beispiel

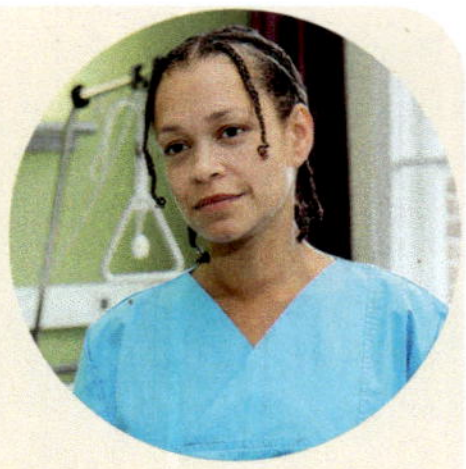

Ingrid empfiehlt einem Patienten eine rückfettende Creme, um seine trockene Haut geschmeidig und intakt zu halten (objektiver Bedarf). Der Patient lehnt ab, weil ihm das zu lange dauert. Er möchte lieber schnell rauchen gehen (subjektives Bedürfnis).

2.2.6 Beobachtungen weitergeben

Beobachtungen werden meistens zusammen mit anderen Informationen (z. B. Materialbestellungen, Terminplanungen, offene Aufgaben) und in der Regel bei einer Dienstübergabe an die nachfolgende Schicht weitergegeben. Dazu gehören:

- Name, Vorname, Alter, Zimmernummer
- Einweisungsdiagnose und Therapie (nur stationäre Akutpflege)
- Allgemeinzustand, Pflegeprobleme, Ressourcen
- Veränderungen zum Vortag, Besonderheiten
- ärztliche Anordnungen, therapeutische Maßnahmen
- soziale Situation/Angehörige

Die Informationsweitergabe soll bedarfsgerecht, zeitnah und strukturiert erfolgen.

- **bedarfsgerecht:** Die Informationsmenge orientiert sich an dem Wissen der Mitarbeitenden über eine pflegebedürftige Person. Sie unterscheidet sich z. B. danach, ob ein pflegebedürftiger Mensch neu aufgenommen wurde oder schon längere Zeit betreut wird.
- **zeitnah:** Neue Beobachtungen werden spätestens zur Dienstübergabe weitergegeben. Auffällige Beobachtungen, z. B. ein erhöhter Blutzuckerwert oder eine veränderte Bewusstseinslage, sollten sofort an die Pflegefachkraft weitergegeben werden.
- **strukturiert:** Die Weitergabe von Informationen unterscheidet sich je nach Einrichtung. In ambulanten Pflegeeinrichtungen richtet sich die Informationsweitergabe oft nach dem Tourenplan.

„Herr Ludwig wird neu aufgenommen."

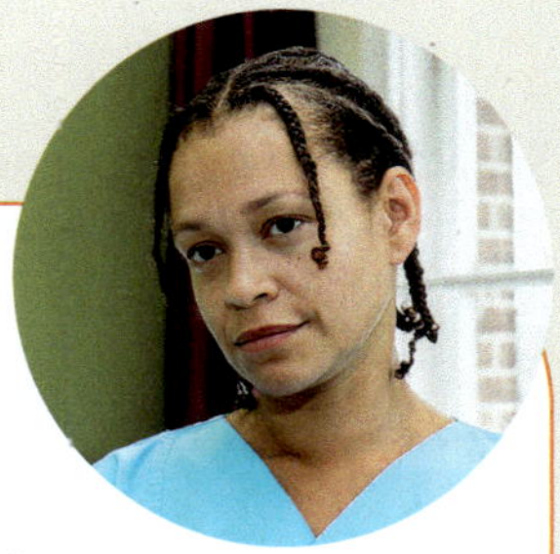

Fallsituation:

Im Spätdienst erhält Ingrid von einer Pflegefachperson den Auftrag, den Ernährungszustand von Herrn Ludwig (75 Jahre) zu beobachten. Herr Ludwig wurde neu auf der Station aufgenommen. Seine Tochter berichtete, dass er noch immer sehr unter dem Tod seiner Frau leidet. Wochenlang aß und trank er nicht richtig und wurde immer schwächer. Der Hausarzt überwies ihn ins Krankenhaus.

So hat sich Ingrid verhalten:

„Ich ging zu Herrn Ludwig ins Zimmer. Er wollte sich gerade bettfertig machen, also ins Bad gehen und seinen Schlafanzug anziehen. Ich unterstützte ihn dabei und nutzte gleich die Gelegenheit, den Zustand seiner Haut und Schleimhäute am ganzen Körper und auch im Mund zu beobachten. Ich machte einen Hautfaltentest an seinem Handrücken. Die Hautfalte blieb einige Zeit stehen. Ich holte eine Sitzwaage und bat Herrn Ludwig, Platz zu nehmen, um sein Körpergewicht zu ermitteln. Ich fragte ihn auch nach seiner Körpergröße. Alle Beobachtungen notierte ich in der Pflegedokumentation. Dann berichtete ich der Pflegefachkraft von meinen Beobachtungen: ‚Die Haut von Herrn Ludwig ist intakt. Sie ist jedoch sehr trocken und der Hautfaltentest ist positiv. Seine Lippen sind trocken und rissig. Seine Zunge hat borkige Beläge. Ich würde sagen, er ist dehydriert. Sein BMI beträgt 16. Das heißt, er ist untergewichtig.' "

Das war richtig, weil Ingrid ...

- wusste, dass der Zustand der Haut und Schleimhäute etwas über einen möglichen Flüssigkeitsmangel verraten.
- das richtige Hilfsmittel genutzt hat, um das Körpergewicht zu messen.
- die ermittelten Werte von Körpergewicht und Körpergröße genutzt hat, um den BMI auszurechnen.
- durch die zeitnahe Dokumentation verhindert hat, dass sie die Werte vergisst, und die Informationen anderen betreuenden Pflegenden transparent macht.
- wusste, dass ihre Beobachtungen wichtig sind für die Pflegeplanung, die die Pflegefachperson erstellen muss.
- ihre Beobachtungen objektiv beschrieben hat, damit die Pflegefachperson sich ein Bild machen und sich eine eigene Meinung bilden kann.
- auf Grundlage ihres Fachwissens die Beobachtungen gedeutet hat.

Impulsfragen:

- Welche weiteren Beobachtungen hätten Sie beim Erstkontakt mit Herrn Ludwig noch vorgenommen?
- Welche Hilfsmittel hätten Sie für diese Beobachtungen benutzt?

Zeit zum Reflektieren ...

Schätzen Sie Ihre Kompetenzen ein: Wo fühlen Sie sich sicher? Wo möchten Sie noch mal nachlesen oder etwas vertiefen? Setzen Sie Ihre ganz persönlichen Häkchen für Ihre Lernerfolge!

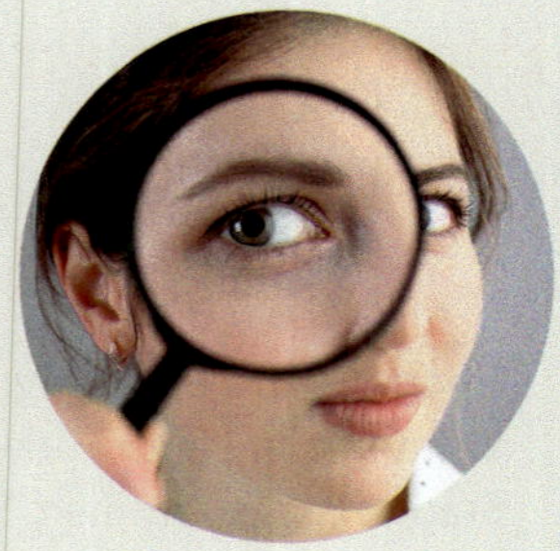

Ich ...

- ☐ weiß, dass Wahrnehmungen von verschiedenen individuellen Faktoren beeinflusst werden und deshalb sehr subjektiv sind.
- ☐ ordne spezifische Reize den jeweiligen Sinnen und Sinnesorganen zu.
- ☐ unterscheide eine Beobachtung von einer Wahrnehmung.
- ☐ beschreibe den Wahrnehmungsprozess.
- ☐ nenne und erkläre Wahrnehmungsfehler.
- ☐ beschreibe den Beobachtungsprozess.
- ☐ unterscheide verschiedene Bedürfnisse und nenne Beispiele dazu.

Ich ...

- ☐ bin mir der Bedeutung von Beobachtungen für den Pflegeprozess bewusst.
- ☐ weiß, dass es im Wahrnehmungsprozess zu Fehlern kommen kann.
- ☐ bin sensibilisiert dafür, dass es bei der Wahrnehmung von Personen zu Fehlern kommen kann.

Ich ...

- ☐ führe gezielte Beobachtungen durch.
- ☐ wende Mess- und Assessmentinstrumente bedarfs- und situationsgerecht an.
- ☐ gebe meine Beobachtungen bedarfsgerecht, zeitnah und strukturiert weiter.

Ich ...

- ☐ führe Selbstbeobachtungen in Pflegesituationen bewusst und reflektiert durch.
- ☐ nutze Fremdbeobachtungen im Pflegealltag, um meine berufliche Praxis zu verbessern.
- ☐ achte auf meine eigenen Bedürfnisse.

2.3 Beim An- und Auskleiden unterstützen

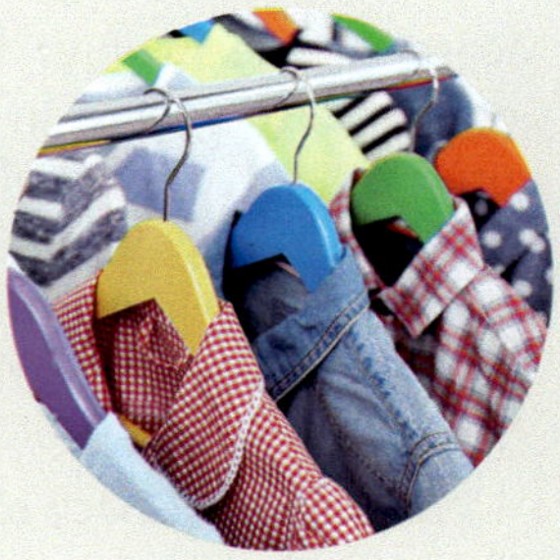

2.3.1 Bedeutung von Kleidung

Kleidung ist dazu da, Menschen vor Temperatur- und Wettereinflüssen zu schützen, z. B. Wärme, Kälte, Wind und Sonne. Kleidung kann aber auch ein Ausdruck der Persönlichkeit sein. Und manchmal erkennt man daran, zu welcher Gruppe sich ein Mensch zugehörig fühlt.

Diversität
Streng gläubige Jüdinnen tragen eher unauffällige kniebedeckende Röcke in dunklen Farben, umweltbewusste Menschen drücken ihre Haltung oft durch nachhaltige Kleidung oder Secondhandkleidung aus. Andere tragen T-Shirts und Kapuzenpullover, die mit einem für sie bedeutsamen Spruch bedruckt sind.

Über die Art und die Qualität der Kleidung bekommen wir – zusammen mit anderen Kriterien – einen ersten Eindruck von unserem Gegenüber (▷ Kap. 2.2). Pflegende sind z. B. an ihrer meist weißen und bequem geschnittenen Berufskleidung für andere als solche zu erkennen.

Zu bestimmten Anlässen tragen Menschen besondere Kleidung. Die Meinung darüber, was für den jeweiligen Anlass passend und angemessen ist, kann sich je nach persönlichem Geschmack, Alter, kultureller Herkunft und sozialem Umfeld unterscheiden.

Beispiel
Frau Hämmerling zeigt der Pflegefachassistentin Hanna ein bodenlanges Abendkleid, das sie in den 1960er-Jahren zu Theaterbesuchen getragen hat. Ihr Mann trug dazu einen Anzug, Hut und natürlich eine Krawatte. „Heute", sagt sie unzufrieden, „ziehen die Leute doch alles Mögliche ins Theater an: Jeans, kurze Röcke und Gesundheitssandalen." Hanna lacht. „Ja, das stimmt. Aber manche tragen immer noch Smoking oder Abendkleid. Ich finde es toll, dass das nicht mehr so streng gehandhabt wird."

2.3.2 Unterstützungsbedarfe beim An- und Auskleiden

Das An- und Ausziehen ist eine Abfolge sehr unterschiedlicher Bewegungen. Es braucht dazu eine gute Beweglichkeit und eine kräftige Muskulatur.

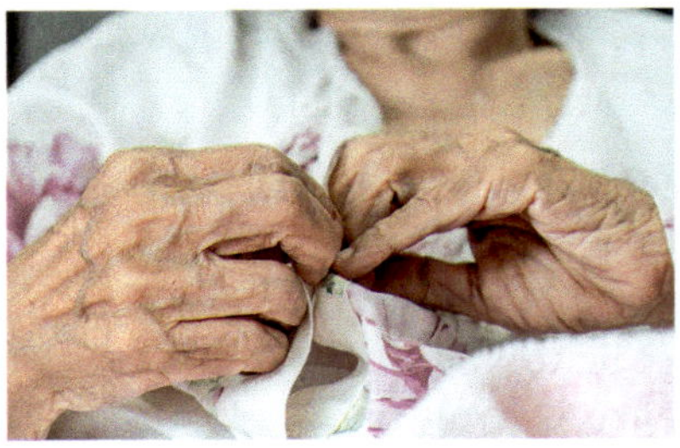

Abb. 1 Um ein Hemd oder eine Bluse zuzuknöpfen, braucht es die feinmotorischen Fähigkeiten der Hände und Finger.

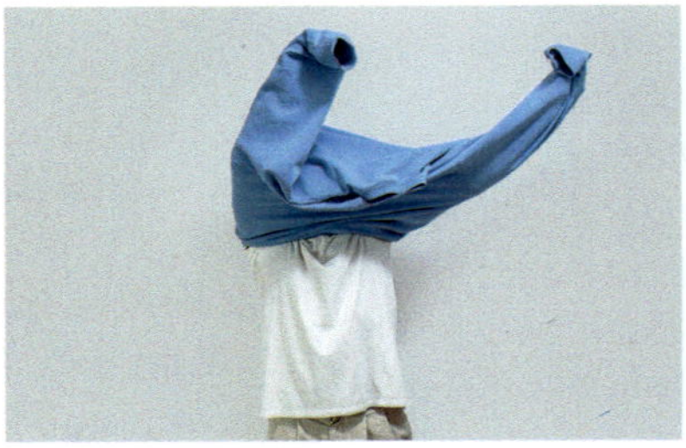

Abb. 2 Um einen Pullover anzuziehen, muss man die Arme über den Kopf heben.

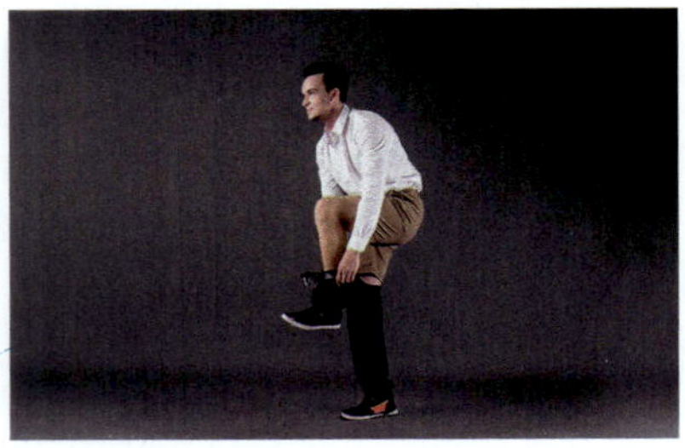

Abb. 3 Eine Hose im Stehen anzuziehen, erfordert u. a. das Gleichgewicht halten auf einem Bein und Beugen des Oberkörpers.

Menschen, die in ihrer Beweglichkeit eingeschränkt sind, benötigen beim An- und Auskleiden oft Unterstützung. Die Gründe sind vielfältig:

- fehlende Beweglichkeit der Finger (Feinmotorik), um Schleifen zu binden, Reißverschlüsse zu schließen, z. B. bei einer rheumatischen Erkrankung oder bei Morbus Parkinson
- Lähmungen, z. B. nach einem Schlaganfall
- Sehbehinderungen
- fehlende Muskelkraft
- Schmerzen, z. B. bei orthopädischen Beschwerden
- kognitive Beeinträchtigungen
- Drainagen, Sonden, periphere Zugänge

2.3.3 Was beim An- und Auskleiden zu beachten ist

Selbststimmungsrecht wahren

Grundsätzlich bestimmt der pflegebedürftige Mensch selbst, welche Kleidung er tragen möchte. Auch Menschen, die kognitiv nicht in der Lage sind, ihre Kleidung selbst auszusuchen, haben ein Recht auf ihren bevorzugten Kleidungsstil.

> **! Wichtig**
> Sind Menschen kognitiv eingeschränkt, sollten Pflegende sie nicht bevormunden, sondern mithilfe von biografischen Informationen (▷ S. 611) die passende Kleidung wählen.

Ressourcen einbeziehen

Beim An- und Ausziehen berücksichtigen Pflegende die Ressourcen des pflegebedürftigen Menschen. Das An- und Ausziehen ist gleichzeitig ein Bewegungstraining, bei dem viele Gelenke durchbewegt werden, und dient der Kontrakturenprophylaxe (▷ S. 242).

Situationsgerecht kleiden

Viele Menschen denken, dass sie im Krankenhaus ein Nachthemd oder einen Schlafanzug tragen müssen. Dies ist nicht der Fall. Auch die am Rücken offenen Krankenhaushemden sollten nur getragen werden, wenn es sinnvoll und erforderlich ist, z. B. zu einer Operation oder Untersuchung. Der Wechsel zwischen Nacht- und Tageskleidung ermöglicht es insbesondere Menschen mit zeitlichen und situativen Orientierungsstörungen (▷ S. 205), eine Tagesstruktur zu erkennen.

Sicherheit gewährleisten

Menschen, die viel auf dem Rücken liegen, sollten auf Kleidung mit Knöpfen oder Reißverschlüssen am Rücken verzichten. Sie drücken in die Haut und können dadurch zu Verletzungen führen.

Die Schuhe sollten eine rutschfeste Sohle haben und einen sicheren Halt bieten, damit Stürze vermieden werden. Alternativ können pflegebedürftige Menschen statt Hausschuhen auch Stoppersocken tragen.

Materialeigenschaften berücksichtigen

Bei der Auswahl der Kleidungsstücke sollte man auch auf die Materialeigenschaften achten. Die Materialien unterscheiden sich u. a. in ihrer Hautverträglichkeit (wichtig für Menschen mit Allergien), im Pflegeaufwand und in ihren Möglichkeiten, die Temperaturregulation zu unterstützen.

Material	Eigenschaften
Baumwolle	hautverträglich, atmungsaktiv, nimmt viel Feuchtigkeit auf, pflegeleicht, kochfest
Wolle	wärmend, gleicht die Temperatur aus, ggf. allergieauslösend, reißt schnell
Seide	kühlt im Sommer, wärmt im Winter, glatt, reißfest, geruchsabweisend, schmutzempfindlich, Schweißflecken sehr sichtbar
Viskose, Modal	saugfähig, knittert
Kunstfasern	schmutzabweisend, pflegeleicht, nehmen keine Feuchtigkeit auf, besser: Naturfasern
Leinen	strapazierfähig, nimmt viel Feuchtigkeit auf, knittert, relativ reißfest

Tab. 1 Materialeigenschaften von Kleidungsstücken

Hilfsmittel einsetzen

Nicht immer müssen Bewegungseinschränkungen dazu führen, dass Pflegende das An- und Auskleiden vollständig übernehmen müssen. Auf dem Gesundheitsmarkt stehen Hilfsmittel zur Verfügung, die es Pflegebedürftigen ermöglichen, diese Tätigkeit selbst auszuführen, was zu einem besseren Selbstwertgefühl beiträgt.

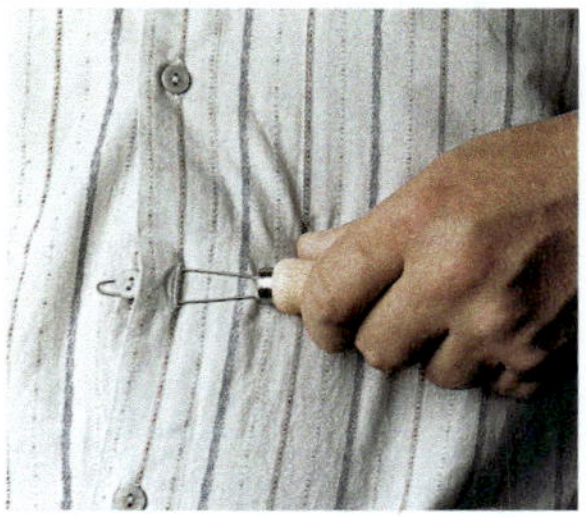

Abb. 1 Knöpfhilfe

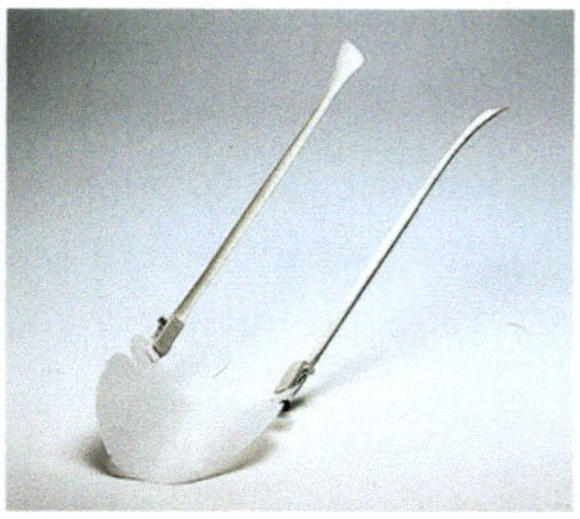

Abb. 2 Strumpfanzieher

Eine **Knöpfhilfe** erleichtert beispielsweise das selbstständige Zuknöpfen eines Hemdes. Ein **Ankleidestock** hilft beim Anziehen von Westen, Jacken und Mänteln, weil er als Armverlängerung dient.
In eine **Reißverschlusslasche** kann man eine Schlaufe aus einem Band oder einen Schlüsselanhänger einflechten. Das hilft Menschen mit Koordinationsstörungen der Hände oder Bewegungseinschränkungen der Finger beim Hoch- und Runterziehen des Reißverschlusses.
Für bettlägerige Menschen gibt es **spezielle Kleidungsstücke**, die vorne mit Klettverschlüssen verschlossen werden und hinten geschlossen sind. So kann man Druckgeschwüren (Dekubitus, ▷ S. 247) vorbeugen.

Auch für Menschen, die auf einen Rollstuhl angewiesen sind, gibt es besondere **rollstuhlgerechte Kleidung**. Diese ist in ihrem Schnitt den Bedürfnissen angepasst: Hosen sind meist im Rücken etwas höher und vorne etwas niedriger geschnitten, der Reißverschluss reicht bis zum Schritt.

Besonderheiten bei Säuglingen und Kleinkindern

Kinder entwickeln nach und nach die Fähigkeit, sich selbst an- und auszuziehen. Pflegende sollten ihre Unterstützung dem Entwicklungsstand des Kindes anpassen und sie das allein machen lassen, was sie bereits können.

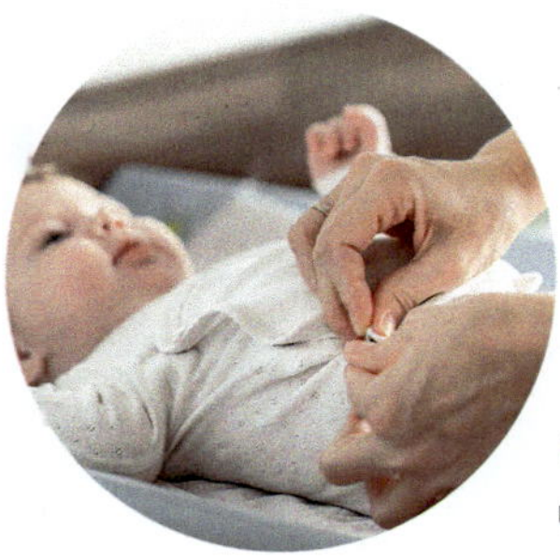

Säugling bis ca. 15 Monate: unselbstständig, Eltern oder Pflegende übernehmen das An- und Auskleiden.

Ab ca. 15 Monate: Das Kind entwickelt ein Bewusstsein für seinen Körper und kann teilweise aktiv mithelfen, etwa durch Strecken der Arme nach oben beim Anziehen eines Kleides.

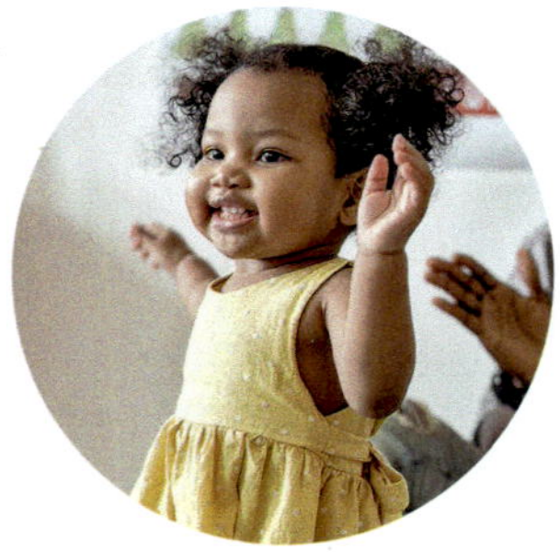

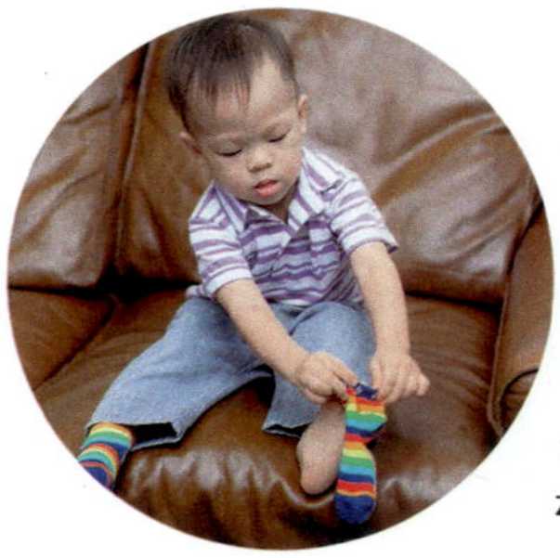

Ab 18 Monate: Kleine Kleidungsstücke können schon allein angezogen oder auch Reißverschlüsse geöffnet werden. Kinder trainieren von sich aus gern das An- und Ausziehen.

Ab ca. 2. Lebensjahr: Schuhe und einfache Kleidungsstücke werden allein oder unter Anleitung ausgezogen.

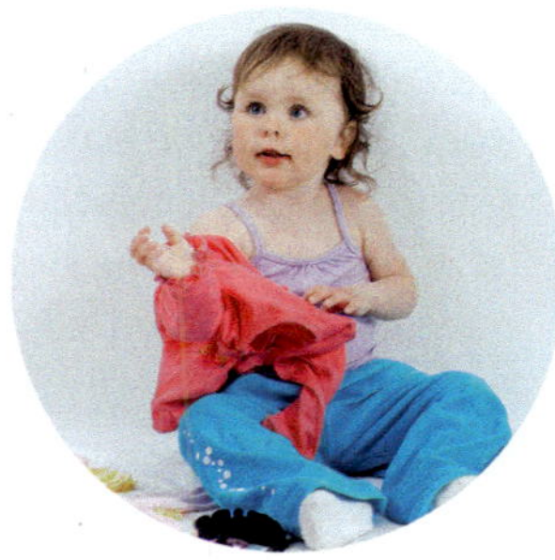

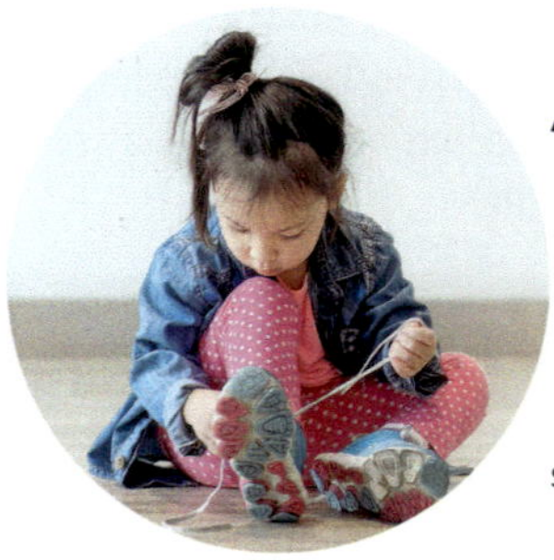

Ab ca. 3. Lebensjahr: Sie ziehen Schuhe allein an und aus, vertauschen anfangs aber die Seiten noch. Knöpfe werden allein geöffnet und geschlossen. Das Anziehen gelingt fast selbstständig.

Ab 5. Lebensjahr: Kinder möchten selbst entscheiden, was sie anziehen und was nicht. Um das selbstständige An- und Ausziehen zu unterstützen, bieten sich Oberbekleidung mit weitem Halsausschnitt an sowie Hosen und Röcke mit Gummibund, damit es auch bei Toilettengängen schnell geht.

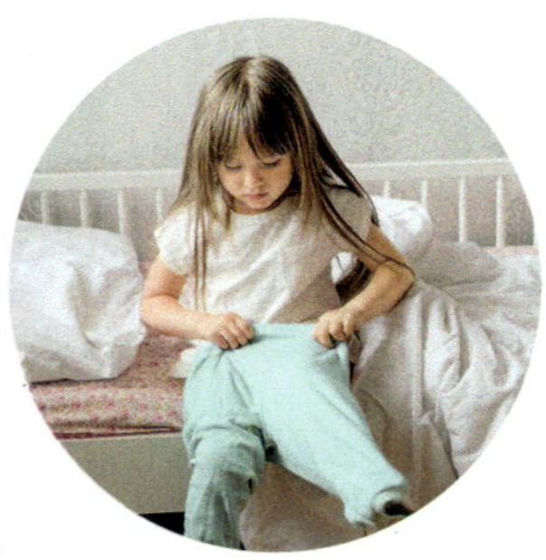

„Omar zieht sich für einen Ausflug an!"

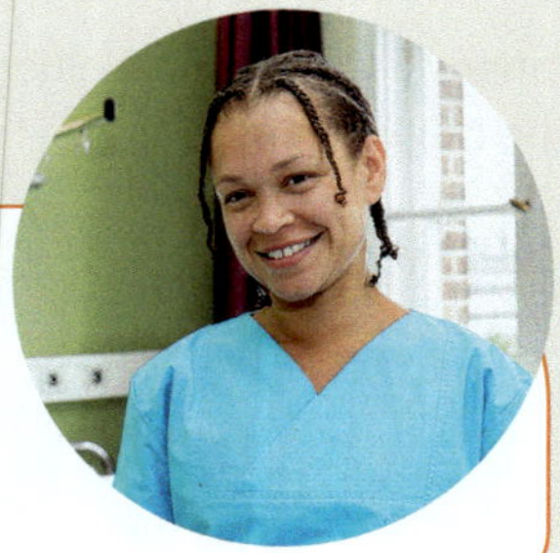

Fallsituation:

Ingrid soll den 3-jährigen Omar anziehen. In einer Stunde kommt der Krankentransport, um ihn zu einer Untersuchung zu fahren. Seine Mutter hat die Nacht bei ihm geschlafen. Jetzt ist sie duschen. Danach möchte der Arzt noch mit ihr sprechen.

So hat sich Ingrid verhalten:

„Ich habe Omar erklärt, dass er einen Ausflug mit dem Krankenwagen in ein anderes Krankenhaus macht. Ich sagte, dass es heute sehr windig und kühl ist und er deshalb nicht im Schlafanzug fahren kann. Ich habe Omar eine lange Hose und ein langärmeliges T-Shirt mit Katzenaufdruck gezeigt. Er hat das T-Shirt genommen. Die Hose schob er weg. Er wollte eine kurze Hose anziehen. Ich bin mit ihm ans Fenster gegangen. Zusammen haben wir uns angeschaut, wie der Wind die Blätter von den Bäumen gerissen hat und über die Straße fegte. Alle Leute hatten lange Hosen an. Omar sagte jetzt, dass er doch die lange Hose anziehen wird. Ich antwortete: ‚Ich habe noch gar nicht gesehen, ob du dich alleine anziehen kannst. Willst du es mir einmal zeigen?' Er nickte. Beim T-Shirt musste ich ihm ein wenig helfen, weil der Halsausschnitt etwas eng war. Aber die Hose mit dem Gummibund hat Omar allein angezogen. Auch mit den Schuhen, die Klettverschlüsse hatten, gab es keine Probleme. Ich sagte, dass ich sehr beeindruckt bin, wie gut er das schon alles kann. Da hat Omar gestrahlt."

Das war richtig, weil Ingrid ...

- Omar über die Situation und die Witterungsbedingungen altersgerecht informiert hat.
- Omar in die Entscheidung über die Kleidung miteinbezogen hat.
- Omar eine weitere Orientierung gegeben hat, die er bei der Auswahl der Hose berücksichtigen musste.
- ihn aktiv motivierte und altersgerecht seine Selbstständigkeit und Fähigkeiten gefördert hat.
- seine Ressourcen genutzt hat und nur in dem Moment Hilfe leistete, in dem Omar sie tatsächlich benötigte.
- Omar gelobt und dadurch sein Selbstbewusstsein gestärkt hat.

Impulsfragen:

- Wie hätten Sie sich bei einem Kind im Grundschulalter verhalten?
- Wie hätten Sie einen Menschen mit Demenz beim An- und Auskleiden unterstützt, der mit dem Krankenwagen bei windigem und kühlem Wetter zu einer Untersuchung gebracht wird?

Besonderheiten bei Menschen mit körperlichen Einschränkungen

Das Ausmaß der Unterstützung richtet sich nach der individuellen Bewegungsfähigkeit und den Ressourcen des pflegebedürftigen Menschen.

> **Wichtig**
> Generell sollte man nicht an Fingern oder Zehen ziehen, um Gelenkverletzungen zu vermeiden. Die Kleidungsstücke sollten faltenfrei sitzen, um Druckstellen vorzubeugen.

An- und Ausziehen von Oberteilen

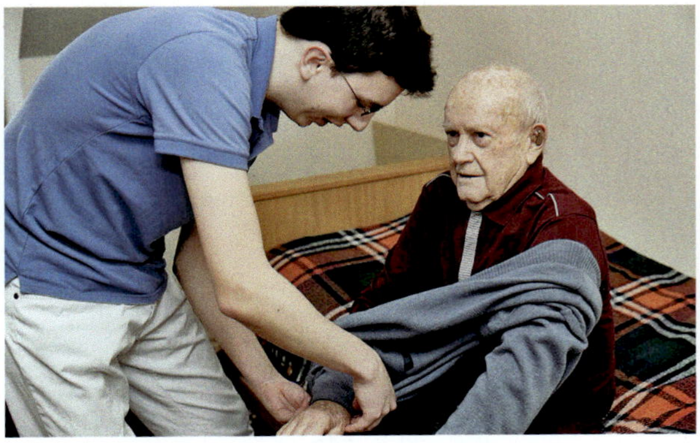

Abb. 1 Hilfe beim Anziehen eines Sweatshirts

- Der pflegebedürftige Mensch sollte die Oberbekleidung (z. B. Unterhemd, Pullover, Bluse) nach Möglichkeit in einer aufrechten Position (sitzend oder stehend) anziehen.
- Wenn das Kleidungsstück über den Kopf gezogen wird, schiebt man es so weit wie möglich in Richtung Kopf. Dann fordert man den pflegebedürftigen Menschen auf, den Kopf auf die Brust zu legen und schiebt das Kleidungsstück darüber.
- Bei einem pflegebedürftigen Menschen, der eine einseitige Einschränkung hat (z. B. einen gelähmten Arm oder einen peripheren Zugang), beginnt man das Ausziehen auf der nicht betroffenen Seite. Beim Anziehen beginnt man auf der betroffenen Seite.
- Knöpfe und Reißverschlüsse sollte der pflegebedürftige Mensch möglichst alleine öffnen und schließen, da dies die Beweglichkeit der Hand- und Fingergelenke trainiert.

An- und Ausziehen von Hosen und Röcken

- Wenn der pflegebedürftige Mensch sicher stehen kann, kann er zunächst in das eine, dann in das andere Hosenbein schlüpfen. Dann zieht man die Hose so weit nach oben, bis er den Bund greifen und sich selbst fertig anziehen kann.
- Sollte der pflegebedürftige Mensch nicht sicher stehen können, wird die Hose zunächst im Sitzen angezogen. Dann bittet man ihn aufzustehen und zieht ihm die Hose über das Gesäß.
- Bei einem bettlägerigen Menschen zieht man die Hose entweder durch Drehbewegungen an oder bittet ihn, das Gesäß anzuheben, damit man die Hose über das Gesäß ziehen kann.

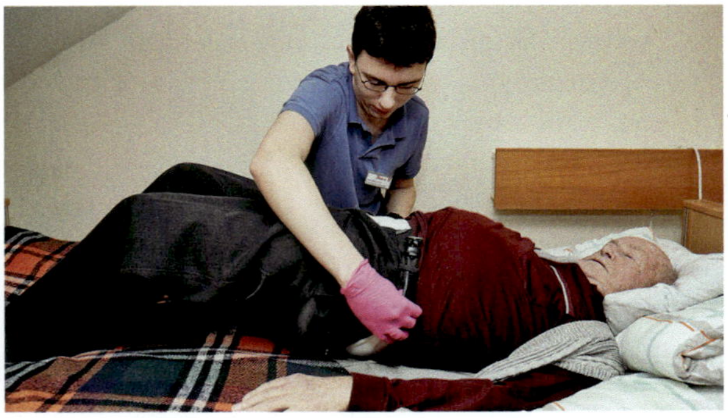

Abb. 2 Unterstützung beim Anziehen einer Hose im Liegen

Besonderheiten bei Menschen mit Demenz

Menschen mit einer Demenz benötigen oft Unterstützung beim An- und Auskleiden. Der Grund hierfür ist weniger eine körperliche Einschränkung, sondern vielmehr die eingeschränkte Fähigkeit, sich der Tages- oder Jahreszeit oder den Temperaturen entsprechend zu kleiden.

Häufig haben Menschen mit einer Demenz auch Schwierigkeiten, die Handlungsabläufe beim An- und Auskleiden sinnvoll aneinanderzureihen. Pflegende können hier Orientierung beim An- und Auskleiden geben, indem sie:

- gut erkennbare Uhren, Kalender, Thermometer oder jahreszeitliche Bilder im Zimmer aufhängen, die an die Tageszeit oder Jahreszeit erinnern.
- nur die Kleidung im Schrank aufbewahren, die der aktuellen Jahreszeit entspricht.
- die Kleidung für den Tag in der richtigen Reihenfolge zurechtlegen.
- Schränke und Schubladen beschriften oder mit Bildern vom Inhalt bekleben.
- Kleidung verwenden, die hinten verschlossen wird und deshalb schwer allein ausgezogen werden kann, weil Menschen mit einer Demenz die Angewohnheit haben, sich oft auszuziehen.

Zeit zum Reflektieren ...

Schätzen Sie Ihre Kompetenzen ein: Wo fühlen Sie sich sicher? Wo möchten Sie noch mal nachlesen oder etwas vertiefen? Setzen Sie Ihre ganz persönlichen Häkchen für Ihre Lernerfolge!

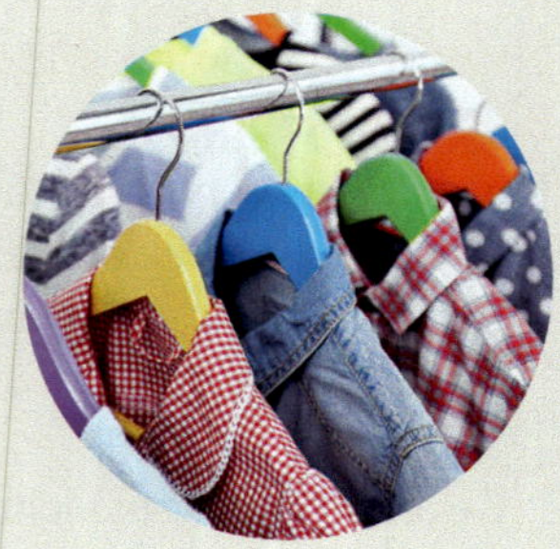

Ich weiß, ...

- ☐ welche Personengruppen einen erhöhten Unterstützungsbedarf beim An- und Auskleiden haben.
- ☐ welche Vorteile es für den pflegebedürftigen Menschen hat, wenn man seine Ressourcen beim An- und Auskleiden nutzt.
- ☐ wie ich einen Menschen mit Demenz beim An- und Ausziehen unterstützen kann.

Ich ...

- ☐ setze verschiedene Hilfsmittel beim An- und Auskleiden ein, um dem pflegebedürftigen Menschen zu ermöglichen, sich selbst an- und auszuziehen.
- ☐ achte bei bettlägerigen Menschen darauf, dass sie keine Druckstellen durch Reißverschlüsse oder Knöpfe bekommen.
- ☐ unterstütze pflegebedürftige Menschen altersgerecht bei der Auswahl ihrer Kleidung und beim An- und Ausziehen.
- ☐ wähle geeignete Techniken, um einen pflegebedürftigen Menschen beim An- und Ausziehen von Ober- und Unterbekleidung zu unterstützen.

Ich ...

- ☐ schätze bedarfsgerecht ein, wann ich beim An- und Auskleiden von pflegebedürftigen Menschen Unterstützung aus meinem Team brauche und spreche mich dazu ab.

Ich ...

- ☐ bin sensibilisiert für die Bedeutung und die Funktionen, die Kleidung für einen Menschen haben.
- ☐ informiere situations- und bedarfsgerecht über die unterschiedlichen Eigenschaften von Kleiderstoffen.

2.4 Bei der Haut- und Körperpflege unterstützen

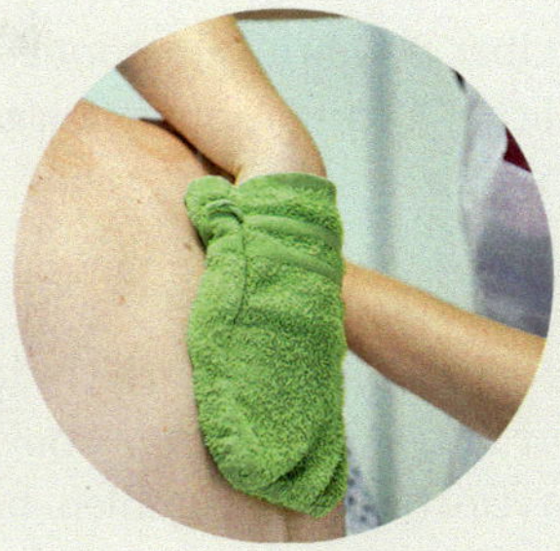

2.4.1 Berühren und berührt werden

Definition

Eine **Berührung** ist eine Form der **körperlichen Zuwendung** und der **nonverbalen Kommunikation.**

Bei vielen Tätigkeiten kommen die Pflegenden den pflegebedürftigen Menschen körperlich sehr nah. Besonders körpernahe Situationen entstehen bei der Körperpflege, der Mund- und Zahnpflege, der Hautpflege, bei der Ausscheidungsunterstützung und bei Positionierungen.

Diversität

Wie, wo, wann und wie oft Körperkontakt stattfindet, wird vom Lebensalter, dem Geschlecht, der Lebenssituation und auch von der Kultur beeinflusst.

Menschen brauchen Berührungen, um seelisch und körperlich gesund zu bleiben. Kinder erfahren von ihren Eltern sehr viel körperliche Zuwendung (z. B. streicheln, umarmen). Dadurch fühlen sie sich geborgen und sicher. Wenn diese Berührungen fehlen, kommt es zu körperlichen und geistigen Entwicklungsverzögerungen.

Wenn Menschen älter werden, verringert sich die Häufigkeit der Berührungen. Dies geschieht vor allem dann, wenn die Familie und wichtige Bezugspersonen an verschiedenen Orten leben oder der Lebensgefährte gestorben ist.

Wichtig

Berührt zu werden und andere zu berühren sind menschliche Bedürfnisse und sind lebenswichtig. Bewusste **Berührungen** tragen zum Aufbau einer vertrauensvollen Beziehung zwischen einem pflegebedürftigen Menschen und einer pflegenden Person bei.

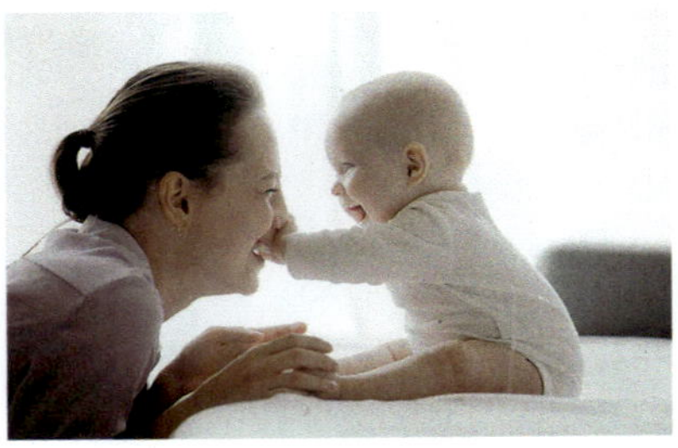

Abb. 1 Berührungen vermitteln Geborgenheit, Vertrauen und Sicherheit.

Über Berührungen können oft mehr zwischenmenschliche Informationen ausgetauscht werden als durch Worte.

Beispiel
Die Frau von Herrn Lindemann liegt im Sterben. Der Auszubildende Louis Boldt möchte ihn gerne trösten, aber es fehlen ihm die richtigen Worte. Beim Hinausgehen legt Pflegefachfrau Eva Kebitz für einen Moment ihre Hand auf den Unterarm von Herrn Lindemann. Louis beobachtet, dass er ihre Hand kurz drückt und lächelt.

Berührungen im beruflichen Kontext unterscheiden sich von Berührungen im Privatleben. In der Regel bestimmen wir selbst, wer uns wann und wie berührt. In Pflegesituationen ist diese Selbstbestimmtheit eingeschränkt, da viele Pflegehandlungen ohne Berührungen nicht funktionieren. Pflegebedürftige können sich zudem meistens nicht aussuchen, von welcher Pflegeperson sie berührt werden.

Pflegende berühren Menschen auch in Körperregionen, die normalerweise nicht von Fremden berührt werden (Intimzonen ▷ S. 326). Sowohl Pflegende als auch pflegebedürftige Menschen empfinden diese Situationen oft als grenzüberschreitend und unangenehm.

! **Wichtig**
Auszubildenden fällt es anfangs oft schwer, mit körpernahen Pflegesituationen umzugehen. Gespräche mit Praxisanleitenden über ihre Gefühle und Gedanken können helfen.

Pflegebedürftige Menschen bewusst und einvernehmlich berühren

Man unterscheidet körperliche und seelische Berührungen. Eine **seelische** Dimension bekommt eine Berührung immer dann, wenn uns ein Mensch oder eine Situation innerlich berührt.

Beispiel
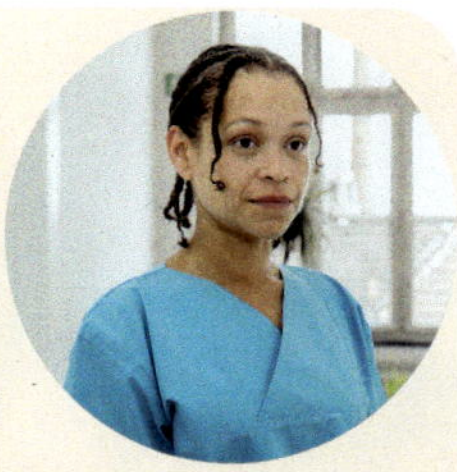
„Ich habe mich mit einer Bewohnerin über ihre Kindheit in den Nachkriegsjahren unterhalten. Dass sie trotz dieser harten Zeit und erlebten Schicksalsschläge so eine fröhliche Frau ist, hat mich beeindruckt."

Definition
Körperliche Berührungen sind Berührungen im Sinne von „anfassen". Berührt wird meistens mit den Händen. Zu den körperlichen Berührungen zählen die **funktionale,** die **therapeutische** und die **emotionale** Berührung.

funktionale Berührungen	pflegerisch notwendig, um eine Pflegemaßnahme durchzuführen Beispiel: Zähneputzen
therapeutische Berührungen	berührungsintensive Pflegetätigkeiten, die mit erlernbaren Techniken verbunden werden und das Wohlbefinden und die Abwehrkraft verbessern können Beispiel: Basale Stimulation®, ASE (▷ S. 445)
emotionale Berührungen	sanfte Körperkontakte, um Empathie oder Vertrautheit zu signalisieren oder Trost zu spenden Beispiel: Berühren der Hand

Tab. 1 Formen körperlicher Berührungen

Berührungen drücken sehr viel über die Beziehung zwischen zwei Menschen aus. Das trifft auch auf die Berührungen in der Pflege zu. Sie vermitteln Informationen über die Gefühle und die Haltung von Pflegenden gegenüber einer pflegebedürftigen Person. Je nachdem wie eine Berührung ausgeübt wird, werden unterschiedliche Empfindungen bei der anderen Person ausgelöst. So können Pflegebedürftige durch die Berührungen am eigenen Körper spüren, ob eine Pflegekraft sich z. B. vor ihnen ekelt oder ihnen positiv zugewandt ist. Deshalb müssen Berührungen in der Pflege **bewusst** und überlegt durchgeführt werden. Berührungen im Pflegealltag sind dann **professionell,** wenn:

- eine Pflegeperson den pflegebedürftigen Menschen über eine Pflegemaßnahme informiert und ihn fragt, ob sie ihn für diese Maßnahme berühren darf.
- die Berührung mit der ganzen Handfläche ausgeführt wird, damit der pflegebedürftige Mensch die Berührung besser am Körper verorten kann.
- die pflegende Person den pflegebedürftigen Menschen mit einem gleichbleibenden und von ihm als angenehm empfundenen Druck berührt.

- Berührungen im Intimbereich nur dann von einer Pflegekraft übernommen werden, wenn der pflegebedürftige Mensch das nicht selbst kann und es erlaubt.

Wichtig
Unregelmäßige, kleinflächige Berührungen (z. B. mit den Fingerspitzen) mit wenig Druck an verschiedenen Körperstellen können nicht eindeutig interpretiert werden. Besonders Menschen mit Einschränkungen des Bewusstseins oder der Wahrnehmung kann das verwirren.

Pflegende informieren den zu pflegenden Menschen darüber, dass und wie sie die Körperpflege durchführen möchten. Pflegende passen die Art der Information dem Alter und dem Gesundheitszustand des pflegebedürftigen Menschen an. Auch bewusstlose Menschen haben ein Recht darauf, über Pflegemaßnahmen informiert zu werden.

Wichtig
Bei Menschen mit Demenz sind nur wenige Informationen auf einmal zu geben. Zwischen der Information und der eigentlichen Pflegehandlung sollte so wenig Zeit wie möglich vergehen, damit der pflegebedürftige Mensch die Information mit der Handlung verknüpfen kann und sie nicht schon wieder vergessen hat.

2.4.2 Basale Stimulation®

Definition
Die **Basale Stimulation®** ist ein Berührungskonzept für Menschen mit schweren Wahrnehmungseinschränkungen. Die Basale Stimulation® ermöglicht ihnen, sich selbst und ihre Umwelt besser wahrzunehmen und mit anderen zu kommunizieren.

Das Konzept der Basalen Stimulation® wurde in den 1970er-Jahren von dem Sonderpädagogen Andreas Fröhlich entwickelt. Er merkte, dass man die Sinne von außen durch grundlegende (basale) Reize so anregen (stimulieren) kann, dass Menschen sie auch bei schweren Wahrnehmungseinschränkungen spüren können.

Die Basale Stimulation® eignet sich besonders für Menschen, deren Bewusstsein z. B. durch schwere Mehrfachbehinderungen, ein Schädel-Hirn-Trauma, eine Demenz oder ein apallischen Syndrom eingeschränkt ist.

Pflegende können pflegebedürftigen Menschen Angebote aus der Basalen Stimulation® machen, indem sie ganz bewusst bestimmte Sinne anregen (▷ Tab. 1, S. 164).

Den Anfang einer Basalen Stimulation® markiert die **Initialberührung**. Der Körperkontakt wird während der gesamten Pflegemaßnahme nicht unterbrochen. Das Ende einer Pflegemaßnahme wird ebenfalls mit einer Berührung der Handfläche über mehrere Sekunden angekündigt.

Definition
Mit der **Initialberührung** nehmen Pflegende Kontakt auf und kündigen eine Pflegemaßnahme an. So kann sich der pflegebedürftige Mensch auf die Pflegemaßnahme und die Pflegeperson einstellen.

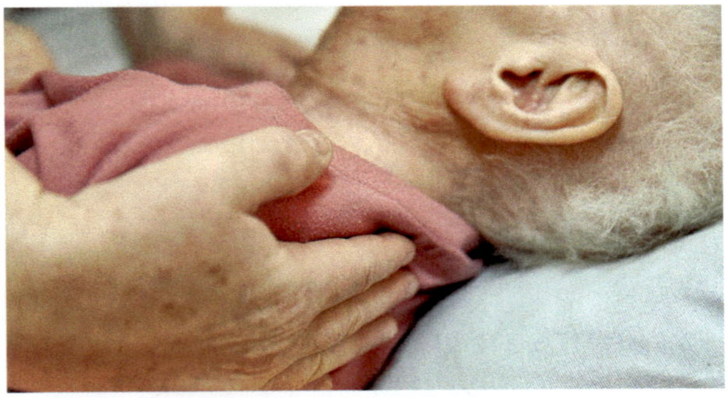

Abb. 1 Die Handfläche der Pflegenden bleibt bei der Initialberührung einige Sekunden auf dem Oberarm liegen.

Tabelle 1 (S. 164) zeigt, wie die Basale Stimulation® unterschiedliche Sinne anregen kann. Um herauszufinden, welche Art der Basalen Stimulation® sich gut eignet, können Pflegende die Reaktionen des pflegebedürftigen Menschen auf die Stimulationen beobachten. Dabei kann man die Angehörigen aktiv einbeziehen. Die Bezugspersonen können z. B. Düfte, Lieblingslieder und vieles mehr mitbringen. Oft sind sie froh über die Anregungen der Pflegenden, weil sie dadurch in Kontakt mit ihrem pflegebedürftigen Angehörigen kommen können.

Wichtig
Biografisches Wissen über den pflegebedürftigen Menschen trägt dazu bei, die Basale Stimulation® zielgerichtet und individuell zu gestalten.

Basale Stimulation®	Welcher Sinn wird angeregt?	Beispiele
taktil-haptisch 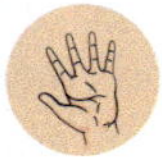	Der **Tastsinn** wird durch Berührung mit Händen oder Gegenständen angeregt.	Einsatz der Hände oder Verwendung von Gegenständen aus verschiedenen Materialien, z. B. Tennisball, Waschlappen (weich/hart, trocken/nass, warm/kalt)
visuell 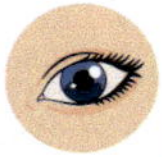	Der **Sehsinn** wird durch optische Reize angeregt.	Gestaltung der Umgebung mit Fotos, Farben oder Bildern, verschiedenfarbige Leuchtmittel mit unterschiedlicher Helligkeit, ein Mobile über dem Bett oder Umpositionierung mit Perspektivwechsel
auditiv 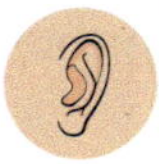	Der **Hörsinn** wird durch Klänge, Töne oder Musik angeregt.	Einsatz der eigenen Stimme, z. B. Verändern von Lautstärke und Sprachrhythmus oder Singen, Musikinstrumente, Abspielen von Musik, eigener Audio-Aufnahmen
olfaktorisch 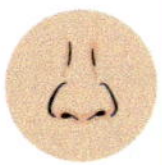	Der **Geruchssinn** wird durch Düfte angeregt.	duftender Blumenstrauß, ein Lieblingsparfüm, Duftöle/-aromen, Lieblingscreme/-seife
gustatorisch 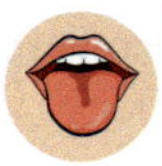	Der **Geschmackssinn** wird durch verschiedene Geschmacksstoffe angeregt: süß, sauer, salzig.	mit Wattestäbchen, z. B. in Limonade getaucht, die Lippen des pflegebedürftigen Menschen benetzen
vibratorisch 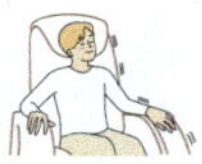	Der **Vibrationssinn** wird durch Erschütterungen und Schwingungen angeregt.	Sanftes Drehen und Schaukeln ermöglicht ein Gefühl für die Körpertiefe und Körperfülle. Sitzen in einem Massagesessel fördert die Körperwahrnehmung und entspannt.

Tab. 1 Angebote der Basalen Stimulation®

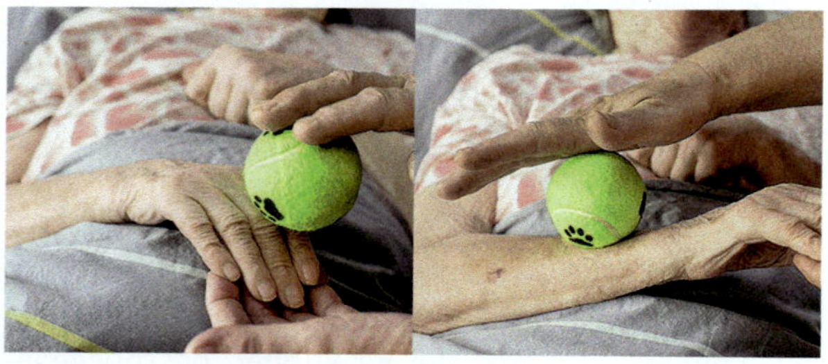

Abb. 2 und 3 taktil-haptische Stimulation: Eine Pflegende rollt mit einem Tennisball über den Arm einer Pflegebedürftigen. Dadurch spürt sie ihre Körpergrenzen.

Basale Stimulation®
Mehr Informationen dazu bietet der Verein Basale Stimulation unter: www.basale-stimulation.de

2.4.3 Die gesunde Haut

Die Haut ist die äußere Hülle des Körpers und das größte Organ des Menschen. Sie hat viele Funktionen. Am Aussehen der Haut kann man erkennen, ob es einem Menschen gut oder schlecht geht.

Merkmale gesunder Haut

Eine gesunde Haut kann ihre Aufgaben erfüllen und sieht gepflegt aus. Wer sich gesund ernährt, ausreichend bewegt und auf Alkohol und Nikotin verzichtet, schützt sich und seine Haut. Die Haut altert mit dem Menschen. Dieser Prozess ist normal und hat keinen Krankheitswert. Die gesunde Haut ist:

- warm und gut durchblutet,
- von gleichmäßiger Farbe,
- elastisch, glatt, geschmeidig und
- intakt (unverletzt).

Haut in den verschiedenen Lebensaltern

Kinder

Die Haut von Kindern ist noch sehr elastisch, wasserreich und fettarm. Aber sie ist empfindlich gegenüber äußeren Umwelteinflüssen. Kinderhaut ist mit einer Sonnencreme mit einem besonders hohen Lichtschutzfaktor zu schützen. Je mehr Sonnenbrände ein junger Mensch hat, desto höher ist sein späteres Risiko, an Hautkrebs zu erkranken.

Jugendliche

Die Haut von Jugendlichen wird durch die hormonellen Veränderungen in der Pubertät behaarter und fettreicher. In den verstopften Poren können Mitesser entstehen, die durch Bakterien zu Pickeln werden können. Pickel heilen normalerweise problemlos ab. Hartnäckigere Entzündungen der Talgdrüsen machen sich als Akne vor allem am Körperstamm und im Gesicht bemerkbar. Sie können beim Abheilen Narben hinterlassen.

Erwachsene

Die Haut von Erwachsenen ist weniger feucht und elastisch. Sie speichert immer weniger Feuchtigkeit und es bilden sich Falten. Die Haut von Menschen, die ungesund leben, altert schneller. Die Haut von alten Menschen ist dünner, weniger gut durchblutet und oft sehr viel trockener als im mittleren Erwachsenenalter.

Funktionen der Haut

Schutzfunktion

Die Haut umschließt den Körper als stabile, aber elastische Hülle. Sie ist eine Barriere zwischen der Außenwelt und dem Körperinneren. Der Körper wird damit z. B. vor Krankheitserregern, Nässe, Kälte, UV-Strahlen, Druck und Stößen geschützt. Damit die Haut ihre Schutzfunktion ausüben kann, hat sie einen sauren Film auf der Hautoberfläche. Er besteht hauptsächlich aus Wasser, Fett, Talg und Schweiß. Man nennt diesen Film den Säureschutzmantel.

Definition

Der **Säureschutzmantel** hat einen pH-Wert von ungefähr 5,5. Er hält die Haut geschmeidig und feucht. Der Säureschutzmantel ist ein optimaler Lebensraum für die vielen Bakterien, die unsere Haut besiedeln. Diese Bakterien sind für den gesunden Menschen nicht schädlich. Sie bilden unsere physiologische **Hautflora.**

Viele Krankheitserreger können in dem sauren Hautmilieu nicht überleben. Der Säureschutzmantel hat also eine große Bedeutung bei der Abwehr von Infektionen.

! Wichtig

Seife tötet einen Teil der Hautbakterien ab, den die Haut für den Säureschutzmantel braucht. Die Schutzfunktion wird dadurch einige Zeit unterbrochen. Wenn man sich zu häufig mit Seife wäscht, wird der Säureschutzmantel dauerhaft geschädigt.

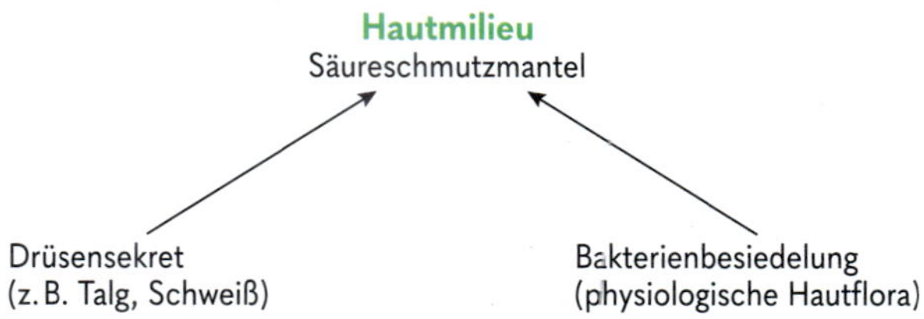

Abb. 4 Das Hautmilieu wird durch Drüsensekrete und die physiologische Hautflora aufrechterhalten.

Temperaturregulierung

Schweiß auf der Haut kühlt den Körper. Um den Körper warm zu halten, ziehen sich die Hautgefäße zusammen (im Volksmund: Gänsehaut).

Kommunikationsfunktion

Die Haut hat Nervenendigungen und spezielle Rezeptoren, die Sinnesreize wie Druck, Berührungen, Vibrationen und Schmerzen wahrnehmen. Sie kann auch ihre Farbe ändern, was etwas über die Gefühle und das Befinden verrät. Zum Beispiel kann blasse Haut darauf hinweisen, dass jemand friert oder Angst hat. Gerötete Haut kann auf Fieber oder Scham hindeuten (▷ Tab. 2, S. 167).

Speicherfunktion

Die Haut kann Nährstoffe im Unterhautfettgewebe speichern und bei Bedarf über die Blutgefäße dorthin transportieren, wo sie gebraucht werden.

! Wichtig

Geschädigte Haut kann die verschiedenen Funktionen nicht erfüllen. Aus diesem Grund sind die Hautbeobachtung und Hautpflege eine wichtige Aufgabe von Pflegenden.

Aufbau der Haut

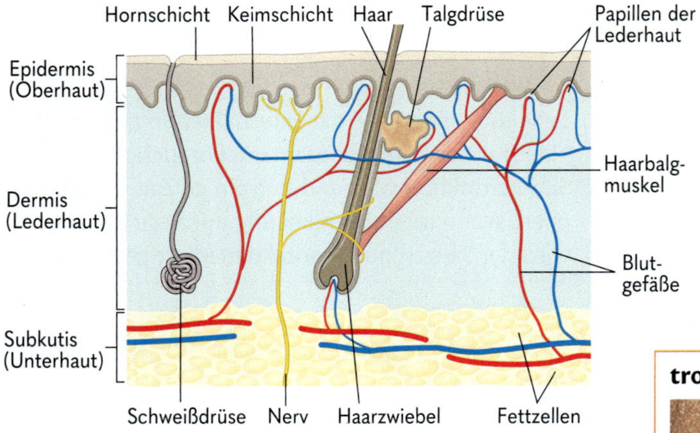

Abb. 1 Aufbau der Haut

Die Haut besteht aus verschiedenen Schichten, die jeweils spezielle Aufgaben haben und unterschiedliche Zelltypen enthalten.

- Die oberste Schicht der Haut ist die **Oberhaut.** Sie ist in zwei Bereiche unterteilt: Hornschicht und Keimschicht. Die Hornschicht besteht aus vielen Lagen abgestorbener Zellen, die einen Schutz gegen mechanische Einflüsse bilden. In der Keimschicht entstehen neue Hautzellen. Diese Schicht ist wichtig für die Wundheilung und enthält das Hautpigment Melanin, das der Haut ihre Farbe gibt.
- Unter der Oberhaut befindet sich die **Lederhaut**. Diese Schicht haftet fest an der Oberhaut und besteht aus Bindegewebszellen und Fasern. Sie machen die Haut elastisch. Die Lederhaut hilft auch, die Körpertemperatur zu regulieren, und in ihr gibt es Nervenfasern, Blutgefäße und Abwehrzellen.
- Die tiefste Schicht der Haut ist die **Unterhaut.** Diese Schicht ist wie ein Polster zwischen der Haut und den darunter liegenden Organen. Sie besteht aus lockerem Bindegewebe und Fettzellen. Die Blutgefäße und Nervenfasern der Lederhaut verlaufen durch die Unterhaut.

Hautanhangsgebilde

Definition
Hautdrüsen, Haare und Nägel fasst man unter dem Begriff **Hautanhangsgebilde** zusammen.

Hautdrüsen

Die Hautdrüsen liegen in der Lederhaut und geben Flüssigkeiten ab. Es gibt drei Hautdrüsen:

1. Talgdrüsen
2. Schweißdrüsen
3. Duftdrüsen

Talgdrüsen sitzen auf der behaarten Haut und sondern Talg ab. Talg hält die Haut geschmeidig. Je nachdem, wie viel Talg sie produzieren, unterscheidet man drei verschiedene Hauttypen (▷ Tab. 1).

trockene Haut 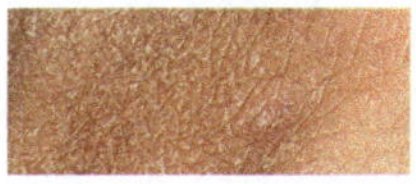	geringe Talgproduktion, dadurch schuppige, raue, leicht einreißbare Haut, oft juckend
fettige Haut 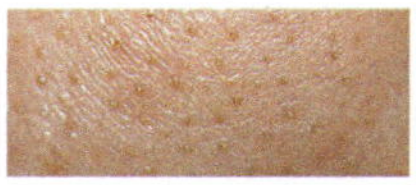	übermäßige Talgproduktion, dadurch glänzende und grobporige Haut
Mischhaut 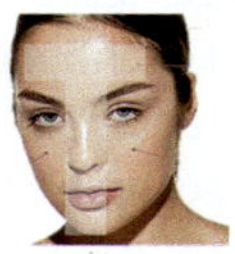	Haut von Nase, Kinn und Stirn (auch: T-Zone) ist fettiger als in anderen Bereichen

Tab. 1 Hauttypen je nach Talgproduktion

Duftdrüsen sitzen u.a. in den Achselhöhlen und an den Brustwarzen und geben bei sexueller Erregung oder Angst Duftstoffe ab.

Schweißdrüsen finden sich besonders häufig an den Handflächen und Fußsohlen. Sie sondern täglich ca. 500 ml Schweiß ab.

> **! Wichtig**
> Schweiß besteht hauptsächlich aus Wasser und Salz. Frischer Schweiß ist geruchlos. Schweiß beginnt erst zu riechen, wenn er von Bakterien auf der Haut zersetzt wird.

Haare

Haare bestehen aus verhornten Zellen. Ein Mensch hat ungefähr fünf Millionen Haare auf dem Körper, die meisten davon am Kopf. Das Kopfhaar schützt die Kopfhaut vor Hitze und UV-Strahlen. Das Hautpigment Melanin ist auch für die Farbe der Haare verantwortlich. Im Alter wird weniger davon produziert. Deshalb werden die Haare im Laufe der Zeit grau oder weiß.

Finger- und Zehennägel

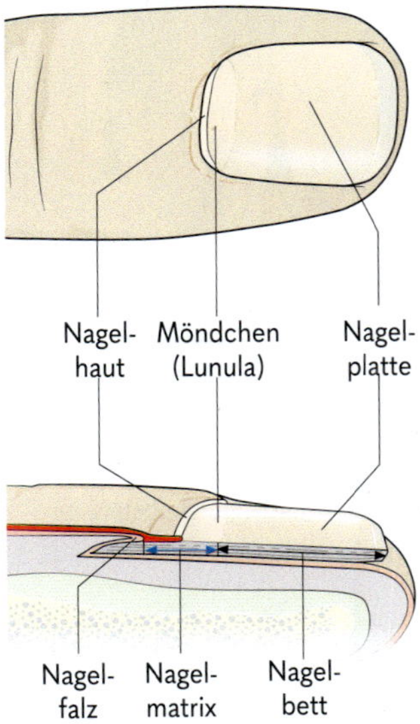

Abb. 2 Aufbau eines gesunden Nagels

Finger- und Zehennägel werden wie die Haare aus verhornten Hautzellen gebildet. Ein Nagel ist ca. ½ cm dick und leicht gewölbt. Der Nagel ist fest mit dem darunter liegenden Nagelbett verbunden. Nur an der Finger- und Zehenkuppe trennen sich die beiden Strukturen.

2.4.4 Veränderungen der Haut und Hautanhangsgebilde beobachten

Veränderungen der Hautfarbe

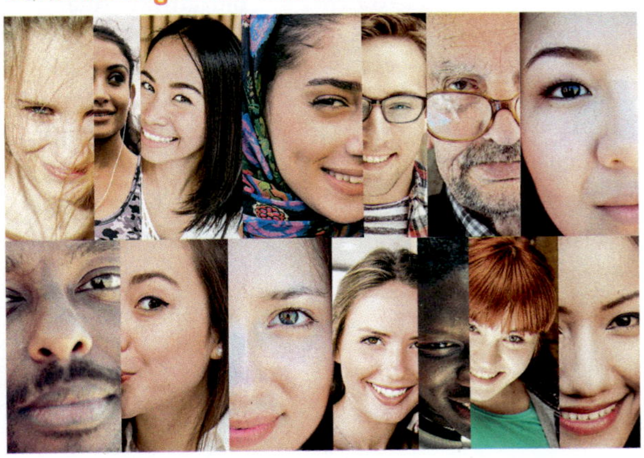

Abb. 3 Die Hautfarbe ist genetisch festgelegt. Veränderungen der normalen Hautfarbe eines Menschen können physiologische und pathologische Gründe haben.

	physiologische Gründe	pathologische Gründe
Rotfärbung	Hitze, körperliche Anstrengung, Erregung, Scham	Fieber, Bluthochdruck, allergische Reaktion, Verbrennung
Blaufärbung	Kälte	Sauerstoffmangel, Durchblutungsstörungen
Blässe	Erschrecken, Frischluftmangel, Kälte	Sauerstoffmangel, Blutarmut (Anämie), Eisenmangel, niedriger Blutdruck, Kreislaufschock
Gelbfärbung	hoher Verzehr von Karotten oder Nahrungsergänzungsmitteln mit Beta-Carotin, Neugeborenenikterus	zu hoher Gallenfarbstoffgehalt (Bilirubin) im Blut, z. B. bei Funktionsstörungen der Leber (Hepatitis) oder Gallenwege
Graufärbung	Sterbeprozess	Tumorerkrankungen

Tab. 2 physiologische und pathologische Veränderungen der Hautfarbe

Handbuch zu pathologischen Veränderungen bei dunkleren Hautfarben

Dem Londoner Medizinstudenten Malone Mukwende ist an der Universität aufgefallen, dass in Lehrbüchern vor allem weiße Menschen abgebildet werden. Daher trägt er Bilder von Veränderungen dunklerer Hauttöne in einem Handbuch zusammen unter: www.blackandbrownskin.co.uk/mindthegap

Veränderungen der Hautspannung

Definition

Den Spannungszustand der Haut nennt man **Turgor.** Die **Hautspannung** wird vom Flüssigkeitsgehalt, dem Fettgewebeanteil und der Elastizität der Haut bestimmt.

Wenn sich durch eine Nieren- oder Herzerkrankung Flüssigkeit im Gewebe einlagert, ist die Haut sehr gespannt. Man spricht dann von einem **erhöhten Hautturgor.** Wenn man mit dem Finger auf die gespannte Haut drückt, bleibt eine Delle zurück.

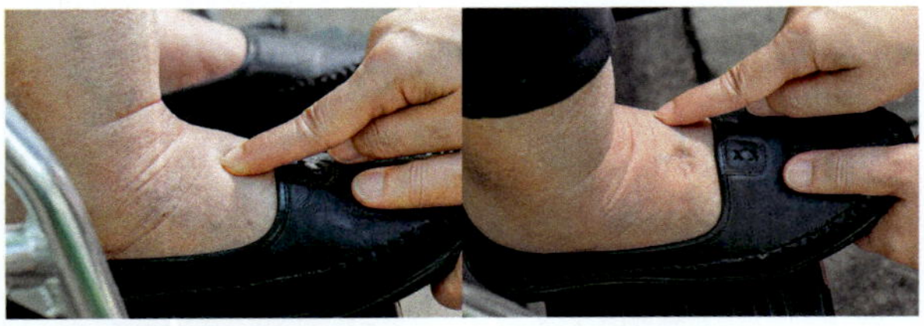

Abb. 1 und 2 Sichtbare Dellenbildung bei Ödemen (Wassereinlagerungen) im Fußbereich als Anzeichen für einen erhöhten Hautturgor.

Bei einem **verminderten Hautturgor** ist die Hautspannung zu niedrig. Das kann z. B. passieren, wenn die zu pflegende Person zu wenig getrunken hat. Wenn die Hautspannung vermindert ist, kann man am Handrücken eine Hautfalte hochziehen. Die Falte bildet sich nicht sofort zurück, sondern bleibt einen Moment bestehen.

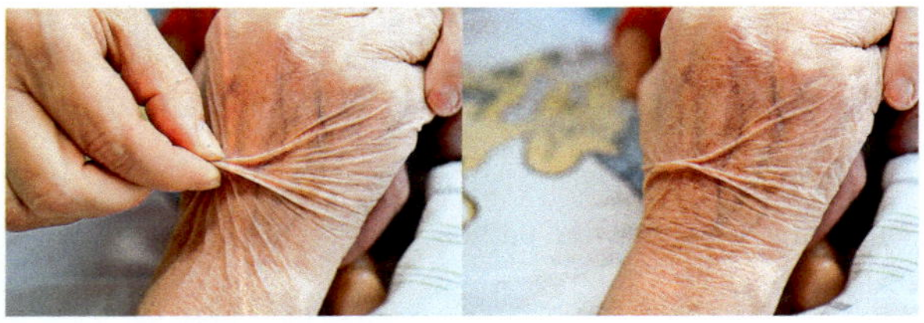

Abb. 3 und 4 Hautfaltentest: Eine stehende Hautfalte weist auf einen verminderten Hauturgor hin.

Veränderung der Haare

Haarausfall ist ein normaler Alterungsprozess. Täglich verlieren wir ca. 100 Haare. Männer haben meist stärkeren Haarausfall als Frauen. Die Haare können aber auch krankheitsbedingt ausfallen, z. B. bei Mangelernährung (Zink- oder Eisenmangel), bei hormonellen Veränderungen (Menopause, Störungen der Schilddrüsenfunktion) oder als Folge einer Chemotherapie. Der Fachbegriff für einen krankhaften Haarausfall ist **Alopezie.** Haarausfall kann den ganzen Körper betreffen. Da Haare ein Körperschmuck sind und die Attraktivität eines Menschen beeinflussen, leiden Menschen oft unter einem starken Haarausfall.

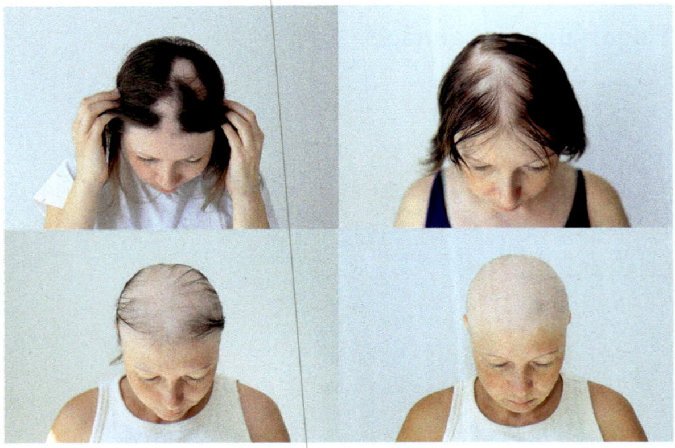

Abb. 5 Menschen, die an Haarausfall leiden, finden sich oft weniger attraktiv. Dies führt oft zu einem niedrigen Selbstwertgefühl und einer schlechteren Selbsteinschätzung.

Veränderungen der Nägel

Nagelveränderung	Ursachen
Längs- und Querrillen 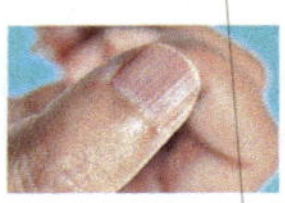	• Mangelernährung • Schilddrüsenerkrankung
raue, dicke Nägel, ggf. mit Nagelablösung (Onchyolysis) 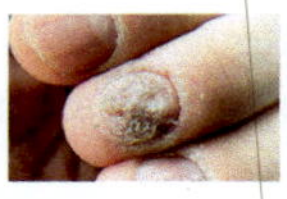	• Pilzerkrankung (Mykose) • Schuppenflechte (Psoriasis)
weiß gepunktete oder gestreifte Nägel 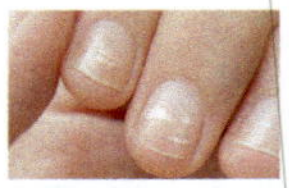	• falsche Nagelpflege, Nagelverletzungen • Blutarmut (Anämie) • Leberzirrhose
horizontale, lamellenartig aufgesplitterte Nägel 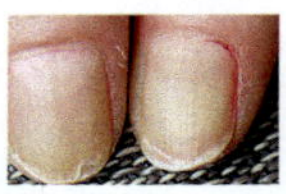	• genetisch bedingt • Mangelernährung • falsche Nagelpflege • Kontaktallergie (z. B. auf Reinigungsmittel)
stark gewölbte Nägel (Uhrglasnägel mit Trommelschlegelfinger) 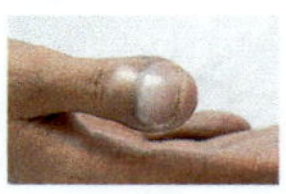	• chronische Erkrankung der Lunge und/oder des Herzens mit Sauerstoffmangel (Zyanose)

Tab. 1 Veränderungen der Nägel und mögliche Ursachen

Juckreiz (Pruritus)

Bei vielen Hauterkrankungen und Störungen der Haut ist Juckreiz ein Symptom. Das Jucken kann so schlimm werden, dass es den normalen Tagesablauf und den Nachtschlaf stark beeinträchtigt.
Mögliche Ursachen von Juckreiz sind:
- sehr trockene Haut
- Infektionskrankheiten (z. B. Röteln, Masern, Mykose)
- Diabetes mellitus
- Allergien
- Neurodermitis (atopisches Ekzem)
- eingeschränkte Nierenfunktion

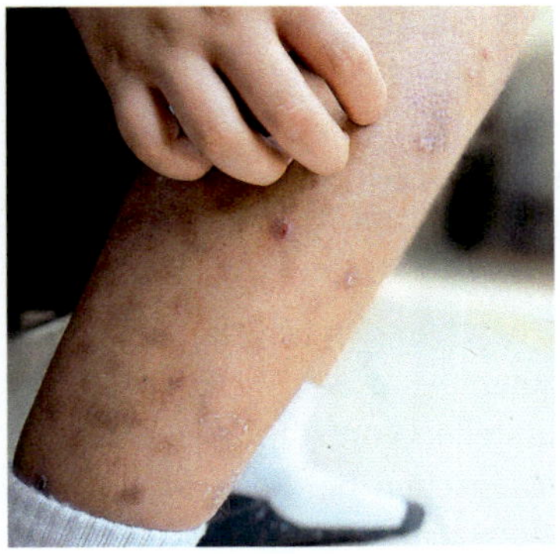

Abb. 6 Betroffene versuchen oft, den Juckreiz durch Kratzen zu lindern. Dadurch wird die Haut verletzt und kann sich entzünden. Die entzündete Haut verstärkt den Juckreiz.

Pflegerische Maßnahmen, um den Juckreiz zu lindern, sind:
- Fingernägel kurz und abgerundet schneiden, damit die Haut beim Kratzen nicht weiter verletzt wird
- statt zu kratzen die juckende Stelle beklopfen oder mit den Fingerkuppen fest aufdrücken
- nasse Haut nur trocken tupfen und nicht trockenreiben
- weite Kleidung aus Naturfasern (z. B. Baumwolle, Seide, Leinen) anziehen, die nicht auf der Haut reibt
- juckende Stellen mit Gelkompresse kühlen
- Haut durch passende Hautpflege (▷ S. 172) vor dem Austrocknen schützen.

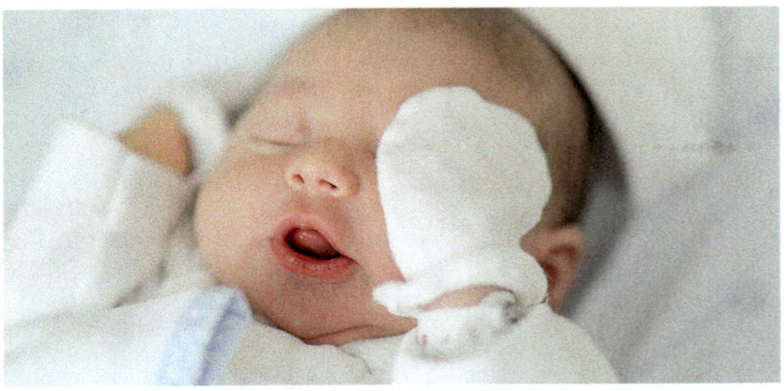

Abb. 7 Baumwollfäustlinge bei Neugeborenen mit Juckreiz verhindern das Kratzen der empfindlichen Gesichtshaut.

Hautinfektionen, Effloreszenzen und Ekzeme erkennen

Definition
Hautinfektionen können durch Bakterien, Pilze oder Viren (▷ S. 64) ausgelöst werden. Wenn die Haut verletzt oder das Immunsystem geschwächt ist, können Krankheitserreger in die unteren Hautschichten eindringen und Infektionen auslösen.

Häufige Hautinfektionen sind Fußpilz (▷ S. 65), Herpes im Lippenbereich (Herpes labialis) und Entzündungen des Haarbalgs (Verankerung des Haares in der Haut).

Effloreszenzen

Definition
Effloreszenzen sind krankhafte Veränderungen der Hautoberfläche. Sie sind Anzeichen oder Folgen von Hauterkrankungen (z. B. Schuppenflechte, auch: Psoriasis) oder durch Verletzungen (z. B. Kratzen).

Effloreszenzen zeigen sich z. B. durch:
- Krusten oder Borken (angetrocknetes Sekret)
- Geschwüre (tiefer Gewebeschaden)
- Blasen (mit Flüssigkeit gefüllte Hohlräume)
- Schuppen (abgestoßene verhornte Hautzellen)
- Pusteln (Eiterbläschen)
- Erytheme (Hautrötung, die durch eine starke Durchblutung hervorgerufen wird)
- Quaddeln (weiche, gerötete, juckende Schwellung)
- Rhagaden (schmale Risse in der Oberhaut).

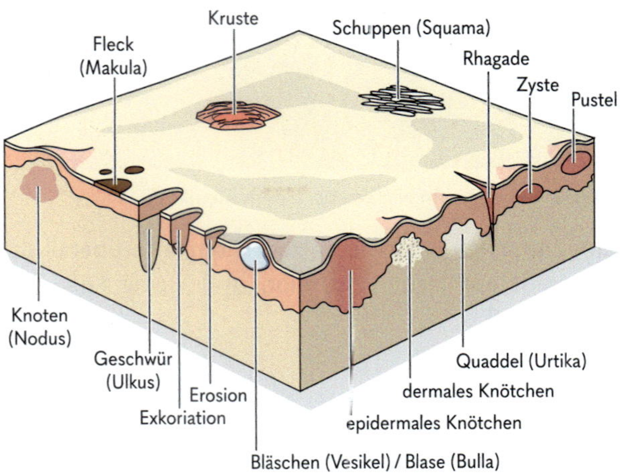

Abb. 8 Effloreszenzen

Ekzeme

Definition

Ekzem ist der Sammelbegriff für entzündliche Hauterkrankungen. Ein gemeinsames Symptom ist der **Juckreiz**. Der Begriff **Dermatitis** wird oft synonym mit dem Begriff Ekzem verwendet.

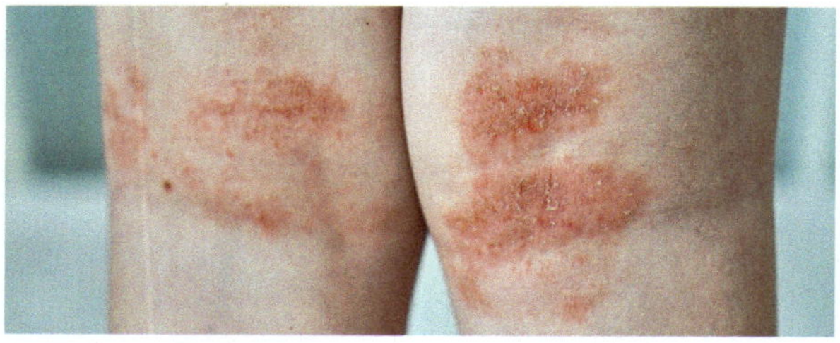

Abb. 1 atopisches Ekzem (Neurodermitis) in den Kniekehlen

2.4.5 Intertrigoprophylaxe

Definition

Eine **Intertrigo** ist eine entzündliche Hauterkrankung zwischen zwei Hautoberflächen, die aufeinander reiben. Die betroffene Hautstelle ist gerötet, nässt und juckt. Im Volksmund wird die Intertrigo auch „Hautwolf" genannt.

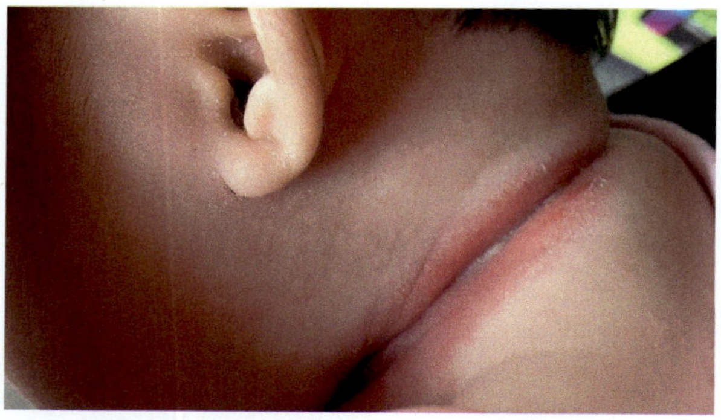

Abb. 2 Intertrigo am Nacken bei einem Kleinkind

Eine Intertrigo entsteht in Hautfalten, also überall da, wo Haut auf Haut liegt/reibt, und wenig Luft hinkommt, z. B.

- in den Leisten,
- in den Achselhöhlen,
- unter der weiblichen Brust,
- bei Säuglingen im Windelbereich, den Hals- und Nackenfalten und hinter den Ohren
- zwischen den Oberschenkeln oder in den Bauch- und Brustfalten bei Menschen mit starkem Übergewicht.

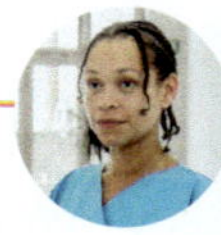

Video-Tipp von Ingrid
„Es gibt einen Erklärfilm zur *Entstehung einer Intertrigo.*"

Risikofaktoren für die Entstehung einer Intertrigo sind

- Übergewicht,
- starkes Schwitzen,
- das Tragen von Windeln
- Inkontinenz (▷ Kap. 2.9)
- ein warmes und feuchtes Klima und
- Bettlägerigkeit (▷ S. 224).

Wenn eine Intertrigo länger andauert, können schmerzhafte Risse in der Haut entstehen. Wenn sich die wunden Hautstellen mit Bakterien oder Pilzen infizieren, entstehen Hautkrusten und Eiterbläschen.

Maßnahmen der **Intertrigoprophylaxe** sind:

- gefährdete Hautstellen mindestens einmal am Tag beobachten
- die Haut besonders zwischen den Hautfalten sorgfältig und sanft abtrocknen
- die gefährdeten Hautstellen von stark schwitzenden und inkontinenten Menschen bei Bedarf mehrmals täglich mit klarem Wasser abwaschen
- lockere und luftige Kleidung anziehen
- Kompressen faltenfrei in die Hautfalten einlegen
- zwischen den Hautfalten nicht eincremen, weil das die Poren verschließt und die Hautatmung behindert
- die Hautfalten nicht pudern, weil Puder mit Feuchtigkeit verklumpt

Die **Windeldermatitis** ist eine Form der Intertrigo. Um eine Windeldermatitis zu vermeiden, sollte die Windel regelmäßig, das heißt nicht in zu langen Abständen, gewechselt werden. Beim Windelwechsel (▷ S. 184) reinigt man die Haut im Windelbereich mit einem Feuchttuch oder feuchtem Waschlappen von Urin, Stuhl und Schweiß, trocknet den Intimbereich sorgfältig ab und legt die neue Windel nicht allzu fest an.

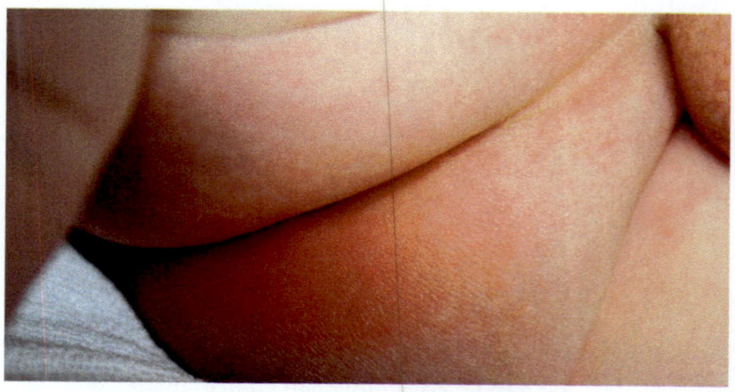

Abb. 3 Windeldermatitis bei einem Säugling

2.4.6 Grundsätze bei der Haut- und Körperpflege beachten

Wenn Pflegende Menschen bei der Haut- und Körperpflege unterstützen, geht es nicht nur um Sauberkeit und Hygiene. Pflegeziele wie Prophylaxe und Beweglichkeit zu fördern sowie Sicherheit, Prävention und Hautschutz sind genauso wichtig. Außerdem entsteht eine große körperliche Nähe, weshalb es notwendig ist, professionell und respektvoll vorzugehen. Daher gibt es bei der Körperpflege allgemeine Grundsätze zu beachten, sogenannte handlungsleitende Prinzipien – unabhängig davon, ob die Körperpflege im Bett, am Waschbecken oder in einem Badezimmer stattfindet oder ob sich der pflegebedürftige Mensch nur teilweise oder gar nicht selbst waschen kann.

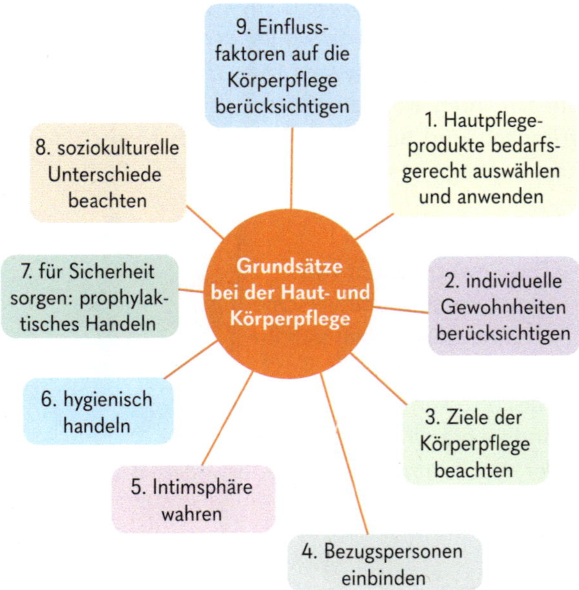
Grundsätze bei der Haut- und Körperpflege
1. Hautpflegeprodukte bedarfsgerecht auswählen und anwenden
2. individuelle Gewohnheiten berücksichtigen
3. Ziele der Körperpflege beachten
4. Bezugspersonen einbinden
5. Intimsphäre wahren
6. hygienisch handeln
7. für Sicherheit sorgen: prophylaktisches Handeln
8. soziokulturelle Unterschiede beachten
9. Einflussfaktoren auf die Körperpflege berücksichtigen

Abb. 4 Überblick zu den Grundsätzen bei der Haut und Körperpflege

1. Hautpflegeprodukte bedarfsgerecht auswählen und anwenden

Die Reinigung und Pflege der Haut dient dazu, Schmutz zu entfernen und die Haut gesund zu halten, damit sie ihre Funktionen (▷ S. 165) erfüllen kann.

Klares Wasser

Die Haut lässt sich mit klarem Wasser reinigen. Wasser hat einen neutralen pH-Wert. Er liegt bei 7. Wasser trocknet die Haut aus, aber der Säureschutzmantel regeneriert sich nach dem Waschen von selbst. Je wärmer das Waschwasser ist, desto stärker wird der Säureschutzmantel angegriffen. Kühleres Wasser fördert kurzfristig die Durchblutung der Haut.

> **!** **Wichtig**
> Pflegefachassistenzen sollten herausfinden, welche Temperatur für die zu pflegende Person angenehm ist. Neugeborene und Säuglinge kühlen schnell aus, daher wird eine Wassertemperatur von 37 °C empfohlen.

Hautreinigungsmittel

Für die Hautreinigung werden Produkte verwendet, die dem Wasser zugesetzt werden. Deshalb heißen sie auch Waschzusätze. Sie werden besonders in geruchsintensiven Körperregionen (z. B. Achseln, After, Genitalbereich) verwendet, um unangenehme Gerüche oder Infektionen zu verhindern. Hautreinigungsmittel orientieren sich am natürlichen pH-Wert der Haut. Geeignet sind milde, pH-neutrale Waschlotionen. Die Auswahl des Produkts richtet sich nach den Wünschen des pflegebedürftigen Menschen und seinem Hautzustand:

- Parfümfreie Hautreinigungsmittel reizen die Haut weniger. Deshalb sind sie angenehm für Menschen mit empfindlicher Haut.
- Mit desinfizierenden Waschlotionen reinigt man die Haut von Menschen, die von multiresistenten Keimen besiedelt sind. Manchmal verwendet man desinfizierende Hautreinigungsmittel auch vor einer Operation.

> **!** **Wichtig**
> Desinfizierende Waschlotionen schädigen die gesunde Hautflora und fördern Resistenzen. Sie sollten deswegen **nur** auf ärztliche Anordnung verwendet werden.

Es ist wichtig, nach jeder Reinigung die Reste der Waschlotion oder Seife mit klarem Wasser und einem frischen Waschlappen von der Haut zu entfernen.

Ätherische Öle

In bestimmten Situationen eignen sich auch ätherische Öle und Kräuterzusätze (▷ Abb. 1, S. 172). Sie können das Wohlbefinden steigern und wirken teilweise heilend.

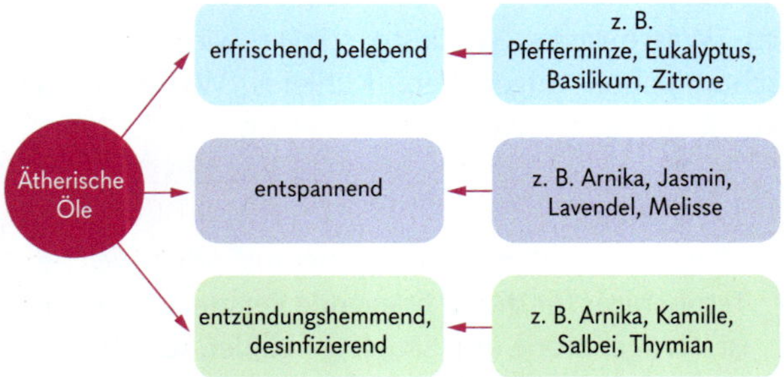

Abb. 1 Wirkungen ätherischer Öle oder von Kräuterzusätzen

Hautpflegemittel

Für die Hautpflege gibt es zahlreiche Produkte, weil jeder Mensch eigene Vorlieben hat. Pflegefachassistenzpersonen können Menschen dazu beraten, welches Hautpflegemittel für ihre Haut aus fachlicher Sicht am besten ist.

Hautpflegemittel unterscheiden sich durch ihre Zusätze, ihren Fettanteil und ihre Konsistenz. Lotionen und Cremes (Emulsionen) bestehen aus einem Gemisch aus Wasser und Öl:

- **Öl-in-Wasser-Emulsionen** (Ö/W) spenden viel Feuchtigkeit. Sie haben einen geringen Öl-Anteil, ziehen schnell ein und hinterlassen keinen Fettfilm auf der Haut. Sie eignen sich für Menschen mit einer fettigen, aber feuchtigkeitsarmen Haut.
- **Wasser-in-Öl-Emulsionen** (W/Ö) sind besonders gut für trockene Haut, weil sie einen höheren Öl-Anteil haben. Sie ziehen langsamer in die Haut ein und hinterlassen einen leichten Fettfilm auf der Haut.

Pflanzliche Öle aus kontrolliert biologischem Anbau (z. B. Jojobaöl, Olivenöl, Aprikosenkernöl) werden gut von der Haut aufgenommen und wirken pflegend. Pflegeprodukte mit **Urea (Harnsäure), Glycerin** oder **Milchsäure** eignen sich besonders gut für trockene, dünne und verletzliche Haut. Weiche **Zinkpasten, Hautschutzsalben** oder spezielle Inkontinenzprodukte bilden einen Film auf der Haut, der vor aggressiven Stoffen in Urin oder Stuhl schützt.

Hautschonende Verhaltensweisen anwenden

Zu den Verhaltensweisen, die die Haut schonen und ihren Säureschutzmantel gesund erhalten, gehören die folgenden Maßnahmen:

- Den Hautkontakt mit Wasser und Reinigungsprodukten möglichst kurz halten.
- Da Vollbäder die Haut austrocknen, ist es besser, zu duschen oder sich am Waschbecken zu waschen.
- Zum Waschen kein allzu heißes Wasser und möglichst pH-neutrale Waschlotionen verwenden, vor allem bei trockener Haut.
- Für pflegebedürftige Menschen mit sehr trockener Haut gibt es spezielle feuchte Einmalwaschlappen zum Waschen ohne Wasser.
- Vor allem die Altershaut sanft reinigen und nicht abschrubben oder bürsten, um sie nicht zu verletzen.
- Hautfalten und die Zehenzwischenräume nach dem Waschen sorgfältig trockentupfen, um die Haut nicht zu verletzen.

2. Individuelle Gewohnheiten berücksichtigen

Den Körper sauber zu halten ist ein Grundbedürfnis. Die Reinigung des Körpers trägt zum äußeren Erscheinungsbild bei. Das äußere Erscheinungsbild beeinflusst, ob wir einen anderen Menschen beachten, ob er uns sympathisch ist oder ob wir ihn buchstäblich nicht riechen können. Die meisten Menschen wissen das und pflegen ihren Körper sehr bewusst. Wie häufig, wie gründlich und auf welche Weise ein Mensch seinen Körper pflegt, ist sehr unterschiedlich.

Beispiel

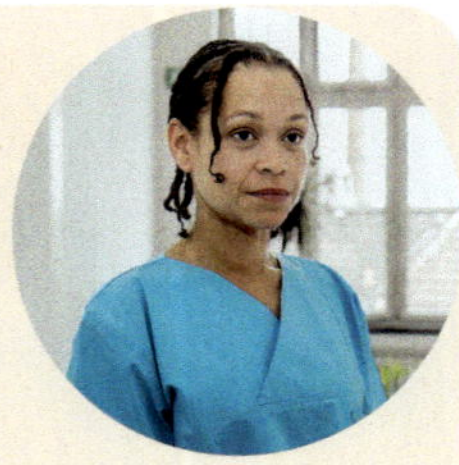

„Die Gewohnheiten von Menschen sind sehr verschieden. Die einen haben sich ihr ganzes Leben lang am Waschbecken gewaschen. Andere brauchen einmal in der Woche ein Bad und wieder andere duschen täglich."

Wichtig

Pflegende sollten die Wünsche und Bedürfnisse der pflegebedürftigen Menschen kennen, um sie in der Planung und Organisation der Körperpflege zu berücksichtigen.

Diversität

Wohnungslose Menschen fallen häufig durch einen unangenehmen Körpergeruch auf. Oft ist eine psychische Erkrankung für die mangelnde Körperhygiene verantwortlich. Viele wohnungslose Menschen verlieren das Bedürfnis und das Bewusstsein für die Körperpflege. Pflegende sollten sie mit viel Feingefühl auf die Notwendigkeit der Körperpflege aufmerksam machen.

Wohnungslose Menschen
Mehr Informationen über den Umgang mit wohnungslosen Menschen bietet die Webseite: https://fundraising.ekhn.de/startseite/einzelansicht/news/vorurteile-gegenueber-obdachlosen

3. Ziele der Körperpflege beachten

Die Körperpflege ist nicht nur dazu da, den Körper zu reinigen. Sie fördert auch das körperliche und seelische Wohlbefinden und damit die Gesundheit des Menschen. Bei der Körperpflege können Pflegende die Haut des pflegebedürftigen Menschen und seine Selbstpflegefähigkeiten beobachten. Es ist sinnvoll, den pflegebedürftigen Menschen dazu zu motivieren, sich an der Körperpflege zu beteiligen. So bleibt er länger beweglich und selbstständig. Zudem lassen sich mit der Körperpflege verschiedene prophylaktische Maßnahmen verbinden.

Beispiel
„Ich lasse die Patienten möglichst den Oberkörper selbst waschen. Da sie dabei die Schultergelenke, die Arme und Finger bewegen müssen, können sie Kontrakturen vorbeugen. So wird aus dem Waschen eine Prophylaxe!"

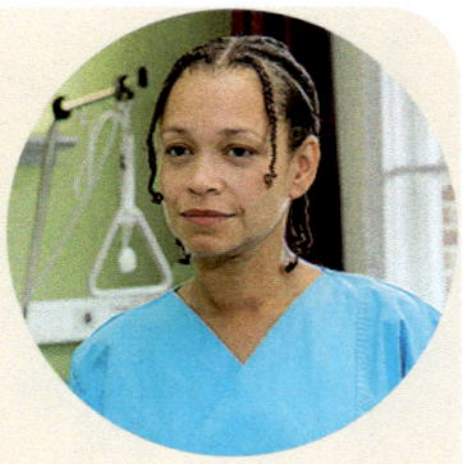

Generell kommt es darauf an, bei der Körperpflege die Eigenaktivität des pflegebedürftigen Menschen zu fördern, indem man ihn so viel selbst machen lässt, wie er kann.

Wichtig
Der Zeitdruck von Pflegenden ist kein Grund, viele oder alle Schritte der Körperpflege zu übernehmen, wenn der pflegebedürftige Mensch sie selbst durchführen kann. Die unnötige Übernahme von Pflegetätigkeiten schränkt die Autonomie (▷ S. 28), die Selbstwirksamkeit (▷ S. 135) und die Bewegungskompetenz des pflegebedürftigen Menschen ein. Die Zeit, die Pflegende dadurch einsparen, müssen sie später für prophylaktische Maßnahmen aufwenden: Kontrakturen-, Dekubitus-, Thromboseprophylaxe etc.

4. Bezugspersonen einbinden

In der stationären Langzeitpflege und in der Akutpflege helfen viele Bezugspersonen gerne mit oder übernehmen die Körperpflege ganz. Pflegende sollten mit den pflegebedürftigen Personen und ihren Angehörigen besprechen, welche Pflegematerialien sie eventuell brauchen und ob sie Unterstützung durch die Pflegenden brauchen. Bei **Kindern** ist häufig ein Elternteil bei der Körperpflege anwesend. Wenn sie möchten, können Eltern die Körperpflege ihres Kindes übernehmen oder die Pflegenden dabei unterstützen. Dabei können die Pflegenden den Eltern auch zeigen, wie sie mit Zu- und Ableitungen (z. B. Sonden) umgehen können.

5. Intimsphäre wahren

Definition
Als **Intimsphäre** bezeichnet man die persönlichsten Gedanken, Wünsche und Körperbereiche, die ein Mensch hat. Sie gehen nur ihn selbst etwas an. Jeder Mensch entscheidet selbst, wem er seine Gedanken mitteilen oder wem er sich nackt zeigen möchte.

Die **Intimsphäre** bezieht sich in körpernahen Pflegesituationen meistens auf den nackten Körper. Anders als am Nacktbadestrand oder in der Sauna fühlen sich die meisten Menschen unwohl, wenn sie sich in Pflegesituationen nackt zeigen müssen. Bei vielen löst die erzwungene Nacktheit ein Gefühl von **Scham** aus.

Definition
Scham ist ein angeborenes, sehr unangenehmes Gefühl. Es tritt auf, wenn man sich minderwertig oder herabgesetzt fühlt, oder wenn man glaubt, gegen bestimmte Werte, Normen oder Regeln verstoßen zu haben. Äußere Anzeichen für **Scham** sind z. B. erröten, erbleichen, stottern, schwitzen, schnell hin- und wieder wegsehen.

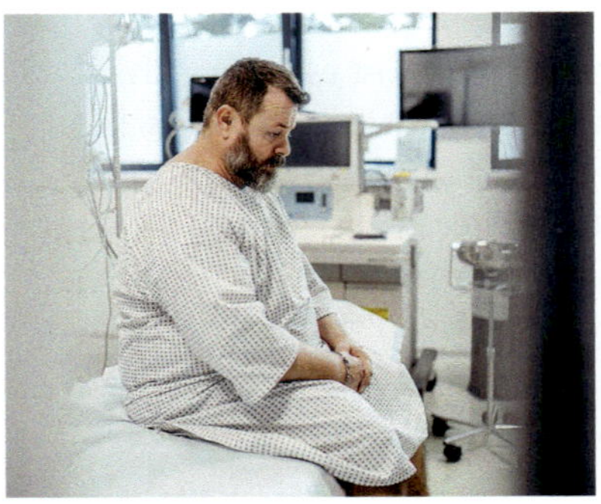

Abb. 2 Sich für eine Untersuchung entkleiden oder ein Krankenhaushemd anziehen zu müssen, kann Schamgefühle auslösen.

Ausgelöst werden Schamgefühle oft durch Tabuthemen oder moralische Bewertungen: „So was tut man nicht!". Beschämende Situationen in der Pflege können sowohl für die pflegebedürftigen Menschen als auch für die Pflegenden entstehen, z.B., wenn man

- sich nackt zeigen muss und das gar nicht möchte, weil man Unterstützung z.B. bei der Körperpflege braucht.
- zu seinen Ausscheidungen Auskunft geben soll.
- sich bewusst wird, dass die eigenen Fähigkeiten schwinden und dass das Bild, das man von sich selbst hat, nicht mehr stimmt.
- ständig um Hilfe bitten muss.
- das Gefühl hat, nicht geschätzt zu werden.
- in einem Aufnahmegespräch Auskunft zu Themen geben soll, die man selbst als intim betrachtet.
- als Pflegende/Pflegender den Eindruck hat, den Erwartungen der Pflegebedürftigen nicht gerecht zu werden.
- unfreiwillig Zeugin oder Zeuge eines sehr privaten Gesprächs wird.
- als Bewohnerin oder Bewohner einer Einrichtung der stationären Langzeitpflege bei sexuellen Handlungen von Pflegenden überrascht wird.

Beispiel
Die Auszubildende Luisa wird von der Tochter eines Pflegeheimbewohners darauf angesprochen, dass ihre Hose im Schritt blutig ist. Luisa hat ihre Tage bekommen und es nicht bemerkt. Luisa hat sich so sehr dafür geschämt, dass sie am liebsten gleich nach Hause gegangen wäre.

Menschen mit einem geringen Selbstbewusstsein schämen sich schneller und öfter als Menschen mit einem starken Selbstwertgefühl.

Diversität
Der Umgang mit Nacktheit ist in den verschiedenen Ländern der Welt sehr unterschiedlich. In vielen europäischen Ländern ist es normal, dass man bei heißem Wetter Haut zeigt. In arabischen Ländern neigt man eher dazu, sich zu verhüllen. Pflegende sollten bei ihrer Berufskleidung darauf Rücksicht nehmen. Ein sehr tief ausgeschnittenes Oberteil, eine sehr tief sitzende Hose oder durchscheinende Kleidung kann das Gegenüber beschämen.

Es gibt zahlreiche Möglichkeiten, die Intimsphäre eines pflegebedürftigen Menschen zu schützen, z.B. indem man

- Besucherinnen und Besucher bittet, das Zimmer zu verlassen.
- den pflegebedürftigen Menschen mit einer Trennwand vor fremden Blicken abschirmt.
- die Jalousien schließt bzw. die Vorhänge zuzieht, wenn man von außen ins Zimmer sehen kann.
- die Pflegematerialien vollständig vorbereitet, damit die Pflegetätigkeit zügig und ohne Unterbrechung durchgeführt werden kann.
- darauf achtet, dass die pflegebedürftigen Menschen von einer Pflegenden des gleichen Geschlechts versorgt werden.
- immer nur den Körperbereich entkleidet oder aufdeckt, den man gerade wäscht/eincremt.
- ein Schild mit der Aufschrift „Bitte nicht stören" an der Tür anbringt.

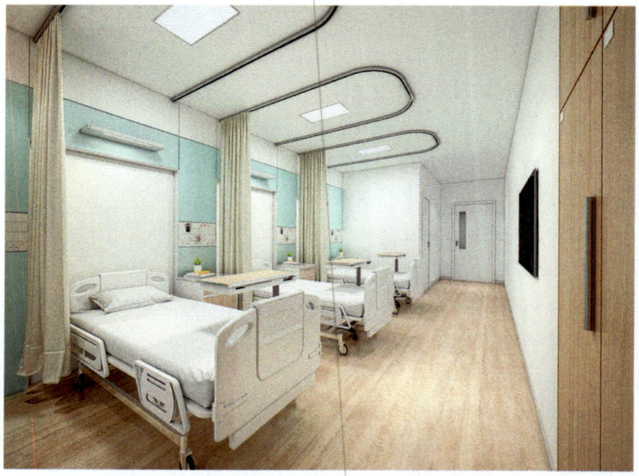

Abb. 1 Vor allem in Mehrbettzimmern fehlt räumlich die nötige Intimsphäre. Dies kann für Pflegebedürftige sehr unangenehm sein. In modernisierten Zimmern tragen Vorhangvorrichtungen dazu bei, gerade in schambelastenden Situationen die Pflegebedürftigen vor fremden Blicken zu schützen.

6. Hygienisch handeln

Wie bei allen Pflegetätigkeiten ist bei der Körperpflege die Basishygiene einzuhalten. Das bedeutet:

- Bei möglicher Infektionsgefahr tragen Pflegende Handschuhe, u.a. bei der Mund- und Zahnpflege (▷ S. 195), bei der Intimpflege (▷ S. 182) und bei entzündeter/verletzter Haut.

- Bei der Körperpflege, v.a. beim Duschen/Baden, tragen Pflegende eine Plastikschürze als Schutz vor Nässe und Keimen über der Dienstkleidung.
- Der Intimbereich wird mit frischem, klarem Wasser gewaschen. Das Wasser wird nach der Intimpflege gewechselt.
- Pflegematerial (Salben, Lotionen etc.), die bei mehreren Pflegebedürftigen verwendet werden, werden nicht im Pflegebett abgelegt. Sie müssen mit einem Anbruchsdatum gekennzeichnet sein.
- Benutzte Produkte in Tuben, Flaschen etc. werden nach Gebrauch desinfiziert.
- Wenn ein Waschlappen mit einem erkrankten Hautbereich (z.B. Fußpilz) in Berührung gekommen ist, muss er gewechselt werden. Er darf nicht mehr für andere Körperbereiche benutzt werden, aufgrund der Gefahr einer Schmierinfektion (▷ S. 66).
- Die Flächen, die man zur Körperpflege benutzt (z.B. Nachttisch, Waschbecken, Duschstuhl), werden vorher und nachher wischdesinfiziert.

7. Für Sicherheit sorgen: prophylaktisches Handeln

Stürze vermeiden

Wenn gangunsichere oder kreislaufinstabile Pflegebedürftige zum Waschen das Bett verlassen, müssen Pflegende die Maßnahmen der **Sturzprophylaxe** (▷ S. 244) beachten. Dazu zählt unter anderem:

- vor dem Aufstehen Puls und Blutdruck überprüfen,
- dafür sorgen, dass der pflegebedürftige Mensch rutschfeste Socken oder Schuhe anzieht, und
- den Weg von Stolperfallen freiräumen und prüfen, ob der Boden trocken ist.

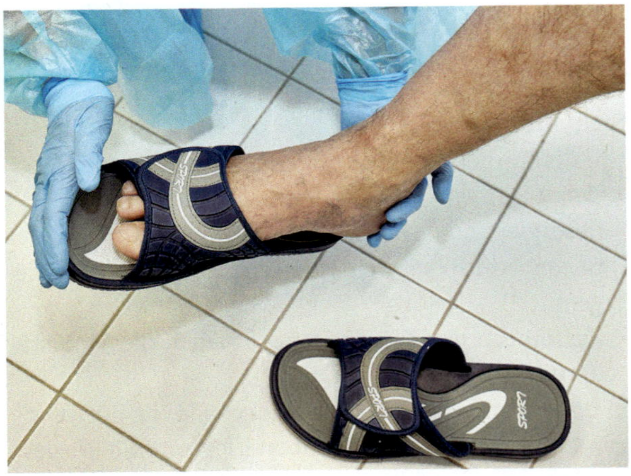

Abb. 2 Beim Duschen können Pflegebedürftige ohne Schuhe besonders schnell ausrutschen und stürzen.

Folgende **Hilfsmittel** machen die Körperpflege im Bad sicherer und sind Teil der Sturzprophylaxe:

- Antirutschmatten in bzw. vor Badewannen/Duschen
- Handläufe und Haltegriffe
- Duschhocker bzw. Sitzbrett in der Badewanne
- Stuhl/Sitzhocker am Waschbecken
- Rollator, fahrbarer Dusch-/WC-Stuhl bei Gangunsicherheit

Beim Waschen im Bett müssen Pflegende Maßnahmen ergreifen, die ein Herausfallen aus dem Bett verhindern. Folgende Maßnahmen gehören dazu:

- Hochstellen des Seitenfallschutzes am Pflegebett auf der Seite, an der man gerade nicht arbeitet – mit dem Einverständnis des pflegebedürftigen Menschen
- bei der Positionierung (▷ S. 234) darauf achten, dass die pflegebedürftige Person sicher liegt oder sitzt.
- Sicherheit vermitteln durch Stützen in der Seitenlage von einer zweiten Pflegeperson.
- Sobald eine Pflegekraft sich vom Pflegebett entfernt, das Bett in die Ausgangsposition stellen

> **Wichtig**
> Das Pflegebett soll nur zum Arbeiten am Bett in Arbeitshöhe gebracht werden.

Vor Verbrühungen bzw. Unterkühlung schützen

Vor der Körperpflege prüfen Pflegende immer die Wassertemperatur, damit sich der pflegebedürftige Mensch nicht an zu heißem Wasser verbrüht oder durch zu kaltes Wasser unterkühlt. Pflegebedürftige werden zudem zusätzlich gefragt, ob ihnen die Wassertemperatur angenehm ist. Die individuellen Vorlieben können sehr verschieden sein.

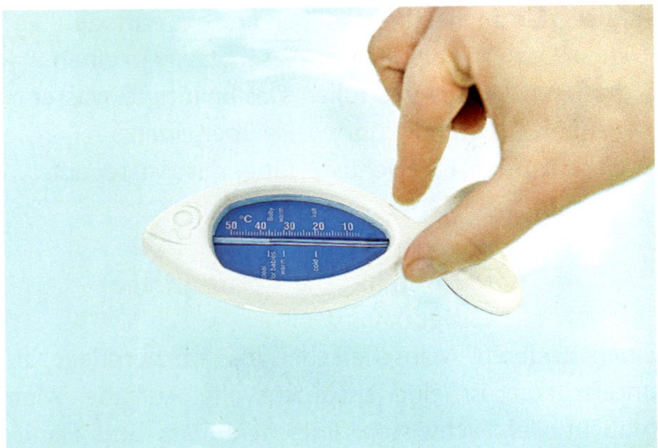

Abb. 3 Überprüfen der Wassertemperatur vor einem Säuglingsbad

8. Soziokulturelle Unterschiede beachten

Menschen lernen von ihren Eltern, wie man seinen Körper reinigt und pflegt. Kultur, Religion und Erziehung prägen die Gewohnheiten auch bei der Körperpflege.

Beispiel

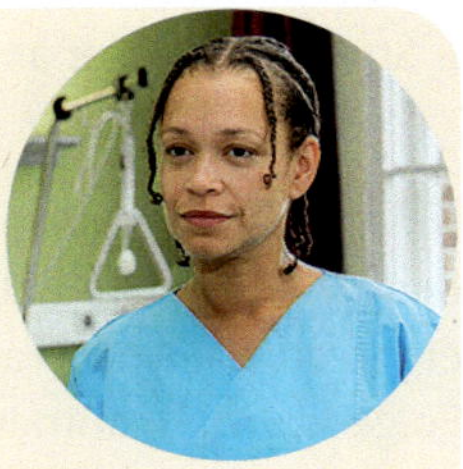

„Für eine unserer Bewohnerinnen ist der Samstag ein ganz besonderer Tag. Als sie ein Kind war, wurde sie mit ihren Geschwistern an diesem Tag gebadet. Das Badewasser mussten sie sich teilen. Deshalb ist Wasser für sie etwas sehr Kostbares. Sie macht unter der Woche nur eine ‚Katzenwäsche' mit Waschlappen am Waschbecken, um Wasser zu sparen."

Diversität

Pflegebedürftige Menschen bevorzugen meist eine gleichgeschlechtliche Pflegefachperson bei der Körperpflege, vor allem bei der Intimpflege. Das heißt, Frauen lassen sich beispielsweise lieber von einer weiblichen als von einer männlichen Pflegekraft unterstützen.

Pflegende sollten sich bei dem pflegebedürftigen Menschen und/oder ihren Angehörigen über Gewohnheiten informieren und sie bei der Durchführung berücksichtigen.

Diversität

Menschen mit muslimischem Glauben waschen sich lieber mit fließendem Wasser. Das können Pflegende auch beim Waschen im Bett ermöglichen. Dazu können sie das Waschwasser in einen größeren Messbecher füllen. Das benötigte Wasser gießen sie damit portionsweise über einen Waschlappen. Eine Schüssel fängt das Wasser auf.

9. Einflussfaktoren auf die Körperpflege berücksichtigen

Einen anderen Menschen bei der Körperpflege zu unterstützen ist eine anspruchsvolle Aufgabe. Man braucht viel Fachwissen, Entscheidungs- und Handlungsfähigkeit, kommunikative Kompetenzen und Empathie. So gelingt es, Körperpflegesituationen individuell, angemessen und professionell zu gestalten.

Im ambulanten Pflegesetting müssen Pflegende manchmal kreativ werden. Denn die Bedingungen sind nicht so gut an die Bedürfnisse der Pflege angepasst wie in stationären Pflegeeinrichtungen.

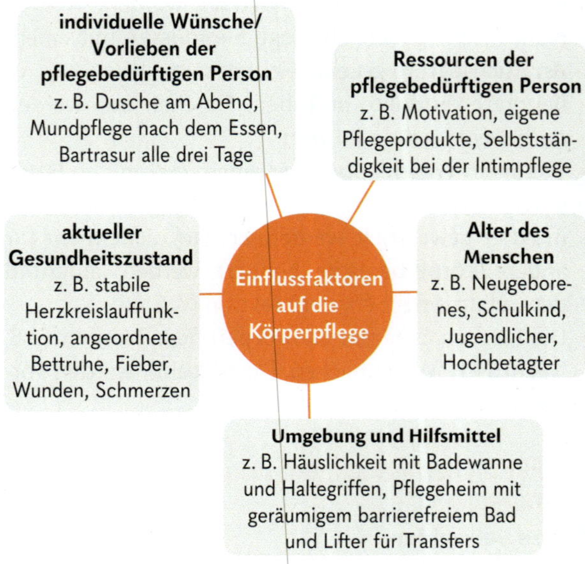
individuelle Wünsche/ Vorlieben der pflegebedürftigen Person
z. B. Dusche am Abend, Mundpflege nach dem Essen, Bartrasur alle drei Tage
Ressourcen der pflegebedürftigen Person
z. B. Motivation, eigene Pflegeprodukte, Selbstständigkeit bei der Intimpflege
aktueller Gesundheitszustand
z. B. stabile Herzkreislauffunktion, angeordnete Bettruhe, Fieber, Wunden, Schmerzen
Einflussfaktoren auf die Körperpflege
Alter des Menschen
z. B. Neugeborenes, Schulkind, Jugendlicher, Hochbetagter
Umgebung und Hilfsmittel
z. B. Häuslichkeit mit Badewanne und Haltegriffen, Pflegeheim mit geräumigem barrierefreiem Bad und Lifter für Transfers

Abb. 1 Einflussfaktoren auf die Körperpflege reichen von individuellen Wünschen der Pflegebedürftigen bis hin zu vorhandenen Ressourcen und Hilfsmitteln.

2.4.7 Körperpflege im Bett, am Waschbecken, in der Dusche und Badewanne

Wie jede Pflegehandlung besteht auch die Körperpflege aus der Vorbereitung, der Durchführung und der Nachbereitung.

Die Körperpflege vorbereiten

Sich informieren

Vor der Körperpflege informieren sich Pflegende über:
- den Allgemein- und Gesundheitszustand
- Besonderheiten hinsichtlich der Körperpflege des pflegebedürftigen Menschen (u. a. Allergien auf Pflegemittel)
- Ressourcen und Fähigkeiten, vor allem die Mobilität betreffend

In der Pflegedokumentation findet man die notwendigen Informationen, die man benötigt, um die Pflegesituation sicher, bedürfnis- und bedarfsorientiert zu gestalten. Kenntnisse über den Allgemeinzustand des pflegebedürftigen Menschen sind wichtig, um einzuschätzen, wo und wie die Körperpflege stattfinden soll, und ob eine zweite Pflegeperson notwendig ist. In stationären Pflegeeinrichtungen erhält man bei den Dienstübergaben zusätzliche Angaben zu dem pflegebedürftigen Menschen.

Das Zimmer bzw. Bad vorbereiten

Der Ort, an dem die Körperpflege stattfindet, sollte eine angenehme Raumtemperatur haben. Deshalb ist es wichtig, vor dem Beginn die Fenster und Türen zu schließen, um den pflegebedürftigen Menschen vor Zugluft zu schützen. Zur Vorbereitung gehört auch, die notwendigen Maßnahmen zu ergreifen, um die Intimsphäre zu wahren (▷ S. 173). Außerdem ist es ratsam, notwendige Kleinmöbel/Hilfsmittel (z. B. Duschhocker, Sitzbrett, Antirutschmatte) zu holen und an die richtige Stelle zu rücken. Für die Materialien können Pflegende freie Ablageflächen in greifbarer Nähe schaffen. Das spart Wege und verhindert, dass der pflegebedürftige Mensch allein zurückbleibt, während sie etwas holen. Es ist auch sinnvoll, Abwürfe für die benutzte Wäsche und einen Abfalleimer in Arbeitsnähe bereitzustellen.

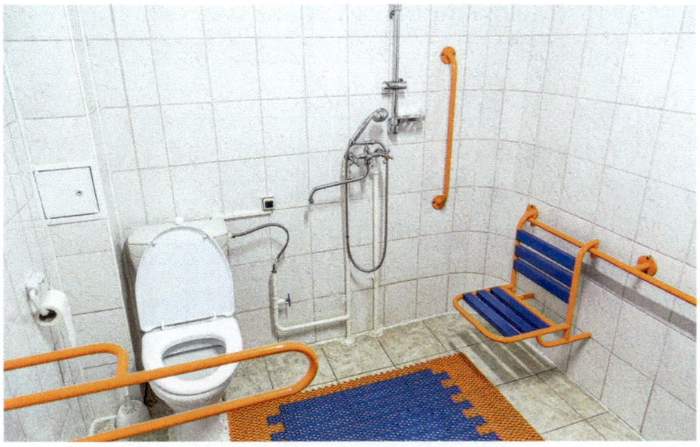

Abb. 2 barrierefreies Bad mit Haltegriffen, Duschsitz und Antirutschmatte

Materialien bereitlegen

In stationären Pflegeeinrichtungen benutzt man häufig Pflegewagen, auf denen die benötigten Materialien zusammengestellt werden. Im ambulanten Bereich gibt es dafür kleine Beistelltische. Welche Pflegematerialien notwendig sind, hängt von den geplanten Pflegehandlungen ab. Im Allgemeinen sind das:

- mind. 2–3 Waschlappen
- mind. 2–3 Handtücher
- Waschlotion
- Hautpflegeprodukte
- Bürste/Kamm
- Waschschüsseln
- keimarme Handschuhe
- Nässeschutz (Schürze, Schutzkittel)
- Hände- und Flächendesinfektionsmittel
- Wechselwäsche
- ggf. Materialien zur Mund- und Zahnpflege
- Abwurf für Wäsche und Einmalmaterial

Die Körperpflege nachbereiten

- **Den Pflegebedürftigen zurückbegleiten und gegebenenfalls positionieren:** Nach der Körperpflege begleitet man den pflegebedürftigen Menschen an den gewünschten Ort (z. B. an den Tisch, in einen Stuhl, ins Bett) und unterstützt ihn bei der Positionierung, falls notwendig. Das Bett wird wieder in Ausgangshöhe gebracht. Bevor man das Zimmer des pflegebedürftigen Menschen verlässt, fragt man ihn nach seinen Wünschen.
- **Hilfsmittel und Gegenstände in Reichweite stellen:** Klingel, Brille, Hörgerät, Getränk, Handy etc. werden in der Nähe des pflegebedürftigen Menschen platziert.
- **Materialien desinfizieren oder entsorgen:** Benutzte Materialien werden nach den Hygienestandards bzw. dem Wunsch des Klienten in der ambulanten Pflege gereinigt, desinfiziert oder entsorgt. Der Beutel des Mülleimers wird verknotet entsorgt und ein neuer Beutel eingesetzt.
- **Raum nachbereiten:** Der Raum, in dem die Körperpflege stattgefunden hat, wird aufgeräumt. Die Materialien kommen wieder an den für sie vorgesehenen Ort. Der Boden soll trocken sein. Es wird kurz gelüftet. Ein „Rundumblick“ kontrolliert, ob alles an seinem Platz ist und die direkte Umgebung des Pflegebedürftigen sauber und aufgeräumt ist.
- **Dokumentieren:** Die durchgeführten Maßnahmen und ihre Beobachtungen werden dokumentiert. Dabei sind die allgemeinen Grundsätze für die Pflegedokumentation zu berücksichtigen (▷ S. 115).

Bei der Körperpflege im Bett unterstützen

Gründe für eine Ganz- oder Teilkörperpflege im Bett können sein:

- ärztlich angeordnete Bettruhe
- Immobilität, Bettlägerigkeit
- starke Bewegungseinschränkungen
- Gefahr von Herzkreislaufstörungen
- Bewusstseinsstörungen, Sedierung

Wichtig

Auch bei der Ganzkörperwaschung im Bett sollte die pflegebedürftige Person so viele Handgriffe wie möglich selbstständig übernehmen. Ist dies nicht möglich, kann das Führen der Hand eine gute Aktivierung sein bzw. das bewusste Waschen in langen, großflächigen Zügen/Berührungen, um die Körperwahrnehmung zu fördern.

Die Ganzkörperwaschung im Bett richtet sich nach den Bedürfnissen der Pflegebedürftigen und der jeweiligen Situation. Das Bett wird auf rückenfreundliche Arbeitshöhe gestellt. Bett und Bettwäsche werden vor Wasser geschützt, indem unter den zu waschenden Körperteil immer ein Handtuch gelegt wird. Eine mögliche Reihenfolge beim Vorgehen wäre

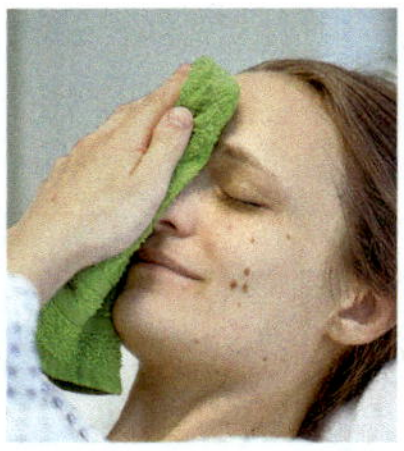

1. Gesicht: Waschen und Abtrocknen von Gesicht, Augen, Ohren und Hals mit Wasser ohne Waschzusatz. Gesichtshaut ist empfindlich, Waschzusätze würden die Augen reizen und ein Brennen verursachen.

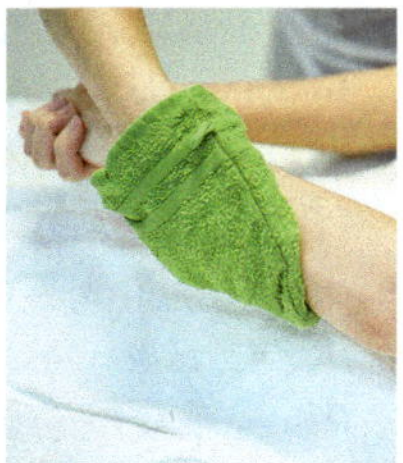

2. Arme, Brust und Bauch: Bettdecke bis zur Hüfte zurückschlagen, Oberteil entkleiden und zunächst auf der Brust abgelegt lassen. Ein Handtuch unter den entfernteren Arm legen, Hand und Arm waschen und abtrocknen. Danach ebenso Brust, Bauch und Nabel. Dann den nahen Arm waschen und abtrocknen. Den Oberkörper anschließend entweder mit einem trockenen Handtuch bedecken oder mit einem hinten offenen Krankenhaushemd ankleiden.

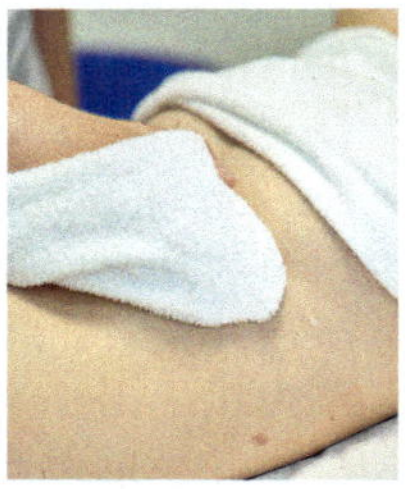

3. Rücken: Pflegebedürftigen aufrichten lassen, sofern möglich, und den Rücken waschen und abtrocknen. Frische Oberbekleidung anziehen und den Pflegebedürftigen wieder hinlegen lassen.

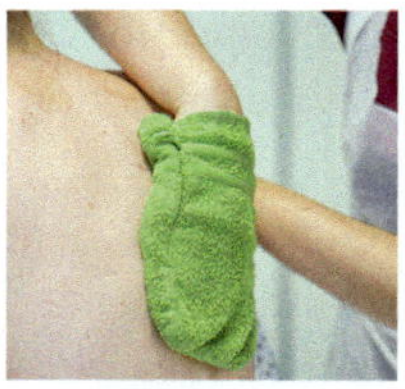

4. Beine und Füße: Unterkörper aufdecken und entkleiden. Ein Handtuch unter die Beine legen, Beine waschen und abtrocknen. Danach ebenso mit den Füßen verfahren und Pflegebedürftigen zudecken. Das Wasser wechseln (Achtung: Bett ggf. wieder in Ausgangshöhe fahren zur Sturzprophylaxe!). Handschuhe ausziehen, Hände desinfizieren und neue Handschuhe anziehen.

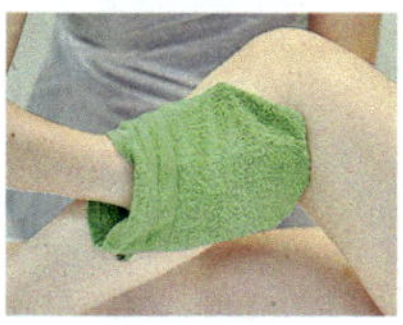

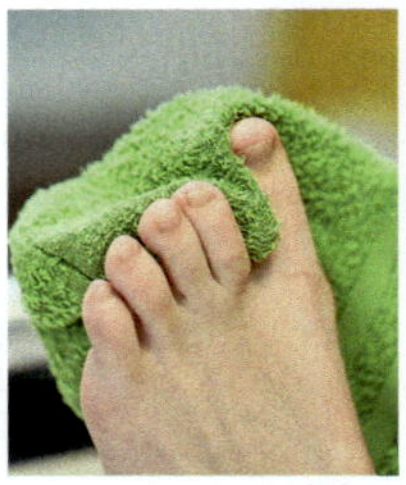

5. Intimbereich: Intimbereich entkleiden bzw. aufdecken. Genitalien waschen und abtrocknen (▷ S. 182). Zum Waschen des Gesäßes den Pflegebedürftigen zur Seite drehen (lassen). Danach die Handschuhe ausziehen und Hände desinfizieren.

Abschließend den Pflegebedürftigen vollständig ankleiden, im Bett nach Wunsch positionieren und zudecken. Weitere Pflegemaßnahmen können folgen, wie z. B. Haarpflege (▷ S. 186), Mund- und Zahnpflege (▷ S. 191) oder ein Bettwäschewechsel (▷ S. 214).

Wichtig

Die Reihenfolge beim Waschen wird je nach Situation bedürfnisorientiert angepasst. Es wird immer nur der Körperbereich aufgedeckt, der als Nächstes gewaschen wird. Dabei ist stets auf ein hygienisch einwandfreies Vorgehen zu achten.

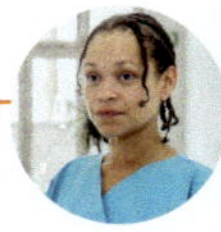

Video-Tipp von Ingrid

„Es gibt zwei Anleitungsvideos:
- *Ganzkörperpflege an der Bettkante*
- *Ganzkörperwaschung im Bett*

Diese zeigen die genaue Vorgehensweise bei Patienten im Krankenhaus."

Eine therapeutische Ganzkörperwaschung durchführen

Die therapeutische Ganzkörperwaschung ist entweder belebend oder beruhigend. Sowohl die belebende als auch die beruhigende Ganzkörperwaschung führt man mit klarem Wasser ohne Waschzusätze durch. Es ist eine Ganzkörperwäsche ohne Intimpflege. Sie dauert ungefähr 20 Minuten.

Beruhigende Ganzkörperwaschung	
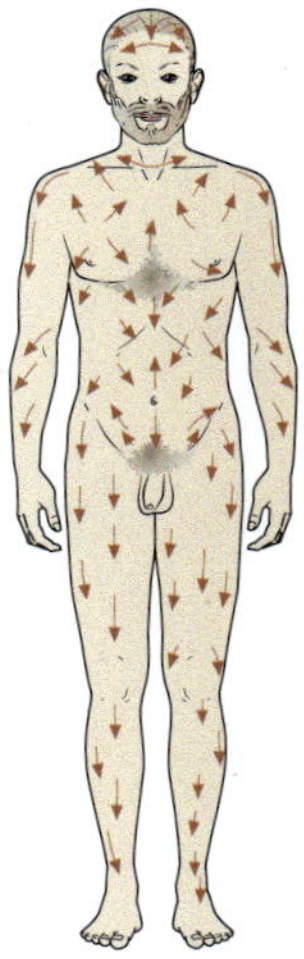	• wirkt beruhigend, entspannend bei z. B. Unruhe, Verwirrtheit, Einschlafschwierigkeiten, Schmerzen • Wassertemperatur: ca. 36–40 °C • Wasserzusätze: z. B. Lavendel, Jasmin, Melisse, Vanille • Raumumgebung: warm, ruhig, ggf. gedimmtes Licht • Waschen mit weichen, feuchten Waschlappen und Abtrocknen mit weichen Handtüchern in Haarwuchsrichtung: man beginnt am Körperstamm und endet an den Extremitäten • Eincremen erfolgt auch in Haarwuchsrichtung
Belebende Ganzkörperwaschung	
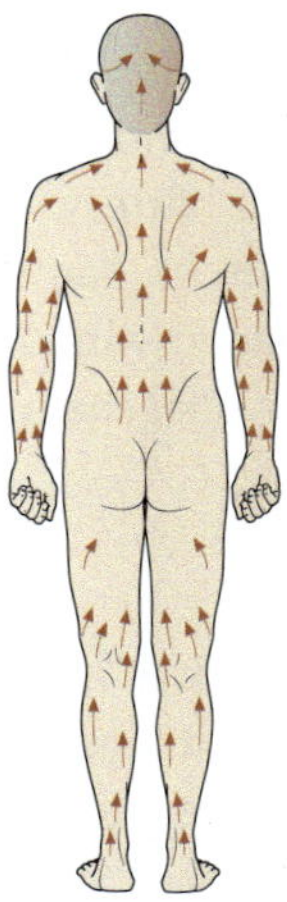	• wirkt anregend, belebend z. B. bei Bewusstseinseinschränkungen, häufiger Schläfrigkeit, Depression • Wassertemperatur: ca. 24–28 °C • Wasserzusätze: z. B. Rosmarinöl, Zitrone, Eukalyptus, Pfefferminze • Raumumgebung: kühl, eher helles (Tages-)Licht • Waschen mit rauen, nassen Waschlappen und Abtrocknen mit rauen Handtüchern entgegen der Haarwuchsrichtung: man beginnt am Körperstamm und endet an den Extremitäten • Eincremen erfolgt auch entgegen der Haarwuchsrichtung

Tab. 1 Besonderheiten beim Durchführen einer belebenden und beruhigenden Ganzkörperwaschung

Bei der Körperpflege am Waschbecken unterstützen

Wenn der Gesundheitszustand des pflegebedürftigen Menschen es zulässt, kann man die Körperpflege am Waschbecken durchführen. Dabei fördert man die Selbstständigkeit und Eigenaktivität des pflegebedürftigen Menschen besonders gut.

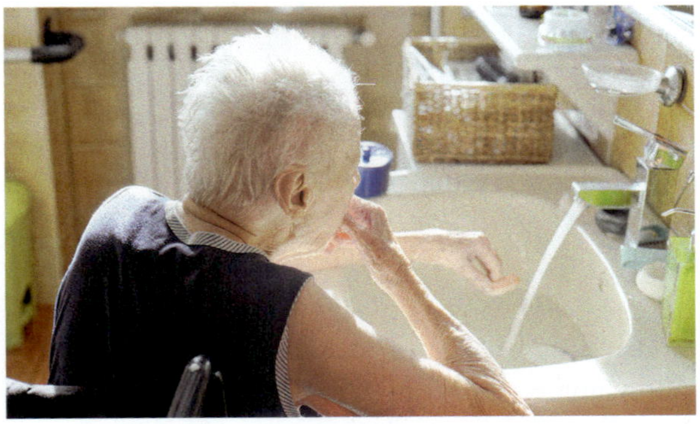

Abb. 1 Ein Bewohner bei der Körperpflege am Waschbecken: alle Materialien wie u. a. Zahnprothesenbecher stehen griffbereit.

Bei der Körperpflege am Waschbecken sollte man alle notwendigen Pflegematerialien und die Kleidung zum Anziehen in greifbarer Nähe zurechtlegen. Dabei muss man darauf achten, dass nichts während des Waschens ungewollt nass werden kann. Man stellt eine Sitzgelegenheit vor das Waschbecken und legt aus hygienischen Gründen ein Handtuch darauf. Die Pflegenden begleiten den pflegebedürftigen Menschen ans Waschbecken.

> **!** **Wichtig**
> Wenn ein pflegebedürftiger Mensch nicht lange oder nur sehr unsicher stehen kann, kann man die Intimpflege vorher oder nachher im Bett durchführen. Auch die Inkontinenzprodukte kann man im Bett wechseln.

Wenn ein pflegebedürftiger Mensch die Körperpflege weitestgehend allein durchführt, lässt man die Badezimmertür angelehnt, wenn man das Bad verlässt. So kann man hören, wenn der pflegebedürftige Mensch nach Unterstützung oder nach Hilfe ruft. Während sich der pflegebedürftige Mensch wäscht, können Pflegende anderen Tätigkeiten nachgehen (z. B. das Bett frisch beziehen oder das Zimmer aufräumen).

Beim Duschen unterstützen

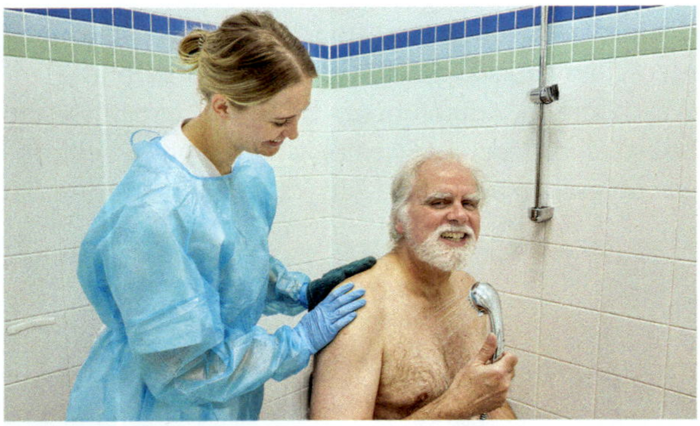

Abb. 1 Für viele Menschen ist das tägliche Duschen eine Routine, auf die sie nicht gerne verzichten.

Duschen wird von den meisten als erfrischender empfunden als Waschen am Waschbecken oder im Bett. Wann immer möglich, sollten Pflegende versuchen, dieses Bedürfnis zu erfüllen.

Die Unterstützung beim Duschen richtet sich nach den individuellen Ressourcen und Einschränkungen des pflegebedürftigen Menschen. Wenn Pflegende das Duschen weitestgehend übernehmen, sollten sie ihre Dienstkleidung mit einer Plastikschürze und ihre Arbeitsschuhe mit wasserdichten Schuhüberziehern vor Nässe schützen. Unterstützende Maßnahmen beim Duschen sind z. B.:

- beim An- und Auskleiden helfen (▷ Kap. 2.3)
- Dusche einstellen und Wassertemperatur überprüfen
- Waschen und Abtrocknen von Rücken, Beinen, Füßen, ggf. Haare waschen
- Anreichen von Pflegemitteln, Handtüchern, Waschlappen.

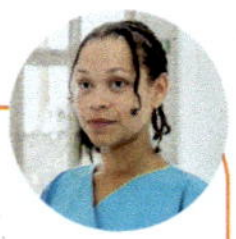

Video-Tipp von Ingrid
„Zur *Unterstützung beim Duschen* in der Badewanne gibt es ein Praxisvideo."

! Wichtig
Duschen kann anstrengend und kreislaufbelastend sein. Deshalb sollten Pflegende das Befinden des pflegebedürftigen Menschen aufmerksam beobachten. Bei sichtbarer Überlastung muss die Körperpflege verkürzt bzw. für eine Ruhepause unterbrochen werden.

In vielen Privathaushalten wird in der Badewanne geduscht. Hier müssen Pflegende besonders vorsichtig sein. Wichtig ist eine Antirutschmatte in der Badewanne. Sitzhilfen sind ebenfalls hilfreich.

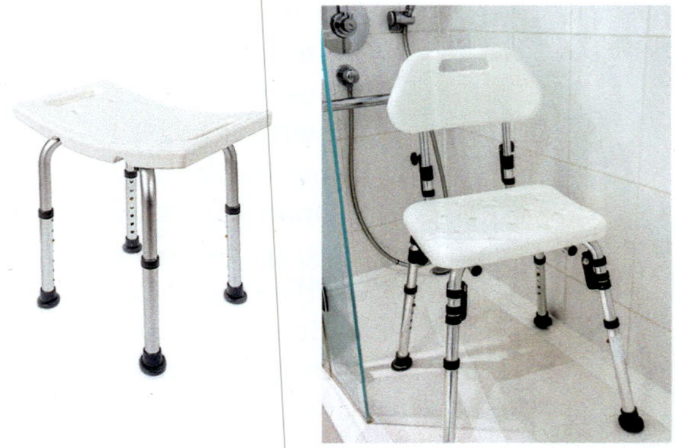

Abb. 2 und 3 mobile Duschhocker ohne (links) und mit Rückenlehne und Haltegriffen (rechts)

Bei einem Vollbad unterstützen

Für viele ältere Menschen ist das wöchentliche Vollbad ein Ritual, um den Körper gründlich zu reinigen oder sich zu entspannen. Vollbäder können z. B. bei Hauterkrankungen einen therapeutischen Zweck erfüllen, z. B. ein Ölbad bei trockener Haut. In ein Vollbad kann man auch gut die Haarwäsche integrieren.
Badewannen, die von mehreren Seiten zugänglich sind, erleichtern die Unterstützung beim Ein- und Aussteigen. Wenn das Vollbad einen Badezusatz hatte, werden nach dem Baden die Seifenreste abgeduscht, damit die Haut nicht austrocknet. Nach dem Baden wird zügig und gründlich abgetrocknet, damit der pflegebedürftige Mensch nicht auskühlt.

! Wichtig
Vollbäder sind nicht geeignet für Menschen mit schweren Herzerkrankungen, offenen entzündeten Wunden, frischen Operationswunden, Bestrahlungsfeldern und für Wöchnerinnen. Lassen Sie verwirrte oder anderweitig bewusstseinseingeschränkte Pflegebedürftige nie unbeaufsichtigt in der Badewanne!

Ein Vollbad kann kreislaufbelastend sein. Die Pflegenden müssen deshalb das Befinden des badenden Menschen aufmerksam beobachten. Im Notfall ist sofort das Wasser aus der Wanne zu lassen, um ein Ertrinken zu verhindern.

Einen Säugling baden

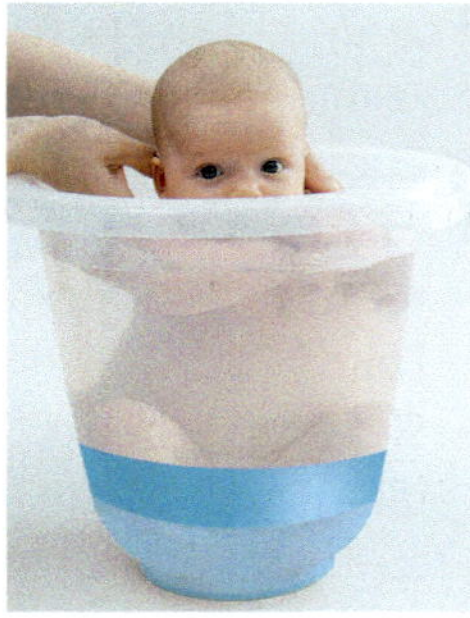

Abb. 4 Baden im Badeeimer

Für viele Säuglinge ist ein Bad wohltuend und entspannend. Für das Baden von Säuglingen verwendet man spezielle Babybadewannen oder Badeeimer. Säuglinge sollen max. 1- bis 2-mal pro Woche gebadet werden, damit der Säureschutzmantel der Haut erhalten bleibt. Das Baden sollte nicht unmittelbar nach einer Mahlzeit stattfinden, weil das den Kreislauf zusätzlich belastet.

Grundsätze für das Säuglingsbad

- Im Klinikbereich werden alle zu nutzenden Flächen und Gegenstände für das Säuglingsbad vorher desinfiziert. Die Babybadewanne bzw. der Badeeimer werden nach dem Desinfizieren mit Wasser ausgespült.
- Alle Materialien werden vor dem Baden auf dem Wickelplatz griffbereit vorbereitet und die Wärmelampe (im Klinikbereich) eingeschaltet.
- Die Raumtemperatur sollte zwischen 22 °C und 24 °C betragen.
- Babybadewanne und Badeeimer müssen einen sicheren Stand haben.
- Das Kind darf nie auf dem Wickeltisch oder in der Babybadewanne allein und unbeaufsichtigt bleiben.
- Das Kind muss immer in einem sicheren Griff gehalten werden.
- Die Wassertemperatur sollte zwischen 36 °C und 37° C betragen und mit einem Badethermometer überprüft werden.
- Das Bad sollte nicht länger als 3–5 Minuten dauern, weil Säuglinge sehr schnell auskühlen.

Säugling entkleiden und in die Badewanne heben

Der Säugling wird im Klinikbereich unter einer Wärmelampe entkleidet. Bei einer verschmutzten Windel wird der Intimbereich noch vor dem Baden auf dem Wickeltisch gereinigt (▷ S. 184, Windelwechsel).
Der nackte Säugling wird anschließend sicher hochgenommen und gehalten.

Um den Säugling sicher in die Babywanne zu heben, liegt sein Kopf in der Handbeuge oder auf dem Unterarm der Pflegeperson. Gleichzeitig wird der Oberarm des Kindes mit einer Hand umfasst, wobei der Daumen auf der Schulter und die vier Finger unter der Achsel des Kindes liegen. Mit der anderen Hand umfasst die Pflegeperson die Beine des Kindes. Sie lässt den Säugling zuerst mit den Füßen ins Wasser gleiten. Dann kann sie die Hand, die die Füße gehalten hat, vom Kind lösen und mit dem Waschen beginnen.

Reihenfolge beim Waschen

Gesicht: Zunächst wäscht man mit der nicht haltenden, freien Hand die Augen mit einem Waschlappen vorsichtig von außen nach innen. Für jedes Auge nimmt man eine neue Ecke des Waschlappens, damit möglicherweise vorhandene Keime nicht von einem in das andere Auge übertragen werden. Danach wäscht man Stirn, Wangen, Nase, Mund, Ohren, Hals und Kopf/Haare.
Oberkörper: Hände, Arme, Brust, Bauch und Bauchnabel werden mit einem Waschlappen gewaschen.
Beine, Füße, Intimbereich: Ober- und Unterschenkel, Füße und Zehenzwischenräume werden gereinigt. Danach folgen Leistenbeugen und Genitalien mit Wischrichtung von vorne (Symphyse) nach hinten (Anus). Der benutzte Waschlappen wird anschließend nicht mehr verwendet.
Rücken und Gesäß: Der Säugling wird sicher von der Rückenlage in die Bauchlage gedreht. Dazu fasst die bisher freie, waschende Hand unter den mit der anderen Hand gehaltenen Oberarm-/Schulterbereich des Kindes. Die abgelöste Hand umschließt dafür mit Daumen und Zeigefinger die andere Schulter des Kindes. Das Kind wird nun so gedreht, dass es mit seiner Brust auf

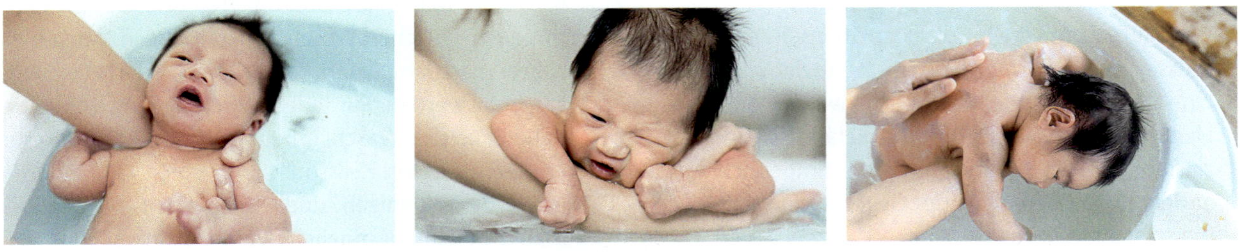

Abb. 5–7 Halten eines Säuglings beim Baden in Rückenlage (links) und in Bauchlage (mittig, rechts)

dem Unterarm der Pflegeperson liegt und der Kopf und die Unterarme über diesem herunterhängen. Jetzt werden mit einem neuen Waschlappen Nacken, Rücken und zuletzt das Gesäß gewaschen.

Nach dem Baden legt man das Kind auf ein möglichst angewärmtes Handtuch und umschließt es damit. Beim Abtrocknen ist darauf zu achten, dass das Kind auch zwischen den Hautfalten, den Fingern und Zehen und hinter den Ohren trocken ist. Eine neue Windel wird angelegt und der Säugling angekleidet.

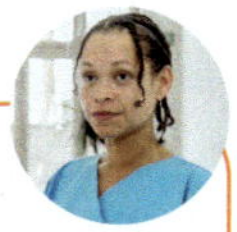

Video-Tipp von Ingrid
„Es gibt ein Praxisvideo zum *Baden eines Säuglings.*"

2.4.8 Intimpflege (inkl. Windelwechsel und Nabelpflege beim Säugling)

Die Intimpflege wird in die Ganzkörperpflege integriert. Bei Menschen mit einer **Inkontinenz** kann die Intimpflege auch mehrmals täglich notwendig sein. Bei Menschen, die einen Blasenverweilkatheter haben, führt man bei der Intimpflege auch die Katheterpflege durch.

Wichtig
Bei der Ganzkörperpflege wechselt man aus hygienischen Gründen das Waschwasser immer vor und nach der Intimpflege.

Für die Intimpflege verwendet man frisches, klares Wasser, einen sauberen Waschlappen und ein frisches Handtuch. Die Intimpflege lässt sich, sofern sie von Pflegenden vollständig übernommen wird, am besten in liegender Position durchführen.
Das Waschen des Intimbereichs ist ein Eingriff in die Privatsphäre. Ein pflegebedürftiger Mensch sollte die Intimpflege deshalb immer selbst durchführen, wenn es ihm möglich ist.

Wichtig
Wenn Pflegende die Intimpflege übernehmen, müssen sie keimarme Handschuhe anziehen. Unmittelbar nach der Intimpflege werden die Handschuhe ausgezogen und die Hände desinfiziert, damit keine Keime aus dem Intimbereich auf andere Körperbereiche oder Gegenstände übertragen werden.

Frauen bei der Intimpflege unterstützen

So geht man bei der weiblichen Intimpflege vor:

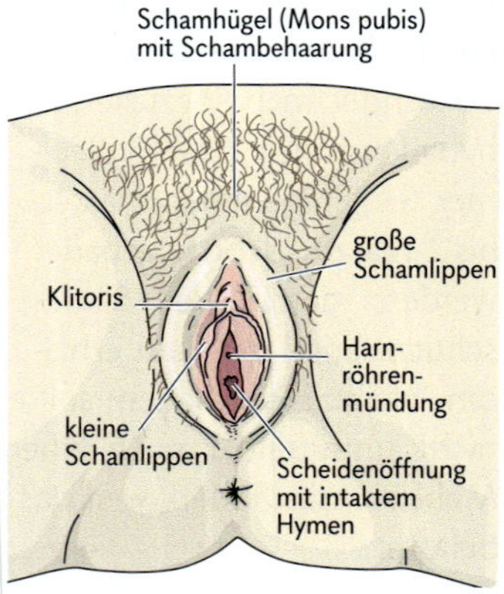

Abb. 1 Weibliche Genitalien

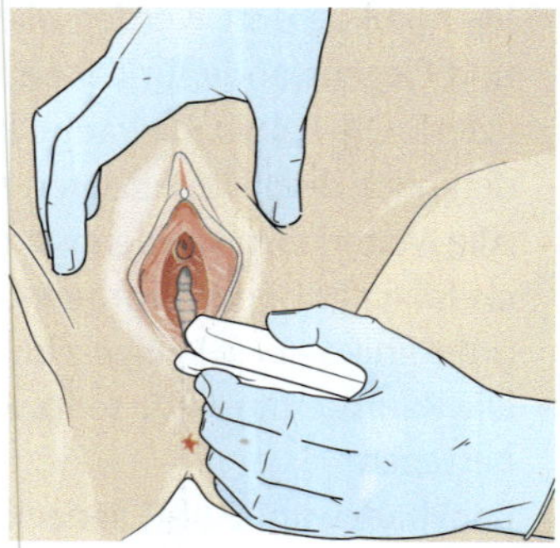

Abb. 2 Wischrichtung bei der weiblichen Intimpflege: von innen nach außen sowie von vorn (Symphyse) nach hinten (Analbereich)

- Zuerst legt man ein Handtuch unter das Gesäß der Frau.
- Sie wird gebeten, die Beine aufzustellen und leicht zu spreizen. So kann man den Hautzustand im Schambereich einschätzen.
- Zuerst wäscht man die Leisten und den äußeren Intimbereich und trocknet diesen ab.
- Dann spreizt man die großen Schamlippen und reinigt zuerst den Bereich der Harnröhre und des Scheideneingangs, dann die kleinen und zuletzt die großen Schamlippen. Den Intimbereich der Frau wäscht man von der Symphyse in Richtung Anus, also von vorne nach hinten. Dadurch vermeidet man, dass Keime vom Anus in die Harnröhre gelangen und zu einer Harnwegsinfektion führen. Für jeden Bereich wird eine andere Ecke des Waschlappens verwendet. Danach wird der Intimbereich vorsichtig abgetrocknet.
- Jetzt bittet man die Frau, sich auf die Seite zu drehen, und unterstützt sie gegebenenfalls dabei.
- Nun kann man beide Gesäßhälften und die Analfalte mit einem frischen Waschlappen reinigen. Auch hier achtet man darauf, dass keine Keime in die Harnröhre gewischt werden. Für jeden Wischvorgang wird eine neue Ecke des Waschlappens verwendet. Stuhlreste entfernt man mit Zellstoff.
- Nach dem Reinigen und Abtrocknen beobachtet man die Haut auf mögliche Veränderungen.

„Jetzt nicht!“

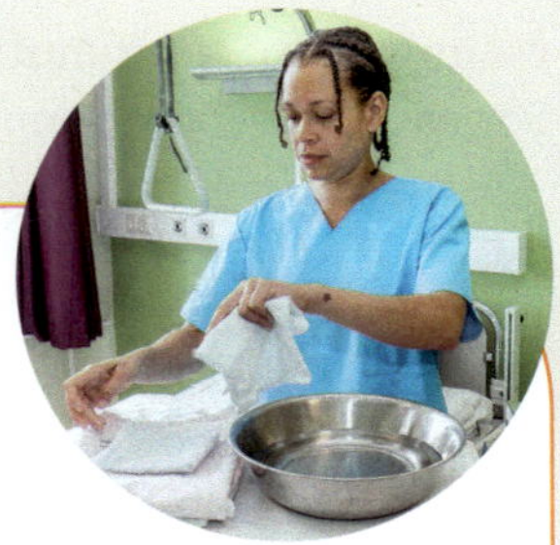

Fallsituation:
Susan ist 14 Jahre alt. Bei einem Sturz hat sie sich beide Beine mehrfach gebrochen. Am Rücken hat sie schmerzhafte Prellungen. Seit einer Woche liegt sie in einem Zweibettzimmer der Kinderklinik. Susan hat aktuell Bettruhe. Bestimmte Positionsveränderungen verursachen Schmerzen. Vor der Körperpflege hat sie deshalb große Angst.

So hat sich Ingrid verhalten:
„Ich ging zu Susan, schloss die Tür, ebenso das offene Fenster, und fragte sie, wie sie die Körperpflege am liebsten durchführen möchte. Dazu stellte ich das Kopfteil des Bettes einvernehmlich ein wenig hoch. Susan zuckte mit den Schultern. Ich machte ihr den Vorschlag, dass ich ihr alles bereitstelle, sie mit der Körperpflege einfach beginnt und ich nur dann unterstütze, wenn sie Hilfe braucht oder es sich wünscht. Susan war einverstanden. Ich fragte nach ihrer Waschtasche und legte ihre Pflegematerialien für sie griffbereit auf den Nachttisch. Zwischen die Betten stellte ich einen Raumteiler als Sichtschutz. Ich fragte Susan, ob sie lieber kühles oder warmes Wasser möchte, und stellte die Waschschüssel mit dem Waschwasser ebenfalls auf den Nachttisch. Nachdem Susan Gesicht, Hals, Oberkörper und beide Arme gewaschen hatte, half ich ihr beim Ankleiden des Oberkörpers und wusch danach ganz behutsam ihre Beine. Danach wollte ich den Rücken waschen und die Intimpflege durchführen. Dafür schlug ich ihr vor, dass ich schnell eine weitere Pflegekraft hole, damit wir sie zu zweit beim Drehen auf die Seite besser unterstützen können. Susan willigte ein. Als ich mit einer Kollegin zurück ins Zimmer kam, lehnte Susan jedoch ab. ‚Ich will, dass meine Mama das macht', sagte sie. Ich fragte zurück: ‚Möchtest du uns erzählen, warum du dich umentschieden hast?' Da sagte sie laut: ‚Jetzt nicht!'
Ich akzeptierte das, räumte die Materialien auf und ließ sie wissen, dass ich das verstehen kann. Wenn sie es sich anders überlegt und darüber reden möchte, oder etwas braucht, soll sie sich einfach melden.“

Das war richtig, weil Ingrid ...
- Susan dadurch die Möglichkeit gegeben hat, in die Pflegehandlung einzuwilligen, die Situation mitzugestalten oder sie abzulehnen.
- durch das Hochstellen einen eher gleichberechtigten Blickkontakt ermöglichte, so musste Susan nicht zu ihr hochschauen.
- die Ressourcen von Susan genutzt hat und dazu Susans Selbstpflegekompetenzen und ihre Selbstwirksamkeitserfahrung gestärkt hat. Auch hat sie so unerwünschte Berührungen vermieden.
- die Haut- und Körperpflege mit eigenen, vertrauten Pflegeprodukten gefördert hat, um Susans Wohlbefinden zu steigern.
- die Intimsphäre von Susan gewahrt und Susan vor Zugluft geschützt hat.
- durch eine zweite Pflegeperson Susan sicherer und schmerzärmer hätte positionieren können und sich dies auch positiv auf Susans Ängste und Unsicherheiten ausgewirkt hätte.
- Susans Recht auf Selbstbestimmung respektiert hat. Sie fragte nach, zeigte Verständnis, drängte Susan aber nicht und bot sich als Gesprächspartnerin an.

Impulsfragen:
- Versetzen Sie sich in Susans Situation. Welche Gründe könnte sie gehabt haben, die weitere Körperpflege abzulehnen?
- Welche weiteren Ideen haben Sie für die Gestaltung der Körperpflegesituation von Susan?
- Wie würden Sie zusammen mit Susan und ihrer Mutter die Körperpflege weiter durchführen?

Männer bei der Intimpflege unterstützen

So geht man bei der männlichen Intimpflege vor:

- Man legt ein Handtuch als Nässeschutz unter das Gesäß.
- Dann hebt man den Penis an, schiebt die Vorhaut vorsichtig zurück, reinigt die Eichel, trocknet sie ab und schiebt die Vorhaut wieder nach vorne. Die Eichel wird bei der Reinigung des Penis von weißlichem **Smegma** gereinigt.

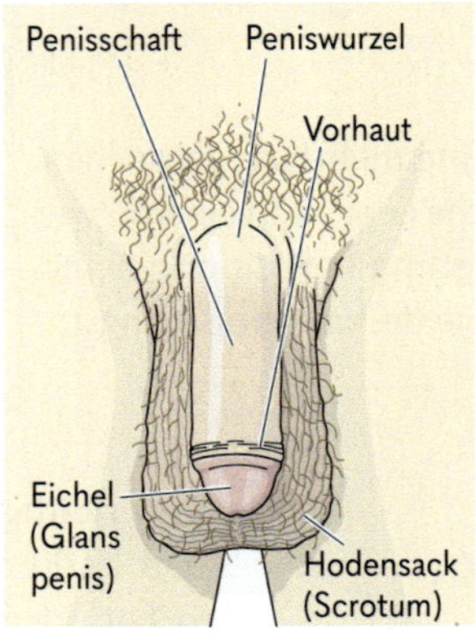

Abb. 1 Männliche Genitalien

- Danach wird der Penisschaft zum Körper hin gewaschen und anschließend der Hodensack in Richtung Gesäß.
- Nach dem Waschen des vorderen Intimbereichs bittet man den Mann, sich auf die Seite zu drehen, bzw. unterstützt dabei. Mit einem neuen Waschlappen werden zuerst beide Gesäßhälften und danach die Analfalte gereinigt und abgetrocknet. Der Hautzustand wird danach eingeschätzt.

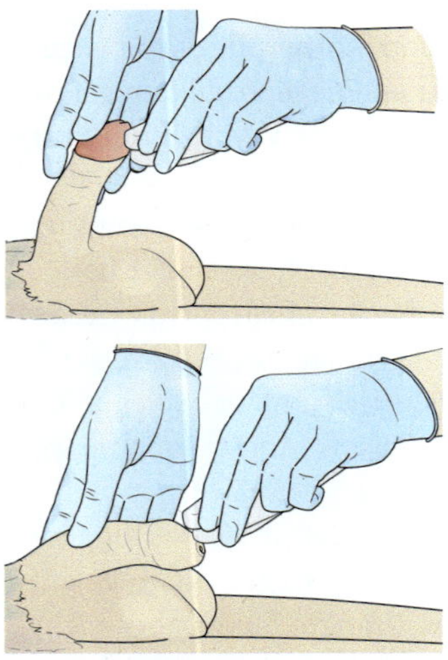

Abb. 2 und 3 Reinigung des Intimbereichs beim Mann mit Zurückziehen der Vorhaut

Definition

Das **Smegma** bildet sich beim Mann zwischen der Vorhaut und der Eichel des Penis. Es besteht aus Talg, Hautzellen der Eichel und Bakterien. Auch Urin- und Spermarückstände können enthalten sein.

Wichtig

Männliche Säuglinge haben noch eine physiologische Vorhautverengung. Die Vorhaut von Säuglingen wird nicht zurückgezogen, weil sie dadurch verletzt werden kann. Auch bei kleinen Jungen reicht es, wenn der Penis täglich mit klarem Wasser gereinigt wird.

Berufsverband der Kinder- und Jugendärzte e. V.

Unter dem folgenden Link gibt es mehr Informationen über die männliche Vorhaut im Kindesalter: www.kinderaerzte-im-netz.de/fileadmin/pdf/Broschueren_Dr._B._Stier/Bvkj-com-0161_Vorhautbrosch.pdf

Diversität

In vielen Kulturen wird die Vorhaut aus religiösen oder traditionellen Gründen entfernt. Der Fachbegriff dafür lautet **Zirkumzision**. Bei beschnittenen Männern entfällt das Vor- und Zurückschieben der Vorhaut.

Wichtig

Wenn ein Teil des Intimbereichs von einer Pilzinfektion (Mykose) befallen ist, nimmt man für diesen Bereich einen Einmalwaschlappen. Nach der Reinigung wird dieser entsorgt. Auf ärztliche Anordnung versorgt man den infizierten Bereich mit einer antimykotischen Creme. Cremereste müssen vor jeder erneuten Anwendung entfernt werden.

Windelwechsel beim Säugling

Für ein Neugeborenes sind ca. 8 bis 10 Windelwechsel am Tag normal, das heißt anfangs alle 2–3 Stunden und im Bedarfsfall auch öfter. In der Regel kombiniert man den Windelwechsel mit dem Stillen. Für manche Säuglinge bietet es sich an, sie vor dem Stillen zu wickeln, z. B. damit sie richtig munter und wach werden, um anschließend ausreichend zu trinken. Bei anderen ist der bessere Zeitpunkt nach dem Stillen, da durch die angeregten Verdauungsprozesse meist direkt auch Stuhl und Urin mit abgesetzt werden.

Vor dem Wickeln werden alle Materialien bereitgelegt, die Auflagefläche vom Wickeltisch desinfiziert und ggf. die Wärmelampe eingeschaltet.

Materialien:
- Händedesinfektionsmittel
- Flächendesinfektionsmittel
- Handschuhe
- Windel in der richtigen Größe
- Wickelunterlage
- Feuchttücher oder Waschlappen, Waschschüssel
- Handtuch
- ggf. Hautschutzcreme
- ggf. neue Kleidung

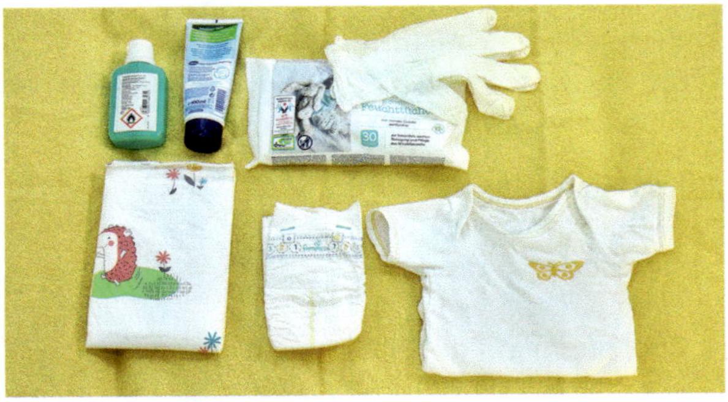

Abb. 4 Materialien für den Windelwechsel

So geht man vor:

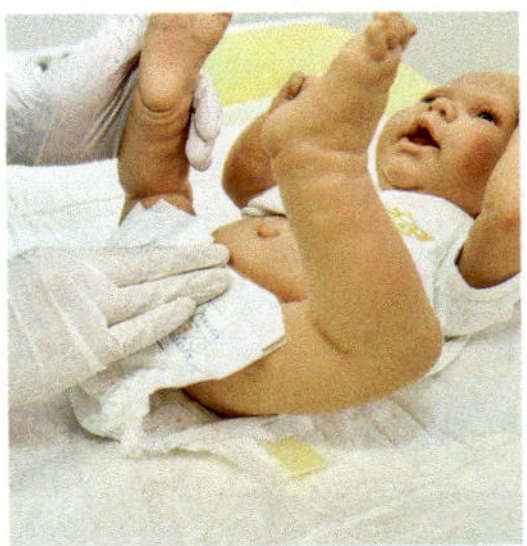

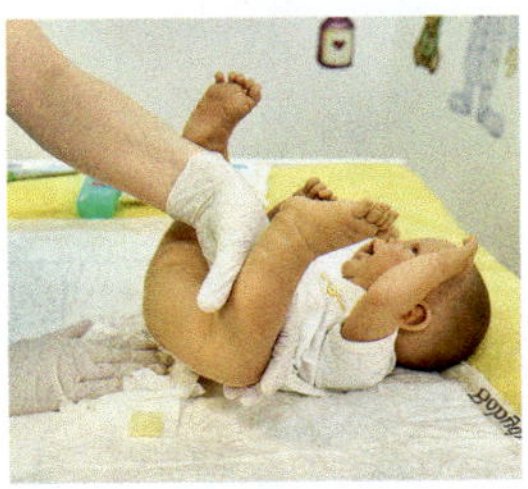

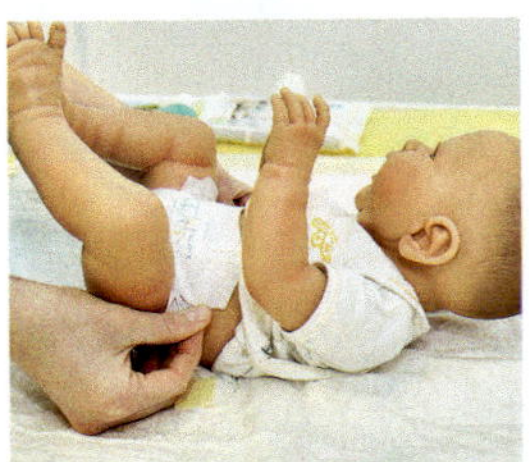

Abb. 5–7 Windelwechsel beim Säugling

Klebestreifen an der Windel lösen, Windel öffnen und Intimbereich reinigen. Dabei auf die Wischrichtung achten. Die alte Windel entfernen. Handschuhe ausziehen, Hände desinfizieren und neue Handschuhe anlegen. Den Wickeltisch mit dem Säugling dazu nicht verlassen.

Mit einer Hand unter den einen Oberschenkel des Kindes hindurch den anderen Oberschenkel fassen und mit dem Unterarm beide Beine leicht anheben. Die neue geöffnete Windel unter das Gesäß schieben.

Intimbereich mit der vorderen Windelseite bedecken. Bei Jungen den Penis abwärts positionieren. Die Windel mit den Klebestreifen nicht zu fest schließen und den Auslaufschutz auskrempeln.

Wichtig
Der Oberschenkelgriff beim Wickeln ist schonender für die Hüfte des Säuglings als das Anheben an den Füßen.

Diversität
Einige Eltern bevorzugen aus ökologischen Gründen wiederverwendbare Stoffwindeln. Diese müssen bei mind. 60 Grad gewaschen werden. Fragen Sie bei der Pflege in der Häuslichkeit nach, was gewünscht wird. Für Stoffwindeln gibt es auch spezielle Wickeltechniken. Im Klinikbereich werden grundsätzlich Einmalwindeln verwendet.

Bei der Nabelpflege unterstützen

Der Nabel sollte täglich gereinigt werden. Im Bauchnabel können sich Schmutz, abgestorbene Hautzellen und Seifenreste ablagern, die zu einem unangenehm riechenden Nabelstein werden können. Der Bauchnabel sollte immer sorgfältig abgetrocknet werden.

Bei **Neugeborenen** ist eine besondere Nabelpflege notwendig. Nach dem sterilen Durchtrennen der Nabelschnur und Anlegen einer Nabelklemme direkt nach der Geburt bleibt ein Nabelrest. Dieser trocknet nach ca. 5–10 Tagen aus, ändert dabei seine Farbe von gelb zu bräunlich schwarz, schrumpft und fällt ab. Erst danach kann man das Neugeborene baden.

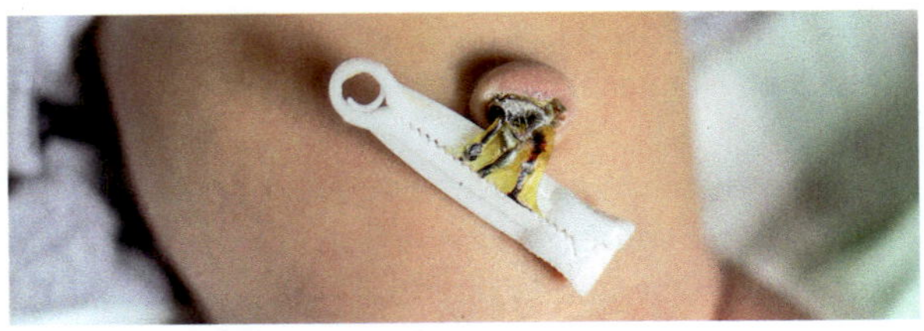

Abb. 8 Die Nabelklemme direkt nach der Geburt stoppt Blutungen aus dem Nabel und verbleibt für mindestens 48–72 Stunden. Danach wird sie entfernt.

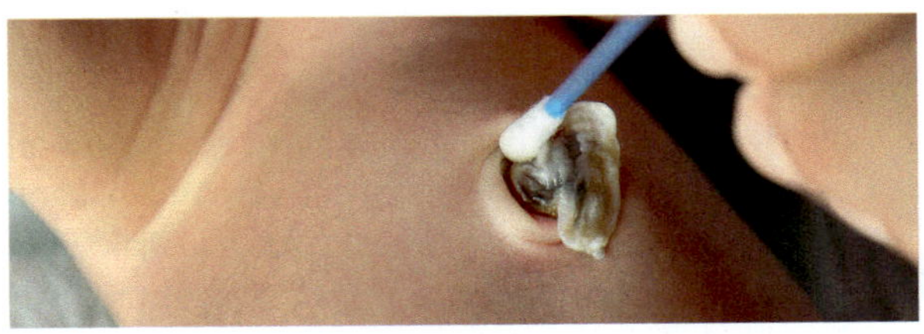

Abb. 9 Mit einem feuchten Watteträger mit NaCL 0,9 % oder abgekochtem, handwarmem Wasser wird der Nabelgrund täglich gereinigt. Die Nabelpflege bietet sich beim Windelwechsel an.

2.4.9 Haarpflege, Rasur und Bartpflege

Bei der Haarpflege unterstützen

Die Haarpflege ist wichtig für das persönliche Wohlbefinden. Jeder hat dabei seine eigenen Vorstellungen davon, wie seine Frisur sein soll und was man schön findet.

Frisieren:

- Lassen Sie den Pflegebedürftigen möglichst selbst seine Haare frisieren und reichen Sie benötigte Materialien an, u. a. Spiegel, Bürste, Kamm, Wasser zum Glätten von Haarwirbeln.
- Falls dies nicht geht, versuchen Sie, die gewünschte Frisur durch Kämmen oder Bürsten zu erreichen.
- Lange Haare können zu einem Zopf geflochten oder hochgesteckt werden.
- Bieten Sie immer einen Blick in den Spiegel an, damit die Person das Ergebnis überprüfen kann.

Haarwäsche:

Die Haarwäsche erfolgt ein- bis zweimal wöchentlich, bei Bedarf auch öfter. Je nach Mobilität des Pflegebedürftigen kann die Haarwäsche beim Duschen, Baden, am Waschbecken oder im Bett durchgeführt werden.

- Feuchten Sie das Haar an, shampoonieren Sie es ein- bis zweimal ein und verwenden Sie gegebenenfalls eine Spülung. Das macht das Haar leichter kämmbar.
- Spülen Sie alle Shampoo- und Spülungsreste gründlich aus.
- Trocknen Sie die Haare mit einem Handtuch und föhnen Sie sie danach.

Haarwäsche am Waschbecken:

- Der Pflegebedürftige sitzt auf einem Hocker und beugt den Oberkörper über das Waschbecken.
- Gießen Sie das Wasser in der geprüften und gewünschten Temperatur langsam über den Kopf, z. B. mit einem Becher oder einer Kanne, und nicht direkt aus der Leitung.

Haarwäsche im Bett:

Für die Haarwäsche im Bett gibt es verschiedene mobile Haarwaschbecken. Sind diese nicht vorhanden, kann man durch den geschickten Einsatz eines haushaltsüblichen, neuen Plastiksacks (ca. 60 l.) sehr gut improvisieren (▷ Abb. 1–6).

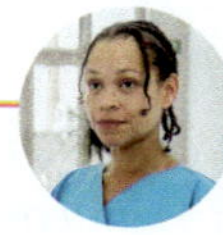

Video-Tipp von Ingrid
„Es gibt ein Praxisvideo zur *Haarwäsche im Bett.*"

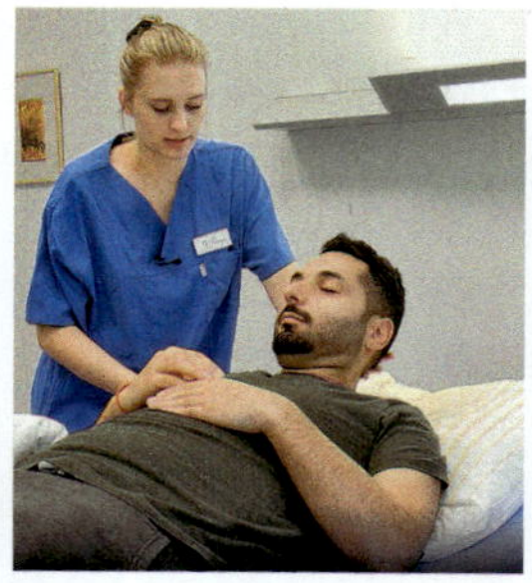

1. Richten Sie alle benötigten Materialien griffbereit (Schüssel mit Wasser, Kanne oder Becher, Haarpflegemittel, Handtuch, Plastiksack). Stellen Sie das Kopfende des Bettes flach, entfernen Sie das Kissen und bei Krankenhausbetten den Bügel.

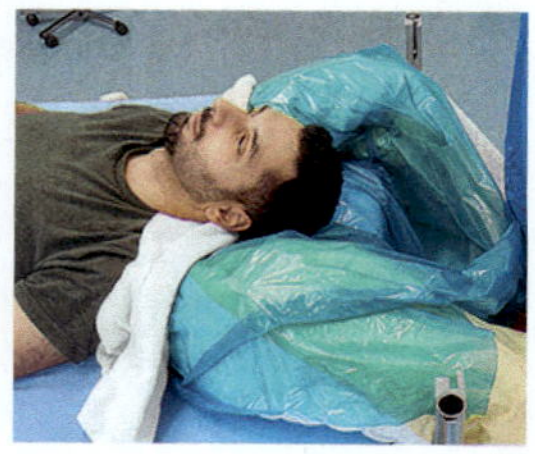

2. Den Müllsack an einer Seite zu maximal 3/4 aufschneiden. Die Bettdecke zusammenrollen und u-förmig in den Nacken des Pflegebedürftigen legen, sodass eine Art Waschbecken entsteht. Den Müllbeutel mit der offenen Seite weit bis unter die Schultern platzieren. Zusätzlich kann ein Handtuch unter den Nacken gelegt werden.

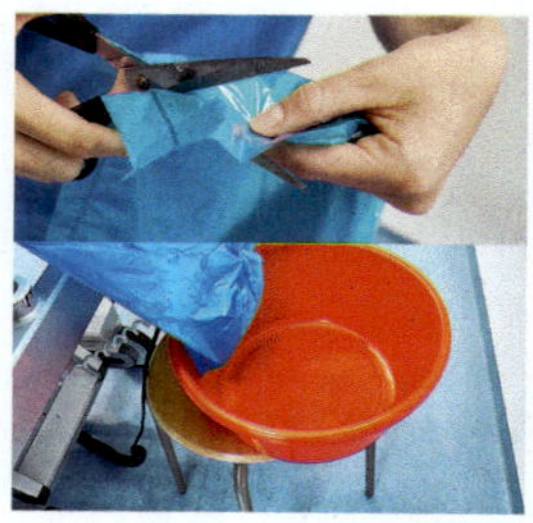

3. Die gegenüber zur Schnittkante der Öffnung liegende Ecke des Müllbeutels abschneiden und zum Ablauf des verbrauchten Wassers in einen Eimer am Boden hängen.

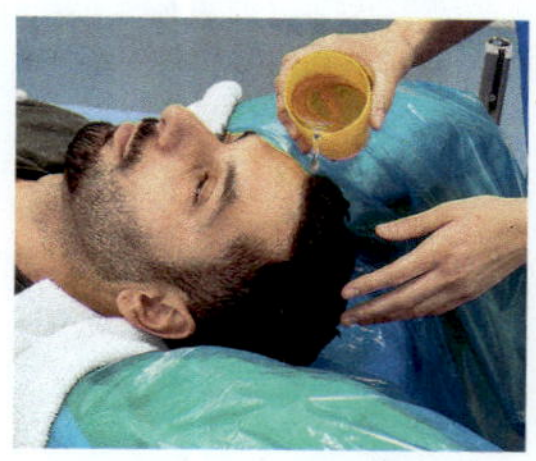

4. Die Haare mit Wasser begießen, shampoonieren und abschließend ausspülen. Bei stark fettigen oder verschmutzten Haaren den Vorgang wiederholen.

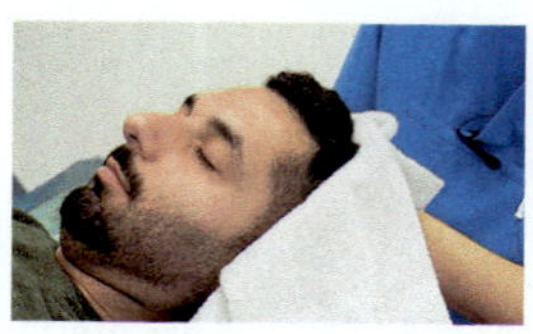

5. Haare abtrocken, Plastiksack mit Eimer beiseitestellen und den Pflegebedürftigen wieder bequem positionieren. Die Haare trocken föhnen.

Abb. 1–6 Haarwäsche im Bett

Bei der Rasur und Bartpflege unterstützen

Rasur und Bartpflege gehören bei erwachsenen Männern zur täglichen Körperpflege. Auch bei Frauen kann die Rasur von Körperteilen oder von Gesichtsbehaarung zur Körperpflege dazugehören.

> **!** **Wichtig**
> Wichtig ist, individuelle Vorlieben und Gewohnheiten zu erfragen, z. B. ob die Rasur lieber nass oder trocken erfolgen soll und welche Pflegeprodukte bevorzugt und gut vertragen werden.

Die Nassrasur gilt als gründlicher, dafür ist die Trockenrasur oft besser bei empfindlicher Haut. Die meisten Männer haben klare Vorlieben. Ist die Feinmotorik nicht mehr so gut, ist eine Trockenrasur oft einfacher.

Wenn möglich, sollte der Pflegebedürftige die Rasur mit seinem eigenen Rasierer selbst durchführen. Die Unterstützung kann darin bestehen, die Utensilien anzureichen, zu reinigen oder beim Wechseln der Klinge zu helfen.

Tipps, wenn Pflegende die Rasur selbst übernehmen:
- **Trockenrasur:** Wird ein elektrischer Rasierapparat eingesetzt, müssen Haut und Haare trocken sein. Spannen Sie die Haut etwas, damit der Rasierer besser gleitet. Bei empfindlicher Haut rasieren Sie in Haarwuchsrichtung.
- **Nassrasur:** Meistens werden Einweg- oder Mehrwegrasierer verwendet. Feuchten Sie die Haut mit warmem Wasser an und tragen Sie Rasierschaum auf. Rasieren Sie und entfernen Sie anschließend Schaum- und Haarreste mit einem feuchten Waschlappen. Nach jeder Rasur sollte die rasierte Haut gepflegt werden. Verwenden Sie dafür Pflegeprodukte mit beruhigenden Inhaltsstoffen wie Kamille. Alkoholhaltige Produkte helfen, Entzündungen zu vermeiden, trocknen jedoch die Haut aus. Wenn der Pflegebedürftige einen Teil- oder Vollbart trägt, muss er täglich gekämmt werden. Das Kürzen der Barthaare übernimmt der Pflegebedürftige selbst oder ein Friseur.

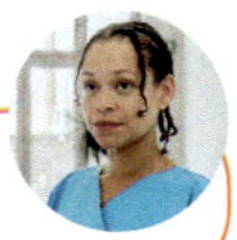

> **Video-Tipp von Ingrid**
> „Es gibt ein Praxisvideo zur *Bartrasur.*"

2.4.10 Augen-, Nasen- und Ohrenpflege

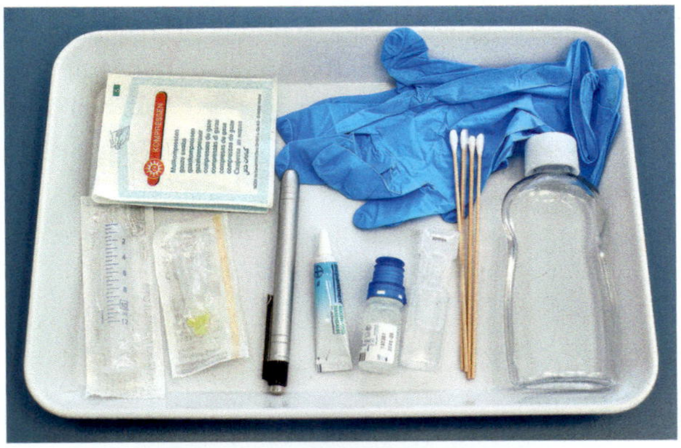

Abb. 7 vorbereitete Materialien für die Augen-, Nase- und Ohrenpflege

Bei der Augenpflege unterstützen

Die Augen sind durch die Augenlider und den Lidschlag (automatisches Öffnen und Schließen der Augenlider) geschützt. Die Tränenflüssigkeit hält das Auge feucht und reinigt es. Hinweise für die Reinigung der Augen:
- Die Augen werden mit einem sauberen Waschlappen und mit klarem Wasser von außen zur Nase hin gereinigt.
- Eine besondere Augenpflege ist erforderlich, wenn der Lidschlag fehlt (z. B. bei einem Schlaganfall oder bei Bewusstlosigkeit) oder wenn Augenlid oder Wimpern verkrustet sind.
- Leichte Verklebungen kann man mit lauwarmem Leitungswasser entfernen. Stärkere Verklebungen und Verkrustungen entfernt man meist mit steriler physiologischer Kochsalzlösung und weichen, sterilen Mullkompressen.

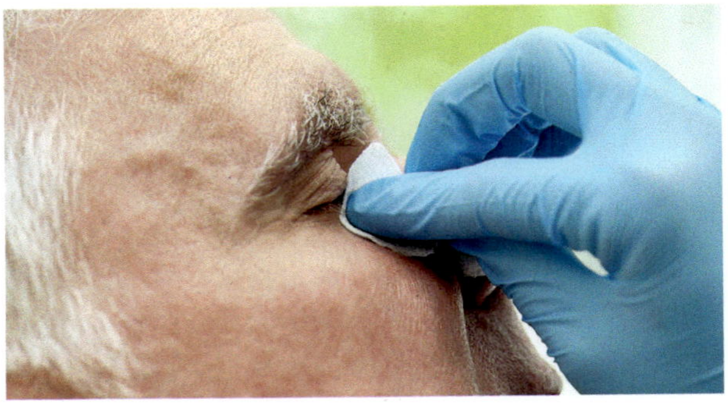

Abb. 8 Die Augen werden von außen nach innen gereinigt. Die Mullkompressen werden nach jedem Wischvorgang gewechselt, damit keine Keime verschleppt werden.

Bei der Ohrenpflege unterstützen

Die Ohrenpflege wird in die Gesichtspflege integriert. Die Ablagerungen und den Schmutz an der Ohrmuschel und am Gehörgang (Ohrenschmalz) entfernt man mit einem Wattestäbchen, feuchten Kompressen oder Waschlappen. Für jedes Ohr benutzt man neue Materialien.

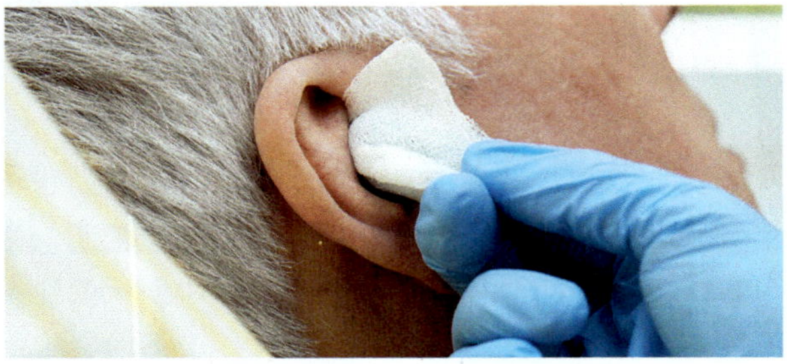

Abb. 1 Reinigen der Ohrmuschel mit einer Kompresse

> **Wichtig**
> Ein Wattestäbchen darf nicht in den Gehörgang eingeführt werden, weil dadurch das Ohrenschmalz (Cerumen) in den Gehörgang gelangen und ihn verstopfen kann. Außerdem kann beim Einführen des Wattestäbchens in den Gehörgang das Trommelfell verletzt werden.

Bei der Nasenpflege unterstützen

Die Nase reinigt sich selbst. Naseputzen unterstützt die Selbstreinigung zusätzlich. Eine besondere Nasenpflege ist nötig, wenn

- zähes Sekret und trockene Borken in der Nase sind, Menschen sich nicht selbst die Nase schnäuzen können (z. B. bei Bewusstlosigkeit, Säuglinge) oder
- über eine Nasensonde Sauerstoff zugeführt wird.

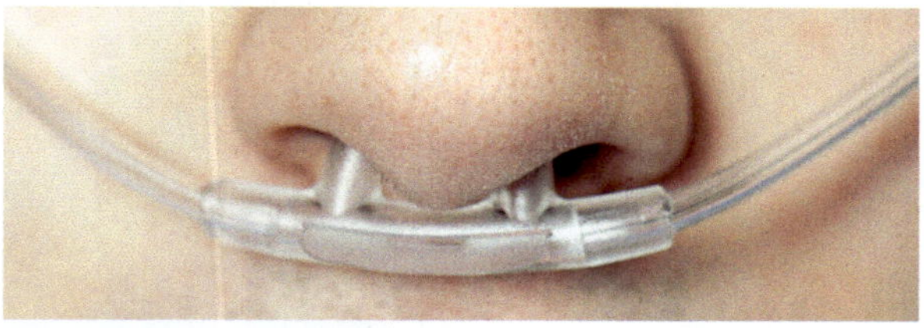

Abb. 2 Bei Menschen mit einer Sauerstoffbrille (Nasensonde) erfolgt täglich eine Nasenpflege.

Hinweise für die Reinigung der Nase:

- Die Nase reinigt man mit einem Watteträger, den man mit steriler physiologischer Kochsalzlösung (NaCl 0,9 %) befeuchtet.
- Dann führt man ihn vorsichtig unter Drehbewegungen in die Nase ein. Für jeden Nasenflügel verwendet man einen neuen Watteträger.
- Bei Säuglingen kommen Nasensauger zum Einsatz. Dazu drückt man den Pumpenball zusammen, führt die Saugerspitze vorsichtig in ein Nasenloch ein und lässt den Pumpenball los. Duuch den so erzeugten Unterdruck zieht sich das Sekret in den Nasensauger. Danach kann der Nasensauger mit warmem Wasser gereinigt und erneut angewendet werden.

Die Nasenhaut und Nasenschleimhaut kann man je nach Hautzustand anschließend mit einer Fettsalbe pflegen (z. B. Bepanthen® Nasensalbe).

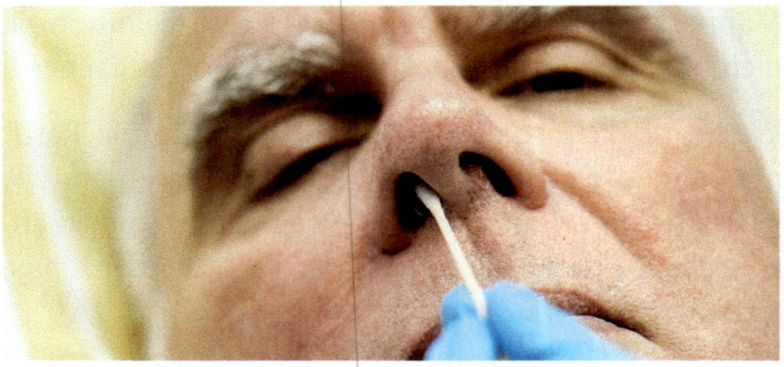

Abb. 3 Reinigen der Nase mit feuchtem Watteträger und Drehbewegungen

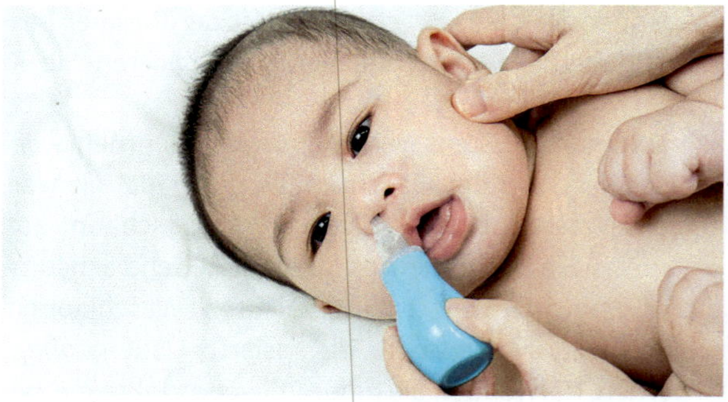

Abb. 4 Anwenden eines Nasensaugers beim Säugling

> **Wichtig**
> Babys atmen ausschließlich über die Nase. Eine verstopfte Nase ist daher besonders unangenehm, z. B. bei Schnupfen. Eine freie Nase senkt das Risiko für Nasennebenhöhlenentzündungen, Mittelohrentzündungen (Otitis media) und Bronchitis.

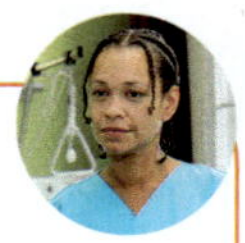

> **Video-Tipp von Ingrid**
> „Es gibt ein Praxisvideo zur *Augen-, Nase- und Ohrenpflege.*"

2.4.11 Nagelpflege

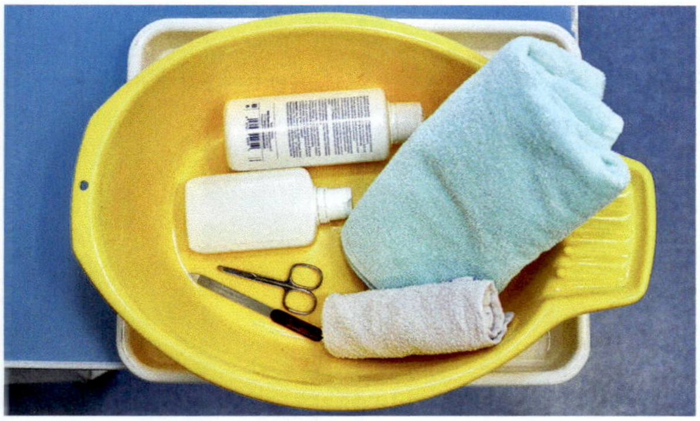

Abb. 5 Materialien für die Nagelpflege

Während Hände und Füße meistens während der Ganzkörperpflege gewaschen werden, werden Finger- und Zehennägel nur bei Bedarf gepflegt. Ein warmes **Hand- bzw. Fußbad** macht die Nägel weicher. Sie lassen sich dann leichter kürzen. Für ein Hand- bzw. Fußbad füllt man eine Schüssel mit Wasser in der gewünschten Temperatur. Die Schüssel stellt man auf eine rutschfeste Unterlage. Nun kann die pflegebedürftige Person entweder die Hände oder die Füße darin eintauchen. Das Bad sollte maximal fünf Minuten dauern. Danach werden die Hände und Füße sorgfältig abgetrocknet.

> **Wichtig**
> Besonders die Haut zwischen den Zehen muss gut abgetrocknet werden. Das beugt einer Pilzinfektion und Intertrigo vor.

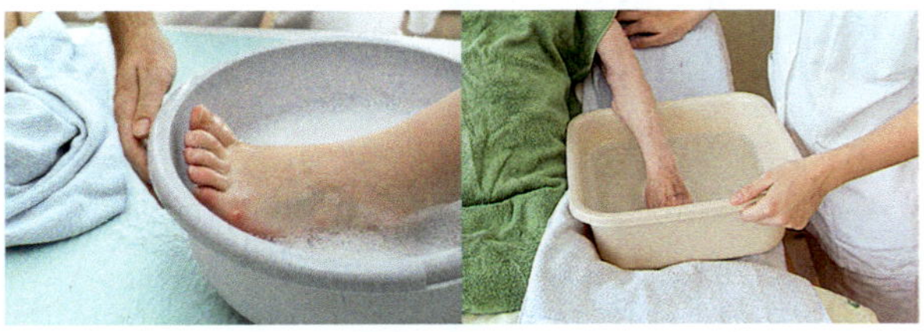

Abb. 6 und 7 Ein warmes Fuß- und Handbad reinigt die Nägel, macht sie weicher und erleichtert das Kürzen.

Hinweise für das Kürzen der Nägel an Händen und Füßen:

- Beim Kürzen der Nägel muss man darauf achten, dass man den pflegebedürftigen Menschen durch zu kurzes oder tiefes Schneiden nicht verletzt.
- Die **Fingernägel** werden entweder mit einer Nagelschere, mit einer Nagelfeile oder einem Nagelknipser gekürzt. Die Fingernägel schneidet oder feilt man oval bis rund.
- Bei Neugeborenen werden die Nägel das erste Mal nach ca. 4–6 Wochen mit einer speziell abgerundeten Nagelschere geschnitten. Die Nägel sind anfangs noch sehr weich und eng mit der Nagelhaut verbunden.
- Die **Fußnägel** schneidet man gerade, um das Einwachsen des Nagels zu verhindern.
- Raue Stellen oder scharfe Kanten an den Nägeln kann man mit einer **Nagelfeile** glätten, damit die Nägel nicht an der Bettwäsche oder Kleidung hängen bleiben.
- Rückstände unter den Nägeln können mit einer kleinen Handbürste unter fließendem Wasser entfernt werden.

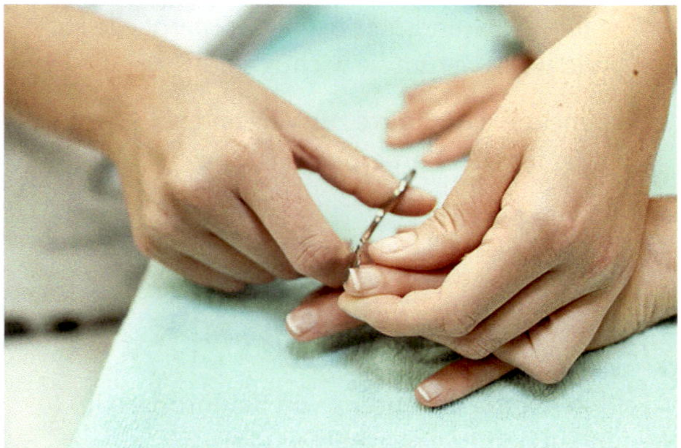

Abb. 8 Schneiden der Fingernägel mit der Nagelschere

> **Wichtig**
> Bei starken Veränderungen von Haut oder Nägeln (▷ S. 168) vor allem an den Füßen sollten Fußpflegende (Podologinnen und Podologen) die Nagelpflege übernehmen. Dies gilt auch für Pflegebedürftige mit einem erhöhten Wundrisiko, wie z. B. Menschen mit Diabetes mellitus oder Durchblutungsstörungen an den Füßen.

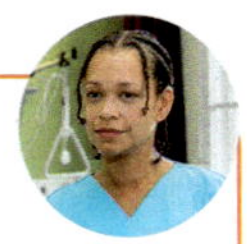

> **Video-Tipp von Ingrid**
> „Zur *Hand- und Nagelpflege* gibt es ein Praxisvideo."

Zeit zum Reflektieren ...

Schätzen Sie Ihre Kompetenzen ein: Wo fühlen Sie sich sicher? Wo möchten Sie noch mal nachlesen oder etwas vertiefen? Setzen Sie Ihre ganz persönlichen Häkchen für Ihre Lernerfolge!

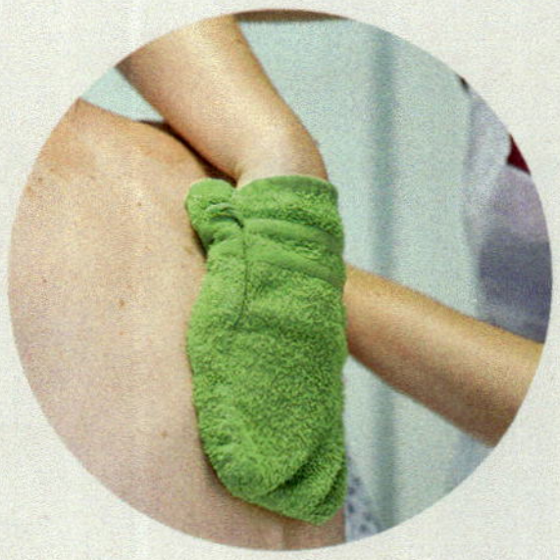

Ich ...

- ☐ beschreibe den Aufbau der Haut und nenne ihre Funktionen.
- ☐ erkläre das Konzept der Basalen Stimulation®.
- ☐ nenne Veränderungen der Haut und Hautanhangsgebilde.
- ☐ zähle die Grundsätze bei der Körperpflege auf und weiß, warum sie wichtig sind.
- ☐ benenne die Schritte zur Vor- und Nachbereitung für eine Körperpflege.

Ich ...

- ☐ bin mir der Bedeutung von Berührungen in Beruf und Privatleben bewusst.
- ☐ berühre pflegebedürftige Menschen bewusst und professionell.
- ☐ berücksichtige die individuellen Einflussfaktoren auf die Haut- und Körperpflege.
- ☐ ergreife geeignete Maßnahmen, um die Intimsphäre eines pflegebedürftigen Menschen zu wahren.
- ☐ nehme eigene und fremde Schamgefühle wahr und gehe damit professionell um.
- ☐ nehme den Alterungsprozess der Haut als einen natürlichen Prozess wahr.
- ☐ gehe in körpernahen Unterstützungssituationen sensibel und empathisch mit pflegebedürftigen Menschen um.
- ☐ gebe pflegebedürftigen Menschen genügend Zeit, sich bei der Körperpflege aktiv zu beteiligen.

Ich kann ...

- ☐ den Hautzustand beobachten und einschätzen.
- ☐ mich bei der Wahl eines Hautpflegemittels nach dem Hautzustand eines pflegebedürftigen Menschen richten.
- ☐ eine Körperpflegesituation individuell und situationsgerecht gestalten.
- ☐ pflegebedürftigen Menschen Angebote aus der Basalen Stimulation machen.
- ☐ eine therapeutische Körperpflege durchführen.
- ☐ die Intimpflege hygienisch durchführen.
- ☐ die Haarpflege im Bett durchführen.
- ☐ pflegebedürftige Menschen bei der Rasur und Bartpflege unterstützen.
- ☐ eine altersgerechte Augen-, Nasen- und Ohrenpflege durchführen.
- ☐ eine Nagelpflege durchführen.

Ich ...

- ☐ informiere mich über Besonderheiten der Pflegebedürftigen, bevor ich bei ihnen eine Körperpflege durchführe.
- ☐ frage bei Unsicherheiten nach und hole mir situationsgerecht Unterstützung bei der Körperpflege.
- ☐ dokumentiere die Durchführung der Körperpflege und gebe Besonderheiten sowie Veränderungen der Haut- und Hautanhangsgebilde an eine Fachperson weiter.

2.5 Bei der Mundhygiene unterstützen

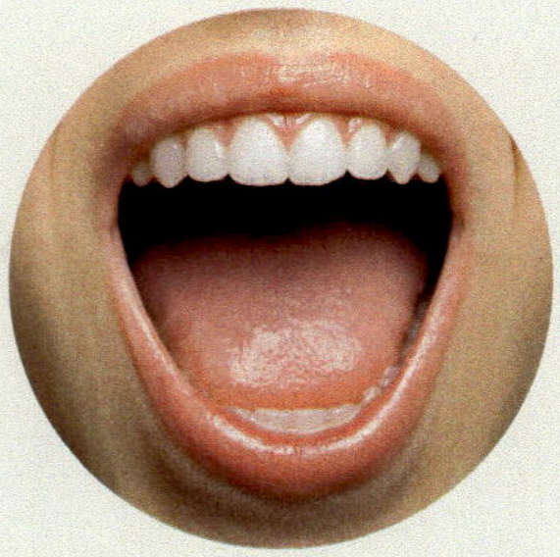

2.5.1 Die Bedeutung der Mundhygiene

Zur Mundhygiene gehören alle Maßnahmen zur Pflege des Mundraums. Eine gute Mundhygiene ist wichtig für die Mundgesundheit und trägt dazu bei, dass sich Menschen wohlfühlen.

Definition
Mundgesundheit ist die Fähigkeit zu kauen und ohne Einschränkungen zu essen, deutlich zu sprechen und unbeschwert lächeln zu können (DNQP 2023).

Eine dauerhaft schlechte Mundhygiene ist nicht gut für die Gesundheit. Wenn z.B. Zahnbeläge nicht entfernt werden, kommt es zu Erkrankungen der Zähne und des Zahnfleisches. Das können langfristig zum Verlust der Zähne führen.
Probleme im Mundbereich können die Kommunikation mit anderen Menschen beeinträchtigen. Ein gesundes Gebiss und ein gesundes Zahnfleisch verbessern das Aussehen. Durch einen schlechten Zahnstatus und durch Mundgeruch fühlen sich andere Menschen dagegen abgestoßen.

Beispiel
Der Auszubildende Kai kommt in das Zimmer von Frau Skurzc. Bei ihrem Anblick erschrickt er etwas. Er weiß zuerst gar nicht, woran es liegt. Sie kommt ihm viel älter vor als beim letzten Mal. Dann sieht er ihre Zahnprothesen in einem Wasserglas. Er hätte nicht gedacht, dass die fehlende Prothese so eine auffällige Veränderung hervorrufen könnte.

Die Bundeszahnärztekammer empfiehlt fünf Maßnahmen, um Mund und Zähne gesund zu halten:
1. regelmäßige Zahnpflege mit Zahnbürste und Zahnpasta
2. zahngesunde Ernährung, d.h. selten süße, saure und klebrige Nahrungsmittel und Getränke
3. Zufuhr von Fluoriden in der Zahnpasta und im Speisesalz
4. regelmäßige zahnärztliche Vorsorgekontrollen
5. Feuchthalten der Mundschleimhaut

2.5.2 Der gesunde Mund

Definition
Der **Mund** gehört zum Verdauungssystem des Menschen. Hier beginnt die Verdauung. Zum Mund gehören:
- Lippen
- Mundhöhle
- Zunge
- Mundschleimhaut
- Mundspeicheldrüsen
- Zähne
- Zahnfleisch

Lippen
Die Lippen schützen die Mundhöhle vor der Außenwelt. Sie sind gut durchblutet, geschmeidig und sehr beweglich. In den Lippen sind viele Nerven, daher sind sie sehr empfindlich. Wegen des starken Nervengeflechts sind sie auch ein Tastorgan und eine erogene Zone. Außerdem sind die Lippen notwendig für das Sprechen: Viele Laute entstehen mit den Lippen. Wir setzen sie auch für unseren Gesichtsausdruck ein, z.B. um positive oder negative Gefühle zu zeigen.

Mundhöhle

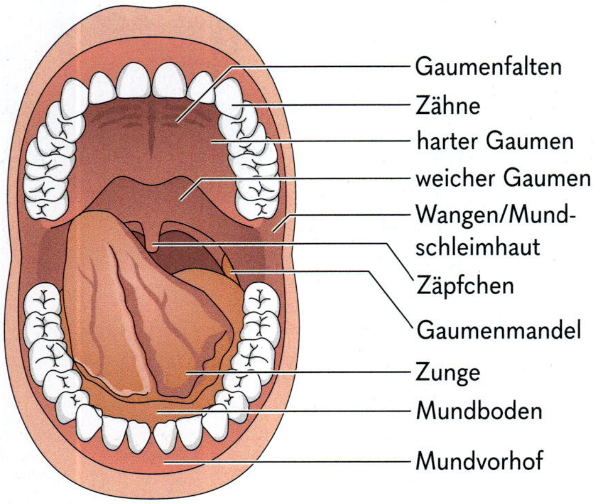

Abb. 1 Die Mundhöhle und ihre Bestandteile

Die Mundhöhle ist der Bereich zwischen der oberen und unteren Zahnreihe, den Wangen und den Lippen. Die gesamte Mundhöhle ist mit einer Schleimhaut überzogen, die Speicheldrüsen enthält. Unmittelbar nach der Geburt wird die Mundhöhle mit Bakterien besiedelt, z. B. durch das Stillen oder durch einen Schnuller. Viele dieser Bakterien sind nützlich. Sie zersetzen Nahrungsmittel, bauen Säuren ab und schützen Zähne und Zahnfleisch vor Infektionen. Diese nützlichen Bakterien bilden die **Mundflora**. Die gesunde Mundhöhle ist gut durchblutet, intakt und glänzt feucht.

Zunge

Die Zunge ist ein Muskel. Sie zerkleinert und transportiert die aufgenommene Nahrung und ist – wie die Lippen – an der Bildung von Lauten beteiligt. Die Zunge hat viele Geschmacksknospen, mit denen man verschiedene Geschmacksrichtungen (z. B. süß, sauer, bitter, salzig, umami) unterscheiden kann. Die gesunde Zunge ist rosig, feucht und frei von Belägen.

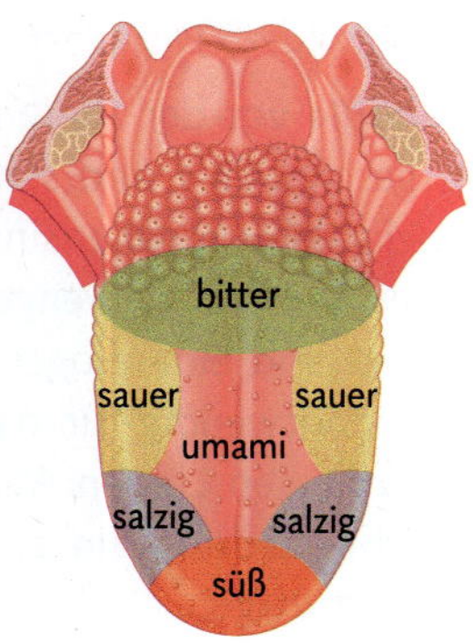

Abb. 2 Die Zunge und ihre Geschmacksbereiche

Diversität

Menschen haben verschiedene Geschmacksvorlieben. Einige bevorzugen süße, andere saure Speisen. Umami ist der herzhaft, würzige, fleischige Geschmack von Speisen. Forschende gehen davon aus, dass die Zunge noch mehr Geschmacksrichtungen unterscheiden kann, obwohl es bislang keinen Beweis dafür gibt.

Mundschleimhaut

Die Mundschleimhaut kleidet die gesamte Mundhöhle aus. Sie wird durch speichelproduzierende Drüsen feucht gehalten.

Speichel

Speichel besteht hauptsächlich aus Wasser und einem sehr geringen Anteil an Enzymen (Eiweiße, die Stoffwechselvorgänge beschleunigen können), Mineralstoffen und Antikörpern (Abwehrstoffe). Kauen regt die Speichelproduktion an. Wenn kein Speichel produziert wird, trocknet die Mundhöhle aus und wird anfälliger für Keime, Verletzungen und Entzündungen. Der Speichel hält die Mundhöhle sauber und feucht und hat eine entzündungshemmende Wirkung. Außerdem lagern sich Mineralien aus dem Speichel in den Zahnschmelz (äußerste Schicht der Zähne) ein und tragen damit zu seiner Festigkeit bei. Mit dem Speichel wird die zerkleinerte Nahrung zu einem Brei vermischt. An der Speichelproduktion sind drei **Speicheldrüsen** beteiligt:

- die Ohrspeicheldrüse (Glandula parotis)
- die Unterkieferspeicheldrüse
- die Unterzungenspeicheldrüse

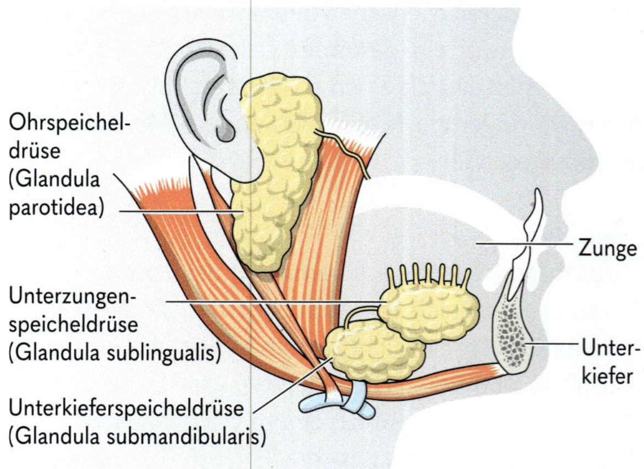

Abb. 3 Die Mundspeicheldrüsen sind paarig angelegt, d. h. es gibt auf der linken und rechten Mundseite von jeder Art je eine.

Zähne

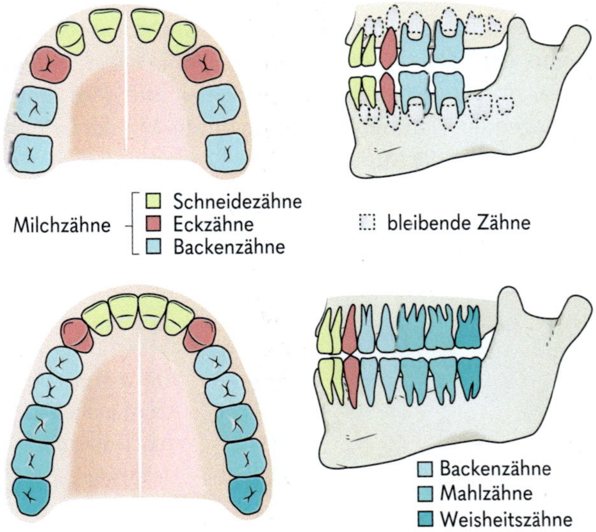

Abb. 4 Das vollständige Milchzahngebiss hat 20 Zähne (oben), ein erwachsener Mensch hat 32 Zähne (unten).

Im Alter von 6–8 Monaten zeigen sich die ersten Milchzähne. Zwischen 2,5 und 3 Jahren ist das Milchgebiss vollständig. Es besteht aus 20 Zähnen. Ungefähr zur Einschulung beginnen die Milchzähne auszufallen. Sie werden nach und nach durch die bleibenden Zähne ersetzt. Erwachsene haben 32 Zähne. Mit den Schneidezähnen beißt man ab, mit den Eckzähnen hält man die Speisen fest und mit den Backen- und Mahlzähnen zerquetscht und zermahlt man die Nahrung. Die Zähne sitzen fest im Unter- und Oberkieferknochen.

Zahnfleisch

Das Zahnfleisch (Gingiva) ist Teil der Mundschleimhaut. Es hält die Zähne im Kiefer fest. Gesundes Zahnfleisch ist hellrosafarben, liegt eng an den Zähnen an und bedeckt auch die Zahnzwischenräume. Es ist nicht geschwollen und blutet nicht beim Zähneputzen.

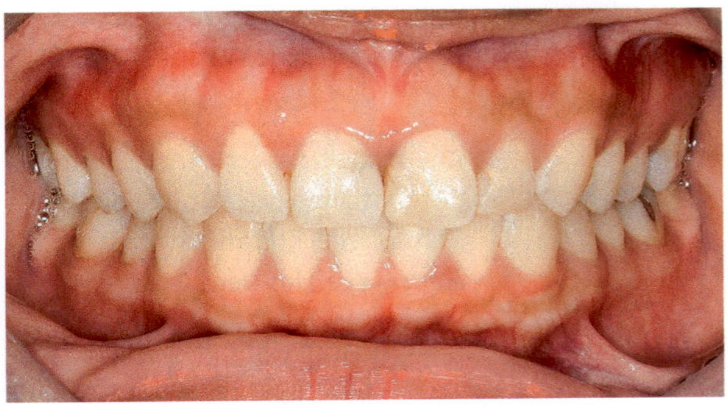

Abb. 5 gesundes Zahnfleisch

2.5.3 Veränderungen an Mund und Zähnen beobachten

Die Mundhöhle inspizieren

Um die Mundgesundheit zu beurteilen, muss man den Zustand der einzelnen Strukturen der Mundhöhle beobachten und einschätzen. So ist es möglich, Veränderungen frühzeitig zu erkennen und bei Bedarf Gegenmaßnahmen einzuleiten.

Beispiel

Die Auszubildende Iris beobachtet den Mund ihres Lernpartners Ben. Sie sagt zu ihm: „Ich würde sagen, dass dein Mund gesund ist. Deine Lippenhaut ist intakt, deine Mundschleimhaut und deine Zunge sind rosig, glänzen feucht und sind frei von Belägen. Dein Zahnfleisch sieht auch rosig und feucht aus. Es ist nicht geschwollen und, soweit ich das beurteilen kann, sitzen alle Zähne fest." Ben lacht: „Das freut mich zu hören!"

Zur Beobachtung gehört es, den pflegebedürftigen Menschen zu fragen, ob er Schmerzen oder Probleme im Mundbereich hat. Fällt einem Menschen das Sprechen schwer oder spricht er Worte undeutlich aus, kann das z. B. ein Hinweis auf Entzündungen in der Mundhöhle sein. Auch bei der Nahrungsaufnahme kann man beobachten, ob die Strukturen im Mund funktionstüchtig sind.

Bei körpernahen Tätigkeiten kann man den Zustand der Lippen beobachten und feststellen, ob die zu pflegende Person Mundgeruch hat. Um das Innere des Mundes zu beurteilen, schaut man in die Mundhöhle. Diesen Vorgang nennt man **Inspektion** (hineinschauen).

! Wichtig

Die Mundhöhle nicht direkt nach dem Essen inspizieren, da sonst Essensreste die Sicht behindern bzw. zu einer falschen Einschätzung führen. Säuglingsnahrung oder Milchprodukte hinterlassen weiße Beläge auf der Zunge. Sie kann man leicht mit einem Pilzbefall verwechseln.

Materialien für die Inspektion der Mundhöhle:
- Handschuhe zum Eigenschutz
- eine Diagnostiklampe/Lichtquelle
- mehrere Mundspatel
- einen Spiegel
- evtl. einen Beißschutz (z. B. eine Mullbinde)
- einen Abwurf (z. B. Nierenschale).

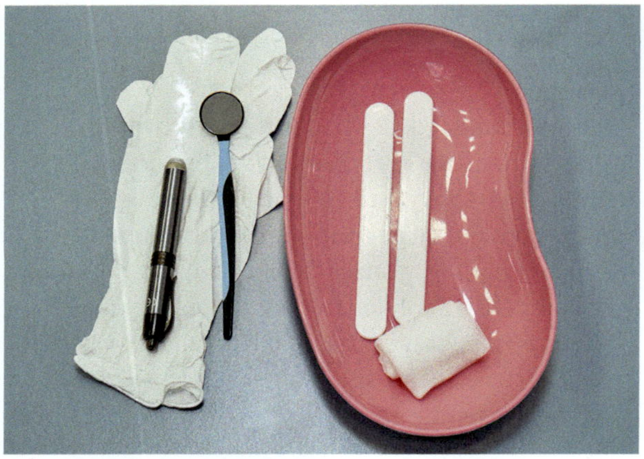

Abb. 1 Materialien zur Inspektion der Mundhöhle

Man stellt alle Materialien in greifbare Nähe, z. B. auf den desinfizierten Nachttisch. Dann bittet man den pflegebedürftigen Menschen, den Mund zu öffnen. Wenn ein Mensch seinen Mund nicht selbst öffnen kann, drückt man seinen Unterkiefer mit dem längs aufliegenden Daumen sanft nach unten. Mit der Lampe leuchtet man die Mundhöhle aus. Die Zunge kann man dabei mit dem Mundspatel leicht nach unten drücken.

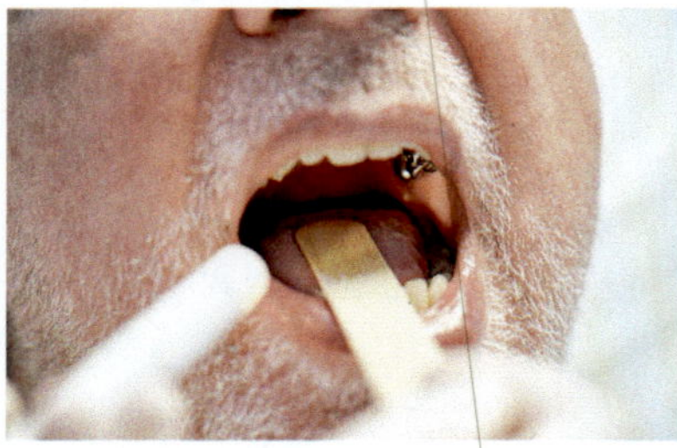

Abb. 2 Inspektion der Mundhöhle mit Lampe und Holzspatel

! Wichtig
Den Mundspatel darf man nicht zu tief in den Mund einführen, das löst sonst einen Würgereiz aus.

angeschwollene Lippen, Zunge 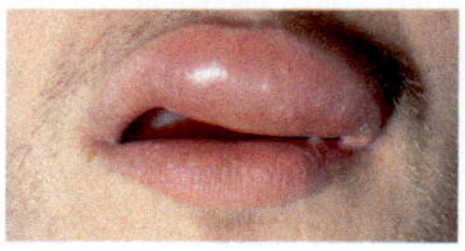	Alarmzeichen für eine allergische Reaktion z. B. auf Lebensmittel, Arzneimittel oder Insektenstich.	**entzündete Mundschleimhaut** 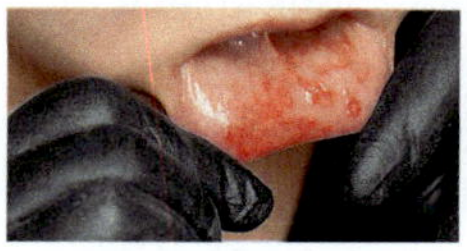	gerötete und geschwollene Mundschleimhaut (Stomatitis), oft mit Schmerzen beim Essen und Trinken, Entzündung des Zahnfleisches (Parodontitis)
Mundtrockenheit (Xerostomie) 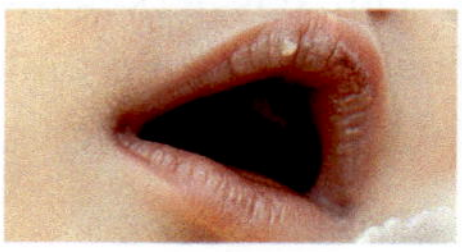	spröde, ggf. rissige Lippen, teilweise schleimig-weißer Belag auf Zunge und Mundschleimhaut („Zunge klebt am Gaumen"), Durst	**Zahnbeläge (Plaque)** 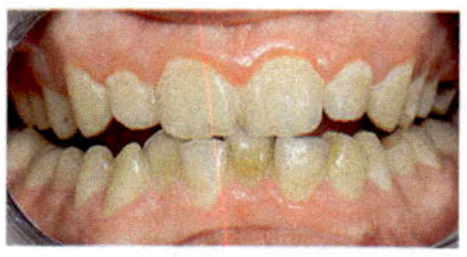	Speisereste und Bakterien haften auf der Zahnoberfläche, harter Zahnbelag (Zahnstein)
Rhagaden 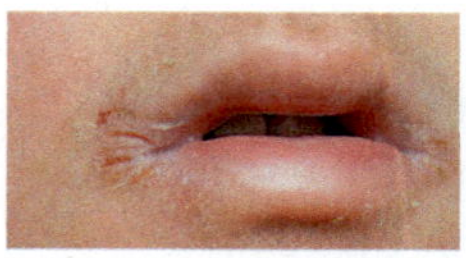	kleine, sehr schmerzhafte Risse meist in den Mundwinkeln, oft aufgrund von Vitamin-B_2- und Eisenmangel	**Karies** 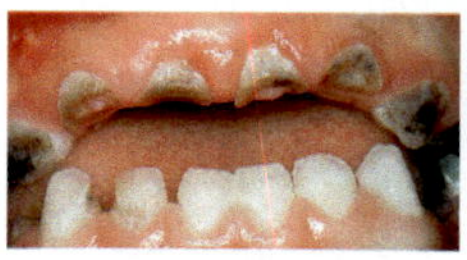	Zahnschäden durch hohen Zuckerkonsum und mangelnde Zahnpflege, Zähne reagieren empfindlich auf Wärme/Kälte
Aphten 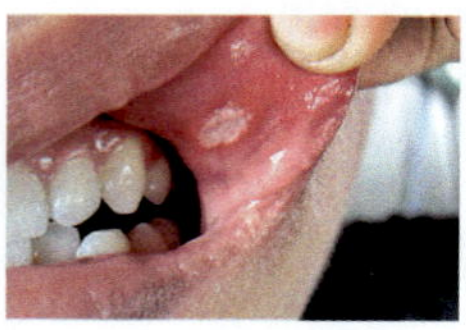	kleine, schmerzhafte, weiß-rötlich entzündete Stellen an der Mundschleimhaut	**Mundgeruch** 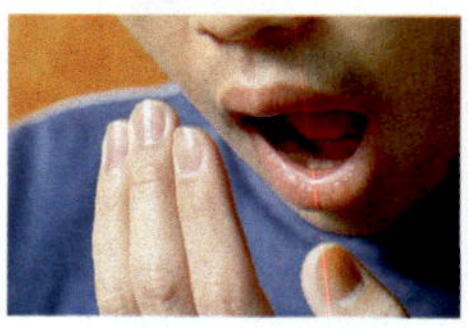	unangenehm riechender Atem durch mangelnde Mund- und Zahnpflege, Erkrankungen der Atemwege, des Verdauungssystems oder durch Konsum von u. a. Alkohol, Nikotin, Knoblauch

Tab. 1 Mögliche Veränderungen an Mund und Zähnen

Personengruppen mit erhöhtem Beobachtungsbedarf

Die Mundgesundheit ist besonders gefährdet, wenn ein Mensch …

- eine Zahnspange oder Zahnprothese hat, die zu Druckstellen im Zahnfleisch führt.
- eine Magensonde hat (transnasal über die Nase, orogastral über den Mund, ▷S. 279) oder über längere Zeit nichts essen kann oder darf (Nahrungskarenz, Bewusstseinsstörung). Dadurch ist die Speichelbildung eingeschränkt.
- eine Abwehrschwäche hat, z. B. durch eine Chemo- oder Radiotherapie oder Erkrankung.

> **! Wichtig**
> Chemo- und Radiotherapien können die Mundschleimhaut besonders stark schädigen. Deshalb beginnt man schon vor der Therapie damit, mindestens einmal täglich die Mundhöhle zu inspizieren.

- eine bestehende Entzündung oder Erkrankung in der Mundhöhle hat.
- oft oder nur durch den offenen Mund atmet. Dies führt zu Mundtrockenheit.
- raucht, da dies die Durchblutung von Mundschleimhaut und Zahnfleisch verschlechtert.
- Schmerzen beim Sprechen oder Kauen hat.
- aufgrund z. B. einer kognitiven Einschränkung die Mundhygiene vernachlässigt.
- Medikamente einnimmt, die sich negativ auf die Mundgesundheit auswirken können (z. B. Schmerzmittel/Opioide, Kortisonpräparate, Blutdrucksenker).

2.5.4 Grundsätze bei der Mundpflege beachten

Hygienisch handeln

Krankheitserreger können sich an den Händen, Gebrauchsgegenständen und in Körperflüssigkeiten (z. B. Speichel) befinden. Deshalb sind folgende **Hygienemaßnahmen** notwendig:

- Pflegebedürftige sollten sich vor der Mundpflege die Hände waschen. Wird die Mundpflege übernommen, müssen Einmalhandschuhe und ggf. ein Mund- und Nasenschutz zum Eigenschutz angezogen und getragen werden.
- Grundsätzlich verwendet man nur saubere Hilfsmittel und reinigt sie anschließend.
- Tupfer und Kompressen (z. B. zum Mundauswischen) entsorgt man nach einmaligem Gebrauch.
- Zahnbürsten und Zungenschaber aus Kunststoff werden spätestens nach ca. vier Wochen und Zahnzwischenraum-Bürsten nach ca. einer Woche ausgewechselt, bei sichtbaren Verunreinigungen bzw. bei immungeschwächten Menschen deutlich häufiger.
- Materialien zur Mund- und Zahnpflege werden auf desinfizierten Flächen abgelegt, benutzte Ablageflächen werden in der Nachbereitung wischdesinfiziert.

Eigenaktivität fördern

Generell geht man bei der Mundpflege behutsam vor. Pflegende sollten die pflegebedürftigen Menschen so viel wie möglich selbstständig durchführen lassen. Wenn eine Unterstützung erforderlich ist, greifen Pflegende auf die Ressourcen des pflegebedürftigen Menschen zurück. Sie können nach Bedarf assistieren, anleiten oder je nach Situation eine Tätigkeit teilweise übernehmen.

Pflegende fördern die Selbstständigkeit und die Selbstwirksamkeitserfahrung (▷Kapitel Gesundheitsförderung), indem sie die Hand des pflegebedürftigen Menschen führen. Ist es für Menschen schwierig, eine Zahnbürste zu halten oder zu führen, erleichtern Griffverstärker das Handling.

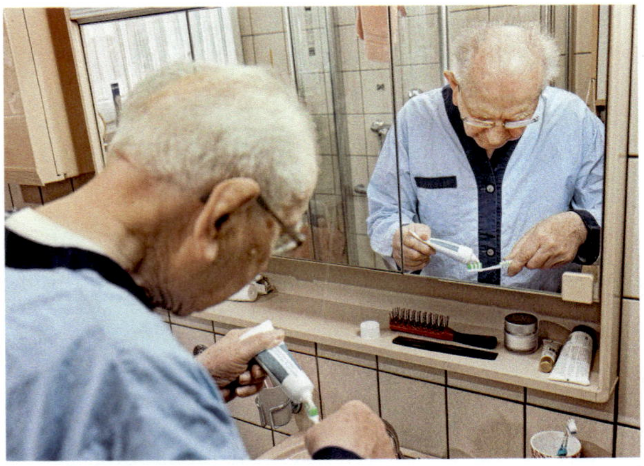

Abb. 3 Bei der Mund- und Zahnpflege gilt: Ressourcen nutzen und die Selbstständigkeit von Pflegebedürftigen so lange wie möglich erhalten.

Für Sicherheit sorgen

Der zu pflegende Mensch sollte bei der Mundhygiene am besten aufrecht sitzen oder den Oberkörper und Kopf leicht nach vorne beugen. Das hilft, eine Aspiration (▷ S. 272) zu verhindern. Die Mundpflege bei einem bettlägerigen Menschen wird entweder mit möglichst aufrecht gestelltem Kopfteil oder in Seitenlagerung durchgeführt.

2.5.5 Die Mundhöhle reinigen

Das Ausspülen bzw. Auswischen der Mundhöhle dient dazu, Speisereste, Borken oder Beläge zu entfernen und die Mundhöhle feucht zu halten. Dabei stehen zahlreiche Präparate zur Auswahl. Sie unterscheiden sich in ihrer Wirkung und Anwendung. Beobachten Sie bei Pflegebedürftigen auffällig trockene und spröde Lippen, sollten diese bereits vor der Mundpflege z. B. mit einem Lippenpflegestift, einer Dexpanthenolsalbe oder mit Vaseline eingecremt werden. Das hilft, Einrissen vorzubeugen.

Mundspüllösungen

Die Auswahl der Mundspüllösung richtet sich nach den Wünschen des pflegebedürftigen Menschen bzw. den Angaben in der Pflegeplanung und im Fall von Arzneimitteln nach der ärztlichen Anordnung.

Olivenöl, Butter, Sahne	• weicht feste, hartnäckige Beläge auf • löst Borken leichter ab
Pfefferminze	• regt den Speichelfluss an • überdeckt unangenehmen Mundgeruch • erfrischt den Atem
Kamille	• wirkt entzündungshemmend • fördert die Wundheilung
Salbei, Myrrhe	• wirkt desinfizierend und entzündungshemmend
Mundwasser	• verhindert Plaquebildung (Zahnbelag) • wirkt antibakteriell • erfrischt den Atem

Tab. 1 Mundspüllösungen und ihre Wirkungen

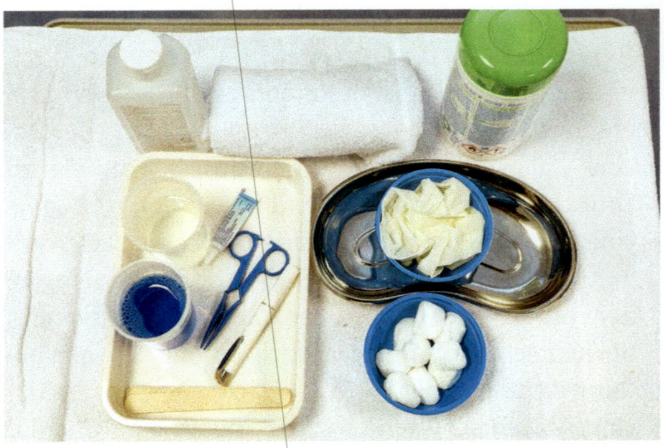

Abb. 1 Materialien zum Inspizieren, Ausspülen und Auswischen der Mundhöhle

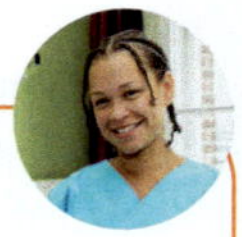

Video-Tipp von Ingrid
„Zum Reinigen der Mundhöhle gibt es auch ein Praxisvideo *Spezielle Mundpflege*."

Die Mundhöhle ausspülen

1. Stellen Sie die Materialien zusammen. Sie benötigen:
   - Einmalhandschuhe,
   - eine Nierenschale zum Auffangen der Spüllösung,
   - einen Becher mit Wasser,
   - einen Becher mit Mundspüllösung und
   - ein Handtuch.
2. Helfen Sie der zu pflegenden Person in eine sitzende Position, damit sie sich nicht verschluckt (▷ S. 272, Aspirationsprophylaxe).
3. Legen Sie das gefaltete Handtuch als Nässeschutz auf den Oberkörper. Ziehen Sie Einmalhandschuhe an und reichen Sie Wasser und/oder die Spüllösung an.
4. Fangen Sie das Wasser und die Spüllösung mit der Nierenschale auf.
5. Reichen Sie dem zu pflegenden Menschen das Handtuch für das Abtrocknen der Mundpartie.
6. Sind die Lippen trocken, werden sie mit einer Lippenpflege eingecremt.
7. Helfen Sie dem zu pflegenden Menschen in die gewünschte Position und entsorgen Sie das Material sach- und fachgerecht.
8. Dokumentieren Sie die Pflegehandlung und Ihre Beobachtungen.

Die Mundhöhle auswischen

1. Stellen Sie das Material zusammen:
   - Einmalhandschuhe
   - einen Becher mit Wasser
   - einen Becher mit Mundspüllösung
   - Lampe und Mundspatel
   - Péan- oder Plastikklemme
   - Tupfer, ggf. Kompressen
   - eine Nierenschale
   - ein Handtuch
2. Helfen Sie dem zu pflegenden Menschen in eine sitzende Position, damit er sich nicht verschluckt. Menschen mit einer Bewusstseinseinschränkung sollten zum Auswischen der Mundhöhle in eine Seitenlage positioniert werden.
3. Inspizieren Sie die Mundhöhle mit der Taschenlampe.
4. Klemmen Sie einen Tupfer in die Péan-Klemme, tauchen Sie den Tupfer in die Spüllösung und wischen Sie damit die Mundhöhle aus. Hartnäckige Beläge und Borken können Sie vor dem Auswischen mit einer Lösung einweichen.
5. Entsorgen Sie den Tupfer nach einmaligem Auswischen der Mundhöhle und ersetzen Sie ihn durch einen neuen Tupfer.
6. Trockene Lippen werden eingecremt.
7. Helfen Sie dem zu pflegenden Menschen in die gewünschte Position und entsorgen Sie das Material sach- und fachgerecht.
8. Dokumentieren Sie die Pflegehandlung und Ihre Beobachtungen.

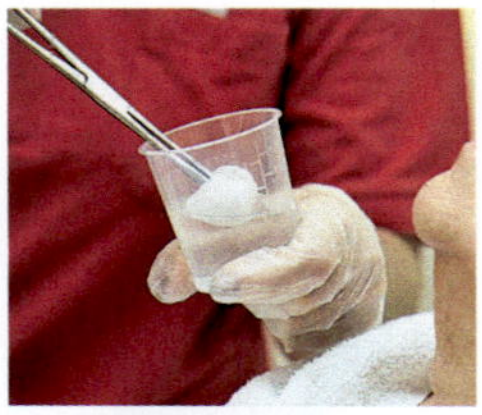
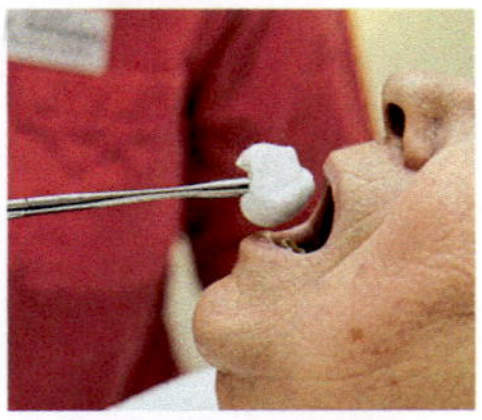
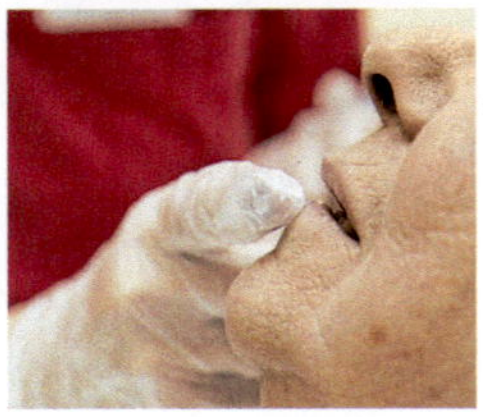

Abb. 2–4 Auswischen des Mundes und Eincremen der Lippen

> **Wichtig**
> Um Verletzungen der Mundschleimhaut zu vermeiden, spannen Sie die Tupfer in die Péan- oder Plastikklemme immer so ein, dass die Spitze der Klemme vollständig vom Tupfer bedeckt ist.

Die Zunge reinigen

Die Zunge ist meistens mit Bakterien besiedelt. Aus diesem Grund sollte auch sie mit einem Zungenreiniger oder mit der Zahnbürste gereinigt werden:

1. Führen Sie den Zungenreiniger nur so weit die Zunge hinauf, dass kein Würgereiz ausgelöst wird.
2. Reinigen Sie die Zunge von hinten nach vorne mit dem Zungenreiniger oder mit der Zahnbürste. Hartnäckige Zungenbeläge kann man mit Butter oder Margarine ablösen. Anschließend kann der Mund ausgespült werden.

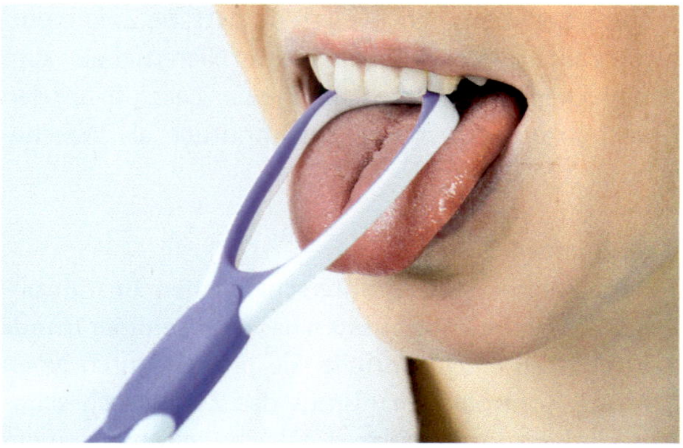

Abb. 5 Entfernen von Belägen mit einem Zungenreiniger

2.5.6 Zähne, Zahnspangen und Zahnprothesen reinigen

Zähneputzen ist ein wichtiger Bestandteil der täglichen Mundhygiene. Ziel des Zähneputzens ist es, die Zähne von schädlichen Belägen zu befreien.

> **Wichtig**
> Die Blutgefäße und Nerven der Zähne und des Zahnfleisches sind mit dem restlichen Körper verbunden. Deshalb können sich Bakterien, die Entzündungen z. B. in der Zahnwurzel verursachen, über die Blutbahnen im **Körper** verbreiten und an anderen Stellen weitere Entzündungen **auslösen** (z. B. Entzündungen der Nebenhöhlen oder des Herzens). Wenn Karies nicht behandelt wird, kann das gesamte Immunsystem geschwächt werden.

Die Zähne sollten zweimal am Tag geputzt werden. Abends ist es besonders wichtig, denn im Schlaf bildet sich weniger Speichel, der die Bakterien im Mund bekämpfen kann.

Wichtig

Nach dem Essen sollte man 60 Minuten warten, bevor man die Zähne putzt. Besonders wenn man saure oder zuckerhaltige Speisen und Getränke zu sich genommen hat, würde man sonst den Zucker und die Säure in die Zähne reiben.

Materialien für die Zahnpflege

Neben Wasser braucht es zum Zähneputzen einen Zahnputzbecher, eine Zahnbürste und Zahnpasta, Handschuhe und ggf. einen Mundschutz (Selbstschutz). Bei Menschen, die sich im Bett die Zähne putzen, braucht man zusätzlich eine Nierenschale zum Ausspucken, einen Waschlappen oder Zellstoff, um den Mund abzutrocknen, und ein Handtuch als Wäscheschutz.

Zahnbürsten

Es gibt Zahnbürsten in unterschiedlichen Ausführungen. **Elektrische Zahnbürsten** haben gegenüber **Handzahnbürsten** einige Vorteile: Sie pflegen durch einen Abdruck-Kontrollmechanismus das Zahnfleisch schonender als Handzahnbürsten. Manche zeigen mit einem Timer die empfohlene Putzdauer von 2–3 Minuten an. Bei **Schallzahnbürsten** schwingt der Bürstenkopf besonders schnell. Dadurch werden Beläge noch besser von den Zähnen abgelöst.

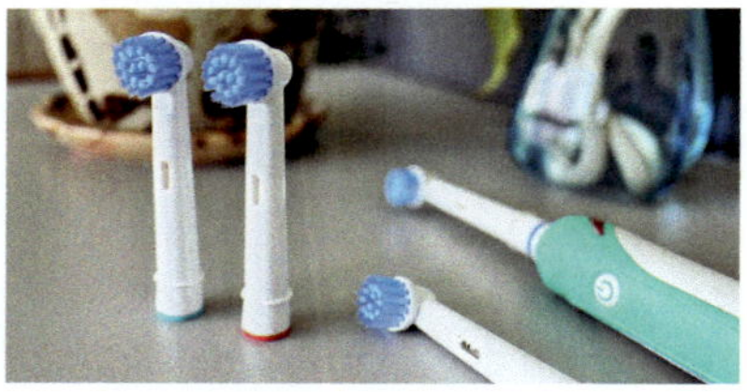

Abb. 1 Elektrische Zahnbürsten mit rundem Bürstenkopf für rotierende Bewegungen

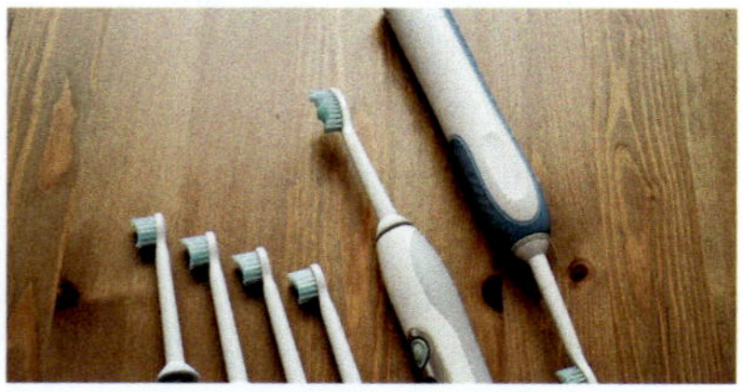

Abb. 2 Elektrische Schallzahnbürsten, die oszillierende Bewegungen ausführen

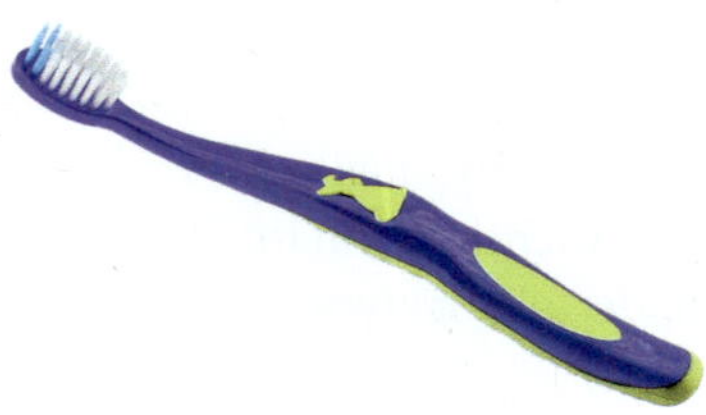

Abb. 3 Handzahnbürsten für Kinder haben einen kleineren Bürstenkopf mit weichen Borsten und einen dickeren, rutschfesten Griff.

Zahnpasta

Es gibt viele verschiedene Sorten von Zahnpasta (auch: Zahncreme). Sie unterscheiden sich durch ihre Inhaltsstoffe. Die wichtigsten Bestandteile einer Zahnpasta sind:

- Putzkörper zur mechanischen Entfernung der Beläge und zum Polieren der Zähne
- Fluorid, das den Zahnschmelz vor Säuren und Bakterien schützt
- Farb-, Geschmacks- und Geruchsstoffe, die der Zahnpasta ihr Aussehen, den Geschmack und den Geruch geben

Zahnzwischenraumbürsten und Zahnseide

Für die gründliche Reinigung der Zahnzwischenräume werden Zahnzwischenraumbürsten (auch: Interdentalbürsten) und Zahnseide benutzt. Die Zahnzwischenraumbürsten massieren zusätzlich das Zahnfleisch.

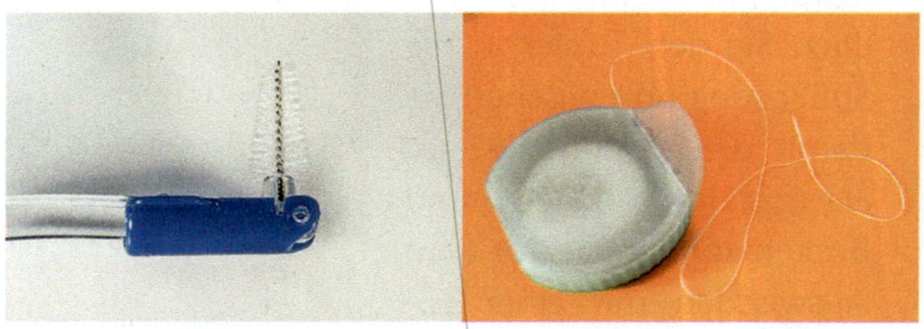

Abb. 4 und 5 Zahnzwischenraumbürste (links), Zahnseide (rechts).

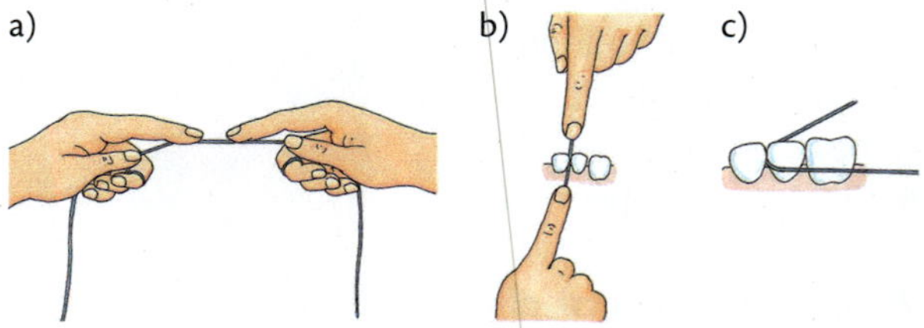

Abb. 6 Zahnseide anwenden: a) Zahnseide straff spannen, b) Zahnseide in den Zahnzwischenraum einführen, c) Zahnbeläge mit schabenden Auf- und Abbewegungen entfernen

Zähne reinigen

Beim Reinigen der Zähne ist es wichtig, sich eine richtige altersgerechte Routine anzugewöhnen (siehe Abb. 4–6), um Zahn- und Zahnfleischschäden vorzubeugen und auch keinen Zahn zu vergessen.

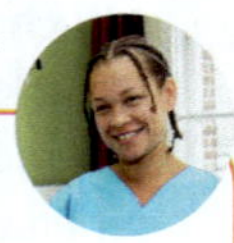

Video-Tipp von Ingrid

„Es gibt ein Praxisvideo *Mund- und Zahnpflege*."

So gehen Sie beim Zähneputzen vor:

1. Helfen Sie dem pflegebedürftigen Menschen zum Zähneputzen in eine sitzende Position, damit er sich nicht verschluckt.
2. Ordnen Sie alle Materialien so an, dass sie für die zu pflegende Person bzw. für Sie leicht erreichbar sind.
3. Fordern Sie den zu pflegenden Menschen auf, sich den Mund mit Wasser auszuspülen.
4. Drücken Sie eine ca. erbsengroße Menge Zahnpasta auf den Zahnbürstenkopf.
5. Danach muss jeder Zahn von allen Seiten (Außenfläche, Kaufläche und Innenfläche) mit kleinen rüttelnden oder kreisenden Bewegungen gereinigt werden. Die abgelösten Beläge wischt man mit einer Drehbewegung in Richtung Zahnoberseite („von Rot nach Weiß").
6. Bitten Sie den zu pflegenden Menschen, sich erneut den Mund auszuspülen. Dabei ggf. die Nierenschale halten und den Mund abschließend mit dem Handtuch trocken tupfen (lassen).

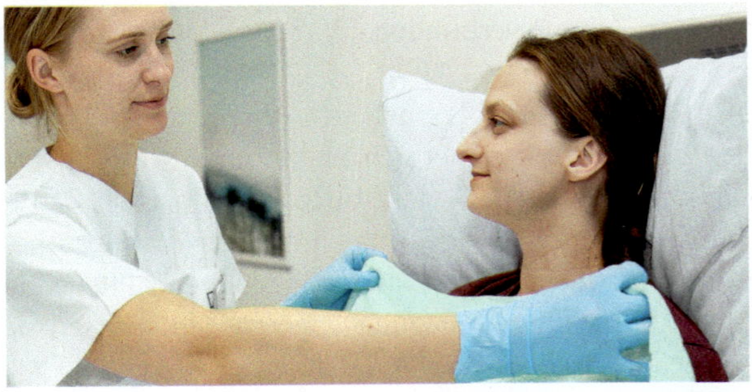

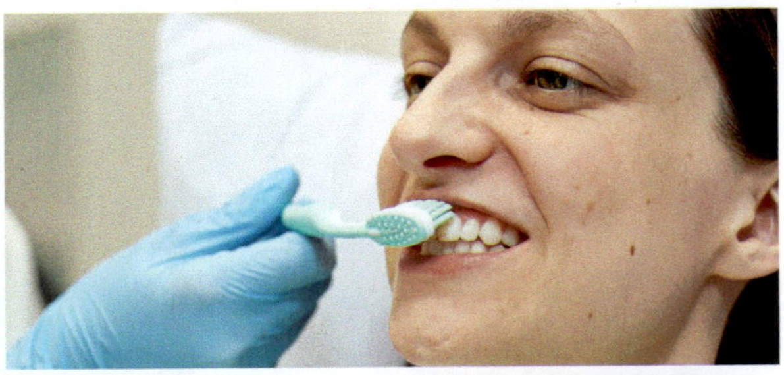

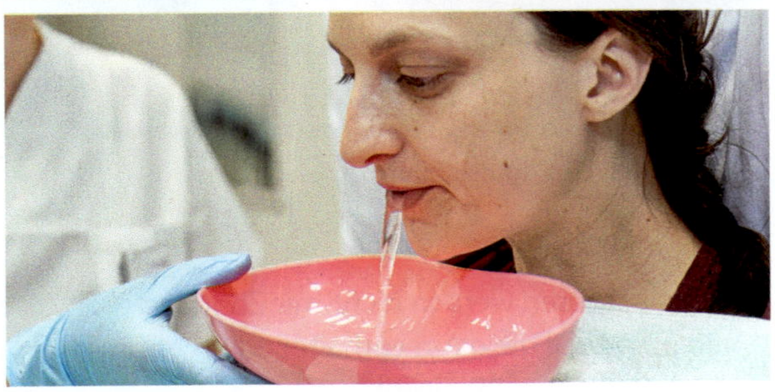

Abb. 7–9 Unterstützung beim Zähneputzen

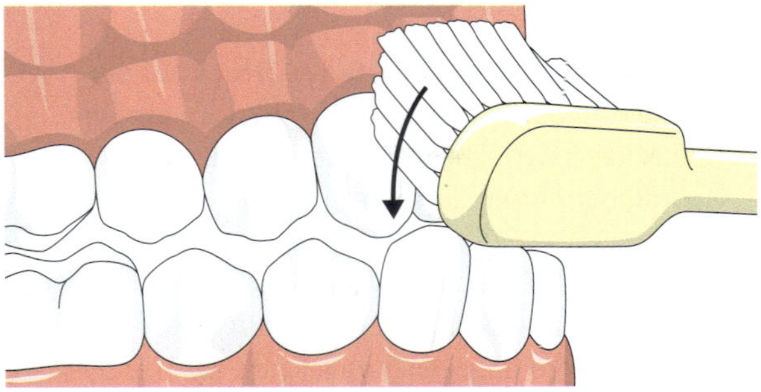

Abb. 10 Zähneputzen von Rot (Zahnfleisch) zu Weiß (Zähne)

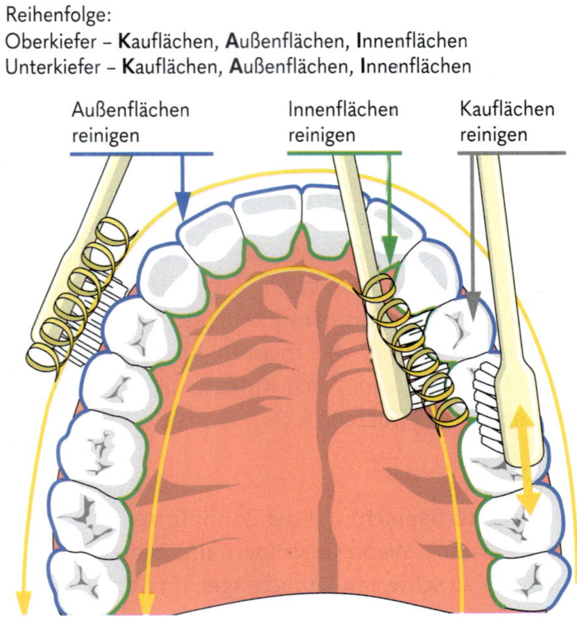

Abb. 11 Die KAI-Methode erlernen Kinder bereits in der Kita. Reihenfolge: zuerst den Oberkiefer mit Kauflächen, Außenflächen, Innenflächen und danach ebenso den Unterkiefer.

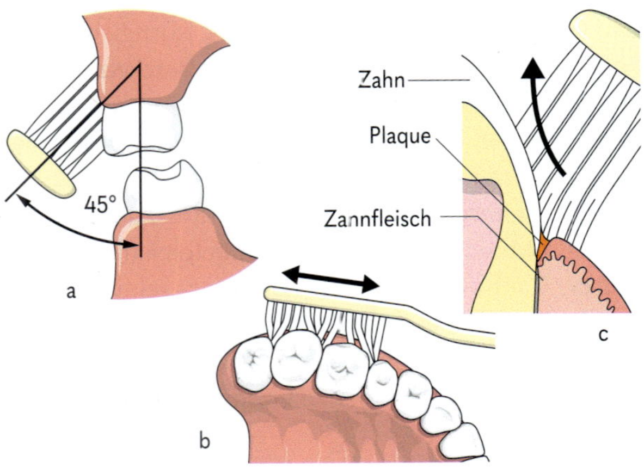

Abb. 12 Bass-Technik ab dem Jugendalter: a) Grundhaltung, b) rüttelnde Bewegungen, c) Entfernung des Zahnbelags (Plaque) aus dem Zahnfleischrand

> **Wichtig**
> Die Zahnbürste soll nicht zu viel Druck auf die Zähne und das Zahnfleisch ausüben. Zu großer Druck kann den Zahnschmelz schädigen und Zahnfleischbluten auslösen.

Die Handzahnbürste setzt man in einem Winkel von 45 Grad auf Zahn und Zahnfleisch auf. Eine elektrische Zahnbürste wird dagegen parallel zum Zahn aufgesetzt. Sie führt die vibrierenden Bewegungen selbst durch und transportiert auch die Beläge automatisch ab. Es dauert ca. 2–3 Minuten, um alle Zähne zu reinigen.

Kinder beim Zähneputzen unterstützen

Sobald sich bei einem Baby die ersten Zähnchen zeigen, kann man sie mit einem feuchten Mulltupfer, Fingerling bzw. Fingerzahnbürste reinigen. Später verwendet man kindgerechte Zahnbürsten. Auch die Zahnpasta muss für Kinder geeignet sein. Mit dem Durchbruch des ersten Zahns sollte man mit dem Zähneputzen beginnen. So werden Kinder mit dem Zähneputzen vertraut. Mit 6–7 Jahren können die meisten Kinder ihre Zähne selbstständig putzen. Auch Kinder sollten ihre Zähne zweimal am Tag putzen.

> **Wichtig**
> Kinder dürfen nicht mit der Zahnbürste im Mund herumlaufen. Wenn sie stolpern und hinfallen, kann es zu schweren Verletzungen im Mund und an den Zähnen kommen.

Zahnspangen reinigen

Herausnehmbare Zahnspangen oder Brackets (fest auf den Zähnen angebrachte Elemente) korrigieren eine Fehlstellung der Zähne. Menschen mit Brackets müssen ihre Zähne besonders sorgfältig reinigen, weil sich in den vielen Nischen der Brackets Nahrungsreste und Zahnbelag sammeln können.
Lockere Zahnspangen nimmt man zum Zähneputzen aus dem Mund. Nach dem Zähneputzen kann man sie mit der Zahnbürste und der Zahnpasta reinigen. Es ist empfehlenswert, alle acht Wochen hartnäckige Beläge auf der Zahnspange mit speziellen Pflegemitteln, z. B. Zahnspangenreiniger-Tabs, zu entfernen.

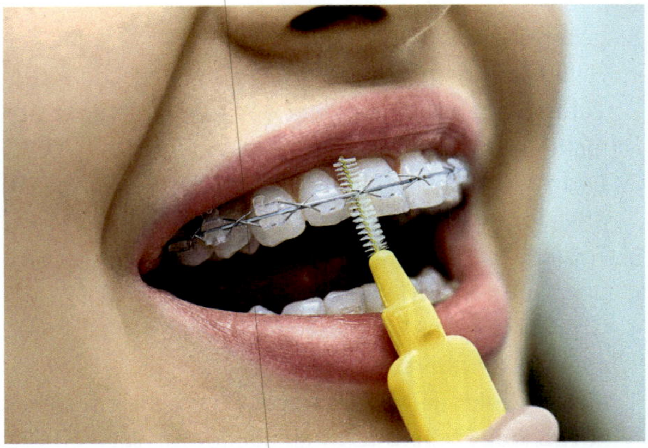

Abb. 1 Sorgfältiges Reinigen der Zahnzwischenräume bei einer festen Zahnspange (Brackets, Multiband) mit Interdentalbürste

Zahnprothesen reinigen

Definition
Eine **Zahnprothese** ist ein künstlicher Zahnersatz. Eine **Vollprothese** ersetzt das ganze Gebiss. Eine **Teilprothese** ersetzt einzelne fehlende Zähne und ist mit den übrigen Zähnen verbunden.

Auf Zahnprothesen können sich Ablagerungen bilden. Für die Reinigung eignet sich am besten eine Prothesenzahnbürste, alternativ geht auch eine normale Zahnbürste. Ebenso benötigt man speziellen Zahnprothesenreiniger und einen Waschlappen. Wenn Pflegende die Zahnprothesenreinigung übernehmen, müssen sie Einmalhandschuhe tragen.

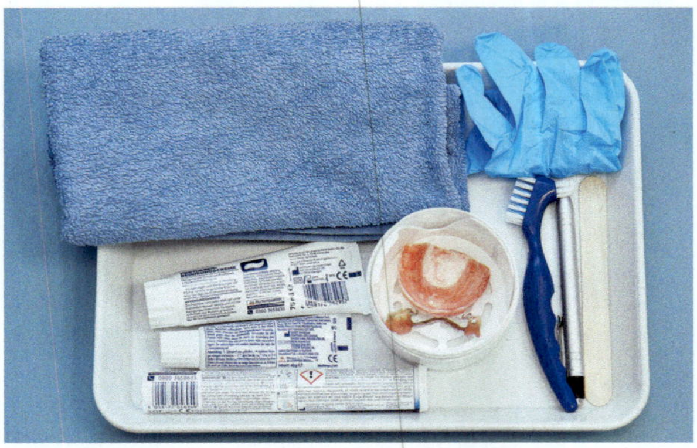

Abb. 2 Materialien für die Zahnprothesenpflege

> **Wichtig**
> Zahnprothesen werden nicht mit Zahnpasta gereinigt, weil die darin enthaltenen Schleifstoffe die Prothese beschädigen!

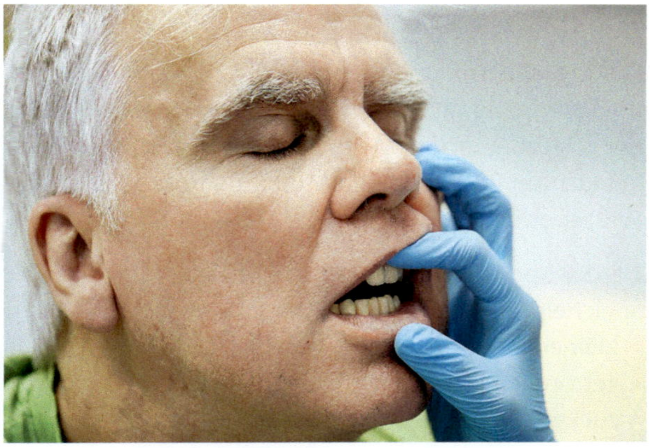

Abb. 3 Zum Entfernen der Oberkieferprothese den Daumen von innen gegen die Schneidezähne und in Richtung Nase drücken. Dadurch lockert sich die Zahnprothese und kann vorsichtig aus der Mundhöhle entnommen werden. Die Unterkieferprothese löst sich je nach Modell meist durch leichtes Hin- und Herbewegen.

Die Zahnprothese reinigt man unter fließendem Wasser. Ein Waschlappen über dem Abfluss im Waschbecken schützt die Zahnprothese vor dem Zerbrechen, sollte sie einem aus der Hand fallen. Auf Wunsch des Pflegebedürftigen putzt man die Zahnprothese mit einem Zahnprothesenreinigungsmittel. Beim Reinigen inspiziert man die Zahnprothese, denn scharfe Kanten oder Risse können Verletzungen verursachen.

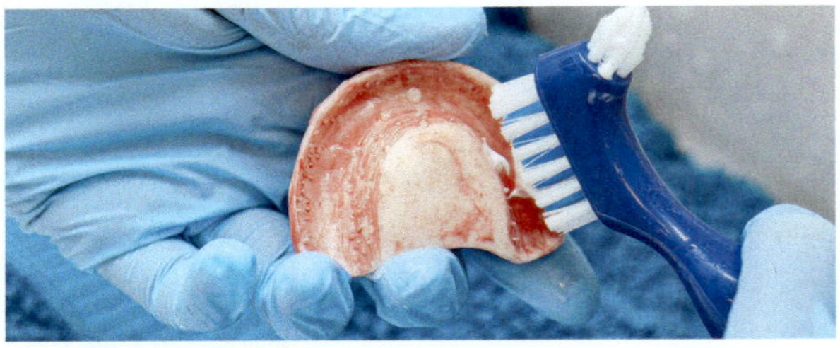

Abb. 4 Anwenden einer Zahnprothesenbürste

Sitzt die Zahnprothese nicht gut oder ist sie beschädigt, muss eine zahnärztliche Rücksprache erfolgen und die Zahnprothese korrigiert oder repariert werden.
Vor dem Wiedereinsetzen der Zahnprothese spült sich die pflegebedürftige Person den Mund aus. Wenn noch eigene Zähne vorhanden sind, putzt man diese zuvor ebenfalls. Die Zahnprothese sollte generell nach jedem Essen mit klarem Wasser abgespült werden.

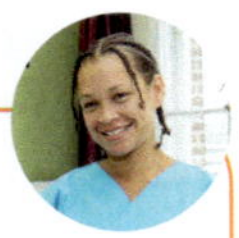

Video-Tipp von Ingrid
„Es gibt ein Praxisvideo zur *Zahnprothesenpflege*."

Wichtig
Es gibt verschiedene Arten und Modelle von Zahnprothesen. Je nachdem kann auch das Handling anders sein. Meist wissen die Pflegebedürftigen selbst bzw. Angehörige am besten darüber Bescheid.

2.5.7 Soor- und Parotitisprophylaxe

Definition
Mundsoor ist eine Hefepilzinfektion im Mund. Die Mundschleimhaut ist dabei mit einem weißlich-grauen Belag überzogen, den man meistens leicht abwischen kann. Die Betroffenen klagen über Schmerzen, Brennen, Juckreiz, Geschmacksstörungen und manchmal auch über Schluckbeschwerden.

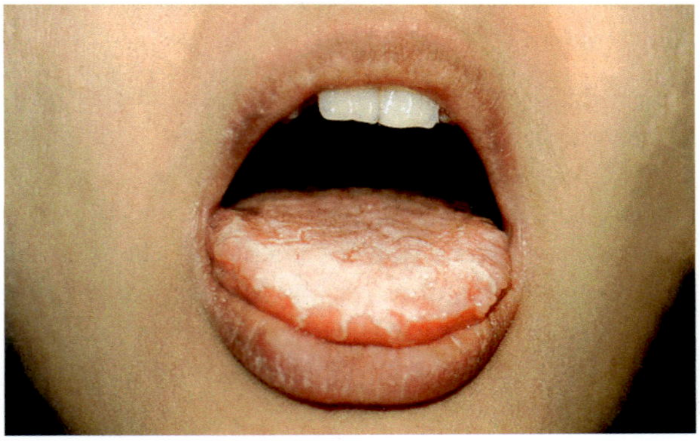

Abb. 5 Mundsoor

Mundsoor entsteht durch die Verbreitung von Hefepilzen (Candida albicans) in Mund und Rachen. Ein besonders hohes Risiko für eine Soorinfektion tragen Menschen, die …
- eine Abwehrschwäche haben,
- nichts essen oder trinken,
- über den Mund atmen (z. B. nach Eingriffen im Nasen-, Mund-, Rachenraum),
- bestrahlt werden oder eine Chemotherapie erhalten,
- wenig kauen (z. B. wegen fehlender Prothesen oder passierter Kost),
- im Säuglingsalter sind, aufgrund der noch unvollständig entwickelten Mundflora (▷ S. 192), oder
- mit Antibiotika behandelt werden.

Definition

Eine **Parotitis** ist einen Ohrspeicheldrüsenentzündung. Sie kann durch Viren und Bakterien verursacht werden. Dabei schwillt die Ohrspeicheldrüse (meistens einseitig) stark an und verursacht Schmerzen unterhalb des Ohrläppchens oder am Unterkiefer.

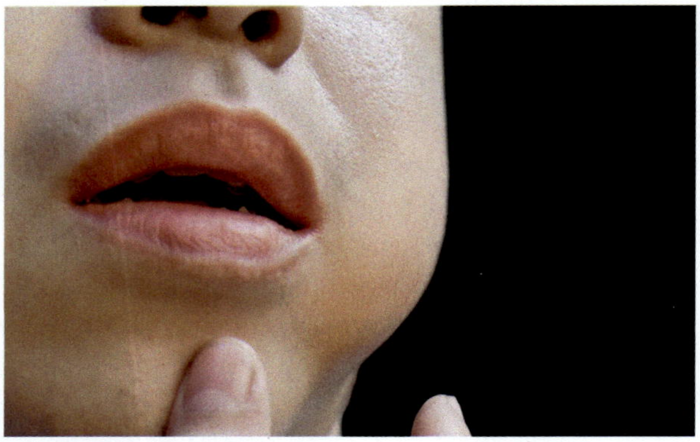

Abb. 1 Parotitis

Eine mögliche Ursache für eine **Ohrspeicheldrüsenentzündung** ist eine Bakterieninfektion, z. B. durch einen Abszess oder einen Furunkel. Die Bakterien besiedeln die Ohrspeicheldrüse und vermehren sich dort. Eine andere Ursache sind Speichelsteine. Ein Speichelstein kann den Ausführungsgang der Ohrspeicheldrüse verstopfen. Dann wird kein Speichel mehr gebildet. Wenn kein Speichel die Mundhöhle umspült, entstehen Entzündungen und Infektionen.

! Wichtig

Normalerweise ist die Parotitis einseitig. Bei der Kinderkrankheit Mumps sind jedoch beide Ohrspeicheldrüsen betroffen.

Prophylaktische Maßnahmen durchführen

Über Mundhygiene informieren

Pflegende sollten Pflegebedürftige und ihre Angehörigen darüber informieren, wie wichtig eine gründliche Mundhygiene ist. Das gilt vor allem dann, wenn die zu pflegende Person zu einer der Risikogruppen gehört. Das erhöht die Motivation, an der Mundhygiene mitzuwirken.

Mundhöhle beobachten und inspizieren

Bei Menschen mit einem erhöhten Risiko für Mundsoor bzw. Parotitis wird die Mundbeobachtung und die Inspektion der Mundhöhle in die tägliche Mundpflege integriert.

Mundschleimhaut feucht halten

Die tägliche Trinkmenge sollte die empfohlene Tagesmenge von ca. 1,5 Litern nicht unterschreiten. Wenn der pflegebedürftige Mensch nicht selbst trinken kann, befeuchten Pflegende den Mund mehrmals täglich mit Wasser oder Tee.

Da der Speichel den Mund feucht hält, kann man die Speichelproduktion fördern mit …
- kleinen Eiswürfeln,
- gefrorenen Früchten (z. B. Beeren),
- zuckerfreien Bonbons, Pastillen, Lollys und Kaugummi,
- säurehaltigen oder scharfen Lebensmitteln (z. B. Zitrusfrüchte, Ingwer, Apfelessig) oder
- dem Kauen fester Nahrung (z. B. Rohkost, Vollkornprodukte).

Es ist auch möglich, künstlichen Speichel zum Befeuchten der Mundhöhle zu verwenden. Diese Speicherersatzlösungen sollten jedoch erst eingesetzt werden, wenn natürliche Mittel die Mundsituation nicht verbessern konnten.

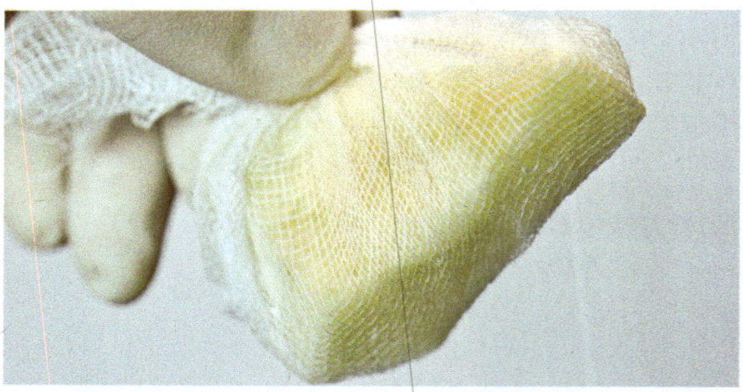

Abb. 2 Wenn man Lebensmittel (hier ein Stück Ananas) in Gazesäckchen einwickelt, können Pflegebedürftige dies kauen, ohne sich daran zu verschlucken.

Beispiel

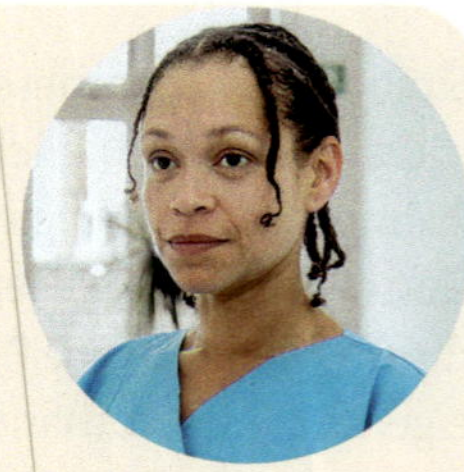

„Wenn Patienten unter Mundtrockenheit leiden, frage ich immer nach ihrem Lieblingsgetränk oder bitte Angehörige, etwas mitzubringen, z. B. tiefgekühltes Beerenobst oder Wassereis. Wir beschriften die Sachen dann mit dem Namen des Patienten und mit Anbruchsdatum, legen es in den Kühlschrank und bieten es immer wieder an. Auch Fruchtsäfte, tiefgefroren in kleinen Eiswürfelportionen, sind super, um die Speichelproduktion anzuregen."

„Die Zunge ist ja total weiß!“

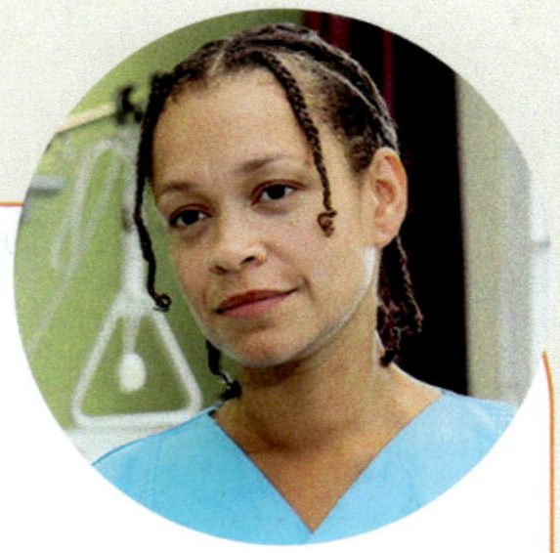

Fallsituation:

Herr Kranz ist 86 Jahre alt. Er kommt aus dem Pflegeheim mit dem Krankenwagen zur stationären Aufnahme. Er ist sehr dünn und seine Haut trocken und schuppig. Während er vom Krankentransport ins Bett umgebettet wird, wirkt er müde und schläfrig. Die Stationsärztin kommt hinzu und fordert Herrn Kranz auf, die Zunge herauszustrecken. Herr Kranz zögert, dann zeigt er seine Zunge. Die Stationsärztin stellt fest: „Die Zunge ist ja total weiß!“ Die Pflegefachperson bittet Ingrid, bei Herrn Kranz eine Mundpflege durchzuführen.

So hat sich Ingrid verhalten:

„Auf einem Tablett bereitete ich mir alle Materialien vor und ging zu Herrn Kranz ins Zimmer. Ich berührte ihn sanft an der Schulter und stellte mich mit Namen vor. Ich wartete einen Moment ab, wie er reagierte. Dann erklärte ich ihm, dass ich mir einmal seinen Mund anschauen und bei ihm eine wohltuende Mundpflege durchführen möchte. Uns sei aufgefallen, dass alles sehr trocken und nicht gesund aussieht. Herr Kranz nickte. Ich stellte das Tablett auf den desinfizierten Nachttisch, desinfizierte meine Hände und zog mir Handschuhe an. Herr Kranz lag auf der rechten Seite im Bett. Ich stellte das Kopfteil etwas höher und legte ein Handtuch unter sein Kinn. Ich bat ihn, den Mund zu öffnen. Mit der Taschenlampe leuchtete ich die Mundhöhle aus. Dann tauchte ich den Zungenspatel in den Wasserbecher, drückte die Zunge vorsichtig nach unten und sah mir alles genauer an. Besonders auf der Zunge waren Borken zu sehen. Ich verteilte mit dem Holzspatel etwas Butter auf der Zunge. Nach etwas Einwirkzeit entfernte ich die Beläge sanft mit dem Zungenreiniger und feuchten Tupfern. Die Wangenschleimhaut und den Gaumen reinigte ich ebenfalls. Hierfür nahm ich getränkte Tupfer. Herrn Kranz tat die Mundpflege sichtlich gut. Zum Schluss cremte ich seine Lippen mit einer Dexpanthenolsalbe ein. Sein Wunschgetränk, einen Kamillentee, stellte ich ihm in Reichweite und bat ihn, öfters einen Schluck zu trinken.

Das war richtig, weil Ingrid ...

- sich vorbereitet, dadurch alles parat und unnötige Laufwege vermieden hat.
- sehr einfühlsam und angemessen Kontakt zu Herrn Kranz aufgenommen hat.
- dadurch seinen Wachheitszustand einschätzen konnte und ihm die Gelegenheit gab, die Pflegemaßnahmen abzulehnen.
- weiß, dass die Seitenlage und das leicht erhöhte Kopfteil eine Aspirationsprophylaxe ist.
- eine Hygienemaßnahme zum Eigenschutz einhielt.
- so den Mund- und Zahnzustand besser einschätzen konnte.
- berücksichtigte, dass feuchte Materialien im Mund generell angenehmer sind als trockene.
- wusste, dass sich dadurch Borken und Beläge leichter und ohne Verletzungen ablösen lassen.
- weiß, dass eine feuchte Mundhöhle zur Mundgesundheit und zum Wohlbefinden beiträgt.
- damit für geschmeidige Lippen gesorgt und möglichen Einrissen/Rhagarden vorgebeugt hat.
- Herrn Kranz zum Trinken angehalten hat, um einer Mundtrockenheit und Dehydration entgegenzuwirken.

Impulsfrage:

- Wie hätten Sie sich verhalten, wenn sich herausgestellt hätte, dass Herr Kranz Mundsoor hat?

Zeit zum Reflektieren ...

Wo fühlen Sie sich sicher? Wo möchten Sie noch mal nachlesen oder etwas vertiefen? Setzen Sie Ihre ganz persönlichen Häkchen für Ihre Lernerfolge!

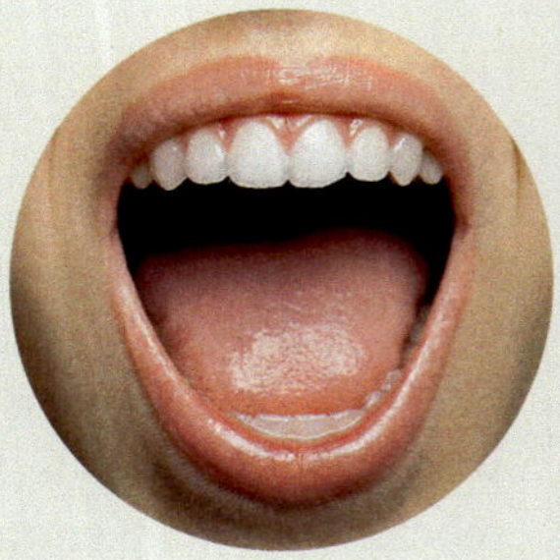

Ich ...

- ☐ erkläre die Bedeutung der Mundgesundheit.
- ☐ beschreibe den gesunden Mund mit seinen Bestandteilen und Funktionen.
- ☐ nenne Maßnahmen zur Mundbeobachtung.
- ☐ zähle fünf allgemeine Maßnahmen auf, die die Mundgesundheit erhalten.
- ☐ nenne Beispiele für Veränderungen an Mund und Zähnen.
- ☐ zähle Personengruppen auf, die einen erhöhten Unterstützungsbedarf bei der Mundhygiene haben.
- ☐ weiß, welche Personengruppen besonders gefährdet für Mundsoor und Parotitis sind.

Ich kann ...

- ☐ eine Inspektion der Mundhöhle durchführen.
- ☐ die Mundhöhle eines pflegebedürftigen Menschen auswischen/reinigen.
- ☐ einem pflegebedürftigen Menschen alters- und bedarfsgerecht die Zähne putzen bzw. ihn dabei unterstützen.
- ☐ eine Zahnprothese aus dem Mund eines pflegebedürftigen Menschen nehmen, reinigen und wieder einsetzen.
- ☐ Maßnahmen zur Soor- und Parotitisprophylaxe durchführen.

Ich ...

- ☐ bin mir bewusst, dass eine ungenügende Mundhygiene nicht nur körperliche, sondern auch soziale Folgen haben kann.
- ☐ bin für Gefahren im Zusammenhang mit der Mund- und Zahnpflege sensibilisiert.
- ☐ gehe empathisch mit Menschen um, die ihre Mundhygiene nicht selbstständig durchführen können.

Ich ...

- ☐ erkenne Veränderungen in der Mundhöhle.
- ☐ halte mich an die Grundsätze, wenn ich pflegebedürftige Menschen bei der Mundhygiene unterstütze.

2.6 Beim Ruhen und Schlafen unterstützen

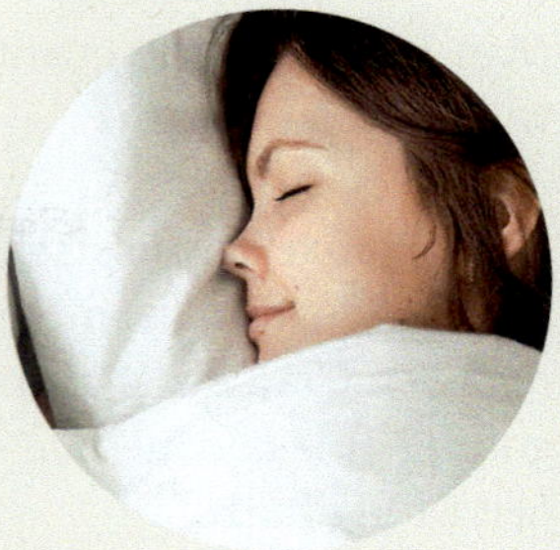

Der Schlaf und das Bewusstsein von Pflegebedürftigen sind von entscheidender Bedeutung für ihre Gesundheit und Lebensqualität. Die richtige Einschätzung und Unterscheidung dieser Aspekte ermöglicht es, individuelle Bedürfnisse und Veränderungen im Gesundheitszustand zu erkennen und geeignete Pflegemaßnahmen daran anzupassen.

2.6.1 Das Bewusstsein beobachten und einschätzen

Definition
Ein Mensch ist bei gesundem **Bewusstsein**, wenn er
- wach und orientiert ist,
- auf äußere Reize reagiert,
- seine Aufmerksamkeit zielgerichtet lenken, denken, handeln und mit anderen Menschen kommunizieren kann.

Um das Bewusstsein zu beobachten, kontrolliert man die Orientierungsfähigkeit einer Person und schätzt ihren Wachheitsgrad z. B. mithilfe der Glasgow-Koma-Skala ein.

Definition
Unter **Orientierung** versteht man das Wissen einer Person über sich selbst, die Zeit, den Ort und die Situation.

Die Orientierung lässt sich mit Fragen zu den Orientierungsaspekten überprüfen:
- **zur Person:** Wie heißen Sie? Wie alt sind Sie?
- **zur Zeit:** Wie spät es ist? Welche Jahreszeit haben wir gerade?
- **zum Ort:** An welchem Ort befinden wir uns hier? Können Sie mir zeigen, wo das Badezimmer ist?
- **zur Situation:** Wissen Sie, warum Sie hier sind? Können Sie mir erzählen, wie Sie hierhergekommen sind?

Bei einer Orientierungsstörung kann die betroffene Person zu einem oder mehreren Aspekten keine Angaben machen oder die Antworten sind falsch. Man spricht dann von einer **Desorientierung.**

Die **Glasgow-Koma-Skala** (▷ Kap. 5.2). ist eine Bewertungsskala, um abschätzen zu können, ob bei einem Menschen eine Bewusstseinsstörung vorliegt. Dabei prüft man
- die Fähigkeit, die Augen zu öffnen,
- die verbale Reaktion einer Person auf Ansprache und
- die motorischen Reaktionen auf Schmerzreize.

Bewusstseinsstörungen

Definition
Eine **Bewusstseinsstörung** ist kein eigenständiges Krankheitsbild, sondern ein Symptom für eine Erkrankung. Mögliche Ursachen sind:
- Schlaganfall, Hirntumore, Entgleisung eines Diabetes mellitus, Schock,
- Einnahme von bewusstseinsverändernden Medikamenten (z. B. Schlafmittel, Narkosemittel),
- Flüssigkeitsmangel oder
- Schlafmangel.

Man unterscheidet quantitative von qualitativen Bewusstseinsstörungen.

Quantitative Bewusstseinsstörungen

Bei den quantitativen Bewusstseinsstörungen schätzt man den Grad der Wachheit ein. Der medizinische Begriff für eine andauernde Aufmerksamkeit bzw. Wachheit ist **Vigilanz.**

Bewusstseinslage	Beschreibung
klares Bewusstsein	• wach und ansprechbar • uneingeschränkte Vigilanz • orientiert zur Person, Zeit, Situation und zum Ort
Benommenheit	• eingeschränkte Vigilanz • verlangsamte Reaktionen und Informationsverarbeitung • verzögerte Orientierung zu Person, Zeit, Ort und Situation
Somnolenz (Schläfrigkeit)	• benommen und abnorm schläfrig • erweckbar durch äußere Reize • bleibt wach bei anhaltendem Reiz
Sopor (tiefer Schlaf)	• reagiert mit ungezieltem Abwehrverhalten auf äußere Schmerzreize • nicht mehr vollständig erweckbar • verliert Bewusstsein trotz anhaltendem Reiz
Koma	• auch durch starke Schmerzreize nicht erweckbar

Tab. 1 Quantitative Bewusstseinsstörungen und woran man sie erkennen kann

Qualitative Bewusstseinsstörungen

Wenn ein Mensch nicht in der Lage ist, Informationen aus der Umwelt wahrheitsgetreu wahrzunehmen und zu verstehen, spricht man von einer qualitativen Bewusstseinsstörung.

Bewusstseinslage	Beschreibung
Stupor (Erstarrung)	• geistig und körperlich erstarrt • keine Willlens- oder Denkleistung erkennbar
Desorientierung	• zu einem oder mehreren Bereichen nicht orientiert • Sinn verbaler Äußerung oder Handlungen schwer nachvollziehbar
Apathie (Teilnahmslosigkeit)	• kein oder kaum eigener Antrieb • reagiert verlangsamt auf Aufforderungen
Delirium	• wahnhafte Vorstellungen • Schwitzen, Zittern, Unruhe
Halluzination (Sinnestäuschungen)	• nimmt Dinge und Personen wahr, die objektiv nicht da sind • Wahn- und Angstvorstellungen

Tab. 2 Qualitative Bewusstseinsstörungen und ihre Anzeichen

2.6.2 Der gesunde Schlaf

Definition

Schlaf ist ein natürlicher Ruhezustand für den Körper und den Geist. Er wiederholt sich in regelmäßigen Abständen. Beim Schlafen

- sind die Augen meist geschlossen.
- ist die Muskulatur entspannt und man bewegt sich wenig.
- sind die Stoffwechselvorgänge verringert. Auf diese Weise spart der Körper Energie.
- nimmt die Gehirnaktivität ab und das Bewusstsein ist herabgesetzt. Deshalb reagieren Menschen nur verzögert auf äußere Reize.

Ein gesunder Schlaf ist wichtig, um körperlich und geistig leistungsfähig zu bleiben. Im Gegensatz zur Bewusstlosigkeit kann man aus dem Schlaf schnell geweckt werden.

Beispiel
Ein „Powernickerchen" am Tag von 10–20 Minuten erhöht die Wachheit und verbessert die Konzentrationsfähigkeit. Ein erholsamer Nachtschlaf hilft Lernenden, sich das am Tag angeeignete Wissen besser zu merken.

Schlaf-wach-Rhythmus

Der Mensch ist darauf angewiesen, jeden Tag zu schlafen. Der Wechsel von Phasen, in denen man wach ist, und Phasen, in denen man schläft, heißt **Schlaf-wach-Rhythmus, Tag-Nacht-Rhythmus** oder **zirkadianer Rhythmus.** Der Schlaf-wach-Rhythmus wird von der biologischen Uhr beeinflusst. Sie reagiert auf die Licht- und Dunkelphasen der äußeren Umgebung. Deshalb sind wir jeden Tag zu ähnlichen Tageszeiten müde und stehen morgens zu einer ähnlichen Uhrzeit auf.

Definition
Der Begriff **biologische Uhr** ist ein alltagssprachlicher Ausdruck für das, was Wissenschaftler als Chronobiologie bezeichnen. Die Forschung zeigt, dass das Leben des Menschen rhythmisch geprägt ist.

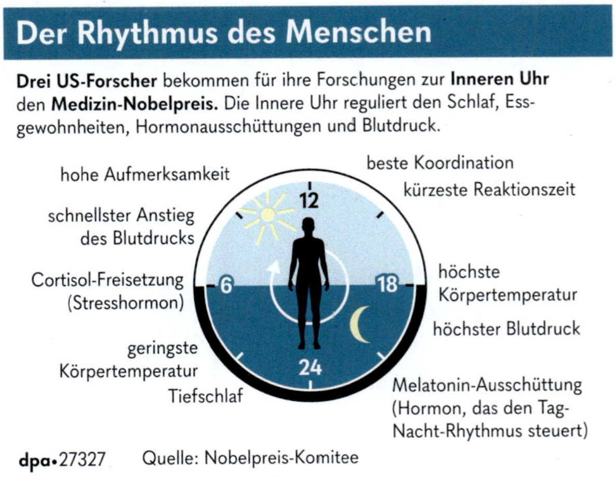

Abb. 1 Der zirkadiane Rhythmus des Menschen

Diversität
- Menschen, die früh am Morgen ausgeruht aufstehen und meistens nicht später als 22.00 Uhr ins Bett gehen, nennt man **Lerchen**.
- Als **Eulen** bezeichnet man Menschen, die kaum vor 9.00 Uhr aus dem Bett kommen, erst gegen Abend ein Leistungshoch haben und spät ins Bett gehen.

Schlafbedarf

Die Frage, wie viel Schlaf ein Mensch braucht, lässt sich nicht genau beantworten. Im Durchschnitt schlafen Erwachsene zwischen sieben und acht Stunden. Manche fühlen sich jedoch schon nach fünf Stunden gut erholt, während andere acht und mehr Stunden Schlaf benötigen, um sich ausgeruht zu fühlen.

Wichtig
Ausgeruht ist, wer tagsüber konzentriert einer Tätigkeit nachgehen kann, ohne müde oder schläfrig zu werden.

Lebensalter	Schlafbedarf
Säugling	ca. 18–20 Stunden
Kleinkind	ca. 12–14 Stunden
Schulkind	ca. 10–12 Stunden
Jugendlicher	ca. 8–9 Stunden
Erwachsener	ca. 6–8 Stunden
Älterer Mensch	ca. 6–7 Stunden (ohne Schlafphasen tagsüber)

Tab. 3 physiologischer Schlafbedarf nach Lebensalter

Diversität
Es stimmt nicht, dass ältere Menschen weniger Schlaf brauchen, sie schlafen meistens genauso lange, wie sie im jüngeren Erwachsenenalter geschlafen haben. Körperliche Beeinträchtigungen und Schmerzen im Alter können aber dazu führen, dass die betroffenen Menschen schlechter schlafen und öfter nachts aufwachen. Sie verteilen die Schlafdauer auf mehrere kürzere Schlafphasen am Tag und in der Nacht.

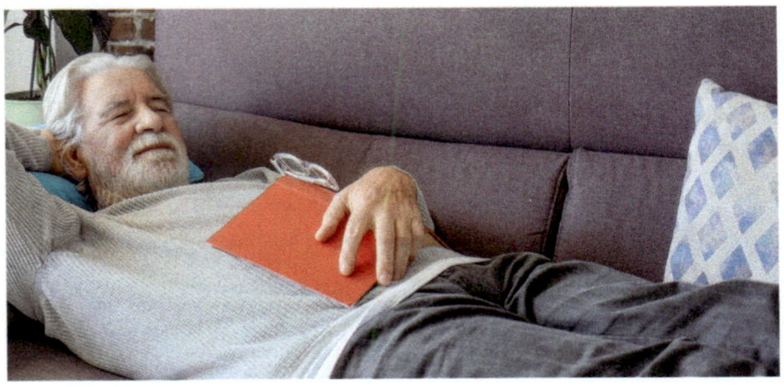

Abb. 2 Viele ältere Menschen lieben es, tagsüber ein Nickerchen einzulegen, z. B. nach dem Mittagessen.

Das Schlafbedürfnis wird normalerweise durch Müdigkeit angezeigt. Wer Schlaf braucht, ist körperlich und geistig erschöpft, gähnt, kann sich nicht mehr so gut konzentrieren und ist insgesamt nicht mehr so leistungsfähig. Das individuelle Schlafbedürfnis kann man willentlich nicht über einen längeren Zeitraum beeinflussen. Die Folgen von Schlafmangel sind dauernde Müdigkeit und Abgeschlagenheit. Längerer Schlafentzug kann zu Depressionen, Gewichtszunahme und Abwehrschwäche führen. Wer dagegen mehr als notwendig schläft, schläft meist unruhig und wacht während der Nacht häufiger auf.

Schlafrhythmus und Schlafphasen

Der Schlaf-wach-Rhythmus wird vom Gehirn gesteuert. Die Sehzellen des Auges leiten die Informationen an das Gehirn, ob es hell oder dunkel ist. Normalerweise werden wir müde, wenn es dunkel ist. Nachts wird Melatonin in der Zirbeldrüse im Gehirn hergestellt. Dieses Hormon hat einen starken Einfluss auf die innere Uhr. Eine hohe Konzentration von Melatonin im Blut macht schläfrig. Tagsüber nimmt die Konzentration von Melatonin im Blut stark ab.

Wichtig
Helles Licht in der Nacht kann dazu führen, dass weniger Melatonin produziert wird und man deswegen länger wach bleibt. Vor allem das bläuliche Licht von Smartphones und Tablets hemmt die Melatoninausschüttung und stört den Schlaf.

Die Schlafforschung hat herausgefunden, dass der Schlaf aus mehreren Wach- und Schlafphasen besteht. Die Wachphasen nehmen wir jedoch nicht bewusst wahr. Sie treten vor und zwischen den Schlafphasen oder bei einem nächtlichen Positionswechsel auf. Die verschiedenen Schlafphasen wechseln sich wellenförmig ab. Es gibt Phasen von leichtem und tiefem Schlaf, Aufwach- und Einschlafphasen.

Definition
Bei den Schlafphasen unterscheidet man den **Nicht-REM-Schlaf** vom **REM-Schlaf.** Die Abkürzung REM steht für **R**apid **E**ye **M**ovement (schnelle Augenbewegungen). REM-Schlaf wird auch „Traumschlaf" genannt.

Schlafphase	Beschreibung	Dauer
Wachzustand	offene Augen, aktive Muskeln, hohe Gehirnaktivität, Reaktion auf äußere Reize, Unterhaltung möglich	16–18 h
Nicht-REM-Schlaf	Phase 1 (leichter Schlaf A): Schlafeintritt, Muskelzuckungen möglich	unter 30 min.
	Phase 2 (leichter Schlaf B): Entspannung setzt ein, Gehirnaktivität nimmt ab, Puls wird langsamer, Körpertemperatur sinkt	2–4 h
	Phase 3 (Tiefschlaf): Erholung, Aufwecken schwer, Schlafwandeln und Schlafsprechen möglich	1–3 h
REM-Schlaf	Phase 4 (Traumstadium): Lebhafte Träume, Gehirnaktivität ähnlich wie im Wachzustand, schnelle Augenbewegungen	1,5–2 h

Tab. 1 Schlafphasen

Deutsche Schlafberatung
Mehr Informationen über gesunden Schlaf gibt es unter: https://www.deutsche-schlafberatung.de/schlafphasen-und-schlafzyklus

Schlafpositionen

Die meisten Menschen denken nicht darüber nach, welche Körperhaltung sie beim Einschlafen einnehmen. Automatisch wählen sie die Position, die für sie am bequemsten ist. Während des Schlafs verändern sie die Schlafposition mehrmals.

- **Seitenlage:** Die meisten Menschen schlafen auf der Seite. In dieser Schlafposition bleibt die Wirbelsäule mit leicht gebeugten Knien in ihrer natürlichen Krümmung. Wenn ein Mensch die Knie in der Seitenlage stark angezogen hat, spricht man von **Embryostellung**, weil sie an ein schlafendes Baby erinnert.

- **Rückenlage:** Diese Schlafposition verstärkt das Schnarchen. Sie kann zugleich aber für Menschen mit Rückenproblemen entlastend sein.

> **! Wichtig**
> Beim Schnarchen ist die Luftzufuhr über die oberen Atemwege verringert. Grund dafür ist, dass die Rachenmuskulatur im Schlaf entspannt und die Zunge nach hinten fällt. Die Verengung der Atemwege kann so stark ausgeprägt sein, dass es zum Schlafapnoe-Syndrom kommt.

- **Bauchlage:** In dieser Lage schlafen nur wenige Menschen. Die Annahme, dass das Schlafen auf dem Bauch die Atmung beeinträchtigt, ist wissenschaftlich nicht bestätigt.

> **! Wichtig**
> Die Bauchlage beim Schlafen wird bei Säuglingen als ein Risikofaktor für den plötzlichen Kindstod (SID = Sudden Infant Death) angenommen. Deswegen sollte man Säuglinge zum Schlafen auf den Rücken legen.

- **Entlastungsposition:** Diese Schlafposition ist eine Mischung aus Bauch- und Seitenlage. Sie wird auch Flamingoposition genannt. Dabei ist ein Bein angewinkelt und das andere ausgestreckt. Dadurch liegt man mehr auf der Seite als auf dem Bauch. Das kann die Atmung erleichtern und den Rücken entlasten.

2.6.3 Schlafstörungen

Schlafstörungen werden auch als Störungen des Schlaf-wach-Verhaltens bezeichnet. Es gibt viele verschiedene Formen.

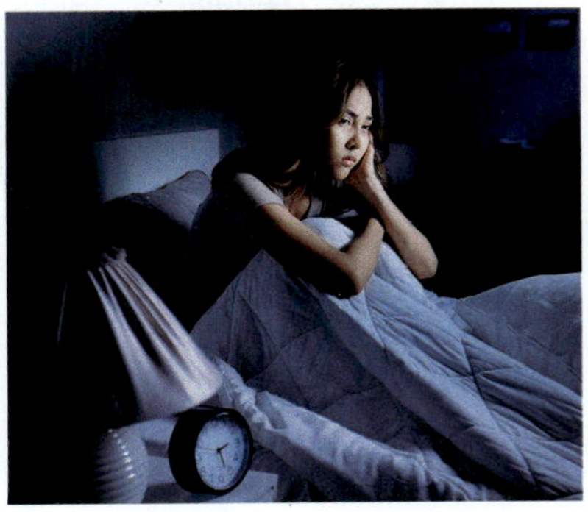

Abb. 1 Schlafstörungen können jedes Lebensalter betreffen und verschiedene Ursachen haben.

Ein- und Durchschlafstörungen

Ein- und Durchschlafstörungen sind die häufigsten Schlafstörungen.

Definition

- Menschen mit **Einschlafstörungen** liegen lange wach, bevor sie einschlafen können.
- Menschen mit **Durchschlafstörungen** wachen während des Schlafens öfter auf und liegen dann eine Zeit lang wach.

Für einen veränderten Schlaf-wach-Rhythmus kann es körperliche und psychische Ursachen geben, ebenso spielen Nebenwirkungen von Medikamenten und die Umgebungsgestaltung eine Rolle.

Ursachen für Schlafstörungen	Beispiele
Krankheiten	Morbus Parkinson, Demenz
Verhalten	hoher Kaffee- oder Alkoholkonsum, zu viel Essen, zu wenig Bewegung
Psyche	ungelöste Probleme, Angst, Stimmungshoch, belastende Ereignisse
Medikamente	Diuretika, Nebenwirkungen von Medikamenten gegen Parkinson, Asthma (Theophyllin)
Umgebung	Lichtverhältnisse, störende Geräusche, ungewohnte Umgebung, zu hohe oder zu niedrige Raumtemperatur, zu wenig frische Luft

Tab. 2 mögliche Ursachen für Schlafstörungen

Wenn ältere Menschen ihre gewohnte Tagesstruktur verlieren, sei es durch den Umzug in ein Pflegeheim oder den Tod ihres Lebenspartners, kann dies dazu führen, dass sie die fehlende Beschäftigung durch vermehrten Schlaf ersetzen. Dies wiederum führt dazu, dass sie nachts nicht schlafen können. Morgens fühlen sie sich übermüdet, was wiederum zu vermehrtem Schlaf am Tag führt – ein Teufelskreis entsteht.

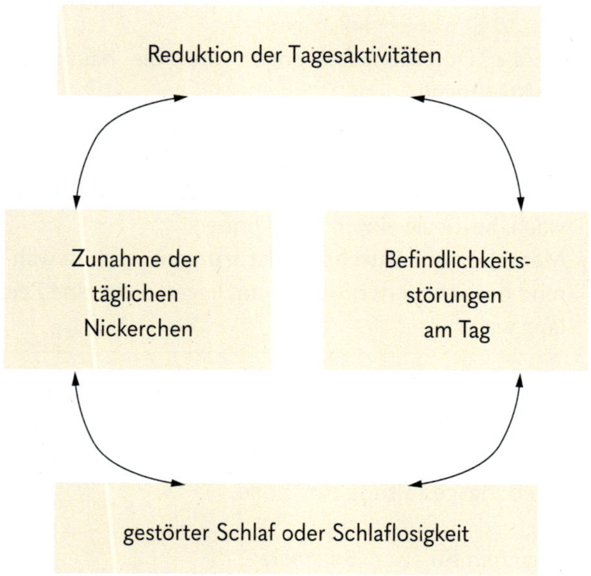

Abb. 1 Teufelskreis, der oft Schlafstörungen im Alter zugrunde liegt

Weitere Schlafstörungen

- Menschen mit einem **Schlafapnoe-Syndrom** haben beim Schlafen Atempausen. Oft schnarchen sie dazu nachts laut. Sie selbst bemerken das nicht. Aufgrund des zeitweisen Sauerstoffmangels im Schlaf wachen sie mit Kopfschmerzen auf und fühlen sich am Tag häufig sehr müde und erschöpft.
- Bei einer **Narkolepsie** kommt es zu einer ausgeprägten Schläfrigkeit am Tag. Diese Erkrankung ist angeboren oder hat eine genetische Ursache. Die betroffenen Menschen haben tagsüber plötzliche Schlafanfälle, die überall auftreten können.
- Unter dem Begriff **Parasomnien** fasst man ungewöhnliche nächtliche Verhaltensweisen zusammen, z. B. Schlafwandeln, selbst- oder fremdgefährdendes Verhalten (▷ S. 636) oder epileptische Anfälle im Schlaf.

> **! Wichtig**
> Im **Kindesalter** kann man häufig Schlafwandeln oder nächtliches Aufschrecken beobachten. Diese Verhaltensweisen verschwinden meistens im Jugendalter wieder. Nächtliches Bettnässen (▷ S. 558) kann darauf zurückführen sein, dass die Beckenbodenmuskulatur noch nicht ausreichend trainiert ist oder eine psychische Entwicklungsstörung vorliegt.

- Menschen, die unter einem **Restless-Legs-Syndrom** (Syndrom der unruhigen Beine) leiden, beschreiben Missempfindungen (z. B. Kribbeln, Ziehen) in den Beinen, vor allem in den Unterschenkeln. Außerdem haben sie den Drang, die Beine in Ruhe, also besonders im Liegen oder Sitzen, zu bewegen. Die Symptome bessern sich, wenn der betroffene Mensch sich bewegt. Bei besonders stark ausgeprägter Symptomatik ist eine medikamentöse Therapie möglich. Oft geht das Restless-Legs-Syndrom mit einem Eisenmangel einher.
- Eine **Tag-Nacht-Umkehr** kann man häufig bei Menschen mit einer Demenz beobachten. Die Betroffenen schlafen tagsüber und sind nachtaktiv.

Schlafstörungen bei Menschen im Schichtdienst

Bei Menschen, die im Schichtdienst arbeiten oder ausschließlich Nachtdienste verrichten, stimmen der Schlaf-wach-Rhythmus und die äußeren Einflüsse nicht mit der inneren Uhr überein. Die meisten Personen im Schichtdienst haben mehr oder weniger stark ausgeprägte Schlafstörungen. Bei ihnen kommt es häufiger als bei anderen Menschen zu körperlichen Beschwerden wie Depressionen, Herz-Kreislauf-Erkrankungen und Übergewicht. Auch psychosoziale Folgen sind häufig, z. B. eine höhere Scheidungsrate und Schwierigkeiten, regelmäßigen Freizeitaktivitäten nachzugehen oder Freunde zu treffen.

> **Krebsrisiko bei Dauernachtschichten**
> Die WHO hat 2019 das Arbeiten in Dauernachtschichten als wahrscheinlich krebserregend eingestuft. Mehr dazu unter: www.barmer.de → Suche nach: Schlafprobleme bei Schichtarbeit

Einen Schichtplanung, die für alle Schlaftypen gleich gut ist, gibt es nicht. Lerchen kommen mit Frühdiensten besser zurecht, Eulen mit Spätdiensten. Am besten bewährt hat sich die Schichtfolge Frühdienst – Spätdienst – Nachtdienst. Wichtig ist, dass danach eine 48-stündige Freiphase folgt, damit Körper und Geist sich von dem verschobenen Schlaf-wach-Rhythmus erholen können.

„Fit bleiben trotz Nachtdienst!"

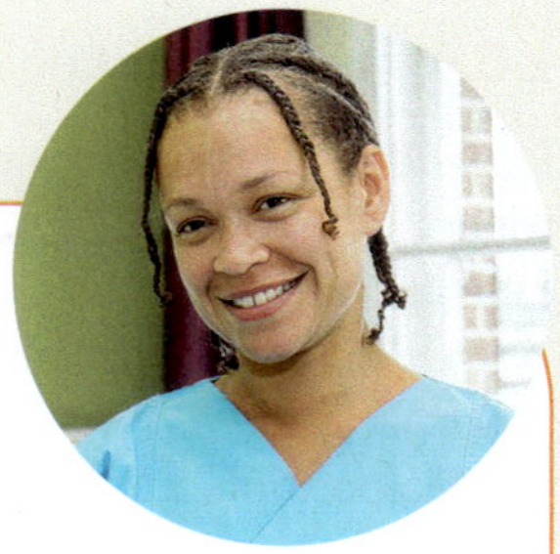

Fallsituation:

Ingrid arbeitet in drei Schichten, und daher oft dann, wenn andere Freizeit haben oder entsprechend ihrem normalen Biorhythmus schlafen können. Bald hat sie wieder drei Nächte am Stück, danach sind drei Tage frei geplant und dann wieder Frühdienst.

So hat sich Ingrid verhalten:

Ich weiß, dass der Nachtdienst notwendig ist, damit die Pflegebedürftigen auch nachts betreut sind.
Vor meinem ersten Nachtdienst versuche ich, den Tag entspannt zu verbringen und mich mittags auch mal hinzulegen. Zur Arbeit nehme ich mir eine leicht verdauliche Mahlzeit mit: Salat, Pasta oder Brot und Frischobst. Während des Nachtdienstes trinke ich gern Kräutertee oder Wasser und nur zu Dienstbeginn einen Kaffee.
In den Arbeitsräumen und im Aufenthaltsraum achten wir auf eine gute Beleuchtung. In den Patientenzimmern gibt es, wenn überhaupt, nur gedimmtes Licht, um die Nachtruhe zu fördern. Nach dem Nachtdienst nehme ich statt wie sonst das Rad den Bus, um nach Hause zu fahren. Zu Hause angekommen, habe ich mir folgendes Einschlafritual angewöhnt: zuerst Schlafzimmer lüften, warm duschen, dann Fenster schließen, Rollos herunterziehen und einkuscheln. Manchmal höre ich im Bett zum Einschlafen noch leise Musik oder lese etwas.
Für die freien Tage plane ich ganz bewusst Verabredungen und Unternehmungen.

Das war richtig, weil …

- Ingrid mit einer positiven Haltung zum Nachtdienst geht und diese Haltung sich positiv auf ihren Schlaf-wach-Rhythmus auswirkt.
- dadurch das Leistungsvermögen und die Fähigkeit wach zu bleiben gesteigert wird.
- schwere Mahlzeiten und zuckerhaltige Getränke die Müdigkeit fördern. Das Koffein im Kaffee ist nur zu Beginn einer Nachtschicht empfehlenswert und wirkt am Ende eher schlafhemmend.
- helles Licht die Melatoninproduktion hemmt und damit wachhält.
- körperliche Betätigung direkt vor dem Schlafengehen eher munter macht und wachhält.
- sie für eine ruhige, entspannte Atmosphäre bei angemessener Raumtemperatur sorgt.
- gedimmtes Licht den Körper auf den Schlaf einstimmt und die Melatoninproduktion fördert.
- soziale Kontakte wichtig für die psychische Gesundheit sind.

Impulsfragen:

- Wie sorgen Sie selbst während des Schichtdienstes für erholsamen Schlaf?
- Haben Sie bestimmte Einschlafrituale?
- Welche Maßnahmen helfen Ihnen, im Nachtdienst wach und konzentriert zu bleiben?

2.6.4 Den Schlaf beobachten und fördern

Folgende Kriterien sind wichtig für eine Schlafbeobachtung:

- Schlafdauer
- Art des Schlafs, Schlafphasen (Einschlaf- und Aufwachzeiten)
- Schlafposition, z. B. Rückenlage, Seitenlage, Bauchlage, Entlastungshaltung
- physiologische Phänomene, z. B. Bettnässen, nächtliches Wasserlassen (Nykturie), Urin- und/oder Stuhlinkontinenz, Schlafstörungen
- pathologische Phänomene, z. B. Zähneknirschen, Schnarchen, Schmerzlaute und Stöhnen, Sprechen oder Bewegungen im Traum
- Befinden nach dem Schlaf, z. B. Wachheit oder Müdigkeit, Entspannung oder Angespanntheit

Es gibt mehrere Möglichkeiten, den Schlaf positiv zu beeinflussen. Zunächst gilt es, die Ursachen für die Schlafstörungen herauszufinden. Die Maßnahmen sollte man zusammen mit dem pflegebedürftigen Menschen festlegen, denn nicht alle passen zu der individuellen Situation.

Wichtig
Nicht jede schlaffördernde Maßnahme passt in jedem Pflegesetting. Die Bedingungen und Möglichkeiten in einer stationären Pflegeeinrichtung unterscheiden sich von denen in der Häuslichkeit, z. B. beim Bett (▷ S. 213).

Schlafhygiene

Definition
Die **Schlafhygiene** umfasst Maßnahmen, die zu einer angenehmen Schlafumgebung und zu schlaffördernden Gewohnheiten beitragen.

Beispiele für Maßnahmen, die eine gute Schlafhygiene fördern:

- jeden Tag ungefähr zur gleichen Zeit ins Bett gehen und aufstehen
- ca. 4 bis 6 Stunden vor dem Schlafengehen auf anregende Genussmittel wie Alkohol, Kaffee oder Tee verzichten und schwer verdauliche und scharf gewürzte Mahlzeiten vermeiden
- vor dem Schlafengehen/nachts nicht rauchen
- tagsüber körperlich aktiv sein, aber unmittelbar vor dem Schlafengehen keinen Sport mehr treiben
- ein ruhiges und dunkles Schlafzimmer
- eine Raumtemperatur unter 20 °C
- eine Weile bevor man sich schlafen legt, keine laute Musik mehr hören, nicht mehr am Computer/Smartphone arbeiten oder spielen
- gegen störende Geräusche Ohrstöpsel tragen

Reiz-Kontrolle

Die Reiz-Kontrolle steht in engem Zusammenhang mit der Schlafhygiene. Zur Reiz-Kontrolle zählen Maßnahmen, die den Körper und den Geist auf den Schlaf vorbereiten. Richtig angewendet können sie den Schlaf-wach-Rhythmus positiv beeinflussen. Beispielhafte Maßnahmen für die Reiz-Kontrolle sind:

- nur dann ins Bett gehen, wenn man müde ist,
- aufstehen, wenn man längere Zeit nicht wieder einschlafen kann,
- das Bett ausschließlich zum Schlafen nutzen,
- sofort nach dem Klingeln des Weckers aufstehen und die Schlummerfunktion ausschalten.

Wichtig
Am besten wirkt die Reiz-Kontrolle, wenn das Bett ausschließlich mit dem Schlafen in Verbindung gebracht wird. Schlafrituale einzuführen, kann ebenfalls hilfreich sein.

Entspannungstechniken

Es gibt unterschiedliche Entspannungstechniken, die das Einschlafen fördern können. Menschen mit Schlafstörungen sollten ausprobieren, welche Technik ihnen hilft und welche nicht. Zu den gängigen Entspannungstechniken zählen:

- **progressive Muskelentspannung** nach Jacobson. Dabei werden die Muskelgruppen im Körper bewusst angespannt und entspannt.
- **autogenes Training,** mit dem man versucht, den Herzschlag und die Atmung zu beeinflussen
- **Fantasiereisen/Meditation**
- **Entspannungsmusik** hören

Schlaffördernde Pflegemaßnahmen

In stationären Einrichtungen ist es sinnvoll,

- alle planbaren Pflegemaßnahmen vor der gewohnten Schlafenszeit durchzuführen.

- wenn im Nachtdienst Pflegemaßnahmen anfallen, diese nach Möglichkeit zu bündeln und zusammen durchzuführen, z. B. ein Positionswechsel und eine Medikamentengabe.
- während der Schlafenszeit darauf zu achten, pflegerische Tätigkeiten möglichst geräuscharm durchzuführen und nicht das Deckenlicht einzuschalten.

Beispiel

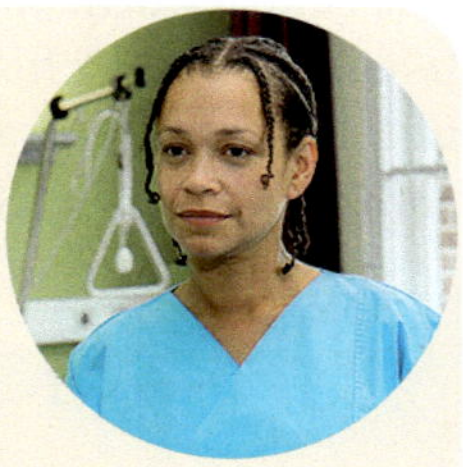

„Wenn ich im Nachtdienst das Zimmer einer Patientin betrete, öffne ich die Tür ganz vorsichtig und schließe sie. Denn ich möchte auf keinen Fall, dass die Tür durch einen Windstoß zuknallt. Ich trage immer Schuhe mit Gummisohlen, weil sie keine Geräusche machen. Zum Blutdruckmessen brauche ich nur das Licht von der Nachtlampe über dem Bett."

Pflegebedürftigen mit Einschlafstörungen kann helfen:
- eine beruhigende Ganz- oder Teilkörperwaschung mit ätherischen Ölen (Kamille, Sandelholz)
- ein kurzes kaltes Fußbad bzw. bei arteriellen Durchblutungsstörungen ein warmes Fußbad
- eine atemstimulierende Einreibung (▷ S. 445)
- ärztlich angeordnete Schlafmittel einzunehmen, sollten keine anderen Maßnahmen wirken. Auch rein pflanzliche Arzneimittel mit Hopfen, Johanniskraut oder Baldrian fördern das Einschlafen.

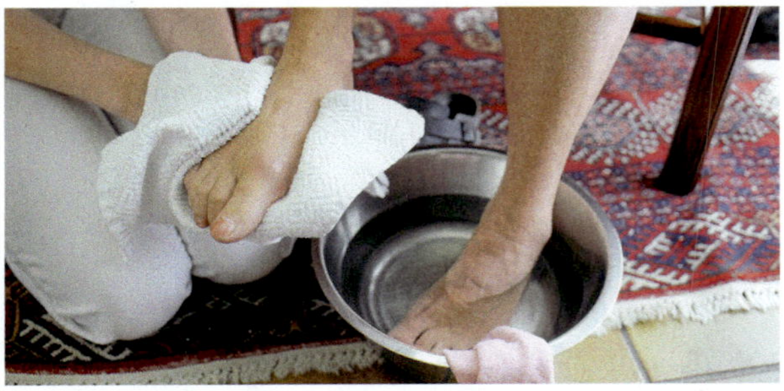

Abb. 1 Ein kurzes kaltes Fußbad wirkt schlaffördernd.

Um den Teufelskreis von Schlafstörungen (▷ S. 210) gerade bei älteren Pflegebedürftigen zu durchbrechen, ist es sinnvoll, tagsüber ein abwechslungsreiches Programm aus körperlicher und geistiger Betätigung anzubieten. Wenn Freizeitangebote, Essenszeiten und Therapien immer zur gleichen Zeit stattfinden, kann sich der Körper auf diesen Rhythmus einstellen.

2.6.5 Ein Bett richten

Eigenschaften von Pflege- und Krankenhausbetten

Ein großer Teil der pflegerischen Arbeit wird verrichtet, während der pflegebedürftige Mensch im Bett liegt. Deswegen sind Pflege- bzw. Krankenhausbetten so konstruiert, dass sie den Bedürfnissen der zu pflegenden und auch der pflegenden Personen gerecht werden. Pflegebetten gibt es meistens in der Häuslichkeit oder in der stationären Langzeitpflege.

Krankenhausbetten haben wesentlich mehr Funktionen als Pflegebetten. So lassen sie sich z. B. schnell für eine Reanimation (CPR) umbauen. Außerdem haben sie einen Metallrahmen, der sich leicht reinigen und desinfizieren lässt.

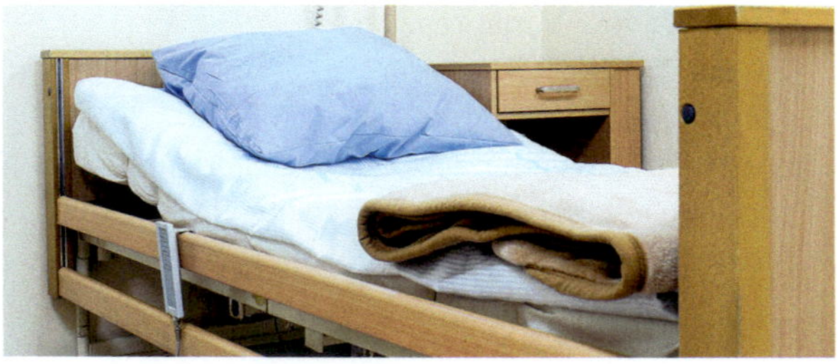

Abb. 2 Ein Pflegebett in der stationären Langzeitpflege

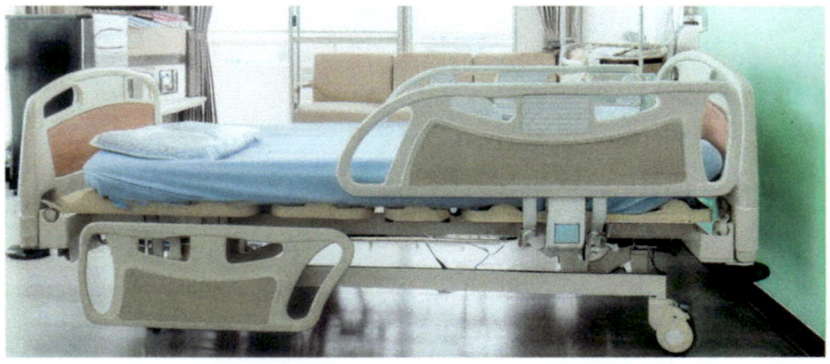

Abb. 3 Ein Krankenhausbett in der stationären Akutpflege

Pflege- und Krankenhausbetten sind meistens mit einer Fernbedienung höhenverstellbar. Auch Kopf- und Fußteil lassen sich verstellen. Dies erleichtert die Positionierung und schont den Rücken der Pflegenden.

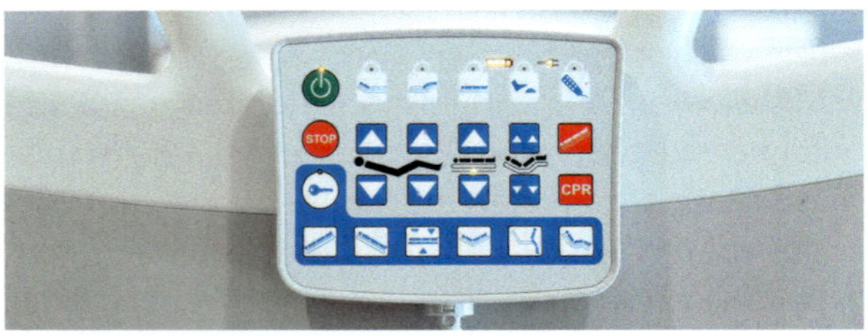

Abb. 4 Multifunktionales Bedienungsmodul an einem Krankenhausbett, vorrangig für das Personal

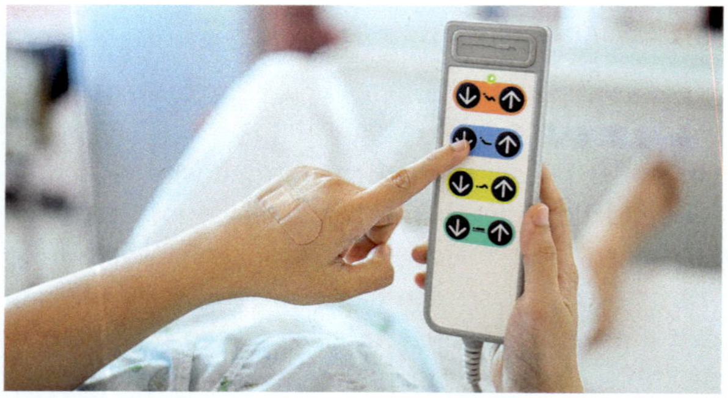

Abb. 1 Bettbedienung für Pflegebedürftige und Personal zur einfachen wunschgemäßen Lageveränderung

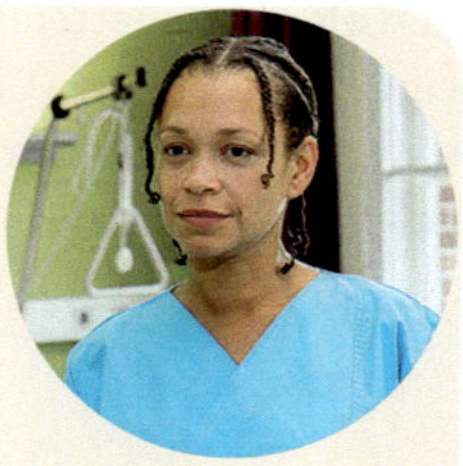

Beispiel
„Ich lasse mir die Betten mit ihrer Bedienung zu Anfang immer zeigen und erklären. Es gibt oft viele Varianten. Bei manchen Betten kann man auch Bediensperren einstellen. Dies verhindert, dass sich Patienten aus Versehen in falsche und gesundheitsschädigende Bettpositionen bringen."

Pflege- und Krankenhausbetten haben Rollen, damit man sie leicht von einem Ort zu einem anderen fahren kann.

! **Wichtig**
Pflegende müssen darauf achten, dass sie nach einem Ortswechsel des Bettes die Räder wieder feststellen, damit es nicht wegrutscht, wenn sich der pflegebedürftige Mensch darauf abstützt, hinsetzt oder anlehnt und es dadurch zu einem Sturz kommt.

Krankenhausbetten haben oft verschiedene Zusatzfunktionen:

- Für besonders große Menschen gibt es z. B. Bettverlängerungen.
- Um einen Sturz aus dem Bett zu vermeiden, gibt es Seitensicherungen.
- Mithilfe von Aufrichthilfen am Kopfteil des Bettes können zu pflegende Menschen einen selbstständigen Positionswechsel durchführen oder entsprechend ihren Ressourcen die Pflegenden beim Positionswechsel oder beim Bettenmachen unterstützen.

Die Bettwäsche wechseln

Viele pflegebedürftige Menschen verbringen einen Großteil des Tages im Bett. Es ist der Ort, an dem sie essen, sich beschäftigen und schlafen.
Die Bettwäsche wird gewechselt, wenn sie verschmutzt oder verschwitzt ist. In einigen Bereichen gibt es zusätzlich eine Routine für den Bettwäschewechsel (z. B. täglich, einmal wöchentlich oder alle drei Tage). Das Bettlaken wird täglich frisch glatt gezogen und Kopfkissen und Decke werden aufgeschüttelt, ohne dabei Staub aufzuwirbeln. Krümel und nicht zum Bett gehörende Gegenstände werden entfernt.

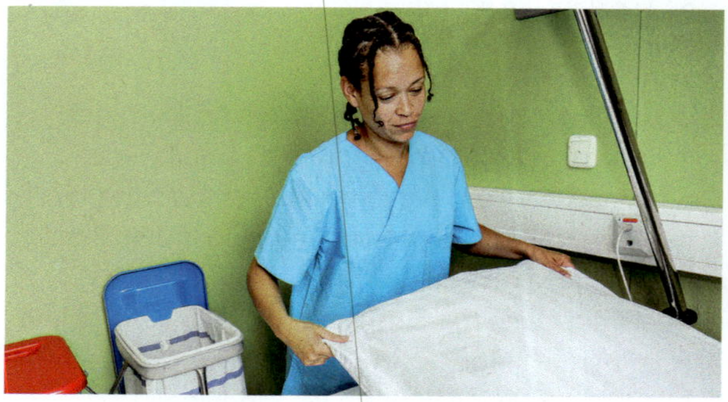

Abb. 2 Ein sauberes und frisch bezogenes Bett erhöht das Wohlbefinden.

! **Wichtig**
Falten im Laken, Krümel und andere Gegenstände (z. B. Verpackungsmaterial) verursachen Druckstellen, die sich zu einem Dekubitus (▷ S. 247) entwickeln können.

Allgemeine Grundsätze beim Bettenmachen

Beim Bettenmachen sind folgende Regeln zu beachten:

- hygienische Händedesinfektion durchführen (▷ S. 69)
- alle benötigten Materialien auf einem Pflegewagen zusammenstellen
- wenn das Bett stark verunreinigt ist, Handschuhe anziehen, ggf. auch eine Plastikschürze anlegen
- abgezogene Bettwäsche nicht auf saubere Flächen oder auf dem Boden ablegen, sondern in einem bereitgestellten Wäscheabwurf direkt entsorgen
- eine geeignete Ablagefläche für Kissen und Bettdecke nutzen bzw. bereitstellen und anschließend desinfizieren, z. B. Bettablage, ein Stuhl
- zu zweit arbeiten, wenn ein zu pflegender Mensch während des Wäschewechsels im Bett liegt, das geht schneller und vermittelt dem Pflegebedürftigen Sicherheit

- beim Bettenmachen das Bett auf Arbeitshöhe stellen, um den eigenen Rücken zu entlasten, und anschließend wieder in Ausgangsposition stellen (Sturzprophylaxe)
- für das faltenfreie Einziehen des Lakens das Bett immer in waagerechte Position bringen, das heißt Kopf- und Fußteil flach stellen

Materialien für den Bettwäschewechsel:

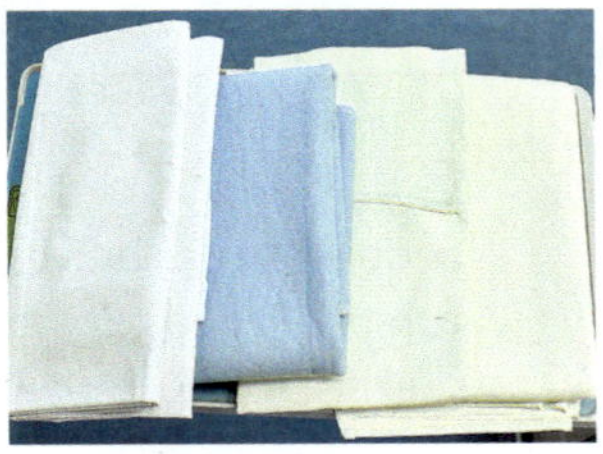

- Händedesinfektionsmittel
- ggf. Handschuhe
- Bettlaken
- Kopfkissenbezug
- Bettdeckenbezug
- ggf. Stecklaken
- Bezüge für Positionierungshilfsmittel
- Wäscheabwurf
- Ablagemöglichkeit
- Flächendesinfektionsmittel

Die Bettwäsche lässt sich am einfachsten wechseln, wenn die pflegebedürftige Person aufstehen und das Bett verlassen kann. Ist dies nicht möglich, kann die Bettwäsche von der Seite oder von oben nach unten (vom Kopfteil zum Fußteil) gewechselt werden.

Wechsel der Bettwäsche von der Seite

Für diesen Bettwäschewechsel muss es möglich sein, die pflegebedürftige Person kurzzeitig auf die Seite zu drehen. So geht man vor:

- Die pflegebedürftige Person wird informiert.
- Das Bett wird flachgestellt und die Person auf die Seite gedreht bzw. dabei unterstützt.

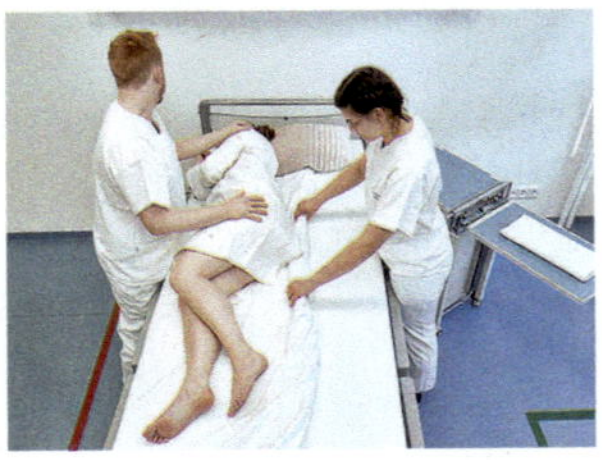

- Das alte Laken wird bis zur Person bzw. Bettmitte eingerollt, die Hände werden desinfiziert.

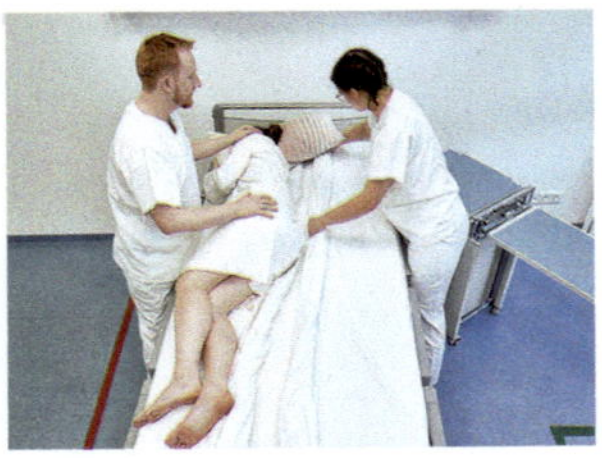

- Das neue Laken wird auf die Matratze gelegt, entfaltet und zuerst am Kopfteil, dann am Fußteil und zuletzt seitlich eingespannt.
- Anschließend wird das halbe Laken eingerollt und unter das alte eingerollte Laken geschoben.

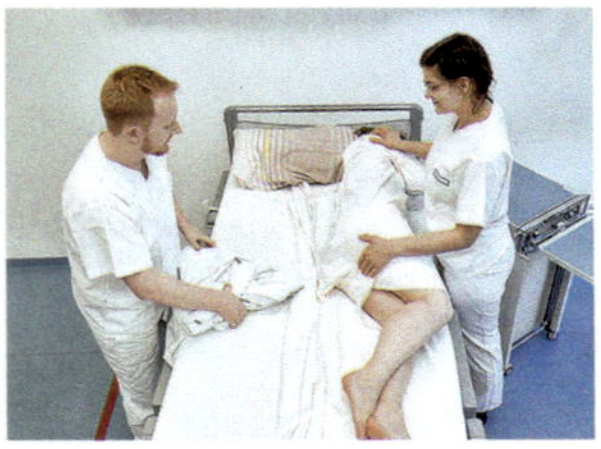

- Die Person wird zunächst auf den Rücken und dann auf die andere Seite gedreht und gestützt.
- Die zweite Pflegefachperson entfernt das alte Laken, entsorgt es im Wäscheabwurf und desinfiziert sich die Hände.

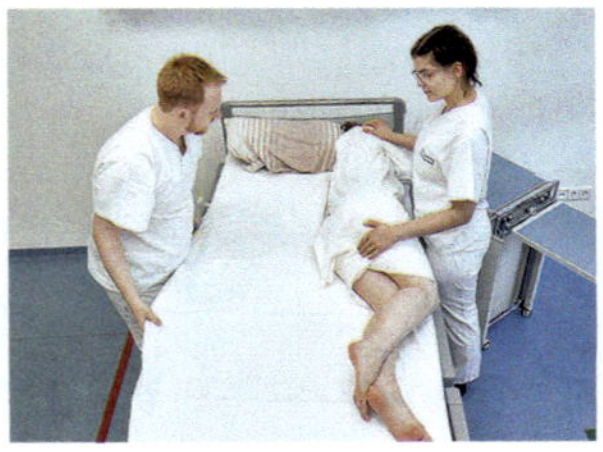

- Das neue Laken wird ausgerollt und am Kopf- und Fußteil sowie seitlich straff und glatt eingespannt.
- Die Person kann wie gewünscht im Bett positioniert werden
- Kopfkissen und Bettdecke werden ebenfalls frisch bezogen.

Wechsel der Bettwäsche von oben nach unten

Für den Bettwäschewechsel vom Kopfteil in Richtung Fußteil muss es möglich sein, dass die pflegebedürftige Person kurzzeitig im Bett Gesäß und Becken anheben kann. Gerade für Menschen, die nicht flach liegen können oder Probleme mit der Atmung haben, ist dieser Art des Bettwäschewechsels geeignet.

So geht man vor:

- Die pflegebedürftige Person liegt im Bett mit ggf. erhöhtem Kopfteil und beugt sich vor.
- Das alte Laken wird ausgespannt und bis zum unteren Rücken der Person eingerollt.
- Die Hände werden desinfiziert.
- Das neue Laken wird an beiden Ecken des Kopfteils eingespannt.
- Das untere halbe Laken wird bis zum unteren Rücken der Person eingerollt.
- Die pflegebedürftige Person hebt das Becken und kann sich dazu ggf. am Bettaufrichter unterstützend festhalten.
- Das alte Laken wird entfernt und die Hände werden desinfiziert.
- Das neue Laken wird bis zum Fußende gezogen und eingespannt.

Zeit zum Reflektieren ...

Wo fühlen Sie sich sicher? Wo möchten Sie noch mal nachlesen oder etwas vertiefen? Setzen Sie Ihre ganz persönlichen Häkchen für Ihre Lernerfolge!

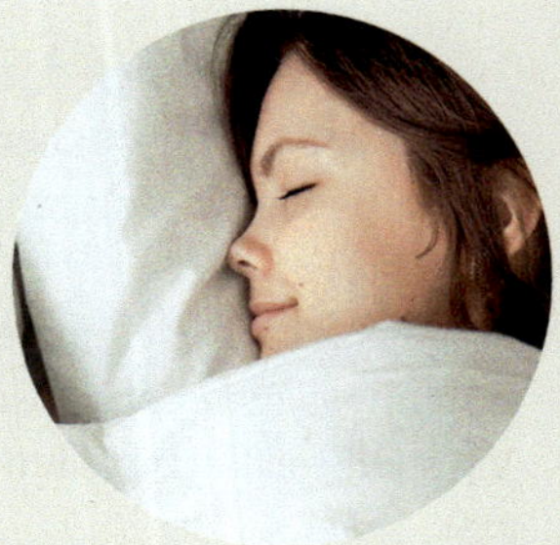

Ich ...

- ☐ beschreibe das Phänomen Bewusstsein.
- ☐ unterscheide verschiedene Bewusstseinsstörungen.
- ☐ erkläre den Begriff Orientierung.
- ☐ beschreibe gesunden Schlaf und was in den einzelnen Schlafphasen passiert.
- ☐ erkläre den Schlaf-wach-Rhythmus.
- ☐ beschreibe unterschiedliche Schlafstörungen.
- ☐ zähle Kriterien zur Schlafbeobachtung auf.
- ☐ nenne Unterschiede von Krankenhaus- und Pflegebetten im Vergleich zu Alltagsbetten.

Ich ...

- ☐ werde dem Schlafbedürfnis der pflegebedürftigen Menschen im Nachtdienst gerecht, indem ich mein pflegerisches Verhalten entsprechend anpasse.
- ☐ bin mir bewusst, dass tagesstrukturierende Maßnahmen sich positiv auf den Schlaf-wach-Rhythmus auswirken.
- ☐ weiß, dass sich der Schlafbedarf und das Schlafbedürfnis altersbedingt ändert und wie man durch Reiz-Kontrolle den Schlaf-wach-Rhythmus beeinflusst.

Ich ...

- ☐ beobachte das Bewusstsein und den Schlaf von pflegebedürftigen Menschen nach spezifischen Kriterien.
- ☐ informiere pflegebedürftige Menschen über schlaffördernde Maßnahmen.
- ☐ wende schlaffördernde Pflegemaßnahmen situationsgerecht an.
- ☐ kann ein Bett frisch beziehen, wenn ein pflegebedürftiger Mensch darin liegt.
- ☐ halte beim Bettenmachen allgemeine Grundsätze ein.

Ich ...

- ☐ bin mir der Herausforderungen, die die Schichtarbeit an einen gesunden Schlaf stellt, bewusst.
- ☐ achte auf meine eigene Schlafhygiene.

2.7 Mobilität unterstützen, erhalten und fördern

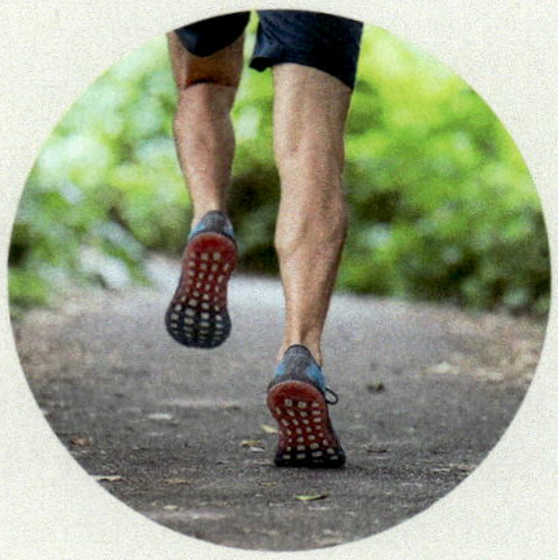

2.7.1 Mobilität, Bewegung und Motorik

Mobilität

Definition
Als **Mobilität** bezeichnet man in der Pflege die Fähigkeit eines Menschen, sich selbst zu bewegen, sich fortzubewegen oder eine Lageveränderung des Körpers durchzuführen (Expertenstandard Förderung und Erhaltung der Mobilität in der Pflege 2020).

Zu den Lageveränderungen und Fortbewegungen zählen die Fähigkeiten:
- selbstständig im Liegen die Lage zu wechseln,
- selbstständig eine aufrechte, sitzende Position einzunehmen,
- sich selbstständig aufrecht sitzend zu halten,
- selbstständig aufstehen, sich hinsetzen und sich umsetzen zu können (Transfer),
- sich selbstständig fortzubewegen,
- selbstständig kurze Strecken zu gehen und
- selbstständig Treppen steigen zu können.

! Wichtig
Menschen, die sich ohne Hilfsmittel und Unterstützung fortbewegen können, sind **mobil**.

Mobilität ist wichtig für zentrale Aspekte des Lebens:
- **Selbstversorgung:** Mobilität ist Voraussetzung für eine selbstbestimmte Lebensführung. Mobile Menschen können eigenständig entscheiden, wann sie aufstehen oder ins Bett gehen, wann und wo sie einkaufen, mit wem sie sich treffen und an welchem Ort sie sich aufhalten möchten. So ermöglicht Mobilität persönliche Freiheit, Autonomie (▷ Kap. 1.1 Ethische Prinzipien) und gesellschaftliche Teilhabe. Es ist ein Merkmal von Lebensqualität.
- **Gesundheit:** Mobilität beeinflusst auch die Gesundheit. Mobile Menschen leiden z. B. weniger häufig an Übergewicht, Herz-Kreislauf-Erkrankungen und Depressionen. Mobilität wirkt sich außerdem positiv auf die kognitive Leistung aus, z. B. auf das Denken und die Konzentration.

! Wichtig
Mobile Menschen schätzen ihre Lebensqualität höher ein, sind zufriedener und psychisch ausgeglichener als Menschen mit einer eingeschränkten Mobilität.

Bewegung

Definition

Bewegung ist jede Aktivität, bei welcher der Körper mehr Energie verbraucht als in Ruhe. Bei jeder Bewegung werden Muskeln aktiviert. Der medizinische Fachbegriff für Bewegung ist **Motorik**. Es gibt drei Arten von Motorik bzw. motorischen Fähigkeiten:

- **Grobmotorik:** die Koordination des ganzen Körpers (z. B. Körperhaltung)
- **Feinmotorik:** Bewegungen der Hände und Finger (z. B. Greifen, Schreiben)
- **Mundmotorik:** Bewegungen des Munds (z. B. beim Sprechen, Lachen, Saugen).

Wie gut sich ein Mensch bewegen kann, hängt davon ab, wie die folgenden fünf motorischen Fähigkeiten ausgebildet sind:

1. Ausdauer bedeutet, dass es möglich ist, eine Aktivität über einen längeren Zeitraum aufrechtzuerhalten. Die Ausdauerfähigkeit lässt sich trainieren. Joggen, Fahrradfahren, Nordic Walking und Schwimmen zählen zu den Ausdauersportarten. Sie kräftigen die Herzmuskulatur und senken das Risiko für Herz-Kreislauf-Erkrankungen, Diabetes mellitus und Arteriosklerose (Gefäßverkalkung).

2. Muskelkraft wird benötigt, um Gewichte zu heben und um Rücken- und Haltungsproblemen vorzubeugen. Regelmäßiges altersentsprechendes Krafttraining beugt Muskelschwund im Alter vor und erhält die Mobilität. Fehlende Muskelkraft erhöht das Risiko zu stürzen und erschwert alltägliche Aktivitäten wie das Treppensteigen oder das Aufstehen.

3. Beweglichkeit ist die Fähigkeit, körperliche Bewegungen mit einer Schwingungsweite ausführen zu können, z. B. wie weit man die Arme gestreckt über den Kopf nach hinten führen kann. Wie beweglich jemand ist, hängt davon ab, wie dehnbar seine Muskeln, Sehnen, Bänder und Kapseln sind. Mit Dehnungs-, Balance- und Gleichgewichtsübungen (z. B. beim Yoga) lässt sich die Beweglichkeit trainieren.

4. Koordination ist ein anderes Wort für Geschicklichkeit. Je besser alle an der Bewegung beteiligten Körperteile und Sinnesorgane aufeinander abgestimmt bzw. koordiniert sind, desto geschmeidiger ist ein Bewegungsablauf. So gelingt es, sich gezielt und schnell zu bewegen. Koordination fördert das Gleichgewicht) und beugt deshalb einem Sturz vor.

5. Schnelligkeit: Die Schnelligkeit einer Bewegung wird bestimmt durch die vorhandene Koordination und Kraft.

Motorische Entwicklung

Die motorische Entwicklung des Menschen beginnt im Säuglingsalter mit grundlegenden Bewegungen wie Greifen, Drehen und Krabbeln. Im Kleinkindalter entwickeln sich komplexere Bewegungsabläufe wie Laufen, Klettern und Balancieren.

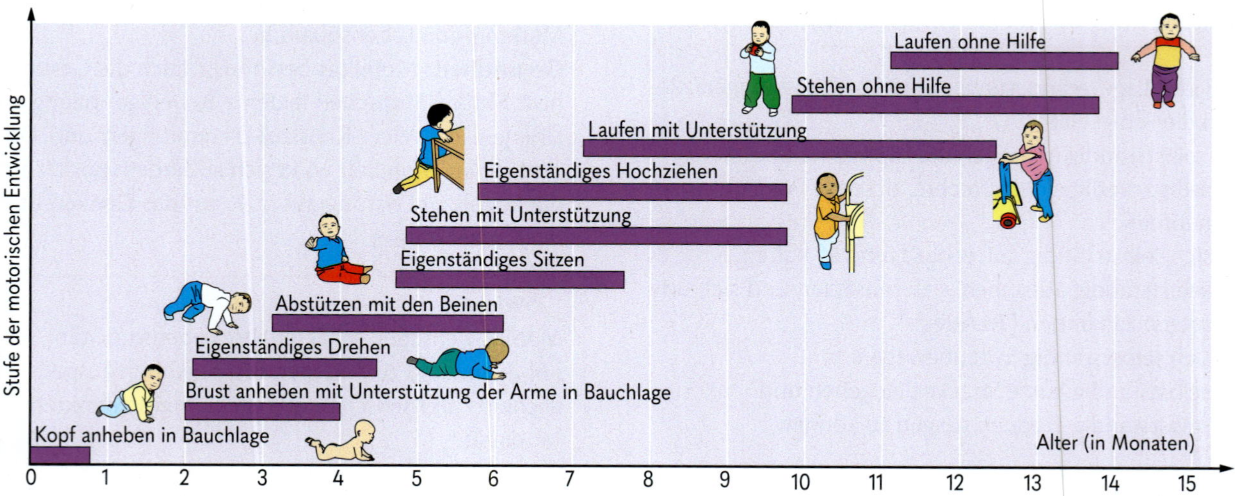

Abb. 1 Motorische Entwicklung zum Laufen

2.7.2 Bewegungssystem

Definition

Das **Bewegungssystem** sorgt dafür, dass wir aufrecht stehen, uns bewegen und fortbewegen können. Es besteht aus dem **Stützapparat** und der **Muskulatur.** Der Stützapparat wird auch als das **passive Bewegungssystem** bezeichnet. Die Muskulatur bildet dagegen das **aktive Bewegungssystem,** da erst durch die Muskeln die Anteile des Stützapparates bewegt werden können.

Passives Bewegungssystem

Der Stützapparat besteht aus Knochen, Gelenken, Knorpeln, Sehnen und Bändern.

Knochen

Ein Säugling kommt mit ungefähr 350 Knochen zur Welt. Einige dieser Knochen (z. B. Schädelknochen) wachsen im Laufe der Zeit zusammen. Ein erwachsener Mensch hat ungefähr 206 Knochen.

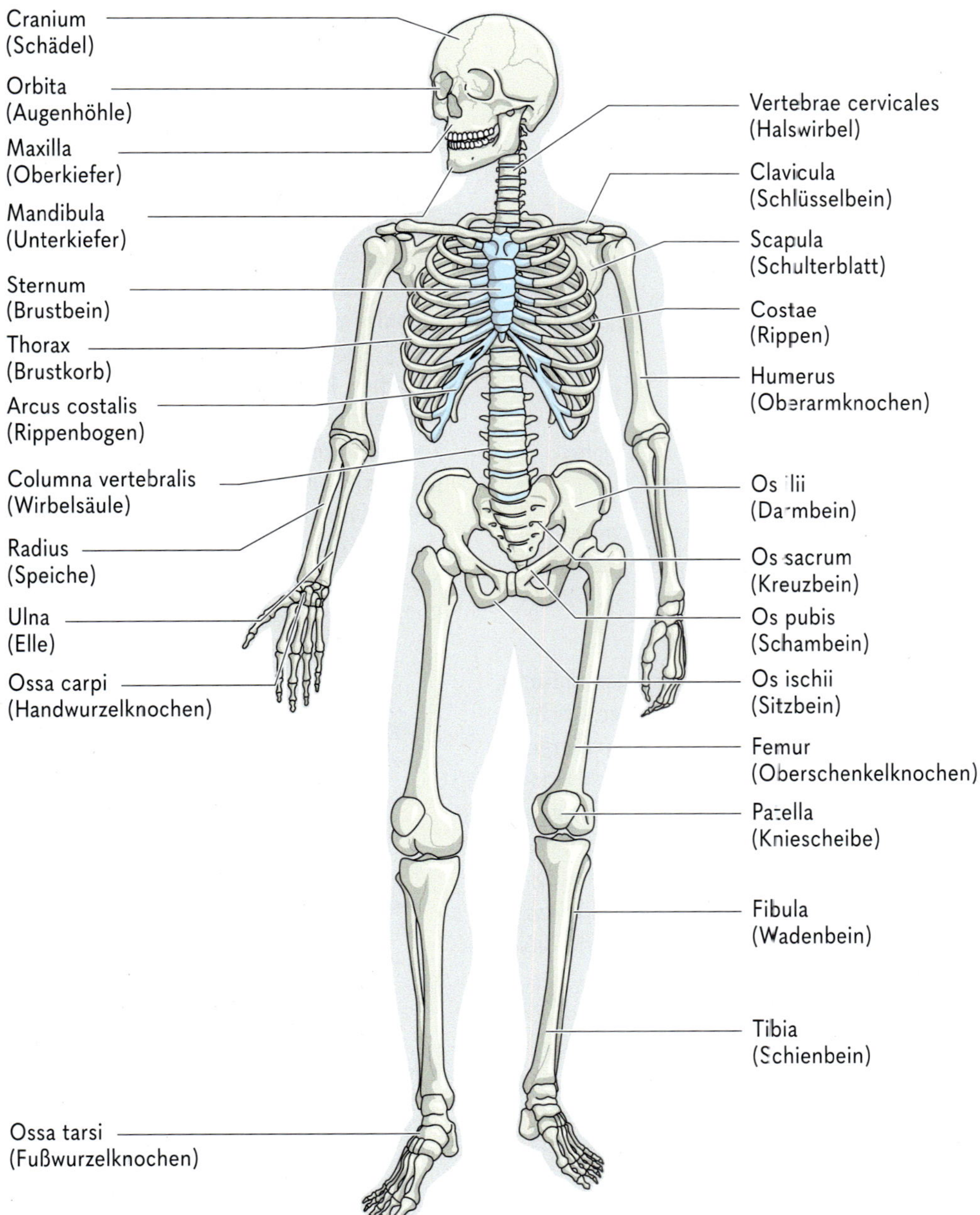

Abb. 2 Skelett eines erwachsenen Menschen

Knochen tragen das Körpergewicht, schützen die inneren Organe und geben dem Körper Stabilität (Festigkeit). Die Knochen sind sowohl fest als auch elastisch. Dadurch halten sie den Druck- und Zugkräften stand, die auf sie einwirken. Die meisten Knochen sind mit Gelenken, Sehnen, Bändern und Muskeln verbunden. Zusammen bilden sie das bewegliche Skelett.

Wichtig
Kalziumphosphat ist das wichtigste Mineral im Knochen. Je mehr Mineralien ein Knochen hat, desto stabiler und dichter ist er.

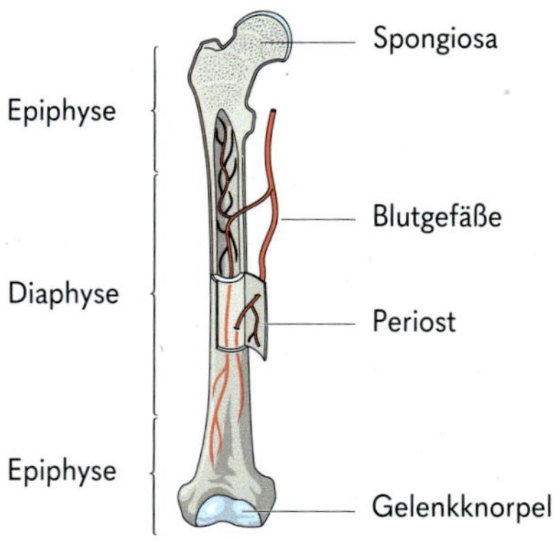

Abb. 1 Röhrenknochen bestehen aus einem Schaft (Diaphyse) und zwei gelenktragenden Endstücken (Epiphysen).

Knochen bestehen im Inneren aus einem schwammartigen, aber festen Gerüst (Spongiosa). Knochen sind von Knochenhaut (Periost) umgeben, in der sich Blutgefäße und Nerven befinden.

Knochen enthalten Wachstumszellen. Sie sorgen dafür, dass die Knochen bei Kindern und Jugendlichen wachsen und sich (z. B. nach einem Bruch) selbst reparieren können. Der Wachstumsprozess wird u. a. durch Hormone gesteuert. Das Geschlechtshormon Östrogen schützt Frauen vor einem frühzeitigen Knochenabbau. Der Knochen behält dadurch seine Dichte und Festigkeit. Wenn der Hormonspiegel in den Wechseljahren sinkt, baut sich die Knochenmasse schneller ab und die Knochen verlieren an Stabilität.

Wichtig
Wenn die Knochendichte einen bestimmten Grenzwert unterschreitet, spricht man von **Osteoporose.** Je geringer die Knochendichte ist, desto höher ist auch das Risiko für Stürze und Knochenbrüche.

Mit einigen vorbeugenden Maßnahmen bleiben die Knochen bis ins hohe Alter stabil:

- regelmäßige Bewegung und gezieltes Training
- eiweiß- und kalziumreiche Ernährung
- Meiden von Nikotin und Tabakrauch
- Vitamin-D-Aufnahme durch Bewegung an der frischen Luft.

Wichtig
Die Vitamin-D-Produktion wird durch UV-Strahlen angeregt. Vitamin D steuert die Aufnahme von Kalzium in die Knochen. Um ausreichend Vitamin D zur Verfügung zu haben, sollte man sich mindestens 15 Minuten am Tag im Freien aufhalten.

Gelenke

Ein Gelenk ist die bewegliche Verbindung von zwei oder mehreren Knochenenden. Es gibt drei Gelenkarten:

- **einachsige Gelenke:** Scharniergelenk (z. B. Fingergelenk), Rad- und Zapfengelenk (z. B. am Ellenbogen zwischen Ellen- und Speichenknochen), es sind nur Bewegungen in einer Richtung möglich.
- **zweiachsige Gelenke:** Eigelenk (z. B. Teile des Handgelenks), Sattelgelenk (z. B. Daumengrundgelenk), es sind Bewegungen in zwei Richtungen möglich.
- **dreiachsige Gelenke:** Kugelgelenk (z. B. Schulter), Nussgelenk (z. B. Hüfte), es sind Bewegungen in drei Richtungen möglich.

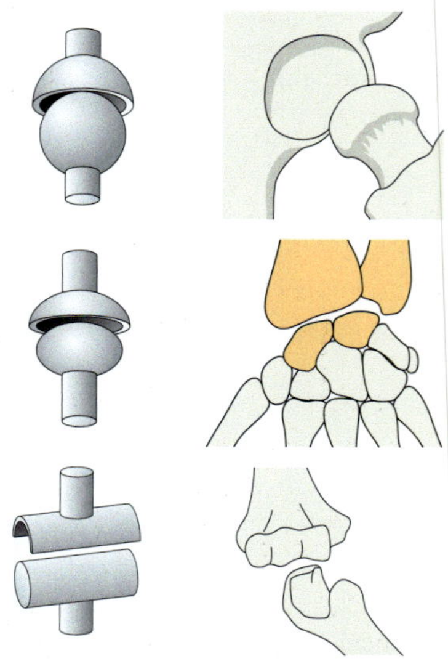

Abb. 2 Kugelgelenk (oben), Eigelenk (mittig) und Scharniergelenk (unten)

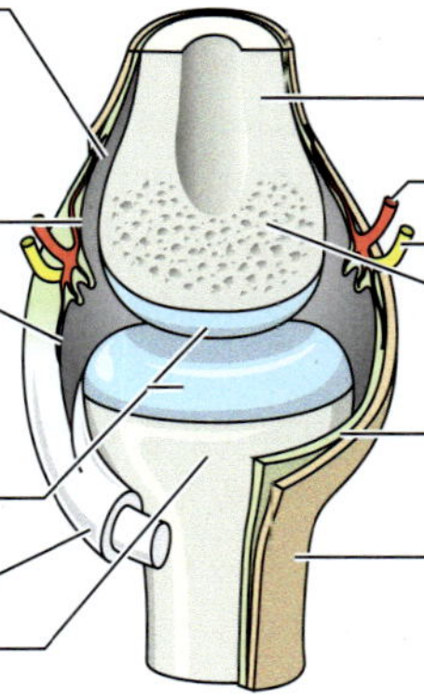

Abb. 3 Aufbau eines Gelenks

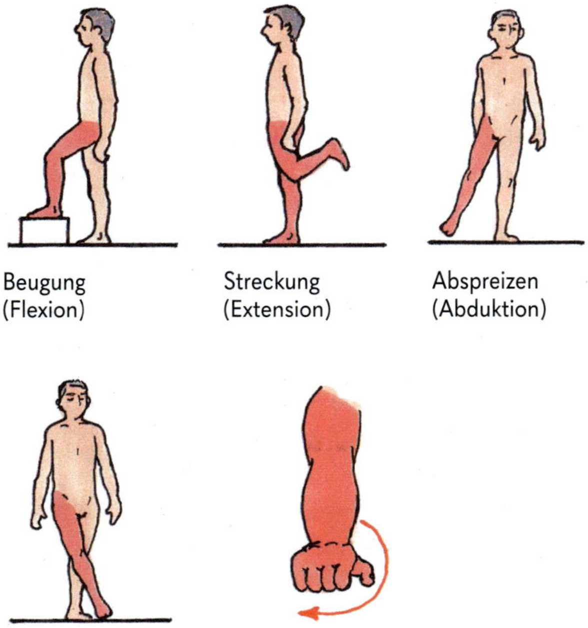

Abb. 4 Je nach Gelenkart sind unterschiedliche Bewegungen möglich.

Knorpel

Die Knochen, die ein Gelenk bilden, sind mit Knorpelgewebe überzogen. Dadurch reiben die Knochenenden nicht aneinander. Weil Knorpel sich nicht verformt, wenn Druck oder Zugkräfte auf ihn einwirken, funktioniert er wie ein Stoßdämpfer. Knorpelgewebe hat keine Gefäße und keine Nerven. Das bedeutet, dass ein Knorpelschaden nicht von allein heilt und immer weiter fortschreitet, wenn er nicht behandelt wird.

Sehnen und Bänder

Sehnen verbinden einen Knochen mit einem Muskel. Wenn der Muskel arbeitet, überträgt sich die Muskelkraft über die Sehnen auf den Knochen. Dadurch wird der Knochen bewegt.
Bänder verbinden Knochen miteinander (z. B. Kreuzbänder am Knie) oder halten Organe an ihrem Platz (z. B. Bänder der Gebärmutter).

Aktives Bewegungssystem

Muskeln ermöglichen die Bewegung des Körpers. Es gibt drei Muskelarten:

- Die **Muskulatur an den Organen** bewirkt z. B. die Weit- und Engstellung der Blutgefäße oder auch das Zusammenziehen und Ausdehnen des Magens. Diese Muskulatur kann man nicht bewusst steuern. Sie arbeitet unwillkürlich. Aufgrund ihres Aussehens nennt man die Organmuskulatur auch **glatte** Muskulatur.
- Die **Skelettmuskulatur** sorgt für die Bewegungen der Knochen. Sie heißt wegen ihres Aussehens auch **quergestreifte** Muskulatur. Die Skelettmuskulatur lässt sich bewusst (willkürlich) steuern. Das heißt, wir können entscheiden, ob wir z. B. einen Arm heben möchten oder nicht.
- Die **Herzmuskulatur** besteht auch aus quergestreifter Muskulatur. Sie arbeitet unwillkürlich und ausdauernd.

Jeder Muskel führt eine Bewegung in eine bestimmte Richtung aus (z. B. das Anwinkeln des Arms). Zu jedem Muskel gibt es einen Muskel, der genau die entgegengesetzte Bewegung ermöglicht (z. B. das Strecken des Arms).

Muskeln bewegen Knochen, indem sie sich zusammenziehen bzw. anspannen (Kontraktion) und wieder entspannen.

> **Wichtig**
> Muskelgewebe besteht zu einem großen Teil aus eiweißhaltigen Strukturen. Um einen Skelettmuskel aufzubauen, ist eiweißhaltige Nahrung und regelmäßiges körperliches Training nötig. Bei mangelnder Bewegung und falscher Ernährung baut sich die Muskelmasse dagegen sehr schnell ab.

Körperhaltungen

Definition
Körperhaltungen beschreiben die Position des Körpers im Raum. Körperhaltungen entstehen durch ein Zusammenspiel des Stützapparats und der Skelettmuskulatur. Es gibt dynamische und statische Haltungen:
- **Dynamische Haltungen** sind die Haltungen bei Bewegungen (z. B. bücken, gehen, strecken).
- **Statische Haltungen** sind die Körperhaltungen, wenn man sich nicht bewegt und passiv ist (z. B. stehen, sitzen, liegen).

> **! Wichtig**
> Statische Körperhaltungen ermüden die Muskulatur schnell. Deshalb sollte man die Körperhaltungen häufiger verändern. Das wird auch dynamisches Sitzen oder Stehen genannt.

Eine gesunde Körperhaltung ist wichtig, um Schmerzen und Bewegungseinschränkungen durch Fehlhaltungen zu vermeiden. Darüber hinaus kann die Körperhaltung einiges über die Gefühlslage eines Menschen mitteilen.

> **! Wichtig**
> Wenn Pflegende sich schon zu Beginn ihrer Ausbildung eine rückengerechte Arbeitsweise angewöhnen, automatisiert sie sich mit der Zeit. Sie müssen sich dann im Berufsalltag nicht mehr ständig darauf konzentrieren.

Eine gesunde Körperhaltung ist eng verbunden mit der Position der Wirbelsäule.

Wirbelsäule

Definition
Die **Wirbelsäule** hält den Körper in einer aufrechten Position. Sie besteht aus einer zusammenhängenden Knochenkette mit Wirbeln und Bandscheiben und umhüllt das im Wirbelkanal liegende Rückenmark. Die Wirbelsäule wird in diese Abschnitte unterteilt:
- die Halswirbelsäule mit 7 Halswirbeln
- die Brustwirbelsäule mit 12 Brustwirbeln
- die Lendenwirbelsäule mit 5 Lendenwirbeln
- das Kreuzbein mit 5 verwachsenen Wirbeln
- das Steißbein mit 3–5 zurückgebildeten (verschmolzenen) Wirbeln.

Gangbild

Definition
Das für einen Menschen typische Bewegungsmuster beim Gehen nennt man **Gangbild.**

Die Merkmale eines gesunden Gangbilds sind eine aufrechte Körperhaltung und fließende, harmonische, koordinierte und rhythmische Bewegungen von Armen und Beinen.
Im Laufe eines Lebens entwickelt jeder Mensch individuelle Bewegungs- und Haltungsmuster. Diese Muster werden zur Gewohnheit, auch wenn es ungesunde Bewegungs- oder Haltungsmuster sind. Um sich ein neues, gesundes Bewegungsmuster anzugewöhnen, muss man es so lange trainieren, bis die neue Bewegung/Haltung automatisch abläuft.

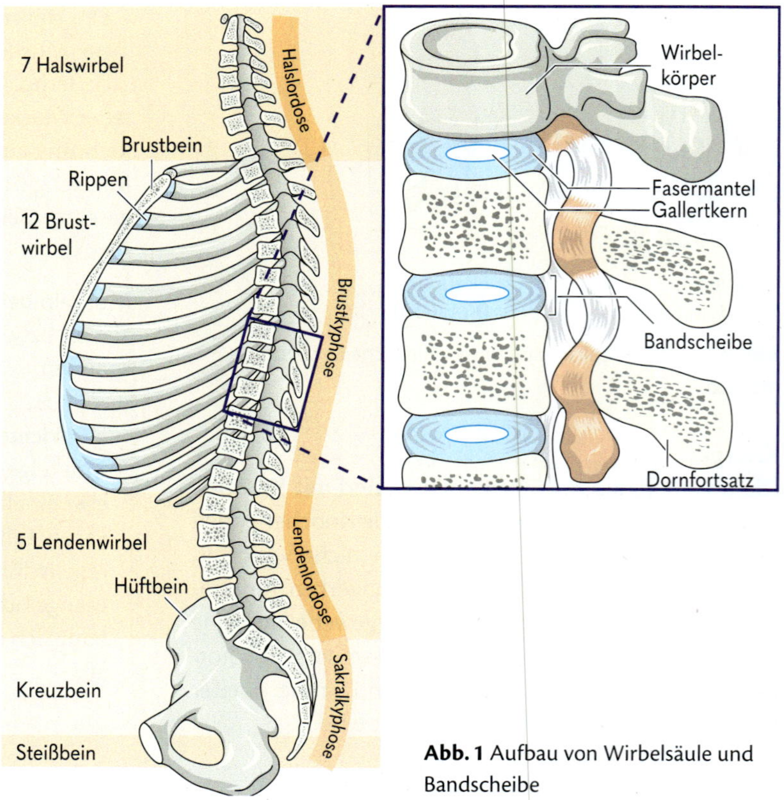

Abb. 1 Aufbau von Wirbelsäule und Bandscheibe

Die Wirbelsäule hat vier natürliche Krümmungen, Doppel-S-Form (▷ Abb. 1):

- Die Hals- und Lendenwirbelsäule sind etwas nach vorne geschwungen.
- Die Brustwirbelsäule und das Kreuzbein sind leicht nach hinten geschwungen.

Bandscheiben

Definition

Zwischen den Wirbelkörpern befinden sich elastische **Bandscheiben.** Bandscheiben haben eine feste knorpelige Hülle (Faserknorpelring) und einen gallertartigen Kern. Sie sorgen für die Beweglichkeit der Wirbelsäule.

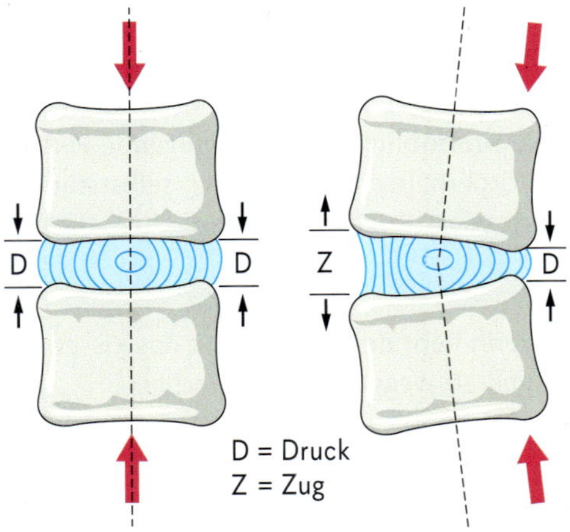

Abb. 2 Funktion der Bandscheiben

Die Krümmungen der Wirbelsäule und die Bandscheiben machen die Wirbelsäule belastbar und dämpfen Erschütterungen z. B. beim Gehen und Springen ab. Bei Belastung verlieren die Bandscheiben Flüssigkeit und werden dünner. Wenn sie entlastet werden, nehmen sie Flüssigkeit auf und werden wieder dicker.

Wichtig

Da ein Mensch seine Wirbelsäule überwiegend tagsüber belastet und im Schlaf entlastet, ist er abends bis zu 2 cm kleiner als morgens. Mit zunehmendem Alter nutzen sich die Bandscheiben ab. Dadurch krümmt sich die Wirbelsäule stärker und der Mensch wird etwas kleiner.

Richtige Körperhaltung beim Stehen

Beim richtigen Stehen ist das Körpergewicht gleichmäßig auf beide Füße verteilt, die hüftbreit auseinander stehen. Die Knie sollten leicht gebeugt und nicht durchgestreckt sein. Der Rücken ist gerade, die Schultern sind entspannt. Der Kopf ist aufgerichtet. Er hat die richtige Position, wenn das Kinn parallel zum Boden in Richtung Nacken bewegt wird.

Richtige Körperhaltung beim Sitzen

Viele Tätigkeiten werden im Sitzen ausgeübt. Deswegen ist eine gesunde Sitzhaltung wichtig. Beim Sitzen sollte die Wirbelsäule ihre natürliche Krümmung beibehalten. Man sollte darauf achten, dass die Schultern entspannt und nicht nach hinten gezogen oder nach vorne gebeugt sind. Die Oberschenkel liegen auf der Sitzauflage auf. Die Beine werden nicht übereinandergeschlagen und die Füße sollten mit den gesamten Fußsohlen den Boden berühren. Das gibt sicheren Halt.

Richtige Körperhaltung beim Liegen

Im Liegen sollte man darauf achten, dass nur der Kopf auf dem Kissen liegt, nicht aber die Schultern. Das Kissen sollte so dick sein, dass die Halswirbelsäule in ihrer natürlichen Krümmung unterstützt wird. Eine härtere und dickere Matratze ist für die Wirbelsäule gerade bei schwer- und übergewichtigen Menschen besser als eine sehr weiche und daher durchhängende Matratze.

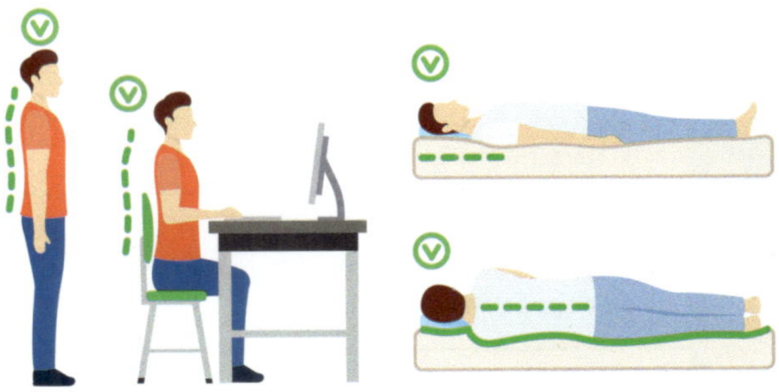

Abb. 3 richtige Körperhaltungen beim Stehen, Sitzen und Liegen

Gleichgewicht

Über den Gleichgewichtssinn erfahren wir, welche Körperhaltung wir in einem Raum einnehmen. Er vermittelt uns, wo oben und unten, links oder rechts ist und ob wir schräg oder gerade stehen. Wenn wir das Gleichgewicht halten, balancieren wir die Körpermassen stabil aus. Das Gleichgewichtsorgan im Innenohr mit u. a. seinen Bogengängen und Sinneshärchen spielt dabei eine wichtige Rolle, ebenso der Tastsinn und die visuelle Wahrnehmung.

2.7.3 Veränderungen der Mobilität

Bewegungseinschränkungen haben je nach Ausmaß körperliche, psychische und soziale Folgen.

körperliche Folgen	Muskelschwäche, abnehmende Knochenfestigkeit, Übergewicht, Thrombose (▷ S. 251), Kontrakturen (▷ S. 242), Dekubitus (▷ S. 247), Obstipation (S. 292), Lungenentzündung (S. 253)
psychische Folgen	geringes Selbstwertgefühl, Wahrnehmungseinschränkungen, geistige Unterforderung
soziale Folgen	Isolation, Vereinsamung

Tab. 1 Folgen eingeschränkter Mobilität

Die schwerste Form der Bewegungseinschränkung ist die Bettlägerigkeit. Wie es genau dazu kommt, hat die Pflegewissenschaftlerin Angelika Abt-Zegelin erforscht und dabei fünf Phasen ermittelt.

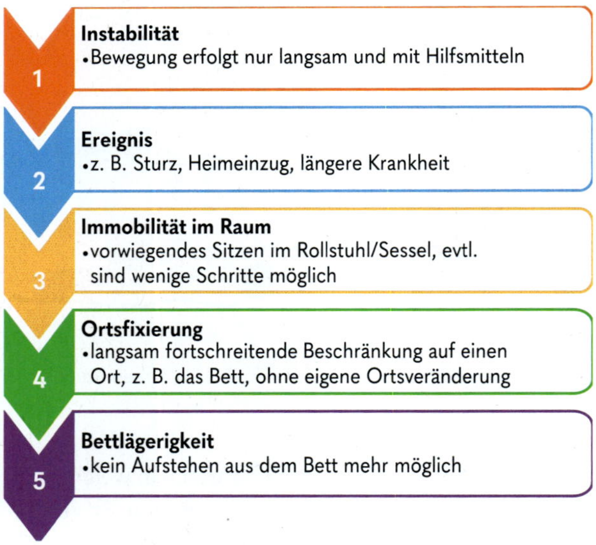
1
Instabilität
•Bewegung erfolgt nur langsam und mit Hilfsmitteln
2
Ereignis
•z. B. Sturz, Heimeinzug, längere Krankheit
3
Immobilität im Raum
•vorwiegendes Sitzen im Rollstuhl/Sessel, evtl. sind wenige Schritte möglich
4
Ortsfixierung
•langsam fortschreitende Beschränkung auf einen Ort, z. B. das Bett, ohne eigene Ortsveränderung
5
Bettlägerigkeit
•kein Aufstehen aus dem Bett mehr möglich

Abb. 1 Phasen des Bettlägerigwerdens nach Abt-Zegelin (2005)

Immobilität

Definition
Immobilität bedeutet, dass ein Mensch sich kaum oder gar nicht mehr selbstständig bewegen kann und seine Zeit überwiegend im Bett bzw. passiv in statischer Haltung verbringt.

Die Ursachen für eine Immobilität können sein:
- Erkrankungen des Bewegungsapparats, z. B. Osteoporose (Knochenschwund), Arthrose (Gelenkverschleiß), Arthritis (Gelenksentzündungen)
- Erkrankungen des Nervensystems, z. B. Schlaganfall, Morbus Parkinson, Multiple Sklerose
- Bewegungsmangel und körperlicher Abbau, v. a. in höherem Alter
- Akutereignisse wie z. B. Stürze, Operationen, Infektionskrankheiten

Je nach Ausmaß der Bewegungseinschränkung und Fähigkeiten zur Selbstversorgung unterscheidet man
- **vollständige Immobilität:** Es sind keine Eigenbewegungen mehr möglich. Der pflegebedürftige Mensch ist in seiner Selbstversorgung ganz auf die Unterstützung der Pflegenden angewiesen (z. B. bei Lähmungen aller Extremitäten oder Koma).
- **weitgehende Immobilität:** Die zu pflegende Person kann ihre Körperhaltungen minimal selbstständig verändern oder dazu angeregt werden.

Beispiel
Eine Bewohnerin hebt den Kopf, damit das Kissen von der Pflegekraft weggenommen und neu bezogen werden kann.

- **Teilmobilität:** Die zu pflegende Person verfügt über Ressourcen, um überwiegend mit Hilfe verschiedene Körperpositionen einzunehmen und Ortswechsel durchzuführen.

Beispiel
Eine Patientin sitzt im Rollstuhl und kann sich damit selbst fortbewegen. Beim Transfer ins Bett oder auf die Toilette wird sie von Pflegenden unterstützt.

Ortsfixierung

Definition
Eine **Ortsfixierung** ist gegeben, wenn ein Mensch sich nicht mehr selbstständig fortbewegen kann.

Es gibt drei Schweregrade der Ortsfixierung:
- Bei einer **leichten Ortsfixierung** bewegt sich die Person größtenteils selbstständig, braucht jedoch Hilfe beim Transfer.

- Bei einer **mittelschweren Ortsfixierung** kann die Person kurze Strecken selbstständig z.B. mit dem Rollstuhl bewältigen, der Bewegungsradius ist aber eingeschränkt.
- Bei einer **schweren Ortsfixierung** bleibt die Person 24 Stunden lang im Rollstuhl/im Bett und bewegt den Rollstuhl nicht mehr selbst.

Bettlägerigkeit

Bei **Bettlägerigkeit** hält sich der pflegebedürftige Mensch die meiste Zeit des Tages und in der Nacht liegend oder sitzend im Bett auf.

- Bei einer **leichten Bettlägerigkeit** verbringt eine Person vier bis fünf Stunden außerhalb des Bettes, z.B. in einem Rollstuhl, den Rest im Bett.
- Bei **mittelschwerer Bettlägerigkeit** verlässt die Person nur für kurze Zeit das Bett, z.B. um ins Bad zu gehen.
- Bei einer **schweren Bettlägerigkeit** kann die Person nicht mehr aus dem Bett aufstehen.

Bettruhe

Definition

Strenge Bettruhe heißt: Ein Mensch darf das Bett für eine gewisse Zeit nicht verlassen. Bei eingeschränkter/gelockerter Bettruhe darf die Person für bestimmte Zwecke aufstehen, z.B. für einen Toilettengang.

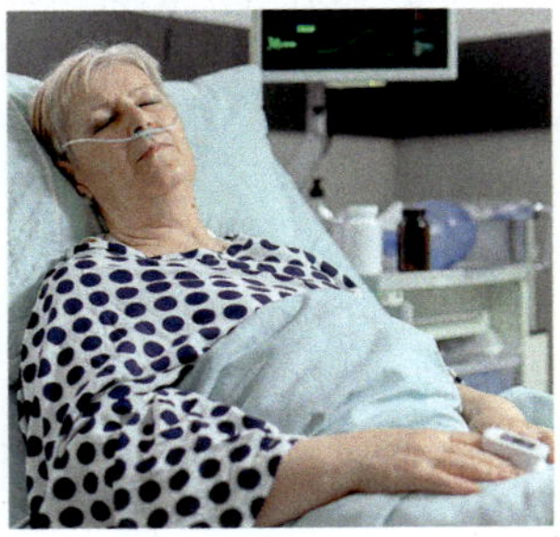

Abb. 2 Bettruhe wird ärztlich angeordnet, z.B. um durch das Schonen die Genesung zu fördern oder wenn körperliche Belastungen eine Gefahr sind (z.B. nach einem Herzinfarkt).

Schonhaltungen

Definition

Eine **Schonhaltung** ist eine unnatürliche Körperhaltung, die man bei Schmerzen einnimmt.

Eine Schonhaltung führt kurzfristig zu einer Schmerzlinderung. Langfristig kann sie Schmerzen in anderen Körperbereichen verursachen und zu Komplikationen führen.

Beispiel

Nach einer Operation im Brust- oder Bauchraum atmen Menschen oft flacher, das heißt nicht tief genug ein und aus. Der Brustkorb hebt und senkt sich dadurch weniger und die Schmerzen nehmen ab. Diese Schonatmung führt jedoch dazu, dass die Lunge nicht genügend belüftet wird. Das Risiko für eine Lungenentzündung steigt.

Fehlhaltungen

Definition

Fehlhaltungen sind dauerhafte Veränderungen des menschlichen Körpers. Die Haltung ist permanent in eine Richtung geändert und kann nicht willentlich korrigiert werden. Eine Fehlhaltung kann angeboren oder erworben sein.

Fehlhaltungen betreffen meist die Wirbelsäule oder die Gelenke, z.B. der Rundrücken, ein Hohlkreuz oder die Skoliose. Eine Fehlhaltung wirkt sich auf andere Körperteile aus und beansprucht bestimmte Muskeln mehr als sonst. Diese Muskeln werden dadurch überlastet und fangen an, zu schmerzen.

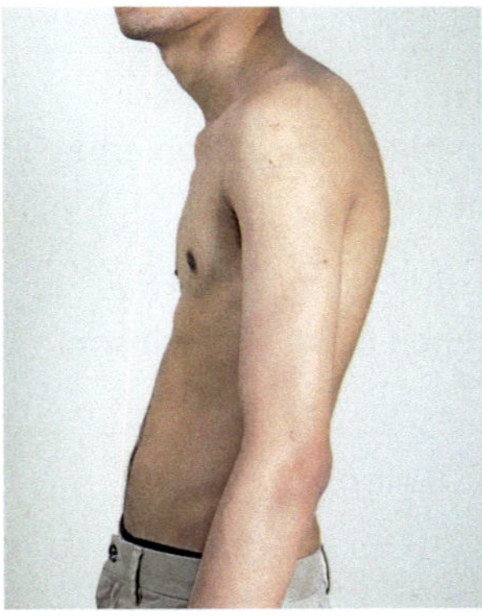

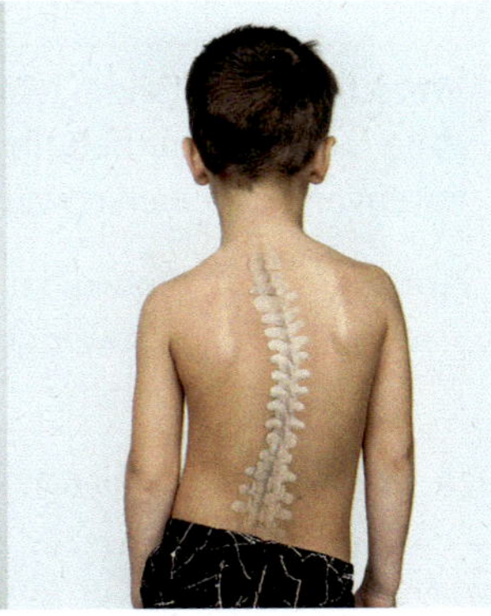

Abb. 3 Rundrücken bei einem erwachsenen Mann (links)
Abb. 4 Skoliose bei einem Grundschulkind. Die Wirbelsäule ist dauerhaft seitlich gekrümmt, auch die Wirbelkörper sind verdreht und verformt (rechts).

! Wichtig

Die meisten Fehlhaltungen entstehen schon im Kindesalter, z.B. durch falsches Schuhwerk, zu schwere Schulrucksäcke, schlechte Sitzgewohnheiten, Bewegungsmangel. Fehlhaltungen machen sich in der Jugend und im Erwachsenenalter schmerzhaft bemerkbar.

Veränderungen des Gangbilds

Eine Abweichung vom physiologischen Gangbild kann auf eine Erkrankung, eine Behinderung oder eine psychische Erkrankung hinweisen.
Auch die Stimmung hat Einfluss auf das Gangbild. Wenn ein Kind fröhlich ist, bewegt es sich oft hüpfend vorwärts. Ein trauriges Kind lässt die Schultern und den Kopf hängen und hebt die Füße kaum vom Boden.

Gangbild-veränderung	Beschreibung	Ursachen
Hinken	rechtes und linkes Bein werden in einem unregelmäßigen Rhythmus aufgesetzt, ein Bein wird nachgezogen	Schmerzen, versteiftes Bein, Gefäßerkrankung
spastischer Gang (Spastik = eine erhöhte Muskelspannung)	spastisches Bein ist nach außen rotiert, wird in einem Halbkreis über den Boden geschleift, der betroffene Arm schwingt unnatürlich mit	Halbseitenlähmung nach Schlaganfall, Multiple Sklerose
Watschelgang (auch: Entengang)	beim Gehen unbeholfen hin- und herschwanken	Hüftprobleme
Apraxie	Koordinationsschwierigkeiten beim Gehen	Morbus Parkinson

Tab. 1 Beispiele für ein verändertes Gangbild

Gleichgewichtsstörungen und Schwindel

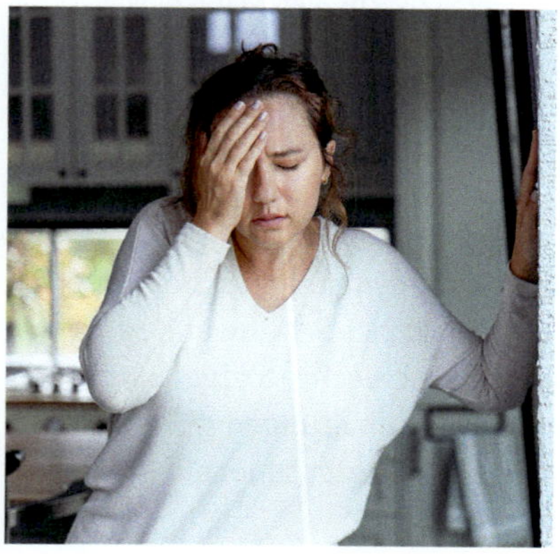

Abb. 1 Menschen mit Gleichgewichtsstörungen klagen häufig über Übelkeit und Schwindel.

Definition

Eine **Gleichgewichtsstörung** liegt vor, wenn ein Mensch die Kontrolle über seine Körperhaltung und Bewegungen verliert. Ein sicheres und koordiniertes Gehen oder sich stabiles Aufrechthalten fällt schwer oder ist nicht möglich.

Gleichgewichtsstörungen können verschiedene Ursachen haben, die es abzuklären gilt, z. B.:
- niedriger oder hoher Blutdruck
- Durchblutungsstörungen im Gehirn, z. B. Schlaganfall
- Durchblutungsstörungen des Innenohrs, z. B. Tinnitus, Hörsturz
- Herzerkrankungen, z. B. Herzrhythmusstörungen
- Stoffwechselerkrankungen, z. B. Unterzuckerung bei Diabetes mellitus
- gestörter Flüssigkeits- und Elektrolythaushalt durch Dehydrierung
- Augenerkrankungen
- Vergiftungen, z. B. Alkoholvergiftung
- Nebenwirkungen von Arzneimitteln

Um einem Schwindel vorzubeugen, sollten Pflegende darauf achten, dass zu pflegende Menschen besonders an heißen Tagen ausreichend trinken. Vor dem Aufstehen, besonders bei Menschen mit Kreislaufproblemen, sollten Pflegende den Blutdruck und Puls kontrollieren, um die Situation besser einschätzen zu können. Meist hilft auch ein langsames, entschleunigtes Schritt-für-Schritt-Vorgehen, z. B. dass die zu pflegende Person bei der Mobilisation aus dem Bett zunächst einen Moment an der Bettkante sitzt, um sich an die Lageveränderung zu gewöhnen.

Lähmungen

Definition

- **Lähmungen** werden durch Schäden an Nerven und Muskeln verursacht. Diese führen dazu, dass der ganze Körper oder Teile des Körpers nicht mehr oder nur noch sehr eingeschränkt bewegt werden kann. An den gelähmten Körperbereichen kommt es zu Wahrnehmungsstörungen.
- Eine **Parese** ist eine unvollständige motorische Lähmung. Paresen führen zu Bewegungseinschränkungen.
- Vollständige Lähmungen, die keine Bewegung mehr erlauben, nennt man **Plegie** oder **Paralyse.**

Wichtig
Plötzlich auftretende Lähmungen sind immer ein Alarmsignal für eine akute Durchblutungsstörung bzw. einen Schlaganfall (▷ Kap. 5.2) und müssen sofort ärztlich abgeklärt werden.

Art der Lähmung	Beschreibung	Beispiel
schlaffe Lähmung	Kraft- und Funktionsverlust des Muskels, die Muskulatur kann nicht angespannt werden	Autoimmunkrankheit, Rückenmarkverletzung
spastische Lähmung	krankhaft erhöhte Muskelspannung, die nicht willentlich gelöst/entspannt werden kann	Schlaganfall, Hirntumor, Entzündungen des Gehirns
Hemiplegie	Lähmung einer Körperhälfte (auch: Halbseitenlähmung)	Schlaganfall
Paraplegie (Querlähmung)	Lähmung beider Arme oder Beine, oft auch der Rumpfmuskulatur (Betroffene können den Oberkörper nicht aufrecht halten)	Schädigungen des Rückenmarks
Tetraplegie (hoher Querschnitt)	Lähmung beider Arme und beider Beine, Verlust der Kontrolle über Darm und Harnblase	Verletzung des Rückenmarks auf Halswirbelhöhe

Tab. 2 Arten von Lähmungen

2.7.4 Mobilität beobachten und einschätzen

Beobachtungskriterien

Da Bewegung und Mobilität die Voraussetzung für fast alle Aktivitäten des täglichen Lebens sind, ist es wichtig, die Mobilität eines pflegebedürftigen Menschen einzuschätzen und daraus Unterstützungsmaßnahmen abzuleiten.

Pflegende beobachten dazu:
- die Fähigkeit, das Gleichgewicht zu halten
- die Körperhaltungen
- die Beweglichkeit der Gelenke
- die Koordination, Schnelligkeit und Anstrengung, mit der eine Bewegung durchgeführt wird

Menschen mit folgenden Risikofaktoren sollten besonders genau beobachtet werden:
- hohes Alter
- Bewegungsmangel
- Sehstörungen
- Übergewicht
- kognitive Beeinträchtigungen
- Müdigkeit, Erschöpfung, Traurigkeit
- Einnahme von Psychopharmaka
- Schmerzen
- geringe soziale Teilhabe
- Angst vor Stürzen

Instrumente zum Einschätzen der Mobilität

Es gibt einige Instrumente, um die Mobilität und körperliche Fitness eines Menschen einzuschätzen. Man nennt sie auch Assessmentinstrumente. So ist es möglich, eine beginnende Bewegungseinschränkung frühzeitig zu erkennen und Maßnahmen zu ergreifen.

Timed Up and Go Test (TUG)
Mit diesem Test kann man die Muskelkraft, die Gelenkfunktionen und das Gleichgewicht überprüfen. Das funktioniert so:
- Der zu pflegende Mensch sitzt auf einem Stuhl.
- Nach Aufforderung soll er drei Meter gehen, sich umdrehen, wieder zum Stuhl zurückgehen und sich hinsetzen.
- Die Zeit, die er dazu braucht, wird gemessen.

Wenn er dafür nicht mehr als 10 Sekunden braucht, hat er keine Bewegungseinschränkungen; braucht er dafür länger, weist das auf eine (beginnende) Bewegungseinschränkung und eine erhöhte Sturzgefahr hin.

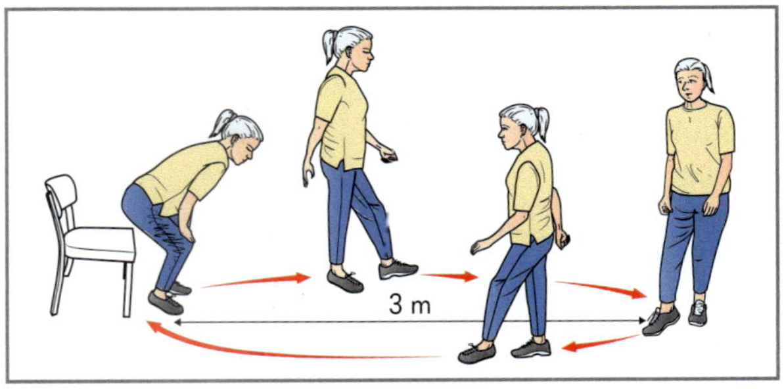

Abb. 2 TUG-Test zur Überprüfung der Mobilität

Pflegeabhängigkeitsskala (PAS)

Mit der Pflegeabhängigkeitsskala kann man einschätzen, inwieweit ein pflegebedürftiger Mensch sich selbst versorgen kann. Die Skala basiert auf dem Modell der 14 Grundbedürfnisse nach Virginia Henderson, einer amerikanischen Pflegetheoretikerin und Krankenschwester.

Bereiche	1	2	3	4	5
1. Essen und Trinken					
2. Kontinenz					
3. Körperhaltung					
4. Tag- und Nachtrhythmus					
5. An- und auskleiden					
6. Körpertemperatur					
7. Körperpflege					
8. Vermeiden von Gefahr					
9. Kommunikation					
10. Kontakte mit anderen					
11. Sinn für Normen und Werte					
12. Alltagsaktivitäten					
13. Freizeitaktivitäten					
14. Lernfähigkeit					

Abb. 1 Pflegeabhängigkeitsskala (PAS). 1 = völlig abhängig, 2 =überwiegend abhängig, 3 = teilweise abhängig, 4 = überwiegend abhängig, 5 = völlig abhängig

Neues Begutachtungsassessment (NBA)

Der Medizinische Dienst schätzt mit diesem Instrument die Pflegebedürftigkeit eines Menschen ein (▷NBA Kap. 7). Es ist die Grundlage für die Einstufung in einen Pflegegrad. Es werden sechs Lebensbereiche (Module) eingeschätzt. Modul 1 bezieht sich auf die Mobilität.

NBA
Die zu bewertenden Modulbereiche des NBA, u. a. zur Mobilität, sind online verfügbar unter: www.md-bund.de → Suche nach: Neuer Pflegebedürftigkeitsbegriff

2.7.5 Mobilisieren und Positionieren

Definition
Unter dem Begriff **Mobilisation** fasst man in der Pflege Maßnahmen zusammen, die Menschen gezielt zu eigenständigen Bewegungen motivieren und ihre Mobilität fördern.

Die Mobilisation von zu pflegenden Menschen ist eine wichtige Aufgabe von Pflegenden. Sie

- führt durch die Aktivierung der individuellen Ressourcen des zu pflegenden Menschen zu einer verbesserten Beweglichkeit.
- wirkt präventiv verschiedenen Komplikationen entgegen, wie z. B. einem Dekubitus, einem Sturz, einer Thrombose, einer Lungenentzündung oder Kontrakturen.
- fördert das Selbstwertgefühl und die Selbstständigkeit der zu pflegenden Menschen.

Allgemeine Regeln bei der Mobilisation

Bei der Mobilisation sind folgende Regeln zu beachten. So sollten Pflegende

- die Geduld und die Zeit aufbringen, den zu pflegenden Menschen Bewegungen selbstständig ausführen zu lassen. Dadurch bleiben seine Ressourcen und Bewegungsfähigkeiten erhalten.
- bewegungsfördernde Maßnahmen in jede Pflegehandlung integrieren, z. B. bei der Körperpflege, beim Anziehen, Essen und Trinken.
- den zu pflegenden Menschen auffordern, möglichst viele Alltagsaktivitäten selbstständig zu tun.
- Impulse für Bewegungen setzen und nur so weit als notwendig unterstützen.

Beispiel
Frau Zingel muss im Bett gewaschen werden, da sie stark bewegungseingeschränkt und wenig körperlich belastbar ist. Die Pflegefachassistentin fordert Frau Zingel auf, sich zum Rückenwaschen selbstständig auf die linke Seite zu drehen. Als Unterstützung legt sie Frau Zingels rechten Fuß über ihren linken Fuß und reicht ihr ein Band, das am Seitenschutz des Bettes festgebunden ist. Auf diese Weise kann sich Frau Zingel ohne weitere Unterstützung auf die linke Seite drehen.

- den pflegebedürftigen Menschen über die Maßnahmen und Ziele der Mobilisation informieren, damit er mithelfen will.
- bei jeder Form der Mobilisation auf die Sicherheit des pflegebedürftigen Menschen achten, z. B., indem sie Ab- und Zuleitungen bei der Mobilisation so sichern, dass sie nicht zum Sturzrisiko werden.
- auf ihre eigene Rückengesundheit achten, indem sie Hilfsmittel (z. B. Patientenlifter) und Mobilisationstechniken (z. B. Kinästhetik) anwenden.
- Mobilitätshilfen zielgerichtet einsetzen.

Wichtig
Um zu pflegende Menschen zu motivieren, mobil zu bleiben, informieren Pflegende sie darüber, wie wichtig aktive Bewegung für eine selbstständige Lebensführung und die Gesundheit ist und welche Risiken bei Bewegungseinschränkungen bestehen.

Bei der Mobilisation unterstützen

Grundsätzlich ist es in allen Pflegesettings möglich, die Mobilität zu fördern. Die Maßnahmen sollten gezielt und geplant durchgeführt werden.
In der ambulanten Pflege ist die Mobilisierung oft schwierig umzusetzen. Pflegende haben nur begrenzt Zeit für jede Pflegeleistung und es fehlt häufig an Personal und Hilfsmitteln. Die Mobilitätsangebote richten sich nach

- dem aktuellen Zustand und den Bedürfnissen der zu pflegenden Person,
- ihren Ressourcen, den verfügbaren Hilfsmitteln und dem Pflegesetting.

Pflegefachassistentinnen und -assistenten sollten die Bewegungen verständlich erklären, damit die pflegebedürftige Person weiß, wann und wie sie mithelfen kann.

Beispiel
Die Auszubildende Franka sagt zu Herrn Flint, dass es jetzt „nach oben" geht. Herr Flint ist irritiert, als Franka ihn kopfwärts bewegt. Er dachte, dass sie sein Bett höherstellt.

Es gibt unterschiedliche Varianten und Techniken der Mobilisation. Hier werden einige vorgestellt.

Kopfwärts bewegen im Bett

Wenn ein pflegebedürftiger Mensch nicht aufstehen kann oder darf, erfolgt die Mobilisation im Bett. Pflegebedürftige, die längere Zeit im Bett liegen oder immobil sind, neigen dazu, mit der Zeit zu weit ans Fußende zu rutschen. Es fällt ihnen dann schwer, sich selbstständig wieder in Richtung Kopfende des Bettes zu bewegen. Hier können Hilfsmittel wie seitliche Haltegriffe am oder über dem Bett ressourcen- und bedürfnisorientiert helfen. Eine **Bettleiter,** die am Bettende befestigt ist, erleichtert das selbstständige Aufrichten.

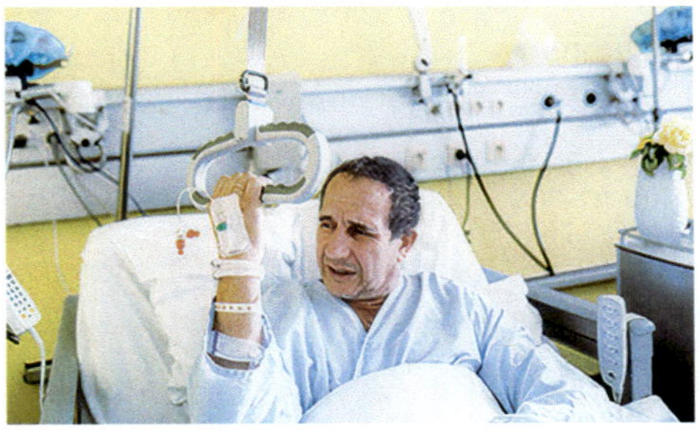

Abb. 2 Haltegriffe, hier ein Patientenaufrichter, helfen, sich selbstständig im Bett zu positionieren.

Wer genug Kraft und Beweglichkeit hat, kann sich auch ohne Hilfsmittel kopfwärts bewegen. Das gelingt, wenn man sein Körpergewicht durch Dreh- und Beuge-Bewegungen abwechselnd verlagert. Bei kraftlosen Menschen kann die Pflegekraft die Bewegung unterstützen, indem sie Bewegungsimpulse am Brustkorb und am Becken gibt.

Die zu pflegende Person kann sich auch kopfwärts bewegen, indem sie sich mit den Beinen abstößt. Die pflegende Person unterstützt die Bewegung, indem sie sich hinter ihren Kopf stellt und mit beiden Handflächen unter ihre Schulterblätter greift. Sobald sich das Körpergewicht der zu pflegenden Person durch das Abdrücken mit den Füßen auf die Hände der pflegenden Person verlagert, geht sie mit einem Schritt nach hinten. Dadurch gleitet sie auf den Händen der pflegenden Person in die gewünschte Richtung. Wenn zwei Pflegende zusammenarbeiten, können sie die zu pflegende Person auch durch einen Stütz- und Hebegriff oder mit dem Stecklaken kopfwärts bewegen.

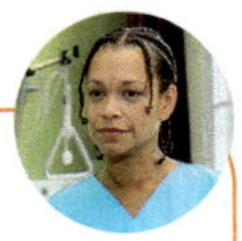

Video-Tipp von Ingrid
„Es gibt Praxisvideos zum Thema *Kopfwärts bewegen im Bett* und zur *Mobilisation an die Bettkante.*"

Mobilisation an die Bettkante

Die Mobilisation an die Bettkante ist die Voraussetzung für andere Positionswechsel und Transfers.

- Die pflegende Person leitet den zu pflegenden Menschen dazu an, sich auf die Seite zu drehen, auf der er sitzen möchte.
- Wenn er dazu nicht in der Lage ist, übernimmt die pflegende Person die Positionierung für ihn.
- Auf der Seite liegend sollte er die Beine anwinkeln. Jetzt kann die pflegende Person ihn dabei unterstützen, den Oberkörper in einer fließenden Bewegung aufzurichten und dabei gleichzeitig die Beine aus dem Bett zu führen.
- Um den Oberkörper aufzurichten, stützt sich der zu pflegende Mensch mit dem auf der Matratze aufliegenden Unterarm ab.

Im Sitzen sollten die Oberschenkel auf der Matratze aufliegen und die Füße Bodenkontakt haben.

Wenn das Aufsetzen auf diese Weise nicht durchgeführt werden kann, kommt das Aufsetzen mit der **En-bloc-Methode** (en bloc = als Block, als Gesamtheit) infrage. Diese Methode eignet sich besonders für Menschen nach Operationen im Bauchraum, mit Bandscheibenvorfällen, Morbus Parkinson oder mit einer fortgeschrittenen Demenz.

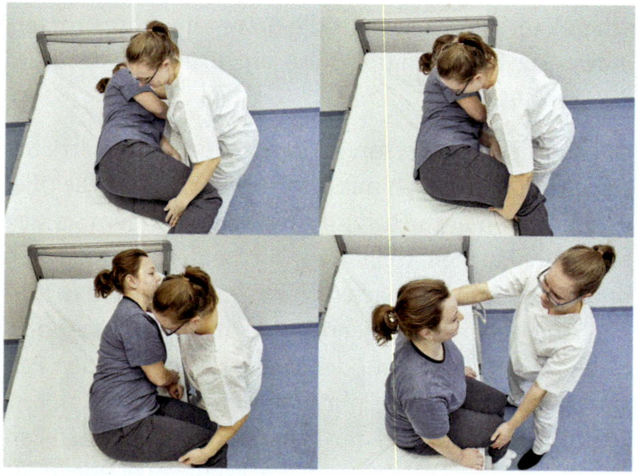

Abb. 1–4 Aufstehen en bloc

Beim Aufstehen unterstützen

Wenn man aus einer Sitzposition aufstehen möchte, muss man das Gewicht des Oberkörpers nach vorne verlagern.

Die Gewichtsverlagerung gelingt leichter, wenn der pflegebedürftige Mensch mittels **Schinkengang bzw. Sitzbeinhöckergehen** so weit an die Bettkante rutscht, bis die Oberschenkel nicht mehr ganzflächig auf der Unterlage aufliegen. Beim Schinkengang bewegt man sich auf den Sitzhöckern nach vorne, indem man das Gewicht von einer auf die andere Seite schaukelnd verlagert.

Die pflegende Person kann das Aufstehen unterstützen, indem sie sich vor den pflegebedürftigen Menschen stellt und seine Unterarme oder Hände umfasst. Dann beugt sie sich selbst nach vorne und geht einen Schritt zurück. Dadurch bringt sie den pflegebedürftigen Menschen in die Vorwärtsbeuge und verlagert sein Gewicht nach vorne. Indem sie sich nun aufrichtet, gibt sie ihm einen Impuls zum Aufrichten.

Eine andere Möglichkeit ist es, den pflegebedürftigen Menschen mithilfe des eigenen Körpergewichts beim Aufstehen zu unterstützen.

Vom Bett in einen Rollstuhl umsetzen

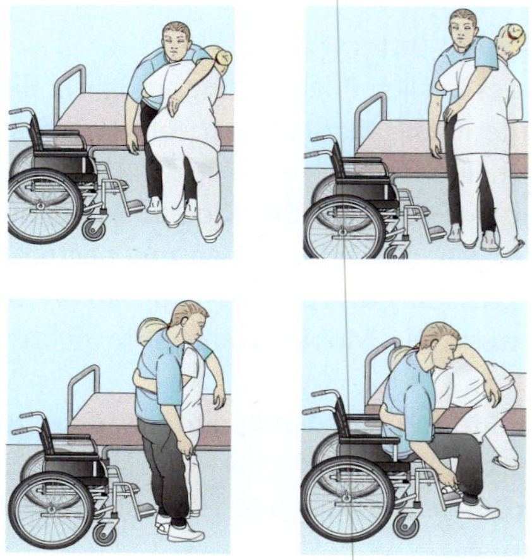

Abb. 5–8 Technik beim Umsetzen vom Bett in den Rollstuhl

Bevor man einen pflegebedürftigen Menschen beim Umsetzen vom Bett in den Rollstuhl unterstützt, zieht man die Bremsen am Rollstuhl fest und prüft, ob auch das Bett feststeht und nicht wegrollen kann. Der zu pflegende Mensch sollte rutschfeste Schuhe tragen. Der Rollstuhl steht direkt seitlich am Bett. Der zu pflegende Mensch sitzt an der Bettkante. Seine Füße haben sicheren Bodenkontakt.

> **!** **Wichtig**
> Das Absetzen bzw. Hinsetzen der pflegebedürftigen Person in den Rollstuhl sollte möglichst nah an der Rückenlehne sein. Erfolgt das Hinsetzen zu weit vorn auf der Sitzfläche, besteht die Gefahr, dass die Person nicht sicher sitzt und abrutscht.

Oberschenkeltransfer

Menschen, die ihr Körpergewicht nicht auf den Beinen halten können, kann man mit dem Oberschenkeltransfer umsetzen. Dazu setzt sich die pflegende Person neben den pflegebedürftigen Menschen auf das Bett. Sie legt sich die Beine des pflegebedürftigen Menschen über den näheren Oberschenkel. Der zu pflegende Mensch legt den Arm über die Schulter der pflegenden Person. So gibt er Gewicht ab und bekommt einen sicheren Halt durch den Brustkorb der pflegenden Person. Mit einer Drehbewegung verlagert sie das Gewicht des pflegebedürftigen Menschen auf das stützende Bein. Jetzt kann sie sich vom Bett erheben und den pflegebedürftigen Menschen mit einer weiteren Drehbewegung in den Rollstuhl umsetzen.

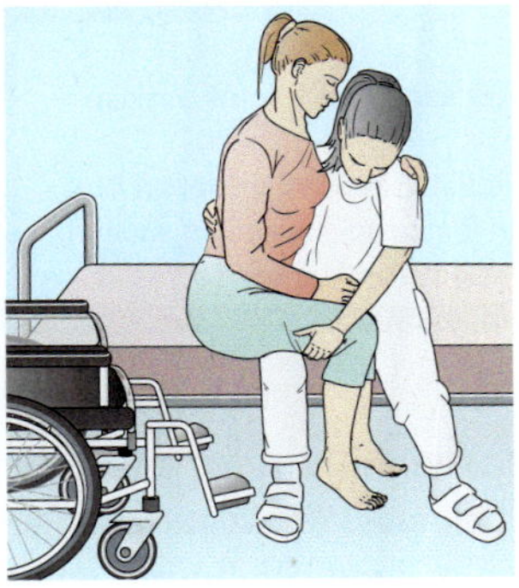

Abb. 9 Oberschenkeltransfer

Beim Gehen unterstützen

Wenn man einen zu pflegenden Menschen beim Gehen unterstützt, sollte man ihm zunächst die Bewegungsrichtung bzw. das Ziel des Weges nennen, damit er eine Orientierung hat. Dann stellt man sich seitlich neben den pflegebedürftigen Menschen und bietet ihm einen Arm zur Unterstützung an. Mit der anderen Hand kann man den Unterarm unterstützend umfassen. Die pflegende Person passt sich dem Tempo der pflegebedürftigen an. Für die Unterstützung beim Gehen gibt es Mobilitätshilfen.

Definition

Mobilitätshilfen (auch Gehhilfen) sind Hilfsmittel, die es einem zu pflegenden Menschen ermöglichen, sich trotz einer Bewegungseinschränkung fortzubewegen.

Aus den unterschiedlichen Mobilitätshilfen sollte man diejenige aussuchen, die zur individuellen Situation des zu pflegenden Menschen passt und mit der er am besten zurechtkommt. Pflegebedürftige können bei ihrer Krankenkasse einen Antrag auf Zuzahlung oder Übernahme der Kosten für eine Mobilitätshilfe stellen.

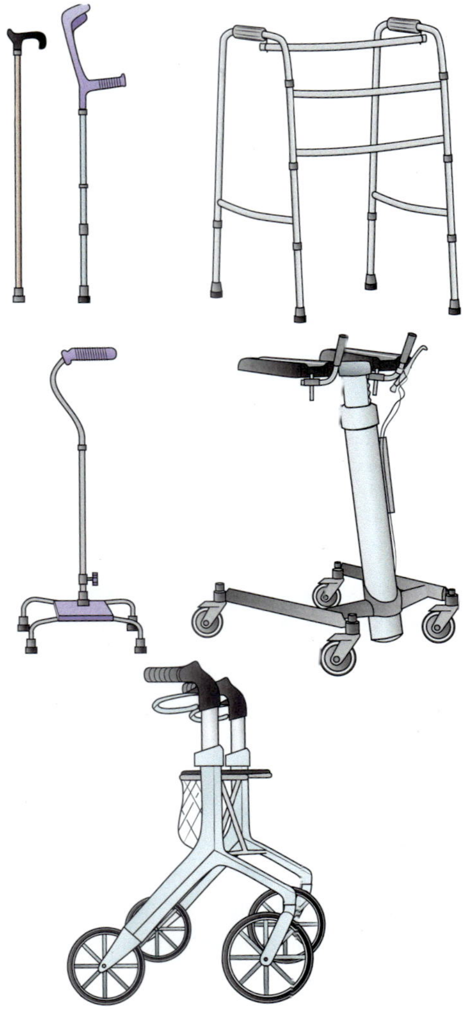

Abb. 10 Beispiele für Gehhilfen (von links nach rechts). Oben: Gehstock, Unterarmgehstütze, Gehgestell (auch Gehbock). Mitte: Vierpunkt-Gehstock, Unterarm-Gehwagen. Unten: Rollator.

Mobilitätshilfen gleichen Gangunsicherheiten aus, unterstützen den aufrechten Gang und das Gleichgewicht. Sie können eingesetzt werden, um das Gewicht des Körpers beim Gehen anders zu verteilen oder um verletzte Beine, Füße oder Hüften zu entlasten. Die meisten Gehhilfen müssen individuell an den pflegebedürftigen Menschen angepasst werden (z.B. in der Höhe). Gehhilfen mit Rädern, die man schiebend bewegen kann, sind besonders kraftsparend, weil man sie nicht vom Boden heben muss.

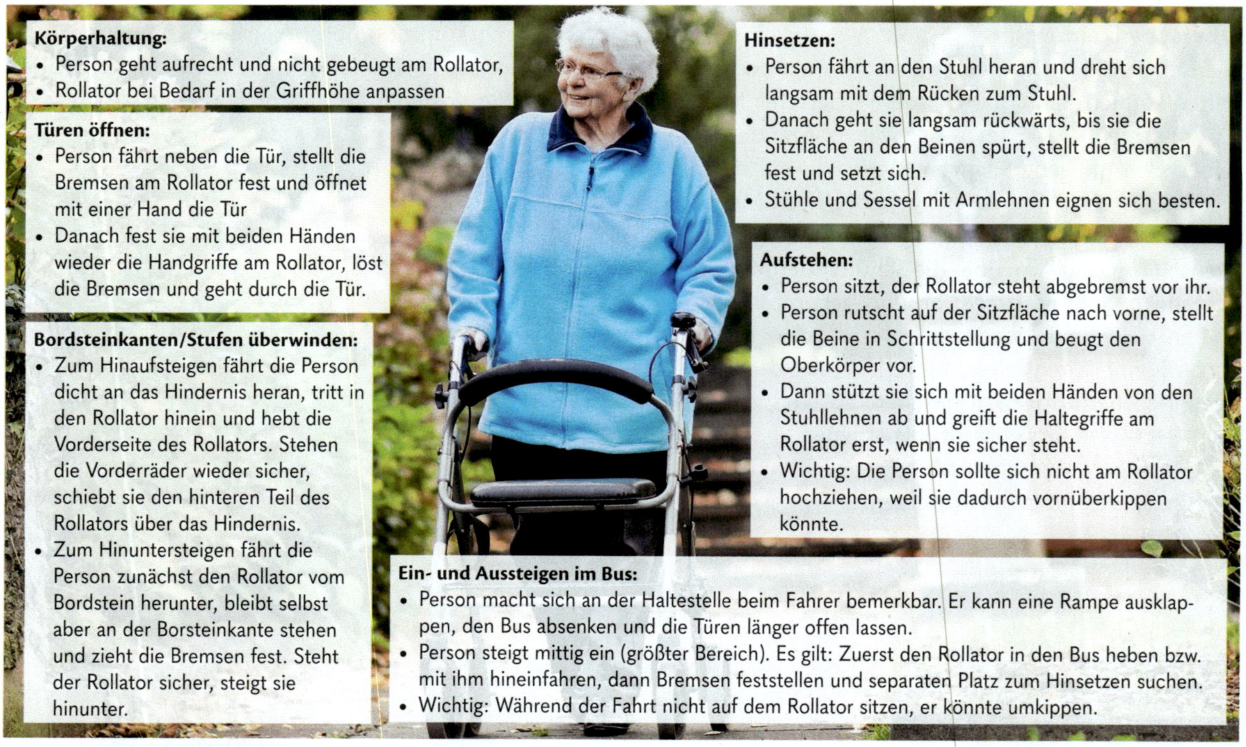
Körperhaltung:
• Person geht aufrecht und nicht gebeugt am Rollator,
• Rollator bei Bedarf in der Griffhöhe anpassen
Türen öffnen:
• Person fährt neben die Tür, stellt die Bremsen am Rollator fest und öffnet mit einer Hand die Tür
• Danach fest sie mit beiden Händen wieder die Handgriffe am Rollator, löst die Bremsen und geht durch die Tür.
Bordsteinkanten/Stufen überwinden:
• Zum Hinaufsteigen fährt die Person dicht an das Hindernis heran, tritt in den Rollator hinein und hebt die Vorderseite des Rollators. Stehen die Vorderräder wieder sicher, schiebt sie den hinteren Teil des Rollators über das Hindernis.
• Zum Hinuntersteigen fährt die Person zunächst den Rollator vom Bordstein herunter, bleibt selbst aber an der Borsteinkante stehen und zieht die Bremsen fest. Steht der Rollator sicher, steigt sie hinunter.
Hinsetzen:
• Person fährt an den Stuhl heran und dreht sich langsam mit dem Rücken zum Stuhl.
• Danach geht sie langsam rückwärts, bis sie die Sitzfläche an den Beinen spürt, stellt die Bremsen fest und setzt sich.
• Stühle und Sessel mit Armlehnen eignen sich besten.
Aufstehen:
• Person sitzt, der Rollator steht abgebremst vor ihr.
• Person rutscht auf der Sitzfläche nach vorne, stellt die Beine in Schrittstellung und beugt den Oberkörper vor.
• Dann stützt sie sich mit beiden Händen von den Stuhllehnen ab und greift die Haltegriffe am Rollator erst, wenn sie sicher steht.
• Wichtig: Die Person sollte sich nicht am Rollator hochziehen, weil sie dadurch vornüberkippen könnte.
Ein- und Aussteigen im Bus:
• Person macht sich an der Haltestelle beim Fahrer bemerkbar. Er kann eine Rampe ausklappen, den Bus absenken und die Türen länger offen lassen.
• Person steigt mittig ein (größter Bereich). Es gilt: Zuerst den Rollator in den Bus heben bzw. mit ihm hineinfahren, dann Bremsen feststellen und separaten Platz zum Hinsetzen suchen.
• Wichtig: Während der Fahrt nicht auf dem Rollator sitzen, er könnte umkippen.

Abb. 1 Pflegende sollten mit den zu pflegenden Menschen den richtigen Umgang mit dem Rollator üben.

Ein **Rollator** wird besonders von mobilitätseingeschränkten Menschen in der Langzeitpflege oder in der Häuslichkeit geschätzt. Mithilfe des Rollators können sich bewegungseingeschränkte Menschen selbstständig von einem Ort zum anderen Ort bewegen. Rollatoren gibt es in vielen Ausführungen und mit verschiedenem Zubehör, z. B. mit Körben, Schirm- und Gehstockhalter oder einem Sitzbrett. Klingel und Reflektoren erhöhen zusätzlich die Sicherheit im Straßenverkehr.

Ratgeber der Stiftung ZQP
Tipps zum Umgang mit dem Rollator für Pflegebedürftige und Angehörige unter: www.zqp.de → Suche nach: Ratgeber Rollator

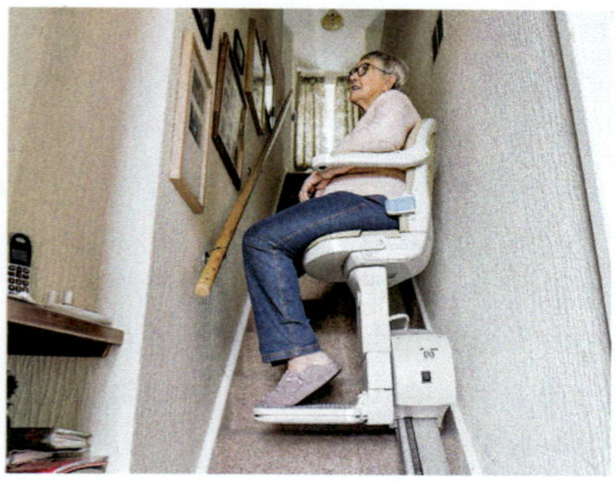

Abb. 2 Treppenlift

Auch eine mobile **Treppensteighilfe** oder ein fester **Treppenlift** tragen dazu bei, dass bewegungseingeschränkte Menschen weiter in ihrer Wohnung leben und diese auf eigenen Wunsch verlassen können, auch wenn das Haus keinen Fahrstuhl hat.

Menschen, die nicht gehen können bzw. zu schwach sind, um sich aufrecht zu halten, können einen **Rollstuhl** für die Fortbewegung nutzen. Rollstühle gibt es in vielen verschiedenen Ausführungen. Dabei sind gewisse Verhaltensweisen zu beachten (siehe Abb. 1).

Um möglichst selbstständig mobil mit einem Rollstuhl zu sein, bietet sich ein Rollstuhltraining an. Das gibt Betroffenen Sicherheit und Selbstvertrauen.

Beispiel
Übungen beim Rollstuhltraining:
- Transfer vom Rollstuhl ins Bett und zurück
- Transfer vom Rollstuhl in die Badewanne oder auf den Duschstuhl und zurück
- Überwinden von Stufen/Bordsteinkanten
- Befahren von Rampen (Anstieg, Gefälle)

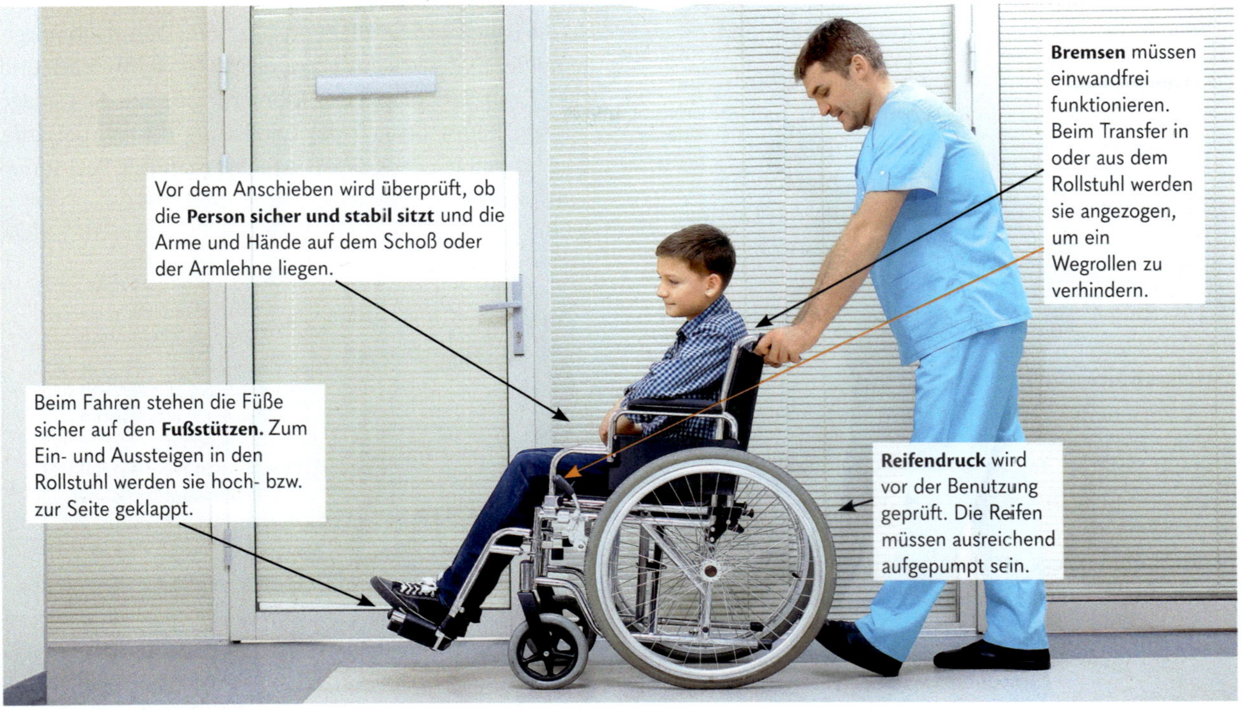
Bremsen müssen einwandfrei funktionieren. Beim Transfer in oder aus dem Rollstuhl werden sie angezogen, um ein Wegrollen zu verhindern.
Vor dem Anschieben wird überprüft, ob die Person sicher und stabil sitzt und die Arme und Hände auf dem Schoß oder der Armlehne liegen.
Beim Fahren stehen die Füße sicher auf den Fußstützen. Zum Ein- und Aussteigen in den Rollstuhl werden sie hoch- bzw. zur Seite geklappt.
Reifendruck wird vor der Benutzung geprüft. Die Reifen müssen ausreichend aufgepumpt sein.

Abb. 3 Verhaltensweisen im Umgang mit dem Rollstuhl

Positionieren

Wenn pflegebedürftige Menschen ihre Lage oder Haltung nicht mehr selbstständig verändern können, unterstützen Pflegende sie beim Transfer und der Positionierung. Bei allen Positionierungen sollte die Wirbelsäule ihre natürliche Krümmung beibehalten.

Definition

Ein **Transfer** ist in der Pflege das Hinüberbewegen von einem Ort zu einem anderen, z.B. vom Bett in einen Stuhl.

Von einem **Positionswechsel** spricht man, wenn ein pflegebedürftiger Mensch von einer Körperhaltung in eine andere wechselt, z.B. von der Rückenlage in die Seitenlage im Bett. Beide Begriffe werden oft synonym verwendet.

! Wichtig

Früher hat man **Positionierungen** in der Pflege als **Lagerungen** bezeichnet. Der Begriff Lagerung bzw. Lagern beschreibt einen passiven Vorgang. Wenn man etwas an einem Ort lagert, dann bleibt es dort liegen und bewegt sich nicht. Positionierung beschreibt einen aktiven Prozess. Der zu pflegende Mensch ist aktiv einbezogen.

Allgemeine Regeln bei der Positionierung

Beim Positionieren achten Pflegende auf:

- eine Arbeitsweise, bei der möglichst wenig Scherkräfte und Reibung entstehen, um die Haut nicht zu verletzen.
- den Einsatz geeigneter und unterstützender Positionierungshilfsmittel.
- bequeme, wunschgemäße und stabile Lage ohne schwerkraftbedingtes Ab- oder Wegrutschen.
- die richtige Haltung des Kopfes vor allem bei Kindern und die Druckentlastung gefährdeter Hautstellen für einen Dekubitus (▷ S. 247).

Außerdem sollten möglichst wenig Hilfsmittel (z.B. viele Kissen) zum Positionieren verwendet werden, da sie es dem zu pflegenden Menschen erschweren, sich selbst zu bewegen.

Positionierungshilfen und Positionierungsarten

Die Auswahl von Transfer- und Positionierungshilfen richtet sich nach Alter, Gewicht, Erkrankungen, Einschränkungen und Ressourcen der pflegebedürftigen Person.

Transferhilfen	Positionierungshilfen
• Transfertuch • Rutschbrett, Rollbrett, Gleitmatte • Lifter • Antirutschmatte • Haltegurte • Bettbügel • Bettleiter • Patientenaufrichter • Drehscheibe	• Kissen in diversen Formen (z. B. halbmondförmig, u-förmig), Größen, Materialien (z. B. gefüllt mit Daunen, Gel, Schaumstoff, Mikroperlen) • Nacken- und Knierolle • Schaumstoffkeile • Sitzringe • Arm- und Beinschienen

Tab. 1 Beispiele für Transfer- und Positionierungshilfen

Wichtig
Auch Alltagsgegenstände wie aufgerollte Handtücher, Kopfkissen oder Bettdecken können als Positionierungshilfe genutzt werden.

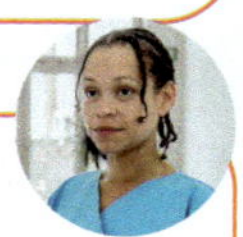

Video-Tipp von Ingrid
„Für die Positionierung in die 30-Grad-Seitenlage gibt es ein Praxisvideo: *30° Lagerung*."

Positionierungsarten

Rückenlage

Die/Der Pflegebedürftige liegt flach oder mit leicht erhöhtem Oberkörper im Bett. Dies Position eignet sich zum Schlafen und Ausruhen. Zur Entlastung der Bauchdecke, kann man eine Knierolle unter die Knie legen. Dadurch wird jedoch der Druck auf die Fersen erhöht (▷ S. 247). Deswegen sollte man die Fersen dann ebenfalls entlasten.

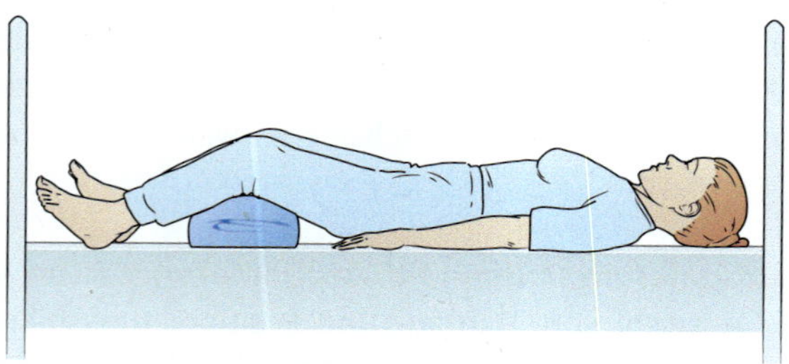

Abb. 1 Positionierung in Rückenlage

Seitenlage

Es gibt verschiedene Positionierungen in der Seitenlage. Ihre Namen werden nach dem Winkel der Drehung benannt, die man aus der Rückenlage heraus macht, um in die jeweilige Seitenlage zu gelangen. Demnach unterscheidet man die Schräglage, die 30-Grad, 90-Grad- und 135-Grad-Seitenlage. Positionierungen in Seitenlage dienen hauptsächlich der Entlastung der Wirbelsäule. Die Stabilität der Position erreicht man mit Positionierungskissen.

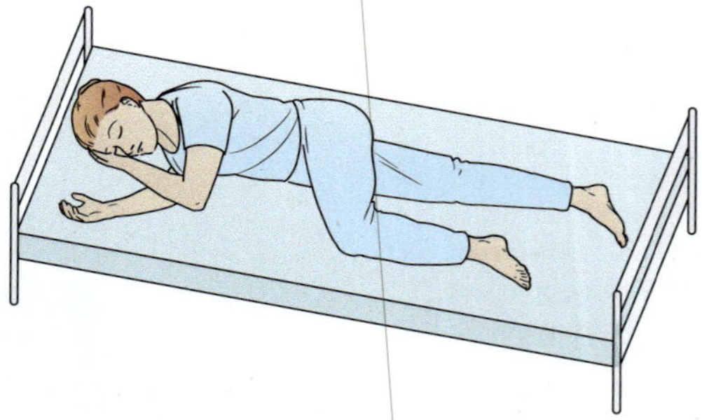

Abb. 2 Positionierung in 90-Grad-Seitenlage: Hier ist es wichtig, die aufliegende Schulter leicht vorzuziehen und dadurch in eine bequeme Position zu bringen.

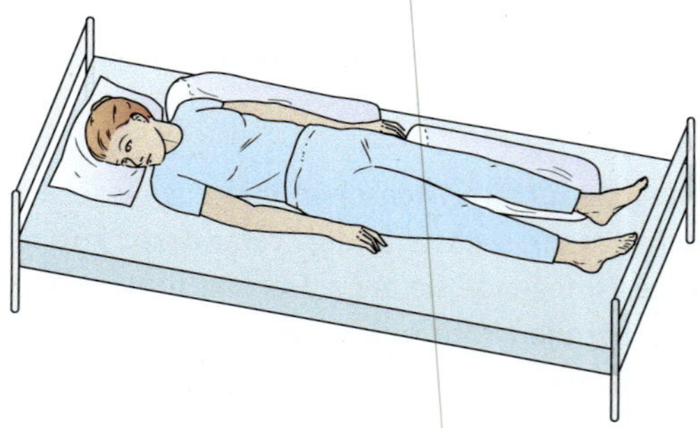

Abb. 3 Positionierung in Schräglage: Hier stützt man die Rückseite des pflegebedürftigen Menschen mit einer Positionierungsschlange oder mehreren Kissen von den Schultern bis zu den Oberschenkeln. Der Kopf liegt auf einem Kissen.

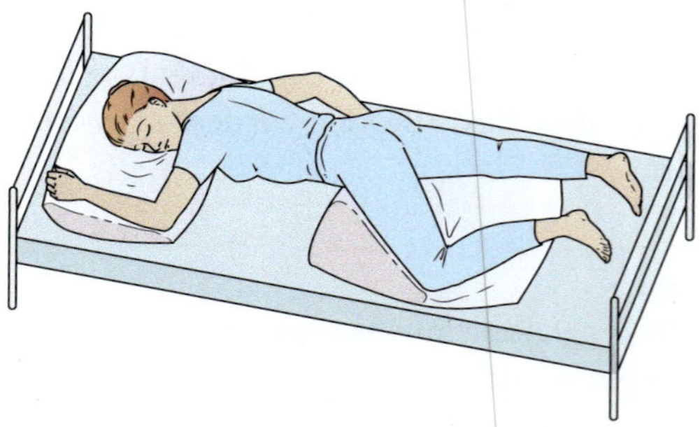

Abb. 4 Positionierung in 135-Grad-Seitenlage: In dieser Lage (auch: Bauchlage) sind vor allem Rücken, Schulter, Gesäß und Fersen entlastet.

2.7.6 Kinästhetik, kinästhetische Konzepte und Bobath-Konzept

Kinästhetik

Definition
Der Begriff **Kinästhetik** setzt sich aus den griechischen Wörtern Bewegung und Empfindung zusammen. Es ist ein Bewegungskonzept, das sich mit den Abläufen und Wahrnehmungen der menschlichen Bewegung beschäftigt. Mit Kinästhetik fördert man sowohl die Bewegungskompetenz von zu pflegenden Menschen als auch die der Pflegenden.

Jeder Mensch entwickelt im Laufe seines Lebens bestimmte Bewegungs- und Haltungsmuster, z. B. eine bestimmte Art zu gehen, sich auf den Boden zu setzen oder aus dem Bett aufzustehen. Wenn Bewegungen nicht wie gewohnt durchgeführt werden können (z. B. wegen Schmerzen oder weil das Bett links statt rechts an der Wand steht), muss man den Bewegungsablauf an die veränderte Situation anpassen.

Definition
Die Vielfalt an Möglichkeiten, die einer Person zur Verfügung stehen, die eigenen Bewegungen an die aktuellen Bedingungen anzupassen, nennt man **Bewegungskompetenz**.

Beispiel
Herr Xang hat sich das Schultergelenk ausgekugelt und trägt den Arm in einem Gilchristverband. Um sein T-Shirt aus- oder anzuziehen, kann er nur einen Arm benutzen. Es gelingt ihm, indem er den gesunden Arm wesentlich weiter als sonst anwinkelt und über den Kopf führt.

Kinästhetik unterstützt Pflegende darin, pflegebedürftigen Menschen Angebote zu machen, um die eigenen Bewegungsmöglichkeiten bewusst wahrzunehmen, zu entdecken und als Ressource zu nutzen. Gleichzeitig schützt die Arbeitsweise nach kinästhetischen Prinzipien die Pflegenden vor körperlichen Überlastungen durch das Heben, Tragen und passive Positionieren und Transferieren von pflegebedürftigen Menschen.
Kinästhetik lädt Pflegende dazu ein:
- über die eigenen Bewegungen nachzudenken.
- Bewegungen bewusst einzusetzen, um rückengerecht zu arbeiten.
- die eigene Bewegungskompetenz und die des pflegebedürftigen Menschen zu beobachten und zu erweitern; das erhöht die Selbstwirksamkeit und Selbstständigkeit.
- die Beziehung, Kommunikation und Interaktion zwischen dem zu pflegenden Menschen und sich selbst zu verbessern.
- sich vom einseitigen Bewegen durch Pflegende zu verabschieden und sich stattdessen gemeinsam mit dem pflegebedürftigen Menschen zu bewegen.

Kinästhetische Konzepte

Definition
Jede Bewegung kann man aus verschiedenen Blickwinkeln betrachten. In der Kinästhetik nennt man diese Blickwinkel **Konzepte.**

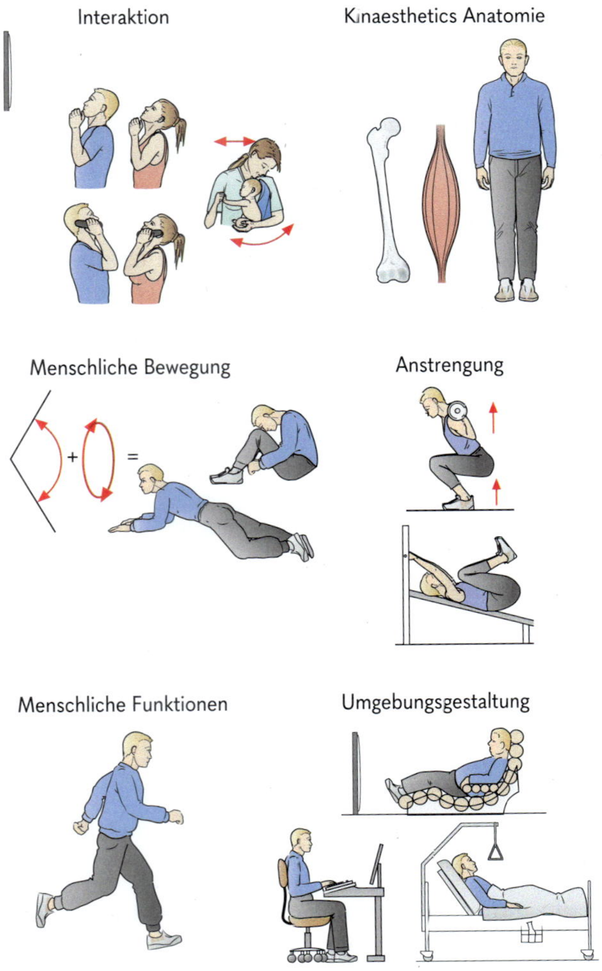

Abb. 5 die sechs Konzepte der Kinästhetik

1. Konzept: Interaktion

Im Konzept Interaktion geht es um die Qualität des Miteinanders zwischen einer Pflegeperson und einem pflegebedürftigen Menschen. Die Interaktion wird beeinflusst von den

- Sinneswahrnehmungen,
- Bewegungselementen (Zeit, Raum, Anspannung),
- Interaktionsformen.

Sinneswahrnehmungen: Bewegungen sind spürbar. Die Sinne vermitteln uns viele Informationen dazu, z. B. welche Muskeln wir anspannen, um einen Fuß anzuheben, oder ob wir stabil sitzen oder schaukeln. Ohne unsere Sinne wäre es uns nicht möglich, einen Finger mit geschlossenen Augen zielsicher zur Nasenspitze zu führen.

> **Wichtig**
> Wenn eine Pflegeperson bei der Bewegung unterstützt, nimmt sie sowohl ihre eigenen Bewegungsqualitäten wahr als auch die des pflegebedürftigen Menschen. Sie beobachtet und spürt z. B. sehr schnell, wenn der pflegebedürftige Mensch sich verspannt oder Angst hat.

Bewegungselemente: Für jede Bewegung braucht es Zeit, Raum und Anstrengung durch Muskelarbeit. Die Bewegungselemente kann man den Erfordernissen einer Situation anpassen. Sie beeinflussen sich gegenseitig.

> **Beispiel**
> Wenn zwei Menschen die gleiche Aktion ausführen, z. B. sich im Bett aufsetzen, tut jeder das in seinem eigenen Tempo, mit der für ihn notwendigen Anstrengung und dem für die Bewegung notwendigen Raum. Pflegende sollten sich bei der Mobilisation am Zeitbedarf des pflegebedürftigen Menschen orientieren und für die erforderliche Bewegungsfreiheit in der Umgebung sorgen. Dadurch verringert sich auch die Anstrengung für beide Interaktionspartner.

Interaktionsformen: Die Kinästhetik unterscheidet drei Interaktionsformen.

- **einseitige Interaktion:** Ein überwiegend selbstständiger Mensch benötigt nur einen Hinweis, um eine Bewegung auszuführen.
- **Schritt-für Schritt-Interaktion:** Eine pflegende Person erklärt einem zu pflegenden Menschen eine Bewegung in mehreren Teilschritten, denen er Schritt für Schritt folgt. Dabei fließen auch die Ideen des pflegebedürftigen Menschen zur Umsetzung ein.
- **gleichzeitig-gemeinsame Interaktion:** Ein pflegebedürftiger Mensch und die pflegende Person bewegen sich miteinander wie das Räderwerk einer Uhr. Sie agieren und reagieren aufeinander, ohne dass der Bewegungsfluss unterbrochen wird.

2. Konzept: Funktionale Anatomie

Bei diesem Konzept geht es darum, zu wissen, wie sich der menschliche Körper in Bewegung verhält und wo Möglichkeiten und Grenzen liegen.

Muskeln und Knochen: Muskeln können angespannt und entspannt werden, sie bewegen die festen Knochen. Das eigene Körpergewicht zu tragen und in bestimmten Haltungen ausbalancieren zu müssen, braucht anstrengende Muskelarbeit. Gelingt es, einen Teil des Körpergewichts an die Knochen abzugeben, kann dies entlasten.

> **Beispiel**
> Ein Bewohner sitzt auf der Bettkante, die Füße hängen in der Luft. Er hat Mühe, sich zu halten, und muss sein Gewicht ständig ausbalancieren, um nicht zurück ins Bett zu fallen. Hier kann entweder das Bett heruntergefahren oder eine Fußbank aufgestellt werden, sodass der Bewohner Bodenkontakt hat. Dadurch wird ein Großteil seines Körpergewichts über die Knochen zum Boden abgeleitet.

„Massen fassen und Zwischenräume spielen lassen“: Laut diesem Grundsatz besteht der Körper aus Massen (stabile Körperanteile, die viel Gewicht tragen: Becken, Brustkorb, Kopf, Arme, Beine) und Zwischenräumen (verbindende Bereiche zwischen den Massen: Hals, Taille, Hüft- und Schultergelenke). Werden einzelne Massen gezielt nacheinander bewegt und Zwischenräume frei gelassen, erleichtert das die Bewegung sowohl für die zu Pflegenden als auch für das Pflegepersonal.

3. Konzept: Menschliche Bewegung

Eine Bewegung besteht aus **Haltungsbewegungen** und **Transportbewegungen.** Haltungsbewegungen sind kleine Beuge- und Streckbewegungen. Mit ihnen halten wir uns aufrecht und im Gleichgewicht. Die Bewegungen einzelner Körperteile (z. B. das Drehen der Hand) nennt man Transportbewegungen.

Beispiel

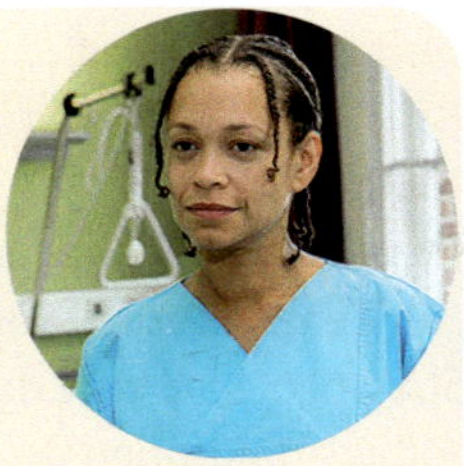

„Wenn sich jemand nicht selbstständig auf die Seite drehen kann, unterstütze ich die Haltungsbewegungen. Ich helfe dann, die Beine anzustellen und in die Matratze zu drücken. Dadurch streckt sich der Körper und es kommt zu einer Gewichtsverlagerung. Nun kann sich die Person selbstständig drehen (Transportbewegung)."

Spiralförmige und parallele Bewegungen

Bei **parallelen Bewegungen** werden die rechte und die linke Körperhälfte auf die gleiche Weise zusammen bewegt. Diese Bewegungsformen sind anstrengend, weil die Muskeln das Körpergewicht tragen müssen. Bei spiralförmigen Bewegungen führen die rechte und die linke Körperhälfte unterschiedliche Bewegungen aus. Bei dieser Bewegungsform kommt es zu Gewichtsverschiebungen während der Bewegung. Dadurch werden die Bewegungen weniger anstrengend.

Beispiel

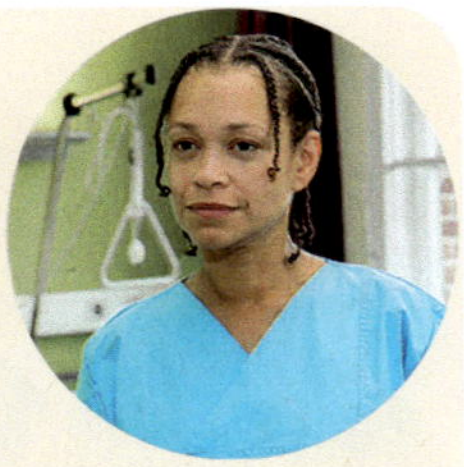

„Wenn man beim Aufstehen zu wenig Kraft hat, um den ganzen Körper gleichzeitig nach oben zu bewegen, fällt man zurück auf den Stuhl. Ist das bei einem Patienten der Fall, zeige ich ihm, wie er sich aus dem Stuhl herausdrehen kann. Dann gelingt das Aufstehen besser."

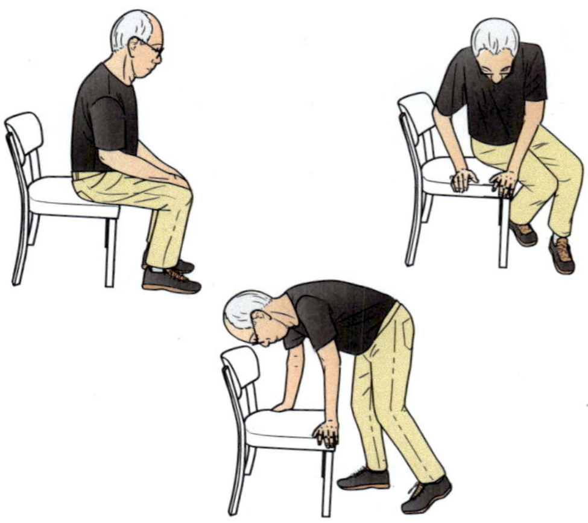

Abb. 1 spiralförmiges Aufstehen von einem Stuhl

4. Konzept: Anstrengung

Um sich fortzubewegen, muss man sich anstrengen. Dies geschieht durch Ziehen und Drücken. Je nachdem, wie das Ziehen und Drücken organisiert sind, kann die Bewegung mit mehr oder weniger Anstrengung durchgeführt werden.

Beispiel

Frau Niemeck benötigt Unterstützung, um sich im Bett kopfwärts zu bewegen. Dazu wird die Variante „Gehen im Bett" gewählt. Die Pflegefachperson kann dabei durch Ziehen am Brustkorb und Drücken am Becken unterstützen, somit benötigt Frau Niemeck weniger Anstrengung.

5. Konzept: Menschliche Funktion

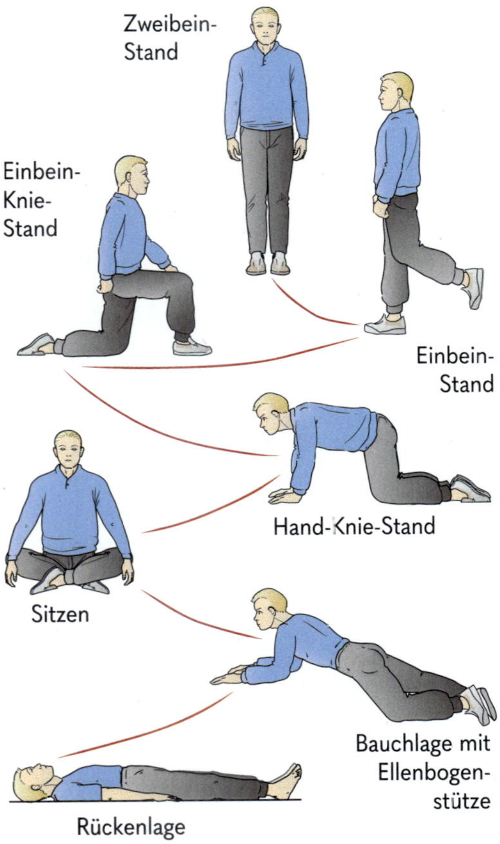

Abb. 2 die sieben Grundpositionen

Es gibt sieben Grundpositionen. Sie sind Ausgangspunkte für jede menschliche Bewegung. Dabei wird an verschiedenen Stellen des Körpers das Gewicht über die Masse an eine Unterstützungsfläche abgegeben, wodurch andere Massen für die Bewegung frei sind.

6. Konzept: Umgebungsgestaltung
Die Umgebung, z. B. die Anordnung von Möbeln, kann Bewegungsabläufe behindern, richtig eingesetzte oder bereitgestellte Hilfsmittel dagegen erleichtern.

Beispiel
Um Frau Heinze das Umsetzen vom Bett auf den Stuhl zu ermöglichen, setzen die Pflegenden ein Rutschbrett ein, auf dem sie sicher vom Bett auf den Stuhl hinübergleiten kann.

Wichtig
Überprüfen Sie stets, ob die Umgebung Ihrer Pflegebedürftigen bewegungsförderlich gestaltet ist.

Kinästhetische Konzepte anwenden

Mithilfe kinästhetischer Konzepte lassen sich fast alle Aktivitäten analysieren und daraus geeignete Unterstützungsmaßnahmen ableiten.

Beispiel

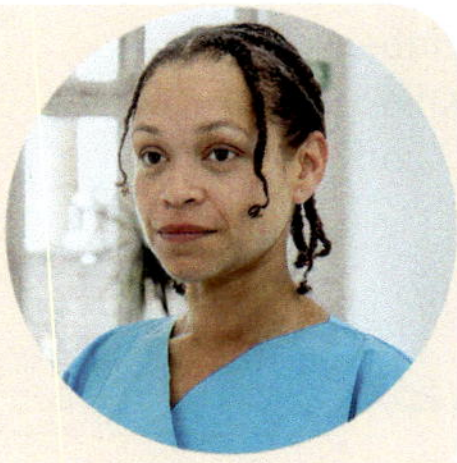

„Wenn ich einen Bewohner nach kinästhetischen Prinzipien bei der Aktivität ‚Aus einem Becher trinken' unterstützen will, überlege ich:

- **Konzept Interaktion:** Hat er genügend Zeit (Bewegungselement), die Aktivität durchzuführen? Benötigt er nur eine Information dazu (einseitige Interaktion) oder muss ich ihm direkte Bewegungsimpulse geben (gleichzeitig-gemeinsame Interaktion)?
- **Konzept menschliche Funktion:** Hat er eine Körperhaltung, in der er die Aktivität ausführen kann (z. B. im Sitzen)? Kann er den Kopf zum Trinken in den Nacken legen?
- **Konzept Umgebungsgestaltung:** Kann er den Becher mit einer Hand fassen oder braucht er einen Becher mit zwei Griffen?

So biete ich z. B. dem Bewohner an, eine sitzende Haltung einzunehmen, bei der er den Arm frei bewegen kann. Ich lege seine Finger um den Becher und gebe ihm am Ellenbogen einen Impuls, den Arm mit dem Becher zum Mund zu führen. Die weiteren Bewegungsschritte kann er dann allein ausführen."

Bobath-Konzept

Definition
Das **Bobath-Konzept** ist eine Behandlungsmethode zur Rehabilitation von Menschen mit neurologischen Störungen. Sie zielt darauf ab, Bewegungsfähigkeit und Alltagsfunktionen zu verbessern. Der Name stammt von dem Ehepaar Berta und Karel Bobath, einer Physiotherapeutin und einem Kinderarzt, die das Bewegungs- und Therapiekonzept entwickelt haben.

Das Bobath-Konzept ist geeignet für Menschen mit Störungen und Erkrankungen des zentralen Nervensystems. Dazu zählen z. B.:
- Spastiken
- motorische Entwicklungsverzögerungen (v. a. bei Säuglingen, Kleinkindern)
- Lähmungen, z. B. nach einem Schlaganfall
- Multiple Sklerose
- Morbus Parkinson

Man geht davon aus, dass Bewegungen durch kontinuierliches Training wiedererlernt werden können, weil sich das Gehirn umstrukturieren kann.

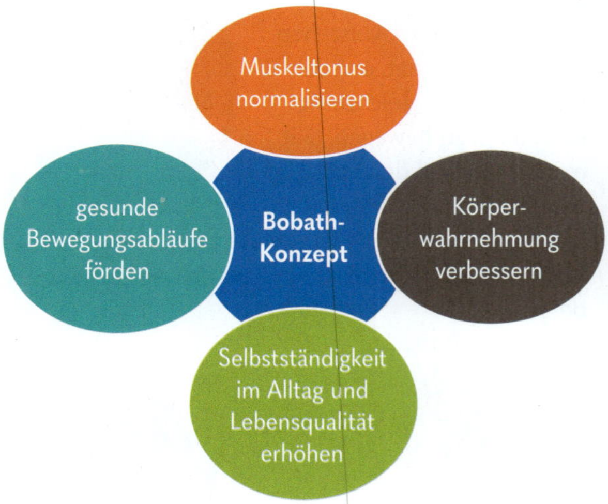

Abb. 1 einige Hauptziele des Bobath-Konzepts

Bobath-Initiative für Kranken- und Altenpflege (BIKA®e. V.)
www.bika.de

Muskeltonus normalisieren

Bei neurologischen Erkrankungen oder Störungen ist der Muskeltonus (Muskelspannung) oft krankhaft verändert, d. h. dieser ist entweder zu stark (erhöht) oder zu schlaff (herabgesetzt). Dadurch werden gezielte Bewegungen unmöglich. Deswegen möchte man den Muskeltonus so beeinflussen, dass der pflegebedürftige Mensch seine Bewegungen wieder bewusst steuern und koordinieren kann.

Faktoren, die den Muskeltonus ...	
erhöhen	**herabsetzen**
• Kälte • schnelle Bewegungen • Ängste/Unsicherheiten • zu wenige oder zu kleine Unterstützungsflächen (z. B. beim Stehen)	• Wärme • langsame Bewegungen • zu viele oder zu große Unterstützungsflächen (z. B. beim Liegen)

Tab. 1 Faktoren, die den Muskeltonus beeinflussen

Um eine Bewegung auszuführen, muss der Körper des Menschen in sich stabil sein **(Haltungskontrolle)**. Ansonsten braucht er seine ganze Körperspannung, um sich im Gleichgewicht zu halten, und kann keine gezielte Spannung aufbauen, um die gewünschte Aktivität durchzuführen.

Gesunde Bewegungsabläufe fördern

Im Bobath-Konzept leitet man Bewegungen oft an sogenannten **Schlüsselpunkten** ein. Diese sind
- an der Schulter,
- am Becken,
- an den Händen und Füßen.

Dort werden Impulse für die beabsichtigte Bewegung gesetzt. Der Impuls soll dafür sorgen, dass ein normaler Bewegungsablauf eingeleitet und die Bewegung danach eigenständig fortgeführt wird.

Körperwahrnehmung verbessern

Über u. a. gezielte Anreize, Berührungen und gemeinsame Bewegungen mit den Pflegenden bekommt der pflegebedürftige Mensch Informationen über seinen Körper.

> **! Wichtig**
> Das Bobath-Konzept gibt keine Standard-Übungen vor. Vielmehr sollen Lebensaktivitäten trainiert werden, die Betroffene im Alltag ausüben und brauchen. Dies trägt zu einer Verbesserung der Lebensqualität bei. Damit das Bobath-Konzept Erfolg hat, muss es von allen (u. a. Bezugspersonen, Pflegende, Physiotherapeuten, Ergotherapeuten) über 24 Stunden hinweg durchgeführt werden.

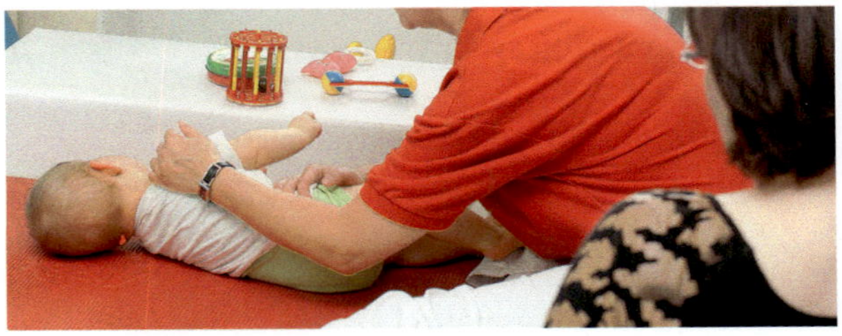

Abb. 2 Eine Physiotherapeutin unterstützt einen Säugling beim Drehen auf die Seite durch gezielte Berührungsimpulse an Schulter und Becken. Als Anreiz für den Säugling dient ein Spielzeug. Die Mutter schaut zu, um die Übungen auch zu Hause fortzusetzen.

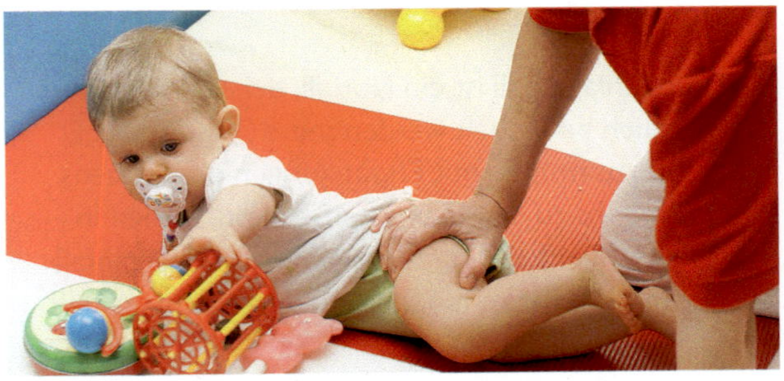

Abb. 3 Die Physiotherapeutin stabilisiert mit der Hand am Becken die Seitenlage des Säuglings. Dadurch hat der Säugling ausreichenden Halt und kann das Spielzeug mit der Hand greifen.

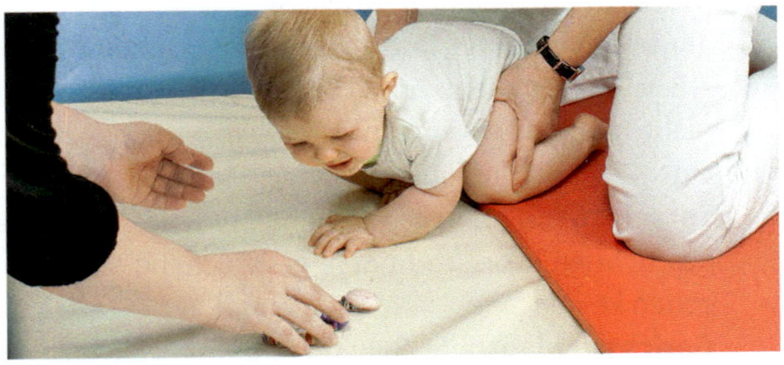

Abb. 4 Das Krabbeln anbahnen: Die Physiotherapeutin stabilisiert am Becken die hockende Position des Säuglings am Boden. Ziel ist, dass der Säugling dadurch leichter den rechten Arm selbstständig nach vorne parallel zum linken Arm bewegt und sich abstützen kann. Die Mutter motiviert mit der Schnullerkette.

2.7.7 Schlaganfall

Ein Schlaganfall ist die häufigste Ursache für bleibende Einschränkungen in der Mobilität im Erwachsenenalter. Daher wird hier auf dieses Krankheitsbild noch einmal besonders eingegangen.

Definition
Ein **Schlaganfall** ist eine plötzliche Durchblutungsstörung im Gehirn, die zu neurologischen Ausfällen führt. Die Begriffe Schlaganfall, Apoplex (veraltet) und Hirninfarkt werden oft synonym verwendet.

Risikofaktoren für einen Schlaganfall sind:
- höheres Lebensalter
- erbliche Veranlagung
- Lebensstil (u. a. Rauchen, Alkoholkonsum, Übergewicht, Bewegungsmangel)
- hoher Blutdruck
- erhöhte Blutfettwerte
- Diabetes mellitus
- die Einnahme der Antibabypille
- Herzrhythmusstörungen (z. B. Vorhofflimmern).

! Wichtig
Der Schlaganfall ist ein Notfall, der so schnell wie möglich behandelt werden muss (▷ Kap. 5.2). Er zählt zusammen mit Erkrankungen des Herzens und Krebs zu den häufigsten Todesursachen in Deutschland. Ein vorausgegangener Schlaganfall erhöht das Risiko für einen weiteren Schlaganfall.

Symptome
Die Symptome sind abhängig von dem betroffenen Bereich im Gehirn. Häufig zeigen sich:
- **plötzlich auftretende Schwäche**
- **Taubheitsgefühle und Lähmungserscheinungen:** z. B. lassen sich Bein, Arm, Hand auf einer Körperseite nicht mehr bewegen, ein Mundwinkel hängt herab, eine Körperhälfte fühlt sich an wie „eingeschlafen"
- **Sprachstörungen:** verwaschene Sprache, Probleme, das richtige Wort zu finden, gesprochene Worte ergeben keinen Sinn
- **Gesichtsfeldausfälle/Sehstörungen:** die Sicht ist zur linken oder rechten Seite eingeschränkt, Doppeltsehen oder verschwommenes Sehen, der betroffene Mensch greift neben das Objekt, das er anheben möchte
- **Schwindel und Gangunsicherheiten:** Gleichgewichtsstörungen, Betroffene fühlen sich wie auf einem schwankenden Schiff, können Bewegungen nur erschwert koordinieren
- **Bewusstseinsstörungen:** Benommenheit, teilweise sind Betroffene desorientiert oder verwirrt
- **Kopfschmerzen:** diese treten sehr stark und plötzlich auf, ggf. auch mit Übelkeit, Erbrechen

Diagnose
Durch bestimmte standardisierte und neurologische Untersuchungen (u. a. Fast-Schema ▷ S. 504) kann man Ausfallerscheinungen feststellen.
Mit bildgebenden Verfahren können Ausmaß und Ursache des Schlaganfalls genauer bestimmt werden. Dazu zählen:
- Computertomografie (CT) und
- Magnetresonanztomografie (MRT) vom Kopf,
- Ultraschall und
- Angiografie hirnversorgender Gefäße.

Außerdem wird Blut abgenommen, um u. a. die Blutgerinnungswerte zu ermitteln. Die Ursache entscheidet über die Therapie.

Es gibt zwei Ursachen für einen Schlaganfall: die Durchblutungsstörung des Gehirns (auch: Hirninfarkt, ischämischer Schlaganfall) und die Hirnblutung (hämorrhagischer Schlaganfall).
- **Hirninfarkt:** Eine Mangeldurchblutung wird durch eine Arterienverkalkung im Gehirn verursacht. Wenn sich ein Blutpfropf (Thrombus) im Herzen oder in der Halsschlagader löst und in die hirnversorgenden Gefäße wandert, wird die Durchblutung im Gehirn vollständig unterbrochen und im Gehirn ein Hirninfarkt ausgelöst.
- **Hirnblutung:** Bei einer Hirnblutung platzt ein Blutgefäß im Gehirn oder zwischen den Hirnhäuten. Das führt zu einer Mangeldurchblutung in den betroffenen Hirnbereichen.

Definition
Die **TIA (transitorisch ischämische Attacke)** ist ein „kleiner Schlaganfall". Das heißt, es kommt zu einer kurzfristigen/zeitweisen Mangeldurchblutung im Gehirn. Anders als beim Schlaganfall bilden sich die Symptome innerhalb von wenigen Minuten wieder zurück. Die TIA ist ein Notfall. Ein echter Schlaganfall kann folgen.

Therapie

Liegt ein **Hirninfarkt** vor, d. h. ein Gefäß ist durch einen Thrombus verstopft, versucht man, dieses Gefäß so schnell wie möglich zu öffnen.
Dies kann entweder durch Auflösen des Gerinnsels durch die intravenöse Gabe eines Medikaments erfolgen (Thrombolyse) oder durch operative Entfernung.
Eine **Hirnblutung** versucht man durch eine Operation zu stoppen. Die weitere Behandlung richtet sich nach den Folgen des Schlaganfalls. Menschen mit einem Schlaganfall werden in der Regel in speziellen Kliniken auf sogenannten Stroke-Units versorgt.

> **Wichtig**
> Je früher mit der Behandlung begonnen wird, desto besser sind die Aussichten, dass nur wenige Beeinträchtigungen dauerhaft zurückbleiben.

Folgen

Viele Menschen müssen nach einem Schlaganfall mit körperlichen und geistigen Einschränkungen leben, u. a. sind das:

- Lähmungen einer Körperseite
- Verkrampfungen der Muskulatur (Spastiken)
- Schluck- und Sprachstörungen
- Aufmerksamkeits- und Konzentrationsstörungen
- Sehstörungen
- gestörte Wahrnehmung der betroffenen Körperseite (Neglect)
- psychische Probleme wie Depressionen oder Angststörungen

Einige der Beschwerden können sich im Laufe der Zeit bessern. Ein Teil der Betroffenen benötigt jedoch nach einem Schlaganfall dauerhaft Unterstützung und Pflege.

Rehabilitation

Die Rehabilitation soll Menschen nach einem Schlaganfall dabei unterstützen,

- selbstständig ihren Alltag zu bewältigen,
- die Folgen des Schlaganfalls abzumildern und
- mit den Beeinträchtigungen umgehen zu lernen.

Diese Ziele werden durch Krafttraining, Physiotherapie, Ergotherapie, Logopädie, psychotherapeutische Verfahren und eine aktivierende Pflege verfolgt.

Bei Menschen mit Schlaganfall eignet sich vor allem das Bobath-Konzept (▷ S. 238).

Beispiel

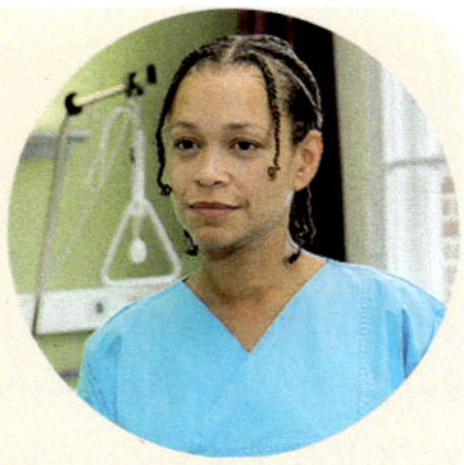

„Um die Wahrnehmung der betroffenen Körperseite nach einem Schlaganfall zu fördern, wenden wir auf der Station gezielt das Bobath-Konzept an. Das heißt, wir

- sprechen die Person bewusst von der betroffenen Körperseite aus an,
- positionieren z. B. Nachttisch, Fernseher und Bedarfsgegenstände so, dass nicht nur die gesunde Körperseite aktiviert wird.
- überlegen, wie wir weitere Anreize zur Aktivierung in der Pflege integrieren können, und tauschen uns darüber interdisziplinär aus.
- beziehen Angehörige/Bezugspersonen aktiv in die Pflege ein und leiten sie an.

Bei einer Hemiparese fällt es schwer, sich im Bett selbstständig auf eine Seite zu drehen. Hier geben wir Impulse zum aktiven Drehen, indem ein Arm auf den Bauch der Person gelegt und die Schulter sanft in Richtung Körpermitte gedrückt wird. Dadurch können Betroffene die Drehung allein vollenden und haben Erfolgserlebnisse.

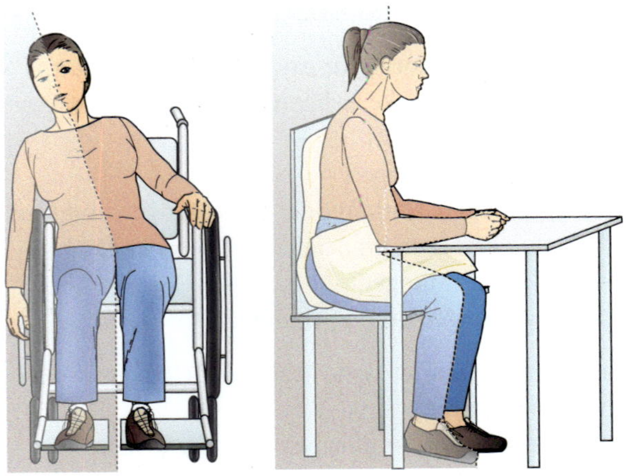

Abb. 1 Haltungskontrolle nach dem Bobath-Konzept: Bei einer Halbseitenlähmung verlagert sich der Körperschwerpunkt häufig auf die betroffene Körperseite (links). Pflegende können hier Stabilität beim Sitzen schaffen, indem Rumpf und Arme z. B. mit Kissen gestützt werden und die Füße vollständig und sicher auf festem Untergrund stehen (rechts).

2.7.8 Kontrakturprophylaxe

Definition

Eine **Kontraktur** ist eine dauerhafte Funktions- und Bewegungseinschränkung eines Gelenks (auch: Gelenkversteifung). Die Sehnen und Bänder eines Gelenks sind verkürzt, die Gelenkkapsel ist geschrumpft oder die Gelenkflächen sind miteinander verwachsen. Dadurch hat das betroffene Gelenk eine Fehlstellung (Zwangsstellung) und kann weder aktiv noch passiv bzw. nur unter Schmerzen bewegt werden.

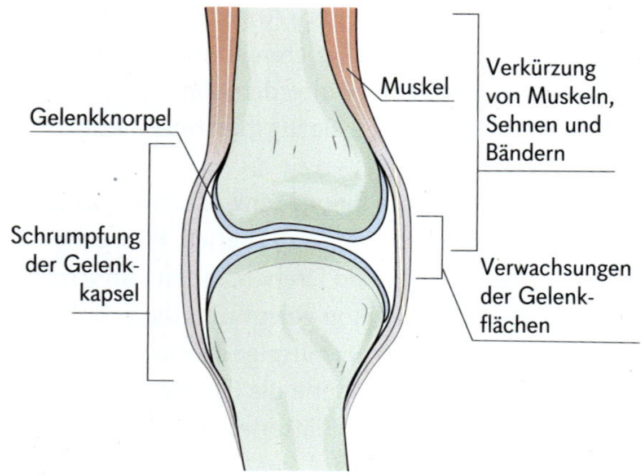

Abb. 1 Merkmale einer Kontraktur

Zu den **Risikofaktoren** für eine Kontraktur zählen:
- Immobilität (Muskeln, Bänder und Sehnen werden nicht mehr gedehnt)
- spastische Lähmungen
- Entzündungen, Narben oder Verletzungen von Muskeln und Knochen im Bereich der Gelenke
- Gelenkentzündungen
- Schonhaltungen durch Schmerzen

Besonders gefährdet, eine Kontraktur zu entwickeln, sind Personen, die
- die in einer Langzeitpflegeeinrichtung leben,
- bewegungseingeschränkt und/oder kognitiv eingeschränkt sind,
- Frakturen (Knochenbrüche) erlitten haben,
- an Gelenken operiert wurden (z. B. Knie, Schulter),
- immobilisierende Verbände tragen (z. B. Gips, Schienen) oder
- freiheitsentziehende Maßnahmen erfahren, die sie in bestimmten Positionen festhalten/fixieren (z. B. im Bett, auf einem Stuhl).

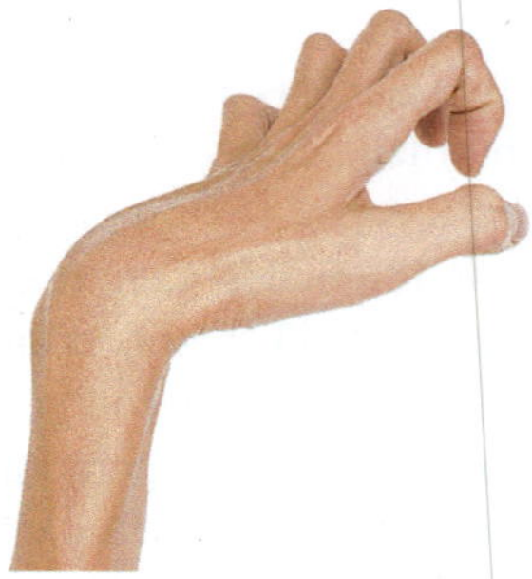

Abb. 2 Beugekontraktur der Hand- und Fingergelenke

Die häufigste Form ist die **Beugekontraktur,** da die Beugemuskeln oft stärker sind als die Streckmuskeln. Es gibt jedoch auch **Streckkontrakturen.** Werden durch die Kontraktur Gliedmaßen von der Körpermitte abgespreizt oder angezogen, handelt es sich um **Abduktions- oder Adduktionskontrakturen.** Weitere Formen sind **Innen- oder Außenrotationskontrakturen** sowie **Pronations- und Supinationskontrakturen.**

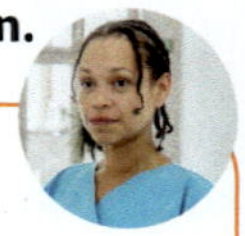

Video-Tipp von Ingrid
„Es gibt einen Erklärfilm zur *Entstehung einer Kontraktur.*"

Ein **Spitzfuß** ist eine häufig gefürchtete Kontraktur bei bettlägerigen Menschen.

Definition

Der **Spitzfuß** ist eine Fehlstellung des Fußes, bei der eine Kontraktur des Sprunggelenks vorliegt. Beim Stehen und Gehen berührt die Ferse nicht den Boden. Der Fuß bleibt in einer Zehenstand-Position, so als würde man hohe Absatzschuhe tragen.

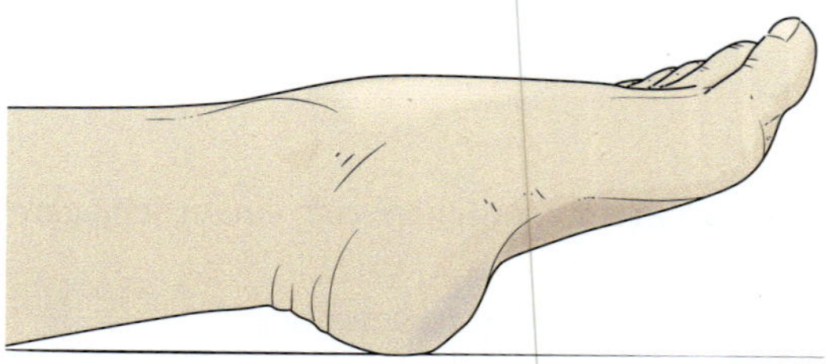

Abb. 3 Spitzfußposition im Liegen

Der Spitzfuß wird verursacht durch
- das dauerhafte Fehlhalten des Fußes, begünstigt durch sein eigenes Gewicht,
- das Nicht-Bewegen des Fußes und
- zusätzliches Gewicht, das auf dem Fuß lastet und ihn nach unten drückt (z. B. durch die Bettdecke).

Vorbeugende Maßnahmen

Mobilisation ist die beste Maßnahme, um eine Kontraktur zu vermeiden. Der zu pflegende Mensch sollte möglichst viele Alltagsaktivitäten selbst durchführen. Vor der Mobilisation kann es notwendig sein, auf ärztliche Anordnung ein Schmerzmittel zu geben. So können schmerzbedingte Schonhaltungen vermieden werden.

Bei Gefahr eines Spitzfußes gilt: den Fuß im Liegen senkrecht mit Hilfsmitteln positionieren, die Bettdecke über das Bettende zur Druckentlastung zu legen oder einen Betttunnel zu nutzen (auch: Bettbogen, Bettbahnhof; ein Gestell, über das die Bettdecke gelegt wird).

Neben den Alltagsaktivitäten sollten die zu pflegenden Menschen zu **Bewegungsübungen** angeregt werden. Hierbei sollten alle Extremitäten sowie großen und kleinen Gelenke „durchbewegt" werden.
Je aktiver ein pflegebedürftiger Mensch bei den Bewegungsübungen ist, desto effektiver ist die Prävention.

Beispiel

Bewegungsübungen im Liegen oder Sitzen:
- Hände öffnen und schließen
- Hand- und Fußgelenke strecken, beugen und drehen
- Schultern abwechselnd nach vorne und hinten kreisen, hochziehen und fallen lassen
- Arme und Beine anwinkeln, strecken, heben und senken

Wichtig

Bei allen Positionierungen ist darauf zu achten, dass die Gelenke in physiologischer Mittelstellung ausgerichtet sind. In dieser Stellung sind alle Teile des Gelenks gleichermaßen entlastet bzw. belastet.

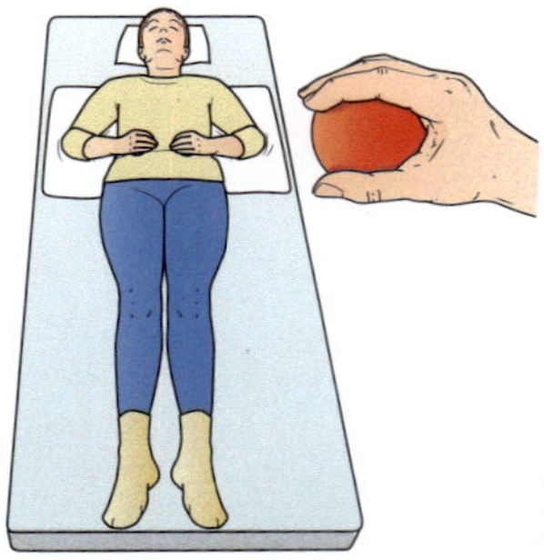

Abb. 4 physiologische Mittelstellung

Assistive Bewegungsübungen:
- Pflegende unterstützen die Bewegungen. Sie nehmen dem pflegebedürftigen Menschen einen Teil des Gewichts der Extremität ab und helfen ihm dabei, die Bewegung vollständig durchzuführen.

Passive Bewegungsübungen:
- Extremitäten und Gelenke werden ohne aktives Mitwirken des Pflegebedürftigen durchbewegt, z. B. durch Pflegende, Physiotherapeuten, Bezugspersonen.

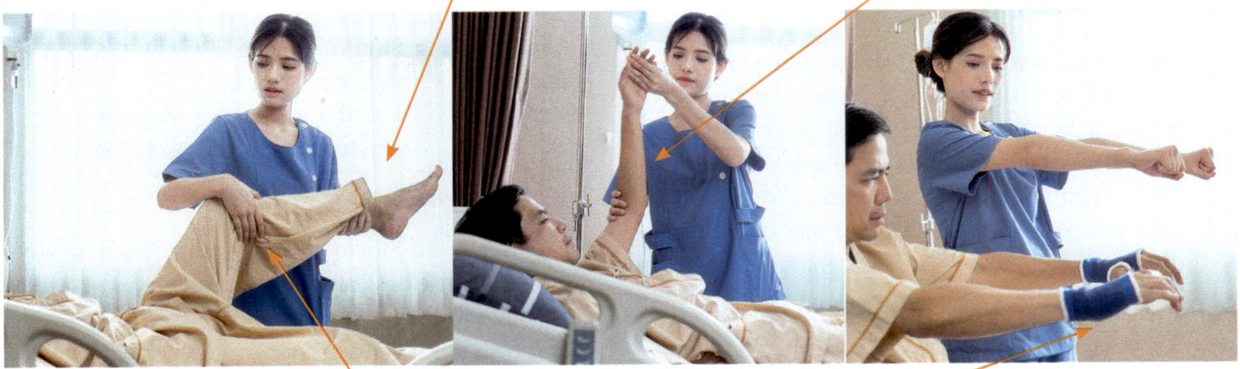

Resistive Bewegungsübungen:
- Bewegungen müssen vom zu Pflegenden gegen einen Widerstand (z. B. eine drückende Hand oder ein Terraband) durchgeführt werden.
- Dadurch wird Muskelkraft aufgebaut und gefördert.

Aktive Bewegungsübungen:
- Bewegungen werden vorgemacht und/oder erklärt.
- Der zu Pflegende führt danach die Übungen selbst aus bzw. macht sie nach.

Abb. 5 Bewegungsübungen zur Kontrakturprophylaxe

2.7.9 Sturzprophylaxe

Definition
Ein **Sturz** ist ein unbeabsichtigtes, plötzliches Ereignis, bei dem eine Person unkontrolliert auf dem Boden oder einer tieferen Ebene aufkommt.

Stürze – Bedeutung und Folgen

Kinder und Jugendliche stürzen häufig, weil sie Bewegungen und Körperhaltungen noch nicht beherrschen und weil sie mehr ausprobieren. In diesem Alter sind die Sturzfolgen meistens nicht besonders schwerwiegend. Anders ist das bei älteren Menschen. Ein Sturz kann zu Prellungen, Abschürfungen, Knochenbrüchen, größeren Platzwunden und Kopfverletzungen führen. Das Sturzrisiko bei Menschen über 65 Jahren liegt bei ca. 30 %.

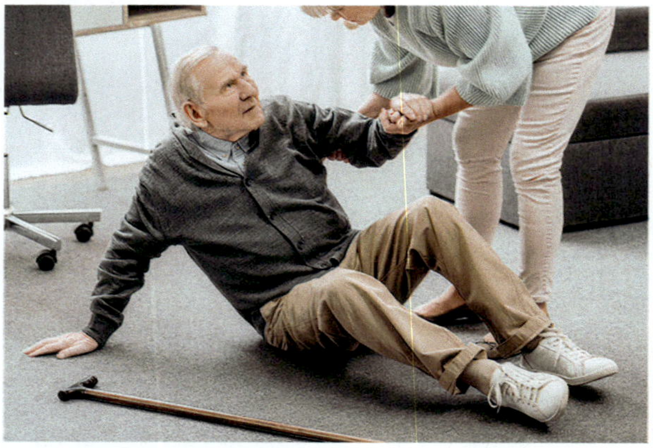

Abb. 1 In der stationären Langzeitpflege stürzt jeder zweite Heimbewohner einmal pro Jahr.

In Pflegeheimen haben Stürze häufiger schwerere Folgen. Fast die Hälfte aller Menschen muss nach einem Sturz im Krankenhaus versorgt werden.
Die Oberschenkelhalsfraktur als Folge eines Sturzes ist mit Abstand der häufigste Knochenbruch. Mehr als die Hälfte der betroffenen Personen wird dadurch pflegebedürftig.

Menschen, die schon einmal gestürzt sind, können eine **Sturzangst** entwickeln. Aus Angst vor einem erneuten Sturz
- gehen sie vorsichtiger als sonst,
- verlassen seltener ihre Wohnung,
- isolieren sich zunehmend und
- vereinsamen.

Auch die Muskeln und Knochen bauen wegen des Bewegungsmangels ab. Dadurch steigt jedoch wieder das Risiko für einen Sturz.

Wichtig
Pflegende sollten pflegebedürftige Menschen über die Folgen einer Sturzangst informieren, sie zu Eigenaktivitäten motivieren und beim Gehen unterstützen.

Risikofaktoren

Man unterscheidet personenbezogene, umgebungsbezogene und medikamentenbezogene Sturzrisikofaktoren.

personenbezogen	• Geheinschränkungen • Balancestörungen • Schwindel • Spastiken • höheres Alter • kognitive Beeinträchtigungen • Sturzangst
umgebungsbezogen	• Teppiche als Stolperfalle • Treppen, Stufen • fehlende Haltegriffe • locker sitzende Schuhe • schlechte Beleuchtung • glatte, nasse, unebene Wege • freiheitsentziehende Maßnahmen (z. B. Bettgitter, über die gestiegen wird)
medikamentenbezogen	• Blutdrucksenker • Psychopharmaka • Einnahme mehrerer Medikamente gleichzeitig mit Wechselwirkungen

Tab. 1 Sturzrisikofaktoren mit Beispielen

Die Ursachen für Stürze im Krankenhaus sind bei Kindern ähnlich wie bei Erwachsenen. Ältere Kinder haben ein höheres Risiko, weil sie einen größeren Bewegungsradius haben. Zu Hause erhöhen unterschiedliche Bodenbeschaffenheiten, Treppen und Laufgeräte das Sturzrisiko.

Bei Neugeborenen passieren Stürze oft, wenn Eltern im Liegen oder Sitzen mit dem Kind einschlafen oder es unbeaufsichtigt auf dem Wickeltisch liegen lassen, z. B. um nur kurz etwas zu holen.

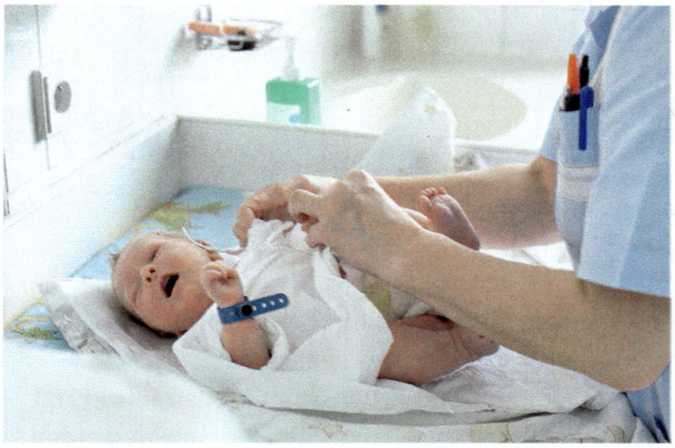

Abb. 2 Neugeborene und Säuglinge dürfen niemals auf dem Wickeltisch allein gelassen werden. Ein Sturz aus dieser Höhe kann lebensbedrohlich sein.

Vorbeugende Maßnahmen

Sturzprophylaktische Maßnahmen werden immer auf das Pflegesetting, die Bedarfe und die individuellen Risiken des pflegebedürftigen Menschen angepasst. Mögliche Maßnahmen sind:

- über die Risikofaktoren und die Möglichkeiten der Wohnraumanpassung informieren
- über die positiven Effekte von Kraft- und Ausdauersport sowie Gleichgewichtsübungen aufklären
- ausreichend Trinken anbieten/anreichen, um Verwirrtheit und Kreislaufproblemen vorzubeugen
- Stolperfallen wie Teppiche, lose Kabel oder im Weg stehende Kleinmöbel entfernen
- Stufen und Absätze auffällig markieren
- Gehstrecken frei räumen
- Haltegriffe und Handläufe anbringen, z. B. im Bad, an der Toilette, im Flur
- bei Gleichgewichtsstörungen und Kraftlosigkeit Aktivitäten wie Duschen oder Kochen im Sitzen erledigen
- rutschfeste Unterlagen im Nassbereich nutzen bzw. Warnschilder aufstellen, wenn der Boden gerade gewischt wurde)
- Gehwege gut ausleuchten
- Funktionstüchtigkeit der Kleidung überprüfen (z. B. rutschende Hosen mit Gürtel tragen, feste Schuhe mit flachen Absätzen)
- die Bremsen von Rollstühlen, fahrbaren Betten etc. feststellen
- Hüftprotektoren tragen, um die Hüfte bei einem Sturz zu schützen
- technische Hilfsmittel einsetzen (z. B. Hausnotrufsysteme)
- den Umgang mit Gehhilfen trainieren
- Treppensteighilfen benutzen
- regelmäßige Kontrollen der Augen und Ohren und darauf achten, dass die Seh- bzw. Hörhilfe getragen wird
- körperliche Aktivitäten und Muskelkraft fördern

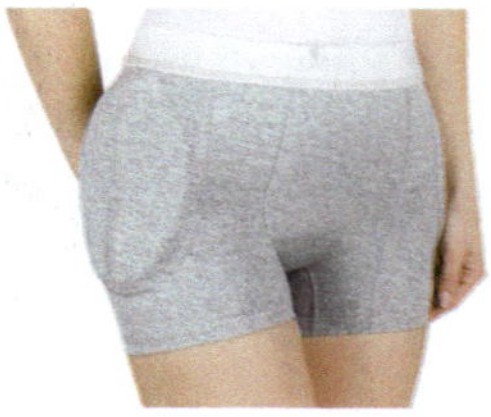

Abb. 3 Hüftprotektorhose

Expertenstandard

Es gibt einen Expertenstandard zur Sturzprophylaxe in der Pflege. Dieser wurde 2022 aktualisiert: www.dnqp.de

Einen Sturz protokollieren

Wenn ein pflegebedürftiger Mensch gestürzt ist, ist dieses Ereignis in einem Sturzprotokoll zu dokumentieren. Die meisten Pflegeeinrichtungen haben einen eigenen Dokumentationsbogen entweder in Papierform oder digital. Folgende Daten werden darin dokumentiert:

- Name, Alter und Geschlecht der gestürzten Person
- Einrichtung sowie Datum, Zeit und Ort des Sturzereignisses
- Aktivitäten, die unmittelbar vor dem Sturz ausgeführt wurden
- Beschreibung des Sturzhergangs
- verwendete Hilfsmittel zum Zeitpunkt des Sturzes
- Angabe, ob Bettgitter verwendet wurden
- Zustand der Bremsen bei Rollstuhl, Bett oder Toilettenstuhl
- Beschaffenheit des Schuhwerks, Boden- und Lichtverhältnisse zum Zeitpunkt des Sturzes
- gesundheitlicher Zustand vor dem Sturz
- Medikamenteneinnahme, vor allem Psychopharmaka
- physische und psychische Folgen des Sturzes, z. B. Fraktur, Schmerzen, Angst
- Sofortmaßnahmen nach dem Sturz, z. B. Kühlung, Arztbesuch, Operation

Wichtig

Wenn ein Mensch gestürzt ist, muss man die Risiken erneut einschätzen und die Pflegemaßnahmen anpassen.

„Frau Peters hat Angst vor einem Sturz."

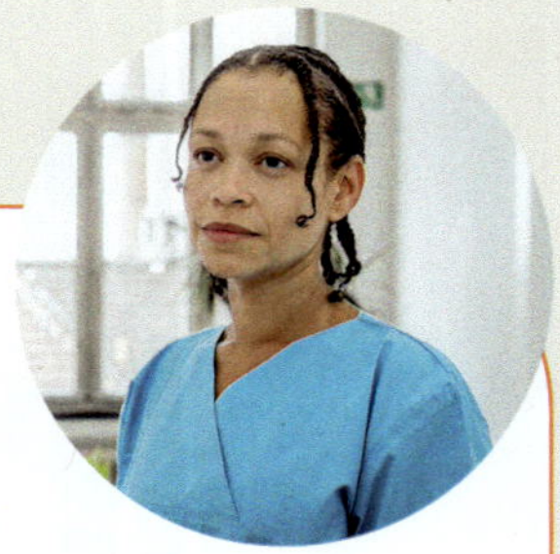

Fallsituation:

Ingrid klingelt bei Frau Peters (82 Jahre) an der Wohnungstür. Frau Peters wird erst kürzlich vom ambulanten Pflegedienst einmal täglich zu Hause betreut. Sie braucht Unterstützung bei der Körperpflege und beim Anziehen. Frau Peters bittet Ingrid, ihr ins Wohnzimmer zu folgen. Im Flur ist es dunkel – die Glühbirne ist kaputt. In jedem Zimmer liegen dicke Teppiche übereinander. Frau Peters trägt ausgetretene, locker sitzende Hausschuhe. Beim Gehen hebt sie die Füße kaum vom Boden. Sie geht sehr langsam und stützt sich für jeden Schritt mit beiden Händen an den Wänden ab. „Tut mir leid, dass ich so langsam bin. Aber seit dem Sturz vor einem Jahr bin ich ganz besonders vorsichtig", sagt sie. Endlich erreicht sie den Sessel im großen Wohnzimmer und setzt sich hin. „Ach, geben Sie mir mal bitte meine Brille. Die muss irgendwo in der Küche liegen. Ohne Brille sehe ich kaum etwas."

So hat sich Ingrid verhalten:

„Ich ging zurück in die Küche, die Brille lag auf dem Tisch. Ich putzte sie gleich sauber und brachte sie Frau Peters. Dann setzte ich mich zu ihr und befragte sie zu ihrem Sturz im letzten Jahr. Wir sprachen auch über ihre Angst, noch mal zu stürzen.

Ich machte sie auf typische und gefährliche Stolperfallen in ihrer Wohnung aufmerksam. Sie hörte aufmerksam zu. Ich empfahl ihr, die Brille immer zu tragen und unbedingt feste Schuhe auch in der Wohnung anzuziehen, in denen sie mehr Halt hat als in den Hausschuhen zum Reinschlüpfen. Gemeinsam schauten wir gleich im Schuhschrank nach, welche sich eignen würden, und fanden schnell bequeme Sommerschnürschuhe. Ich bot ihr auch an, die Möbel etwas umzupositionieren, sodass sie sich auf dem Weg ins Bad und in die Küche besser festhalten kann und es trotzdem noch gemütlich ist. Sie war einverstanden. Ich optimierte mit ihrem Einverständnis auch die Lage der Teppiche und wechselte die Glühbirne im Flur. Frau Peters war sehr dankbar für alles. Nach der Körperpflege im Bad zeigte ich ihr noch zwei kleine Übungen zur Kräftigung der Beinmuskulatur im Alltag."

Das war richtig, weil Ingrid ...

- dafür gesorgt hat, dass Frau Peters besser sieht, wo sie hinläuft. Das erhöht das Sicherheitsgefühl beim Gehen.
- dadurch etwas über die Ursachen für den Sturz erfahren hat und einfühlsam auf die Ängste von Frau Peters eingehen konnte.
- über individuelle Sturzrisiken informiert hat, Frau Peters dadurch sensibilisiert ist und etwas verändern kann.
- dafür gesorgt hat, dass Frau Peters besseren Halt und einen stabilen Gang hat.
- Frau Peters aktiv motiviert hat, präventiv für mehr Stabilität und Kraft beim Gehen zu sorgen, ohne sie dabei zu überfordern.

Impulsfragen:

- Wie hätten Sie das Gespräch mit Frau Peters geführt?
- Welche Bewegungsübungen hätten Sie Frau Peters gezeigt?

2.7.10 Dekubitusprophylaxe

Definition

Ein **Dekubitus** ist eine lokal begrenzte Schädigung der Haut und/oder des darunter liegenden Gewebes. Er entsteht typischerweise über knöchernen Vorsprüngen durch Einwirken von Druck und von Druck in Verbindung mit Scherkräften. Man spricht auch von einem Druckgeschwür.

Ursachen und Entstehung

Ein Druckgeschwür bzw. Dekubitus entsteht fast immer an Stellen, wo die Haut direkt über den Knochen liegt. Wird auf diese Stellen **Druck** ausgeübt, wird die Haut dort schlecht durchblutet und das Hautgewebe an dieser Stelle nicht mehr ausreichend mit Sauerstoff und Nährstoffen versorgt. Gleichzeitig werden schädliche Stoffwechselendprodukte nicht mehr abtransportiert. Auch **Scherkräfte** können zur Entstehung eines Dekubitus führen. Scherkräfte entstehen, wenn die einzelnen Hautschichten gegeneinander verschoben und gedehnt werden. Erfolgt keine Entlastung des Gewebes, z. B. eine Positionsänderung, sodass Druck und Scherkräfte nicht länger auf dieselbe Stelle einwirken, stirbt das Gewebe ab.

! Wichtig

Wenn ein sehr hoher Druck kurze Zeit auf das Gewebe einwirkt, kann das die Haut schlimmer schädigen als geringer Druck, der lange auf das Gewebe einwirkt.

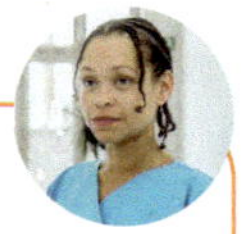

Video-Tipp von Ingrid

„Es gibt einen Film zur *Entstehung eines Dekubitus.*"

Risikofaktoren

Das größte Risiko für einen Dekubitus sind **Immobilität** und **Bettlägerigkeit.** Immobile und bettlägerige Menschen können ihre Körperpositionen nicht selbstständig verändern. Damit wirkt das Körpergewicht so lange auf die gleichen Körperstellen ein, bis der zu pflegende Mensch mithilfe einer Pflegekraft eine andere Position einnehmen kann. Weitere Risikofaktoren sind:

- ein höheres **Lebensalter,** weil ältere Menschen eine dünnere und trockenere Haut haben
- **Inkontinenz,** weil die Haut durch die Nässe aufweicht und anfälliger für Hautschäden wird
- **Unterernährung,** weil diese Menschen kein Fettgewebe haben, das den Druck gegen die Knochen abpolstern kann
- **Durchblutungs- und Sensibilitätsstörungen,** weil dadurch druckbedingte Schmerzen nicht oder zu spät wahrgenommen werden
- **Falten** in den Bettlaken
- vergessene **Gegenstände im Bett** (z. B. Einwegmaterial) oder **Zu- und Ableitungen,** auf denen ein pflegebedürftiger Mensch liegt (z. B. Blasenkatheter, EKG-Kabel, Drainagen)

In jeder Körperposition gibt es bestimmte gefährdete Hautstellen, an denen sich ein Dekubitus entwickeln kann – die **Prädilektionsstellen** (siehe Abb. 1).

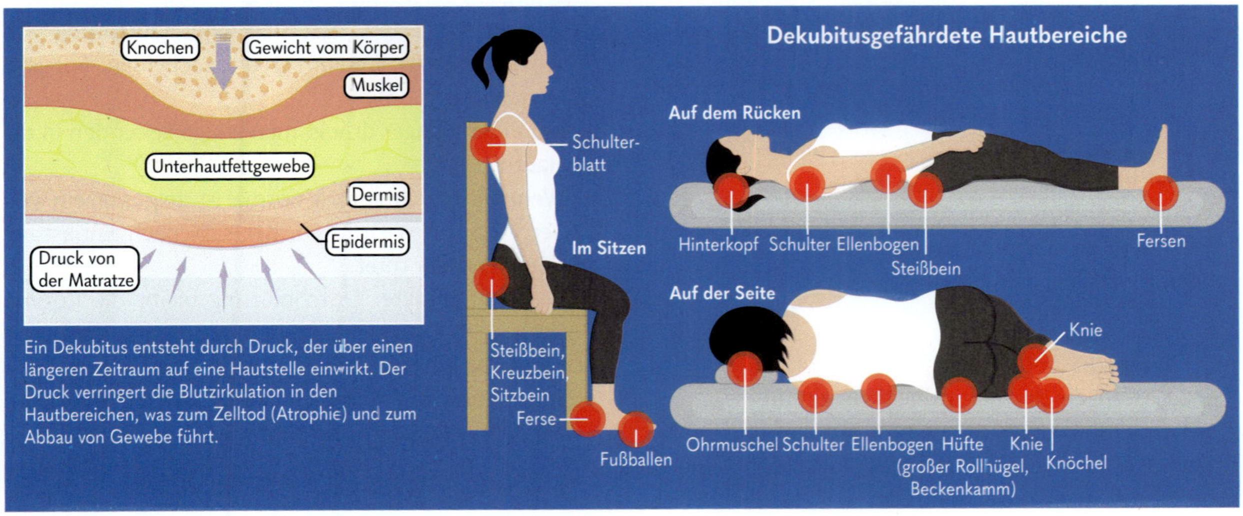

Ein Dekubitus entsteht durch Druck, der über einen längeren Zeitraum auf eine Hautstelle einwirkt. Der Druck verringert die Blutzirkulation in den Hautbereichen, was zum Zelltod (Atrophie) und zum Abbau von Gewebe führt.

Abb. 1 Prädilektionsstellen

Ein Dekubitus wird in vier Stadien/Kategorien unterteilt. Je höher die Kategorie, desto schwerwiegender die Hautschädigung.

Kategorie	Merkmale
Stadium 1 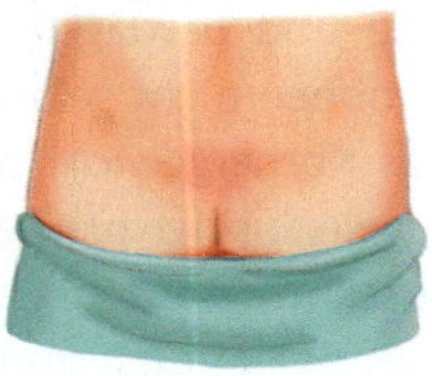	• Rötung bei intakter Haut • Rötung mit Fingertest nicht wegdrückbar • bei dunkler Hautfarbe bläulich-violett
Stadium 2 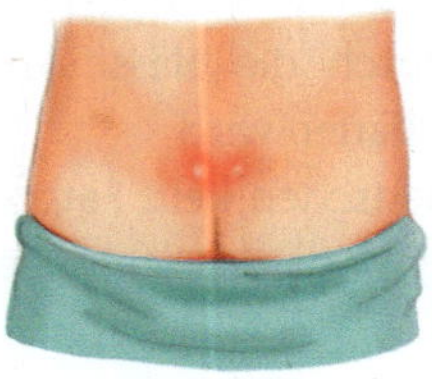	• Haut ist geschädigt • Abschürfung, Blasenbildung • Hautdefekt kann bis zur Lederhaut (Dermis) reichen
Stadium 3 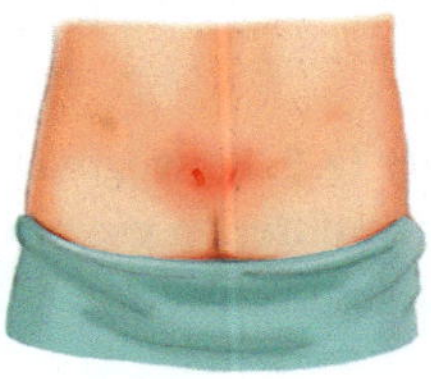	• Schädigung aller Hautschichten • Gefahr einer Nekrosebildung
Stadium 4 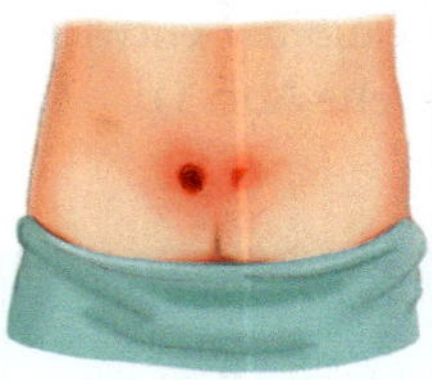	• Schädigung aller Hautschichten • Nekrosen • zusätzlich können auch Muskeln, Knochen und Sehnen betroffen sein

Tab. 1 die vier Stadien eines Dekubitus

> **Wichtig**
> Wenn ein Dekubitus im Anfangsstadium nicht behandelt wird, kann er zu einer chronischen Wunde werden.

> **Recherche im Internet**
> Die Kosten, die das Gesundheitssystem für die Behandlung von Dekubitus aufbringen muss, sind hoch. Konkrete Zahlen sind unter folgendem Link nachzulesen: www.dekubitus.de

> **Beispiel**
> 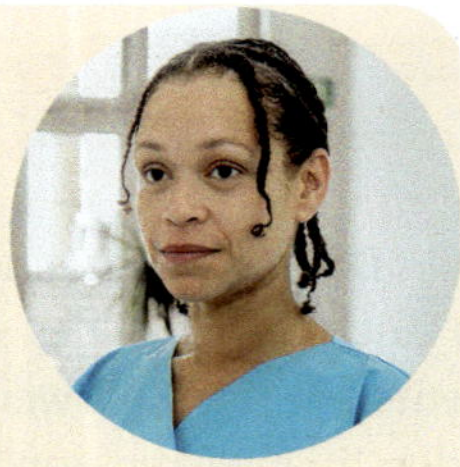
> „Ein Dekubitus lässt sich in der Regel durch gute Pflege vermeiden. Viele betrachten die Häufigkeit, mit der zu Pflegende einen Dekubitus entwickeln, als ein Anzeichen für die Qualität einer Pflegeeinrichtung. Ein Dekubitus verursacht Schmerzen und kann zu einem längeren Krankenhausaufenthalt führen. Die Wunde kann sich infizieren und die Infektion sich im ganzen Körper ausbreiten (Sepsis). Die Lebensqualität ist durch einen Dekubitus stark eingeschränkt. Tiefe Druckgeschwüre riechen oft unangenehm. Die Betroffenen schämen sich dafür, was psychisch für sie sehr belastend ist."

Dekubitusrisiko einschätzen

Um das Dekubitusrisiko eines zu pflegenden Menschen einzuschätzen, stellt man schon beim Aufnahme- oder Pflegeanamnesegespräch fest, ob und welche Risikofaktoren vorliegen.

> **Wichtig**
> Sobald sich der Allgemeinzustand einer zu pflegenden Person ändert, ist das Dekubitusrisiko neu einzuschätzen.

Hautzustand beurteilen

Neben der kriteriengeleiteten Hautbeurteilung (▷ Kap. 2.4), bei der u. a. der Hautturgor und die Hautfeuchtigkeit eingeschätzt wird, gibt es den Fingerdrucktest. Beim Fingertest lässt sich eine Hautrötung von einem Dekubitus Stadium 1 unterscheiden. So geht man dabei vor:

- Mit einem Finger drückt man einige Sekunden in die Hautrötung.
- Wenn die Durchblutung normal ist, zeigt sich ein weißer Fleck beim Drücken, der sich nach Entlastung schnell wieder rötet.
- Bei nicht intakter Durchblutung bleibt die Rötung auch beim Drücken bestehen. Man kann dann von einem Dekubitus Stadium 1 ausgehen.
- Einen positiven Fingerdrucktest muss man umgehend der Pflegefachperson mitteilen.

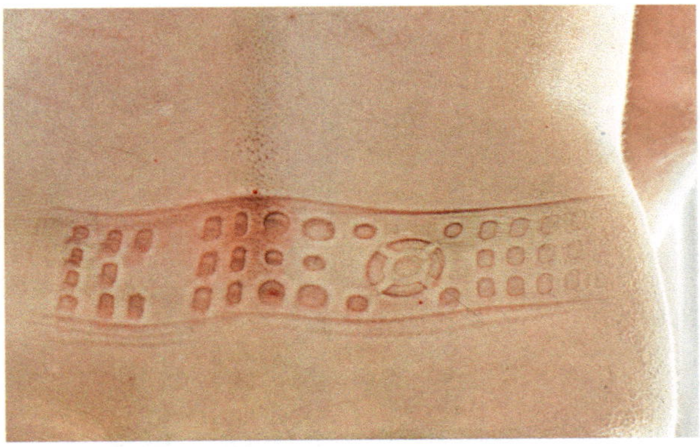

Abb. 1 Ein Patient hat einen sichtbaren Abdruck von einer Fernbedienung am Rücken, auf der er gelegen hatte. An der Hüftseite rechts ist die Rötung wegdrückbar. Mittig, im Bereich der Wirbelsäule, bleibt die Rötung während des Fingertests bestehen. Hier liegt ein Dekubitus Stadium 1 vor.

Assessmentinstrumente anwenden

Es gibt eine Anzahl von standardisierten Instrumenten, mit deren Hilfe man das Dekubitusrisiko einschätzen kann:

- Norton-Skala
- Braden-Q-Skala
- Braden-Skala
- Waterlow-Skala

Mit der **Norton-Skala** werden verschiedene Risikofaktoren erfasst und bepunktet. Die Einzelpunkte werden zusammengerechnet. Ist die Summe gleich oder weniger 25, besteht ein Dekubitusrisiko. Wenn die Summe gleich oder weniger als 9 Punkte ergibt, hat die pflegebedürftige Person ein maximales Dekubitusrisiko. Die Norton-Skala wurde 1962 von der Krankenschwester Doreen Norton entwickelt. Der Fragebogen ist kurz und einfach anzuwenden.

Die **Braden-Q-Skala** erfasst auf ähnliche Weise das Dekubitusrisiko für Kinder im Alter von 1-6 Jahren.

Beispiel

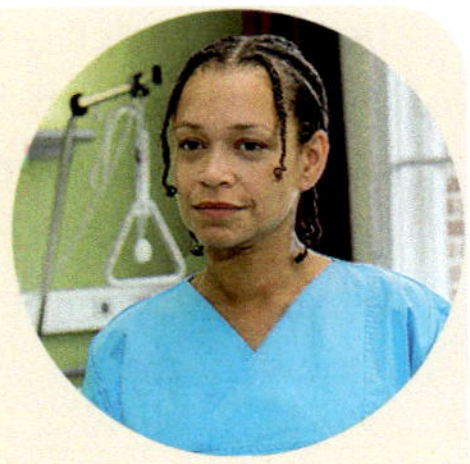

„Auf meiner Station erfassen wir das Dekubitusrisiko digital mithilfe der Waterlow-Skala. In meinem Praxiseinsatz in der ambulanten Pflege habe ich papiergestützte Formulare kennengelernt, darunter auch die Braden-Skala."

Expertenstandard

Zur Dekubitusprophylaxe in der Pflege gibt es einen Expertenstandard: www.dnqp.de

Bereitschaft zur Kooperation/Motivation	voll	wenig	teilweise	keine
Alter	< 10	< 30	< 60	< 60
Hautzustand	in Ordnung	schuppig, trocken	feucht	Wunden, Allergierisse
Zusatzerkrankungen	keine	Abwehrschwäche, Fieber, Diabetes	Multiple Sklerose, Adipositas	arterielle Verschlusskrankheit
Körperlicher Zustand	gut	leidlich	schlecht	sehr schlecht
Geistiger Zustand	klar	apathisch, teilnahmslos	verwirrt	stumpfsinnig
Aktivität	geht ohne Hilfe	geht mit Hilfe	rollstuhlbedürftig	bettlägerig
Beweglichkeit	voll	kaum eingeschränkt	sehr eingeschränkt	voll eingeschränkt
Inkontinenz	keine	manchmal	meistens Urin	Urin und Stuhl
Punkte	○ 4	○ 3	○ 2	○ 1

Tab. 2 modifizierte Norton-Skala

Vorbeugende Pflegemaßnahmen

Ein Dekubitus entsteht durch Druck. Deshalb konzentriert man sich bei der den vorbeugenden Maßnahmen auf die Druckentlastung. Diese kann mit verschiedenen Pflegemaßnahmen erreicht werden.

Aktivierende Pflege

Pflegebedürftigen Menschen werden motiviert, möglichst viele Alltagsaktivitäten im Rahmen ihrer Möglichkeiten selbst durchzuführen. Zur Bewegungsförderung gehören:

- aktiv vorhandene Ressourcen nutzen und bei der Pflege einbinden
- Eigenbewegungen fördern, z. B. durch Kinästhetik und Bobath-Konzept (▷ S. 235)
- zu regelmäßigen, eigenständigen Positionswechseln im Liegen und Sitzen anregen – den Mikro- und Makrobewegungen

Definition

- **Mikrobewegungen** sind kleine Bewegungen, Muskelanspannungen und Gewichtsverlagerungen, die der gesunde Mensch, ohne viel nachzudenken, mehrmals in der Stunde durchführt, z. B. beim Sitzen auf einem Stuhl. Dadurch kommt es zu örtlich begrenzten Druckentlastungen.
- **Makrobewegungen** sind vollständige Positionswechsel, z. B. der Wechsel vom Sitzen zum Stehen.

! Wichtig
Mikrolagerungen können komplette Umpositionierungen nicht ersetzen.

Positionierungen mit Hilfsmitteln

Mit Hohllagerungen/Freilagerungen werden gefährdete Körperstellen komplett druckentlastet, indem man sie z. B. mit Handtüchern oder Mikrokissen frei lagert. Am häufigsten lagert man die Fersen mit einem zur Brezel geformten Handtuch frei/hohl. Dabei dürfen die Knie jedoch nicht durchhängen.

! Wichtig
Bei der Wahl der Position richtet man sich nach den Wünschen/Vorlieben des pflegebedürftigen Menschen und den Aktivitäten, die er ausüben möchte (z. B. essen, schlafen).

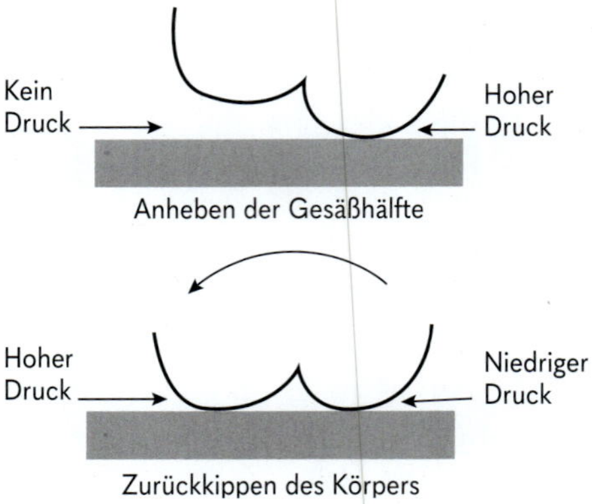

Abb. 1 Auswirkungen von Mikro- und Makrolagerungen

Druckentlastend wirkt auch der Einsatz von Spezialmatratzen, z. B. Wechseldruckmatratzen, Schaumstoffmatratzen.

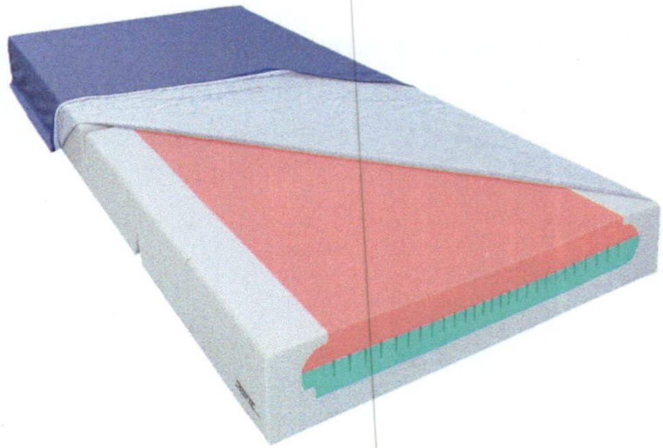

Abb. 2 Schaumstoffmatratze zur Weichlagerung

! Wichtig
Menschen, die lange sehr weich oder auf Wechseldruckmatratzen liegen, können ihre Körpergrenzen weniger wahrnehmen/spüren. Diese Hilfsmittel daher nur so lange wie nötig anwenden.

Neben der Bewegungsförderung und den Positionierungen gibt es weitere vorbeugende Maßnahmen:

- Eine **gute bedarfsorientierte Hautpflege,** denn trockene, schwitzige oder entzündete Haut ist anfälliger für Defekte als intakte Haut.
- Eine **ausgewogene, gesunde Ernährung** verhindert eine Unter- oder Mangelernährung und wirkt sich positiv auf den Hautzustand aus.
- **Regelmäßige Bettwäsche- und Kleidungswechsel** vor allem bei Schwitzen verhindern, dass Feuchtigkeit die Haut aufweicht und sie damit anfälliger macht.

Wichtig
Eine Vielzahl von unnötigen Inkontinenzprodukten (z. B. Gummilaken) lässt zu pflegende Menschen vermehrt schwitzen. Prinzipiell sollte man so wenig Inkontinenzprodukte wie möglich verwenden und Vorlagen häufig wechseln. Die Nacht- und Bettwäsche sollte atmungsaktiv sein.

2.7.11 Thromboseprophylaxe

Definition
Bei einer **Thrombose** ist ein Blutgefäß durch ein Blutgerinnsel oder einen Blutklumpen (Thrombus) verengt oder verschlossen.

Am häufigsten sind die tiefen Bein- und Beckenvenen von einer Thrombose betroffen.

Wenn ein Thrombus sich löst, kann er mit dem Blutstrom ins Herz und von dort in die Lunge gelangen. Dort verengt oder verschließt er die Lungenarterie und wird so zum Embolus. Es kommt zu einer **Lungenembolie**. Das ist die schwerste Komplikation einer Thrombose.

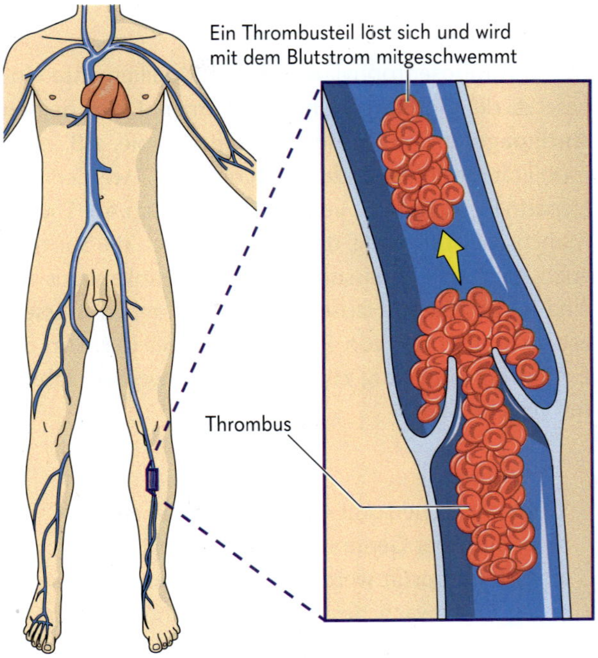

Abb. 3 Aus einer Thrombose kann sich eine lebensbedrohliche Lungenembolie entwickeln.

Wichtig
Plötzlich einsetzende Luftnot, Schmerzen in der Brust und beim Einatmen können auf eine Lungenembolie hinweisen. Bei diesen Symptomen sofort ärztliche Rücksprache halten.

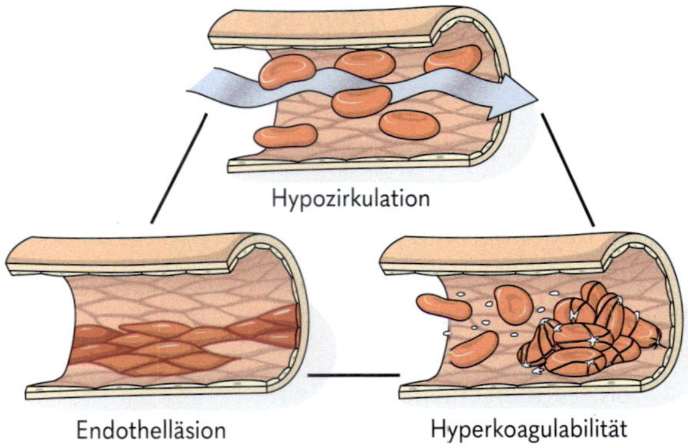

Abb. 4 Virchow-Trias

Der Arzt Rudolf Virchow hat drei Hauptursachen erkannt, die zu einer Thrombose führen. Sie tragen deshalb seinen Namen: die **Virchow-Trias** (Trias = 3). Die drei Hauptursachen sind:
- Gefäßschädigungen (Endothelläsionen), z. B. bei Krampfadern
- erhöhte Blutgerinnungsneigung (Hyperkoagulabilität), z. B. während einer Operation
- verlangsamte Blutströmungsgeschwindigkeit (Hypozirkulation), z. B. bei Immobilität.

Symptome
Anzeichen einer Thrombose zeigen sich an der betroffenen Extremität durch:
- ziehende Schmerzen
- Schwellung und Überwärmung
- Spannungs- oder Schwergefühl
- Schmerzen in der Wade oder in der Fußsohle
- rot-bläulich verfärbte und glänzende Haut.

Risikofaktoren
Besonders gefährdet für eine Thrombose sind Menschen:
- im höheren Alter (über 60 Jahre)
- mit Herz- und/oder Lungenerkrankungen
- mit starkem Übergewicht
- die rauchen
- die die Antibabypille einnehmen
- die ihre Beine nicht bewegen können oder dürfen, z. B. bei Bettruhe, einem Gips, während einer OP.

Frauen haben während der Schwangerschaft und kurz danach ein erhöhtes Risiko für eine Thrombose. Ursache dafür sind die schwangerschaftsbedingten Hormonveränderungen.

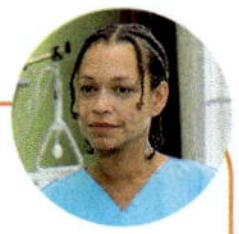

Video-Tipp von Ingrid
„Zur *Entstehung einer Thrombose* gibt es einen Erklärfilm."

Vorbeugende Maßnahmen

Die vorbeugenden Maßnahmen setzen an den individuellen Risikofaktoren an. Zu vermeiden sind daher:
- Rauchen
- Bewegungsmangel
- langes Sitzen oder Stehen
- Übereinanderschlagen der Beine
- Übergewicht

Mobilisation

Bewegung fördert die Durchblutung und Muskelarbeit und wirkt damit einer Thrombose entgegen. Wichtig ist, die zu pflegenden Menschen über das Ziel der Mobilisation und der Bewegungsübungen zu informieren und sie zu motivieren, diese selbstständig und möglichst oft durchzuführen.

Beispiele für Bewegungsübungen
- Durchbewegen der Zehen (z. B. abspreizen, zu Krallen formen und wieder lösen)
- Hinauf- und Herunterbewegen der Füße gegeneinander und parallel
- Kreisen der Füße nach innen und außen
- An- und Entspannen von Waden- und Oberschenkelmuskeln
- Stehen auf Zehenspitzen
- Drücken der Fußsohlen gegen das Fußende im Bett oder mit den Fußsohlen die Handfläche der Pflegenden versuchen wegzudrücken

Medizinische Thromboseprophylaxestrümpfe

Durch Medizinische Thromboseprophylaxestrümpfe (kurz: MTS), früher auch als ATS für Antithrombosestrümpfe bezeichnet, wird der venöse Rückfluss des Blutes aus den Beinen beschleunigt. Sie sind besonders für Menschen geeignet, die immobil sind oder Bettruhe einhalten müssen. Sie werden auch nachts getragen. Die MTS werden individuell angepasst. Dazu misst man den Beinumfang und die Beinlänge an beiden Beinen. Diese beiden Werte bestimmen die Größe der MTS. Die Hersteller liefern eine Größentabelle mit, an der man sich orientieren kann. Das Anziehen von Medizinischen Thromboseprophylaxestrümpfen erfordert Übung.

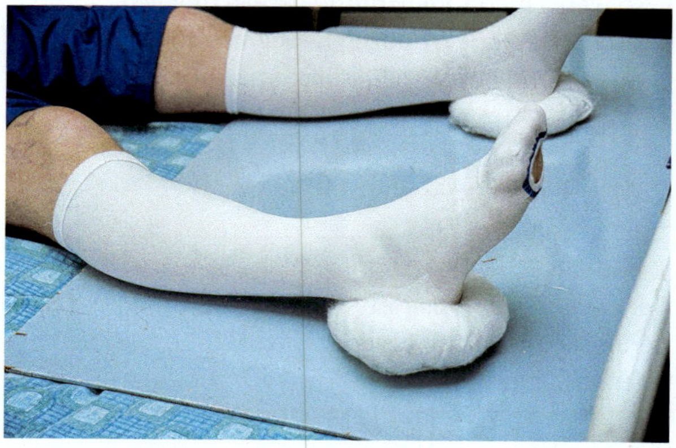

Abb. 1 MTS an beiden Unterschenkeln, die Fersen sind weich gelagert zur Druckentlastung

Wichtig
Um zu wirken, müssen Medizinische Thromboseprophylaxestrümpfe die richtige Größe haben und faltenfrei sitzen. Sie dürfen weder zu locker sein noch sich in die Haut einschnüren.

Medikamente

Zur Thromboseprophylaxe werden Medikamente eingesetzt, die die Blutgerinnung hemmen. Diese heißen **Antikoagulanzien.** In der Kurzzeittherapie, z. B. nach mobilitätsbeeinflussenden Operationen, werden oft Heparine subkutan verabreicht (▷ Kap. 4, S. 431). Manchmal ist es nötig, dass Patienten sich die Spritzen auch nach der Entlassung aus dem Krankenhaus für eine kurze Zeit zu Hause selbst weiter geben müssen. Hierzu werden sie von Pflegenden angeleitet. Um die Gerinnung langfristig zu beeinflussen, werden Tabletten verschrieben.

Wichtig
Wenn Menschen oral Antikoagulanzien einnehmen, muss der Gerinnungswert regelmäßig ärztlich überprüft werden. Ist die Gerinnungshemmung zu schwach, besteht eine Thrombosegefahr. Ist die Gerinnungshemmung dagegen zu stark, können Blutungen auftreten.

2.7.12 Pneumonieprophylaxe

Definition
Pneumonie ist der Fachbegriff für Lungenentzündung. Sie kann infektiöse, allergische und physikalisch-chemische Ursachen haben. Eine Lungenentzündung kann akut oder chronisch verlaufen.

Der Verlauf und die Schwere einer Pneumonie ist abhängig vom Alter und von den Vorerkrankungen.

Symptome
Menschen mit einer Pneumonie fühlen sich sehr krank. Dieses ausgeprägte Krankheitsgefühl wird bedingt durch oft hohes Fieber von über 39 °C, die Schwäche und das Gefühl der Abgeschlagenheit. Anfangs haben die betroffenen Menschen einen sehr trockenen Husten, später kann das Sekret abgehustet werden. Es sieht gelblich, grün oder braun aus. Manchmal klagen die Betroffenen über Schmerzen beim Atmen. Bei Säuglingen kann man eine Trinkschwäche, Blässe und einen beschleunigten Puls beobachten.

Ursachen und Entstehung einer Pneumonie
Eine Lungenentzündung entsteht, wenn Krankheitserreger eingeatmet werden (Tröpfcheninfektion). Meistens wird eine Lungenentzündung durch Bakterien ausgelöst. Es können aber auch Viren, Pilze und Parasiten sein. Zu einer Pneumonie kann es auch kommen, wenn Menschen sich verschlucken (aspirieren). Dabei gelangen dann Speisereste, Keime aus dem Mund und Mageninhalt in die Lunge und lösen dort eine Entzündung aus. Man spricht in diesem Fall von einer **Aspirationspneumonie.**

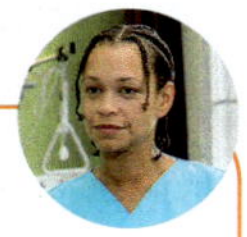

Video-Tipp von Ingrid
„Es gibt einen Erklärfilm zur *Entstehung einer Pneumonie.*"

Komplikationen
Bei Säuglingen kann eine Pneumonie eine **plötzliche Atemnot** hervorrufen. Bei Erwachsenen kann sich ein **Pleuraerguss** bilden. Das ist eine Ansammlung von Flüssigkeit in dem schmalen Spalt zwischen Lunge und Brustwand (Pleurahöhle). Menschen mit einem Pleuraerguss haben Schmerzen beim Atmen und sind sehr kurzatmig.

In einigen Fällen kann eine Lungenentzündung auch zum **akuten Lungenversagen** (Schocklunge) führen. Betroffene bekommen kaum noch Luft. Wegen der Unterversorgung mit Sauerstoff verfärben sich Lippen und Finger blau (Zyanose). Das Lungenversagen ist ein Notfall. Fast 40 % der betroffenen Menschen stirbt daran.

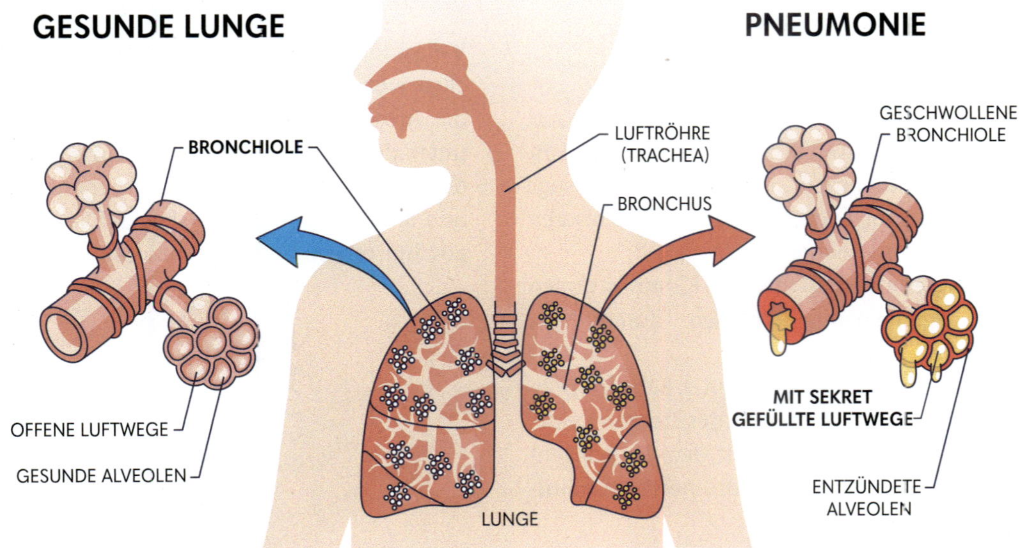

Abb. 2 Die Grafik zeigt, wie sich eine gesunde Lunge von einer Lunge mit Pneumonie unterscheidet.

Risikofaktoren

Ein erhöhtes Risiko für eine Pneumonie haben Säuglinge und Menschen, die älter als 65 Jahren sind. Darüber hinaus sind Menschen besonders gefährdet, die

- flach atmen bzw. eine Schonatmung haben, z. B. weil ihre Bewegung eingeschränkt ist oder sie Schmerzen im Brustraum haben.
- vermehrtes oder zähes Atemwegssekret produzieren. Das ist der Fall bei Menschen, die rauchen, nicht abhusten können oder ausgetrocknet (dehydriert) sind.
- abwehrgeschwächt sind, z. B., weil sie vorerkrankt sind, beatmet werden oder Medikamente nehmen, die das Immunsystem schwächen.
- eine hohe Aspirationsgefahr haben, z. B. durch eine Magensonde/PEG, Bewusstseinseinschränkungen.

Vorbeugende Maßnahmen

Die Pneumonieprophylaxe beginnt mit der Einschätzung des individuellen Risikos des zu pflegenden Menschen und orientieren sich daran. Vorbeugende Maßnahmen können:

- eine Infektion vermeiden,
- die Belüftung (Ventilation) der Lunge verbessern,
- das Abhusten von Atemwegssekret fördern und
- eine Aspiration vermeiden.

Diese Maßnahmen sind am erfolgreichsten, wenn die Betroffenen schmerzfrei sind. Daher sollte im Bedarfsfall ärztliche Rücksprache zu einer Schmerzmedikation erfolgen. Die Betroffenen werden über die Art und das Ziel der Maßnahmen informiert, damit sie motiviert sind und sich aktiv an der Umsetzung beteiligen (Adhärenz).

Eine Infektion vermeiden

Für Menschen mit einem schlechten Allgemeinzustand und mit einer Abwehrschwäche ist es besonders wichtig, die Hygienemaßnahmen einzuhalten. Das beugt einer Infektion vor. Folgende Maßnahmen reduzieren die Verschleppung von Keimen:

- die **Händehygiene** gemäß den WHO-Indikationen und den allgemeinen Richtlinien durchführen (▷ Kap. 1.4)
- **persönliche Schutzkleidung** tragen, z. B. bei zu pflegenden Menschen mit einem multiresistenten Keim
- **Geräte und Instrumente,** die mit dem zu pflegenden Menschen in Berührung gekommen sind, **reinigen und desinfizieren**
- eine sorgfältige **Mundpflege** und **Soor- und Parotisprophylaxe,** um absteigende Atemwegsinfektionen zu verhindern.

Lungenbelüftung verbessern

Maßnahmen zur Verbesserung der Lungenbelüftung sind besonders für Menschen wichtig, die flach atmen oder eine Schonatmung haben. Zu diesen Maßnahmen zählen:

- **Körperliche Aktivität und Mobilisation:** Dadurch werden der Kreislauf und der Sauerstoffbedarf angeregt. Um den erhöhten Sauerstoffbedarf zu decken, atmet der zu pflegende Mensch tiefer. Damit werden auch die unteren Lungenabschnitte belüftet.
- **Atemstimulierende Einreibungen** sorgen für Entspannung und fördern die Konzentration auf die Atmung durch bewusst angeleitetes tiefes Ein- und Ausatmen.

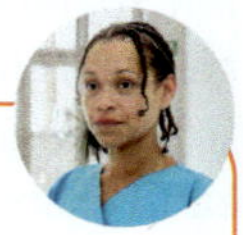

Video-Tipp von Ingrid
„Es gibt ein Praxisvideo, wie man eine *Atemstimulierende Einreibung* durchführt."

- **Atemerleichternde Positionen** für Menschen, die überwiegend im Bett liegen. Durch die veränderten Körperpositionen werden immer andere Lungenabschnitte belüftet. Bewährt haben sich hierfür die sogenannten VATI-Positionierungen.

VATI-Positionierungen umfassen vier Liegemöglichkeiten im Bett mithilfe von nur zwei Kissen, die für eine bessere Belüftung der Lunge sorgen.

V-Position: Der zu pflegende Mensch liegt auf dem Rücken, wobei das Kopfteil des Bettes leicht erhöht ist und die Arme neben dem Körper liegen. Die Kissen sind unter dem Rücken in einer V-Form gelegt, die Spitze des Vs liegt am Steißbein, die V-Schenkel an der linken und rechten Schulter. Der Effekt: Die unteren Lungenabschnitte werden besser belüftet.

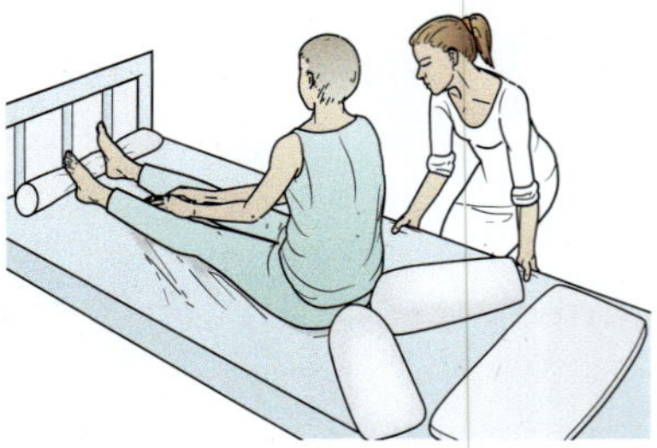

Abb. 1 V-Position

A-Position: Der zu pflegende Mensch liegt mittig auf zwei Kissen, die überlappend in A-Form unter seinem Rücken liegen. Der Effekt: Die oberen Lungenabschnitte werden besser belüftet

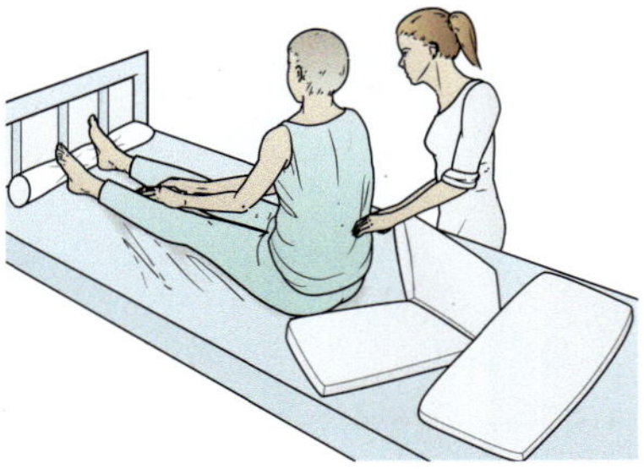

Abb. 2 A-Position

T-Position: Der zu pflegende Mensch liegt mit den Schultern auf einem quer positionierten Kissen. Mit der Wirbelsäule liegt er direkt auf dem anderen längs positionierten Kissen. Der Effekt: Die mittleren Lungenabschnitte werden besser belüftet.

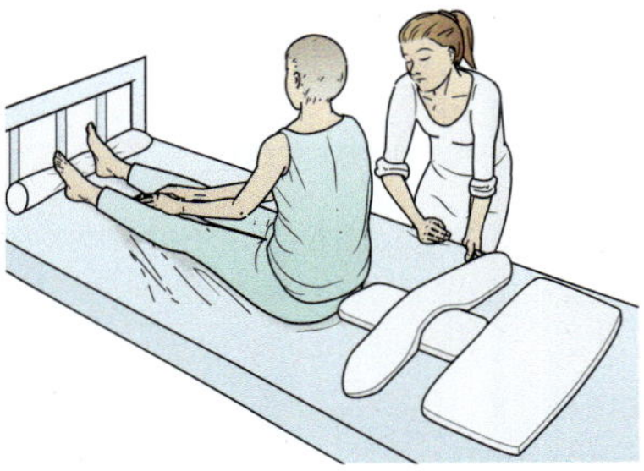

Abb. 3 T-Position

I-Position: Unter der Wirbelsäule werden je nach Größe ein bis zwei Kissen positioniert, auf denen der zu Pflegende liegt. Der Effekt: Alle Lungenabschnitte werden dabei gut belüftet.

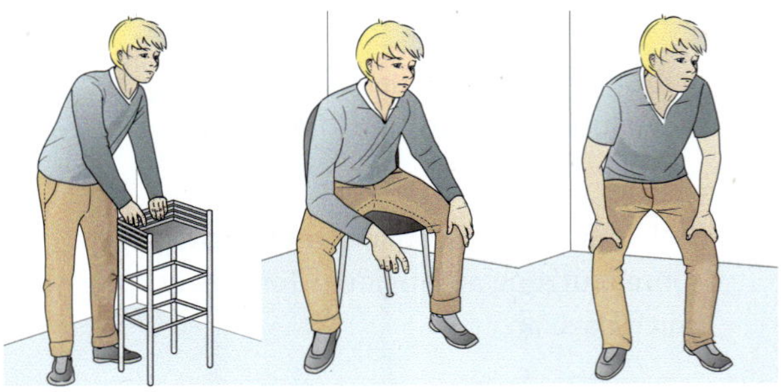

Abb. 4–6 Weitere atemerleichternde Positionierungen, bei denen vor allem die Atemhilfsmuskulatur unterstützt wird. Links: Aufstützen der Arme. Mitte: Kutschersitz. Rechts: Torwarthaltung.

Atemtherapeutische Maßnahmen

Atemtherapeutischen Maßnahmen haben zum Ziel, Atemwegsekrete zu lösen und eine Aspiration zu verhindern. **Sekretlösende Maßnahmen** verflüssigen den Schleim in der Lunge, damit er besser abgehustet werden kann. Das sind geeignete Methoden dafür:

- **ausreichend Flüssigkeit** zuführen
- **Anfeuchten der Atemluft:** Ein frisch gelüfteter Raum enthält eine hohe Luftfeuchtigkeit.
- **Inhalationen**
- Wärmereize mit **warmen Wickeln oder Auflagen** auf der Brust oder auf dem Rücken entspannen die Muskulatur und sorgen für eine bessere Durchblutung.
- **produktiv husten:** Dazu hustet man gegen die geschlossenen Lippen oder gegen die Faust. Dabei blähen sich die Backen kurz auf und es entsteht ein Gegendruck, der verhindert, dass die Atemmuskulatur verkrampft.

Menschen mit einer Schluckstörung haben ein besonderes Risiko, eine Aspirationspneumonie zu entwickeln. Bei diesen Menschen führen Logopäden einen Schlucktest und ein Schlucktraining durch. Generell sollten die dargebotenen Speisen eine etwas höhere oder kühlere Temperatur haben als üblich. Die unterschiedlichen Temperaturen werden besser wahrgenommen, erhöhen die Aufmerksamkeit und verhindern ein Verschlucken.

Weitere **Maßnahmen zur Verhinderung einer Aspiration** sind:

- Ruhepause vor und nach Mahlzeiten für 30 Min.
- eine ruhige Atmosphäre schaffen
- langsam und gründlich kauen
- Speisen in mundgerechte Bissen schneiden
- krümelige Speisen wie Kekse, Knäckebrot oder Trockenkuchen nicht anbieten
- in einer aufrechten Körperposition essen
- Nahrung und Getränke bei Bedarf andicken, sie können so besser wahrgenommen und langsamer geschluckt werden
- nur kleine Mengen auf einmal essen und trinken
- nur im Beisein einer anderen Person essen
- nach der Nahrungsaufnahme eine Mundpflege durchführen

Zeit zum Reflektieren ...

Schätzen Sie Ihre Kompetenzen ein: Wo fühlen Sie sich sicher? Wo möchten Sie noch mal nachlesen oder etwas vertiefen? Setzen Sie Ihre ganz persönlichen Häkchen für Ihre Lernerfolge.

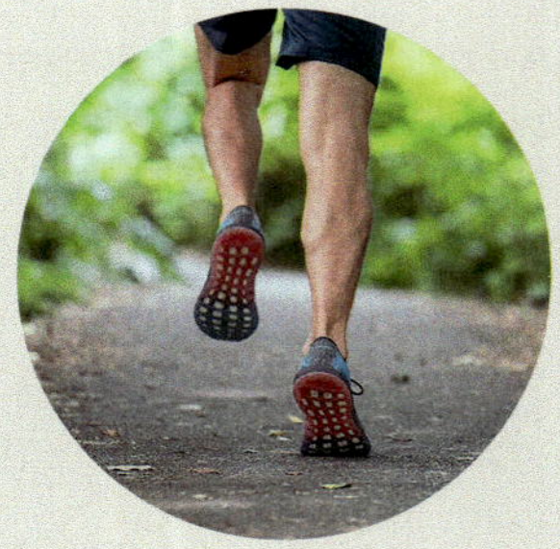

Ich ...

- ☐ erkläre die Begriffe Mobilisation und Bewegung.
- ☐ nenne die verschiedenen Strukturen und Elemente des Bewegungssystems.
- ☐ beschreibe die richtige Körperhaltung im Stehen, beim Gehen und Sitzen.
- ☐ zähle Ursachen für eine Gleichgewichtsstörung auf.
- ☐ unterscheide die Begriffe Immobilität, Bettlägerigkeit, Bettruhe und Ortsfixierung.
- ☐ nenne Risikofaktoren, die zu Mobilitätsbeeinträchtigungen führen können.
- ☐ habe Überblickswissen zum Krankheitsbild Schlaganfall.
- ☐ definiere folgende Begriffe: Kontraktur, Sturz, Dekubitus, Thrombose, Pneumonie.

Ich ...

- ☐ bin mir der Bedeutung und Folgen einer eingeschränkten Mobilität bewusst.
- ☐ leite Menschen im Umgang mit Mobilitätshilfen an und beziehe Angehörige und Bezugspersonen Pflegebedürftiger aktiv mit ein.

Ich ...

- ☐ beobachte die Mobilität anhand bestimmter Kriterien.
- ☐ erkenne ein verändertes Gangbild.
- ☐ wende unterschiedliche Techniken und Konzepte an (u. a. Kinästhetik, Bobath), um Menschen bei der Mobilisation zu unterstützen.
- ☐ helfe Menschen bei Positionierungen.
- ☐ beuge durch gezielte pflegerische Maßnahmen
  - einer Kontraktur,
  - einem Sturz,
  - einem Dekubitus,
  - einer Thrombose und
  - einer Pneumonie vor.

Ich ...

- ☐ gebe Auffälligkeiten bei Pflegebedürftigen bzgl. der Mobilisation an eine Pflegefachperson weiter.
- ☐ hole mir bei der Mobilisation bedarfsgerecht Unterstützung aus meinem Team bzw. spreche mich dazu ab.

2.8 Bei der Nahrungsaufnahme unterstützen

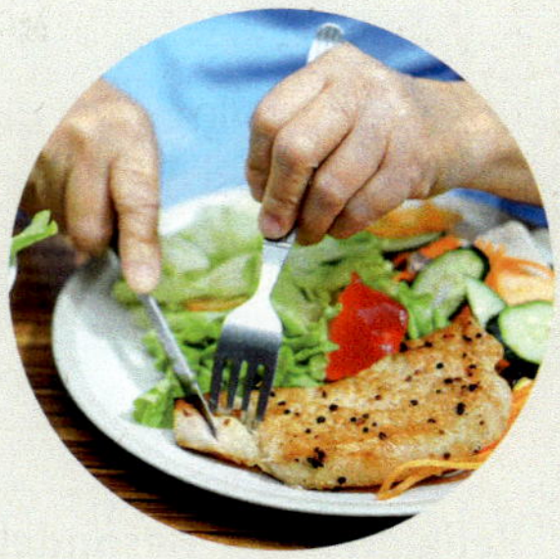

2.8.1 Nahrungsaufnahme: Bedeutung und Einflussfaktoren

Wir essen, damit unser Körper Energie bekommt. Die Energie brauchen wir, um körperlich und geistig leistungsfähig zu sein. Aber die Nahrungsaufnahme hat noch mehr Aspekte. Essen kann genussvoll sein, uns mit anderen Menschen verbinden und uns gesund halten. Eine ausgewogene Ernährung gehört zu einer gesunden Lebensweise. Eine ungesunde, mangelhafte Ernährung kann zu zahlreichen Erkrankungen führen.

Die Zubereitung von Speisen und die Nahrungsaufnahme sind Aktivitäten des täglichen Lebens (ADL). Deshalb gehört es zu den Aufgaben von Pflegenden, Menschen bei der Zubereitung und Aufnahme von Nahrung zu unterstützen.

Kulturelle Einflüsse

Geprägt werden unsere Ernährungsgewohnheiten von der Kultur, der Gesellschaft und der eigenen Herkunftsfamilie. In jeder Region der Welt und in jeder Familie gibt es typische Gerichte für den Alltag und für Festtage. Die Unterschiede in den Essgewohnheiten fallen uns besonders dann auf, wenn wir in eine andere Region reisen. Gerichte, mit denen wir aufgewachsen sind, können positive Gefühle und Erinnerungen auslösen. Für Menschen, die gewollt oder ungewollt ihr Zuhause verlassen haben, kann Essen aus der Herkunftsregion tröstend sein. Es ist dann wie ein Stück Heimat. Sich an fremde Gerichte zu gewöhnen, kann dagegen Probleme bereiten.

Definition

Tischsitten und **Tischmanieren** sind Verhaltensregeln für gemeinsames Essen, die schon Kinder lernen.

Diversität

Die Tischsitten sind in jedem Land anders. In europäischen Ländern ist es z. B. üblich, dass man mit Besteck von einem Teller isst. In anderen Ländern isst man mit den Fingern (z. B. Indien) oder benutzt statt Messer und Gabel Stäbchen (z. B. Japan). Hierzulande ist es höflich, aufzuessen und nicht mit vollem Mund zu sprechen, in anderen Teilen der Welt sollte man immer etwas übrig lassen, da es sonst so aussieht, als ob wir nicht satt geworden sind (z. B. Russland, China). In einigen Regionen der Welt wird das Essen schweigend eingenommen, in anderen geht es laut und fröhlich dabei zu.

> **!** **Wichtig**
> Pflegende sollten sich darüber bewusst sein, dass es viele unterschiedliche Tischsitten gibt. Sie sollten pflegebedürftige Menschen nicht negativ bewerten, wenn sie von den eigenen Tischsitten abweichen.

Religiöse Einflüsse

In den meisten Religionen gibt es besondere Ernährungsvorschriften und Feiertage, für die besondere Speisen zubereitet werden.

Religion	Besonderheiten	Typische Gerichte
Judentum	Es gibt koschere (erlaubte) und *nicht koschere* (nicht erlaubte) Speisen und deren Zubereitung. Als koscher gilt z. B. das Fleisch von Rindern, Puten und Gänsen. Die Tiere müssen nach bestimmten Regeln geschlachtet werden. Milch und Fleisch dürfen nicht zusammen zubereitet oder gegessen werden. Man braucht für beides eigenes Geschirr, Teller und Besteck.	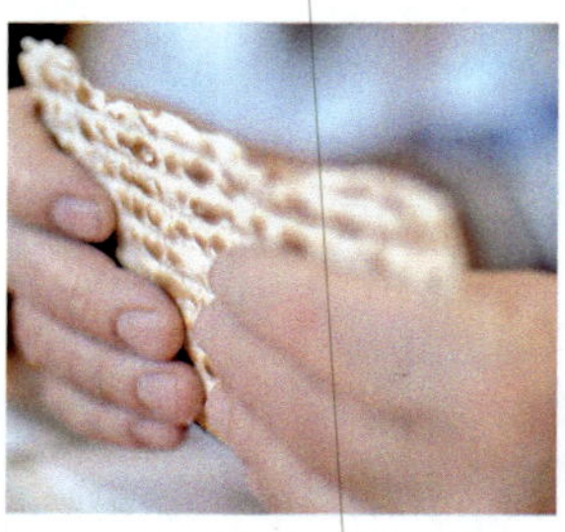 traditionelle Zubereitung von Matzen für die Pessach-Woche
Buddhismus	Eine fleischlose Ernährung wird bevorzugt. Es gibt aber kein strenges Fleischverbot. Verboten ist es, Lebensmittel zu verschwenden oder verderben zu lassen. Am höchsten buddhistischer Feiertag, dem Vesakh-Fest, gehen Buddhisten besonders achtsam mit Tieren um und essen vegetarisch.	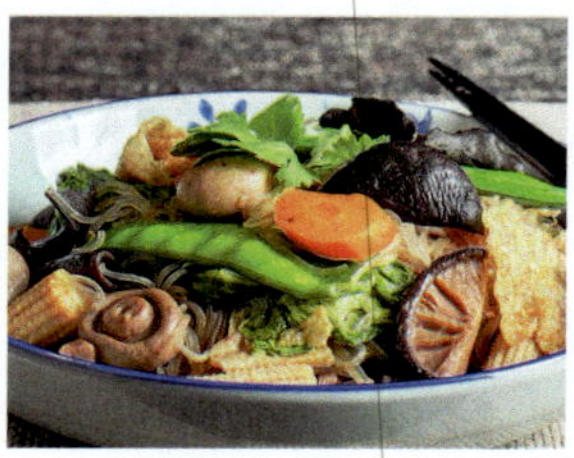 buddhistische Fastenspeise mit viel Gemüse
Christentum	Ernährungsvorschriften sind im Christentum nicht wesentlich. Gläubige sollen freitags kein Fleisch essen und sich generell mit Genussmitteln zurückhalten. Die 40 Tage vor Ostern gelten im Christentum als Fastenzeit. In diesem Zeitraum verzichten viele gläubige Christen auf Genussmittel.	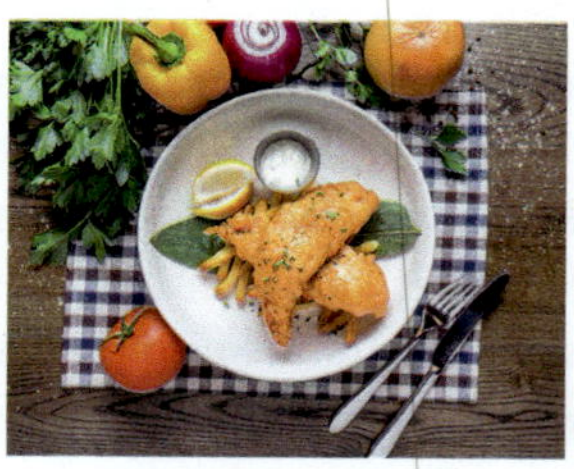 Christen essen freitags oft Fisch.
Islam	Es gibt Lebensmittel, die erlaubt (halal) und verboten (haram) sind, z. B. Alkohol und Schweinefleisch. Es gelten besondere Schlachtvorschriften. Die Fastenzeit ist der Ramadan. In dieser Zeit essen und trinken Muslime von Sonnenaufgang bis Sonnenuntergang nichts.	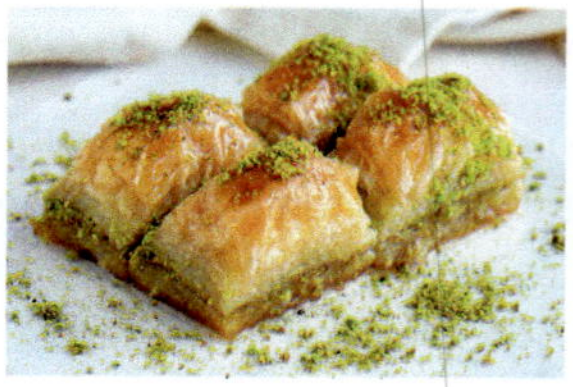 Baklava als traditionelle Süßigkeit beim Zuckerfest
Hinduismus	Hindus essen überwiegend vegetarische Nahrungsmittel. Gläubige Hindus essen kein Rindfleisch, weil die Kuh für sie ein heiliges Tier ist. Je nach Glaubensrichtung gibt es verschiedene Fastenzeiten und Speiseregeln. Das Händewaschen vor der Mahlzeit ist für Hindus sehr wichtig.	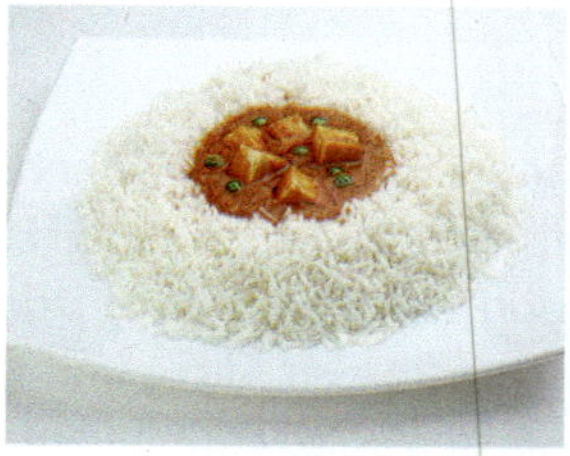 Vegetarische Gemüsecurrys sind bei Hindus beliebt.

Tab. 1 Religionen und ihre Ernährungsbesonderheiten

Wichtig
Es gibt nicht immer einen Zusammenhang zwischen der Zugehörigkeit zu einer Religionsgemeinschaft und den Nahrungsgewohnheiten eines Menschen. Deshalb sollten Pflegende mit jedem zu pflegenden Menschen über individuelle Vorlieben und Gewohnheiten sprechen. Für Menschen in besonderen Lebenslagen (z. B. Krankheit, Schwangerschaft) sind die religiösen Ernährungsvorschriften meistens nicht so streng.

Beispiel

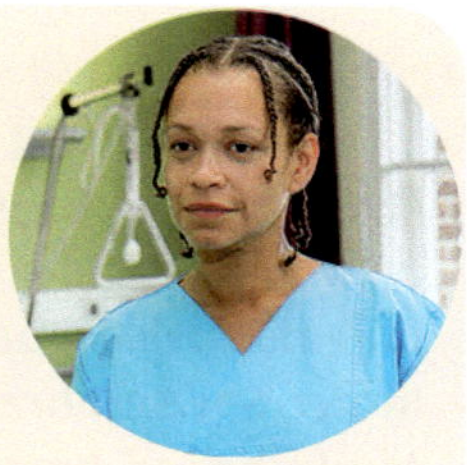

„Ich erlebe es oft, dass Patienten keinen Appetit haben, wenn sie voller Sorge auf Untersuchungsergebnisse warten. Ich biete ihnen dann an, etwas Leichtverdauliches zu bringen oder später noch einmal vorbeizukommen."

Finanzielle, berufliche und gesellschaftliche Einflüsse

Arme Menschen können sich qualitativ hochwertige Nahrungsmittel oft nicht leisten. Je mehr Geld eine Lebensgemeinschaft zur Verfügung hat, desto größer ist die Qualität, Auswahl und Anzahl der Lebensmittel. Die Ernährung ist also auch Ausdruck eines Lebensstils und des Wohlstands. Ebenso beeinflussen Beruf (z. B. Schichtarbeit), Arbeitspensum (z. B. Teilzeit, Vollzeit, Überstunden) und der barrierefreie Zugang zu Essen (z. B. Angebot von Schulessen, Verfügbarkeit und Ausgestaltung von Kantinen, Supermärkten) unser Ernährungsverhalten.

Psychische und soziale Einflüsse

Essen in Gesellschaft schmeckt oft besser und macht Spaß. Bei gemeinsamen Mahlzeiten feiern Menschen besondere Anlässe, tauschen sich aus oder holen sich Unterstützung. Das gemeinsame Essen kann harmonisch und angenehm sein, es kann aber ebenso gut negativ geprägt sein. Gemeinsame Mahlzeiten können beispielsweise Machtverhältnisse festigen oder zu Konflikten beitragen. Essen kann uns glücklich und zufrieden machen. Andererseits können sich Gefühle wie Trauer, Unwohlsein, Angst, Heimweh oder Wut negativ auf unser Ess- und Trinkverhalten auswirken.

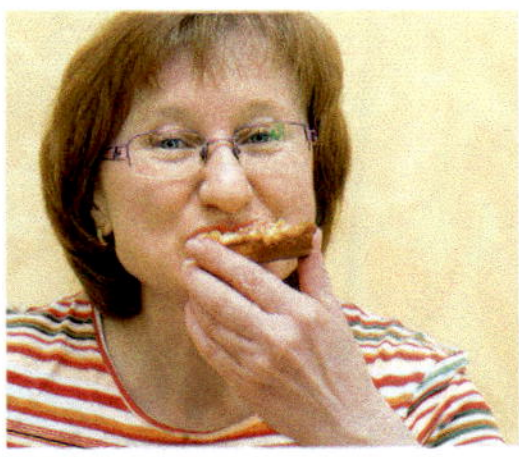

Abb. 1 Manche Menschen nutzen Essen, um sich zu belohnen oder zu trösten.

2.8.2 Verdauungssystem

Die Nahrung wird von den Verdauungsorganen in ihre Bestandteile zerlegt. Einige Bestandteile werden verwertet, andere werden ausgeschieden, weil der Körper keine Verwendung dafür hat. Der Verdauungsprozess beginnt im Mund und endet im After. Die Hauptaufgaben des Verdauungssystems sind:

- Aufnahme der Nahrung
- Aufspaltung der Nahrungsmittel in Nährstoffe
- Aufnahme von Nährstoffen und Wasser in die Blutbahn
- Ausscheidung nicht aufgenommener Nährstoffe

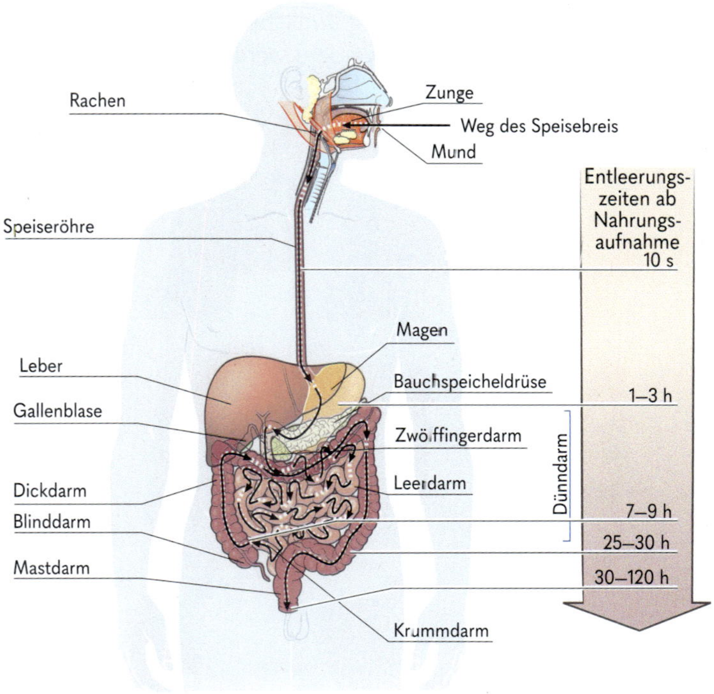

Abb. 2 Verdauungsorgane und die Verweildauer von Essen und Trinken, die je nach Zusammensetzung und Umfang variieren kann

Verdauungsorgane und ihre Aufgaben

Bei der Verarbeitung von Nahrung hat jedes Verdauungsorgan eine andere wichtige Aufgabe:

- Im **Mund** wird die Nahrung beim Kauen zerkleinert und mit Speichel zu einem Speisebrei vermischt.
- In der **Speiseröhre** wird die Nahrung mithilfe von Muskelbewegungen (Peristaltik) in den Magen befördert.
- Im **Magen** spaltet der Magensaft die Nahrung weiter auf. Der Magenpförtner transportiert sie weiter in den Zwölffingerdarm. Hier wird die Nahrung mit dem Gallensaft und dem Saft aus der Bauchspeicheldrüse vermischt und weiter zersetzt. Von dort wird die Nahrung in den Dünndarm geschoben.
- Im **Dünndarm** werden der Nahrung die Nährstoffe entnommen. Fette, Eiweiße, Kohlenhydrate, Vitamine und Spurenelemente gelangen von hier aus in die Blutbahn.
- Im **Dickdarm** wird den unverdaulichen Nahrungsresten das Wasser entzogen. Dadurch wird er eingedickt und zu Stuhl (Faeces) geformt.
- Über den **Anus** verlässt der Stuhl den Körper.

Schluckvorgang

Beim Essen kauen wir die Nahrung und schlucken sie dann herunter. Je langsamer und gründlicher wir kauen, desto besser kann die Nahrung verdaut werden.

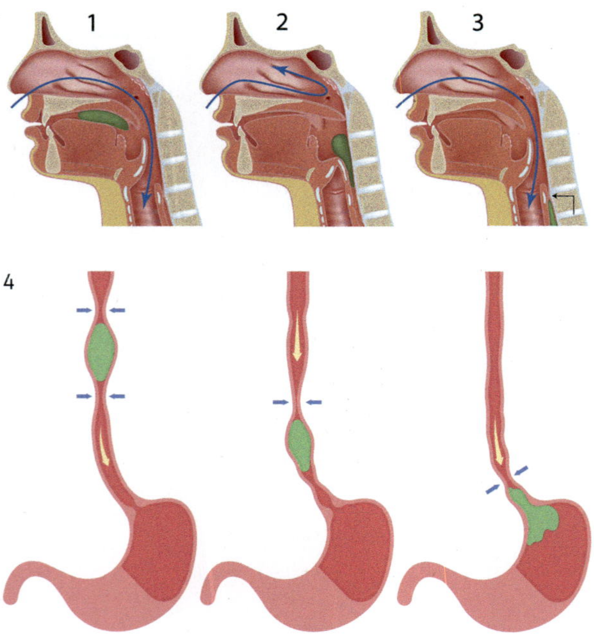

Abb 1–4 die vier Phasen des Schluckvorgangs

Phasen des Schluckvorgangs

1. Orale Vorbereitungsphase: Die Nahrung wird zerkaut und mit Speichel vermischt
2. Orale Phase: Schluckreflex wird ausgelöst
3. Pharyngeale Phase: Beim Schlucken wird die Luftröhre mit dem Kehldeckel verschlossen
4. Ösophageale Phase: Die Nahrung wird peristaltisch durch die Speiseröhre in den Magen transportiert.

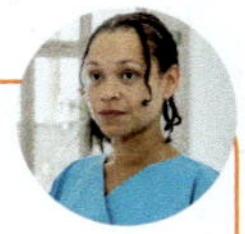

Video-Tipp von Ingrid
„Es gibt Videos zum *Aufbau des Verdauungssystems* und zum *Schluckakt*."

Flüssigkeitshaushalt

Der Flüssigkeitshaushalt im menschlichen Körper ist entscheidend für das Überleben und die Gesundheit. Wasser macht etwa 60 % des Körpergewichts eines Erwachsenen aus und ist bei fast allen Körperfunktionen beteiligt.

Wasser ist wichtig für die …

- **Verdauung,** denn es unterstützt die Aufspaltung und den Transport der Nahrung durch den Darm.
- **Zellfunktionen,** denn es transportiert Nährstoffe zu den Zellen und entfernt Abfallprodukte.
- **Temperaturregulierung,** denn es hilft durch Schwitzen und Atmung, die Körpertemperatur zu steuern.
- **Beweglichkeit,** denn es wirkt als Schmiermittel in Gelenken und Geweben.

Der Mensch nimmt Wasser hauptsächlich durch Getränke und weniger durch Nahrung auf. Empfohlen wird, täglich etwa 1,5 bis 2 Liter Wasser zu trinken. Weitere Wasserquellen sind Obst, Gemüse und klare Suppen. Ein kleiner Teil des Wassers wird auch durch Stoffwechselprozesse im Körper produziert.

Wasser wird durch Urin, Schweiß, Atem und Stuhl ausgeschieden. Bei körperlicher Anstrengung, hohen Temperaturen oder Krankheiten kann der Wasserverlust höher sein. Es ist wichtig, diesen Verlust durch ausreichende Flüssigkeitszufuhr auszugleichen.

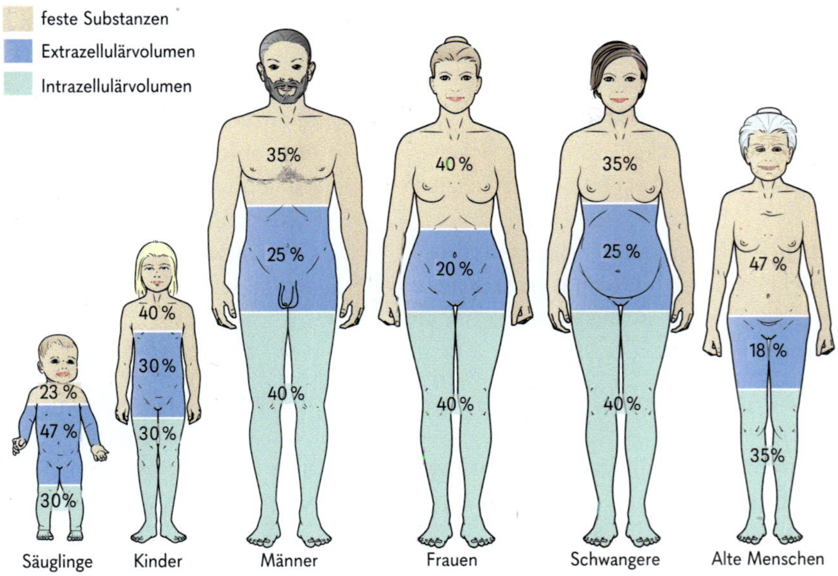

Abb. 5 Je nach Alter und Geschlecht verändert sich der Wasseranteil des Körpers.

Der Körper reguliert den Flüssigkeitshaushalt über das **Durstgefühl** und die **Nierenfunktion**.

- Durst: Der Hypothalamus im Gehirn erkennt den Wasserverlust und löst das Durstgefühl aus.
- Nieren: Die Nieren filtern das Blut und regulieren die Menge an Wasser, die im Körper bleibt oder ausgeschieden wird. Hormone steuern diesen Prozess.

Wichtig
Kinder, ältere Menschen und Sportler haben einen höheren Flüssigkeitsbedarf. Kinder und ältere Menschen haben oft ein vermindertes Durstgefühl, während Sportler durch intensives Training viel Flüssigkeit verlieren.

Über Flüssigkeiten und Nahrung nehmen Menschen zusätzlich wichtige Elektrolyte auf.

Definition
Elektrolyte sind Mineralstoffe wie Natrium, Kalium und Kalzium. Sie sind für die Reizübertragung an Nerven- und Muskelzellen wichtig. Außerdem regulieren sie den pH-Wert und damit den Säure-Basen-Haushalt.

Wichtig
Bei starkem Flüssigkeitsverlust durch Schwitzen, Erbrechen oder Durchfall müssen Elektrolyte zugeführt werden. Sonst kann es u. a. zu Schwäche und Herzrhythmusstörungen kommen.

2.8.3 Nährstoffe

Definition
Nährstoffe sind die Hauptbestandteile in Nahrungsmitteln, die wichtig für den Körper sind. Es gibt energieliefernde und nicht energieliefernde Nährstoffe. Man spricht auch von Makro- und Mikronährstoffen.

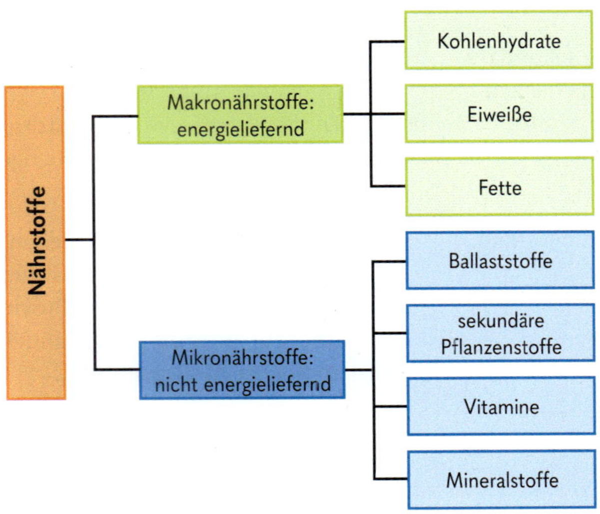

Abb. 6 Einteilung der Nährstoffe

Energiebedarf
Mehr Informationen zum Energiegehalt der Nahrung und zum Energiebedarf gibt es unter: www.ernaehrung.de

Nährstoffe	Erklärung	Vorkommen, Beispiele
Kohlen-hydrate	• für die Energiezufuhr, den Blutzuckerhaushalt und das Sättigungsgefühl • Einfachzucker (Glukose/Traubenzucker), Zweifachzucker (Lactose/Milchzucker, Haushaltszucker) und Mehrfachzucker (Stärke) • Einfach- und Zweifachzucker lassen den Blutzucker schnell ansteigen. Mehrfachzucker müssen im Körper erst aufgespaltet werden. Dadurch steigt der Blutzuckerspiegel langsamer an und fördert die Sättigung.	• hauptsächlich in pflanzlichen Lebensmitteln • empfehlenswerte Kohlenhydrate: Kartoffeln, Hülsenfrüchte, Obst, Gemüse und Vollkorn-produkte
Eiweiße (Proteine)	• für die Energiezufuhr, den Aufbau von Zellen und die Reparatur von Geweben • bestehen aus Aminosäuren, die zum Teil mit der Nahrung aufgenommen werden müssen	• vor allem in Fleisch, Fisch, Eiern, Milchprodukten • auch in Hülsenfrüchten, Nüssen und Samen
Fette	• liefern Energie, helfen bei der Aufnahme fettlöslicher Vitamine (A, D, E, K) • bestehen aus Fettsäuren; ungesättigte Fettsäuren sind gesünder als gesättigte Fettsäuren • Essenzielle Fettsäuren müssen mit der Nahrung aufgenommen werden.	• gesättigte Fettsäuren: z. B. in Butter, Sahne und Fleisch • ungesättigte Fettsäuren: z. B. in Olivenöl, Leinöl, Nüssen und Fisch • essenzielle Fettsäuren: v. a. in pflanzlichen Ölen
Ballast-stoffe	• unverdauliche Bestandteile pflanzlicher Lebensmittel • helfen bei der Verdauung, beugen Verstopfungen vor und reduzieren das Risiko für Krankheiten, z. B. Darmkrebs • wirken positiv auf den Blutzucker- und Cholesterinspiegel, senken Herzinfarktrisiko	• Obst und Gemüse, v. a. Spargel, Rhabarber • empfehlenswert: täglich etwa 30 Gramm Ballaststoffe
sekundäre Pflanzen-stoffe	• geben den Pflanzen ihre Farbe und wehren damit Fressfeinde und Krankheitserreger ab • können möglicherweise den Blutdruck senken und verschiedenen Krankheiten vorbeugen, z. B. manchen Krebsarten	• in Gemüse, Obst, Hülsen-früchten, Nüssen und Vollkornprodukten
Vitamine	• z. B. für die Abwehr von Krankheiten • müssen größtenteils über die Nahrung aufgenommen werden • werden teilweise in Vorstufen (Provitamin) aufgenommen und im Körper zur Endstufe umgewandelt. Das Provitamin Carotin wird im Körper zu Vitamin A.	• fettlösliche Vitamine: Vita-mine A, D, E und K; z. B. in Nüssen, Samen und Milch • wasserlösliche Vitamine: Vi-tamine der B-Gruppe und Vitamin C; z. B. in Obst, Gemüse und Vollkornpro-dukten
Mineral-stoffe	• für die Funktion von Muskeln und Nerven und den Aufbau von Zähnen und Knochen • Spurenelemente (Eisen, Jod, Fluorid und Zink) müssen wir im Vergleich zu Mengenelementen (Magnesium, Kalium, Chlorid und Kalzium u. a.) nur in kleinen Mengen aufnehmen.	• in fast jedem Lebensmittel in unterschiedlichen Mengen enthalten

Tab. 1 Bedeutung der Nährstoffe für den Körper und in welchen Lebensmitteln sie vorkommen

2.8.4 Ernährungsformen

Menschen sind Allesesser. Sie können sowohl pflanzliche als auch tierische, rohe und verarbeitete Lebensmittel verdauen. Doch nicht jeder Mensch isst alles. Manche verzichten bewusst auf bestimmte Lebensmittel, z. B. weil sie dadurch die Umwelt schützen möchten, weil sie die Idee hinter einer Ernährungsform spannend finden oder weil sie damit etwas Gutes für die eigene Gesundheit tun möchten.

Zu den am meisten verbreiteten Ernährungsformen zählen:
- **Mischkost:** Sie beinhaltet alle Lebensmittel.
- **vegetarische Ernährung:** Vegetarier verzichten auf Fleisch. Wer außerdem auf Eier (ovo) und Milch (lakto) bzw. Milchprodukte verzichtet, ernährt sich ovo-lakto-vegetarisch.
- **vegane Ernährung:** Wer vegan lebt, isst ausschließlich pflanzliche Lebensmittel. Produkte von Tieren, wie z. B. Eier, Honig und Milch werden nicht gegessen.
- **flexitarische Ernährung:** Flexitarier essen alle Lebensmittel, aber wenig Fleisch und Fisch.
- **Trennkost:** Bei der Trennkost werden kohlenhydrathaltige und eiweißhaltige Lebensmittel nicht zusammen gegessen. Hülsenfrüchte werden gemieden.
- **Rohkost:** Sie umfasst den Verzehr von frischen, nicht erhitzten, rohen und vorwiegend pflanzlichen, aber auch tierischen Lebensmitteln.

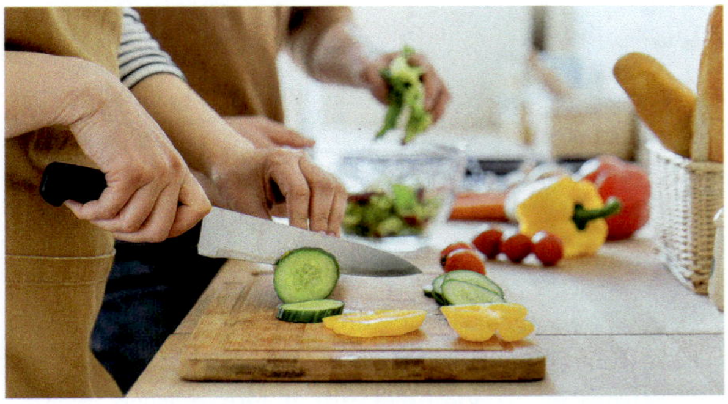

Abb. 1 Die vegetarische Ernährung gilt wegen ihres höheren Gehalts an Ballaststoffen, Vitaminen, Mineralien und ungesättigten Fettsäuren als gesundheitsförderlich.

Ernährungsbedingte Erkrankungen

Unser Essverhalten hat sich im Laufe der Zeit stark verändert. Durch die Globalisierung und die Industrialisierung sind Nahrungsmittel aus aller Welt bei uns überall und jederzeit erhältlich. Es gibt viele Verfahren, Lebensmittel haltbar zu machen. Gleichzeitig hat sich unser Lebensstil verändert. Die Arbeit ist körperlich weniger anstrengend geworden, wir bewegen uns wenig zu Fuß und erleichtern uns das Kochen mit vorgefertigten Lebensmitteln (Convenience Food). Heute essen wir viel mehr tierische Lebensmittel und Produkte, die viel Eiweiß und Fette enthalten. Ballaststoff- und vitaminreiche Vollkornprodukte werden von weniger gesunden Weißmehlprodukten vielfach ersetzt. Auch der Zuckerkonsum ist gestiegen.

Durch das veränderte Ernährungsverhalten nehmen auch die ernährungsbedingten Erkrankungen zu. Hierzu zählen:
- Lebensmittelallergien (verstärkte Reaktion des Immunsystems auf einen Bestandteil eines Lebensmittels, z. B. Hühnerei)
- Lebensmittelunverträglichkeiten (Reaktionen auf ein Lebensmittel, ohne dass das Immunsystem daran beteiligt ist, z. B. Milchzucker – Laktose)
- Fettleibigkeit (Adipositas)
- Diabetes mellitus Typ 2
- Herz-Kreislauf-Erkrankungen

Kostformen in stationären Pflegeeinrichtungen

In stationären Einrichtungen gibt es verschiedene Ernährungsformen (Kostformen), die den aktuellen Bedürfnissen des Körpers gerecht werden.
- **Vollkost** enthält wie Mischkost alle Lebensmittel und ist für Menschen ohne Ernährungseinschränkungen geeignet.
- **Leichte Vollkost** besteht aus leicht verdaulichen, nicht blähenden Lebensmitteln ohne scharfe Gewürze. Sie ist für Menschen geeignet, die leichte Verdauungsprobleme haben, und nach einer Operation als Übergang zur Vollkost.
- **Aufbaukost** ist eine leicht verdauliche fett-, ballaststoff- und eiweißarme Kost. Sie ist für Menschen mit akuten Magen-Darm-Erkrankungen und nach Operationen geeignet.
- **Hochkalorische Kost** ist sehr energiereich, mit der untergewichtige Menschen zunehmen sollen.
- **Reduktionskost** enthält wenig Kalorien, mit der übergewichtige Menschen abnehmen sollen.
- **Pürierte/passierte Kost** hat eine breiige Konsistenz, enthält alle wichtigen Nährstoffe und deckt den täglichen Energiebedarf. Sie ist für Menschen geeignet, die Probleme beim Schlucken und Kauen haben.

2.8.5 Gesunde Ernährung: Grundlagen und Prinzipien

Eine gesunde Ernährung ist ausgewogenen und abwechslungsreich. Sie enthält alle wichtigen Nährstoffe und deckt den individuellen Energiebedarf eines Menschen ab.

Ernährungskreis

Eine gesunde ausgewogene Ernährung sollte täglich sieben verschiedene Lebensmittelgruppen enthalten. Der Ernährungskreis der **Deutschen Gesellschaft für Ernährung (DGE)** bietet eine schnelle Orientierung über die Mengen, in denen Lebensmittel aus der jeweiligen Lebensmittelgruppe verzehrt werden sollten.

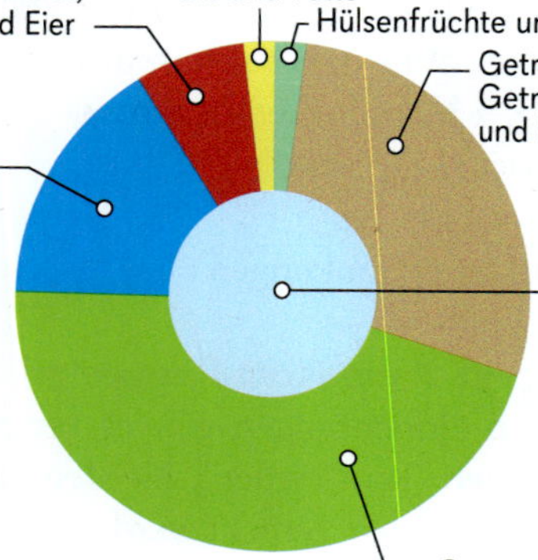

Abb. 1 der Ernährungskreis laut Empfehlungen der DGE

Im Mittelpunkt des Ernährungskreises steht die größte Lebensmittelgruppe, die **Getränke** (vorwiegend Wasser oder ungesüßte Tees).
Pflanzliche Lebensmittel finden sich in den Lebensmittelgruppen **Obst, Gemüse/Salat** und **Getreide/Getreideerzeugnisse/Kartoffeln.** Diese Lebensmittelgruppen bilden die Basis für eine gesunde Ernährung. Sie versorgen den Körper mit Kohlenhydraten, Ballaststoffen, Vitaminen, Mineralstoffen, Spurenelementen und sekundären Pflanzenstoffen.

In kleineren Mengen sollten tierische Lebensmittel aus den Lebensmittelgruppen **Fleisch/Wurst/Fisch/Eier** und **Milch/Milchprodukte** gegessen werden. So bekommt der Körper genug Eiweiße, Vitamine und Mineralstoffe. In geringen Mengen sollte Lebensmittel aus der Gruppe **Fette/Öle** zu sich genommen werden. Dabei ist es wichtig, auf hochwertige ungesättigte Fettsäuren zu achten.

Deutsche Gesellschaft für Ernährung
Mehr Informationen über gesunde Ernährung gibt es unter: www.dge.de

Am besten Wasser trinken	Wasser ist zuckerfrei und hat keine Kalorien. Man sollte täglich etwa 1,5 Liter trinken.
Gemüse und Obst – viel und bunt	Mindestens fünf Portionen Obst und Gemüse pro Tag liefern alle wichtigen Vitamine, Mineral- Ballast- und sekundäre Pflanzenstoffe.
Fleisch und Wurst – weniger ist mehr	Fleisch enthält Eisen, erhöht aber das Risiko für Herz-Kreislauf-Erkrankungen und Dickdarmkrebs. Wenn Fleisch und Wurst, dann sollte man nicht mehr als 300 g pro Woche essen.
Vollkorn ist die beste Wahl	Getreideprodukte aus vollem Korn enthalten mehr Nährstoffe als Produkte aus weißem Mehl. Sie halten außerdem länger satt.
Milchprodukte und Fisch integrieren	Milch und Milchprodukte können täglich auf dem Speiseplan stehen. Fisch sollte man ein- bis zweimal pro Woche essen.
Pflanzliche Öle wählen	Empfehlenswert sind pflanzliche Öle mit ungesättigten Fettsäuren.
Süßes, Salziges und Fettiges – besser stehen lassen	Verarbeitete Lebensmittel wie Wurst, Gebäck, Süßwaren, Fast Food und Fertigprodukte schädigen die Gesundheit.
Hülsenfrüchte und Nüsse regelmäßig essen	Mindestens einmal in der Woche Hülsenfrüchte und täglich eine kleine Handvoll Nüsse essen.
Mahlzeiten genießen	Wer langsam und bewusst isst, hat mehr Genuss und wird schneller satt.
in Bewegung bleiben / auf das Gewicht achten	Wer sich gesund ernährt, sein Gewicht hält und körperlich aktiv ist, fördert seine Gesundheit mehrfach.

Tab. 1 die Regeln der gesunden Ernährung, orientiert an der DGE

Gesunde Ernährung im ersten Lebensjahr

Gesunde Ernährung ist entscheidend für das Wachstum und die optimale Entwicklung eines Babys.

Wichtig
Das, was eine werdende und stillende Mutter zu sich nimmt, hat direkten Einfluss auf die Gesundheit und Entwicklung ihres Kindes. Daher sollte in dieser Zeit besonders auf eine gesunde Ernährung geachtet und kein Alkohol und Nikotin konsumiert werden.

Geburt – 12. Monat	Muttermilch (Stillen) bzw. Säuglingsnahrung
Ab 5.–7. Monat	zusätzlich mittags Kartoffel-Gemüse-Fleisch-Brei
Ab 6.–8. Monat	zusätzlich abends Vollmilch-Getreide-Brei
Ab 7.–9. Monat	zusätzlich nachmittags Getreide-Obst-Brei
Ab 12. Monat	Übergang zu Familienkost

Tab. 2 Ernährung im ersten Lebensjahr (Quelle: www.dgkj.de, Stand: 04.12.24)

Mütter sollten ihre Kinder möglichst stillen, denn Stillen hat viele Vorteile.

Für das Baby:
- optimale, natürliche Nährstoffzusammensetzung und Trinktemperatur der Muttermilch
- Stärkung des Immunsystems und damit Schutz vor Infektionen
- Förderung der Verdauung und Darmgesundheit
- geringeres Risiko für einen plötzlichen Kindstod (SIDS) sowie ernährungsbedingte Erkrankungen im Erwachsenenalter

Für die Mutter:
- schnellere Rückbildung der Gebärmutter (Uterus)
- bessere Gewichtsnormalisierung durch schnelleren Abbau eingelagerter Fettreserven aus der Schwangerschaftszeit
- Stärkung der emotionalen Bindung zum Kind
- Kostenersparnis im Vergleich zur Flaschennahrung
- Schutz der Umwelt, es entsteht kein Abfall durch u. a. Verpackungsmüll

Wichtig
Für Babys im ersten Lebensjahr sind rohe tierische Lebensmittel verboten, wie z. B. Honig, rohes Fleisch oder roher Fisch, Eier, Rohmilchprodukte. Die darin enthaltenen Krankheitserreger (z. B. Salmonellen, Clostridien) können zu schweren Magen-Darm-Erkrankungen oder auch Lebensmittelvergiftungen führen, da das Verdauungs- und Immunsystem von Babys noch nicht ausgereift ist. Zuckerhaltige Speisen und Getränke sollten ebenfalls nicht gegeben werden. Außerdem ist die Hygiene bei der Zubereitung von Babynahrung wichtig, um Infektionen zu verhindern.

Kindergesundheit
Mehr Infos zur Ernährung und Mahlzeitenzubereitung im ersten Lebensjahr gibt es unter: www.kindergesundheit-info.de → Suche nach: Ernährung des Babys

2.8.6 Den Ernährungszustand einschätzen

Definition
Der **Ernährungszustand** zeigt, wie gut oder schlecht eine Person ernährt ist bzw. wie gut oder schlecht sie mit energieliefernden und nicht energieliefernden Nährstoffen (▷ S. 261) versorgt ist.

Ein guter Ernährungszustand unterstützt die Heilung, stärkt das Immunsystem und verbessert die Lebensqualität. Daher ist es wichtig, dass Pflegende auf **Anzeichen von Mangelernährung** achten, z. B.
- Gewichtsverlust
- Appetitlosigkeit
- Müdigkeit, Konzentrationsschwierigkeiten
- körperliche Schwäche
- Hautauffälligkeiten: u. a Blässe, schlechte Wundheilung
- häufige Infekte

Regelmäßige Gewichtskontrollen, Beobachtungen der Essgewohnheiten und die Beurteilung der Haut- und Muskelbeschaffenheit helfen dabei, den Ernährungszustand zu bewerten.

Körpergewicht bestimmen

Das Körpergewicht wird bei der Aufnahme in eine stationäre Pflegeeinrichtung routinemäßig bestimmt. Bei Menschen mit Unter- oder Übergewicht, Diabetes mellitus, Herz- oder Nierenerkrankungen, Tumorerkrankungen und bei Säuglingen und Neugeborenen wird das Gewicht kontinuierlich kontrolliert. Man braucht das Körpergewicht auch, um Medikamente richtig dosieren zu können und um den BMI zu ermitteln.
Das Körpergewicht wird in Kilogramm (kg) angegeben, für Neugeborene und Säuglinge in Gramm (g).

Voraussetzungen

Das Körpergewicht wird mit einer Körperwaage ermittelt. Die Waage muss geeicht sein, damit sie das genaue Körpergewicht anzeigt. Sie muss auf einem ebenen, festen Untergrund stehen. Man sollte das Gewicht immer unter den gleichen Bedingungen ermitteln. Das bedeutet:

- zur gleichen Zeit (am besten morgens)
- im gleichen körperlichen Zustand (nüchtern, nach dem Toilettengang)
- mit der gleichen Waage
- ohne Schuhe und in ähnlicher Kleidung (z.B. Nachthemd oder Unterwäsche)
- Zu- und Ableitungen (z.B. Infusionen, Blasenkatheter, Wunddrainagen) werden von der Pflegekraft während des Wiegens gehalten oder an einen Infusionsständer gehängt, damit sie nicht mitgewogen werden.

Wiegen mit der Stehwaage

Eine Stehwaage eignet sich für mobile Menschen. Man stellt sich aufrecht und ohne sich festzuhalten auf die Trittfläche der Waage. Nun kann man das Gewicht auf der digitalen Anzeige ablesen.

Wiegen mit der Sitzwaage

Die Sitzwaage ist für Menschen geeignet, die sturzgefährdet sind oder nicht sicher stehen können. Die Waage ist bei einer Sitzwaage auf einem fahrbaren Stuhl befestigt. Die Waage wird vor und nach jedem Gebrauch wischdesinfiziert. Die Bremsen der Sitzwaage müssen festgestellt sein, bevor sich die zu wiegende Person daraufsetzt und wieder aufsteht. Die Person rutscht auf der Sitzwaage nach hinten, bis das Becken die Lehne berührt und sie aufrecht sitzt. Beide Füße stehen auf dem Fußtritt. Nun kann man das Gewicht auf der Anzeige ablesen.

Wiegen mit einer Bettwaage

Bettwaagen werden bei bettlägerigen Menschen angewendet. Dabei handelt es sich um ein Gestell, das unter das Bett geschoben wird. Die Bettwaage misst sowohl das Gewicht des Betts als auch das Gewicht des darin liegenden Menschen. Für das Körpergewicht wird vom Gesamtgewicht das Bettgewicht abgezogen. Moderne Pflegeeinrichtungen haben Intensivpflegebetten, in denen eine Bettwaage bereits integriert ist.

Einen Säugling wiegen

Auf die Säuglingswaage kommt eine wärmende Unterlage. Das Gewicht der Unterlage rechnet man vom Gesamtgewicht ab. Das Kind wird nackt auf die Waage gelegt und das Gewicht auf der Waage abgelesen. Eine Hand verbleibt aus Sicherheitsgründen dabei über dem Säugling, berührt ihn aber nicht.

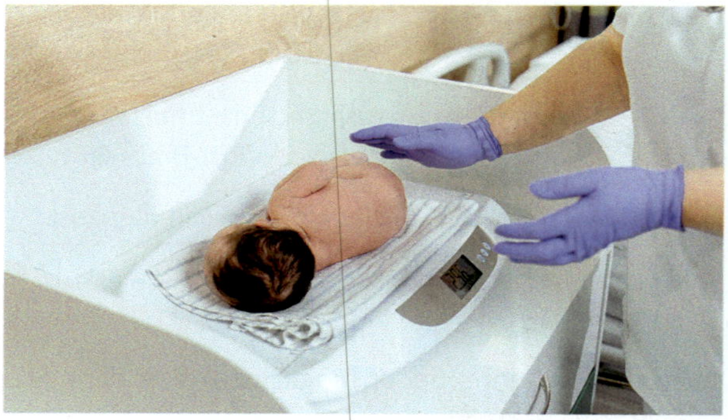

Abb. 1 Wiegen eines Säuglings

Körpergröße/-länge ermitteln

Die Körpergröße wird in Zentimeter (cm) angegeben, für Erwachsene auch in Meter (m). Mobile Menschen stellen sich dazu ohne Schuhe aufrecht an eine Wand mit einer **Messlatte,** an der das Ergebnis abgelesen wird. Der Kopf ist in Neutralstellung.

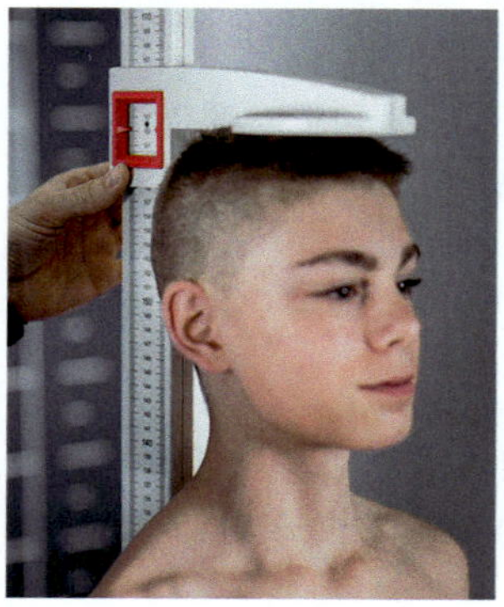

Abb. 2 Bestimmen der Körpergröße mit einer Messlatte, der Kopf ist in Neutralstellung.

Bei Menschen, die nicht stehen können, wird die Körpergröße im Liegen mit einem **Maßband** gemessen. Dazu liegt die pflegebedürftige Person gerade und ausgestreckt auf dem Rücken.

Neugeborene und Säuglinge werden entweder mit einem Maßband oder in einer Messmulde gemessen. Die Beine des Säuglings werden in der **Messmulde** durch sanften Druck gestreckt, damit die gesamte Länge erfasst wird. Das bewegliche Fußbrett wird an die Fußsohlen des Kindes geschoben, damit es sicher liegt.

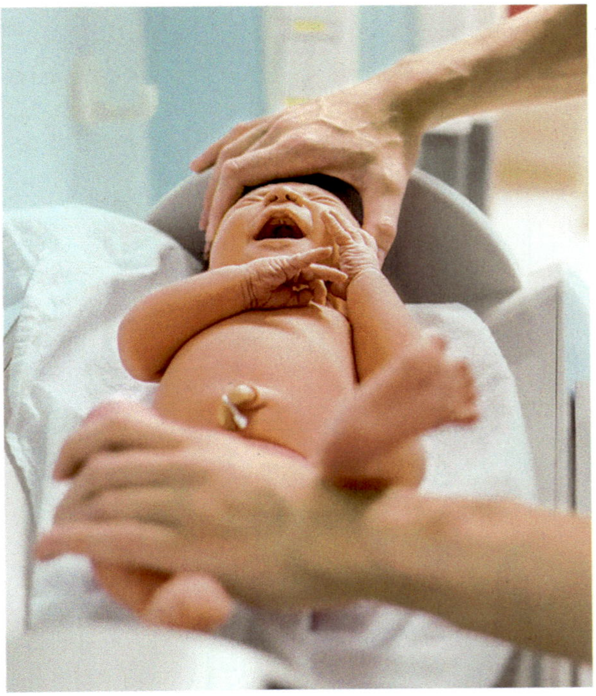

Abb. 3 Bestimmen der Körpergröße in einer Messmulde

Body-Mass-Index

Um einschätzen zu können, ob eine Person zu viel oder zu wenig wiegt, bestimmt man den Body-Mass-Index (BMI). Dabei wird das Körpergewicht zur Körpergröße ins Verhältnis gesetzt.

Berechnungsformel:

$$\text{BMI} = \frac{\text{Gewicht (kg)}}{\text{Körperlänge (m)}^2}$$

Das Ergebnis der Rechnung wird mit den Richtwerten der Weltgesundheitsorganisation (WHO) verglichen.

Beispiel
Luisa ist 1,70 m groß. Sie wiegt 65 kg. Ihr errechneter BMI-Wert beträgt: 22,49. Sie hat Normalgewicht.

! **Wichtig**
Um den Ernährungszustand zu bestimmen, sind mehrere Faktoren zu berücksichtigen. Allein das Gewicht oder der Body-Mass-Index (BMI) reichen für eine Einschätzung nicht aus. Ein wichtiger Kritikpunkt: Der BMI sagt nichts über die Muskelmasse aus. Auch Wassereinlagerungen können falsch interpretiert werden. Daher sollten weitere Parameter wie Umfänge von Bauch, Oberarm, Wade und Körperfettanalysen ebenfalls ermittelt werden.

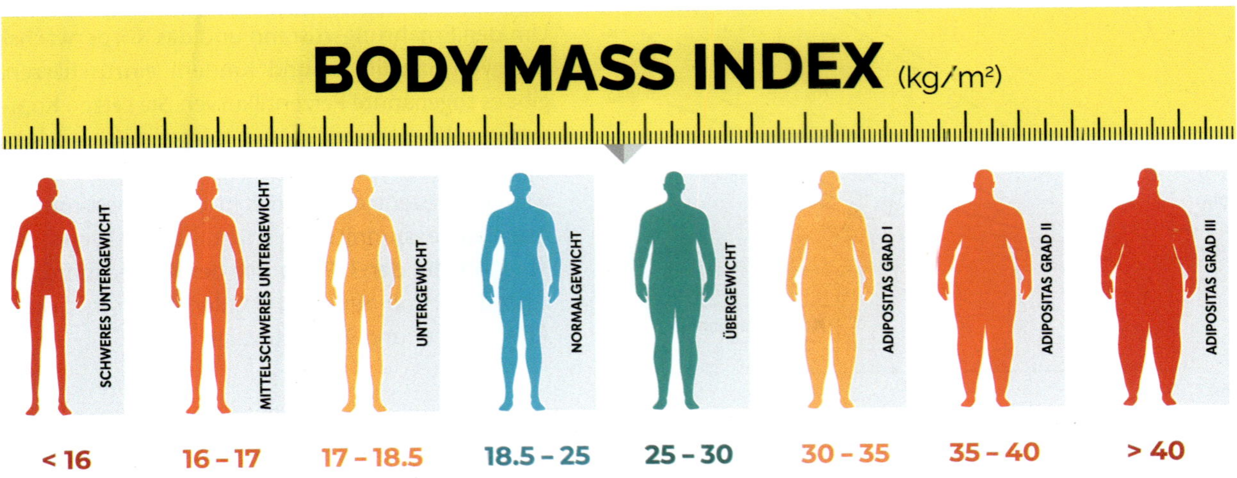

Abb. 4 BMI-Werte mit Gewichtseinschätzung

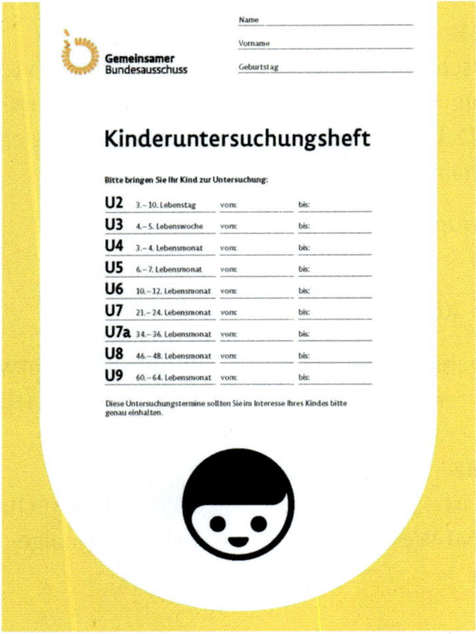
Name
Vorname
Geburtstag
Gemeinsamer Bundesausschuss
Kinderuntersuchungsheft
Bitte bringen Sie Ihr Kind zur Untersuchung:
U2 3.–10. Lebenstag vom: bis:
U3 4.–5. Lebenswoche vom: bis:
U4 3.–4. Lebensmonat vom: bis:
U5 6.–7. Lebensmonat vom: bis:
U6 10.–12. Lebensmonat vom: bis:
U7 21.–24. Lebensmonat vom: bis:
U7a 34.–36. Lebensmonat vom: bis:
U8 46.–48. Lebensmonat vom: bis:
U9 60.–64. Lebensmonat vom: bis:
Diese Untersuchungstermine sollten Sie im Interesse Ihres Kindes bitte genau einhalten.

Perzentilkurven für Körpergröße und -gewicht (Mädchen 0 - 7 Jahre)

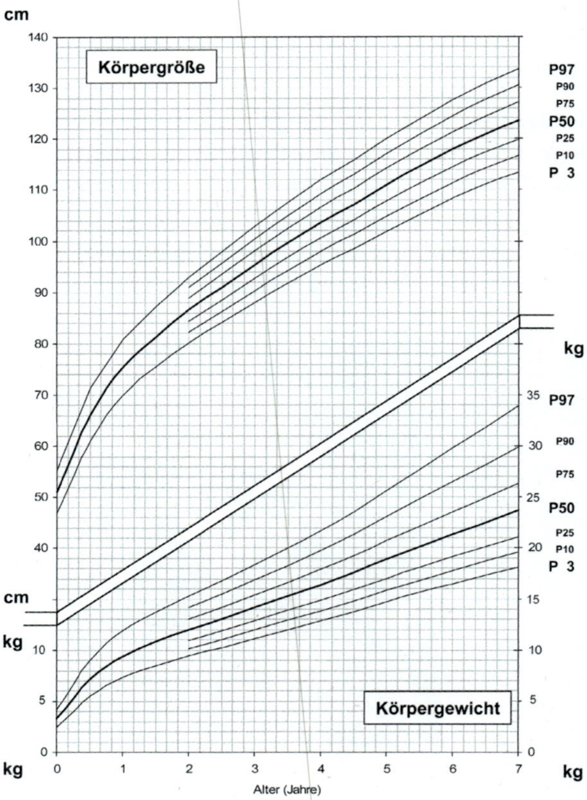

Perzentilkurven beruhen auf der Darstellung von K. Kromeyer-Hauschild, M. Wabitsch, D. Kunze, F. Geller, H. C. Geiß, V. Hesse, A. von Hippel, U. Jaeger, D. Johnsen, W. Korte, K. Menner, G. Müller,

Perzentilkurven für Körpergröße und -gewicht (Jungen 0 - 7 Jahre)

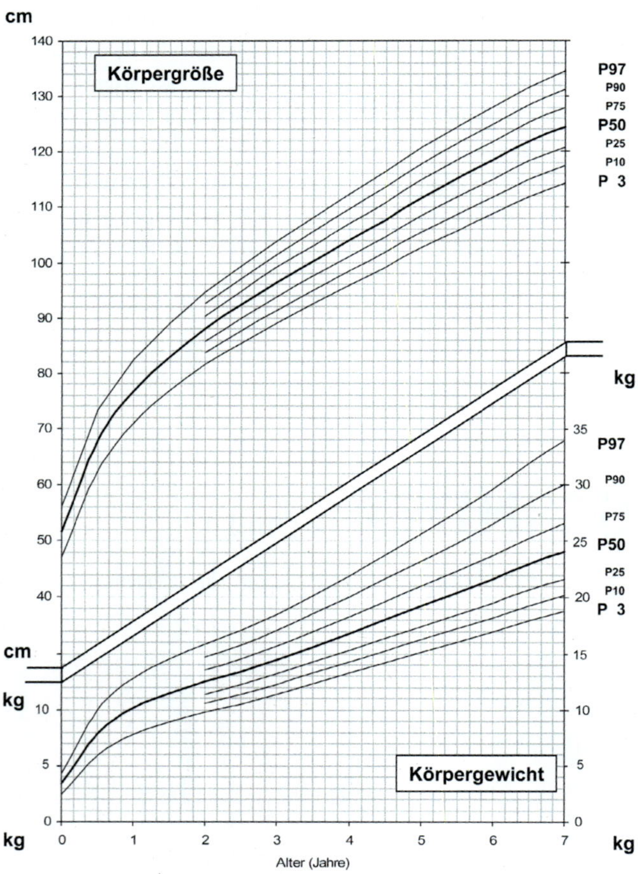

Perzentilkurven beruhen auf der Darstellung von K. Kromeyer-Hauschild, M. Wabitsch, D. Kunze, F. Geller, H. C. Geiß, V. Hesse, A. von Hippel, U. Jaeger, D. Johnsen, W. Korte, K. Menner, G. Müller, J. M. Müller, A. Niemann-Pilatus, T. Remer, F. Schaefer, H.-U. Wittchen, S. Zabransky, K. Zellner, A. Ziegler, J. Hebebrand in der Zeitschrift Kinderheilkunde, 2001, S. 807 ff.

Abb. 1 Die Perzentilkurven werden bei jeder kinderärztlichen Vorsorgeuntersuchung (U1–U9) im gelben U-Heft ausgefüllt und die körperliche Entwicklung des Kindes eingeschätzt.

Perzentilkurven für Kinder

Um den Ernährungszustand und das Körperwachstum von Säuglingen und Kindern einzuschätzen, gibt es sogenannte Perzentilkurven. Sie setzen Kopfumfang, Körpergewicht und Körpergröße ins Verhältnis. An den Perzentilkurven kann man ablesen, wie viel Prozent der Kinder in einem bestimmten Alter ein bestimmtes Gewicht haben. Wenn das Kind sich auf der 3. Perzentile der Kurve einordnen lässt, dann sind nur noch 3 % der Kinder in diesem Alter leichter und 97 % schwerer.

Abweichungen vom Normalgewicht

Definition
Das **Normalgewicht** ist die Spanne in der BMI-Referenz-Tabelle, die als gesund gilt. Das **Idealgewicht** wird von den gesellschaftlichen bzw. persönlichen Vorstellungen von Schönheit definiert. Es liegt oftmals unter dem Normalgewicht und ist nicht unbedingt gesund.

Untergewicht

Menschen mit einem BMI-Wert unter 18,5 sind laut WHO untergewichtig. Beim Untergewicht unterscheidet man je nach Ausmaß zwischen einem reduzierten Ernährungszustand und einer Kachexie.

Definition
- **Reduzierter Ernährungszustand** bezeichnet allgemein eine Verminderung der Nährstoffaufnahme und des Körpergewichts, die aus verschiedenen Gründen auftreten kann, wie verminderter Appetit, unzureichende Nahrungszufuhr oder Verdauungsprobleme. Dieser Zustand kann unterschiedlich ausgeprägt sein.
- **Kachexie** (auch: Abmagerung, Auszehrung) ist ein schwerer Zustand von Gewichtsverlust mit Muskelabbau und kaum vorhandenem Unterhautfettgewebe, der oft mit chronischen Krankheiten wie Krebs, Autoimmunerkrankungen und Infektionen einhergeht. Unbehandelt führt eine Kachexie zum Tod.

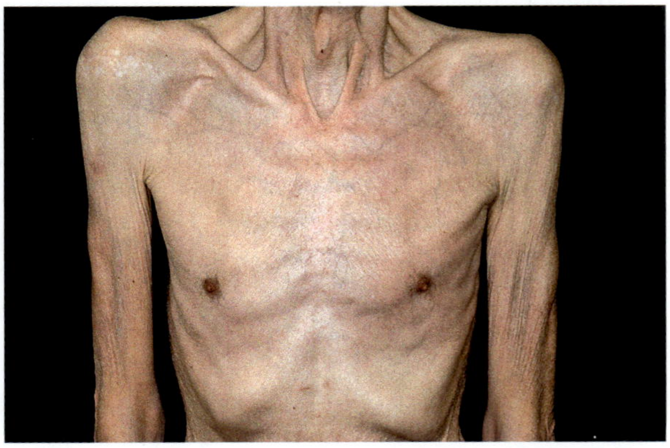

Abb. 2 Bei einer Kachexie sind Knochen unter der Haut deutlich sichtbar, es fehlen Fettpolster und auch Muskulatur.

Menschen mit einem stark reduzierten Ernährungszustand haben kaum Fettpolster, die Knochen sind unter der Haut deutlich sichtbar, die Muskelmasse nimmt ab, sie haben Haarausfall und trockene, juckende Haut. Sie sind weniger leistungsfähig und daher oft müde. Bei Frauen bleibt die Menstruation aus.

Ursachen für Untergewicht können sein:
- Tumorerkrankungen
- Mahlzeiten vergessen, z. B. bei Demenz
- chronische Magen-Darm-Erkrankungen und Herz-Lungen-Erkrankungen
- psychische Erkrankungen
- Essstörungen (z. B. Magersucht, Bulimie)
- Hungersnöte durch Krieg oder Umweltkatastrophen

! Wichtig
Stark untergewichtige Menschen haben eine erhöhte Sturzgefahr. Sie bekommen häufiger Infektionen und Wunden heilen schlechter.

Übergewicht

Definition
Übergewicht besteht, wenn das Körpergewicht über dem als gesund angesehenen Bereich liegt (BMI-Wert 25 bis 29,9). **Adipositas,** auch Fettleibigkeit genannt, ist eine fortgeschrittenere Form des Übergewichts und eine chronische Erkrankung. Die **Präadipositas** ist die Vorstufe zu Adipositas.

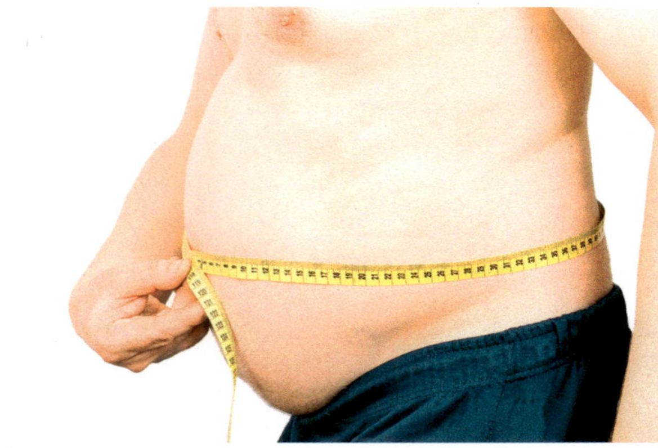

Abb. 3 Der Anteil an Übergewichtigen in den Industrienationen steigt. Besonders ungesund ist das viszerale Bauchfett.

Die Hauptursachen für Übergewicht sind Bewegungsmangel und eine falsche Ernährung. Übergewichtige Menschen ernähren sich häufig sehr zucker- und fettreich. Sie nehmen mehr energieliefernde Nährstoffe auf, als sie verbrauchen.

Diversität

In Deutschland sind laut RKI 67 % der Männer und 53 % der Frauen übergewichtig. Ein Viertel aller Erwachsenen ist adipös (BM > 30). Die Anzahl der adipösen Menschen nimmt mit dem Alter zu. Menschen mit einem höheren sozialen und wirtschaftlichen Status sind weniger oft von einer Adipositas betroffen.

Eine Adipositas erhöht das Risiko für Herz-Kreislauf-Erkrankungen und Erkrankungen des Bewegungsapparats. Die Beschwerden, die solche Erkrankungen verursachen, führen dazu, dass sich der betroffene Mensch noch weniger bewegt, dadurch noch weniger Energie verbraucht und weiter zunimmt. Übergewichtige Menschen, die abnehmen sollen, bekommen eine Reduktionskost. Dabei wird individuell festgelegt, wie hoch die tägliche Energiezufuhr sein soll.

2.8.7 Ernährungsverhalten und Flüssigkeitsaufnahme beobachten

Was und wie viel ein Mensch isst und trinkt, wird neben verschiedenen Einflussfaktoren (▷Kap.2.8.1) vor allem durch Hunger, Appetit und Durstgefühl bestimmt.

Definition

Hunger ist das physiologische Bedürfnis des Körpers nach Nahrung, ausgelöst durch ein Leeregefühl im Magen und niedrige Blutzuckerwerte.

Appetit ist das Verlangen zu essen. Es wird durch äußere Reize ausgelöst, z. B. durch den Anblick oder Geruch von Speisen, durch emotionale Zustände oder gesellschaftliche Anlässe.

Ernährungsverhalten beobachten

Pflegende erfragen und beobachten bei zu pflegenden Menschen und ihren Bezugspersonen:

- Hunger, Appetit und Durstgefühl
- individuelle Auswahl, Anzahl und Umfang von täglichen Speisen und Getränken
- Vorlieben, Gewohnheiten und Abneigungen beim Essen und Trinken
- Verhalten bei Mahlzeiten

Hungerzeichen beim Säugling	
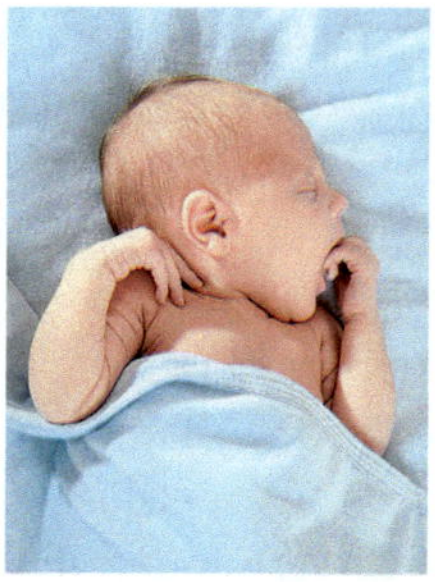	• steckt Finger, Faust in den Mund • saugt kräftig an Fingern • leckt sich die Lippen • reißt Mund auf, sucht mit dem Mund • wimmert anfangs, später Weinen/Schreien • ist unruhig

Tab. 1 beobachtbare Hungerzeichen beim Säugling

Bei Säuglingen, die gestillt werden, leiten die Pflegenden die Mütter dazu an, die Stillhäufigkeit zu notieren. Auch kann eine **Stillprobe** Aufschluss geben, ob der Säugling genug trinkt. Dabei wird der Säugling vor und nach dem Stillen mit Kleidung und Windel gewogen (Säuglingswaage mit Gewichtsanzeige in g). Nach dem Stillen sollte er etwas schwerer sein als vorher. Bei Säuglingen, die Flaschennahrung bekommen, wird jeweils die getrunkene Menge dokumentiert. Säuglinge können in 24 Stunden acht bis zwölf Stillmahlzeiten zu sich nehmen.

Eine einfache Methode, bei Jugendlichen und Erwachsenen die gegessene Nahrungsmenge zu beobachten, ist das **Tellerdiagramm**. Die jeweils verzehrten Portionsgrößen werden darin markiert und machen Handlungsbedarfe sichtbar.

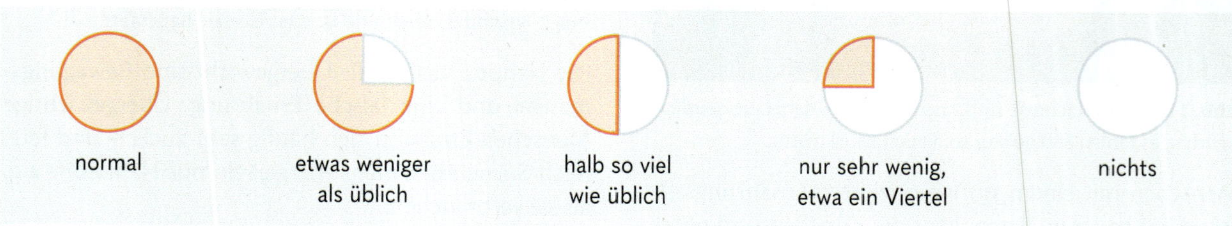
normal
etwas weniger als üblich
halb so viel wie üblich
nur sehr wenig, etwa ein Viertel
nichts

Abb. 1 Tellerdiagramme zeigen, wie viel eine Person gegessen hat.

Beobachten Pflegende anhaltende **Appetitlosigkeit** oder **Nahrungsablehnung**, sollten die Gründe herausgefunden werden. Mögliche Ursachen können sein:

- Übelkeit, Erbrechen
- seelische Belastungen, wie Stress, Angst, Trauer, Einsamkeit, Heimweh
- Depressionen (▷ S. 560)
- Demenz (▷ S. 578)
- Magen-Darm-Erkrankungen
- Entzündungen im Mund und Rachen
- Infektionen
- fremde Umgebung, ungewohnte Essenszeiten und Gerichte
- Abneigungen gegenüber Speisen, Getränken
- Sterbeprozess

Flüssigkeitsaufnahme einschätzen

Wir trinken, wenn wir Durst haben. Das Durstgefühl nimmt im Alter ab. Mithilfe von **Trinkprotokollen** kann genau beobachtet werden, wann eine Person was und wie viel getrunken hat. Dazu werden in einer Tabelle über 24 Stunden die Getränke in Milliliter (ml) mit Uhrzeit dokumentiert. Die zu pflegende Person und auch Angehörige können dabei aktiv für Einträge eingebunden werden, je nach Ressourcen und Situation. Das Vorgehen sollte vorher abgestimmt werden. Es ist möglich, die Getränke bereits beim Hinstellen oder Eingießen zu notieren oder erst, nachdem sie wirklich getrunken worden sind.

In der Regel sollte ein Mensch täglich mindestens 1,5 bis 2 l Flüssigkeit zu sich nehmen (Wasser, ungesüßte Tees u. a.), unabhängig vom Durstgefühl, damit der Flüssigkeitshaushalt ausgeglichen ist. Wer Durchfall, Fieber oder Erbrechen hat, sollte mehr trinken, um den Flüssigkeits- und Elektrolytverlust auszugleichen. Menschen mit Nieren- oder Herzerkrankungen haben oft eine ärztlich verordnete Trinkmengenbeschränkung. Sie dürfen nicht so viel trinken, wie ihnen ihr Durstgefühl anzeigt.

Flüssigkeiten bilanzieren

Um herauszufinden, ob der Flüssigkeitshaushalt einer Person ausgeglichen ist, ist eine **Flüssigkeitsbilanzierung** sinnvoll.

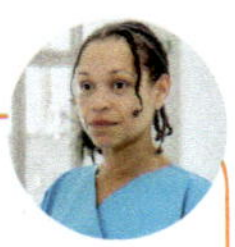

Video-Tipp von Ingrid

„Es gibt ein Video: *Die Flüssigkeitsbilanzierung.*"

Definition

Bei einer **Flüssigkeitsbilanzierung** wird die Menge der Flüssigkeit, die in 24 Stunden aufgenommen wurde, mit der in dieser Zeit ausgeschiedenen Flüssigkeitsmenge verglichen. Das Ergebnis des Vergleichs ist die Flüssigkeitsbilanz.

Zu den aufgenommenen Flüssigkeiten (kurz: Einfuhr) zählen:

- Getränke, wie z. B. Wasser, Tee, Kaffee, Saft
- flüssige Nahrung, wie Suppen/Brühe, kalorische Flüssignahrung/Energydrinks
- Oxidationswasser (Wasser, das bei der Verbrennung von Nährstoffen anfällt): bei Erwachsenen durchschnittlich 300 ml
- Infusionen

Zu den ausgeschiedenen Flüssigkeiten (kurz: Ausfuhr) zählen:

- Urin
- flüssige Stuhlgänge, z. B. bei Diarrhö
- Erbrochenes
- Schweiß bei starkem Schwitzen
- Wundwasser, Blutverlust über Drainagen

Mögliche Ergebnisse einer Flüssigkeitsbilanzierung sind:

- eine **ausgeglichene Flüssigkeitsbilanz**. Die Ausfuhrmenge entspricht der Einfuhrmenge.
- eine **positive Flüssigkeitsbilanz**. Die Flüssigkeitseinfuhr ist größer als die Flüssigkeitsausfuhr. Dies kommt besonders bei Menschen mit Herz- und Nierenerkrankungen vor und zeigt sich an Wassereinlagerungen (Ödemen) und einem hohen Blutdruck.
- eine **negative Flüssigkeitsbilanz**. Die Flüssigkeitseinfuhr ist geringer als die ausgeschiedene Flüssigkeitsmenge. Der Körper hat einen Flüssigkeitsmangel. Mögliche Ursachen: Erbrechen, Durchfall, starke Blutverluste oder Verbrennungen.

Wichtig

Eine negative Flüssigkeitsbilanz kann auch ein ärztlich angeordnetes Ziel sein, z. B. um Ödeme zu reduzieren. Betroffene bekommen eine Trinkmengenbeschränkung und zusätzlich Medikamente, die die Harnausscheidung fördern (Antidiuretika).

2.8.8 Dehydrationsprophylaxe

Definition

- **Dehydration** ist der Zustand, bei dem der Körper mehr Flüssigkeit verliert, als er aufnimmt. Ursachen sind Schwitzen, Durchfall, Erbrechen oder unzureichende Flüssigkeitsaufnahme. Symptome sind Durst, trockener Mund, Schwindel und dunkler Urin.
- **Exsikkose** ist eine schwerwiegende Form der Dehydration, bei der es zu einem erheblichen Flüssigkeits- und Elektrolytmangel kommt. Exsikkose tritt häufig bei älteren Menschen und Schwerkranken auf. Anzeichen sind trockene Haut, eingesunkene Augen, Verwirrung und stark verminderte Hautelastizität.

Wichtig
Exsikkose ist ein lebensbedrohlicher Zustand, der dringend ärztliche Behandlung erfordert.

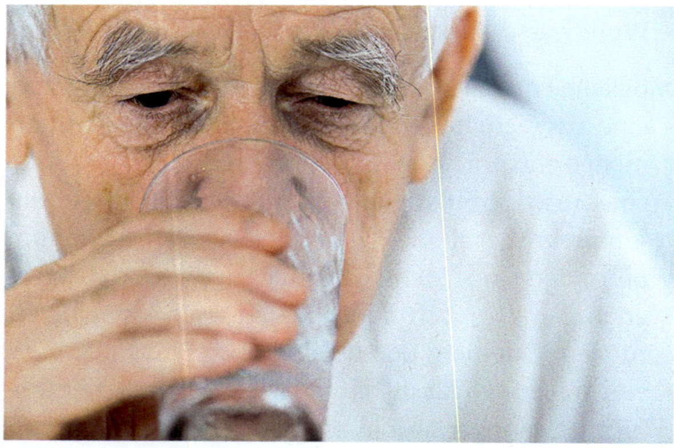

Abb. 1 Körperliche Einschränkungen und vermindertes Durstgefühl können dazu führen, dass vor allem ältere Menschen nicht ausreichend trinken.

Maßnahmen, um einer Dehydration vorzubeugen:

- **Trinkverhalten beobachten und dokumentieren:** Was und wie viel trinkt die Person täglich?
- **Erstellen einer Flüssigkeitsbilanz:** Wie viel Flüssigkeit wurde aufgenommen und ausgeschieden?
- **Zum Trinken motivieren:** Getränke stets verfügbar bereitstellen und regelmäßig daran erinnern (z. B. durch persönliche Ansprache, Nutzen von Handyweckern, Anbieten von Lieblingsgetränken).
- **Beim Trinken unterstützen:** bedarfsgerecht Hilfe leisten, z. B. durch Führen der Hände, Tassen oder Becher mit Trinkaufsätzen oder Strohhalmen.
- **Trinkplan erstellen und überprüfen:** gewünschte Gesamttrinkmenge über den Tag verteilt festlegen (z. B. zum Frühstück 200 ml Kaffee und 150 ml Saft, 10 Uhr 200 ml Wasser usw.). Der strukturierte Plan hilft, die Flüssigkeitsaufnahme im Blick zu behalten, und kann gleichzeitig Anreiz und Motivation sein.

2.8.9 Aspirationsprophylaxe

Definition

Eine **Aspiration** ist, wenn Nahrung, Erbrochenes oder andere Fremdkörper in die Lunge gelangen und die Atemwege behindern. In der Alltagssprache heißt dieser Vorgang „Verschlucken".

Wenn wir etwas anderes als Luft einatmen, wird meist ein **Hustenreflex** ausgelöst, womit ein Fremdkörper wieder aus den Atemwegen hinausbefördert wird. Wenn Husten nicht möglich ist, z. B. wegen Bewusstlosigkeit oder einer Schluckstörung (Dysphagie), kann der Fremdkörper die Luftröhre blockieren. Der betroffene Mensch bekommt dann keine Luft mehr, hat akute Atemnot (Dyspnoe) und kann ersticken.

Wichtig
Eine akute Atemnot ist ein Notfall. Im Krankenhaus müssen Pflegende sofort das Notfallteam (Rea-Team) anrufen. In der Häuslichkeit ist sofort ein Notruf (▷ Kap. 5.2) abzusetzen.

Kleinere Fremdkörper können bis in die unteren Lungenabschnitte wandern und dort eine **Lungenentzündung** (Pneumonie) auslösen.

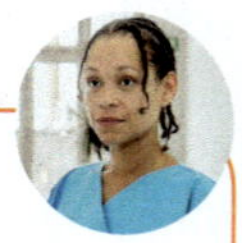

Video-Tipp von Ingrid
„Es gibt ein Video zur *Entstehung einer Aspiration*."

Zu den Personengruppen mit einem erhöhten Risiko für eine **Aspiration** gehören Menschen, die

- einen Schlaganfall hatten.
- an Morbus Parkinson leiden.
- Bewusstseinsstörungen haben.
- intubiert/beatmet waren.
- längere Zeit nichts gegessen/getrunken haben.

Säuglinge und Kleinkinder haben ebenfalls ein hohes Aspirationsrisiko, sie können grobkörnige/feste Nahrung noch nicht richtig kauen (z. B. Fleisch, Nüsse) und stecken sich zudem gern alles in den Mund, um es zu erkunden (z. B. Kleinteile von Spielzeug).

Vorbeugende Maßnahmen

Überprüfen des Schluck- und Hustenreflexes: Besteht bei einem Menschen erhöhte Aspirationsgefahr, ist es wichtig, festzustellen, ob er schlucken kann. Ist das Senken und Heben des Kehlkopfs beim Schlucken zu sehen bzw. zu tasten, ist die Schluckfunktion vorhanden. Ebenfalls sollte die Person aufgefordert werden, einmal zu husten, um zu prüfen, ob dies problemlos möglich ist. Logopäden können die Schluckfunktion genauer überprüfen und sollten bei Auffälligkeiten hinzugezogen werden.

Mundpflege: Vor dem Essen wird kontrolliert, ob der Mund- und Rachenbereich leer und gepflegt ist und evtl. Zahnprothesen fest sitzen. Nach dem Essen ist eine gründliche Mundpflege notwendig. Dabei werden Essensreste aus dem Mund gespült, an denen sich der pflegebedürftige Mensch verschlucken könnte.

Nahrungsform anpassen: Die Nahrung für aspirationsgefährdete Menschen muss leicht zu schlucken sein. Geeignet sind weiche, breiige Speisen.

- Die Bissen dürfen nicht zu groß sein.
- Krümelige Speisen wie Knäckebrot oder Zwieback zerfallen im Mund in kleine Stücke, die leicht in die Luftröhre gelangen. Sie dürfen bei Schluckstörungen nicht angeboten werden.
- Speisen sollten in ihrer Konsistenz gleich sein und nicht gemischt werden, gut geeignet sind z. B. Kartoffelbrei, Milchreis mit Apfelmus oder Cremesuppen ohne feste Fleisch- und Gemüsestücke.
- Getränke und flüssige Speisen können mit einem neutralen Pulver angedickt werden. Die Fließeigenschaft ist dadurch verlangsamt und sie können leichter aus einer Tasse mit Trinktülle oder mit einem Strohhalm getrunken werden.

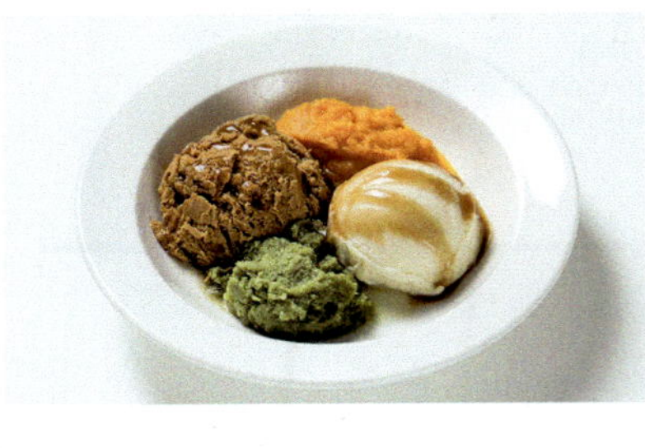

Abb. 2 Ein leicht zu schluckendes Gericht aus Kartoffelbrei, passiertem Fleisch, Spinat und Möhrenpüree.

Aufrechte, sitzende Körperhaltung: Essen und Trinken sollte stets in einer aufrecht sitzenden bzw. halb sitzenden Position erfolgen, im Bett mindestens in einer Oberkörperhochlagerung von 45 Grad. Vor allem beim Trinken sollte der Kopf leicht nach vorne geneigt sein. Nach dem Essen sollte die sitzende Position noch ungefähr 20 Minuten lang beibehalten werden, damit nachträglich noch hochsteigender Nahrungsbrei nicht verschluckt wird.

Zeit lassen und Geduld haben: Das Tempo beim Essen bestimmt der pflegebedürftige Mensch. Ist die unterstützende Person ungeduldig, wird der pflegebedürftige Mensch oft nervös. Er schluckt dann schneller und passt weniger gut auf. Ein aspirationsgefährdeter Mensch darf nie allein essen, er könnte unbemerkt ersticken.

In Ruhe essen: Wenn der zu pflegender Mensch kaut und schluckt, ist es nicht förderlich, ein Gespräch anzufangen. Er kann sich dann nicht auf das Essen konzentrieren.

> **! Wichtig**
> Nur Menschen, die bei vollem Bewusstsein sind, und die schlucken und husten können, sollen Nahrung und Getränke über den Mund zu sich nehmen.

Gründlich kauen: Die Nahrung sollte bei geschlossenem Mund gut gekaut/zerkleinert werden. Hilfreich ist, den pflegebedürftigen Menschen aufzufordern, ein zweites Mal zu schlucken. Das verhindert, dass Speisereste im Mund bleiben, an denen er sich verschlucken kann. Erst wenn der Mund frei von Speiseresten ist, wird der nächste Bissen angereicht.

Übungen für die Stärkung der Zungen- und Lippenmuskulatur: Menschen mit Schluckstörungen können zwischen den Mahlzeiten ihre Zungen- und Lippenmuskulatur trainieren. Dazu werden z. B. die Lippen wie zum Pfeifen gespitzt, aufeinandergepresst und schnell wieder geöffnet, um den Buchstaben O zu formen. Die Zungenmuskulatur wird trainiert, indem man sie z. B. rausstreckt und aufrollt oder versucht, mit der Zunge die Nasenspitze zu berühren.

Sofortmaßnahmen bei einer Aspiration

Aspiriert ein pflegebedürftiger Mensch trotz aller Vorsichtsmaßnahmen, ist Ruhe zu bewahren. Jetzt geht es darum, dass die betroffene Person den Fremdkörper abhusten kann. Dazu sollte die pflegende Person die aufrechte Körperhaltung durch seitliche Unterstützung stabilisieren. Es kann auch hilfreich sein, die betroffene Person aufzufordern, sich vorgebeugt aus dem Bett hängen zu lassen.

Das Abhusten lässt sich zusätzlich durch festes, mehrmaliges Klopfen zwischen die Schulterblätter unterstützen. Bleibt dies erfolglos, wendet man das Heimlich-Manöver an.

> **Wichtig**
> Droht die betroffene Person zu ersticken, wird rot/blau/blass im Gesicht oder bewusstlos und atmet nicht mehr, müssen sofort ein Notruf abgesetzt und Erste-Hilfe-Maßnahmen eingeleitet werden.

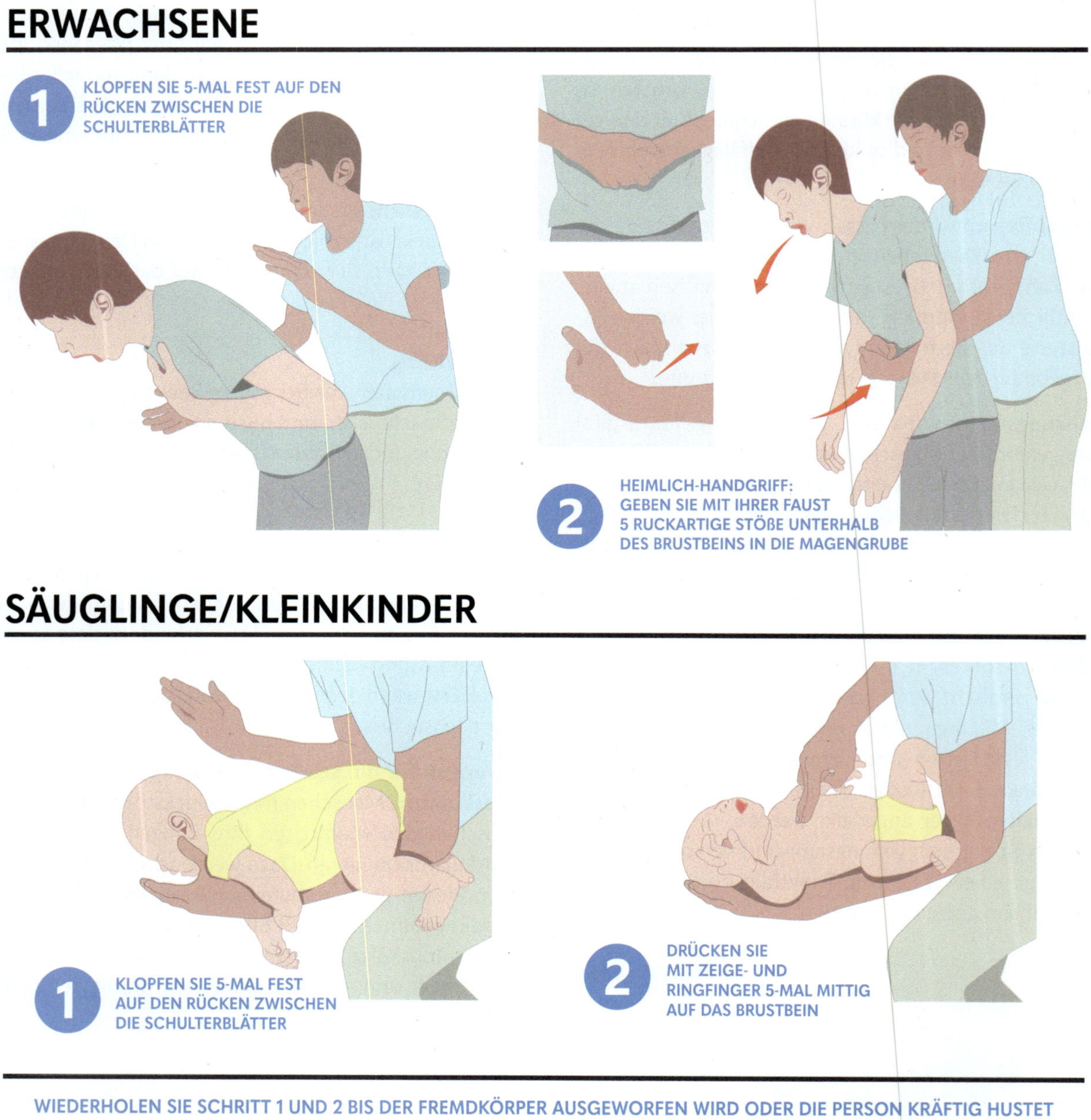

Abb. 1 Erste-Hilfe-Maßnahmen bei einer Aspiration bei Erwachsenen und bei Säuglingen/Kleinkindern

2.8.10 Beim Essen und Trinken unterstützen

Die pflegerische Unterstützung beim Essen und Trinken richtet sich grundsätzlich nach den jeweils individuellen Bedarfen des pflegebedürftigen Menschen.

Beispiel
Herr Kio hat wenig Kraft in den Händen. Die Pflegenden, die ihn ambulant betreuen, öffnen ihm deswegen die Schraubverschlüsse von Lebensmitteldosen und helfen beim Schneiden von festen Speisen in mundgerechte Stücke.

! Wichtig
Grundsätzlich sollten Pflegende auf die Ressourcen eines Pflegebedürftigen achten und nur dann Hilfe anbieten, wenn diese tatsächlich nötig ist.

Eine essförderliche Umgebung schaffen

Viele ältere Menschen haben sich über Jahre angewöhnt, zu bestimmten Zeiten zu essen. Auch in einer neuen Umgebung können Pflegende eine für sie angenehme Esssituation schaffen:
- Essen am Tisch oder in aufrechter Haltung im Bett
- aufgeräumte und frisch gelüftete Umgebung
- appetitliches Anrichten von Essen, z. B. mit frischen Kräutern
- vertrautes, schönes Geschirr benutzen bzw. von Bezugspersonen mitbringen lassen
- Hilfsmittel zum selbstständigen Essen anbieten bzw. auf Wunsch bereitstellen
- vor und nach dem Essen Händewaschen und ggf. Mundpflege ermöglichen
- vertraute Tischrituale zelebrieren/ermöglichen (z. B. einen guten Appetit wünschen, Essen in Gesellschaft, Musik, Tischgebete)

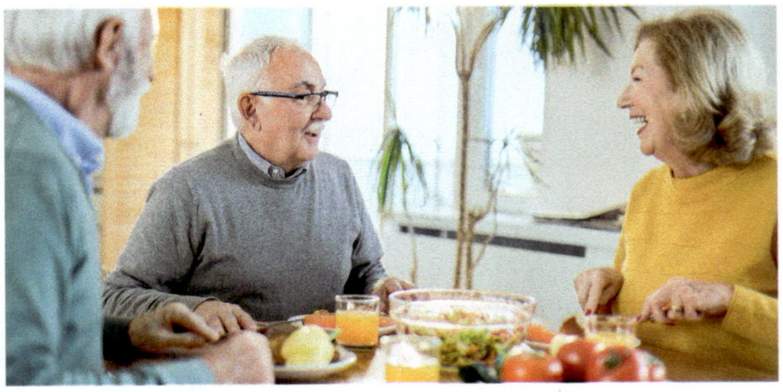

Abb. 2 Essen in Gesellschaft an einem schön gedeckten Tisch wirkt positiv auf das Essverhalten und steigert das Wohlbefinden.

Appetitanregende Maßnahmen

- appetitanregende Getränke anbieten, wie Kräutertees (z. B. Ingwer, Pfefferminze, Melisse, Schafgarbe, Salbei), bitterstoffhaltige Getränke (z. B. Tonic Water, alkoholfreies Bier), säurehaltige Gemüse- und Obstsäfte (z. B. Johannisbeer-, Orangen-, Tomatensaft)

! Wichtig
Appetitanregende Getränke sollten ungefähr 30 Minuten vor der Mahlzeit getrunken werden.

- kleinere Portionen in Abständen von 2–3 Stunden reichen/essen lassen
- Lieblingsgerichte gemeinsam kochen/zubereiten oder von Angehörigen mitbringen lassen
- vor und während der Mahlzeiten nicht zu viel trinken, weil dadurch schneller ein Sättigungsgefühl entsteht
- sich vor der Mahlzeit an der frischen Luft bewegen
- bei Geruchsempfindlichkeit bzw. Übelkeit lauwarme oder kalte Speisen anbieten, diese riechen weniger stark als heiße
- Kräuter und Gewürze verwenden bzw. mitbringen lassen (z. B. Anis, Basilikum, Estragon, Kurkuma, Chili, Curry)

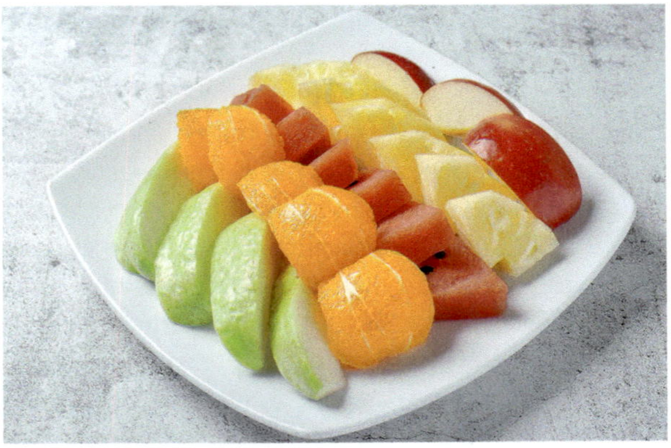

Abb. 3 Ein bunter Obstteller mit mundgerechten Stücken regt den Appetit an und sorgt für gesunden Genuss.

Auf ärztliche Anordnung können auch Tinkturen aus Bitterstoffen (z. B. Pepsinwein) verabreicht werden, um den Appetit anzuregen. Bei Untergewicht können Butter, Sahne und vollfette Milch die Speisen energiereicher machen.

„Frau Linke hat wenig Appetit."

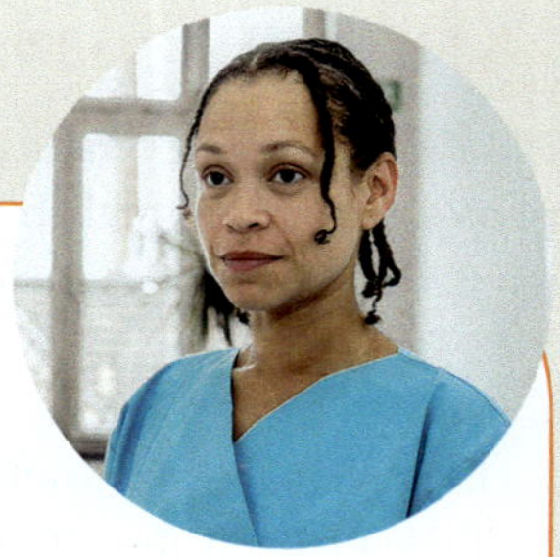

Fallsituation:

Frau Linke ist 86 Jahre alt. Sie lebt schon mehrere Wochen im Seniorenheim. Frau Linke trägt eine Zahnprothese im Ober- und im Unterkiefer. Sie hat oft wenig Appetit und Durst. Trinken tut sie meist nur dann, wenn man sie daran erinnert. Auf Ingrid macht sie heute einen traurigen Eindruck, als sie ihr das Frühstück ins Zimmer bringt. Frau Linke kommt ihr schwach und auch viel dünner vor als in den letzten Wochen. Ihre Hose sitzt auffällig locker und rutscht zeitweise etwas runter. Als Ingrid Frau Linke darauf anspricht, winkt diese ab. Sie sagt, sie sei immer schon sehr schlank gewesen.

So hat sich Ingrid verhalten:

„So leicht wollte ich mich von Frau Linke nicht abwimmeln lassen. Ich sagte ihr, dass ich mir Sorgen mache und sie gerne einmal wiegen würde. Der letzte Eintrag vom Gewicht sei auch schon eine Weile her. Dann wüssten wir beide es sicher, ob alles in Ordnung ist. Frau Linke war jetzt auch neugierig geworden und stimmte zu. Ich holte eine Sitzwaage und bat sie, Platz zu nehmen. Sie wog 45 kg bei einer Körpergröße von 1,60 m. Dies entsprach einem BMI von 17,6. Ich sagte zu ihr: „Frau Linke, Sie wiegen zu wenig. Das ist nicht gesund. Das macht Sie schwach und wackelig auf den Beinen." Frau Linke nickte. Sie erzählte, dass sie leider wenig Appetit hat. Früher war das anders. Sie hat immer für sich und ihren Mann gekocht und zusammen mit Freunden gegessen. Ich schlug ihr vor, im Speisesaal mit den anderen in Gesellschaft zu essen und sie dorthin auch zu begleiten, damit sie sich sicher fühlt. Ich fragte sie auch, ob sie schon etwas von der Kochgruppe gehört hat. Diese findet immer mittwochs statt. Vielleicht hat sie Lust, sich das mal anzusehen und mitzumachen. Frau Linke stimmte zu. Wir suchten aus ihrem Schrank eine passendere Hose mit Gürtel und ich half ihr beim Ankleiden. Auf dem Weg zum Speisesaal unterhielten wir uns weiter und ich fragte, was sie gerne isst, trinkt und früher gern gekocht hat."

Das war richtig, weil Ingrid ...

- die richtige Waage ausgewählt hat. Auf einer Standwaage hätte Frau Linke nicht sicher stehen können.
- sich nicht nur auf ihre äußeren Beobachtungen verlassen hat.
- den BMI ermittelt hat. Dieser deutet auf Untergewicht hin.
- sich mit Frau Linke unterhielt, ihr zuhörte und dabei etwas über die Ursachen der Appetitlosigkeit erfuhr.
- auf die Ursachen der Appetitlosigkeit eingegangen ist und ihr passende Angebote gemacht hat.
- Ernährungsgewohnheiten erfragt hat, um weitere appetitanregende Angebote machen zu können.

Impulsfragen:

- Welche Fragen hätten Sie an der Stelle von Ingrid zu den Ernährungsgewohnheiten noch gestellt?
- Durch welche Maßnahmen könnte Frau Linke an Gewicht zunehmen?

Hilfsmittel bei Mahlzeiten einsetzen

Hilfsmittel fördern die Selbstständigkeit von pflegebedürftigen Menschen, die Schwierigkeiten beim Essen oder beim Trinken haben. Beispiele für solche Einschränkungen sind zitternde Hände (Tremor), Kraftlosigkeit oder eine eingeschränkte Greiffunktion.

Kindermesser

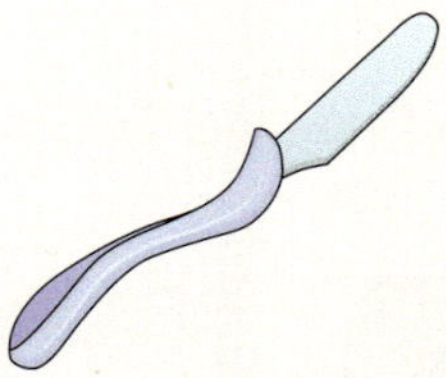

Tasse mit zwei Griffen

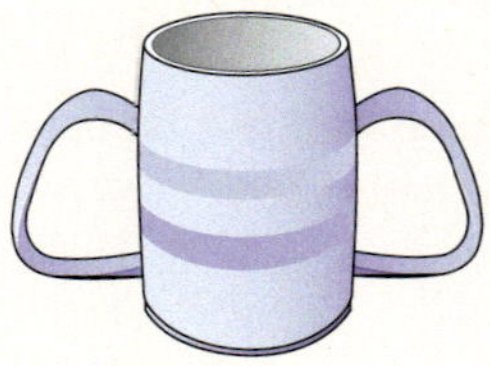

Warmhalteteller

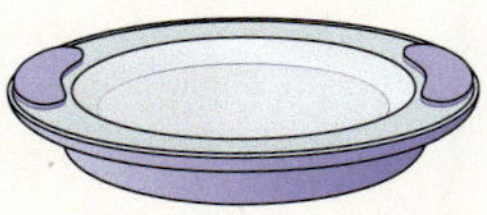

Haltebrett (Nagelbrett)

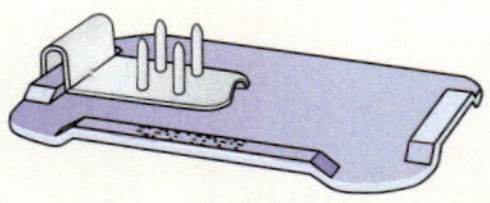

Verschlussöffner

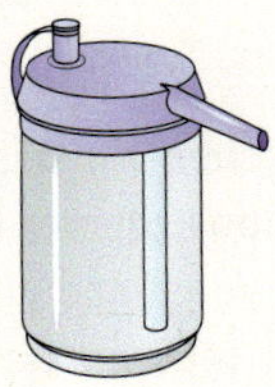

Antirutschbrett mit Randerhöhung

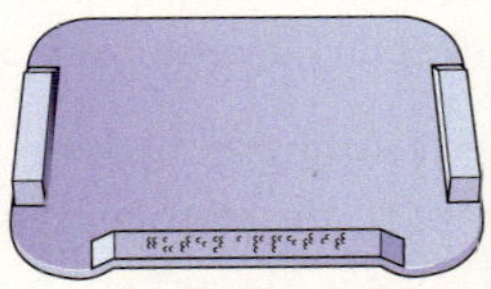

Winkelgriff

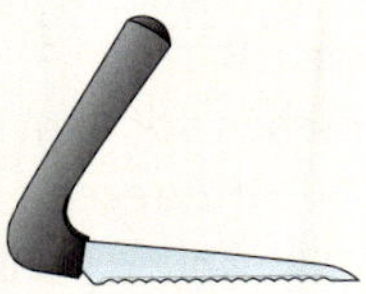

Tellerranderhöhung

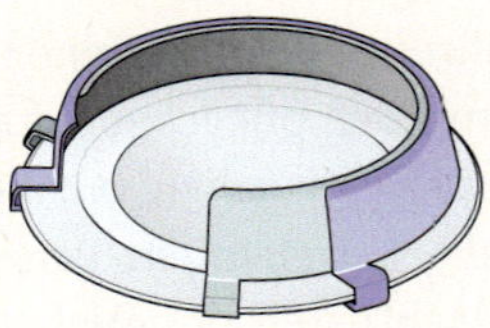

Liegebecher / Becher mit Trinktülle

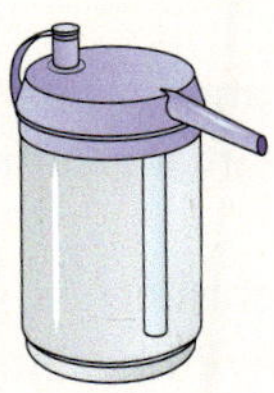

ergonomisches Besteck

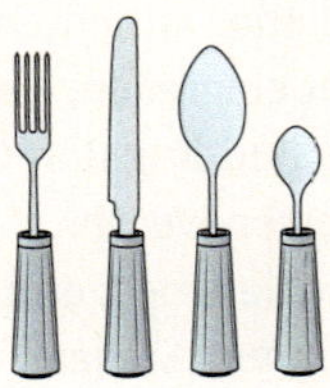

Essen und Trinken anreichen

Essen ist mehr als nur Nahrungsaufnahme. Beim Anreichen von Essen und Trinken ist es wichtig, zu erspüren, welches Ess- und Trinktempo richtig ist und was nötig ist, um die Mahlzeit angenehm zu gestalten.

Grundregeln für das Anreichen von Mahlzeiten:

- Das Essen wird immer auf Augenhöhe angereicht.
- Thermobehälter oder angewärmte Teller sorgen für die richtige Temperatur der Speisen.
- Vor dem Anreichen der einzelnen Bissen wird das Essen frisch zerkleinert, so sieht es appetitlicher aus.
- Wenn das Essen weich/passiert werden muss, sollten sie möglichst getrennt püriert werden, damit die Essensbestandteile ihre ursprüngliche Farbe behalten und getrennt gekostet werden können.
- Schmeckt der pflegebedürftigen Person ein Nahrungsmittel oder ein Getränk nicht, ist darauf Rücksicht zu nehmen.

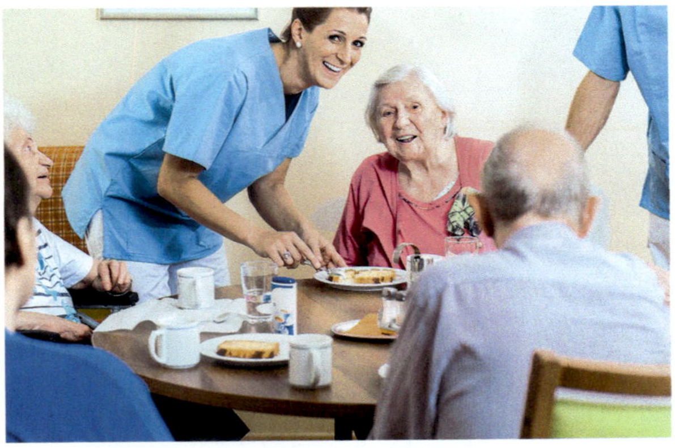

Abb. 1 Essen sollte immer auf Augenhöhe serviert und möglichst frisch zu- und aufbereitet werden.

Kleinkinder bei Mahlzeiten unterstützen

Kleinkinder sollten sicher und aufrecht sitzen (z. B. im Hochstuhl, am Tisch). Sie sollten die Person, die ihnen das Essen anreicht, gut sehen können und möglichst vertraut mit ihr sein. Die pflegende Person sollte dem Kind nicht nach jedem Löffel den Mund abwischen, weil das die Haut im Mundbereich irritieren kann. Kleinkinder sollten so früh wie möglich aus der Tasse trinken.

> **!** **Wichtig**
> Das lange Saugen aus Säuglingsflaschen, die gesüßte Getränke enthalten, können Zahnfehlstellungen und Karies verursachen.

Eine kindgerecht dekorierte Nahrung fördert den Appetit des Kindes und die Freude am Essen. Dazu gehört je nach Alter und Bedarf kindgerechtes Besteck, Geschirr und Hilfsmittel zum Essen und Trinken.

Säuglinge mit der Flasche füttern

Säuglinge werden zum Füttern mit der Flasche in leicht geneigter Position auf dem Arm gehalten. Die Flasche sollte schräg gehalten werden, damit das Kind die Nahrung besser aufnehmen kann. Das Kind bestimmt das Tempo, in dem es essen möchte. Es öffnet den Mund und legt die Lippen um den Sauger, wenn es saugen möchte. Wenn es satt ist, dreht es den Kopf weg, schluckt die Nahrung nicht herunter oder spuckt die Nahrung aus.

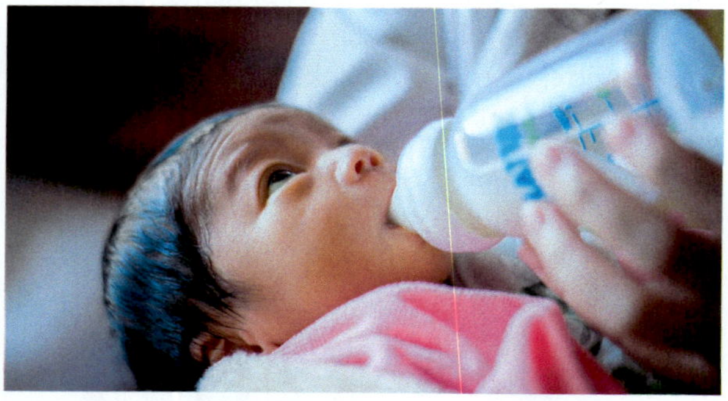

Abb. 1 Das Kind bestimmt die Trinkmenge beim Füttern mit der Flasche. Dreht es den Kopf weg, ist es satt.

Der Sauger muss immer vollständig mit Milch gefüllt sein, sonst besteht die Gefahr, dass sich das Kind verschluckt und Luft aspiriert. Wenn die Mahlzeit beendet ist, sollte das Kind aufstoßen. Dadurch kann die mitgeschluckte Luft aus dem Magen entweichen. Luft im Magen kann zu Blähungen und Bauchschmerzen führen. Für das sogenannte Bäuerchen legt die pflegende Person den Säugling aufrecht an den Oberkörper. Das Kinn des Kindes liegt dabei auf der Schulter auf. Die eine Hand stützt Kopf, die andere klopft sanft auf den Rücken des Kindes. Wenn das Kind seinen Kopf selbst halten kann, ist es möglich, sich das Kind dabei auf den Schoß zu setzen.

> **!** **Wichtig**
> Wann immer möglich, sollten Eltern ihr Kind selbst füttern, das fördert die Beziehung und Bindung zwischen beiden.

Die Flaschennahrung ist nach den Angaben des Herstellers zuzubereiten. Abgepumpte Muttermilch oder Ersatzmilch wird in einem Flaschenwärmer auf 36–37 °C angewärmt. Vor dem Füttern überprüft die pflegende Person die Temperatur der Flaschennahrung. Dazu lässt sie einige Tropfen aus dem Sauger auf die Innenseite ihres Unterarms oder Handgelenks fallen. Da die Körpertemperatur auch 37 °C beträgt, sollte sie keinen Temperaturunterschied spüren. Die Sauger müssen nach Benutzung gereinigt und im Klinikbereich sterilisiert werden.

Menschen mit Demenz beim Essen und Trinken unterstützen

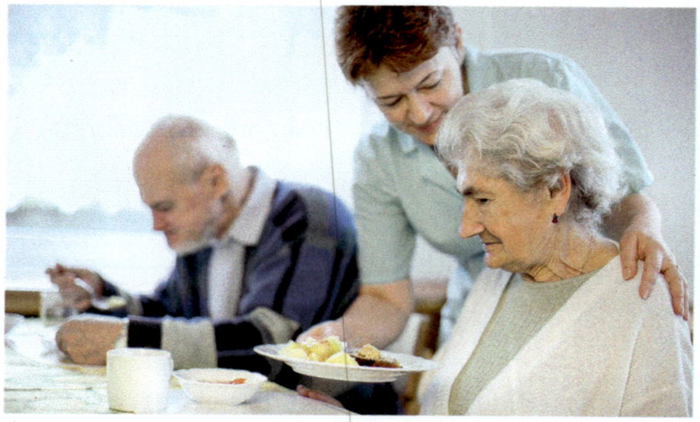

Abb. 2 Menschen mit Demenz brauchen besondere Aufmerksamkeit und Unterstützung beim Essen und Trinken.

Die Nahrungsaufnahme von Menschen mit einer Demenz zu unterstützen, ist oft herausfordernd (▷ Kap. 6.2). Viele Menschen mit Demenz vergessen zu essen. Manche wandern viel umher und müssen deswegen mit der Nahrung auch mehr Energie zuführen. Bei vielen lässt auch der Geschmackssinn nach, was zu Appetitlosigkeit führen kann. Damit es zu keiner Mangelernährung kommt, können Pflegende z. B.

- mit den pflegebedürftigen Menschen vor dem Essen spazieren gehen, um ihren Appetit anzuregen.
- die betreffenden Personen in die Zubereitung der Mahlzeiten einbeziehen.
- Mahlzeiten kräftig würzen.
- gewohnte Speisen kochen.
- Fingerfood (Häppchen, die man mit den Fingern greifen kann) anrichten.
- nicht eingreifen, wenn eigentlich unpassende Speisen (z. B. Pudding und Gulasch) zusammengemischt und gegessen werden.
- verschiedene Getränke an unterschiedlichen, gut einsehbaren Stellen der Wohnung/Pflegeeinrichtung hinstellen.
- bunte Getränke anbieten.

2.8.11 Bei Übelkeit unterstützen

Definition

Übelkeit ist oft eine Begleiterscheinung von Erkrankungen, z. B. Magen-Darm-Infekten, Schwindel, Migräne, oder nach Medikamenteneinnahmen, Alkoholkonsum oder bei Vergiftungen. Auch Angst und Stress können Übelkeit hervorrufen.

Die **Maßnahmen gegen Übelkeit** richten sich nach den Ursachen. Wenn Menschen über Übelkeit klagen, können Pflegende …

- den Raum lüften.
- starke Gerüche (z. B. Essensgerüche, Parfüms) vermeiden.
- nur Nahrungsmittel reichen, auf die der pflegebedürftige Mensch Appetit hat.
- keine Milchprodukte oder stark gesüßte, fettige oder blähende Speisen anbieten.
- dazu anleiten, tief und gleichmäßig zu atmen.
- eigene schnelle (Dreh-)Bewegungen vor dem pflegebedürftigen Menschen vermeiden bzw. ihn selbst nicht schnell drehen oder bewegen.
- sie in Oberkörperhochlagerung positionieren.
- sie durch Musik oder Gespräche ablenken.

Übelkeit ist oft mit Erbrechen (▷ S. 306) verbunden.

2.8.12 Menschen künstlich ernähren

Definition

Künstliche Ernährung ist die Zufuhr von Nährstoffen durch medizinische Verfahren, wenn eine natürliche Nahrungsaufnahme über den Mund (oral) nicht möglich ist.

- **parenterale Ernährung:** Nährstoffe werden über einen zentralvenösen Zugang mithilfe von Infusionen direkt in die Blutbahn verabreicht, wenn der Verdauungstrakt nicht genutzt werden kann/darf.
- **enterale Ernährung:** Spezielle Sondenkost wird über einen Kunststoffschlauch (Ernährungssonde) direkt in den Magen oder den Dünndarm zugeführt. Voraussetzung für eine enterale Ernährung sind funktionstüchtige Verdauungsorgane.

Folgende **Gründe** können für eine künstliche Ernährung sprechen:

- Tumore im Mund und Rachenraum
- Bewusstseinsstörungen
- stark beeinträchtigte Atmung
- Kieferfrakturen
- Schluckstörungen
- psychische Erkrankungen (z. B. Magersucht, Bulimie mit kritischem Untergewicht)

Ziele einer künstlichen Ernährung:

- die Gesundheit des pflegebedürftigen Menschen erhalten und Energiebedarf decken
- eine Mangelernährung vorbeugen/behandeln
- eine Gewichtszunahme erreichen

! Wichtig

Ein Mensch darf nicht gegen seinen Willen künstlich ernährt werden. Wenn er seinen Willen nicht äußern kann und keine Patientenverfügung vorliegt, muss sein mutmaßlicher Wille ermittelt werden. Dies geschieht in einer ethischen Fallbesprechung mit der betroffenen Person oder der Person, die eine Betreuungsvollmacht hat.

Es gibt drei Möglichkeiten für eine Ernährungssonde.

- **orale Ernährungssonde:** Sie wird über den Mund in den Magen (manchmal auch in den Dünndarm) eingelegt. Dieser Weg wird bei Verletzungen, Verengungen oder Entzündungen in der Nase gewählt. Eine orale Ernährungssonde erschwert das Schlucken und das Sprechen.
- **transnasale Ernährungssonde:** Sie wird über die Nase in den Magen bzw. Dünndarm gelegt. Sie behindert das Sprechen und Schlucken weniger als eine oral gelegte Sonde.

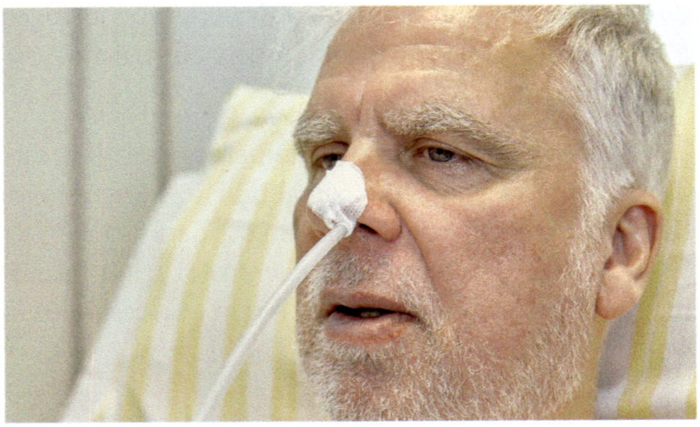

Abb. 3 transnasale Ernährungssonde bei einem Patienten

- **PEG-Sonde:** Wenn die enterale Ernährung längere Zeit fortgeführt werden soll, kann eine PEG-Sonde infrage kommen

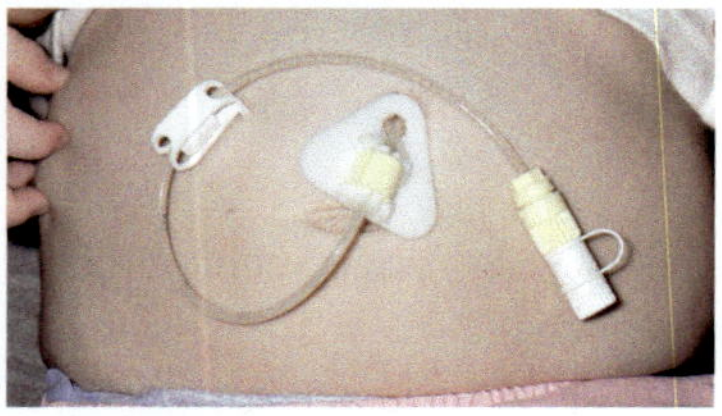

Abb. 1 PEG-Sonde

Definition

PEG ist die Abkürzung für **perkutane endoskopische Gastrostomie.** Dabei wird die Sonde über die Haut (perkutan) direkt in den Magen gelegt. Die PEG fällt unter der Kleidung nicht auf und wird von den Betroffenen oft nicht als so unangenehm empfunden wie eine orale oder transnasale Sonde.

! Wichtig

Das Legen einer Magensonde ist eine ärztliche Aufgabe, kann aber an eine Pflegefachperson delegiert werden. Eine PEG-Anlage ist nicht delegierbar.

Sondenkost verabreichen

Definition

Sondenkost bzw. Sondennahrung ist eine Nahrung, die so flüssig oder breiig ist, dass sie über eine Ernährungssonde verabreicht werden kann.

Sondenkost unterscheidet sich in ihrem Kaloriengehalt und in der Zusammensetzung der Nährstoffe. Die behandelnden Ärzte und Ärztinnen schätzen die individuelle Situation und den Bedarf des pflegebedürftigen Menschen ein, und entscheiden danach, welche Sondenkost geeignet ist.

Sondenkost wird bei Zimmertemperatur gelagert. Geöffnet kann die Flasche maximal bis zu 24 Stunden im Kühlschrank bleiben. Die Sondenkost darf nicht in der Sonne stehen. Wie bei jedem anderen Arzneimittel darf man die Sondenkost nur bis zu ihrem Mindesthaltbarkeitsdatum verwenden.

! Wichtig

Fehlt auf einer angefangenen Sondenkost das Anbruchsdatum mit Uhrzeit, darf die Sondenkost nicht verabreicht, sondern muss entsorgt werden.

Zusätzlich zur Sondenkost kann der Arzt eine **Trinknahrung** verordnen. Diese kann auch getrunken werden, wenn eine **Ernährungssonde** liegt. Trinknahrung gibt es in verschiedenen Geschmacksrichtungen.

Kontrolle der Lage einer nasogastralen/oralen Sonde

Vor und nach dem Verabreichen von Nahrung über eine Ernährungssonde ist es notwendig, die Lage der Sonde zu kontrollieren. Dafür gibt es verschiedene Möglichkeiten:

- **Luftinsufflation und Abhören:** Mit einer Spritze wird ca. 10–20 ml Luft in den Magen eingegeben, während gleichzeitig mit dem Stethoskop auf dem Bauch über der Magengrube abgehört wird. Liegt die Sonde im Magen, hört man Blubbergeräusche.

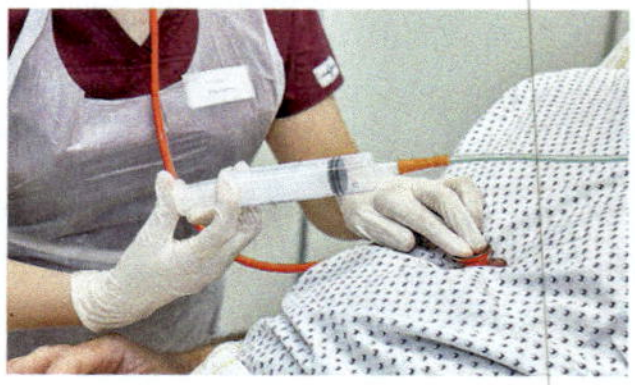

Abb. 2 Lagekontrolle der Magensonde durch Luftinsufflation und Abhören

- **Bestimmen des pH-Werts:** Mit einer Spritze wird Sekret aus der Sonde gezogen (aspiriert) und auf einen Indikatorpapierstreifen getropft. Die Farbe zeigt den pH-Wert an, der kleiner als 4 (sauer) sein sollte.

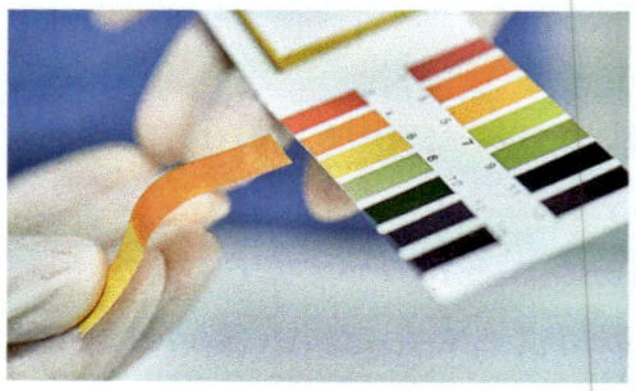

Abb. 3 Lagekontrolle der Magensonde durch pH-Wert-Bestimmung

Sondenkost wird unverdünnt verabreicht, um eine Verunreinigung mit Krankheitserregern zu vermeiden. Sie darf nicht zu kalt verabreicht werden. Das kann zu Bauchschmerzen und Durchfall führen und Erbrechen auslösen. Die Sondenkost sollte daher möglichst Raumtemperatur haben.

Bei der Vorbereitung und Verabreichung von Sondenkost sind immer die Herstellerangaben und ein hygienisches Vorgehen zu beachten.

Die Sondenkost wird entweder
- über eine Ernährungspumpe,
- mit einer speziellen Sondenspritze (Bolusgabe) oder
- mithilfe der Schwerkraft aus einem Beutel verabreicht.

Ernährungspumpe: Die Ernährungspumpe lässt sich je nach ärztlicher Anordnung so einstellen, dass die Sondenkost entweder kontinuierlich über den Tag verteilt oder portionsweise zu bestimmten Tageszeiten einläuft. Mobile pflegebedürftige Menschen können die Ernährungspumpe an Infusionsständern oder in speziellen Tragetaschen beim Gehen mit sich führen.

> **! Wichtig**
> Nur wer in die Bedienung einer Ernährungspumpe kompetent eingewiesen wurde, darf diese auch bedienen und Einstellungen vornehmen. Die Geräteeinweisung darf nur durch autorisierte Personen erfolgen und muss im Gerätepass mit Datum und Unterschrift dokumentiert sein.

Sondenspritze: Die Sondenkost wird portionsweise mit einer speziellen Sondenspritze gegeben. Es ist wichtig, dass die Spitze der Spritze (Konus) genau auf die Sonde passt (Bolusgabe). Diese Methode hat den Vorteil, dass sie dem normalen Ernährungsrhythmus gleicht. In 15 Minuten sollten ungefähr 100 ml verabreicht werden.

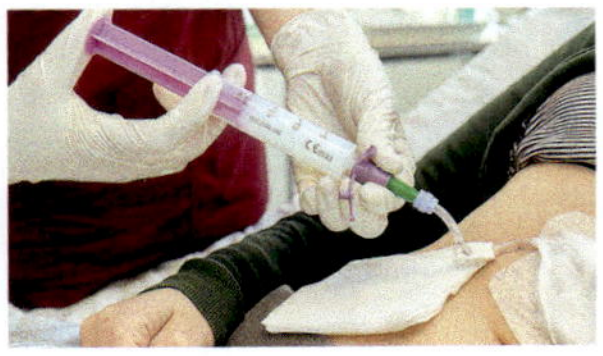

Abb. 4 Sondenkost wird als Bolusgabe über eine PEG verabreicht.

Schwerkraft: Die Sondenkost fließt mit einem speziellen Zuleitungssystem direkt aus einem Beutel oder einer Flasche durch die Sonde. Der Sondenkost-Beutel bzw. die Sondenkost-Flasche wird an einen Infusionsständer gehängt. Die Geschwindigkeit wird über eine Rollklemme reguliert. Die Einlaufgeschwindigkeit richtet sich nach der ärztlichen Anordnung, meist beträgt sie ca. 100 ml pro Stunde.

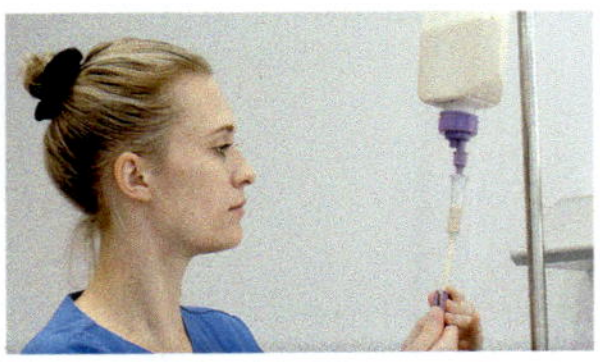

Abb. 5 Eine Pflegefachfrau stellt die Einlaufgeschwindigkeit an der Rollklemme vom Sondenkost-System ein.

Dumping-Syndrom

Eine Komplikation, die bei der Verabreichung von Sondenkost auftreten kann, ist das Dumping-Syndrom. Es tritt vor allem dann auf, wenn Sondenkost zu schnell gegeben oder eine Magenverkleinerung vorliegt.

> **Definition**
> Beim **Dumping-Syndrom** kommt es zu einer sturzhaften Entleerung des Mageninhalts in den Dünndarm.

Das Dumping-Syndrom kann zu folgenden Beschwerden führen:
- Übelkeit und Erbrechen, Durchfall
- Herzrasen, plötzliches Unwohlsein
- Schwitzen und Zittern, Unterzuckerung (Hypoglykämie)
- Unterzuckerung (Hypoglykämie)

Die Beschwerden können innerhalb einer Stunde nach der Verabreichung der Sondenkost auftreten **(Früh-Dumping)**. Sie können aber auch bis zu drei Stunden danach auftreten **(Spät-Dumping)**.

Die Sondenkost sollte dem pflegebedürftigen Menschen mit erhöhtem Oberkörper gegeben werden. In einer liegenden Position ist das Aspirationsrisiko erhöht, sollte die Person die Nahrung hochwürgen. Vor und nach jeder Nahrungsverabreichung wird die Sonde mit stillem Mineralwasser oder abgekochtem Leitungswasser gespült.

> **! Wichtig**
> Damit die Mundhöhle intakt bleibt, müssen Pflegende bei Menschen mit einer Ernährungssonde eine regelmäßige Mundpflege sowie Soor- und Parotitisprophylaxe (▷ S. 201) durchführen.

Hautpflege bei einer transnasalen Sonde

Eine transnasale Ernährungssonde kann an der Haut und an der Nasenschleimhaut ein Druckgeschwür verursachen. Deshalb sollte man täglich die Position der Pflasterstreifen, mit der die Sonde an der Nase fixiert ist, verändern. Die Nase wird täglich mit Wasser und einem Watteträger gesäubert. Mit einer Hautcreme wird die Haut zusätzlich geschützt. Bildet sich ein Druckgeschwür, muss ärztliche Rücksprache gehalten werden. Die Sonde muss dann ggf. entfernt und über einen anderen Zugangsweg gelegt werden (z. B. anderes Nasenloch, oral über den Mund).

Zeit zum Reflektieren ...

Schätzen Sie Ihre Kompetenzen ein: Wo fühlen Sie sich sicher? Wo möchten Sie noch mal nachlesen oder etwas vertiefen? Setzen Sie Ihre ganz persönlichen Häkchen für Ihre Lernerfolge.

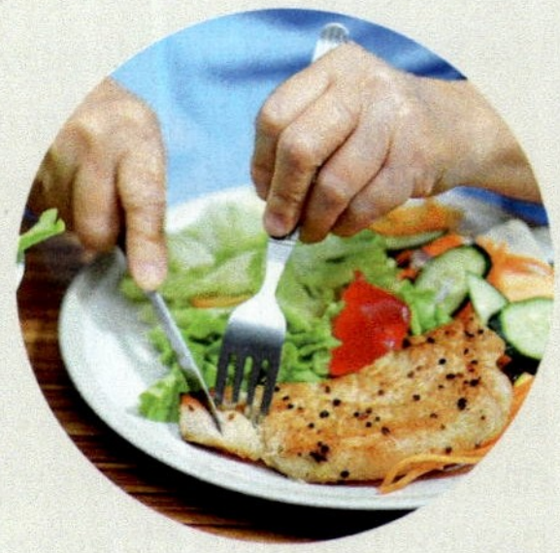

Ich ...

- [ ] zähle verschiedene Faktoren auf, welche die Nahrungsaufnahme beeinflussen.
- [ ] erkläre den Zusammenhang zwischen Ernährungsgewohnheiten und ernährungsbedingten Erkrankungen.
- [ ] beschreibe unterschiedliche Ernährungs- und Kostformen.
- [ ] unterscheide energieliefernde und nicht-energieliefernde Nährstoffe.
- [ ] nenne Faktoren, die sich auf den Energiebedarf eines Menschen auswirken.
- [ ] zähle Prinzipien einer gesunden Ernährung auf.
- [ ] beschreibe, wie sich eine ausgewogene gesunde Ernährung zusammensetzt.
- [ ] beschreibe den Weg, den ein Nahrungsmittel durch den Verdauungstrakt nimmt.
- [ ] beschreibe mögliche Gefahren und Risiken im Zusammenhang mit Essen und Trinken (Mangelernährung, Dehydration, Exsikkose, Aspiration u. a.).
- [ ] nenne die Besonderheiten im Umgang mit künstlicher Ernährung.

Ich ...

- [ ] bin mir meines eigenen Ernährungsverhaltens bewusst und kann es bewerten.
- [ ] reflektiere mein Verhalten beim Anreichen von Essen und Trinken anhand von Grundprinzipien, Regeln und möglichen Risiken.

Ich ...

- [ ] beobachte das Ernährungsverhalten eines Menschen.
- [ ] wende Methoden an, um den Ernährungszustand eines Menschen einzuschätzen.
- [ ] berechne und bewerte den Body-Mass-Index eines Menschen.
- [ ] ermittle das Körpergewicht und die Körpergröße alters- und situationsgerecht.
- [ ] erkenne Abweichungen vom Normalgewicht.
- [ ] stelle eine Flüssigkeitsbilanzierung nach Anweisung auf.
- [ ] schätze die Nahrungsmenge ein, die ein Mensch zu sich genommen hat.
- [ ] unterstütze bzw. assistiere beim Anreichen von Essen und Trinken.
- [ ] führe Maßnahmen durch, die eine Aspiration verhindern können.

Ich ...

- [ ] unterstütze pflegebedürftige Menschen beim Essen und Trinken und fördere dabei ihre Selbstständigkeit und Lebensqualität.
- [ ] tausche mich im Team bei auffälligem Ernährungsverhalten und Ernährungszuständen aus, gebe Informationen weiter und suche gemeinsam nach Lösungen.

2.9 Bei der Ausscheidung unterstützen

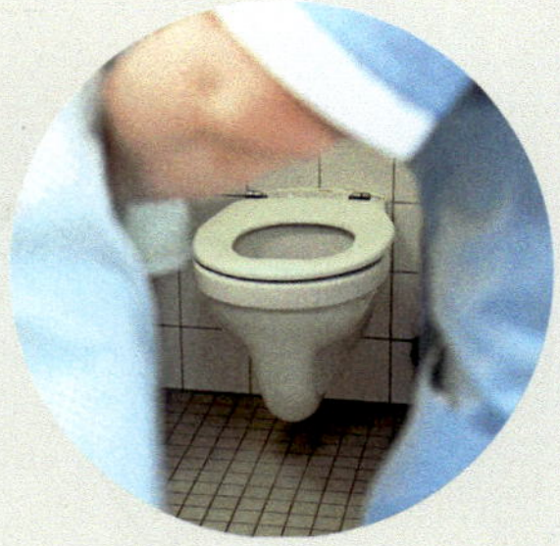

2.9.1 Ausscheidung: ein schambehaftetes Thema

Definition

Zu den menschlichen **Ausscheidungen** zählen:

- Urin,
- Stuhl bzw. Kot,
- Menstruationsblut,
- Schweiß und
- Erbrochenes.

In der Medizin werden diese auch als Stoffwechselendprodukte bezeichnet. Sie sind unverwertbare Abbauprodukte und teilweise auch giftige Überreste, von denen sich der Körper befreit.

Den meisten Menschen ist es unangenehm, über ihre Ausscheidung zu reden. Kinder lernen von den Erwachsenen, dass Ausscheidungen mit Schamgefühlen verbunden sind. Deshalb suchen Menschen einen geschlossenen Raum auf, um beim Ausscheiden nicht gesehen oder beobachtet zu werden.

Weil über das Thema wenig gesprochen wird, wissen viele nicht, ob die eigenen Ausscheidungen und Ausscheidungsprozesse normal sind. Die Scham führt dazu, dass Menschen mit Problemen bei der Ausscheidung häufig erst sehr spät zum Arzt gehen. Dabei ist eine normale Ausscheidung für die Gesundheit und das Wohlbefinden wichtiger, als den meisten bewusst ist.

Beispiel

Herr Frank hat seit ein paar Tagen Schmerzen bei der Stuhlausscheidung. Der Kot ist sehr hart und manchmal ist auch ein bisschen Blut auf dem Toilettenpapier. Normalerweise macht er sich keine Gedanken über seinen Stuhlgang. Jetzt denkt er kaum an etwas anderes. Er fühlt sich unwohl und macht sich Sorgen, dass er ernsthaft krank sein könnte. Eigentlich wollte er ins Kino gehen. Aber dazu hat er keine Lust und Energie mehr.

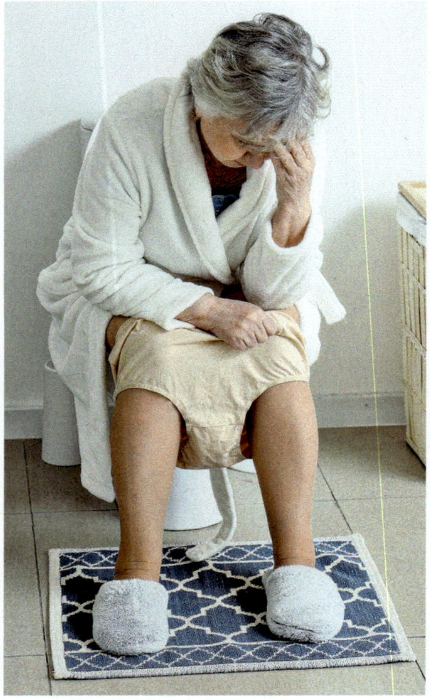

Abb. 1 Vielen Menschen ist es peinlich, über Ausscheidungen zu sprechen. Erst wenn der Leidensdruck zu groß ist, vertrauen sie sich jemandem an oder suchen ärztlichen Rat.

2.9.2 Harnausscheidung: Veränderungen beobachten

Definition
Der Fachbegriff für Harnausscheidung heißt **Miktion**. Er umfasst die Abgabe von Urin über die Harnblase. Die Begriffe **Harn** und **Urin** sind gleichbedeutend.

Jeder gesunde Mensch hat zwei bohnenförmige Nieren. Die Nieren befinden sich rechts und links neben der Wirbelsäule im hinteren Bauchraum. Nierenschmerzen machen sich häufig im mittleren Rücken bemerkbar. Die Nieren und die Nebennieren liegen in einer Fettkapsel. Dadurch sind sie gut geschützt.

Jeden Tag fließt das gesamte Blut des Menschen mehrere 100-mal durch die Nieren. Dabei werden giftige Stoffe aus dem Blut gefiltert. Die Nieren produzieren ungefähr 1500 ml Urin am Tag. Außerdem regulieren sie den Wasser- und Elektrolythaushalt im Körper und produzieren ein Hormon, das rote Blutkörperchen (Erythrozyten) bildet.

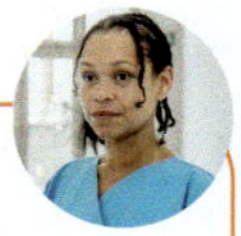

Video-Tipp von Ingrid
„Es gibt ein Video: *Die Aufgaben der Nieren.*"

Der Harn fließt von den Nieren durch die Harnleiter in die Harnblase. Dort wird der Harn gesammelt. Je mehr Urin in die Harnblase läuft, desto mehr dehnt sie sich aus.

Wenn in der Harnblase ungefähr 300 ml Urin sind, melden die Nerven in der Harnblasenwand die Dehnung an das Gehirn. Die Dehnung in der Harnblase macht sich als **Harndrang** bemerkbar. Um den Urin ausscheiden zu können, entspannen wir den Schließmuskel am Blasenboden, damit der Urin durch die Harnröhre abfließen kann.

Die Harnröhre von Männern ist ca. 20 cm lang und geht durch den Penis. Die Harnröhre von Frauen ist nur 3–5 cm lang und mündet über der Scheide (Vagina).

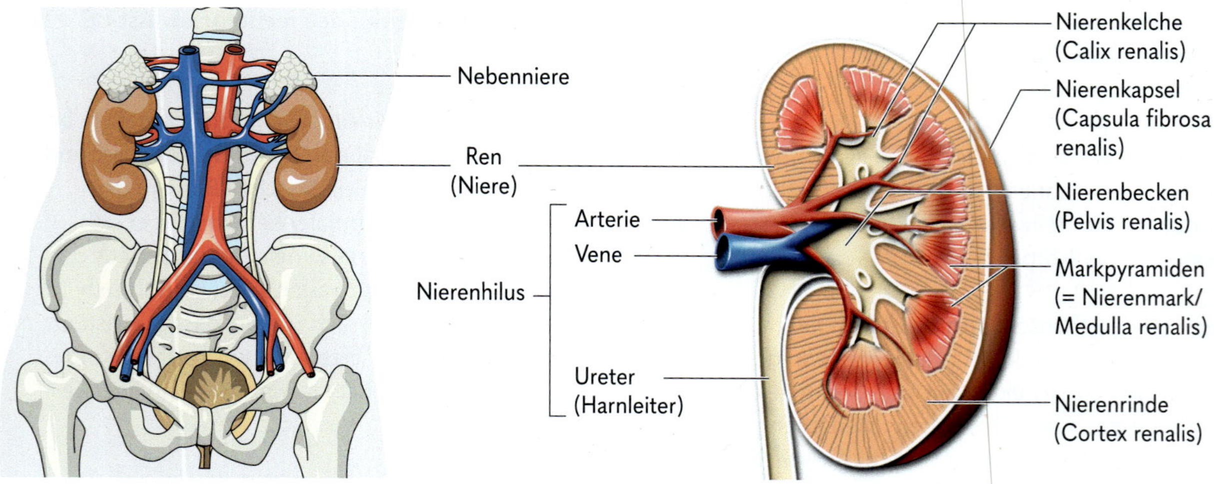

Abb. 2 Die Nieren produzieren den Harn, der über die harnableitenden Organe ausgeschieden wird. Sie bestehen aus Harnröhre, Harnblase und Harnleiter.

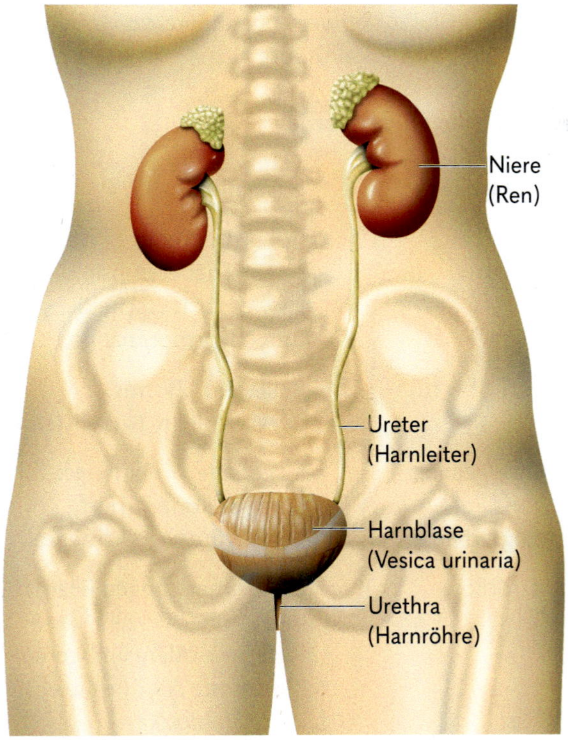

Abb. 3 harnableitende Organe der Frau

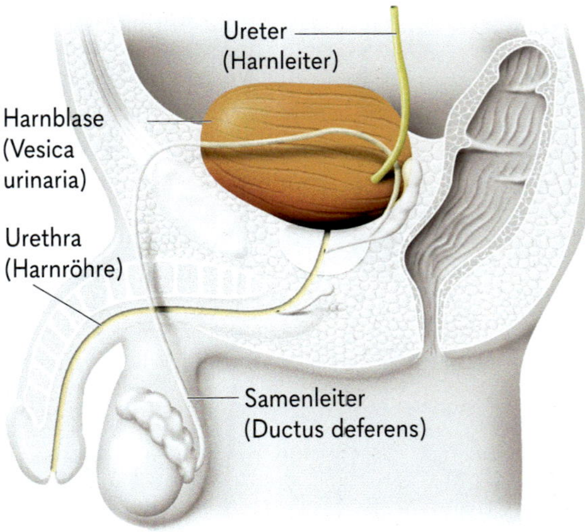

Abb. 4 harnableitende Organe des Mannes

Diversität

Frauen müssen normalerweise häufiger Wasser lassen als Männer. Das liegt daran, dass ihre Harnröhre kürzer ist. Weitere Gründe sind hormonelle Veränderungen und eine höhere Anfälligkeit für eine Zystitis (Blasenentzündung).

Die Beobachtung der Harnausscheidung kann wichtige Hinweise auf den gesundheitlichen Zustand geben. Die wichtigsten Beobachtungskriterien sind:

- Anzahl der Toilettengänge zum Wasserlassen (Miktionshäufigkeit)
- Menge
- Farbe
- Geruch
- pH-Wert

Pflegende beobachten mit den Sinnesorganen (Augen, Nase) durch Sehen und Riechen, sie messen die Urinmenge über spezielle Auffangbehälter und führen eine Flüssigkeitsbilanzierung (▷ S. 271) durch.

Merkmale der normalen Harnausscheidung

Die Urinausscheidung wird normalerweise willentlich gesteuert und ist schmerzlos. Ein gesundes Neugeborenes sollte innerhalb von 24 Stunden nach der Geburt das erste Mal Wasser lassen. Säuglinge nässen ca. 15- bis 20-mal pro Tag ein. Je älter das Kind wird, desto weniger oft muss es Wasser lassen.
Ein Erwachsener entleert seine Blase nur noch 4- bis 5-mal am Tag. Wer sehr viel Flüssigkeit aufnimmt oder aufgeregt ist, muss häufiger auf die Toilette.

Normaler Urin ist klar, mittel- bis hellgelb, hat keinen starken Eigengeruch und einen pH-Wert von ca. 5-6. Die Ausscheidungsmenge eines Erwachsenen beträgt ca. 1500 ml in 24 Stunden und ist von der Flüssigkeitszufuhr abhängig. Wer weniger trinkt, scheidet weniger aus und umgekehrt.

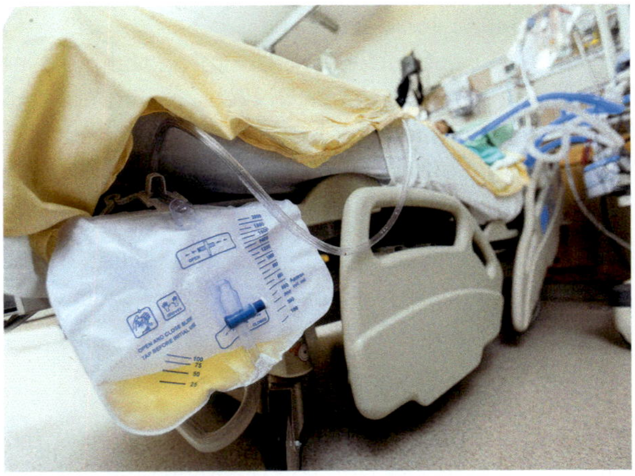

Abb. 5 Normaler Urin in einem Blasenkatheterbeutel. Urinfarbe und Menge geben Hinweise auf den gesundheitlichen Zustand eines Menschen.

Wichtig
Die Farbe des Urins von gesunden Menschen ist abhängig von der Trinkmenge. Je mehr Wasser aufgenommen wurde, desto klarer ist der Urin. Ist die Trinkmenge sehr gering, ist er dunkelgelb. In der Fachsprache heißt das: Der Urin ist **konzentriert**.

Abweichungen von der Häufigkeit und der Art der Harnausscheidung:
- **Pollakisurie:** häufiges Wasserlassen in kleinen Mengen, die Gesamtmenge ist normal. Die Betroffenen haben das Gefühl, dass die Harnblase ständig drückt. Die Pollakisurie ist ein häufiges Symptom bei Entzündungen der Blase und der Prostata (Vorsteherdrüse).
- **Dysurie:** schmerzhaftes Wasserlassen, vor allem bei Harnwegsentzündungen.
- **Harninkontinenz:** ungewolltes Wasserlassen zu einem unpassenden Zeitpunkt und an einem unpassenden Ort.
- **Nykturie:** häufiges nächtliches Wasserlassen z. B. bei Diabetes mellitus, in höherem Alter, bei Prostatavergrößerung, Herzerkrankungen und bei psychischen Problemen.
- **Enuresis:** unwillkürliches Wasserlassen bei Kindern ab dem 5. Lebensjahr.
- **Restharnbildung:** unvollständige Blasenentleerung, z. B. bei einer Schwäche des Blasenmuskels.
- **Harnverhalt:** Die volle Blase kann trotz Harndrang nicht vollständig entleert werden, z. B. bei einer Prostatavergrößerung.

Abweichungen von der Menge
- **Anurie:** Die ausgeschiedene Urinmenge beträgt weniger als 100 ml, z. B. durch ein akutes Nierenversagen.
- **Oligurie:** Die ausgeschiedene Urinmenge beträgt zwischen 100 und 400 ml am Tag, z. B. bei akutem Nierenversagen.

Um die ausgeschiedene Urinmenge messen und untersuchen zu können, gibt es mehrere Methoden der Uringewinnung (▷ Kap. 4.6.3).

Veränderungen des Geruchs
Manche Lebensmittel wie z. B. Spargel verändern den Geruch von Urin. Der Urin von Menschen mit Entzündungen der Harnwege riecht unangenehm und intensiv. Das liegt an den Bakterien, die den Urin zersetzen. Bei hohen Blutzuckerwerten erinnert der Uringeruch an den Duft von Äpfeln/Obst.

Veränderungen der Farbe

Urinfarbe	Ursachen
farblos bis hellgelb	hohe Trinkmenge (Wasser), selten: Diabetes insipidus (hohe Harnausscheidung durch Hormonmangel)
milchig bis trüb	Bakterien (Zystitis), Zervixschleim, Nierensteine
dunkelgelb bis bernstein-/honigfarben	zu geringe Trinkmenge, (Urin ist konzentriert), bestimmte Medikamente
rot/rötlich	Blutbeimengungen (Hämaturie), hoher Verzehr von Rote Bete oder Himbeeren, bestimmte Abführmittel und Antibiotika
pink bis rotviolett	hoher Verzehr von Blaubeeren oder Rhabarber, bestimmte Antibiotika
grünlich	hoher Verzehr von Spargel, Lakritz, Lebensmittelfarbe, Medikamente zur Malariaprophylaxe
braun	Leber- und Gallenerkrankungen, bestimmte Antibiotika

Tab. 1 Farbveränderungen des Urins und mögliche Ursachen

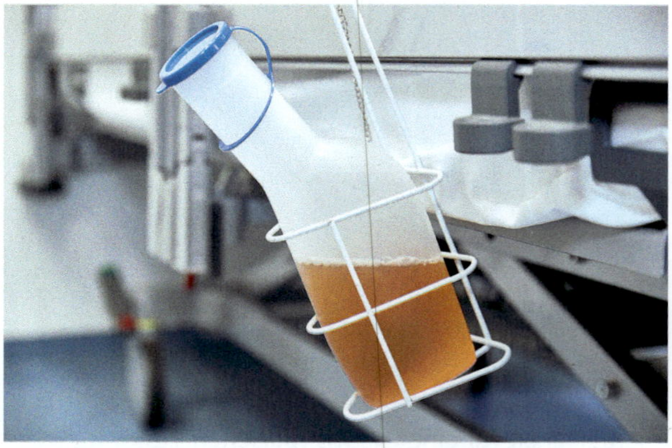

Abb. 1 konzentrierter Urin in einer Urinflasche am Bett

2.9.3 Zystitisprophylaxe

Definition
Der medizinische Fachbegriff für eine Entzündung der Harnblase heißt **Zystitis**. Der umgangssprachliche Begriff ist Harnwegsinfekt oder Blasenentzündung.

Symptome
Ein Harnwegsinfekt macht sich durch schmerzhaftes, häufiges Wasserlassen in kleinen Mengen bemerkbar. Der Urin ist manchmal blutig, trüb oder eitrig und riecht sehr stark. Auch Fieber ist möglich.

Ursachen
Zu einer Zystitis kommt es durch eine Infektion der ableitenden Harnwege mit Erregern, z. B. Kolibakterien. Zu einer Keimbesiedelung der ableitenden Harnwege kann es kommen, wenn Keime aus dem Analbereich in die Harnröhre verschleppt werden. Das passiert, wenn bei der Intimpflege die hygienische Wischrichtung nicht eingehalten wird oder durch Geschlechtsverkehr. Steigen die Erreger über die Harnröhre bis in die Harnblase, liegt eine aufsteigende Infektion vor.

Diversität
Frauen sind häufiger von einem Harnwegsinfekt betroffen, weil ihre Harnröhre kürzer ist als die von Männern.

Wichtig
Wenn der Harnwegsinfekt nicht behandelt wird, können die Keime weiter aufsteigen und zu einer Nierenbeckenentzündung führen.

Risikofaktoren
Besonders gefährdet für einen Harnwegsinfekt sind Menschen
- mit einem anhaltend feuchten Milieu im Intimbereich, z. B. weil die Inkontinenzprodukte nicht oft genug gewechselt werden oder nasse Badekleidung anbehalten wird.
- mit einer eingeschränkten Immunabwehr.
- mit einem liegenden transurethralen Blasenverweilkatheter oder bei unsteriler Einmalkatheterisierung.
- bei denen die Harnwege z. B. durch Tumore oder eine vergrößerte Prostata verengt sind.

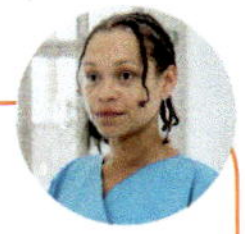

Video-Tipp von Ingrid
„Es gibt ein Video über die *Entstehung eines Harnwegsinfekts.*"

Diagnostik und Therapie
Eine Blasenentzündung kann durch eine Urinuntersuchung nachgewiesen werden (▷ S. 474). Zu den therapeutischen Maßnahmen gehören eine Antibiotikagabe, Wärmeanwendungen und bei Bedarf die Einnahme von Schmerzmitteln.

Pflegemaßnahmen
Wer einen Harnwegsinfekt hat, sollte mehr als üblich trinken. Die erhöhte Flüssigkeitszufuhr verhindert, dass sich die Erreger vermehren, und spült die Blase. Besonders gut geeignet sind harntreibende, entzündungshemmende und krampflösende Tees, z. B. Salbeitee, Blasen- und Nierentee.
Um den Intimbereich trocken zu halten, sollten betroffene Menschen auf Inkontinenzprodukte verzichten. Stattdessen können Pflegende den Weg zur Toilette verkürzen, indem sie einen Toilettenstuhl ans Bett stellen.

Wichtig
Zu den Aufgaben von Pflegenden gehört es, betroffene Menschen über vorbeugende Maßnahmen zu informieren.

Maßnahmen der Zystitisprophylaxe:
- mindestens 1,5 l pro Tag trinken
- bei der Intimpflege zum Anus hin wischen
- Frauen sollten nach dem Geschlechtsverkehr Wasser lassen, um eventuell eingedrungene Bakterien auszuspülen
- Intimbereich trocken halten, z. B. durch den regelmäßigen Wechsel von Inkontinenzprodukten
- Intimhygiene möglichst nur mit warmem Wasser und nicht mit Intimsprays oder Seifen vornehmen (schädigen das Scheidenmilieu)
- Abwehr erhalten durch ausreichend Schlaf, gesunde Ernährung und warme Füße

2.9.4 Harninkontinenz

Definition
Harninkontinenz bezeichnet jeglichen ungewollten Abgang von Urin/Harn. Hierfür kann es verschiedene Ursachen geben.

Viele Menschen sind von einer Harninkontinenz betroffen. Wie groß die Zahl ist, kann nur geschätzt werden. Denn bei Umfragen geben viele nicht an, dass sie Probleme mit der Kontinenz haben. Die Stiftung Gesundheitswissen geht von ca. 13 % der Gesamtbevölkerung in Deutschland aus. Frauen sind häufiger betroffen als Männer. Das liegt am Beckenboden, also der Muskulatur, die den Bauchraum nach unten abschließt. Die Beckenbodenmuskulatur von Frauen ist dehnbarer, damit es möglich ist, ein Kind zu bekommen. Nach Schwangerschaften und Geburten ist eine Rückbildungsgymnastik wichtig, um die geschwächte Muskulatur zu stärken.

Ursachen und Formen der Harninkontinenz

Risikofaktoren für eine Schwäche der Beckenbodenmuskulatur sind neben Schwangerschaften und Geburten ein höheres Alter, Nervenschädigungen, z. B. durch Operationen, eine Querschnittlähmung, Diabetes mellitus und Schlaganfall. Auch erworbene oder angeborene Fehlbildungen können eine Harninkontinenz verursachen.

Die Harninkontinenz wird in unterschiedliche Formen eingeteilt:

- **Dranginkontinenz:** Die Betroffenen spüren einen starken, plötzlich einsetzenden Harndrang, auch wenn die Blase noch nicht ganz voll ist. Sie verlieren ungewollt immer wieder kleine Mengen Urin oder die Harnblase entleert sich vollständig.
- **Belastungsinkontinenz** (auch: Stressinkontinenz): Beim Husten, Niesen, Heben, Tragen oder Lachen erhöht sich der Druck im Bauchraum. Dabei kommt es zu einem ungewollten Harnverlust.
- **Überlaufinkontinenz:** Der Urin kann nicht ungehindert ablaufen, weil die Harnröhre z. B. durch eine vergrößerte Prostata verengt ist. Der Urin staut sich in der Blase und dehnt sie aus, bis sie keinen Urin mehr aufnehmen kann und überläuft. Die Betroffenen haben keinen Harndrang.
- **Reflexinkontinenz:** Durch Schäden an den Nerven, welche den Schließmuskel der Harnblase steuern, entleert sich die Harnblase nur noch ungewollt über einen Reflex.
- **extraurethrale** (außerhalb der Harnröhre) **Inkontinenz:** Bei angeborenen oder erworbenen Fehlbildungen verlässt der Urin über Fisteln (unnatürliche Gänge) durch die Scheide, den Anus oder die Haut den Körper.

Folgen einer Harninkontinenz

Eine Harninkontinenz ist für Betroffene psychisch belastend. Menschen mit einer Inkontinenz sind auf eine Toilette in der Nähe angewiesen. Das schränkt sie in ihrem Bewegungsradius ein und macht sie unsicher. Manche Menschen mit einer Harninkontinenz verlassen ihre Wohnung kaum noch, weil sie Angst haben, nicht schnell genug eine Toilette zu finden oder schlecht zu riechen. Menschen mit einer kognitiven Einschränkung fällt es schwer, ihre Bedürfnisse mitzuteilen, oder sie finden den Weg zur Toilette nicht rechtzeitig.

Manche Betroffene trinken weniger, um nicht so oft auf die Toilette zu müssen. Dies kann jedoch zu Austrocknung (Dehydration, Exsikkose ▷ Kap. 2.8) und Kreislaufproblemen führen. Verwirrte Menschen werden durch eine geringe Flüssigkeitszufuhr noch verwirrter.

Beispiel
Herr Hansen ist ein sehr geselliger Mensch. Mit den Wanderfreunden des Alpenvereins hat er über viele Jahre große Wandertouren gemacht. Seit einer Prostata-OP ist er harninkontinent. Er geht jetzt nicht mehr wandern, da der Weg zwischen den Rasthütten mit Toilette oft lang ist. Auch auf die Sitzungen des Karnevalsvereins geht er nicht mehr. Dort wird immer sehr viel gelacht, dabei lässt er unwillkürlich Urin und schämt sich dafür. Nun verbringt er viel Zeit zu Hause vor dem Fernseher. Er fühlt sich einsam und ist oft unglücklich.

Harninkontinenz kann auch zu Entzündungen führen. Durch die ständige Feuchtigkeit wird die Haut im Intimbereich gereizt und aufgeweicht. Krankheitserreger können dadurch leichter eindringen und eine Harnblasenentzündung auslösen.

Inkontinenzprodukte

Hilfsmittel für die Harninkontinenz sollten nicht auffallen, einfach zu benutzen sein und Betroffene möglichst wenig in ihren Alltagsaktivitäten einschränken.

> **Wichtig**
> Die gesetzlichen Krankenkassen übernehmen die Kosten für Inkontinenzhilfen, wenn sie medizinisch begründet sind. Dabei wird ein notwendiges Maß festgelegt. Wenn die versicherte Person über dieses Maß hinaus Inkontinenzprodukte benötigt, muss sie die Kosten dafür selbst tragen.

Es gibt unterschiedliche Produkte:

- **Inkontinenzeinlagen und -vorlagen** haben einen aufsaugenden Kern, der die aufgenommene Flüssigkeit in Gel verwandelt. Sie sitzen am besten mit einer fixierenden Hose (z. B. Netzhose). Ein- und Vorlagen sind Einwegprodukte, die nach einmaligem Gebrauch entsorgt werden.

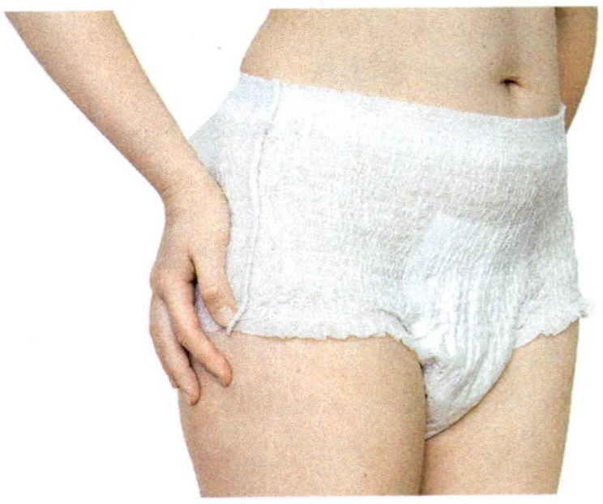

Abb. 1 Netzhose mit Inkontinenzeinlage

> **Diversität**
> Für Männer gibt es spezielle Vorlagen und Netzhosen, die der männlichen Anatomie entsprechen. Frauen kommen mit den Unisexmodellen meist sehr gut zurecht.

- **Inkontinenzvorlagen mit Hüftgürtel** sind aufsaugende Vorlagen, die in Hüfthöhe mit Klebe- oder Klettstreifen verschlossen werden können.
- **Inkontinenzslips** (auch Inkontinenz-Pants oder Inkontinenzunterhosen) unterscheiden sich optisch kaum von einer normalen Unterhose. Sie haben eine Saugeinlage im Schrittbereich und können wie Unterwäsche angezogen und gewaschen werden.
- **Bettschutzeinlagen** sind aufsaugende Unterlagen, die in Hüfthöhe auf die Matratze gelegt oder eingespannt werden. Sie werden meist ergänzend zu Vorlagen oder Inkontinenzslips verwendet. Es gibt sie aus waschbarem, wiederverwendbarem Material und als Einwegprodukt.
- **Kondomurinale** für Männer sind wie ein Kondom geformt und haben einen Anschluss für einen Auffangbeutel. Sie können vor allem nachts hilfreich sein.
- **Pessare** können Frauen mit einer leichten Belastungsinkontinenz und Gebärmutter- oder Blasensenkung helfen. In die Scheide eingeführt, stützen sie die Beckenorgane und verhindern einen ungewollten Harnabgang.

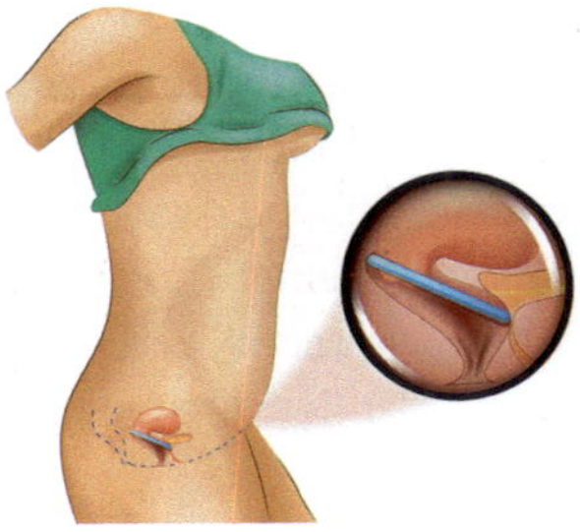

Abb. 2 Ein Scheidenpessar fängt unwillkürlich ablaufenden Urin z. B. bei einer Belastungsinkontinenz auf. Es kann selbstständig eingeführt und zum Entleeren und Reinigen wieder herausgenommen werden.

- **Blasenverweilkatheter** leiten den Urin über einen in die Harnröhre eingelegten Schlauch direkt aus der Blase in einen Auffangbeutel. Sie sollten nicht dauerhaft bei einer Inkontinenz angewandt werden.

> **Wichtig**
> Harninkontinenz ist auch im fortgeschrittenen Alter keine Indikation für einen Blasenkatheter. Ein Dauerkatheter verschlechtert meist die Lebensqualität, erhöht die Sturzgefahr und kann vermehrt zu Blasenentzündungen führen.

Therapeutische und unterstützende Maßnahmen

Die **therapeutischen Maßnahmen** richten sich nach den Ursachen der Harninkontinenz. Frauen mit einer Harninkontinenz sollten sich von einer Frauenärztin (Gynäkologin) und Männer von einem Urologen beraten lassen. Das sind mögliche Maßnahmen bei Harninkontinenz:

- Beckenboden trainieren durch gezielte Übungen
- Gewichtsreduktion bei übergewichtigen Menschen, denn ein geringeres Gewicht wirkt sich positiv auf den Harndrang aus und verringert den unwillkürlichen Harndrang.
- Grunderkrankungen behandeln, z. B. chronischer Husten, Prostatavergrößerung, Harnwegsinfekt
- harntreibende Getränke wie Kaffee und schwarzen Tee vermeiden

- Toilettentraining (▷ S. 295)
- tagsüber viel und abends weniger trinken, um nächtliches Wasserlassen zu vermeiden
- Therapie mit Östrogenen (weibliche Hormone) für Frauen mit Östrogenmangel
- operative Beseitigung von Fehlbildungen
- körperliche Betätigung

Die **unterstützenden Maßnahmen** sind abhängig von den individuellen Bedürfnissen der Betroffenen. Ziel jeder Unterstützung ist es, dass die Person unbeschwert am gesellschaftlichen Leben teilnehmen kann. Folgende Aspekte sind grundlegend:

- **respektvoller Umgang:** Die Unterstützung von Menschen mit einer Inkontinenz erfordert viel Einfühlungsvermögen. Pflegende sollten Erwachsene auch verbal wie Erwachsene behandeln. Begriffe wie „trockenlegen", „windeln" oder „pampern" verletzen das Schamgefühl und die Würde der Betroffenen und sind zu unterlassen.
- **Inkontinenz ansprechen:** Betroffenen fällt es oft schwer, über ihre Inkontinenz zu sprechen. Trotzdem sollten Pflegende sie dazu ermutigen. Das Aussprechen von Problemen kann entlastend sein.
- **aktivierend pflegen:** Pflegende sollten die Ressourcen der Betroffenen einbeziehen. Das trägt zur Selbstbestimmung bei, erhält und fördert die Alltagskompetenzen.
- **regelmäßig zur Toilette gehen:** Auch wenn die Betroffenen aufsaugende Inkontinenzprodukte verwenden, sollten Pflegende sie daran erinnern, alle 2–3 Stunden eine Toilette aufsuchen. Das verbessert die Kontinenz.
- **für Sicherheit sorgen:** Menschen mit einer Inkontinenz haben ein erhöhtes Sturzrisiko. Deshalb sind sturzprophylaktische Maßnahmen zu ergreifen (▷ S. 244).
- **die Haut schützen:** Inkontinenzprodukte sollten mehrmals täglich gewechselt werden. Nach jedem Toilettengang wird der Intimbereich mit klarem Wasser oder pflegenden Feucht- oder Öltüchern gereinigt. Die Haut sollte nur sanft trocken getupft werden, da Reiben sie stärker reizt. Sie kann mit speziellen Inkontinenz-Salben versorgt werden, die einen Schutzfilm auf der Haut hinterlassen.

Recherche im Internet

Mehr Information zur pflegerischen Unterstützung bei Inkontinenz gibt es unter: www.zqp.de

2.9.5 Darmentleerung: Veränderungen beobachten

Definition

Der Fachbegriff für Darmentleerung ist **Defäkation**. Im Alltag ist das Wort **Stuhlgang** üblich. Die Stoffwechselprodukte, die über den Darm ausgeschieden werden, werden mit **Kot** oder **Stuhl** bezeichnet. Der Fachbegriff heißt **Fäzes**.

Kot besteht aus
- unverdaulichen Nahrungsresten,
- Darmbakterien,
- Wasser und Schleim,
- abgestoßenen Zellen der Darmschleimhaut,
- Mineralstoffen und Verdauungssekreten.

Im Enddarm (Rektum) sammelt sich der Kot. An den Enddarm schließt sich der Analkanal an. Am Ausgang sind die Schließmuskeln, welche die Darmöffnung (After) verschließen. Wenn sich der Enddarm füllt, dehnt er sich. Das löst einen **Stuhldrang** aus. Um den Darm zu entleeren, werden die Schließmuskeln geöffnet. Die Muskulatur des Darms kann jetzt den Kot nach draußen schieben.

Diversität

Säuglinge und Kleinkinder haben noch keine Kontrolle über ihre Harn- oder Darmentleerung. Der Schließmuskel öffnet sich reflexartig und spontan, sobald die Harnblase bis zu einem bestimmten Punkt gedehnt wird. Erst nach und nach lernen Kinder, die Blasen- und Darmentleerung willentlich zu steuern. Es gibt dafür keinen festen Zeitpunkt. Er ist bei jedem Kind unterschiedlich.

Die Bakterien im Darm produzieren Faulgase. Ein Teil dieser unangenehm riechenden Gase wird ausgeschieden. Man spricht dann von **abgehenden Winden oder Blähungen** (Flatulenzen).

Jeder Mensch produziert täglich 100–150 g Kot. Bei einer sehr ballaststoffreichen Ernährung können es bis zu 500 g sein. Die Konsistenz kann breiig sein oder fest.

Gestillte Säuglinge haben sehr weiche Stühle. Sie entleeren ihren Darm weniger häufig als Kinder, die mit Säuglingsnahrung ernährt werden. Säuglinge haben meistens ein- bis zweimal pro Tag Stuhlgang.

Kleinkinder entwickeln einen ähnlichen Rhythmus wie Erwachsene. Die Häufigkeit der **Defäkation** ist unterschiedlich. Manche gehen dreimal täglich auf die Toilette, manche dreimal pro Woche. Anzeichen für eine gesunde Verdauung ist, dass Häufigkeit und Zeitpunkt der Darmentleerung regelmäßig sind. Bei vielen stellt sich der Stuhldrang nach bestimmten Ritualen ein, z. B. nach dem Kaffee zum Frühstück.

Merkmale der normalen Stuhlausscheidung

Pflegende achten bei der Stuhlausscheidung auf

- die Häufigkeit,
- die Menge,
- die Farbe,
- die Beschaffenheit und
- die Beimengungen.

Die Stuhlausscheidung ist normalerweise schmerzfrei.

Hat die Toilette ein Tiefspülbecken, ist eine Stuhlbeobachtung schwierig. Daher ist bei Verdacht auf Unregelmäßigkeiten oder um eine Stuhlprobe zu entnehmen ein Steckbecken sinnvoll.

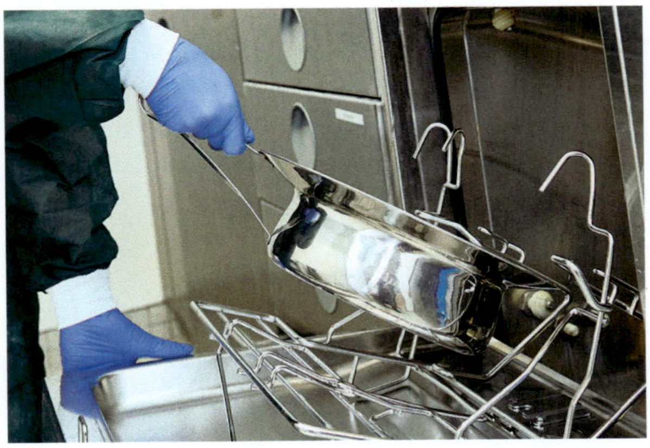

Abb. 1 Steckbecken für die genaue Beobachtung der Stuhlausscheidung. Nach Gebrauch wird es in einem Spülautomaten gereinigt und desinfiziert.

Informationen über die Stuhlausscheidung bekommen Pflegende, indem sie Pflegebedürftige oder ihre Angehörigen gezielt zu folgenden Punkten befragen: Stuhlhäufigkeit, Stuhlfarbe, Konsistenz (z. B. flüssig, breiig, fest) und ob die Ausscheidung mit Problemen oder Schmerzen verbunden ist. Die Stuhlmenge wird nicht erfasst.

Die **Farbe** des normalen Stuhls ist hell- bis dunkelbraun. Lebensmittel mit einer hohen Farbkonzentration können jedoch zu Farbveränderungen führen.

Stuhlfarbe	verursacht durch ...
braun-schwarz	Blaubeeren, Rotwein, Fleisch, Blutwurst, Eisenpräparate, medizinische Kohle
grün-braun	Spinat, Salat, grünes Gemüse
rotbraun	Rote Bete
gelb-ockerfarben	Eier, Milch oder Stärke in großen Mengen

Tab. 1 harmlose Farbveränderungen

Diversität
Die Farbe des ersten Stuhlgangs von Neugeborenen heißt Kindspech oder Mekonium und hat eine grünlich-schwarze Farbe.

Konsistenz

Die Form und Festigkeit des Kots bezeichnet man als **Konsistenz**. Idealerweise entspricht die Form der Anatomie des Darms: wurstförmig und fest. Je mehr Ballaststoffe die Nahrung enthält, desto weicher ist der Stuhl. Unverdaute Nahrungsreste, z. B. Körner, sind als **Beimengungen** im Stuhl sichtbar.

Abweichungen von der normalen Stuhlausscheidung

Im Labor kann der Stuhl auf Krankheitserreger oder verstecktes Blut (okkultes Blut) untersucht werden. Die Probengewinnung für den **Okkulttest** funktioniert über ein Entnahmesystem mit einer kleinen Bürste oder einem kleinen Spatel/Löffel. Damit wird Kot an verschiedenen Stellen aufgenommen und dann in ein Röhrchen gesteckt und verschlossen. Auf jedes Röhrchen wird ein Aufkleber mit dem Namen und Geburtsdatum der untersuchten Person geklebt. Diese Stuhlprobe wird dann im Labor untersucht. Ist der Test positiv, wurde also okkultes Blut festgestellt, folgen weitere medizinische Untersuchungen, etwa eine Darmspiegelung.

Wichtig
Eine Stuhlprobe wird nicht während der Menstruation oder bei Durchfall entnommen, da dies das Untersuchungsergebnis verfälscht.

Veränderungen, die auf gesundheitliche Probleme hindeuten, sind:
- schmerzhafte Stuhlentleerung
- Bauchkrämpfe
- Stuhlinkontinenz
- Diarrhö (Durchfall)
- Obstipation (Verstopfung)

Wichtig
Schmerzen und Bauchkrämpfe können Symptome für Verletzungen oder Entzündungen im Magen-Darm- und Anal-Bereich sein.

Bestimmte Farbveränderungen können auf Erkrankungen hindeuten (▷ Tab. 1).

Stuhlfarbe	Mögliche Ursache
grau-lehmfarben	Gallen- und Lebererkrankungen, Bauchspeicheldrüsenkrebs
hellbraun-gelb	Diarrhö
rötlich	Blutungen in den unteren Darmabschnitten
schwarz (Teerstuhl)	Blutungen in der Speiseröhre, im Magen und Zwölffingerdarm

Tab. 1 Farbveränderungen, die auf Erkrankungen hindeuten

Abweichungen bei der Konsistenz/Beschaffenheit und mögliche Ursachen
- schafkotartig: Obstipation, Reizdarm
- wässrig: Diarrhö
- blutig-schleimig: chronisch entzündliche Darmerkrankungen
- fettig (Fettstühle): Erkrankungen der Bauchspeicheldrüse.

Krankhafte Beimengungen mit Ursachen
- frische Blutauflagen: Hämorrhoiden
- blutig-eitriger Schleim: Geschwüre im Dickdarm
- Parasiten: Infektionen mit Würmern, Larven.

Wichtig
Ungewohnte Speisen oder veränderte Lebensumstände (z. B. Krankenhausaufenthalt, Einzug in ein Pflegeheim) können Häufigkeit und Beschaffenheit der Stuhlausscheidung beeinflussen.

2.9.6 Obstipationsprophylaxe

Definition
Obstipation ist der Fachbegriff für Verstopfung. Eine Obstipation liegt vor, wenn
- der Darm seltener als sonst entleert werden kann.
- die Darmentleerung nur durch starkes Pressen möglich ist.
- die betroffene Person das Gefühl hat, der Darm sei nicht vollständig entleert.
- der Stuhl bröckelig und hart ist.

Eine Obstipation kann akut und chronisch sein. Obstipationsprophylaxe sind Maßnahmen, die einer Verstopfung entgegenwirken.

Mögliche **Ursachen** einer Obstipation:
- Erkrankungen im Enddarm, z. B. ein Mastdarmvorfall, Enddarmentzündung
- Beckenbodenschwäche
- Darmbewegungsstörungen
- Medikamente, z. B. Opioide, Psychopharmaka

Auch Menschen mit neurologischen Erkrankungen wie z. B. Morbus Parkinson, Multiple Sklerose oder Querschnittlähmung leiden häufig an Verstopfung. Eine **vorübergehende Verstopfung** tritt häufig bei Veränderungen der Lebensumstände auf, z. B. Krankenhausaufenthalt, Reisen, Ernährungsumstellung.

Folgen und Komplikationen
Menschen mit einer Obstipation fühlen sich oft unwohl, klagen über ein Völlegefühl, einen Blähbauch und Appetitlosigkeit. Bei einer lang anhaltenden Obstipation können vergrößerte Hämorrhoiden entstehen.

Definition
Hämorrhoiden sind Gefäßpolster am Darmausgang. Zusammen mit dem Schließmuskel sorgen sie dafür, dass der Darmausgang richtig verschlossen ist. Durch starkes Pressen bei der Darmentleerung können sich Hämorrhoiden vergrößern. Sie verursachen Juckreiz, nässen und bluten während oder kurz nach der Darmentleerung. Hämorrhoiden sollte man ärztlich untersuchen lassen.

Wichtig
Eine Obstipation kann zu Darmwandentzündungen und einem Darmverschluss (Ileus) führen.

Diagnostik und Therapie

Ob eine Obstipation vorliegt, stellt der Arzt oder die Ärztin anhand der Anamnese, einer körperlichen Untersuchung und eventuell durch bildgebende Verfahren fest. Eventuell wird die betroffene Person aufgefordert, in einem Stuhltagebuch die Merkmale ihrer Defäkation aufzuschreiben.

Die Therapie richtet sich nach den Ursachen. Meistens wird eine Obstipation mit Laxanzien (Abführmitteln) behandelt. Auch kann eine Darmspülung (▷ S. 300) erforderlich sein.

> **! Wichtig**
> Abführmittel sollten nur gelegentlich und in niedriger Dosierung angewendet werden, da es sonst zu einem Gewöhnungseffekt kommen kann.

Vorbeugende Pflegemaßnahmen

- **Ballaststoffreiche Ernährung:** Ballaststoffe (▷ S. 262) machen den Stuhl weicher und erhöhen sein Volumen. Zusätzlich kann man der Nahrung Quellmittel wie Weizenkleie und Flohsamenschalen zuführen.
- **Stopfende Lebensmittel vermeiden:** Sie hemmen die Darmbewegungen, z. B. Schokolade, Weißmehlprodukte, weißer Reis.
- **Flüssigkeitszufuhr:** Man sollte täglich 1,5 bis 2 l Flüssigkeit aufnehmen. Eine höhere Flüssigkeitsaufnahme hat keinen zusätzlichen Nutzen.
- **Körperliche Bewegung und Frühmobilisation**
- **Darmmassage:** Massiert man den Darm im Uhrzeigersinn, werden die Darmbewegungen angeregt.

2.9.7 Diarrhö

Definition

Diarrhö ist der Fachbegriff für Durchfall. Von einer Diarrhö spricht man, wenn eine Person mehr als 3-mal am Tag wässrigen oder breiigen Stuhlgang ausscheidet. Oft wird die Darmentleerung von heftigen Bauchkrämpfen begleitet.

Bei Durchfall ist die Darmausscheidung beschleunigt. Dem Nahrungsbrei wird weniger Wasser entzogen. Mit dem Stuhl werden so schneller krank machende Substanzen ausgeschieden. Durchfall hat daher oft eine Schutzfunktion.

Die **Ursachen** sind vielfältig:
- Infektionen im Magen-Darm-Bereich, z. B. durch Bakterien, Viren und Parasiten
- Nahrungsmittelunverträglichkeiten, z. B. fettiges Essen, scharfe Gewürze, Milchprodukte (Laktoseintoleranz), Getreide (Glutensensitivität, Zöliakie)
- Nebenwirkung von Medikamenten, z. B. nach der Einnahme von Antibiotika

In folgenden Situationen sollten die pflegebedürftigen Menschen die Pflegenden gezielt ansprechen:
- bei anhaltenden Bauchschmerzen
- bei blutigen Durchfällen
- bei häufigen großen Mengen an dünnem Stuhl
- wenn sie länger als 6 Stunden kein Wasser lassen konnten
- wenn die Durchfälle im Zusammenhang mit einer Medikamenteneinnahme auftreten

Pflegemaßnahmen

Auf ausreichend Flüssigkeitszufuhr achten: Bei lang anhaltenden Durchfällen und gleichzeitig geringer Flüssigkeitsaufnahme kann es zu Dehydration oder Exsikkose (▷ S. 272) und zu einem Mangel an Elektrolyten kommen. Die betroffenen Personen sollten deshalb vermehrt Flüssigkeit zu sich nehmen, die den Darm nicht reizen (z. B. stilles Wasser, ungesüßter Tee, Brühe). Auf ärztliche Anordnung kann der Flüssigkeits- und Elektrolythaushalt durch zusätzliche Infusionen ausgeglichen werden.

> **! Wichtig**
> Pflegende sollten die erhöhte Sturzgefahr von Menschen mit Flüssigkeitsverlusten beachten und vor dem Aufstehen Puls und Blutdruck kontrollieren.

Ernährung anpassen: Kaliumreiche Lebensmittel helfen, den Elektrolythaushalt zu verbessern. Gute Kaliumquellen sind z. B.:
- Kartoffeln,
- gekochte Karotten,
- Bananen und Aprikosen oder
- Fisch.

Milch, Milchprodukte, fette und gegrillte sowie stark gewürzte Speisen, blähendes Gemüse und Hülsenfrüchte sind bei Diarrhö nicht geeignet.

Intimpflege: Die häufigen Stuhlgänge weichen die Haut auf und es kommt zu Mazerationen. Die Haut wird wund. Um das zu vermeiden, wird der Intimbereich nach jedem Stuhlgang mit klarem Wasser gereinigt und vorsichtig trocken getupft. Das Auftragen einer fetthaltigen Salbe pflegt und schützt die Haut. Bei wundem Analbereich können auch in Schwarztee getunkte Kompressen helfen.

Diskrete Toilettengänge ermöglichen: Wer eine Diarrhö hat, muss meistens sehr schnell zur Toilette. In stationären Einrichtungen ist es deshalb sinnvoll, einen Toilettenstuhl ans Bett zu stellen. Pflegende sollten auch ausreichend Pflegeprodukte für die Intimpflege bereitstellen. In Mehrbettzimmern sorgen Abtrennungen für die Intimsphäre des betroffenen Menschen. Auch sollte häufig im Zimmer gelüftet werden, um den unangenehmen Geruch schnell zu vertreiben.

2.9.8 Stuhlinkontinenz

Definition
Stuhlinkontinenz liegt vor, wenn es nicht gelingt, den Darm über den Zeitraum von drei Monaten willentlich und bewusst zu entleeren bzw. den Stuhl bei Stuhldrang zurückzuhalten.

Die Deutsche Kontinenz Gesellschaft schätzt, dass ungefähr 5 % der Bevölkerung an einer Darmschwäche leiden.

Ursachen für eine Stuhlinkontinenz können sein:
- **muskuläre Störungen,** z. B. durch eine Schädigung am Schließmuskel nach einem geburtsbedingten Dammriss, eine altersbedingte Gewebeschwäche, eine Beckenbodenschwäche oder eine Obstipation
- **Nervenleitungsstörung,** z. B. bei Schlaganfall, Multipler Sklerose, Querschnittlähmung oder Demenz
- **Wahrnehmungsstörungen** der Schleimhaut des Analkanals, z. B. durch Hämorrhoiden
- **Störungen der Speicherfunktion** des kotspeichernden Darmabschnitts (Rektum).

Bei Stuhlinkontinenz unterscheidet man drei Schweregrade:
- **Grad 1:** unwillkürlicher Abgang von Darmgasen/Winden und Darmschleim bei Belastung; leicht verschmutzte Unterwäsche
- **Grad 2:** häufige Wäscheverschmutzung durch den unkontrollierten Abgang von Darmwinden und dünnflüssigem Stuhl
- **Grad 3:** unkontrollierter Abgang von festem und dünnflüssigem Stuhl.

Stuhlinkontinenzprodukte
Für die Stuhlinkontinenzversorgung gibt es Hilfsmittel in unterschiedlichen Formen und Größen und für die verschiedenen Grade der Stuhlinkontinenz:
- aufsaugende Inkontinenzvorlagen und Inkontinenzslips
- Analtampons

Für immobile, schwer kranke Menschen bietet sich ein geruchsdichter **Fäkalkollektor** (Stuhlauffangbeutel) an. Er wird über dem Anus festgeklebt. Der Stuhl kann dann in den Beutel ablaufen.

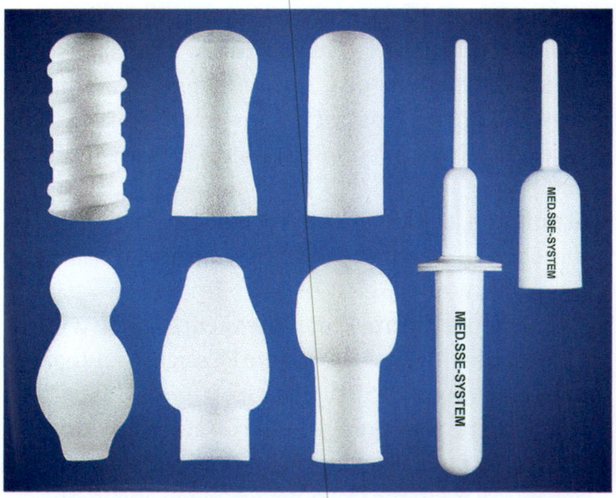

Abb. 1 Analtampons werden in den After eingeführt. Sie können festen Stuhl zurückhalten und sollten spätestens nach 12 Stunden entfernt werden.

Therapeutische und pflegerische Maßnahmen
Zunächst muss die Ursache einer Stuhlinkontinenz herausgefunden und die eventuell vorliegende Grunderkrankung behandelt werden.

Ernährungsumstellung: Eine ausgewogene und ballaststoffreiche Ernährung ohne blähende (z. B. Kohl) sowie darmreizende Lebensmittel (z. B. Gewürze, Kaffee, Alkohol) und einer Flüssigkeitszufuhr von mindestens 2 l pro Tag hilft, den Stuhl weicher zu machen. Aufquellende Getreidesaaten (z. B. Flohsamen) erhöhen das Stuhlvolumen und damit auch die Stuhlkonsistenz.

Wichtig
Menschen, die Flohsamenschalen zu sich nehmen, müssen viel Flüssigkeit aufnehmen, sonst wird die Obstipation schlimmer. Empfindliche Menschen können durch die Einnahme auch vorübergehend starke Blähungen bekommen.

Toilettentraining: Dabei lernen betroffene Menschen, nur zu festgelegten Zeiten auf die Toilette zu gehen und bei der Darmentleerung wenig zu pressen.

Medikamentöse Therapie: Grunderkrankungen und Symptome können nach einer ärztlichen Diagnose mit Medikamenten behandelt werden.

Operative Eingriffe: Bei einer Nervenschädigung im Beckenbereich ist es möglich, einen sakralen Schrittmacher im Bereich des Kreuzbeins einzusetzen. Darüber wird die Beckenbodenmuskulatur, der Darm und die Blase gesteuert. Bei Verletzungen am Schließmuskel gibt es die Option, aus körpereigenem Gewebe ein Schließmuskelimplantat herzustellen.

Beckenbodentraining: Spezielle Übungen helfen, die Beckenbodenmuskeln zu stärken.

Darmspülungen: Sie können den ungewollten Abgang von Stuhl eindämmen. Betroffene können lernen, eine Darmspülung selbst vorzunehmen. So entscheiden sie selbst, wann und wo sie ihren Darm entleeren möchten.

2.9.9 Kontinenz erhalten und fördern

Eine der wichtigsten Pflegemaßnahmen im Zusammenhang mit der Ausscheidung ist die Förderung und der Erhalt der Kontinenz.

Definition
Kontinenz ist die Fähigkeit, willkürlich und zur passenden Zeit an einem geeigneten Ort die Blase und den Darm zu entleeren. Dazu gehört auch, dass der Bedarf an Unterstützung kommuniziert werden kann, wenn es einem nicht möglich ist, allein auf die Toilette zu gehen.

Expertenstandard
Um die Kontinenz zu erhalten und zu fördern, gibt es verschiedene Maßnahmen. Sie sind im Expertenstandard **Kontinenzförderung in der Pflege** zusammengefasst: www.dnqp.de

Risikofaktoren einschätzen

Die Kontinenz wird am besten gefördert, wenn man die Risikofaktoren, die zu einer Inkontinenz führen, vermindert. Pflegende sollten deshalb die Risikofaktoren kennen, die eine Harn- oder Stuhlinkontinenz fördern. Dazu zählen:

- höheres Lebensalter
- kognitive Beeinträchtigungen
- Pflegebedürftigkeit
- eingeschränkte Mobilität
- Wahrnehmungsstörungen
- Fehlbildungen und Operationen im Urogenitaltrakt, Rektum, Anus und Dammbereich
- Nebenwirkungen von Medikamenten
- Obstipation
- chronische Diarrhöen
- Beckenbodenschwäche
- Auswirkungen sexualisierter Gewalt
- Umgebungsfaktoren

Diversität
Pflegende sollten dafür sensibilisiert sein, dass Inkontinenz in jedem Alter auftreten kann.

Kontinenzprofile festlegen

Der Expertenstandard Kontinenzförderung in der Pflege beschreibt verschiedene Kontinenzprofile. Sie sind eine Orientierung für die unterstützenden Pflegemaßnahmen im Pflegeprozess. Die unterschiedlichen Kontinenzprofile gelten sowohl für die Harn- als auch für die Stuhlkontinenz. Die Kontinenzprofile zeigt Tab. 1 auf der folgenden Seite mit Beispielen.

Toilettentraining

Durch Toilettengänge zu angebotenen oder festgelegten Zeiten soll sich die betroffene Person an einen festen Entleerungsrhythmus gewöhnen. Das Toilettentraining wird mit dem **Trinkverhalten** abgestimmt.

Beispiel
Das Trinkverhalten kann mit der 7-Becher-Regel reguliert werden. Dazu wird die Trinkmenge von 1,5 bis 2 l auf 7 Becher über den Tag verteilt:
- 1 Becher zum Frühstück
- 2 Becher am Vormittag
- 1 Becher zum Mittagessen
- 2 Becher am Nachmittag
- 1 Becher am Abend

Wichtig
Nicht geeignet ist das Toilettentraining für bettlägerige Personen, Menschen mit einer fortgeschrittenen Demenz und für Menschen, die häufiger als alle zwei Stunden zur Toilette müssen.

Kontinenzprofil	Beschreibung	Beispiel
Kontinenz	• kein unwillkürlicher Harn- und/oder Stuhlverlust • keine personelle Hilfe und keine Hilfsmittel nötig	Herr Pauly erkundigt sich bei der Pflegefachassistentin Nadja Cohen, wo in der Rehaeinrichtung die nächste Toilette ist. Sie erklärt ihm den Weg und fragt, ob er Hilfe braucht. Herr Pauly verneint und geht zur Toilette.
unabhängig erreichte Kontinenz	• kein unwillkürlicher Harn- und/oder Stuhlverlust • keine personelle Hilfe nötig, unterstützende Maßnahmen werden selbstständig durchgeführt	Frau Kruse hat aufgrund einer Querschnittlähmung eine Blasenentleerungsstörung. Sie kann sich jedoch selbst einmalkatheterisieren.
abhängig erreichte Kontinenz	• kein unwillkürlicher Harn- und/oder Stuhlverlust • personelle Hilfe beim Ausscheiden nötig	Herr Lehmann hat eine Demenz. Seine Frau muss ihn zu festgelegten Zeiten zur Toilette begleiten, weil er sie sonst nicht findet.
unabhängig kompensierte Inkontinenz	• unwillkürlicher Harn- und/oder Stuhlverlust • keine personelle Hilfe in der Versorgung mit Hilfsmitteln nötig	Frau Liebscher hat nach drei Schwangerschaften eine leichte Belastungsinkontinenz entwickelt. Wenn sie plötzlich niesen muss oder mit ihren Kindern auf dem Trampolin hüpft, verliert sie Urin. Sie hat sich bei ihrer Frauenärztin beraten lassen und eine Physiotherapie-Verordnung für Beckenbodentraining bekommen. Einmal die Woche für insgesamt 6-mal geht sie dorthin. Im Alltag nutzt sie selbstständig Slipeinlagen.
abhängig kompensierte Inkontinenz	• unwillkürlicher Harn- und/oder Stuhlverlust • personelle Unterstützung bei der Versorgung mit Hilfsmitteln und anderen Maßnahmen nötig	Der 96-jährige Herr Windham braucht beim Wechseln der Inkontinenzvorlage mit Hüftgürtel Hilfe durch eine Pflegekraft.
nicht kompensierte Inkontinenz	• unwillkürlicher Harn- und/oder Stuhlverlust • Hilfsmittel sowie personelle und/oder therapeutische Hilfe werden nicht in Anspruch genommen	Die Tochter von Frau Lindemann beklagt sich beim Pflegepersonal des ambulanten Pflegedienstes darüber, dass ihre Mutter die Inkontinenzslips nicht akzeptiert. Sie versteht nicht, warum ihre Mutter sie störend und unnötig empfindet.

Tab. 1 Kontinenzprofile

Beckenbodentraining

Beckenbodentraining besteht aus Übungen zur Stärkung der Beckenbodenmuskulatur. Die Übungen sollten physiotherapeutisch angeleitet werden.

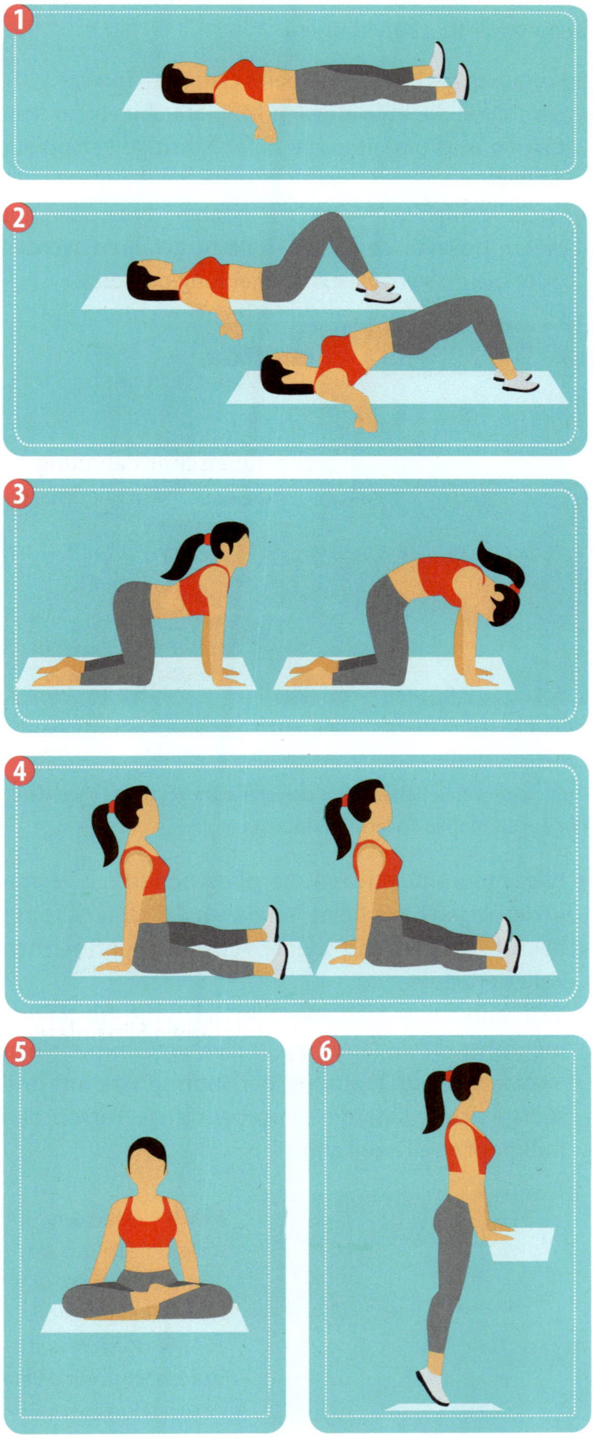

Abb. 1 sechs Übungen zur Stärkung des Beckenbodens

Präventionsangebote von Krankenkassen

Viele Krankenkassen bieten auf ihren Webseiten umfangreiche Informationsmaterialien zum Thema Beckenbodentraining an, darunter auch kostenlose Trainingsvideos mit verschiedenen Übungen für Männer und Frauen. Die Kosten für das Beckenbodentraining im Rahmen der Rückbildungsgymnastik nach der Geburt werden von vielen Krankenkassen übernommen.

Umgebung ausscheidungsfreundlich gestalten

- Die Toiletten müssen gut erreichbar und als solche erkennbar sein. In stationären Einrichtungen kann man ein Bett oder einen Stuhl in der Nähe der Toilette positionieren, damit auch geheingeschränkte Menschen sie schnell erreichen können.
- Die Toiletten müssen sauber sein, um Ekelgefühlen vorzubeugen.
- Toiletten sollten mit einer Alarm-/ Rufanlage ausgestattet sein, damit sich Pflegebedürftige im Unterstützungs- oder Notfall bemerkbar machen können und schnell Hilfe erhalten.
- Die Wege zur Toilette müssen sicher begehbar sein, d. h. gut ausgeleuchtet, mit Wandläufen zum Festhalten und ohne versperrende Hindernisse.
- In der Toilette selbst müssen alle für die Ausscheidung notwendigen Materialien vorrätig und gut erreichbar sein. Hilfreich sind auch Ablageflächen für Inkontinenzprodukte.
- Die Toiletten sollten eine verschließbare Tür haben, damit die Intimsphäre gewahrt ist.

Diversität

Sowohl für nichtbinäre, trans- und intersexuelle Menschen als auch für Frauen und Männer sind gegenseitige Begegnungen in den üblichen Herren- bzw. Damen-WCs oft peinlich und schambehaftet. Manchmal kommt es dabei zu Beschimpfungen oder körperlichen Übergriffen.

Infoartikel zu All-Gender-Toiletten

Auf der folgenden Webseite werden die Vorteile von Unisex-Toiletten beschrieben. Sie sind nicht nur eine genderneutrale Lösung, sondern würden auch die langen Warteschlangen vor den Damen-Toiletten verkürzen: www.transinterqueer.org/diskriminierungsfreie-toilettennutzung-fuer-alle/

2.9.10 Bei der Ausscheidung auf der Toilette, im Bett und bei künstlichem Darmausgang unterstützen

Mit Ausscheidungen hygienisch umgehen

Ausscheidungen und alles, was damit in Kontakt gekommen ist, sind potenziell infektiöse Materialien. Pflegende schützen sich und andere vor Infektionen durch Ausscheidungen, indem sie grundsätzlich

- immer Einmalhandschuhe tragen im Umgang mit der Ausscheidung und Ausscheidungsprodukten.
- Ausscheidungen immer sofort und auf dem kürzesten Weg entsorgen.
- Ausscheidungen in stationären Einrichtungen in der Fäkalienspüle und in der Häuslichkeit in der Toilette entsorgen.
- die Toiletten, Toilettenstühle, Steckbecken und Urinflaschen in stationären Einrichtungen nach jeder Benutzung desinfizieren.
- Einmalhandschuhe und ggf. weitere Schutzkleidung nach Kontakt ausziehen, entsorgen und Hände desinfizieren und waschen.

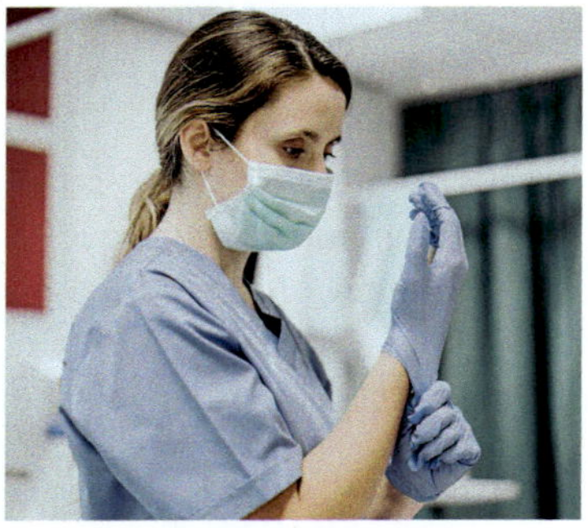

Abb. 1 Zur Vorbereitung gehört es, Einmalhandschuhe anzulegen und im Bedarfsfall auch zusätzliche Schutzkleidung.

> **! Wichtig**
> Stuhlgang kann mit sporenbildenden Bakterien besiedelt sein (u.a. Clostridien). Diese können nicht mit Desinfektionsmittel unschädlich gemacht werden, daher sollte man die Hände nach Kontakt mit Stuhl bzw. dem Toilettengang immer auch gründlich mit Wasser und Seife waschen.

Menschen beim Toilettengang unterstützen

Unterstützung durch Pflegende beim Gang zur Toilette benötigen Menschen mit

- Einschränkungen in der Mobilität.
- ärztlich verordneter Bettruhe.
- Störungen der Ausscheidungsorgane, z.B. nach einer Operation.
- Demenzerkrankung.
- Bewusstseinsstörungen.
- Sehschwächen.

Bei diesen Personengruppen muss die Rufanlage stets in Reichweite sein, damit sie sich mit ihrem Bedürfnis bemerkbar machen können.

So unterstützen Pflegende beim Gang zur Toilette:

- Sie stellen die individuellen Mobilitätshilfen zur Verfügung und begleiten die hilfebedürftige Person zur Toilette.
- Nicht gehfähige Menschen können entweder mit einem Toilettenstuhl zur Toilette gefahren werden oder diesen selbst zur Ausscheidung nutzen.

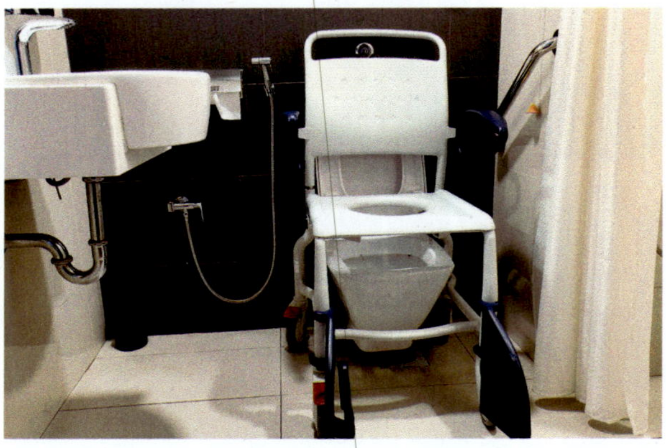

Abb. 2 Ein fahrbarer Toilettenstuhl ist geeignet für Personen, die Einschränkungen in der Mobilität oder in der Kognition haben. Auch kann ein Behälter unter die Sitzfläche geschoben werden, um ihn als mobile Toilette zu nutzen.

- Pflegende unterstützen die pflegebedürftige Person in der Toilette z.B. beim Ausziehen der Unterwäsche, beim Hinsetzen und wieder Aufstehen und reichen Toilettenpapier.
- Während des Ausscheidens verlassen die Pflegenden möglichst die Toilette bzw. stellen im Zimmer einen Sichtschutz zur Wahrung der Intimsphäre auf und stellen sicher, dass die pflegebedürftige Person den Rufknopf erreichen kann.

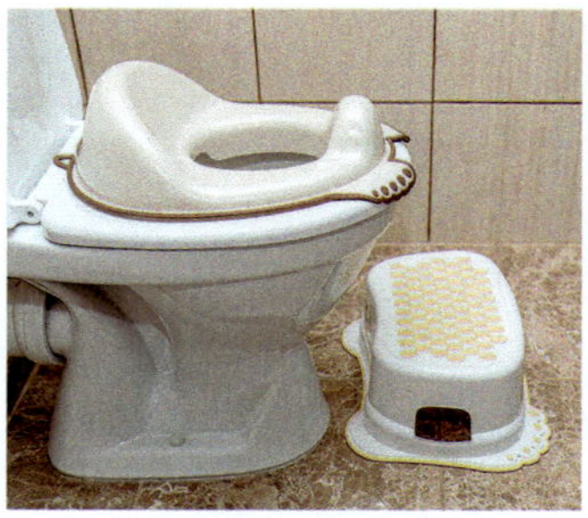

Abb. 3 Kleinkindern stellen Pflegenden ein „Töpfchen" bereit. Für größere Kinder gibt es Toilettenaufsätze und Stufenhocker, mit denen sie sich selbst auf die Toilette setzen können.

Menschen bei der Ausscheidung im Bett unterstützen

Bei Menschen, die sich kaum oder gar nicht bewegen können oder bettlägerig sind, gibt es spezielle Hilfsmittel:

- **Steckbecken:** zum Ausscheiden von Stuhlgang für alle Geschlechter sowie für Frauen zum Wasserlassen
- **Urinflasche:** geeignet zum Wasserlassen bei Männern

> **Wichtig**
> Für Toilettenhilfsmittel sollen immer nur die korrekten Bezeichnungen verwendet werden. Es ist abwertend, „Egon" zum Toilettenstuhl zu sagen, „Ente" für die Urinflasche oder „Bettpfanne" für Steckbecken oder Schieber.

Ausscheidung mit einem Steckbecken unterstützen

- Hände desinfizieren und Einmalhandschuhe anziehen
- Steckbecken und benötigte Materialien für die Intimreinigung bereitlegen
- mit der pflegebedürftigen Person sprechen und das Vorgehen erklären
- für Privatsphäre sorgen, indem die Bettdecke genutzt oder ein Sichtschutz aufgestellt wird
- die pflegebedürftige Person bitten, das Becken anzuheben, und das Steckbecken darunterschieben
- ist dies nicht möglich, die pflegebedürftige Person auf die Seite drehen und das Steckbecken gegen das Gesäß anlegen
- die Person wieder auf den Rücken drehen (lassen), sodass sie mit dem Gesäß auf dem Steckbecken sitzt bzw. liegt, der Griff befindet sich seitlich und drückt nicht am Rücken
- die pflegebedürftige Person zudecken und sicherstellen, dass der Rufknopf erreichbar ist
- die Person möglichst allein und in Ruhe ausscheiden lassen
- nach dem Ausscheiden die zu pflegende Person vorsichtig wieder auf die Seite drehen, dabei den Griff vom Steckbecken festhalten
- das Steckbecken entfernen und den Intimbereich reinigen

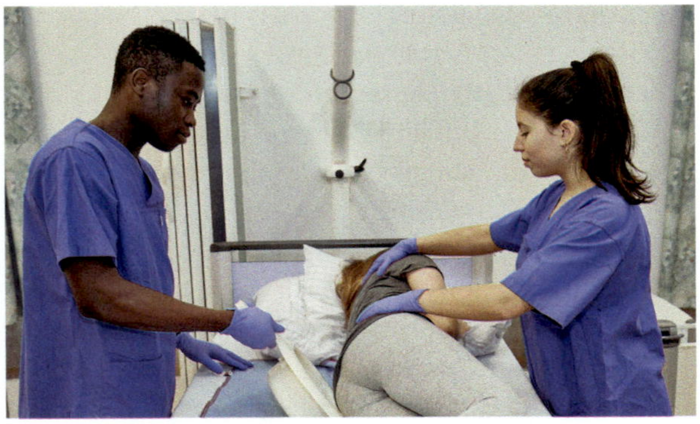

Abb. 4 So wird die zu pflegende Person auf das Steckbecken positioniert, wenn das Becken nicht selbstständig angehoben werden kann.

Ausscheidung mit einer Urinflasche unterstützen

- Hände desinfizieren und Einmalhandschuhe anziehen
- Urinflasche und Zellstoff bereitlegen
- mit der pflegebedürftigen Person sprechen und das Vorgehen erklären
- für Privatsphäre und eine angenehme Raumtemperatur sorgen
- Person bitten, sich auf den Rücken zu legen oder leicht auf die Seite zu drehen
- Urinflasche am Penis positionieren, dazu den Penis an der Peniswurzel fassen und vorsichtig in die Urinflasche einführen
- die pflegebedürftige Person zudecken und sicherstellen, dass der Rufknopf erreichbar ist
- die Person möglichst allein und in Ruhe ausscheiden lassen
- nach dem Ausscheiden Urinflasche vorsichtig entfernen
- den Intimbereich mit Zellstoff abtupfen

> **Wichtig**
> Eine Urinflasche sollte immer nur für kurze Zeit angelegt werden, um u. a. einen Dekubitus, Infektionen und Mazerationen vorzubeugen. Ebenso gehören sie nach Gebrauch entleert und ausgewechselt.

Nach der Ausscheidung über Steckbecken oder Urinflasche sind diese Schritte wichtig:

- **Beobachten der Ausscheidungen:** Sind Veränderungen oder Auffälligkeiten zu beobachten? Diese werden dokumentiert und die Informationen an eine Fachkraft weitergegeben.
- **Entsorgen der Ausscheidungen:** In einer stationären Einrichtung gibt es dafür Fäkalienspülen, in privaten Wohnungen werden die Ausscheidungen über die Toilette weggespült.
- **Selbst- und Fremdschutz:** Einmalhandschuhe und ggf. weitere Schutzkleidung werden ausgezogen und die Hände gewaschen und desinfiziert, um keine Keime weiterzutragen und selbst nicht krank zu werden.

Wichtig
Saubere Urinflaschen bzw. Steckbecken sollten bedarfsgerecht in der Nähe des Bettes bereitstehen.

Eine Darmspülung durchführen

Definition
Die **Darmspülung** ist ein Verfahren, um den Darm zu reinigen bzw. zu entleeren. Umgangssprachlich oft als „Einlauf" bezeichnet.

Bei der **retrograden Darmspülung** wird eine Spüllösung mithilfe eines Klistiers oder eines Darmrohrs über den After in den Darm eingebracht. Retrograd bedeutet „entgegen der physiologischen Verlaufsrichtung".

Indikationen	Kontraindikationen
präoperative Darmreinigung als Infektionsprophylaxe	Darmverschluss (Verlegung, Einengung eines Darmabschnitts)
bei Obstipation, um Darmbewegungen auszulösen	akute Bauchfellentzündung (Peritonitis) oder Darmdurchbruch (Darmperforation)
als Kontrastmittelgabe zu diagnostischen Zwecken	Frühschwangerschaft und bei drohender Fehlgeburt (Abort)

Tab. 1 was für eine Darmspülung spricht (Indikation) und wann sie nicht geeignet ist (Kontraindikation)

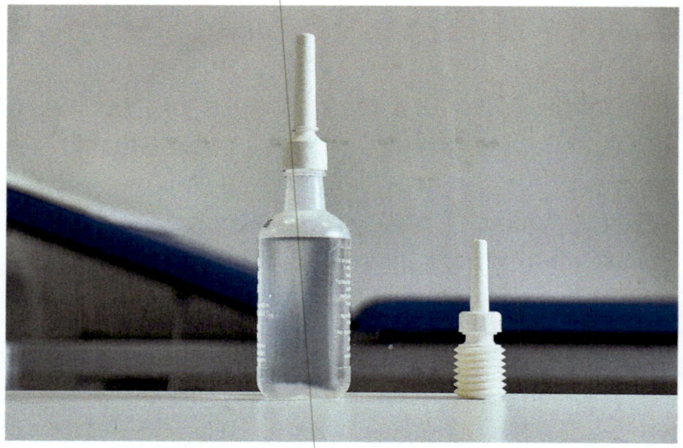

Abb. 1 Klistier (links) und Miniklistier (rechts)

Vorbereitung

Die retrograde Darmspülung erfolgt entweder mit einer fertigen Spüllösung (Klistier) oder mit klarem lauwarmem Wasser über einen Irrigator.

Definition
Ein **Irrigator** ist ein Gefäß, das in Bodennähe einen Schlauch hat, über den die Spüllösung in den Darm einlaufen kann.

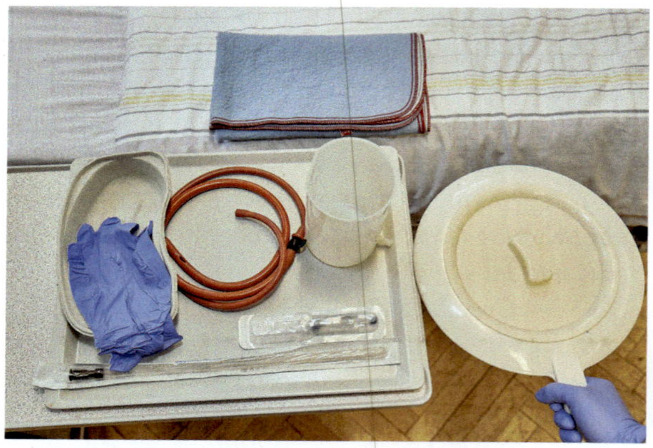

Abb. 2 Materialien für die retrograde Darmspülung

Folgende Materialien werden für die Darmspülung mit einem Irrigator bereitgelegt:

- Irrigator mit Schlauch und Schlauchklemme
- ein Darmrohr (steril)
- Gleitmittel
- Bettschutz (z. B. Vliesunterlage)
- Einmalhandschuhe (unsteril)
- Abwurf
- Steckbecken oder Toilettenstuhl

Durchführung

- Die Pflegeperson zieht Handschuhe an.
- Die pflegebedürftige Person liegt auf der linken Seite, unter ihr der Bettschutz.
- Auf die Spitze des Darmrohres wird Gleitgel aufgetragen. Die Öffnungen des Darmrohres werden dabei frei gelassen.
- Der Schlauch wird mit der Klemme abgeklemmt.
- Die Spüllösung wird eingefüllt.
- Das Darmrohr wird mit leichten Drehbewegungen ohne Druck ungefähr 10–15 cm in das Rektum eingeführt. Wichtig ist, dass eventuell vorhandene vergrößerte Hämorrhoiden nicht verletzt werden.

> **Wichtig**
> Wenn das Darmrohr auf starken Widerstand stößt oder starke Schmerzen verursacht, wird die Darmspülung abgebrochen und ein Arzt informiert.

- Die Klemme am Irrigatorschlauch wird entfernt und der Schlauch über der Nierenschale mit Flüssigkeit gefüllt. Dazu wird der Irrigator etwas angehoben.
- Das Darmrohr wird mit dem Schlauch verbunden.
- Die Pflegeperson hebt den Irrigator langsam über das Bettniveau an und lässt die Flüssigkeit einlaufen.

> **Wichtig**
> Eine Darmspülung kann kreislaufbelastend sein. Pflegende sollten die pflegebedürftige Person deshalb immer im Blick behalten.

- Wenn die Spülflüssigkeit aufgebraucht ist oder die pflegebedürftige Person den Druck im Bauchraum nicht mehr aushält, klemmt die Pflegende den Schlauch ab. Sie fordert die pflegebedürftige Person auf, das Gesäß zusammenzupressen, und entfernt vorsichtig das Darmrohr. Tipp: Die Spitze des Darmrohrs mit Zellstoff anfassen, um die tropfende Restflüssigkeit aufzufangen.
- Die pflegebedürftige Person soll die Spülflüssigkeit nach Möglichkeit 5 bis 20 Minuten im Darm zurückhalten und erst danach zur Toilette gehen bzw. auf einem Steckbecken abführen.

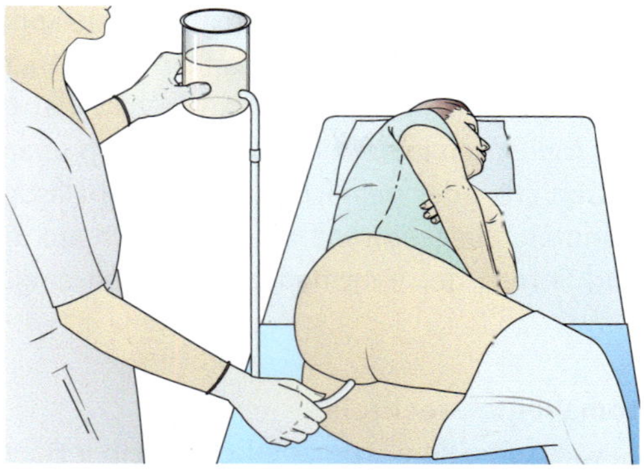

Abb. 3 Lauwarme Spülflüssigkeit läuft über ein Darmrohr mittels Schwerkraftprinzip in den Enddarm ein.

Nachbereitung

Die Pflegeperson …
- entsorgt die Materialien.
- desinfiziert die Arbeitsflächen.
- zieht die Handschuhe aus, desinfiziert und wäscht sich die Hände.
- dokumentiert die Durchführung und ihre Beobachtungen im Zusammenhang mit der Darmspülung in der Pflegeakte.

Die **orthograde Darmspülung** erfolgt in der natürlichen (physiologischen) Laufrichtung, also über den Mund. Die pflegebedürftige Person muss dabei in einer kurzen Zeit 4–6 l einer speziellen Spülflüssigkeit zu sich nehmen. Diese regt die Darmbewegungen an. Die betroffene Person sollte sich daher in unmittelbarer Nähe zu einer Toilette aufhalten.

Menschen mit einem künstlichen Darmausgang unterstützen

Definition
Ein **künstlicher Darmausgang** ist eine operativ angelegte Verbindung des Darms mit der Bauchdecke, über die der Stuhl in Beutel (Stomabeutel) ausgeschieden wird. Die medizinischen Fachbegriffe dafür sind **Enterstoma** (kurz **Stoma**) oder **Anus praeter**. Ein künstlicher Darmausgang kann vorübergehend oder dauerhaft angelegt werden.

Der häufigste Grund für einen künstlichen Darmausgang ist Dickdarmkrebs. Auch Blasenkrebs oder Eierstockkrebs oder entzündliche Darmerkrankungen (z. B. Divertikulitis, Morbus Crohn) können einen künstlichen Darmausgang notwendig machen.

Menschen, die einen künstlichen Darmausgang bekommen, müssen sich erst an den Gedanken gewöhnen, dass ihr Stuhlgang in einen Beutel läuft. Viele haben Angst, dass Menschen in ihrer Umgebung durch unangenehme Gerüche oder peinliche Geräusche belästigt werden könnten. Pflegende sollten empathisch auf die Fragen und Sorgen der betroffenen Menschen eingehen.

Einen Stomabeutel wechseln

Ein Stoma wird mit einem Stomabeutel und einer Hautschutzplatte versorgt. Die Hautschutzplatte klebt auf der Haut rund um das Stoma. Der Beutel wird an der Hautschutzplatte befestigt. Wenn die Hautschutzplatte und der Stomabeutel untrennbar miteinander verbunden sind, ist das ein **einteiliges System.** Wenn der Stomabeutel von der Hautschutzplatte abgetrennt werden kann, handelt es sich um ein **zweiteiliges System.**

System	Vorteile	Nachteile
einteilig 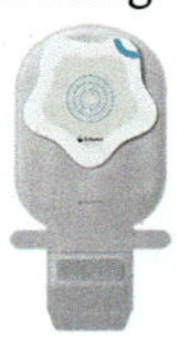	• wird oft als hygienischer beurteilt • besonders flach und deshalb unauffälliger	hautreizend, da immer das gesamte System gewechselt wird
zweiteilig 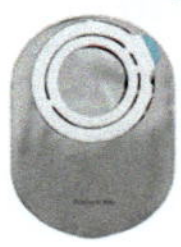	• Wechsel weniger zeitaufwendig, da nur der Beutel gewechselt wird • hautschonender	auffälliger als ein einteiliges System

Tab. 1 Vorteile und Nachteile der Stomaversorgungssysteme

Geschlossene Beutel sind für den Einmalgebrauch bei einem festen Stuhl geeignet. Für einen unregelmäßigeren und flüssigeren Stuhlgang gibt es Beutel zum Ausstreichen bzw. mit einem Ablassventil. Dieser kann entleert und wiederverwendet werden.

Menschen mit künstlichem Darmausgang lernen schrittweise, ihr Stoma selbst zu versorgen.

> **Wichtig**
> Für den richtigen Umgang mit dem Stoma sollte man eine speziell weitergebildete Stomatherapeutin hinzuziehen.

Bei Betroffenen, die noch nicht in der Lage sind, ihr Stoma selbst zu versorgen, übernehmen die Pflegenden diese Aufgabe. Zunächst sieht die betroffene Person vor einem Spiegel bei der Versorgung zu. Nach und nach lernt sie, die einzelnen Schritte selbst durchzuführen:

- Materialien griffbereit legen (neuer Stomabeutel bei zweiteiligem System, Hautschutzplatte, Stomabeutel und Schere bei einteiligem System, ggf. Handschuhe, Kompressen, Schutzcreme, Abwurf)
- den alten Stomabeutel entfernen, je nach System mit/ohne Hautschutzplatte
- das Stoma mit weicher Kompresse und klarem Wasser reinigen
- die an das Stoma grenzende Haut mit Hautschutzcreme pflegen, Klebeflächen sollten aber fettfrei bleiben
- das Stoma ausmessen und die Platte passend zuschneiden
- die neue Platte aufkleben; wenn es sich um ein zweiteiliges System handelt, den Beutel an der Platte fest einklicken.
- Stomasystem auf guten Sitz und Dichtigkeit prüfen
- Materialien aufräumen

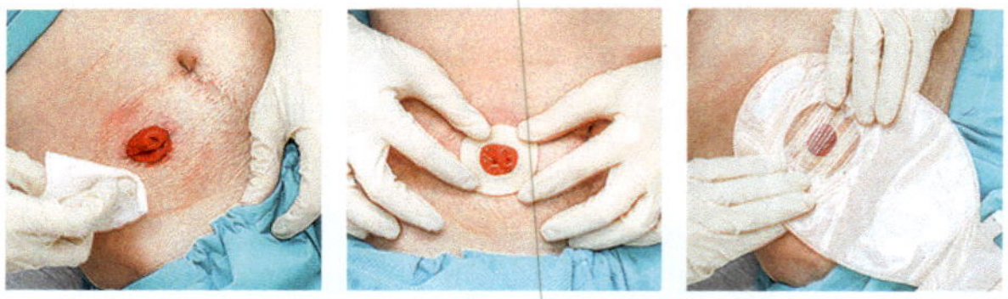

Abb. 1–3 Stomaversorgung mit zweitteiligem System: 1. Reinigen, 2. Hautschutzplatte kleben, 3. Stomabeutel anbringen

Das Stomaversorgungssystem sollte gewechselt werden, wenn

- das System undicht ist bzw. sich die Hautschutzplatte von der Haut löst.
- die Haut unter der Hautschutzplatte gereizt, gerötet, entzündet ist oder schmerzt.
- der Aktivkohlefilter, der den Geruch eindämmt, verbraucht ist.
- der Stomabeutel voll ist (bei Einmalsystem).

> **Wichtig**
> Die gesetzlichen Krankenkassen übernehmen die Grundversorgung für die Stomaversorgung. Zusätzliche Materialien müssen Betroffene selbst bezahlen.

Alltagsberatung
Pflegende beraten Betroffene zum Leben mit einem Stoma.

Ernährungstipps: Menschen mit einem künstlichen Darmausgang müssen keine besondere Diät einhalten. Sie können ein Ernährungstagebuch führen, um herauszufinden, was sie gut vertragen und was nicht. Empfohlen wird,
- mehrere kleinere Portionen über den Tag zu verteilen.
- Essen schonend zuzubereiten (z. B. dünsten).
- wenig zu würzen bzw. scharf zu essen.
- möglichst auf blähende, stopfende, fette oder abführende Lebensmittel verzichten.

Sport und körperliche Betätigung: Es sollten keine Sportarten betrieben werden, welche die Bauchmuskulatur übermäßig beanspruchen (z. B. Kraftsport). Ausdauersportarten sind gut geeignet. Beim Schwimmen, Baden und Duschen kann die Stomaversorgung anbehalten werden. Es gibt spezielle Schwimm- und Badegürtel bzw. Stomakappen, die das Stoma schützen.

Leben mit Stoma
Mehr Information für Betroffene und Angehörige unter: www.stoma-welt.de/leben-mit-stoma/

2.9.11 Menstruation

Definition
Menstruation ist die Blutung aus der Gebärmutter. Sie tritt ungefähr alle 28 Tage auf und dauert zwischen drei und sieben Tagen. Die regelmäßig wiederkehrenden Abläufe in diesem Zeitraum bis zur Blutung sind der **Menstruationszyklus**. Andere Begriffe für Menstruation: Regelblutung, Regel, Monatsblutung, Periode.

Die Eierstöcke enthalten Eizellen. Sie sind in kleinen Bläschen eingeschlossen. Wenn ein Mädchen in die Pubertät kommt, sorgen Geschlechtshormone dafür, dass eine Eizelle heranreift. Zur Mitte des Menstruationszyklus, also am 14. Tag, verlässt die Eizelle den Eierstock. Das ist der Eisprung. Die Eizelle wird dann über den Eileiter in die Gebärmutter transportiert. Auf dem Weg dorthin kann sie mit einer männlichen Samenzelle verschmelzen: Sie wird befruchtet. Ist das der Fall, nistet sich die Eizelle in der Gebärmutterschleimhaut ein. Die Frau ist dann schwanger. Wenn keine Befruchtung stattfindet, wandert die Eizelle in die Gebärmutter und wird mit der nächsten Monatsblutung ausgeschieden.

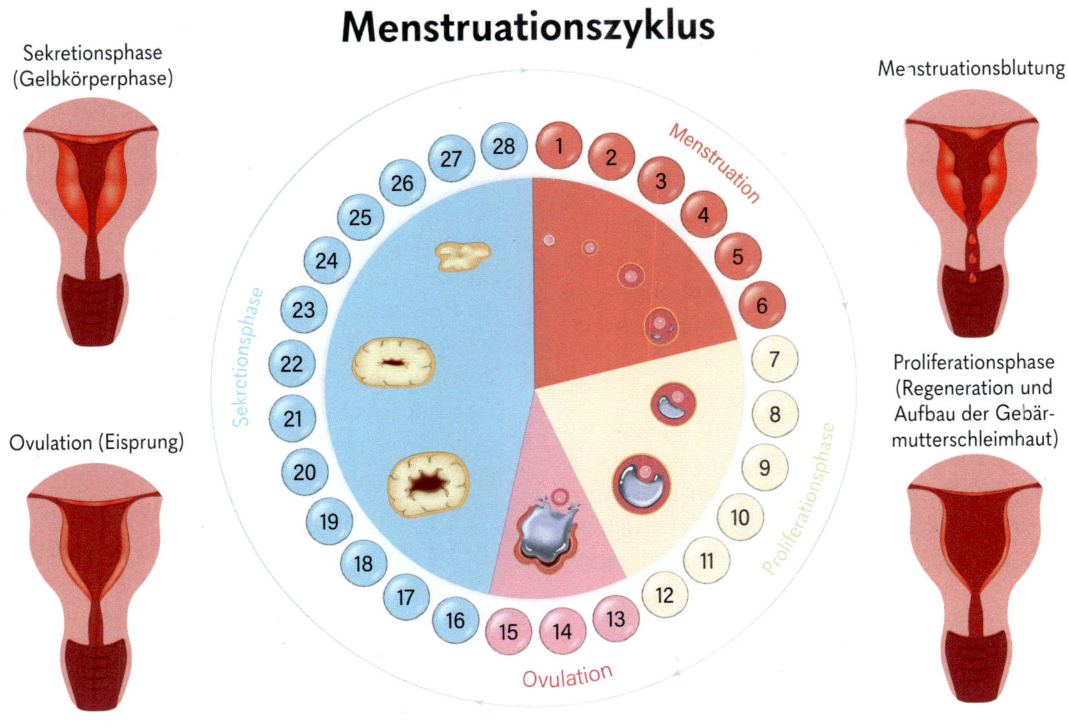

Abb. 4 Phasen im Menstruationszyklus (Tag 1 bis 28) mit Veränderungen der Gebärmutterschleimhaut

Jeden Monat bereitet sich die Gebärmutterschleimhaut auf eine mögliche Schwangerschaft vor. Sie ist dafür da, um die Eizelle mit Nährstoffen für das Heranwachsen des Embryos zu versorgen. Ist eine Frau nicht schwanger, wird die Schleimhaut mit 20–60 ml Blut über die Vagina ausgeschieden.

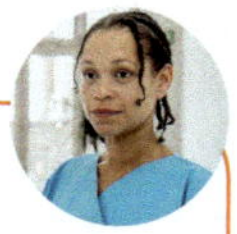

Video-Tipp von Ingrid
„Es gibt ein Video: *Der Menstruationszyklus.*"

Diversität
Die Welthungerhilfe sagt, dass in vielen Ländern und Kulturen dieser Welt Millionen von Frauen und Mädchen wegen der Menstruation stigmatisiert und vom alltäglichen Leben ausgeschlossen werden. Wenn sie ihre Regelblutung haben, dürfen sie z. B. nicht zur Schule oder Kirche gehen und müssen sich teilweise von der Familie isolieren.

Menstruation beobachten

Beobachtungskriterien für die Menstruation sind:
- Länge des Menstruationszyklus (z. B. 28 Tage)
- Zyklusregelmäßigkeit (z. B. Regelblutung kommt immer in gleichen zeitlichen Abständen)
- Blutungsdauer (z. B. 7 Tage oder kürzer/länger)
- Blutungsstärke (z. B. gering, stark, tägliche Anzahl an benutzten Binden)

Beispiele für Menstruations-/Zyklusbeschwerden:
- **Prämenstruelles Syndrom** (PMS): Es umfasst mehrere körperliche und psychische Beschwerden einige Tage vor der Menstruation, z. B. Spannungsgefühl in den Brüsten, Schmerzen im Unterbauch und Rücken, Schlafstörungen, Hautunreinheiten, Heißhungerattacken, Konzentrationsschwäche, Stimmungsschwankungen. Die Ursache ist unklar.
- **Dysmenorrhö** (schmerzhafte Regelblutung): Sie kann durch das Zusammenziehen und Entspannen der Gebärmutter ausgelöst werden. Organische Ursachen sind z. B. Durchblutungsstörungen im kleinen Becken, eine zur Wirbelsäule geneigte Gebärmutter, Myome (gutartige Wucherungen der Gebärmutter).
- **Hypermenorrhö** (zu starke Regelblutung): Sie liegt dann vor, wenn ein Tampon sich innerhalb von zwei Stunden vollsaugt und gewechselt werden muss und/oder Blutklumpen (Koagel) im Menstruationsblut sind. Sie hat meistens organische Ursachen, z. B. hormonelle Veränderungen in den Wechseljahren oder Erkrankungen der Gebärmutter.
- **Menorrhagie:** Die Blutung dauert länger als sechs Tage an. Dadurch kann es zu vermehrtem Blutverlust, Abgeschlagenheit und Müdigkeit kommen. Die Menorrhagie hat meistens organische Ursachen.

Wichtig
Der Blutverlust bei Hypermenorrhö und Menorrhagie kann zu einer Anämie (Blutarmut) führen, die behandelt werden sollte.

- **Amenorrhö** (Ausbleiben der Menstruation): Vor der ersten Regelblutung (Menarche), während der Schwangerschaft, in der Stillzeit und nach den Wechseljahren (Klimakterium) ist das Ausbleiben der Regelblutung normal. Ein niedriges Körpergewicht, Stress, Magersucht und Erkrankungen des Gehirns können ebenfalls eine Amenorrhö verursachen.

Bei der Menstruation unterstützen

Über Menstruation sprechen: Pflegende sollten Mädchen und Frauen das Gefühl geben, dass die Menstruation etwas ganz Natürliches ist.

PMS vorbeugen: Pflegende können Betroffene darüber informieren, dass eine gesunde Ernährung und regelmäßige körperliche Betätigung prämenstruellen Beschwerden vorbeugt. Auch kann dazu motiviert werden, ein gynäkologisches Beratungsgespräch in Anspruch zu nehmen, vor allem um dauerhafte Beschwerden abklären zu lassen.

Schmerzen lindern: Wärmeanwendungen wie warme Duschen und Kirschkernkissen wirken krampflösend. Krampflösende Kräuterteemischungen und Bauchmassagen im Uhrzeigersinn können ebenfalls Schmerzen lindern. Leichte Kost und der Verzicht auf Nikotin und Alkohol können die Schmerzen reduzieren. Wenn dies nicht ausreicht, können Pflegende nach ärztlicher Verordnung Schmerzmittel verabreichen.

Hygieneartikel: Menstruationsartikel sollten diskret, leicht und sicher anzuwenden sein und im Alltag wenig einschränken. Es gibt unterschiedliche Produkte für die individuellen Bedarfe und Vorlieben.

Binden 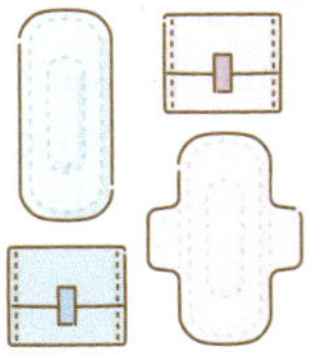	• aufsaugende Vorlagen aus Baumwolle zum Einlegen oder Einkleben in den Slip • verschiedene Stärken und Größen, mit und ohne Seitenflügel als Auslaufschutz • Einmalprodukt
Tampons 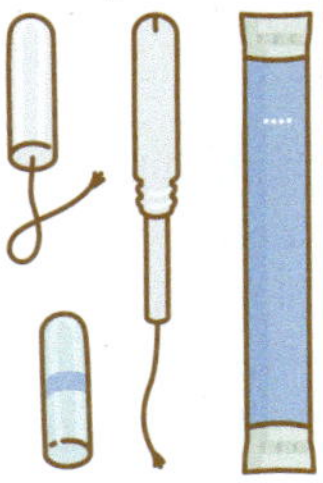	• längliches, aufsaugendes Baumwollgebinde zum Einführen in die Scheide • je nach Blutungsstärke verschiedene Modelle • mithilfe eines Bändchens kann der Tampon wieder aus der Scheide gezogen werden • Einmalprodukt
Menstruationstassen 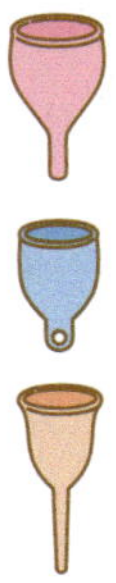	• Auffangschale aus Silikon oder Kautschuk • wird gefaltet in die Scheide eingeführt und fängt Blut auf • wird nach Bedarf im Waschbecken oder in der Toilette ausgeleert und mit Wasser ausgespült • kann bis zu 10 Stunden getragen werden • wiederverwendbar, umweltschonend
Periodenunterwäsche 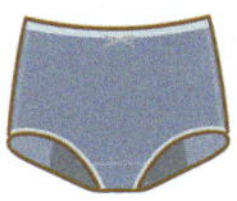	• ähnelt normalem Slip • hat im Schritt mehrere Lagen, die das Blut aufsaugen und binden • Saugstärke entspricht der von 2–4 Tampons • nach dem Waschen (mind. bei 60 Grad) wiederverwendbar

Tab. 1 Hilfsmittel für die Menstruation

Diversität

Da viele Mädchen und Frauen in vielen Teilen der Welt das Geld nicht haben, um sich Hygieneartikel zu kaufen, können viele von ihnen während der Periode nicht arbeiten oder die Schule besuchen. Damit wird die Menstruation zum Armutsrisiko.

2.9.12 Schweiß

Definition

Schweiß ist ein wässriges, saures Sekret, das von den Schweißdrüsen produziert und ausgeschieden wird. Diesen Vorgang bezeichnet man als Schwitzen. Der Fachbegriff für Schwitzen ist **Transpiration.**

Schwitzen trägt zur Wärmeregulation des Körpers bei. Wenn es uns warm wird, sondern die Schweißdrüsen, die überall in der Haut sind, eine wässrige Flüssigkeit ab. Diese Flüssigkeit bildet einen dünnen Film auf der Haut. Der Film verdunstet an der Luft. Beim Verdunsten entsteht Kälte, das kühlt den Körper.

Schweiß besteht zu 99 % aus Wasser. Weitere Bestandteile sind Salz, Harnsäure und Ammoniak. Der Schweiß schützt mit seinem sauren pH-Wert vor dem Eindringen von Krankheitserregern. An einem normalen Tag ohne hohe Temperaturen sondern wir ca. 500 ml Schweiß ab. Wenn es sehr warm ist und wir uns zudem viel bewegen, kann es aber auch sehr viel mehr sein.

Die meisten Schweißdrüsen sitzen in den Achselhöhlen, an den Handflächen und Fußsohlen. Frischer Schweiß ist geruchsarm. Erst wenn er sich mit den Bakterien auf der Haut verbindet, wird der Geruch unangenehm.

Schweiß beobachten

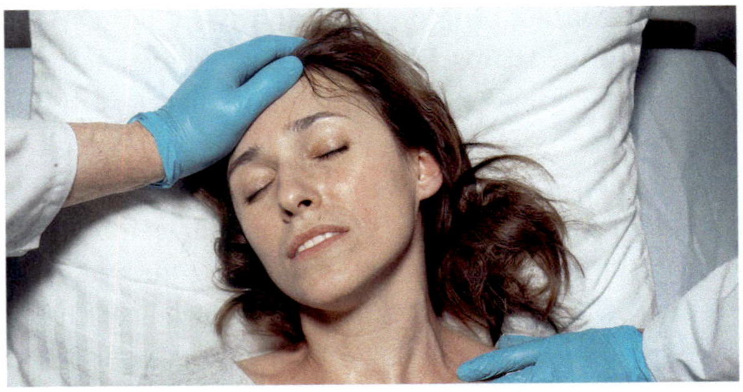

Abb. 1 Plötzlicher kalter Schweiß mit Unwohlsein und Blässe können ein Alarmsignal für Herz-Kreislauf-Probleme sein.

Abweichungen vom normalen Schwitzen können auf eine Erkrankung hinweisen:

- **Kalter, kleinperliger Schweiß** kann durch einen Schock (▷ S. 501) oder durch eine Unterzuckerung ausgelöst werden.
- Plötzlich auftretende **Kaltschweißigkeit** kann auf einen Herzinfarkt (▷ S. 503) hindeuten.

Wichtig
Wenn Pflegende einen kaltschweißigen Menschen antreffen, sollten sie umgehend die Vitalzeichen und den Blutzucker kontrollieren und ärztliche Hilfe holen, da ein medizinischer Notfall vorliegen könnte.

- **Nachtschweiß,** das vermehrte Schwitzen in der Nacht bzw. im Schlaf, tritt z. B. bei HIV, Schilddrüsenerkrankungen und Depressionen auf.
- **Hyperhidrose** (vermehrtes Schwitzen am Tag) kann ohne erkennbare Ursache auftreten oder ausgelöst werden durch z. B. Hormonumstellungen in den Wechseljahren, Stress.
- Zu **Hypohidrose** (ungenügende Schweißproduktion) kann es bei Stoffwechselerkrankungen (z. B. Diabetes mellitus), Nervenschädigungen und Niereninsuffizienz kommen.
- **Anhidrose** (fehlende Schweißbildung) ist meistens genetisch bedingt.

Wichtig
Menschen mit einer Anhidrose haben bei hohen Temperaturen eine erhöhte Gefahr für Fieber oder einen Hitzschlag.

Pflegemaßnahmen bei vermehrtem Schwitzen

- **Flüssigkeitszufuhr:** Menschen, die stark schwitzen, verlieren Flüssigkeit. Deshalb sollten Pflegende sie motivieren/auffordern, genug zu trinken.
- **Waschungen/Umschläge:** Häufiges Abwaschen des Schweißes mit Wasser vermindert die Geruchsbildung. Stark schwitzende Hautbereiche mit Salbeitee abzuwaschen, wirkt schweißhemmend.
- **Kleidung anpassen und wechseln:** Wer viel schwitzt, sollte luftige, locker sitzende Kleidung aus Naturfasern (z. B. Baumwolle, Leinen, Seide) anziehen. Kunstfasern und zu eng anliegende Kleidung können zu einem Hitzestau führen. Durchgeschwitzte Kleidung und Bettwäsche sollten zeitnah gewechselt werden. Das erhöht das Wohlbefinden der betroffenen Person und wirkt einer Unterkühlung entgegen.
- **Pflegeprodukte nutzen:** Deoroller mit antitranspiranter Wirkung und frischem Duft können frühzeitig aufgetragen das Wohlbefinden steigern, ebenso zwischenzeitliche Erfrischungen mit eigenen, gewohnten Körperpflegeprodukten. Auf fettreiche Cremes sollte man verzichten.
- **Kühle Umgebung:** Menschen, die nicht schwitzen können oder schnell übermäßig schwitzen, sollten dazu beraten werden, sich bei hohen Temperaturen im Schatten bzw. an kühlen Orten aufzuhalten. Unterwegs können auch feuchte Microfasertücher für Abkühlung sorgen.

2.9.13 Erbrechen

Definition
Beim **Erbrechen (Emesis)** wird der Mageninhalt (selten Darminhalt) **unwillkürlich** und **reflexartig** aus dem Magen durch den Mund ausgeworfen. Ursachen sind meist Unverträglichkeiten oder Erkrankungen. Erbrechen kann aber auch absichtlich **(willkürlich)** herbeigeführt werden durch Auslösen des **Würgereflexes**. Das Gefühl vor dem Erbrechen nennt man Brechreiz. Das Erbrechen wird vom Brechzentrum im Hirnstamm gesteuert.

Unwillkürliches, reflexartiges Erbrechen ist ein wichtiger, natürlicher Schutzmechanismus des Körpers. Er sorgt dafür, dass schädliche oder giftige Substanzen schnell aus dem Magen entfernt werden, bevor sie weiter in den Verdauungstrakt gelangen und Schaden verursachen.

Beobachtungskriterien

Erbrechen kann ein Hinweis auf eine bestimmte Erkrankung sein, die rasch zu einer Notfallsituation werden kann. Pflegende beobachten und dokumentieren das Erbrechen daher genau anhand von Kriterien:

- **Menge** (z. B. wenig bis massiv, ggf. ml-Angabe in Spuckbeutel, Nierenschale)
- **Zeitpunkt und Häufigkeit** (z. B. morgens, vor oder nach bestimmten Mahlzeiten, Medikamentengaben, einmalig oder mehrfach täglich)
- **Art und Weise des Erbrechens** (z. B. still, würgend, plötzlich, schwallartig)
- **Aussehen** (Farbe, Konsistenz und Beimengungen)
- **Geruch** (z. B. säuerlich, süßlich, nach Stuhlgang riechend)
- **Symptome vor/beim Erbrechen:** z. B. Übelkeit, Bauchkrämpfe, Schwindel, Kopfschmerzen, Diarrhö

Beobachtungen von und beim Erbrechen	Mögliche Ursachen
plötzlich auftretend mit Übelkeit, Bauchschmerzen, teilweise Diarrhö	Magen-Darm-Infekte (z. B. durch Noroviren)
blutig-schwarz, kaffeesatzartig und plötzlich/schwallartig	akute Magenblutung, Magengeschwüre, Krampfadern in der Speiseröhre (Ösophagusvarizen), Tumore
kot-/stuhlartig, übelriechend	Darmverschluss (Ileus)
nach bestimmten Speisen, Medikamentengaben	Unverträglichkeit, Allergie, Nebenwirkung von Arzneimitteln
nach fast jedem Essen, mit Bauchschmerzen, Bauchkrämpfen	akute Magenschleimhautentzündung (Gastritis)
säuerlich riechende, angedaute Nahrungsreste, direkt nach dem Essen bzw. bei Kindern nach Stillen/Flaschennahrung	Verengung des Magenausgangs (Pylorusstenose)
nüchtern, häufig morgens bzw. bei bestimmten Gerüchen	Schwangerschaft (meist erstes Drittel)

Tab. 1 Beispiele für Beobachtungen von und beim Erbrechen mit möglichen Ursachen

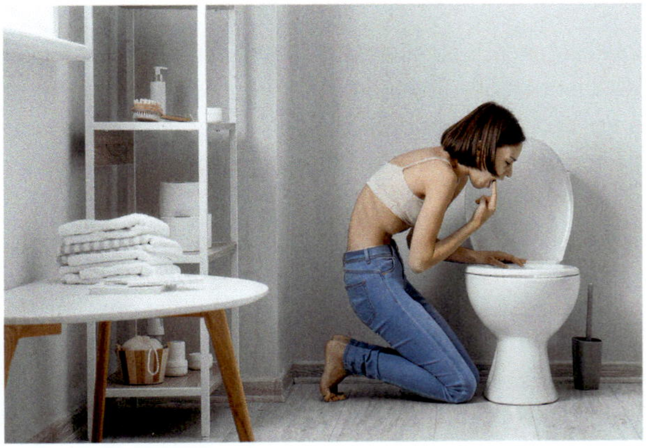

Abb. 1 Bei Bulimie wird das Erbrechen absichtlich herbeigeführt aus Angst, an Gewicht zuzunehmen.

Folgen und Komplikationen

Starkes und länger anhaltendes Erbrechen kann zu folgenden Komplikationen führen:
- Dehydration (Flüssigkeitsmangel),
- Hypoglykämie (Unterzuckerung, v. a. bei Diabetes mellitus)
- Herzrhythmusstörungen durch Elektrolytverluste (z. B. niedrige Natrium- und Kaliumwerte).
- Verätzungen der Speiseröhre und Zahnschäden durch aufsteigende Magensäure
- Gewichtsverlust/Untergewicht

Pflegemaßnahmen

Wichtig
Erbrochenes ist potenziell infektiös. Bereits der Kontakt mit kleinsten Erregerpartikeln oder das Einatmen von Aerosolen kann ansteckend sein! Pflegende schützen sich und andere, indem sie bei Erbrechen stets Schutzkleidung tragen, wie Handschuhe, Mundschutz, Überziehkittel/Einmalschürzen.

Bei Erbrechen legen Pflegende Schutzkleidung an und unterstützen Betroffene, indem sie
- beim Aufsetzen oder Positionieren in Seitenlage helfen, damit der Mageninhalt aus dem Mund ablaufen kann. Das beugt einer Aspiration vor.
- bei Bedarf auch Kopf und Nacken stützen und lange Haare nach hinten halten bzw. zusammenbinden.
- Auffangbehälter (z. B. Nierenschale, Spuckbeutel, Schüssel oder Eimer) in Reichweite stellen bzw. halten und bei Bedarf schnell wechseln.
- Zellstoff, Waschlappen, Tücher zum Abwischen bereitlegen/anreichen.
- Handtuch oder Einmalunterlage als Schutz vor Erbrochenem auf Kleidung und Bett legen.
- bei frischen Wunden im Bauchbereich mit der flachen Hand einen Gegendruck ausüben, um Schmerzen und Hautspannung zu minimieren.
- die Person nicht allein lassen, beruhigen und Ruhe ausstrahlen.

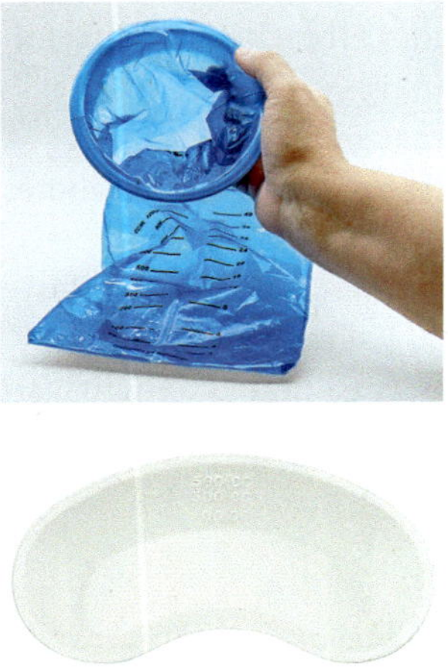

Abb. 1 und 2 Hilfsmittel bei Erbrechen: Spuckbeutel und Nierenschale mit Messanzeige in ml

Nach dem Erbrechen unterstützen Pflegende die Betroffenen, indem sie
- einen kühlen, nassen Waschlappen für das Reinigen von Gesicht und Händen anbieten bzw. dabei helfen.
- einen feucht-kalten Waschlappen auf die Stirn legen. Das wird als wohltuend empfunden.
- einen Becher kaltes Wasser reichen, um sich den Mund auszuspülen, bzw. Mundpflege mit Zähneputzen anbieten/durchführen.
- beim Hinlegen/Positionieren im Bett unterstützen. Erbrechen ist anstrengend und kreislaufbelastend, Betroffene sollten sich danach schonen.
- beschmutzte Kleidung und Bettwäsche wechseln.
- Fenster öffnen und lüften.
- Vitalwerte kontrollieren (Puls, Blutdruck, Temperatur) und den Blutzucker messen, um mögliche Zustandsverschlechterungen rechtzeitig zu erkennen.
- Erbrochenes zügig abdecken und in der Fäkalienspüle bzw. der Toilette entsorgen.
- auffällig Erbrochenes zur genauen Begutachtung bzw. Probenentnahme abgedeckt und gekennzeichnet im unreinen Arbeitsraum kurzzeitig aufbewahren.
- beschmutzte und potenziell kontaminierte Ablageflächen oder Fußböden reinigen und wischdesinfizieren.
- Bedarfsgegenstände und Rufanlage in Reichweite hinlegen.
- nach ärztlicher Rücksprache ggf. ein Medikament gegen Übelkeit und Erbrechen (Antiemetika) geben, z. B. in Form von Zäpfchen, Tropfen.

Wichtig
Pflegende müssen genau darauf achten, was sie während und nach dem Erbrechen von Pflegebedürftigen berühren. Berührte Flächen gelten als kontaminiert und müssen wischdesinfiziert werden. Nach dem Ausziehen und Entsorgen der Schutzkleidung waschen und desinfizieren Pflegende sich die Hände.

2.9.14 Mit Ekelgefühlen umgehen

Definition
Ekel ist ein Gefühl starker Abneigung oder Widerwillen.

Ekel löst einen typischen Gesichtsausdruck aus, der überall auf der Welt erkannt wird. Deswegen spricht man auch von einem universellen Gefühl. Ekel wird oft von körperlichen Symptomen wie Schweißausbrüchen, Übelkeit und Brechreiz begleitet.

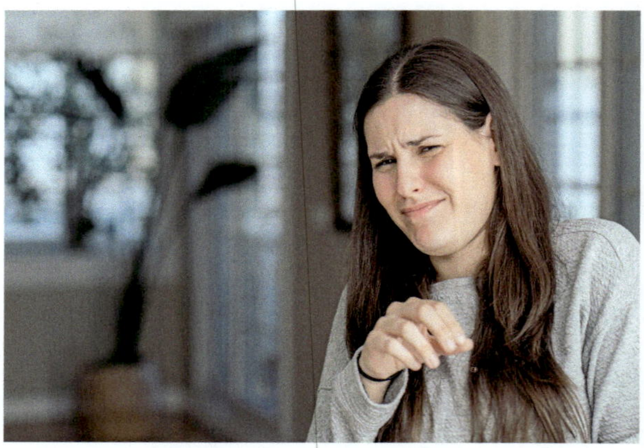

Abb. 3 typischer Gesichtsausdruck bei Ekel

Die Fähigkeit, sich ekeln zu können, ist angeboren. Ekel wird jedoch erst ab einem Alter von zwei bis vier Jahren empfunden. Das bedeutet, dass Kinder lernen, sich vor bestimmten Dingen bzw. Situationen zu ekeln.

Beispiel
Frau Khan sieht ihrem einjährigen Sohn Karim dabei zu, wie er den Kot in seiner Windel mit den Fingern untersucht und danach in den Mund steckt. Sie ekelt sich so sehr, dass sie fast nicht in der Lage ist, ihn zu säubern.

Diversität
Gerade bei Speisen zeigt sich, dass Ekelgefühle auch kulturell beeinflusst werden. Was in dem einen Land eine Delikatesse ist, davor ekeln sich Menschen aus anderen Ländern, z. B. vergorener Hering (Schweden).

Ekel hat eine Schutzfunktion. Er hindert uns z. B. daran, potenziell gefährliche Lebensmittel zu essen und krank zu werden. Wovor sich Menschen ekeln, ist verschieden.

Beispiel
Pflegeheimbewohner Urs Ommer ekelt sich beim Essen vor seinem Mitbewohner Hilbert Wind. Herr Wind schmatzt beim Essen, er spricht mit vollem Mund und benutzt lieber die Finger statt Besteck.

Es gibt in der Pflege viele Situationen, die Ekel hervorrufen können:
- Ausscheidungen, z. B. Erbrochenes, Kot, Blut
- Verwesendes, z. B. Leichen
- Faulendes, z. B. verdorbenes Obst
- Gerüche, z. B. von Schweiß, eitrigen Wunden

Auch Verhaltensweisen können Ekel auslösen. Menschen können sich ekeln, wenn sie über sexualisierte Gewalt an Kindern erfahren. Sie können sich auch ekeln, wenn sie sehen, wie andere Menschen übermäßig Genussmittel konsumieren, oder wenn sie hören, dass Menschen respektlos über andere sprechen. Forschende sprechen in diesen Fällen von einem moralischen Ekel, der unsere Seele schützen soll.

Ekelmanagement

Definition
Den bewussten Umgang mit Ekelgefühlen nennt man **Ekelmanagement**.

Im privaten Alltag ist es möglich, Dingen und Situationen, die Ekel auslösen, aus dem Weg zu gehen. Das ist in der Pflege oft nicht der Fall. Pflegende kommen bei der Unterstützung von Pflegebedürftigen ständig in Berührung mit fremden Körpern, Ausscheidungen, unangenehmen Gerüchen oder auch Verhaltensweisen. Manche haben im Umgang damit Strategien entwickelt, die nicht sinnvoll sind und ihren pflegebedürftigen Menschen erheblichem Schaden zufügen (siehe Tab. 1). Pflegende sollten daher sich selbst reflektieren und lernen, bewusst mit ihren Ekelgefühlen umzugehen.

Verhalten von Pflegenden in ekelbelastenden Situationen ...	... und ihre Folgen für Pflegebedürftige
Abwarten, Vernachlässigen oder Ignorieren z. B. durch Verlassen des Zimmers (unterlassene Hilfeleistung)	bekommen verspätet oder keine Hilfe, erleiden Schaden
übertriebener Einsatz von Pflegemitteln, Raumsprays	Situation wird als noch schlimmer ekelhaft erlebt, Gefahr von allergischen Reaktionen
schnelles Arbeiten/Beseitigen mit grobem Anfassen bis hin zu weiterer körperlicher Gewalt	Schmerzen und Schamgefühl werden vernachlässigt bis hin zum Erleben psychischer und körperlicher Misshandlung
Hoffen auf Gewöhnung und Unterdrückung eigener Ekelgefühle bis hin zum „Abstumpfen"	Gefühle (u. a. Schmerzen, Scham, Ängste, Sorgen) werden weniger oder gar nicht wahrgenommen, psychische Gewalt
erwachsene Pflegebedürftige werden wie Kinder behandelt und angesprochen (Infantilisierung)	Entwürdigung, Erniedrigung, Abwertung
Witze reißen, sich lustig machen, Ironie	Gefahr der Entwürdigung, Abwertung

Tab. 1 Negative Verhaltensweisen (Strategien) im Umgang mit Ekel und ihre Folgen für Pflegebedürftige

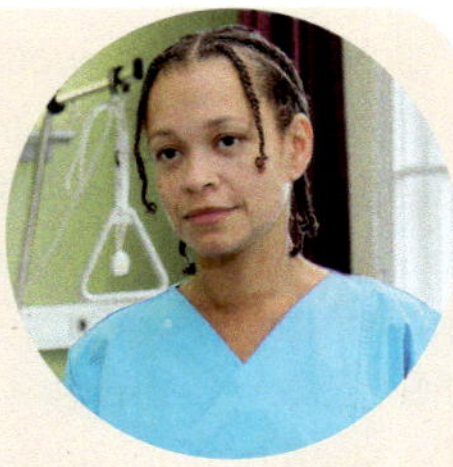

Beispiel
„Ich höre oft von Pflegebedürftigen oder Angehörigen, dass ich mich ja bestimmt vor gar nichts ekle. Schließlich sehe ich so etwas jeden Tag und habe mir den Beruf ausgesucht. Manchmal fügen sie auch noch hinzu: Also, ich könnte das nicht, anderen den Po abwischen oder Spucknäpfe leeren. Das verletzt mich und macht mich traurig. Natürlich habe ich Ekelgefühle. Und jeder hat doch seine persönlichen Grenzen. Der eine im Team findet z. B. Erbrechen ekliger als eine Urinflasche zu wechseln. Was für mich aber immer wichtig ist und mir hilft: Ich stelle mir vor, wie es mir selbst als Pflegebedürftige ergehen würde. Wie würde ich mich fühlen, wenn ich mich z. B. übergeben müsste oder verschwitzt und bewegungslos nach einer Operation im Bett liege? Wie würde ich in der Situation dann behandelt werden wollen?"

! Wichtig
Ekelgefühle sollten nicht dauerhaft unterdrückt werden. Dieser Bewältigungsmechanismus kann mit der Zeit zu aggressivem Verhalten und Gewalt gegenüber den pflegebedürftigen Menschen und zu einem Burn-out führen.

Ein erfolgreiches Ekelmanagement kann nur durch ein Zusammenspiel verschiedener Ebenen gelingen: institutionelle Ebene (Rahmenbedingungen in einer Pflegeeinrichtung) und personelle Ebene (Team und Einzelperson).

Beispiele auf **institutioneller Ebene:**
- Schutzkleidung (u. a. Handschuhe, Mund-Nasen-Schutz) steht in ausreichender Anzahl und Qualität bereit, mit denen man Distanz wahren und sich vor Infektionen schützen kann.
- Personalumkleiden mit Bad/Dusche ermöglichen, dass man sich im und nach dem Dienst waschen, seine Kleidung wechseln (Infektionsprävention) und sich auch hygienisch gut fühlen kann.
- Angebot an Fortbildungen und Fallbesprechungen zur Bewältigung besonders belastender Situationen
- Pausen- und Entspannungsräume

Beispiele auf **persönlicher Ebene:**
- sich bewusst werden über die ekelauslösenden Situationen und darüber im Team sprechen
- herausfinden, welche Faktoren den Ekel verstärken bzw. verringern, und Maßnahmen ergreifen (z. B. bei unangenehmen Gerüchen den Mund-Nasen-Schutz mit einem Deo/Duft benetzen, Zimmer lüften)
- zu zweit arbeiten oder sich abwechseln
- nach körpernahen Tätigkeiten körperferne Aufgaben erledigen (z. B. Dokumentation)
- auf Pausen achten
- positive Rituale nach dem Dienst schaffen, z. B. Duschen, Bewegung an der frischen Luft

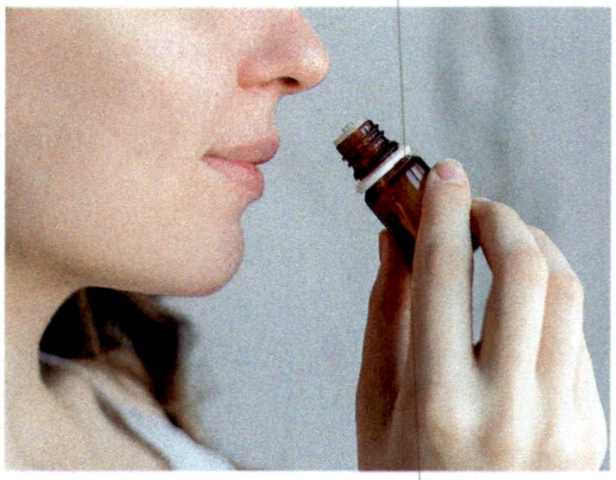

Abb. 1 Duftöle unter der Nase aufgetragen, können das Arbeiten in Pflegesituationen mit unangenehmen Gerüchen erleichtern.

Ekelauslösenden Situationen vorbeugen

Mit verschiedenen pflegerischen Maßnahmen können Situationen oder Dinge, die Ekel auslösen, vermieden werden. Dazu zählen z. B.:
- Menschen mit Übelkeit und Erbrechen ausreichend Materialien zur Verfügung stellen (z. B. Nierenschale, Zellstoff)
- Lebensmittel bedarfsgerecht lagern, sodass sie nicht verderben, schimmeln
- Ausscheidungen sofort abdecken, entsorgen und das Zimmer lüften
- Pflegebedürftigen rechtzeitig den WC-Gang ermöglichen, konsequente Kontinenzförderung
- auf eine ausreichende Flüssigkeitszufuhr bei Pflegebedürftigen in Abhängigkeit vom Gesundheitszustand achten, um stechenden Geruch von konzentriertem Urin zu vermeiden
- Wunden und Wundinfektionen durch hygienisches Arbeiten und Maßnahmen der Dekubitusprophylaxe vorbeugen
- situations- und bedarfsgerecht Körperpflegemaßnahmen, Kleidungs- und Bettwäschewechsel anbieten, durchführen bzw. dabei unterstützen, damit kein unangenehmer Schweiß- und Mundgeruch erst entsteht

„Bei Familie Müller war es so eklig!“

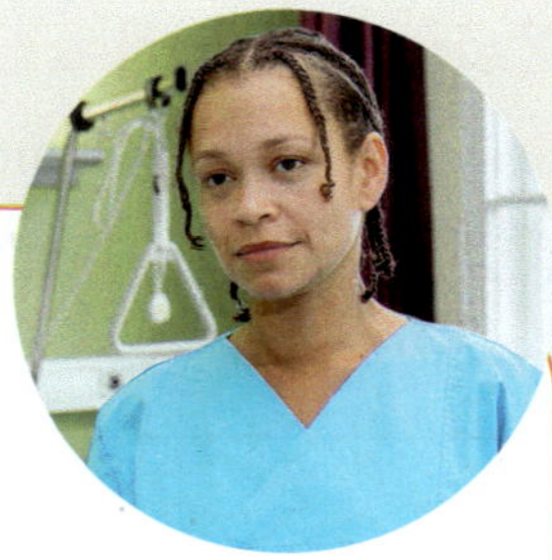

Fallsituation:

Ingrid nimmt an einer Besprechung zum Thema Umgang mit Ekel im Pflegealltag teil. Eine Pflegefachfrau aus dem ambulanten Bereich berichtet von ihrem Einsatz bei Familie Müller. Das pflegebedürftige Ehepaar wohnte im dritten Stock und hatte fünf Katzen. In der Wohnung roch es stechend nach Katzenurin. Auf fast allen Flächen waren Katzenhaare, auf dem Teppich eingetrocknete Kotspuren. Die Pflegefachfrau ekelte sich so sehr, dass sie sauer aufstoßen und fast brechen musste.

So hat sich die Pflegefachfrau verhalten:

Sie fragte die Müllers, ob es in Ordnung ist, ein Fenster zu öffnen. Doch die Müllers lehnten ab. Es sei ihnen zu kalt.

Sie bat darum, die Katzen während der pflegerischen Versorgung in ein anderes Zimmer zu bringen. Dem stimmten die Müllers nur widerwillig zu. Die Pflegefachfrau nahm sich ein Zitronenbonbon, das sie noch dabeihatte, und setzte sich einen Mund-Nasen-Schutz auf. Während der Versorgung erkundigte sie sich bei Herrn und Frau Müller, wie sie die Versorgung ihrer Katzen organisieren. Die Müllers sagten, dass sie Probleme haben, das schwere Katzenstreu in die Wohnung im 3. Stock zu tragen. Die Katzentoiletten leerten sie selten, weil das Katzenstreu so teuer und auch das Bücken anstrengend ist. Die Pflegefachfrau arbeitete schneller als sonst. Am nächsten Tag suchte sie das Gespräch mit der Pflegedienstleiterin (PDL). Sie sprach über ihre Ekelgefühle und ihren Eindruck, dass die Müllers Unterstützung im Haushalt und mit den Katzen brauchen. Die PDL vereinbarte daraufhin ein Beratungsgespräch mit dem Ehepaar Müller. Außerdem nahm sie die Pflegekraft erst mal aus der Tour mit dem Ehepaar Müller heraus.

Das war richtig, weil die Pflegefachfrau ...

- eine kurzfristige Lösung für ihre Ekelgefühle gesucht hat, um arbeitsfähig zu bleiben. Dabei spricht sie sich mit dem Ehepaar Müller ab und bleibt respektvoll.
- den unangenehmen Geruch dadurch minimiert und den Brechreiz etwas eingedämmt hat.
- sich bemüht hat, die Situation aus der Sicht des Ehepaars zu betrachten, und dabei den genauen Unterstützungsbedarf in Erfahrung brachte.
- dadurch schneller aus der ekelauslösenden Situation herauskam (nur kurzfristige Strategie).
- ihre Gefühle offen angesprochen hat und dabei für ihre persönliche Gesunderhaltung sorgte. Gleichzeitig hat sie ihre Beobachtungen zeitnah weitergegeben, welche die Situation langfristig für die Mitarbeitenden des Pflegedienstes, als auch für das Ehepaar Müller verbessern.

Impulsfragen:

- Wie hätte sich die Pflegefachfrau in der Situation mit dem Ehepaar Müller noch verhalten können?
- Wie hätten Sie persönlich das Ehepaar Müller auf die Wohnungssituation angesprochen?
- Welche Erfahrungen haben Sie mit ekelbelastenden Situationen gemacht? Welche Strategien haben Sie dabei angewandt bzw. würden Sie zukünftig anwenden?

Zeit zum Reflektieren ...

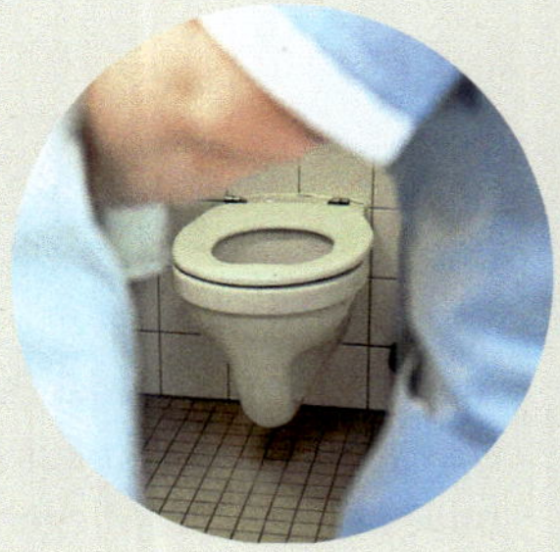

Schätzen Sie Ihre Kompetenzen ein: Wo fühlen Sie sich sicher? Wo möchten Sie noch mal nachlesen oder etwas vertiefen? Setzen Sie Ihre ganz persönlichen Häkchen für Ihre Lernerfolge.

Ich ...

- ☐ bin mir der Bedeutung einer physiologischen Ausscheidung bewusst.
- ☐ beschreibe die natürliche Harnausscheidung.
- ☐ zähle Merkmale des normalen Urins auf.
- ☐ nenne Abweichungen der Miktion.
- ☐ beschreibe die natürliche Darmentleerung.
- ☐ zähle Merkmale des normalen Stuhls auf.
- ☐ nenne Abweichungen der Defäkation.
- ☐ beschreibe den physiologischen Menstruationszyklus.

Ich ...

- ☐ bin sensibilisiert für die Folgen, welche Ausscheidungsstörungen für die betroffenen Menschen haben können.
- ☐ berücksichtige immer das Schamgefühl der zu pflegenden Menschen bei der Ausscheidung.
- ☐ wahre die Intimsphäre durch geeignete Maßnahmen.
- ☐ informiere Menschen altersgerecht und empathisch im Umgang mit Ausscheidungen.

Ich ...

- ☐ gebe Auffälligkeiten bei der Ausscheidung an eine Pflegefachperson weiter.
- ☐ reflektiere meine Haltung und eigenen Gefühle beim Umgang mit Ausscheidungen.
- ☐ gehe mit Ekelgefühlen professionell um.

Ich ...

- ☐ unterstütze Menschen mit einer Harn- und/oder Stuhlinkontinenz individuell, fachgerecht und empathisch.
- ☐ wähle geeignete Maßnahmen aus, um Menschen bei der Ausscheidung im Bett zu unterstützen.
- ☐ führe eine Zystitisprophylaxe durch.
- ☐ unterstütze Menschen mit einer Diarrhö.
- ☐ führe obstipationsprophylaktische Maßnahmen durch.
- ☐ fördere und erhalte die Kontinenz von Pflegebedürftigen mit individuell angepassten Maßnahmen.
- ☐ unterstütze Pflegebedürftige beim Toiletten-/Blasentraining.
- ☐ unterstütze Menschen mit einem Enterostoma bei der Ausscheidung.
- ☐ schätze die Schweißabsonderungen von Pflegebedürftigen ein.
- ☐ unterstütze Mädchen und Frauen während der Menstruation altersgerecht und symptombezogen.
- ☐ unterstütze bei Erbrechen alters- und fachgerecht.
- ☐ gehe mit Ausscheidungen hygienisch um.

3

Pflegeerfahrungen reflektieren – berufsbezogen kommunizieren

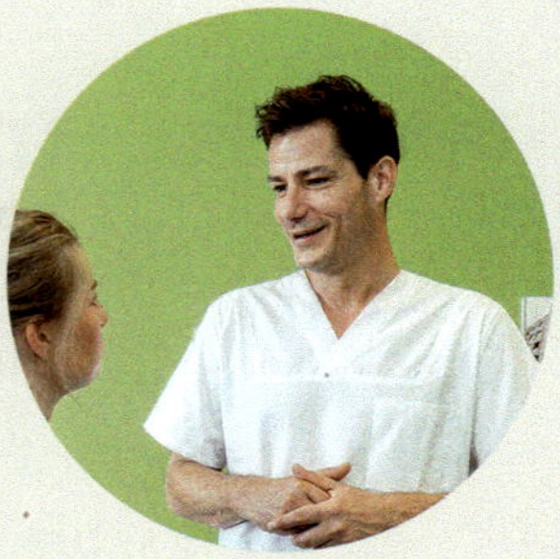

Ronny, 43 Jahre

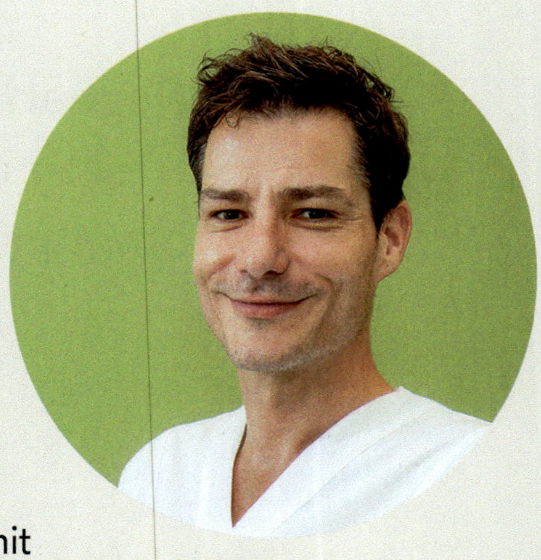

Ronny hat bereits als Zivildienstleistender in der Pflege gearbeitet, sich dann aber zunächst für einen anderen Berufsweg entschieden. So ganz hat er die Pflege aber nie verlassen und sich u. a. immer wieder in einem Pflegewohnheim engagiert. Jetzt ist er in der Ausbildung zur Pflegefachassistenz. Gute Kommunikation mit den zu Pflegenden, den Angehörigen und im Pflegeteam findet er für seine Arbeit wichtig.

„Ich möchte Menschen mit Worten erreichen“

„Ich sehe mich in meiner Rolle als Pflegefachassistent als die ausführende und helfende Hand für Pflegebedürftige. Mir ist wichtig, jeden einzelnen Menschen, so wie er ist, wahr- und ernst zu nehmen. Sie mögen es, wenn man höflich grüßt, freundlich und humorvoll ist und mit Respekt in ihre Privatsphäre eintritt. Mein Ziel ist: Ich möchte die Menschen mit meinen Worten erreichen, sie sollen sich wertgeschätzt und gut aufgehoben fühlen. Wie gerade dieser so wichtige Aufbau von Vertrauen sowie wertschätzenden und empathischen Beziehungen gelingen kann, thematisiert dieses Kapitel und auch der Interviewfilm *Beziehungen aufbauen* mit mir und weiteren Akteuren dieses Buches.

Manchmal bin ich auch von einer zu pflegenden Person geschockt oder irritiert. Dann gilt es, das richtige Verhältnis von Nähe und Distanz zu wahren. Man darf nichts persönlich nehmen, denn oft hat das Verhalten mit einem selbst wenig zu tun, sondern ganz andere Ursachen.

Die Arbeit im Pflegeteam habe ich bisher als positiv erlebt. Manchmal jedoch, wenn es sehr stressig ist, kann es schnell passieren, dass persönliche Grenzen verletzt werden. Mit Kritik und Konflikten dann immer professionell umzugehen, kann schon herausfordernd sein. Auch hier finden Sie in diesem Kapitel Hintergrundwissen und Strategien sowie verschiedene persönliche Erfahrungen im Interviewfilm *Kritik und Konflikte.*“

3.1 Eigene Erfahrungen im pflegerischen Handlungsfeld reflektieren

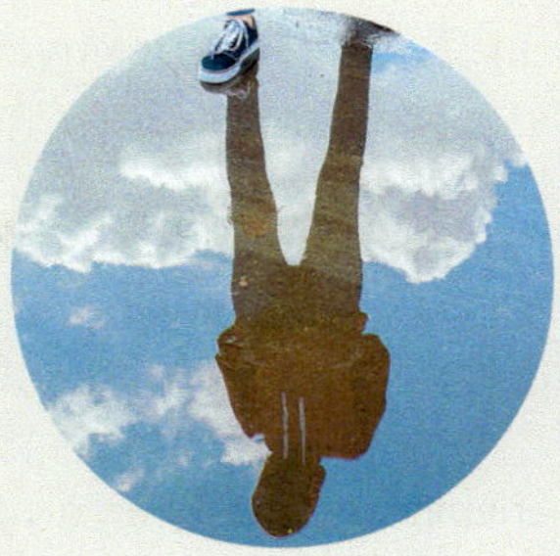

3.1.1 Sich und sein Handeln reflektieren

Definition
Reflektieren bedeutet, sich über etwas Gedanken zu machen, zurückzuschauen auf etwas oder sich mit etwas bewusst auseinanderzusetzen.

Reflexionsfähigkeit gilt als Schlüsselkompetenz, also als eine wichtige Fähigkeit in Ausbildung und Beruf. Um sich und sein Handeln verändern zu können, braucht es die Fähigkeit, auf Situationen zurückzuschauen und darüber nachzudenken, was gut und was weniger gut funktioniert hat.

Zur Reflexionsfähigkeit zählt auch, sich über die eigenen Werte bewusst zu werden: Welche Dinge sind mir wichtig? Warum entscheide ich mich für diesen Weg? Welche Unterstützung brauche ich, um eine Aufgabe zu bewältigen?

Zur **Reflexionskompetenz** gehört,
- das eigene Handeln kritisch zu hinterfragen,
- die eigenen Stärken und Schwächen zu kennen sowie
- verschiedene Perspektiven einzunehmen.

Als **Selbstreflexion** bezeichnet man das Nachdenken über sich selbst und das eigene Handeln. Bei der Selbstreflexion hilft es, bewusst Vorerfahrungen und Vorwissen zu analysieren. Das aktuelle Erleben und die möglicherweise neue Herangehensweise in dieser Situation können wir dann mit den „alten" Erfahrungen und dem „alten" Wissen abgleichen. Ziel ist, dass Menschen in neuen Situationen auf Altbewährtes zurückgreifen können, gleichzeitig die eigenen Handlungsspielräume erweitern und damit eigenständig Lösungen entwickeln. Mit einer guten Selbstreflexion können wir herausfinden, welche Strategien oder Techniken hilfreich und wirksam waren, oder welche Haltung möglicherweise hinderlich.

In der Pflegefachassistenzausbildung ist die Reflexion an konkrete Lernanlässe oder Lernsituationen gekoppelt, z. B.:
- bei einer Präsentation von Arbeits- und Lernergebnissen in der Pflegeschule,
- nach Anleitungssituationen in der Praxis,
- nach Prüfungsleistungen,
- in moderierten Kritik- oder Konfliktgesprächen.

Strukturierte Reflexionen in der Ausbildung werden durch Lehrkräfte oder Praxisanleitende begleitet.

Schätzen andere Personen das eigene Handeln ein, so heißt dies **Fremdreflexion**. Zur Fremdreflexion gehören auch strukturierende Fragen, wie z. B. „Was ist ihr/ihm gut gelungen?", „Was ist ihr/ihm weniger gut gelungen?" „Wie hat er oder sie sich möglicherweise in dieser Situation gefühlt?"

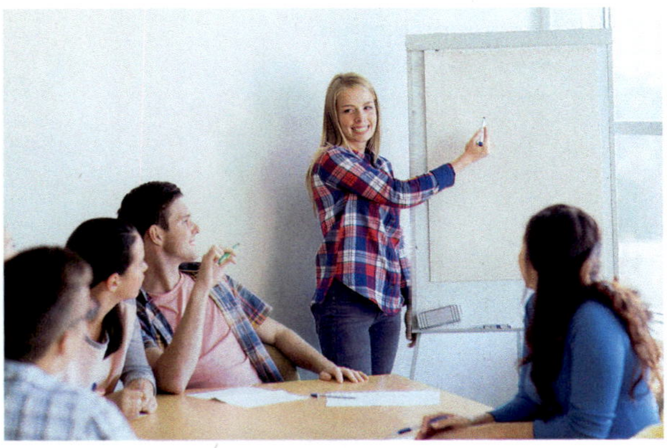

Abb. 1 Selbstreflexion einer Gruppe in der Pflegeschule nach einer gemeinsamen Präsentation: Was war gut? Was können wir zukünftig verbessern?

3.1.2 Die Perspektive wechseln

Definition

Perspektive heißt Anblick, Blickrichtung oder Ausblick. Der Begriff Perspektive steht jedoch auch für die persönliche Sichtweise auf die Wirklichkeit.

Erleben vier Personen die gleiche Situation und berichten im Anschluss darüber, können die Berichte sehr unterschiedlich sein. Neben der sinnlichen Wahrnehmung beeinflusst auch der aktuelle körperliche und psychische Zustand, wie wir eine Situation erleben. Hinzu kommen die bewussten oder unbewussten Gefühle bzw. Emotionen (▷ S. 482).

Um das Handeln von Personen – auch von sich selbst – in bestimmten Situationen zu verstehen, kann ein Perspektivenwechsel sehr hilfreich sein. Eine Möglichkeit ist, die Sichtweise der jeweils anderen Person einzunehmen. So können wir das Handeln unseres Gegenübers besser verstehen.

Um die Perspektiven anderer Personen einzunehmen, ist es oft hilfreich, sich folgende Fragen zu stellen:
- Was denkt die Person in dieser Situation?
- Was fühlt die Person in dieser Situation?

Eine weitere Möglichkeit des Perspektivenwechsels besteht darin, die eigene Perspektive zu verändern. Wir können uns z. B. fragen: Wie hätte ich mich zu Beginn meiner Ausbildung verhalten? Wie bewerte ich die Situation jetzt mit meinem neuen Wissen?

! Wichtig

Ein **Perspektivenwechsel** kann immer nur eine Vermutung sein. Es bedeutet nicht, dass wir dadurch mehr über die andere Person wissen. Es bedeutet, dass wir versuchen, die Sichtweise der anderen Person besser zu verstehen.

Besonders hilfreich ist ein Perspektivenwechsel, wenn es zu Situationen gekommen ist, die bei uns Wut oder andere negative Gefühle ausgelöst haben. Danach fällt es oft schwer, diese negativen Gefühle loszulassen. Hier hilft es, sich die Situation erneut vor Augen zu führen und genau in sich hineinzuspüren:
- Ist die Situation genau so passiert?
- Weiß ich mit absoluter Sicherheit, dass die Situation genau so passiert ist?
- Wer wäre ich ohne diesen Gedanken?
- Was könnte ich stattdessen denken?

Oft hilft ein solcher kleiner Perspektivenwechsel, um Abstand zur Situation zu bekommen, neue Gefühle zuzulassen und wieder handlungsfähig zu werden.

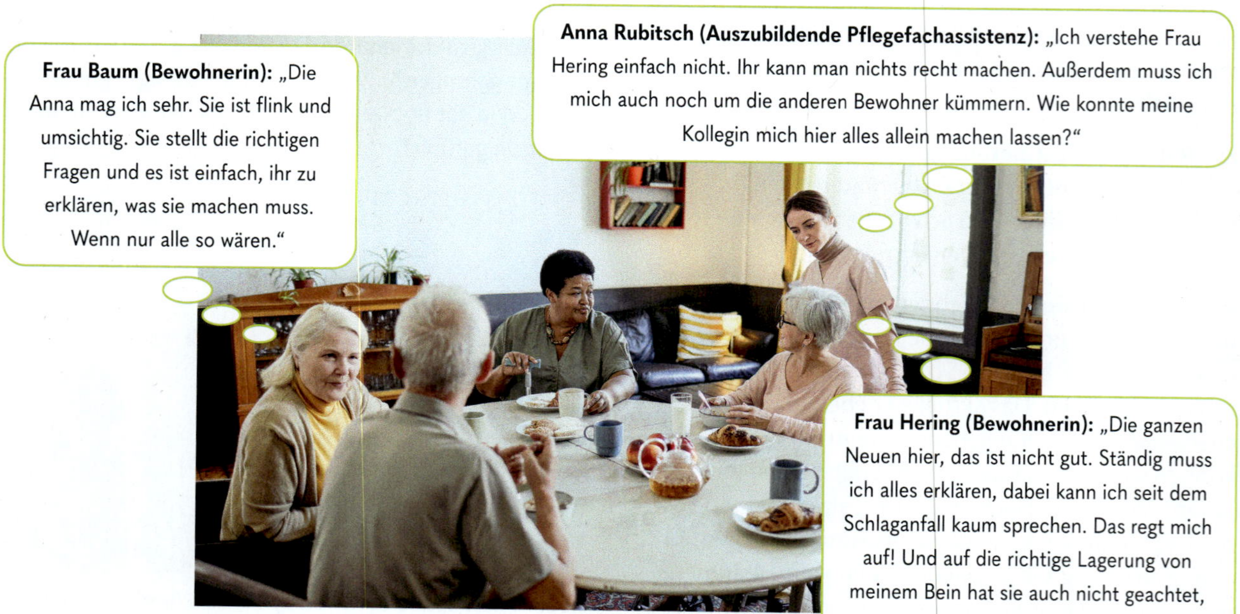

Abb. 1 im Pflegeheim: eine Situation – verschiedene Perspektiven

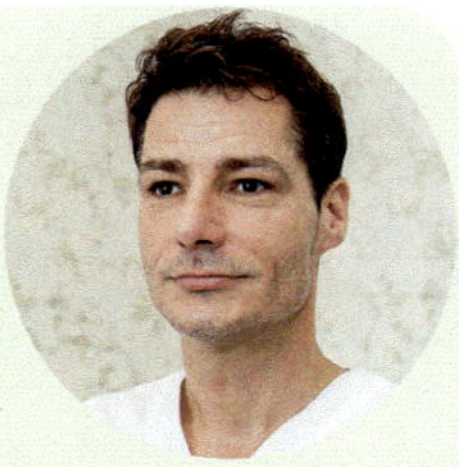

Beispiel
„Ich erinnere mich, dass ich einmal sehr schockiert und verletzt war, als mir eine Bewohnerin beim Eintreten in ihr Zimmer wütend zugerufen hat: ‚Ach, scheren Sie sich doch zum Teufel!' Es fiel mir sehr schwer, ruhig zu bleiben. Aber dann dachte ich: Ihre Wut hat wahrscheinlich weniger mit mir als damit zu tun, dass ihre Tochter heute schon wieder ihren Besuch abgesagt hat."

In vielen sozialen Berufen ist der Perspektivenwechsel ein fester Bestandteil z. B. von Fallbesprechungen oder Reflexionsgesprächen. Hierbei können verschiedene Hilfsmittel, z. B. Assoziationskarten, oder bestimmte Methoden zum Einsatz kommen. Es hat sich gezeigt, dass in den Pflegeberufen die Fähigkeit zum Perspektivenwechsel wichtig für die Empathie (▷ S. 328) ist. Sie ist die Voraussetzung dafür, dass wir mit Menschen sehr eng zusammenarbeiten können. Kranke oder pflegebedürftige Menschen sind oft in einem Ausnahmezustand. Auch ihren Zugehörigen, also ihren Angehörigen und Bezugspersonen, geht es oft nicht gut. Es hilft, sich in die Perspektive der Betroffenen hineinzuversetzen.

3.1.3 Reflexionsmethoden und -techniken

Während einer kompetenzorientierten Ausbildung kommen zahlreiche Methoden und Techniken zum Einsatz. Sie sind dazu gedacht, die Reflexionsfähigkeit zu schulen. Zum einen unterstützen sie den Lernprozess. Zum anderen helfen sie dabei, schwierige Situationen in der Pflege zu bewältigen.

Reflexionsaufgaben

Reflexionsaufgaben ergänzen häufig Arbeits- oder Lernaufgaben. Oft stehen sie am Anfang oder am Ende einer Lerneinheit. Stehen Reflexionsaufgaben am Anfang, geht es häufig darum, bisherige Erfahrungen zu dem Thema zu reflektieren. So fällt es leichter, an die Vorerfahrungen oder das Vorwissen anzuknüpfen. Stehen Reflexionsaufgaben am Ende einer Lerneinheit, sind sie dazu da, das Geübte und Gelernte einzuordnen und den eigenen Lernstand einzuschätzen. Auch wenn Reflexionsaufgaben häufig banal (einfach) erscheinen, sind sie für den Lernprozess äußerst wichtig.

Lerntagebuch

Ein Lerntagebuch ist ein Dokument mit vorgegebener Struktur. Darin können Auszubildende ihren Lernstand in kurzen Sätzen oder Stichworten festhalten und reflektieren. Sie sollen möglichst jeden Tag neu gelernte Inhalte, offene Fragen und Unklarheiten aufschreiben. Das braucht nicht länger als fünf bis zehn Minuten am Tag zu dauern.
Lerntagebücher können weniger oder stärker strukturiert sein. Häufige Reflexionsfragen in Lerntagebüchern sind:

- Was habe ich heute getan und was habe ich dabei gelernt?
- Was fiel mir beim Lernen leicht, was schwer?
- Welche Fragen sind noch offen, was muss ich noch herausfinden?
- Was sind meine nächsten Lernziele?

Digitale Lerntagebücher
Lerntagebücher gibt es inzwischen auch in digitaler Form für die Nutzung am Smartphone. Wichtig: Achten Sie darauf, die Schweigepflicht einzuhalten und nie die vollen Namen von Patientinnen oder Bewohnern zu notieren.

Portfolio

Ein Portfolio ist eine Form des Lerntagebuchs, in welchem die Auszubildenden ihren Lernfortschritt mithilfe von Lernergebnissen und Arbeitsprodukten dokumentieren. Die Art der Gestaltung ist in der Regel den Auszubildenden überlassen. Sie können mit Bildern, Fotos oder auch Videos arbeiten. Wichtig ist, dass die Entwicklung der eigenen Kompetenzen gut nachvollziehbar ist. Daher gibt es in den Anleitungen für die Portfolios meist auch einige Reflexionsaufgaben.

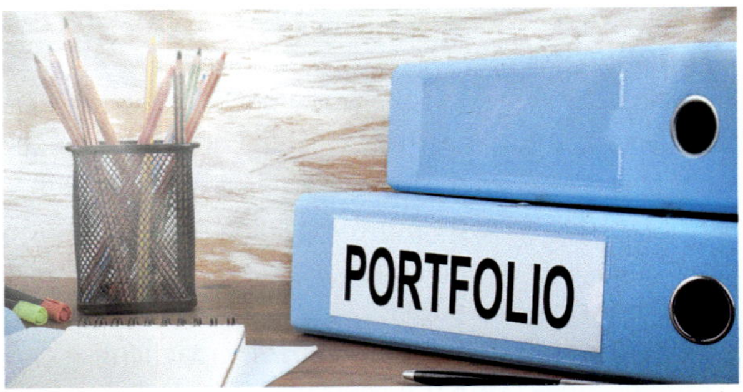

Abb. 2 Portfolios dokumentieren individuelle Lernfortschritte und können vielseitig gestaltet sein.

Kofferreflexion

Die Kofferreflexion ist Abschlussmöglichkeit bei von längeren Gruppenarbeiten. Dazu werden drei Gegenstände in die Mitte eines Stuhlkreises gestellt und ihre Bedeutung wie folgt erklärt:

- **Koffer:** „Das nehme ich mit" – positive Erfahrungen und Situationen, die ich für mich mitnehme, die ich umsetzen möchte, die wertvoll waren, an die ich mich auch später noch erinnern möchte
- **Mülleimer:** „Das lasse ich hier" – negative Dinge, die mir nicht gefallen haben, wo ich mir etwas anderes gewünscht hätte, woran ich mich nicht erinnern möchte
- **Ablagekorb:** „Damit kann ich grade nichts anfangen, das brauche ich vielleicht später aber noch" – neutrale Erfahrungen, die ich im Moment noch nicht einordnen kann, die aber weder positiv noch negativ waren

Jede Person, die an der Gruppenarbeit beteiligt war, erhält drei Karteikarten, für jeden Gegenstand eine. Jeder hält für sich auf den Karteikarten seine Gedanken fest. Am Ende können die Gedanken mit der Gruppe geteilt und in den Koffer, Mülleimer oder Ablagekorb geworfen werden. Am Ende können alle gemeinsam über die Ergebnisse sprechen, um z.B. die nächste Lerneinheit vorzubereiten.

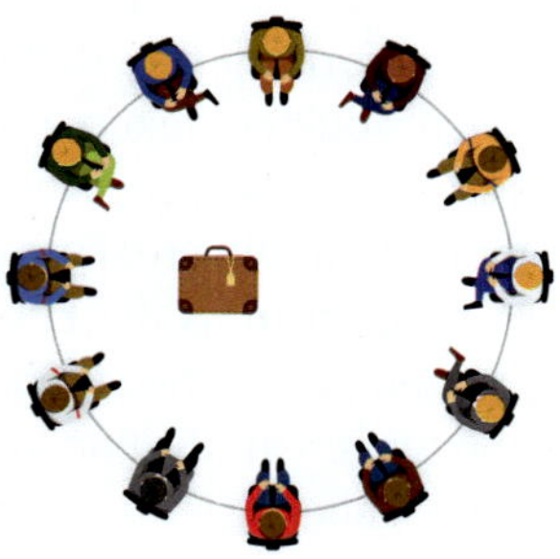

Abb. 1 Kofferreflexion: Anhand von symbolhaften Gegenständen in der Mitte eines Sitzkreises wird gemeinsam analysiert und ausgewertet.

Handreflexion

Eine einfache Reflexionsmethode nach Gruppenarbeiten oder am Ende einer Projektwoche ist die Handreflexion. Hier steht jeder Finger für einen anderen Reflexionssatz, der dann reihum von allen in der Gruppe vervollständigt werden kann:

- **Daumen:** Das war super!
- **Zeigefinger:** Das könnte man besser machen!
- **Mittelfinger:** Das hat mir nicht gefallen!
- **Ringfinger:** Das nehme ich mit!
- **Kleiner Finger:** Das kam zu kurz!

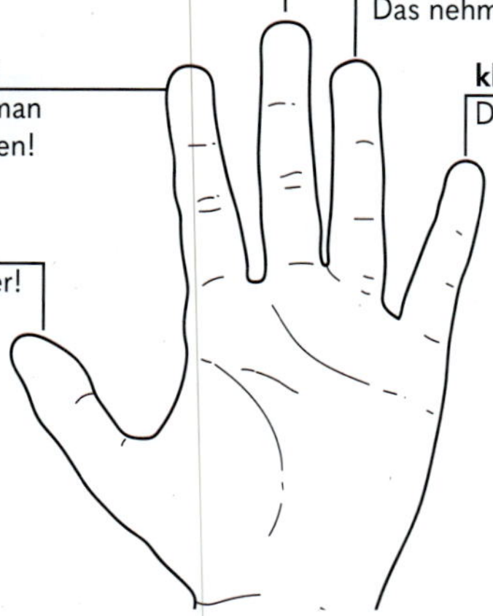

Abb. 2 Die Handreflexion lässt sich ohne viel Vorbereitung in verschiedenen Situationen durchführen.

Leitfragen geführte Reflexionsgespräche

Reflexionsgespräche z.B. mit der Praxisanleiterin oder dem Lehrer in der Pflegeschule orientieren sich häufig an bestimmten Leitfragen. In der Regel findet in den Reflexionsgesprächen ein Abgleich zwischen der Selbstreflexion sowie der Fremdreflexion statt. Außerdem können die Leitfragen im Dialog vertieft werden. Manchmal gilt die Vereinbarung, dass die Auszubildenden das Ergebnis des Gesprächs schriftlich festhalten.

Reflexionsbögen zur Selbst- und Fremdeinschätzung

Um die Qualität einer Gruppenarbeit oder einer Anleitungssituation reflektieren zu können, helfen strukturierte Reflexionsbögen. In diesen können die Auszubildenden anhand spezieller Kriterien die erlebte Arbeits- oder Lernsituation reflektieren. Die Reflexionsbögen können im Anschluss Grundlage für ein Reflexionsgespräch und eine Fremdreflexion sein.

Methoden des szenischen Spiels

Unter dem Begriff „szenisches Spiel" werden verschiedene Methoden zusammengefasst, z.B. Rollenspiel oder Standbild. Dabei werden Szenen des Alltags aus Berichten oder aus dem Lehrbuch nachgespielt oder nachgestellt. Oft fällt es so leichter, Situationen gemeinsam zu analysieren und zu bearbeiten. Typisch für diese Methoden ist der Perspektivenwechsel und der Einsatz einer Spielleitung, die Anweisungen gibt und moderiert. Die Spielleitung unterstützt die Bearbeitung u.a. durch Reflexionsfragen.

3.1.4 Herausfordernde Situationen in der Pflege

In der täglichen pflegerischen Arbeit gibt es viele Situationen, die starke Gefühle und Emotionen auslösen – sowohl aufseiten der Pflegebedürftigen als auch aufseiten der Pflegenden.

Definition

Der Umgang mit den Gefühlen anderer Menschen heißt **Gefühlsarbeit**. Dazu gehört z. B., Pflegebedürftige zu trösten, sie in schwierigen Situationen zu begleiten, Vertrauen aufzubauen oder Mut zuzusprechen.
Der Umgang mit den eigenen Gefühlen heißt **Emotionsarbeit**. Dazu gehört, die eigenen – meist negativen – Gefühle zu kontrollieren, um professionell, d. h. freundlich und zugewandt, handeln zu können. Zu den herausfordernden negativen Gefühlen gehören u. a. Angst, Aggression oder Ekel.

Gefühls- und Emotionsarbeit bleiben während des gesamten Berufslebens eine Herausforderung. Es ist wichtig, sowohl die eigenen Gefühle als auch die Gefühle der Pflegebedürftigen regelmäßig zu reflektieren.

Umgang mit Angst

Definition

Angst ist ein zutiefst bedrohliches Gefühl. Es löst körperlich typische Stresssymptome wie einen schnelleren Herzschlag, schnellere Atmung, Schweißausbrüche, Zittern, Anspannung und eine veränderte Blasen- und Darmfunktion aus. Auf der emotionalen Ebene zeigt sich Angst als negatives Gefühl von Enge und Beklemmung. Häufig ist sie begleitet von innerer Unruhe, die sich bis zur Verzweiflung und Hilflosigkeit steigern kann. Manche Menschen reagieren bei Angst auch mit einer völligen Lähmung und Handlungsunfähigkeit.

Angst ist erst einmal eine gesunde Reaktion, die den Körper in eine Abwehrspannung versetzt, um sich zu verteidigen oder zu fliehen. Ebenso hindert Angst die Menschen davor, zu hohe Risiken einzugehen und sich damit möglicherweise in Gefahr zu begeben. Auslöser von Angst sind erwartete oder unerwartete Bedrohungen der eigenen körperlichen Unversehrtheit oder des eigenen Selbst (Selbstachtung).

Kinder erleben ihre Ängste sehr deutlich. In Situationen, die ihnen gefährlich vorkommen (Dunkelheit, Kälte, Einsamkeit), suchen sie instinktiv die Nähe ihrer Bezugspersonen und damit Schutz.

Während der Jugend und Pubertät nimmt das Angstempfinden ab, viele Jugendliche sind risikobereiter als Erwachsene und spüren weniger Angst. Das kann aber sehr unterschiedlich sein und hängt von der eigenen Persönlichkeit ab. Ängstliche Menschen haben häufiger – auch grundlos – die Befürchtung, dass etwas Schlimmes passieren könnte.

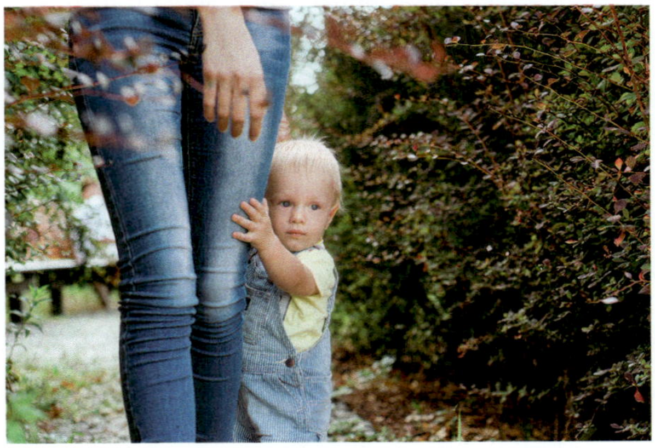

Abb. 3 Für Kinder war es in der Frühzeit überlebenswichtig, in für sie bedrohlichen Situation sofort den Schutz der Eltern oder anderer Erwachsenen zu suchen.

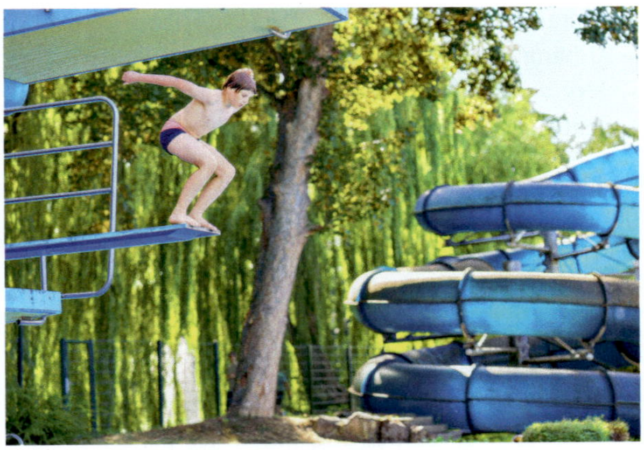

Abb. 4 Jugendliche wiederum gehen größere Risiken ein, z. B. um Gleichaltrigen zu imponieren und sich auszutesten.

Die Angst ist zu unterscheiden von der **Panik** (Angstattacke), einem plötzlichen, massiven Erschrecken. Panik verhindert vernünftiges Verhalten und führt zu unkontrollierten Fluchtreaktionen. Greift Panik in großen Gruppen um sich, z. B. bei einem Konzert, können die einzelnen Menschen nicht mehr vernünftig reagieren. Durch das unkontrollierte Flüchten kommt es bei solchen Massenpaniken nicht selten zu vielen gefährlichen Verletzungen.

Angst und auch Panik sind erst einmal gesunde Reaktionen des Menschen. Treten Angst und Panik losgelöst von objektiven Bedrohungen auf, spricht man von **Angststörungen** (▷ Kap. 6.1), welche als psychiatrisches Leitsymptom gelten. Sie können im schlimmsten Fall dazu führen, dass Menschen den Alltag nicht mehr bewältigen können und therapeutische Hilfe benötigen.

Es gibt viele Ängste, die Menschen rund um das Thema Krankheit und Pflegebedürftigkeit haben. Sie können Angst haben vor:

- Schmerzen
- dem Ergebnis einer Untersuchung, das sich auf das eigene Leben auswirken kann
- dem Tod
- Folgen von Krankheit, z. B. lebenslange Behinderungen,
- Kontrollverlust, z. B. bei einer Narkose
- Nebenwirkungen von Medikamenten oder anderen Therapien
- Abhängigkeit, Pflege- und Hilfsbedürftigkeit
- dem Verlust einer geliebten Person
- finanziellen Einbußen durch Krankheit oder Tod

Pflegepersonen verspüren Angst in Situationen, in denen sie ...

- in ihrer Gesundheit gefährdet sind, z. B. bei ansteckenden Erkrankungen.
- überfordert sind.
- die Unzufriedenheit von Zugehörigen oder Pflegebedürftigen aushalten müssen.
- verbal oder körperlich angegriffen werden.
- sich falsch verhalten oder das Falsche sagen könnten.

Damit das Gefühl der Angst einen nicht lähmt, ist es wichtig, über seine Ängste zu reden. Zu einer professionellen Kommunikation gehört es, dass Pflegende Angstgefühle von Patienten, Pflegebedürftigen und Zugehörigen wahrnehmen und empathisch handeln.

Folgende Tipps können dabei helfen, bei Angst angemessen zu reagieren:

- Fragen Sie, wovor die Person Angst hat.
- Hören Sie aktiv zu, wenn die Person von ihren Ängsten erzählt.
- Vermeiden Sie Floskeln wie „Das wird schon wieder ...", „Machen Sie sich mal keine Sorgen ...".
- Gestalten Sie die Beziehung positiv, indem Sie freundlich lächeln, Initialberührungen (▷ S. 163, S. 326) einsetzen und für eine ruhige und stabile Umgebung sorgen.
- Ziehen Sie bei Ängsten aufgrund fehlenden Wissens weitere Personen aus dem interprofessionellen Team hinzu, um Sachverhalte zu erklären. Informationen und Erfahrungen, z. B. mit bestimmten Therapien, können Ängste abbauen.
- Versuchen Sie, Ängsten vorzubeugen, indem Sie gut kommunizieren und immer erklären, warum Sie etwas tun.

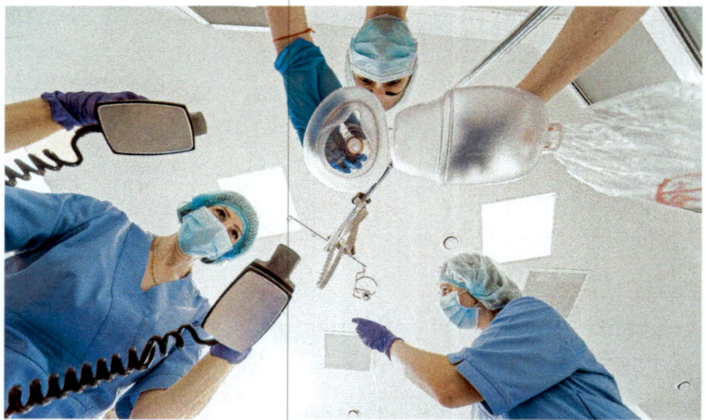

Abb. 1 Menschen vor operativen Eingriffen verspüren häufig eine große Angst, insbesondere vor der Narkose, dem damit verbundenen Kontrollverlust und der Gefahr, die Operation nicht zu überleben.

Auch Pflegende brauchen Gelegenheit, über ihre Ängste zu reflektieren. Es hilft, möglichst offen im Team eigene Ängste anzusprechen. Lassen Sie sich nicht davon abhalten, auch wenn möglicherweise erfahrenere Kolleginnen „schon alles gesehen haben" und „abgebrüht" sind.

Wichtig

Sprechen Sie über Ihre Ängste. Nur wenn Sie selbst Ihre Ängste anerkennen, können Sie diese bewältigen und sind auch offen für die Ängste von anderen Menschen.

„Ich habe Angst, dass ich das alles nicht überlebe."

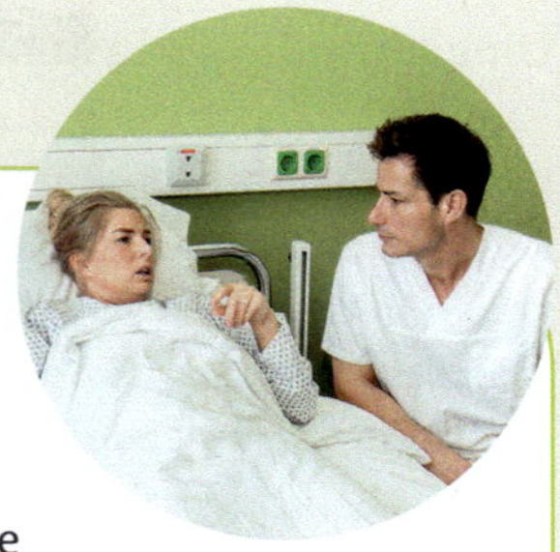

Fallsituation:

Ronny hat seit zwei Wochen seinen Praxiseinsatz auf der kardiologischen Station. Heute soll er das erste Mal allein eine Patientin zur Herzkatheteruntersuchung bringen. Nachdem er alle Unterlagen zusammenhat, betritt er das Patientenzimmer. Die Patientin, Frau Kovac (41 Jahre), liegt angespannt in ihrem Bett. Sie ist blass und ihre Hände zittern. Als Ronny sie fragt, was los ist, sagt sie: „Ich habe solche Angst, dass ich das alles nicht überlebe und meine Kinder ohne ihre Mutter groß werden müssen."

So hat sich Ronny verhalten:

„Ich konnte sehen und sehr gut verstehen, dass Frau Kovac Angst vor der Untersuchung hat. Die Vorstellung, dass ein Draht zu meinem Herzen vorgeschoben wird, finde ich auch ganz schön gruselig.
Ich setzte mich auf einen Stuhl neben Frau Kovacs Bett und fragte, ob sie noch mal mit der Ärztin sprechen wolle. Vielen Patienten hilft es, wenn sie Angst machende Untersuchungen oder Eingriffe noch einmal erklärt bekommen und noch mal etwas nachfragen können.
Frau Kovac nickte. Also fragte ich gleich bei einer Pflegefachkraft nach, ob dies möglich sei. Diese erklärte mir, dass sie die Ärztin anrufen wird und vor dem Herzkatheterlabor die Möglichkeit besteht, noch Fragen zu stellen. Außerdem erklärte sie mir, dass die Patientin nach der Prämedikation keine Angst mehr haben wird und dass die Untersuchung nicht wirklich gefährlich ist.
Ich ging zurück zu Frau Kovac und berichtete ihr alles. Danach wirkte sie schon etwas entspannter. Auf dem Weg zum Herzkatheterlabor bat ich sie, mir von ihren Kindern zu erzählen."

Das war richtig, weil Ronny ...

- die körperlichen Anzeichen von Angst bemerkt und darauf reagiert hat.
- sich empathisch in die Patientin hineinversetzt und ihre Ängste mit seinen eigenen Vorstellungen abgeglichen hat.
- versucht hat, den Ursachen der Angst zu begegnen, und zusätzliche Informationen eingeholt hat.
- mögliche Lösungen aufgrund seiner bisherigen Erfahrungen reflektiert hat, um die Ängste und Sorgen der Patientin zu minimieren.
- die Angst ernst genommen und nicht kleingeredet hat, aber im Gespräch die Aufmerksamkeit auf andere, der Patientin wichtige und positive Themen gelenkt hat.

Impulsfragen:

- Haben Sie schon einmal eine Situation erlebt, in denen zu Pflegende Angst hatten? Woran haben Sie die Angst erkannt? Wie haben Sie reagiert?
- Welche Möglichkeiten zur Reflexion von Angst einflößenden Situationen gibt es in Ihrer Einrichtung? Haben Sie solche Möglichkeiten bereits in Anspruch genommen? Wie haben Sie diese Möglichkeiten empfunden?

Umgang mit Aggressionen

Definition

Aggressionen sind absichtliche Verhaltensweisen, die anderen Menschen schaden sollen. Man unterscheidet u.a. diese Formen:

- **direkte Form gegenüber Lebewesen:** körperliches Bedrohen, Schlagen, Töten, autoaggressives Verhalten (gegen sich selbst gerichtet)
- **direkte Form gegenüber unbelebten Objekten:** bewusstes Verschmutzen, nachlässiges Behandeln oder Zerstören von Gegenständen, Sachbeschädigung (u.a. Vandalismus)
- **verbale oder nonverbale Form:** Beleidigen, Spotten, abwertende Gestik und Mimik, Schreien, bewusst vulgäre Sprache und Umgangsformen
- **verdeckte Form:** nicht ausgelebte Fantasien
- **indirekte Form:** Sachbeschädigung von Gegenständen der Person(en), gegen die sich die Aggression richtet, üble Nachrede, Mobbing

Im deutschen Kulturkreis sind Aggressionen meistens negativ besetzt. Es gibt aber Denkschulen der Psychotherapie, die Aggressionen auch als Möglichkeit ansehen, um sich Neues zu erschließen.

Aggressionen zeigen sich durch:

- unruhiges Hin- und Herlaufen, Arm- und Handbewegungen (Gestikulieren) bei gleichzeitig starrer Mimik, muskuläre Anspannung mit verkrampfter Körperhaltung
- Schreien mit Beschimpfungen und Drohungen, Fäuste ballen, Zerstören, Schlagen, Treten von Personen oder Gegenständen,
- Schwitzen, Erröten, gesteigerte Herzfrequenz, gesteigerter Blutdruck, Zittern, Hitzegefühl.

Zu den Gründen und der Entstehung von Aggressionen gibt es viele verschiedene Theorien. Grundsätzlich kann man vier Gründe unterscheiden:

1. Durchsetzen eigener Wünsche und Interessen, die mit den Wünschen anderer Personen in Konflikt stehen
2. Wunsch nach Aufmerksamkeit/Beachtung von anderen Personen
3. Reaktion auf eine Aggression einer anderen Person
4. Vergeltung eigener erlittener Aggressionen

Im Einzelfall können sehr unterschiedliche Motive Aggressionen auslösen. So kann es auch in der Pflege vorkommen, dass Pflegebedürftige oder Zugehörige sich aggressiv verhalten.

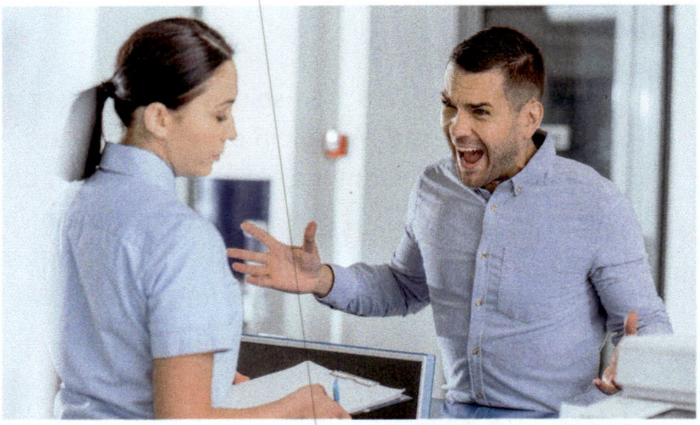

Abb. 1 aggressives Verhalten eines Angehörigen gegenüber einer Pflegenden

Neben den allgemeinen Maßnahmen der Gewaltprävention (▷ S. 363) ist in der akuten Situation Folgendes zu beachten:

- Bleiben Sie ruhig.
- Überlegen Sie, was der Auslöser der Aggression sein könnte (z.B. Besuchsverbot, lange Wartezeit) oder ob eine psychische Erkrankung oder ein Substanzmissbrauch (z.B. Alkohol) mit der Aggression zusammenhängen könnte.
- Beobachten Sie mit körperlichem Abstand Tonfall, Mimik und Körpersprache der aggressiven Person und treten Sie ggf. einen Schritt zurück.
- Nehmen Sie selbst eine zurückhaltende Körperhaltung ein und sprechen Sie auf ruhige Weise.
- Versuchen Sie, das Gespräch auf die Beziehungsebene zu lenken.
- Lenken Sie mit Themen ab, von denen Sie aus der Biografiearbeit (▷ S. 611) wissen, dass sie positiv besetzt sind.
- Vermeiden Sie verbale Angriffe oder Beschimpfungen.
- Verlassen Sie im Zweifelsfall den Raum und holen Sie Hilfe.

! **Wichtig**

Reflektieren Sie nach Erlebnissen mit aggressiven Menschen die Situation, im Idealfall im Team. Folgende Reflexionsfragen können hilfreich sein:

- Wie habe ich mich in der Situation gefühlt?
- Was war der Auslöser der Aggression?
- Welche Faktoren haben die Aggression verstärkt und welche abgemildert?
- Welche Unterstützung benötige ich?

Umgang mit Ekel

Dem Menschen ist es als Selbstschutz angeboren, ekelerregende Dinge zu meiden oder zu entfernen. Im privaten Alltag ist dies leicht umsetzbar. Im Pflegealltag kann es jedoch sehr herausfordernd sein. So können abhängig vom Setting Ausscheidungen, Wunden, Hautausschläge oder die Konfrontation mit Messie-Wohnungen sowie sehr ungepflegten, stark riechenden Menschen unterschiedliche Ekelgefühle bei den Pflegenden hervorrufen.

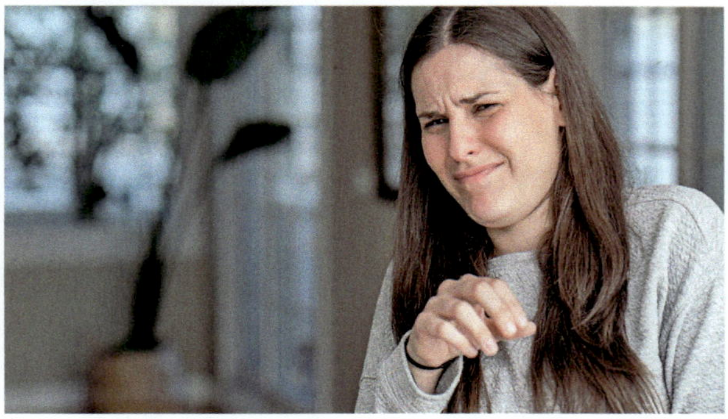

Abb. 2 Ekelgefühle lassen sich schwer verbergen.

Ekel auslösende Situationen erfordern daher einen professionellen Umgang, der sowohl die **Gefühlsarbeit** als auch die **Emotionsarbeit** umfasst. Pflegebedürftige wissen und spüren, dass sich andere vor ihnen bzw. ihren Ausscheidungen ekeln, und schämen sich dafür (Scham ▷ S. 173). Die Gefühlsarbeit besteht darin, mit der Scham der Pflegebedürftigen umzugehen.

Die Emotionsarbeit zielt darauf ab, sich der eigenen Ekelgefühle bewusst zu sein und für sich als auch für den Pflegebedürftigen gute Bewältigungsstrategien anzuwenden. Die verbreitete Annahme und Erwartungshaltung „Eine gute Pflegende kennt keinen Ekel." ist dagegen falsch und birgt viele Gefahren, wie absichtliche Vernachlässigung und Gewalt gegenüber Pflegebedürftigen.

Beispiel
Studien zeigten, dass die Mundhöhle in Pflegeeinrichtungen der am schlechtesten gepflegte Körperteil ist und viele Pflegebedürftige über einen schlechten Zahnstatus verfügen. In anonymen Interviews berichteten die Pflegenden, dass sie die Mundpflege v. a. bei Menschen mit Demenz oft nicht durchführen, da es niemand bemerkt und sie die Mundpflege als besonders eklig empfinden.

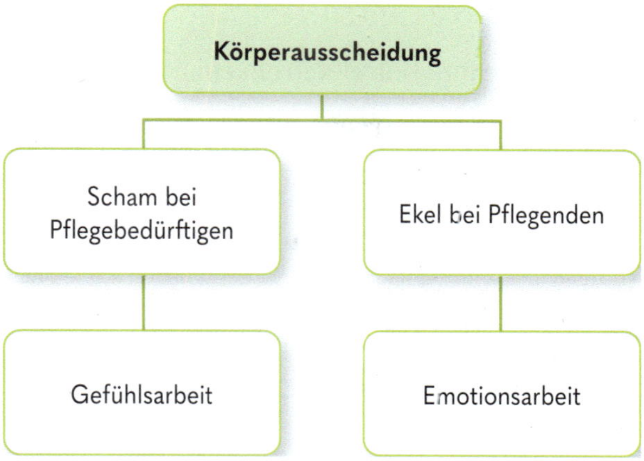

Abb. 3 Der Umgang mit Ekel erfordert eine doppelte Leistung der Pflegenden, da sie mit ihren eigenen Emotionen (Ekel), aber auch mit den Gefühlen der Pflegebedürftigen (Scham) professionell umgehen müssen.

Das hilft im Umgang mit Ekel:

- den zu pflegenden Menschen als Ganzes sehen und nicht auf die ekelerregende Sache (z. B. Ausscheidung, Wunde) reduzieren
- sensibel auf Anzeichen von Schamgefühlen achten und ggf. offen thematisieren: „Ich weiß, dass Ihnen der Geruch Ihres Urins unangenehm ist, ich rieche es auch. Gleich wird es aber besser sein."
- bei sehr üblen Gerüchen regelmäßig lüften
- die Situation ggf. mit Humor bewältigen und dabei auf die Beziehungsebene achten, nicht alle Menschen besitzen den gleichen Humor
- professionelle Sprache nutzen: z. B. „Geruch" statt „Gestank"
- sich regelmäßig im Team über die eigenen Gefühle und Bewältigungsstrategien austauschen
- sich zugestehen, wenn eine Situation für sich nicht erträglich ist, und sich in der Betreuung abstimmen

! **Wichtig**
Das sogenannte „Abtrainieren" von Ekelgefühlen ist keine Lösung. Ignorieren Menschen immer wieder starke Gefühle, wie z. B. Ekel, bauen sie eine innere Distanz zu sich selbst auf. Dies wirkt sich auch auf ihr Umfeld aus. Es besteht die Gefahr, ein Cool-out-Syndrom (▷ S. 331) zu entwickeln. Die Lösung: Gefühle zulassen, verbalisieren und reflektieren.

Zeit zum Reflektieren ...

Schätzen Sie Ihre Kompetenzen ein: Wo fühlen Sie sich sicher? Wo möchten Sie noch mal nachlesen oder etwas vertiefen? Setzen Sie Ihre ganz persönlichen Häkchen für Ihre Lernerfolge!

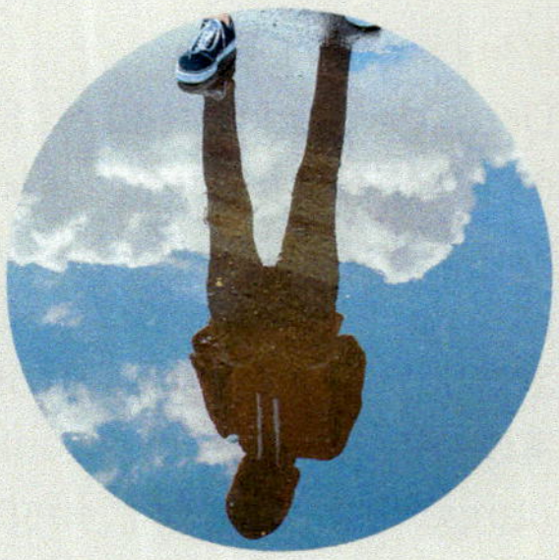

Ich ...

- ☐ verstehe die Reflexionsfähigkeit als eine Schlüsselkompetenz in der Pflege und kann sie beschreiben.
- ☐ kenne verschiedene Reflexionsmethoden und -techniken und kann sie erklären.
- ☐ weiß um die Bedeutung des Perspektivenwechsels für die Beziehungsgestaltung und zur Bewertung von Situationen.
- ☐ unterscheide Gefühls- von Emotionsarbeit und erkläre die daraus entstehenden Herausforderungen für Pflegende.
- ☐ kenne die Ursachen und Folgen auslösender Faktoren (Angst, Aggression, Ekel) von herausfordernden Situationen in der Pflege.

Ich ...

- ☐ wende verschiedene Reflexionsmethoden und -techniken an.
- ☐ reflektiere meinen Umgang mit herausfordernden Situationen in der Pflege.
- ☐ reflektiere meine Pflegeerfahrungen und ziehe daraus Schlussfolgerungen für mein zukünftiges berufliches Handeln.

Ich ...

- ☐ betrachte Pflegesituationen aus unterschiedlichen Perspektiven.
- ☐ respektiere Unterschiede der Selbst- und Fremdreflexion und ziehe aus dem Vergleich Schlussfolgerungen für mein zukünftiges berufliches Handeln.

Ich ...

- ☐ analysiere regelmäßig mein Vorwissen und meine Vorerfahrung als Basis für die Reflexion erlebter Pflegesituationen.
- ☐ gehe professionell mit Fremdreflexionen um.

3.2 Empathische und wertschätzende Beziehungen aufbauen

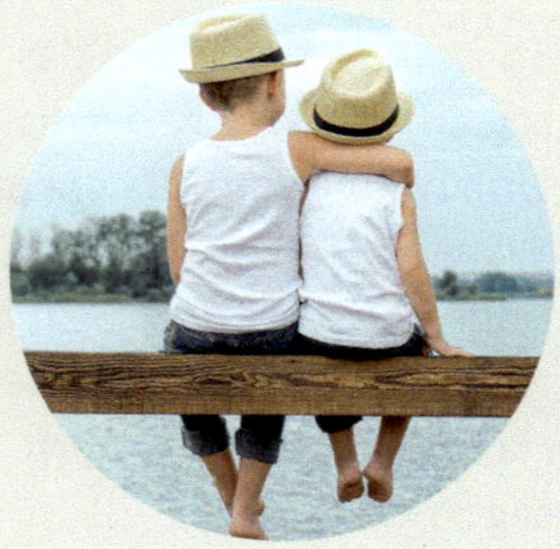

3.2.1 In Kontakt treten

Der Mensch ist ein soziales Wesen. Ohne den Kontakt zu anderen Menschen kann ein Neugeborenes nicht überleben. Kinder benötigen die Bindung zu einem Elternteil oder anderen Bezugspersonen für eine gesunde Entwicklung. Von anderen Kindern und Erwachsenen lernen sie, welche Verhaltensweisen in Gruppen akzeptiert sind.

Die meisten Menschen haben das **Bedürfnis** nach dem Austausch mit anderen Menschen und treten in Beziehung miteinander. Es macht ihnen Freude, etwas zusammen zu erleben. Außerdem funktioniert vieles in der Gruppe besser. Nicht nur im Sport, sondern auch im Berufsleben. Ohne die Arbeitsteilung wäre unsere heutige Gesellschaft nicht vorstellbar.
Andere Menschen sind darauf angewiesen, mit anderen in Beziehung zu treten: Es entsteht ein **Bedarf** aufgrund von äußeren Umständen.

Definition
Ein **Bedürfnis** ist das Verlangen oder der Wunsch eines Menschen nach etwas. Ein Bedürfnis ist subjektiv, d.h. die Person verspürt es selbst.
Ein **Bedarf** ist der von außen feststellbare Mangel an etwas. Ein Bedarf ist objektiv, d.h. eine andere Person stellt ihn nach bestimmten Kriterien fest.

Beispiel
- Ronny sitzt abends allein auf der Couch. Der Tag war heute nicht so gut gelaufen wie sonst. Er hat das **Bedürfnis** nach Trost. Deshalb schreibt er einem Freund eine Nachricht und schlägt ein Treffen vor.
- Die pflegebedürftige Frau Leydner sitzt abends allein auf der Couch. Sie ist in ihrer Mobilität stark eingeschränkt und kann sich nicht allein ins Bett transferieren. Sie hat einen **Bedarf** nach Unterstützung durch eine weitere Person.

Gruß und Berührung als Auftakt jeder Beziehung

Ein Kontakt zu einer anderen Person beginnt und endet in der Regel mit einer Form des **Grußes**. In allen Kulturen gibt es Wörter oder Gesten, die den Beginn oder das Ende einer Kontaktaufnahme markieren. Oft unterscheiden sich die verschiedenen Grußarten abhängig davon, wie die in Kontakt tretenden Personen zueinander stehen: Die grüßende Person zeigt mit dem Gruß ihre Sicht der Beziehung zu der begrüßten Person.

Wichtig
Begrüßungen sind eine Form der Wertschätzung und Höflichkeit. Deshalb ist es wichtig, das passende **Begrüßungsritual** einzusetzen.

Beispiel
Ronny trifft auf dem Weg zur Arbeit seinen besten Freund mit seiner Mutter in der Fußgängerzone. Er begrüßt ihn mit „Hey, schön, dich zu sehen! Alles gut bei dir?" und wendet sich der Mutter zu und sagt: „Guten Tag, Frau Kern."

Begrüßungen sind abhängig von der Kultur, der gesellschaftlichen Gruppe, der Region und der Tageszeit. In den meisten Kulturen gehört bei einem persönlichen Aufeinandertreffen weniger Menschen neben der verbalen Begrüßung auch eine körperliche Geste dazu.

So ist in Deutschland das Händeschütteln weitverbreitet, in Frankreich bei näheren Bekannten die leichte Umarmung mit Küsschen auf die linke und die rechte Wange. Andere Gesten erfolgen ohne unmittelbaren Körperkontakt, so z. B. in arabischen Ländern die leichte Verneigung, bei der die grüßende Person die rechte Handfläche auf die Stirn legt und „salaam" („Friede") sagt.

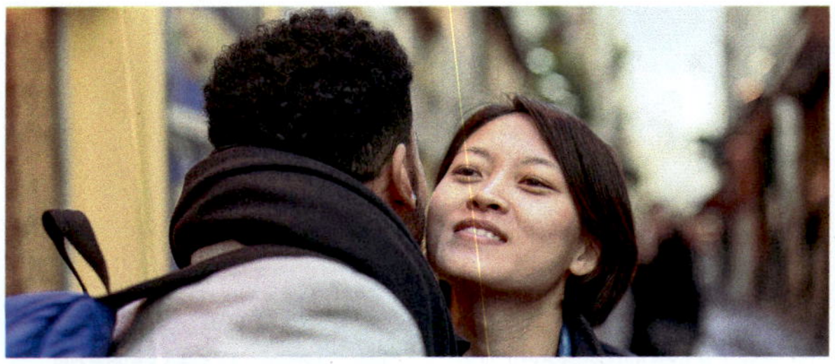

Abb. 1 Begrüßungen sind u. a. kulturabhängig. Hier eine typische Begrüßung mit seitlichen Wangenküssen unter Freunden in Frankreich auf der Straße.

Begrüßungsrituale können die Beziehung, aber auch die Rangordnung zwischen zwei Menschen erkennen lassen. Dies gilt vor allem für Kulturen, in denen eine starke Hierarchie (▷ S. 123) zwischen verschiedenen Gruppen der Gesellschaft besteht. In vielen Königreichen war es z. B. üblich, dass sich die Untertanen vor dem König auf den Boden werfen.

Begrüßungen im beruflichen Kontext folgen bestimmten Regeln. In der Pflege ist der erste Kontakt entscheidend für den Beziehungsaufbau. Deshalb ist es für Pflegefachassistenzpersonen wichtig, bei der Begrüßung von pflegebedürftigen Personen oder Zugehörigen folgende Punkte beachten:

- Wenn bereits bekannt, sprechen Sie die zu begrüßende Person mit Namen an. Dann stellen Sie sich mit Namen und Funktion vor, um Missverständnissen vorzubeugen: „Guten Tag, Frau Hirschfeld, mein Name ist Ronny März, ich bin Auszubildender hier auf der Station."
- Nehmen Sie Blickkontakt auf. Achten Sie auf einen freundlichen Gesichtsausdruck, um Ihrem Gegenüber Offenheit und Zugewandtheit zu signalisieren.
- Sie stellen – wenn möglich – auch körperlich Augenhöhe her, indem Sie sich zu sitzenden Personen (z. B. im Rollstuhl) leicht herunterbeugen oder in die Hocke gehen.
- Das Händeschütteln ist in Gesundheitseinrichtungen eher unüblich, da die Hände häufig Krankheitserreger übertragen.
- Pflege ist ein **Berührungsberuf**. Pflegende kommen den Körpern von pflegebedürftigen Menschen sehr nahe und berühren sie an Stellen, die normalerweise zur Intimsphäre gehören.

> **!** **Wichtig**
> Auch wenn es in bestimmten Pflegesituationen (z. B. Körperpflege) notwendig sein kann, Tabuzonen zu berühren, gilt es in allen anderen Kontaktsituationen, diese Tabuzonen zu respektieren.

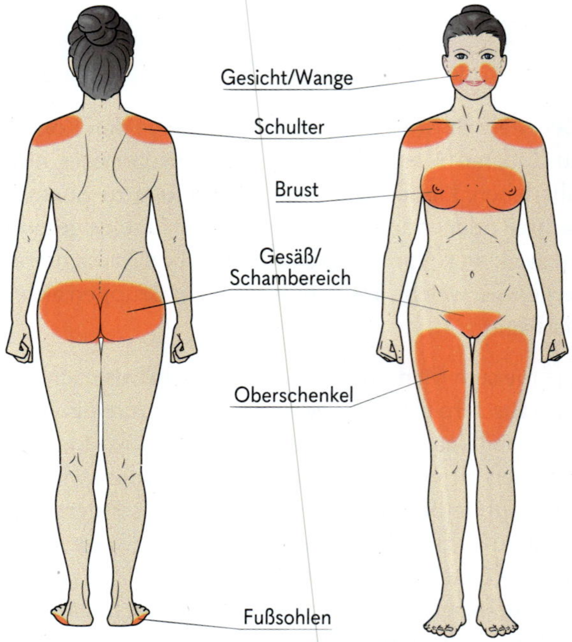

Abb. 2 Die rot markierten Körperbereiche gelten als Intimzonen. Sie dürfen außerhalb von intimen Beziehungen (z. B. Paarbeziehung, Eltern-Kleinkind-Beziehung) von niemandem berührt werden.

Die Kontaktaufnahme zu pflegebedürftigen Personen, insbesondere zu Menschen mit kognitiven Einschränkungen, kann durch Berührung ergänzt werden. Eine solche Berührung zu Beginn einer Pflegesituation heißt **Initialberührung**. Sie zeigt der pflegebedürftigen Person ergänzend zur verbalen Begrüßung an, dass die Pflegeperson mit ihr in Kontakt tritt. Sich anbietende Körperstellen sind je nach Situation dafür der Oberarm, die seitliche Schulter oder auch die Hände. Analog zur Initialberührung zeigt die **Verabschiedungsberührung** das Ende einer Pflegehandlung an.

Diese professionellen Berührungen unterscheiden sich von Alltagsberührungen darin, dass Pflegepersonen sie bewusst und in einer besonderen Qualität ausführen:

- Führen Sie die Berührung mit einem mittelfesten Druck möglichst gleichbleibend durch.
- Führen Sie die Berührung ruhig und zügig und in einem gleichförmigen Rhythmus durch.
- Führen Sie insbesondere die Initial- und Verabschiedungsberührung mit der ganzen Handfläche durch.
- Kündigen Sie Ihre Berührung an, insbesondere Berührungen in der Intimzone.
- Führen Sie Berührung in den Intimzonen besonders behutsam und einfühlend durch.

> **! Wichtig**
> Unfreiwillige, uneindeutige oder grobe Berührungen zerstören das Vertrauen und erschweren den Beziehungsaufbau.

Leibliche Kommunikation

Die Haut als biologische Körpergrenze mit ihren vielen Nervenendigungen ist sehr sensibel. Darüber hinaus gibt es die Vorstellung der menschlichen Wahrnehmung durch den **Leib** (Einheit aus Körper und Bewusstsein). Die Grenze des Leibs ist nicht die Haut, sondern das durch den Menschen Spürbare. Dieses Spüren geht über das biologische Verständnis von Wahrnehmung hinaus. So können auch Emotionen oder Gefühlsregungen von anderen Menschen während einer Berührung erspürt werden: Ist die Person angespannt, traurig oder ängstlich?

Die Berührung durch Pflegende ist also nicht nur ein „Geben", sondern auch ein „Aufnehmen" von leiblichen Regungen (kleinste Bewegungen). Diese Form des Informationsaustauschs heißt auch leibliche Kommunikation. Sie ist besonders wichtig bei der Beziehungsgestaltung mit Menschen mit kognitiven Einschränkungen.

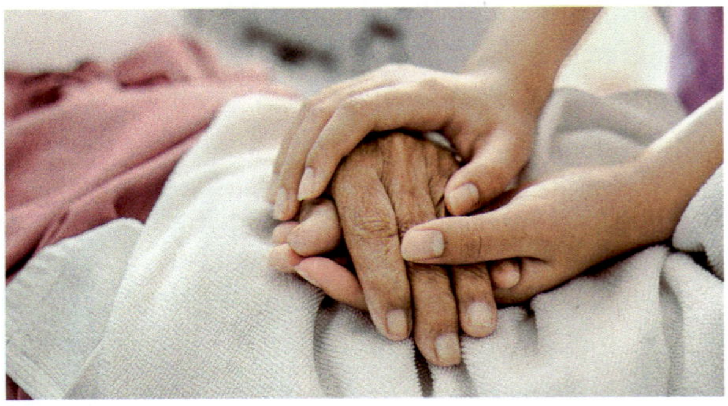

Abb. 3 Leibliche Kommunikation findet über Berührung statt.

3.2.2 Besonderheiten der Pflegebeziehung

Im Gegensatz zu privaten Beziehungen und anderen körpernahen Dienstleistungen, z. B. Kosmetik, Frisieren, Massage, entstehen Pflegebeziehungen nicht freiwillig. Pflegebedürftige und kranke Menschen sind in ihrer Selbstpflegefähigkeit eingeschränkt und dadurch auf Hilfe angewiesen. Damit ist die Beziehung zwischen Pflegebedürftigen und Pflegenden schon vom Grundsatz her asymmetrisch.

> **Definition**
> **Asymmetrie** bedeutet Ungleichmäßigkeit, Ungleichheit. Das Adjektiv dazu heißt asymmetrisch.

Weitere Unterschiede können diese Asymmetrie verstärken:

- gesund ↔ krank
- hilfsbereit ↔ hilfsbedürftig
- unabhängig ↔ abhängig
- fachlich ausgebildet ↔ Laienwissen
- Macht ↔ Ohnmacht

In der beruflichen Pflege besteht darüber hinaus ein **Dienstleistungsverhältnis**. Die Pflegenden erhalten ein Gehalt für ihre Pflegeleistung. Die Pflegebedürftigen bzw. ihre Versicherungen zahlen für notwendige Leistungen. Welche Leistungen als notwendig gelten, ist rechtlich festgelegt. Wie die einzelnen Leistungen erbracht werden, ist oft durch weitere Rahmenbedingungen, wie z. B. Dienstvorschriften, Pflegestandards oder das individuelle Fachwissen, geprägt.

> **! Wichtig**
> Auch wenn Pflege bestenfalls **bedürfnisorientiert** ist, ist die Finanzierung beruflicher Pflege in der Regel **bedarfsorientiert** (Pflegebedarf, ▷ S. 116).
>
> Besonders wichtig ist, die Asymmetrie der Pflegebeziehung stets zu reflektieren (▷ S. 315) und sorgfältig darauf zu achten, dass sie nicht zu missbräuchlichen oder gewalttätigen Situationen führt (Gewaltprävention ▷ S. 363).

Respekt, Vertrauen und Einvernehmlichkeit

Die drei Elemente Respekt, Vertrauen und Einvernehmlichkeit bauen aufeinander auf:

- Der **Respekt** vor sich selbst und vor anderen Menschen ist ein wichtiger moralischer Wert. Respekt heißt, die andere Person zu achten und anzuerkennen, unabhängig von ihren Eigenschaften oder Meinungen.
- **Vertrauen** zwischen zwei Menschen entsteht, wenn beide Respekt voreinander haben und sich sicher sein können, dass keiner dem anderen schaden will. In der beruflichen Beziehung vertrauen Patientinnen und Pflegebedürftige den Pflegepersonen dann, wenn sie sich sicher sind, als Person angenommen und fachlich gut behandelt zu werden.

Sind Respekt und Vertrauen sichergestellt, bildet die **Einvernehmlichkeit** das dritte Element der Pflegebeziehung. Pflegende gleichen die Bedürfnisse und die Erwartungen der Pflegebedürftigen mit den objektiven Bedarfen der Pflegeplanung sowie dem eigenen Fachwissen ab und handeln sie aus. Ziel ist, dass dieser Aushandlungsprozess auf Augenhöhe stattfindet. Am Ende steht das Einvernehmen über die notwendigen Pflegemaßnahmen. Dieser Schritt erfolgt auch dann, wenn Pflegepersonen, sich nicht mehr verbal äußern können oder kognitiv eingeschränkt sind. In diesen Fällen versuchen Pflegepersonen, die mutmaßlichen Bedürfnisse herauszufinden oder zu erspüren.

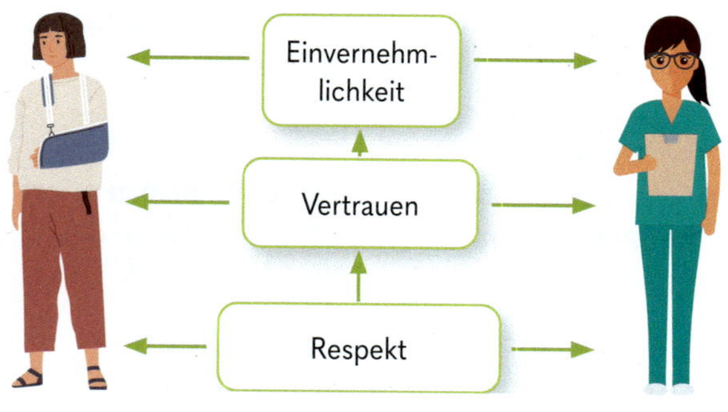

Abb. 1 Die drei Elemente Respekt, Vertrauen und Einvernehmlichkeit bauen aufeinander auf.

Empathie, Wertschätzung und Echtheit

Definition

Empathie ist die menschliche Fähigkeit, Gefühle, Erfahrungen und Gedanken eines anderen Menschen nachzuvollziehen und nachzuempfinden. Wer Empathie hat, kann sich in eine andere Person hineinversetzen.

Wertschätzung bezeichnet die positive Bewertung einer anderen Person. Sie basiert auf einer inneren Haltung gegenüber anderen Menschen (Menschenbild ▷ S. 27). Wertschätzung drückt sich in Zugewandtheit, Interesse, Aufmerksamkeit und Freundlichkeit aus. Sie wird auch als Akzeptanz bezeichnet.

Empathie und Wertschätzung sind grundlegend für gelungene Pflegebeziehungen. Beide Fähigkeiten können in einer Ausbildung gelernt werden. Empathie und Wertschätzung haben in beruflichen Situationen eine andere Ausprägung als in privaten Situationen. Sie werden bewusst eingesetzt und hauptsächlich über die kognitive Ebene gesteuert. Das bedeutet, dass das bewusste Denken und Handeln die Grundlage darstellt und nicht die unbewusste Ebene der Gefühle und Emotionen.

Beispiel

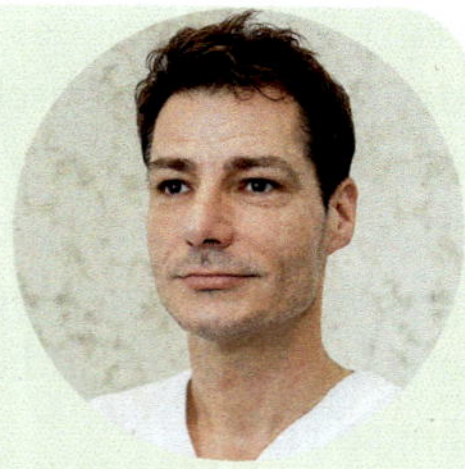

- „Im Pflegealltag treffe ich jeden Tag auf viele verschiedene Menschen – manche sind mir spontan sympathisch, manche weniger. Viele erzählen mir von ihrem Leid und ihrem Schicksal. In diesen Situationen kann ich die Gefühle der Pflegebedürftigen nachvollziehen – unabhängig von meinen eigenen Emotionen. Ich versetze mich in sie hinein und zeige ihnen meine Empathie und Wertschätzung– unabhängig davon, wie sympathisch mir die Person ist (berufliche Beziehung)."
- „Der Mann, der in meiner Nachbarwohnung lebt, ist kein sehr netter Mensch. Ich habe schon öfter mitbekommen, wie er andere Nachbarn beleidigt hat. Einmal hat er mir im Treppenhaus von seiner Schwerhörigkeit erzählt. Ich weiß, wie sehr einen das belasten kann, aber ich habe mich trotzdem schnell von ihm verabschiedet (private Beziehung)."

Definition

Echtheit (Authentizität) in zwischenmenschlichen Beziehungen beschreibt die Haltung einer Person zu einer anderen, in der die gezeigte Haltung mit der tatsächlichen inneren Haltung übereinstimmt.

Wichtig

Kinder, Menschen mit kognitiven Einschränkungen und Menschen in existenziell bedrohlichen Situationen merken sehr schnell, ob eine Person authentisch ist. Wenn sie spüren, dass jemand kein echtes, ehrliches Interesse hat, ziehen sie sich zurück und lassen keinen Beziehungsaufbau zu. Damit ist Echtheit ein weiterer Faktor für eine gelingende Pflegebeziehung.

Personenzentrierung

Sind Pflegebeziehungen von Empathie, Wertschätzung und Echtheit geprägt, spricht man von Person(en)zentrierung. Diese ermöglicht Pflegebedürftigen, sich in der Pflegebeziehung zu öffnen und weiterzuentwickeln. In personenzentrierten Pflegebeziehungen gibt es keine Bevormundung durch „allwissende" Pflegende, sondern Pflegebedürftige und Patienten werden befähigt, ihre Ressourcen (▷ S. 140) bestmöglich einzusetzen und selbstbestimmte Entscheidungen zu treffen.

Wichtig

In beruflichen Beziehungen sind Empathie, Wertschätzung und Echtheit unabhängig von Sympathie oder Antipathie. Sie sind bedingungslos.

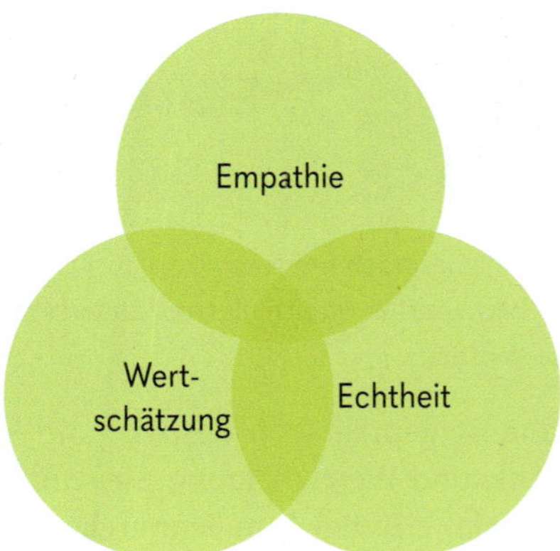

Abb. 2 Eine personenzentrierte Haltung bedarf der Empathie, der Wertschätzung und der Echtheit. Sie ermöglicht größtmögliche Selbstbestimmung in einer Pflegebeziehung.

3.2.3 Nähe und Distanz

Äußere Nähe und Distanz beschreibt den sichtbaren und messbaren Abstand zwischen zwei Menschen oder Gegenständen. Ein kleiner Abstand heißt **Nähe**, ein großer Abstand heißt **Distanz**. Ob ein Abstand als nah empfunden wird, ist relativ: Ein Abstand zwischen zwei Menschen von 3 m in einer Schlange an der Kinokasse ist relativ groß (Distanz), der gleiche Abstand zwischen zwei Menschen in einem Park ist relativ klein (Nähe).

Distanzzonen

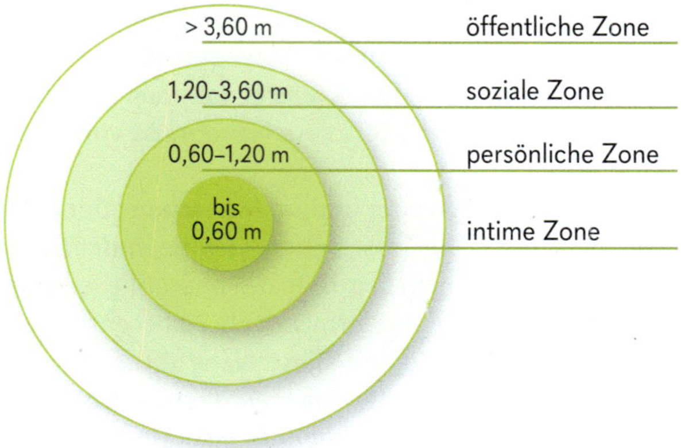

Abb. 3 Distanzzonen im deutschen Kulturkreis

Diversität

Das Empfinden von Nähe und Distanz ist abhängig vom Kulturkreis. So gilt es z. B. in vielen südostasiatischen Kulturen als normal, sich im Alltag sehr nah zu kommen, im mitteleuropäischen Kulturbereich gilt eine zu große Nähe zwischen sich unbekannten Menschen als unangemessen.

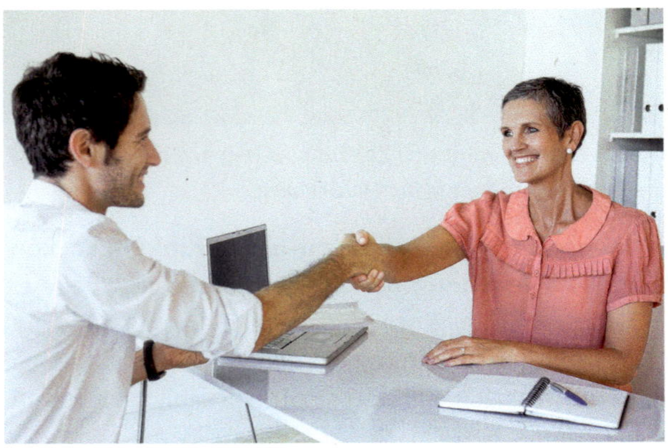

Abb. 4 Im mitteleuropäischen Kulturbereich gilt der Abstand einer Armlänge (= ca. 60 cm) als angemessen.

Regeln zu Nähe und Distanz

Es gibt die allgemeinen, gesellschaftlich akzeptierten Regeln zur äußeren Nähe und Distanz. Aber es gibt individuelle Unterschiede von Mensch zu Mensch. Das sind Beispiele für unterschiedliche Bedürfnisse von äußerer Nähe und Distanz:

- **Säuglinge, Kleinkinder und Kinder** benötigen regelmäßig körperliche Nähe, um emotional stabile Erwachsene zu werden. Diese Nähe ist in der Regel den Eltern und Bezugspersonen vorbehalten. In sozialpädagogischen Einrichtungen und bei kranken und pflegebedürftigen Kindern kann das Bedürfnis nach körperlicher Nähe auch von Pflegepersonen oder pädagogischem Personal wahrgenommen werden. Wichtig: Der Impuls für diese Nähe muss vom Kind ausgehen!
- **Pflegebedürftige** oder **kranke Menschen** können in körperlicher Nähe Trost finden. Gerade in der Langzeitpflege, aber auch in existenziell bedrohlichen Situationen kann das Bedürfnis nach Nähe entstehen. Wichtig: Der Impuls für diese Nähe muss von der pflegebedürftigen oder kranken Person ausgehen. Pflegende können diese Impulse „erspüren".

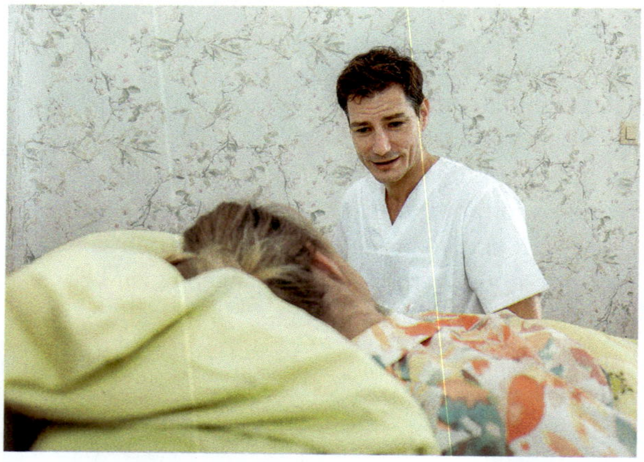

Abb. 1 Ronny nimmt sich Zeit für ein Gespräch mit einer Pflegebedürftigen am Bett in der Häuslichkeit.

- **Menschen mit kognitiven Einschränkungen** können teilweise nur noch auf der Berührungsebene erreicht werden. Körperliche Nähe kann dann zum Kommunikationsmittel werden. Auch hier gilt es, das Bedürfnis nach Nähe zu erspüren (leibliche Kommunikation ▷ S. 327).

In vielen Fotos, zum Beispiel in der Werbung, werden Pflegepersonen und Pflegebedürftige gerne „Arm in Arm" dargestellt. Für manche Pflegebedürftige und Pflegepersonen ist dies gut, andere fühlen sich unwohl bei körperlicher Nähe. Es ist daher besonders wichtig, äußere Nähe und Distanz in verschiedenen Pflegesituationen immer wieder zu reflektieren.

Das Überschreiten der Intimzone kann als **sexuell übergriffig** wahrgenommen werden. Es ist daher auf das fachlich notwendige Maß zu beschränken und in jedem Fall anzukündigen und zu erklären bzw. zu begründen.

> **! Wichtig**
> Manche Menschen können körperliche (äußere) Nähe aus verschiedenen Gründen nicht aushalten. Bei Opfern sexueller Gewalt kann noch Jahre später das erneute Überschreiten der Intimzone zu Retraumatisierungen (▷ S. 565) führen.

Innere Nähe und Distanz

Als **innere Nähe** bezeichnet man die emotionale Beziehung zwischen zwei Menschen, die äußerlich erst einmal unsichtbar ist. Allerdings können sensible Menschen erkennen, ob sich zwei Menschen innerlich nahestehen, z. B. über die Körperhaltung oder den Blickkontakt.

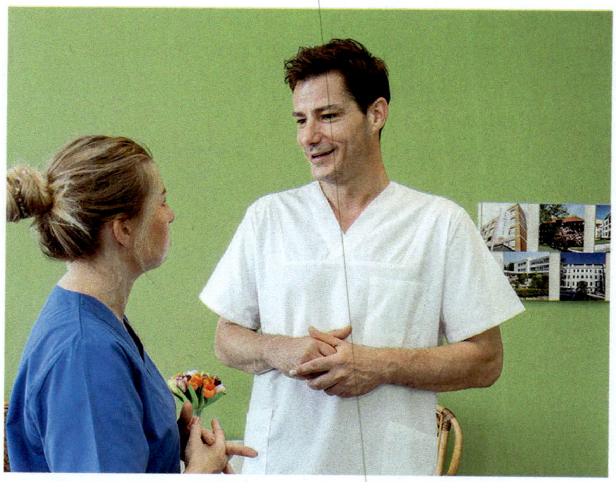

Abb. 2 Ronny im Gespräch mit einer Kollegin: Durch Körperhaltung und Blickkontakt ist oftmals trotz äußerer Distanz eine innere Nähe sichtbar.

Innere Nähe ist geprägt von Respekt und Vertrauen, von Empathie und Wertschätzung. Sie kann dauerhaft vorhanden sein, z. B. bei Familienmitgliedern oder in guten Freundschaften, oder zeitweise entstehen, z. B. während eines bestimmten Lebensabschnitts oder auf einer Reise.

Zu einer guten Pflege gehört die zeitweise aufgebaute innere Nähe zu pflegebedürftigen oder kranken Menschen. Sie unterscheidet sich von der inneren Nähe zu Freunden oder Familie jedoch darin,

- dass sie nur zeitweise besteht,
- dass sie regelmäßig reflektiert werden muss,
- dass sie auf bewussten Entscheidungen beruht.

Eine unreflektierte innere Nähe in beruflichen Zusammenhängen führt dauerhaft zu der Gefahr, dass die eigenen Gefühle vernachlässigt werden. Gerade in belastenden Situationen, in Zeiten hohen Arbeitsaufkommens oder schlechter Rahmenbedingungen, fällt es besonders schwer, negative Gefühle auszuhalten. In diesen Situationen ist es hilfreich, eine **innere Distanz** aufzubauen. Dies gelingt besonders gut durch die Reflexion von Erlebtem.

Eine innere Distanz ist auch dann wichtig, wenn zur beruflichen Tätigkeit die Überwindung eigener Gefühle gehört, wie z. B. bei Ekel (▷ S. 308) auslösenden Tätigkeiten. Fehlt diese innere Distanz, entsteht dauerhaft eine **innere Kälte**: Der Kontakt zu sich selbst geht verloren.

Definition

Ein **Cool-out** („Auskühlen") in der Pflege beschreibt das Abstumpfen gegenüber den Widersprüchen in der Pflege und das Aufgeben von Idealen. In der Folge kommt es zur emotionalen Distanz zu sich und den zu pflegenden Personen. Pflegende „fügen" sich den Rahmenbedingungen und verrichten ihre Pflege unreflektiert. Cool-out gilt als ein gewaltbefördernder Faktor.

Ausgewogene Nähe und Distanz

Auch Pflegende haben unterschiedliche Bedürfnisse in Bezug auf Nähe und Distanz. Es ist wichtig, im Rahmen der Ausbildung ein Gespür dafür zu entwickeln, was für ein „Nähe-Typ" man selbst ist. Darüber hinaus gilt es, ein Gespür für das Nähebedürfnis von Pflegebedürftigen zu entwickeln. Dabei können sich innerer und äußerer Abstand durchaus ergänzen:

- In Situationen äußerer Nähe (z. B. bei der Intimpflege) kann eine innere Distanz hilfreich sein, mit der z. B. die eigenen Ekelgefühle kurzfristig überwunden werden.
- In Situationen innerer Nähe (z. B. bei Gesprächen über Tod und Trauer) kann das Einhalten eines körperlichen Abstands (äußere Distanz) der Situation eine Professionalität geben, mit der sie sowohl für Pflegebedürftige als auch für Pflegende besser auszuhalten ist.

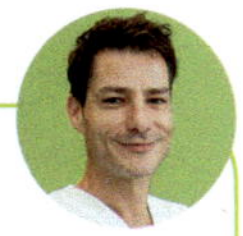

Video-Tipp von Ronny

„Im Interviewfilm *Beziehungen aufbauen* schildern verschiedene Pflegefachassistentinnen und ich unsere Erfahrungen zum Thema und geben wertvolle Praxistipps."

Umgang mit Distanzlosigkeit

Können Menschen Bedürfnisse anderer Menschen in Bezug auf inneren und äußeren Abstand nicht richtig einschätzen bzw. einhalten, nennt man dieses Verhalten distanzlos. **Äußere Distanzlosigkeit** zeigt sich z. B. durch

- das Eintreten in die intime Zone (▷ S. 329) bei Gesprächen.
- das Anfassen von anderen Menschen außerhalb von Begrüßungsritualen.
- das Betreten von Räumen ohne vorheriges Fragen oder Anklopfen.
- die zu enge Nutzung von (Sitz-)Möbeln (z. B. Sitzen auf der Bettkante bei Patientinnen oder auf der Sesselkante bei Pflegebedürftigen).

Innere Distanzlosigkeit zeigt sich z. B. durch

- Erzählen von intimen Geschichten.
- Erfragen persönlicher Details.
- Kontaktaufnahme ohne Grundlage einer angemessenen sozialen Situation (z. B. Ansprechen von fremden Menschen in der U-Bahn, Ansprechen der Klinikleitung beim Mittagessen in der Krankenhauskantine)
- eine Begrüßung, die nicht zur sozialen Beziehung passt (z. B. Duzen und Schulterklopfen bei der Begrüßung der Geschäftsführung).

Die **Gründe für Distanzlosigkeit** können vielfältig sein:

- Kinder und Jugendliche müssen die gesellschaftlichen Umgangsregeln noch lernen. Eine Zurückweisung sollte immer begründet erfolgen, z. B.: „Das ist lustig, was du erzählst. Aber das passt jetzt nicht hierher, erzähl uns das besser nach Dienstschluss."
- Kontaktfreudigen Menschen fehlt manchmal das Gespür dafür, dass andere Menschen zurückhaltender leben. Sie verstehen aber oft eine höfliche Zurückweisung oder eindeutige Körpersignale.

- Menschen, die aufgrund von Alkohol- bzw. Drogeneinfluss, kognitiven Beeinträchtigungen oder psychischen Erkrankungen distanzlos sind, fehlt die Wahrnehmung der sozialen Angemessenheit. Mitunter reagieren sie nur auf deutliche Zurückweisung oder es ist sogar notwendig, die Situation zu verlassen.
- Körperliche oder verbale Distanzlosigkeit in Verbindung mit sexualisiertem Verhalten (z. B. zweideutige Ansprache, Anfassen der Körpertabuzonen ohne Erlaubnis bzw. Grund) entspringt sexistischem Denken. Dabei wird die angegriffene Person zum sexuellen Objekt abgewertet.

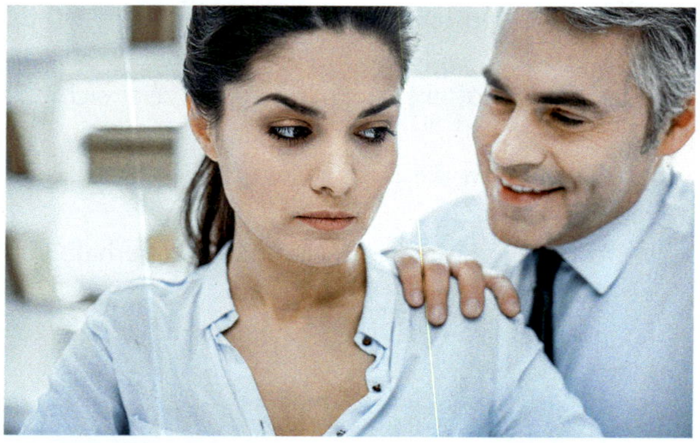

Abb. 1 Bei körperlicher und verbaler Distanzlosigkeit, hier von einem Kollegen gegenüber einer Mitarbeitenden, helfen sofortige Zurückweisung und Aufzeigen von klaren Grenzen.

Wichtig
Sexistisches Verhalten ist in jeder Form zurückzuweisen. Es ist eine Straftat und kann zur Anzeige gebracht werden.

Diversität
Egal, wie eine Person gekleidet ist, ob auffällig bunt oder sehr schlicht, ob geschlechtsbetont oder nicht: Es ist keine Einladung oder Rechtfertigung für distanzloses und übergriffiges Verhalten. Das gilt auch für das unaufgeforderte Kommentieren der Kleidung oder des Körpers.

Sprache ist ein wichtiges Instrument der Kommunikation: Je förmlicher die Sprache ist, desto einfacher fällt es, Distanz zu wahren. Umgekehrt kann eine sehr lockere, familiäre Sprache dazu einladen, die Distanz zu verringern.

In der deutschen Sprache ist die Art der **Anrede** häufig das erste Anzeichen für den Grad der Distanz:
- Mit „Du" und Vornamen spricht man in der Regel Menschen an, die einem vertraut sind, die zum Familien- und Freundeskreis gehören oder denen man regelmäßig, z. B. in der Freizeit, begegnet.
- Mit „Sie" und Nachnamen spricht man in der Regel alle Menschen im beruflichen Kontext an, auch in der Pflege.
- Die Anrede „Sie" in Verbindung mit dem Vornamen heißt „Hamburger Sie" und kommt häufig in traditionell orientierten Pflegesettings vor: Die Pflegenden werden mit Vornamen angesprochen, aber gesiezt: „Manja, können Sie mal bitte …"
- Die Anrede „Du" in Verbindung mit dem Nachnamen heißt „Münchner Du" und kommt häufiger in einfachen Arbeitsverhältnissen und meist „herabblickend" vor (Leitungsebene zu Arbeitsebene): „Müller, bring mal …" oder unter Kolleginnen, wenn Dritte anwesend sind: „Frau Müller, hast du schon …"
- Die Anrede in der dritten Person („Erzen") zeigt ebenfalls ein Machtgefälle und gilt als veraltet, ist jedoch gerade in der Pflege unangemessenerweise noch häufig anzutreffen: „Hat er alles gut überstanden?"
- Der unangemessene Einsatz von „wir" ist ebenso distanzlos und zu vermeiden: „Haben wir alles aufgegessen?".

Beispiel

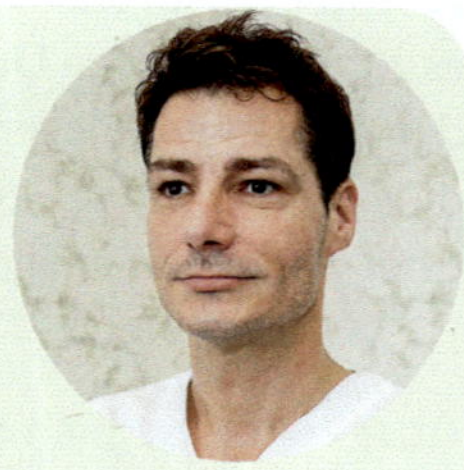

„Ich habe es oft erlebt, dass man sich im Pflegeteam duzt. Das fand ich persönlich auch immer sehr angenehm. Die Pflegebedürftigen sieze ich grundsätzlich immer und spreche sie mit Nachnamen an, auch wenn sie mich oft beim Vornamen nennen und manchmal auch im Redefluss duzen. Von anderen Auszubildenden habe ich aber auch schon gehört, dass sie in ihren Praxiseinsätzen manchmal in der dritten Person von den Pflegefachpersonen angesprochen wurden, z. B: „Hat sie das denn schon mal gemacht?" oder „Kann die Schülerin hier mal helfen kommen?" Würde mir dies passieren, würde ich freundlich darum bitten, mich mit meinem Namen anzusprechen. Das ist für mich Ausdruck von Wertschätzung und die Basis für ein respektvolles Miteinander."

„Die Annelies Modersohn sitzt noch auf dem Klo ..."

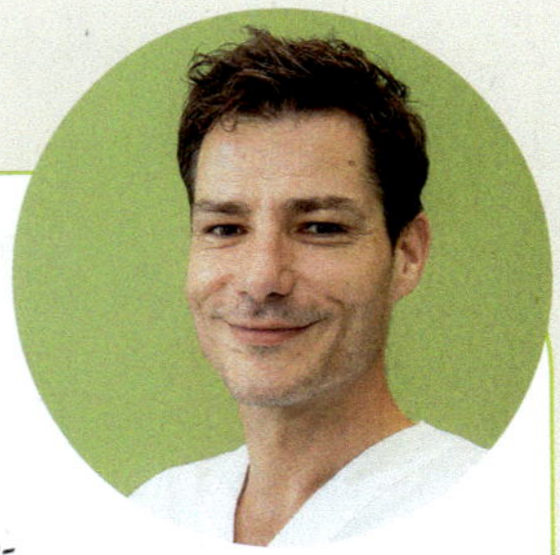

Fallsituation:

Im Seniorenwohnzentrum soll eine neue Bewohnerin einziehen. Die Bereichsleitung bereitet mit Ronny alles für den Aufnahmeprozess vor. Um 10 Uhr reist die neue Bewohnerin mit einem Taxi und einem Rollkoffer an. Sie ist schlicht und elegant zugleich gekleidet. Sie hat einen frischen Haarschnitt und trägt Lippenstift. Als sie den Wohnbereich betritt, läuft die Bereichsleitung gleich auf sie zu und umarmt sie: „Haaaaallöchen, Frau Rosendorf, wie toll, dass Sie jetzt zu unserer Gemeinschaft gehören! Es wird Ihnen richtig gut bei uns gefallen. Schauen Sie mal, hier ist die Ilse König und der Hans-Jochen Meyer, mit denen können Sie viel plaudern. Ich habe an deren Tisch schon einen Platz für Sie reserviert. Die Annelies Modersohn sitzt noch auf dem Klo, sonst wäre unser nettes Grüppchen schon vollständig ..." Im Vorbeigehen wirft sie Herrn Meyer einen Luftkuss zu und legt Frau König den freien Arm um die Schultern. Frau Rosendorf windet sich vorsichtig aus der Umarmung und sieht eher erschrocken aus.

So hat sich Ronny verhalten:

„Ich habe mich ein wenig für die Bereichsleitung geschämt. Ja, die meisten Bewohner bei uns sind einfache Leute und mögen das Familiäre sehr, aber bei der neuen Bewohnerin habe ich sofort gesehen, dass sie eine ganz andere Persönlichkeit hat. Ich konnte richtig spüren, wie unangenehm ihr der Körperkontakt und die distanzlose Art beim Empfang waren. Ich habe den Rollkoffer sowieso schon in der Hand gehabt. Also habe ich mich Frau Rosendorf zugewandt und gesagt: „Guten Tag, Frau Rosendorf, mein Name ist Herr März, ich bin der Auszubildende hier im Wohnbereich. Darf ich Sie in Ihr Zimmer begleiten?" Frau Rosendorf hat mich dankbar angeschaut."

Das war richtig, weil Ronny ...

- das äußere Erscheinungsbild, die Körperhaltung und die Mimik von Frau Rosendorf als Grundlage für seine individuelle Einschätzung genutzt hat.
- sich empathisch und wertschätzend in Frau Rosendorf hineinversetzt hat.
- mit einer formalen Begrüßung und persönlichen Vorstellung seiner Person (Name, Funktion) den Erstkontakt aufgenommen hat.
- weiß, dass Menschen unterschiedliche Bedürfnisse in Bezug auf die Beziehungsgestaltung haben, und er sein Wissen beim Erstkontakt umgesetzt hat, ohne die Bereichsleiterin bloßzustellen.

Impulsfragen:

- Welche Beziehungskultur gibt es in Ihrer Einrichtung?
- Haben Sie schon einmal erlebt, dass Patientinnen oder Bewohner eine Beziehungsgestaltung als zu nah oder zu distanziert erlebt haben? Wie sind Sie damit umgegangen?

Zeit zum Reflektieren ...

Schätzen Sie Ihre Kompetenzen ein: Wo fühlen Sie sich sicher? Wo möchten Sie noch mal nachlesen oder etwas vertiefen? Setzen Sie Ihre ganz persönlichen Häkchen für Ihre Lernerfolge!

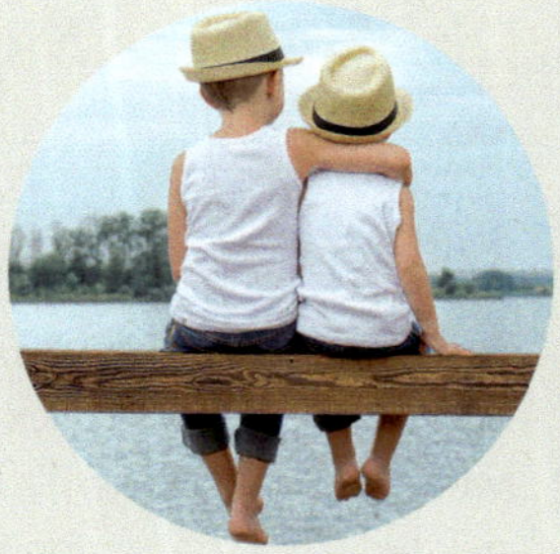

Ich ...

- ☐ unterscheide Bedürfnisse von Bedarfen.
- ☐ kenne die Bedeutung von Bedürfnissen für eine Pflegebeziehung.
- ☐ unterscheide private Beziehungen von Pflegebeziehungen.
- ☐ beschreibe die Besonderheiten der Pflegebeziehung.
- ☐ weiß, welche Bedingungen für eine gelungene Pflegebeziehung wichtig sind.
- ☐ erkläre die Bedeutung der Ausgewogenheit von Nähe und Distanz in Pflegebeziehungen.
- ☐ weiß, warum Personenzentrierung in der Pflege eine große Bedeutung hat.

Ich ...

- ☐ begegne pflegebedürftigen und kranken Menschen sowie deren Zugehörigen mit Wertschätzung, Empathie und Echtheit.
- ☐ begrüße Menschen im pflegerischen Kontext angemessen.
- ☐ achte auf die Ausgewogenheit von Nähe und Distanz in Pflegebeziehungen.

Ich ...

- ☐ reflektiere die Asymmetrie in Pflegebeziehungen und ziehe daraus Schlüsse für mein berufliches Verhalten.
- ☐ reflektiere meine eigenen Bedürfnisse in Bezug auf Nähe und Distanz.
- ☐ respektiere individuelle Bedürfnisse in Pflegebeziehungen.

Ich ...

- ☐ balanciere Nähe und Distanz in Pflegebeziehungen aus.
- ☐ erkenne Bedürfnisse von pflegebedürftigen und kranken Menschen und gleiche diese mit den geplanten Pflegemaßnahmen ab.
- ☐ setze Initial- und Verabschiedungsberührungen auf angemessene Weise ein.

3.3 Gesprächssituationen gestalten

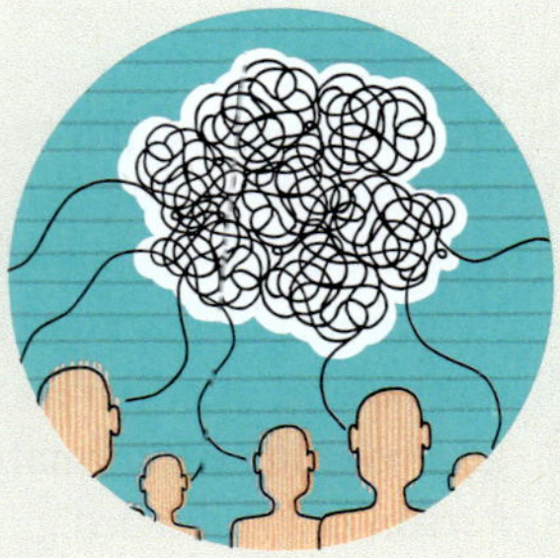

3.3.1 Kommunikation in der Theorie

Definition
Kommunikation ist der Austausch von Informationen zwischen mindestens zwei Menschen.

Kommunikation, also sich mitzuteilen und sich miteinander zu verständigen. Diese Verständigung erfolgt auf vielen verschiedenen Wegen und kann grundsätzlich in vier verschiedene Formen unterteilt werden:

- verbale Kommunikation
- paraverbale Kommunikation
- nonverbale Kommunikation
- unterstützende Kommunikation.

Definition
Die **verbale Kommunikation** umfasst das geschriebene (schriftliche Kommunikation) und das gesprochene Wort (mündliche Kommunikation).

Ihre Grundlage ist die Sprache. Über die Sprache machen Personen Aussagen, leiten Informationen weiter oder richten Aufforderungen und Bitten an andere. Verbale Kommunikation umfasst neben der reinen Sprache weitere Ausdrucksformen.

Definition
Die **paraverbale Kommunikation** beschreibt, wie etwas ausgedrückt wird. Dazu gehören Wortwahl, Formulierungen, Sprachvarietät, Stimmlage, Lautstärke, Tonfall und Sprechgeschwindigkeit.

Beispiel
Eine hohe Stimme gilt als freundlich. Viele Erwachsene verwenden mit Kindern unbewusst eine sehr viel höhere Stimmlage als mit anderen Erwachsenen.

Wenn Menschen unmittelbar aufeinandertreffen, kommen zur verbalen Kommunikation nonverbale Ausdrucksformen hinzu.

Definition
Zur **nonverbalen Kommunikation** gehören alle nicht sprachlichen Ausdrucksarten, wie z. B. die Mimik (der Gesichtsausdruck), die Gestik (Bewegungen der Hände oder Füße), die Körperhaltung oder die Art und Weise, wie sich jemand im Raum bewegt. Hinzu kommt auch, wie nahe sich die zwei Personen während der Kommunikation kommen.

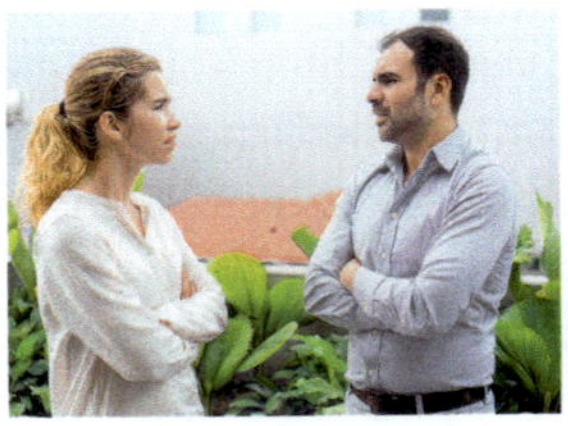

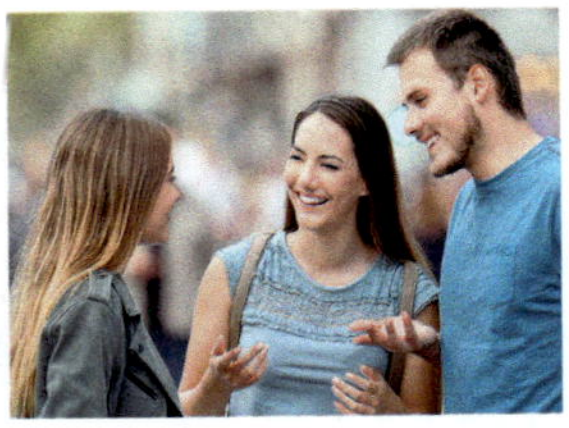

Abb. 1 (links) Nonverbale Kommunikation: Wenn sich zwei Menschen während eines Gesprächs gegenüberstehen und eine Person die Arme verschränkt, wirkt das auf die andere Person oftmals feindselig.

Abb. 2 (rechts) Ein freundliches Lächeln sowie eine zugewandte Körperhaltung wiederum signalisieren dem Gegenüber Interesse und Sympathie.

Wichtig

Nonverbale und **paraverbale Kommunikation** erfolgen oft unbewusst. Sie unterstützen die Aussage der verbalen Kommunikation oder lenken sie in eine völlig andere Richtung. Drücken verbale, nonverbale oder paraverbale Kommunikation gegensätzliche Informationen aus, wirkt eine Person unglaubwürdig.

Angeborene oder erworbene Schädigungen bei Menschen können ihre Kommunikation einschränken. Hilfsmittel (z. B. Hörgeräte, Gebärdensprache, Objekte oder grafische Symbole) können die eigene Kommunikation unterstützen.

Definition

Unterstützte Kommunikation umfasst alle Mittel, die bei eingeschränkter Kommunikationsfähigkeit zum Einsatz kommen.

Recherche im Internet

Mehr Informationen zum Thema „Unterstützte Kommunikation" und deren Umsetzungsmöglichkeiten unter:
www.gesellschaft-uk.org

Eine Sprache, viele Varianten

Sprache ist das Mittel verbaler Kommunikation. Es gibt:

- **natürliche Sprachen**, die sich in einer Region und Gruppe von Menschen über Jahrhunderte entwickelt haben, z. B. die deutsche, englische oder türkische Sprache
- **geplante Sprachen**, die zur vereinfachten Kommunikation zwischen Menschen unterschiedlicher Sprachherkunft bewusst entwickelt wurden, z. B. Esperanto
- **formale oder logische Sprachen**, die z. B. zur Programmierung von Computern eingesetzt werden.

Natürliche Sprachen sind lebende Systeme, die sich durch die Anpassung an die Zeit und die Bedingungen in einer Gesellschaft ständig weiterentwickeln. Es gibt verschiedene Varianten, die auch **Sprachvarietäten** genannt werden. Man unterscheidet:

- **Alltagssprache**, auch Umgangssprache genannt: Sie kommt in der Kommunikation zwischen den Menschen im Alltag zum Einsatz, z. B. in der Freizeit, beim Einkaufen oder in der Familie. Sie ist von einfachen Sätzen, gemeinsam genutzten Begriffen gekennzeichnet. Alltagssprache unterscheidet sich zwischen Regionen oder auch Gruppen von Menschen z. B. in Form von Dialekten oder Jugendsprache.
- **Hochsprache**, auch Standard- oder Schriftsprache: Sie gilt als das verbindende Glied einer Sprachgemeinschaft und soll für alle verständlich sein. Eine komplexere Satzbildung und ein umfangreicher Wortschatz ermöglichen die Beschreibung aller denkbaren Situationen, Gegenstände, Bilder oder Gefühle.
- **Fachsprache**: Sie baut auf der Hochsprache auf und ergänzt sie um Fachausdrücke und Formulierungen für ein wissenschaftliches Fach oder einen Beruf. Die Fachsprache der Pflege ist stark von ihren Bezugswissenschaften (z. B. Psychologie, Medizin, Soziologie) geprägt und umfasst viele Wörter aus dem Lateinischen und Englischen. Ihr Zweck besteht vor allem darin, sich innerhalb der Berufsgruppe möglichst präzise auszutauschen.

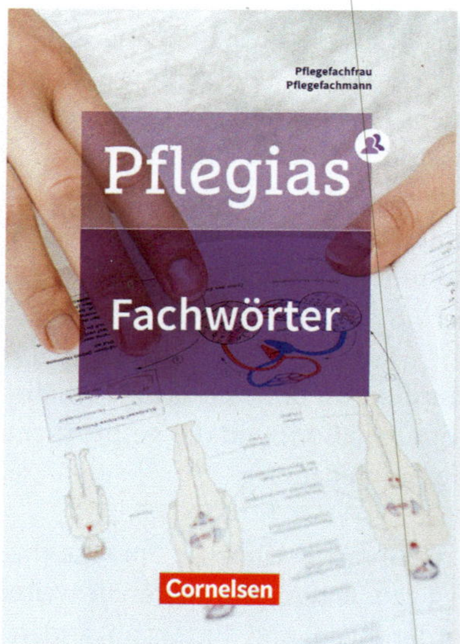

Abb. 1 Zum Nachschlagen von Fachbegriffen aus der Pflegewissenschaft und Medizin eignen sich Fachwörterbücher, aber auch Smartphone-Apps.

Fachsprache wird vor allem deshalb verwendet, um Sachverhalte besonders präzise auszudrücken, und ist zudem ein Merkmal von Professionalität. Das ist etwa bei einer Übergabe wichtig, oder wenn es darum geht, eine Überweisung zu verstehen. Auszubildende lernen die Fachsprache sowohl im schulischen Unterricht als auch in der Praxis.

Beispiel
- **Alltagssprache:** „Herr Meier hat Rücken."
- **Hochsprache:** „Herr Meier hat Schmerzen im unteren Rücken."
- **Fachsprache:** „Herr Meier hat Schmerzen aufgrund einer Kompression von Nervenwurzeln bei Spondylose im Lumbalbereich."

! Wichtig
Denken Sie daran, dass Pflegebedürftige oder ihre Zugehörigen oftmals die Fachsprache nicht verstehen. Der Einsatz von Hochsprache dient der besseren Verständlichkeit, während die Alltagssprache in bestimmten Situationen ebenfalls sinnvoll sein kann. Das hängt jedoch von der Situation ab. Die Verwendung von Alltagssprache kann die Distanz verringern, was nicht immer erwünscht ist.

Informationen senden und empfangen

An der menschlichen Kommunikation sind immer mindestens zwei Personen beteiligt. Da Kommunikation daraus besteht, Informationen auszutauschen, kann man sich diese in einem sehr einfachen Modell wie folgt vorstellen:
Ein Sender verschickt eine Information (Nachricht) an einen Empfänger. Der Empfänger reagiert hierauf entweder mit einer Rückmeldung (Antwortnachricht) oder nicht. Eine fehlende Rückmeldung hat auch eine Bedeutung. Abhängig von der Situation kann der Empfänger damit eine Kommunikation beenden oder sein Missfallen bzw. sein Nichtverstehen der Nachricht zum Ausdruck bringen.

Erweitert man das Bild vom Sender und Empfänger, kann die Nachricht näher bestimmt werden:
- Die Nachricht hat einen Inhalt bzw. eine Information (**Kommunikationsinhalt**), z. B. ein Bild, Daten oder Texte.
- Die Nachricht benötigt ein **Kommunikationsmittel** (Medium), z. B. das gesprochene Wort, eine E-Mail, ein Smartphone.
- Die Nachricht legt einen Weg zurück (**Kommunikationsweg**), z. B. als Schall im Raum oder als Brief auf dem Postweg oder als elektronische Nachricht über das Internet.

Verfasst ein Sender eine Nachricht, ist sie durch seine Person verschlüsselt (**codiert**). Sein Gedanke, der zur Nachricht werden soll, muss in ein geeignetes Kommunikationsmedium überführt werden. Nach Ankunft der Nachricht muss ein Empfänger die Information aus dem Kommunikationsmedium entschlüsseln (**decodieren**).
Verfügen Sender und Empfänger über den gleichen kulturellen Hintergrund, kennen sie sich lange und sprechen die gleiche Muttersprache, dann ist die Wahrscheinlichkeit groß, dass beide den gleichen Schlüssel (**Code**) nutzen. Die Nachricht kann so beim Empfänger ankommen, wie sie vom Sender gemeint war. Ist dies nicht der Fall, kommt es zu Missverständnissen.

Auch wenn das **Sender-Empfänger-Modell** ursprünglich als technisches Modell für eine Telefongesellschaft entwickelt wurde, hilft es zu verstehen, dass an verschiedenen Stellen Störungen in der Kommunikation auftauchen können, die zu Missverständnissen und Konflikten führen: Sender und Empfänger verfügen nicht über denselben Code, der Kommunikationsweg ist unterbrochen oder der Empfänger verfügt nicht über das notwendige Kommunikationsmittel. Das Modell kann hilfreich sein, um Kommunikationssituationen zu reflektieren.

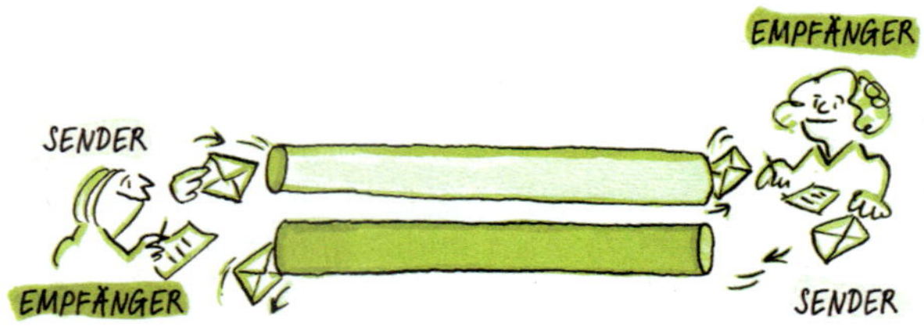

Abb. 2 Sender-Empfänger-Modell. Auf jede Nachricht erfolgt eine Antwort. Auch keine Antwort ist eine Antwort.

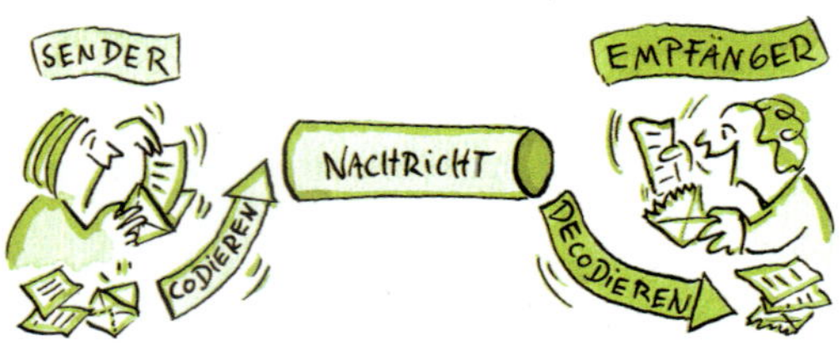

Abb. 3 Codieren und Decodieren von Nachrichten

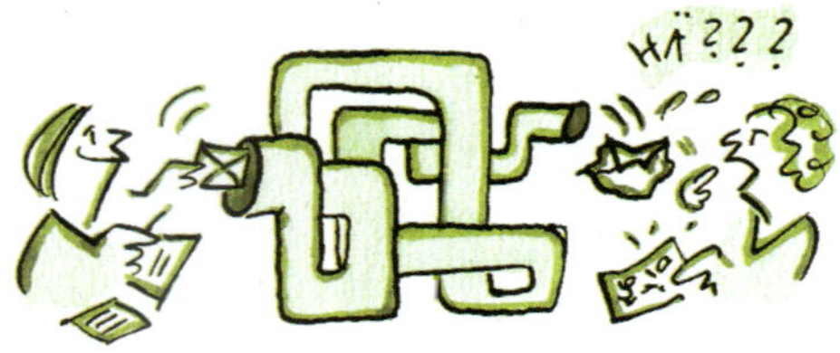

Abb. 4 Missverständnis: Eine gesendete Nachricht wird vom Empfänger nicht oder falsch verstanden.

3.3.2 Gesprächsführung und Gesprächstechniken

Definition
Ein **Gespräch** ist die verbale Kommunikation zwischen mindestens zwei Personen. Bis vor wenigen Jahrzehnten fand die **Gesprächsführung** fast ausschließlich im direkten Kontakt oder über das Telefon als **Gesprächsmedium** statt. Die **Gesprächsform** unterscheidet sich nach Anlass, Ziel und Formalisierungsgrad.

Man unterscheidet z. B. diese Gesprächsformen:
- **Dialog:** Gespräch zwischen zwei Personen, die sich miteinander austauschen
- **Besprechung** (Meeting): berufliches Gespräch innerhalb einer Organisation
- **Small Talk** (Plausch, Plauderei): spontanes Gespräch über Alltägliches ohne einen bestimmten Zweck, dient oft dem Einstieg in ein formaleres Gespräch
- **Streitgespräch:** Gespräch zwischen Personen mit unterschiedlichen Auffassungen bzw. Meinungen oder Interessen
- **Diskussion:** Gespräch zwischen Personen mit unterschiedlichen Meinungen in Bezug auf ein bestimmtes Thema, im Vergleich zu einem Streitgespräch meistens weniger emotional
- **Debatte:** ein formalisiertes Streitgespräch, das dem Austausch von Argumenten in Bezug auf ein bestimmtes Problem dient, findet oft im politischen Zusammenhang statt.
- **Verhandlung:** Gespräch mit dem Ziel, Personen mit unterschiedlichen Meinungen oder Interessen zu einem gemeinsamen Ergebnis zu führen

Jede Gesprächsform folgt ihren eigenen Gesprächsregeln. Diese Regeln sind selten schriftlich festgelegt. Es sind Konventionen, die wir in der Familie, in der Schule oder in der Ausbildung kennenlernen. Sie unterscheiden sich zusätzlich je nach Situation und den jeweiligen Gesprächspersonen. Diese ungeschriebenen Regeln helfen uns dabei, in unbekannten Situationen oder mit unbekannten Menschen Gespräche zu führen. In formalen Gesprächen können die Beteiligten Gesprächsregeln zu Beginn eines Gesprächs festlegen.

Berufliche Gespräche führen

Berufliche Gespräche sind in der Regel formale Gespräche. Sie sind zielorientiert. Sie unterscheiden sich von privaten Gesprächen dadurch, dass sie den Regeln folgen und einen ganz bestimmten Anlass (Grund) haben.

Berufliche Gespräche sind nach einer festen Struktur aufgebaut. Dabei müssen die einzelnen Schritte nicht immer bewusst stattfinden. Doch es gibt Voraussetzungen für berufliche Gespräche. Stellen Sie sicher, dass die folgenden Punkte erfüllt werden:
- **Ort, Zeitpunkt und Dauer** von Gesprächen **planen**
- **Ziel** und Zweck von Gesprächen (für sich selbst und die andere Person) **klären**
- für eine angemessene **Gesprächsatmosphäre sorgen** (u. a. auf Augenhöhe sprechen, unbeteiligte Zuhörer vermeiden, Hilfsmittel zur Kommunikation bereitstellen)

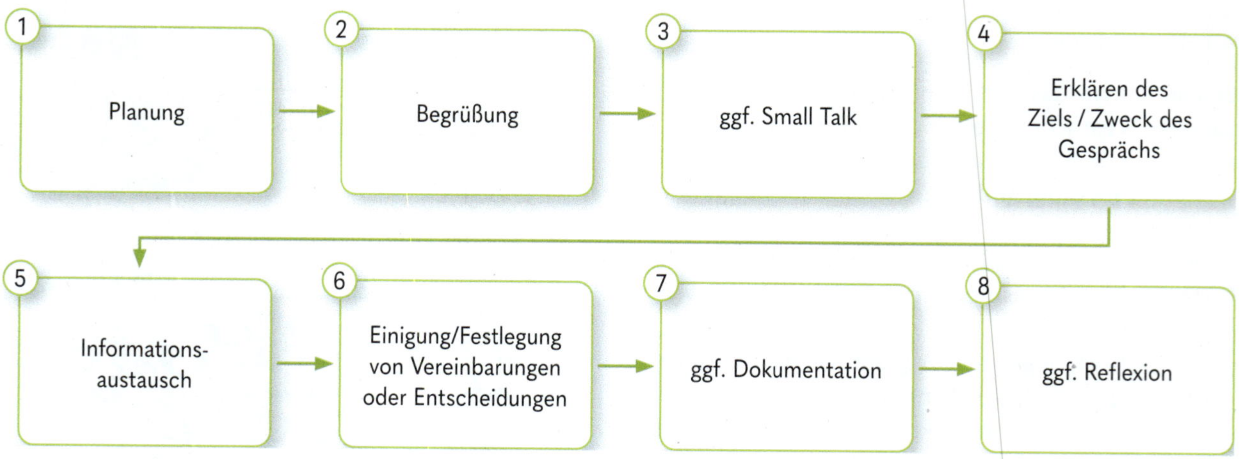

Abb. 1 Verschiedene Gesprächsformen lassen sich unterscheiden. Diese Grafik zeigt beispielhaft, in welcher Abfolge sie im Alltag genutzt werden können.

Nondirektive Kommunikation

Definition
Nondirektiv bedeutet, dass es keine festgelegte Abfolge von Fragen oder Antworten gibt. Die **nondirektive Gesprächsführung** ist von Offenheit geprägt. Es werden offene Fragen formuliert, die keine Anweisungen enthalten. Gutes Zuhören schafft eine vertrauensvolle Beziehung der Partner und zeigt dem Gegenüber Wertschätzung.

Die Kennzeichen der **nondirektiven** (offenen) Gesprächsführung sind:
- Das Ergebnis ist zu Gesprächsbeginn offen.
- Die Gesprächspartner sprechen gleichberechtigt miteinander.
- Sie hören einander aufmerksam zu.
- Sie fragen nach, wenn sie etwas nicht verstanden haben.
- Die Gesprächspartner lassen einander ausreden und antworten auf das Gesagte.
- Das Gespräch bleibt vertraulich.
- Die erforderlichen Hilfsmittel zur Kommunikation sind vorhanden und werden verwendet.

Beispiel
Der Wohnbereichsleitung Frau Yildirim liegt eine Beschwerde über unfreundliches Verhalten einer Pflegenden vor. Bei der gemeinsamen Pause spricht sie Azubi Faris an: „Hast du eine Idee, was ich als Wohnbereichsleitung verbessern kann, damit alle freundlich miteinander reden?" Azubi Faris wundert sich und fragt.
Faris: „Soll ich wirklich ehrlich sein?"
Frau Yildirim: „Ja, klar! Deswegen frage ich dich ja. Ich lerne gerne dazu und manchmal bin ich auch ein wenig ratlos, da kann ich frische Ideen gebrauchen."

Direktive Kommunikation

In bestimmten Situationen sind berufliche Gespräche mit anderen Zielen verbunden, sodass eine **direktive** (anweisende) Gesprächsführung zielführend ist.

Definition
Direktiv bedeutet, dass das Gespräch von einer Person mit einem bestimmten Gesprächsziel geführt wird. Es gibt festgelegte Inhalte und eine Abfolge von Fragen oder Antworten. Die **direktive Gesprächsführung** ist von Anweisungen geprägt.

Beispiel
Direktiv sind Gespräche z. B. bei der Essensabfrage, bei der Anleitung zur Körperpflege oder bei der Einweisung in neue Geräte oder Vorschriften. In diesen Fällen kommen konkrete und klare Formulierungen, geschlossene Fragen (z. B. nur mit Ja/Nein-Antwort) und direkte Aufforderungen zum Einsatz.

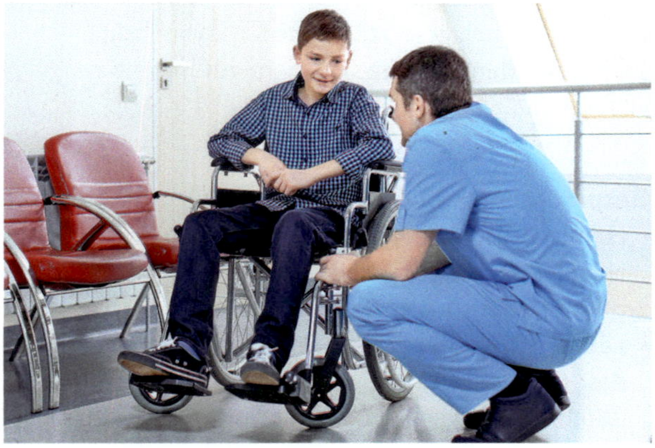

Abb. 2 Ein Gespräch auf Augenhöhe ist kommunikationsfördernd.

Einflüsse auf die Gesprächsführung

Verschiedene Handlungen können sich auf die Gesprächsführung und damit auch auf den Ausgang eines Gesprächs auswirken. Dabei kann die Wirkung abhängig von der Gesprächssituation und den beteiligten Personen sehr unterschiedlich sein. Gesprächsförderer und Gesprächshemmer gibt es auf verschiedenen Ebenen. Die Reflexion von Gesprächssituationen hilft dabei, während der Ausbildung geeignete Gesprächstechniken zu lernen.

Gesprächsfluss

- **Hemmend:** Unterbrechen und bewerten
- **Fördernd:** Zuhören und die Ansichten und Sichtweisen des Gesprächspartners möglichst wertfrei aufnehmen

Perspektive
- **Hemmend:** Eigene Meinungen und Gefühle vorwurfsvoll in der Du-Form äußern (Du-Botschaften); Aussagen und Lösungsansätze der Gesprächspartner mit eigenen Meinungen, Erfahrungen und Lösungen erwidern
- **Fördernd:** Eigene Meinungen und Gefühle in der Ich-Form äußern (Ich-Botschaften); Aussagen der Gesprächspartner sachlich wiederholen und damit sichergehen, alles verstanden zu haben

Beispiel
- **Hemmend:** „Du setzt mich unter Druck.", „Andere Patienten erhalten überhaupt keine Informationen über den Tagesablauf und beschweren sich auch nicht."
- **Fördernd:** „Ich fühle mich durch dein Verhalten unter Druck gesetzt.", „Habe ich das richtig verstanden, dass Sie sich nicht gut informiert fühlen?"

Gesprächsausrichtung
- **Hemmend:** Häufiges Einbringen eigener Interessen; Nebenbeschäftigung beim Gespräch (z. B. am Smartphone) oder Unkonzentriertheit
- **Fördernd:** Konzentration und Blick auf die Aussagen des Gesprächspartners; Würdigung der Aussagen durch Rückfragen und Verständnisfragen bei Unklarheiten

Beispiel
- **Hemmend:** „Ich verstehe Ihre Kritik nicht, Ihnen geht es doch gut hier."
- **Fördernd:** „Ich habe verstanden, dass Sie unglücklich mit der gesamten Situation sind und gerne wieder in Ihre alte Wohnung ziehen möchten."

Fragetechnik
- **Hemmend:** Geschlossene Fragen, die der Gesprächspartner nur mit „Ja" oder „Nein" beantworten kann; W-Fragen (Wo? Wie? Wann? Was?), die nur eine einzige Antwort ermöglichen, ohne danach in den Dialog zu gehen
- **Fördernd:** Offene Fragen, die eine Vielzahl an Antworten zulassen und das Ergebnis nicht vorwegnehmen. Aktives, durch Nicken und Augenkontakt gefördertes Zuhören

Beispiel
- **Hemmend:** „Geht es Ihnen gut?"
- **Fördernd:** „Wie geht es Ihnen?"

Besonderheiten der Gesprächsführung am Telefon

Gespräche am Telefon unterscheiden sich in wichtigen Punkten von persönlich geführten Gesprächen:
- **Wegfall der nonverbalen Kommunikation:** Der Gesprächspartner kann nicht einschätzen, ob das gesprochene Wort authentisch (ehrlich) ist, gleichzeitig kann die sprechende Person die nonverbale Reaktion des Gesprächspartners (z. B. Kopfnicken oder ablehnende Mimik) nicht erkennen.
- **Veränderte paraverbale Kommunikation:** Abhängig von der Telefontechnik können Stimmen verzerrt oder undeutlich klingen. Oder das eigene Sprechverhalten ist aufgrund des fehlenden persönlichen Kontakts verändert.

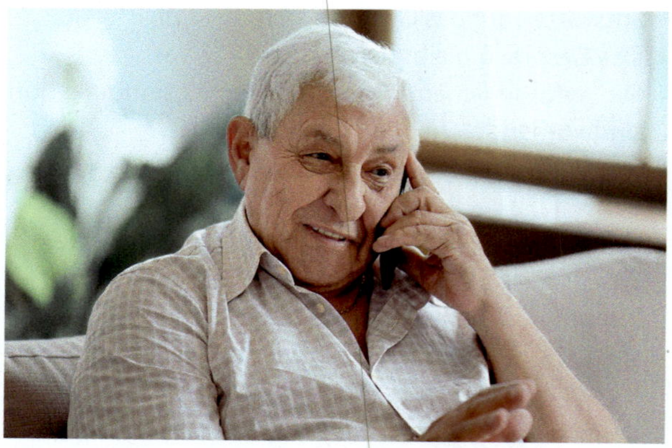

Abb. 1 Bei Telefongesprächen sind einige Dinge zu beachten, damit die Informationen gut ankommen.

Aus diesem Grund ist es sinnvoll, bei Telefongesprächen auf die folgenden Punkte zu achten:
- Ruhige bzw. geräuscharme Telefonumgebung
- Melden mit Namen, Funktion und Organisation (langsam und deutlich sprechen), da ein Erkennen am Gesicht nicht möglich ist
- Klare, deutliche Sprache, um eine möglicherweise schlechte Telefonverbindung auszugleichen
- Kurze, prägnante Sätze, um das Telefongespräch nicht in die Länge zu ziehen
- Gefühle und Meinungen durch Sprache ausdrücken, da Mimik und Gestik nicht sichtbar sind
- Aussagen mit „ja" oder „nein" bestätigen, da z. B. das Kopfnicken oder Kopfschütteln nicht sichtbar ist

- Wichtige Informationen aufschreiben, da sie sich aufgrund des fehlenden persönlichen Kontakts noch schlechter merken lassen als im direkten Gespräch

Besonderheiten der Gesprächsführung in Videokonferenzen

Heute werden vielfach Videokonferenzsysteme verwendet. Es gibt viele Vorteile: Nonverbale und paraverbale Kommunikation können im Vergleich zum Telefonat überwiegend wirken. Es gibt zahlreiche Zusatzfunktionen. Sie können die Kommunikation bereichern, vor allem in Teams, z. B. Chatfunktionen, Aufnahmetechnik, Reaktionen über Emojis oder das Teilen von Dokumenten.

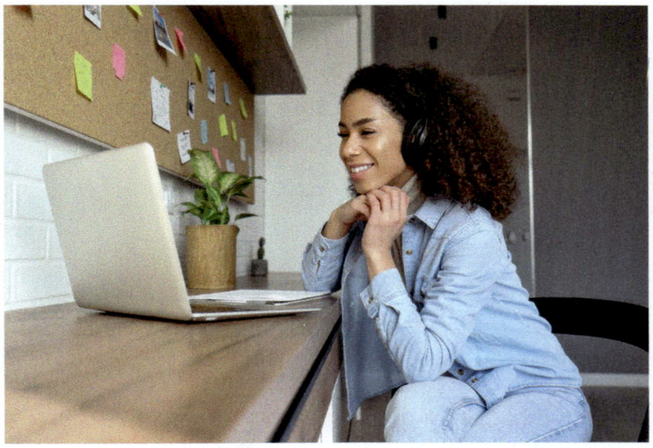

Abb. 2 Ein ruhiger, ungestörter Raum verbessert die Kommunikation bei Videokonferenzen und sorgt für Vertraulichkeit.

Im beruflich-pflegerischen Zusammenhang sind folgende Hinweise zu berücksichtigen:

- Melden Sie sich in Videokonferenzsystemen mit Ihrem vollen Namen, Ihrer Funktion und dem Namen Ihrer Einrichtung an. Achten Sie darauf, dass nicht noch die Namen vorheriger Nutzer eingespeichert sind.
- Machen Sie sich im Vorfeld einer Videobesprechung mit der Technik vertraut – jedes Videokonferenzsystem bzw. jedes Videotelefoniesystem funktioniert etwas anders.
- Stellen Sie sicher, dass Sie über genügend Datenvolumen bzw. Bandbreite im Internet verfügen, die Übermittlung von Bewegtbildern verbraucht große Datenmengen.
- Achten Sie auf die Schweigepflicht. Beachten Sie die Datensicherheit, insbesondere dann, wenn das Gespräch aufgezeichnet wird.
- Prüfen Sie Ihren Monitorhintergrund bzw. wählen Sie ggf. einen digitalen, neutralen Hintergrund aus und stellen Sie Ihre Kamera so ein, dass Kopf und oberer Teil des Oberkörpers zu sehen sind. Die Kamera sollte sich zwischen der Leuchtquelle und Ihnen befinden.
- Nutzen Sie bei Videotelefonie mit einem Smartphone möglichst eine Handyhalterung, damit das Bild nicht verwackelt.

3.3.3 Adressatengerechte Gesprächsführung

Pflege ist ein Kommunikationsberuf. Die Kommunikation im Team ist im Pflegealltag besonders wichtig. Grundsätzlich unterscheiden sich formale und anlassbezogene Gespräche von informellen und situativ entstehenden Gesprächen.

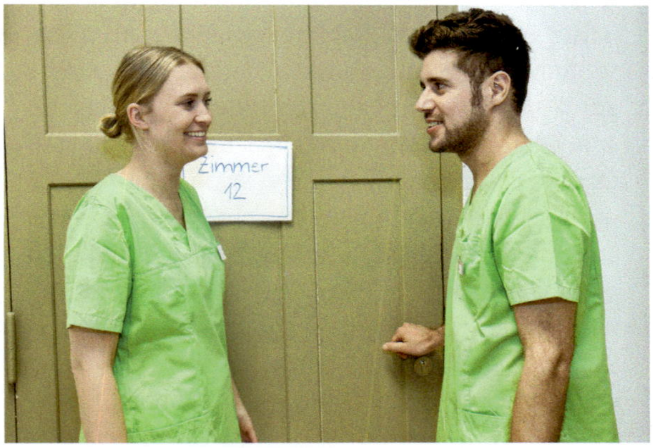

Abb. 3 spontaner und situativer Austausch unter Kollegen auf dem Flur vor einem Patientenzimmer

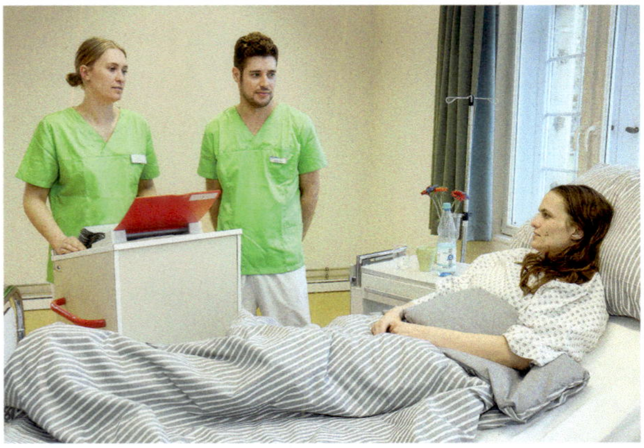

Abb. 4 anlassbezogenes Gespräch am Bett einer Patientin im Rahmen einer Pflegevisite

„Ich habe keine Ahnung, worum es geht!“

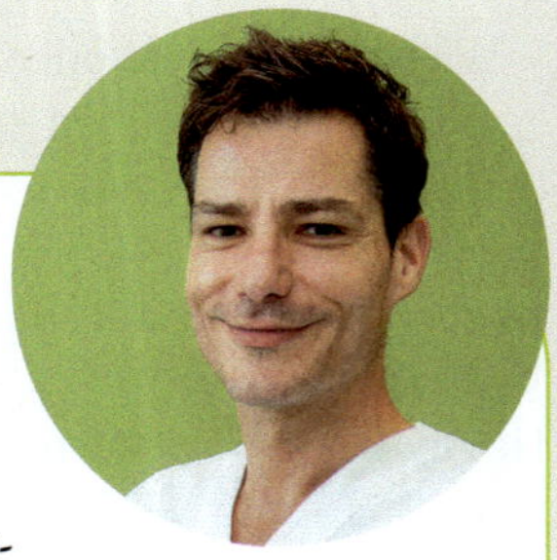

Fallsituation:

Ronny ist im Wohnbereich einer Seniorenresidenz eingesetzt. Seit einer Woche ist auch eine neue Auszubildende, Amira, dort. Sie hat die Ausbildung gerade erst begonnen und ist 16 Jahre alt. Als sie zusammen ein paar Minuten gemeinsam im Dienstzimmer sind, klingelt plötzlich das Telefon. Amira springt sofort auf und nimmt das Gespräch an: „Hallo, wer ist da? – Nee, hier ist die Amira.“ Sie schaut angestrengt und reicht Ronny dann das Telefon: „Ich habe keine Ahnung, worum es geht, nimm du mal.“

So hat sich Ronny verhalten:

„Ich habe das Telefon übernommen und meldete mich so, wie mir meine Praxisanleitung es erklärt hatte: ‚Guten Tag, Seniorenresidenz am Wald, Wohnbereich 3, Pflegeauszubildender Ronny März am Apparat – wie kann ich Ihnen weiterhelfen?‘ Am Telefon war der Sohn einer Bewohnerin, Frau Öztürk. Er wollte wissen, wie es seiner Mutter geht, da er sie telefonisch nicht erreicht hatte. Ich sagte zu ihm: ‚Herr Öztürk, Ihrer Mutter geht es heute so gut, dass sie mit der Betreuungsassistenz im Garten ist. Ich sage ihr, dass Sie angerufen haben, und dann kann sie Sie zurückrufen, einverstanden? Geben Sie mir zur Sicherheit bitte noch einmal Ihre Telefonnummer ..., vielen Dank, ist notiert. Auf Wiederhören, Herr Öztürk!‘ Bei uns liegen neben der Telefonstation immer ein Notizblock und Kulis, so konnte ich die Telefonnummer aufschreiben und gleich noch eine Notiz für Frau Öztürk vermerken, dass ihr Sohn sie angerufen hat und sie zurückrufen soll.“

Das war richtig, weil Ronny ...

- sich am Telefon professionell gemeldet hat mit dem Namen der Einrichtung, seinem eigenen Namen, seiner Funktion und einer freundlichen Begrüßung und Verabschiedung.
- aufmerksam zugehört hat, was Herr Öztürk gesagt hat.
- verstanden hat, dass Herr Öztürk wissen wollte, wie es seiner Mutter heute geht, und darüber Auskunft gegeben hat.
- das Anliegen aufgenommen und schriftlich festgehalten hat.
- sicherheitshalber die Telefonnummer des Anrufers notiert hat, falls diese nicht in der Dokumentation oder an anderer Stelle hinterlegt ist.
- die Nachricht für Frau Öztürk gleich auf einen Zettel geschrieben hat.

Impulsfragen:

- Gibt es in Ihrer Einrichtung eine Regelung, wie die professionelle Begrüßung am Telefon erfolgt? Wenn ja, wie lautet diese Regelung?
- Welche Begrüßungsformeln am Telefon finden Sie hilfreich?
- Wie unterscheiden sich Begrüßungsformeln am Telefon zwischen privatem und beruflichem Gespräch? Was sind die Gründe für die Unterschiede?

Gespräche im Team

Definition

Informell bedeutet offen, zwanglos, ohne Auftrag und Formalität. **Informelle Gespräche** finden z. B. innerhalb der Familie und im Freundeskreis statt.
Formell bedeutet offiziell, regelhaft, mit Auftrag und in festgelegter Form. **Formelle Gespräche** sind z. B. in öffentlichen Ämtern und Behörden vorgegeben.

Informelle Gespräche im Pflegeteam entstehen bei fast jeder Begegnung: im Flur, in der Teeküche, im Dienstzimmer oder auch außerhalb des Gebäudes. Ambulante Pflegedienste bilden hierbei eine Ausnahme: In der Regel sind die Pflegenden allein bei den Pflegebedürftigen unterwegs, sodass es eher die Ausnahme ist, sich „zufällig" über den Weg zu laufen.
In allen Teams gibt es Personen, die sich näherstehen und auch über private Themen reden, und Personen, die sehr sorgfältig zwischen Privatem und Beruflichem trennen. Wenn man neu ist, gilt es herauszufinden, mit wem welche Themen angesprochen werden können. Grundsätzlich können in informellen Gesprächen sowohl berufliche als auch außerberufliche Themen zur Sprache kommen. Nach einer belastenden Pflegesituation kann ein kurzer Austausch in der Teeküche hilfreich sein, beim morgendlichen Kaffeetrinken ist ein Small Talk über das Wetter sehr entspannend.

Wichtig
Auch bei informellen Gesprächen sollte die Sprache angemessen gewählt sein. Sie befinden sich in einem Arbeitsverhältnis. Vermeiden Sie einen allzu lockeren Umgangston und achten Sie darauf, wie Ihre Kolleginnen und Kollegen untereinander kommunizieren. Es verbietet sich von selbst, schlecht über Kolleginnen und Kollegen oder Vorgesetzte zu sprechen oder Gerüchte in die Welt zu setzen.

Übergabegespräche (kurz: Übergabe) dienen der Informationsweitergabe von einer Schicht zur nächsten. Sie finden zu den Randzeiten einer Arbeitsschicht statt und folgen in der Regel ungeschriebenen Gesetzen. Übergaben können gemeinsam im Team stattfinden oder am Zimmer bzw. direkt „am Bett".

Wichtig.
Findet das Übergabegespräch am Patientenbett statt, muss der Patient in das Gespräch mit miteinbezogen werden (nicht über, sondern mit dem Patienten sprechen).

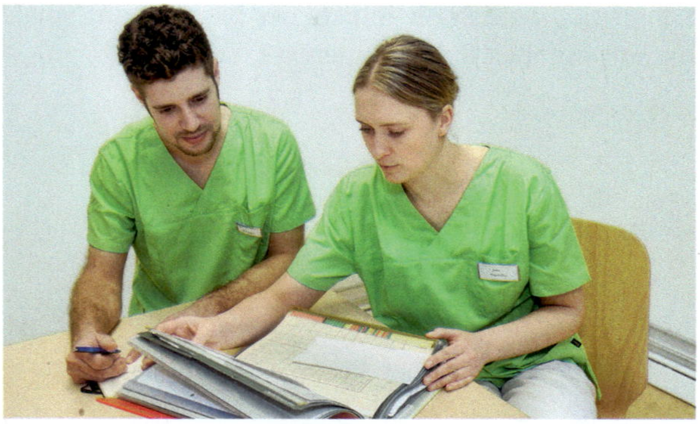

Abb. 1 Bei der Übergabe geht es um die Weitergabe von wichtigen Informationen. Daher sind einige formelle Regeln sinnvoll.

Die Übergabe dient der Informationsweitergabe, sodass der Pflegeprozess auch bei Personalwechsel nicht unterbrochen ist. Häufig erfolgt sie entlang der Pflegedokumentation. In der Regel werden wichtige Vorkommnisse oder anstehende Termine und Aufgaben hervorgehoben. Es ist hilfreich, die Übergaben nach einer festen Struktur vorzunehmen, z. B.
- Name, Vorname der pflegebedürftigen Person,
- Alter,
- Diagnosen,
- Vorgeschichte,
- aktuelles Befinden und Besonderheiten
- Aufgaben der nächsten Schicht(en).

Viele Pflegende nutzen ein kleines Notizbuch, um die wichtigsten Informationen festzuhalten. In Übergabegesprächen kommen Fachsprache und häufig viele Abkürzungen zum Einsatz, die am Anfang verwirrend sein können.

Dienstbesprechungen können regelmäßig oder anlassbezogen angesetzt sein. Regelmäßige Dienstbesprechungen ermöglichen den Austausch über aktuelle Verfahrensänderungen, organisatorische Fragen. In Dienstbesprechungen können auch kleinere Fortbildungseinheiten stattfinden.

Anlassbezogene Dienstbesprechungen können bei Problemen im Team oder Neuerungen z. B. im Personalbereich geführt werden. In der Regel übernimmt die Leitung die Moderation und die Teilnahme ist verpflichtend. Führt die Leitung Unterweisungen oder Unterrichtungen zu Pflichtthemen durch (z. B. Arbeitssicherheit), werden die Inhalte der Besprechung sowie die Anwesenheit dokumentiert.

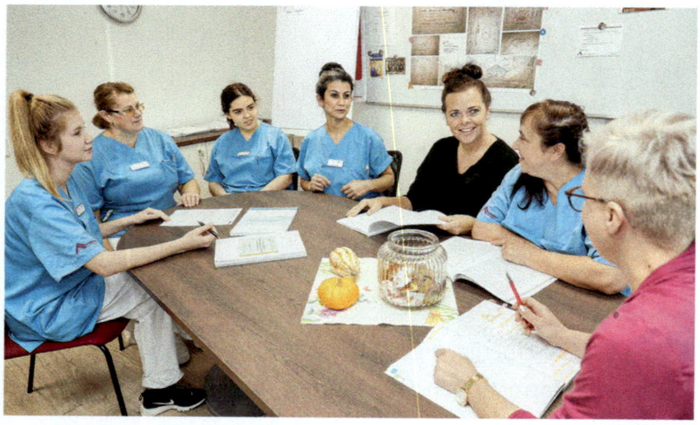

Abb. 1 Dienstbesprechungen finden meist an einem bestimmten Termin statt, können aber auch zu einem konkreten Anlass einberufen werden.

Gespräche mit Vorgesetzten

Definition

Personalentwicklung umfasst alle Maßnahmen eines Unternehmens, die der Aus-, Fort- und Weiterbildung sowie der betrieblichen Gesundheitsförderung dienen. Die Maßnahmen erfolgen im Abgleich zwischen den Bedarfen des Betriebs sowie den Bedarfen und Bedürfnissen des einzelnen Mitarbeiters. Sie ist ein wichtiges Instrument der Fachkräftesicherung.

Pflegeeinrichtungen und Krankenhäuser verfügen in der Regel über eine hierarchische Personalstruktur. So gibt es oft eine pflegerische Leitung einer Station oder eines Wohnbereichs. In größeren Einrichtungen gibt es auch eine pflegerische Leitung einer Abteilung oder eines Bereichs sowie die Pflegedienstleitung der gesamten Einrichtung. Hinzu kommen Leitungspersonen im Bereich der Geschäftsführung, des Personalwesens oder des ärztlichen Bereichs (in Krankenhäusern) bzw. des hauswirtschaftlichen Bereichs (in Pflegeeinrichtungen). Führungspersonen sind in der Regel für ihre Aufgaben fort- oder weitergebildet.

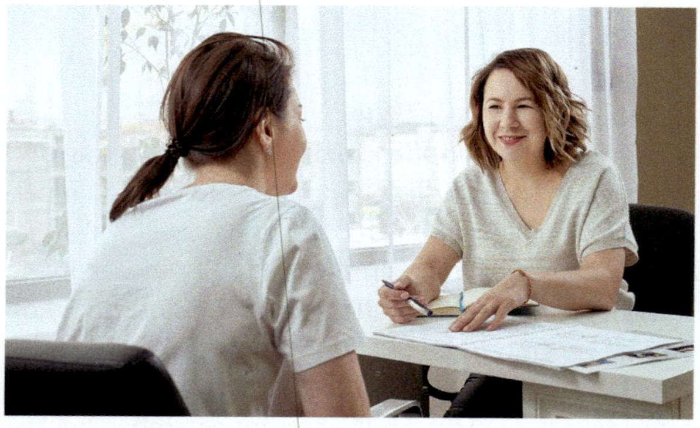

Abb. 2 Führungspersonen sind meist in der Gesprächsführung geschult und verfügen darüber hinaus über ein gewisses Maß an Erfahrung in der Kommunikation.

Gespräche mit Vorgesetzten zeichnen sich daher oft dadurch aus, dass sie

- geplant und zielgerichtet stattfinden,
- asymmetrisch (▷ S. 327) in Bezug auf die Hierarchie sind,
- ein Instrument der Personalentwicklung sind
- und dennoch von Mitarbeitenden oft als unangenehm wahrgenommen werden.

Im Rahmen eines kooperativen Führungsstils (▷ S. 123) sind Vorgesetzte heute in der Regel um eine Kommunikation auf Augenhöhe bemüht. Dennoch tragen sie die Verantwortung für die von ihnen geführte Einheit und müssen Prozesse organisieren oder in Konfliktsituationen eingreifen. Neben situativen Gesprächen (oftmals Kritikgespräche (▷ S. 359) oder Gesprächen zu organisatorischen Fragen (Dienstplangestaltung) gibt es formalisierte Gesprächsformen.

Das **Mitarbeitergespräch** (auch Jahresgespräch) dient der Personalentwicklung, in manchen Einrichtungen auch besonderen Fragestellungen wie der betrieblichen Gesundheitsförderung (▷ S. 136). Es folgt in der Regel einem strukturierten Ablauf:

1. Gesprächseinstieg
2. Selbst- und Fremdreflexion
3. Analyse
4. Zielvereinbarung
5. Entwicklungsperspektiven
6. Gesprächsausstieg

Im Idealfall werden Mitarbeitergespräche von beiden Seiten gut vorbereitet. In manchen Unternehmen gibt es auch Checklisten zur Vorbereitung.

Tipps für die Vorbereitung eines Mitarbeitergesprächs

Mitarbeitergespräche werden in der Regel mit fest angestellten Pflegepersonen geführt. Versuchen Sie im Vorfeld herauszufinden, ob es einen besonderen Anlass für das Gespräch gibt oder ob es ein regelhafter Termin ist. Formulieren Sie im Vorfeld Antwortsätze zu folgenden Fragen:

- Welche Aufgaben kann ich gut bewältigen?
- In welchen Bereichen muss oder möchte ich mich fortbilden?
- Welche Rahmenbedingungen sind für meine Arbeit hinderlich oder könnten verbessert werden? Wie können sie verbessert werden?
- Wie schätze ich die Zusammenarbeit im Team ein?
- Wie schätze ich die Zusammenarbeit mit meiner Vorgesetzten ein?

! **Wichtig**

Alle Fragen sollten freundlich und konstruktiv und möglichst konkret beantwortet werden. Genauso ist es auch Aufgabe der Führungskräfte, das Gespräch konstruktiv, höflich und freundlich zu führen.

Definition

Das **Beurteilungsgespräch** stellt eine Sonderform des Mitarbeitergesprächs dar. Es kann in bestimmten Abständen oder anlassbezogen stattfinden. Auch hier ist es sinnvoll, sich vorzubereiten, da in der Regel zu Beginn eine Selbstreflexion (▷ S. 315) erwartet wird.

Gespräche mit Menschen in unterschiedlichen Lebensaltern

Trotz vieler Gemeinsamkeiten gibt es im Umgang mit Menschen unterschiedlicher Lebensalter verschiedene Herangehensweisen.

Säuglinge und Kleinkinder verfügen noch nicht über einen umfassenden sprachlichen Ausdruck. Die Kommunikation erfolgt überwiegend paraverbal und nonverbal. Säuglinge und Kleinkinder drücken primär ihre Bedürfnisse (primär über Mimik und Gestik bzw. Körpersprache) aus und erwarten, dass diese befriedigt werden. Geschieht dies nicht, reagieren sie mit Weinen und Schreien. Dabei können Bezugspersonen und in der Betreuung und Pflege von Kindern erfahrene Personen an der Art des Weinens und Schreiens das Bedürfnis oder den Ausdruck einschätzen (z. B. Müdigkeit, Hunger, Schmerz, Einsamkeit). Kleinkinder erwerben mit der Zeit Möglichkeiten, sich durch Ein- oder Zweiwortsätze in Verbindung mit dem Zeigen auf Gegenstände sehr konkret ausdrücken zu können.

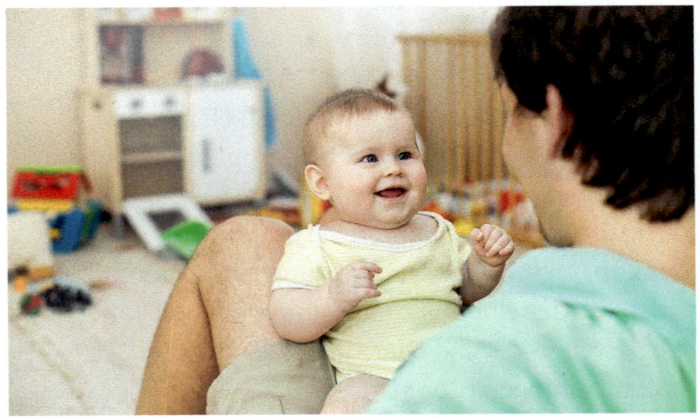

Abb. 3 Die Kommunikation mit Säuglingen verläuft überwiegend paraverbal und nonverbal. Es ist trotzdem wichtig, mit Säuglingen zu sprechen, auch wenn sie nicht mit Worten antworten können.

Säuglinge und Kleinkinder verfügen über ein gutes Gespür, ob Personen authentisch sind. Stimmen verbale und nonverbale Kommunikation nicht überein, reagieren sie abweisend und ablehnend. Grundsätzlich ist eine ruhige, zugewandte Haltung sowie ein ruhiger Tonfall kommunikationsförderlich. Hektische, schnelle oder laute Verhaltensweisen wirken kommunikationshemmend.

! **Wichtig**

Kommunikation ist für Säuglinge und Kleinkinder überlebenswichtig, besonders die angemessene Reaktion auf ihr Bedürfnis nach Nähe. Eine Vernachlässigung dieser Bedürfnisse führt zu schweren Entwicklungsstörungen.

Kindergarten- und Schulkinder können sich in der Regel bereits umfassend ausdrücken. Sie sind oft misstrauischer gegenüber Fremden und benötigen Zeit, um sich auf neue Menschen einzulassen und Vertrauen aufzubauen. Blickkontakt, ein freundlicher Gesichtsausdruck, Empathie und Echtheit wirken vertrauensbildend. Wenn anwesend, werden Kinder und Bezugspersonen gleichberechtigt in die Pflegekommunikation eingebunden. Im Gespräch mit dem Kind kommt eine altersgerechte Sprache zum Einsatz.

Beispiel

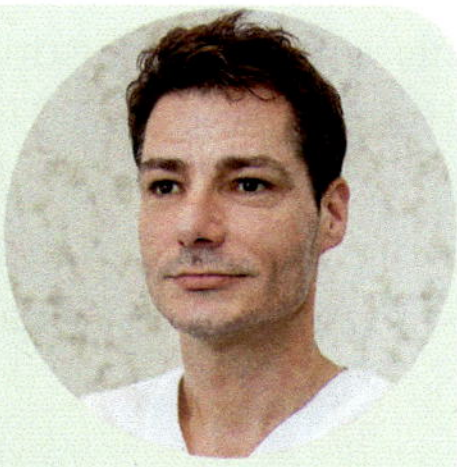

Ronny ist in der Pädiatrie eingesetzt. Er erklärt Erin Ahaus (7 Jahre) und seiner Mutter adressatengerecht die Besonderheiten zum postoperativen Kostaufbau:

Ronny: „Hallo, Erin, ich habe dein Mittagessen mitgebracht. Heute bekommst du eine Suppe, damit sich dein Bauch nach der Operation gut erholen kann."

„Frau Ahaus, bitte achten Sie darauf, dass Erin heute noch keine feste Nahrung zu sich nimmt, das würde seinen Verdauungsapparat zu stark belasten und möglicherweise zu schweren Verstopfungen führen."

Jugendliche entwickeln während der Pubertät ihre eigene Identität. Sie grenzen sich oft auch über ihren Kommunikationsstil von Kindern und Erwachsenen ab. Auf Ansprache von Erwachsenen reagieren sie oftmals abweisend oder sie hören nicht zu. Für authentische Kommunikation sind sie besonders empfänglich. Fühlen sich Jugendliche mit ihren Themen ernst genommen, öffnen sie sich auch im Gespräch.

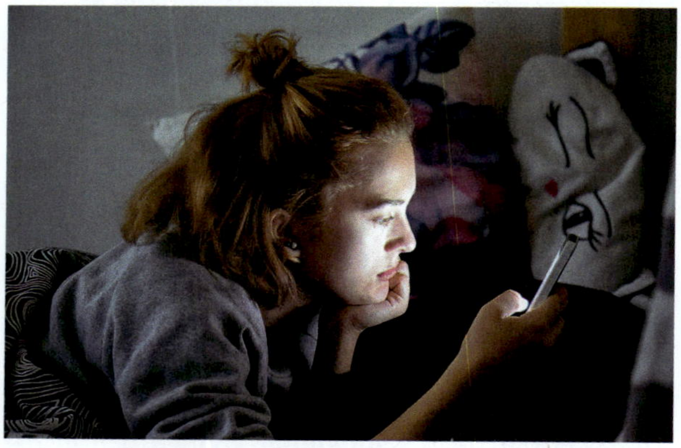

Abb. 1 Für die meisten Jugendlichen stellt ihr Smartphone das wichtigste Kommunikationsmedium dar. Hierüber können sie weiterhin mit Freundinnen und Freunden oder Influencern in Kontakt bleiben.

Diversität

Der verkrampfte Einsatz von Jugendsprache durch Erwachsene ist wenig Erfolg versprechend. Jugendliche reagieren sensibel auf den nicht authentischen Einsatz von Sprache.

Erwerbstätige und Eltern von Kindern befinden sich oft in einer Lebensphase, in der sie zahlreiche berufliche und private Aufgaben und Verpflichtungen bewältigen müssen. Ihnen bleibt oft wenig Zeit für längere Gespräche. Besuchen sie ihre Angehörigen, sind sie in großer Sorge um deren Wohlbefinden, haben aber gleichzeitig wenig Zeit für sie. Deshalb bevorzugen sie kurze und zielorientierte Gespräche, in denen sie verlässliche Informationen erhalten. Sind sie in dieser Lebensphase selbst krank oder pflegebedürftig, belasten sie die Einschränkungen. Einige haben auch existenzielle Sorgen, zum Beispiel haben sie Angst, ihren Arbeitsplatz zu verlieren, oder sie fürchten finanzielle Nachteile. Sie schätzen ein offenes Ohr und Gespräche, in denen sie sich „ihre Sorgen von der Seele reden können".

Alte und hochaltrige Menschen befinden sich in Lebensphasen, in denen sie bereits auf viele Erfahrungen zurückblicken können. Gleichzeitig wissen sie, dass das Leben endlich ist. Daher nutzen sie Gespräche häufig, um Bilanz zu ziehen, auf ihr Leben und ihre Erfahrungen zurückzuschauen. Sie schätzen es sehr, wenn Menschen sich Zeit für ein Gespräch nehmen.

Eine typische Alterserscheinung ist die nachlassende Funktionsfähigkeit der Sinnesorgane. So können eine **eingeschränkte Hör- oder Sehfähigkeit** die Kommunikation beeinflussen (eingeschränkte Kommunikationsfähigkeit,

Folgende Impulse helfen, Gespräche mit alten und hochaltrigen Menschen zu steuern:

- Achten Sie darauf, dass alle Hilfsmittel zur Kommunikation zur Verfügung stehen und funktionsfähig sind.
- Sprechen Sie langsam, nicht zu leise und vor allem deutlich.
- Akzeptieren Sie Bewertungen der Biografie (▷ S. 611), ohne diese selbst zu bewerten, z. B. die Einordnung von Schicksalsschlägen, Verlusten oder Erfolgen.
- Regen Sie zum Erinnern und Erzählen an.
- Lassen Sie Gesprächspausen zu, insbesondere wenn es um belastende Themen wie Tod oder Trauer geht.
- Zeigen Sie Geduld, wenn das Suchen nach Wörtern oder Geschichten etwas länger dauert.

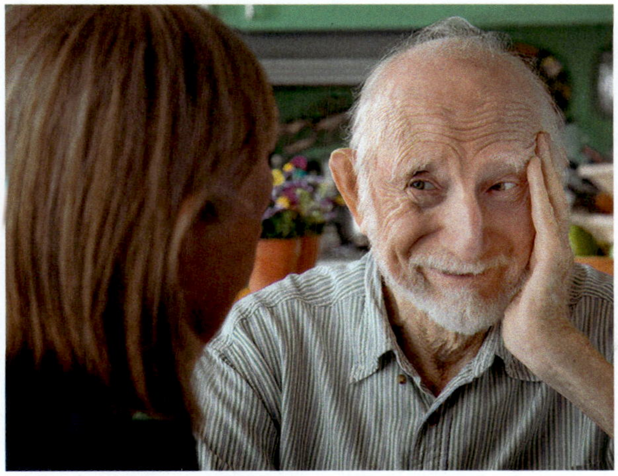

Abb. 2 Regen Sie zum Erinnern und Erzählen an.

Gespräche mit Menschen nicht deutscher Herkunftssprache

Menschen, die mit einer anderen Muttersprache als Deutsch groß geworden sind, werden unter der Formulierung „Menschen nicht deutscher Herkunftssprache" zusammengefasst. Das können Menschen sein, die zwar in Deutschland aufgewachsen sind, aber in ihrer Familie eine oder mehrere andere Sprachen gesprochen haben (**Deutsch als Zweitsprache**). Oder es sind Menschen, die nach ihrer Kindheit nach Deutschland gezogen sind und Deutsch neu lernen mussten (**Deutsch als Fremdsprache**). Die Zuordnung sagt erst einmal nichts darüber aus, wie gut sich jemand im Deutschen ausdrücken kann oder wie gut er die deutsche Sprache versteht.

Wichtig ist dieses Merkmal in der Pflege erst dann, wenn die Sprachkenntnisse im Deutschen geringer sind, als sie für die professionelle Kommunikation im Krankenhaus oder in der Pflegesituation sein muss. In diesen Fällen gibt es mehrere Möglichkeiten, um sich dennoch zu verständigen:

- Deutliches und langsames Sprechen in einfachen und kurzen Sätzen: Vermeiden sie das Nachahmen von „gebrochenem Deutsch".
- Der Einbezug von ehrenamtlichen oder professionellen Sprachmittlern oder Dolmetscherdiensten zur Übersetzung in die Muttersprache.
- Der Einbezug von Zugehörigen mit guten Deutschkenntnissen: Holen Sie sich in diesem Fall vorher die Zustimmung von beiden Seiten, insbesondere wenn es um intime Themen geht.
- Der Einsatz von mehrsprachigen Broschüren oder Bildtafeln.

Diversität

Vielen Menschen fällt es schwer, die vermeintlich „politisch korrekten" Begriffe für andere Menschen zu finden. Insbesondere, wenn sie davon ausgehen, dass diese nicht in Deutschland geboren sind. Die Frage „Wo kommst du her?" kann zwar freundlich neugierig gemeint sein, aber für Menschen auch diskriminierend wirken, wenn sie in Deutschland geboren und aufgewachsen sind und immer wieder aufgrund eines äußerlichen Merkmals diese Frage beantworten müssen.

Einsatz von Übersetzungsapps

Inzwischen gibt es zahlreiche Übersetzungsapps, mit denen einfache gesprochene oder geschriebene Sätze in fast jede Sprache der Welt übersetzt werden können.

Beim Einsatz von Übersetzungsapps gilt es die folgenden Punkte zu beachten:

- **Datensicherheit:** Vertrauliche Informationen sind in der Regel nicht geschützt und können ggf. von Dritten eingesehen werden.
- **Fehlermöglichkeit:** In der Regel ist nicht überprüfbar, ob der Satz richtig übersetzt wurde. Eine einfache, aber unsichere Kontrollmöglichkeit stellt die „Rückübersetzung" dar.

Gespräche mit Zugehörigen

Definition

Der Begriff **Zugehörige** beschreibt die Personen, die einem Menschen nahestehen. Er erweitert damit den Begriff der Angehörigen, der sich in der Regel auf die Verwandtschaft beschränkt. Zugehörige umfassen neben der Familie auch Freunde oder anderweitig nahestehende Menschen (z. B. aus dem beruflichen Umfeld oder Nachbarn).

Suchen Zugehörige das Gespräch mit Pflegefachassistenzpersonen, sind sie häufig in Sorge um den Gesundheits- oder Allgemeinzustand. Oder sie sind auf der Suche nach weiterführenden Informationen, z. B. Kontakt zu Ärztinnen, Sozialarbeitern oder dem Besuchsdienst.

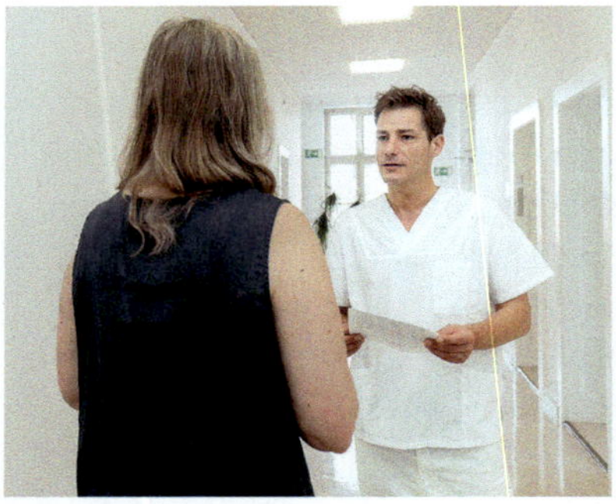

Abb. 1 In Langzeitpflegeeinrichtungen begleiten Zugehörige die Bewohnerinnen häufig über längere Zeit und es entstehen vertrauensvolle Beziehungen zu den Pflegenden.

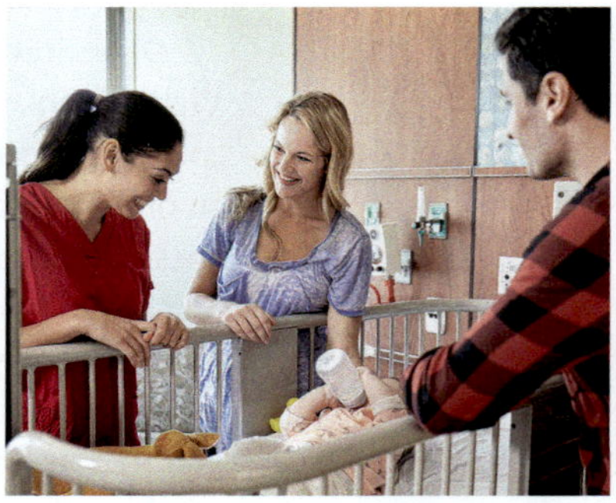

Abb. 2 Gerade im Krankenhaus sind Zugehörige, wie hier die Eltern eines Säuglings, häufig in großer Sorge und haben einen großen Informationsbedarf.

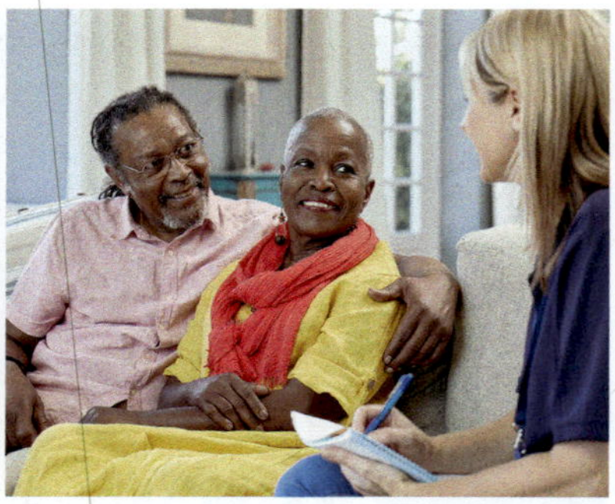

Abb. 3 In der ambulanten Pflege haben pflegende Zugehörige häufig ein großes Pflegeerfahrungswissen und möchten dieses an die Pflegefachassistenzpersonen weitergeben.

In der Langzeitpflege begleiten Zugehörige die pflegebedürftige oder erkrankte Person häufig über einen längeren Zeitraum und waren oder sind vielleicht Hauptpflegepersonen (insbesondere in der ambulanten Pflege). Sie sind aufgrund der engen Beziehung emotional sehr mit der pflegebedürftigen oder kranken Person verbunden. Wenn sie kein pflegerisches oder medizinisches Hintergrundwissen haben, kommt oft eine große Unsicherheit hinzu. Denn sie kennen möglicherweise „normale" Abläufe nicht oder sie können nicht einschätzen, ob die Situation lebensbedrohlich ist oder nicht.

Für Pflegefachassistenzpersonen ist es wichtig, diese Umstände in ihrer Kommunikation zu berücksichtigen. Am besten versuchen Sie, die Perspektiven der Zugehörigen einzunehmen, besonders wenn die Kommunikation schwierig ist. Eine empathische und wertschätzende Grundhaltung gegenüber Zugehörigen sowie eine professionelle Gesprächsführung unterstützt die gelingende Kommunikation.

> **! Wichtig**
> Grundsätzlich gilt die Schweigepflicht (▷ S. 102) auch gegenüber allen Zugehörigen. Besonders informationsberechtigt sind lediglich Ehepartner, Verwandte ersten Grades sowie gesetzliche Betreuer (▷ S. 552), wenn sie den Geschäftsbereich Gesundheit vertreten. Wer informationsberechtigt ist, muss in der Regel bei der Aufnahme in eine Einrichtung angegeben und dokumentiert werden.

Darüber hinaus gilt der Grundsatz: Kann ein Patient oder eine pflegebedürftige Person für sich selbst sprechen und Auskunft über den eigenen Zustand geben, sollte sie dies auch tun. Pflegefachassistenzpersonen sollten vermeiden, über medizinische oder fachpflegerische Themen Auskunft zu geben. Wünschen Zugehörige Informationen über diese Themen, sollte an die entsprechenden Personen verwiesen werden.

Eine besondere Situation besteht in der ambulanten Pflege, in der Pflegefachassistenzpersonen oft nur für wenige Minuten am Tag anwesend sind. Zugehörige leben möglicherweise mit in derselben Wohnung zusammen mit der Hauptpflegeperson. In Gesprächen mit **pflegenden Zugehörigen** wünschen diese sich oft keine Informationen von den Pflegenden. Zugehörige liefern ihnen sogar Informationen über die pflegebedürftige Person oder sie geben Anweisungen. Wichtig ist hier, wenn möglich die pflegebedürftigen Personen aktiv mit in die Gespräche einzubeziehen: „Nicht über, sondern mit den Pflegebedürftigen sprechen."

Interdisziplinäre Gespräche

Gespräche mit Menschen anderer Berufsgruppen sind meist berufliche Gespräche und erfordern ein größtmögliches Maß an Professionalität. Sie repräsentieren Ihren Beruf, stehen für die Pflege und vertreten pflegerische Themen sowie die Interessen der Pflegebedürftigen und Patienten.

Wie bei allen professionellen Gesprächen ist es hilfreich, Name, Beruf und Funktion des Gesprächspartners zu kennen und die Person korrekt anzusprechen und sich ebenfalls mit Namen und Funktion vorzustellen. Tragen Personen einen akademischen Titel (z. B. Doktor – Dr.

oder Professorin – Prof.) gehört es im beruflichen Kontext dazu, diesen Titel bei der Ansprache vor den Namen zu setzen, auch wenn immer mehr Personen auf die Nutzung des Titels verzichten und dies im Gespräch auch anbieten.

Abhängig von der Einrichtung, in der Sie tätig sind, sind Angehörige anderer Berufsgruppen Angestellte des Unternehmens, ggf. im gleichen Team, oder externe Personen, die in einer eigenen Praxis oder einem eigenen Unternehmen tätig sind und ihre Aufgaben im Auftrag in Ihrer Einrichtung wahrnehmen. Dieses berufliche Verhältnis kann möglicherweise die Gesprächsführung beeinflussen, insbesondere in Fragen der Weisung, Anordnung oder Delegation (▷ S. 100).

Gespräche mit Ärztinnen und Ärzten drehen sich häufig um die gesundheitlich-medizinischen Aufgaben sowie die Anordnung von medizinischen Aufgaben. Ärztinnen und Ärzte setzen in der Kommunikation häufig viele (lateinische) Fachbegriffe ein, die manchmal nicht bekannt sind. Es ist wichtig, darauf hinzuweisen und darum zu bitten, das eben Gesagte noch einmal zu wiederholen, damit man selbst oder der Patient die Aussage versteht.

In Gesprächen mit anderen Berufsgruppen (z. B. Physiotherapie, Logopädie) geht es häufig um Absprachen. Manchmal ergeben sich auch Anleitungen zu bestimmten Tätigkeiten. Zu den Absprachen gehören z. B. Termine, die ressourcenschonende Einordnung der Therapien in den Tagesablauf oder der Hinweis auf die eigenständige Durchführung von Übungen.

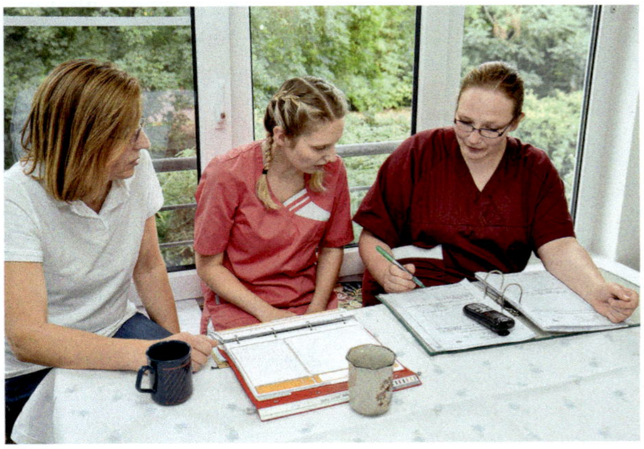

Abb. 4 Verschiedene Berufsgruppen stimmen sich für eine optimale Versorgung und Betreuung einer Bewohnerin ab.

Beispiel

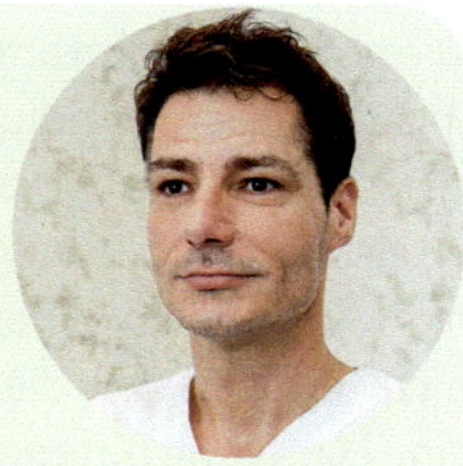

Ronny begleitet den Physiotherapeuten Herrn Kero aus dem Zimmer der Bewohnerin Frau Hagedorn.
Ronny: „Der Termin heute hat wunderbar gepasst. Ich hatte Zeit für die Morgenpflege und Sie konnten die Mobilisation in den Rollstuhl übernehmen. Könnten Sie nächste Woche wieder zur gleichen Zeit kommen?"
Herr Kero: „Ich schaue in meinen Terminkalender. Ja, das passt. Vielleicht können Sie oder ein Kollege zu Beginn dabei sein, dann kann ich Ihnen eine gute Mobilisationsübung zeigen, die Sie in die Grundpflege einbauen können."

Gespräche mit Angehörigen weiterer Berufsgruppen, z. B. der Hauswirtschaft oder der Betreuung, sind ebenso an den beruflichen Themen ausgerichtet und dienen in der Regel dem Informationsaustausch oder der Absprache.

Beispiel
Frau Sebald (Pflegefachperson): „Guten Morgen Frau Laibach, hier spricht Frau Sebald, Station 24, wir benötigen dringend neue Bettlaken und Kopfkissenbezüge. Gestern muss bei der Lieferung etwas schiefgelaufen sein und unsere Vorräte sind aufgebraucht."
Frau Laibach: „Guten Morgen Frau Sebald, das tut mir leid, ich werde gleich mit der Wäscherei sprechen und mich darum kümmern."
Frau Sebald: „Vielen Dank, Frau Laibach, dass Sie sich gleich kümmern. Ich wünsche Ihnen einen schönen Tag."

3.3.4 Professionelle und gesundheitsförderliche Kommunikation

Definition
Die **gewaltfreie Kommunikation (GFK)** wurde von dem US-amerikanischen Psychologen Marshall B. Rosenberg entwickelt. Sie ist eine besondere Form der wertschätzenden Kommunikation mit dem Ziel des Wohlbefindens für alle beteiligten Personen. Sie soll Konflikte vermeiden und Kooperation und Kreativität im Zusammenleben ermöglichen.

Die gewaltfreie Kommunikation beruht auf der Annahme, dass allen Handlungen von Menschen Bedürfnisse zugrunde liegen. Eine Handlung ist also nicht grundsätzlich „richtig“ oder „falsch“, sondern sie erfüllt erst mal die Bedürfnisse einer Person. Sind die Bedürfnisse nicht erfüllt, kann die Person jemand anderen z. B. um eine Handlung bitten, die zur Erfüllung des Bedürfnisses folgt.

Das Ziel von GFK ist es, die Bedürfnisse der eigenen Person zu erkennen und wertschätzend so in Worte zu fassen, dass sie vom Gegenüber kognitiv verstanden und emotional angenommen werden können.
Die gewaltfreie Kommunikation besteht aus 4 Schritten:

1. **Beobachtung** einer Handlung, ohne diese zu bewerten oder zu vergleichen
2. Benennung des durch die Beobachtung ausgelösten **Gefühls**
3. Beschreibung des mit dem Gefühl in Verbindung stehenden **Bedürfnisses**
4. Formulierung der **Bitte** um eine Handlung, die dieses Bedürfnis erfüllen könnte

Es hilft im Alltag sehr, sich die **4 Kernelemente** der gewaltfreien Kommunikation immer wieder klarzumachen:

- das Wahrnehmen der eigenen Gefühle
- das Vermeiden von Bewertung einer anderen Person oder deren Handlung
- Bitten und Wünsche ersetzen Forderungen.
- Die Übernahme der Verantwortung für das eigene Handeln und die eigenen Gefühle stellt die beteiligten Menschen selbst in den Mittelpunkt. Konflikten (▷ S. 355) kann so vorgebeugt werden.

Die gewaltfreie Kommunikation ist sowohl eine Haltung als auch eine Gesprächstechnik. Fortbildungen zu dem Thema bieten die Möglichkeit, an einer entsprechenden Haltung zu arbeiten sowie die Gesprächstechniken zu üben. Insbesondere in sozialen Berufen gilt die GFK als hoher Standard in der Kommunikation.

Informieren, Beraten und Anleiten

Im pflegerischen Bereich gibt es drei Sonderformen der Gesprächsführung:

- das **Informationsgespräch**,
- das **Beratungsgespräch** und
- das **Anleitungsgespräch**.

Diese Gespräche gehören zu den regelmäßigen Aufgaben der Pflegefachpersonen und sind in manchen Einrichtungen auch ihnen vorbehalten. In einem geringeren Umfang gibt es aber auch Situationen, in denen Pflegefachassistentinnen und -assistenten informieren, anleiten und beraten. In der Regel bezieht sich das eher auf Fragen der Alltagsunterstützung.

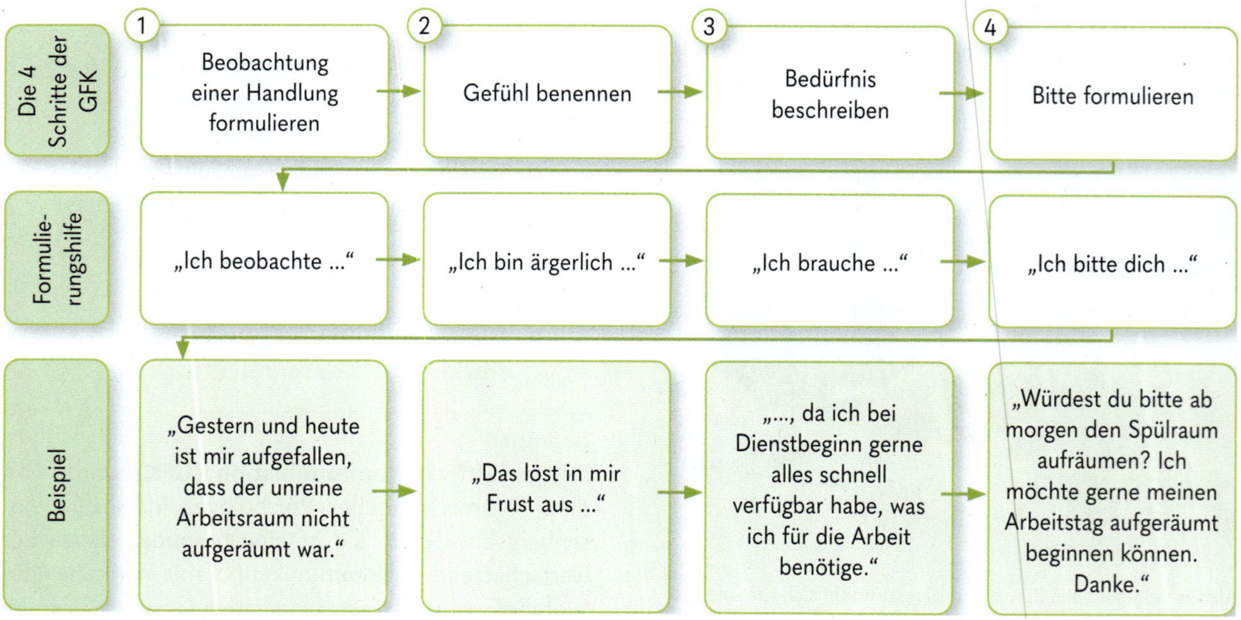

Abb. 1 gewaltfreie Kommunikation (GFK); eigene inhaltlich erweiterte Darstellung. (Quelle: Marshall B. Rosenberg: „Gewaltfreie Kommunikation. Eine Sprache des Lebens.“ Paderborn, 2001.)

Wichtig
Alle drei Gesprächsformen können situativ oder geplant erfolgen und finden trotz der Zielsetzung im Miteinander statt. Es gelten alle Hinweise zur Gesprächsführung und zu Gesprächstechniken (Kap. 3.2.2 ▷ S. 327). Die Durchführung und das Thema sollten im Pflegebericht festgehalten werden.

Informationsgespräche dienen der gezielten Weitergabe von Informationen. Es kann einen fachlich gebotenen Anlass geben (z. B. Information über einen neuen Tourenplan in der ambulanten Pflege) oder eine Reaktion auf eine Nachfrage sein (z. B. der Wunsch nach den Terminen und Angeboten des Betreuungsbereichs).
Um die Zielerreichung zu überprüfen, können Sie sich am Ende des Gesprächs durch Nachfragen versichern, ob die Information auch richtig angekommen oder verstanden wurde.
Broschüren oder Flyer können Informationsgespräche ergänzen und bieten die Möglichkeit, das Gehörte noch einmal in Ruhe nachzulesen.

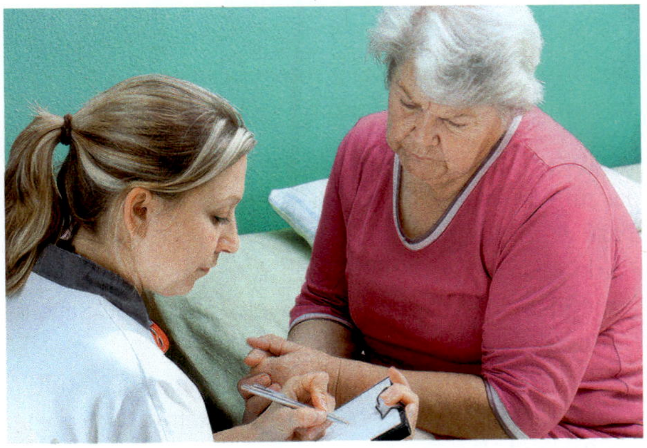

Abb. 2 Informationsgespräche dienen der gezielten Weitergabe von Informationen.

Beratungsgespräche sind in der Regel Aufgabe von Pflegefachpersonen. Anlass eines Beratungsgesprächs ist meist ein fachliches Problem, das durch professionelle Unterstützung gelöst werden soll. Wichtig ist die gemeinsame Entwicklung einer Lösung, die auf die Bedürfnisse und Bedarfe der zu beratenden Person ausgerichtet ist.

Anleitungsgespräche haben zum Ziel, eine bestimmte Technik, ein bestimmtes Verfahren oder Vorgehen zu vermitteln. Das Ziel kann ein dauerhafter Lernprozess sein oder aber die sich situativ immer wiederholende Anleitung zum Zweck der Kompensation (z. B. die Unterstützung beim Ankleiden von Menschen mit Demenz). Anleitungen können sich sowohl an Pflegebedürftige als auch an neue Mitarbeitende oder Auszubildende richten. Hilfreich für die Durchführung von Anleitungen ist die sogenannte **Vier-Stufen-Methode**.

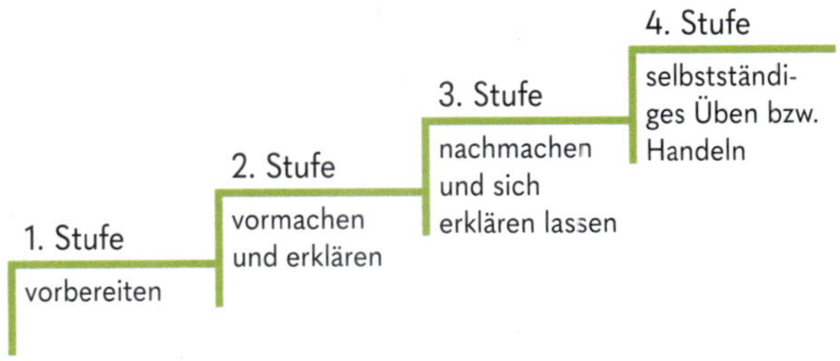

Abb. 3 die Vier-Stufen-Methode

Schriftliche Kommunikation

Die schriftliche Kommunikation ist in der Pflege eine wesentliche Kommunikationsform. Das Verfassen von Texten (Botschaft senden) erfolgt entweder handschriftlich oder digital. Die gesendete Botschaft wird durch Lesen empfangen.

Ähnlich wie beim Telefonieren fehlen bei der schriftlichen Kommunikation nonverbale und paraverbale Signale. Gleichzeitig fehlt die Möglichkeit, im Fall von Unverständnis Rückfragen an die Verfasserin des Textes zu stellen. Deshalb ist es bei der beruflichen, schriftlichen Kommunikation besonders wichtig, eindeutige und verständliche Formulierungen (möglichst gleicher Code ▷ S. 337) zu nutzen und sich vorher zu überlegen, wer mit welchen Kompetenzen das Geschriebene lesen soll. Der Einsatz von Fachsprache (▷ S. 336) ist hierfür hilfreich.

Diversität
In Deutschland können ca. 7,5 Millionen Menschen kaum lesen und schreiben. Man bezeichnet das als geringe Literalität. Viele dieser Menschen haben als Erwachsene Strategien zur Kompensation (Ausgleich) gelernt. Sie schämen sich für ihr Unvermögen und wollen unerkannt bleiben. Fehlendes Textverständnis kann jedoch in der Pflege lebensbedrohlich sein. Inzwischen gibt es zahlreiche Unterstützungsangebote für diese Personengruppe wie z. B. Grundbildungskurse.

Achten Sie beim Verfassen von handschriftlicher Texte
- auf eine saubere Handschrift.
- im Fall offizieller Dokumente (auch Pflegebericht) auf dokumentenechte Stifte (kein Bleistift).
- auf möglichst fehlerfreie Texte.

Neben der Pflegedokumentation gibt es zahlreiche inoffizielle Schriftformen wie z. B. Notizzettel oder Post-its, die an Magnet- oder Pinnwänden, in Folientaschen oder einfach nur auf dem Tisch Informationen weitergeben sollen. Um den Überblick nicht zu verlieren, kann es hilfreich sein, solche Notizen trotz ihres inoffiziellen Charakters mit Namenskürzel und Datum zu versehen.

Briefe in Papierform werden immer seltener. Im beruflichen Zusammenhang gibt es offizielle Vorgaben, wie ein Brief und ein Briefkopf aufgebaut sein müssen (Geschäftsbrief nach DIN 5008).

Digitale, schriftliche Kommunikation

Das Verfassen von digitalen Texten bietet viele Vorteile, bedarf aber auch gewisser Kompetenzen.

Digitalisierung

Achten Sie beim Verfassen von digitalen Texten auf fehlerfreie Texte. Die Autokorrekturfunktionen ermöglicht die Fehlerbehebung auch bei Rechtschreibproblemen, sollte aber vor dem Absenden noch einmal kontrolliert werden. Achten Sie auch auf den richtigen Speicherort und die Datensicherheit!

Im beruflichen Zusammenhang kommen zunehmend E-Mails zum Einsatz. Im Gegensatz zur privaten Kommunikation ist bei beruflichen E-Mails auf eine formale Gestaltung zu achten. Dazu gehört das Ausfüllen der Betreffzeile mit einer eindeutigen Beschreibung sowie einer förmlichen Anrede, Schlussformel und dem Einsatz einer Signatur.

Wichtig

Zunehmend kommen Messenger-Apps für die berufliche Kommunikation zum Einsatz. Insbesondere wenn die Dienste nicht in der EU ansässig sind, dürfen auf keinen Fall patientenbezogene Daten eingestellt werden, da diese nicht sicher sind. Berichte über Probleme einer namentlich genannten Bewohnerin der eigenen Einrichtung in einem Gruppenchat verletzen bei fehlender End-zu-End-Verschlüsselung die Schweigepflicht!

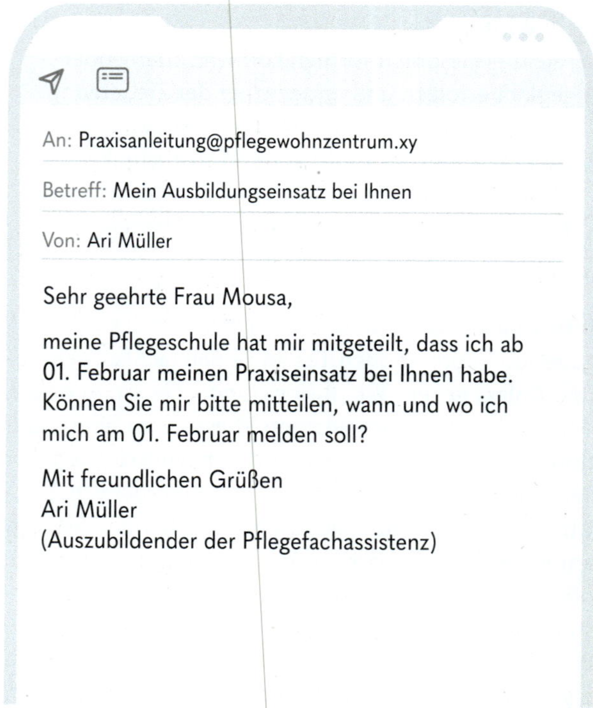

An: Praxisanleitung@pflegewohnzentrum.xy

Betreff: Mein Ausbildungseinsatz bei Ihnen

Von: Ari Müller

Sehr geehrte Frau Mousa,

meine Pflegeschule hat mir mitgeteilt, dass ich ab 01. Februar meinen Praxiseinsatz bei Ihnen habe. Können Sie mir bitte mitteilen, wann und wo ich mich am 01. Februar melden soll?

Mit freundlichen Grüßen
Ari Müller
(Auszubildender der Pflegefachassistenz)

Abb. 1 Das Verfassen von digitalen Texten in E-Mails bietet im beruflichen Zusammenhang viele Vorteile.

Gesprächsführung bei eingeschränkter Kommunikationsfähigkeit

Es gibt verschiedene Krankheiten und Behinderungen, die zur Beeinträchtigung der Kommunikation gehören. Dazu gehören:
- Erkrankungen oder Funktionsstörungen der aufnehmenden Sinnesorgane, z. B. Schwerhörigkeit, Sehstörungen
- Erkrankungen oder Funktionsstörungen der sendenden, am Sprechen beteiligten Muskeln und Nerven, z. B. eine Lähmung der Kehlkopfmuskulatur
- Erkrankungen oder Funktionsstörungen des Sprachzentrums im Gehirn, z. B. nach einem Schlaganfall (▷ S. 240)
- Funktionsstörungen infolge psychiatrischer Störungen oder Erkrankungen, z. B. bei Demenz (▷ S. 578)

In der Kommunikation mit den betroffenen Menschen ist es besonders wichtig, die Erkrankung oder die Funktionsstörung, die Folgen für die Kommunikation und die möglichen **Hilfsmittel** zu kennen. Oftmals finden sich hierzu Hinweise in der Pflegedokumentation.

Sprechhilfen wie Stimmerzeuger oder Stimmverstärker helfen Menschen mit Funktionsstörungen des Kehlkopfes. Menschen mit Einschränkungen der Sinnesorgane sollten entsprechende Hilfsmittel wie z. B. **Brillen** oder **Hörgeräte** immer zur Verfügung haben.

Menschen, die aufgrund von Funktionsstörungen oder Erkrankungen Worte nicht mehr formulieren können, können auf unterschiedliche Hilfsmittel zugreifen, z. B. Symbol- oder Bildtafeln oder elektronische Geräte.

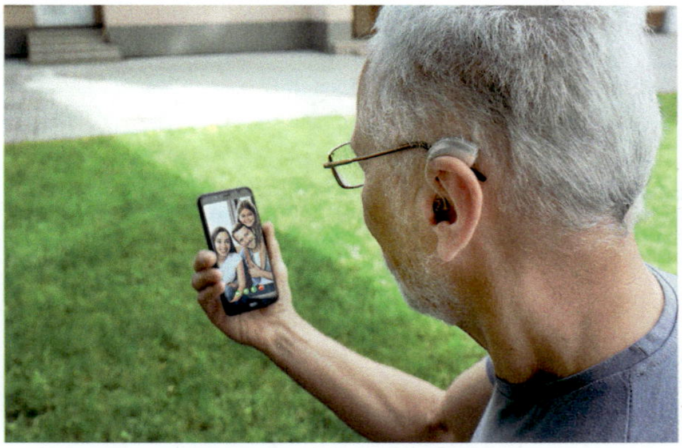

Abb. 2 Hörverlust schränkt die Kommunikation stark ein. Der frühzeitige Einsatz eines Hörgeräts ist wichtig.

Hilfreiche Apps

Es gibt Apps für Smartphone oder Computer, die geschriebene Texte automatisch vorlesen. Das mündliche Einsprechen einer Nachricht ist über die Diktierfunktion auch möglich. Das Gerät nimmt Sprache auf und wandelt es mithilfe der App in schriftliche Kommunikation um. Auch die meisten Messenger-Dienste und Textverarbeitungsprogramme sowie Internetbrowser bieten diese Technik an.

Bei einigen neurologischen Erkrankungen wie z. B. Multiple Sklerose können die Menschen trotz vorhandener kognitiver Fähigkeiten nicht mehr verbal kommunizieren und häufig auch auf keine Hilfsmittel zugreifen, da sie aufgrund der fortschreitenden Lähmungen keinen Muskel im Körper mehr aktiv bewegen können.

In diesen Fällen können bestimmte **Dialogtechniken** weiterhelfen: So kann z. B. ein besonderes Alphabet zum Einsatz kommen, das die häufigsten Buchstaben am Anfang nennt. Die betroffene Person signalisiert dann durch Augenzwinkern, welches der richtige Buchstabe ist, bis ein Wort entsteht.

Eingrenzende Fragetechniken können ebenso die Kommunikation unterstützen:

- „Möchten Sie über Ihren Körper sprechen?" Wenn ja, dann in der Reihenfolge der Wahrscheinlichkeit die verschiedenen Körperteile aufzählen.
- „Möchten Sie über ein Bedürfnis sprechen?" Wenn ja, dann in der Reihenfolge der Wahrscheinlichkeit die verschiedenen Bedürfnisse aufzählen.

Bei kognitiven Einschränkungen sind die bestehenden Möglichkeiten abhängig vom Grad der Kommunikationseinschränkung. Ist eine verbale Kommunikation nicht möglich, wird die sinnliche bzw. leibliche Kommunikation wichtig. Berührungen, zusätzliche Reize wie Musik oder Licht können die Kommunikation aufrechterhalten.

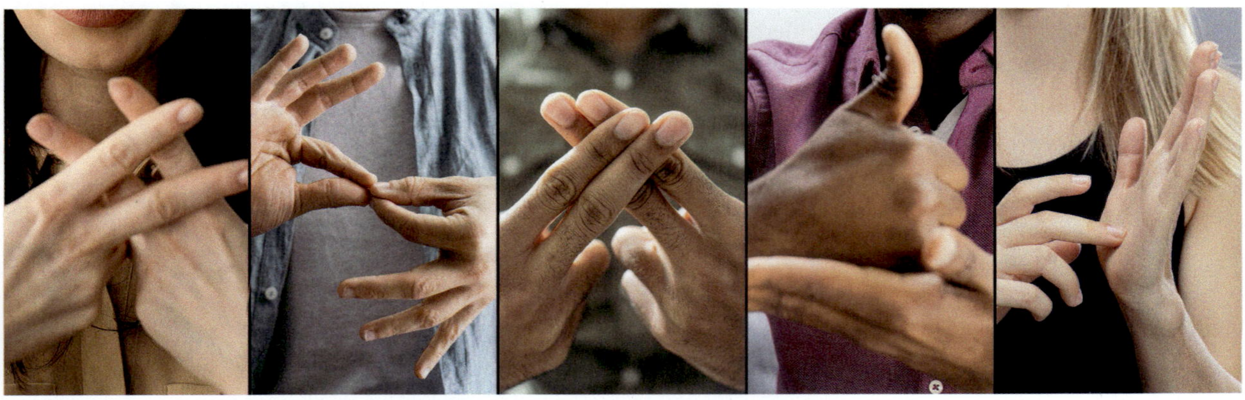

Abb. 3 Bei Hörverlust ist Kommunikation z. B. über die Gebärdensprache möglich.

Zeit zum Reflektieren ...

Schätzen Sie Ihre Kompetenzen ein: Wo fühlen Sie sich sicher?
Wo möchten Sie noch mal nachlesen oder etwas vertiefen?
Setzen Sie Ihre ganz persönlichen Häkchen für Ihre Lernerfolge!

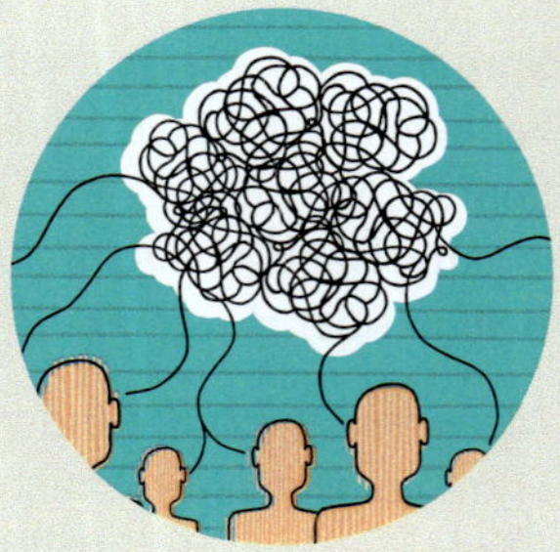

Ich ...

- ☐ erkläre die Grundlagen der Kommunikation.
- ☐ unterscheide verschiedene Sprachvarietäten und Gesprächsformen.
- ☐ beschreibe die Möglichkeiten einer gesundheitsfördernden Kommunikation.
- ☐ beschreibe die Instrumente einer gelingenden Gesprächsführung.
- ☐ erkläre die Besonderheiten der adressatengerechten Gesprächsführung.

Ich ...

- ☐ wende mein Wissen zur Kommunikation in meiner täglichen Gesprächsführung mit Kolleginnen und Kollegen, zu pflegenden Menschen und ihren Zugehörigen an.
- ☐ setze Sprachvarietäten anlassbezogen und angemessen ein.
- ☐ kommuniziere verständigungsorientiert mit Menschen, die eine eingeschränkte Kommunikationsfähigkeit haben.
- ☐ führe im Rahmen meiner Handlungskompetenz Informations- und Anleitungsgespräche durch.

Ich ...

- ☐ kommuniziere mündlich und schriftlich situationsgerecht.
- ☐ setze Kommunikationsmittel bewusst zur Beziehungsgestaltung ein.
- ☐ wirke bei Teambesprechungen mit.

Ich ...

- ☐ reflektiere die Asymmetrie der Kommunikationspartner in pflegerischen Gesprächssituationen.
- ☐ bin für unterschiedliche sprachliche Ausdrucksformen und ihre Bedeutung für meine private und berufliche Kommunikation sensibilisiert.

3.4 Mit Kritik umgehen und in Konfliktsituationen angemessen reagieren

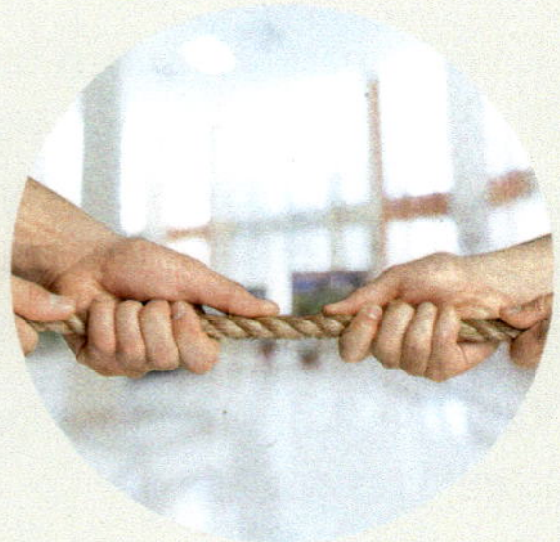

3.4.1 Konfliktentstehung und Lösungsstrategien

Definition
Ein **Konflikt** besteht dann, wenn gegensätzliche Interessen zwischen einzelnen Menschen oder zwischen Gruppen von Menschen (Parteien) nicht miteinander vereinbar sind. Man unterscheidet zwischen individuellen Konflikten, in denen eine Person zwischen zwei Interessen steht, und sozialen Konflikten zwischen zwei Personen oder Gruppen.

Konflikte kann man nach ihren Ursachen unterscheiden:

- **Ziel- oder Interessenkonflikte** entstehen, wenn zwei oder mehr Elemente oder Parteien unterschiedliche Ziele oder Interessen verfolgen.

Beispiel

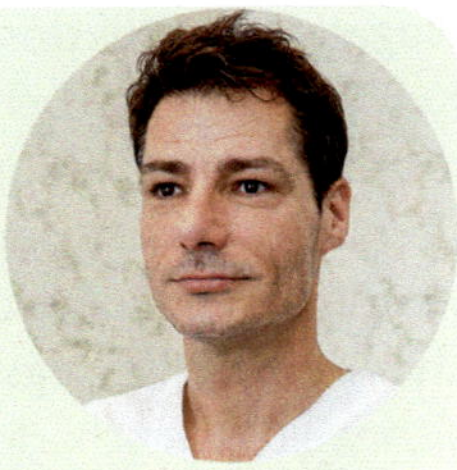

„Eine Klientin in der häuslichen Pflege verlangte, dass ich längere Zeit bei ihr bleibe, damit sie jemanden zum Reden hat (Interesse = Beschäftigung). Sie war richtig aufgebracht. Ich bin aber ganz ruhig geblieben und habe ihr erklärt, dass die zusätzliche Zeit in dem Pflegevertrag, den sie abgeschlossen hat, leider nicht abgedeckt ist, und ich weiter zum nächsten Pflegebedürftigen muss."

- **Bewertungskonflikte** entstehen, wenn die am Konflikt beteiligten Parteien zwar die gleichen Ziele verfolgen, diese jedoch auf unterschiedliche Art und Weise erreichen wollen.

Beispiel
Die pflegebedürftige Frau Mertens wurde über viele Jahre zu Hause nur von ihrem Ehepartner gepflegt. Er hatte sich selbst ganz besondere Techniken und Hilfsmittel zur Positionierung (▷ S. 233) erarbeitet. Seit er verstorben ist, übernimmt der mobile Pflegedienst die Positionierung und möchte professionelle Hilfsmittel, z. B. einen Lifter, einsetzen. Frau Mertens wehrt sich aber lautstark gegen den Lifter.

- **Verteilungskonflikte** entstehen, wenn die am Konflikt beteiligten Parteien unterschiedliche Auffassungen über die Verteilung von notwendigen Ressourcen haben.

Beispiel
Im Pflegewohnzentrum steht für zwei Wohnbereiche nur ein Lifter zur Mobilisation von bettlägerigen Bewohnern zur Verfügung. Jeden Morgen streiten sich die Pflegepersonen, wer den Lifter zuerst einsetzen kann.

Weitere Beispiele für Konflikte sind Beziehungskonflikte, Rollenkonflikte (z. B. Elternrolle ↔ Angestelltenrolle) oder Machtkonflikte.

Konflikte entstehen oft dann, wenn …
- eine Partei von der anderen bewertet oder kritisiert wird.
- zu wenige Ressourcen vorhanden sind.
- die Kommunikation durch ungeeignete Rahmenbedingungen gestört ist.
- Bedürfnisse nicht befriedigt werden können.

- Versuchen Menschen über einen längeren Zeitraum, Konflikten aus dem Weg zu gehen, spricht man auch von Konfliktvermeidung. Konfliktvermeidung führt dauerhaft zu Frustration. Häufig wird die Austragung der Konflikte nur auf die Zukunft verschoben.

Kann ein Konflikt nicht gelöst werden, kommt es zur Konflikteskalation.

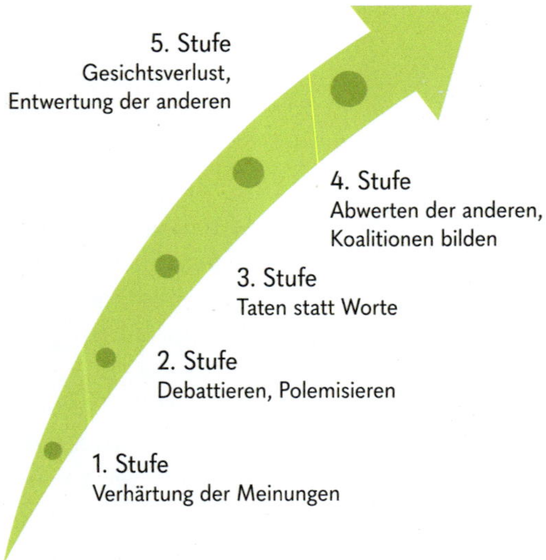
5. Stufe
Gesichtsverlust, Entwertung der anderen
4. Stufe
Abwerten der anderen, Koalitionen bilden
3. Stufe
Taten statt Worte
2. Stufe
Debattieren, Polemisieren
1. Stufe
Verhärtung der Meinungen

Abb. 1 die 9 Stufen der Konflikteskalation (Quelle: Friedrich Glasl: Konfliktmanagement. Ein Handbuch für Führungskräfte, Beraterinnen und Berater, 11. Auflage, Bern, Stuttgart, Wien 2017. Eigene Darstellung.)

Konfliktlösungsstrategien

Grundsätzlich bieten Konflikte die Möglichkeit, zu lernen und sich weiterzuentwickeln, vor allem in folgenden Bereichen:

- **Stabilität:** Ist ein Konflikt erst ausgestanden, ist die Beziehung zwischen den Parteien noch stabiler als vorher.
- **Gemeinsamkeit:** Die Parteien sind im Konflikt gezwungen, sich miteinander auseinanderzusetzen und zu kommunizieren.
- **Veränderung:** Nur aus Konflikten können Veränderungen entstehen.

Bei einem Konflikt reagieren Menschen sehr unterschiedlich. Die einen ziehen sich zurück, andere wehren sich lautstark, wieder andere werden stumm und warten ab (s. Tab. 1).

Flucht	ausweichen, vermeiden	konfliktvermeidend
Kampf	verteidigen, angreifen	konfrontativ
Starre	abwarten, unterordnen	konfliktvermeidend

Tab. 1 drei typische menschliche Reaktionen in der ersten Phase des Konflikts

Diese drei Reaktionen sind direkte Antworten unseres Zentralnervensystems auf akuten Stress. Zu welcher Reaktion eine Person neigt, ist individuell unterschiedlich. Diese Stressantwort ist zunächst einmal nicht zu verhindern. Aber Menschen sind trotzdem in der Lage, das eigene Handeln zu beeinflussen. Zum Beispiel, indem sie ein paarmal ruhig durchatmen, bevor sie etwas tun oder etwas antworten. Deshalb gilt bei sehr heftigen Konflikten, Ruhe zu bewahren und nicht sofort zu reagieren. Anschließend sollte es darum gehen, **konstruktiv** zu handeln. Und nicht etwa konfrontativ oder konfliktvermeidend.

Nachfolgende mögliche Verhaltensweisen können sein:

- **Unterordnung** (Anpassung, Nachgeben, einseitige Akzeptanz)
- **Kompromiss** (Einigung mit Vor- und Nachteilen auf beiden Seiten)
- **Konsens** (Eingehen einer Kooperation)
- **Delegation** des Problems an eine andere Instanz (Abgabe der Verantwortung)

Negative Konfliktlösungsstrategien

Konflikte schaffen bei vielen Menschen negative Gefühle: Abwehr, Aggression oder Resignation. Wer unreflektiert und nur nach diesen Gefühlen handelt, kann einen Konflikt nicht konstruktiv lösen. Man nennt das **negative Konfliktlösungsstrategien**. So können Konflikte sich weiter verschärfen und für beide Konfliktpartner zu noch größerer Aggression und Frustration führen.

Zu den negativen Konfliktlösungsstrategien gehören:

- **Idealisierung der eigenen Partei:** „Ich habe recht; ich kann alles besser, nur meine Meinung zählt."
- **Verallgemeinerung und Projektion auf die andere Partei:** „Das wäre nie passiert, wenn die anderen nicht so unfähig wären; immer machen die anderen alles falsch."

- **Ersatzbefriedigung:** „Ich will mich nicht streiten, lass mich einfach in Ruhe meine Serie schauen."
- **Resignation und Aushalten ohne Lösungsansatz:** „Da kann man eh nichts machen; ich habe keine Energie, um mich zu streiten; ich bin nur eine kleine Pflegende, auf mich hört sowieso niemand."

Positive Konfliktlösungsstrategien

Positive Konfliktlösungsstrategien sind solche, die dabei helfen, gemeinsame Möglichkeiten oder Alternativen für die bestehenden Probleme zu finden. Man spricht auch von konstruktiven Lösungen, da beide Konfliktpartner miteinander eine gemeinsame Lösung erarbeiten.

Wichtig
Wer positive oder konstruktive Konfliktlösungsstrategien anwendet, weiß, dass beide Konfliktparteien ein Interesse an der Beendigung des Konflikts haben. Es ist wichtig, das als gemeinsames Ziel anzuerkennen. Das ist eine wichtige Voraussetzung für eine konstruktive Konfliktlösung.

Zu den positiven Strategien gehört ...
- das **emotionale Wahrnehmen des Konflikts und ein Perspektivenwechsel:** Was löst der Konflikt für ein Gefühl in mir/in der anderen Partei aus?
- das **Erkennen des Konflikthintergrunds:** Was für eine Ursache hat der Konflikt? Was gibt es für Gründe für das Verhalten der anderen Partei?
- die **Suche nach einer Aussprache:** „Wir müssen miteinander reden. Können wir uns heute Mittag zusammensetzen und über alles sprechen?"
- es, möglichst **gewaltfreie Kommunikation** (GFK) (▷ S. 349) anzuwenden.
- es, ein **gemeinsames Ziel** zu finden, das dazu führt, aufeinander zuzugehen.

Beispiel
Zwei Geschwister streiten sich jedes Wochenende darum, wer jetzt die Videospielkonsole nutzen darf. Zu Weihnachten schenken die Eltern den Kindern zusammen ein Spiel, das man nur zu zweit spielen kann.

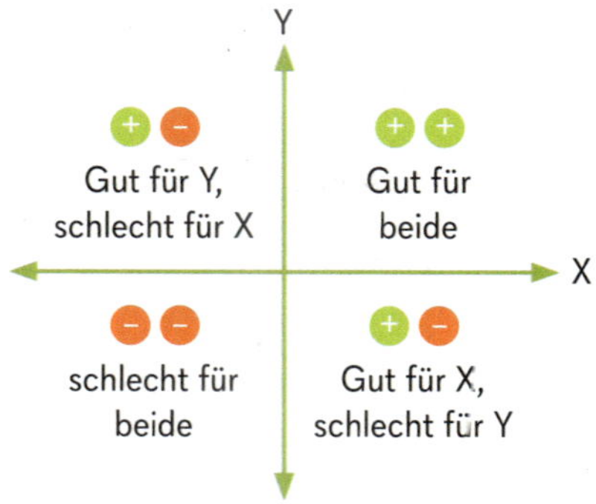

Abb. 2 Win-lose-/Win-win-Konflikte: Ziel sollte sein, für beide Seiten eine akzeptable Lösung zu finden.

Ziel ist immer, für beide Parteien eine gewinnbringende Lösung herbeizuführen (win-win). Ist die Lösung des Konflikts für beide Parteien unbefriedigend (lose-lose), geht die Suche nach einer besseren Lösung meist von vorne los. Ist die Lösung nur für eine Partei von Vorteil (win-lose oder lose-win), wird die unterlegene Partei auf Dauer unbefriedigt sein und im Falle eines neuen Konflikts versuchen, sich stärker durchzusetzen.

3.4.2 Feedback und Kritik

Definition
Feedback heißt Rückmeldung. Im sozialen Zusammenhang ist es die Rückmeldung über ein beobachtbares Verhalten.

Ziel des Feedbacks ist, dass die Person oder Gruppe, die das Feedback erhält, daraus Rückschlüsse für das zukünftige Handeln ziehen kann. Damit ein Feedback sich positiv auswirkt, sind beim Feedbackgeben folgende Punkte wichtig:
- Das Feedback ist erwünscht oder wird aktiv eingefordert. Es darf auch abgelehnt werden. Nicht jede Person fühlt sich in jeder Situation in der Lage, die Botschaften aus einem Feedback anzunehmen.
- Das Feedback erfolgt zeitnah, sodass die Person es in ihre Selbstreflexion einbeziehen kann.
- Das Feedback ist konstruktiv und gibt die Möglichkeit, sich weiterzuentwickeln.
- Das Feedback bezieht sich nicht auf die ganze Person oder persönliche Eigenschaften, sondern auf das Ergebnis einer Aufgabe oder das Verhalten in einer Situation.
- Das Feedback ist sachlich und klar beschreibend und vermeidet Bewertungen und Interpretation.
- Das Feedback erfolgt respektvoll und wertschätzend.

- Das Feedback stellt am Anfang die positiven Aspekte in den Vordergrund.
- Das Feedback bietet erst an zweiter Stelle ausgewählte Handlungsmöglichkeiten für die Punkte an, die verbessert werden können. Dabei gilt: „Schwerpunkt auf das Wichtige legen!"

Beispiel

Fragen für Personen, die Feedback geben:
- Warum nehme ich das so wahr?
- Womit hat das zu tun?

Fragen für Personen, die Feedback annehmen:
- Finde ich mich da wieder?
- Was sagt mir deine Mitteilung (über mich und über dich)?

! Wichtig

Lernen erfolgt durch Feedback. Daher ist es in der Ausbildung besonders wichtig, mit Feedback angemessen umzugehen und es nicht als Kritik an sich selbst zu verstehen, sondern als Chance, dazuzulernen und sich weiterzuentwickeln.

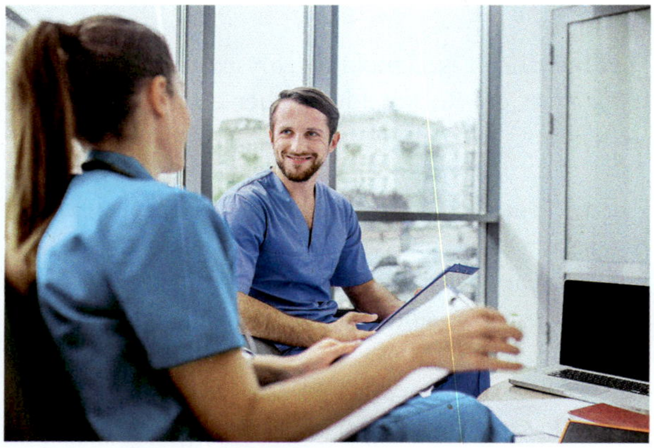

Abb. 1 Feedback kann motivieren und helfen, sich zu verbessern und weiterzuentwickeln.

Beim Annehmen von Feedback sind folgende Hinweise hilfreich:
- Bitten Sie **regelmäßig** um ein Feedback. Damit zeigen Sie Ihre Lernbereitschaft und erzielen die besten Lernergebnisse in der Ausbildung. Wählen Sie dazu Zeiten aus, in denen Sie gesprächsbereit und aufnahmefähig sind.
- Bitten Sie zu **konkreten Situationen** um Feedback. Das hilft den Feedback gebenden Personen, konkrete Rückmeldungen zu geben.
- Hören Sie **aufmerksam** zu und signalisieren Sie, dass Sie an der Meinung der anderen Person ehrlich interessiert sind.
- Verteidigen Sie sich nicht. Es geht nicht um Ihre Person, sondern um bestimmte Handlungen. Sind Sie mit der Rückmeldung zu einer ausgeführten Tätigkeit nicht zufrieden, können Sie sich noch von einer anderen Person ein Feedback einholen. **Akzeptieren** Sie, dass es unterschiedliche Meinungen und Einschätzungen gibt.
- **Spiegeln** Sie der Feedback gebenden Person, dass Sie die Rückmeldung verstanden haben, z. B. durch Kopfnicken oder durch das Wiederholen in eigenen Worten. Haben Sie etwas nicht verstanden, fragen Sie nach.
- **Bedanken** Sie sich am Ende für die Rückmeldung.
- Ordnen Sie im Nachgang die Rückmeldung ein und **reflektieren** Sie, wie Sie die Situation in Zukunft angehen würden.

Beispiel

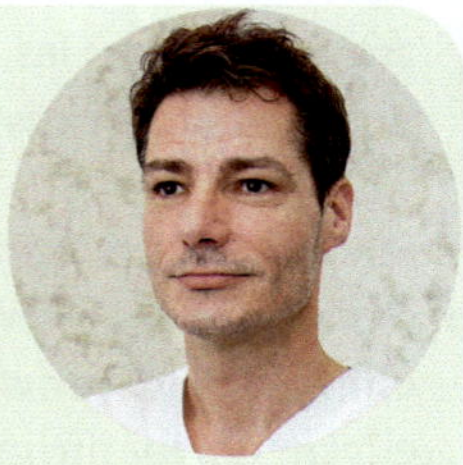

„Neulich durfte ich in meinem Wohnbereich das erste Mal alleine Kompressionsstrümpfe anlegen. Gemeinsam mit der Bewohnerin Frau Nenndert war ich ziemlich stolz, dass wir das geschafft hatten. Als mein Praxisanleiter reinkam, erzählte Frau Nenndert gleich ganz begeistert, wie gut alles geklappt hat. Ich nutzte meine Chance und bat meinen Praxisanleiter um sein Feedback. Er lobte meine Bereitschaft und meinen ressourcenorientierten Ansatz, mit dem ich Frau Nenndert in die Tätigkeit einbezogen hatte. Er wies mich auch auf die Falten unterhalb der Kniekehle und die fehlende Dokumentation hin. Erst dachte ich, 'ganz schön kleinlich'. Ich sagte aber nichts und bedankte mich für die Rückmeldung.
Heute muss ich sagen, dass ich sehr gut aus der Rückmeldung gelernt habe. Ich mache jetzt immer den Falten-Doppelcheck und dokumentiere sofort."

Kritikgespräche führen und mit Kritik umgehen

Definition
Der Begriff **Kritik** beschreibt die Beurteilung eines Gegenstandes oder einer Handlung anhand von Maßstäben. Eine Kritik ist daher als Handlung neutral. Sind die Maßstäbe nicht erfüllt, wird sie als negativ wahrgenommen, sind die Maßstäbe erfüllt, als positiv.

Kritik gilt in unserer Gesellschaft schnell als etwas Negatives. Oft nehmen Menschen Kritik fälschlicherweise als Angriff auf ihr Selbstbewusstsein wahr. Die meisten Menschen handeln in dem Bewusstsein, alles richtig zu machen. Werden sie in ihrem Handeln kritisiert, haben sie Angst, nicht mehr akzeptiert zu sein oder nicht mehr gemocht zu werden.

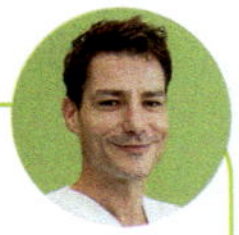

Video-Tipp von Ronny:
„Zu diesem Thema gibt es das Interview-Video *Kritik und Konflikte*, in dem ich und weitere Pflegefachassistentinnen ihre Ansichten und Erfahrungen aus der Praxis schildern."

Das Kritikgespräch ist meist ein Instrument der Personalführung. Es wird zwischen einem Mitarbeiter und seinem Vorgesetzten geführt und ist meist anlassbezogen. Ein gut geführtes Kritikgespräch ist klar in der Sache und höflich im Umgang. Es fördert eine positive Fehlerkultur, bei der aus Fehlern gelernt wird.

Ein gut vorbereitetes Kritikgespräch besteht meist aus sechs Schritten:
1. **Begrüßung** und ggf. Smalltalk
2. **Ausführung der Kritik** durch vorgesetzte Person
3. **Stellungnahme zur Kritik** durch Mitarbeiter
4. **Bewertung des Sachverhalts** durch vorgesetzte Person unter Bezugnahme zur Stellungnahme
5. **Vereinbarung** welches Vorgehen in Zukunft angestrebt werden sollte
6. **Zusammenfassung**, Dank und Verabschiedung

Im Idealfall gibt es nach einigen Tagen und Wochen noch ein kurzes Kontrollgespräch, in dem ausgewertet wird, ob die gemeinsam getroffene Vereinbarung funktioniert.

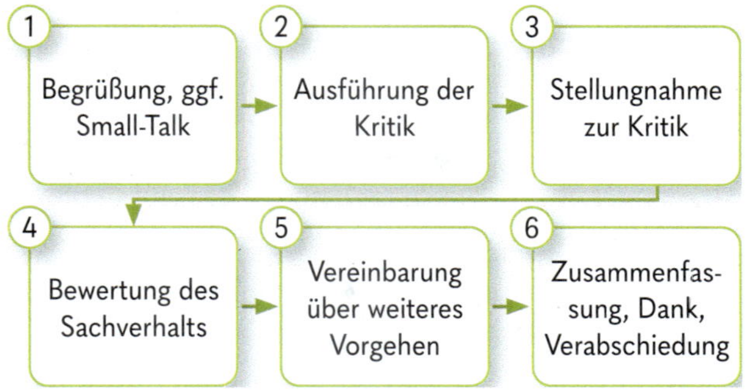

Abb. 2 die 6 Schritte im Kritikgespräch

Beispiel
Frau Kormac (Vorgesetzte, Wohnbereichsleiterin):
1. „Guten Tag, Frau Abel, vielen Dank, dass Sie hier sind.
2. Mir ist letzte Woche im Frühdienst am Montag und Mittwoch aufgefallen, dass Sie die Pflegeplanung nicht im Blick hatten und Sie dadurch Änderungen im Maßnahmenplan nicht umsetzen konnten. Mir ist das Arbeiten im Pflegeprozess wichtig. Können Sie mir Ihre Gründe erläutern?"
Frau Abel (Pflegefachperson):
3. „Mir fehlt morgens die Zeit, weil ich viele Bewohnerinnen betreue. Es sind ja viele krank."
Frau Kormac
4. „Ich höre zum einen eine Überlastung durch den hohen Krankenstand und zum anderen, dass das Lesen der Pflegeplanung zu viel Zeit kostet. Den ersten Punkt kann ich gut nachvollziehen und ich setze auf die neue Kollegin. Den zweiten Punkt finde ich nicht richtig. Es dauert zwei Minuten, die Maßnahmenplanung zu lesen, und es gehört zu unserem Verständnis einer guten Pflege.
5. Lassen Sie uns jetzt einmal gemeinsam überlegen, wie wir das Problem lösen.
6. Dann sprechen wir kommende Woche über den noch offenen Punkt. Danke für Ihre Zeit und schönen Feierabend!"
Frau Abel: „Ja, gerne. Bis dann."

Auch wenn vielen Menschen der Umgang mit Kritik schwerfällt, hilft es im beruflichen Kontext, die **Sach- und Beziehungsebene** auseinanderzuhalten: Hören Sie die sachliche Botschaft in der Kritik und nehmen Sie Verbesserungsvorschläge an. Fühlen Sie sich nicht als Person angegriffen.

Umgekehrt ist es die Aufgabe guter Führungspersonen, Kritik sachlich und konkret vorzutragen, ohne die Person selbst zu kränken oder infrage zu stellen.

Eine Sonderform des Kritikgesprächs ist das **Beschwerdegespräch**. Meist beschweren sich Pflegebedürftige oder ihre Zugehörigen bei den Pflegepersonen. Seltener sind es Menschen anderer Berufsgruppen. In vielen Einrichtungen gibt es zum Umgang mit Beschwerden klare Vorgaben.

Wichtig
Es ist wichtig, Beschwerden und Kritik ernst zu nehmen und zu prüfen. Meist sind die Qualitätsmanagementbeauftragten dafür zuständig, diese im Rahmen des Fehlermanagements aufzubereiten.

3.4.3 Deeskalationsstrategien

Definition
Deeskalation sind Strategien, die dazu dienen, Konflikte oder Gewalt schrittweise abzubauen und die Situation damit zu entspannen und unter Kontrolle zu bekommen.

Deeskalationsstrategien kommen zum Einsatz, wenn in Konfliktsituationen eine Partei Aggressionen zeigt, die in gewalttätigem Handeln münden könnten. Dies ist besonders wichtig in Versorgungsbereichen, in denen häufig Menschen mit starken Emotionen wie Wut oder Aggression betreut, behandelt oder gepflegt werden (z. B. Notaufnahme, psychiatrische Pflege).

Die Deeskalation ist ein Teil des **Konfliktmanagements**. Ihr Ziel ist, dass Konflikte nicht eskalieren. Hemmend wirken sich negative Konfliktlösungsstrategien aus. Deeskalationsfördernd wirken Techniken der gewaltfreien Kommunikation (▷ S. 349).

Das Handy ist immer dabei
In der häuslichen Pflege ist es wichtig, sein Handy immer aufgeladen dabeizuhaben. Wichtige Telefonnummern sollten gespeichert sein (Pflegestützpunkt, Krisendienst, Telefonseelsorge, Notrufnummern 110, 112 und Patientenservice-Nummer 116117). So können Pflegende bei Bedarf Hilfe anfordern.

Respektvolle und wertschätzende Grundhaltung

Eine grundsätzlich deeskalierende, respektvolle und wertschätzende Haltung hilft, Konflikten vorzubeugen und im Fall einer eskalierenden Situation den Überblick zu behalten.

Unabhängig davon, wie aggressiv oder unsympathisch einem die andere Person ist: Im beruflichen Kontext ist es wichtig, sich möglichst neutral zu verhalten und der kranken oder pflegebedürftigen Person mit Respekt und Wertschätzung zu begegnen. Das beginnt mit angemessener Sprache, angemessenem Umgangston und angemessener Ansprache. Darüber hinaus hilft ein Perspektivwechsel (▷ S. 316), um die Gründe für das aggressive Verhalten besser zu verstehen:
- Liegt eine Grunderkrankung oder Medikamententherapie vor, die Aggressionen fördern?
- Gibt es ein traumatisches Ereignis in der Biografie?
- Befindet sich die Person in einer Krise (▷ S. 571)?

Beispiel

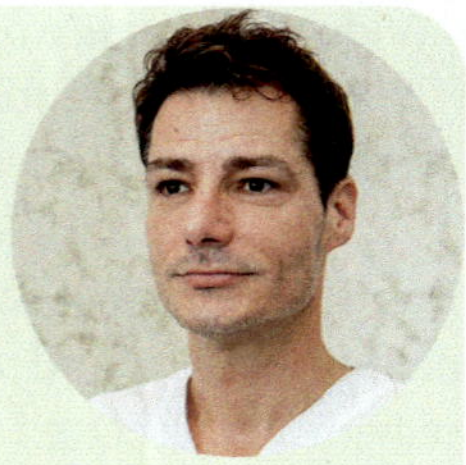

Ronny absolviert seinen Einsatz in der Gerontopsychiatrie. Herr Mirow gilt als schwierig und ist oft sehr aggressiv. Besonders häufig tritt dieses Verhalten nach den Besuchen von seiner Tochter ein. Diese hat dem Pflegepersonal erklärt, dass Herr Mirow große Angst vor dem Verlassenwerden hat, da er als kleines Kind von seinen Eltern auf der Flucht im Krieg zurückgelassen wurde. Nachdem die Tochter sich verabschiedet hat, betritt Ronny das Zimmer und wird sofort von Herrn Mirow angeschrien. Ronny sagt: „Herr Mirow, ich bemerke, dass Sie wütend sind, und vermute, dass Sie jetzt Ihre Tochter vermissen. Wollen wir ihr gemeinsam auf dem Balkon zuwinken?“

Lösungsansätze im Team entwickeln

Zeigt eine Klientin, eine Bewohnerin oder ein Patient aggressives Verhalten, ist dies nicht einfach hinzunehmen. Bereits bei ersten und möglicherweise noch nicht belastend erscheinenden Aggressionen muss das Verhalten im Pflegebericht aufgenommen und im Team analysiert werden.

Bei der Analyse helfen folgende Fragestellungen:
- Gab es bereits im Vorfeld aggressives Verhalten?
- Gibt es neue Rahmenbedingungen in der Pflegesituation, die das aggressive Verhalten ausgelöst haben (z.B. neue Medikamente, neue Kollegen oder Kolleginnen)?
- Gab es eine bestimmte Pflegehandlung, bestimmte Themen oder andere Aspekte, die das Verhalten ausgelöst haben könnten?

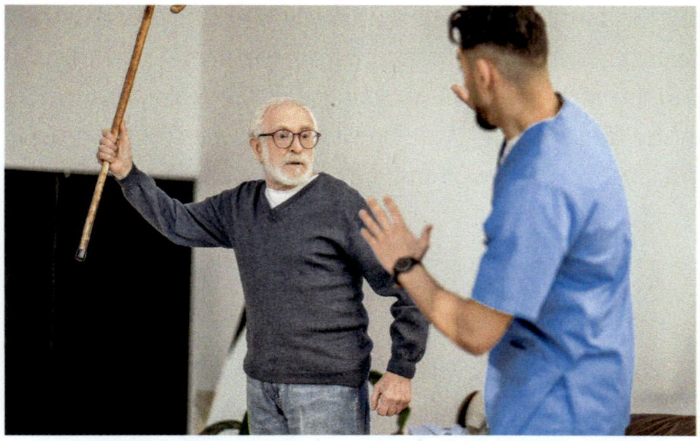

Abb. 1 In aggressiven Situationen ist es wichtig, körperliche Distanz zu wahren, schnell Hilfe zu holen und sich selbst und andere zu schützen.

Nach der Analyse werden gemeinsam Lösungsansätze vereinbart und in der Pflegeplanung festgehalten. Wichtig ist, dass sich alle Personen im Team an diese Absprachen halten.

Gesprächsführung

Schätzen Sie möglichst früh ein, ob eine **deeskalierende Gesprächsführung** in der Situation noch helfen kann. Nutzen Sie im Gespräch folgende Techniken:
- Stellen Sie möglichst offene Fragen, die Ihr Interesse am Gegenüber und seiner Situation zeigen. Geschlossene Fragen erzeugen Druck.
- Zeigen Sie Ihre Empathie durch aktives Zuhören und nehmen Sie die Perspektive Ihres Gegenübers ein.
- Warten Sie geduldig auf Antworten. Bestehen Sie gleichzeitig nicht auf eine Antwort, sondern akzeptieren Sie ein Schweigen.
- Ziehen Sie Gesprächspausen eher in die Länge und nehmen Sie eine offene Körperhaltung ein, bei der Sie körperliche Distanz zum Gegenüber einhalten.
- Vermeiden Sie jede Form provozierender Äußerungen oder Ansprachen, die ein Machtgefälle erkennen lassen.

! **Wichtig**
Menschen mit Aggressionen reagieren empfindlich auf mögliche Kontrollverluste in Bezug auf ihre Person. Behalten Sie immer im Hinterkopf: Kontrollieren Sie nicht die Person, sondern die Situation!

Sich selbst und andere schützen

Sobald Sie erste Anzeichen von Aggression spüren, steht Ihre eigene Sicherheit im Vordergrund. Daher ist es wichtig, in solchen Situationen gleich am Anfang zu überprüfen:
- Kann ich die Situation allein bewältigen?
- Gibt es in der Situation eine ausreichende räumliche Distanz zwischen mir und der aggressiven Person?
- Ist das Notrufsystem für mich unmittelbar erreichbar?
- Kann ich die Situation schnell und unbeschadet überstehen? Wo ist ein Fluchtweg?
- Gibt es Gegenstände, die möglicherweise als Waffe eingesetzt werden können?
- Sind andere Personen in der Umgebung, für deren Sicherheit ich sorgen muss?

Klares „Stopp!" signalisieren

Ist die Situation bereits eskaliert, ist es wichtig, alle aggressiven Handlungen unmittelbar und selbstsicher zurückzuweisen. Ihr Gegenüber muss spüren, dass Ihre Grenze überschritten ist: „Stopp! Sie schreien mich wiederholt an und beleidigen mich." Gehen Sie danach unmittelbar wieder in den Beziehungsaufbau: „Ich verstehe Ihre Aufregung. Lassen Sie uns darüber reden." Bei körperlichen Übergriffen muss dieses „Stopp" mit dem Aufbau von Distanz oder sogar der Flucht verbunden sein. Ihre Sicherheit hat Vorrang!

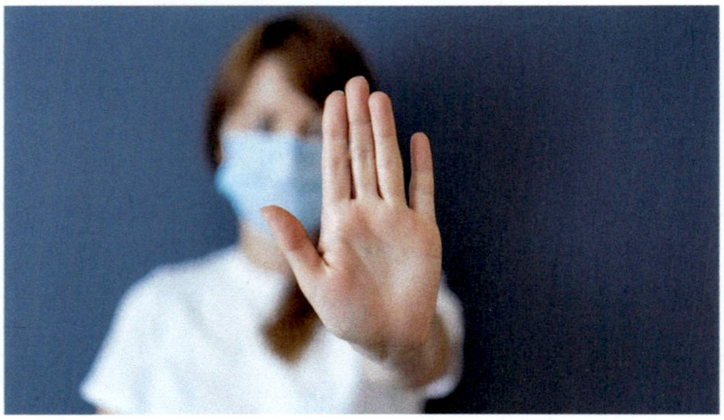

Abb. 2 Die Körpersprache kann ein klares „Stopp" unterstützen.

„Ich schlage sonst gleich alles zusammen!“

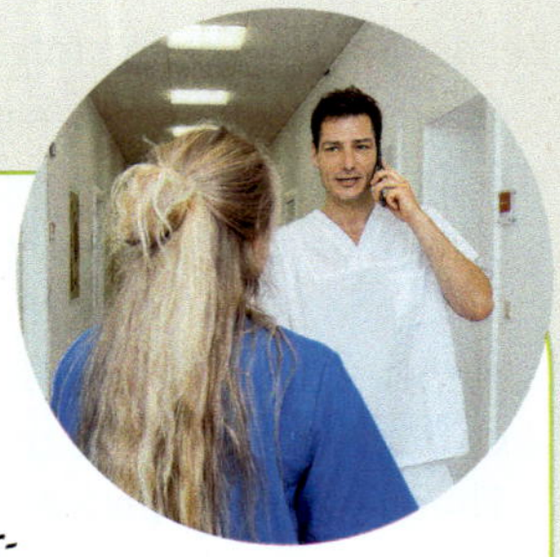

Fallsituation:

Ronny hospitiert in seinem Krankenhauseinsatz zwei Wochen in der Notaufnahme. Die meiste Zeit unterstützt er eine Pflegefachperson im Empfangsbereich. Diese schätzt die Dringlichkeit der Anliegen ein und verteilt die Patientinnen und Patienten entsprechend der Schwere ihrer Krankheit oder Verletzung auf die verschiedenen Wartebereiche. Einmal gab es einen schweren Verkehrsunfall. Fünf Personen wurden mit Rettungswagen und lebensgefährlichen Verletzungen eingeliefert und in den Schockräumen behandelt. Drei davon mussten zügig für lebensrettende Operationen vorbereitet werden, sodass die Pflegefachperson vom Empfangsbereich abgezogen wurde und Ronny allein war. Plötzlich stürmten drei junge Erwachsene in die Notaufnahme und brüllten: „Wo ist unsere Mutter? Wir wollen zu ihr!“ Ronny fragte ruhig: „Wie heißt Ihre Mutter?“ Einer der Erwachsenen schrie den Namen, schaute Ronny wild an und drohte: „Wir wollen zu ihr, lassen Sie uns rein. Ich schlage sonst gleich alles zusammen!“

So hat sich Ronny verhalten:

„Ich habe bei allen drei Personen eine aggressive Körperhaltung gesehen und den Alkohol in der Luft gerochen. Dann habe ich versucht, mich zu entspannen und freundlich zu bleiben. Gleichzeitig habe ich unbemerkt den Notrufknopf gedrückt und ruhig und freundlich gesagt: ‚Ihre Mutter ist bei uns gut versorgt. Das ganze Team kümmert sich gerade um sie. Ich verstehe, dass Sie bei ihr sein wollen, das geht aber gerade leider nicht. Ich kann Ihnen anbieten, bei den Ärzten nachzufragen. Bitte nehmen Sie so lange im Wartebereich Platz. Ich komme dann zu Ihnen.‘“

Das war richtig, weil Ronny ...

- den Alkohol in der Luft und die damit verbundene Unberechenbarkeit der Situation wahrgenommen und mit dem Notrufknopf Hilfe geholt hat.
- dem aggressiven Verhalten der drei Erwachsenen ruhig und freundlich begegnet ist.
- versucht hat, sich in die Situation der aggressiven Personen hineinzuversetzen, und vermutet, dass die Sorge um die Mutter der Auslöser für die Aggression ist.
- eine Lösung zur Entspannung der Situation angeboten hat.

Impulsfragen:

- Haben Sie schon einmal aggressive Situationen in der Pflege erlebt? Wie haben Sie sich gefühlt? Wie haben Sie reagiert?
- Welche Möglichkeiten zur Reflexion von bedrohlichen oder herausfordernden Situationen in der Pflege haben Sie in Ihren Praxiseinsätzen kennengelernt?
- Wie haben Sie diese Formate empfunden?

Wenn Reden nicht mehr hilft

In Versorgungsbereichen, in denen häufig Menschen mit Aggressionen oder Fremd- und Selbstgefährdungstendenzen versorgt werden, gibt es klare Vorgaben zum Einsatz von körperlichen Maßnahmen.

Pflegefachpersonen und ärztliches Personal in psychiatrischen Einrichtungen sowie Sicherheitspersonal z. B. in Notaufnahmen oder in Einrichtungen des Maßregelvollzugs sind darin geschult, in Gewaltsituationen Patientinnen und Patienten im Zweifel auch mit dem Einsatz körperlicher Zwangsmaßnahmen zu fixieren (▷ S. 572). Diese körperlichen Maßnahmen stehen am Ende aller Deeskalationsstrategien.

Bestimmte Handgriffe müssen regelmäßig geübt werden, um weder sich selbst noch den Patienten zu verletzen. Diese Fixierungsmaßnahmen werden so ruhig wie möglich durchgeführt. Es verbietet sich von selbst, die fixierte Person zu beschimpfen oder zu erniedrigen. In Einrichtungen, in denen ein solches Vorgehen nicht vorgesehen ist, bleibt in einer eskalierenden Situation nur die Flucht und die Hilfe durch Polizei oder hauseigenes Sicherheitspersonal.

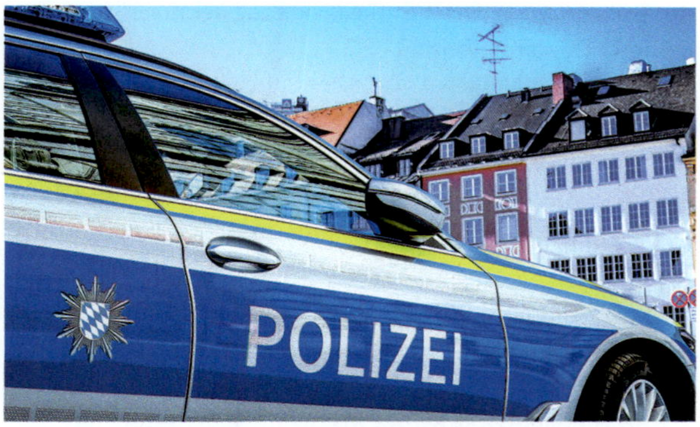

Abb. 1 Bei akuter Gefahr von Selbst- und Fremdgefährdung kann es notwendig sein, frühzeitig die Polizei zur Deeskalation zu alarmieren.

Aufarbeitung nach der Eskalation

In jedem Fall ist es sinnvoll, eine Eskalation im Nachgang zu analysieren und zu überprüfen, vor allem, wenn es zum Einsatz von Gewalt kommt. Die Frage ist dann, ob die Instrumente zur Deeskalation ausreichen oder ob auch Standards der Einrichtung angepasst oder Fortbildungen angeboten werden sollten. Ebenso ist darauf zu achten, dass die einzelnen an der Situation beteiligten Personen genügend Möglichkeiten erhalten, um diese Erfahrung für sich selbst zu reflektieren und aufzuarbeiten.

! Wichtig

Aggressionen entstehen selten grundlos. An der Eskalation einer Situation sind immer mindestens zwei Parteien beteiligt. In der Reflexion von eskalierenden Situationen sollte es nicht darum gehen, jemandem die Schuld an dem Vorgang zu geben, sondern aus der Situation für die Zukunft zu lernen (Fehlerkultur).

3.4.4 Gewaltprävention

Gewalt ist physischer und/oder psychischer Zwang, der auf andere Menschen ausgeübt wird und sie einschränkt oder schädigt (▷ Kap. 1.4, S. 86).

Allgemeine gewaltpräventive Maßnahmen

Die Gestaltung der Rahmenbedingungen erfolgt in Verantwortung der Geschäftsführung bzw. der Leitungen einer Einrichtung (Organisationsverantwortung). Ein Angebot an regelmäßigen Fortbildungen zu den Themen Konfliktmanagement, Deeskalationsstrategien und Gewaltprävention gehört genauso dazu wie die angemessene Kommunikation mit dem Personal in der Einrichtung. Schlechte Rahmenbedingungen und Überlastung sowie eine schlechte Kommunikation im Unternehmen gelten als gewaltfördernde Faktoren.

Weitere Maßnahmen auf organisatorischer Ebene können Angebote der Supervision oder der strukturierten kollegialen Beratung (▷ S. 84) sowie Ethikberatungen sein. Hier können sich Pflegende interprofessionell austauschen und voneinander lernen. Gleichzeitig wird so bei allen Berufsgruppen das Bewusstsein für das Thema Gewaltprävention geschärft.

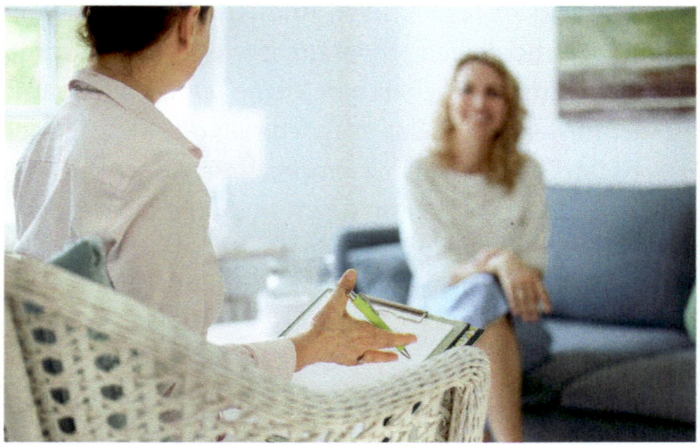

Abb. 2 In einer Supervision können schwierige Themen in einem geschützten Rahmen besprochen werden.

Besonders wichtig ist eine empathische und wertschätzende Grundhaltung allen Menschen gegenüber. Das liegt in der Verantwortung jeder einzelnen Person selbst. Menschenfeindliche Haltungen, Rassismus oder Sexismus sowie abwertende und beleidigende Äußerungen begünstigen gewalttätiges Handeln.

Prävention von Gewalt gegen Pflegebedürftige oder Patientinnen und Patienten

Pflegebedürftige oder kranke Menschen sind in vielerlei Hinsicht abhängig von Pflegepersonen. Diese Abhängigkeit ist umso größer, je stärker die Mobilität und die Teilhabe am Leben eingeschränkt sind. Besonders abhängig sind Menschen, die über kein unterstützendes soziales Umfeld verfügen.

Gewalt von Pflegenden gegenüber Pflegebedürftigen geschieht überall dort, wo Überlastung und fehlende Fachkenntnis auf herausfordernde Situationen trifft. Situationen, in denen eine Pflegeperson mit einer pflegebedürftigen Person allein ist, sind besonders risikoreich. Präventiv gegen Gewalt wirken

- **ausreichend Pflegepersonal**,
- **regelmäßige Fortbildungen** der Pflegenden und
- eine **größtmögliche Teilhabe** der Pflegebedürftigen.

Ein Pflegeleitbild, das auf eine einvernehmliche und personzentrierte Pflege ausgerichtet ist, unterstützt gewaltpräventive Ansätze. Eine paternalistische Haltung (▷ S. 605) gegenüber Pflegebedürftigen dagegen stellt ein hohes Risiko für Gewaltvorfälle dar. Daher ist es besonders wichtig, auch in vorgeblich unwichtigen Bereichen wie z. B. der Frage nach der Ausrichtung des Pflegebetts oder dem Sitzplatz im Speisesaal die Wünsche von Pflegebedürftigen ernst zu nehmen, ihre Autonomie (▷ S. 28) zu respektieren und jede Form von Teilhabe zu ermöglichen. Es braucht viele aufmerksame Personen, um auch scheinbar „kleine" Dinge als Gewalt zu identifizieren, z. B. das Wegnehmen der Klingel oder das Nicht-Einsetzen der Zahnprothese. Es ist wichtig, solche Beobachtungen im Team im Sinne einer positiven Fehlerkultur anzusprechen. Dazu gehört auch das Schützen der Privatsphäre.

Prävention von Gewalt zwischen Pflegebedürftigen in Langzeitpflegesituationen

Konflikte sind vor allem in den Einrichtungen der Langzeitpflege, aber auch in psychiatrischen Einrichtungen häufig, in denen Menschen verschiedener Herkunft und Wertvorstellungen sowie Verhaltensweisen über eine längere Zeit auf engem Raum zusammenleben.

In diesen Einrichtungen ist es besonders wichtig, Privatsphäre und Rückzugsräume zu ermöglichen sowie klare Regeln zum Zusammenleben aufzustellen und auf deren Einhaltung zu achten.

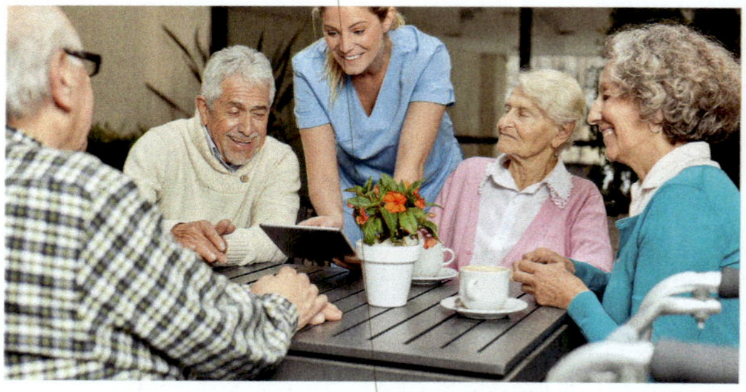

Abb. 1 Eine offene Einrichtungskultur mit vielen Möglichkeiten der Teilhabe sowie einem starken Einbezug der Zugehörigen ist die beste Gewaltprävention.

Stärken Sie einen positiven Umgang zwischen Bewohnerinnen und Bewohnern, indem Sie ...

- eine angemessene Sprache einsetzen und einfordern.
- über den Hintergrund herausfordernder Verhaltensweisen (▷ S. 584) aufklären.
- hektisches und gereiztes Verhalten vermeiden.
- Beziehungen unter den Bewohnerinnen stärken, indem Sie z. B. auf gemeinsame Interessen hinweisen und die Wahrnehmung dieser unterstützen.

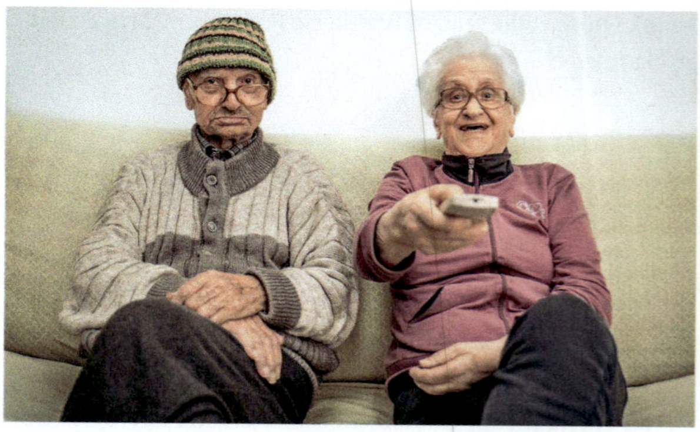

Abb. 2 Auf gemeinsame Interessen hinweisen und die Wahrnehmung dieser unterstützen, stärkt den positiven Umgang zwischen Menschen in einer Wohngruppe.

Vermeiden Sie Auslöser für Konfliktsituationen, indem Sie …

- in Gemeinschaftsräumen auf einen fairen Umgang mit Ressourcen wie z. B. Sitzplätzen oder Zeitungen und Büchern achten.
- Zeiten des Mahlzeitenangebots verlängern.
- auf räumliche Trennung von Personen achten, zwischen denen Konflikte bestehen (könnten).
- auf ein rücksichtsvolles Verhalten achten, indem z. B. die Lautstärke von Fernseh- oder Radiogeräten oder Smartphones geregelt ist.

Vermeidung freiheitsentziehender Maßnahmen

Freiheitsentziehende Maßnahmen sind gewalttätig. Dies gilt auch dann, wenn sie fachlich begründet und richterlich angeordnet sind. Daher gilt es, wann immer möglich, freiheitsentziehende Maßnahmen (FEM) zu vermeiden. Besonders bei Menschen mit Demenz kommen freiheitsentziehende Maßnahmen zur Anwendung (▷ S. 572). Das vermeintliche Ziel ist häufig, Stürze zu vermeiden, Gesundheitsgefahren z. B. durch Hinlauftendenzen oder kognitive Einschränkungen zu minimieren oder anderem herausforderndem Verhalten zu begegnen.

> **Wichtig**
> Freiheitsentziehende Maßnahme unterliegen strengen gesetzlichen Vorgaben. Willigt die betreffende Person nicht selbst dazu ein oder besteht ein rechtfertigender Notstand (z. B. Suizidgefahr, Fremdgefährdung), ist die Fixierung rechtswidrig (Tatbestand der Freiheitsberaubung nach § 239 StGB). Eine Fixierung darf nur als letztes Mittel eingesetzt werden, wenn keine anderen Deeskalationsmaßnahmen helfen.

Wichtig ist, zu verstehen, dass Freiheitsentzug bereits sehr früh beginnt: Festbinden am Rollstuhl, Verstellen von Türen oder das Vorenthalten von Mobilitätshilfen schränken Menschen in ihrem Drang nach Freiheit ein und kommen nicht selten sehr unreflektiert zum Einsatz.

Kognitiv eingeschränkte Menschen versuchen in diesen Fällen, mit allen Möglichkeiten ihre Freiheit zurückzuerlangen, und geraten dadurch noch stärker in Gefahr, sich zu verletzen.

Es gibt viele Möglichkeiten, das gleiche Ziel ohne den Einsatz von FEM zu verfolgen.

Folgende Gedanken helfen dabei, FEM als letztes Mittel der Wahl zu verstehen und wo nur möglich zu vermeiden:

- Wie würde ich mich fühlen, wenn man so mit mir umgehen würde?
- Welches Bedürfnis könnte hinter dem Verhalten der pflegebedürftigen Person stehen? Wie könnte ich dieses Bedürfnis befriedigen, ohne dass die Person sich selbst gefährdet?
- Könnte es eine biografische Ursache des Verhaltens geben (z. B. Angst vor Dunkelheit)? Lässt sich die Ursache beheben?
- Gibt es technische Hilfsmittel, die die Sicherheit der pflegebedürftigen Person erhöhen, ohne ihre Freiheit einzuschränken?

Der Werdenfelser Weg

Der Werdenfelser Weg ist eine Initiative von Menschen, die sich darum bemühen, freiheitsentziehende Maßnahmen zu vermeiden, wo immer dies möglich ist. Das Ziel ist, alle Professionen, die an den Entscheidungen über den Einsatz von freiheitsentziehenden Maßnahmen beteiligt sind, so gut wie möglich über die Risiken und alternativen Wege zu informieren.

Zu den Werten des Werdenfelser Weges zählen:

- Mobilität in jeder Lebenslage
- Würde und Freiheit der Bewohner
- Individualität jedes Bewohners
- gemeinsame Verantwortung
- neuester Stand der Fachkunde
- pflegerische Alternativen
- ständige Selbstprüfung

> **Werdenfelser Weg**
> Mehr Informationen zur mehrfach ausgezeichneten Initiative „Werdenfelser Weg" und welche Pflegeeinrichtungen diesen bereits umsetzen, unter: www.werdenfelser-weg-original.de

Zeit zum Reflektieren ...

Schätzen Sie Ihre Kompetenzen ein: Wo fühlen Sie sich sicher? Wo möchten Sie noch mal nachlesen oder etwas vertiefen? Setzen Sie Ihre ganz persönlichen Häkchen für Ihre Lernerfolge!

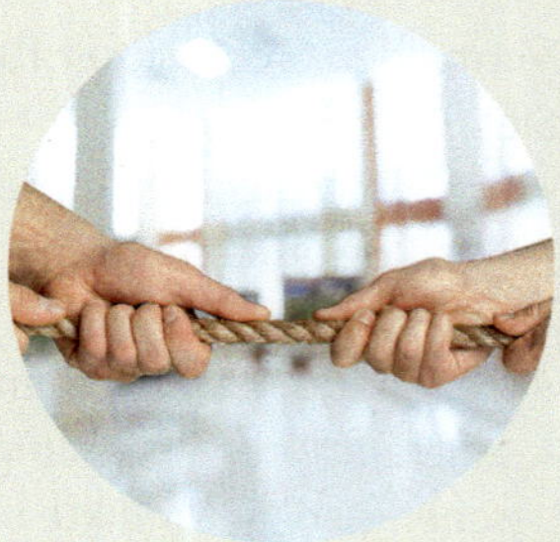

Ich ...

- ☐ unterscheide verschiedene Konfliktarten und kann die Entstehung von Konflikten beschreiben.
- ☐ nenne und beschreibe Konfliktlösungsstrategien.
- ☐ erkläre Deeskalationsstrategien und Maßnahmen der Gewaltprävention.
- ☐ benenne wesentliche Kriterien eines konstruktiven Feedbacks sowie Feedback-Regeln.

Ich ...

- ☐ nehme Konfliktsituationen bewusst wahr.
- ☐ wende verschiedene Konfliktlösungsstrategien an.
- ☐ schätze aggressive Situationen ein und begegne ihnen angemessen.
- ☐ kann Kritik konstruktiv formulieren und annehmen.
- ☐ kann ein konstruktives Feedback geben und annehmen.
- ☐ kommuniziere gewaltfrei.
- ☐ setze Deeskalationsstrategien und Maßnahmen der Gewaltprävention um.

Ich ...

- ☐ gehe angemessen und flexibel mit unerwarteten Situationen um.
- ☐ spreche Konflikte im Team an.
- ☐ entwickle mit meinem Team gemeinsam Lösungsstrategien für herausfordernde Situationen und halte mich an die Absprachen.

Ich ...

- ☐ nutze Kritik und Feedback, um mich beruflich und privat weiterzuentwickeln.
- ☐ erkenne meine Grenzen in gewalttätigen Situationen und hole rechtzeitig Hilfe.

4

Menschen in kurativen Prozessen unterstützen

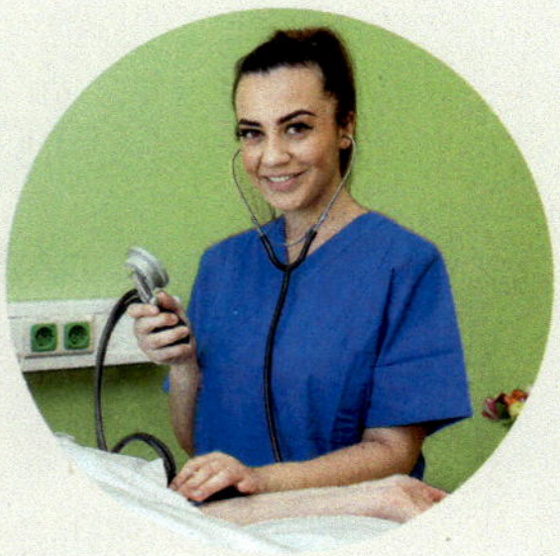

Yonca, 29 Jahre

Yonca hat vor ihrer Ausbildung zur Pflegefachassistentin viele Jahre in einer radiologischen Praxis gearbeitet. Der Umgang mit den Patientinnen und Patienten kam ihr dabei durch die vielen Verwaltungsaufgaben zu kurz. Jetzt kümmert sie sich mit Freude und Stolz um Neugeborene und ihre Eltern im Krankenhaus.

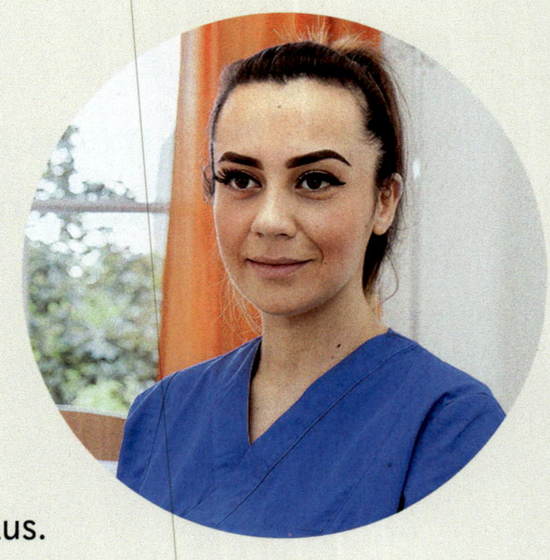

„Wenn die Kinder nach Hause dürfen, freue ich mich so sehr mit den Eltern mit."

„In meiner Ausbildung habe ich Praxiseinsätze in verschiedenen Pflegesettings gehabt. Besonders begeistert hat mich dabei der Bereich Pädiatrie, in dem ich jetzt auch in einem interdisziplinären Team arbeite.

Gemeinsam mit einer Pflegefachperson übernehme ich die Bezugspflege für stabile Neugeborene. Wir waschen, wickeln und betten die Kinder. Die Eltern leiten wir dabei auch an und beraten sie. Wir messen Temperatur, Puls, Blutdruck, Sauerstoffsättigung und das Gewicht. Sobald ich das Zimmer betrete, spreche ich mit dem Kind und nenne es beim Vornamen. Kosenamen, wie z. B. mein Schatz oder Mäuschen, sind nur den Eltern vorbehalten. Ich erkläre, was ich tue, und führe alles ruhig und behutsam durch. Die Kinder zeigen sofort, was ihnen gefällt und was nicht und wie es ihnen geht. Man muss sie immer genau beobachten und auf ihre Körpersprache achten. Weil wir die meisten Familien über längere Zeit betreuen, sind wir für sie wichtige Bezugspersonen. Wenn dann der Moment kommt, an dem sie endlich nach Hause dürfen, freue ich mich so sehr mit.

In diesem Kapitel erfahren Sie, wie man Vitalzeichen misst und einschätzt, worauf es beim Verabreichen von Medikamenten ankommt und wie man Schmerzen erkennt und lindern kann. Auch geht es um verschiedene Untersuchungen, und wie man Menschen vor und nach einem operativen Eingriff versorgt. Es gibt auch Praxis-Videos, u. a. zum *Blutdruck, Puls und Körpertemperatur messen.*"

4.1 Auf der Grundlage von Rahmenbedingungen im Krankenhaus und in der ambulanten Pflege handeln

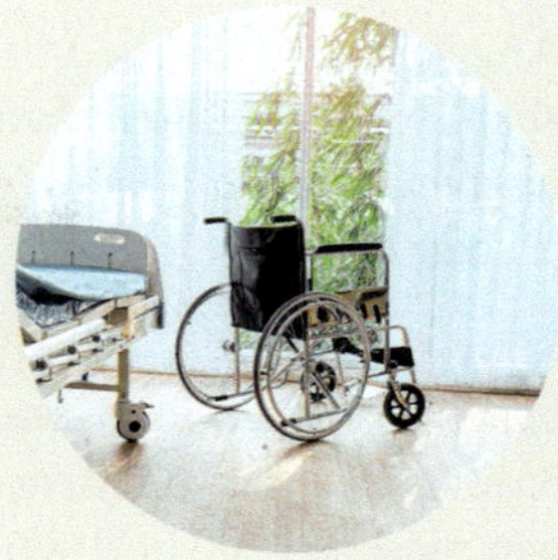

Die Gesundheitsversorgung in Deutschland wird durch verschiedene Bereiche sichergestellt:

- **stationäre Akutversorgung** durch Krankenhäuser
- **stationäre Langzeitversorgung** durch Pflegeheime (vollstationär) sowie Tages- und Nachtkliniken (teilstationär)
- **ambulante Akut- und Langzeitversorgung** durch niedergelassene Ärzte, medizinische Versorgungszentren und ambulante Pflegedienste (häusliche Krankenpflege)
- **Rehabilitation** in ambulanten oder stationären Rehabilitationseinrichtungen, z. B. zur Anschlussheilbehandlung (AHB) nach einem Krankenhausaufenthalt.

Pflegefachassistentinnen und -assistenten können in jedem dieser Versorgungsbereiche arbeiten, die auch als **Pflegesettings** bezeichnet werden. In all diesen Bereichen gelten bestimmte Rahmenbedingungen.

Definition

Rahmenbedingungen sind Vorgaben (z. B. gesetzliche, finanzielle, berufsethische, organisatorische), die das Arbeiten in einem bestimmten Bereich regeln und die einzuhalten sind.

! Wichtig

Bei der Gesundheitsversorgung gilt der Grundsatz **ambulant vor stationär.** Eine pflegebedürftige Person soll nur dann stationär im Krankenhaus behandelt werden, wenn dies ambulant (z. B. durch den Hausarzt oder die häusliche Krankenpflege) nicht möglich ist.

4.1.1 Krankenhäuser: Aufbau, Finanzierung Organisation

Definition

Ein **Krankenhaus** ist eine medizinische Einrichtung, in der es rund um die Uhr diagnostische, therapeutische und pflegerische Möglichkeiten gibt, um Krankheiten zu erkennen, zu heilen, zu lindern oder Geburtshilfe zu leisten. Menschen, die im Krankenhaus behandelt werden, nennt man Patientinnen und Patienten.

Laut Statistischem Bundesamt wurden für das Jahr 2022 folgende Zahlen, Daten und Fakten zu Krankenhäusern in Deutschland veröffentlicht:

- Es gibt insgesamt **1.893** Krankenhäuser mit **480.382 Betten.** Deutschland hat im Vergleich zu anderen europäischen Ländern eine sehr hohe **Bettendichte.**
- Etwa **1,25 Millionen** Menschen sind im Krankenhaus beschäftigt. Die größte Berufsgruppe ist das Pflegepersonal, davon sind über **80 % Frauen.**
- **16,8 Millionen** Menschen wurden stationär behandelt, davon waren **54,6 %** über 60 Jahre alt. Das hat **126,9 Milliarden** Euro gekostet.

Im Durchschnitt bleiben Patienten **sieben Tage** im Krankenhaus. In anderen Industriestaaten ist die Verweildauer kürzer. Herz-Kreislauf-Erkrankungen waren in den letzten Jahren die häufigste Ursache für Krankenhausaufenthalte, gefolgt von Verletzungen, Vergiftungen und Erkrankungen des Verdauungssystems.

Angebot und Größe von Krankenhäusern

Krankenhäuser unterscheiden sich nach ihrem medizinischen Angebot (Fachabteilungen) und ihrer Größe (Bettenzahl).

Krankenhäuser der **Grund- und Regelversorgung** haben nur wenige Fachabteilungen. Sie sorgen für eine Basisversorgung von Menschen in einer Region und haben zwischen 200 und 800 Betten.

Schwerpunktkrankenhäuser haben zusätzlich Spezialabteilungen. **Fachkrankenhäuser** sind auf bestimmte Krankheiten spezialisiert, z. B. Krebs (Onkologie).

Krankenhäuser der **Maximalversorgung** haben eine überregionale Versorgungsfunktion. Sie haben ein sehr breites medizinisches Leistungsangebot mit mehr als 800 Betten und sind oft Universitätskliniken. Zusammen mit einer Hochschule bilden sie Medizinstudierende aus.

Finanzierung der Krankenhäuser

Betriebskosten sind die laufenden Kosten, die den Krankenhäusern durch die Behandlung von Patientinnen entstehen. Dazu zählen z. B. Aufwendungen für die Mitarbeitenden (Personalkosten), der Materialverbrauch und die Kosten für das Gebäudemanagement (Sachkosten).

Die **Krankenkassen** übernehmen die Betriebskosten auf Grundlage des Fünften Sozialgesetzbuchs (SGB V). Sie werden mit einer Kombination aus **Pflegebudget** und **Fallpauschalen-System** finanziert.

Das **Pflegebudget** wird für die Finanzierung des Pflegepersonals verwendet. Die gesetzliche Grundlage ist das Pflegepersonal-Stärkungsgesetz (PpSG). Im **Fallpauschalen-System** werden Patienten mit ähnlichen medizinischen Diagnosen und ähnlichen persönlichen Daten zu einer Fallgruppe (engl. **D**iagnoses **R**elated **G**roups, abgekürzt **DRG**) zusammengefasst. Für die Behandlung eines Patienten aus einer Fallgruppe bekommt das Krankenhaus einen festen Geldbetrag (Fallpauschale), egal, ob die Behandlung tatsächlich mehr oder weniger Kosten verursacht hat.

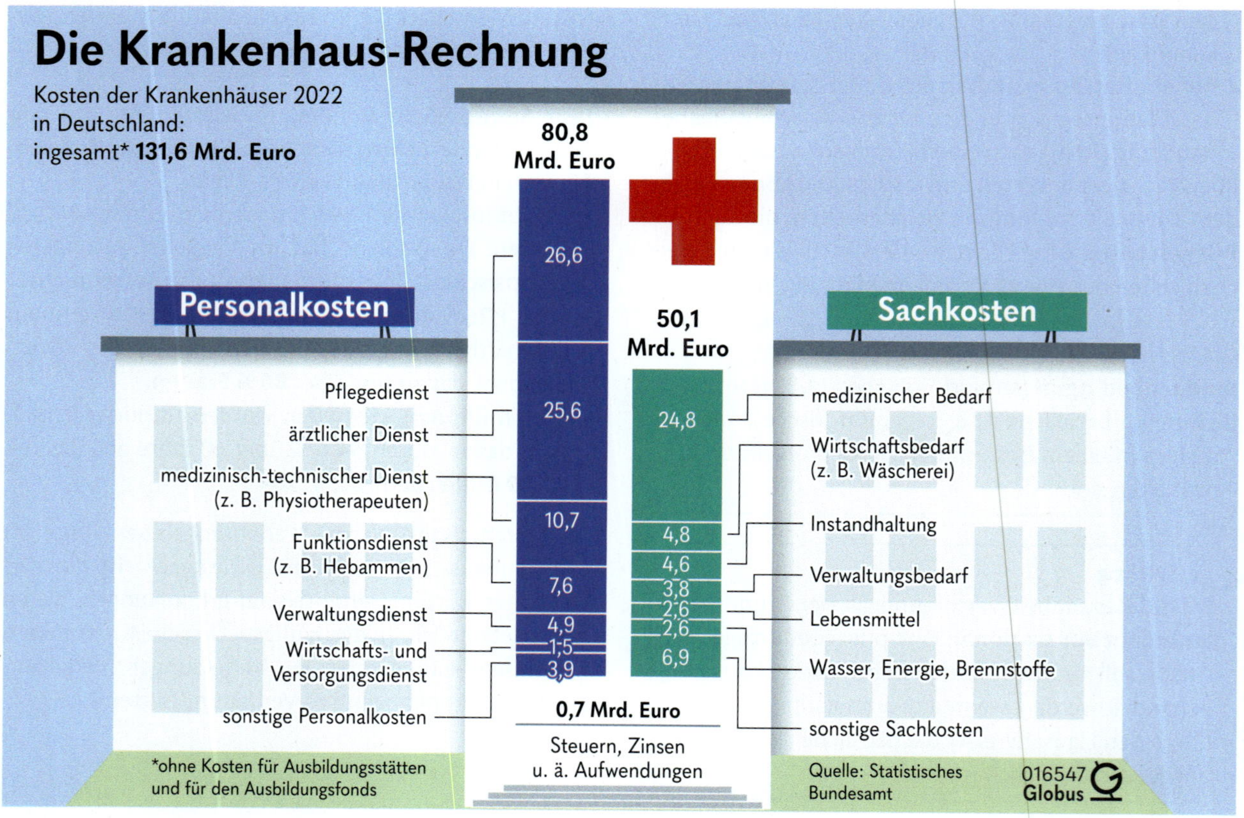

Abb. 1 Betriebskosten eines Krankenhauses, unterteilt in Personal- und Sachkosten

Beispiel
Kemal Özdemir (23 Jahre) wurde der Blinddarm entfernt. Die Operation verläuft ohne Komplikationen. Nach drei Tagen wird er entlassen. Herbert Kleinert (50 Jahre) wird auch am Blinddarm operiert. Aber er erholt sich schlecht und muss acht Tage im Krankenhaus bleiben. Das Krankenhaus bekommt für beide Patienten die gleiche Fallpauschale, obwohl die Versorgungs- und Behandlungskosten unterschiedlich sind.

Die Kosten für die **Behandlung in psychiatrischen und psychosomatischen Kliniken** sind im Pauschalierenden Entgeltsystem für psychiatrische und psychosomatische Einrichtungen (PEPP) geregelt.

In Fachkreisen wird kritisiert, dass Krankenhäuser nur zwei Möglichkeiten haben, Kosten zu sparen. Sie können entweder Personal reduzieren oder einen Menschen früher aus dem Krankenhaus entlassen, als es medizinisch und pflegerisch sinnvoll wäre.

Die Bundesregierung plant für 2025 eine Krankenhausreform. Mit ihr soll erreicht werden, dass
- die Qualität der Behandlung verbessert wird,
- weniger Verwaltungsaufgaben anfallen (Entbürokratisierung)
- die wirtschaftlichen Aspekte weniger Einfluss auf eine Behandlung im Krankenhaus haben (Entökonomisierung).

Die Krankenhäuser würden sich weiterhin über Fallpauschalen finanzieren. Aber ein gewisser Prozentsatz soll unabhängig von ihnen als Vorhaltepauschalen vergütet werden. Bei diesem Budget spielt die Anzahl der behandelten Patienten keine Rolle. Krankenhausleistungen und Personal sollen so verlässlich finanziert und abgesichert werden.

Krankenhausreform
Das Eckpunktepapier der Regierung ist online verfügbar unter: www.bundesgesundheitsministerium.de (Suchwort: Krankenhausreform) und kritische Analysen zur geplanten Reform unter: www.krankenhaus-statt-fabrik.de

Die Bundesländer haben den gesetzlichen Auftrag, die Krankenhausleistungen für die Bevölkerung in ihrem Bundesland sicherzustellen. Dafür erstellen sie einen **Krankenhausplan.** Darin legt jedes Bundesland fest, wie viele Krankenhäuser und wie viele Betten es braucht.

Die Bundesländer finanzieren den Krankenhausbau, die Erstausstattung eines Krankenhauses und Neubeschaffungen. Die dadurch entstehenden Kosten heißen **Investitionskosten.**

Das Sozialgesetzbuch V (SGB 5) regelt **die Finanzierung von pflegerischen Leistungen** im Krankenhaus. Pflegeleistungen nach SGB V sind alle pflegerischen Tätigkeiten, die ärztlich angeordnet sind. Sie werden auch Behandlungspflege genannt, weil sie zur Behandlung von Krankheiten durchgeführt werden (z. B. Medikamente verabreichen, Blutzucker-Kontrollen, Verbände wechseln). Die Pflegeleistungen im Krankenhaus sind sogenannte SGB V-Leistungen.

Träger von Krankenhäusern

Definition
Träger eines Krankenhauses sind Personen oder Organisationen, die ein Krankenhaus betreiben, finanzieren und für die materielle sowie personelle Ausstattung verantwortlich sind. Träger sind damit auch Arbeitgeber.

Krankenhäuser können verschiedene Träger haben:
- **Öffentliche Träger** sind Bund, Länder und Gemeinden. 2021 waren 28,9 % aller Krankenhäuser in öffentlicher Trägerschaft.
- **Freigemeinnützige** Träger betreiben ein Krankenhaus aus religiösen oder humanitären Gründen. Caritas, Diakonie und Rotes Kreuz sind Beispiele für freigemeinnützige Träger. 2021 betrug der Anteil der Krankenhäuser in freigemeinnütziger Trägerschaft 32,1 %.
- **Private Träger** sind Personen oder Unternehmen, die mit dem Krankenhausbetrieb Gewinne machen möchten. In den letzten Jahren ist der Anteil privat geführter Krankenhäuser stark gestiegen. 2021 waren 38,8 % in privater Trägerschaft.

Recherche im Internet
Statistiken zur Krankenhaussituation in Deutschland finden Sie mit den Suchbegriffen Gesundheit und Krankheit unter: www.destatis.de

Die Krankenhauslandschaft in Deutschland ist seit Jahren in einem fortwährenden Veränderungsprozess, der ungefähr so zu beschreiben ist:

- Die Anzahl der Krankenhausbetten nimmt ab.
- Die Verweildauer der Patientinnen und Patienten in den Krankenhäusern wird kürzer.
- Die Anzahl der zu versorgenden Menschen nimmt gleichzeitig zu.
- Es gibt immer mehr ärztliches Personal, während die Anzahl des Pflegepersonals gleich bleibt oder abnimmt.
- Die Anzahl der privaten Träger nimmt zu.

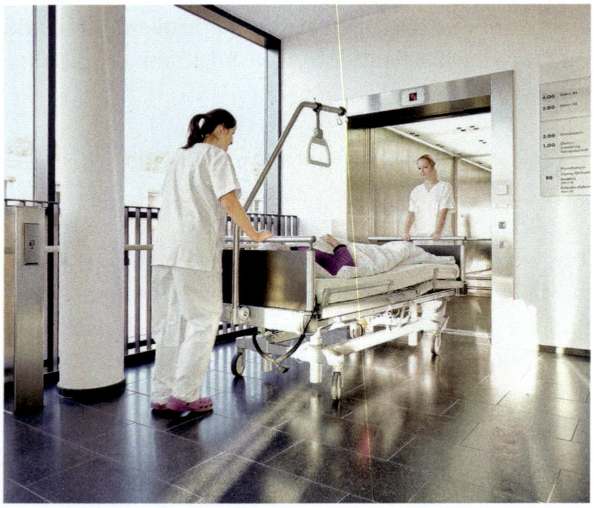

Abb. 1 Krankenhäuser unterliegen ständigen Veränderungsprozessen.

Was Krankenhäuser bei allen Entwicklungen und Veränderungen jedoch gemeinsam haben, sind die jeweiligen festen Organisationsstrukturen.

Aufteilung in Fachabteilungen

In einem Krankenhaus gibt es verschiedene Fachabteilungen je nach medizinischem Fachgebiet, die räumlich voneinander getrennt sind und eigenes Personal haben. Manche Fachabteilungen haben weitere Spezialisierungen (z. B. unterteilt sich die Fachabteilung Chirurgie weiter in Allgemeinchirurgie, Thorax- und Gefäßchirurgie, Unfallchirurgie).

Abteilungen, die auf bestimmte Untersuchungen spezialisiert sind, heißen **Funktionsbereiche.** Dazu gehören z. B. die Radiologie (Röntgenabteilung) oder die Endoskopie (Abteilung für Untersuchungen des Körperinneren).

Fachabteilung	Aufgabengebiet
Innere Medizin	Erkrankungen der inneren Organe, die nicht operiert werden müssen
Angiologie	Erkrankungen des Herz-Kreislauf- und Gefäßsystems (Arterien, Venen)
Chirurgie	für Menschen, die operiert werden müssen (z. B. Unfallchirurgie)
Dermatologie	bei Erkrankungen der Haut (z. B. Schuppenflechte) und Geschlechtskrankheiten (z. B. Syphilis)
Endokrinologie	bei Erkrankungen der hormonbildenden Drüsen (z. B. Diabetes mellitus, Schilddrüsenerkrankungen)
Geriatrie	bei typischen Alterskrankheiten (z. B. Demenz)
Pädiatrie	Kinder- und Jugendheilkunde
Onkologie	bei Krebserkrankungen
Neurologie	bei Erkrankungen des Nervensystems (z. B. Schlaganfall, Epilepsie, Migräne).
Gynäkologie	Frauenheilkunde, bei Erkrankungen der weiblichen Sexual- und Fortpflanzungsorgane
Urologie	bei Erkrankungen der ableitenden Harnwege und der männlichen Geschlechtsorgane (z. B. Prostatabeschwerden)
Gastroenterologie	bei Erkrankungen des Magen-Darm-Trakts (z. B. Morbus Crohn)

Tab. 1 Beispiele für medizinische Fachabteilungen

Aufteilung in Stationen

Die einzelnen medizinischen Fachabteilungen, außer den Funktionsbereichen, sind in Stationen organisiert (meist interdisziplinär). Je nach dem aktuellen Gesundheitszustand der Patientinnen und Patienten gibt es drei unterschiedliche Stationsarten:

- Die **Normalstation** ist für Menschen, die stabil und nicht (zentral) überwachungspflichtig sind und keine intensivmedizinische Betreuung benötigen. Das sind die häufigsten Stationen in einem Krankenhaus.

- Auf einer **Intermediate Care Station (IMC)** werden Menschen versorgt, die nicht beatmet werden, aber eine ständige Überwachung ihrer Herz-Kreislauf-Funktionen brauchen. Deswegen heißt diese Station auch Überwachungsstation oder Wachstation.

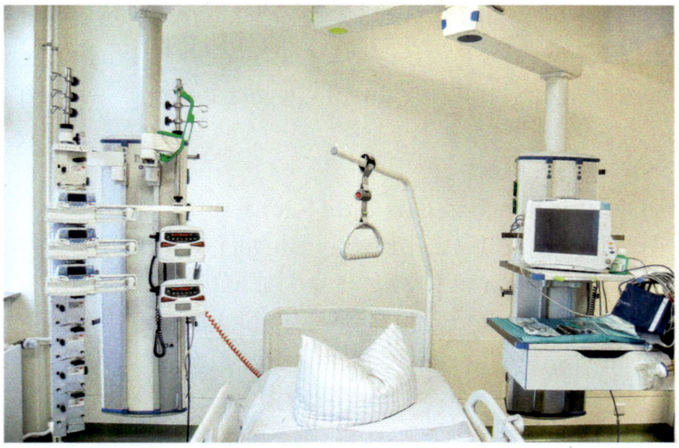

Abb. 2 Bettplatz auf einer Intermediate Care Station mit Perfusoren und Infusomaten (links), Elektrobett (Mitte), Überwachungsmonitor (rechts)

- Die **Intensivstation (ITS)** ist für Menschen, die einen instabilen oder kritischen Herz-Kreislauf haben, ggf. maschinell beatmet werden müssen und sehr pflegeintensiv sind.

Beispiel

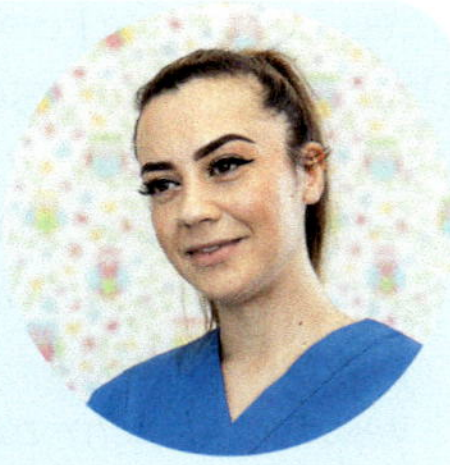

„Meine Station ist eine pädiatrische IMC. Aufgrund der vielen Zu- und Ableitungen sowie Alarme am Überwachungsmonitor sind die Eltern besonders besorgt um ihr Kind. Jeder Ton verunsichert und löst Angst aus. Für uns sind die Alarme Alltag: Wir können sie einschätzen und wissen, was zu tun ist. Oft fragen mich die Eltern, wann ihr Kind auf eine Normalstation oder nach Hause kann. Ich sage dann, dass jedes Überwachungskabel und jede Infusion, die wir weglassen können, sie diesem Ziel ein Stück näher bringt."

Hierarchien im Krankenhaus

In einem Krankenhaus arbeiten sehr viele Berufsgruppen. Sie werden verschiedenen Bereichen zugeordnet, z. B. Medizin, Pflege, Verwaltung und Technik. Alle Bereiche und Berufsgruppen haben eigene Aufgaben und eine eigene **Hierarchie** (Rangordnung). Sie wird meistens als Pyramide dargestellt. Durch die Hierarchie werden einzelnen Personen oder Personengruppen Aufgaben und Funktionen zugewiesen. Je höher eine Person in der Hierarchie ist, desto mehr Einfluss kann sie auf die Menschen in den unteren Ebenen ausüben.

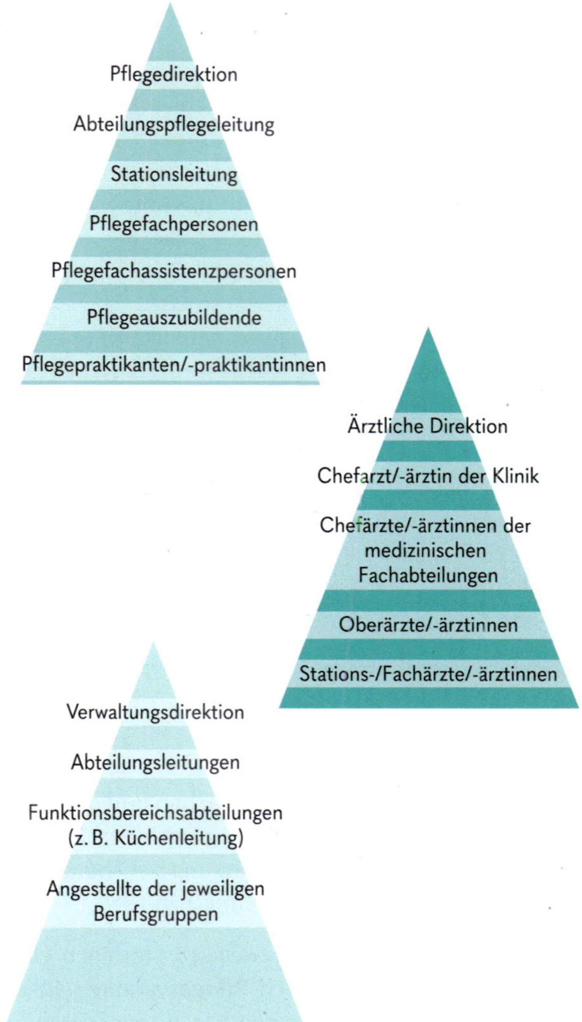
Pflegedirektion
Abteilungspflegeleitung
Stationsleitung
Pflegefachpersonen
Pflegefachassistenzpersonen
Pflegeauszubildende
Pflegepraktikanten/-praktikantinnen
Ärztliche Direktion
Chefarzt/-ärztin der Klinik
Chefärzte/-ärztinnen der medizinischen Fachabteilungen
Oberärzte/-ärztinnen
Stations-/Fachärzte/-ärztinnen
Verwaltungsdirektion
Abteilungsleitungen
Funktionsbereichsabteilungen (z. B. Küchenleitung)
Angestellte der jeweiligen Berufsgruppen

Abb. 3 Hierarchieprinzip mit zahlreichen Verantwortungsebenen

Ein **Vorteil** von Hierarchien ist, dass Aufgaben und Verantwortungsbereiche klar verteilt sind und Entscheidungen schnell getroffen und umgesetzt werden können. Das ist z. B. in einem Notfall sehr wichtig. Ein **Nachteil** von Hierarchien ist, dass es für einzelne Mitarbeitende wenig Gestaltungsspielräume gibt. Menschen, die gerne Verantwortung übernehmen und eher kreativ arbeiten, fühlen sich in starren Hierarchien nicht wohl.

Organigramm
Auf den Webseiten von Krankenhäusern und Pflegeheimen können in Organigrammen die hierarchisch strukturierten Verantwortungsbereiche eingesehen werden. Wie sieht das Organigramm Ihres Trägers aus?

Arbeitsorganisation

Das Arbeiten im Krankenhaus ist neben den hierarchischen Strukturen geprägt durch **Teamarbeit** (▷ Kap. 1.7). Pflegefachassistenzpersonen arbeiten mit vielen Berufsgruppen zusammen (interdisziplinäre Zusammenarbeit) und in Pflegeteams, die sich aus Pflegenden mit unterschiedlichen Qualifikationen zusammensetzen (▷ LE 1.1 Qualifikationsmix).
Ein weiteres Merkmal, vor allem bei kurzer Patientenliegedauer, sind die **häufig wechselnden Pflegebeziehungen,** die Pflegende immer aufs Neue gestalten müssen.

Pflegende haben es im Krankenhaus überwiegend mit Menschen in Akutsituationen zu tun, die einen bestimmten Prozess im Krankenhaus durchlaufen:

1. Aufnahme
2. Diagnostik
3. Therapie
4. Entlassung oder Überleitung

Pflegefachassistentinnen und Pflegefachassistenten wirken an diesen Prozessen mit, z. B. durch:

- Erfragen von Informationen für die Pflegeanamnese bei der Aufnahme
- gezielte Beobachtung der Vitalzeichen und des Allgemeinzustandes während der Diagnostik
- ressourcenorientierte Unterstützung bei Therapien
- Hilfe zur Selbsthilfe im Entlassungsprozess

Die Arbeitsabläufe auf den jeweiligen Stationen eines Krankenhauses werden durch **Pflegesysteme** geplant und strukturiert. Sie beschreiben, wie Pflegende ihre Tätigkeiten organisieren.

Funktionspflege: Bei der Funktionspflege werden die anfallenden Arbeiten nach der Qualifikation der Pflegenden und der Art der Aufgabe verteilt. Dies übernimmt oft die Stations- oder Schichtleitung. Dadurch haben die pflegebedürftigen Personen mit vielen Pflegenden zu tun. Sie nehmen Pflegende deswegen oft weniger als Personen wahr, sondern als namenlose Menschen, die Funktionen, erfüllen. Die Pflegenden haben keinen Überblick über die Gesamtsituation. Sie erleben den Pflegebedürftigen nur für kurze Momente. Die Beziehungsgestaltung ist erschwert.

Lange Zeit galt das Funktionspflegesystem als nicht mehr zeitgemäß. Nur in Notfallsituationen ist die Funktionspflege als Arbeitsstruktur gut geeignet, weil die Tätigkeiten nahtlos ineinandergreifen müssen. Heute wird wegen des Personalmangels wieder häufiger nach dem Prinzip der Funktionspflege gearbeitet.

Beispiel
Der Pflegefachassistent Jan Reindl unterstützt Herrn Brand bei der Körperpflege. Da kommt der Pflegefachmann Mohammad Akbar ins Zimmer und gibt Herrn Brand seine Medikamente. Kurze Zeit später gibt die Pflegefachfrau Luise Kramer Herrn Brand seine Anti-Thrombose-Spritze. Ein Pflegepraktikant öffnet die Tür und fragt Essenswünsche ab.

Bezugspflege: Bei der Bezugspflege übernimmt eine Pflegefachperson z. B. in Zusammenarbeit mit einer Pflegefachasssistenz die Verantwortung für alle pflegerischen Tätigkeiten für eine Gruppe von Patienten. Das Bezugspflegesystem ermöglicht es, eine Pflegebeziehung zu der pflegebedürftigen Person aufzubauen. Die pflegebedürftige Person hat eine feste Ansprechperson. Das Bezugspflegesystem kann weiter unterteilt werden in:

- **Bereichspflege:** Die Gruppe der Patienten einer Station wird nach Stationsbereichen eingeteilt. Die zu pflegende Gruppe umfasst dann je nach Pflegeaufwand und dem zur Verfügung stehenden Personal vier bis zehn Patientinnen und Patienten.
- **Zimmerpflege:** Eine Pflegende übernimmt die Versorgung von Patientinnen und Patienten in einem oder mehreren Zimmern.
- **Einzelpflege:** Eine Pflegefachperson ist für nur eine Patientin oder einen Patienten verantwortlich, z. B. bei bestimmten Krankenhauskeimen oder als Sitzwache.
- **Primärpflege** (aus dem Englischen: „primary nursing"): Bei der Primärpflege steuert eine Pflegefachperson den Pflegeprozess für die Patienten. Sie ist für alle beteiligten Pflegepersonen, andere Gesundheitsdienste und für die Patienten Ansprechperson. Zahlreiche Studienergebnisse zeigen, dass die Primärpflege die beste Pflegeleistung und die höchste Patientenzufriedenheit aufweist.

4.1.2 Patienten betreuen

Wenn ein Mensch ins Krankenhaus geht, willigt er in die Behandlung durch die Mitarbeitenden des Krankenhauses ein. Diese Übereinkunft zwischen Krankenhaus und behandlungssuchender Person wird **Behandlungsvertrag** (§§ 630a BGB) genannt. Die Zustimmung zur Behandlung kann jederzeit zurückgezogen werden.

Behandlungssuchende Personen und ihre Bezugspersonen wie auch die Beschäftigten im Gesundheitswesen selbst kommen mit gewissen Vorstellungen in ein Krankenhaus. Die Summe all dieser Erwartungen wird **Patientenrolle** genannt.

Die Beschäftigten und Patienten im Gesundheitswesen erwarten von Patientinnen u. a., dass sie sich aktiv am Genesungsprozess beteiligen und sich den organisatorischen Abläufen anpassen. Patientinnen und Patienten erwarten von Beschäftigten des Krankenhauses, dass sie ihre Arbeit gewissenhaft und sachgemäß durchführen, dass auf ihre individuellen Bedürfnisse und ihre Situation Rücksicht genommen wird sowie Zeit für Fragen, Nöte und Ängste da ist.

Diese widersprüchlichen Erwartungen können zu Konflikten führen. Für viele ist der Aufenthalt in einem Krankenhaus beunruhigend. Sie kennen die Arbeitsabläufe nicht, fühlen sich hilflos und ausgeliefert, haben Schmerzen und vielleicht auch Zukunftsängste. Deshalb brauchen Patientinnen und Patienten Orientierung, Informationen und Erklärungen durch die Pflegenden. Außerdem sollten Pflegende ihnen mit Geduld, Empathie (Einfühlungsvermögen) und Zuwendung begegnen.

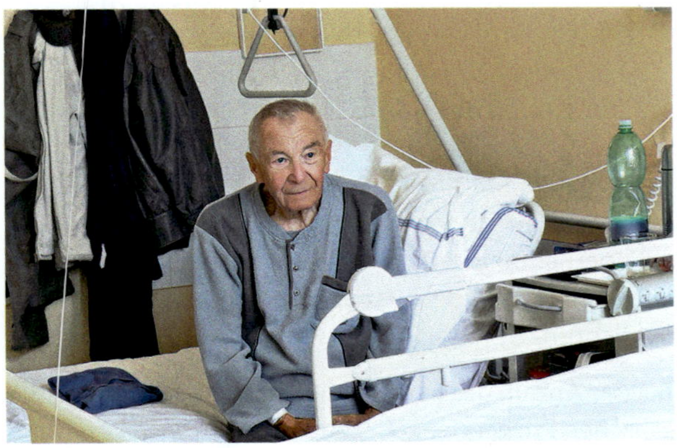

Abb. 1 Menschen, die sehr häufig im Krankenhaus sind, bringen ihre ganzen Erfahrungen mit. Pflegende müssen sich immer wieder auf diese, nicht immer positiven, Erfahrungen einstellen.

Kinder und Jugendliche im Krankenhaus

Kinder sind keine kleinen Erwachsenen. Sie reagieren emotional stärker auf einen Krankenhausaufenthalt, z. B. durch Weinen, aggressives oder teilnahmsloses Verhalten. Ältere Kinder können auf frühere Entwicklungsstufen zurückfallen. Das nennt man **Regression.**

Beispiel
Hannah ist sieben Jahre alt. Sie ist seit zwei Wochen im Krankenhaus. Hannah und ihre Eltern hatten einen Autounfall. Ihre Eltern sind auch verletzt und konnten sie bisher nicht besuchen. Die Pflegefachassistentin Helena Albrecht beobachtet, dass Hannah öfters am Daumen lutscht und in den letzten beiden Nächten eingenässt hat, obwohl sie vor der Aufnahme keine dieser Verhaltensweisen gezeigt hatte, laut ihren Eltern.

Ältere Menschen im Krankenhaus

Ältere und alte Menschen fürchten sich bei einem Krankenhausaufenthalt häufig vor dem dauerhaften Verlust ihrer Selbstständigkeit. In den eigenen vier Wänden kommen alte Menschen mit ihren Einschränkungen zurecht. Zu Hause können sie alltägliche Aufgaben in ihrem eigenen Tempo und gemäß ihren Gewohnheiten durchführen.

Beispiel
Herr Schumann ist 86 Jahre alt und lebt seit 45 Jahren allein in seinem Haus. Alles hat dort seinen Platz. Das hilft ihm, weil er trotz seiner starken Sehschwäche alles findet. Seine Hühner versorgt er noch selbst. Im Krankenhaus kann er nicht schlafen. Die Pflegefachpersonen haben ihm Schlaftabletten angeboten. Dabei ist er es nur nicht gewohnt, mit anderen Menschen ein Zimmer zu teilen. Morgens möchte er gern duschen, aber der Arzt hat erst mal nur das Waschen an der Bettkante erlaubt. Er hat das Gefühl, dass er den Pflegenden zu langsam ist, weil sie ihn immer wieder fragen, ob sie ihm etwas abnehmen sollen. Er ärgert sich auch, dass er ständig seine Brille suchen muss, wenn jemand den Nachttisch desinfiziert hat. Herr Schumann fragt sich, ob das sein neues Leben sein soll, mit all den Vorschriften, wie er was zu welcher Zeit machen soll. Und wer soll sich um die Hühner kümmern?

Im Krankenhaus strömen viele Informationen und Fachbegriffe auf Patienten ein. Ältere Menschen tun sich schwer damit, dies alles zu verarbeiten. Viele fühlen sich von der ungewohnten Umgebung, den starren Abläufen und Begegnungen mit wechselnden Menschen psychisch überfordert. Da Pflegebedürftigen im Krankenhaus oft viel abgenommen wird, z. B. tägliche Routinen wie Tee kochen oder Ankleiden, besteht die Gefahr, dass ältere Menschen einen Teil dieser Fähigkeiten, sich selbst zu versorgen, verlieren.

Angehörige, Bezugspersonen und Besuchsdienste im Krankenhaus

Angehörige und Bezugspersonen spielen eine wichtige Rolle für das Wohlbefinden von Patienten. Sie geben emotionale Unterstützung, spenden Trost und motivieren. Deswegen gibt es heute in Krankenhäusern und auch Pflegeeinrichtungen wenig Einschränkungen bei den Besuchszeiten.

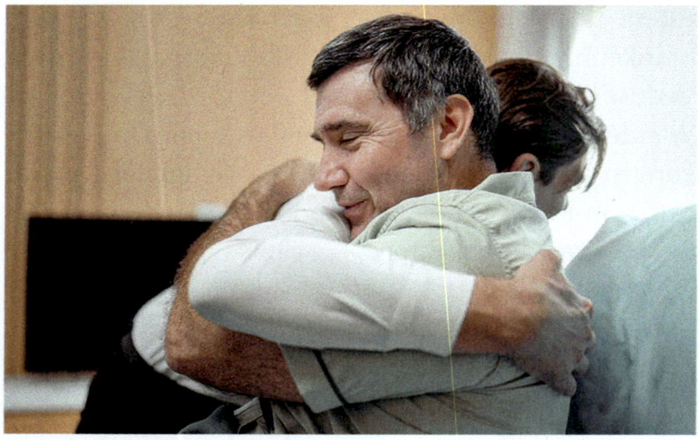

Abb. 1 Besuche bieten Patienten emotionale Unterstützung und können den Heilungsprozess positiv beeinflussen.

Beispiel
In der Coronapandemie wurden die Besuchszeiten in stationären Pflegeeinrichtungen sehr stark eingeschränkt. Das Ziel der Einschränkungen war, Pflegebedürftige vor einer Infektion zu schützen. Für die Betroffenen stellten diese Einschränkungen eine große Belastung dar. Telefonate konnten den persönlichen Kontakt gerade zu schwer kranken oder kognitiv eingeschränkten Menschen nicht ersetzen. Es gab viele herzzerreißende Berichte über Menschen, die sich nicht von ihren sterbenden Angehörigen verabschieden konnten. Auch für Pflegende war das nur schwer zu ertragen.

Pflegende sollten Angehörige und Bezugspersonen als Ressource sehen. Sie können auch eine wichtige Informationsquelle für die Pflegenden sein, wenn ein pflegebedürftiger Mensch nur wenig oder gar keine Auskunft über sich geben kann.

Beispiel
Herr Fakir ist gestürzt und hat sich den Oberschenkel gebrochen. Er leidet an Demenz und kann sich nicht merken, dass er im Krankenhaus ist. Er vergisst auch, dass er nicht aufstehen soll. Die Tochter von Herrn Fakir hat den Pflegenden gesagt, dass ihr Vater ein großer Operettenliebhaber ist. Sie hat Kopfhörer und einen Musikplayer mitgebracht. Herr Fakir lauscht stundenlang den Operetten und wird dabei viel ruhiger.

Recherche im Internet
Mehr zum Grundrecht auf Angehörigenbesuche unter: www.divi.de

Um die pflegebedürftigen Personen vor Infektionen durch Besuchende zu schützen, machen Pflegende Besuchende auf Basishygienemaßnahmen aufmerksam. Die Besuchenden sollten sich die Hände desinfizieren, bevor sie das Zimmer des Angehörigen betreten.

Angehörige können, soweit sie das möchten und können, in die Betreuung einbezogen werden, z. B. können sie Essen anreichen oder einen Spaziergang mit der pflegebedürftigen Person unternehmen.

Diversität
In vielen Ländern der Welt wird die Grundpflege (z. B. Körperpflege, Essensversorgung) von den Angehörigen übernommen, während medizinnahe Tätigkeiten (z. B. Injektionen) vom Pflegepersonal durchgeführt werden.

Sprechen Sie mit den Angehörigen ab, welche Tätigkeit sie übernehmen möchten. Es ist nicht selbstverständlich, dass erwachsene Kinder ihre Eltern bei intimen Verrichtungen unterstützen.

Bei der Anzahl des Besuchs gibt es oft Unstimmigkeiten zwischen Pflegenden, pflegebedürftigen Menschen und ihren Angehörigen. Hier sollten Pflegende versuchen, die Situation ruhig und mit viel Einfühlungsvermögen zu entspannen und verbindlich zu klären.

Beispiel
Herr Özgün liegt mit Herrn Meier in einem Zweibettzimmer. Bei Herrn Özgün sind tagsüber oft zwei oder mehr Angehörige zu Besuch. Da das Zimmer sehr klein ist, fühlt sich Herr Meier von den vielen Menschen bedrängt. Auch die ständige Geräuschkulisse stört ihn. Er kann das Bett noch nicht verlassen und aus dem Zimmer gehen. Er selbst hat seine Besuche mit Freunden und Angehörigen abgesprochen, um sie zu entlasten. Am Abend kommt es zu einem Streit zwischen Herr Özgün und Herrn Meier. Herr Özgün erklärt, dass es für Muslime eine Pflicht sei, kranke Menschen zu besuchen. Da könne man nichts machen. Herr Meier sagt, dass er nicht gesund wird, wenn das so weitergeht. Die Pflegenden sprechen mit den beiden Patienten. Sie schlagen vor, dass Herr Özgün mit seinem Besuch in den Aufenthaltsraum gehen kann, wenn mehr als zwei Angehörige gleichzeitig da sind. Herrn Meier schlagen sie vor, sich von seiner Familie gute Kopfhörer mitbringen zu lassen. So kann er während der Besuche Musik hören und sich dadurch ablenken.

Kinder als Besuchende im Krankenhaus
Wenn ein Elternteil ins Krankenhaus muss, kann das Kinder ängstigen. Sie erleben, dass sich der gesunde Elternteil Sorgen macht, und können nicht einschätzen, wie schlecht es dem kranken Elternteil geht. Im Krankenhaus sieht das Kind, dass sich seine Eltern anders verhalten, ggf. unsicher, ängstlich oder traurig sind. Diese Gefühle übertragen sich auf das Kind.
Trotzdem sollten Kinder ihren erkrankten Elternteil besuchen. Das hilft ihnen, die Situation besser zu verstehen und einzuschätzen. Pflegende können dem gesunden Elternteil raten, die Fragen des Kindes zu beantworten, und es auf den Besuch vorbereiten.

Besuchsdienste
In vielen Städten gibt es ehrenamtliche Besuchsdienste für Patientinnen und Patienten, die keinen Besuch bekommen. Pflegende können in Absprache mit der betroffenen Person Kontakt zu einem solchen Besuchsdienst aufnehmen. Dieser kann Aufgaben übernehmen, für die Pflegenden oft die Zeit fehlt.

4.1.3 Patientenrechte

Pflegebedürftige Menschen haben verschiedene Rechte, z. B. das Recht ...
- auf freie Arztwahl
- die eigenen Behandlungsunterlagen und die Patientenakte einzusehen
- so informiert und aufgeklärt zu werden, dass die Informationen verstanden werden
- eine medizinische Maßnahme abzulehnen
- auf Privatsphäre und Datenschutz
- eine Quittung über die Leistungen zu bekommen und dadurch einen Überblick über Behandlung und Kosten
- verschiedene Gesundheitsdienstleitungen (z. B. medizinische Versorgung, Rehabilitation) in Anspruch zu nehmen
- bei Behandlungsfehlern Schadensersatz zu fordern

Beispiel
Markus Kolp wurde 2008 an der Prostata operiert. Jetzt ist der Krebs zurückgekehrt. Er informiert sich in Internetforen und im Gespräch mit seinem Arzt über den wahrscheinlichen Verlauf und die Therapiemöglichkeiten. Der Arzt empfiehlt ihm eine Operation und Bestrahlung. Auch seine Frau und Kinder drängen ihn dazu, sich erneut operieren zu lassen. Trotzdem entscheidet sich Herr Kolp gegen eine Operation und für eine palliative Behandlung.

Wenn Menschen mit der Behandlung oder dem Verhalten von Krankenhausmitarbeitenden unzufrieden sind, können sie sich an sogenannte **Patientenfürsprecherinnen** bzw. Ombudsmänner/Ombudsfrauen wenden. Die meisten Krankenhäuser haben ein **Beschwerdemanagement,** das die Beschwerden der erkrankten Menschen und ihrer Bezugspersonen bearbeitet. Des Weiteren berät die Organisation „**U**nabhängige **P**atientenberatung in **D**eutschland" (UPD) über viele gesundheitliche und gesundheitsrechtliche Fragen.

Patientenrechte
Mehr zu Patientenrechten online unter:
www.bundesgesundheitsministerium.de

4.1.4 Pflege-Charta und EACH-Charta

Pflege-Charta

In der Pflege-Charta sind die Rechte von Menschen mit einem Pflegebedarf zusammengefasst. Sie gelten für alle Pflegesettings und nicht nur für das Krankenhaus. Die Pflege-Charta möchte u.a. die Position pflegebedürftiger Menschen stärken und Maßstab und Leitlinie für eine würdevolle Pflege sein.

EACH-Charta

Definition

EACH-Charta ist die Abkürzung für: **E**uropean **A**ssociation for **C**hildren in **H**ospital.

Lange Zeit wurde die besondere Situation für Kinder und Jugendliche im Krankenhaus übersehen. Erst 1988 wurden Leitlinien für den Umgang mit Kindern und Jugendlichen im Krankenhaus erstmals in der EACH-Charta formuliert. Darin stehen **zehn Empfehlungen für den Umgang mit Kindern und Jugendlichen.** Die Charta ist ein Ergebnis langjähriger Beobachtungen von Kindern und ihrer Reaktionen auf einen Krankenhausaufenthalt.

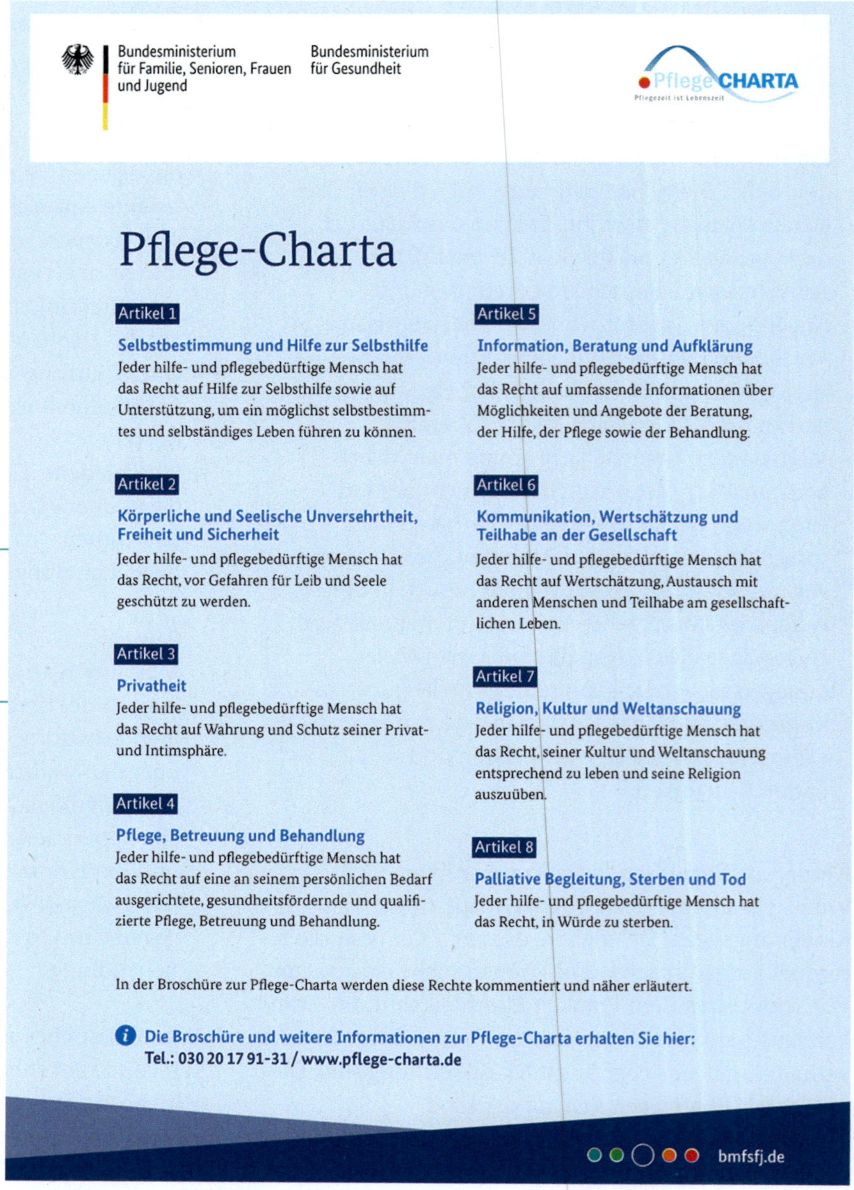

Bundesministerium für Familie, Senioren, Frauen und Jugend

Bundesministerium für Gesundheit

Pflege CHARTA – Pflegezeit ist Lebenszeit

Pflege-Charta

Artikel 1

Selbstbestimmung und Hilfe zur Selbsthilfe
Jeder hilfe- und pflegebedürftige Mensch hat das Recht auf Hilfe zur Selbsthilfe sowie auf Unterstützung, um ein möglichst selbstbestimmtes und selbständiges Leben führen zu können.

Artikel 2

Körperliche und Seelische Unversehrtheit, Freiheit und Sicherheit
Jeder hilfe- und pflegebedürftige Mensch hat das Recht, vor Gefahren für Leib und Seele geschützt zu werden.

Artikel 3

Privatheit
Jeder hilfe- und pflegebedürftige Mensch hat das Recht auf Wahrung und Schutz seiner Privat- und Intimsphäre.

Artikel 4

Pflege, Betreuung und Behandlung
Jeder hilfe- und pflegebedürftige Mensch hat das Recht auf eine an seinem persönlichen Bedarf ausgerichtete, gesundheitsfördernde und qualifizierte Pflege, Betreuung und Behandlung.

Artikel 5

Information, Beratung und Aufklärung
Jeder hilfe- und pflegebedürftige Mensch hat das Recht auf umfassende Informationen über Möglichkeiten und Angebote der Beratung, der Hilfe, der Pflege sowie der Behandlung.

Artikel 6

Kommunikation, Wertschätzung und Teilhabe an der Gesellschaft
Jeder hilfe- und pflegebedürftige Mensch hat das Recht auf Wertschätzung, Austausch mit anderen Menschen und Teilhabe am gesellschaftlichen Leben.

Artikel 7

Religion, Kultur und Weltanschauung
Jeder hilfe- und pflegebedürftige Mensch hat das Recht, seiner Kultur und Weltanschauung entsprechend zu leben und seine Religion auszuüben.

Artikel 8

Palliative Begleitung, Sterben und Tod
Jeder hilfe- und pflegebedürftige Mensch hat das Recht, in Würde zu sterben.

In der Broschüre zur Pflege-Charta werden diese Rechte kommentiert und näher erläutert.

Die Broschüre und weitere Informationen zur Pflege-Charta erhalten Sie hier:
Tel.: 030 20 17 91-31 / www.pflege-charta.de

bmfsfj.de

Abb. 1 die acht Artikel der Pflege-Charta

Die zehn Artikel der EACH-Charta

Artikel 1: Kinder sollen nur dann in ein Krankenhaus aufgenommen werden, wenn die medizinische Behandlung, die sie benötigen, nicht ebenso gut zu Hause oder in einer Tagesklinik erfolgen kann.

Artikel 2: Kinder im Krankenhaus haben das Recht, ihre Eltern oder eine andere Bezugsperson jederzeit bei sich zu haben.

Artikel 3: Bei der Aufnahme eines Kindes ins Krankenhaus soll allen Eltern die Mitaufnahme angeboten werden, sie sollen ermutigt und es soll ihnen Hilfe angeboten werden, damit sie beim Kind bleiben können. Für Eltern dürfen daraus keine zusätzlichen Kosten oder Einkommenseinbußen entstehen.

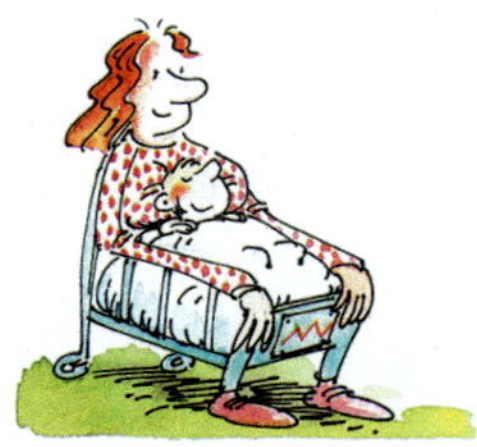

Abb. 2 Mitaufnahme einer Begleitperson (Artikel 3)

Wichtig
Die meisten Krankenhäuser bieten ein sogenanntes Rooming-in an. Das bedeutet, dass eine Begleitperson des pflegebedürftigen Kindes im selben Zimmer oder in unmittelbarer Nähe übernachten kann. Die Nähe zwischen Kind und Begleitperson verringert die Ängste des Kindes und der Bezugspersonen. Die meisten Krankenkassen finanzieren das Rooming-in bis zum 9. Lebensjahr des Kindes.

Um an der Pflege ihres Kindes teilnehmen zu können, sollen Eltern über die Grundpflege und den Stationsalltag informiert und zur aktiven Mitwirkung ermutigt werden.

Wichtig
Gehen Sie mit den Eltern partnerschaftlich um. Respektieren Sie ihren Umgang mit ihrem Kind. Sprechen Sie mit den Eltern ab, welche Betreuungsaufgabe die Pflegenden übernehmen sollen, und welche sie selbst durchführen möchten. Erklären Sie den Eltern, wie sie den Genesungsprozess ihres Kindes fördern können. Auf diese Weise erweitern die Eltern ihre Gesundheitskompetenz.

Artikel 4: Kinder haben wie ihre Eltern das Recht, ihrem Alter und ihrem Verständnis entsprechend informiert zu werden. Insbesondere soll jede Maßnahme ergriffen werden, um körperlichen und seelischen Stress zu mildern.

Artikel 5: Kinder und Eltern haben das Recht, in alle Entscheidungen, die ihre gesundheitliche Betreuung betreffen, einbezogen zu werden. Jedes Kind soll vor unnötigen medizinischen Behandlungen und Untersuchungen geschützt werden.

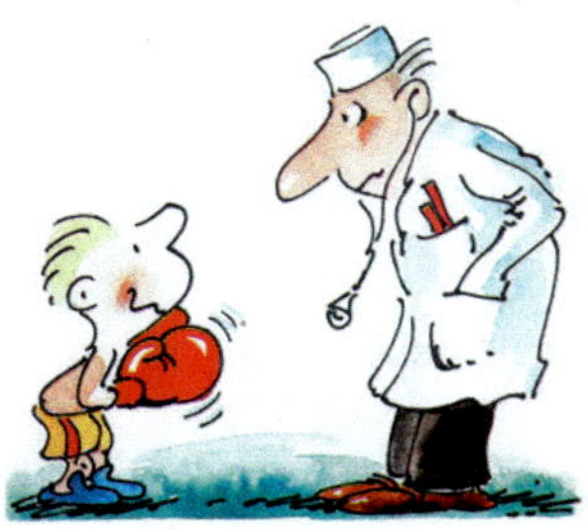

Abb. 3 Mitbeteiligung und Mitentscheidung (Artikel 5)

Wichtig
Kinder haben ein Recht auf eine eigene Meinung. Diese kann von der Meinung der Eltern abweichen, sollte aber bei der Entscheidung für oder gegen eine Maßnahme berücksichtigt werden.

Artikel 6: Kinder sollen gemeinsam mit Kindern betreut werden, die von ihrer Entwicklung her ähnliche Bedürfnisse haben. Für Besuchende dürfen keine Altersgrenzen festgelegt werden.

Artikel 7: Kinder haben das Recht auf eine Umgebung, die ihrem Alter und ihrem Zustand entspricht und die ihnen umfangreiche Möglichkeiten zum Spielen, zur Erholung und Schulbildung gibt. Die Umgebung soll nach den Bedürfnissen der Kinder geplant und eingerichtet sein und über geschultes Personal verfügen.

Artikel 8: Kinder haben das Recht auf Betreuung durch Personal, das durch Ausbildung und Einfühlungsvermögen befähigt ist, auf die körperlichen, seelischen und entwicklungsbedingten Bedürfnisse von Kindern und ihren Familien einzugehen.

Artikel 9: Kontinuität in der Pflege kranker Kinder soll durch ein möglichst kleines Team sichergestellt werden.

Artikel 10: Kinder müssen mit Takt und Verständnis behandelt und ihre Intimsphäre muss jederzeit respektiert werden.

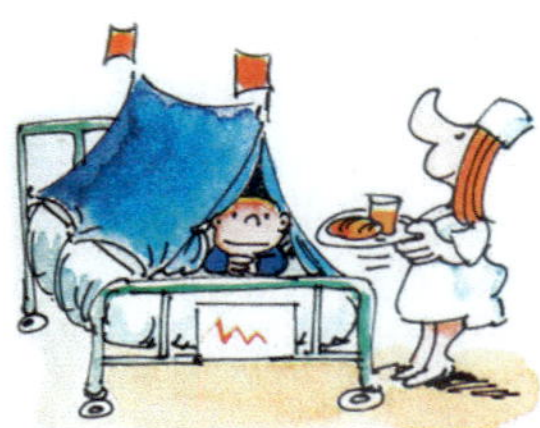

Abb. 4 Behandlung mit Takt und Verständnis (Artikel 10)

Wichtig
Das Schamgefühl von Kindern ändert sich mit dem Alter. Unabhängig davon wird das Kind bei Untersuchungen vor den Blicken anderer geschützt. Gewähren Sie ihm – soweit das möglich ist – Rückzugsmöglichkeiten, wenn es allein sein möchte. Ermöglichen Sie ungestörte Gespräche zwischen dem Kind und seinen Bezugspersonen.

Zehn Artikel der EACH-Charta
Mehr Informationen unter: www.akik.de → Reiter: Was wir tun → EACH → EACH-Charta

„Leni muss zur Beobachtung bleiben."

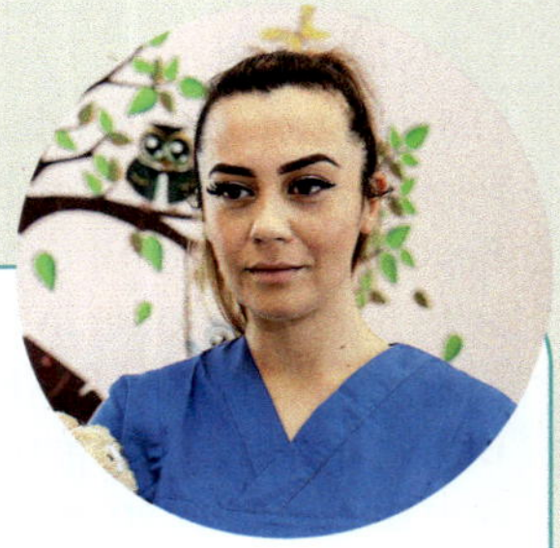

Fallsituation:

Die 4-jährige Leni ist vom Klettergerüst gefallen und hat sich am Kopf verletzt. Die Stirn ist rot und angeschwollen. Sie wird zur Beobachtung auf die Kinderstation aufgenommen. Leni war noch nie im Krankenhaus. Lenis Eltern machen sich große Sorgen um ihre Tochter. Sie haben Angst, dass Leni nicht gut versorgt wird. Sie haben viel über den Pflegenotstand besonders auf Pädiatrie-Stationen gehört. Gegessen und getrunken hat Leni heute den ganzen Tag kaum. Der Arzt hat Essen und Trinken erlaubt.

So hat sich Yonca verhalten:

„Ich brachte Leni und ihre Eltern in das Patientenzimmer. Ich erklärte den Eltern, dass ein Elternteil bei Leni bleiben und mit ihr im Zimmer schlafen kann. Ich fragte Leni, wie es ihr geht und ob ihr der Kopf wehtut. Sie nickte schüchtern. Leni hatte ein Stofftier dabei. Wir redeten über seinen Namen und wie schön weich es ist. Ich erklärte ihr, dass ich einmal ihren Kopf messen möchte und wir das auch einmal zusammen bei ihrem Stofftier machen können. Das gefiel Leni. Dann maß ich Leni den Kopfumfang und machte ihr ein Namensbändchen am Handgelenk fest. Ich sagte Leni, dass auf ihrem Bändchen ihr Name steht und ihr Name sehr schön klingt. Sie lächelte und wollte auch ein Namensbändchen für ihr Stofftier.

Ich fragte die Eltern, ob sie Leni beim Essen und Trinken helfen möchten. Lenis Vater antwortete mir, dass Leni gerne Cola trinkt. Dann zeigte ich Lenis Eltern, welche Getränke es für die Kinder auf unserer Station gibt. Cola war nicht dabei. Ich erklärte den Eltern, dass Cola viel Zucker und Koffein enthält und die Kinder dann nicht müde werden und immer spielen wollen. Leni soll sich aber nach ihrem Sturz möglichst ruhig verhalten. Deswegen ist ein ungesüßtes Getränk oder ein Getränk mit wenig Zucker und ohne Koffein besser für Leni.

Das war richtig, weil Yonca ...

- das Rooming-In-Konzept umgesetzt hat und Leni dadurch keinen Trennungsschmerz durchmachen musste (Artikel 2 der EACH-Charta).
- zu Leni Vertrauen aufgebaut und ihr kindgerecht erklärt hat, was sie an ihr machen möchte (Artikel 4 der EACH-Charta).
- die Eltern aktiv in die Pflege miteinbezogen hat (Artikel 3 der EACH-Charta).
- durch ihre Erklärungen die Gesundheitskompetenz der Eltern gestärkt und die Eltern nicht bevormundet hat, sondern eine Erklärung für die Getränkewahl auf der Station bot (Artikel 3 der EACH-Charta).

Impulsfragen:

- Wie würden Sie versuchen, Leni und ihren Eltern die Angst vor dem Krankenhaus zu nehmen?
- In welche Pflegetätigkeiten würden Sie Lenis Eltern einbeziehen?
- Wie würden Sie Lenis Eltern erklären, welche Nahrungsmittel gesund bzw. ungesund sind?
- Wie erklären Sie Leni und ihren Eltern, warum Sie den Kopfumfang des Kindes messen?

4.1.5 Ambulante Pflegeeinrichtungen: Aufbau, Finanzierung, Organisation

Definition

Ambulante Pflegeeinrichtungen sind „selbständig wirtschaftende Pflegeeinrichtungen, die unter ständiger Verantwortung einer ausgebildeten Pflegefachkraft Pflegebedürftige in ihrer Wohnung" pflegerisch versorgen (§ 71 SGB XI). Die Pflege durch ambulante Pflegeeinrichtungen trägt dazu bei, einen Krankenhausaufenthalt zu vermeiden **(Vermeidungspflege),** und unterstützt die ambulante ärztliche Versorgung **(Sicherungspflege).**

In den letzten 20 Jahren hat sich die Anzahl der Pflegebedürftigen mehr als verdoppelt. Sie wird durch die steigende Anzahl an Hochaltrigen weiter zunehmen. **5 Millionen** Menschen galten 2021 in Deutschland als pflegebedürftig.

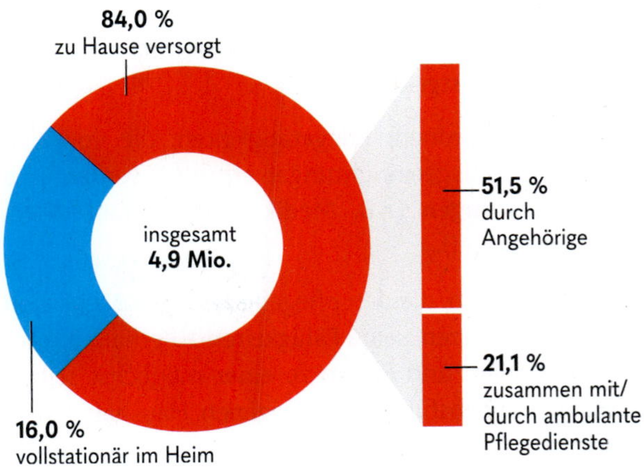

Abb. 1 Pflegebedürftige nach Versorgungsart

Definition

Pflegebedürftigkeit einer Person liegt dann vor, wenn sie sich aufgrund körperlicher, kognitiver oder psychischer Beeinträchtigungen nicht selbstständig versorgen kann und deshalb Hilfe für mindestens sechs Monate durch andere braucht (§ 14 SGB XI).

Fähigkeiten und Selbstständigkeit einer Person können in sechs Bereichen beeinträchtigt sein, wie die folgenden Beispiele zeigen:

- **Mobilität:** Positionswechsel im Bett, eine stabile Sitzposition halten, sich innerhalb des Wohnbereichs fortbewegen, Treppensteigen
- **kognitive und kommunikative Fähigkeiten:** Personen aus dem näheren Umfeld erkennen, sich örtlich und zeitlich orientieren, sich an wesentliche Ereignisse erinnern, komplexe Alltagshandlungen vornehmen, Entscheidungen treffen, Sachverhalte und Informationen verstehen, Risiken und Gefahren erkennen, Bedürfnisse mitteilen, Aufforderungen verstehen, sich an einem Gespräch beteiligen
- **Verhaltensweisen und psychische Problemlagen:** sich motorisch auffällig verhalten, nachts unruhig sein, sich selbst schädigen und verletzen, Gegenstände beschädigen, sich anderen Personen gegenüber aggressiv verhalten, unterstützende Maßnahmen abwehren, ängstlich oder antriebslos sein
- **Selbstversorgung:** den vorderen Oberkörper, die Haare und den Intimbereich waschen, duschen und baden, sich an- und auskleiden, Nahrung zubereiten und Getränke eingießen, essen und trinken, eine Toilette benutzen, mit einer Harninkontinenz oder Stuhlinkontinenz umgehen, schwerwiegende Probleme bei der Nahrungsaufnahme bei Kindern bis zu 18 Monaten
- **Bewältigung von und selbstständiger Umgang mit krankheits- oder therapiebedingten Anforderungen und Belastungen:** mit medikamentösen und physikalischen Therapien umgehen, einen Verbandswechsel durchführen, ein Stoma versorgen, mit Hilfsmitteln abführen; medizinische oder therapeutische Einrichtungen aufsuchen, eine Diät einhalten
- **Gestaltung des Alltagslebens und sozialer Kontakte:** den Tagesablauf gestalten, sich an Veränderungen anpassen, Schlafen, sich beschäftigen, in die Zukunft gerichtete Planungen, mit anderen Personen Kontakte pflegen

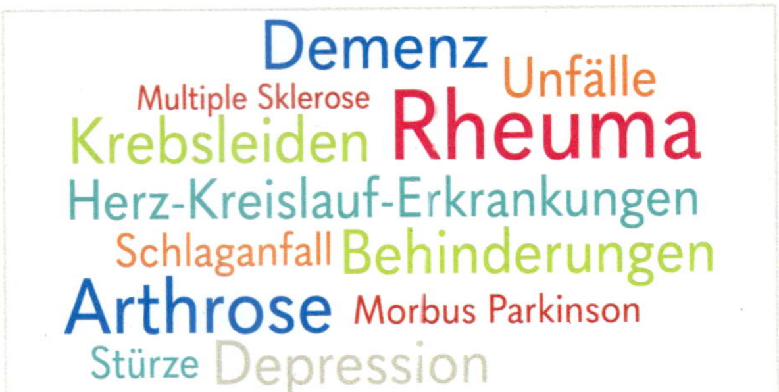
Demenz
Unfälle
Multiple Sklerose
Krebsleiden
Rheuma
Herz-Kreislauf-Erkrankungen
Schlaganfall
Behinderungen
Arthrose
Morbus Parkinson
Stürze
Depression

Abb. 2 häufige Gründe für Pflegebedürftigkeit und Unterstützungsbedarfe durch ambulante Pflegedienste

Diversität

Menschen mit geringerem Bildungsabschluss und geringem Einkommen haben ein größeres Risiko, vorzeitig pflegebedürftig zu werden.

Der überwiegende Anteil der pflegebedürftigen Personen wird durch weibliche Angehörige zu Hause versorgt.

- 85 Prozent der pflegenden Angehörigen betreuen die pflegebedürftige Person täglich, davon die Hälfte von ihnen mehr als zwölf Stunden täglich.
- 124.685 Pflegekräfte arbeiteten in Vollzeit in ambulanten Pflegeeinrichtungen.
- 2023 zählte das Statistische Bundesamt 17.600 ambulante Pflegedienste.

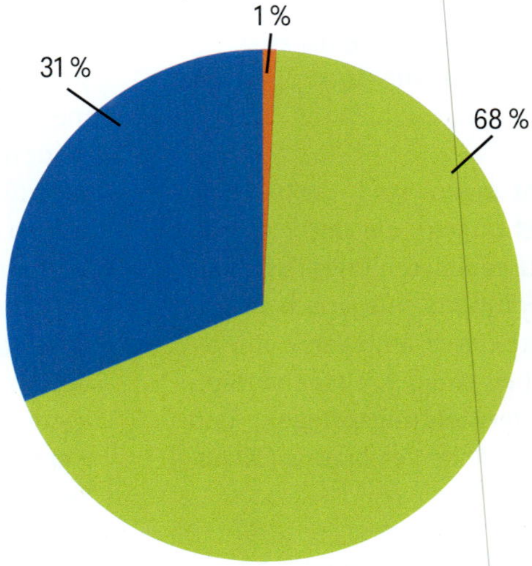

Abb. 1 Die meisten ambulanten Pflegedienste in Deutschland sind in privater Trägerschaft (Stand: 2021).

Die meisten Pflegedienste bieten allgemein pflegerische Leistungen für Pflegende mit unterschiedlichen Bedarfen und Bedürfnissen. Es gibt aber auch spezialisierte Pflegedienste, die ihr Angebot an bestimmte Pflegebedürftige richtet, z. B.

- die **häusliche Kinderkrankenpflege** für pflegebedürftige Kinder und ihre Eltern
- die **häusliche (außerklinische) Intensivpflege,** z. B. für beatmete pflegebedürftige Menschen
- die **häusliche psychiatrische Krankenpflege** für psychisch kranke pflegebedürftige Menschen
- die **häusliche onkologische und Palliativpflege** für Menschen mit einer Krebserkrankung, die keine stationäre Aufnahme wünschen, und
- **kultursensible Pflegedienste** für Menschen anderer Kulturen.

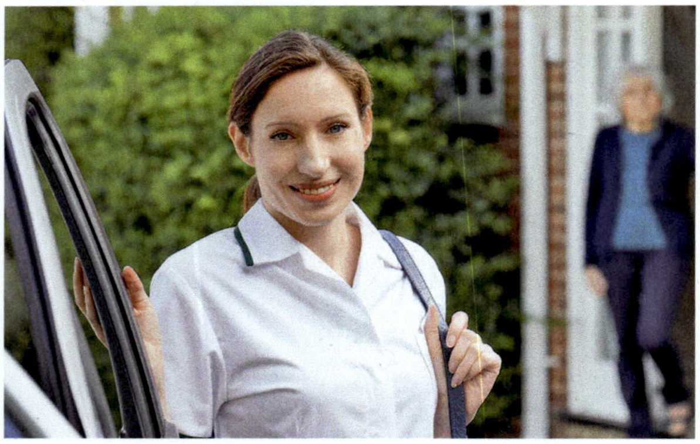

Abb. 2 Das Angebot von ambulanten Pflegediensten ist vielfältig. Es reicht von allgemeiner Grund- und Behandlungspflege bis zu spezieller Pflege (z. B. Heimbeatmung, Palliativpflege).

Finanzierung

Art, Umfang und Inhalt der Leistungen von ambulanten Pflegediensten sind hauptsächlich in der **Pflegeversicherung (SGB XI)** und im **Krankenversicherungsgesetz (SGB V)** festgelegt.

Ärztlich angeordnete Pflegetätigkeiten, die von den ambulanten Pflegeeinrichtungen erbracht werden, sind **SGB-V-Leistungen** (z. B. Medikamente verabreichen, Verbandwechsel).

Pflegetätigkeiten, die den pflegebedürftigen Menschen dabei unterstützen, seine Fähigkeiten zu erhalten, wiederherzustellen und ihn so zu einer möglichst selbstständigen Lebensführung im eigenen Haushalt zu ermächtigen, zählen zur **Grundpflege** (körperbezogene Pflege). Diese pflegerischen Leistungen werden von der Pflegeversicherung finanziert **(SGB-XI-Leistungen)**.

Wichtig

Pflegetätigkeiten in der Grundpflege werden oft als weniger anspruchsvoll angesehen als Pflegetätigkeiten in der Behandlungspflege. Dabei wird übersehen, dass für grundpflegerische Maßnahmen eine Vielzahl an handwerklichen, organisatorischen und sozialen Fähigkeiten nötig ist. Maßnahmen der Behandlungspflege sind oft Techniken, die standardisiert durchgeführt werden, z. B. Blutzucker messen.

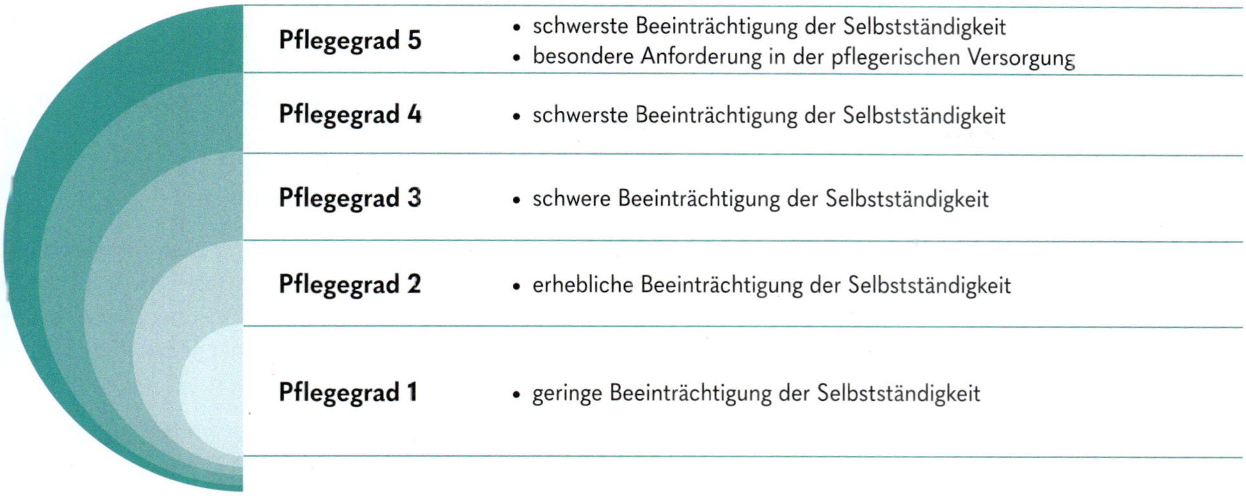

Abb. 3 die fünf Pflegegrade und was sie bedeuten

Es gibt fünf **Pflegegrade**, die die Pflegebedürftigkeit einer Person bestimmen. Je höher der Pflegegrad, desto mehr Unterstützung benötigt eine Person und desto mehr Leistungen erhält sie aus der Pflegeversicherung.

Die Pflegekassen beauftragen den Medizinischen Dienst der Krankenversicherung (MDK) oder einen anderen unabhängigen **Gutachter** damit, den Anspruch einer Person auf Leistungen der Pflegeversicherung festzustellen (§ 18 SGB XI). Dieses Gutachten entscheidet über den Pflegegrad, in den eine Person eingestuft wird.

Leistungen der Pflegeversicherung

Wenn der Gutachter die Pflegebedürftigkeit festgestellt hat, kann die leistungsberechtigte Person zwischen unterschiedlichen Leistungen wählen: zwischen einer finanziellen Unterstützung **(Pflegegeld)** oder **Sach- bzw. Dienstleistungen** durch eine ambulante Pflegeeinrichtung.

Pflegegeld: Um Pflegegeld zu bekommen, muss die pflegebedürftige Person mindestens in Pflegegrad 2 eingestuft sein. Die ambulante Betreuung muss sichergestellt sein, z. B. durch einen Angehörigen.
Die pflegebedürftige Person kann über das Pflegegeld frei verfügen. Sie kann selbstständig entscheiden, von wem und wie sie sich pflegerisch unterstützen lassen möchte. Meistens übernehmen (zunächst) Angehörige die Pflege.
Wenn die Pflegeperson die Pflege zeitweise nicht übernehmen kann (z. B. wegen Urlaub oder Krankheit), bezahlt die Pflegeversicherung für längstens sechs Wochen eine Ersatzpflege (Verhinderungspflege).

Pflegegrad				
1	2	3	4	5
Pflegegeld (monatlich in Euro ab 01.01.2025 gemäß § 37 Absatz 1 Satz 3 SGB XI)				
–	347	599	800	990

Tab. 1 Die Höhe des Pflegegelds ist abhängig vom Pflegegrad.

Pflegesachleistungen: Wenn sich pflegebedürftige Menschen dazu entschließen, einen ambulanten Pflegedienst zu beauftragen, übernimmt die Pflegeversicherung ab Pflegegrad 2 die Kosten für die Dienst- bzw. Sachleistungen des ambulanten Pflegedienstes.

Pflegegrad				
1	2	3	4	5
Pflegesachleistungen (monatlich in Euro ab 01.01.2025 gemäß § 36 Absatz 3 SGB XI)				
–	796	1497	1859	2299

Tab. 2 Beträge für die Pflegesachleistungen je nach Pflegegrad

Die pflegebedürftige Person kann aus dem Leistungsangebot eines ambulanten Pflegedienstes frei wählen und schließt mit dem Pflegedienst einen **Vertrag** ab. Für jeden Pflegegrad übernimmt die Pflegeversicherung einen maximalen Höchstbetrag. Möchte die pflegebedürftige Person mehr Leistungen in Anspruch nehmen, muss sie dies selbst bezahlen.

Mitarbeitende eines ambulanten Pflegedienstes unterstützen

- bei körperbezogenen Pflegetätigkeiten, z. B. der Mobilität und Ernährung
- führen Tätigkeiten im Rahmen der häuslichen Krankenpflege (§ 37 SGB V) aus, z. B. Medikamentengabe, Verbandwechsel
- bei der Alltagsgestaltung, z. B. um soziale Kontakte pflegen und kulturelle Veranstaltungen besuchen zu können
- beraten zu Fragen rund um die pflegerische Versorgung
- vermitteln weitere Unterstützungsangebote, z. B. Fahrdienste, Essen auf Rädern
- unterstützen bei der Haushaltsführung, z. B. Mahlzeiten zubereiten, einkaufen, Wäsche waschen.

Kombinationsleistungen: Pflegegeld und Sachleistungen können miteinander kombiniert werden.

Beispiel
Der Zustand von Frau Suhrstand (zurzeit Pflegegrad 2) hat sich so verschlechtert, dass ihre Tochter die Pflegeleistungen nicht mehr allein übernehmen kann. Nach einer Neubegutachtung erhält ihre Mutter nun Pflegegrad 4. Frau Suhrstand schließt mit dem Pflegedienst „Für alle" einen Pflegevertrag mit verschiedenen Leistungskomplexen ab, die in Höhe von 846 Euro mit der Pflegekasse abgerechnet werden. Dies entspricht 50 % des ihr zustehenden Budgets für Pflegesachleistungen. Die übrigen 50 % werden ihr weiterhin als Pflegegeld ausgezahlt. Bei Pflegegrad 4 sind dies 364 Euro.

Arbeitsorganisation

Um pflegebedürftigen Menschen ein breites Angebot machen zu können, sind in ambulanten Pflegediensten Menschen aus verschiedenen Berufen angestellt. Hauswirtschaftliche Aufgaben übernehmen Hauswirtschaftshilfen, die Grundpflege wird überwiegend von Pflegefachassistenzpersonen übernommen, während die Behandlungspflege größtenteils von Pflegefachpersonen durchgeführt wird.

Die Beratung zu pflegerischen Fragen übernehmen oft die Pflegedienstleitungen. Sie stellen für die Pflegenden sogenannte Touren zusammen.

Eine Tour richtet sich nach:

- den Pflegetätigkeiten, die ausgeführt werden
- den Wegezeiten zwischen den Wohnorten der Klienten
- der Qualifikation der Mitarbeitenden
- den Zeitwünschen der Klientinnen

Die pflegerischen Leistungen führen die Pflegenden vor Ort allein aus. Das bedeutet ein hohes Maß an Eigenständigkeit und Verantwortung. In unvorhersehbaren Situationen haben sie die Möglichkeit, den Pflegedienst zu kontaktieren.

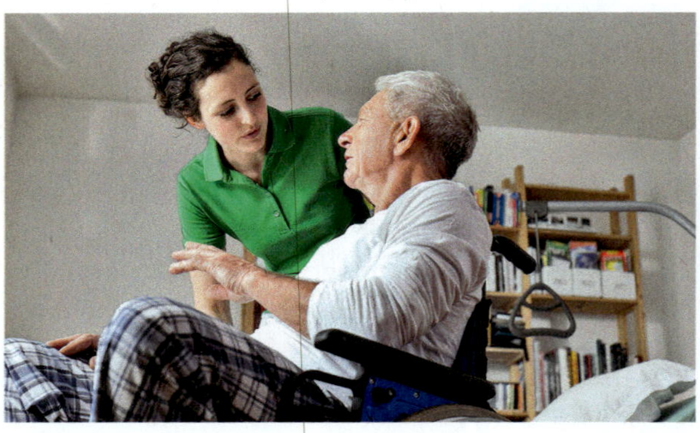

Abb. 1 Pflegende in einem ambulanten Pflegedienst versorgen in der Regel allein die Pflegebedürftigen in ihrer Häuslichkeit. Das setzt ein hohes Maß an Verantwortung, Fachkompetenz und Selbstorganisation voraus.

4.1.6 Klienten betreuen

Pflegedienst und pflegebedürftige Person sind Vertragspartner. Deswegen spricht man von **Klientinnen** und **Klienten** des Pflegediensts. Die pflegebedürftigen Personen werden in ihrem eigenen Zuhause versorgt. Das bedeutet, dass Pflegende:

- bei der pflegebedürftigen Person zu Gast (▷ S. 625) sind.
- sich vor Betreten der Wohnung Schuhüberzieher anziehen, um den Boden nicht zu beschmutzen.
- sich bewusst sein müssen, dass sie sich in der Privatsphäre ihres Klienten bewegen und mit ihm absprechen müssen, ob sie z. B. Wäsche aus einem Schrank nehmen oder verdorbene Lebensmittel entsorgen können.
- die Wohnungstür erst dann mit dem Wohnungsschlüssel öffnen, wenn sie sich durch Klingeln oder Klopfen angekündigt haben.
- sich mit den Begebenheiten der Häuslichkeit arrangieren müssen. Das heißt z. B., dass es selten Haltegrif-

fe gibt, Teppiche können Stolperfallen sein und es nur wenige Hilfsmittel gibt, die die Pflege erleichtern könnten.

Beispiel
Pflegefachassistentin Melek Dorgan betreut im Rahmen ihres ambulanten Ausbildungseinsatzes lange Herrn Meyer (76 Jahre). Herr Meyer kann das große Ehebett kaum noch verlassen. Für die Körperpflege bleibt er liegen. Das ist für Melek Dorgan körperlich immer sehr anstrengend, da sie kaum rückengerecht und nur von einer Seite aus arbeiten kann. Mit den Angehörigen wird besprochen, gemeinsam mit der Hausärztin bei der Pflegekasse ein Pflegebett zu beantragen.

Für die pflegebedürftige Person ist der Besuch durch den Pflegedienst häufig der einzige Kontakt zur Außenwelt. Die Gespräche sind deswegen oft wichtiger als die eigentliche pflegerische Tätigkeit. Für Pflegefachassistentinnen und Pflegefachassistenten ist es notwendig, Nähe und Distanz in der Beziehung zu ihren Klientinnen und Klienten genau abzuwägen. Pflegebedürftige Menschen wünschen sich deswegen häufig eine feste Bezugspflegekraft, die zu einem bestimmten Zeitpunkt zur Verfügung steht.

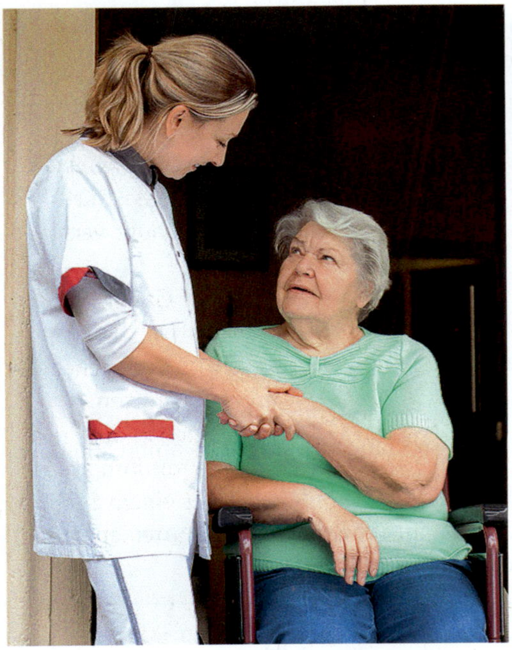

Abb. 2 Pflegende sind oft der einzige soziale Kontakt von Pflegebedürftigen, die häusliche Krankenpflege in Anspruch nehmen (müssen).

Mit Angehörigen zusammenarbeiten

Viele Angehörige halten es für selbstverständlich, ihren pflegebedürftigen Partner zu versorgen. Sie sind sich nicht immer bewusst, dass die Pflege der pflegebedürftigen Person anspruchsvoll und herausfordernd sein kann.

Typische Probleme von pflegenden Angehörigen sind:
- die Schwierigkeit, die eigenen Bedürfnisse, den Beruf, die Familie und die Bedarfe und Bedürfnisse der zu pflegende Person in Einklang zu bringen
- die emotionale Belastung, gleichzeitig Pflegeperson und z. B. Tochter zu sein
- das fehlende Pflegefachwissen
- finanzielle Verluste, wenn man die Arbeitszeit einschränken muss, um den Angehörigen pflegen zu können
- fehlende Erholungsphasen

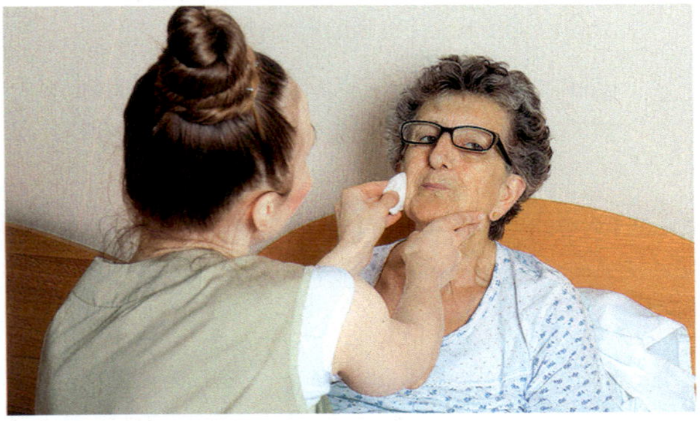

Abb. 3 Die Pflege von Angehörigen kann dauerhaft zu einer unterschätzten Belastung werden.

Für pflegende Angehörige gibt es Entlastungsangebote (▷ S. 609), z. B.
- Verhinderungspflege
- Kurzzeitpflege
- Pflegeschulungen durch Krankenkassen
- Selbsthilfegruppen
- Beratungsdienste

wir pflegen – Interessenvertretung und Selbsthilfe pflegender Angehörige e. V.
Der Bundesverband wir pflegen e. V. ist eine 2008 gegründete Interessenvertretung für pflegende Angehörige. Er setzt sich für Verbesserungen in der häuslichen Pflege ein und bietet Anerkennung, Kontakt und Informationen. Mitglieder sind pflegende Angehörige und weitere engagierte Personen. Mehr dazu unter: www.wir-pflegen.net

Zeit zum Reflektieren …

Schätzen Sie Ihre Kompetenzen ein: Wo fühlen Sie sich sicher? Wo möchten Sie noch mal nachlesen oder etwas vertiefen? Setzen Sie Ihre ganz persönlichen Häkchen für Ihre Lernerfolge.

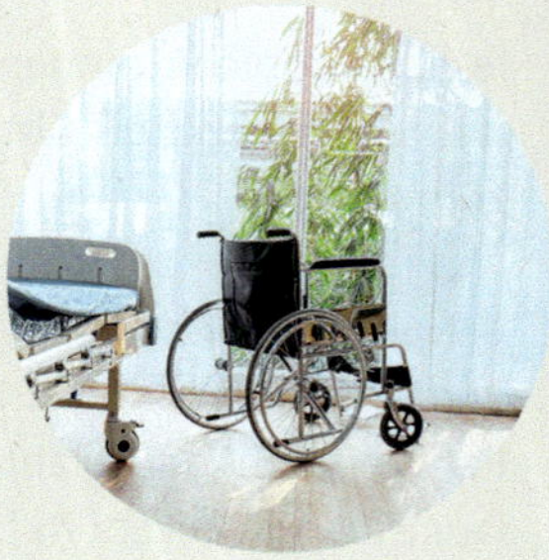

Ich …

- ☐ kenne den Auftrag von Krankenhäusern und ambulanten Pflegediensten im Gesundheitssystem.
- ☐ weiß, worin sich Krankenhäuser voneinander unterscheiden können.
- ☐ zähle verschiedene medizinischen Fachrichtungen und Stationen im Krankenhaus auf und beschreibe die Besonderheiten.
- ☐ weiß, wie Krankenhausleistungen und Leistungen der ambulanten Pflegedienste finanziert werden.
- ☐ nenne und beschreibe Patientenrechte.

Ich …

- ☐ setzte die Pflege-Charta und EACH-Charta in meinem pflegerischen Handeln situationsgerecht um.
- ☐ unterscheide zwischen Grund- und Behandlungspflege und bin mir meiner eigenen und fremden Verantwortungsbereiche bewusst.

Ich …

- ☐ fühle mich in die Situation pflegebedürftiger Menschen im Krankenhaus ein.
- ☐ kann mich in die Situation von Zugehörigen (Angehörigen und Bezugspersonen) von pflegebedürftigen Menschen einfühlen.
- ☐ gehe feinfühlig und empathisch mit Angehörigen und Bezugspersonen von pflegebedürftigen Menschen im Krankenhaus um.
- ☐ bin sensibilisiert für die Rechte von pflegebedürftigen Erwachsenen und Kindern im Krankenhaus.
- ☐ bin für die belastende Situation von pflegenden Angehörigen sensibilisiert.

Ich …

- ☐ finde mich in der Krankenhaushierarchie zurecht.
- ☐ bin mir der unterschiedlichen Arbeitsbedingungen im Krankenhaus und im ambulanten Pflegedienst bewusst.
- ☐ achte darauf, die Rechte von pflegebedürftigen Menschen einzuhalten.

4.2 Vitalzeichen beobachten, messen und kontrollieren

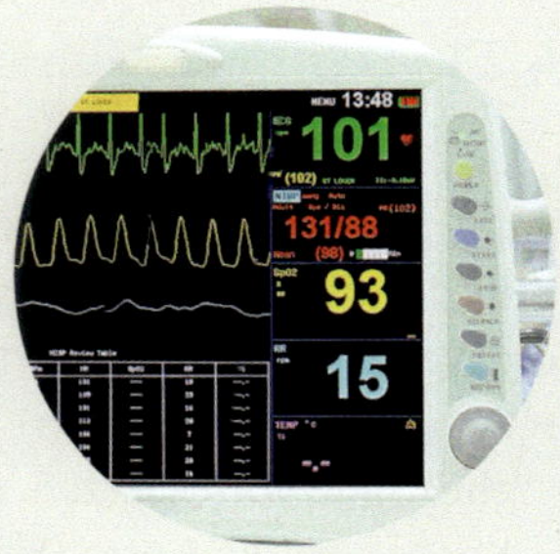

Definition
Vitalzeichen geben Auskunft über lebenswichtige Funktionen wie
- das Herz-Kreislauf-System
- die Atmung
- die Regulierung der Körpertemperatur
- das Bewusstsein (▷ S. 205).

Vitalzeichen von pflegebedürftigen Menschen zu ermitteln und einzuschätzen, ist eine wichtige Routinetätigkeit von Pflegefachassistentinnen und -assistenten. Drei Tätigkeiten gehören dazu: beobachten, messen und kontrollieren.
- **Beobachten:** Vitalzeichen werden anhand von Kriterien (z.B. Hautfarbe, Atemgeräusche) zielgerichtet beobachtet.
- Beim **Messen** von Vitalzeichen werden Zahlenwerte ermittelt, die man mit Normwerten vergleichen kann.
- **Kontrollieren** bedeutet, Aufsicht über etwas zu haben, z.B. durch eine dauerhafte Überwachung mithilfe eines Monitors oder durch regelmäßige manuelle Messungen. Wenn ein Vitalwert sich verändert und nicht im Norm- oder Toleranzbereich ist, kann man schnell reagieren und mit Maßnahmen gegensteuern.

Grundsätzlich beobachten Pflegefachassistentinnen und -assistenten bei jeder Begegnung mit einem pflegebedürftigen Menschen dessen Vitalzeichen. So können sie den Allgemeinzustand und die Stabilität der Pflegesituation besser einschätzen.

Veränderungen der Vitalzeichen können auf eine Erkrankung hindeuten und sogar zu lebensbedrohlichen Situationen führen. Daher geben Pflegefachassistenzpersonen Veränderungen und Auffälligkeiten an eine Pflegefachperson oder die behandelnden Ärztinnen und Ärzte weiter.

Gemessen werden Vitalzeichen meist beim Erstkontakt mit einer zu pflegenden Person, z.B. bei der Aufnahme in ein Krankenhaus, beim Erstgespräch mit einem ambulanten Pflegedienst oder beim Einzug in eine Langzeitpflegeeinrichtung. Die erste Messung ist die Ausgangslage für nachfolgende Beobachtungen und Messungen.

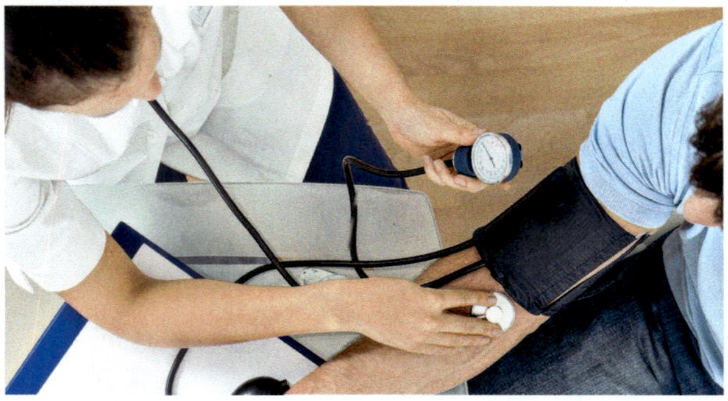

Abb. 1 Pflegefachassistenzpersonen messen je nach Situation sowie nach ärztlicher Anordnung oder Anweisung durch eine Pflegefachperson alle oder einzelne Vitalzeichen.

Wichtig
Vitalzeichenwerte werden direkt nach der Messung in die Pflegedokumentation eingetragen. Ist dies nicht möglich, wird eine Notiz gemacht. Nur so ist sicherzustellen, dass auch die richtigen Werte notiert wurden. Falsche oder ungenaue Werte können für den pflegebedürftigen Menschen schwere gesundheitliche Folgen haben!

4.2.1 Das Herz-Kreislauf-System: Aufbau und Funktion

Ein erwachsener Mensch hat zwischen 4,5 und 6 Liter **Blut.** Das Blut wird in Blutgefäßen transportiert. Es gibt drei verschiedene Gefäßarten:

- **Arterien** (Schlagadern) transportieren sauerstoffreiches Blut vom Herzen weg. Die größte Arterie des Körpers ist die Aorta (Hauptschlagader).
- **Venen** transportieren sauerstoffarmes Blut zum Herzen hin.
- **Kapillaren** (Haargefäße) sind die kleinsten Blutgefäße im Körper. Sie bilden den Übergang zwischen den Arterien und den Venen. Hier findet der Stoffaustausch zwischen Blut und Zellen statt.

Der ganze Körper ist mit einem Netz von Blutgefäßen durchzogen. Die Gefäße bilden einen in sich geschlossenen Kreislauf. Zusammen mit dem Herzen bildet das Gefäßsystem das Herz-Kreislauf-System. Es gibt den kleinen Lungenkreislauf und den großen Körperkreislauf.

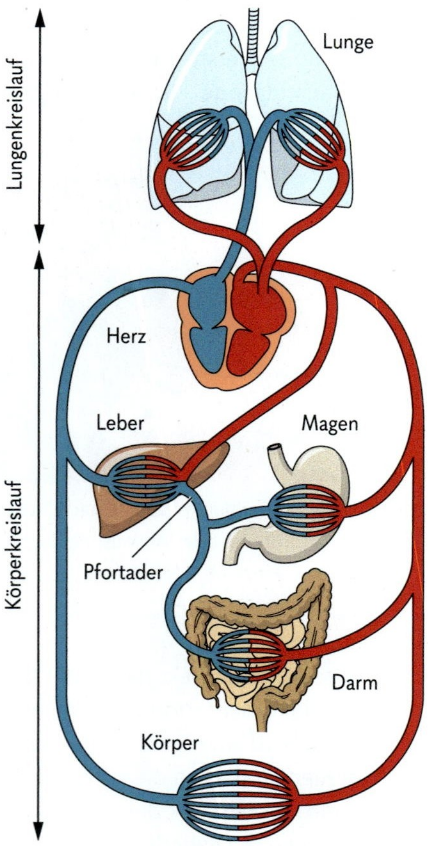

Abb. 1 Lungen- und Körperkreislauf: Arterien sind rot dargestellt, Venen blau.

Der **Lungenkreislauf** beginnt in der rechten Herzkammer. Das Blut wird von dort über die Lungenarterien in die Lunge gepumpt. In der Lunge wird Kohlendioxid abgegeben und Sauerstoff aufgenommen. Das sauerstoffreiche Blut fließt dann über die Lungenvene in den linken Herzvorhof.

Der **Körperkreislauf** beginnt im linken Herz. Von dort fließt das Blut durch die Hauptschlagader in die Arterien. Die Arterien durchziehen den ganzen Körper. Ähnlich wie ein Baum verzweigen sich die Arterien immer weiter und werden schließlich zu den haarfeinen Kapillaren. Dort werden Sauerstoff und Nährstoffe an das umliegende Gewebe abgegeben. Gleichzeitig werden Kohlendioxid und Abfallstoffe aufgenommen. Das sauerstoffarme Blut fließt anschließend über das Netz der Venen zurück ins rechte Herz.

Das Herz

Aufbau des Herzens

Das Herz eines Erwachsenen ist ein etwa faustgroßer **Muskel** und liegt leicht schräg in der Mitte des Brustkorbs. Hinter dem Brustbein und zwischen den beiden Lungenflügeln ist es gut geschützt.

Das Herz wird durch die **Herzscheidewand** in eine rechte und eine linke Hälfte geteilt. Jede Herzhälfte hat einen **Vorhof** und eine **Kammer.** Zwischen den Vorhöfen und den Herzkammern sowie zwischen den Herzkammern und den abgehenden Arterien gibt es **Herzklappen.** Die Herzklappen sorgen dafür, dass das Blut in die richtige Richtung fließt.

Die Herzaktion

Das Herz eines Erwachsenen schlägt in Ruhe zwischen 60- bis 80-mal in der Minute. Dabei zieht sich der Herzmuskel zusammen und stößt anschließend mit jedem Schlag 70 ml Blut in den Körper aus. Innerhalb einer Minute wird einmal etwa die gesamte Blutmenge durch den Körper gepumpt. Nach jedem Pumpschlag erschlafft der Muskel wieder. Diese beiden Phasen bilden die Herzaktion. Die erste Phase wird **Systole** genannt, die zweite Phase **Diastole.**

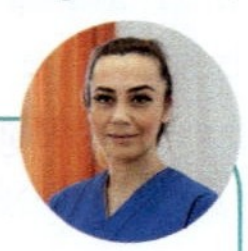

Video-Tipp von Yonca
„Es gibt zwei Animationsfilme: *Der Blutkreislauf* und *Die Herzaktion.*"

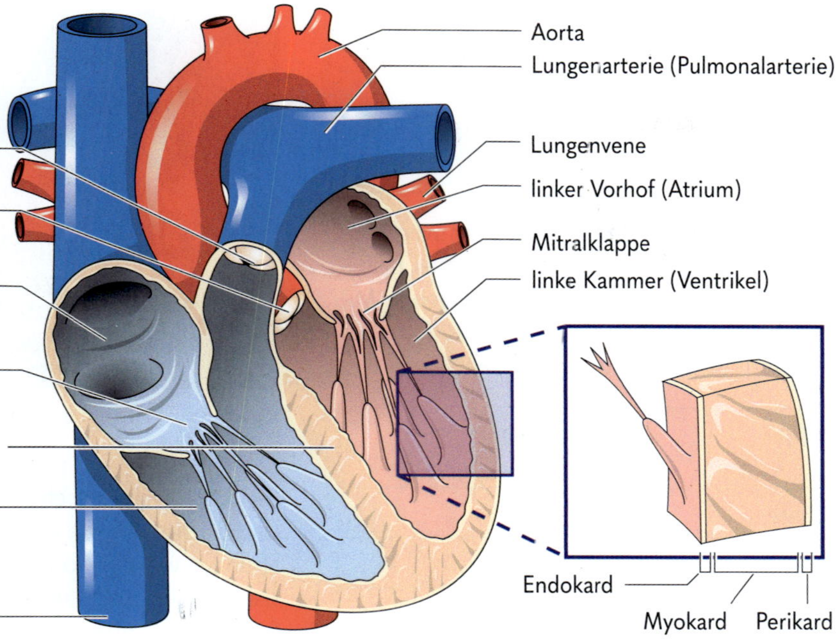

Abb. 2 Aufbau des Herzens

Definition
Systole: Der Herzmuskel zieht sich zusammen und pumpt das Blut in den Kreislauf. Dadurch wird der gesamte Körper mit sauerstoffreichem Blut versorgt.
Diastole: Die Herzmuskulatur erschlafft. Dadurch entsteht ein Sog und das Herz füllt sich mit sauerstoffarmem Blut.

Damit das Herz zuverlässig schlagen kann, braucht es nicht nur Muskelkraft, sondern auch einen elektrischen Impuls. Dieser Impuls kommt vom **Sinusknoten,** der im rechten Vorhof liegt. Der Sinusknoten ist ein natürlicher Herzschrittmacher. Der normale Herzrhythmus heißt deshalb auch **Sinusrhythmus.** Die elektrischen Impulse können mit einem EKG (Elektrokardiogramm) gemessen werden.

Versorgung des Herzens

Das Herz wird über **Koronararterien (Herzkranzgefäße)** mit Sauerstoff und Nährstoffen versorgt. Die Herzkranzgefäße liegen netzförmig auf dem Herzmuskel. Wenn die Herzkranzgefäße durch Ablagerung in den Gefäßen verengt sind, wird der Herzmuskel nicht mehr ausreichend mit Sauerstoff und Nährstoffen versorgt. Verschließen sich die Herzkranzgefäße komplett, kommt es zum Herzinfarkt.

4.2.2 Puls

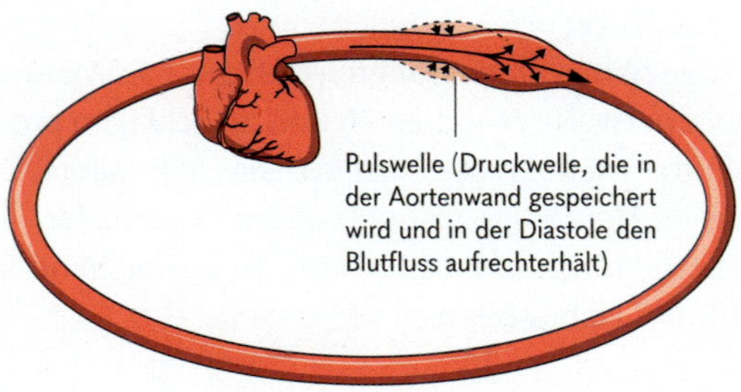

Abb. 3 Pulswelle

Definition
Der **Puls** entsteht durch die wellenartige Bewegung des Blutes, das gegen die Arterienwände drückt. Das Anschlagen an die Arterienwand kann man an verschiedenen Körperstellen spüren, z. B. an der Halsseite, in der Kniekehle, am Handgelenk.

Der Puls zeigt an, wie schnell, kräftig und gleichmäßig das Herz schlägt. Er wird bestimmt durch **Pulsfrequenz, Pulsrhythmus** und **Pulsqualität.**

Pulsfrequenz

Definition
Die **Pulsfrequenz** gibt an, wie viele Pulsschläge pro Minute erfolgen.

Für jedes Alter gibt es entsprechende Normwerte für die Pulsfrequenz im Ruhezustand. Zum Beispiel ist bei Säuglingen eine Pulsfrequenz von 140 Schlägen je Minute normal, bei Kleinkindern sind es etwa 100 und bei Erwachsenen um die 70 Schläge je Minute.

Altersgruppe	Pulsfrequenz pro Minute
Neugeborene	120–140
Kleinkinder	100–120
Kinder und Jugendliche	80–100
Erwachsene	60-80

Tab. 1 Normwerte zur Pulsfrequenz laut Deutscher Herzstiftung e. V.

Diversität
Frauen haben einen höheren Ruhepuls als Männer, typischerweise zwischen 70 und 80 Schlägen pro Minute (Männer: 60–70/min). Dies liegt daran, dass ihr Herz kleiner ist und dadurch schneller schlagen muss, um die Organe mit ausreichend Blut und Nährstoffen zu versorgen.

Abweichungen der Pulsfrequenz
Die Pulsfrequenz variiert je nach Aktivität und aktuellem Gesundheitszustand. Laut Deutscher Herzstiftung sollte ein gesunder Mensch eine Pulsfrequenz von 220 minus Lebensalter nicht überschreiten.

In der Regel steigt ein Puls eher langsam an und fällt auch langsam ab, je nach Aktivität und Ruhephase.

Definition
- Eine erhöhte Pulsfrequenz **(Tachykardie)** bedeutet, dass der Puls schneller ist als der Normbereich.
- Eine niedrige Pulsfrequenz **(Bradykardie)** bedeutet, dass der Puls langsamer ist als der Normbereich.

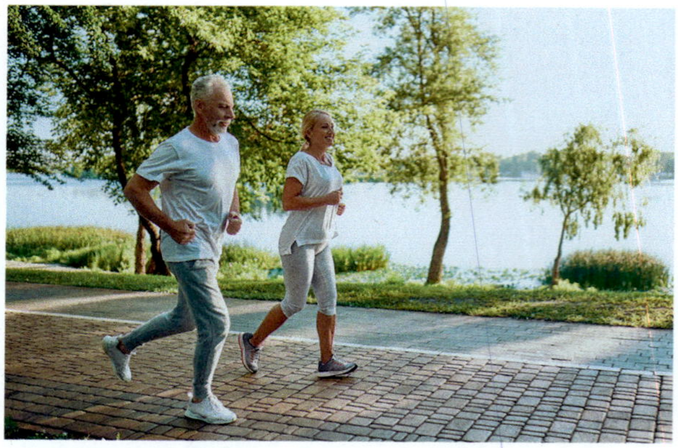

Abb. 1 Beim Laufen steigt die Pulsfrequenz auf natürliche Weise an.

Es gibt **physiologische** (natürliche, nicht krankhafte) und **pathologische** (krankhafte) Ursachen für Abweichungen von der normalen Pulsfrequenz. Pflegefachassistentinnen und -assistenten informieren die Pflegefachperson über Abweichungen, die nicht mit physiologischen Ursachen zu erklären sind.

	Tachykardie	Bradykardie
physiologische Ursachen	• körperliche Aktivität/Anstrengung • Angst • Aufregung, Stress • Schwangerschaft	• tiefer Schlaf • Entspannung • Ruhephase bei sehr gutem Fitnesszustand bzw. Leistungssport
pathologische Ursachen	• Fieber • Schilddrüsenüberfunktion • Herzerkrankung • Schock	• Herzerkrankung • Schilddrüsenunterfunktion • Überdosierung von Medikamenten, Vergiftung

Tab. 2 physiologische und pathologische Ursachen von Puls-Abweichungen

Diversität
Schwangere haben einen höheren Ruhepuls, da während der Schwangerschaft mehr Blut produziert wird, welches das Baby mit Sauerstoff und Nährstoffen versorgt. Dadurch muss das Herz häufiger schlagen, was die Herzfrequenz um 10 bis 20 Schläge pro Minute erhöht.

Pulsfrequenz messen

Die Pulsfrequenz lässt sich entweder manuell durch Ertasten und Auszählen (palpatorische Messung) oder automatisch durch einen Sensor, den Pulsoxymeter, messen.

Wichtig
Der Puls wird immer im Sitzen oder im Liegen und möglichst in Ruhe gemessen. So ist es einfacher, die Ergebnisse mit den Normwerten zu vergleichen und einzuschätzen.

Den Puls palpatorisch messen

Für die palpatorische Pulsmessung braucht es drei Finger sowie eine Pulsuhr oder eine Uhr mit Sekundenzähler. Der Puls kann an den Arterien (Schlagadern) an mehreren Stellen am Körper ertastet und gemessen werden (Pulsmessstellen ▷ Abb. 2): bei Kindern und Erwachsenen in der Regel am Handgelenk (Arteria radialis), bei Säuglingen an der Armschlagader (Arteria brachialis).

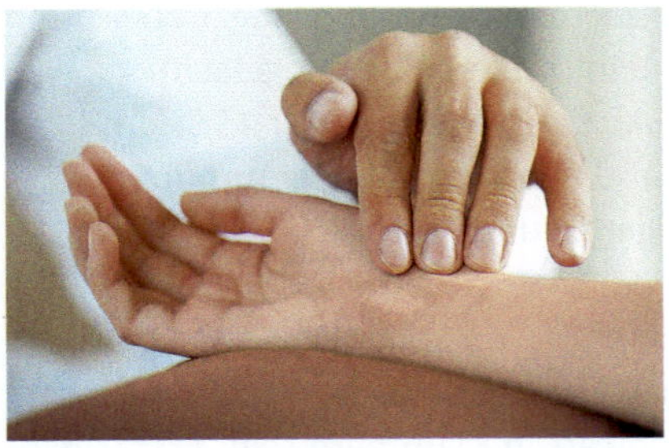

Abb. 2 Mit Zeige-, Mittel- und Ringfinger lässt sich der Puls der Radialisarterie gut ertasten.

So gehen Sie bei der palpatorischen Pulsmessung vor:
- Desinfizieren Sie Ihre Hände und beachten Sie die Einwirkzeit.
- Reiben Sie Ihre Hände anschließend etwas aneinander, um sie aufzuwärmen. So ist es angenehmer für die pflegebedürftige Person.
- Suchen Sie eine geeignete Arterie auf, z. B. an der Daumenseite des Handgelenks. Legen Sie Ihren Zeige-, Ring- und Mittelfinger mit leichtem Druck dort auf.
- Erspüren Sie das leichte Klopfen gegen Ihre Fingerkuppen. Jedes Klopfen ist ein Pulsschlag.
- Zählen Sie die Pulsschläge bei einem regelmäßigen Pulsschlag 15 Sekunden lang. Beginnen Sie beim Zählen mit 0.
- Multiplizieren Sie den gezählten Wert mit vier. Das Ergebnis ist die Pulsfrequenz.

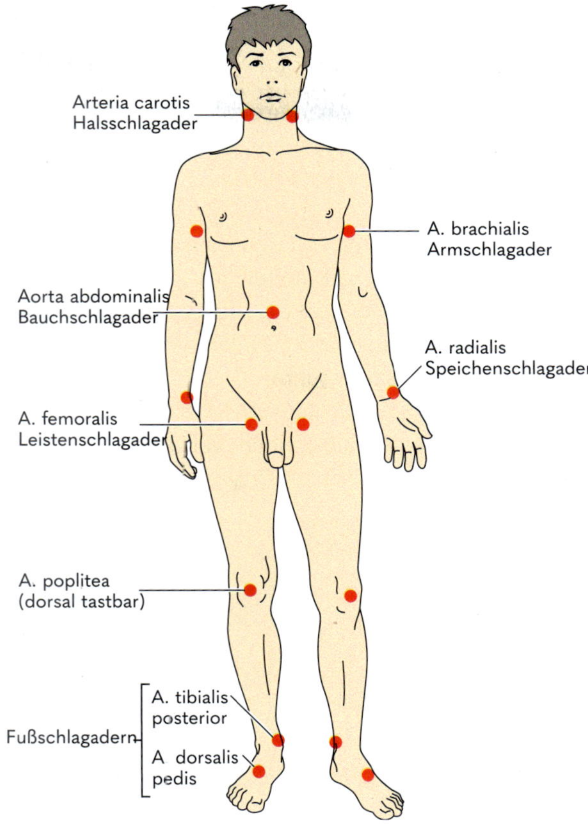

Abb. 3 Pulsmessstellen

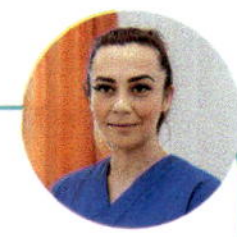

Video-Tipp von Yonca
„Es gibt ein Praxisvideo zum Thema *Puls messen.*"

Wichtig
Bei der palpatorischen Pulsmessung werden nur Zeige-, Mittel- und Ringfinger verwendet. Der Puls darf nicht mit dem Daumen gemessen werden, da dieser einen eigenen Puls hat. Man würde so seinen eigenen Puls messen!

Beispiel

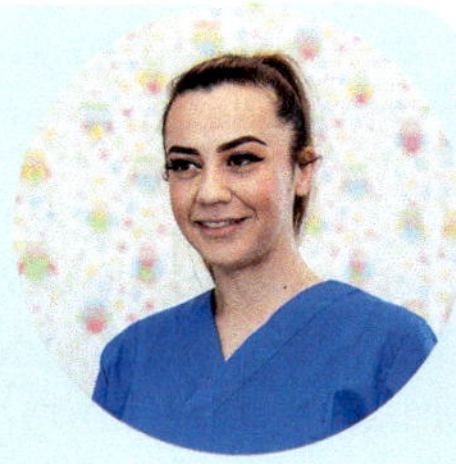

Yonca tastet den Puls von Frau Kuhn (35 Jahre). Sie schaut auf ihre Uhr und beginnt mit dem Zählen bei 0. Der Puls von Frau Kuhn schlägt in 15 Sekunden noch 17-mal gegen ihre Fingerkuppen. Yonca rechnet 17 x 4 = 68. Die Pulsfrequenz von Frau Kuhn ist 68 und im Normbereich.

Den Puls mit einem Pulsoxymeter messen

Definition
Ein **Pulsoxymeter** ist ein kleines, medizinisches Gerät. Es ist dazu da, die Pulsfrequenz und den Sauerstoffgehalt im arteriellen Blut zu messen.

Sauerstoff wird im Blut von den roten Blutkörperchen transportiert. Das Pulsoxymeter misst über eine Lichtquelle und den Sensor, wie viel Prozent der roten Blutkörperchen mit Sauerstoff beladen sind, denn sauerstoffreiches und sauerstoffarmes Blut (Hämoglobin) absorbiert Licht unterschiedlich. Unabhängig vom Alter beträgt dieser Wert bei einem gesunden Menschen zwischen 95 Prozent und 100 Prozent.

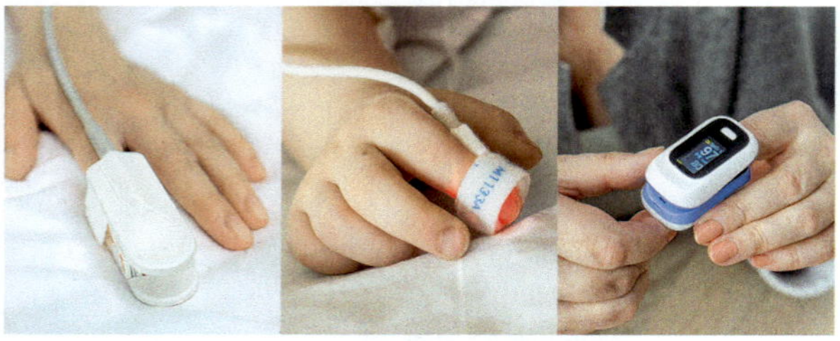

Abb. 1 Pulsoxymeter mit Clip (links, rechts) und mit Klebesensor (Mitte)

Geeignete Messstellen für die Pulsoxymetrie sind:
- Finger,
- Ohrläppchen,
- Zehen.

So funktioniert das Pulsmessen mit dem Pulsoxymeter:
- Öffnen Sie den Clip des Pulsoxymeters.
- Legen Sie einen Finger dazwischen und schließen Sie den Clip wieder. Bei Klebesensoren befestigen Sie den Sensor gut fixierend, aber nicht zu fest bzw. einschnürend.
- Bitten Sie die Person, den Finger ruhig zu halten und entspannt zu atmen.
- Warten Sie wenige Sekunden, bis das Pulsoxymeter die Pulsfrequenz und den Sauerstoffgehalt am Gerät selbst oder am Monitor anzeigt.

Pulsoxymeter werden bei dauerhafter Messung immer wieder umpositioniert, vor allem bei Klebeoxymetern. Das beugt Hautschäden durch Druckstellen vor. Je nach Situation und Zustand bietet sich beispielsweise ein Wechsel bzw. Umkleben alle vier Stunden an.

! Wichtig
Falsche Messwerte sind möglich, wenn die pflegebedürftige Person Gelnägel bzw. Nagellack trägt oder kalte Hände hat. In diesen Fällen können Sie auch einen Ohrläppchen-Clip verwenden oder den Sensor an einem unlackierten warmen Zeh anbringen.

Pulsrhythmus

Definition
Der **Pulsrhythmus** beschreibt die zeitliche Abfolge der Pulsschläge.

Ein gesundes Herz schlägt gleichmäßig. Die Zeit zwischen jedem Schlag ist dabei gleich lang, der Puls **rhythmisch** (gleichmäßig). Schlägt das Herz unregelmäßig, ist der Puls **arrhythmisch.**

! Wichtig
Wenn man einen unregelmäßigen Puls spürt, zählt man die Pulsfrequenz 60 Sekunden lang, notiert diesen Wert und informiert eine Pflegefachperson bzw. Arzt oder Ärztin. Wenn man nur 15 Sekunden lang zählt und den Wert mit vier multipliziert, ist der Wert ungenau und falsch.

Ein arrhythmischer Puls wird in der Dokumentation extra gekennzeichnet. Das kann z. B. die Abkürzung *„arrh."* hinter dem Zahlenwert in Klammern sein. **Extrasystolen** sind Pulsschläge, die zusätzlich zu den normalen Pulsschlägen auftreten.

Herzrhythmusstörungen

Definition
Herzrhythmusstörungen sind dadurch gekennzeichnet, dass das Herz dauerhaft unregelmäßig schlägt und aus dem Takt kommt.
Wenn das Herz zu langsam und unregelmäßig schlägt, liegt eine **Bradyarrhythmie** vor. Schlägt es zu schnell und unregelmäßig, liegt eine **Tachyarrhythmie** vor. Es gibt noch weitere Herzrhythmusstörungen, die nur mit einem EKG (▷ S. 475) genauer bestimmt werden können.

Herzrhythmusstörungen kommen häufiger bei Älteren vor und bei Menschen, die bereits eine andere Herzerkrankung haben. Bluthochdruck, Elektrolytstörungen, Stress, Rauchen, Drogen- und häufiger Alkoholkonsum erhöhen das Risiko für Herzrhythmusstörungen. Es gibt aber auch genetische Ursachen.

Menschen können Herzrhythmusstörungen als Herzstolpern oder Herzklopfen wahrnehmen. Wenn das Herz sehr schnell schlägt, spüren sie das Pulsieren des Blutes am Hals. Das wird als sehr unangenehm empfunden, da der Herzschlag normalerweise nicht bewusst wahrgenommen wird. Bei einem zu niedrigen Puls sind Betroffene oft müde, schläfrig.

! **Wichtig**
Herzrhythmusstörungen sollten immer ernst genommen und ärztlich abgeklärt werden. Es können sich daraus schnell lebensbedrohliche Zustände ergeben.

Pulsqualität

Definition
Die **Pulsqualität** beschreibt den Spannungs- und Füllungszustand des Gefäßes, an dem man den Puls tastet.

Ist der Puls kaum zu spüren, spricht man von einem **sehr weichen** oder **fadenförmigen Puls,** z. B. bei einem niedrigen Blutdruck.

Ein **harter Puls** oder **Druckpuls** ist eine Pulswellle, die kräftig spürbar ist. Das kann z. B. bei Bluthochdruck oder Arteriosklerose vorkommen. Die **Pulsqualität** und der **Pulsrhythmus** ist nur erkennbar über die palpatorische Messung, nicht aber mit dem Pulsoxymeter.

! **Wichtig**
Messen Sie bei einer auffälligen Pulsqualität immer auch den Blutdruck!

4.2.3 Blutdruck

Definition
Der **Blutdruck** ist der messbare Druck, mit der das Blut gegen die Gefäßwände drückt. Diese Kraft hält den Blutstrom im Körper in Gang. Der Blutdruck besteht aus zwei Größen: dem systolischen und dem diastolischen Wert. Der Blutdruck wird angegeben in mmHg (Millimeter Quecksilbersäule).

Der **systolische** Wert (die **Systole**) ist der **erste Wert** des Blutdrucks. Er entspricht dem Druck in den Arterien, wenn das Herz das Blut auswirft. Die Systole ist immer höher als die Diastole.

Der **diastolische** Wert (die **Diastole**) ist der **zweite Wert** des Blutdrucks. Dieser Wert entspricht dem Druck in den Gefäßen, wenn sich das Herz wieder mit Blut füllt. Die Diastole ist immer niedriger als die Systole.

In der Dokumentation wird der Blutdruck mit **RR** abgekürzt. RR ist die Abkürzung für den Arzt Scipione Riva-Rocci. Er hat das Blutdruckmessen mit einer Armmanschette erfunden. Der systolische und der diastolische Wert werden durch einen Schrägstrich voneinander getrennt.

Beispiel
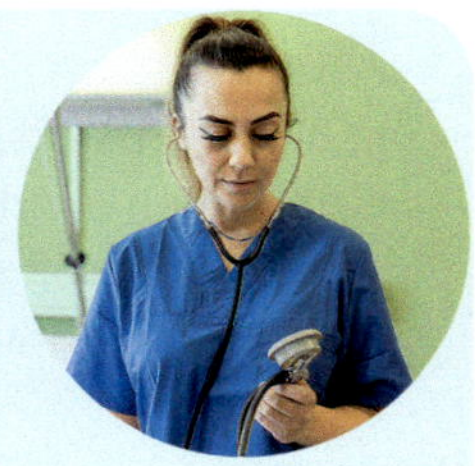
Yonca misst bei Herrn Adam (25 Jahre) den Blutdruck. Sie ermittelt als ersten Wert 120 und als zweiten 80. In die Dokumentation schreibt sie: „RR: 120/80 mmHg". Sie ergänzt: „OA re." (Abkürzung für Oberarm rechts), das Datum, die Uhrzeit und ihr Kürzel/Handzeichen. Zu Herrn Adam sagt sie: „Ihr Blutdruck ist 120 zu 80. Das ist perfekt."

Der Blutdruck schwankt im Tagesverlauf. Bei Aufregung und körperlicher Anstrengung steigt er an. Bei körperlicher Ruhe und emotionaler Ausgeglichenheit sinkt er wieder. Die Höhe des Blutdrucks ist u. a. abhängig vom Alter, von der Körpergröße und vom Körpergewicht eines Menschen.

Den normalen Blutdruckwert nennt man **Normotonie.**

Altersgruppe	systolisch (mmHg)	diastolsich (mmHg)
Neugeborene	60	35
Kleinkinder	95	50
Kinder und Jugendliche	100	60
Erwachsene	120	80

Tab. 1 Normbereiche für den Blutdruck, abhängig vom Alter (Quelle: www.blutdruck-und-bluthochdruck.de/kinder/#)

Der Blutdruck steigt normalerweise mit jedem Lebensjahrzehnt etwas an. Der Grund hierfür ist, dass im Laufe des Lebens die Blutgefäße an Elastizität verlieren. Dadurch muss das Herz mit einem höheren Druck arbeiten, um die gleiche Leistung zu erbringen.

Den Blutdruck messen

Es gibt verschiedene Methoden, um den Blutdruck zu messen:

- **auskultatorisch,** das bedeutet manuell mit einer Blutdruckmanschette und einem Stethoskop
- **oszillatorisch,** das heißt automatisch über ein elektronisches Blutdruckmessgerät am Oberarm oder Handgelenk
- **invasiv,** das bedeutet über einen arteriellen Zugang und einen Monitor

Wichtig
Der Blutdruck wird grundsätzlich im Sitzen oder Liegen gemessen und nicht im Stehen. Vor der Blutdruckmessung sollte die Person mindestens fünf Minuten zur Ruhe kommen.

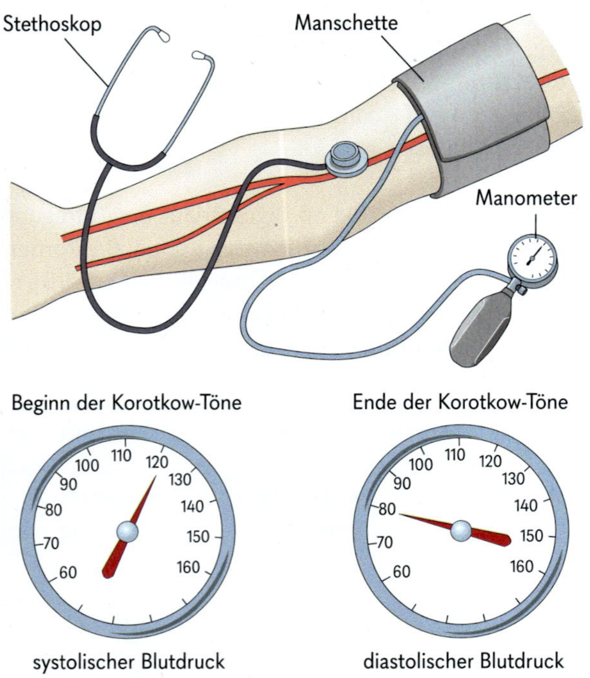

Abb. 1 Vorgänge bei der auskultatorischen Blutdruckmessung

Video-Tipp von Yonca
„Es gibt ein Praxisvideo zum Thema *Blutdruck messen.*"

Auskultatorische (manuelle) Blutdruckmessung

So gehen Sie vor:

- Wählen Sie anhand des Oberarmumfangs die passende Blutdruckmanschette aus.
- Kontrollieren bzw. erfragen Sie, ob es Besonderheiten gibt, z. B. venöse Zugänge und einlaufende Infusionen, Schmerzen, Wunden oder Schwellungen an einem Arm. An diesem Arm sollte keine Blutdruckmessung erfolgen.
- Legen Sie die Blutdruckmanschette am nackten Oberarm auf Herzhöhe an. Der untere Rand der Manschette liegt etwa zwei Fingerbreit über der Ellenbeuge. Die Manschette sitzt gut, wenn noch ein Finger zwischen Manschette und Arm passt.

Wichtig
Der Arm, an dem sich ein Shunt (Dialysezugang) befindet, eignet sich nicht zur Messung. Auch nach einer Brust-OP bei Brustkrebs darf man an der betroffenen Seite keinen Blutdruck messen.

- Jetzt nehmen Sie das Manometer in eine Hand. Mit der anderen Hand tasten Sie den Puls der pflegebedürftigen Person.
- Sie pumpen die Manschette mithilfe des Blasebalgs/Pumpballs am Manometer so lange auf, bis Sie den Puls nicht mehr fühlen können.
- Sie pumpen noch 20–30 mmHg weiter auf. So vermeiden Sie, dass unnötig zu hoch aufgepumpt wird.
- Jetzt legen Sie das Stethoskop an: beide Ohroliven sitzen vollständig abgedichtet in Ihren Ohren, die Membran vom Stethoskop platzieren Sie in der Ellenbeuge auf der Schlagader der Person.
- Lassen Sie die Luft langsam (ca. 2–3 mmHg pro Sekunde) aus der Manschette ab, indem Sie das Rädchen am Manometer etwas drehen. Behalten Sie dabei die Anzeige des Manometers im Auge und merken Sie sich, bei welchem Wert Sie den ersten Ton (dumpfes Klopfen) hören (Systole). Der letzte hörbare Ton markiert die Diastole.
- Lassen Sie die Luft vollständig aus der Manschette und entfernen Sie diese vom Oberarm.
- Am Schluss dokumentieren Sie den Wert und informieren die Person darüber. Bei auffälligen Werten messen Sie den Blutdruck auch am anderen Arm und informieren die Pflegefachkraft.

Wichtig
Die Geräusche, die beim Blutdruckmessen zu hören sind, heißen Korotkow-Töne. Nikolai Korotkow hieß der russische Arzt, der die Geräusche entdeckte. Es ist wichtig, dass die Umgebung ruhig ist, wenn man den Blutdruck misst. Dann ist es leichter, die Töne zu hören.

Oszillatorische (automatische) Blutdruckmessung

In vielen Pflegeeinrichtungen wird der Blutdruck heute mit einem automatischen Oberarm-Blutdruckmessgerät gemessen. Es registriert die Schwingungen des Blutflusses in den Arterien und rechnet sie in Blutdruckwerte um. Die Geräte müssen regelmäßig technisch überprüft/gewartet werden. Diese Messmethode eignet sich auch sehr gut für die Selbstkontrolle des Blutdrucks zu Hause.

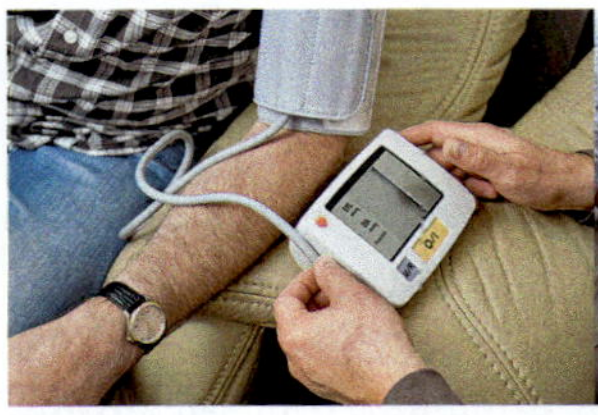

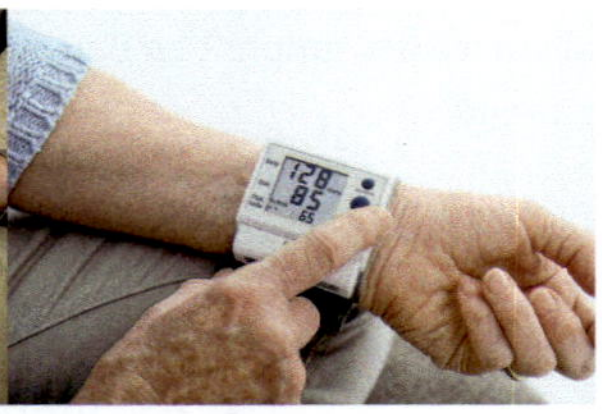

Abb. 2 Oberarm-Blutdruckmessgerät (links)
Abb. 3 Handgelenk-Blutdruckmessgerät (rechts)

Faktoren, die zu fehlerhaften Blutdruckwerten führen:
- Vor der Messung wurden koffein- oder alkoholhaltige Getränke zu sich genommen oder es wurde geraucht.
- Vor der Messung wurden Medikamente eingenommen (z. B. Blutdrucksenker).
- Die Messung findet zu früh nach vorheriger körperlicher Aktivität statt.
- Die Oberarmmanschette hat die falsche Größe, sie ist zu klein/schmal oder zu groß/breit.
- Die Oberarmmanschette ist falsch angelegt, sie sitzt zu locker oder zu fest oder über zu enger/einschnürender Kleidung.
- Der Messpunkt befindet sich nicht auf Herzniveau.
- Die Person hat während der Messung Schmerzen oder ist emotional belastet (z. B. Angst, Wut).
- Die Person spricht, bewegt sich oder friert und zittert während der Messung.
- Der Manschettendruck wird zu schnell abgelassen.
- Erschwertes Hören der Korotkow-Geräusche, z. B. durch Geräusche im Zimmer.
- Das Messgerät ist nicht kalibriert oder defekt.

Wichtig
Die meisten Menschen sind ein bisschen aufgeregt, wenn man ihren Blutdruck misst. Dadurch ist der Blutdruck meistens etwas höher. Dieses Phänomen heißt **Weißkitteleffekt.**

Abweichungen vom Blutdruck

Ein zu niedriger Blutdruck heißt **Hypotonie,** ein zu hoher Blutdruck **Hypertonie.**

Kategorie	systolisch (mmHg)	diastolisch (mmHg)
Hypotonie	unter 100	unter 60
optimaler Blutdruck	120	80
erhöhter Blutdruck	130–139	85–90
Hypertonie	ab 140	über 90

Tab. 1 Blutdruckeinteilung in Anlehnung an die WHO und ESC-Leitlinie 2024

Wichtig
Der Blutdruck sollte bei Aufnahme und bei auffälligen Werten an beiden Armen gemessen werden. Ein Unterschied bei den Blutdruckmesswerten von 10 mmHg ist normal. Weichen die Werte über 15 mmHg und mehr voneinander ab, kann das ein Hinweis auf eine Herz-Kreislauf-Erkrankung sein. Notieren Sie in der Dokumentation immer, an welchem Arm Sie gemessen haben. So lassen sich die Werte im Verlauf besser vergleichen.

Hypertonie

Etwa 25 Millionen Menschen in Deutschland haben einen hohen Blutdruck. Aber etwa ein Drittel von ihnen wissen nicht, dass sie an Bluthochdruck leiden. Ein anhaltend hoher Blutdruck ist sehr gefährlich. Er verändert und schädigt die Gefäße. Hypertonie kann zu einem Schlaganfall, Herzinfarkt oder Herzinsuffizienz (Herzschwäche) führen.

Blutdruckbewertung	systolisch (mmHg)	diastolisch (mmHg)
hochnormal	130 bis 139	85 bis 89
Hypertonie Grad 1	140 bis 159	90 bis 99
Hypertonie Grad 2	160 bis 179	100 bis 109
Hypertonie Grad 3	über 180	über 110

Tab. 1 Schweregrade der Hypertonie

Hypertonie tritt in zwei verschiedenen Varianten auf.

- **Primäre oder essenzielle Hypertonie:** Es gibt keine erkennbare organische Ursache, sondern eher spielen genetische Veranlagung und/oder ungesunde Lebensweisen eine Rolle, wie z. B. Übergewicht, Bewegungsmangel, Stress, Rauchen, vermehrter Alkoholkonsum. Das ist bei ca. 90 Prozent der Menschen, die an Hypertonie leiden, der Fall.
- **Sekundäre Hypertonie:** Die Ursache liegt in einer organischen Erkrankung, z. B. einer Nierenerkrankung oder Arteriosklerose. Das ist bei ca. 10 Prozent der Betroffenen der Fall. Der Blutdruck kann wieder sinken, wenn die Grunderkrankung erfolgreich behandelt wurde.

Symptome

Ein plötzlich auftretender Bluthochdruck zeigt sich häufig durch:

- ein gerötetes Gesicht
- Kopfschmerzen
- Schwindel, Übelkeit
- Nasenbluten
- Kurzatmigkeit
- schnelle Erschöpfung
- Ohrensausen
- Sehstörungen

Es können entweder nur einzelne oder auch mehrere dieser Symptome zusammen auftreten.

Bei einem chronisch hohen Blutdruck haben Betroffene dagegen oft keine Symptome, da der Körper sich in der Regel im Laufe der Zeit daran gewöhnt und angepasst hat.

Diagnostik

Eine einzelne Blutdruckmessung allein kann keine zuverlässige Auskunft darüber geben, ob der Blutdruck dauerhaft erhöht ist. Deswegen muss der Blutdruck mehrmals am Tag gemessen werden. In der Regel wird dafür eine **24-h-Langzeitmessung** ärztlich verordnet. Dabei wird über 24 Stunden eine Blutdruckmanschette am Oberarm getragen, die sich in festen Zeitintervallen automatisch aufpumpt und den Blutdruck aufzeichnet.

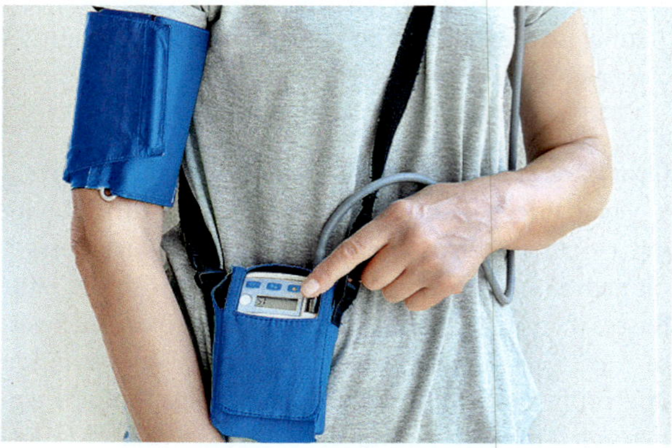

Abb. 1 Langzeitblutdruckmessung über 24 h: Das ständige Aufpumpen der Manschette am Arm und die Geräusche, vor allem nachts, empfinden Betroffene als unangenehm und störend.

Neben der Blutdruckmessung werden weitere diagnostische Untersuchungen durchgeführt, um Grund- und Folgeerkrankungen auszuschließen. Dazu gehören:

- Anamnese, z. B. bekannte erbliche/familiäre Vorbelastungen
- körperliche Untersuchung, u. a. Körpergewicht, BMI
- Blutuntersuchung, z. B. Blutfette, Blutzucker, Nierenwerte
- Überprüfung der Nierenfunktion, z. B. durch Ultraschall, Urinuntersuchung
- EKG

Therapie

Die Therapie richtet sich nach den Ergebnissen der Diagnostik und den Risikofaktoren. Der Arzt oder die Ärztin kann z. B. empfehlen, abzunehmen, gesünder zu essen und sich mehr zu bewegen. Wenn eine Grunderkrankung vorliegt, wird diese behandelt.

Zudem werden blutdrucksenkende Medikamente (Antihypertensiva ▷ S. 418) eingesetzt, die den Blutdruck senken, aber nicht heilen. Das bedeutet, dass die Medikamente ein Leben lang eingenommen werden müssen.

Pflegefachassistentinnen und -assistenten wirken bei der Prävention und Therapie mit, indem sie:
- mehrmals täglich den Blutdruck und den Puls messen und kontrollieren (je nach Situation bzw. Anordnung).
- auf Symptome achten und Auffälligkeiten an eine Pflegefachkraft weitergeben.
- ärztlich verordnete Medikamente verabreichen.
- zu einem gesunden Lebensstil motivieren.

Wichtig
Durch einen Lebensstil mit viel Bewegung und gesunder Ernährung kann jeder dazu beitragen, seinen Blutdruck im Normbereich zu halten. Bei der Hausärztin oder beim Hausarzt kann der Blutdruck bei einem Besuch kontrolliert werden. Außerdem können alle gesetzlich Versicherten ab 35 Jahren alle drei Jahre einen Gesundheits-Check machen lassen, um Gesundheitsrisiken frühzeitig zu erkennen.

Recherche im Internet
Mehr Informationen über präventive Maßnahmen bei Bluthochdruck gibt es hier:
- www.herzstiftung.de → Suche nach: Grundwissen Bluthochdruck
- www.hochdruckliga.de

Herzinsuffizienz

Definition
Bei einer **Herzinsuffizienz** (Herzmuskelschwäche, Herzschwäche) ist die Leistungsfähigkeit des Herzens eingeschränkt. Dadurch kann das Herz den Körper nicht mehr ausreichend mit Sauerstoff versorgen.

Die Deutsche Herzstiftung geht von ungefähr vier Millionen Menschen aus, die von einer Herzinsuffizienz betroffen sind.

Je nachdem, welche Seite des Herzens geschwächt ist, liegt entweder eine Rechtsherzinsuffizienz oder eine Linksherzinsuffizienz vor. Eine globale Herzinsuffizienz ist dann gegeben, wenn die Leistungsfähigkeit des gesamten Herzmuskels eingeschränkt ist.

Diversität
Frauen leiden seltener an einer Herzinsuffizienz als Männer. Ursache dafür sind die weiblichen Geschlechtshormone (Östrogene). Sie schützen die Blutgefäße bis zu den Wechseljahren. Außerdem gehen Frauen häufiger zu Vorsorgeuntersuchungen als Männer.

Symptome
Eine Herzinsuffizienz beginnt meist schleichend und wird deshalb oft nicht erkannt. Anfangs leiden die Betroffenen bei körperlicher Belastung schnell unter **Erschöpfung** und **Atemnot.** Später bilden sich vor allem in den Füßen und Knöcheln **Ödeme** (Wassereinlagerungen). Durch die Ödeme kommt es zu einer Gewichtszunahme. Weitere Symptome sind **nächtlicher Harndrang** und eine **Tachykardie.**

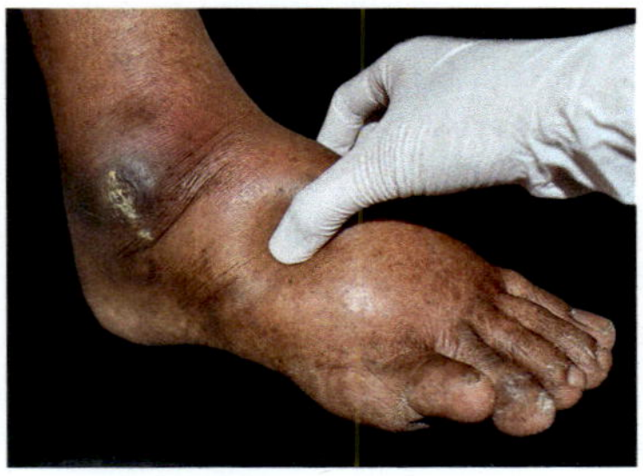

Abb. 2 Ödeme an den Füßen treten häufig bei einer Herzinsuffizienz auf, weil das Herz in der Pumpfunktion eingeschränkt ist.

Die Herzinsuffizienz wird je nach Ausprägung der Symptome laut der New York Heart Association (NYHA) in vier Schweregrade unterteilt:
- **Stadium I:** keine Beschwerden, keine körperliche Einschränkung
- **Stadium II:** leichte Beschwerden bei schwerer Belastung (z. B. Treppe steigen)
- **Stadium III:** starke Beschwerden (z. B. Atemnot oder Herzrhythmusstörungen) bei leichter Belastung (z. B. Spazieren gehen)
- **Stadium IV:** Beschwerden in Ruhe

Ursachen
Die häufigste Ursache ist die Verkalkung der Herzkranzgefäße (koronare Herzkrankheit, auch: KHK). Dadurch sind die Gefäße, die den Herzmuskel versorgen, verengt. Die Durchblutung ist vermindert und der Herzmuskel wird nicht mehr ausreichend mit Sauerstoff versorgt. Andere Ursachen sind Erkrankungen der Herzklappen und Bluthochdruck.

Zu den Risikofaktoren der Herzinsuffizienz zählen vor allem:
- Adipositas (Fettleibigkeit)
- Bewegungsmangel
- Diabetes mellitus
- Nierenerkrankungen
- hoher Alkoholkonsum

Diagnostik
Die Herzinsuffizienz wird diagnostiziert durch Blutuntersuchungen, EKG, Ultraschall des Herzens (Echokardiografie) und Herzkatheteruntersuchungen.

Therapie
Wird die Krankheit frühzeitig erkannt, ist es möglich, den Verlauf zu bremsen und die Lebensqualität zu erhalten.
Therapeutische Maßnahmen sollen das Herz entlasten, den Herzmuskel stärken und Komplikationen (z. B. Lungenödem, Herzinfarkt) vermeiden.

Meist werden therapeutische Ansätze kombiniert:
- medikamentöse Therapie, z. B. mit blutdrucksenkenden und harntreibenden Medikamenten
- mechanische Unterstützungssysteme bei schwerer Herzinsuffizienz
- Änderung des Lebensstils, z. B. durch vitamin- und ballaststoffreiche, salz- und fettarme Ernährung, körperliche Bewegung, Tabakentwöhnung, geringen Alkoholkonsum

Pflegefachassistenzpersonen kontrollieren regelmäßig Blutdruck, Puls und Atmung. Sie passen die Pflegemaßnahmen dem Befinden der Pflegebedürftigen an.

Beispiel
Herr Wiener hat eine Herzinsuffizienz. Normalerweise halten sich seine Beschwerden in Grenzen. Deshalb soll er selbstständig zum Röntgentermin im Erdgeschoss des Krankenhauses gehen und den Fahrstuhl nutzen. Als Pflegefachassistentin Nele Haas ihm die Unterlagen für die Radiologie gibt, sagt er: „Heute strengt mich einfach alles an. Ich bekomme bei der kleinsten Anstrengung Luftnot." Nele Haas misst den Puls, den Blutdruck und die Sauerstoffsättigung. Alle Werte sind im Normbereich. Dann informiert sie die Pflegefachperson. Zusammen beschließen sie, Herrn Wiener heute vom Transportdienst mit dem Rollstuhl zum Röntgen bringen zu lassen.

4.2.4 Atmung

Jeder Atemzug versorgt den Körper mit Sauerstoff. Wenn die Atmung nur wenige Minuten unterbrochen ist, kann das zu einem lebensbedrohlichen Sauerstoffmangel führen. Mit der Atemluft werden, neben dem lebenswichtigen Sauerstoff, aber auch schädigende Stäube, Umweltgifte/Abgase und Krankheitskeime aufgenommen.

Aufbau der Atemwege

Definition
Zu den **Atemwegen** gehören alle Strukturen, die von Atemluft durchströmt werden. Es gibt die **oberen** und die **unteren Atemwege.**

Die **oberen Atemwege** bestehen aus:
- der Nase,
- den Nasennebenhöhlen und
- dem Rachen.

Die Atemluft strömt zuerst durch die **Nase.** Sie feuchtet und wärmt die Atemluft an und reinigt sie von größeren Staubpartikeln. Die Atemwege haben Flimmerhärchen. Zwischen den Flimmerhärchen sind Schleimzellen. Schädigende Stoffe bleiben im Schleim kleben oder werden durch die Flimmerhärchen abtransportiert. Schadstoffe werden heruntergeschluckt oder abgehustet. Der **Rachen** ist mit Schleimhaut ausgekleidet und ist äußerst wichtig für die Abwehr von Krankheitserregern.

Die **unteren Atemwege** bestehen aus:
- dem Kehlkopf,
- dem Kehldeckel,
- der Luftröhre,
- den Bronchien und
- der Lunge.

Der **Kehlkopf** verschließt beim Schlucken die Luftröhre und verhindert damit, dass man sich verschluckt. Bei der Ausatmung ist der Kehlkopf auch wesentlich an der Stimmbildung beteiligt.

Die **Trachea (Luftröhre)** besteht aus hufeisenförmigen Knorpelspangen. Sie halten die Luftröhre beim Ein- und Ausatmen offen. Die Luftröhre ist mit Flimmerhärchen ausgekleidet. Am unteren Ende der Luftröhre teilen sich die **Bronchien** in zwei Hauptbronchien. Von da verzweigen sich die Bronchien immer weiter.

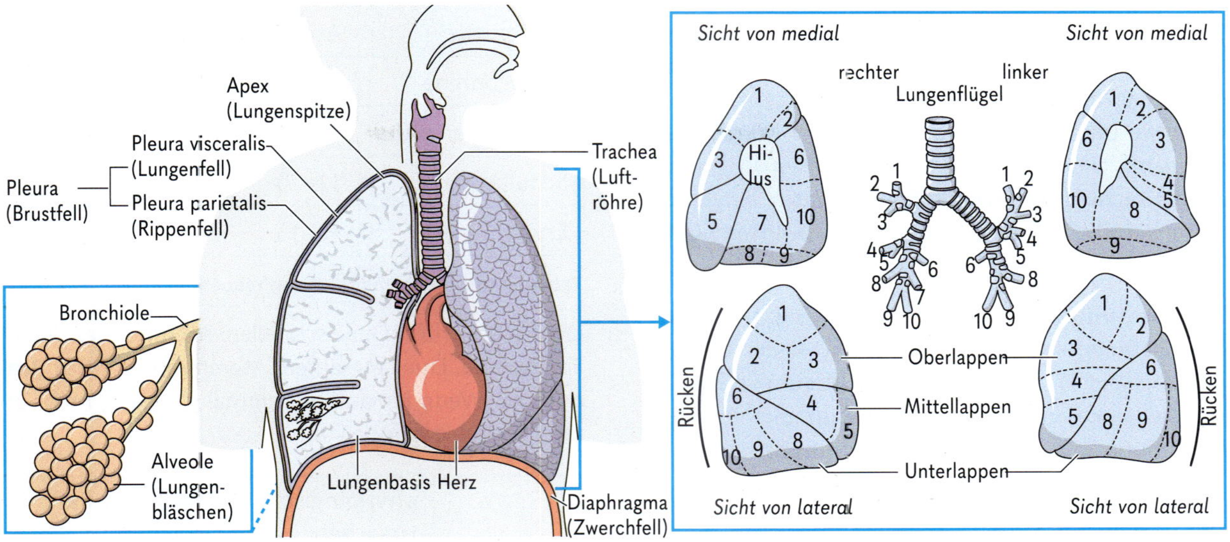

Abb. 1 Aufbau der Lunge

Die kleinste Einheit der Bronchien sind die **Alveolen (Lungenbläschen).** Dort findet der Gasaustausch statt. Die Bronchien und ihre Äste geben den Weg vor, den die Luft nimmt.

Die **Lunge** ist das zentrale Atmungsorgan. Sie sorgt dafür, dass der Sauerstoff ins Blut gelangt und Kohlendioxid abtransportiert wird. Sie liegt im Brustraum und hat zwei Flügel.

Der **linke Lungenflügel** ist wegen der Lage des Herzens etwas kleiner als der **rechte Lungenflügel.** Der rechte Lungenflügel hat drei Lungenlappen, der linke Lungenflügel hat nur zwei Lungenlappen. Die beiden Lungenflügel sind von einer schützenden dünnen Haut umgeben, dem Lungenfell.

Zwischen dem Rippenfell auf der Innenseite des Brustkorbs und dem Lungenfell gibt es einen Spalt. Das ist der Pleuraspalt. Er ist mit Flüssigkeit gefüllt. **Lungen- und Rippenfell** werden zusammen auch als Pleura (Brustfell) bezeichnet.

Atemmechanik

Wir atmen, ohne dass wir darüber nachdenken müssen. Die Atmung wird vom **Atemzentrum** im Gehirn reguliert. Messfühler im Körper melden dem Atemzentrum ständig, wie viel Sauerstoff bzw. Kohlendioxid sich im Körper befindet. Je nach Bedarf gibt das Atemzentrum dann den Impuls, schneller, langsamer oder tiefer zu atmen. Ein Atemvorgang besteht aus einer **Inspiration (Einatmung)** und einer **Exspiration (Ausatmung).**

Die Atmung kann aber auch von unserem Willen und Gefühlen beeinflusst werden. Wenn uns z. B. ein Geruch unangenehm ist, halten wir für einen kurzen Moment die Luft an oder uns die Nase zu.

Grundsätzlich gibt es zwei Arten, Luft einzuatmen: Bauchatmung und Brustatmung.

Bei der **Brustatmung** werden die Muskeln zwischen den Rippen angespannt. Dadurch dehnen sich der Brustkorb und die Lunge. Luft wird in die Lunge eingesogen. Bei der Brustatmung werden nur die oberen Lungenbereiche gut belüftet.

Bei der **Bauchatmung** sorgt das Zwerchfell dafür, dass beim Luftholen ein Unterdruck im Brustkorb entsteht und dieser sich ausdehnt. So wird Luft in die Lunge eingesogen. Bei der Bauchatmung erreicht der Sauerstoff die unteren Lungenbereiche.

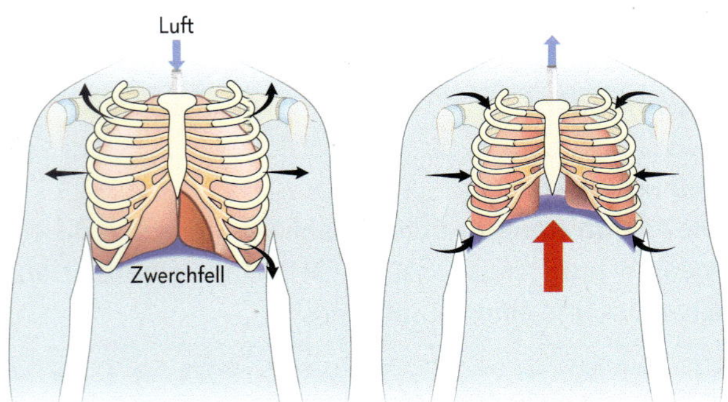

Abb. 2 Zwerchfell und Zwischenrippenmuskulatur im Zusammenspiel bei der Einatmung (links) und der Ausatmung (rechts)

Die Lunge ist am besten belüftet in einer aufrechten Körperhaltung, weil sich der Brustkorb dann in alle Richtungen ausdehnen kann.
Wenn wir uns anstrengen, benötigt unser Körper mehr Sauerstoff. Um schneller und tiefer atmen zu können, wird zusätzlich die **Atemhilfsmuskulatur** eingesetzt. Diese besteht aus verschiedenen Muskeln am Hals-, Brust- und Rückenbereich.

Die **Ausatmung** ist kein aktiver Vorgang. Die Atemmuskulatur entspannt sich und nimmt wieder ihre Ausgangslage ein. Dadurch wird der Brustraum verkleinert und die Lunge zurückgedrängt. Die Luft entweicht. Die Ausatmung dauert länger als die Einatmung.

Video-Tipp von Yonca
„Es gibt ein Video: *Gasaustausch in den Lungen.*"

Atmung beobachten und einschätzen

Die Atmung wird vor allem bei Menschen mit Atembeschwerden beobachtet. Menschen mit Herzerkrankungen und Erkrankungen der Atmungsorgane haben häufig Probleme beim Atmen.

Die normale Atmung (Eupnoe) ist
- regelmäßig und ruhig,
- gleichmäßig tief,
- unangestrengt,
- geräuscharm und
- mit geschlossenem Mund.

Die Atmung lässt sich nach diesen Kriterien beschreiben und beobachten:
- Atemfrequenz
- Atemtiefe
- Atemrhythmus
- Atemgeräusche
- Atemgeruch

Atemfrequenz

Definition
Die **Atemfrequenz** ist die Anzahl der Atemzüge, die ein Mensch pro Minute macht. Ein Atemzug besteht aus einer Ein- und einer Ausatmung.

Diversität
Die Atemfrequenz ändert sich mit dem Alter. Im Laufe unseres Lebens reduzieren sich die Atemzüge pro Minute.

Altersstufe	Atemfrequenz pro Minute
Neugeborene	30–60
Kleinkinder	24–30
Schulkinder	12–20
Erwachsene	10–15

Tab. 1 Normbereiche für die Atemfrequenz in Ruhe

Der Fachbegriff für eine schnellere Atemfrequenz heißt **Tachypnoe.** Eine langsamere Atemfrequenz heißt **Bradypnoe.** Wenn jemand auf einmal gar nicht mehr atmet, liegt eine **Apnoe** vor.

	physiologische Ursachen	pathologische Ursachen
Tachypnoe	• Angst • körperliche Anstrengung • warme Umgebung	• Fieber • Schock • Schmerzen • Herz- und Lungenkrankheiten
Bradypnoe	• Schlaf • Zustand tiefer Entspannung	• Vergiftungen, Überdosierungen von Medikamenten • Schädel-Hirn-Erkrankungen
Apnoe	• bewusstes kurzzeitiges Luftanhalten	• Verlegung der Atemwege • Herzstillstand • Lähmung der Atemmuskulatur

Tab. 2 Ursachen für Abweichungen von der Atemfrequenz

So messen Sie die Atemfrequenz:
- Zählen Sie die Atemzüge, indem Sie das Heben und Senken des Brustkorbs beobachten. Ein Atemzug besteht aus einmal Heben und einmal Senken.
- Legen Sie bei Säuglingen/Kleinkindern und bei schwacher Atmung eine Hand leicht unterhalb des Schwertfortsatzes (unterste Teil des Brustbeins), ohne dabei die Atmung aktiv zu beeinflussen. Legen Sie die zweite Hand unterstützend auf den Rippenbogen oder im Sitzen stützend auf den Rücken.
- Bei schlafenden Menschen legen Sie die Hand sanft auf den Brustkorb.

> **Wichtig**
> Wenn Menschen wissen, dass ihre Atmung beobachtet wird, konzentrieren sie sich automatisch auf das Atmen. Dadurch verändern sie die Atmung. Deshalb sollten die Person nicht über das Zählen der Atemzüge informiert werden. Stattdessen können Sie so tun, als würden Sie den Puls messen.

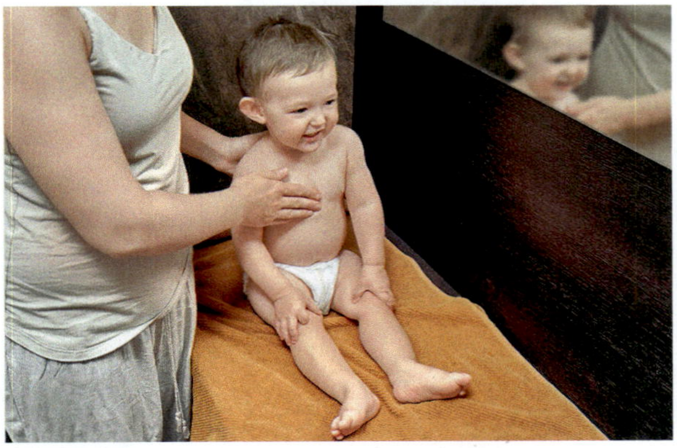

Abb. 1 Messen der Atemfrequenz beim Säugling durch Auszählen

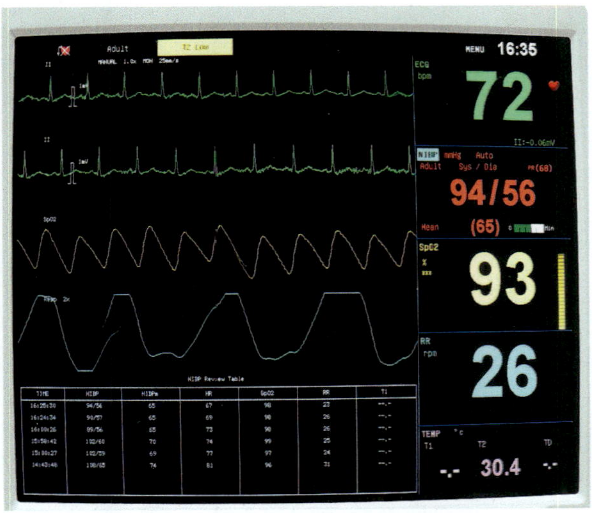

Abb. 2 Atemfrequenzmessung am Monitor: normale, regelmäßige Atemkurve mit 26 Atemzügen pro Minute (türkisfarbene Kurve unten). Weitere Anzeigen von oben nach unten: Pulsfrequenz 72/min., Blutdruck 94/56 mmHg, Sauerstoffsättigung 93 %.

Atemtiefe

Definition
Die **Atemtiefe** wird vom Atemzugvolumen bestimmt. Das Atemzugvolumen ist die Luftmenge, die ein Mensch pro Atemzug ein- und wieder ausatmet.

Das Atemzugvolumen eines gesunden Erwachsenen beträgt durchschnittlich 500 ml. Ein Neugeborenes hat ein Atemzugvolumen von etwa 18 ml, Grundschulkinder von etwa 200 ml.

Bei einem gesunden Menschen passt sich die Atemtiefe dem Sauerstoffbedarf an. Ein Mensch atmet tiefer, wenn er joggt, als wenn er auf der Couch sitzt.
Man kann die Atemtiefe nur anhand der Brustkorbbewegungen abschätzen. Eine zu schnelle und zu tiefe Atmung wird **Hyperventilation** genannt, eine wenig tiefe Atmung wird flache Atmung, oberflächliche Atmung oder **Hypoventilation** genannt. **Ventilation** bedeutet Belüftung.

Zu einem **Hyperventilationssyndrom** kommt es, wenn eine Person sehr tief und zu schnell atmet. Die betroffene Person atmet dann zu viel Kohlendioxid ab. Die häufigsten Ursachen für eine Hyperventilation sind Angst- und Panikstörungen.

Anzeichen für ein Hyperventilationssyndrom sind:
- Kribbeln in Fingern und im Gesicht
- das Gefühl, keine Luft zu bekommen
- Sehstörungen
- Schwierigkeiten zu sprechen
- Schwindelgefühl
- Hand- und Fingerkrämpfe („Pfötchenstellung“)

Pflegefachassistentinnen und -assistenten unterstützen hyperventilierende Personen, indem sie
- beruhigend auf sie einwirken.
- eine Plastik- oder Papiertüte anreichen bzw. vor Mund und Nase halten und die Person auffordern, ruhig in diese hinein- und wieder auszuatmen.
- die Person nicht allein lassen.

Atemrhythmus

Die normale Atmung ist gekennzeichnet durch regelmäßige Atemzüge. Bei verschiedenen Erkrankungen ist der Atemrhythmus gestört.

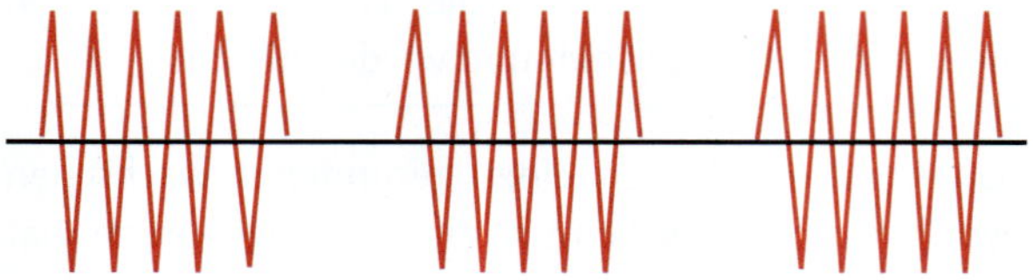

Abb. 1 Biot-Atmung: Atemstörung mit tiefen Atemzügen und längeren Atempausen, z. B. bei schweren Hirnerkrankungen

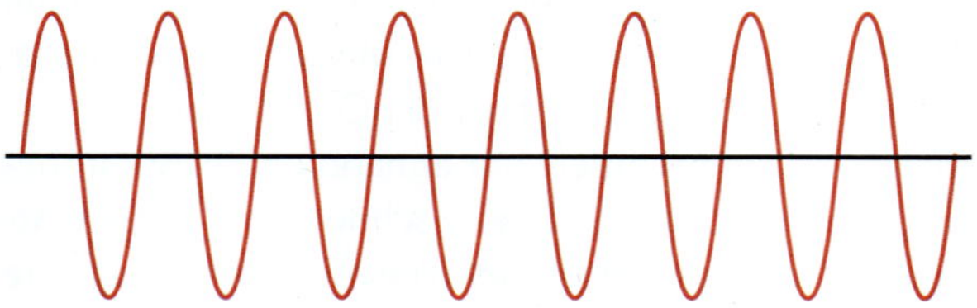

Abb. 2 Kußmaul-Atmung (benannt nach dem Arzt Adolf Kußmaul): Atemstörung (Sonderform der Hyperventilation) mit tiefen regelmäßigen Atemzügen, um überschüssiges Kohlendioxid auszuatmen, z. B. bei Stoffwechselstörungen bei Diabetes mellitus

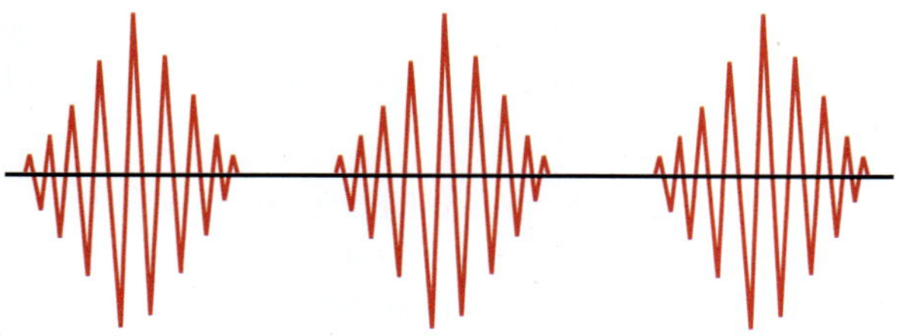

Abb. 3 Cheyne-Stokes-Atmung (benannt nach den Ärzten John Cheyne und William Stokes): Atemstörung, bei der sich tiefe Atemzüge und flache Atemzüge mit kurzen Atempausen abwechseln, z. B. bei Herzinsuffizienz, Schlaganfall, im Sterbeprozess

Atemgeräusche

Eine normale Atmung ist nahezu geräuschlos. Atemgeräusche haben oft unterschiedliche Ursachen. Hindernisse können Engstellen, Schwellungen oder Sekret sein. Die Art des Geräusches zeigt an, wo genau die Atmung behindert wird.

- **Giemen, Brummen:** Bronchien, Luftröhre
- **Pfeifen:** Kehlkopf, Bronchien
- **Brodeln, Rasseln:** Lunge
- **Schniefen:** Nase
- **Schnarchen:** Rachen
- **Stridor** (Pfeifen beim Einatmen): Verengung der Atemwege, Kehlkopfentzündung.

Beispiel

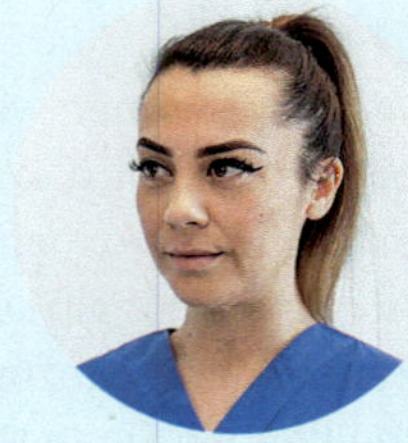

„Manche Eltern denken sich nichts dabei, wenn ihr Neugeborenes schnarcht oder die Nasenflügel einzieht. Manche sagen scherzhaft, dass ihr Kind wie der Papa oder Opa schnarcht. Wir erklären ihnen, dass das nicht harmlos ist. Denn es zeigt, dass das Kind nicht genug mit Sauerstoff versorgt ist und auch Atemaussetzer haben kann."

Wichtig

Plötzlich auftretende Atemgeräusche können Anzeichen für einen medizinischen Notfall sein. Informieren Sie umgehend eine Pflegefachperson bzw. den Arzt oder die Ärztin.

Atemgeruch

Die Ausatemluft ist normalerweise geruchlos bzw. riecht nach dem, was eine Person gerade gegessen oder getrunken hat. Wenn man z. B. ein Pfefferminzbonbon lutscht, riecht auch der Atem nach Pfefferminze. Unangenehmer Atem-/Mundgeruch entsteht häufig durch eine mangelnde Zahn- und Mundpflege. Allerdings gibt es auch Atemgerüche, die auf bestimmte Krankheiten hinweisen.

Geruch	Erkrankung
wie fauliges Obst, süßlich (nach Aceton)	diabetisches Koma langes Fasten, Hungern
stechend, beißend (nach Ammoniak)	Lebererkrankungen
faulig	Tumorerkrankungen
nach Urin	Nierenversagen

Tab. 1 Atemgerüche und mögliche Erkrankungen

Atemnot

Bei körperlicher Anstrengung ist es normal, dass Menschen vorübergehend schwer Luft bekommen. Die Atmung normalisiert sich, sobald die Anstrengung nachlässt. Passiert dies nicht, liegt eine Atemnot vor. Der Fachbegriff für Atemnot oder für erschwertes Atmen heißt **Dyspnoe.**

Bezeichnung	Beschreibung
Belastungs-dyspnoe	Betroffenen haben Luftnot bei einer Belastung, die normalerweise nicht zu Atemnot führt, z. B. beim Treppensteigen.
Ruhedyspnoe	Betroffene verspüren bereits in Ruhe Atemnot.
Orthopnoe	Betroffene reagieren bei Lageveränderungen mit Atemnot. Sie bekommen nur aufrecht sitzend genug Luft.

Tab. 2 Schweregrade einer Dyspnoe

Wenn die Atemnot schon in Ruhe auftritt oder länger anhält, sollten die Betroffenen ärztlichen Rat einholen. Die Lippen und Fingerspitzen von Menschen, die aufgrund von Atemnot zu wenig Sauerstoff bekommen, verfärben sich blau/lila. Dies wird **Zyanose** (Blaufärbung) genannt.

Wenn eine Atemnot plötzlich auftritt, bekommen Menschen oft starke Angst. Die Angst führt dazu, dass sie schneller atmen und hyperventilieren. Das wiederum verstärkt die Atemnot. Deshalb sollten Pflegefachassistenzpersonen im Umgang mit atemnötigen Menschen

- ruhig und sicher auftreten.
- die Person nicht allein lassen.
- atemerleichternde bzw. ventilationsfördernde Maßnahmen ergreifen.
- umgehend eine Pflegefachkraft oder den Arzt / die Ärztin informieren bzw. frühzeitig einen Notruf (▷ S. 493) absetzen.

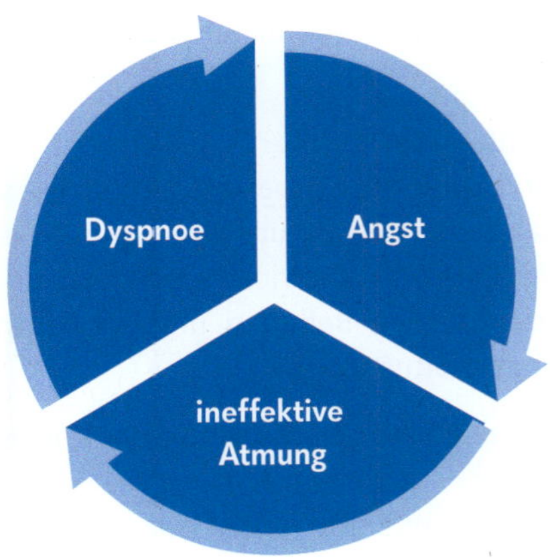

Abb. 4 Teufelskreis bei Atemnot (Dyspnoe)

Husten und Auswurf

Definiton

Husten ist ein Schutzreflex. Er wird durch einen eingeatmeten Fremdkörper (z. B. ein Staubkorn) oder eine Erkrankung (z. B. Atemwegsinfekt) ausgelöst. Husten befördert einen Fremdkörper aus dem Körper.

Es gibt Husten mit und ohne **Sputum (Auswurf).** Der Auswurf ist das Sekret, das bei Atemwegserkrankungen vermehrt in den Bronchien produziert wird.

Ein Husten ohne Auswurf heißt **trockener Husten.** Er kann sehr quälend sein. Ein **produktiver Husten** ist ein Husten mit Auswurf. Der Auswurf kann Hinweise auf die Art einer Erkrankung geben.

Beobachtungs-kriterium	Beschreibung
Bestandteile des Sputums	• Zellen • Krankheitserreger
Konsistenz (Beschaffenheit)	• zäh • Fäden ziehend • wässrig • schaumig • dünnflüssig
Menge	• sehr wenig bis sehr viel
Farbe	• durchsichtig (bei Virusinfektionen) • weißlich (z. B. bei Raucherhusten) • gelb-grün (bei bakteriellen Infektionen) • braun (Hinweis auf Blutbeimengungen) • hellrot (Hinweis auf akute Blutung in den Atemwegen)

Tab. 3 Kriterien für die Beschreibungen von Auswurf

Hustende Menschen sollten ihren Auswurf immer in ein Taschentuch abhusten und dieses direkt entsorgen. Menschen mit produktivem Husten sollten sich öfter die Hände waschen, damit sie mögliche Keime auf den Händen nicht verteilen.

4.2.5 Körpertemperatur

Damit alle Organe und Stoffwechselvorgänge im Körper optimal funktionieren, muss die Körpertemperatur im Körperinneren relativ konstant sein. Schon geringe Abweichungen können zu Funktionseinschränkungen führen.

Wärmeregulation

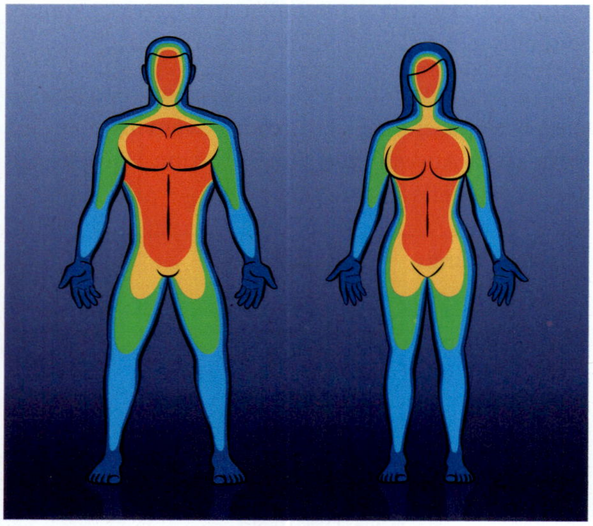

Abb. 1 Thermogramm (Temperaturbild) von Frau und Mann. Rot gefärbt sind die Bereiche höchster Körpertemperatur.

Die normale Temperatur im **Körperinneren** liegt bei ungefähr **37 °C (gesprochen: Grad Celsius).** Diese Temperatur wird **Körperkerntemperatur** genannt. Sie herrscht in den inneren Organen und im Kopf und bleibt mit geringen Schwankungen immer gleich. Nachts ist die Körperkerntemperatur am niedrigsten und am späten Nachmittag am höchsten. Bei einer Frau steigt zum Zeitpunkt des Einsprungs die Körperkerntemperatur um ca. 0,5 °C an.

Die **Körperschalentemperatur** ist die Temperatur an der Hautoberfläche und an den Extremitäten. Diese Temperatur ist abhängig von der Durchblutung, der körperlichen Aktivität und der Außentemperatur. Sie schwankt zwischen 28 °C und 37 °C.

Das **Temperaturregulationszentrum** im Gehirn (im Hypothalamus gelegen) ist dafür zuständig, die Temperatur im Körperinneren konstant zu halten.

Es gibt ein Gleichgewicht zwischen der Wärmeabgabe und der Wärmeproduktion. Die Wärme, die vor allem durch die Verbrennung von Nährstoffen entsteht, wird über den Blutkreislauf im ganzen Körper verteilt. Wenn zu viel Wärme produziert wird, muss der Körper die überschüssige Wärme abgeben. Wenn die Körpertemperatur zu niedrig ist, muss der Körper Wärme produzieren.

Wärme produzieren durch ...	Wärme abgeben durch ...
• Engstellen der Blutgefäße • mehr Nährstoffe verbrennen • körperlich aktiver werden • wärmende Kleidung anziehen • Muskelzittern • Haare am Körper aufstellen (Gänsehaut)	• vermehrte Schweißproduktion • beschleunigte Atmung • Erweitern der Blutgefäße • weniger körperliche Aktivitäten • wärmende Kleidung ausziehen

Tab. 1 Möglichkeiten der Wärmeregulation

> **!** **Wichtig**
> Eine Körpertemperatur im Körperinneren unter 27 °C und eine Körpertemperatur über 42 °Celsius sind lebensbedrohlich.

> **Diversität**
> **Neugeborene und Säuglinge** haben im Verhältnis zur Körpermasse eine sehr große Körperoberfläche und einen großen Kopf, über die sie Wärme verlieren. **Alte Menschen** haben häufig eine schlechte Durchblutung. Deswegen klagen sie vermehrt über kalte Hände und Füße.

Körpertemperatur messen

In der Klinik wird die Körpertemperatur meistens bei der Aufnahme gemessen, um einen Ausgangswert zu haben. Weitere Kontrollen richten sich nach dem Messwert, dem aktuellen Befinden und speziellen krankheitsbedingten Situationen.

Anlässe für eine häufigere Kontrolle der Körpertemperatur sind:

- eine Körpertemperatur unter oder über dem Normalwert
- vor und nach einer Operation

- bei Infektionskrankheiten
- Erkrankungen und Verletzungen, die die Regulation der Körpertemperatur beeinträchtigen, z.B. Erfrierungen, Verbrennungen, Hirntumoren
- bei Frühgeborenen, da deren Wärmeregulation noch nicht zuverlässig funktioniert.

Im häuslichen Bereich und in der stationären Langzeitpflege wird die Körpertemperatur gemessen, wenn eine Person sich krank fühlt oder Anzeichen von Fieber hat.

Fieberthermometer auswählen und anwenden
Es gibt verschiedene Fieberthermometer und unterschiedliche Messpunkte. Die Art des Fieberthermometers und die gewählte Körperstelle bestimmen die Messtechnik. Bei jeder Messung schätzen Pflegefachassistenzpersonen ein, welches Fieberthermometer und welcher Messort für die pflegebedürftige Person in der jeweiligen Situation geeignet sind.

Digitale Kontaktthermometer messen die Körpertemperatur elektrisch durch direkten Hautkontakt. Der Messwert erscheint auf einer LCD-Anzeige zusammen mit einem akustischen Signal, wenn die Messzeit beendet ist. Das digitale Fieberthermometer ist bruchfest, einfach zu handhaben und liefert ein schnelles und zuverlässiges Messergebnis. Für Kontaktthermometer gibt es Schutzhüllen mit und ohne Gleitmittel. Die Schutzhülle wird zwischen jeder Messung und bei jeder pflegebedürftigen Person gewechselt.

Infrarotthermometer messen die von der Stirn, von der Schläfe oder vom Trommelfell abgestrahlte Wärme. Sie haben eine sehr hohe Messgeschwindigkeit. Stirn- und Schläfenthermometer sind im Vergleich zu Ohrthermometer kontaktlos, aber nicht so genau.

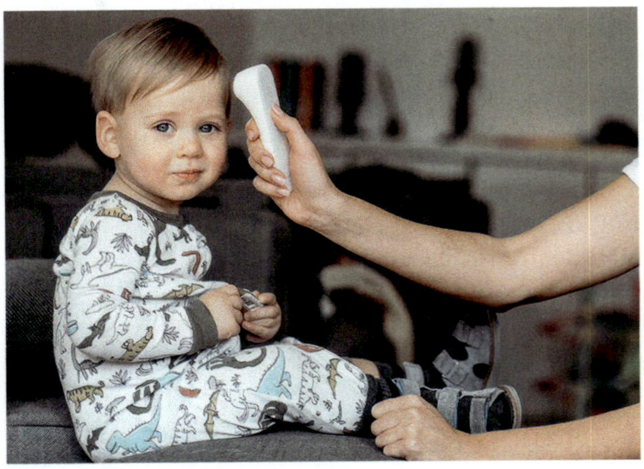

Abb. 2 Stirnthermometer

Die Körpertemperatur kann wie folgt gemessen werden:
- im Mund (oral), unter der Zunge (sublingual)
- an der Stirn, Schläfe (temporal)
- in der Achselhöhle (axillar)
- im Ohr (aurikulär/otal), am Trommelfell (tympanal)
- im Enddarm (rektal)

Die **orale bzw. sublinguale Messung** erfolgt mit einem Kontaktthermometer. Es wird in die Mundhöhle bzw. unter die Zunge gelegt. Während der Messung muss der Mund geschlossen sein. Wenn der Mund während der Messung geöffnet ist, die Messdauer nicht eingehalten wird oder die Person kurz vor der Messung etwas Kaltes oder Heißes getrunken hat, kommt es zu ungenauen Messwerten. Die orale/sublinguale Messung eignet sich nicht bei Hustenreiz, Atemnot oder unruhigen und verwirrten Personen.

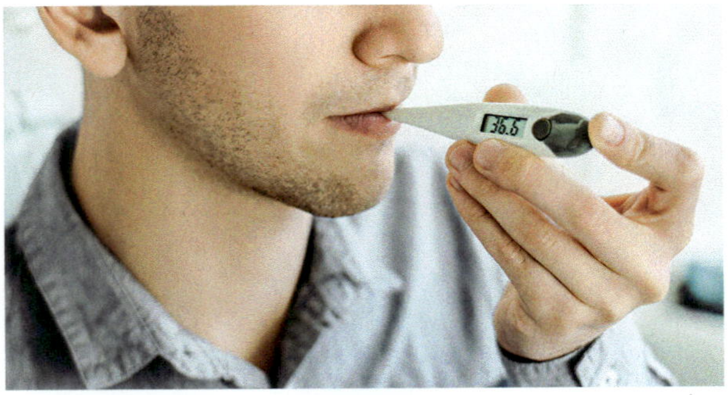

Abb. 3 sublinguale Temperaturmessung

Bei der **axillaren Messung** wird ein Kontaktthermometer in die trockene Achselhöhle gelegt. Während der Messdauer muss der Oberarm dicht an den Körper gedrückt und so gehalten werden, damit das Thermometer komplett von Haut umgeben ist. Zu Messfehlern kommt es, wenn die Messdauer nicht eingehalten wird, das Thermometer verrutscht oder sich Kleidungsstoff zwischen Thermometer und Haut schiebt. Die Messtechnik ist nicht geeignet für sehr schlanke, untergewichtige, unruhige oder verwirrte Menschen.

Für die **rektale Messung** muss die Person sich in Seiten- oder Rückenlage befinden. Die Beine werden angestellt bzw. bei Säuglingen und Kleinkindern angehoben und gehalten. Über das Thermometer wird eine Schutzhülle mit Gleitmittel gezogen und dann behutsam unter leichten Drehbewegungen in den Enddarm eingeführt. Das Thermometer wird während der gesamten Messdauer festgehalten, damit es nicht zu tief hinein- oder zu weit herausrutscht.

Diese Messtechnik wird vorwiegend bei Säuglingen angewandt und nicht bei Erwachsenen. Pflegefachassistenzpersonen achten darauf, dass die Intimsphäre während der Messung gewährleistet ist.

Wichtig
Die rektale Messung entspricht der Körperkerntemperatur am ehesten und ist daher sehr genau.

Für die **aurikuläre/otale/tympanale Messung** wird das Infrarotthermometer benutzt. Gemessen wird die Temperatur am Trommelfell. Dabei wird das Ohr leicht nach hinten und gleichzeitig nach oben gezogen, das Thermometer danach in den Gehörgang eingeführt und der Messknopf gedrückt. Der Messwert erscheint sofort auf der digitalen Anzeige.

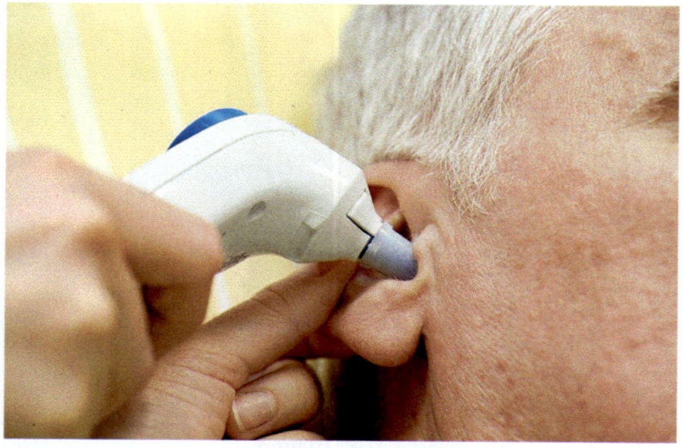

Abb. 1 Fiebermessung im Ohr

Wird das Ohrthermometer bei verschiedenen Personen verwendet, muss eine Schutzhülle auf die Mess-Sonde gesteckt werden. Für jede Person wird eine neue Schutzhülle verwendet. Bei Kindern unter drei Jahren sollte diese Messmethode nicht angewendet werden, aufgrund der erhöhten Verletzungsgefahr am Ohr.

Wichtig
Die Körpertemperatur, die im Ohr, im Mund oder in der Achselhöhle gemessen wird, ist zwischen 0,3 und 0,5 °C unter der rektal gemessenen Temperatur. Um den Verlauf der Körpertemperatur darstellen zu können, sollte immer das gleiche Messverfahren angewendet werden.

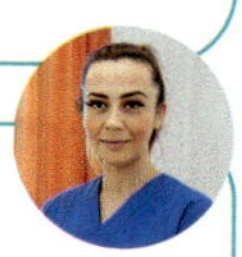

Video-Tipp von Yonca
„Es gibt ein Praxisvideo zum Thema *Temperatur messen.*"

Fieber

Definition
Fieber bedeutet, die Körpertemperatur steigt auf über 38 °C .

Fieber entsteht durch Infektionen, große Verletzungen, Gifte, Tumoren und durch eine Schädigung des zentralen Nervensystems. Fieber ist keine Krankheit, sondern die Reaktion des Immunsystems auf einen schädigenden Prozess im Körper. Je höher die Körpertemperatur, desto mehr Energie und Sauerstoff verbraucht der Körper. Fieber kann auch zu Komplikationen führen.

Untertemperatur	unter 36,3 °C
Normaltemperatur	36,3–37,4 °C
erhöhte Temperatur (subfebril = unter dem Fieber liegend)	37,4–38,0 °C
leichtes Fieber	38,1–38,5 °C
mäßiges Fieber	38,6–39,0 °C
hohes Fieber	39,1–39,9 °C
sehr hohes Fieber	40–42 °C

Tab. 1 Einteilung der Körpertemperatur und Schweregrade von Fieber

Allgemeine Fieberzeichen

Fiebernde Menschen haben oft eine trockene und belegte Zunge, glasige und müde Augen und eine heiße, gerötete Haut.

Oft klagen sie dazu über Kopf- und Gliederschmerzen, fühlen sich (sehr) krank und schwach, haben Durst, aber keinen Appetit und empfinden helles Licht und laute Geräusche als unangenehm. Die Pulsfrequenz steigt durch den erhöhten Energieverbrauch. Die Atemfrequenz steigt durch den erhöhten Sauerstoffbedarf.

Jüngere Kinder haben häufig Fieber und verhalten sich trotzdem unauffällig. Ihr Immunsystem ist noch nicht gut entwickelt und wehrt Krankheitserreger deshalb oft mit einer erhöhten Körpertemperatur ab.

Das Immunsystem älterer Menschen reagiert nicht mehr so stark wie im mittleren Erwachsenenalter. Sie haben mitunter nur gemäßigte Temperaturerhöhungen, obwohl sie eine schwere Infektionserkrankung haben.

Fieberphasen

Phase 1: Fieberanstieg

Die Temperatur steigt, die erkrankte Person friert, die Haut fühlt sich kühl an und ist blass. Pflegefachassistenzpersonen unterstützen die Betroffenen, indem sie Wärme zuführen, z.B. durch mehrere Decken, Bereitstellen und Anreichen von warmen Getränken, Flüssigkeiten (z.B. Kräutertee, Suppen, Brühe) und ggf. die Zimmertemperatur erhöhen.

Wenn die Körpertemperatur sehr schnell steigt, kommt es zu **Schüttelfrost.** Der Schüttelfrost zeigt sich durch ein heftiges Zittern der Muskeln im ganzen Körper. Dadurch klappern auch die Zähne. Die betroffenen Personen frieren. Pflegefachassistenzpersonen informieren die Pflegefachkraft über ihre Beobachtungen und bleiben bei der erkrankten Person.

Phase 2: Fieberhöhe

Die Körpertemperatur bleibt auf der erreichten Höhe. Der erkrankten Person ist es zu warm, ihre Haut fühlt sich heiß an und sieht gerötet aus. Pflegefachassistenzpersonen unterstützen Betroffene durch kühlende Maßnahmen, z.B. Anpassen der Zimmertemperatur, eine leichte Decke, kühle Getränke, Coolpacks bei Kindern, kühlende Waschungen bei Erwachsenen, Wadenwickeln bei sehr hohem Fieber. Der fieberkranke Mensch fühlt sich jetzt sehr matt und benötigt bei den Alltagsaktivitäten Unterstützung, z.B. beim Gang zur Toilette. Für viele ist es angenehm, wenn das Zimmer abgedunkelt wird und es ruhig im Zimmer bleibt.

Phase 3: Fieberabfall

Das Fieber fällt wieder, die Körpertemperatur sinkt. Während des Fieberabfalls schwitzen die erkrankten Personen vermehrt. Der Schweiß verdunstet auf der Haut und kühlt.

Bei Bedarf wechseln Pflegefachassistentinnen und -assistenten die durchgeschwitzte Bettwäsche und das Nachthemd. Sie schützen die Person außerdem vor Zugluft. Wenn die normale Körpertemperatur wieder erreicht wird, haben die Betroffenen ein erhöhtes Ruhebedürfnis und es schließt sich der sogenannte Erschöpfungsschlaf an.

> **! Wichtig**
> Es ist besser, wenn die Körpertemperatur langsam sinkt. Ein zu schneller Fieberabfall kann kreislaufbelastend sein.

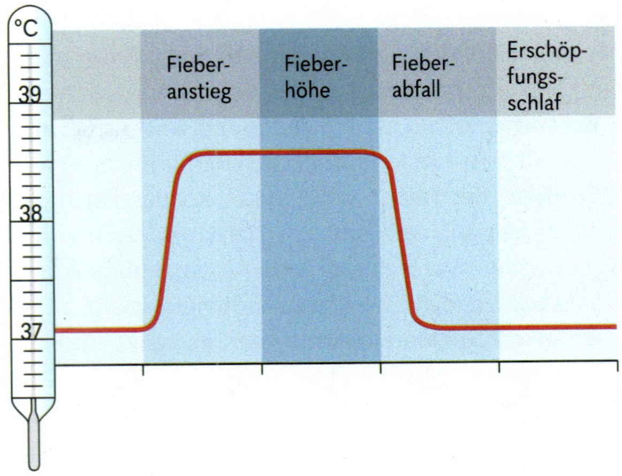

Abb. 2 Fieber verläuft in drei Phasen mit anschließendem Erschöpfungsschlaf

Komplikationen bei Fieber

Fieberkrampf

Säuglinge und Kleinkinder bis zu fünf Jahren können Fieberkrämpfe erleiden. Eltern empfinden dies mitunter als sehr bedrohlich, auch wenn ein Fieberkrampf in der Regel keine Gefahr für das betroffene Kind darstellt.

Ein Fieberkrampf dauert meistens wenige Minuten. Danach fällt das Kind in einen Erschöpfungsschlaf. Wenn ein Fieberkrampf länger als 15 Minuten andauert, sollte der Kinderarzt eingeschaltet werden. Ärzte und Ärztinnen verschreiben Kindern, die häufiger längere Fieberkrämpfe haben, ein Miniklistier Diazepam.

Fieberdelir

Menschen mit sehr hohem Fieber können plötzlich desorientiert und unruhig sein. Dies wird Fieberdelir genannt. Ursache für ein Fieberdelir kann ein Flüssigkeitsmangel (Dehydratation, ▷ S. 272) oder eine Elektrolytverschiebung im Blut sein. Pflegefachassistentinnen und -assistenten informieren bei Verdacht auf ein Fieberdelir sofort eine Ärztin oder einen Arzt.

Therapeutische und pflegerische Maßnahmen

Bei Fieber werden einerseits die Ursache und andererseits die Symptome behandelt. Wenn eine bakterielle Infektion vorliegt, kann diese mit Antibiotika therapiert werden. Antibiotika werden jedoch erst gegeben, wenn das Immunsystem die Infektion nicht allein abwehren kann. Bei Kopf- und Gliederschmerzen verschreiben Ärzte häufig leichte Schmerzmittel, die oft auch fiebersenkend und entzündungshemmend wirken.

Grundlegende, pflegerische Maßnahmen richten sich nach dem Befinden der fiebernden Person und der jeweiligen Fieberphase.

- **Bettruhe:** Fieber ist kräftezehrend und kreislaufbelastend. Betroffenen sollten sich deshalb schonen.
- **Trinken:** Bei Fieber verliert der Körper Flüssigkeit. Flüssigkeitsmangel kann zu Verwirrtheit, Kreislaufproblemen, Verstopfung und Austrocknung führen. Deshalb werden Betroffene motiviert, mehr als gewöhnlich zu trinken. Am besten geeignet sind: Tee, Wasser, verdünnte Fruchtsäfte.
- **Prophylaxen:** Durch den Flüssigkeitsverlust, die körperliche Schwäche, das vermehrte Schwitzen und die Bewegungseinschränkungen müssen Maßnahmen zu allen Prophylaxen (▷ S. 138) von Pflegefachassistenzpersonen und Pflegefachpersonen durchgeführt werden).
- **Leicht verdauliche und vitaminreiche Speisen:** Fieberkranke Menschen haben kaum Appetit. Es können ihnen leicht verdauliche und vitaminreiche Kost in kleinen Portionen angeboten werden.
- **Beobachtung weiterer Vitalzeichen:** Neben regelmäßiger Fiebermessung sollten Puls, Blutdruck und Atmung ebenfalls im Blick behalten werden, um Komplikationen frühzeitig zu erkennen.
- **Wadenwickel:** Während der Fieberhöhe können neben kühlenden Stirnlappen oder Waschungen auch Wadenwickel angewendet werden, um das Fieber zu senken. Dabei sollten die verwendeten Tücher aus Naturmaterialien sein (z. B. Baumwolle, Leinen), um einen Wärmestau zu vermeiden. Die Wassertemperatur sollte höchstens ein bis zwei Grad unter der gemessenen Körpertemperatur liegen. Ziel ist, das Fieber nicht mehr als um 0,5–1,5 °C zu senken, um den Kreislauf nicht zu belasten.

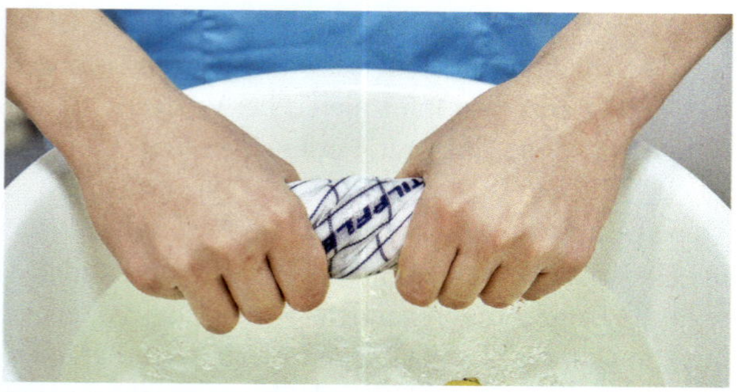

Abb. 1 Wadenwickel vorbereiten: Füllen Sie Wasser in eine Schüssel (Wassertemperatur höchstens 1–2 °C kühler als das gemessene Fieber). Tauchen Sie ein Tuch (z. B. aus Baumwolle, Leinen) ein und wringen Sie es aus.

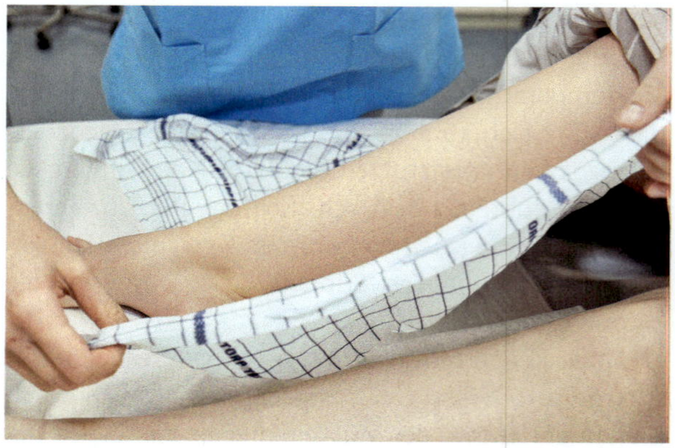

Abb. 2 Innentuch anlegen: Legen Sie unter die Beine ein Handtuch als Nässeschutz ins Bett. Wickeln Sie das nasse Tuch um die Wade.

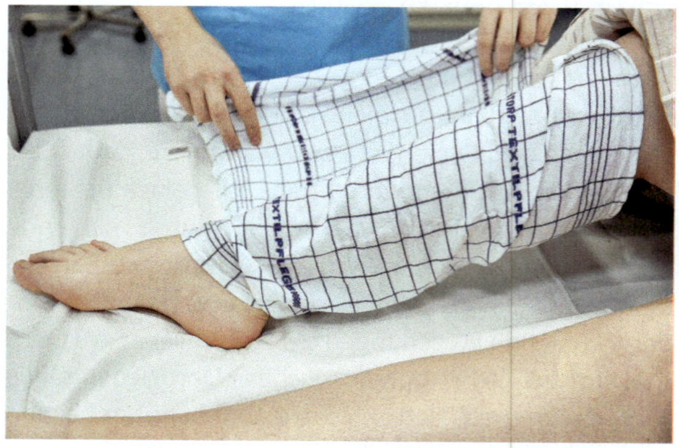

Abb. 3 Zwischen- und Außentuch anlegen: Wickeln Sie über das erste, nasse Innentuch ein zweites trockenes Zwischentuch (z. B. aus Baumwolle, Leinen) und anschließend darüber ein Außentuch (z. B. aus Frottee, Wolle).

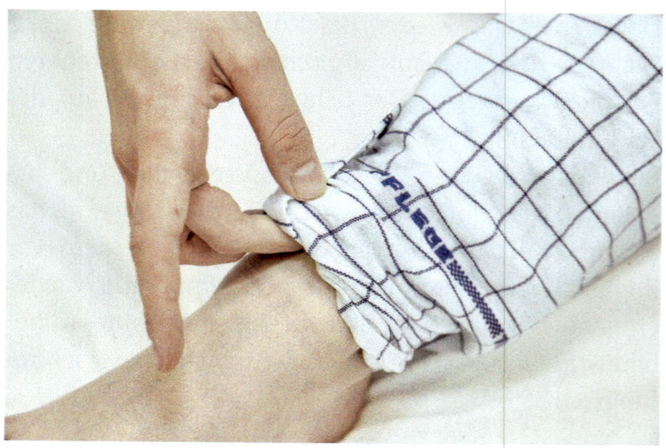

Abb. 4 Wadenwickel wechseln: Lassen Sie die Wadenwickel einwirken, bei Erwachsenen max. 20–30 Minuten, bei Kindern ca. 10 Minuten. Entfernen Sie die Wadenwickel und messen Sie die Körpertemperatur. Je nach Ergebnis und Befinden können maximal drei bis vier weitere Anwendungen erfolgen.

„Frau Tietz fühlt sich nicht gut.“

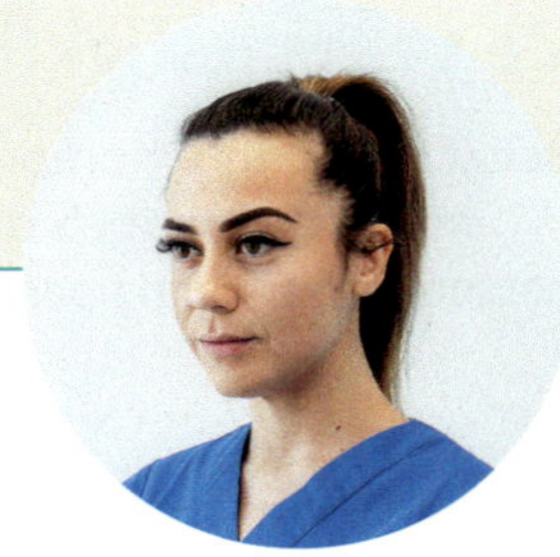

Fallsituation:

Frau Tietz (42 Jahre) kommt heute Morgen gar nicht aus dem Bett. Ihr ist furchtbar kalt, sie zittert am ganzen Körper. Appetit hat sie kaum, nur Durst, aber der Kaffee vom Frühstückstablett schmeckt ihr nicht. Als Yonca zu ihr kommt, um ihr beim Duschen zu helfen, kann sie sich kaum aufrecht an der Bettkante halten.

So hat sich Yonca verhalten:

„Frau Tietz begrüßte mich damit, dass sie sich heute schlapp fühle, ihr kalt ist und sie auch unruhig geschlafen habe, es aber schon gehen wird mit dem Waschen im Bad. Ich legte meine Hand auf ihre Stirn und stützte sie zugleich an der Bettkante mit meiner anderen Hand an der Schulter. Die Stirn fühlte sich sehr heiß an. Ich entschied, dass sie sich zunächst lieber wieder hinlegen sollte, und half ihr dabei. Ich maß die Temperatur im Ohr. Das Ohrthermometer zeigte 38,6 °C an. Ich maß auch den Puls am Handgelenk und den Blutdruck am Oberarm. Die Ergebnisse waren: HF 90/min. (regelmäßig) und RR 95/65 mmHg. Ich dokumentierte alles gleich am PC im Zimmer. Zu Frau Tietz sagte ich: ‚Sie haben Fieber. Ihr Puls ist etwas schneller als normal und ihr Blutdruck ist etwas niedrig. Ich würde das Duschen erst mal verschieben. Das wäre zu belastend für Sie. Ich bringe Ihnen gleich eine Kanne warmen Tee oder eine Flasche Wasser. Was trinken Sie lieber? Ich hole auch eine zweite Decke, damit Sie nicht mehr so frieren.‘ Frau Tietz nickte. Ich verließ das Zimmer, um alles zu holen, und informierte den Stationsarzt und meine Kollegin.“

Das war richtig, weil Yonca …

- aufmerksam zugehört und beobachtet hat, dass der Allgemeinzustand von Frau Tietz sich verschlechtert hat.
- einem Sturz und einer Herz-Kreislauf-Belastung vorgebeugt und für die Sicherheit von Frau Tietz gesorgt hat.
- sofort die Indikation für eine Überprüfung der Vitalzeichen erkannt und objektive Werte zur Einschätzung des Gesundheitszustandes von Frau Tietz ermittelt hat.
- die richtigen Messinstrumente und Messmethoden ausgewählt hat.
- die Vitalwerte sofort transparent und zeitnah für das betreuende Team sichtbar gemacht und fehlerhaften/verzögerten Eintragungen vorgebeugt hat.
- die Vitalwerte gegenüber Frau Tietz eingeschätzt hat, ihre Handlungen und Entscheidungen begründete und damit nachvollziehbar machte.
- erkannt hat, dass Frau Tietz in der Phase des Fieberanstiegs war und passende, wärmende Maßnahmen abgeleitet und umgesetzt hat.
- weiß, dass der Körper bei Fieber viel Flüssigkeit verliert und vermehrtes Trinken einer Dehydration vorbeugt.
- über die Abweichungen der Vitalparameter den Arzt und eine Pflegefachperson informiert hat, damit weitere geeignete Maßnahmen eingeleitet werden können.

Impulsfragen:

- Welche Maßnahmen hätten Sie ergriffen, wenn Sie Frau Tietz als Klientin im Rahmen der häuslichen Pflege betreut hätten?
- Welche Maßnahmen hätten Sie eingeleitet, wenn Frau Tietz in der Phase der Fieberhöhe gewesen wäre?

Zeit zum Reflektieren …

Schätzen Sie Ihre Kompetenzen ein: Wo fühlen Sie sich sicher? Wo möchten Sie noch mal nachlesen oder etwas vertiefen? Setzen Sie Ihre ganz persönlichen Häkchen für Ihre Lernerfolge.

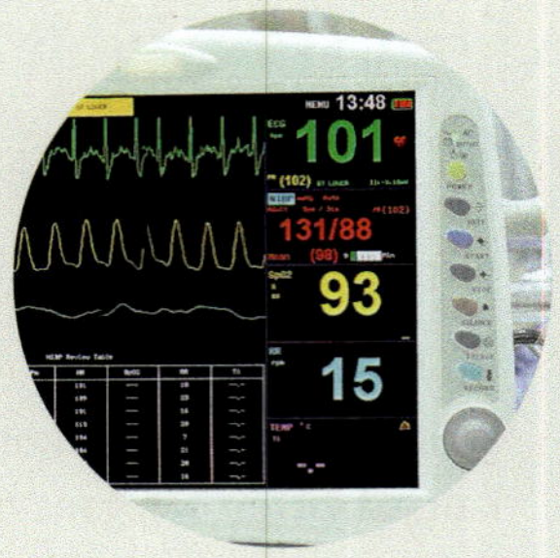

Ich …

- ☐ kenne Ziele, die mit der Beobachtung der Vitalzeichen verfolgt werden.
- ☐ kenne Situationen, in denen Vitalzeichen gemessen werden.
- ☐ nenne Kriterien, nach denen Vitalzeichen gezielt beobachtet und beschrieben werden.
- ☐ kann die Vorgehensweisen beschreiben und weiß, was zu beachten ist beim
  - Blutdruckmessen,
  - Pulsmessen,
  - Beobachten der Atmung,
  - Messen der Körpertemperatur.

Ich …

- ☐ kann den Puls palpatorisch und mit einem Pulsoxymeter messen und anhand von Kriterien und Normwerten einschätzen.
- ☐ kann den Blutdruck manuell und automatisch messen und die Werte beurteilen.
- ☐ kann die die Atemfrequenz ermitteln und bewerten.
- ☐ kann die Körpertemperatur altersgerecht bestimmen und beurteilen.
- ☐ unterstütze Menschen mit Abweichungen beim Puls, Blutdruck und der Atemfrequenz.
- ☐ unterstütze fieberkranke Menschen in den unterschiedlichen Fieberphasen.

Ich …

- ☐ bin für die Ängste von Menschen sensibilisiert, deren Vitalfunktionen eingeschränkt sind.
- ☐ bin für die Ängste von Bezugspersonen pflegebedürftiger Menschen sensibilisiert, deren Vitalfunktionen eingeschränkt sind.

Ich …

- ☐ vermeide die Fehlerquellen bei der Puls-, Blutdruck, Atemfrequenz- und Temperaturmessung.
- ☐ informiere Pflegefachpersonen und den Arzt oder die Ärztin bei Abweichungen der Vitalwerte.

4.3 Medikamente verabreichen

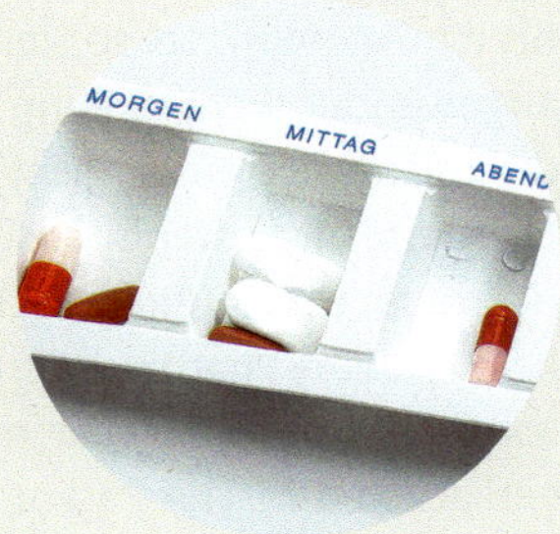

Definition

Ein **Medikament** ist im allgemeinen Sprachgebrauch eine häufige Bezeichnung für Arzneimittel. **Arzneimittel** ist der Fachbegriff für Stoffe oder Zubereitungen aus Stoffen, die im oder am menschlichen Körper angewendet werden, um eine bestimmte Wirkung zu erzielen.

In allen Pflegesettings haben Pflegefachassistentinnen und -assistenten mit Medikamenten zu tun. Oft wird die Medikamentengabe von einer Pflegefachperson an sie delegiert (▷ S. 100). Deshalb ist es wichtig, dass sie

- rechtliche Kenntnisse haben, u.a. zum Arzneimittelgesetz
- über ihren eigenen Verantwortungsbereich Bescheid wissen
- Fachbegriffe der Arzneimittellehre verstehen und anwenden
- Grundsätze im Umgang mit Arzneimitteln beachten, u.a. bei deren Aufbewahrung, Gabe und Entsorgung.

4.3.1 Rechtliche Grundlagen

Arzneimittelgesetz

Alle grundlegenden rechtlichen Vorschriften für den Umgang mit Medikamenten stehen im Arzneimittelgesetz (AMG). Dazu gehören die Herstellung, Zulassung, Kennzeichnung, Verschreibung und der Verkauf von Arzneimitteln.

Arzneimittel können Menschen und Tiere schädigen. Durch das AMG soll dies verhindert werden (§ 1 AMG). Arzneimittel werden laut § 2 Absatz 1 AMG für die folgenden Zwecke eingesetzt:

- **Erkennen von Krankheiten,** z. B. Kontrastmittel
- **Heilen von Krankheiten,** z. B. Antibiotika bei bakteriellen Infektionen
- **Lindern von Beschwerden,** z. B. fiebersenkende Medikamente, Schmerzmittel
- **Aufrechterhalten von Körperfunktionen,** z. B. Blutprodukte, Elektrolytlösungen/-infusionen
- **Vorbeugen von Erkrankungen,** z. B. Impfstoffe

Bis ein Arzneimittel so sicher ist, dass es am Menschen angewendet werden kann und auf den Markt kommt, durchläuft es einen sehr langen Forschungsprozess. Dieser ist oft kostenintensiv, weshalb für neu zugelassene Präparate ein **Patentschutz** gilt. Das bedeutet, dass kein anderes Pharmaunternehmen dieses Medikament sofort kopieren und für mehrere Jahre herstellen und verkaufen darf. Der Patentschutz auf Medikamente gilt in der Regel für 20 Jahre. Erst danach können **Generika** (Nachahmer-Präparate) hergestellt werden. Sie sind meist deutlich billiger als das Original.

Arzneimittelnamen

Jedes Arzneimittel hat drei Bezeichnungen:
- Der **chemische Name** gibt die genaue Zusammensetzung des Arzneimittels an.
- Der **internationale Freiname** gibt die von der Weltgesundheitsorganisation (WHO) vergebene Kurzbezeichnung des Medikaments an.
- Der **Handelsname bzw. Markenname** ist der Name, unter dem das Arzneimittel verkauft wird.

Beispiel

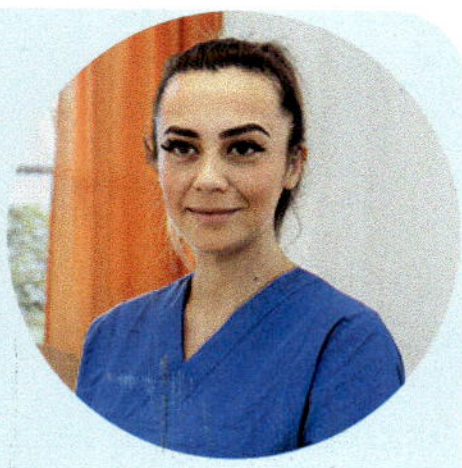

Yonca reibt das schmerzende Knie von Frau Meier mit Voltaren (Handelsname) ein. Frau Meier sagt, sie nimmt zu Hause ein anderes Schmerzgel. Das heißt Diclac. Yonca erklärt, dass es viele Medikamente gibt, die den gleichen Wirkstoff haben, aber anders heißen. Der Wirkstoff in Voltaren und Diclac ist Diclofenac (internationaler Freiname). Laut der Roten Liste (Arzneimittelverzeichnis) ist der chemische Name von Voltaren [2-(2,6-Dichloranilino)phenyl] essigsäure.

Abgabe von Arzneimitteln

Arzneimittel sind auf verschiedenen Wegen (Abgabearten) erhältlich. Die Abgabeart ist abhängig von der Wirkung und den gesundheitlichen Risiken, die mit der Anwendung eines Arzneimittels verbunden sind. Das AMG regelt, wann ein Arzneimittel verschreibungspflichtig, apothekenpflichtig und frei verkäuflich ist.

Verschreibungspflichtige Arzneimittel sind nur gegen ärztliches Rezept und nur in Apotheken erhältlich. Wenn sie unkontrolliert eingenommen oder falsch angewendet werden, schaden sie der Gesundheit (z. B. Antibiotika, Blutdrucksenker).

Apothekenpflichtige Arzneimittel sind nur in Apotheken erhältlich. In Apotheken werden die Käuferinnen und Käufer über das Medikament und seine Anwendung beraten (z. B. Schmerzmittel bis zu einer bestimmten Dosierung).

Frei verkäufliche Arzneimittel haben so wenig Risiken, dass sie auch außerhalb von Apotheken erhältlich sind. So werden z. B. Nahrungsergänzungsmittel in Drogerien oder Supermärkten angeboten.

Diversität

In einigen Ländern sind Schmerzmittel und fiebersenkende Medikamente wie Paracetamol und Ibuprofen anders als in Deutschland im Supermarkt oder in Drogerien frei verkäuflich. Das birgt die Gefahr, dass diese Arzneimittel als harmlos angesehen und Nebenwirkungen unterschätzt werden.

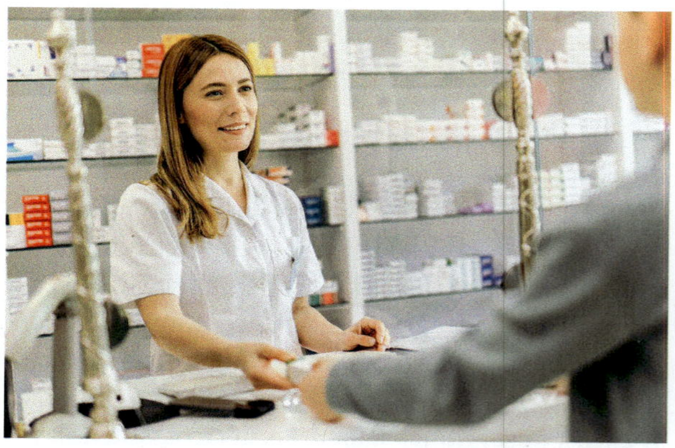

Abb. 1 Apotheken sichern die Arzneimittelversorgung und sind gesetzlich zu Notdiensten verpflichtet (ApoG).

Kennzeichnung von Arzneimitteln

Was auf der Verpackung eines Arzneimittels steht, ist in § 10 AMG geregelt:
1. Bezeichnung des Arzneimittels
2. Arzneimittelname in Blindenschrift
3. Stärke und Darreichungsform
4. Anwendung, z. B. für Kinder oder Erwachsene
5. Zulassungsnummer (Zul.-Nr.)
6. Chargenbezeichnung (Ch.-B.)
7. Inhalt (Gewicht, Stückzahl)
8. Art der Anwendung
9. Verfallsdatum mit Hinweis „verwendbar bis"

10. Abgabehinweis (z. B. verschreibungspflichtig)
11. Bei Muster der Hinweis: „unverkäufliches Muster“
12. Hinweis: „unzugänglich für Kindern aufbewahren“
13. Name und Anschrift des Herstellers
14. ggf. Warnhinweis zur Einnahme

Definition

Eine **Charge** bezeichnet eine bestimmte Menge eines Arzneimittels, die unter identischen Bedingungen produziert wurde. Jede dieser Mengen hat eine eindeutig zuordenbare Chargennummer. Sie dient der Qualitätsprüfung und Nachverfolgung.

Was in der Packungsbeilage bzw. dem Beipackzettel eines jeden Arzneimittels stehen muss, ist in § 11 AMG geregelt.

Betäubungsmittelgesetz

Definition

Betäubungsmittel (BtM) sind Wirksubstanzen, die aufgrund ihrer Eigenschaften abhängig machen und die Gesundheit schädigen können. Für sie gelten daher eigene Vorschriften, um Missbrauch zu verhindern. Diese sind im **Betäubungsmittelgesetz** (BtMG) festgelegt.

Im BtMG sind in den Anlagen I bis II Stoffe und Zubereitungen aufgelistet, die z. B.

- eine körperliche und seelische Abhängigkeit hervorrufen können und/oder
- bei missbräuchlichem Umgang die Gesundheit gefährden können und/oder
- die Stimmung, das Bewusstsein, das Denken, Fühlen und Handeln beeinflussen.

Beispiele

Häufig eingesetzte Betäubungsmittel in der Behandlung und Pflege von erkrankten Menschen sind

- **Opioide zur Schmerzlinderung:** z. B. Morphin, Fentanyl, Oxycodon, Tramal
- **Lokalanästhetika:** z. B. Lidocain
- **Hustenstiller:** z. B. Codein
- **Benzodiazepine zur Beruhigung:** z. B. Diazepam (Valium), Lorazepam (Tavor).

Betäubungsmittel werden nur gegen ein Betäubungsmittelrezept abgegeben (§ 1 BtMVV). Es muss den Anforderungen der Betäubungsmittel-Verschreibungsverordnung entsprechen (§§ 8 und 9 BtMVV). Jeder Umgang mit Betäubungsmitteln muss gesondert in einem Betäubungsmittelbuch bzw. BtM-Ordner lückenlos und nachvollziehbar dokumentiert werden. Der Missbrauch ist strafbar.

Recherche im Internet:

Arzneimittelgesetz (AMG): www.gesetze-im-internet.de/amg_1976
Apothekengesetz (ApoG): www.gesetze-im-internet.de/apog
Betäubungsmittelgesetz (BtmG): www.gesetze-im-internet.de/btmg_1981

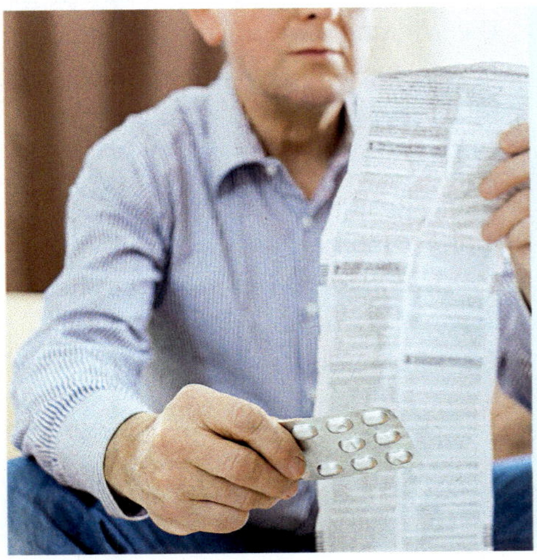

1. Bezeichnung des Arzneimittels
2. Stoff- und Indikationsgruppe
3. Zusammensetzung (Wirkstoffe, Hilfsstoffe)
4. Darreichungsform und Inhalt
5. Anwendungsgebiete
6. Gegenanzeigen/Kontraindikationen
7. Wechselwirkungen
8. Nebenwirkungen
9. Dosierungsanleitung
10. Einnahmefehler und Überdosierungen
11. Haltbarkeit
12. Aufbewahrung/Lagerungshinweise
13. Pharmazeutischer Unternehmer und Hersteller
14. Stand der Informationen mit Datum

Abb. 2 gesetzlich vorgeschriebene Angaben im Beipackzettel eines Arzneimittels

4.3.2 Fachbegriffe der Arzneimittellehre

In der Arzneimittellehre gibt es viele Fachbegriffe. Um zu pflegende Menschen verantwortungsvoll zu versorgen, ist es wichtig, die genaue Bedeutung zu kennen.

Begriff	Erklärung	Beispiel
Indikation	medizinischer Anwendungsgrund	Paracetamol 500 mg wird bei leichten Schmerzen und/oder bei Fieber angewendet.
Kontraindikation (auch: Gegenanzeigen)	benennt, wann ein Medikament nicht eingenommen/angewendet werden darf	Paracetamol 500 darf nicht angewendet werden bei Allergien gegen den Wirkstoff und bei Nieren- und Leberschäden.
Wirkstoff	aktiver Stoff in einem Arzneimittel, der einen gewünschten Effekt auslöst	Der Wirkstoff von Aspirin® ist Acetylsalicylsäure.
Hilfsstoff	Substanzen, die z. B. negative Eigenschaften eines Wirkstoffs abmildern oder die Einnahme/Anwendung eines Arzneimittels erleichtern	Geschmackszusätze und Aromen bei Hustensaft, der sonst bitter schmecken und unangenehm riechen würde
Wirkung	gewünschter therapeutischer Effekt, **kausale Wirkung:** zielt auf die Ursache **symptomatische Wirkung:** zielt auf die Beschwerden	Aspirin wirkt entzündungshemmend, schmerzlindernd, fiebersenkend und blutverdünnend.
Nebenwirkung (selten = bei 1 von 1000 Behandelten, gelegentlich = bei 1 von 100 Behandelten, häufig = bei 1 von 10 Behandelten)	unangenehme oder gefährliche Reaktionen auf ein Medikament, auch: unerwünschte Arzneimittelwirkungen (UAW), u. a. abhängig von der Einnahmemenge und -dauer	Magen-Darm-Beschwerden (u. a. Bauchschmerzen, Durchfall) bei Antibiotika, die krank machende, aber auch nützliche Bakterien in der Darmflora abtöten
Wechselwirkung	gegenseitiges Beeinflussen von gleichzeitig eingenommenen, anderen Arzneimitteln oder Lebensmitteln	Die Wirkung von Paracetamol wird negativ beeinflusst, wenn es zusammen mit Alkohol und Schlafmitteln eingenommen wird.
Dosis, Dosierung	empfohlene Menge eines Arzneimittels, um eine bestimmte Wirkung zu erreichen für einen bestimmten Zeitraum; abhängig von Schwere der Erkrankung, Lebensalter, Körpergewicht	Herstellerempfehlung von Paracetamol-ratiopharm: 500 mg als Einzeldosis 10–15 mg/kg Körpergewicht und maximal 60 mg/kg Körpergewicht als Tagesgesamtdosis.

Tab. 1 wichtige Begriffe der Arzneimittellehre

Darreichungsformen

Arzneimittel bestehen aus Wirkstoffen und Hilfsstoffen, die in unterschiedliche Formen angeboten werden. Dadurch können sie an den richtigen Wirkort im Körper gelangen. Diese Formen nennt man Darreichungsformen.

Darreichungsform	Beispiele
fest	Tablette, Dragee, Kapsel, Pulver, Zäpfchen, Tee (getrocknete Pflanzen)
halbfest	Salbe, Creme, Lotion, Gel, Schaum
flüssig	Tropfen, Tinktur, Saft, Sirup, Injektions- und Infusionslösung
gasförmig	Gas, Aerosol
Sonderformen	Schmerzpflaster, Hormonspirale (Intrauterinpessar), Implantate

Tab. 2 Einteilung von Arzneimitteln nach Darreichungsform

Die Darreichungsform beeinflusst, wie ...
- schnell ein Medikament wirkt.
- es verabreicht (appliziert) wird.
- lange haltbar es ist.
- es aufbewahrt und gelagert werden muss.

Applikationsarten

Applikation ist die Art und Weise, wie ein Medikament verabreicht wird. Die Applikationsart und die Darreichungsform beeinflussen sich gegenseitig. So wird beispielsweise ein Zäpfchen (Darreichungsform) zum Abführen nur rektal (Applikationsart) verabreicht und nicht etwa geschluckt.

Die Applikationsart entscheidet auch darüber, ob ein Medikament **systemisch** wirkt, d. h. im ganzen Körper, oder nur **lokal,** also örtlich begrenzt.

Beispiel
Frau Kranz hat Fußpilz und bekommt eine antimykotische Salbe, die sie für zehn Tage zweimal täglich im Zehenbereich auftragen soll (lokale Wirkung). Herr Witt hat eine Lungenentzündung und soll für sieben Tage dreimal täglich Penicillin-Kapseln oral einnehmen (systemische Wirkung).

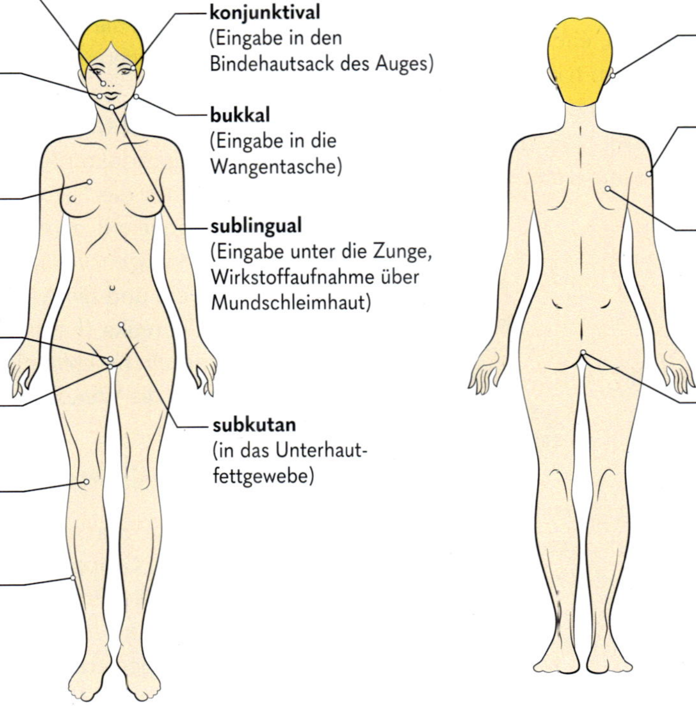

Abb. 1 Applikationsarten von Arzneimitteln

4.3.3 Der Weg des Medikaments durch den Körper

Das LADME–Modell beschreibt den Weg eines Medikaments bzw. eines Wirkstoffs durch den Körper. Jeder Buchstabe steht für einen bestimmten Schritt auf diesem Weg.

- **L**iberation (Freisetzung): Wie wird der Wirkstoff freigesetzt?
- **A**bsorption (Aufnahme): Wie gelangt der Wirkstoff in den Blutkreislauf?
- **D**istribution (Verteilung): Wie verteilt sich der Wirkstoff im Körper?
- **M**etabolismus (Umbau): Was passiert mit dem Medikament im Körper?
- **E**xkretion (Ausscheidung): Wie verlässt der Wirkstoff den Körper?

Liberation

Medikamente haben verschiedene **Darreichungsformen.** Diese bestimmen, wie das Medikament in den Körper gelangt (z. B. geschluckt, gespritzt, eingeatmet). Es gibt diese Darreichungsformen, weil die wenigsten Wirkstoffe in aufgelöster Form vorliegen. Sie werden mit Hilfsstoffen zu Tabletten oder Zäpfchen gepresst, in Kapseln gefüllt oder auf Trägerstoffen (z. B. Pflaster) aufgetragen.
Aus solchen Präparaten muss der Wirkstoff dann herausgelöst (freigesetzt) werden, ehe er im Körper wirken kann. Die Darreichungsform hat einen Einfluss auf die Geschwindigkeit des Wirkungseintritts. Brausetabletten wirken z. B. sehr schnell, Zäpfchen müssen im Rektum (Mastdarm) erst schmelzen, bevor sie den Wirkstoff freisetzen können.

Beispiel

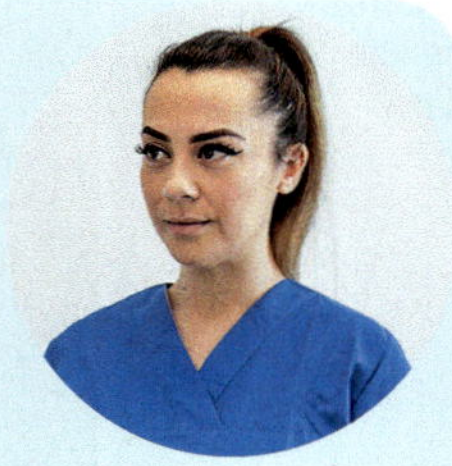

Yonca schaut sich gemeinsam mit Pflegefachfrau Nourin Ahmad den Notfallkoffer an. Sie wundert sich, dass es im Koffer fast nur Injektionslösungen und Sprays gibt. Nourin Ahmad erklärt ihr, dass Injektionen viel schneller wirken, weil sie direkt in die Vene gespritzt werden und gleich im Blutkreislauf zirkulieren können. Im Notfall kann der schnelle Wirkungseintritt eines Medikaments Leben retten.

Absorption (Aufnahme)

Ein Wirkstoff kann meist erst im Blut seine Wirkung entfalten. Er gelangt z. B. über die Schleimhäute des Magen-Darm-Trakts (Tabletten, Kapseln, Säfte, Zäpfchen) oder über die Haut (Salben, Cremes, Lotionen) dorthin. Durchfallerkrankungen, Wechselwirkungen mit anderen Medikamenten oder mit Lebensmitteln führen zu einem Wirkverlust.

Distribution (Verteilung)

Wenn das Arzneimittel in die Blutbahn gelangt ist, wird es über den Blutkreislauf in alle Körperregionen verteilt und zirkuliert in diesem System. Medikamente, die den Magen-Darm-Trakt passieren, brauchen länger, bis sie ihren Wirkort erreichen. Auf dem Weg dahin verlieren sie einen Teil ihrer Wirkung. Medikamente, die direkt in die Blutbahn verabreicht werden, erreichen ihren Wirkort schneller und in der beabsichtigten Konzentration.

Metabolismus (Stoffwechsel/Umbau)

Die Wirkstoffe im Blut werden hauptsächlich von der Leber so umgebaut, dass sie wieder ausgeschieden werden können. Jedes Mal, wenn ein Wirkstoff die Leber durchfließt, wird etwas mehr davon abgebaut.
Da fast alle Medikamente in der Leber verstoffwechselt werden, kann die Leber unter Umständen geschädigt werden. Die Wirkstoffe Paracetamol und ASS zum Beispiel schädigen die Leber, wenn sie zu häufig oder in hoher Menge eingenommen werden.

Exkretion (Ausscheidung)

Die Abbauprodukte des Arzneimittels werden hauptsächlich über die Nieren ausgeschieden. Ein geringer Anteil gelangt mit dem Stuhl aus dem Körper. In sehr geringen Mengen verlassen die Abbauprodukte über den Schweiß und die Atmung den Körper. Die Einnahme von Diuretika (harntreibende Medikamente) oder Abführmitteln beschleunigt die Ausscheidung und verkürzt damit die Wirkdauer anderer Medikamente.

4.3.4 Arzneimittelgruppen

Medikamente werden nach Indikation oder Wirkmechanismus zu Gruppen zusammengefasst. Das erleichtert die schnelle Orientierung über die vielen verschiedenen zugelassenen Medikamente mit ihren Anwendungsgebieten, Wirkungen und Nebenwirkungen.

Analgetika

Analgetika sind Medikamente, die bei Schmerzen angewendet werden. Es gibt opioide und nicht-opioide Analgetika.

Opioide Analgetika

Opioide werden umgangssprachlich auch als Opiate bezeichnet. **Opiate** werden aus dem Saft des Schlafmohns gewonnen (z. B. Morphin). **Opioide** werden synthetisch (künstlich) hergestellt (z. B. Methadon). Es gibt **schwach** (z. B. Tramadol) und **stark wirksame** Opioide (z. B. Fentanyl). Opioide Analgetika sind Betäubungsmittel, die immer verschlossen aufbewahrt werden müssen.

Indikation	• starke Schmerzen (im Bewegungsapparat) • Tumorschmerzen • kolikartige Schmerzen
Wirkung	• schmerzlindernd • beruhigend/angstlösend
Nebenwirkungen	• Übelkeit und Erbrechen • Verstopfung • Schwindelgefühle • Müdigkeit • Atemdepression bei Überdosierung • (hohes) Suchtpotenzial
Beispiele	Morphin, Tramadol, Fentanyl, Oxycodon, Tilidin

Tab. 1 opioide Analgetika

Nichtopioide Analgetika

Indikation	• leichte bis mittlere Schmerzen
Wirkung	• schmerzlindernd/-hemmend, ohne das Bewusstsein zu beeinflussen
Nebenwirkungen	• Übelkeit, Erbrechen • allergische Reaktionen (z. B. Hautausschlag, Nesselsucht) • Blutbildveränderungen • Leberschäden bei Überdosierung
Beispiele	Paracetamol (Perfalgan), Metamizol (Novalgin)

Tab. 2 nichtopioide Analgetika

Koanalgetika

Koanalgetika sind Präparate, die nicht als Schmerzmittel zugelassen sind, aber (in)direkte schmerzstillende Wirkung entfalten oder die Wirksamkeit von Schmerzmitteln verstärken können. Dazu zählen z. B. Medikamente gegen Depression und Epilepsie, aber auch Kortikoide (Hormone aus der Nebennierenrinde). Koanalgetika werden besonders bei chronischen Schmerzen und Nervenschmerzen eingesetzt. Diese Medikamentengruppe ist auch Bestandteil des WHO-Stufenschemas.

WHO-Stufenschema

Das Stufenschema der Weltgesundheitsorganisation (WHO) ist eine allgemeingültige Empfehlung für die **schrittweise Schmerztherapie.** Die Wirkstoffstärke nimmt mit jeder Stufe zu, z. B. auch durch Kombination verschiedener Schmerzmittelarten.

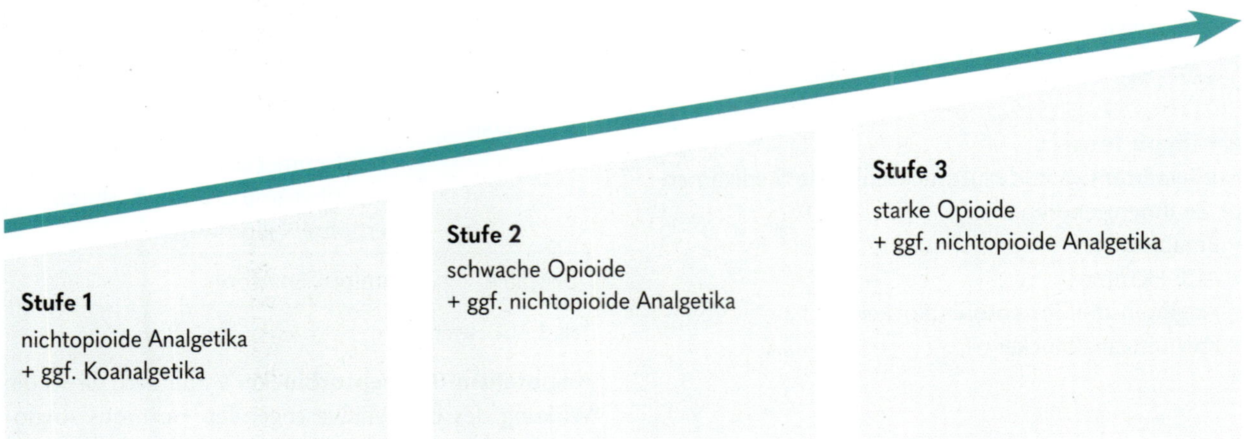

Abb. 1 WHO-Stufenschema

Ursprünglich wurde das Stufenschema zur Behandlung von Tumorschmerzen entwickelt. Bei starken Schmerzen wird das WHO-Stufenschema so lange durchlaufen, bis die gewünschte Wirkung erreicht ist.

Nichtsteroidale Antirheumatika

Nichtsteroidale Antirheumatika enthalten im Vergleich zu steroidalen Antirheumatika keine organischen Verbindungen mit hormonellen Wirkungen, wie z. B. bei Kortison. Sie werden vorwiegend bei Schmerzen und Entzündungen der Gelenke und Muskeln eingesetzt.

Indikation	• Schmerzen, Entzündungen • rheumatische Erkrankungen
Wirkung	• schmerzlindernd • entzündungshemmend • teilweise fiebersenkend
Nebenwirkungen	• Verdauungsbeschwerden • Magenschleimhautentzündungen, Magengeschwüre/-blutungen • Nierenfunktionsstörungen
Beispiele	Ibuprofen, Diclofenac, Naproxen, ASS (**A**cetyl**s**alicyl**s**äure, auch bekannt als Aspirin, das zusätzlich blutverdünnend wirkt)

Tab. 1 nichtsteroidale Antirheumatika

Beispiel
Rheumatische Erkrankungen sind u. a.:
- **Gicht,** eine Stoffwechselerkrankung, bei der sich Harnsäurekristalle in den Gelenken ablagern und zu schmerzhaften Entzündungen führen
- **Morbus Bechterew,** eine entzündliche Erkrankung der Wirbelsäule
- **Psoriasis-Arthritis,** eine schmerzhafte Entzündung der Gelenke bei Schuppenflechte

Antihypertensiva

Antihypertensiva sind blutdrucksenkende Medikamente. Zu ihnen gehören u. a.:
- Betablocker
- ACE-Hemmer
- Angiotensin-II-Rezeptorenblocker
- Kalziumkanalblocker

Betablocker senken den Blutdruck und die Herzfrequenz. Dadurch wird das Herz entlastet, weil es nicht mehr so kräftig und schnell schlagen muss. Auch werden weniger Stresshormone produziert.

Indikation	• Hypertonie • Herzinsuffizienz • Herzrhythmusstörungen
Wirkung	• blutdrucksenkend, herzentlastend
Nebenwirkungen	• Müdigkeit, Schläfrigkeit • Schwäche, Schwindel • Mundtrockenheit • trockene Haut, Augen • kalte Hände, Füße
Beispiele	Metoprolol (Beloc), Bisoprolol (Concor)

Tab. 2 Betablocker

Wichtig
Betablocker sollten regelmäßig eingenommen und nicht eigenmächtig abgesetzt werden. Ein plötzliches Absetzen kann zu akuten Herz-Kreislauf-Problemen wie Bluthochdruckkrisen und Tachykardien führen.

ACE-Hemmer verringern die Bildung des blutgefäßverengenden Hormons Angiotensin II (**A**ngiotensin-**C**onverting-**E**nzym). Dadurch bleiben die Blutgefäße weit und der Blutdruck sinkt.

Indikation	• Hypertonie • Herzinsuffizienz • nach Herzinfarkten
Wirkung	• blutdrucksenkend, herzschützend/-entlastend
Nebenwirkungen	• trockener Husten • Kopfschmerzen • Herzrhythmusstörungen durch erhöhte Kaliumwerte
Beispiele	Ramipril, Enalapril

Tab. 3 ACE-Hemmer

Angiotensin-II-Rezeptorblocker verhindern direkt die Wirkung des blutgefäßverengenden Hormons Angiotensin II. Dadurch weiten sich die Blutgefäße und der Blutdruck sinkt. Im Vergleich zu ACE-Hemmern kommt es weniger zu trockenem Husten als Nebenwirkung. Beispiele sind: Candesartan, Losartan, Valsartan.

Kalziumkanalblocker (auch: **Kalziumantagonisten**) verhindern, dass Kalzium in die Herzmuskelzellen und Blutgefäße gelangt. Die Blutgefäße weiten sich, der Blutdruck sinkt.

Indikation	• Hypertonie • Angina pectoris (Brustenge, Brustschmerzen) • Herzrhythmusstörungen • Clusterkopfschmerz (starke, einseitige Kopfschmerzattacken)
Wirkung	• blutdrucksenkend, herzschützend/-entlastend
Nebenwirkungen	• Schwindel, Schwäche • Verstopfung • Zahnfleischentzündung • Bradykardie, Tachykardie
Beispiele	Amlodipin (Norvasc), Verapamil (Isoptin), Nifedipin (Adalat), Dilzem

Tab. 4 Kalziumkanalblocker

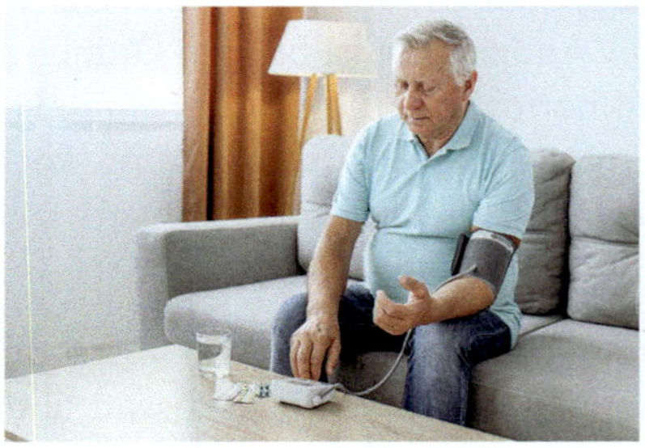

Abb. 1 Menschen, die Blutdruckmedikamente einnehmen, müssen regelmäßig ihre Werte im Blick behalten.

Laxanzien

Laxanzien werden umgangssprachlich als Abführmittel bezeichnet. Sie fördern die **Stuhlentleerung,** indem sie das Stuhlvolumen erhöhen und die Darmaktivität steigern. Als Laxanzien kommen zum Einsatz:

- Quellstoffe (z. B. Leinsamen, Weizenkleie, indischer Flohsamen)
- Gleitmittel (z. B. Paraffin, Leinöl)
- Salze (z. B. Glaubersalz)
- Zucker (z. B. Lactulose)
- Mittel, die die Aufnahme von Wasser und Natrium aus dem Darm hemmen (z. B. Rizinusöl)

Indikation	• Obstipation (Verstopfung)
Wirkung	• abführend
Nebenwirkungen	• Blähungen • Bauchkrämpfe/-schmerzen • Durchfall (Diarrhö) • Gewöhnungseffekt
Beispiele	Bifiteral, Laxoberal, Dulcolax

Tab. 5 Laxanzien

Diuretika

Diuretika haben eine **harntreibende Wirkung.** Wasser und Elektrolyte werden vermehrt über die Nieren ausgeschieden.

Indikation	• Ödeme im Körper • Herzerkrankungen • Nierenversagen
Wirkung	• harntreibend • blutdrucksenkend, herzentlastend
Nebenwirkungen	• Flüssigkeitsverlust, Dehydration • Elektrolytverschiebungen • Blutzuckererhöhung
Beispiele	Furosemid (Lasix), Torasemid (Torem),

Tab. 6 Diuretika

Antikoagulanzien

Antikoagulanzien (z. B. Heparin) **verlangsamen** die **Geschwindigkeit der Blutgerinnung.** Sie werden angewendet, wenn das Risiko für das Entstehen eines Blutgerinnsels (Thrombus) erhöht ist.

Indikation	• nach einer Operation • bei künstlichen Herzklappen, Gefäßstützen (Stents) • Immobilität • Lungenembolie
Wirkung	• gerinnungshemmend
Nebenwirkungen	• erhöhte Blutungsneigung
Beispiele	Heparin (Fragmin, Clexane), Marcumar, Falithrom, Arixtra

Tab. 7 Antikoagulanzien

Antibiotika

Antibiotika wirken **gegen Infektionen mit Bakterien.** Antibiotika müssen streng nach Verordnung gegeben werden, damit es nicht zu einer **Antibiotikaresistenz** kommt. Eine Antibiotikaresistenz liegt vor, wenn ein Antibiotikum das Bakterium nicht mehr erfolgreich bekämpfen kann.

Indikation	• bakterielle Infektionen (z. B. Harnwegsinfekt, Lungenentzündung, Scharlach, Tuberkulose)
Wirkung	• bakterientötend (bakterizid) • Bakterienvermehrung/-wachstum hemmend (bakteriostatisch)
Nebenwirkungen	• Magen-Darm-Beschwerden • allergische Reaktionen • Alkoholunverträglichkeit • Pilzinfektionen
Beispiele	Penicillin, Cephalosporin, Gentamycin, Vancomycin

Tab. 1 Antibiotika

Glukokortikoide

Glukokortikoide sind Hormone des Körpers. Sie werden künstlich hergestellt und als Medikamente eingesetzt. Der bekannteste Wirkstoff ist Kortison.

Indikation	• rheumatische Erkrankungen • Allergien • Organtransplantationen • Autoimmunerkrankungen
Wirkung	• entzündungshemmend • die körpereigene Abwehr hemmend
Nebenwirkungen	• Osteoporose • Blutzuckerschwankung/-entgleisung • erhöhtes Infektionsrisiko • Cushing-Syndrom (Fetteinlagerungen im Gesicht, Schultergürtel) • Hautverdünnung
Beispiele	Prednisolon (Decortin), Budenosid (Pulmicort), Dexamethason

Tab. 2 Glukokortikoide

Psychopharmaka

Psychopharmaka sind Medikamente, die bei **psychischen Erkrankungen** angewendet werden. Sie beeinflussen Stoffwechselvorgänge im Gehirn und verändern so die Gefühle und die Stimmung einer psychisch erkrankten Person. Es gibt sechs Gruppen von Psychopharmaka:

- Antidepressiva
- Stimmungsstabilisierer (Phasenstabilisatoren)
- Antipsychiotika
- Anxiolytika/Hypnotika
- Antidementiva
- Psychostimulanzien

Antidepressiva sind Medikamente, die bei Depressionen eingesetzt werden. Sie wirken stimmungsaufhellend und normalisieren den Antrieb. Antidepressiva können z. B. zu Verstopfung führen oder eine Mundtrockenheit hervorrufen.

Stimmungsstabilisierer werden bei Menschen mit instabilen Persönlichkeitsstörungen eingesetzt (bipolare Störungen ▷ S. 562). Sie sollen den Rückfall in eine akute Krankheitsphase verhindern. Unter der Einnahme von Stimmungsstabilisierern kommt es u. a. häufig zu Durst, Durchfall und Gewichtszunahmen.

Antipsychotika (Neuroleptika) werden bei Menschen eingesetzt, die Halluzinationen haben oder unter Denkzerfahrenheit leiden. Antipsychotika bringen Ordnung in das Denken und normalisieren die Wahrnehmung. Nebenwirkungen sind: leichte Blutdrucksenkung, körperliche Unruhe, verlangsamte und unkoordinierte Bewegungsabläufe.

Anxiolytika/Hypnotika wirken gegen Angstzustände und innere Anspannung. Sie wirken angstlösend und beruhigend. Anxiolytika setzen das Reaktionsvermögen herab.

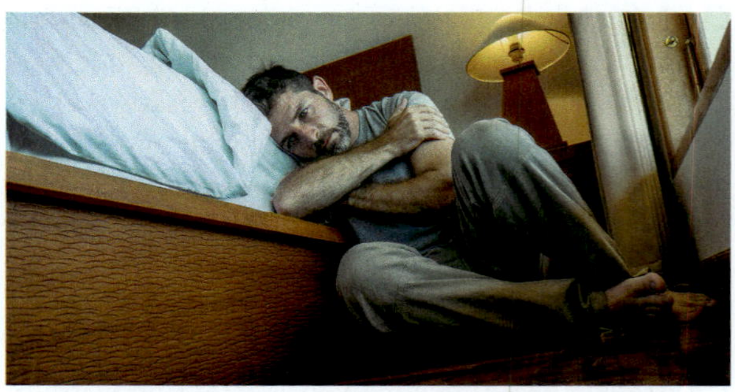

Abb. 1 Anxiolytika werden bei Angsterkrankungen verschrieben.

Antidementiva sollen Gedächtnisfunktionen (u.a. Konzentration, Lernen, Denken) verbessern. Sie werden bei Menschen mit einer Demenz eingesetzt. Antidementiva halten das Fortschreiten der Erkrankung nur kurz auf, bei manchen Betroffenen helfen sie gar nicht.

Psychostimulanzien werden hauptsächlich bei Menschen mit einem Aufmerksamkeitsdefizit-Hyperaktivitätssyndrom (ADHS) angewendet. Sie steigern für kurze Zeit den Antrieb und erhöhen die Leistungs- und Konzentrationsfähigkeit.

Zytostatika

Die Therapie mit Zytostatika (Chemotherapie) ist neben der Operation und der Strahlentherapie eine der Therapieformen bei bösartigen Tumoren (Krebs). Zytostatika greifen nicht nur die Krebszellen, sondern auch gesunde Zellen an. Besonders davon betroffen sind (Schleim-)Hautzellen, Haare und die blutbildenden Knochenmarkzellen. Diese Zellen können sich nach der Therapie wieder regenerieren.

Indikation	• bösartige Tumoren
Wirkung	• verlangsamen die Zellteilung bzw. das Wachstum sich schnell teilender Zellen
Nebenwirkungen	• Übelkeit/Erbrechen • Haarausfall • schmerzhafte Entzündungen im Mund und Rachen • senken die eigene Körperabwehr • verändern das Erbgut
Beispiele	Rituximab, Cyclophosphamid

Tab. 3 Zytostatika

Eigenschutz beim Umgang mit Zytostatika

Da Zytostatika auch gesunde Zellen angreifen, müssen sich Pflegende im Umgang mit Zytostatika besonders schützen. Zytostatika sind krebserregend, schädigen das Erbgut und können die Fortpflanzungsfähigkeit beeinträchtigen. Jugendliche unter 18 Jahren, schwangere Frauen und stillende Mütter dürfen nicht mit Zytostatika arbeiten.

> **Wichtig**
> In vielen Pflegeeinrichtungen gibt es spezielle Notfall-Kits für ausgelaufene Zytostatika.

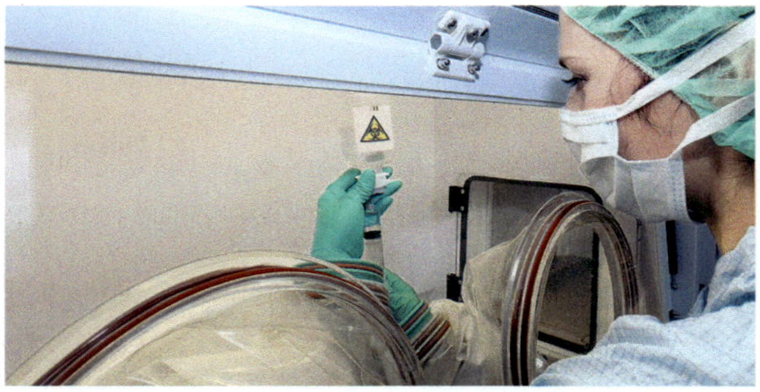

Abb. 2 Richten eines Zytostatikums unter besonderen Schutzmaßnahmen

4.3.5 Arzneimittel bestellen, lagern und entsorgen

Arzneimittelbestellung

in **Kliniken und Einrichtungen der stationären Langzeitpflege** werden Medikamente oft über ein digitales System der einrichtungseigenen oder angebundenen Apotheke bestellt.
Die Bestellung sollte immer den typischen Bedarf der Station oder des Wohnbereichs abdecken. Übertriebene Bevorratung oder ständige Nachbestellungen einzelner Medikamente sind zu vermeiden.
Jede Medikamentenbestellung erfordert eine ärztliche Genehmigung. Wenn die Medikamente auf die Station oder den Wohnbereich geliefert werden, vergleichen die Pflegenden die Lieferung mit dem Anforderungsschein auf Richtigkeit und Vollständigkeit. Bei fehlerhafter Lieferung geben sie die Mängel zeitnah an die Verantwortlichen weiter bzw. halten mit der Apotheke Rücksprache.

Pflegebedürftige, die von **ambulanten Pflegediensten** versorgt werden, erhalten die erforderlichen Medikamente über ein Rezept eines niedergelassenen Arztes bzw. einer Ärztin. Die Medikamente werden dann entweder von den Angehörigen oder dem Pflegedienst besorgt.

> **E-Rezept**
> Seit dem 1. Januar 2024 ist das E-Rezept für alle gesetzlich Versicherten in Deutschland verpflichtend. Der behandelnde Arzt oder die Ärztin erstellt und unterschreibt das Rezept digital. Der Patient bzw. die Patientin erhält einen digitalen Code per App oder als Ausdruck, der zusammen mit der Versichertenkarte bei jeder Apotheke (auch online) eingelöst werden kann.

Arzneimittellagerung

Beim Lagern und Aufbewahren von Arzneimitteln gelten folgende **Grundregeln:**

- Bewahren Sie die Medikamente immer je nach Herstellerhinweis auf, z. B. im Kühlschrank, bei Raumtemperatur.
- Schützen Sie Arzneimittel vor Sonne, Feuchtigkeit und Schmutz.
- Stellen Sie sicher, dass Arzneimittel außerhalb der Reichweite von unbefugten Personen wie Kindern oder Menschen mit kognitiven Einschränkungen aufbewahrt werden.
- Bewahren Sie Medikamente immer in der Originalverpackung und mit Packungsbeilage auf.
- Verbrauchen Sie zuerst angebrochene Medikamente auf, bevor Sie eine neue Verpackung verwenden (First-in-first-out-Prinzip).
- Bei Arzneimitteln, die nach dem Öffnen schnell verderben (z. B. Augentropfen, Salben) notieren Sie das Anbruchsdatum auf der Verpackung.
- Überprüfen Sie regelmäßig die Haltbarkeit von Arzneimitteln (z. B. bei der Bestellung).
- Reinigen Sie Arzneimittelschränke regelmäßig, z. B. mindestens einmal im Monat.
- Sortieren Sie Medikamente nach einem festgelegten Ordnungssystem, z. B. nach Anwendungsbereich, Alphabet, Wirkstoff oder personenbezogen.

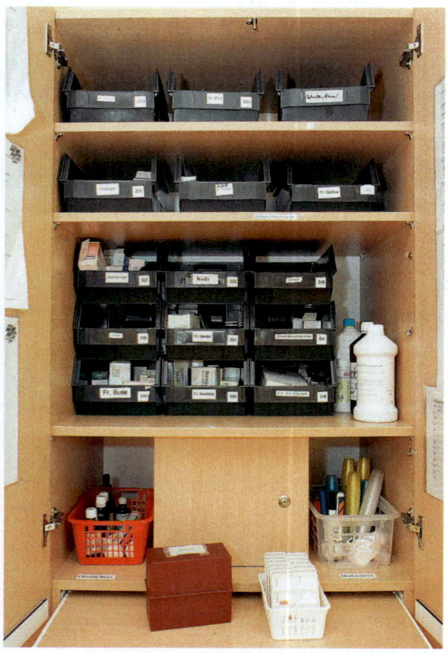

Abb. 1 Arzneimittelschrank in einer Pflegeeinrichtung, sortiert nach Bewohnern

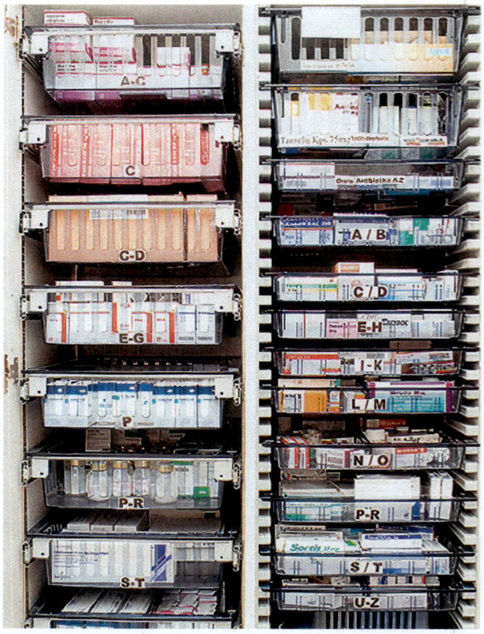

Abb. 2 Arzneimittelschrank im Krankenhaus, sortiert nach Handelsnamen in alphabetischer Reihenfolge

> **Wichtig**
> Arzneimittelschränke müssen in stationären Akut- und Langzeitpflegeeinrichtungen abschließbar sein, genauso wie Kühlschränke, in denen Arzneimittel gelagert werden.

Zu Hause werden Medikamente ebenfalls so aufbewahrt, wie der Hersteller es empfiehlt.
Die Hausapotheke sollte am besten abschließbar und nicht im Bad sein. Dort schwanken die Temperaturen zu sehr und die Luft ist oft feucht. Im Kühlschrank sollten Medikamente ein eigenes Fach haben und nicht direkt neben Lebensmitteln aufbewahrt werden.

Arzneimittelentsorgung

Arzneimittel, deren Haltbarkeitsdatum überschritten ist, dürfen nicht mehr verwendet werden. Ebenso Medikamente, die durch Veränderungen auffallen. Solche Veränderungen sind z. B.:

- aufgeblähte, beschädigte, verschmutzte Verpackungen
- verfärbte, verunreinigte Arzneimittel
- veränderte Konsistenz der Arzneimittel, z. B. verformte Zäpfchen, zerbröselte oder feucht gewordene Tabletten
- trübe oder ausgeflockte Flüssigkeiten
- veränderte Gerüche

In stationären Akut- und Langzeitpflegeeinrichtungen werden die zu entsorgenden Medikamente in der Regel in speziellen Behältern gesammelt und an die Apotheken zurückgegeben. In der Häuslichkeit werden Medikamente in der **Restmülltonne** (auch: Hausmüll) entsorgt, wenn es auf der Packungsbeilage keine anderen Entsorgungshinweise gibt. Sie werden dann umweltgerecht verbrannt.

> **Wichtig**
> Medikamente dürfen nicht im Waschbecken oder in der Toilette entsorgt werden, da dies das Abwasser verschmutzt und der Umwelt schadet.

> **Recherche im Internet:**
> Mehr zur Arzneimittelentsorgung gibt es unter: www.bmuv.de/richtig-entsorgen-wirkt/wie-werden-arzneimittel-richtig-entsorgt

Betäubungsmittel aufbewahren und entsorgen

Für die Aufbewahrung und Entsorgung von Betäubungsmitteln gelten laut BtMG besondere Umgangsregeln, um Missbrauch vorzubeugen.
Betäubungsmittel …

- müssen **getrennt von anderen Arzneimitteln** aufbewahrt werden.
- müssen ständig unter Verschluss gelagert werden, geschützt vor fremden, unbefugten Personen, z. B. in einem **abgeschlossenen Wertschutzschrank (Tresor)** oder in einem abgeschlossenen Raum. Der Raum muss gegen Einbruch gesichert sein.

> **Wichtig**
> Den **Schlüssel** für den Betäubungsmittel-Wertschutzschrank oder für den Raum, in dem sie gelagert werden, trägt die Schichtleitung bei sich. Sie ist für die sichere Aufbewahrung der Betäubungsmittel während ihres Dienstes verantwortlich.

- Der Betäubungsmittelbestand (Eingang und Ausgang) wird in einem sogenannten **Betäubungsmittelbuch** oder **Betäubungsmittelordner** fortlaufend und lückenlos dokumentiert. Die Angaben im Betäubungsmittelbuch sind gesetzlich geregelt.
- Wird ein Betäubungsmittel nicht wie vorgesehen verabreicht bzw. muss vernichtet werden (z. B. eine Ampulle ist zerbrochen), braucht es **zwei anwesende Zeugen als Beweis und für die Dokumentation.**
- Betäubungsmittelreste müssen so entsorgt werden, dass Fremde darauf **keinen wiederverwendbaren Zugriff** haben. In Krankenhäusern erfolgt die Entsorgung häufig im Kanülenabwurfbehälter, der sofort unumkehrbar verschlossen wird.

Apotheker und Apothekerinnen empfehlen, die vernichteten Betäubungsmittel in verknoteten, blickdichten Plastiktüten mit dem Restmüll zu entsorgen, der später verbrannt wird. Transdermale therapeutische Systeme (z. B. Fentanyl-Pflaster) sollten vorher auf Zellstoff geklebt und zerschnitten werden. Flüssige Betäubungsmittel sind vor dem Eintüten auf ein saugfähiges Material zu tropfen (z. B. Zellstoff, Mullkompresse). Bei allen Maßnahmen ist besonders auf den Eigenschutz zu achten.

4.3.6 Grundsätze bei Arzneimittelgaben beachten

Pflegefachassistentinnen und -assistenten können Medikamente verabreichen, wenn diese Aufgabe von einer Pflegefachperson an sie delegiert wurde. Voraussetzung ist, dass sie die Übernahme- und Durchführungsverantwortung dafür übernehmen können (▷ S. 101).

Die 10-R-Regel

Die 10-R-Regel umfasst zehn Fragen, die sich Pflegefachpersonen und Pflegefachassistenzpersonen vor jeder Verabreichung eines Medikaments stellen müssen. Das minimiert Fehler.

> **Wichtig**
> Wenn Sie eine der Regeln nicht auf ein Medikament anwenden können oder berechtigte Zweifel haben, können Sie die Übernahme- und Durchführungsverantwortung nicht übernehmen. Sie müssen die Delegation ablehnen.

1. Richtige Person? Kontrollieren Sie, ob der Vorname, der Nachname und das Geburtsdatum der pflegebedürftigen Person auf der ärztlichen Anordnung mit den Angaben auf dem Medikamentendispenser bzw. -becher übereinstimmen.

2. Richtiges Medikament? Überprüfen Sie, ob das gestellte Medikament mit der ärztlichen Anordnung übereinstimmt.

3. Richtige Konzentration/Dosis? Kontrollieren Sie, ob die Dosis oder Konzentration des Medikaments der ärztlichen Anordnung entspricht.

4. Richtige Applikationsart? Kontrollieren Sie, wie das Medikament verabreicht werden soll (z. B. oral, rektal) und ob die Darreichungsform (z. B. Tablette, Tropfen) laut ärztlicher Anordnung auch für die Applikationsart geeignet ist.

5. Richtiger Zeitpunkt? Kontrollieren Sie, ob das Datum bzw. der Wochentag und die Uhrzeit für die Medikamentengabe stimmen. Stellen Sie fest, ob das Medikament vor, während oder nach der Nahrungsaufnahme gegeben werden muss. Achten Sie darauf, dass die Zeitspanne zwischen den Gaben eines Medikaments eingehalten wird. Antibiotika oder Analgetika werden z. B. meist alle acht Stunden gegeben (z. B. 8.00 Uhr, 16.00 Uhr, 24.00 Uhr).

6. Richtige Dokumentation? Vergewissern Sie sich, dass alle gesetzlich notwendigen Angaben auf der ärztlichen Verordnung gemacht wurden. Die gesetzlichen Grundlagen zu ärztlichen Anordnungen finden sich in der Arzneimittelverschreibungsverordnung (AMVV). Dokumentieren Sie die Gabe des Medikaments mit Ihrem Handzeichen und dem Datum.

7. Richtige Anwendungsdauer? Überprüfen Sie, für wie lange das Medikament gegeben werden soll.

8. Richtige Aufbewahrung? Vergewissern Sie sich darüber, dass das Medikament vor dem Richten bzw. dem Verabreichen ordnungsgemäß gelagert wurde (z. B. lichtgeschützt, im Kühlschrank, unter sicherem Verschluss und Schutz vor Fremden).

9. Richtiges Risikomanagement? Überprüfen bzw. hinterfragen Sie, ob es z. B. bekannte Allergien gegenüber dem Medikament gibt bzw. beim Richten der Medikamente u. a. Hygieneregeln und die Haltbarkeit beachtet wurden.

10. Richtige Entsorgung? Stellen Sie sicher, dass u. a. Medikamentenreste sicher entsorgt werden.

Beispiel

Pflegefachassistentin Luise Kunz wurde von einer Pflegefachkraft beauftragt, der Patientin Svenja Hermelin eine Fraxiparine 0,3 zu spritzen. Luise Kunz gleicht mit der Patientenakte ab: Patientin Svenja Hermelin, geboren am 4.4.1987 **(richtige Person),** schriftliche ärztliche Anordnung von Fraxiparine 0,3 **(richtiges Medikament, richtige Dokumentation).** Das Medikament soll subkutan gegeben werden **(richtige Applikationsart).** Dazu braucht sie eine Injektionslösung in einer Spritze **(richtige Darreichungsform).** Die Dosis auf der Fertigspritze ist mit 0,3 ml angegeben **(richtige Dosierung).** Das Medikament soll jeden Morgen um 8.00 Uhr **(richtige Anwendungsdauer)** gegeben werden. Ein Blick auf die Uhr zeigt Luise Kunz, dass es der **richtige Zeitpunkt** ist. Sie geht zur Patientin und spricht sie mit Namen an **(richtige Person).** Sie informiert sie über ihr Vorhaben und fragt, ob sie die Spritze bisher gut vertragen hat. Dann inspiziert sie die Haut und wählt eine intakte Hautstelle aus **(richtiges Risikomanagement).** Nach der Gabe entsorgt sie die Spritze sofort im stichsicheren Kanülenabwurfbehälter **(richtige Entsorgung)** und dokumentiert mit Handzeichen, dass sie Frau Hermelin um 8.00 Uhr eine Fraxiparine 0,3 s. c. verabreicht hat **(richtige Dokumentation).**

4.3.7 Feste und flüssige Arzneimittel oral verabreichen

Medikamente werden für einen Tag oder in der Häuslichkeit manchmal auch für eine ganze Woche vorbereitet. Dies wird in der Praxis auch unter „Medikamente stellen" oder „Medikamente richten" zusammengefasst. Um Fehler zu vermeiden, muss sich die Pflegende dabei sehr konzentrieren und sollte nicht unterbrochen werden.

Feste Arzneimittel werden in Dispensern (Tablettenboxen) mit Fächern für morgens, mittags, abends und nachts verteilt. Einzelgaben werden meist in kleine Medikamentenbecher mit Deckel gefüllt.

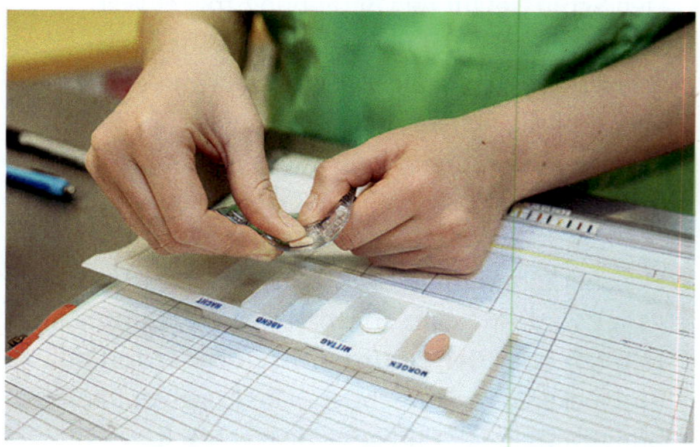

Abb. 1 Eine Pflegefachfrau richtet Medikamente in einen Dispenser und drückt die angeordneten Tabletten aus dem Blister.

Filmtablette	mit ausreichend Wasser vollständig herunterschlucken, nicht teilbare Filmtabletten dürfen nicht zerkaut oder vorher zerkleinert werden, das verändert die Wirksamkeit
Lutschtablette	im Mund vollständig zergehen lassen, nicht schlucken
Kautabletten	im Mund ohne Wasser vollständig zerkauen, nicht schlucken
Schmelztablette	im Mund auf oder unter der Zunge ohne Wasser vollständig auflösen
Retardtablette (Wirkstoffwirkung verzögert über bestimmten Zeitraum)	nicht teilen oder zerkauen, mit Wasser vollständig herunterschlucken, pünktlich einnehmen
Brausetablette	mit stillem Wasser in einem Glas vollständig auflösen, umrühren und sofort trinken
Zerbeißkapsel	Kapsel zerbeißen, bis innere Kapselflüssigkeit sich im Mund entleert für sofortigen Wirkungseintritt
Gelatinekapsel	mit Wasser vollständig herunterschlucken, nicht öffnen, teilen oder zerkauen
Pulverkapseln, Pelletkapseln	mit Wasser vollständig schlucken, nicht öffnen oder zerkauen
Dragee	vollständig mit Wasser schlucken, nicht zerbeißen oder kauen
Granulat, Pulver	mit stillem Wasser vollständig auflösen und sofort trinken

Tab. 1 Einnahmehinweise für orale feste Arzneimittel, individuelle Besonderheiten je nach Präparat müssen dem Beipackzettel entnommen werden

In manchen Einrichtungen ist es üblich, die Medikamente im **Blister** (Sichtverpackung) zu belassen, vor allem dann, wenn die richtende Pflegekraft die Medikamente selbst nicht an die pflegebedürftige Person ausgibt oder verabreicht. So lässt sich besser nachvollziehen und kontrollieren, ob die richtigen Medikamente gestellt wurden. Das Herausdrücken von Medikamenten aus einem **Blister** für die Einnahme erfordert Fingerfertigkeit. Ältere oder kranke Menschen in der Häuslichkeit brauchen dafür oft die Unterstützung von Pflegenden.

Medikamente in fester Form dürfen nur **geteilt oder gemörsert** werden, wenn das im Beipackzettel oder der Online-Fachinformation vermerkt ist. Tabletten mit einem verzögertem Wirkeintritt (Retard-Präparate) oder mit sehr geringem Wirkstoffgehalt dürfen nicht geteilt oder gemörsert werden. Ist keine Bruchkante bzw. Teilungskerbe vorhanden, und die Tablette darf laut Beipackzettel auch halbiert oder zerkleinert werden, hilft ein Tablettenteiler. Beim Mörsern können Stäube entstehen, die Sie ggf. einatmen. Deshalb sollten Sie einen geschlossenen Mörser benutzen. Gemörserte Tabletten können sich in der Speiseröhre und in der Mundhöhle festsetzen und dort Hustenreiz auslösen, wenn sie nicht mit ausreichend Flüssigkeit eingenommen werden.

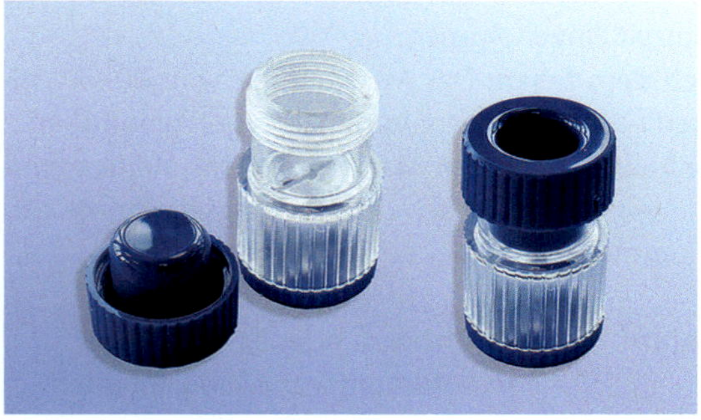

Abb. 2 geschlossener Tablettenmörser

Flüssige orale Arzneimittel werden in kleine Tropfenbecher mit Deckel gestellt und beschriftet. Sie werden erst unmittelbar vor dem Verabreichen gerichtet, damit es nicht zu einem Wirkstoffverlust oder einer Keimbelastung kommt. Die Tropfen werden je nach ärztlicher Anordnung in einem Tropfenbecher ausgezählt und anschließend mit etwas stillem Wasser aufgegossen, damit die meist geringen Mengen auch vollständig aufgenommen werden können.
Säfte oder Sirups werden nicht verdünnt, sondern pur in der entsprechenden Menge geschluckt. Zum anschließenden Nachtrinken wird stilles Wasser gereicht.

Wichtig
Säfte, Sirup oder Suspensionen müssen vor dem Richten gut geschüttelt werden, damit sich der Wirkstoff gleichmäßig verteilt. Erst danach wird die angeordnete Menge in einem Tropfenbecher oder mit einer Spritze abgemessen.

Zeitpunkt der Einnahme

Der Mageninhalt beeinflusst, wie schnell ein oral eingenommenes Medikament wirkt. Bestimmte Lebensmittel können die Wirkung eines Medikaments verändern. Daher ist es wichtig zu wissen, ob Medikamente vor, während oder nach den Mahlzeiten einzunehmen sind. Hinweise dazu stehen in der Packungsbeilage.

- **Auf nüchternen Magen:** Das Medikament wird mindestens 60 Minuten vor dem Essen oder frühestens zwei Stunden nach der Nahrungsaufnahme eingenommen.
- **Vor dem Essen:** Das Medikament wird 30–60 Minuten vor der Nahrungsaufnahme eingenommen.
- **Mit dem Essen:** Ein Medikament wird während der Mahlzeit eingenommen.
- **Nach dem Essen:** Das Medikament wird 30–60 Minuten nach der Nahrungsaufnahme eingenommen.
- **Unabhängig von den Mahlzeiten:** Das Medikament kann vor, mit oder nach der Nahrungsaufnahme eingenommen werden.

Alkohol	• hemmt oder beschleunigt Wirkung von Medikamenten
fettreiches Essen	• hemmt Wirkstoffumbau in der Leber
Grapefruit	• hemmt den Abbau einiger Medikamente • verstärkt Wirkung
Orangensaft	• beeinträchtigt die Wirkung u. a. von Blutdruckmedikamenten, Antibiotika • Vitamin C verbessert Aufnahme von Eisenpräparaten
Milchprodukte	• Kalzium verändert Wirkung
Koffein	• behindert Wirkstoffaufnahme im Darm

Tab. 1 Wechselwirkungen: Lebensmittel und Medikamente

Wichtig
Achten Sie bei jeder oralen Medikamentengabe darauf, dass sich die pflegebedürftige Person nicht verschluckt **(Aspirationsprophylaxe).** Positionieren Sie die pflegebedürftige Person deshalb in möglichst aufrechter Körperhaltung. Reichen Sie für die Medikamenteneinnahme am besten stilles Wasser an und beachten Sie immer die Einnahmehinweise im Beipackzettel.

4.3.8 Augentropfen, -salben und Ohrentropfen verabreichen

Augentropfen und -salben werden angewendet bei:
- Infektionen und Entzündungen (z. B. Konjunktivitis, Herpes)
- Glaukom („grüner Star", Sehnerv-Erkrankung durch erhöhten Augeninnendruck)
- trockenen Augen
- Allergien

Vor dem Verabreichen von Augenmedikamenten werden die Augen zunächst inspiziert. Gibt es sichtbare Verunreinigungen, Verklebungen oder Rückstände von vorherigen Augensalbe-Gaben, reinigen Pflegefachassistenzpersonen die Augen (▷Augenpflege S. 187). Kontaktlinsen werden vor dem Anwenden der Augentropfen herausgenommen. Nach etwa 15 Minuten können sie wieder eingesetzt werden.

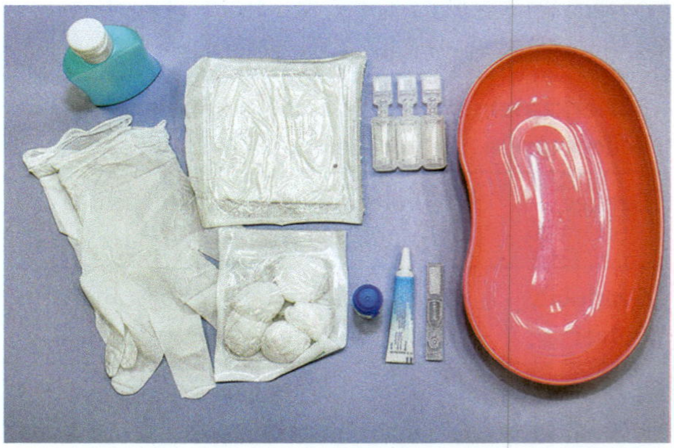

Abb. 1 Materialien für die Gabe von Augentropfen und Augensalbe

Sind mehrere Augentropfen zur gleichen Zeit für ein Auge angeordnet, wird zuerst das Medikament gegeben, was von der pflegebedürftigen Person als angenehmer empfunden wird. Außerdem gilt der Grundsatz:

zuerst die Augentropfen und danach die Augensalbe. Augentropfen haben eine wässrige Konsistenz, sie verteilen sich sofort im Auge und wirken schneller. Augensalbe wirkt und verbleibt dagegen länger im Auge, aufgrund der cremigen, oft fetthaltigen Konsistenz. Augentropfen könnten dann nicht mehr wirken, wenn sie nach der Augensalbe verabreicht werden.

Für jeden pflegebedürftigen Menschen verwenden Sie ein eigenes Fläschchen mit Augentropfen bzw. eine Augentropfenampulle oder Augensalbentube. Auf dem Augentropfen-Fläschchen und der Salbentube muss immer das Anbruchsdatum notiert sein. Fehlt es, dürfen Sie das Augenmedikament nicht verwenden, sondern müssen ein neues nehmen. Den Konus vom Tropfbehälter bzw. der Salbentube dürfen Sie weder mit den Fingern berühren, noch darf damit das Auge direkt in Kontakt kommen. Diese Regeln dienen dem Infektionsschutz.

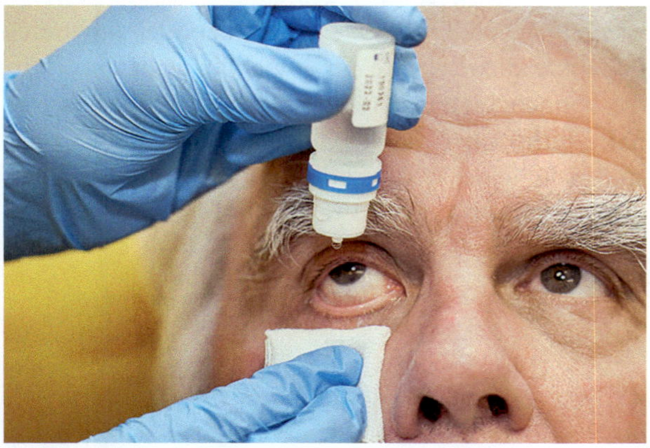

Abb. 2 Augentropfengabe

So gehen Sie vor:
1. Bereiten Sie alle Materialien vor.
2. Desinfizieren Sie sich die Hände und ziehen Sie Handschuhe an.
3. Bitten Sie die pflegebedürftige Person, den Kopf in den Nacken zu neigen und nach oben auf einen festen Punkt zu schauen. Das verhindert das Blinzeln.
4. Ziehen Sie mit Ihrer freien Hand das Augenlid der pflegebedürftigen Person vorsichtig mit einem Tupfer etwas herunter, sodass Sie Zugang zum Bindehautsack haben.
5. Bei Augentropfen: Halten Sie mit Ihrer anderen Hand das Fläschchen bzw. die Ampulle senkrecht nach unten und geben Sie einen Tropfen in den Bindehautsack. Berühren Sie das Auge dabei nicht.
6. Bei Augensalbe: Drücken Sie vorsichtig einen ca. 0,5 cm langen Salbenstreifen aus der Tube und geben Sie diesen behutsam in den Bindehautsack, ohne dabei mit der Tubenspitze das Auge zu berühren. Lassen Sie die Person nach unten links und rechts schauen, damit sich die Salbe gleichmäßig im Auge verteilt.
7. Bitten Sie die pflegebedürftige Person, die Augen für ca. 30 Sekunden zu schließen und nicht zuzukneifen. Tränenflüssigkeit mit einer Kompresse abtupfen.

Video-Tipp von Yonca
„Es gibt ein Praxisvideo: *Augentropfen verabreichen.*"

Ohrentropfen werden angewendet bei:
- Ohrinfektionen (z. B. Mittelohrentzündung)
- Ohrenschmerzen
- Ohrenschmalz (Cerumen)

Auch hier gilt wie bei Augenmedikamenten, dass für jede pflegebedürftige Person eine eigene Ohrentropfenflasche verwendet wird und das Anbruchsdatum darauf notiert sein muss. Vor der Anwendung werden Ohrentropfen durch Reiben der Tropfenflasche zwischen den Händen auf Körpertemperatur angewärmt. Kalte Tropfen werden als sehr unangenehm und schmerzhaft empfunden und können auch Schwindelgefühle auslösen.

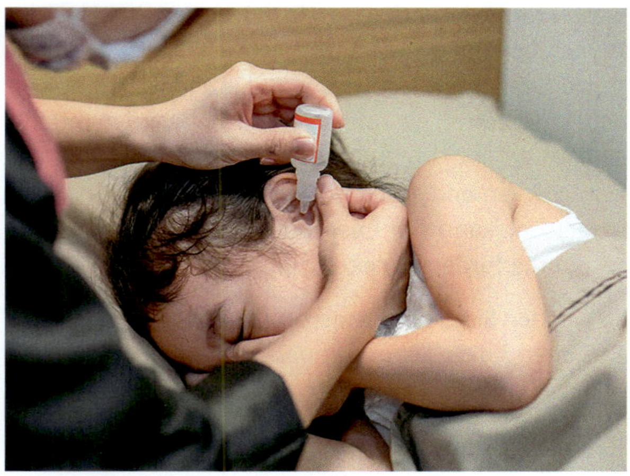

Abb. 3 Eine Mutter verabreicht ihrem Kind Ohrentropfen. Pflegefachassistenzpersonen leiten dazu an.

So gehen Sie vor:
1. Desinfizieren Sie sich die Hände und ziehen Sie Handschuhe an.
2. Inspizieren Sie das Ohr und führen Sie bei Bedarf eine Ohrenpflege durch (▷ S. 188).
3. Bitten Sie die pflegebedürftige Person, sich hinzulegen und den Kopf auf die Seite zu neigen.
4. Ziehen Sie die Ohrmuschel leicht nach hinten und tropfen Sie die handwarmen Tropfen in der angeordneten Menge ins Ohr. Die Spitze des Tropfenfläschchens sollte dabei nicht berührt werden, um eine Keimbesiedelung zu vermeiden.
5. Die pflegebedürftige Person sollte für einige Minuten den Kopf seitlich so belassen und liegen bleiben, damit die Tropfen nicht aus dem Ohr laufen.
6. Danach wird je nach Anordnung das andere Ohr in der gleichen Weise behandelt.

4.3.9 Gasförmige Arzneimittel über die Atemwege verabreichen

Medizinische Gase (z. B. Narkosegas, Sauerstoff) und **Aerosole** (z. B. Asthmaspray) werden über die Lunge aufgenommen. Pflegefachassistenzpersonen wirken dabei mit, indem sie Pflegebedürftige bei Inhalationen und der Anwendung von Dosieraerosolen unterstützen.

Definition

Dosieraerosole enthalten ein unter Druck stehendes Arzneimittel in einem Kunststoffbehälter mit Mundstück. Beim Auslösen wird eine Einzeldosis als Sprühnebel freigesetzt, die sofort eingeatmet werden muss.

Das Drücken und gleichzeitige Einatmen bei einem Dosieraerosol kann für Pflegebedürftige herausfordernd sein und erfordert Anleitung und Übung.

So wenden Sie ein Dosieraerosol richtig an:
1. Ziehen Sie die Schutzkappe ab und schütteln Sie das Spray kräftig.
2. Lassen Sie die pflegebedürftige Person aufrecht sitzen bzw. unterstützen Sie sie dabei.
3. Bitten Sie die pflegebedürftige Person, tief auszuatmen und am Schluss der Ausatmung das Mundstück mit den Lippen zu umschließen.
4. Fordern Sie die pflegebedürftige Person auf, den Sprühstoß auszulösen und gleichzeitig tief einzuatmen.
5. Lassen Sie die pflegebedürftige Person mit geschlossenem Mund die Luft für fünf bis zehn Sekunden anhalten.
6. Bitten Sie die pflegebedürftige Person, durch die Nase auszuatmen.
7. Setzen Sie die Schutzkappe wieder auf.

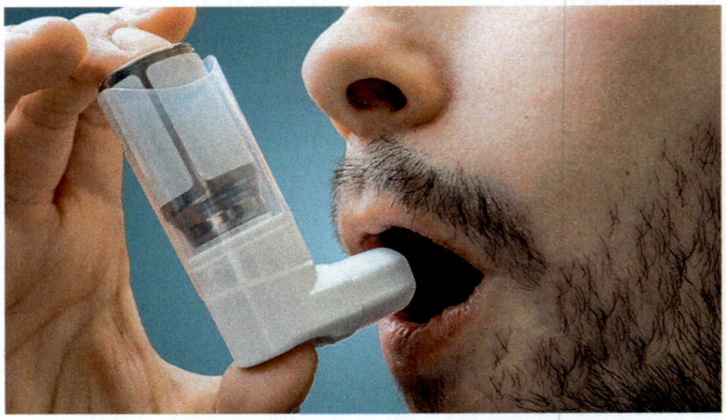

Abb. 1 Anwenden von Dosieraerosol

Das Mundstück sollte regelmäßig gereinigt werden. Wenn Pflegebedürftige wie z. B. Kinder oder dementiell Erkrankte Einzelschritte der Einnahme nicht durchführen können, bietet sich der Einsatz eines **Spacers (Inhalierhilfe)** an. In diesem verbleibt das Gas des Sprühstoßes für eine Weile, sodass es leichter eingeatmet werden kann, am besten durch fünf kräftige Ein- und Ausatemzüge.

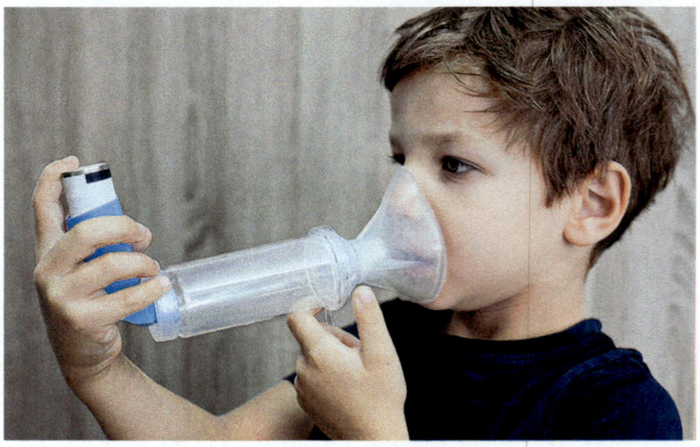

Abb. 2 Anwenden von Dosieraerosol mit Spacer

! Wichtig

Nach der Anwendung von **kortisonhaltigen Dosieraersolen** (z. B. Budesonid, Pulmicort®) bei Asthma oder COPD sollten Pflegebedürftige ihren Mund ausspülen, Zähne putzen oder etwas essen, da es als Nebenwirkung zu Pilzinfektionen und Mundschleimhautentzündungen kommen kann.

4.3.10 Halbfeste und feste Arzneimittel auf Haut und Schleimhäuten anwenden

Salben, Cremes, Lotionen und **Gele** gehören zu den halbfesten Arzneimitteln und sind in Tuben oder in Dosen mit Schraubverschlüssen verpackt. Die Wirkstoffe werden über die Haut aufgenommen. Beachten Sie deshalb bei der Anwendung folgende Grundsätze:

- Ziehen Sie zu Ihrem eigenen Schutz beim Auftragen bzw. Eincremen immer Handschuhe an.
- Inspizieren Sie vor der Anwendung immer die Haut und entfernen Sie sichtbare Salbenrückstände bevor Sie neue Produkte auftragen.
- Die Hand, mit der Sie das Arzneimittel auf die Haut geben bzw. einmassieren, darf nicht die Dose oder die Tube berühren. Entnehmen Sie Salben und Cremes daher immer mit einem Spatel aus dem Behälter.
- Schützen Sie Kleidung und Wäsche vor der Anwendung. Halbfeste Arzneimittel verflüssigen sich nach dem Auftragen häufig durch die Körperwärme und können färben.

Lotion	• wasserhaltig, sehr flüssig, schnell einziehend • gut geeignet für größere Hautflächen • werden meist großflächig aufgetragen und eingerieben
Creme	• wasserhaltig, schnell einziehend • dünn auf betroffene Hautstelle auftragen, leicht massieren
Salbe	• fetthaltig, verbleibt länger auf der Haut • dünn auf betroffene Hautstelle auftragen, sanft einmassieren
Gele	• haben kühlenden Effekt bei entzündeter, gereizter, geröteter Haut • dünn auf betroffene Hautstelle auftragen und einziehen lassen

Tab. 1 Anwendungshinweise von halbfesten Arzneimitteln

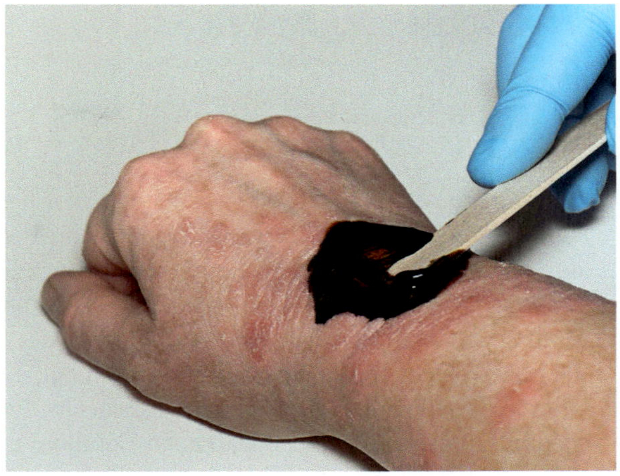

Abb. 3 Auftragen einer Salbe mit einem Spatel

Suppositorien (Zäpfchen) zählen zu den festen Arzneimitteln, die je nach Wirkstoff und Indikation rektal (in den Enddarm) oder vaginal (in die Scheide) verabreicht und über die Schleimhaut aufgenommen werden.

Bei kleinen Kindern und Säuglingen werden Zäpfchen oft anstelle von Tabletten verwendet, z. B. bei hohem Fieber und Schmerzen. Bei Erwachsenen kommen Zäpfchen häufiger zum Einsatz bei Magen-Darm-Beschwerden wie Übelkeit, Erbrechen, Verstopfung oder zur Behandlung von Hämorrhoiden und Infektionen im weiblichen Genitalbereich.

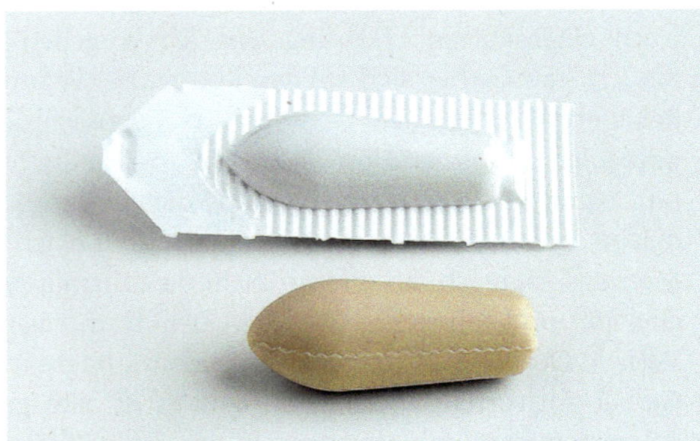

Abb. 4 Suppositorien bestehen meist aus Hartfett, das den eingebetteten Wirkstoff beim Schmelzen freisetzt.

! Wichtig

Suppositorien dürfen nicht geteilt werden, um die korrekte Dosierung sicherzustellen. Verwenden Sie für das Einführen keine Gleitmittel wie Gel, Öl oder Creme, weil diese die Wirkung verändern können.

„Frau Gerber schämt sich."

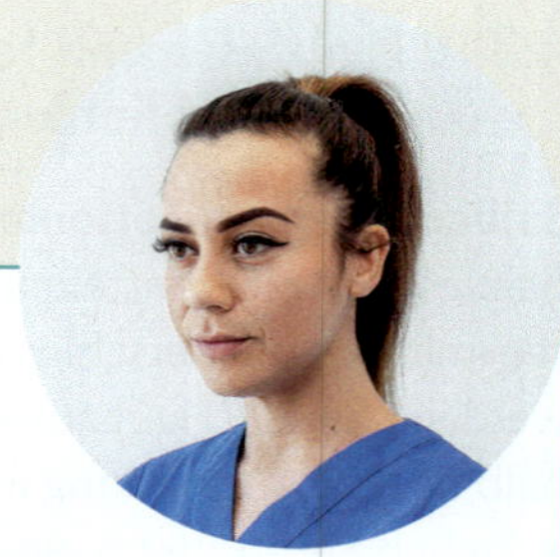

Fallsituation:

Frau Gerber (58 Jahre) hat vor vier Tagen nach einer Blasenoperation ein Antibiotikum erhalten. Jetzt hat sie als Nebenwirkung eine Scheidenpilzinfektion, die Juckreiz und Rötungen im Intimbereich verursacht. Solche Infektionen sind eine häufige Nebenwirkung von Antibiotika, da das Gleichgewicht der Scheidenflora gestört wird. Frau Gerber soll nun zweimal täglich ein Vaginalzäpfchen bekommen. Sie liegt in einem Dreibettzimmer. Die Infektion im Intimbereich ist ihr peinlich. Sie schämt sich. Eine Pflegefachperson bittet Yonca, Frau Gerber das Vaginalzäpfchen zu bringen und sie bei Bedarf beim Einführen zu unterstützen.

So hat sich Yonca verhalten:

„Ich ging zu Frau Gerber ans Bett und erkundigte mich, wie es ihr geht. Ich fragte sie leise, ob sie sich zutrauen würde, sich selbst das Medikament zu geben. Ich sagte mit Absicht nicht Scheiden- oder Vaginalzäpfchen. Sie schüttelte sofort den Kopf und meinte, dass sie Angst davor hat und nicht weiß, ob sie das richtig hinbekommt. Sie wolle auch nichts falsch machen. Ich nickte verständnisvoll.

Ich bat ihre Mitpatientinnen, die gerade am Tisch saßen und sich unterhielten, freundlich darum, das Zimmer für einen Moment zu verlassen.

Nach einer kurzen Erklärung, wie ich vorgehen werde, bat ich Frau Gerber, sich auf den Rücken zu legen und die Beine etwas zu spreizen. Über ihre Knie legte ich die Bettdecke. Ich desinfizierte meine Hände, zog Handschuhe an und nahm das Vaginalzäpfchen aus der Verpackung. ‚Ich mache das ganz vorsichtig. Es dauert auch nur einen kurzen Moment', sagte ich. Ich spreizte leicht die Schamlippen auseinander und führte das Zäpfchen behutsam vaginal ein. ‚Alles in Ordnung? Ist etwas unangenehm?', fragte ich. Frau Gerber antwortete erleichtert: ‚Nein, es ist alles gut. Das habe ich mir schlimmer vorgestellt'. Ich deckte Frau Gerber wieder zu, zog die Handschuhe aus und desinfizierte meine Hände."

Das war richtig, weil Yonca ...

- sich freundlich und diskret Frau Gerber zugewendet und eine vertrauensvolle Atmosphäre geschaffen hat.
- Frau Gerber mit ihren Ängsten und Sorgen ernst genommen hat.
- die Autonomie von Frau Gerber berücksichtigt hat.
- Ressourcen von Frau Gerber genutzt und ihre Selbstständigkeit gefördert hat.
- die Intimsphäre und das Schamgefühl von Frau Gerber beachtet hat.
- den Datenschutz gewahrt hat.
- fachgerecht, einfühlsam und hygienisch das Zäpfchen eingeführt hat.
- sich selbst vor den Keimen im Intimbereich geschützt hat.
- keine Erreger an Gegenstände, an Frau Gerber oder die Mitpatienten übertragen hat.

Impulsfragen:

- Welche Worte hätten Sie an Frau Gerber gerichtet, um die Situation möglichst angenehm zu gestalten?
- Wie hätten Sie sich verhalten, wenn die Mitpatientinnen das Zimmer nicht hätten verlassen können?

So gehen Sie beim Verabreichen von Suppositorien vor:

- Desinfizieren Sie die Hände und ziehen Sie Handschuhe an. Wenn die pflegebedürftige Person das Zäpfchen selbst anwendet, reichen Sie ihr dazu einen Handschuh oder Fingerling.
- Fordern Sie die Person vor einer rektalen Applikation auf, den Darm zu entleeren. Lassen Sie die Person danach sich in Seitenlage hinlegen.
- Wenn Sie ein Vaginalzäpfchen in die Scheide einführen, fordern Sie die Frau auf, sich mit angestellten und gespreizten Beinen auf den Rücken zu legen.
- Das Zäpfchen wird in der Regel mit der spitzen Seite voran tief eingeführt.
- Fordern Sie die Person nach dem rektalen Einführen des Zäpfchens auf, die Pobacken einige Sekunden lang zusammendrücken.
- Bei der vaginalen Anwendung sollte die Frau noch einen Moment liegen bleiben.
- Wahren Sie bei der Anwendung von Zäpfchen stets die Intimsphäre der pflegebedürftigen Person.
- Ziehen Sie die Handschuhe aus und desinfizieren Sie die Hände.

Transdermale therapeutische Systeme

Zu transdermalen Therapeutika zählen Arzneimittel, die auf einem Pflaster aufgetragen sind und auf die Haut geklebt werden, z. B. Fentanyl-Pflaster (BtM).

Diese Pflaster sind meistens mit einer Klebefolie beschichtet, sodass auch Duschen damit möglich ist. Die Pflaster sollten jedoch nicht eingeseift werden und müssen auch vor Hitzeeinwirkung (z. B. beim Sonnenbaden) geschützt werden.

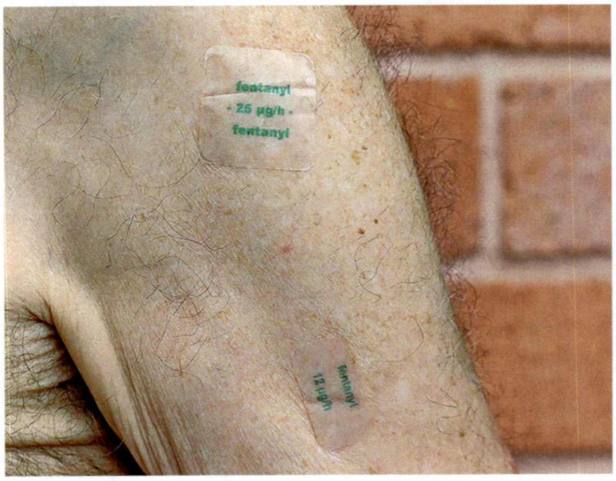

Abb. 1 Fentanyl-Pflaster auf der Haut zur Schmerzlinderung.

Das ist bei der Anwendung zu beachten:

- Kleben Sie die Pflaster nur auf eine intakte Hautstelle.
- Wählen Sie eine möglichst wenig behaarte Hautstelle, damit das Pflaster gut klebt und sich schmerzfrei entfernen lässt. Geeignete Hautstellen: vorderer oder hinteren Oberkörper, z. B. Schulterblatt, Oberarm.
- Reinigen Sie die ausgewählte Hautstelle vor dem Aufkleben mit Wasser und tupfen Sie diese trocken.
- Cremen Sie die ausgewählte Hautstelle nicht ein, weil das den festen Sitz des Pflasters behindert.
- Achten Sie beim Aufkleben darauf, dass Sie selbst nicht mit der Wirkstofffläche des Pflasters in Berührung kommen.
- Drücken Sie das Pflaster ca. 30 Sekunden mit der flachen Hand an.
- Wechseln Sie das Pflaster nach dem ärztlich verordneten Rhythmus, z. B. alle drei Tage.
- Entfernen Sie Klebereste des alten Pflasters mit reichlich Wasser und Seife.
- Wählen Sie bei jedem Pflasterwechsel eine neue Hautstelle, um Hautreizungen zu vermeiden.
- Entsorgen Sie BtM-Pflaster vorschriftsmäßig.

4.3.11 Subkutane Injektionen verabreichen

Definition

Bei einer **subkutanen Injektion** (abgekürzt: s. c.-Injektion) wird ein Medikament (z. B. Insulin, Heparin) mit einer Spritze und einer Injektionsnadel (Kanüle) in das Unterhautfettgewebe gespritzt.

Das Medikament für die subkutane Injektion wird entweder aus einer Ampulle aufgezogen oder liegt als **Fertigspritze** vor. Auch für Injektionen gilt die 10-R-Regel.

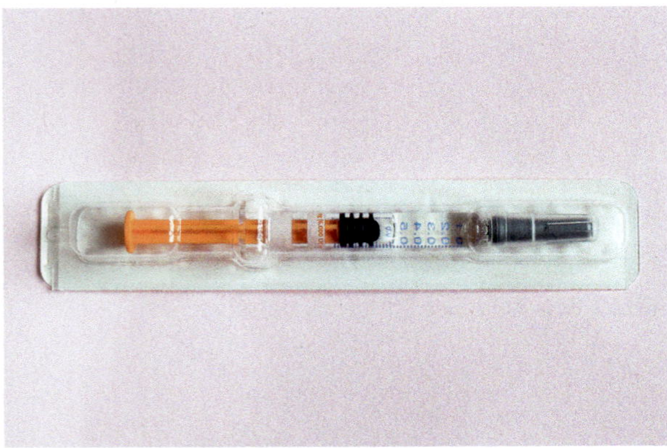

Abb. 2 Fertigspritze

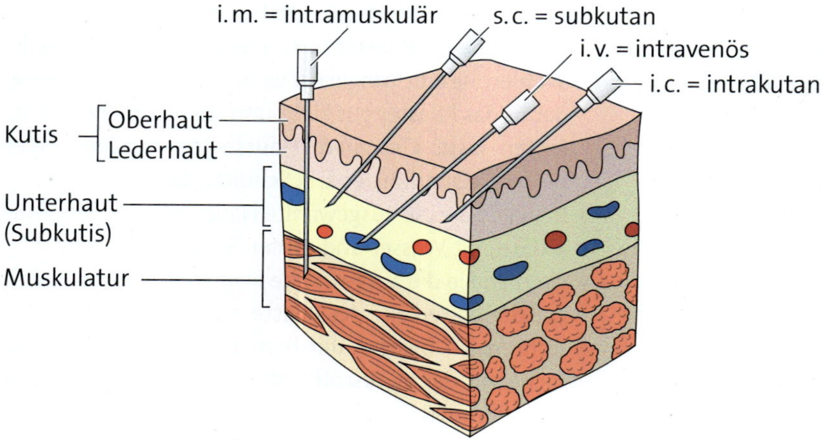

Abb. 1 Injektionsarten im Überblick

Die Injektionsstellen sollten regelmäßig gewechselt werden. Außerdem sollte zwischen den Injektionsstellen jeweils ein Abstand von ein bis zwei Zentimetern eingehalten werden, um Gewebeschäden zu vermeiden. Hilfreich hierzu ist ein sogenannter Spritzenkalender.

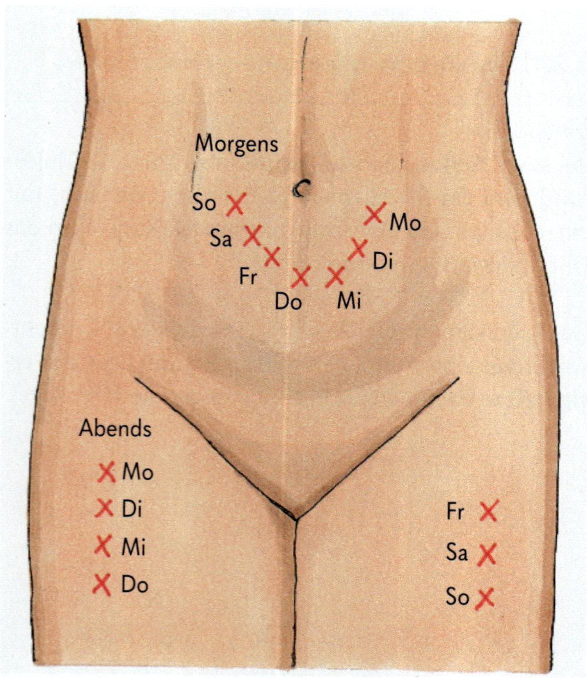

Abb. 2 Beispiel eines Spritzenkalenders

Injektionsorte

Wählen Sie als Injektionsort eine Stelle am Körper, an der die pflegebedürftige Person ausreichend Unterhautfettgewebe hat. Am häufigsten findet sich Unterhautfettgewebe um den Bauchnabel und an den äußeren Oberschenkelseiten. Eine Injektionsstelle am Bauch muss mindestens 2 cm vom Bauchnabel entfernt und die Haut dort intakt sein. Wechseln Sie die Injektionsstelle mit jeder Injektion, um Hautreizungen zu vermeiden.

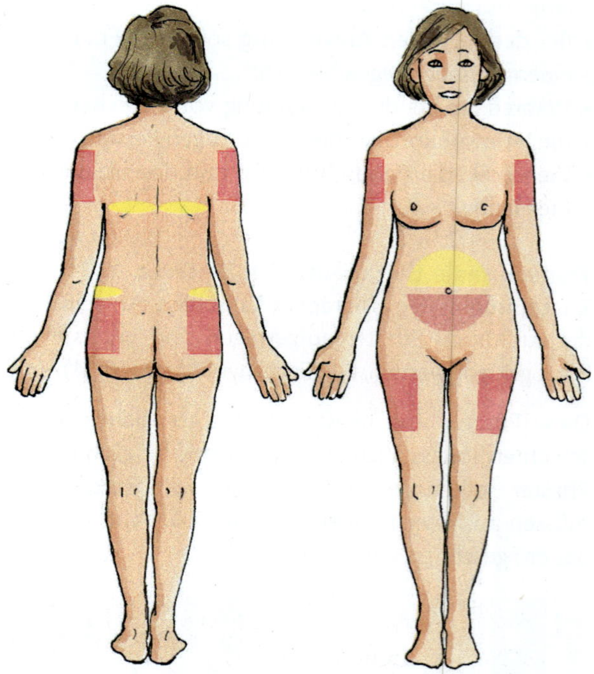

Abb. 3 Injektionsstellen für die s.c. Injektion (rot: am besten geeignet, gelb: gut geeignet)

> **!** **Wichtig**
> In Blutergüsse, Narben oder entzündete Hautstellen dürfen Sie nicht spritzen. Der Wirkstoff kann sich in diesen veränderten Hautbereichen nicht richtig entfalten und den Hautzustand verschlimmern.

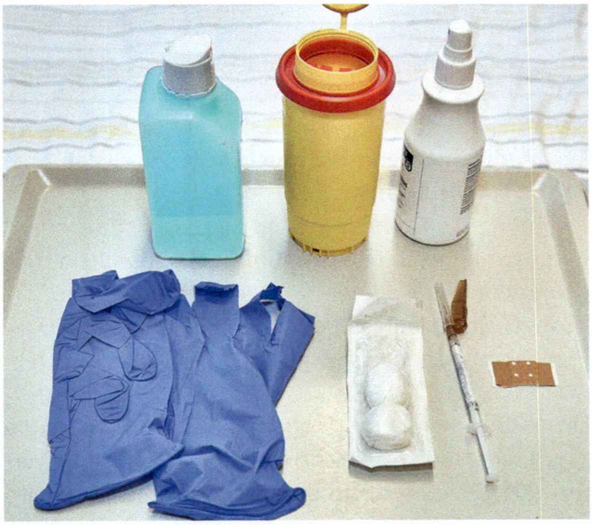

Abb. 4 gerichtetes Tablett für eine subkutane Injektion

So führen Sie eine subkutane Injektion durch:

1. Stellen Sie zunächst das benötigte Material zusammen: keimarme Handschuhe, Händedesinfektionsmittel, Hautdesinfektionsmittel, aufgezogene Spritze mit Injektionskanüle bzw. Fertigspritze, sterile Tupfer, ein Pflaster, Kanülenabwurfbehälter.

2. Informieren Sie die pflegebedürftige Person über die s. c.-Injektion. Sie muss der Injektion zustimmen.

3. Desinfizieren Sie sich die Hände mit dem Händedesinfektionsmittel.

4. Desinfizieren Sie die ausgewählte Hautstelle mit dem Hautdesinfektionsmittel: Sprühen Sie auf die ausgewählte Hautstelle, wischen Sie mit einem sterilen Tupfer über die Hautstelle, sprühen Sie erneut und lassen Sie gemäß den Herstellerangaben das Desinfektionsmittel vollständig einwirken (Prinzip: Sprühen-Wischen-Sprühen). Legen Sie einen Tupfer als Markierung neben die desinfizierte Hautstelle.

5. Während das Hautdesinfektionsmittel einwirkt, desinfizieren Sie sich erneut die Hände und ziehen sich zum Eigenschutz keimarme Handschuhe an.

6. Mit Daumen und Zeigefinger einer Hand bilden Sie eine Hautfalte im Unterhautfettgewebe und halten sie fest.

7. Stechen Sie die Kanüle zügig in die Hautfalte ein. Der Einstichwinkel ist abhängig von der Kanülenlänge und dem vorhandenen Unterhautfettgewebe. Je weniger Unterhautfettgewebe vorhanden ist und je länger die Kanüle, desto flacher ist der Einstichwinkel. Bei Normalgewichtigen und einer sehr kurzen Kanüle sticht man in einem Winkel von 90 ° (senkrecht) in die Haut. Bei untergewichtigen Personen injiziert man in einem 45°-Winkel.

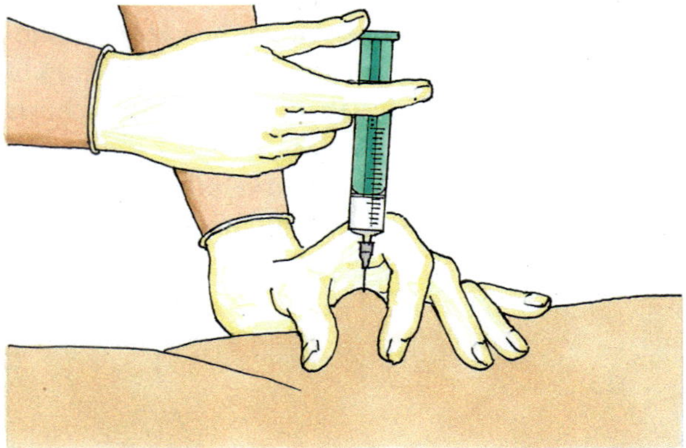

Abb. 5 Technik der s. c. Injektion bei Applikation im 90°-Winkel und ausreichendem Unterhautfettgewebe

8. Injizieren Sie das Arzneimittel langsam und vollständig. Ziehen Sie die Kanüle erst ca. zwei Sekunden, nachdem Sie den Spritzenstempel vollständig heruntergedrückt haben, aus der Haut, damit das Medikament auch aus der Kanüle in die Haut gelangt.

9. Ziehen Sie zuerst die Spritze heraus. Lassen Sie danach die Hautfalte los. Drücken Sie einen sterilen Tupfer sanft auf die Injektionsstelle.

10. Entsorgen Sie die Fertigspritze und bzw. die Kanüle im stichsicheren Kanülenabwurfbehälter.

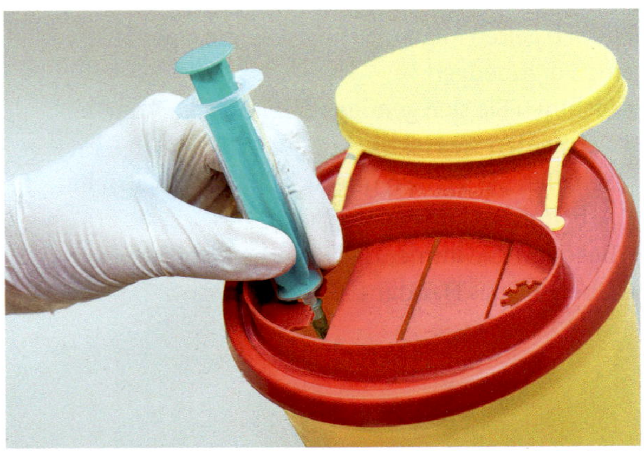

Abb. 6 Die Kanüle kann über die Abstreifvorrichtung vom Kanülenabwurfbehälter sicher entsorgt werden.

11. Dokumentieren Sie die Injektion und Ihre Beobachtungen bzw. Besonderheiten.

Verhalten bei Stichverletzungen

Von allen Berufsgruppen sind Pflegende am häufigsten von Stich- und Schnittverletzungen betroffen. Solche Verletzungen sind gefährlich, weil man sich dabei mit Infektionskrankheiten wie Hepatitis B und C und dem HI-Virus anstecken kann. Dabei reichen kleinste Blutmengen und Verletzungen, um sich anzustecken. Vor einer Hepatitis-A- und Hepatitis-B-Infektion schützt eine Impfung.
Arbeitgeber sind laut Gesetz dazu verpflichtet, für Pflegende die Kosten für Hepatitis-Impfungen zu übernehmen.

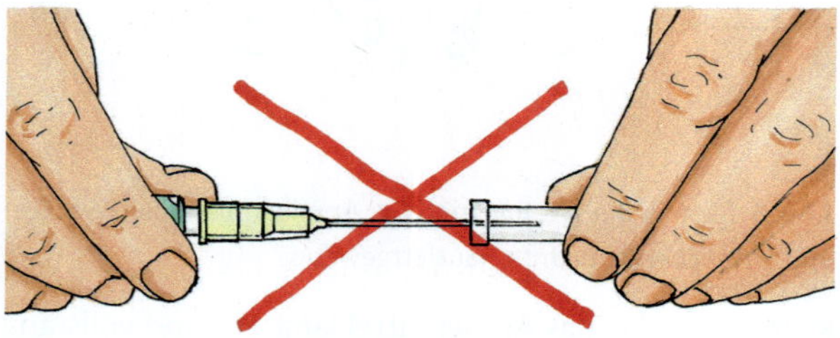

Abb. 1 Recapping ist verboten, da es dabei häufig zu Stichverletzungen und der Übertragung von Infektionen kommt.

Zu Stichverletzungen kommt es häufig dann, wenn Sie
- unter Zeitdruck arbeiten.
- ein unübersichtliches Arbeitsfeld haben.
- bei Unruhe und Lärm arbeiten.
- auf persönliche Schutzausrüstung verzichten.
- die Fertigkeit nicht beherrschen.
- benutzte Kanülen in die Schutzkappe zurückstecken (Recapping).

Deshalb gelten folgende Hinweise, um einer Stichverletzung vorzubeugen:
- Nehmen Sie sich genügend Zeit für die Aufgabe.
- Vermeiden Sie Hektik.
- Schaffen Sie sich ein übersichtliches Arbeitsfeld.
- Arbeiten Sie konzentriert.
- Beachten Sie immer die Sicherheitsvorschriften.
- Üben Sie das Handling.

4.3.12 Medikamentenmissbrauch und -abhängigkeit vermeiden

Definition

Ein **Medikamentenmissbrauch** liegt vor, wenn eine Person ein Medikament …
- einnimmt, obwohl sie gesund ist.
- in einer höheren Dosis einnimmt als empfohlen bzw. verordnet ist.
- länger als verordnet einnimmt.
- anders anwendet als vorgeschrieben ist.

Ein Medikamentenmissbrauch kann schwerwiegende psychische und körperliche Gesundheitsprobleme verursachen. Eine **Medikamentenabhängigkeit** entsteht, wenn eine körperliche und/oder seelische Gewöhnung an ein Medikament eintritt, z. B. durch Medikamentenmissbrauch. Das heißt, eine Person meint, dass sie ohne das Medikament nicht leben kann. Die Gedanken kreisen ununterbrochen um das Medikament und sie fühlt sich ohne die Einnahme krank. Medikamentenabhängigkeit ist eine **Sucht.**

Gefährdete Personengruppen

In Deutschland gibt es schätzungsweise 1,9 Millionen Menschen, die von Medikamenten abhängig sind. Mehr als zwei Drittel von ihnen sind Frauen im mittleren und höheren Alter. Auch Menschen, die regelmäßig rezeptfreie Medikamente gegen Schmerzzustände (z. B. Kopfschmerzen), Überforderungsgefühle oder Angstempfinden einnehmen, entwickeln öfter eine Medikamentenabhängigkeit als Personen, die alternative Bewältigungsstrategien haben oder sich in medizinische Behandlung begeben.

Diversität

Alle Menschen können von Medikamenten abhängig werden. Ihre wirtschaftliche Situation und ihr Bildungsgrad spielen dabei keine Rolle.

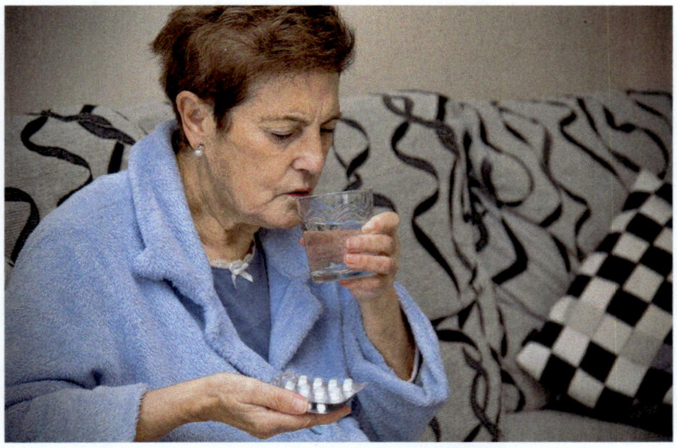

Abb. 2 Medikamentenabhängigkeit: Ein ernstes Gesundheitsproblem, das professionelle Hilfe erfordert. Häufig sind Frauen im mittleren und höheren Lebensalter betroffen.

Viele rezeptfreie Medikamente können bei unsachgemäßer Einnahme leicht abhängig machen. Dazu zählen

- rezeptfreie Schmerzmittel,
- abschwellende Nasensprays,
- Abführmittel,
- alkoholhaltige Medikamente (z. B. Hustensaft).

Anzeichen für eine Medikamentenabhängigkeit

Eine Abhängigkeit von Medikamenten entsteht nicht von heute auf morgen. Sie wird deshalb meist erst erkannt, wenn die betroffene Person bereits über längere Zeit abhängig ist. Eine medikamentenabhängige Person

- hat den dauernden Zwang, das Medikament einnehmen zu müssen.
- kann weder die Menge und die Dosis noch den Beginn oder das Ende der Medikamenteneinnahme kontrollieren.
- spürt nach der Medikamenteneinnahme eine Verbesserung der körperlichen Entzugserscheinungen wie Schweißausbrüche, Unruhe, Zittern.
- verbringt mehr Zeit mit dem Gedanken an die Beschaffung des Medikaments als mit anderen Aktivitäten.
- nimmt das Medikament weiter ein, auch wenn sie weiß, dass es ihr schadet.

Einer Medikamentenabhängigkeit vorbeugen

Um eine Medikamentenabhängigkeit zu vermeiden, sollten Personen, die für ihre Beschwerden ein Medikament einnehmen möchten bzw. müssen,

- sich in einer Apotheke bzw. ärztlich beraten lassen.
- das Medikament in der kleinsten Verpackungsgröße kaufen, damit es nicht zu einem unüberlegten übermäßigen Konsum kommt.
- das Medikament nur in der empfohlenen bzw. verordneten und zugelassenen Dosis verwenden.
- das Medikament so kurz wie möglich einnehmen.

Eine Orientierung an der sogenannten 4-K-Regel hilft, eine Medikamentenabhängigkeit zu vermeiden.

Eine Medikamentenabhängigkeit behandeln

Personen, die an einer Medikamentenabhängigkeit leiden, werden psychotherapeutisch behandelt. Gleichzeitig müssen sie eine Entzugstherapie machen. Dies geschieht oft in stationären Fachkliniken. Nach der Akutphase kann die betroffene Person in einer ambulanten Einrichtung (z. B. Tagesklinik) weiter betreut werden. Betroffenen Personen wird empfohlen, sich einer Suchthilfegruppe anzuschließen.

Klare Indikation:

- Grund der medikamentösen Therapie für die Verordnung klären
- Abhängigkeitspotenzial besprechen

Konkrete Dosierung:

- Packungsgröße muss für die angegebene Dosierung ausreichen

Kurze Anwendung:

- Behandlungsdauer festlegen
- Weiterbehandlung überprüfen

Kein übereiltes Absetzen von Medikamenten:

- Medikament gezielt ausschleichen lassen

Abb. 3 die 4-K-Regel

Zeit zum Reflektieren ...

Schätzen Sie Ihre Kompetenzen ein: Wo fühlen Sie sich sicher? Wo möchten Sie noch mal nachlesen oder etwas vertiefen? Setzen Sie Ihre ganz persönlichen Häkchen für Ihre Lernerfolge.

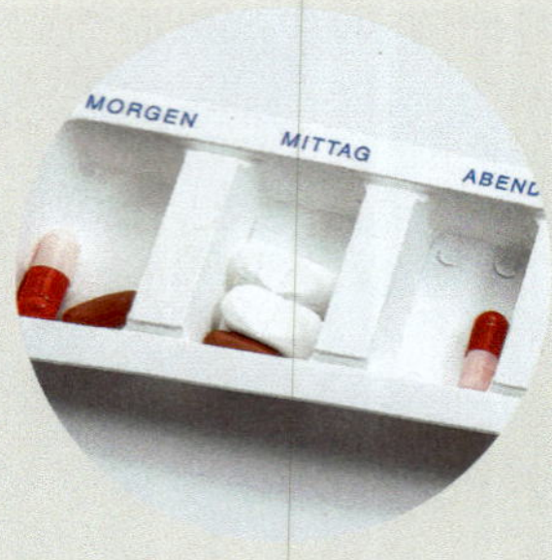

Ich ...

- ☐ kenne die rechtlichen Grundlagen im Umgang mit Arzneimitteln (AMG, BtMG, Delegation).
- ☐ nenne verschiedene Arzneimittelgruppen und weiß um ihre Indikationen sowie Hauptwirkungen und -nebenwirkungen.
- ☐ zähle mögliche Darreichungsformen und Applikationsarten auf.
- ☐ nenne Grundsätze, die bei der Medikamentengabe zu beachten sind, und kann diese begründen.

Ich ...

- ☐ informiere Pflegebedürftige über die Medikamenteneinnahme alters- und situationsgerecht.
- ☐ gehe auf Fragen, Ängste und Sorgen von Pflegebedürftigen zur Medikamenteneinnahme ein.
- ☐ bin aufmerksam und empathisch, wenn ich Medikamente verabreiche, anreiche, subkutan spritze oder Einreibungen durchführe.

Ich ...

- ☐ frage nach und informiere mich, wenn ich unsicher bei der Medikamentengabe bin.
- ☐ gebe Auffälligkeiten sofort an eine Pflegefachperson weiter, z. B. bei Schmerzen, Unwohlsein, allergischen Reaktionen.
- ☐ verabreiche Medikamente immer verantwortungsbewusst und vorschriftsmäßig.

Ich ...

- ☐ lagere Medikamente vorschriftsmäßig in der Häuslichkeit, Klinik oder im Pflegeheim.
- ☐ erkenne unbrauchbare Arzneimittel und entsorge sie fachgerecht.
- ☐ wende pharmakologische Fachbegriffe sicher an.
- ☐ wende die 10-R-Regel bei jeder Arzneimittelgabe an.
- ☐ verabreiche orale Medikamente nach Delegation und beachte die jeweiligen Besonderheiten und Einnahmehinweise.
- ☐ verabreiche Augen- und Ohrenmedikamente nach Delegation fachgerecht.
- ☐ unterstütze Menschen bei der Einnahme von Dosieraerosolen.
- ☐ kann eine subkutane Injektion durchführen.
- ☐ führe Hauteinreibungen nach Delegation fachgerecht durch.
- ☐ kann Suppositorien rektal oder vaginal verabreichen und wahre dabei die Intimsphäre und Hygiene.
- ☐ beobachte Wirkungen und Nebenwirkungen bei und nach der Medikamentengabe.
- ☐ dokumentiere die Medikamenteneinnahme und meine Beobachtungen zeitnah und korrekt.

4.4 Bei akuten und chronischen Schmerzen begleiten

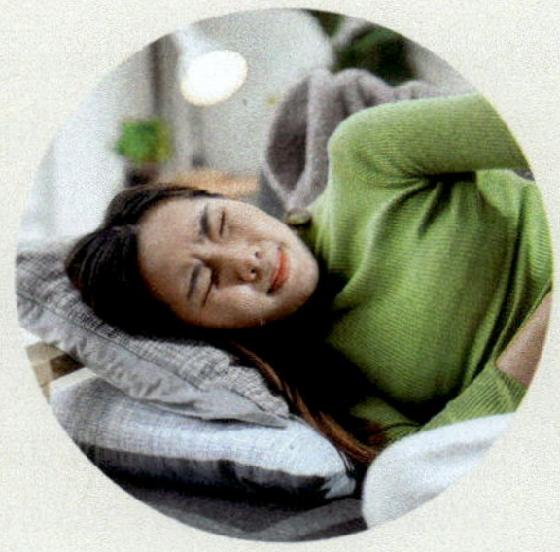

4.4.1 Schmerz: ein häufiges Phänomen

Definition
Die Internationale Schmerzorganisation IASP definiert **Schmerz** als ein unangenehmes Sinnes- und Gefühlserlebnis, das mit einer tatsächlichen oder drohenden Gewebeschädigung verknüpft ist.

Die meisten Menschen haben irgendwann in ihrem Leben Schmerzen. Oft treten sie plötzlich auf und sind nach kurzer Zeit wieder verschwunden. Aber 17 Prozent aller Menschen in Deutschland haben lang anhaltende oder wiederkehrende Schmerzen.

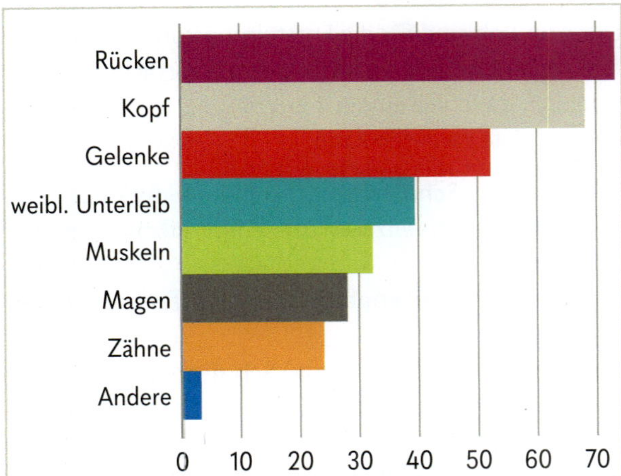

Abb. 1 Befragung 2023 von 1.041 Menschen (18–80 J.) in Deutschland zu ihren Schmerzen in den letzten zwölf Monaten (Quelle: Consumer Insights)

Chronische Schmerzen verursachen nach Angaben der Deutschen Schmerzgesellschaft jährlich Kosten von ca. 35 Milliarden Euro. Davon entfallen 10 Milliarden Euro auf die Behandlung der Schmerzen, die anderen 25 Milliarden kommen durch Krankengeld, Arbeitsausfall und Frühberentung zustande.

Die meisten Erwachsenen haben Schmerzen im unteren Rückenbereich (Lendenwirbelsäule). Häufige Ursachen sind ungünstige Körperhaltungen am Arbeitsplatz, zu wenig Bewegung, Rauchen und Übergewicht. Kinder und Jugendliche leiden oft unter Kopfschmerzen. Kleinere Kinder klagen öfter über Bauchschmerzen. Das liegt oft daran, dass sie noch nicht unterscheiden können, welches Körperteil genau weh tut. Der Bauch ist für sie ein zentraler Ort für Unwohlsein. Außerdem werden emotionale Belastungen von Kindern als Bauchschmerzen empfunden, weil der Bauch empfindlich auf solche Zustände reagiert.

4.4.2 Wie Schmerzen entstehen

Bei Schmerzen unterscheidet man nach ihrem Auftreten und ihrer Dauer zwischen akuten und chronischen Schmerzen.

Akute Schmerzen

Definition
Akute Schmerzen treten plötzlich auf und verschwinden wieder, sobald die Ursache behoben ist. Sie sind zeitlich begrenzt und lassen sich meist gut und schnell behandeln.

Akute Schmerzen haben eine Schutzfunktion. Sie warnen den Menschen vor einer (drohenden) Verletzung.

Beispiel
Auf dem Nachhauseweg spürt Frau Bressow (20 Jahre) einen stechenden Schmerz an der Fußsohle. Ein kleiner Stein ist in die Sandale gerutscht. Sie entfernt den Stein aus ihrem Schuh und läuft schmerzfrei weiter.

Akuter Schmerz entsteht durch einen Schmerzreiz. Es gibt vier Arten von Reizen, die Schmerzen auslösen können:

- **mechanischer Reiz,** z. B. Druck, Verletzung
- **thermischer Reiz,** z. B. heiße Herdplatte, Kälte
- **chemischer Reiz,** z. B. toxische Einflüsse, Krankheitserreger, Entzündungsvorgänge
- **elektrischer Reiz,** z. B. Stromschlag

Der **Schmerzreiz** wird dann von **Schmerzrezeptoren** wahrgenommen und über das Rückenmark ins Gehirn weitergeleitet. Schmerzrezeptoren sind Strukturen des Nervensystems, die Schmerz wahrnehmen. Sie sind über den ganzen Körper verteilt.

Im Gehirn wird der Schmerz bewertet. Als Reaktion auf den eintreffenden Schmerz werden körpereigene Schmerzhemmstoffe ausgeschüttet, die den Schmerz verringern. Außerdem wird die betroffene Person dazu angeregt, ihr Verhalten so anzupassen, dass der Schmerz beendet oder als weniger stark empfunden wird (sogenannte Schonhaltung).

Beispiel
Als Reaktion auf seine Rückenschmerzen nimmt Herr Gatow (46 Jahre) eine schmerzhemmende Tablette (Verhalten 1) und ruht sich so lange auf dem Sofa aus (Verhalten 2), bis die Tablette anfängt zu wirken.

Chronische Schmerzen

Definition
Chronische Schmerzen sind Schmerzen, die länger als drei Monate bestehen. Die Ursachen für chronische Schmerzen sind vielfältig und manchmal auch nicht eindeutig oder bekannt. Sie lassen sich deswegen auch schwer behandeln.

Chronische Schmerzen haben keine Warnfunktion mehr. Sie sind ein eigenes Krankheitsbild. Betroffene Menschen müssen dauerhaft mit ihren Schmerzen leben. Dies wirkt sich stark auf ihr Wohlbefinden und die Lebensqualität aus. Die Betroffenen können z. B. nicht mehr an normalen Alltagsaktivitäten teilnehmen, ziehen sich zurück und können depressiv werden.

Viele Schmerzpatientinnen und -patienten suchen jahrelang nach einer passenden Therapie. Die anhaltenden Schmerzen können Menschen arbeitsunfähig machen, wodurch es zu finanziellen Einbußen kommen kann. Chronische Schmerzen haben dann nicht nur Folgen für den betroffenen Menschen, sondern auch für seine Bezugspersonen.

Beispiel
Herr Gatow macht sich Gedanken über seine Rückenschmerzen, die ihn seit einigen Wochen quälen. Kurz nachdem er die Ausbildung zum Maurer anfing, ging sein Chef mit nur 52 Jahren in Frührente, weil keine Behandlung mehr gegen seine Schmerzen geholfen hatte.

Die Entstehung von chronischen Schmerzen wird häufig damit erklärt, dass sich ein **Schmerzgedächtnis** entwickelt hat. Normalerweise gewöhnen sich Schmerzrezeptoren nicht an Schmerzreize. Wenn man Schmerzen aber lange Zeit nicht behandelt, hinterlassen starke **Schmerzreize** Spuren in den betroffenen Hirnregionen. Diese Spuren sind für die Entstehung von Gefühlen, Erfahrungen und Erinnerungen verantwortlich. Sie funktionieren dann wie eine Art Erinnerung, die immer wieder abgerufen werden kann.

Wenn sich ein Schmerzgedächtnis entwickelt hat, ...

- werden die Nervenzellen überempfindlich gegenüber Reizen.
- gibt es keinen erkennbaren Auslöser für die Schmerzen mehr.
- werden ähnliche (erinnerte) Schmerzen mit geringerer Stärke genauso schlimm oder schlimmer empfunden.
- lösen harmlose Reize, die normalerweise nicht schmerzhaft sind, Schmerzen aus.

4.4.3 Schmerzempfinden und Schmerzerleben

Schmerzen werden von jedem Menschen unterschiedlich wahrgenommen. Die **innere Einstellung** hat dabei immer einen gewissen Einfluss auf das Schmerzerleben.

Beispiel

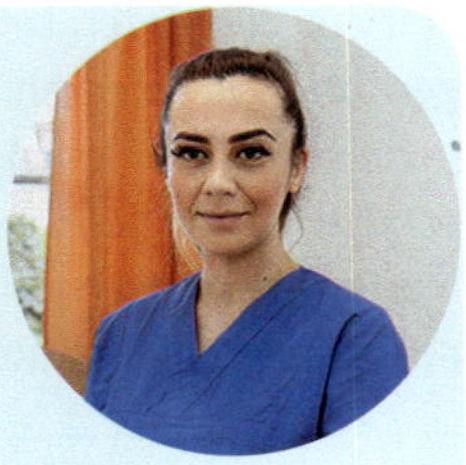

„Ich erinnere mich an eine Patientin, die fast überall am Körper Tattoos hatte. Ich fragte sie, ob denn das Stechen der Tattoos gerade auf der Kopfhaut nicht sehr schmerzhaft gewesen war. Doch sie meinte nur: ‚Nein, ich habe mich eher gefreut. Viel mehr Angst habe ich vor den Schmerzen nach der Operation. Da tut mir jetzt schon alles weh, wenn ich nur daran denke.'"

Positive Gefühle wie Zufriedenheit, Entspannung und Freude dämpfen das Schmerzempfinden, während **negative Gefühle** wie Angst und Traurigkeit das Schmerzempfinden verstärken.

Diversität

Schmerzäußerungen sind kulturell geprägt.
In (westlichen) Industrienationen beispielsweise werden auch leichte Schmerzen oft mit medizinischen Mitteln bekämpft, um leistungsfähig bleiben zu können. Schmerzäußerungen werden unterdrückt und nicht offen gezeigt. In anderen Kulturen ist es üblich und gesellschaftlich akzeptiert, Schmerzen lautstark zu äußern.

Pflegende nehmen Schmerzäußerungen unterschiedlich wahr. Um eine Situation einzuschätzen, greifen sie auf eigene Erfahrungen zurück. Wenn die Schmerzäußerungen eines Menschen stark von dem abweichen, was eine Pflegeperson selbst kennt und als situativ angemessen empfindet, kann das zu einer Fehleinschätzung des Schmerzerlebens der pflegebedürftigen Person führen.

Gehen Pflegende, ärztliches und therapeutisches Personal mit Geduld, Empathie und Wertschätzung vor, lassen sich unklare Situationen auflösen. Diese Haltung wird **kultursensible Pflege** genannt. Dadurch kann jede betroffene Person eine angemessene Schmerztherapie bekommen.

Auch das **Geschlecht** spielt eine Rolle in der Bewertung von Schmerzen.

Diversität

Wissenschaftliche Erkenntnisse zeigen, dass Frauen und Männer Schmerzen unterschiedlich bewerten und äußern. Die Ursachen dafür sind jedoch nicht bekannt. Frauen klagen häufiger über Schmerzen als Männer und sie bewerten konkrete Schmerzreize, z. B. durch Druck oder Temperatur, höher als Männer. In der Schwangerschaft werden Frauen im Vergleich zu Männern jedoch unempfindlicher gegenüber Schmerzreizen.

Wichtig

Jeder Mensch empfindet, erlebt und äußert Schmerzen anders. Und so heißt es auch, dass Schmerz **subjektiv** ist. Das bedeutet, dass nur die betroffene Person selbst einschätzen kann, ob sie Schmerzen hat und wie stark sie die Schmerzen empfindet. Deshalb müssen Pflegende jede Schmerzäußerung ernst nehmen.

4.4.4 Schmerzarten

Es gibt neben der Unterteilung in akute und chronische Schmerzen weitere verschiedene Arten von Schmerzen mit jeweils unterschiedlichen Ursachen und Merkmalen.

Somatische Schmerzen

Somatische Schmerzen sind körperliche Schmerzen. Sie entstehen durch gewebeschädigende Reize. Der Schmerz beginnt plötzlich und fühlt sich stechend an. Die betroffenen Personen können den Schmerzort sicher angegeben. Es wird unterschieden in:

- **Oberflächenschmerz** der Haut (z. B. Stichverletzung, Quetschung)
- **Tiefenschmerz** der Muskeln, Gelenke und Sehnen (z. B. Muskelkrampf, Kopfschmerzen)

Viszerale Schmerzen

Viszerale Schmerzen sind Eingeweideschmerzen. Sie entstehen durch Schädigungen in einem Organ. Diese Schmerzen sind oft dumpf, diffus und manchmal kolikartig (krampfartig). Sie werden oft von Übelkeit, Erbrechen und Schweißausbrüchen begleitet.

Eingeweideschmerzen strahlen oft in bestimmte Hautbereiche aus. So können sie auf eine mögliche Schädigung eines Organs hinweisen. Die sogenannten **Head-Zonen** sind nach dem Neurologen Sir Henry Head (1861–1940) benannt.

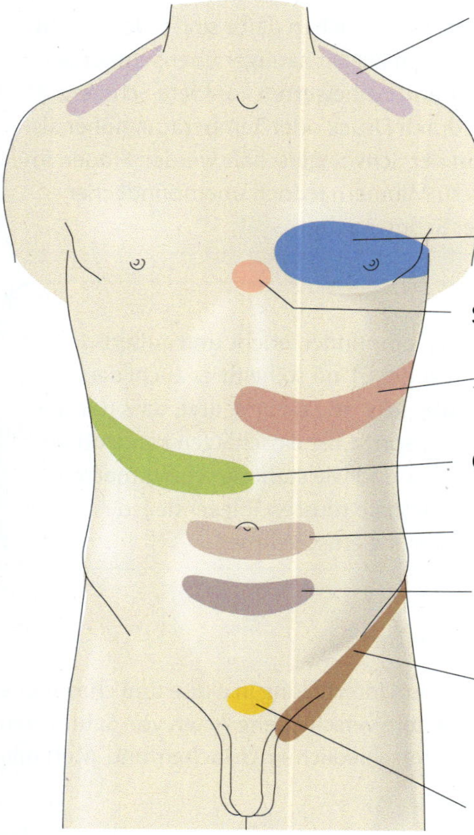

Abb. 1 Head-Zonen

Beispiel
Die Schmerzen bei einer Magenschleimhautentzündung oder einer Gallenkolik sind viszerale Schmerzen.

Neuropathische Schmerzen

Neuropathische Schmerzen sind Nervenschmerzen. Zugrunde liegen oft Schädigungen des Nervs oder der Blutgefäße, die diesen Nerv versorgen.

Erkrankungen (z. B. Diabetes mellitus), Druck (z. B. Bandscheibenvorfall), eine Durchtrennung von Nerven (z. B. nach einer Amputation) oder die Schädigung ganzer Nerven (z. B. durch einen Schlaganfall) können neuropathische Schmerzen auslösen.

Definition
Eine **Polyneuropathie** (griech. „poly“ = viel, „neuro“ = Nerv, „pathie“ = krank) ist, wenn mehrere Nerven oder ganze Nervenkomplexe geschädigt sind und an unterschiedlichen Orten Schmerzen auslösen.

Nervenschmerzen sind sehr stark. Die Betroffenen klagen über Schmerzen, aber auch über Missempfindungen wie Gefühllosigkeit, Taubheitsgefühl oder anhaltendes Kribbeln.
Nervenschmerzen nach einer Amputation (Abtrennung einer Gliedmaße) treten als Phantomschmerz auf.

Definition
Phantomschmerzen sind Schmerzen, die in einer Gliedmaße gefühlt werden, die nicht mehr vorhanden ist.

Reflektorische Schmerzen

Reflektorische Schmerzen treten typischerweise als **Muskelverspannungen** oder **Gelenkschmerzen** auf. Diese entstehen z. B. durch andauernde, einseitige, monotone körperliche Belastungen oder Fehlhaltungen. Auch Stress kann reflektorische Schmerzen auslösen.

Psychogene Schmerzen

Psychogene Schmerzen sind Schmerzen, für die es keine somatische (körperliche) Ursache gibt. Zugrunde liegen oft seelische Ursachen (z. B. Trauer, Ängste, Sorgen, Konflikte) oder psychische Erkrankungen. Betroffene beschreiben die Schmerzen mit den gleichen Symptomen wie somatische (körperliche) Schmerzen. Daher werden psychogene Schmerzen auch **psychosomatische** Schmerzen genannt.

Wichtig
Psychogene Schmerzen sind genauso real und ernst zu nehmen wie somatische Schmerzen. Sie können das Leben der Betroffenen ebenso stark beeinträchtigen.

4.4.5 Schmerzen beobachten

Die Schmerzen von Pflegebedürftigen wahrzunehmen und zu beobachten, ist eine wichtige pflegerische Aufgabe. Werden die Schmerzen genau beobachtet und beschrieben, sind sie besser zu behandeln.

Schmerzassessment und Schmerzanamnese

Definition
Schmerzassessment ist die systematische Erfassung und Bewertung von Schmerzen bei einer Person. Dies kann durch Selbstberichte, standardisierte Skalen oder Beobachtungen durch Fachpersonal erfolgen.
Eine **Schmerzanamnese** bezieht zusätzlich auch die Vorgeschichte, den gesamten Krankheitsprozess, mit ein.

Beim Schmerzassessment bzw. der Schmerzanamnese werden verschiedene Merkmale bzw. Kriterien von Schmerzen erfasst. Dazu gehören:
- Schmerzsymptome
- Schmerzlokalisation
- Schmerzstärke
- Schmerzqualität
- Faktoren, die Schmerz verstärken/verringern
- individuelle Schmerzbewältigung

Schmerzsymptome
Schmerzen sind an verbalem und nonverbalem Verhalten zu erkennen. Für Schmerzen gibt es **typische Gesichtsausdrücke** (z. B. Stirnfalten, Augen kneifen, Lippen zusammenpressen) und **typische Lautäußerungen** (z. B. „Aua", aufstöhnen, weinen).

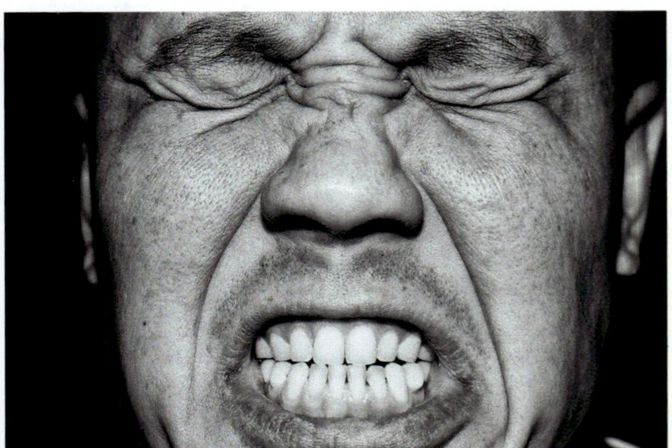

Abb. 2 Ein schmerzverzerrtes Gesicht

Eine schmerzgeplagte Person nimmt oft eine unnatürliche Körperhaltung ein, um die Schmerzen zu lindern. Diese Haltung nennt man **Schonhaltung.**

Beispiel
Frau Malmberg (24 Jahre) hat wegen ihrer Regelblutung Bauchschmerzen und liegt mit angezogenen Beinen auf der Seite im Bett. Diese Haltung entlastet ihre Bauchdecke. Immer wenn sie eine andere Körperhaltung einnimmt, stöhnt sie leise vor Schmerzen.

Schmerzen verändern das **Verhalten.** Bei akuten Schmerzen schüttet der Körper Botenstoffe (Noradrenalin) aus, die zu einem schnelleren Herzschlag, einem erhöhten Blutdruck und Schweißausbrüchen (**vegetative Symptome**) führen.
Menschen mit chronischen Schmerzen zeigen keine vegetativen Symptome. Bei ihnen beobachtet man öfter Anzeichen einer Depression, wie z. B. Antriebslosigkeit, Müdigkeit, Reizbarkeit.

Schmerzlokalisation
Der Fachbegriff für den Schmerzort ist **Schmerzlokalisation.** Der Schmerzort lässt sich durch typische Fragen an die Betroffenen eingrenzen:
- „Wo treten die Schmerzen auf?"
- „Sind die Schmerzen auf einen Bereich begrenzt?"
- „Strahlen die Schmerzen in Körperbereiche aus?"

Schmerzintensität
Der Fachbegriff für die Schmerzstärke ist **Schmerzintensität.** Es gibt unterschiedliche Skalen, die es den betroffenen Menschen erleichtern, die Stärke ihrer Schmerzen einzuschätzen. Die betroffenen Personen sollen dabei auch angeben, ob sich die Schmerzstärke in Ruhe und in Bewegung unterscheidet. Alle Schmerzskalen sind mehr oder weniger ähnlich aufgebaut. Es gibt passende Skalen je nach Lebensalter, Wachheit und Sprachvermögen, wie u. a.:
- Numerische Ratingskala
- Verbale Rating-Skala
- Smiley-Analog-Skala
- KUSS-Skala
- BESD

Die **Numerische Ratingskala (NRS)** ist eine Skala mit Zahlen. Die betroffene Person gibt an, wie stark ihre Schmerzen auf einer Skala von 0 bis 10 sind. Null bedeutet Schmerzfreiheit, zehn bedeutet, dass die Schmerzen nicht auszuhalten sind.

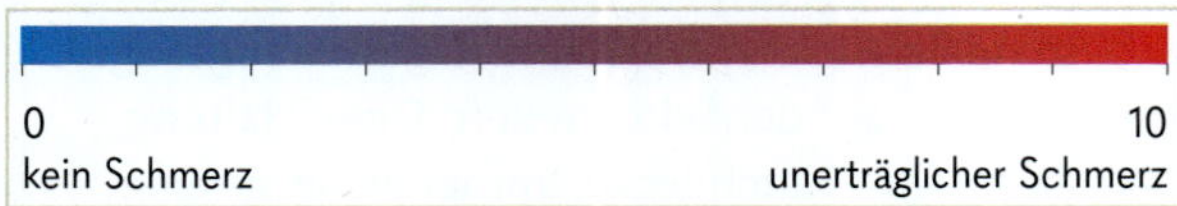

Abb. 1 numerische Ratingskala

Bei der **Verbalen Rangskala (VRS)** wird die Schmerzstärke in Worten ausgedrückt.

kein Schmerz	mäßiger Schmerz	mittelstarker Schmerz	starker Schmerz	stärkster vorstellbarer Schmerz

Abb. 2 verbale Rating-Skala

Bei der **Visuellen Analog-Skala (VAS)** fordert man die betroffene Person auf, mit einem Kreuz zwischen den Polen „kein Schmerz" und „stärkster vorstellbarer Schmerz" die empfundene Schmerzstärke zu markieren.

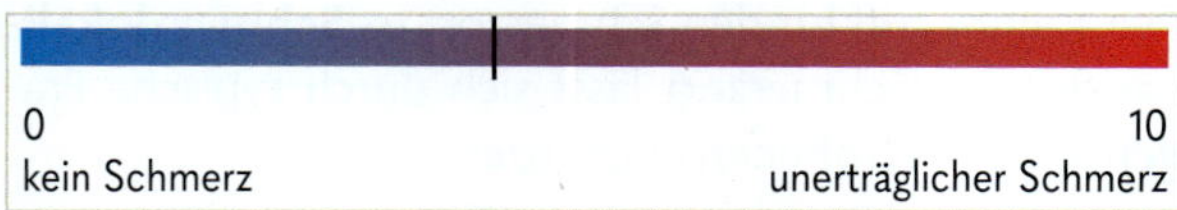

Abb. 3 visuelle Analog-Skala

Für Kinder ab dem dritten Lebensjahr oder Pflegebedürftige mit Sprachbarriere oder geistiger Beeinträchtigung eignet sich die **Smiley-Analog-Skala (SAS).**

Abb. 4 Smiley-Analog-Skala

Säuglinge und sehr kleine Kinder können noch keine Antwort auf die Frage nach einer Schmerzstärke geben. Die **Kindliche Unbehagens- und Schmerz-Skala (KUSS)** ermöglicht es durch gezielte Beobachtung, dennoch die Schmerzstärke einzuschätzen. Diese Skala erfasst das verbale und nonverbale Schmerzverhalten.

Beobachtung	Bewertung	Punkte
Weinen	• Stöhnen • Jammern • Wimmern	(0) (1) (2)
Gesichtsausdruck	• entspannt, lächelnd • Mund verzerrt • Mund und Augen grimassieren	(0) (1) (2)
Rumpfhaltung	• neutral • unstet • aufbäumen, krümmen	(0) (1) (2)
Beinhaltung	• neutral • strampelnd, tretend • an den Körper gezogen	(0) (1) (2)
motorische Unruhe	• nicht vorhanden • mäßig • ruhelos	(0) (1) (2)

Tab. 1 KUSS-Skala für Säuglinge und Kleinkinder: Ein Therapiebedarf ergibt sich ab einem Summenwert von 4.

Beurteilung von Schmerzen bei Demenz

Erwachsene und Kinder im Schulalter sind in der Lage, ihre Schmerzen zu benennen. Menschen mit kognitiven Einschränkungen können das häufig nicht. In diesem Fall ist eine genaue Fremdeinschätzung wie die Skala zur Beurteilung von Schmerzen bei Demenz (BESD) hilfreich (▷ Abb. 5). Auch in dieser Skala werden verbale und nonverbale Schmerzsymptome erfasst.

Schmerzangabe im Körperschema mit Farbskala

Wenn es sprachlich nicht möglich ist, den Schmerzort und die Schmerzstärke zu erfassen, kann ein Körperschema in Kombination mit einer Farbskala genutzt werden (▷ Abb. 6).

Beobachtung von Schmerzen bei Demenz (BESD)

Name des/der Beobachteten: ....

Beurteilen: 1 2

Beobachtungskriterium	0	1	2	Punkte
Atmung (unabhängig von Lautäußerung)	normal	gelegentlich angestrengt kurze Phasen von Hyperventilation	lautstark angestengt atmen lange Phasen von Hyperventilation Cheyne-Stokes-Atmung (tiefer werdende und wieder abflachende Atemzüge mit Pause)	
Negative Lautäußerung	keine	gelegentlich stöhnen oder ächzen sich leise negativ oder missbilligend äußern	wiederholt beunruhigt rufen laut stöhnen oder ächzen weinen	
Gesichtsausdruck	lächelnd oder nichts sagend	traurig ängstlich sorgenvoll	grimassieren	
Körpersprache	entspannt	angespannt nervös hin und hergehen nesteln	starr geballte Fäuste angezogene Knie sich entziehen oder wegstoßen schlagen	
Trost	trösten nicht notwendig	ablenken oder beruhigen durch Stimme oder Berührung möglich	trösten, ablenken, beruhigen nicht möglich	
				Gesamt

Abb. 5 BESD-Skala zur Beobachtung von Schmerzen bei Demenz

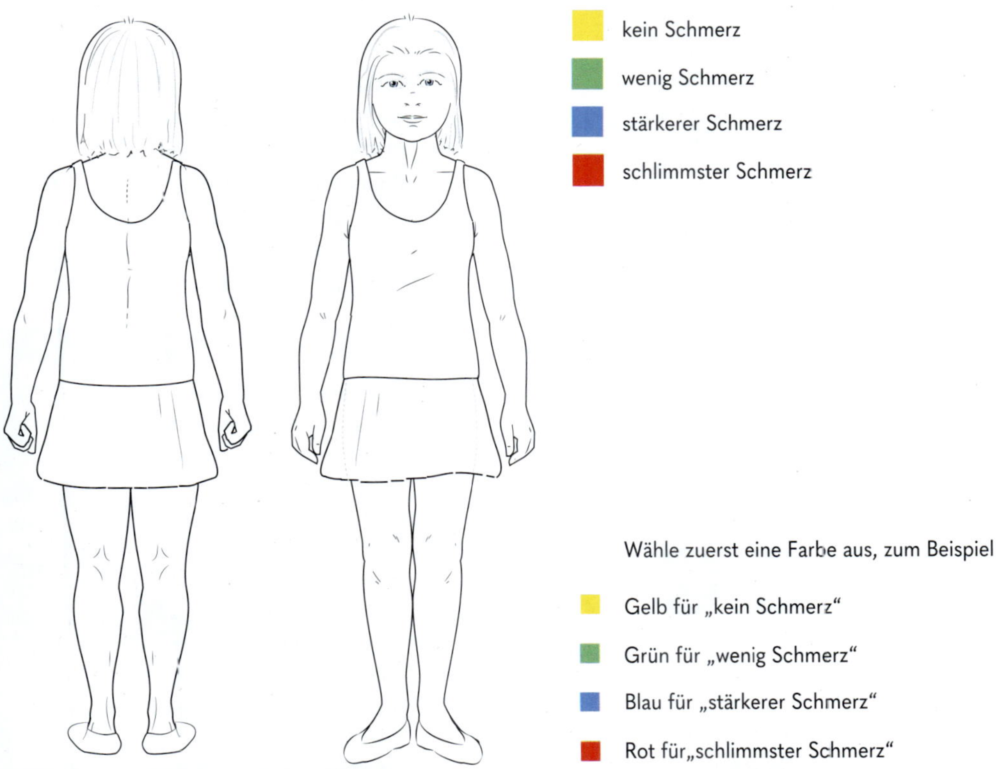
kein Schmerz
wenig Schmerz
stärkerer Schmerz
schlimmster Schmerz
Wähle zuerst eine Farbe aus, zum Beispiel
Gelb für „kein Schmerz"
Grün für „wenig Schmerz"
Blau für „stärkerer Schmerz"
Rot für„schlimmster Schmerz"

Abb. 6 Die Eland-Farbskala zur Ermittlung der Schmerzintensität und -lokalisation mithilfe eines Körperschemas ist geeignet für Kinder ab dem 5. Lebensjahr.

Schmerzqualität

Die Schmerzqualität erfasst, wie sich Schmerzen anfühlen. Je nach Ursache bzw. Art des Schmerzes ist die Beschreibung unterschiedlich.
Neuropathische Schmerzen werden oft als einschießend, brennend oder kribbelnd beschrieben. Entzündungsbedingte Schmerzen werden oft pulsierend und pochend wahrgenommen. Weitere veranschaulichende Zuschreibungen sind drückend, stechend, bohrend oder ziehend.

Das gezielte Nachfragen nach Faktoren, die den Schmerz verstärken oder verringern, hilft, Pflegemaßnahmen so anzupassen, dass sie möglichst wenig Schmerzen verursachen.

Die Schmerzstärke beeinflussen z. B. Reize wie Lärm, Licht, Druck, aber auch psychosoziale Faktoren, etwa Gefühle und Erwartungen.

Beispiel
Pflegefachassistent Felix Heindl möchte Herrn Yilmaz auf die Seite drehen, um seinen Rücken zu waschen. Herr Yilmaz hat eine Hauterkrankung, die ihn sehr berührungsempfindlich macht. Felix Heindl fragt ihn, wie er ihn zum Drehen am besten berühren und anfassen kann. Herr Yilmaz sagt, dass er sich selbst zur Seite drehen möchte. Das dauert zwar länger, ist für ihn aber schmerzärmer.

Individuelle Schmerzbewältigung

Jeder Mensch hat Schmerzerfahrungen und Erfahrungen, wie er damit umgeht. Die allgemeine Einstellung und Haltung zu Schmerzen wie auch die aktuelle Lebenssituation haben einen Einfluss auf den Umgang mit Schmerz.

Beispiele für den Umgang mit Schmerzen:
- Schmerzen aushalten, weil sie zum Leben dazugehören
- sofort Schmerzmittel einnehmen, um weiterarbeiten zu können
- sich eine Auszeit gönnen, bis die Schmerzen aufhören
- den Schmerz ignorieren
- den Schmerz mit naturheilkundlichen Mitteln (z. B. Akupunktur) reduzieren

Antworten auf die Frage „Wie gehen Sie normalerweise mit ihren Schmerzen um?“ können in Pflegesituationen gute Hinweise für die Therapie und den Umgang mit den Schmerzen geben.

4.4.6 Bei der Schmerztherapie mitwirken

Pflegemaßnahmen für Menschen mit akuten und chronischen Schmerzen können ähnlich oder gleich sein, verfolgen jedoch unterschiedliche Ziele.
- Die Therapie bei **akuten Schmerzen** verfolgt das Ziel, die Schmerzen zu beseitigen (Schmerzfreiheit) oder sie auf ein akzeptables Maß zu verringern.
- Menschen mit **chronischen Schmerzen** haben selten einen schmerzfreien Zustand. Hier geht es darum, eine stabile Schmerzsituation zu erreichen.

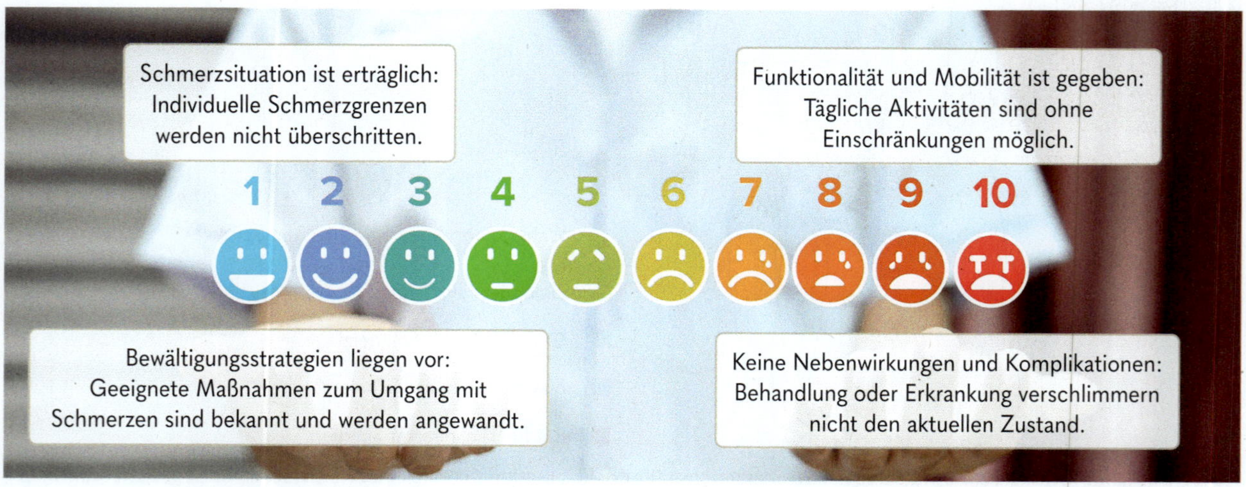
Schmerzsituation ist erträglich: Individuelle Schmerzgrenzen werden nicht überschritten.
Funktionalität und Mobilität ist gegeben: Tägliche Aktivitäten sind ohne Einschränkungen möglich.
1 2 3 4 5 6 7 8 9 10
Bewältigungsstrategien liegen vor: Geeignete Maßnahmen zum Umgang mit Schmerzen sind bekannt und werden angewandt.
Keine Nebenwirkungen und Komplikationen: Behandlung oder Erkrankung verschlimmern nicht den aktuellen Zustand.

Abb. 1 Kennzeichen einer stabilen Schmerzsituation (nach Expertenstandard „Schmerzmanagement in der Pflege“). Sind einzelne Kriterien nicht oder nur teilweise erfüllt, liegt eine instabile Schmerzsituation vor.

Das Schmerzassessment ist die Grundlage für die therapeutischen Maßnahmen. Es gibt medikamentöse und nicht medikamentöse Behandlungsansätze.

Expertenstandard
Der Expertenstandard „Schmerzmanagement in der Pflege" fasst wissenschaftlich überprüfte pflegerische Maßnahmen bei akuten und chronischen Schmerzen zusammen: www.dnqp.de/expertenstandards-und-auditinstrumente

Medikamentöse Schmerztherapie

Bei akuten Schmerzen werden **Schmerzmittel** u.a. als Tabletten, Saft, Zäpfchen oder Kurzinfusion verabreicht. Nach Operationen und in der Palliativmedizin wird häufig eine **patientenkontrollierte Analgesie** (Kurzform PCA) eingesetzt.
Mit einer PCA können Patientinnen und Patienten sich das Schmerzmittel mit einer speziellen Medikamentenpumpe bei Bedarf selbst verabreichen. Die PCA ist so eingestellt, dass es nicht zu einer Überdosierung kommen kann.

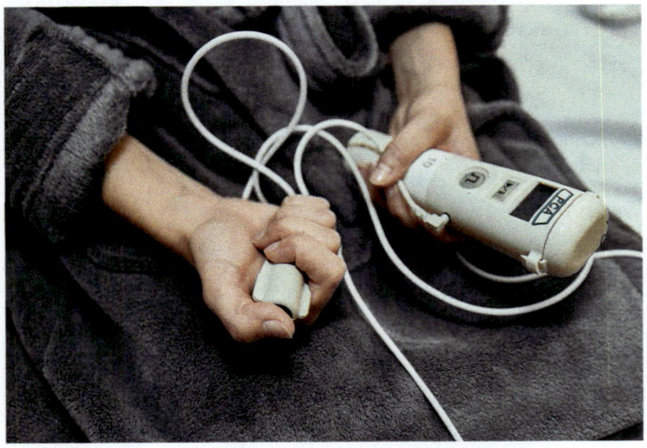

Abb. 2 Eine Patientin gibt sich mithilfe einer PCA-Pumpe selbstständig einen Schmerzmittelbolus. Eine integrierte bzw. vorab programmierte Sperre verhindert, dass zu viel Schmerzmittel in zu kurzen Zeitabständen hintereinander gegeben werden kann.

Bei chronischen Schmerzen werden Medikamente vorbeugend gegeben, also bevor die Schmerzen auftreten. Pflegepersonen stellen sicher, dass die Medikamente in gleichmäßigen Zeitabständen genommen werden. Bei der Verabreichung beachten sie die allgemeinen Grundsätze der medikamentösen Schmerztherapie (▷ Kap. 4.3).

Nicht-medikamentöse Schmerztherapie

Es gibt Behandlungsmöglichkeiten, die allein für sich schmerzlindernd wirken oder die medikamentöse Schmerztherapie unterstützen können. Viele der ergänzenden Behandlungsmethoden sind berührungsintensiv. Diese Berührungen und die Zeit, die Pflegende mit den unter Schmerzen leidenden Menschen verbringen, wirken sich positiv auf deren Stimmung aus (persönliche Zuwendung).

Massage

Die Massage der schmerzenden Körperbereiche fördert die dortige Durchblutung. Dadurch können Verspannungen gelöst und auch Ödeme reduziert werden. Massagen dürfen nur auf intakter Haut erfolgen und sollten Schmerzen nicht verschlimmern, sondern als angenehm empfunden werden.

Beispiel

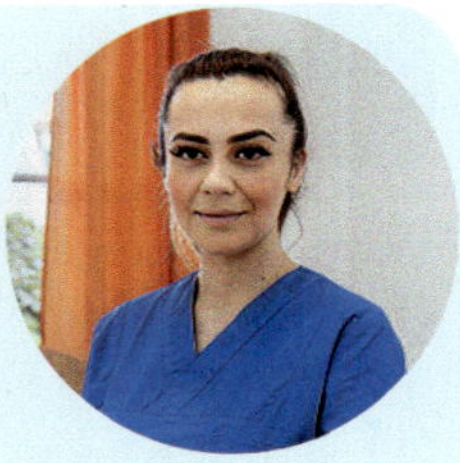

„Viele Babys leiden in den ersten drei bis vier Monaten unter Blähungen und Bauchschmerzen, die sogenannten Dreimonatskoliken. Als Ursache wird das noch nicht vollständig ausgereifte Verdauungssystem vermutet und die Umstellung auf das Leben außerhalb des Mutterleibs. Manchen Babys tut dann eine sanfte Kolonmassage gut, zu der wir auch die Eltern anleiten. Zunächst schaffen wir eine entspannte und ruhige Atmosphäre und legen das Neugeborene auf den Rücken. Dann legen wir eine warme Handfläche sanft auf den Bauch des Kindes und streichen/massieren langsam und in sanften Bewegungen im Uhrzeigersinn um den Bauchnabel herum. Währenddessen halten wir Blickkontakt, beobachten die Reaktionen und sprechen leise und ruhig mit dem Baby. Manche Eltern singen dazu auch leise etwas vor."

Atemstimulierende Einreibung

Eine atemstimulierende Einreibung beruhigt und vertieft die Atmung. Sie lindert auf diese Weise psychische und körperliche Anspannungen.

Video-Tipp von Yonca

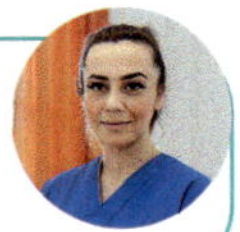

„Es gibt ein Praxisvideo zur *Atemstimulierenden Einreibung*."

Wärmetherapie

Wärme wirkt schmerzlindernd, weil sie die Durchblutung durch Weitstellen der Blutgefäße fördert und den Stoffwechsel beschleunigt. Dadurch entspannt sich die Muskulatur. Die Wärmetherapie eignet sich z. B. bei Menstruationsbeschwerden, Muskelkrämpfen, Gelenk- und Rückenschmerzen.

heiße Rolle 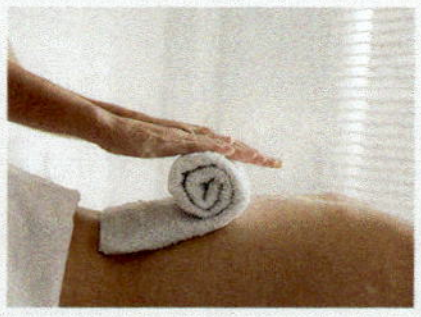	Ein aufgerolltes Handtuch wird in heißes Wasser getaucht, ausgewrungen und über dem schmerzenden Körperbereich abgerollt.
Infrarotlicht 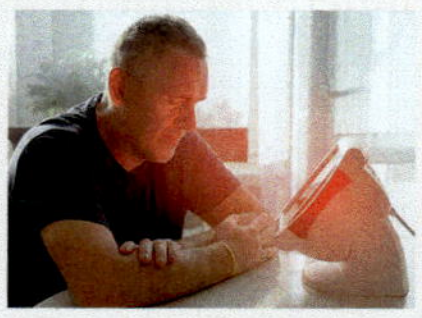	Durch Bestrahlung des schmerzenden Körperbereichs entsteht eine schmerzlindernde Tiefenwärme.
Wärmepackungen (z. B. Fango) 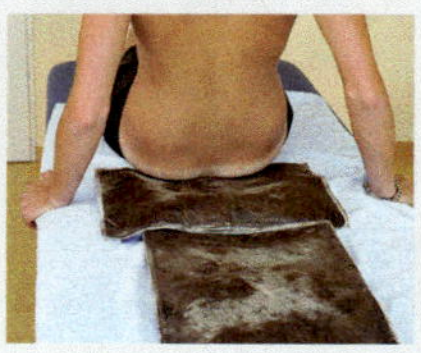	Spezielle Packungen im Wasserbad bzw. der Mikrowelle erwärmen, durch das anschließende Einwirken bzw. Draufliegen lösen sich Verspannungen und Verkrampfungen der Muskulatur.
Paraffinbad der Hände 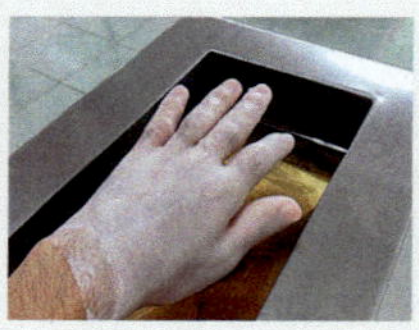	Hände werden in flüssiges Paraffin getaucht und anschließend in Tücher gewickelt, um z. B. rheumatisch bedingte Gelenkschmerzen zu lindern.

Tab. 1 Beispiele für Wärmetherapieanwendungen

Kältetherapie

Kälte dämpft die Schmerzrezeptoren und wirkt so schmerzlindernd. Kälte verringert auch die Durchblutung durch Engstellen der Blutgefäße. Dadurch verkleinern sich Ödeme und Blutergüsse.

Kältetherapie wird z. B. bei Schwellung nach Gelenkverletzung, Operationen, Kopfschmerzen und akuten Rheumaschüben angewendet.

Beispiele für Kältetherapie sind:

- Eismanschetten oder Eiskompressen (Beutel mit Eiswürfeln oder Eiswürfel in einem Waschlappen)
- gekühlte Eisgelbeutel (Coolpacks)
- Kältesprays

> **!** **Wichtig**
> Kälte- und Wärmetherapien sind nicht geeignet für Menschen mit eingeschränkter Wahrnehmung und Orientierung sowie bei Säuglingen. Bei diesen Personengruppen kann es schnell zu Erfrierungen oder Verbrennungen kommen. Die Anwendung von Wärme oder Kälte erfolgt auf ärztliche Anordnung bzw. in Rücksprache.

Schmerzentlastende Positionierungen

Entlastende Positionierungen eignen sich für Schmerzen, die durch Bewegungen oder bestimmte Körperhaltungen ausgelöst werden. Das sind Beispiele für schmerzentlastende Positionierungen:

- **schmerzende Extremitäten ruhigstellen,** z. B. durch Schienung oder Gipsverband
- Menschen mit Rücken- oder Bauchschmerzen in eine **Stufenlagerung** bringen, dazu liegt die betroffene Person auf dem Rücken und legt die angewinkelten Beine auf eine Kiste bzw. Stuhl.

Ablenkung

Schmerzen werden auch weniger stark empfindet, wenn man sich stark ablenkt, z. B. ein schwieriges Rätsel löst oder eine komplexe Aufgabe bearbeitet. Dabei richtet man die Aufmerksamkeit weg von den Schmerzen und hin auf etwas anderes. Pflegefachassistentinnen und -assistenten können Betroffene gerade in der Langzeitpflege von ihren Schmerzen ablenken, indem sie sie z. B. in alltägliche Aktivitäten einbinden.

Psychologische Schmerztherapie

Bei Menschen mit chronischen Schmerzen kann eine psychologische Begleitung sinnvoll sein. Mit verschiedenen psychologischen Therapieansätzen lernt die betroffene Person dabei, mit ihren Schmerzen besser umzugehen, z. B. mithilfe von Entspannungstechniken und Achtsamkeitstraining.

„Ich halte das nicht mehr aus!"

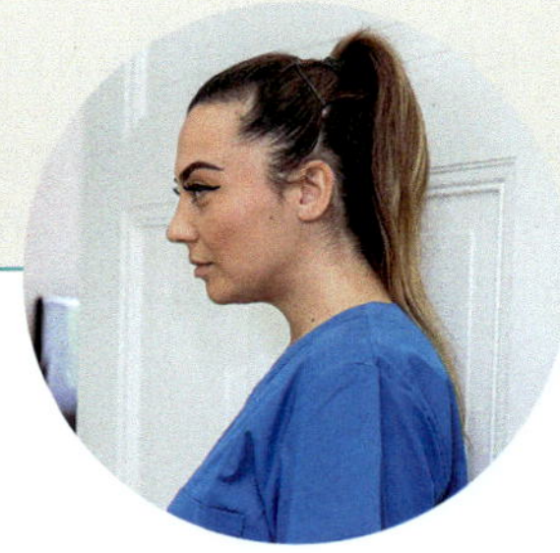

Fallsituation:

Yonca hat einen Einsatz in der Langzeitpflege. Gerade begleitet sie die Bewohnerin Frau Musk vom Frühstücksraum zurück in ihr Zimmer. Dort angekommen fängt Frau Musk an zu weinen. Yonca fragt: „Frau Musk, was ist denn los?" Frau Musk antwortet: „Ich habe seit Tagen solche Kopfschmerzen. Ich halte das nicht mehr aus."

So hat sich Yonca verhalten:

„Ich setzte mich mit Frau Musk an den Tisch und sprach mit ihr über ihre Schmerzen. Im Gespräch stellte ich folgende Fragen:

- Wo sind die Schmerzen genau, Frau Musk?
- Wie lange haben Sie die Schmerzen schon?
- Wie stark sind die Schmerzen auf einer Skala von null bis zehn, wenn null keine Schmerzen bedeutet und zehn die schlimmsten Schmerzen sind, die Sie sich vorstellen können?
- Wie fühlen sich die Schmerzen an: drückend, ziehend, pochend oder anders?
- Was verstärkt Ihre Schmerzen? Was hilft Ihnen erfahrungsgemäß gegen Ihre Schmerzen?

Ich erfuhr, dass Frau Musk an Migräne, einer chronischen Kopfschmerzart, leidet. Die Kopfschmerzanfälle kommen meistens plötzlich. Frau Musk hat dann immer das Gefühl, dass jemand von innen mit einem Hammer gegen ihre linke Schläfe klopft. Schon die kleinste körperliche Bewegung macht alles schlimmer. Sie sagte, dass sie dann Geräusche und Licht ebenfalls als sehr störend empfindet. Meistens nimmt sie dann Schmerzmittel. Ich fragte nach den Arzneimittelnamen und half Frau Musk, sich auf das Sofa zu legen. Ich schloss die Vorhänge und auch die Zimmertür. Ich sagte Frau Musk, dass ich die Pflegefachkraft nach einem Schmerzmedikament fragen werde. Dann bot ich ihr eine kühlende Kompresse für die schmerzende Kopfseite an, die ich gleich mitbringen könnte."

Das war richtig, weil Yonca …

- die Schmerzäußerung von Frau Musk ernst genommen hat und sich Zeit für sie nahm, denn Zuwendung wirkt sich positiv auf das Schmerzerleben aus.
- ein Schmerzassessment durchgeführt hat welches die Grundlage für passgenaue Maßnahmen ist.
- mit individuell passenden, nicht-medikamentösen pflegerischen Maßnahmen zu einer sofortigen Schmerzlinderung beigetragen hat.
- gezielt nachgefragt hat und die Informationen zur medikamentösen Therapie direkt an eine Pflegefachperson weitergegeben hat.

Impulsfragen:

- Wie würden Sie nach den eingeleiteten Maßnahmen weiter vorgehen?
- Wie würden Sie die Pflegesituation im Pflegebericht dokumentieren?

Zeit zum Reflektieren ...

Schätzen Sie Ihre Kompetenzen ein: Wo fühlen Sie sich sicher? Wo möchten Sie noch mal nachlesen oder etwas vertiefen? Setzen Sie Ihre ganz persönlichen Häkchen für Ihre Lernerfolge.

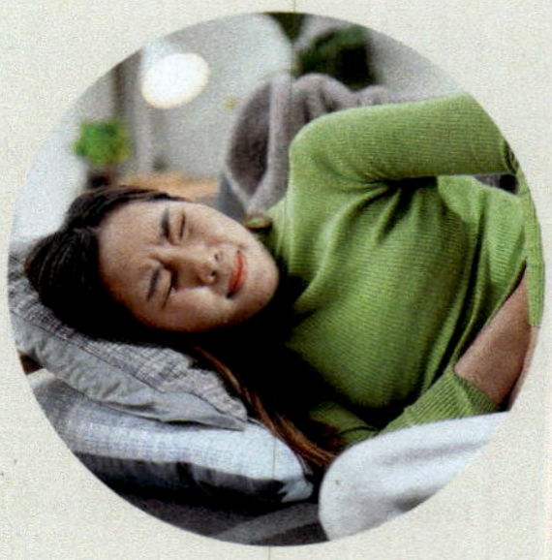

Ich ...

- ☐ erkläre das Phänomen Schmerz.
- ☐ unterscheide Schmerzarten.
- ☐ weiß, welche Folgen chronische Schmerzen aus unterschiedlichen Perspektiven haben können.
- ☐ nenne Faktoren, die das Schmerzerleben beeinflussen.
- ☐ erkläre den Begriff „Schmerzgedächtnis".
- ☐ kenne verschiedene Assessmentinstrumente, um die Schmerzstärke einzuschätzen.
- ☐ beschreibe unterschiedliche Bewältigungsstrategien für den Umgang mit Schmerzen.

Ich ...

- ☐ beobachte und bewerte Schmerzen nach festgelegten Kriterien.
- ☐ wende Assessmentinstrumente zur Einschätzung von Schmerzen adressatengerecht an.
- ☐ unterstützte Pflegebedürftige je nach Bedarf und Situation mit geeigneten schmerzlindernden (medikamentösen und nicht-medikamentösen) Maßnahmen zusammen mit Pflegefachpersonen.

Ich ...

- ☐ bin mir bewusst, dass Schmerzen individuell unterschiedlich erlebt werden.
- ☐ nehme jede Schmerzäußerung von Menschen ernst.

Ich ...

- ☐ bin mir meines eigenen Umgangs mit Schmerzen und schmerzlindernden Maßnahmen bewusst.

4.5 Bei der prä- und postoperativen Pflege mitwirken

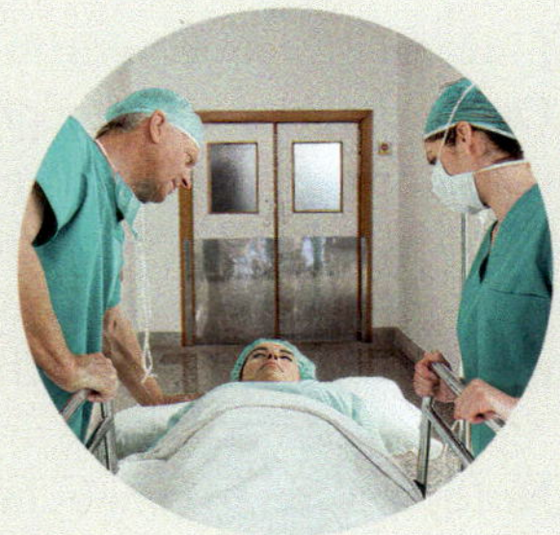

4.5.1 Grundlagenwissen Operation

Definition
Eine **Operation** (kurz: **OP**) ist ein medizinischer Eingriff in den menschlichen Körper mit dem Ziel zu heilen.

Eine Operation kann auch chirurgischer Eingriff, operativer Eingriff oder invasiver (eindringender) Eingriff genannt werden. Operationen werden stationär und ambulant durchgeführt.

Der medizinische Fachbereich heißt **Chirurgie.** Die Ärzte und Ärztinnen, die nach einer Facharztausbildung Operationen durchführen dürfen (Operateur, Operateurinnen), heißen Chirurginnen bzw. Chirurgen. Sie werden von Operationstechnischen Assistenzen (OTA) unterstützt. OTA wird man durch eine 3-jährige Ausbildung.

Operationsverfahren

Offene Operationen
Bei einer offenen Operation wird der Körper mit einem größeren Schnitt, z. B. mit einem Skalpell, eröffnet. **Vorteile** sind das größere Sichtfeld in das OP-Gebiet und einen besseren, direkten Zugang zu den Organ- und Gewebestrukturen. **Nachteile** sind ein höheres Risiko für Wundinfektionen, ein längerer Heilungsverlauf, eine größere Narbenbildung und mehr Schmerzen, weil mehr Gewebe zerstört wird.

Minimalinvasive Operationen
Minimalinvasiv bedeutet, dass der Zugang zum Körper so klein (minimal) wie möglich gehalten wird. Statt großer Schnitte werden nur winzige Öffnungen in der Haut gemacht oder vorhandene Körperöffnungen genutzt, über die spezielle Instrumente wie Endoskope oder Operationsgeräte eingeführt werden. Deswegen wird das Verfahren auch Schlüsselloch-Chirurgie genannt. Die Instrumente haben an ihrem Ende eine Lichtquelle und eine Kamera. Die Kamera überträgt Bilder aus dem Körperinneren auf einen Bildschirm (Monitor).

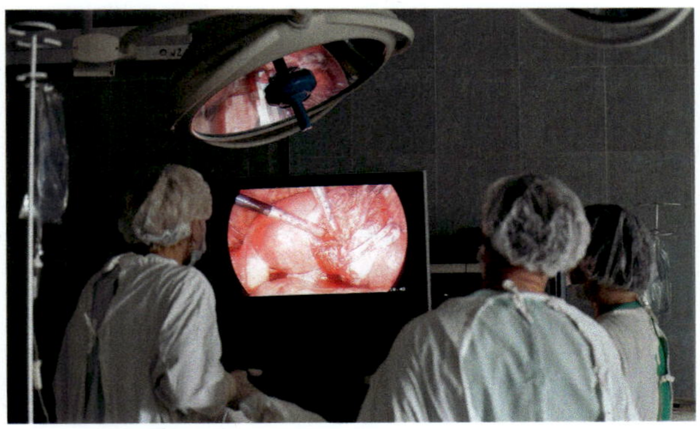

Abb. 1 Eine Laparoskopie (Bauchspiegelung) ist ein minimalinvasives Verfahren, mit dem die Bauchhöhle dargestellt und auch operiert werden kann.

Vorteile minimalinvasiver Eingriffe sind geringere Schmerzen, ein kürzerer Heilungsverlauf, seltenere Wundinfektionen, kosmetisch schönere Narbenbildung und im Vergleich zur offenen OP eine deutlich früher wiedereinsetzende Darmtätigkeit. **Nachteil** ist die meist längere OP-Dauer, weil das Sichtfeld kleiner ist.

Einteilung von Operationen nach Dringlichkeit

Operationen müssen geplant und organisiert, jedoch nicht immer sofort durchgeführt werden. Manche OPs sind aus medizinischer Sicht auch nicht notwendig. Für die OP-Planung in einer Klinik oder Arztpraxis werden die Eingriffe nach Dringlichkeit unterschieden.

Notoperationen (ungeplante Operationen)

Notoperationen sind plötzliche, unerwartete Eingriffe, die schlecht planbar sind und sofort stattfinden müssen, weil die betroffene Person in einem lebensbedrohlichen Zustand ist (z. B. bei massiven Blutungen). Alle Beteiligten müssen unter Zeitdruck routiniert und sicher handeln, damit der betroffenen Person schnell geholfen werden kann.

Geplante Operationen

Von einer geplanten Operation spricht man, wenn für die betroffene Person keine akute Bedrohung besteht (z. B. Einsatz eines künstlichen Hüftgelenks). Bei geplanten Operationen bleibt ausreichend Zeit, um alle notwendigen Vorbereitungen zu treffen, z. B. alle nötigen Voruntersuchungen durchzuführen.

Elektive Operationen

Elektive (ausgewählte) Operationen sind nicht dringend oder medizinisch notwendig, z. B. kosmetische Korrekturen.

Beispiel

Im Dezember 2022 mussten in vielen Krankenhäusern geplante und elektive Operationen verschoben werden. Die Ursachen dafür waren der hohe Covid-Krankenstand beim ärztlichen und pflegerischen Personal sowie die hohe Anzahl zu behandelnder Menschen mit Atemwegsinfektionen.

Aufklärung und Einwilligung

Die zu operierende, volljährige Person muss in die Operation (und in die Narkose) einwilligen. Ansonsten handelt es sich um eine Körperverletzung im Sinne des Strafgesetzbuchs (§ 223 StGB und § 228 StGB). Die Aufklärungsgespräche dazu müssen Ärztinnen und Ärzte durchführen. Diese Tätigkeit darf nicht delegiert werden. Die Ärztinnen und Ärzte müssen das Gespräch so führen, dass der Patient bzw. die Patientin es inhaltlich und sprachlich versteht.

Beispiel

Herr Hammel (56 Jahre) soll an der Gallenblase operiert werden. Die Anästhesistin klärt ihn über die Narkose auf. Der Chirurg erklärt ihm den operativen Eingriff. Beide nutzen Aufklärungsprotokolle, die Herr Hammel am Ende unterschreiben soll, wenn er mit allem einverstanden ist.

Werden Kinder operiert, sollten sie beim Aufklärungsgespräch dabei sein. Das baut Ängste ab. Die Aufklärung erfolgt dann in kindgerechter Sprache und im Beisein der Sorgeberechtigten. Ab einem Alter von 14 Jahren können sich Jugendliche selbst für oder gegen einen Eingriff entscheiden. Das setzt voraus, dass sie die Zusammenhänge und Folgen der Operation und Narkose verstehen und beurteilen können.

Für Menschen, die gesetzlich betreut werden, z. B. Menschen mit fortgeschrittener Demenz, muss der gesetzliche Betreuer oder die gesetzliche Betreuerin einwilligen.

Die Einwilligung für die Narkose und die Operation erfolgt schriftlich. Bei Minderjährigen unterschreiben die Sorgeberechtigten, in der Regel beide Elternteile. Im Notfall geht man von einer mutmaßlichen Einwilligung der betroffenen Person aus.

4.5.2 Grundlagenwissen Narkose

Eine Operation macht Menschen Angst und verursacht Schmerzen. Angst und Schmerzen erhöhen die Muskelspannung und führen zu motorischer (bewegungsbezogener) und seelischer Unruhe. Dies sind Risikofaktoren für eine Operation. Die Narkose schaltete diese Risikofaktoren aus. Der medizinische Fachbereich und Fachbegriff für Narkose heißt Anästhesie. Narkoseärzte nennt man Anästhesisten. Sie werden von Anästhesietechnischen Assistentinnen und Assistenten (ATA) unterstützt. Das ist ein Ausbildungsberuf.

Definition

Die **Anästhesie** (Narkose, Betäubung) ist der Zustand, in dem eine Person keine Schmerzen und Berührungen empfindet. Dies wird durch Medikamente herbeigeführt.

Bei einer **Vollnarkose** erschlafft die Muskulatur. In Rückenlage verlegt die Zunge dann die Atemwege. Deshalb wird zu Narkosebeginn in der Regel der bereits schlafende Patient mit leicht überstrecktem Kopf mittels Atemmaske und angeschlossenem Beatmungsbeutel mit der Hand beatmet.

Für die künstliche Beatmung in Vollnarkose muss dann ein Beatmungsschlauch eingeführt werden. Der Tubus (Schlauch) in der Luftröhre sichert die Atmung. Das Einführen des Tubus heißt Intubation.

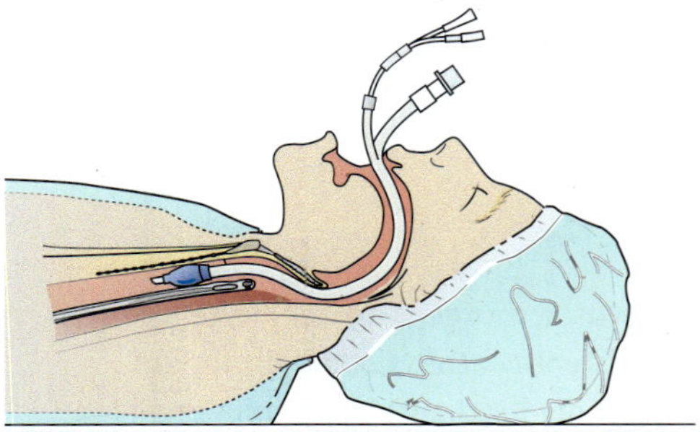

Abb. 1 Lage des Trachealtubus zur Atemwegssicherung

Beispiel
Herr Hammel hat Angst, dass er etwas von der Operation an der Gallenblase mitbekommt. Pflegefachassistentin Imke Haupert erklärt ihm: „Die Narkoseärztin gibt Ihnen Medikamente. Danach schlafen Sie so tief, dass Sie keine Schmerzen merken. Die Narkoseärztin überprüft das immer wieder während der OP und spritzt Medikamente nach, damit sie auch die ganze OP verschlafen. Wenn Sie wieder aufwachen, ist die OP schon vorbei."

Allgemeinanästhesie

Der Fachbegriff für **Vollnarkose** ist Allgemeinanästhesie. Die Patientin oder der Patient wird medikamentös in einen kontrollierten schlafähnlichen Zustand versetzt. Das Bewusstsein und Schmerzempfinden werden im ganzen Körper ausgeschaltet. Zusätzlich erhält die Person ein Medikament, welches die Muskeln erschlaffen lässt.

Die Medikamente für die Anästhesie bekommt die betroffene Person in der Operationsabteilung verabreicht. Falls nötig oder gewünscht, kann sie aber auch vorher auf der Station ein angstlösendes, beruhigendes Medikament (Prämedikation) erhalten.

! Wichtig
Vor der Prämedikation sollte die betroffene Person auf die Toilette gehen und nicht danach. Das ist wichtig, da das Medikament das Bewusstsein eintrübt und das Sturzrisiko erhöht.

Das Narkosemittel wird meistens über einen Venenverweilkatheter, z. B. am Handrücken, gespritzt. Kinder atmen die Narkosegase oft auch über eine Gesichtsmaske ein und bekommen danach einen intravenösen Zugang. Bei längeren Eingriffen werden die Patienten intubiert und maschinell beatmet. Bei kürzeren Eingriffen genügt eine Beatmung per Hand über Maske, z. B. Larynxmaske (Kehlkopfmaske).

Regionalanästhesie

Die Regionalanästhesie ist eine **Teilnarkose.** Dabei wird nur der Teil des Körpers betäubt, der operiert wird. Die betroffene Person spürt dann keine Schmerzen in diesem Bereich, in allen anderen jedoch schon und bleibt bei Bewusstsein. Durch die Betäubung werden die Nerven blockiert, die das OP-Gebiet versorgen.

Die Regionalanästhesie ist weniger belastend als eine Vollnarkose. Auch spürt die Person nach dem Eingriff für einige Zeit noch keine Schmerzen, sodass weniger Schmerzmedikamente gegeben werden müssen. Ein Beispiel für eine Teilnarkose ist die Periduralanästhesie (PDA). Durch eine Betäubung der Rückenmarksnerven können großflächige Körperbereiche schmerzfrei gemacht werden.

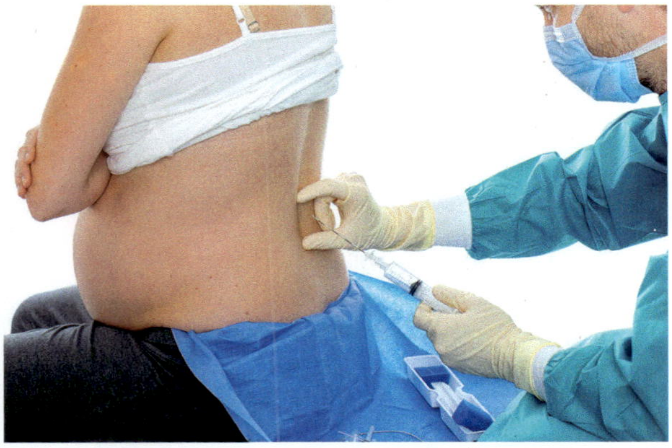

Abb. 2 Anlegen einer Periduralanästhesie bei einer Schwangeren zur Linderung der Wehenschmerzen

Auch eine örtliche (lokale) Betäubung, z. B. um kleine Wunden zu versorgen, ist eine Teilnarkose. Diese Art nennt man auch **Lokalanästhesie.**

4.5.3 ERAS®-Behandlungskonzept in der perioperativen Versorgung

Die Pflegemaßnahmen im Zusammenhang mit Operationen lassen sich in drei Phasen einteilen.

1. **präoperative Phase:** umfasst alle Vorbereitungsmaßnahmen für die Operation, die Maßnahmen beginnen oft schon ambulant, auch wenn die Operation in einer Klinik durchgeführt wird.
2. **intraoperative Phase:** Operation wird durchgeführt.
3. **postoperative Phase:** umfasst alle Maßnahmen nach der Operation bis zur Entlassung.

Die drei Phasen zusammengefasst werden **perioperative Management** genannt.

ERAS® ist die Abkürzung für englisch Enhanced Recovery After Surgery. Ins Deutsche übersetzt bedeutet es „beschleunigte Genesung nach einer Operation". Es ist ein Konzept, das die Risiken und negativen Begleiterscheinungen einer Operation für die Patientinnen und Patienten so gering wie möglich halten soll.

Das ERAS® Qualitätskonzept geht davon aus, dass eine Operation eine Stresssituation für einen Menschen ist. In Stresssituationen schüttet der Körper rasch Stresshormone aus. Stresshormone wirken sich negativ auf den Heilungsverlauf aus.

Die einzelnen Elemente des ERAS®-Programms zielen darauf ab, den Stress für die betroffene Person zu verringern. Damit wird das Risiko für Komplikationen gesenkt. Das ERAS®- Programm ist eine Teamarbeit von Pflegenden, Chirurgen/Chirurginnen, Anästhesisten/Anästhesistinnen und Therapeutinnen/Therapeuten.

Sogenannte ERAS®-Nurses (ERAS®-geschulte Pflegefachpersonen) informieren die Patientinnen und Patienten über die Inhalte des Programms und begleiten sie schon vor der Operation und in den ersten Tagen nach dem chirurgischen Eingriff.

Die Patientinnen und Patienten führen auch ein Tagebuch. Das hilft ihnen, ihre Genesungsschritte postoperativ einzuschätzen.

Beispiel
Frau Müller wurde morgens an der Hüfte operiert. Pflegefachassistent Matteo Grahl hilft ihr am Abend, sich an die Bettkante zu mobilisieren. Frau Müller sagt, dass sie bei ihrer ersten Hüftoperation vor 20 Jahren erst mal Bettruhe hatte. Matteo erklärt: „Man hat festgestellt, dass sich Menschen nach einer OP schneller erholen, wenn sie früh körperlich aktiv sind. Das verhindert Folgeerkrankungen, wie z. B. einen Dekubitus. Außerdem kommt ihr Kreislauf schneller in Schwung."

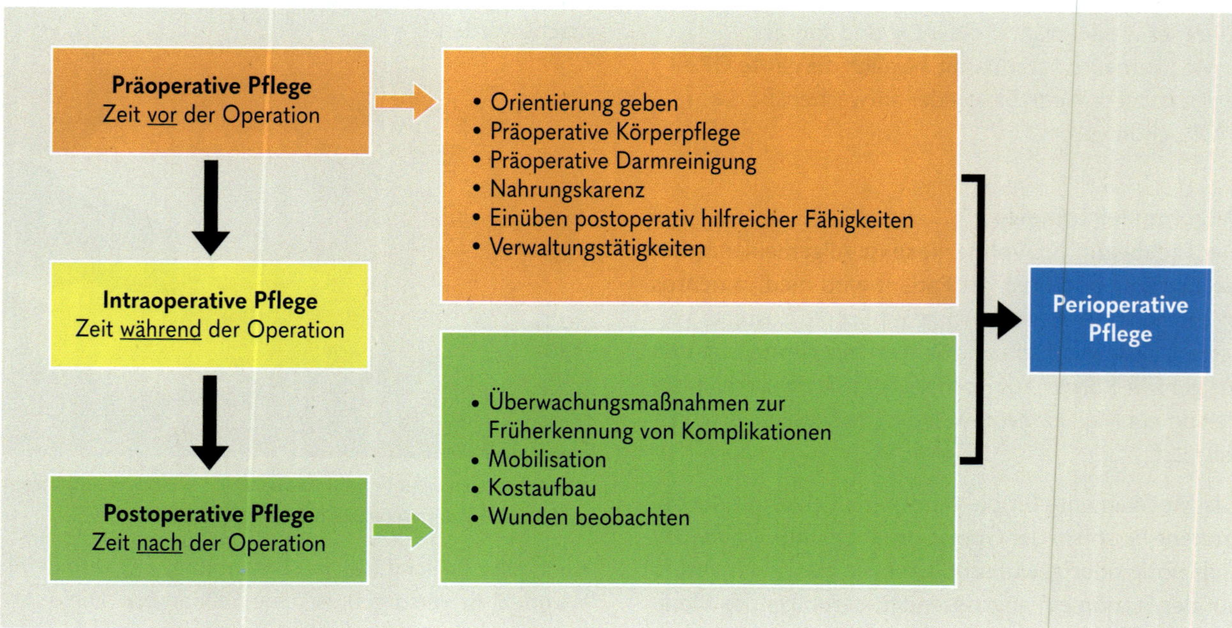

Abb. 1 Überblick perioperative Pflege

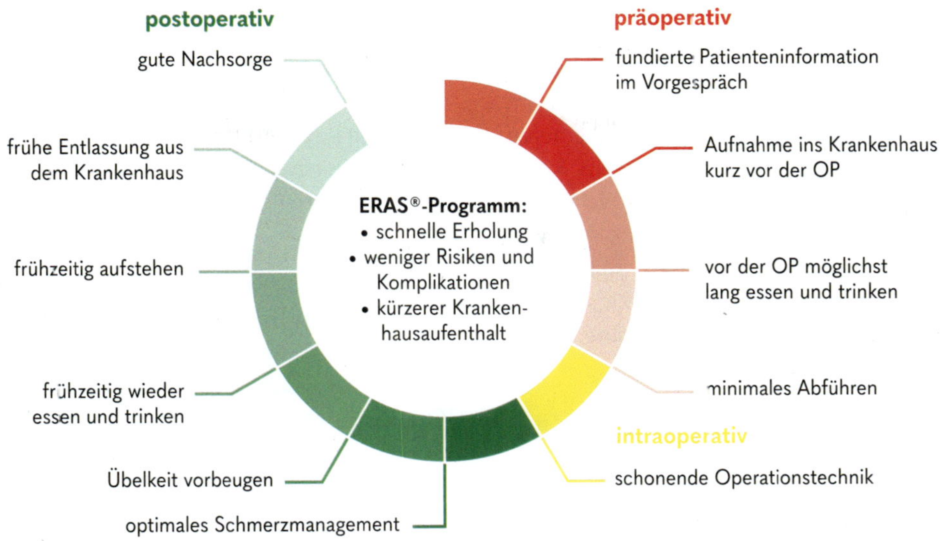

Abb. 2 Vorteile des ERAS®-Programms für Patientinnen und Patienten

Kliniken erwerben durch entsprechende Nachweise ihrer Arbeitsabläufe und Organisation die **Zertifizierung** (Anerkennung) für den ERAS®-Standard und können damit werben.

4.5.4 Präoperative Pflegemaßnahmen

In der präoperativen Phase wird die Patientin bzw. der Patient für die Operation vorbereitet. Viele Menschen sind vor einer Operation in der Lage, die präoperativen Maßnahmen selbstständig durchzuführen. Sie benötigen dazu jedoch genaue Informationen, damit sie wissen, worauf sie im Einzelnen zu achten haben. Bei Menschen mit körperlichen oder kognitiven Einschränkungen übernehmen Pflegefachassistenzpersonen die erforderlichen Pflegemaßnahmen. Dabei achten sie darauf, die Ressourcen der pflegebedürftigen Person miteinzubeziehen.

Orientierung geben

Gut informierte Menschen verstehen besser, was um sie herum geschieht. Sie können sich aktiv an den Pflegemaßnahmen beteiligen und haben weniger Angst.

Pflegefachassistentinnen und -assistenten geben Auskunft zu den stationären oder ambulanten Abläufen und Routinemaßnahmen, in denen der Eingriff stattfindet. Sie leiten Fragen in Bezug auf die Narkose, Operation oder spezielle Pflegemaßnahmen an das zuständige Fachpersonal weiter. Kinder informieren sie altersgerecht und begleiten auch die Eltern eng und situationsgerecht.

Präoperative Körperpflege

Am Morgen vor der Operation informieren Pflegende die zu Operierenden über Besonderheiten bzw. unterstützen dabei.

- **Ganzkörperpflege:** Die Person sollte duschen, die Haare waschen und bei Eingriffen im Bauchraum besonders den Bauchnabel gut reinigen. Dies reduziert die Keime auf Haut und Haaren und verringert das Infektionsrisiko.
- **Nicht eincremen:** Hautcreme erschwert das Haften u.a. von Klebe-Elektroden zur intraoperativen Überwachung (z.B. EKG, Pulsoximeter).
- **Kein Make-up, Nagellack:** Die Hautdurchblutung gibt Auskunft über die Sauerstoffversorgung und muss eindeutig beurteilbar sein.
- **Kein Schmuck:** Ringe, Ketten, Piercings sind potenzielle Keimträger. Sie werden als Wertsachen aufgelistet und sicher verwahrt.
- **Hör- und Sehhilfen:** Sie werden kurz vor der OP abgelegt und mit den Wertsachen aufbewahrt.
- **Zahnprothesen entfernen:** Sie behindern das Einführen des Beatmungsschlauches.
- **Keine Kontaktlinsen:** Sie behindern die Beurteilung der Pupillenreaktion.
- **Kleidung:** In der Klinik wird ein neues OP-Hemd (vorn geschlossen, hinten offen), eine Kopfhaube und eine Netzunterhose angezogen.
- **Rasur:** Eine Rasur kann zu Verletzungen der Haut führen. Dadurch können Keime eindringen und eine Infektion verursachen. Wenn eine Rasur angeordnet ist, werden die Haare erst unmittelbar vor dem Eingriff mit einem Haarclipper gekürzt.

Präoperative Darmreinigung

Die Reinigung des Darms ist eine Infektionsprophylaxe. Sie verhindert, dass sich noch vorhandener Kot im Darm während der Operation entleert. Bei kleineren Eingriffen im Magen-Darm-Trakt ist meistens keine Darmreinigung erforderlich. Eine präoperative Darmreinigung wird ärztlich angeordnet. Diese erfolgt durch rektale Abführpräparate (z. B. Zäpfchen, Mikroklist) oder orale Abführmittel (spezielle Trinklösungen). Manche operativen Eingriffe können auch eine Darmspülung oder ein Reinigungseinlauf erfordern.

Nahrungskarenz

Definition

Nahrungskarenz (auch: Nüchternheit) umfasst die Zeit, in der eine Person (aus medizinischen Gründen) weder essen noch trinken darf.

Zeitpunkt	Regelungen zur Nahrungs- und Flüssigkeitsaufnahme
bis 6 h vor OP	... darf die Person noch essen (leichte Kost) und trinken (z. B. Wasser, Tee, Saft, Kaffee)
bis 4 h vor OP	... dürfen Säuglinge und Neugeborene gestillt werden
bis 2 h vor OP	... darf die Person 200–400 ml klare Flüssigkeiten (z. B. Tee, Wasser) zu sich nehmen
bis kurz vor der OP	... können Medikamente nach ärztlicher Rücksprache mit wenig Flüssigkeit eingenommen werden.

Tab. 1 Nahrungskarenzzeiten

Je nach Art und Umfang der Operation und Narkose wird ärztlich festgelegt, ob und wie lange die Person vor der OP nüchtern sein muss. Dies soll Komplikationen unter der OP vermeiden. Durch die Vollnarkose sind beispielsweise Schluck- und Hustenreflexe ausgeschaltet. Dadurch kann bei einem gefüllten Magen der Mageninhalt in die Atemwege gelangen und zu einem Atemstillstand oder zu einer Aspirationspneumonie führen. Bei einer Teilnarkose kann es dagegen erlaubt sein, bis kurz vor der OP noch (leichte) Kost oder klare Flüssigkeit zu sich nehmen. Dies reduziert den körperlichen und psychischen Stress, den eine längere Nahrungskarenz bedeuten würde.

> **!** **Wichtig**
> Bei Säuglingen und kleinen Kindern legen die Operierenden und Anästhesisten individuell fest, welche Regeln zur präoperativen Nahrungs- und Flüssigkeitsaufnahme gelten.

Einüben postoperativ hilfreicher Fähigkeiten

Schon vor der Operation können Pflegefachassistentinnen und -assistenten mit den zu operierenden Menschen Bewegungsabläufe und Atemtechniken einüben, die den Genesungsprozess beschleunigen. Nach einer Operation fallen Bewegungen schwer. Die vertrauten Bewegungsmuster sind verändert, z. B. wegen Schonhaltungen bei Schmerzen.

Üben Sie mit den Patientinnen und Patienten ...
- z. B. das Aufstehen von einer anderen als der gewohnten Bettseite,
- das Gehen mit Hilfsmitteln wie Rollator und Unterarmgehstützen,
- das en-bloc Aufstehen (▷ S. 230) bei Eingriffen im Bauchraum,
- Kopf- und Seitwärtsbewegungen nach kinästhetischen Gesichtspunkten (▷ S. 235),
- das Benutzen eines Steckbeckens zur Ausscheidung im Bett.

Zeigen Sie Patientinnen und Patienten Übungen ...
- zur Aktivierung der Muskelvenenpumpe (Thromboseprophylaxe, ▷ S. 251).
- zur Vorbeugung von Gelenkversteifungen (Kontrakturenprophylaxe, ▷ S. 242).
- zur Förderung der Atmung, z. B. mit dem Atemtrainer, sowie Techniken der Kontakt-, Flanken-, Bauch- und Brustatmung (Pneumonieprophylaxe, ▷ S. 253).

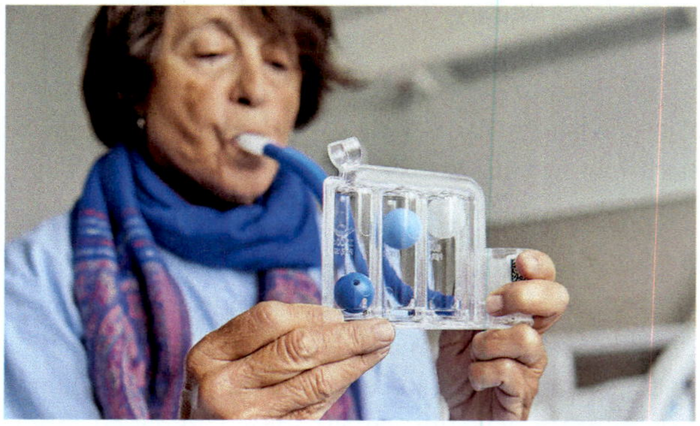

Abb. 1 Eine Patientin übt das tiefe Einatmen mit einem Triflow Atemtrainer. Je mehr Bälle sie schafft nach oben zu bewegen, desto besser die Lungenbelüftung.

„Herr Morgan will alles richtig machen.“

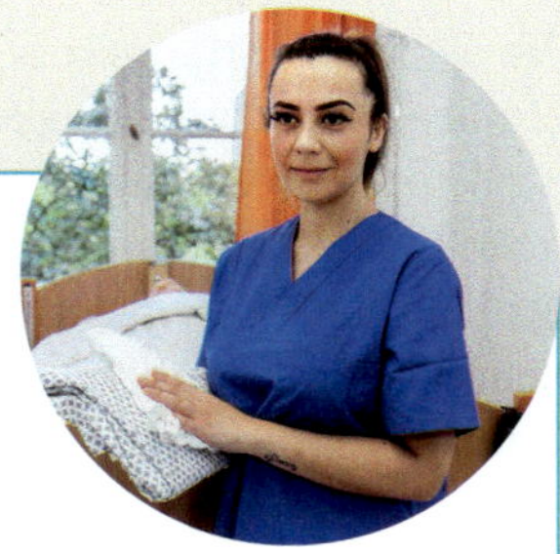

Fallsituation:

Herr Morgan (43 Jahre) ist im Krankenhaus, weil sein Blinddarm herausgenommen werden soll. Er möchte in vier Wochen eine Kreuzfahrt machen. Aus diesem Grund fragt er die Pflegenden, was er selbst dazu beitragen kann, dass die Operation gut und problemlos verläuft.

So hat sich Yonca verhalten:

„Ich sagte zu Herrn Morgan, dass ich seinen Wunsch nach Information super finde und ich alle seine Fragen beantworten werde, so gut ich es kann.

Ich erklärte Herrn Morgan, dass er selbstständig am Morgen vor der Operation noch duschen kann, aber die Haare im Genitalbereich und am Bauch nicht rasieren soll. Auch soll er nicht seinen Bart rasieren oder sich im Gesicht und am Körper eincremen.

Herr Morgan fragte mich, ob er kurz vor Mitternacht noch das Käsebrot und den Salat vom Abendessen essen darf. Er selbst nahm an, dass er ab Mitternacht nichts mehr essen und trinken darf. Ich war mir unsicher und befragte die zuständige Pflegefachperson dazu. Dann erklärte ich Herrn Morgan: ‚Sie stehen leider erst um 15.00 Uhr auf dem OP-Plan. Deswegen dürfen Sie morgens noch ein leichtes Frühstück essen und etwas trinken. So lange müssen Sie nicht fasten.‘

Ich zeigte Herrn Morgan noch die Technik des En-bloc-Aufstehens. Herr Morgan machte es gleich nach. Es gelang ihm sehr gut.

Am Ende meiner Schicht wünschte ich ihm alles Gute für die Operation. Herr Morgan bedankte sich für die Zeit, die ich mir für ihn genommen hatte.“

Das war richtig, weil Yonca ...

- damit erreicht hat, dass Herr Morgan weniger ängstlich und aufgeregt ist. Auch hat sie dadurch beigetragen, dass die Genesung besser verläuft im Sinne des ERAS®-Behandlungskonzepts.
- sich der Ressourcen von Herrn Morgan bewusst war (selbstständiges Duschen möglich) und die präoperative Keimreduzierung auf Haut und Haaren postoperativen Wundinfektionen vorbeugt.
- weiß, dass durch das Rasieren kleine Hautverletzungen entstehen und diese ein Infektionsrisiko sind.
- dadurch sichergestellt hat, dass Klebe-Elektroden während der Operation sicher befestigt werden können.
- ihr Informationsdefizit erkannt, ausgeglichen und innerhalb ihrer Kompetenzen gehandelt hat.
- weiß, dass Fasten körperlichen und psychischen Stress auslöst und einen negativen Einfluss auf den Heilungsprozess hat.
- postoperative Fähigkeiten schon vor der Operation mit Herrn Morgan eingeübt hat.
- zu Herrn Morgan eine positive und vertrauensvolle Beziehung aufbauen konnte.

Impulsfragen:

- Welche Informationen hätten Sie Herrn Morgan gegeben?
- Welche Möglichkeiten hätten Sie noch gehabt, um Herrn Morgan in seinem Wunsch zu einer schnellen Genesung zu unterstützen?

Verwaltungstätigkeiten
Zu den Verwaltungstätigkeiten gehört das Zusammenstellen der notwendigen Unterlagen (z. B. Übergabeprotokoll, Patientenakte mit Befunden, Vorsorgevollmacht, Patientenverfügung). Außerdem wird der Person ein Identifikationsarmband mit Namen, Geburtsdatum sowie Patientennummer angelegt, um Verwechslungen zu vermeiden.

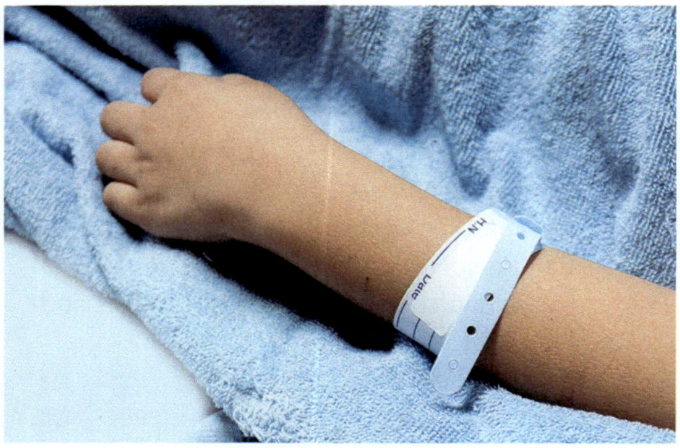

Abb. 1 Ein Identifikationsarmband dient der Patientensicherheit vor, während und nach einer OP durch eine eindeutige Zuordnung.

4.5.5 Intraoperative Pflegemaßnahmen

„Was passiert mit mir während der Operation?" Diese Frage stellen sich viele zu operierende Menschen. Wenn Pflegefachassistentinnen und -assistenten über allgemeine Abläufe während der Operation Auskunft geben können, kann dies Ängste abbauen.

Einschleusen
Der Patient oder die Patientin wird in Begleitung durch die Pflegefachperson, Pflegefachassistentinnen und -assistenten oder Mitarbeitende des Transportdienstes im Bett in die OP-Abteilung gefahren. Dort wird der Patient bzw. die Patientin „eingeschleust". Eltern können ihr Kind bis in die Schleuse begleiten. Der Begriff Einschleusen kommt daher, dass der OP als hygienisch reiner Bereich durch besondere Türen vom restlichen Krankenhausbereich abgetrennt ist. So wird sichergestellt, dass keine unbefugten Personen Zutritt in die sauberen OP-Räume haben und etwas kontaminieren.

Bei der Übergabe an das OP-Team in der Schleuse wird die Identität der Patientin bzw. des Patienten durch persönliche Ansprache, die Überprüfung des Armbändchens und der beiliegenden Dokumenten überprüft. Bei Menschen mit Demenz muss dabei besonders sorgfältig vorgegangen werden.

Die Übergabe beinhaltet auch medizinisch-pflegerische Besonderheiten (z. B. bestehende Wunden, bekannte Herz-Kreislauf-Störungen, verabreichte oder nicht verabreichte Prämedikation, Seh-/Höreinschränkungen, Eltern- oder Betreuungssituation).

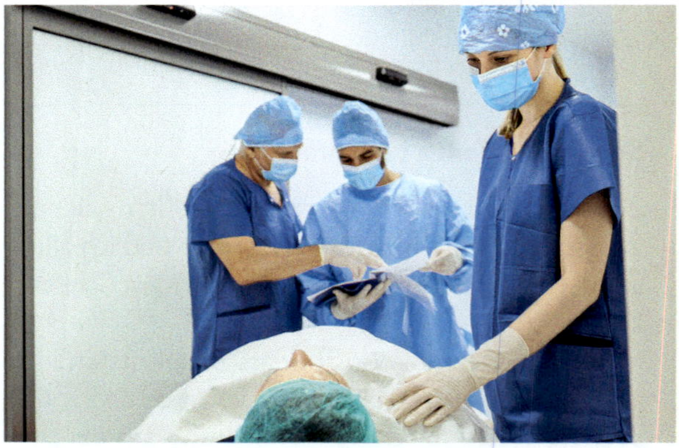

Abb. 2 Übergabe eines Patienten in der OP-Schleuse

Die zu operierende Person wird vom Krankenhausbett auf einen fahrbaren OP-Tisch umgelagert. Da es im OP-Trakt deutlich kühler ist als im sonstigen Krankenhaus und Patienten nur ein Nachthemd und ggf. eine Netzhose tragen, werden sie mit angewärmten Decken oder Tüchern zugedeckt.

Narkose
Im OP-Vorraum (sogenannte Einleitung) erhält der Patient bzw. die Patientin die Narkose, während im Operationssaal alles für die OP vorbereitet wird. Wenn die Narkose eingeleitet ist, wird die Person für die Operation gelagert.

Positionierung auf dem OP-Tisch
Für jede Operation gibt es eine bestimmte Positionierung, in der die zu operierende Person liegen soll. Dafür hat der fahrbare OP-Tisch mehrere Teile, die einzeln voneinander bewegt werden können.

Die Lage bzw. Positionierung wird im OP-Protokoll dokumentiert. Durch eine falsche oder sehr lange Lagerung kann ein Dekubitus an verschiedenen Stellen entstehen. Auch Nervenverletzungen und Verbrennungen durch elektrische Instrumente oder verlaufenes Desinfektionsmittel sind möglich.

Wichtig
Im Anschluss an eine OP ist nach Rückkehr auf die Station bei den Patientinnen und Patienten sofort der Hautzustand auf Schäden zu untersuchen. Falls nicht medizinisch absolut verboten, gehört dazu auch das kurzzeitige Drehen auf die Seite, um Rücken und Steiß anschauen zu können.

Arbeitsaufteilung im OP

Fachperson	Aufgaben
Springer	• wirkt als unsterile Pflegefachperson an der Operation mit und übernimmt die Tätigkeiten, für die keine sterile Bekleidung erforderlich ist • unterstützt z. B. bei der Positionierung der Patienten auf dem OP-Tisch • hilft der instrumentierenden Pflegefachperson beim sterilen Ankleiden und holt/reicht sterile Materialien • macht das OP-Team darauf aufmerksam, wenn ein Instrument oder ein Bekleidungsstück unsteril geworden sein sollte, • versorgt Präparate • tätigt Telefonate
Instrumentierende Pflegefachperson	• ist steril bekleidet und übernimmt die sterilen Assistenztätigkeiten • kleidet die Operierenden steril an • bereitet das Instrumentarium auf dem sterilen Instrumententisch für die OP vor • hilft bei der sterilen Abdeckung des Patienten und reicht die Instrumente während der OP den Operierenden an

Tab. 1 Aufgabenverteilung zwischen steriler instrumentierender Fachperson und unsterilem Springer im OP

Hygiene

Im Operationsbereich gelten sehr strenge Hygienestandards. Die operierenden sowie assistierenden Ärzte und das sterile OTA- und Pflegepersonal führen eine chirurgische Händedesinfektion durch.

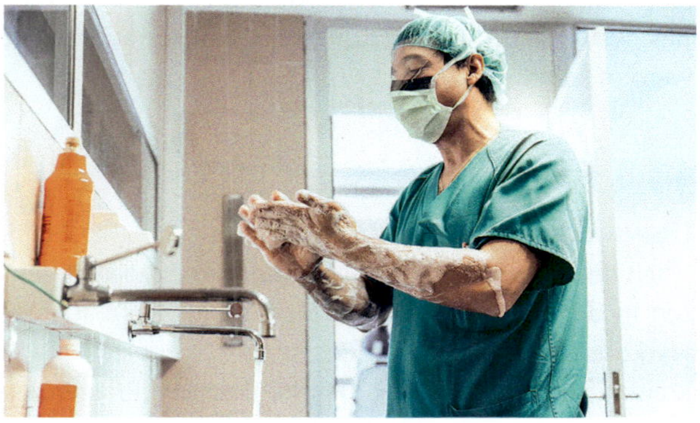

Abb. 3 Vor Betreten des OP-Saals muss eine chirurgische Händedesinfektion erfolgen. Dazu gehört das gründliche Händewaschen.

Vorgehen bei einer chirurgischen Händedesinfektion:
1. Hände und Unterarme bis zum Ellenbogen gründlich waschen (nicht länger als 30 Sekunden, um Hautschäden zu meiden), Fingernägel müssen sauber und kurz sein
2. Hände und Unterarme mit einem keimarmen Textil- oder Papiertuch abtrocknen
3. Hände und Unterarme mit alkoholischem Händedesinfektionsmittel sorgfältig einreiben und Einwirkzeit der Herstellerangaben beachten, meist Feuchthalten von 1,5 bis 3 Minuten
4. Lufttrocknen der Hände ohne Berühren von Gegenständen, danach Anziehen steriler Handschuhe (▷ S. 72)

S2k-Leitlinie Händedesinfektion und Händehygiene
Aktuelle Empfehlungen online unter: www.awmf.org → Suche nach: Händedesinfektion und Händehygiene

Das OP-Gebiet wird großzügig mit einem eingefärbten Hautdesinfektionsmittel (orange, braun) desinfiziert. Dies soll sicherstellen, dass alle Bereiche ausreichend und sichtbar desinfiziert werden, damit es nicht zu Wundinfektionen kommt. Dann wird der zu operierende Mensch mit sterilen Tüchern abgedeckt. Nur der Körperbereich, in dem der Eingriff erfolgt, bleibt unbedeckt.

Materialkontrolle am OP-Tisch

OP-Tücher, Tupfer und alle Instrumente, wie u.a. kleine Klemmen, werden vor dem Verschluss der Operationswunde gezählt. Dies stellt sicher, dass nichts in der Wunde verblieben ist. OP-Tücher und Tupfer haben auch einen Röntgenstreifen, sodass ggf. „zurückgelassenes" Material durch eine Röntgenaufnahme aufgespürt werden kann.

4.5.6 Postoperative Pflegemaßnahmen

Überwachung im Aufwachraum

Nach der Operation kommen Patientinnen und Patienten in den Aufwachraum, wo sie kontrolliert aus der Narkose aufgeweckt werden. Ist die operierte Person kreislaufstabil und erweckbar, können die Pflegenden von der Station sie abholen. Im Aufwachraum erfolgt eine medizinisch-pflegerische Übergabe.

In Absprache mit der Anästhesistin oder dem Anästhesisten können Eltern bzw. Sorgeberechtigte bei ihrem Kind sein, wenn es aus der Narkose aufwacht.

Sind Patienten nach einer OP kreislaufinstabil oder haben eine verlängerte Aufwachphase, werden sie zur weiteren Betreuung auf die IMC (Wachstation ▷ S. 373) oder ITS (Intensivstation) verlegt.

Übernahme aus dem Aufwachraum

Nur Pflegefachpersonen dürfen den operierten Menschen aus dem OP-Bereich abholen, Pflegefachassistentinnen und -assistenten können sie dabei unterstützen. Bei der Übernahme werden Informationen zum OP-Verlauf und zum aktuellen Behandlungsstand weitergegeben:

- Welche Medikamente wurden der Person im OP und im Aufwachraum verabreicht?
- Welche Ableitungen (z.B. Sonden, Drainagen, Katheter) und Zuleitungen (z.B. venöse Zugänge) sind vorhanden?
- Wie ist die aktuelle Herz-Kreislauf-Situation?
- Wie ist die aktuelle Schmerzsituation?
- Wie wach und orientiert ist die Person?
- Welche Maßnahmen sollen auf der Station weitergeführt werden?

Die Pflegefachpersonen sprechen den operierten Menschen mit Namen an und stellen einfache Fragen. Seine Antworten lassen Rückschlüsse auf seinen Wachheitsgrad zu.

Erst wenn alle Informationen vollständig ausgetauscht wurden, nehmen die Pflegefachpersonen die operierte Person mit auf die Station.

Überwachungsmaßnahmen

Nach einer Operation können viele Komplikationen auftreten. Häufige postoperative Komplikationen sind:

- Übelkeit und Erbrechen
- instabiler Kreislauf
- Orientierungs- und Bewusstseinsstörungen
- Schmerzen
- Nachblutungen
- Wundinfektionen
- Ausscheidungsstörungen

Deswegen wird der operierte Mensch in den ersten postoperativen Stunden auf der Station **engmaschig überwacht.** Dazu gehören u.a. die Kontrolle der Vitalzeichen, Wundverbände, Ausscheidungen und das Erfragen von Schmerzen.

Vitalzeichenkontrolle: Es werden Blutdruck, Puls und Temperatur gemessen. Der Begriff „engmaschig" ist dabei nicht genau definiert, als Faustregel gilt für die Vitalzeichenkontrolle

- in der ersten Stunde alle 15 Minuten,
- in der zweiten und dritten Stunde alle 30 Minuten,
- ab der vierten Stunde einmal stündlich.

Die Überwachung erfolgt so lange wie ärztlich angeordnet und nach der Herz-Kreislauf-Situation.

Wundverbandkontrolle: Alle Verbände sollten sauber, trocken und sicher fixiert sein. Wenn Verbände durchnässt sind und sich viel Wundexsudat im Verband und/oder in Wunddrainagen (▷ S. 463) entleert, kann das ein Hinweis für Nachblutungen oder Wundinfektionen sein.

Kontrolle der Harn- und Stuhlausscheidung: Die eigenständige Urinausscheidung sollte spätestens nach acht bis zwölf Stunden (Spontanurin), die Stuhlausscheidung nach zwei bis drei Tagen erfolgt sein.

> **! Wichtig**
> Die Rufanlage sollte immer für die operierte Person erreichbar sein, damit sie sich jederzeit melden und Hilfe bekommen kann.

Mobilisation

Nach dem operativen Eingriff bewegt sich der Patient wegen seiner Schmerzen häufig weniger. Außerdem schränken Ableitungen wie Katheter, Sonden und Drainagen seine Beweglichkeit zusätzlich ein.

Operierte Menschen werden darüber informiert, dass Bewegungsmangel das Risiko für Begleiterkrankungen wie Dekubitus, Thrombose, Delir und Pneumonie erhöht. Deshalb ist die sogenannte **Frühmobilisation** wichtig. Diese Informationen erhöhen die Bereitschaft des operierten Menschen, bei den Pflegemaßnahmen mitzuwirken. Die Mobilisation sollte bereits am OP-Tag beginnen, wenn aus medizinischer Sicht nichts dagegenspricht.

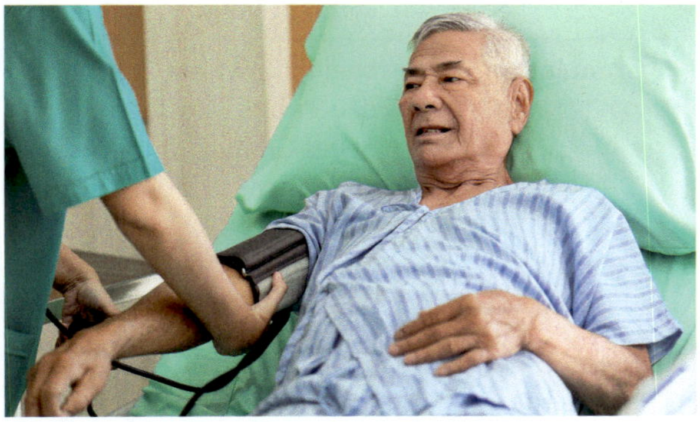

Abb. 1 Nur kreislaufstabile Patientinnen und Patienten dürfen aus dem Bett mobilisiert werden.

Formen der Mobilisation sind:

- **Passive Mobilisation:** Positionierungen, an denen der pflegebedürftige Mensch nicht selbst mitwirken kann, sowie passive Bewegungsübungen (z. B. Durchbewegen der Gelenke). Die Positionierungen richten sich nach den hausinternen Standards bzw. nach den ärztlichen Anordnungen.
- **Assistierende Mobilisation:** Positionsveränderungen und Bewegungsübungen, die der pflegebedürftige Mensch mit Unterstützung einer/eines Pflegenden durchführen kann.
- **Aktive Mobilisation:** Positionen und Bewegungen, die der pflegebedürftige Mensch selbstständig durchführen kann. Pflegefachassistenzpersonen motivieren hier zum ...
  - Aufsetzen im Bett,
  - Sitzen an der Bettkante,
  - Stehen vor dem Bett,
  - Auf der Stelle gehen vor dem Bett,
  - um das Bett herum Gehen,
  - Durchführen aktiver Bewegungsübungen.

Wichtig

Achten Sie besonders bei der aktiven Mobilisation auf Maßnahmen zur Sturzprophylaxe.

Kostaufbau

Definition

Kostaufbau bedeutet die schrittweise Steigerung der Trink- und Nahrungsmenge nach einer längeren Nahrungskarenz. Diese Herangehensweise ist notwendig, um den Körper einerseits mit allen notwendigen Nährstoffen zu versorgen und gleichzeitig nicht mit der Verdauung zu überfordern.

Der Kostaufbau richtet sich nach den einrichtungsinternen Standards. Menschen, die einen minimalinvasiven Eingriff oder eine Teilnarkose hatten, können meistens früher mit der Nahrungsaufnahme beginnen als Menschen mit einem größeren operativen Eingriff, vor allem im Verdauungstrakt, und mit Vollnarkose.

Wichtig

Voraussetzung für die Nahrungsaufnahme ist, dass die operierte Person wach ist und die Schutzreflexe funktionieren, also z. B. Schluckreflex und Hustenreflex. Ansonsten droht eine Aspiration.

Meistens beginnt die Nahrungsaufnahme mit schluckweisem Trinken von kleinen Mengen Wasser oder Tee. Wenn dies gut vertragen wird, kann schrittweise gesteigert werden.

Wichtig

Es kann im Zusammenhang mit der Gabe starker Schmerzmittel vorkommen, dass nach der Aufnahme erster Schlucke Flüssigkeit diese plötzlich wieder erbrochen wird und der Person übel ist. Dann sollte die Pflegefachperson informiert werden, um nach ärztlicher Anordnung ein Medikament gegen Erbrechen und Übelkeit zu verabreichen.

4.5.7 Wundheilung und Umgang mit Wunden und Drainagen

Einteilung von Wunden

Definition
Eine **Wunde** entsteht durch die Verletzung von Haut und Gewebe. Damit verliert die Haut ihre Schutzfunktion (▷ S. 165).

Man unterscheidet akute Wunden von chronischen Wunden. **Akute Wunden** entstehen durch äußere Gewalteinwirkung, z. B. Stichwunde, Bisswunde, Platzwunde, Quetschwunde, Verbrennung, OP-Wunde.

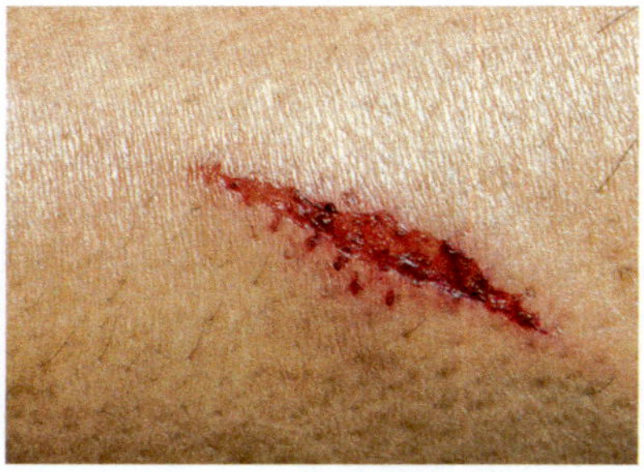

Abb. 1 akute Wunde (Schnittwunde)

! Wichtig
Eine OP-Wunde ist ...
- eine akute Wunde.
- eine Schnittverletzung, die durch ein Skalpell (OP-Messer) verursacht.
- keimfrei, da unter aseptischen (sterilen) Bedingungen entstanden.

Chronische Wunden sind Wunden, die in mehr als acht Wochen nicht abgeheilt sind. Sie entstehen oft durch Erkrankungen wie Diabetes mellitus und Durchblutungsstörungen. Auch Wunden, die mit Keimen verunreinigt sind, heilen chronisch ab.

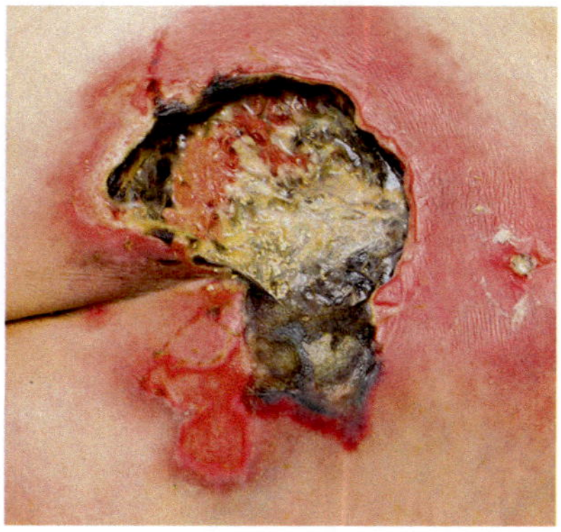

Abb. 2 chronische Wunde (Dekubitus am Steiß)

Wundheilung
Es gibt drei Wundheilungsphasen.

Phase	Beschreibung
1. Exsudation 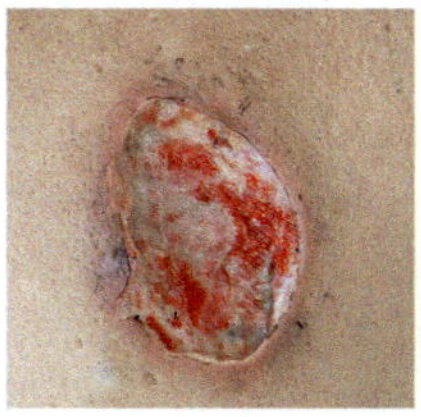	• beginnt sofort nach der Verletzung und dauert 1–4 Tage • Blutgerinnung setzt ein und verschließt Wunde (Schorfbildung) • Immunzellen reinigen Wunde, Bakterien und Zelltrümmer werden entfernt, um Infektionen zu verhindern
2. Granulation 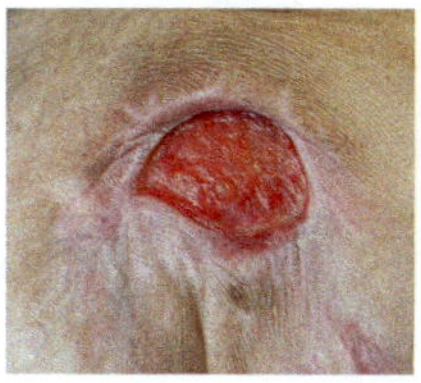	• beginnt etwa am 2. Tag und dauert bis zu 14 Tage • neues Granulationsgewebe bildet sich und füllt die Wunde auf • neue Blutgefäße wachsen in das Gewebe ein, um es mit Nährstoffen zu versorgen
3. Epithelisierung 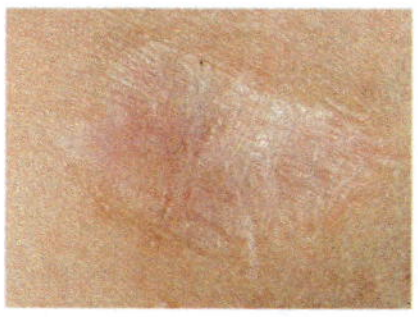	• beginnt etwa am 3. Tag und kann bis zu 21 Tage oder länger dauern • neues Gewebe reift aus, die Wunde schließt sich und es bildet sich Narbengewebe

Tab. 1 Wundheilungsphasen

Die Wundheilung wird von **systemischen Faktoren** (z. B. Lebensalter, Medikamenteneinnahme, Ernährungszustand) und **lokalen Faktoren** (z. B. Wundort, Wundgröße, Zustand Wundgrund) beeinflusst.

Je nachdem, wie gut und schnell eine Wunde verheilt, unterscheidet man in primäre und sekundäre Wundheilung.

Primäre Wundheilung
Eine Wunde, z. B. die OP-Wunde, verheilt meist komplikationslos. Voraussetzung für eine komplikationslose Wundheilung sind glatte Wundränder und Keimfreiheit.

Eine OP-Wunde wird mit Nähten oder durch Klammern verschlossen. Das hält die Wundränder dicht zusammen und beschleunigt die Wundheilung.

Je nach Größe und Lokalisation heilt die Wunde in der Regel nach einigen Tagen mit einer Narbe ab. Diese wird mit der Zeit immer weniger sichtbar.

Sekundäre (verlängerte) Wundheilung

Verunreinigte Wunden und Wunden, deren Wundränder auseinanderklaffen, heilen langsamer, weil sich das Gewebe im Zwischenraum neu bilden muss. Wenn unbehandelte Wunden älter als sechs bis acht Stunden sind, geht man davon aus, dass sie verunreinigt (kontaminiert) ist. Kontaminierte Wunden dürfen nicht durch Nähte oder Klammern verschlossen werden, weil Keime sich dann weiter vermehren können. Diese Wunden heilen oft mit großen Narben ab.

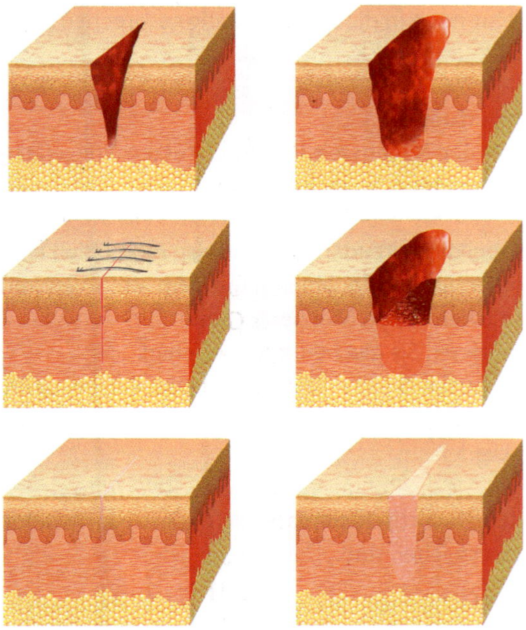

Abb. 3 primäre Wundheilung (links) und sekundäre Wundheilung

Wundbeobachtung

Eine OP-Wunde ist mit einem **Wundverband** abgedeckt. Dadurch soll die frische aseptische Wunde vor Umgebungskeimen und äußeren Einflüssen geschützt werden. Ein Wundverband sollte die Wunde immer vollständig abdecken, an allen Seiten auf der Haut haften und trocken sein.

Beim ersten postoperativen Verbandwechsel (nach ein bis zwei Tagen) kann die Wunde anhand folgender Kriterien beurteilt und beschrieben werden, um Komplikationen bei der Wundheilung rechtzeitig zu erkennen.

1. **Wundumgebung:** z. B. reizlos, glatt, unauffällig, trocken, gut durchblutet, mazeriert (aufgeweicht), geschwollen, gespannt, schuppig, bläulich verfärbt, blass
2. **Wundränder:** z. B. glatt, flach, nah beieinanderliegend, auseinanderliegend, geschwollen, eingerollt
3. **Wundgrund** (nur wenn die Wunde offen ist und man hineinsehen kann): z. B. glänzend, rosig, blutig, schwarz, eitrig, mit Fibrinbelag (Eiweißfilm)
4. **Wundexsudat** (Wundflüssigkeit): z. B. keines, viel, wenig, serös (wässrig-klar), blutig, eitrig, geruchlos oder übel riechend

Entzündungszeichen

Die klassischen Entzündungszeichen, die bei einer Wunde auftreten können, sind

- Rötung,
- Schwellung,
- Schmerzen,
- Überwärmung,
- Funktionseinschränkung.

Beobachten Pflegefachassistentinnen und -assistenten bei einer Wunde Anzeichen für eine Entzündung, geben Sie diese Informationen an eine Pflegefachperson weiter.

Verbandwechsel

Der Verbandwechsel wird häufig von einer Pflegefachperson durchgeführt, die ggf. eine Fortbildung im Wundmanagement hat. Pflegefachassistentinnen und -assistenten können die Pflegefachperson bei der Vor- und Nachbereitung unterstützen und während des Verbandwechsels z. B. das Sterilgut anreichen.

Vorbereitung

1. Helfen Sie der pflegebedürftigen Person, eine bequeme Position einzunehmen, die zugleich einen guten Zugang zur Wunde bietet.
2. Schließen Sie Fenster und Türen. Durch Zugluft können Staub und andere Schmutzpartikel in die Wunde gelangen. Aus dem gleichen Grund dürfen Sie während eines Verbandwechsels kein Bett aufschütteln.

3. Stellen Sie den Abwurf so hin, dass altes Verbandsmaterial und Verpackungen sofort entsorgt werden können. Damit verhindern Sie eine Keimverschleppung.
4. Bitten Sie Besuchende, den Raum während des Verbandwechsels zu verlassen, bzw. wahren Sie die Intimsphäre durch einen Sichtschutz.
5. Wischdesinfizieren Sie alle Ablageflächen, bevor Sie Materialien darauf abstellen.

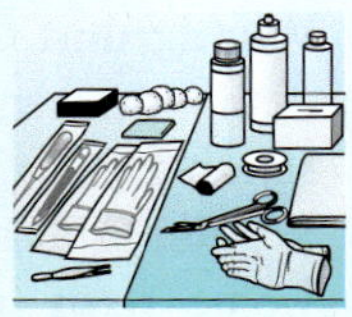

Materialien für einen Verbandwechsel	
unsterile	**sterile**
• Hände- und Flächendesinfektionsmittel • Hautdesinfektionsmittel • keimarme Handschuhe zum Entfernen des alten Verbandes • Unterlage, Bett-/Kleidungsschutz • Abwurf • ggf. Schere zum Zuschneiden von Deckverband, Pflasterstreifen ohne direkt Kontakt zur Wunde • Pflaster, Fixomull®	• sterile Handschuhe und/oder sterile Pinzetten • sterile Tupfer, Kompressen zur Wundreinigung • ggf. Wundspüllösung mit steriler Spritze oder Adapter • sterile Wundauflage oder steriler selbstklebender Wundschnellverband • ggf. sterile Schere zum Zuschneiden der direkten sterilen Wundauflage

Tab. 1 unsterile und sterile Materialien für einen Verbandwechsel

Anreichen von Sterilgut

Bei größeren Verbänden sollten zwei Pflegende beim Verbandwechsel zusammenarbeiten. Eine führt den Verbandwechsel durch, die andere reicht das Sterilgut an.

Halten Sie bei jedem Verbandwechsel die hygienischen Standards und Richtlinien ein, um eine Infektion der Wunde zu vermeiden. Dazu gehört u. a., vorab eine hygienische Händedesinfektion durchzuführen und ggf. zusätzliche Schutzkleidung anzulegen (Mundschutz, Schutzkittel, Kopfhaube) als Selbst- und Fremdschutz.

Für jeden neuen Verband werden ausschließlich sterile Materialien verwendet. Es gilt: Alles, was direkten Kontakt mit der Wunde hat, muss steril sein. Die assistierende Pflegefachassistenzperson reicht das sterile Material so an, dass die Kollegin oder der Kollege es steril aus der Verpackung mit einer sterilen Pinzette oder der Hand mit angezogenem sterilem Handschuh nehmen und verwenden kann. Diese Technik nennt man Peel-Back-Technik.

Bevor sterile Materialien genutzt werden, muss die Umverpackung geprüft werden, ob
- diese intakt, trocken und unversehrt ist,
- der Indikator auf der Verpackung noch Sterilität garantiert,
- das Verfallsdatum nicht erreicht ist.

> **!** **Wichtig**
> Während des Verbandwechsels darf weder in das Sterilgut noch in die offene Wunde gesprochen werden, um keine Keime zu übertragen.

Nachbereitung

Auch bei der Nachbereitung unterstützen Pflegefachassistenzpersonen. So gehen Sie vor:
- Entsorgen Sie gebrauchtes Material zeitnah. Halten Sie dabei die geltenden hygienischen Richtlinien ein.
- Tauschen Sie den Müllbeutel mit dem alten Verband durch einen neuen Müllbeutel aus.
- Desinfizieren Sie alle benutzten Flächen.
- Unterstützen Sie die pflegebedürftige Person darin, wieder eine bequeme Position einzunehmen und sich anzukleiden.
- Bringen Sie die Rufanlage in Reichweite an und stellen Sie den Nachttisch so, dass alle Bedarfsgegenstände gut zu erreichen sind.

Die Pflegefachperson dokumentiert den Verbandwechsel und alle Beobachtungen in der Wunddokumentation.

Entfernen von Fäden und Klammern

Die Fäden oder Klammern, mit denen die Wunde verschlossen wurde, werden entweder von den Klinikärztinnen und -ärzten, den Pflegefachpersonen oder in einer ambulanten Praxis entfernt. Je belasteter ein Wundverschluss durch Zieh- und Spannkräfte ist, desto später wird er entfernt.

Wunddrainagen

Definition

Drainagen sind medizinische Systeme, die Körperflüssigkeiten ableiten. Es gibt Drainagen, die z. B. Wundsekret, Blut oder Lymphe aus dem Körperinnern nach außen ableiten, und Drainagen, die Verbindungen zwischen zwei Organen (z. B. zwischen Magen und Darm) herstellen.

Drainagen können eine kurative (heilende) und eine präventive (vorbeugende) Funktion haben.

- **Heilende Funktion:** Körperflüssigkeiten werden aus dem Körperinneren abgeleitet, z. B. bei Eiter-, Blut- oder Luftansammlungen.
- **Vorbeugende Funktion:** Wundsekret wird aus einer OP-Wunde abgeleitet, um den Heilungsprozess zu beschleunigen.

Drainagen funktionieren nach verschiedenen Prinzipien: mit Sog, Schwerkraft (ohne Sog) oder durch Kapillarwirkung.

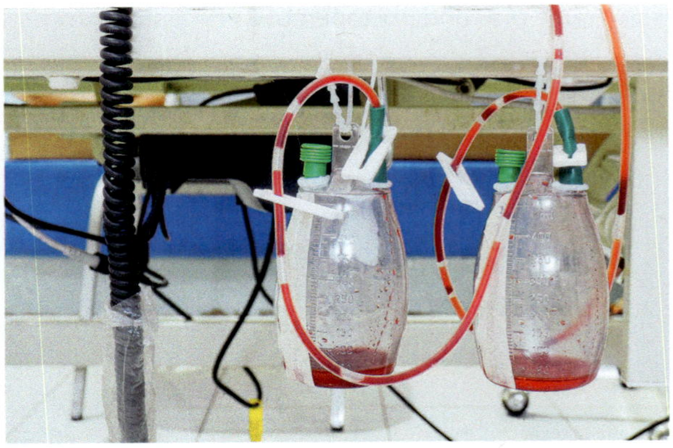

Abb. 1 Redondrainagen mit Sogwirkung

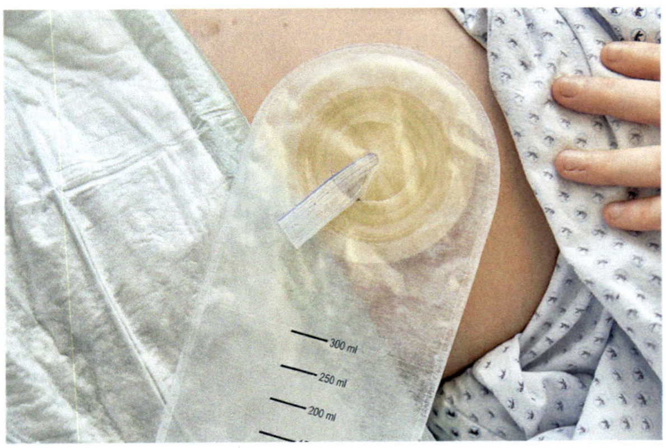

Abb. 2 Easy-Flow-Drainage mit Kapillarwirkung

Für Patienten und Patientinnen sind Drainagen oft sehr unangenehm, weil sie ...

- das Krankheitsgefühl durch Angst und/oder Ekel verstärken.
- die Bewegung durch lange oder viele Schläuche einschränken.
- die Sturzgefahr bei der Mobilisation erhöhen.
- das Risiko für einen Dekubitus erhöhen.
- wie alle Ab- und Zuleitungen ein Infektionsrisiko darstellen.
- in das Gewebe hineinwachsen können.

Umgang mit Drainagen

Erklären Sie Betroffenen, dass die Drainage zur Genesung beiträgt und worauf sie beim Umgang mit der Drainage achten müssen.

- Achten Sie darauf, dass der Drainageschlauch nicht abgeknickt ist, sonst kann das Sekret nicht abfließen und staut sich in der Wunde.
- Befestigen Sie die Drainage so am Bettgestell, dass die Bewegungsfreiheit der Person nicht oder nur wenig eingeschränkt wird.
- Der Drainageschlauch sollte locker hängen. Im Drainageschlauch soll sich kein Sekret sammeln (Infektions- und Verstopfungsgefahr).
- Die Person darf nicht auf dem Drainageschlauch liegen. Das verursacht einen Dekubitus.
- Der Drainageschlauch darf beim Gehen nicht auf dem Boden schleifen. Der Boden ist schmutzig und eine Keimquelle. Außerdem kann die Person über den Schlauch stolpern und dabei die Drainage aus der Wunde reißen.
- Kontrollieren Sie regelmäßig, wie viel Wundflüssigkeit in den Auffangbehälter der Drainage gelaufen ist.
- Beobachten Sie das Aussehen des Wundexsudats (z. B. blutig, eitrig, wässrig).
- Informieren Sie die Pflegefachperson sofort bei Schmerzäußerungen oder Auffälligkeiten.

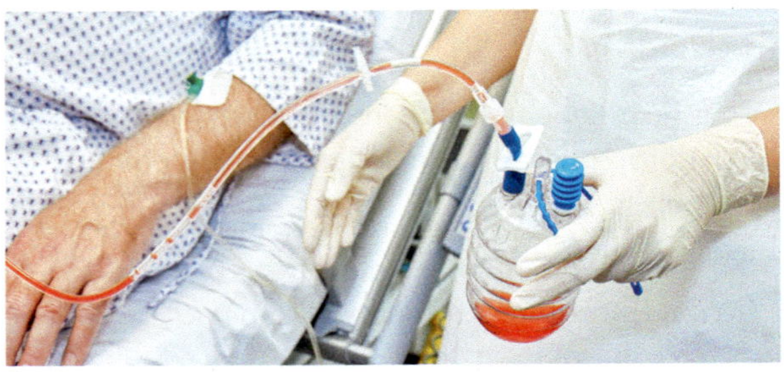

Abb. 3 Pflegende kontrollieren bei Redondrainagen u. a. Menge, Sogwirkung und zugfreie, sichere Lage bzw. Befestigung.

Zeit zum Reflektieren ...

Schätzen Sie Ihre Kompetenzen ein: Wo fühlen Sie sich sicher? Wo möchten Sie noch mal nachlesen oder etwas vertiefen? Setzen Sie Ihre ganz persönlichen Häkchen für Ihre Lernerfolge.

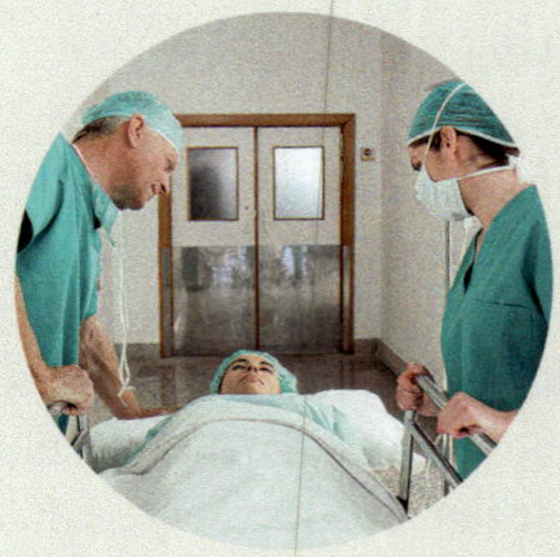

Ich ...

- ☐ beobachte Operationswunden auf Entzündungszeichen.
- ☐ beschreibe Wunden nach bestimmten Kriterien.
- ☐ bereite einen Verbandwechsel vor und nach und helfe bei der Durchführung, u. a. durch Anreichen von Sterilgut.
- ☐ achte darauf, dass Menschen mit Wunddrainagen sich ohne Sturzgefahr bewegen.
- ☐ unterstütze Pflegefachpersonen bei prä- und postoperativen Pflegemaßnahmen.

Ich ...

- ☐ bin sensibilisiert für die Ängste von Menschen vor einem chirurgischen Eingriff.
- ☐ bin mir bewusst, dass alle Pflegemaßnahmen im Zusammenhang mit Operationen das Ziel haben, den Eingriff sicher und komplikationslos für den zu operierenden Menschen zu machen.
- ☐ gebe adressatengerechte Informationen, die die Genesung des operierten Menschen fördern.
- ☐ erkläre zu operierenden Menschen, wie sie die Körperpflege vor einer Operation durchführen sollen.
- ☐ erkläre Patientinnen und Patienten die Bedeutung der Frühmobilisation nach der OP.

Ich ...

- ☐ unterscheide Operationen nach ihrer Dringlichkeit und nach der Art ihres Verfahrens.
- ☐ weiß, dass vor einer Operation immer eine OP- und Anästhesie-Aufklärung erfolgen muss.
- ☐ definiere unterschiedliche Narkosearten.
- ☐ nenne die Vorteile des ERAS®-Programms und weiß, was dazugehört.
- ☐ zähle prä- und postoperative Pflegemaßnahmen auf.
- ☐ nenne häufige postoperative Komplikationen.
- ☐ unterscheide primäre und sekundäre Wundheilung voneinander.
- ☐ nenne Kriterien zur Wundbeobachtung.

Ich ...

- ☐ übernehme die Durchführungsverantwortung von mir übertragenen Aufgaben im Rahmen der perioperativen Pflege.
- ☐ gebe Beobachtungen und Auffälligkeiten an eine Pflegefachperson zeitnah weiter.

4.6 Bei der medizinischen Diagnostik unterstützen

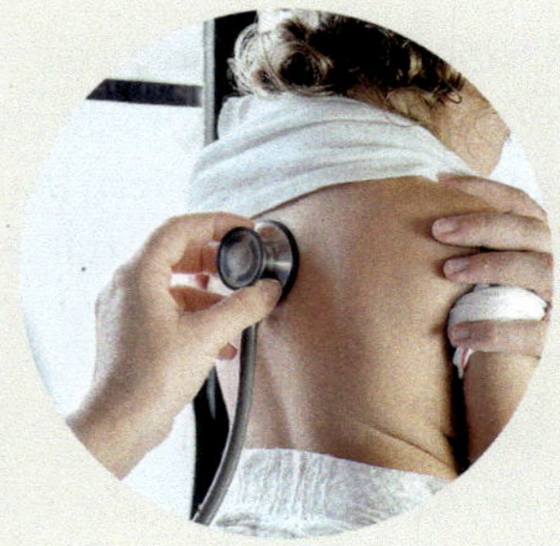

4.6.1 Die medizinische Krankheitssystematik am Beispiel Diabetes mellitus

Jeder Beruf hat eine bestimmte Logik, mit der sich das berufliche Denken und Handeln beschreiben und ordnen lässt. Pflegende orientieren sich beispielsweise am Pflegeprozess (▷ S. 111), um ihr Handeln zu strukturieren.

In der Medizin gibt es eine Systematik, mit der sich Krankheiten beschreiben lassen:
- Krankheitsdefinition
- Pathophysiologie
- Ätiologie
- Risikofaktoren
- Symptome
- Diagnostik und Diagnose
- Therapie
- Prognose und Krankheitsverlauf

Alle Berufsgruppen im Gesundheitswissen sollten mit den Fachbegriffen dieser Systematik vertraut sein, damit die Zusammenarbeit zwischen den Berufsgruppen gut funktioniert.

Krankheitsdefinition

In der Medizin wird eine Erkrankung so exakt definiert, dass sie sich von anderen unterscheiden lässt und es nicht zu Verwechslungen mit anderen Erkrankungen kommt.

Beispiel
Diabetes mellitus ist ein Sammelbegriff für verschiedene Störungen des Kohlenhydrat-Stoffwechsels, die zu dauerhaft hohen Blutzuckerwerten führen. Deshalb spricht man auch von „Zuckerkrankheit". Es gibt verschiedene Diabetes-Typen. Die wichtigsten sind der **Diabetes mellitus Typ 1** und **Diabetes mellitus Typ 2**.

Pathophysiologie

Die **Pathophysiologie** beschreibt, was auf Organebene im Körper passiert, wenn jemand krank ist.

Beispiel Diabetes mellitus
Der Blutzuckerspiegel ist die Menge an Glukose (Zucker), die im Blut gelöst ist. In der Medizin ist es üblich, vom „BZ" (Blutzucker) zu sprechen. Damit die Glukose, die wir mit der Nahrung aufnehmen, ins Blut und in die Körperzellen gelangen kann, braucht es Insulin. **Insulin** ist ein Hormon, das den Blutzucker senkt. Es wird besonders während und nach den Mahlzeiten von der Bauchspeicheldrüse ausgeschüttet. Beim Diabetes mellitus funktioniert dieser Stoffwechsel nur eingeschränkt oder gar nicht. Dadurch ist dauerhaft zu viel Zucker im Blut (Hyperglykämie).

Beim **Diabetes Typ 1** produziert die Bauchspeicheldrüse kein Insulin mehr, weil die Insulin produzierenden Zellen vollständig zerstört sind. Dieser Typ kommt überwiegend im Kindes- und Jugendalter vor.

Beim **Diabetes Typ 2** sind die Körperzellen durch ein Überangebot an Kohlenhydraten (▷ S. 262) weniger empfindlich gegen Insulin geworden. Das bedeutet, dass die Bauchspeicheldrüse zwar noch Insulin produziert, aber das Insulin nicht mehr so gut wirkt. Weil der

Diabetes Typ 2 lange Zeit erst im höheren Alter auftrat, wird er umgangssprachlich auch noch „Altersdiabetes“ genannt. In den letzten Jahren hat jedoch die Anzahl an jüngeren Menschen mit einem Typ 2 Diabetes zugenommen.

Ätiologie

Mit **Ätiologie** wird die Lehre von den Ursachen einer Erkrankung bezeichnet. Damit werden beispielsweise die Faktoren aufgezählt, die eine Erkrankung auslösen.

Beispiel Diabetes mellitus

Die Ursache für den Diabetes Typ 1 ist eine Autoimmunreaktion des Körpers. Der Körper richtet Abwehrreaktionen gegen sich selbst. Beim Diabetes greift der Körper die insulinproduzierenden Zellen der Bauchspeicheldrüse an und zerstört diese. Der Grund dafür ist nicht klar. Man vermutet, dass fieberhafte Infekte, Umwelteinflüsse und Erbanlagen Auslöser sein können.

Die Ursache für einen Diabetes Typ 2 ist die zu große Menge an leicht verwertbaren Kohlenhydraten (Einfachzucker), die eine Person mit den Mahlzeiten aufnimmt. Das Insulin reicht nicht mehr aus, um den anfallenden Zucker zu senken bzw. können die Zellen das ankommende Insulin nicht mehr verarbeiten.

Risikofaktoren

Risikofaktoren sind Faktoren, die die Wahrscheinlichkeit erhöhen, dass eine Erkrankung bei einer Person auftritt. Es gibt **innere** und **äußere Risikofaktoren.** Innere Risikofaktoren sind z. B. Erbanlagen, Geschlecht und Alter. Zu äußeren Risikofaktoren zählen z. B. Krankheitserreger, Umweltfaktoren, psychische Belastungen und der Lebensstil.

Beispiel Diabetes mellitus

Die Wahrscheinlichkeit, an einem Diabetes Typ 1 zu erkranken, ist erhöht, wenn in der Familie eine Zuckerkrankheit gehäuft auftritt. Auch wird vermutet, dass Säuglinge, die zu kurz gestillt werden und sehr früh Kuhmilch bekommen, ein erhöhtes Erkrankungsrisiko haben.

Das Risiko für einen Diabetes mellitus Typ 2 erhöht sich, wenn eine Person mehr Energie durch Nahrung zu sich nimmt, als sie verbraucht, dadurch übergewichtig ist und sich zu wenig bewegt.

Symptome

Wenn Menschen sich krank fühlen, gehen sie in der Regel zu ihrer Hausärztin oder ihrem Hausarzt. Die Beschwerden geben Hinweise auf eine mögliche Erkrankung. Der Fachbegriff für gesundheitliche Beschwerden, die zu einem Krankheitsgefühl führen, heißt **Symptome (Krankheitszeichen).**

Viele Krankheiten haben typische Symptome, an denen Ärzte und Ärztinnen die Krankheit erkennen. Manche Krankheiten haben ein **Leitsymptom.** Dieses ist das bedeutsamste unter allen Krankheitszeichen. Es weist mehr als alle anderen Krankheitszeichen auf eine bestimmte Krankheit hin.

Beispiel Diabetes mellitus

Symptome eines Diabetes Typ 1 sind:
- starker Harndrang/häufiges Wasserlassen und quälender Durst
- Gewichtsverlust
- trockene, juckende Haut
- Schwäche, Müdigkeit

Symptome des Diabetes Typ 2 sind:
- häufigeres Wasserlassen und gesteigerter Durst
- Infektanfälligkeit
- trockene, juckende Haut
- Wundheilungsstörungen

Das **Leitsymptom** für Diabetes mellitus ist ein erhöhter Nüchtern-Blutzuckerwert.

Diagnostik und Diagnose

Alle Maßnahmen, die eine Ärztin oder ein Arzt durchführt, um die Ursache für die Beschwerden einer Person herauszufinden, werden unter dem Begriff **Diagnostik** zusammengefasst.

Alle Ergebnisse aus der **Diagnostik** führen zu einer Diagnose. Eine **Diagnose** ist die genaue Benennung einer Erkrankung. Wenn die Patientinnen ihre Beschwerden schildern, bekommen Ärztinnen und Ärzte aufgrund ihrer Ausbildung und Erfahrung oft eine erste Idee, um welche Erkrankung es sich handeln könnte. Sie stellen dann eine **Verdachtsdiagnose.** Das ist eine wahrscheinliche Diagnose, die durch weitere diagnostische Maßnahmen bestätigt werden muss.

Wichtig
Die Diagnose darf nur der Arzt einem Erkrankten mitteilen. Diese Aufgabe kann nicht delegiert werden.

Beispiel Diabetes mellitus
Um herauszufinden, ob eine Person einen Diabetes mellitus hat, wird der Nüchtern-Blutzuckerwert bestimmt. Der Blutzuckerwert wird entweder in mmol/l (sprich *Millimol pro Liter*) oder in mg/dl (sprich *Milligramm pro Deziliter*) angegeben.

	Nüchtern-Blutzuckerwerte	
	mg/dl	**mmol/l**
Normwert	< 100	< 5,6
Prädiabetes	100–125	5,6–7,0
Manifestierter Diabetes mellitus	≥ 125	> 7,0

Tab. 1 Nüchtern-Blutzuckerwerte. Der Prädiabetes ist eine Vorstufe des Diabetes mellitus.

Therapie
Unter einer Therapie versteht man alle Maßnahmen zur Behandlung einer Erkrankung. Es werden verschiedene **Therapieansätze** unterschieden.
- **konservativ:** z. B. Ernährungsumstellung, Physiotherapie, Medikamente
- **operativ:** chirurgische Eingriffe
- **kurativ:** Maßnahmen, die auf die Heilung einer Erkrankung abzielen, z. B. die Gabe von Antibiotika bei einer bakteriellen Infektion
- **palliativ:** Symptomlinderung, wenn keine Heilung möglich ist, z. B. Schmerztherapie
- **kausal:** Ursachenbekämpfung
- **symptomatisch:** Behandlung der Beschwerden, z. B. Fiebersenkung

Die behandelnden Ärztinnen und Ärzte müssen der betroffenen Person erklären, welchen Erfolg und welche Risiken eine therapeutische Maßnahme haben kann (§ 630e BGB).

Beispiel Diabetes mellitus
Die Therapie richtet sich nach dem Typ des Diabetes mellitus. Menschen mit einem Diabetes Typ 1 müssen mehrmals täglich ihren Blutzuckerwert bestimmen und sich subkutan Insulin spritzen. Die Menge des Insulins wird an die Mahlzeiten angepasst.
Menschen mit einem Diabetes Typ 2 sollten zunächst ein Normalgewicht anstreben, sich ausgewogen ernähren und mehr körperlich bewegen. Zudem nehmen sie orale Antidiabetika (blutzuckersenkende Medikamente) ein. Wenn die Therapie keinen Erfolg zeigt, müssen auch sie Insulin spritzen.

Prognose und Krankheitsverlauf
Eine **Prognose** ist eine Vorhersage über den wahrscheinlichen bzw. vermuteten Verlauf einer Erkrankung. Darin drückt sich aus, wie wahrscheinlich die Heilungsaussichten sind, ob eine Erkrankung akut verläuft oder chronisch wird und ob die erkrankte Person mit einer Verschlimmerung oder Komplikationen (Folgeerkrankungen) rechnen muss.

Beispiel Diabetes mellitus
Wenn der Blutzuckerspiegel dauerhaft hoch ist, z. B. weil sich die betroffene Person nicht an ihre Therapie hält, kann es langfristig zu zahlreichen Folgeerkrankungen kommen. Grund dafür ist, dass der Blutzucker die kleinen und großen Blutgefäße schädigt.

Neben Langzeitfolgen kann es auch zu akuten Komplikationen kommen, einer **Hypoglykämie** (Unterzuckerung) bzw. einer **Hyperglykämie (Überzuckerung)**.

	Hypoglykämie	**Hyperglykämie**
Symptome	• Hunger • Schwitzen, Zittern • Herzklopfen	• Durst • Müdigkeit • Übelkeit
Komplikation	hypoglykämischer Schock	diabetisches Koma

Tab. 2 Symptome und Komplikationen der Hypo- und Hyperglykämie bei Diabetes mellitus

Bei Menschen mit einem Diabetes mellitus kann es zu einem **diabetischen Fußsyndrom** kommen. Darunter werden Komplikationen im Bereich der Füße und der Unterschenkel verstanden. Die Ursache sind zuckerbedingte Schädigungen an den Blutgefäßen und Nerven der Beine. Dadurch sind die Schmerzwahrnehmung und die Durchblutung beeinträchtigt. Verletzungen werden spät entdeckt, entzünden sich und heilen schlecht ab.

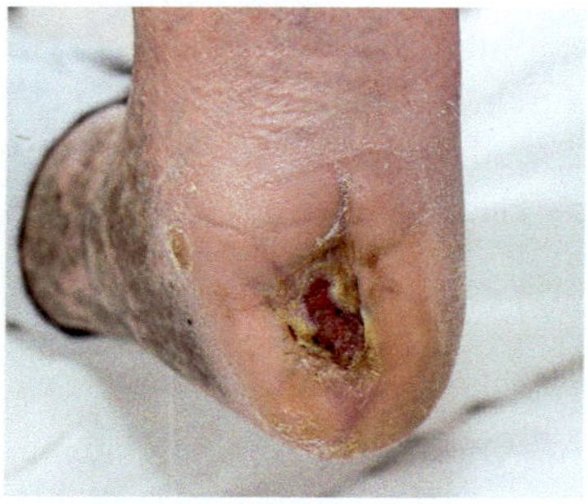

Abb. 1 diabetisches Fußsyndrom mit Geschwür (Ulkus)

Um einen diabetischen Fuß zu vermeiden, unterstützen Pflegefachassistentinnen und -assistenten Menschen mit einem Diabetes mellitus darin, ihre Füße regelmäßig zu kontrollieren. Dazu wird die Haut zwischen den Zehen und den Fußsohlen bei gutem Licht auf Verletzungen hin abgesucht. Die Zehennägel sollten kurz sein. Hornhaut, Schwielen und Hühneraugen sollten regelmäßig von einer medizinischen Fußpflege behandelt werden.

Pflegefachassistenzpersonen beraten zusätzlich dazu:
- Schuhe zu tragen, die nicht einengen und guten Halt geben
- neue Schuhe am Nachmittag oder Abend zu kaufen, weil Füße morgens eher schlank sind
- nicht barfuß zu gehen, um Verletzungen zu vermeiden
- täglich Socken und Strümpfe zu wechseln und diese möglichst bei 60 °C zu waschen, um einer Fußpilzinfektion vorzubeugen
- Socken anzuziehen, die am Bund nicht einengen
- Brennen und Kribbeln in den Füßen als Warnsignal für Empfindungsstörungen zu deuten

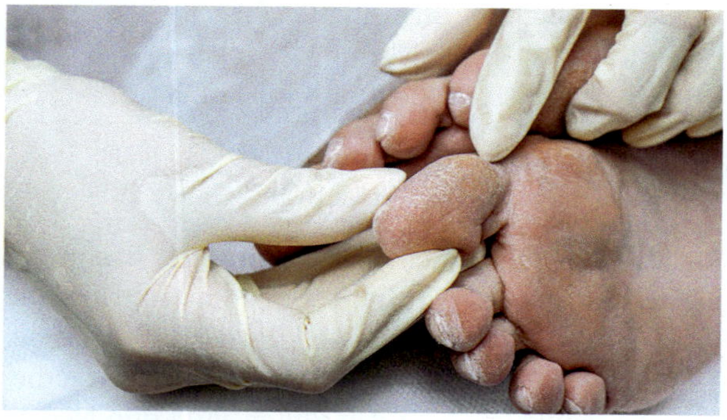

Abb. 2 Fußinspektion

4.6.2 Den medizinischen Diagnoseprozess verstehen

Die Diagnose ist die Basis für eine zielgerichtete Therapie. Deshalb muss bei der Diagnosestellung gründlich und gewissenhaft vorgegangen werden.

Es gibt Erkrankungen, die sich schnell und einfach erkennen lassen, z. B. eine Erkältung. Andere können erst durch verschiedene Untersuchungen bestätigt werden. Für diagnostische Maßnahmen gibt es verschiedene Anlässe:
- **Früherkennung,** z. B. Krebs-Vorsorgeuntersuchungen

Beispiel
Frau Hinze (56 Jahre) nimmt das Angebot der Krankenkasse für eine kostenlose Darmspiegelung wahr. Ihre Hausärztin hat ihr erklärt, dass Darmkrebs die zweithäufigste Tumorerkrankung ist. Wenn er rechtzeitig entdeckt wird, sei er jedoch fast immer heilbar.

- **Diagnosestellung und Überprüfen von Verdachtsdiagnosen,** z. B. bei akuten oder länger andauernden Beschwerden
- **Verlaufskontrolle,** vor allem bei chronischen Erkrankungen

Beispiel
Heinrich Wegner geht alle drei Monate zu seinem Lungenfacharzt zur Spirometrie (Lungenfunktionsüberprüfung). Er ist Asthmatiker und nimmt täglich Medikamente ein. Die Spirometrie dient dazu, die Schwere des Asthmas einzuschätzen. Wenn sich das Asthma verschlechtert, müssen seine Medikamente angepasst werden.

Gerade wenn Beschwerden sehr unspezifisch sind, also nicht auf eine bestimmte Erkrankung hinweisen, kann die Diagnosestellung länger andauern. Für Patientinnen und Patienten kann das Warten auf Untersuchungsergebnisse sehr belastend sein. Viele wünschen sich Gewissheit, haben aber zugleich auch Angst vor der Diagnose. Denn diese kann das ganze weitere Leben verändern. Die Betroffenen sind oft psychisch angespannt, nervös und unruhig. Pflegefachassistenzpersonen sollten ihnen in dieser Zeit mit Verständnis, Einfühlungsvermögen und Geduld begegnen.

Wichtig
Die Diagnose darf nur eine Ärztin oder ein Arzt einem Erkrankten persönlich mitteilen. Diese Aufgabe kann nicht delegiert werden.

Nach der Mitteilung einer lebensverändernden Diagnose kann es zu unterschiedlichen Reaktionen und Verhaltensweisen bei den Betroffenen kommen. Manche möchten darüber reden, manche nicht. Manche zeigen offen ihre Gefühle, andere wirken so wie vorher.

Pflegefachassistentinnen und -assistenten sollten Verständnis für die unterschiedlichen Bewältigungsstrategien zeigen und sich Zeit nehmen, zuzuhören, wenn die betroffene Person über ihr Befinden sprechen möchte.

Klassifikation von Diagnosen

Medizinische Klassifikationssysteme teilen Diagnosen in Gruppen und Untergruppen ein. Deutschland nutzt verschiedene Klassifikationssysteme.

- **ICD-10** (engl. für **I**nternational Statistical **C**lassification of **D**iseases and Related Health Problems): Internationale statistische Klassifikation der Krankheiten und verwandter Gesundheitsprobleme
- **ICF:** Internationale Klassifikation der Funktionsfähigkeit, Behinderung und Gesundheit
- **OPS:** Klassifikation zum Verschlüsseln von Operationen, Prozeduren und allgemeinmedizinischen Maßnahmen

Klassifikationssysteme erleichtern die medizinische Datenverarbeitung und dienen als Grundlage für die Vergütung von medizinischen Leistungen und Qualitätsberichten. Sie erleichtern den internationalen Austausch zu Diagnosen aber auch bei der Bewertung medizinischer Erkenntnisse.

Für jede Diagnose gibt es einen Diagnoseschlüssel. Der Diagnoseschlüssel besteht aus einem Buchstaben und/oder Zahlen.

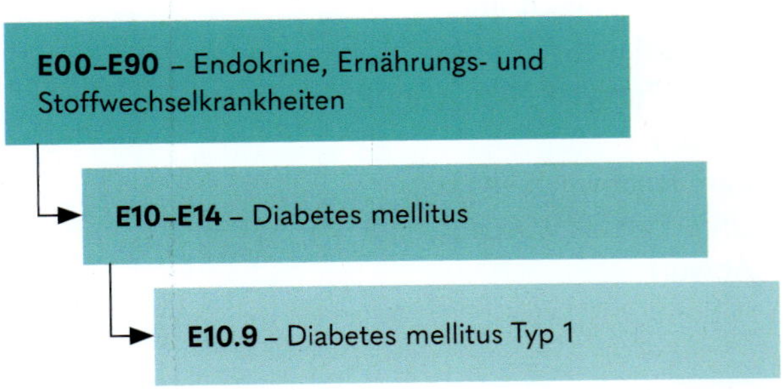

Abb. 3 Beispiel für den Aufbau eines Diagnoseschlüssels

4.6.3 Anamnese und körperliche Untersuchungen

Definition
Die **Anamnese** ist ein Gesprächsformat, in dem ein Arzt oder eine Ärztin folgende Informationen zu einer erkrankten Person erfragt, sammelt, dokumentiert und auswertet:

- aktuelle Beschwerden
- vorherige Erkrankungen
- gesundheitsrelevante persönliche und berufliche Bedingungen

Die ärztliche Anamnese mit festgelegten Fragen bildet den wichtigsten Baustein, um eine Diagnose zu finden. Es wird unterschieden zwischen

- **Eigenanamnese:** die Informationen kommen direkt von der Person
- **Fremdanamnese:** andere Personen (z. B. Familienangehörige, pflegerisches oder therapeutisches Personal) geben Auskunft über die Beschwerden der betroffenen Person.

Pflegefachassistentinnen und -assistenten können zur Fremdanamnese beitragen, indem sie ihre Beobachtungen während der Pflege und im Umgang mit der betroffenen Person dokumentieren und den behandelnden Ärztinnen, Ärzten und Pflegefachpersonen schildern.

Nach der Anamnese erfolgen in der Regel körperliche Untersuchungen.

Definition
Körperliche Untersuchungen sind strukturierte Betrachtungen, Kontrollen und Tests einzelner Körperbereiche oder des ganzen Körpers mit allen Sinnen und einfachen Hilfsmitteln, z. B. Abklopfen und Abtasten mit den Händen, Abhören von Herz und Lunge mit dem Stethoskop.

Um den **Allgemeinzustand** (kurz: AZ) einer Person einzuschätzen, betrachtet bzw. überprüft die Ärztin oder der Arzt

- die Vitalzeichen (▷ S. 387),
- den Zustand von Haut und Schleimhäuten (S. 167),
- den Ernährungszustand (▷ S. 265),
- das psychische Befinden.

Der Gesundheitszustand und die altersgemäße Entwicklung von Kindern wird mit den Vorsorgeuntersuchungen (U1–U9 und J1) dokumentiert. Zur körperlichen Untersuchung gehören hier immer das Messen von Körpergröße und Körpergewicht (▷ S. 266).

Um herauszufinden, welche Handlungen eine Person im Alltag noch selbstständig durchführen kann, verwendet man den **Barthel-Index,** vor allem in der Geriatrie und in rehabilitativen Einrichtungen. Mithilfe des Barthel-Index kann der Unterstützungsbedarf im häuslichen Umfeld eingeschätzt werden.

Kriterien Barthel-Index	Auswertung
• Essen • Baden • Waschen • An- und Auskleiden • Stuhlkontrolle • Urinkontrolle • Toilettenbenutzung • Bett-/(Roll-)Stuhl-Transfer • Bewegung • Treppensteigen	**0–30 Punkte:** weitgehend pflegeabhängig **35–80 Punkte:** hilfsbedürftig **85–95 Punkte:** punktuell hilfsbedürftig **100 Punkte:** komplett selbstständig in den abgefragten Bereichen

Tab. 1 Barthel-Index

Die Aufgaben von Pflegefachassistentinnen und -assistenten bei körperlichen Untersuchungen sind:
- Anbringen einen „Bitte-nicht-stören-Schilds" an der Tür des Untersuchungszimmers
- Bereitlegen von benötigten Akten und Materialien für die Untersuchung
- Unterstützen beim An- und Auskleiden und beim Positionieren auf der Untersuchungsliege u. a.
- Messen von Körpergröße, Körpergewicht und der Vitalzeichen
- Ablenken, Motivieren oder unterstützendes Halten von Kindern in einer bestimmten Lage während einer Untersuchung zur Entlastung der Eltern
- Desinfektion der Flächen und benutzten Gegenstände nach der Untersuchung

4.6.4. Labordiagnostik

Bei der Labordiagnostik werden Körpermaterialien (z. B. Gewebeproben, Haare) und Körperflüssigkeiten (z. B. Urin, Blut, Speichel, Gehirnflüssigkeit) untersucht. Die Ergebnisse dieser Untersuchungen liegen in Form von Laborwerten vor, d. h. für jede Untersuchung gibt es Normwerte, mit denen das Ergebnis verglichen wird.

Blutuntersuchungen

Blutuntersuchungen sind sehr häufig. Dabei kann das Blut auf verschiedene Weise entnommen werden. Am häufigsten wird dazu ein **venöses Blutgefäß** punktiert. Alternativ kann auch **arterielles Blut** entnommen werden, insbesondere zur Analyse von Blutgasen (Sauerstoff- und Kohlendioxidgehalt im Blut u. a.). **Kapillares Blut** wird vorwiegend für kleine Tests wie der Blutzuckerbestimmung verwendet, da hierfür nur geringe Blutmengen nötig sind. Blutentnahmen sind grundsätzlich eine ärztliche Aufgabe. Diese kann jedoch delegiert werden.

Bei jeder Blutentnahme müssen Hygieneregeln beachtet werden:
- keimarme Handschuhe zum Selbstschutz tragen
- Arbeitsflächen vorher und nachher wischdesinfizieren
- Kanülen und Lanzetten nie mehrfach und nur nach Herstellerhinweisen benutzen
- sterile Materialien mittels der Peel-Off-Technik aus der Verpackung entnehmen (▷ S. 72, Abb. 2)
- Hautstelle, die punktiert wird, vorher desinfizieren durch Sprühen – Wischen – Sprühen, unter Beachtung der Einwirkzeit

Venöse Blutentnahme

Pflegefachassistentinnen und -assistenten können die Materialien für die venöse Blutentnahme vorbereiten. Das sind in der Regel:
- Haut- und Händedesinfektionsmittel
- Einmalhandschuhe
- mehrere Butterfly-Kanülen

oder Kanülen in verschiedenen Größen
- Blutröhrchen (z. B. Vacutainer®)
- je nach Laboranforderung mit Patientenetikett beklebt bzw. beschriftet
- Stauschlauch
- sterile Tupfer
- Pflaster
- Kanülenabwurfbehälter
- Unterlage als Wäscheschutz
- Abwurf

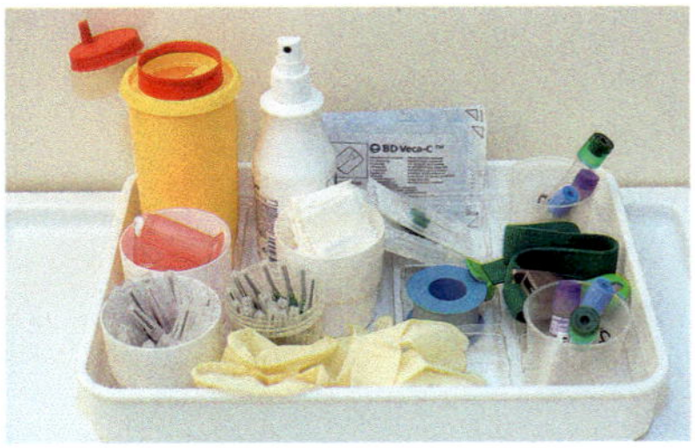

Abb. 1 Materialien für die venöse Blutabnahme

Bei einem **Blutbild** werden unterschiedliche Blutbestandteile untersucht. Ein Blutbild kann Hinweise auf Mangelerscheinungen und Erkrankungen geben.

Blutbestandteil	Normwerte
rote Blutkörperchen (Erythrozyten)	4,1–5,1 Mio./µl (Frauen) 4,5–5,9 Mio./µl (Männer)
weiße Blutkörperchen (Leukozyten)	4 000–10 000/µl
Blutplättchen (Thrombozyten)	140 000–360 000/µl
roter Blutfarbstoff (Hämoglobin)	12,0–16,0 g/dl (Frauen) 13,0–17,5 g/dl (Männer)
prozentualer Anteil von Zellen im Blut (Hämatokrit)	34,7–44,7 Vol.-% 36,0–48,2 Vol.-%

Tab. 2 Kleines Blutbild: Bestandteile und Normwerte (Quelle: www.praktischarzt.de/untersuchungen/blutuntersuchung/blutwerte, Stand: 18.11.2024)

Kapillare Blutentnahme

Die kapillare Blutentnahme wird häufig zur Blutzuckermessung durchgeführt. Dabei wird Blut aus den kleinsten Blutgefäßen, den Kapillaren, entnommen. Dies geschieht durch das Punktieren der Haut mit einer speziellen Stechhilfe, wie einer Lanzette.

> **Wichtig**
> Blutzuckerwerte sind immer nur eine Momentaufnahme und abhängig u. a. von Ernährung, Stress, körperlicher Aktivität, Medikamenten (z. B. Kortison). Bei Menschen mit einem Diabetes mellitus wird daher aus venösem Blut auch regelmäßig der HbA1c-Wert bestimmt. Dieser Wert zeigt als „Blutzuckergedächtnis" den durchschnittlichen Blutzuckerwert der letzten acht bis zwölf Wochen.

So gehen Sie bei der kapillaren Blutzuckermessung vor:

- **Materialien vorbereiten:** unsterile Einmalhandschuhe, Haut- und Händedesinfektion, Lanzette/Einstechhilfe, sterile Tupfer, Blutzuckermessgerät mit passendem Teststreifen, Kanülenabwurfbehälter
- **Person über das Vorgehen informieren:** sich abstimmen und Einverständnis einholen
- **eine geeignete Punktionsstelle wählen:** eine Seite der Fingerbeere von Mittel-, Ring- oder des kleinen Fingers, ein Ohrläppchen; bei Neugeborenen und Säuglingen eine Ferse

> **Wichtig**
> Trotz ihrer kleinen Größe können Stechhilfen schmerzhafte Hautverletzungen verursachen. Es ist besser, die Punktierungsstelle an den Seiten der Fingerkuppen zu wählen und diese regelmäßig zu wechseln. Daumen und Zeigefinger werden vermieden, da sie empfindlicher sind und eine wichtige feinmotorische Pinzetten-Funktion haben.

- **Blutzuckermessgerät vorbereiten:** Gerät einschalten, Kalibrierung abwarten und Teststreifen einlegen, ggf. zusätzliche Scann-Vorgänge je nach Hausstandard z. B. von Personal, Patientennamen, verwendete Materialien.
- **Hände desinfizieren und Einmalhandschuhe anziehen**
- **Punktionsstelle desinfizieren:** Einwirkzeit je nach Herstellerangaben beachten. Die Punktionsstelle muss trocken sein, damit der Messwert nicht verfälscht wird.

> **Wichtig**
> Im ambulanten Pflegesetting reicht es, wenn sich die Patientin bzw. der Patient vor der Punktion die Hände gründlich mit warmem Wasser wäscht und danach gut abtrocknet. Eine Desinfektion ist nicht nötig.

- **Stechhilfe schnell einbringen:** Einstichtiefe an die Hautdicke anpassen, je tiefer eingestochen wird, desto schmerzhafter ist die Punktion.

> **Wichtig**
> Für jede Punktion verwenden Sie eine neue Einstechhilfe.

- **Bluttropfen mit Teststreifen aufnehmen:** Finger bzw. die Ferse nach unten halten und ersten Tropfen Blut mit einem Tupfer abwischen. Zweiten Tropfen Blut mit dem Teststreifen auffangen.

> **Wichtig**
> Das Blut wird nicht aus der Punktionsstelle an Ferse, Finger oder Ohrläppchen gedrückt oder gepresst. Das verfälscht das Ergebnis.

- **Punktionsstelle komprimieren:** Mit einem Tupfer die punktierte Hautstelle abwischen und ggf. kurz komprimieren bzw. ein Pflaster aufbringen.
- **Messergebnis ablesen:** Abwarten, bis der Blutzuckerwert am Gerät erscheint. Messwert dokumentieren und Person darüber informieren.
- **Nachbereiten:** Stechhilfe sicher im Kanülenabwurfbehälter entsorgen, Einmalmaterialien verwerfen, benutzte Arbeitsflächen wischdesinfizieren, Handschuhe ausziehen und Hände desinfizieren.

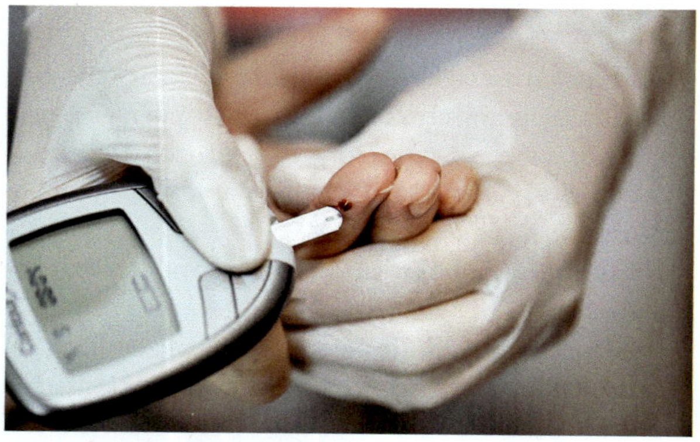

Abb. 1 kapillare Blutzuckermessung

Blutzuckerwerte einschätzen

Wenn der Nüchtern-Blutzucker unter 70 mg/dl bzw. 3,9 mmol/l beträgt, liegt eine **Unterzuckerung (Hypoglykämie)** vor.

Mögliche Ursachen für eine Hypoglykämie sind:
- verspätete, versäumte, zuckerarme (kohlenhydratarme) oder fettreiche Mahlzeiten
- eine zu hohe Insulingabe
- Alkoholkonsum
- körperliche Aktivität und Sport

Eine Hypoglykämie zeigt sich z. B. durch:
- Hunger, Heißhunger
- Schwitzen, kalter Schweiß
- Zittern
- Kopfschmerzen
- Konzentrationsschwäche
- Verwirrtheit

Bei einer Unterzuckerung informieren Pflegefachassistentinnen und -assistenten möglichst sofort die Pflegefachperson und geben auf deren Anweisung zuckerhaltige Speisen und Getränke, die schnell ins Blut übergehen. Das können Fruchtsäfte, Limonaden, Gummibärchen, Traubenzucker oder eine reife Banane sein. Fetthaltige Lebensmittel, wie z. B. Schokolade, sind nicht geeignet.

Menschen mit Diabetes haben auch Glukosetabletten für den Fall einer Unterzuckerung dabei. Wenn die betroffene Person bewusstlos ist, wird sie in die stabile Seitenlage gebracht und der Rettungsdienst bzw. die Ärztin oder der Arzt verständigt.

> **Wichtig**
> Bei Verdacht auf eine akute Unterzuckerung gilt: Erst essen, dann Blutzucker messen!

Eine **Hyperglykämie (Überzuckerung)** ist gegeben, wenn der Blutzucker über 250 mg/dl bzw. 13,8 mmol/l beträgt. Bei sehr hohen Blutzuckerwerten kann es zu einem lebensbedrohlichen **diabetischen Koma** kommen. Anzeichen dafür sind ein süßlich riechender Atem, eine vertiefte Atmung und Übelkeit.

Ursachen für eine Überzuckerung können sein:
- kohlenhydratreiches Essen
- zu geringe oder vergessene Insulingabe
- fieberhafte Infekte und Krankheiten

Eine Überzuckerung erkennt man an den typischen Symptomen des Diabetes mellitus Typ 2. Die Überzuckerung wird in der Regel durch eine Insulingabe behandelt.

> **Wichtig**
> Pflegefachassistentinnen und -assistenten informieren die Pflegefachpersonen oder den behandelnden Arzt sofort über Blutzuckerwerte, die von der Norm abweichen.

„Frau Lore macht nicht auf."

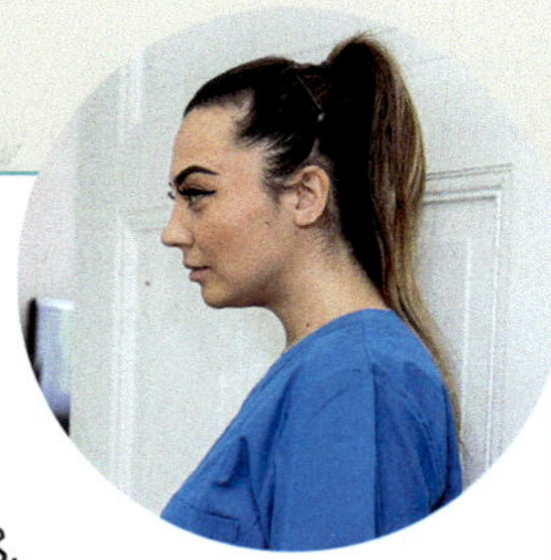

Fallsituation:

Zweimal die Woche bekommt Frau Lore (72 Jahre) Unterstützung beim Duschen durch den Pflegedienst, bei dem Yonca gerade einen Praxiseinsatz hat. Die Praxisanleiterin hat Yonca gebeten, schon zu Frau Lore vorzugehen. Sie komme dann gleich. Yonca klingelt, doch auch nach dem dritten Klingeln öffnet niemand die Tür. Yonca weiß, dass Frau Lore Diabetikerin ist, und macht sich Sorgen. Sie schließt die Haustür auf und ruft beim Eintreten nach Frau Lore. Sie hört ein Stöhnen aus dem Wohnzimmer. Frau Lore liegt halb auf dem Sofa.

So hat sich Yonca verhalten:

„Ich sprach Frau Lore direkt an und fragte, was passiert ist. Frau Lore versuchte zu sprechen, aber die Worte waren so undeutlich, dass ich sie nicht verstehen konnte. Ich hatte sofort den Verdacht, dass Frau Lore unterzuckert war. Ich ging in die Küche, fand Apfelsaft im Kühlschrank und goss ein Glas für Frau Lore ein. Danach half ich Frau Lore, sich etwas aufzusetzen, und legte ihr zwei Sofakissen in den Rücken. Dann gab ich Frau Lore den Apfelsaft zu trinken. Es schien ihr gleich etwas besser zu gehen. Ich fragte Frau Lore nach ihrem Blutzucker-Messgerät und maß ihr den Blutzucker. Zuvor kontrollierte ich, ob der Testreifen und das Gerät zusammenpassten, und reinigte den linken Mittelfinger von Frau Lore mit einem feuchten Waschlappen. Als der Finger trocken war, punktierte ich zügig mit der Stechhilfe die Fingerbeere seitlich und wischte den ersten Bluttropfen mit einem Tupfer ab. Den nächsten Tropfen Blut nahm ich mit dem Teststreifen auf. Der Blutzuckerwert lag bei 68 mg/dl. Frau Lore sagte, sie habe wenig gegessen, weil es ihr nicht gut ging. Ich machte Frau Lore ein Käsebrot. Während sie aß, rief ich meine Praxisanleiterin an. Bis zu ihrem Eintreffen notierte ich den Vorfall im Pflegebericht.

Das war richtig, weil Yonca ...

- das Bewusstsein von Frau Lore überprüft hat.
- deshalb Apfelsaft ausgewählt hat, da dieser Kohlenhydrate enthält, die sofort ins Blut gehen und den Blutzuckerspiegel schnell erhöhen.
- dadurch verhindert hat, dass sich Frau Lore beim Trinken verschluckt.
- weiß, dass man beim Verdacht auf Unterzuckerung der betroffenen Person zuerst etwas Glukosehaltiges gibt und erst danach den Blutzucker misst, um keine Zeit zu verlieren.
- weiß, dass jedes Gerät nur mit den dafür passenden Teststreifen richtig funktioniert.
- falschen Blutzuckerwerten vorgebeugt hat, indem sie mögliche Rückstände von Zucker, Alkohol oder Schmutz am Finger vor dem Messen entfernte.
- eine schmerzarme Art der Punktion vorgenommen hat.
- richtig eingeschätzt hat, dass Frau Lore immer noch hypoglykämisch (unterzuckert) war und ihren Zustand durch die Gabe länger sättigender Kohlenhydrate (Mehrfachzucker) stabilisiert hat.
- bewusst war, dass es sich um einen außergewöhnlichen Vorfall (instabile Pflegesituation) handelte, die eine Absprache mit einer Pflegefachperson erfordert.
- zeitnah alles dokumentierte, damit die nach ihr betreuenden Kolleginnen wissen, was passiert ist, und um sich rechtlich abzusichern.

Impulsfragen:

- Auf welche Anzeichen der Unterzuckerung hätten Sie noch geachtet?
- Welche Lebensmittel wären noch geeignet gewesen?

Urinuntersuchungen

Urinuntersuchungen können entscheidende Hinweise geben auf z. B. einen Harnwegsinfekt, die Nierenfunktion oder eine Schwangerschaft.
Je nach Indikation werden Urinproben untersucht auf
- Bakterien,
- Parasiten,
- krank machende Keime,
- Drogen,
- Hormone (z. B. Schwangerschaftshormone).

Methoden der Uringewinnung

Es gibt verschiedene Möglichkeiten, eine Urinprobe zu gewinnen:
- **Spontanurin** (physiologische Urinausscheidung ohne Hilfsmittel), z. B. Mittelstrahlurin, Morgenurin, Sammelurin.
- invasive Methoden, z. B. Katheterurin

Beim **Mittelstrahlurin** wird der erste Teil des Spontanurins verworfen, weil damit abgestorbene Hautzellen und Bakterien herausgespült werden.
Bei der Gewinnung des Mittelstrahlurins informieren Pflegefachassistentinnen und -assistenten die betreffende Person darüber,
- ... wozu die Urinprobe benötigt wird.
- ... den Intimbereich vor der Ausscheidung gründlich zu waschen.
- ... den ersten Teil des Urins in die Toilette laufen zu lassen.
- ... den nachfolgenden Urin in der benötigten Menge im Untersuchungsbecher aufzufangen und den restlichen Urin wieder in der Toilette ablaufen zu lassen.
- ... den Urinbecher zeitnah an die Pflegenden zu übergeben bzw. an vereinbartem Ablageort zu stellen.

> **! Wichtig**
> Wenn der Urin auf Bakterien untersucht werden soll, muss die pflegebedürftige Person den Intimbereich mit einem Schleimhautdesinfektionsmittel zuvor desinfizieren und den Urin in einem sterilen Behälter auffangen.

Der **Morgenurin** ist der erste Urin, der nach dem Nachtschlaf ausgeschieden wird. Er ist sehr konzentriert, weil über die Schlafzeit hinweg nichts getrunken wurde. Der Morgenurin wird z. B. für einen Schwangerschaftstest benötigt. Das Vorgehen ist genauso wie beim Mittelstrahlurin.

Beim **Sammelurin** wird der Urin, der in 24 Stunden ausgeschieden wird, in einem großen Gefäß (ca. 2 Liter) mit Deckel gesammelt.

So gehen Sie vor:
- Notieren Sie Patientenname, Datum und Anfangsuhrzeit der Urin-Sammlung auf dem Sammelgefäß.
- Informieren Sie die pflegebedürftige Person über die Urinuntersuchung und das selbstständige Sammeln in einem separaten Gefäß (z. B. Urinflasche, Steckbecken).
- Bitten Sie die Person vor dem Sammeln des Urins, die Blase noch einmal zu entleeren.
- Unterstützen Sie immobile Personen bei der Ausscheidung und beim Sammeln des Urins.
- Sammeln Sie den Urin im stationären Setting möglichst im unreinen Arbeitsraum.
- Rühren Sie den gesammelten Urin regelmäßig um, damit sich die darin enthaltenen Stoffe verteilen.
- Entnehmen Sie nach 24 h mit einer beschrifteten sterilen Urinprobenspritze je nach Bedarf 5–20 ml Urin.
- Veranlassen Sie zügig den Probentransport und vermerken Sie für das Labor die Gesamtmenge des gesammelten Urins.

Bei Säuglingen und Kleinkindern, die noch nicht kontrolliert ausscheiden können, erfolgt die **Uringewinnung mit einem Auffangbeutel.** Dieser ist selbstklebend und ermöglicht eine einfache und hygienische Sammlung des Urins.

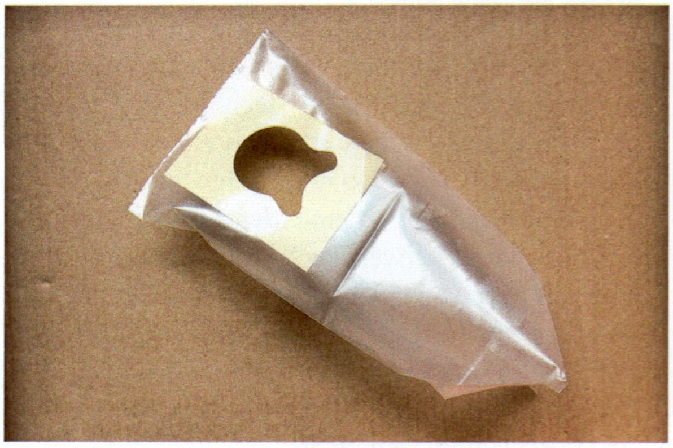

Abb. 1 klebbarer Urin-Auffangbeutel

So gehen Sie für eine Urinprobe mit dem Auffangbeutel vor:
- Reinigen Sie zunächst den Intimbereich des Säuglings.
- Trocknen Sie den Intimbereich sorgfältig ab.

- Kleben Sie den geschlechtsspezifischen Urin-Auffangbeutel auf die Haut um den Intimbereich. Überprüfen Sie, ob dieser lückenlos haftet.
- Legen Sie eine neue Windel über dem Auffangbeutel an.
- Regen Sie danach die Ausscheidung an, indem Sie dem Säugling etwas zu trinken geben bzw. ihn von der Mutter stillen lassen.
- Überprüfen Sie nach ca. 30 Minuten, ob schon Urin im Beutel ist.
- Entfernen Sie den mit Urin gefüllten Beutel, säubern Sie den Intimbereich und legen Sie eine Windel an.
- Entnehmen Sie mit der entsprechenden Probenspritze den Urin aus dem Beutel bzw. gießen Sie den Urin in den beschrifteten Untersuchungsbecher.

Urinuntersuchungen mit Teststreifen

Urinuntersuchungen mit Teststreifen (auch: Urinstix, Urostix) können Pflegende schnell und unkompliziert selbst durchführen. Dazu wird der Testreifen kurz in die Urinprobe getaucht. Anschließend kann der Urin im Abgleich mit einer Farbskala beurteilt werden. Mit dem Testreifen kann man z. B. eine Schwangerschaft, Bakterien, Zucker oder Drogen nachweisen.

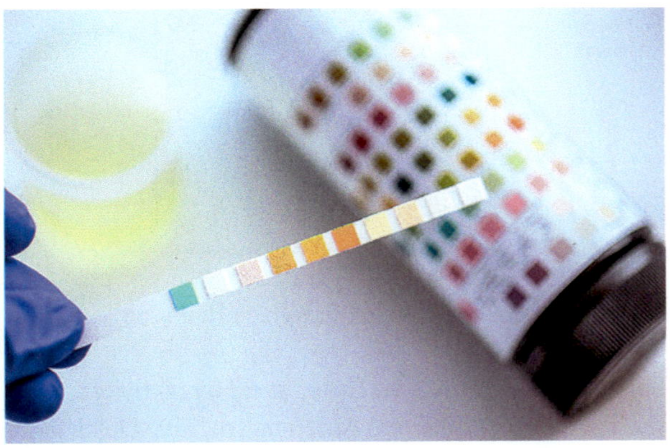

Abb. 2 Urinteststreifen

Sputumuntersuchung

Definition

Sputum (Auswurf)ist abgehustetes Atemwegssekret.

Eine Sputumuntersuchung wird zur Diagnostik von Atemwegserkrankungen durchgeführt.

Das Sputum von gesunden Lungen ist klar, bei bakteriellen Infektionen meist gelb bis grün und schleimig, zähflüssig. Für die Sputumprobe wird ein steriler Sputumbecher beschriftet (Name, Datum) und der Person bereitgestellt. Diese soll eine aufrechte Position einnehmen, den Mund nur mit klarem Wasser ausspülen, tief einatmen und anschließend kräftig in den Sputumbecher abhusten. Das Sputum sollte keinen Speichel enthalten.

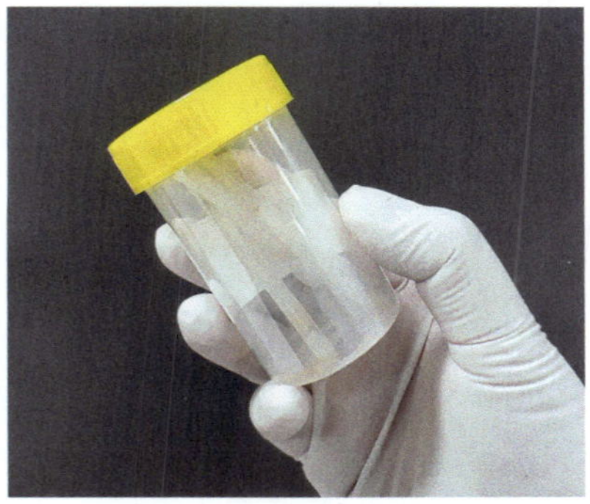

Abb. 3 Sputumbecher

4.6.5 Funktionsdiagnostik

Definition

Zur **Funktionsdiagnostik** gehören Untersuchungen, mit denen die Leistungsfähigkeit eines Organs oder eines Organsystems überprüft wird.

Zur Funktionsdiagnostik gehören z. B. folgende Untersuchungen: Elektrokardiogramm (EKG), Lungenfunktionstest (Spirometrie), Langzeit-Blutdruckmessung (▷ S. 396).

EKG

Definition

Ein **EKG** ist eine Aufzeichnung der elektrischen Herzaktivität.

Das EKG gibt Hinweise auf die Funktion bzw. Erkrankungen des Herzens. Für ein EKG werden Elektroden an bestimmte Punkte auf dem Oberkörper sowie den Extremitäten geklebt. Diese sind über Kabel mit dem aufzeichnenden EKG-Gerät verbunden und leiten von der Körperoberfläche die elektrische Herztätigkeit ab.

Das EKG ist eine schnelle und risikoarme Untersuchung, die auch Pflegende durchführen können. Das EKG muss immer ärztlich ausgewertet (befundet) werden. Die elektrische Herztätigkeit zeigt sich als Kurve mit spezifischen Wellen und Zacken.

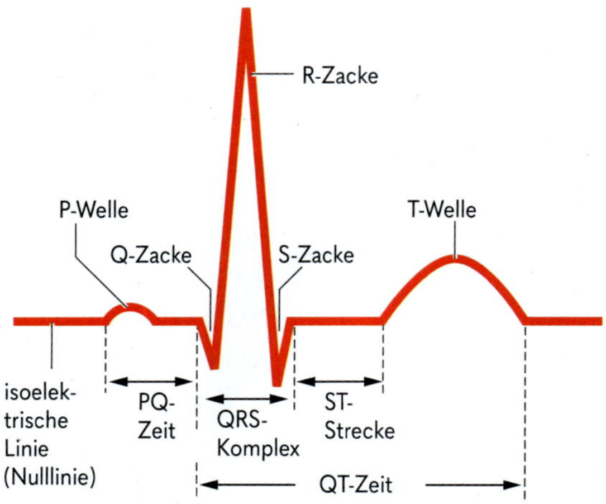

Abb. 1 schematische Darstellung einer EKG-Kurve

EKG-Varianten

Das **Ruhe-EKG** ist eine Momentaufnahme der Herzaktivität. Dabei liegt die Person mit freiem Oberkörper ruhig auf dem Rücken.

Für ein Ruhe-EKG braucht es vier Elektroden für die Extremitäten und sechs für die Brustwand. Die Elektroden sind je nach EKG-Gerät entweder mit Saugnäpfen, Clips oder Klebeetiketten versehen. Damit sich die Saugnäpfe an der Brustwand festsaugen können bzw. die Klebe-Elektroden gut haften, muss die Haut trocken und möglichst haarlos sein.

Video-Tipp von Yonca

„Wie man ein Ruhe-EKG durchführt, zeigt das Praxisvideo *EKG anlegen*."

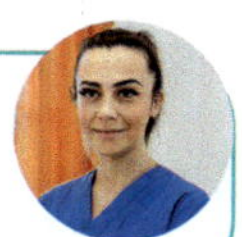

Wichtig

Während der EKG-Messung und -Aufzeichnung darf die Patientin bzw. der Patient sich nicht bewegen, husten, zittern oder die Muskeln anspannen, weil dadurch das Ergebnis verfälscht wird.

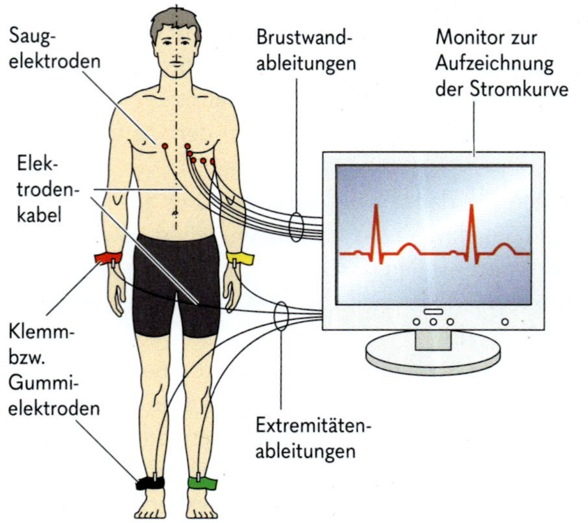

Abb. 2 Lage der Extremitätenableitungen (nach Einthoven)

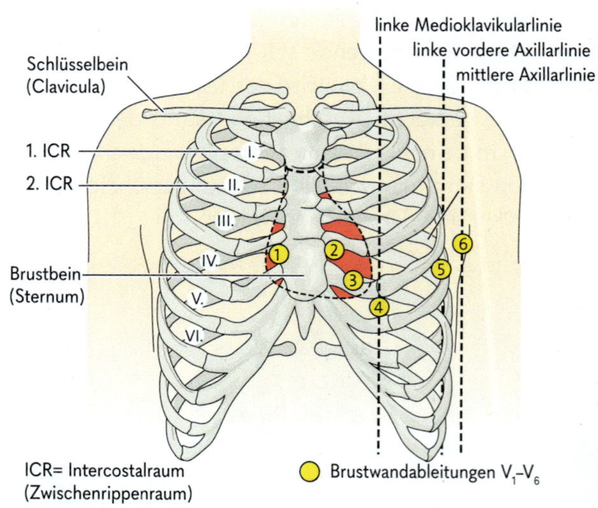

Abb. 3 Lage der Brustwandableitungen (nach Wilson)

Ein **Belastungs-EKG** zeichnet die Herzaktivität während einer körperlichen Anstrengung auf. Dazu fährt die Patientin bzw. der Patient auf einem Fahrrad-Ergometer. Die Pedale lassen sich mit der Zeit immer schwerer treten, sodass eine größere Kraftanstrengung erforderlich ist.

Während der Untersuchung wird immer das subjektive Leistungs- bzw. Wohlbefinden erfragt und überwacht und meist auch der Blutdruck und die Sauerstoffsättigung gemessen. Bei drohender Überanstrengung bzw. Herz-Kreislauf-Komplikationen wird die Untersuchung beendet.

Eine **EKG-Telemetrie** ist eine kabellose Übertragung der Herzaktivität in Echtzeit von einem tragbaren Rekorder am Patienten auf einen Computer in einem Kontrollraum im Krankenhaus. Dadurch kann die Patientin bzw. der Patient während eines Krankenhausaufenthaltes mobil bleiben. Herzrhythmusstörungen können damit frühzeitig erkannt werden.

Ein **Langzeit-EKG** zeichnet die Herzaktivität in der Regel über 24 Stunden auf. Dafür werden der Person Elektroden auf den Brustkorb geklebt und ein kleines Aufzeichnungsgerät am Gürtel befestigt oder mit einem Band um den Hals gehängt. Die Daten werden später ausgelesen und ärztlich ausgewertet.

Lungenfunktionstests

Lungenfunktionstest werden häufig zur Diagnostik von Atemwegserkrankungen, wie z. B. Asthma und COPD eingesetzt, oder zu deren Verlaufskontrolle.

Spirometrie 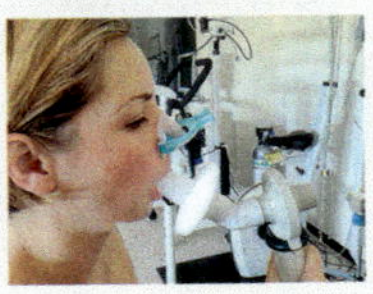	misst, wie viel Luft ein- und ausgeatmet wird und die Ausatmungsgeschwindigkeit 1. Nasenklammer anlegen 2. tief einatmen 3. so schnell und kraftvoll wie möglich in ein Mundstück blasen bzw. ausatmen
Peak-Flow-Messung 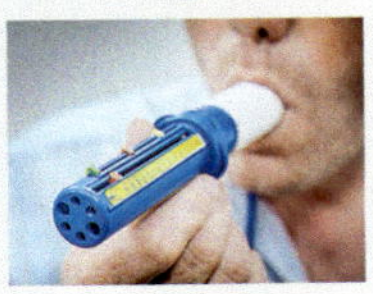	misst maximale Ausatmungsgeschwindigkeit 1. Gerät auf null stellen 2. tief einatmen und Luft kurz anhalten 3. mit voller Kraft in das Mundstück pusten 4. Wert ablesen und ggf. Wiederholung

Tab. 1 Beispiele und Ablauf von Lungenfunktionstests

4.6.6 Bildgebende Verfahren

Definition

Bildgebenden Verfahren sind Untersuchungen mit Geräten, die Abbildungen vom Körperinneren liefern.

Beispiele für bildgebende Verfahren sind Röntgen, Ultraschall, Computertomografie, Szintigrafie (mit schwach radioaktiven Stoffen). Pflegende übernehmen dabei neben der emotionalen Unterstützung der Pflegebedürftigen überwiegend organisatorische Aufgaben, wie u. a.

- Abstimmen von Untersuchungsterminen mit der Spezialabteilung,
- Vorbereitungen zur Untersuchung (z. B. Auswahl geeigneter Kleidung, Bereitstellen von Unterlagen, Anforderungsschein, Überweisung),
- Begleitung und Abholen von der Untersuchung bzw. Transportbestellung.

Beispiele für bildgebende Untersuchungsverfahren

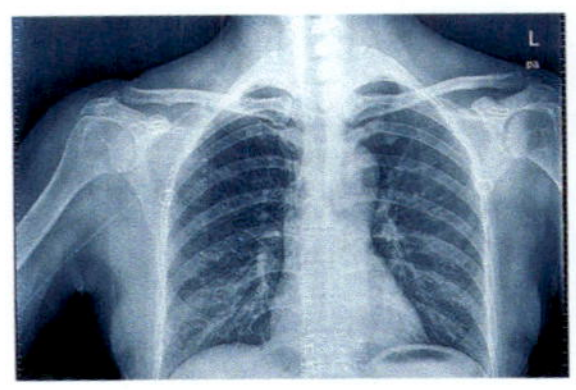

Abb. 4 Röntgenaufnahme (Thorax)

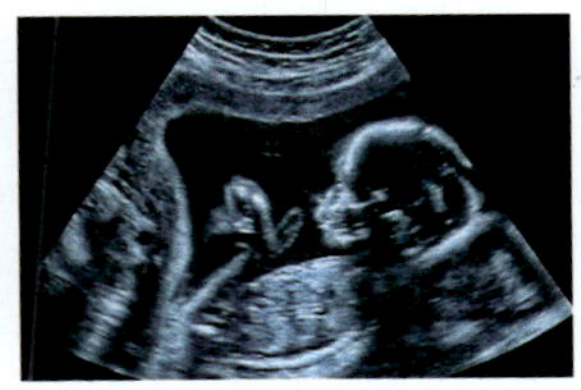

Abb. 5 Ultraschallbild (Fetus)

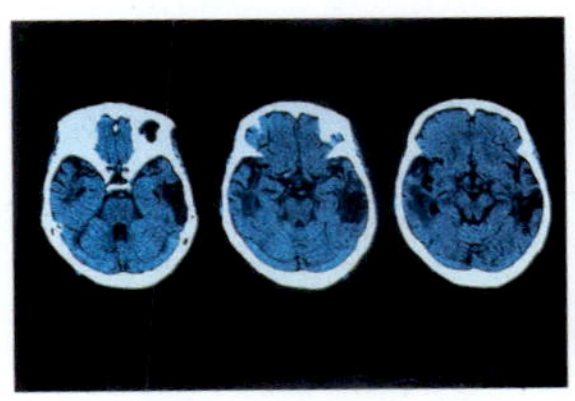

Abb. 6 Computertomografie (Gehirn)

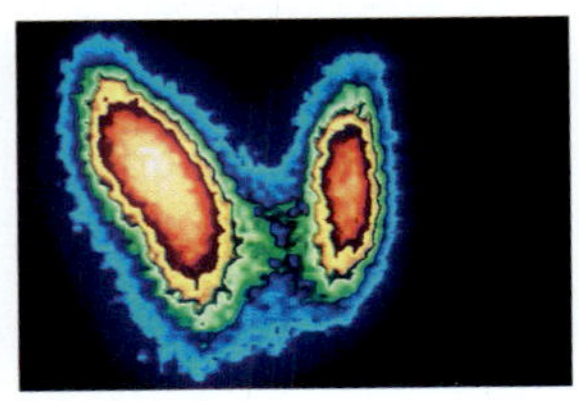

Abb. 7 Szintigrafie (Schilddrüse)

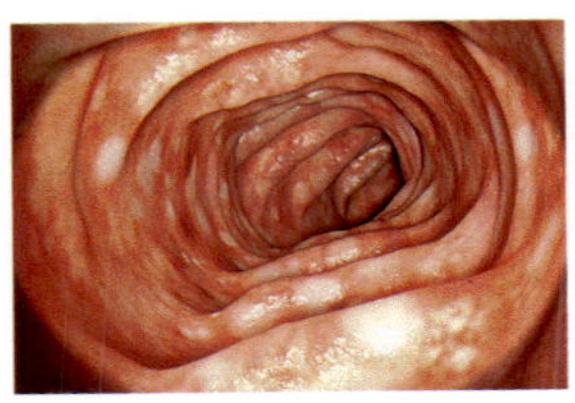

Abb. 8 Darmspiegelung

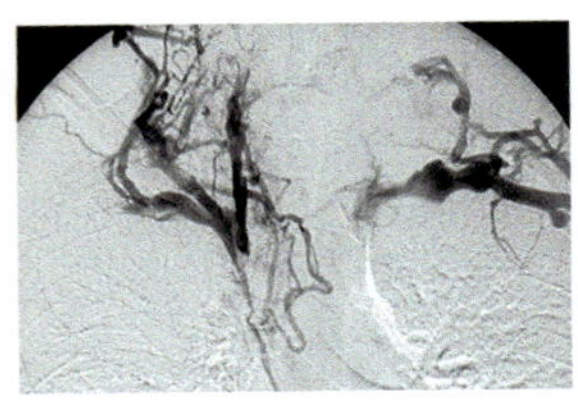

Abb. 9 Angiografie (obere Hohlvene)

Zeit zum Reflektieren ...

Schätzen Sie Ihre Kompetenzen ein: Wo fühlen Sie sich sicher?
Wo möchten Sie noch mal nachlesen oder etwas vertiefen?
Setzen Sie Ihre ganz persönlichen Häkchen für Ihre Lernerfolge.

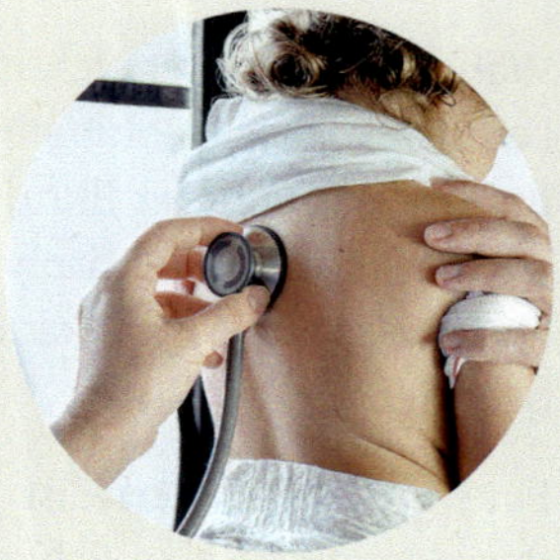

Ich ...

- ☐ weiß, welche Bedeutung die Diagnose für die Behandlung einer Erkrankung hat.
- ☐ weiß, was zu einer Anamnese und körperlichen Untersuchung dazugehört.
- ☐ unterscheide Labordiagnostik, Funktionsdiagnostik und bildgebende Verfahren voneinander und kann jeweils Beispiele benennen.
- ☐ kenne verschiedene Möglichkeiten, ein EKG anzufertigen.
- ☐ nenne Werte, die im Blut bestimmt werden können.
- ☐ kenne die medizinische Krankheitssystematik und die entsprechenden Fachbegriffe (u. a Ätiologie, Pathophysiologie, Leitsymptom, Prognose).
- ☐ definiere das Krankheitsbild Diabetes mellitus und weiß, wie es entsteht, welche Ursachen und Risikofaktoren es gibt und wie er therapiert wird.
- ☐ beschreibe körperliche Anzeichen, die auf eine Über- oder Unterzuckerung hindeuten können.

Ich ...

- ☐ unterstütze bei unterschiedlichen diagnostischen Verfahren.
- ☐ stimme mich mit Berufsgruppen, die am Diagnoseprozess beteiligt sind, ab bzw. gebe Auffälligkeiten an entsprechenden Fachpersonen zeitnah weiter.

Ich ...

- ☐ schreibe ein Ruhe-EKG.
- ☐ führe mikrobiologische Probenentnahmen für Untersuchungen immer unter Einhaltung der hygienischen Grundregeln durch (z. B. Urin, kapillares Blut, Sputum).
- ☐ führe eine Urinuntersuchung mit einem Testreifen durch.
- ☐ richte Materialien für eine Blutentnahme.
- ☐ messe kapillar den Blutzucker.
- ☐ untersuche die Füße einer an Diabetes mellitus erkrankten Person und berate sie zur besonderen Fußpflege bei Diabetes.

Ich ...

- ☐ bin sensibilisiert für die Ängste von Menschen, die körperlich untersucht werden bzw. auf ihre Diagnose warten.
- ☐ verhalte mich empathisch gegenüber Menschen, die eine lebensverändernde Diagnose bekommen haben.
- ☐ unterstütze einfühlsam alters- und situationsgerecht bei körperlichen Untersuchungen und Probeentnahmen.

5 Menschen in kritischen Lebenssituationen und in der letzten Lebensphase begleiten

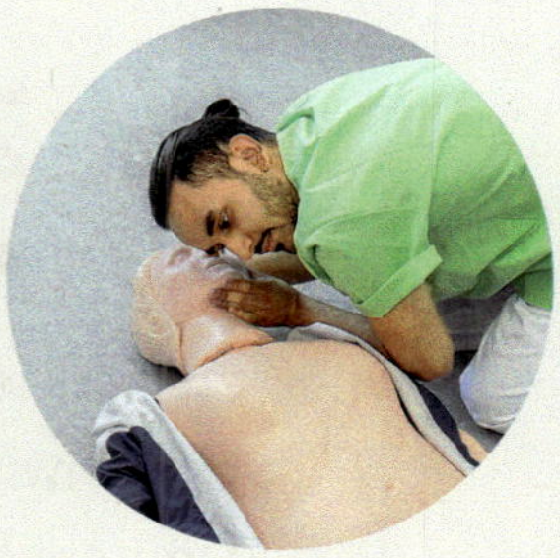

Yar Zar, 22 Jahre

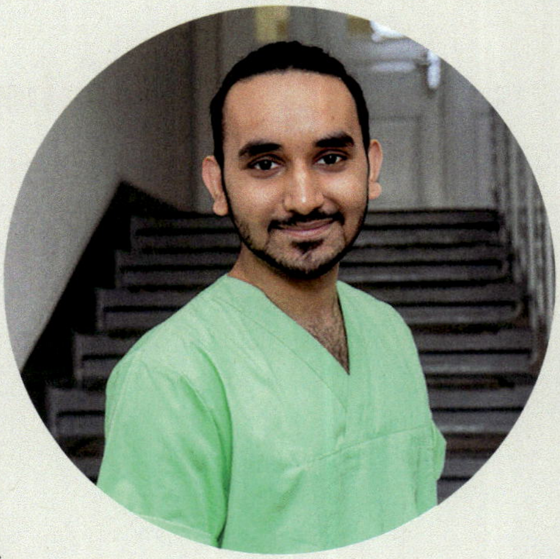

Yar Zar stammt aus Myanmar und lebt zusammen mit seinen beiden älteren Geschwistern seit wenigen Jahren in Deutschland. Die Eindrücke vom Tod und Sterben pflegebedürftiger Menschen gehen ihm noch immer nah, auch weil sie ihn an Schicksale aus seinem Heimatland erinnern. Angefangen hat er in der Pflege als Praktikant. Jetzt ist er in der Ausbildung zum Pflegefachassistenten.

„Wenn jemand traurig ist, setze ich mich neben ihn auf einen Stuhl und höre zu."

„Ich habe bisher in verschiedenen Bereichen gearbeitet, u. a. auf Stationen der Gastroenterologie, Allgemein- und Unfallchirurgie oder im Seniorenheim. In der palliativen Versorgung habe ich Menschen mit Lebererkrankungen und Magenkrebs begleitet. Diese Eindrücke vom Tod und Sterben habe ich anfangs oft mit nach Hause genommen.
Ich bin sehr gerne für meine Patientinnen und Patienten da. Sie spüren, dass ich mich für sie einsetze und sagen oft: ‚Ich werde Sie vermissen, Sie waren immer sehr nett und hilfsbereit.' Meinen Dienst versuche ich immer mit einem Lächeln zu beginnen, auch, wenn ich mich selbst manchmal sehr traurig fühle, weil ich meine Eltern in Myanmar vermisse und mich um sie sorge. Wenn jemand traurig ist, setze ich mich daher auf einen Stuhl und höre zu. Fehlt mir in dem Moment die Zeit, dann sage ich: ‚Gerade jetzt habe ich zu viel zu tun, aber ich komme zurück und dann bin ich für Sie da.'
In Myanmar ist die Großfamilie sehr wichtig. Wenn jemand krank ist, kümmern sich alle, ob zu Hause oder im Krankenhaus. In meiner Heimatkultur unterscheiden sich auch die Sterberituale etwas von denen hier in Deutschland. Wenn dort eine Person stirbt, muss sie noch am selben Tag beerdigt werden. Im Zimmer des Verstorbenen ist es aber dann wie hier: Wir sind sehr leise und bedacht, zünden eine Kerze an, beten und öffnen das Fenster, damit die Seele frei sein kann.
In diesem Kapitel erfahren Sie, wie Sie Menschen in kritischen Lebenssituationen helfen und unterstützen können, und was zu beachten ist. Es gibt auch einen Interviewfilm *Kritische Lebenssituationen*, in denen Pflegefachassistentinnen und Pfegefachassistenten über ihre individuellen Erfahrungen im Umgang mit Tod und Sterben berichten."

5.1 Mit kritischen Lebensereignissen umgehen

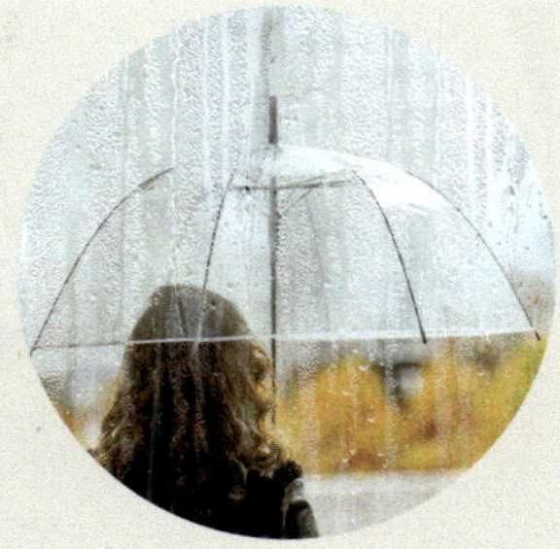

5.1.1 Kritische Lebensereignisse

Definition

Kritische Lebensereignisse sind einschneidende und belastende Situationen im Leben eines Menschen. Sie treten vorhersehbar im Lebenslauf ein oder sind plötzlich und unerwartet. Kritische Lebensereignisse können sich sowohl positiv als auch negativ auf die Entwicklung eines Menschen auswirken. Sie erfordern eine Anpassungsleistung.

Kritische Lebensereignisse stellen unsere Gewohnheiten, Gewissheiten, Überzeugungen und Erfahrungen infrage. Wir haben meistens nicht gelernt, damit umzugehen. Beispiele für kritische Lebensereignisse sind:

- Trennung
- Wohnungswechsel (ungewollt)
- Scheidung (der Eltern)
- schwere Unfälle
- lebensbedrohliche Erkrankungen
- Tod eines nahestehenden Menschen
- Natur- und Umweltkatastrophen
- kriegerische Auseinandersetzungen
- Erleben von körperlicher/sexualisierter Gewalt
- Jobverlust/Kündigung
- ungewollte Kinderlosigkeit oder Erleiden einer Fehlgeburt
- plötzliche Pflegebedürftigkeit eines Angehörigen

Oft sind diese Ereignisse mit einem Gefühl von Verlust verbunden, z. B. dem Verlust eines geliebten Menschen oder dem Verlust der eigenen Selbstständigkeit.

Beispiel

Bei Oliver Minusz (42 Jahre) klingelt es an der Haustür. Zwei Polizisten teilen ihm mit, dass seine Tochter (10 Jahre) beim Überqueren der Straße von einem Lkw angefahren wurde. Sie liegt schwer verletzt im Krankenhaus. Der Polizist redet weiter, aber Oliver Minusz hört nicht mehr, was er sagt. Vor seinen Augen ist es schwarz. Er hat das Gefühl, dass der Boden unter ihm schwankt. Er macht sich bittere Vorwürfe, dass er seiner Tochter erlaubt hat, alleine mit dem Fahrrad zu ihrer Freundin zu fahren.

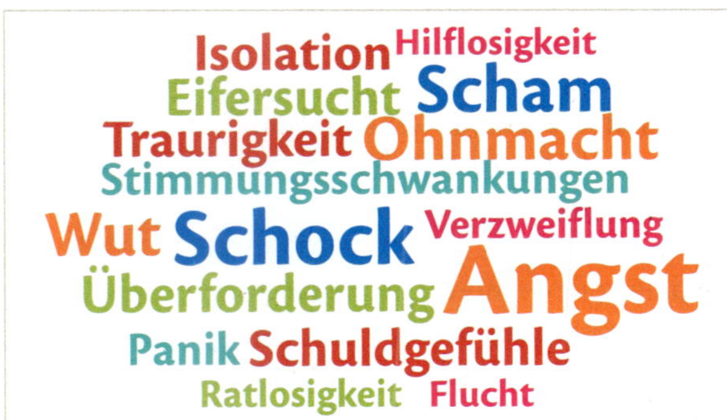
Isolation
Hilflosigkeit
Eifersucht
Scham
Traurigkeit
Ohnmacht
Stimmungsschwankungen
Wut
Schock
Verzweiflung
Überforderung
Angst
Panik
Schuldgefühle
Ratlosigkeit
Flucht

Abb. 1 Häufige Reaktionen zu Beginn eines kritischen Lebensereignisses

Kritische Lebensereignisse können sehr starke Gefühle und Emotionen in uns auslösen. Diese Reaktionen bessern sich in der Regel mit der Zeit. Manche Menschen haben jedoch Probleme damit, zurück in den Alltag zu finden, und benötigen professionelle Unterstützung. Andererseits kann ein kritisches Lebensereignis einen Menschen zu einer stabileren Persönlichkeit werden lassen.

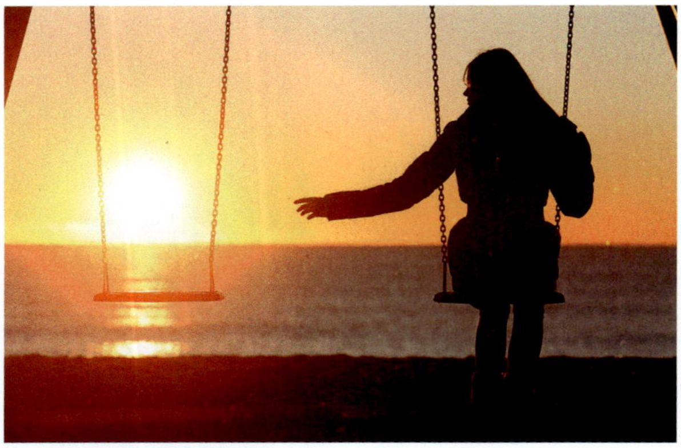

Abb. 1 Kritische Lebensereignisse gehören zum Leben dazu. Sie formen unsere Persönlichkeit mit.

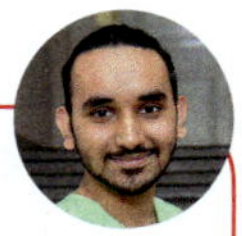

Video-Tipp von Yar Zar
„Im Interviewfilm *Kritische Lebenssituationen* schildern verschiedene Akteure dieses Buches und weitere Pflegefachassistenzpersonen ihre Erfahrungen aus dem Pflegealltag."

5.1.2 Gefühle und Emotionen

Die Begriffe Gefühle und Emotionen bedeuten im Alltag oft dasselbe. In der beruflichen Arbeit ist es sinnvoll, die beiden Begriffe zu unterscheiden.

Definition
Ein **Gefühl** ist eine innere Empfindung oder ein subjektiver Erlebniszustand. Gefühle werden durch aktuelle, erinnerte oder vorgestellte Ereignisse, Situationen oder Personen ausgelöst.

Gefühle können individuell negativ und positiv bewertet und mehr oder weniger stark empfunden werden. Gefühle werden meistens mit Adjektiven beschrieben, z. B. glücklich, traurig, fröhlich, überrascht, ängstlich, beschämt. Gefühle sind ein Teil von Emotionen.

Wichtig
Gefühle einer anderen Person kann man nicht genau beobachten. Um die Gefühle eines anderen Menschen zu erfassen, braucht man dessen Selbstaussage dazu.

Beispiel
Herr Ludwig postet ein Bild seiner Lebensgefährtin Maria Klein und seines Kindes kurz nach der Geburt in den sozialen Netzwerken. Er schreibt dazu: „Wir sind so glücklich!" Maria Klein sagt über das Bild: „Unglaublich, wie viele unterschiedliche Gefühle ich in diesem Moment gleichzeitig hatte. Ich kann das gar nicht beschreiben."

Definition
Eine **Emotion** ist eine Reaktion auf ein Gefühl. Emotionen werden immer begleitet von körperlichen Reaktionen (z. B. Erröten/Blasswerden, Herzklopfen, Schweißausbruch), von kognitiven Prozessen (z. B. Vergleichen, Bewerten, Entscheiden) und von (Ausdrucks-)Verhalten (z. B. Mimik, Gestik, Sprechweise, Flucht, Erstarren, Angreifen). Emotionen sind von außen beobachtbar.

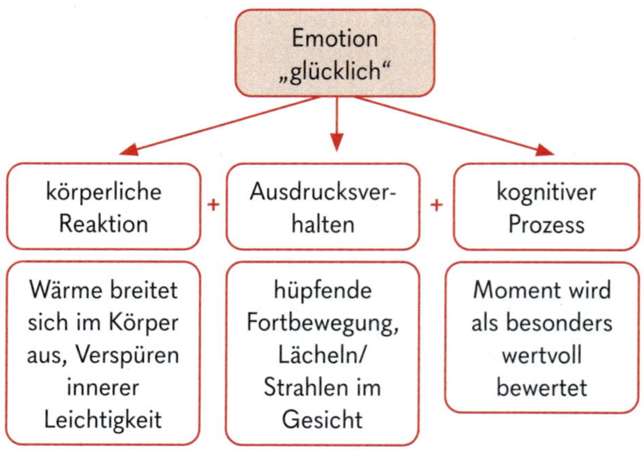

Abb. 2 Das emotionale Erleben am Beispiel eines Glücksgefühls

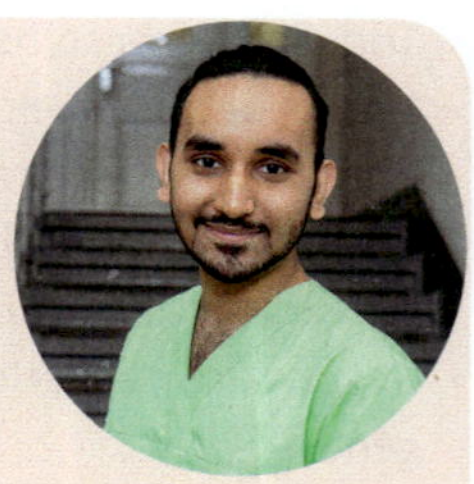

Beispiel
„Als ich meine erste subkutane Injektion gegeben habe, war ich sehr aufgeregt (Gefühl). Ich hatte Schweißperlen auf der Stirn (körperliche Reaktion). Ich habe überlegt, ob ich es machen soll oder lieber doch nicht (kognitiver Prozess). Meine Stimme hat gezittert (Ausdrucksverhalten), als ich dem Patienten gesagt habe, was ich vorhabe."

Grundemotionen

Definition

Grundemotionen sind Emotionen, die bei jedem Menschen angeboren sind. Sie zeigen sich kulturübergreifend in typischen Gesichtsausdrücken und Verhaltensweisen. Sie werden auch Basisemotionen genannt.

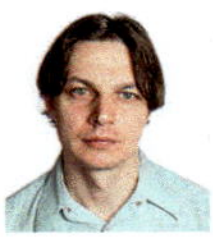 Trauer/Traurigkeit	weinen, sich zurückziehen „Ich weine, weil meine Katze gestorben ist."
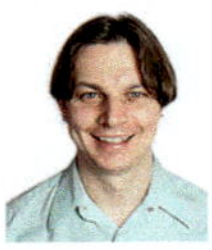 Freude	lachen, lächeln „Wenn ich an dich denke, muss ich einfach lächeln."
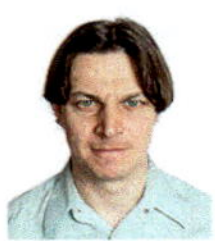 Wut/Ärger	schreien, angreifen „Ich habe mich so über meinen Chef geärgert, dass ich schreien könnte."
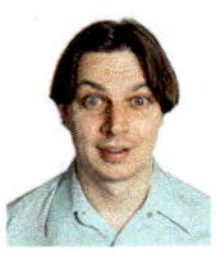 Überraschung	erstaunt sein, erstarren „Also mit diesem Geschenk hatte ich gar nicht gerechnet – ich bin sprachlos!"
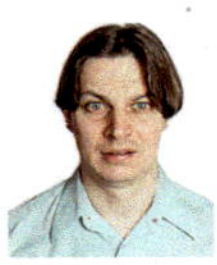 Ekel	erbrechen, sich entfernen „Die Wunde hat so eklig gerochen, dass ich fast brechen musste."
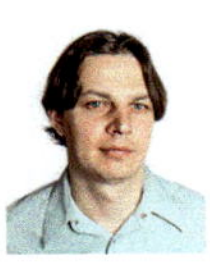 Verachtung	geringschätzen, spotten „Darauf solltest du dir nichts einbilden, das kann doch jeder!"
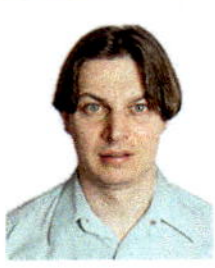 Angst, Furcht	zittern, weglaufen „Im Dunkeln fürchte ich mich. Da renne ich fast schon vom Bus nach Hause."

Tab. 1 Grundemotionen und ihre Reaktionen

Die Grundemotionen lösen kulturübergreifend die gleichen körperlichen Reaktionen aus. Auch die Gesichtsausdrücke ähneln sich weltweit.
Nach dem US-amerikanischen Psychologen Paul Ekman gibt es sieben Grundemotionen (▷ Tab. 1).

Diversität

Auch wenn alle Menschen ähnliche Emotionen haben können, gibt es kulturelle Unterschiede im Umgang mit Emotionen, also im Verhalten und Bewerten der Gefühle. So ist es in Deutschland üblich, still und zurückgezogen um Verstorbene zu trauern, während man in anderen Ländern, zum Beispiel in Mexiko am Dia de los Muertos, der Toten zu Ehren ein farbenfrohes und fröhliches Fest ausrichtet.

Funktionen von Emotionen

Emotionen haben einen **Mitteilungscharakter**. Sie vermitteln wortlose Botschaften zwischen Menschen und regulieren dadurch unsere Beziehungen. Emotionen zeigen uns, wie es dem anderen Menschen im Moment geht. Dadurch können wir unsere eigenen Reaktionen daran anpassen. Über diese emotionale Anpassung erfährt unser Gegenüber ebenfalls etwas über uns und kann wiederum entsprechend reagieren.
Emotionen tragen dazu bei, dass wir Situationen relativ zuverlässig als z. B. eher gefährlich, ungefährlich oder wünschenswert einschätzen können.

Beispiel

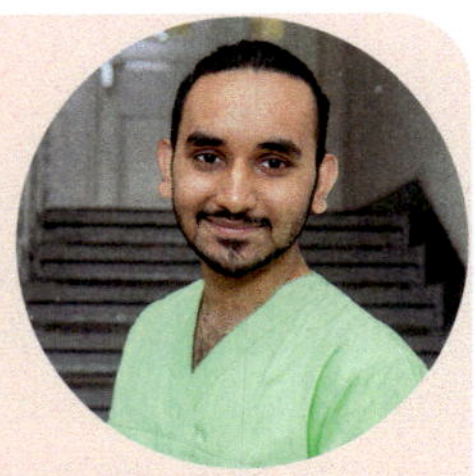

„Ich weiß noch, wie ich einmal ein fünfjähriges Mädchen betreut habe. Als ich ihr Zimmer betrat, nachdem ihre Mutter gegangen war, konnte ich sehen, dass sie geweint hatte. Ich vermutete, dass sie traurig war, weil ihre Mutter nicht länger bei ihr bleiben konnte. Ich tröstete sie. Am nächsten Tag sagte sie ihrer Mutter, dass sie mich sehr mag."

Gefühle beeinflussen unsere Körperhaltung und Mimik, unsere Bewegungen, die Art, wie wir sprechen, und mit welcher Intensität wir uns auf unsere Umwelt einlassen können. Positive Gefühle wie Freude, Liebe und Zufriedenheit gehen meistens mit einer entspannten Körperhaltung und einer offenen Haltung einher, während negative Gefühle wie Angst, Wut und Trauer zu einer hohen muskulären Körperspannung führen.

Die **Facial-Feedback-Theorie** (Charles Darwin, William James) geht davon aus, dass sich eine offene Körperhaltung oder ein positiver Gesichtsausdruck positiv auf den inneren Gemütszustand auswirken. Diese Rückkopplung findet bis zu einem gewissen Grad auch statt, wenn ein Gesichtsausdruck oder eine Körperhaltung künstlich bewusst herbeigeführt wird.

Gefühls- und Emotionsarbeit

Definition

- **Gefühlsarbeit** ist die Arbeit, die Pflegende mit Blick auf die *Gefühle anderer* erbringen. Zur Gefühlsarbeit gehört z. B., Vertrauen herzustellen, Sicherheit zu geben, Zuversicht und Mut zuzusprechen, Ängste abzubauen, zu trösten.
- **Emotionsarbeit** ist die Arbeit, die Pflegende im Blick auf die *eigenen Gefühle* erbringen. Zur Emotionsarbeit gehört im Wesentlichen, eigene „negative" Gefühle (z. B. Ekel, Angst, Ärger, Hilflosigkeit, Scham) zu kontrollieren und dem anderen gegenüber „positive" Gefühle (z. B. Freundlichkeit, Zuversicht) zu zeigen.

Pflege ist ein Beruf, der ganz entscheidend von der Interaktion zwischen Menschen geprägt ist. Dabei spielen Gefühle eine wichtige Rolle. Pflegende leisten ein hohes Maß an Gefühls- und Emotionsarbeit S. 319).

Beispiel
Frau Hain hat ihre Mutter nach einem schweren Sturz zu sich in die Wohnung geholt und zusammen mit einem ambulanten Pflegedienst betreut. Die Pflegefachassistentin Lisa Malcik hat Frau Hain immer Mut gemacht und sie unterstützt. Als die Mutter im Sterben liegt, hilft es Frau Hain sehr, dass Lisa Malcik da ist und ihr Beistand leistet (Gefühlsarbeit).
Lisa Malcik fällt es nicht leicht, die Mutter von Frau Hain zu betreuen. Sie erinnert sie sehr an ihre eigene verstorbene Mutter. Dennoch kümmert sie sich liebevoll und versucht, sich das nicht anmerken zu lassen (Emotionsarbeit).

5.1.3 Resilienz und Coping

Definition
Resilienz ist die Fähigkeit, sich nach kritischen Lebensereignissen relativ bald wieder zu erholen, flexibel auf stressige Situationen zu reagieren und sich trotz widriger Umstände weiterzuentwickeln.

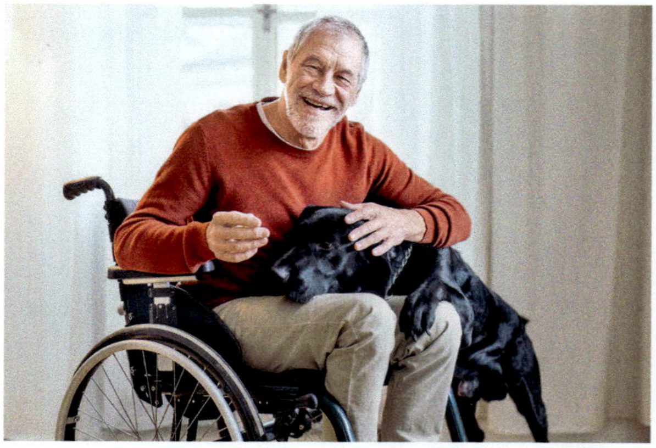

Abb. 1 Wer resilient ist, kann kritische Lebensereignisse für seine persönliche Entwicklung nutzen.

Kritische Lebensereignisse werden besser bewältigt, wenn man über viele verschiedene Bewältigungsstrategien verfügt und diese flexibel einsetzen kann. Menschen mit einer hohen Resilienz bewältigen kritische Lebensereignisse erfolgreicher als Menschen mit einer wenig ausgeprägten Resilienz.

Definition
Bewältigungsstrategien sind Strategien für den Umgang mit belastenden Ereignissen und Krisen. Sie werden oft auch mit dem englischen Begriff **Coping** oder **Copingstrategien** bezeichnet.

Das Konzept der Bewältigungs- oder Copingstrategien kommt aus der Stressforschung. Ein kritisches Lebensereignis kann man auch als eine „herausfordernde Situation" oder einen „Stressor" betrachten (stressauslösender Faktor). Jeder Mensch geht anders mit belastenden Situationen um (Stressbewältigung ▷ Kap. 1.4).

Es gibt verschiedene Copingstrategien.

Problemorientiertes Coping zielt darauf, das Problem zu lösen, zu verändern oder abzumildern. Beispiele dafür sind Konfrontation, Flucht, Verhandeln, Kompromisse schließen.

Beispiel
Janin Zingst (33 Jahre) möchte nach einem Babyjahr wieder arbeiten gehen. Sie und ihr Freund Janusz (35 Jahre) haben jedoch noch keinen Kitaplatz gefunden. Janusz sagt, dass er nicht zu Hause bleiben möchte, weil das seiner Karriere schadet. Janin und Janusz vereinbaren, dass sie beide in Teilzeit arbeiten werden, bis sie einen Kitaplatz gefunden haben. Auch die beiden Großeltern sagen ihre Unterstützung bei der Kinderbetreuung zu.

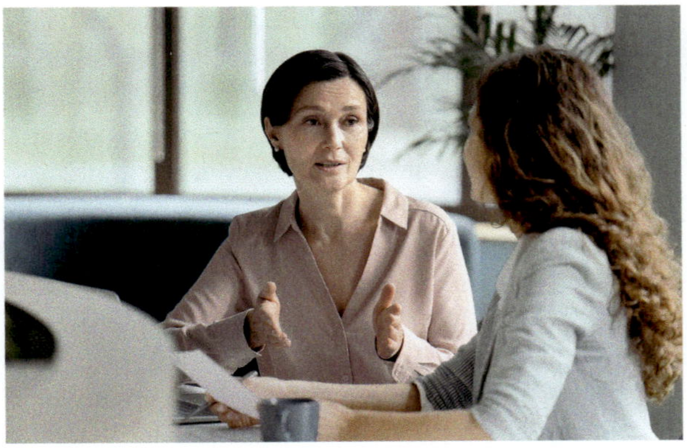

Abb. 2 Probleme anzusprechen und Lösungen zu finden, sind Strategien des problemorientierten Copings.

Emotionsorientiertes Coping wird eingesetzt, um die innere Spannung und die wahrgenommene Belastung zu verringern. Das gezielte Vermeiden der belastenden Situation, innerliches Distanzieren, Ablenkung und der Versuch, einen Sinn in der belastenden Situation zu sehen, sind Beispiele für diese Strategie. Versuche, Stress durch erhöhten Alkoholkonsum oder durch das Essen ungesunder Lebensmittel zu verringern, zählen zu den emotionsorientierten Bewältigungsstrategien. Diese Art von Coping kann selbstzerstörerische Ausmaße annehmen und wird auch als **destruktives Coping** bezeichnet.

Beispiel
Die Auszubildende Mandy Pein (17 Jahre) hat große Angst vor der praktischen Prüfung. In der Woche davor lenkt sie sich ab. Sie trifft sich viel mit Freunden und plant mit ihnen eine Reise, die sie nach der Prüfung machen möchte. Wenn sie jetzt an die Prüfung denkt, denkt sie immer auch an die bevorstehende Reise.

Regeneratives Coping ist der Versuch, körperliche Anspannungen zu lösen und neue Energien aufzubauen. In diese Kategorie fallen Entspannungsübungen, Bewegung und Erholung/Hobbys.

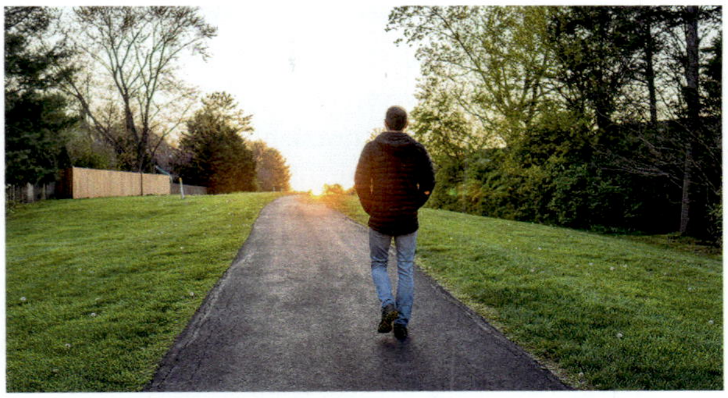

Abb. 3 Ein Spaziergang an der frischen Luft kann helfen, sich etwas Abstand von belastenden Situationen zu verschaffen (regeneratives Coping).

Beispiel
Eine Schulfreundin von Henriette Matern (52 Jahre) ist unerwartet gestorben. Sie kann an nichts anderes mehr denken, fühlt sich gleichzeitig leer und aufgewühlt. Sie beschließt, schwimmen zu gehen, um den Kopf wieder frei zu bekommen.

Auch der **Alltag** mit seinen immer wiederkehrenden Strukturen und Tätigkeiten kann helfen, mit kritischen Lebensereignissen umzugehen.

Ereignisse des Alltags sind voraussehbar und vertraut – die Menschen, die wir treffen, die Orte, an denen wir uns bewegen, und die Dinge, die wir tun. Wir haben gelernt, damit umzugehen, und Handlungsroutinen entwickelt, die wenig Reflexion (▷ Kap. 3) und Planung erfordern.

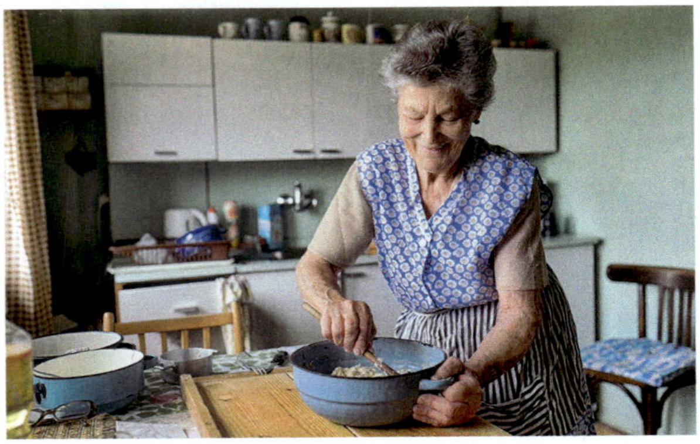

Abb. 4 Handlungsroutinen schützen uns vor Überforderung und geben uns Sicherheit.

„Wenn Maike doch nur wieder lebendig wäre!“

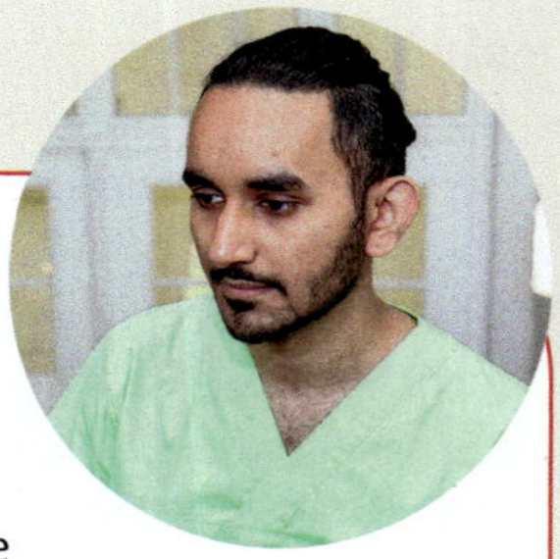

Fallsituation:

Yar Zar arbeitet auf einer Station für Unfallchirurgie im Frühdienst. Dort liegt der 19-jährige Klaus Kern. Yar Zar nimmt das Schicksal von Herrn Kern sehr mit. Klaus Kern hatte einen schweren Autounfall. Seine Beifahrerin hat den Unfall nicht überlebt. Herr Kern hat mehrere Knochenbrüche und ein Schädel-Hirn-Trauma. Er hat Bettruhe und starke Stimmungsschwankungen. Als Yar Zar über den Stationsflur geht, hört er durch die Zimmertür, wie Herr Kern laut und verzweifelt den Namen „Maike“ ruft.

So hat Yar Zar reagiert:

„Ich klopfte an der Zimmertür von Herrn Kern und trat ein. Herr Kern saß weinend an der Bettkante. Ich fragte: ‚Herr Kern, alles in Ordnung? Kann ich Ihnen etwas Gutes tun?‘ Herr Kern schüttelte den Kopf und wischte sich die Tränen ab. Ich verließ das Zimmer, um Taschentücher und eine heiße Zitrone zu holen. Ich wusste, dass Herr Kern diese gerne trinkt. Wortlos habe ich ihm dann die Taschentücher gereicht und das Getränk auf den Nachttisch gestellt. ‚Bekommen Sie heute noch Besuch?‘, fragte ich. Herr Kern antwortete, dass seine Schwester und sein bester Freund heute noch vorbeikommen. ‚Das freut mich für Sie. Kann ich sonst noch etwas für Sie tun?‘, entgegnete ich. Herr Kern verneinte. Mit einem Blick auf das Handy von Herrn Kern auf dem Nachttisch fragte ich: „Haben Sie noch genug Akku?“ Herr Kern ließ sich von mir das Handy geben und bat um das Ladekabel aus seinem Schrank. Dann sagte er: ‚Ich würde mein Leben dafür geben, wenn Maike doch nur wieder lebendig werden würde.‘ Mir ging das sehr nah. „Es tut mir wirklich sehr, sehr leid‘, erwiderte ich. Am Ende meiner Schicht kreisten meine Gedanken immer noch um das Schicksal von Herrn Kern. Ich beschloss, meinen besten Freund anzurufen, um mit ihm eine Radtour zu unternehmen oder mit ihm Fußbälle im Park zu kicken.

Das war richtig, weil Yar Zar ...

- das Gefühl hinter der beobachtbaren Emotion von Herrn Kern als Traurigkeit und Verzweiflung wahrgenommen und darauf reagiert hat.
- wusste, dass Herr Kern sein Verhalten auch ohne Worte als Geste des Mitgefühls versteht.
- wusste, dass Besuch Teil eines sozialen Netzwerkes ist und dieser Herrn Kern bei der Bewältigung des kritischen Lebensereignisses unterstützen kann.
- selbst als Pflegender Teil des sozialen Netzwerkes von Herrn Kern ist und ihm im Rahmen seiner beruflichen Möglichkeiten Unterstützung angeboten hat.
- dafür gesorgt hat, dass Herr Kern sich digital mit seinen sozialen Netzwerken in Verbindung setzen kann.
- sein Mitgefühl ausgedrückt hat, ohne auf die Äußerung direkt einzugehen oder sie zu bewerten. Ihm war bewusst, dass Herr Kern versucht, die krisenhafte Situation auf diese Weise zu bewältigen (problemorientiertes Coping).
- das Gedankenkreisen/Betroffensein als Resultat der geleisteten Emotions- und Gefühlsarbeit betrachtet hat und sein eigenes soziales Netzwerk als Unterstützung kontaktierte.
- zur eigenen Bewältigung der beruflich belastenden Situation aktiv eine regenerative Copingstrategie ausgewählt hat.

Impulsfrage:

- Wie wären Sie selbst an der Stelle von Yar Zar mit der Situation umgegangen?

5.1.4 Soziale Netzwerke

Definition
Soziale Netzwerke sind langfristige und oft informelle Beziehungen zwischen Menschen und Gruppen. Dazu gehören:
1. enge Beziehungen wie Familie und Freunde,
2. Selbsthilfegruppen, Unterstützungsorganisationen
3. professionelle Hilfesysteme.

Der Wiener Psychologe Alfred Adler ging davon aus, dass Menschen grundsätzlich sozial orientiert sind. Das bedeutet, dass Menschen andere Menschen zum Leben brauchen und deshalb ihre Verhaltensweisen an das Grundbedürfnis nach Gemeinschaft anpassen. Aus diesem Grund bilden Menschen soziale Netzwerke.
Wer soziale Netzwerke hat und stabile Beziehungen zu Freunden und Verwandten pflegt, kann auf eine soziale Unterstützung zur Bewältigung der belastenden Situation vertrauen.

Soziale Netzwerke: analog und digital
Soziale Netzwerke können sich sowohl in der materiellen/analogen Welt als auch online/im Internet bilden. Soziale Netzwerke im Internet werden auch als Social Media (soziale Medien) bezeichnet.

Soziale Netzwerke haben zahlreiche Funktionen:
- **Schutzfunktion**, z.B. indem Gefahrenmeldungen und wichtige Nachrichten schnell verbreitet werden
- **Unterstützungsfunktion,** z.B. um Mitschriften im Unterricht auszutauschen, Einkäufe für den gehbehinderten Nachbarn zu erledigen, bei Erkrankung das Haustier zu versorgen, bei Pflegebedürftigkeit zu unterstützen
- **Bewältigungsfunktion,** z.B. Austausch von Erfahrungen (in Selbsthilfegruppen), Trauerbegleitung erfahren
- **Entlastungsfunktion,** z.B. durch die Verteilung anfallender Arbeiten auf die Mitglieder eines Netzwerks, Verhinderungspflege, ambulante Pflegedienste zur Entlastung pflegebedürftiger Angehöriger
- **Informationsfunktion,** z.B. durch Austausch von Meinungen in der Kommentarfunktion eines Online-Nachrichtenmagazins, weiterführende Informationen des ambulanten Pflegedienstes für Angehörige
- **Gemeinschaftsfunktion,** z.B. durch Freundschaften knüpfen, Lebenspartnerschaften schließen, Menschen für gemeinsame Unternehmungen finden.

primäre Netzwerke	• Familie • Freunde • Nachbarschaft
sekundäre Netzwerke	• Arbeitsplatz • Einkaufszentren • Krankenhäuser • Behörden
tertiäre Netzwerke	• Selbsthilfegruppen • Pflegestützpunkte • Sozialdienste

Tab. 1 Soziale Netzwerke lassen sich in primäre, sekundäre und tertiäre Netzwerke unterteilen.

Zahlreiche Studien zeigen, dass es eine Wechselwirkung zwischen der Qualität und der Quantität sozialer Beziehungen auf der einen Seite und Gesundheit und Wohlbefinden auf der anderen Seite gibt. Das bedeutet, dass Beziehungen zwischen Personen Einfluss auf den psychischen und physischen Zustand einer Person haben. Es bedeutet aber auch, dass der Gesundheitszustand und das Wohlbefinden die sozialen Beziehungen beeinflussen.

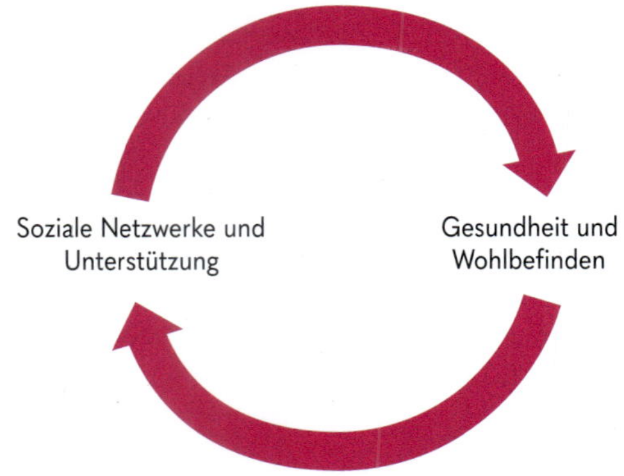

Abb. 1 Soziale Unterstützung und Gesundheit von Körper und Psyche beeinflussen sich gegenseitig.

Beispiel
Wenn sich bei einem Menschen die Mobilität dauerhaft verschlechtert, ist es häufig unmöglich, wie gewohnt am sozialen Leben teilzuhaben. Dies wirkt sich oft sehr negativ auf das eigene Wohlbefinden aus. Und das kann wiederum die Gesundheit beeinträchtigen.

Wegen dieser Wechselwirkung ist es so wichtig, soziale Netzwerke als Teil der Gesundheitsförderung anzusehen und in die Pflegeplanung zu integrieren.

Merkmale von sozialen Netzwerken

Soziale Netzwerke unterscheiden sich durch ihre Qualität, Quantität und Reichweite.

Die **Qualität** beschreibt, wie die Beziehung zwischen den Mitgliedern eines sozialen Netzwerks ist. Die Beziehung kann z. B. vertraulich, freundschaftlich, anonym, zweckfrei oder zweckgebunden sein.

Die **Quantität** beschreibt die Häufigkeit des Kontakts der Mitglieder untereinander. Die Quantität hat nicht unbedingt einen Einfluss auf die Qualität der Beziehungen zwischen ihren Mitgliedern.

Beispiel
Die Bewohner eines generationenübergreifenden Wohnprojekts treffen sich **wöchentlich,** um festzulegen, wer welche Aufgaben in der kommenden Woche übernehmen kann.

Die **Reichweite** beschreibt, wie viele Menschen über dieses Netzwerk erreicht werden können.

Besonderheiten digitaler Netzwerke

Ein Leben ohne digitale Netzwerke ist nicht mehr denkbar. Es stehen zahlreiche Netzwerke zur Auswahl, z. B. WhatsApp, Instagram, Facebook, Snapchat, LinkedIn oder TikTok. Neben vielen Vorteilen gibt es jedoch auch Nachteile. Diese sollte man nicht ausblenden.
In digitalen Netzwerken kommunizieren die Mitglieder/Nutzer (engl. „user") über das Internet miteinander (computervermittelte Kommunikation). Die analoge Kommunikation findet von Angesicht zu Angesicht (engl. „face-to-face") statt.

Digital kommunizieren
Im Internet überwiegt die schriftliche Kommunikation. Sie ist oft mehrdeutig, weil paraverbale Signale wie Betonung, Lautstärke, Gesprächsatmosphäre und Mimik als Informationsquelle fehlen. Dies wird teilweise durch Emojis kompensiert, die einen Hinweis auf die Gefühle des Users geben. Großbuchstaben dienen als Hervorhebung.

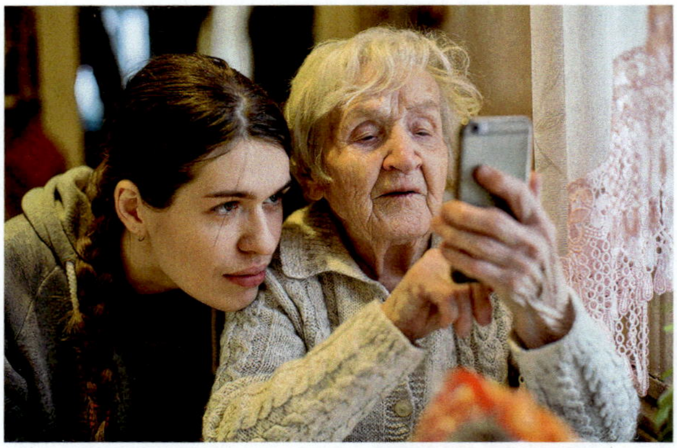

Abb. 1 Digitale Medien können helfen, den Kontakt zwischen den Generationen zu erleichtern.

5.1.5 Familie als soziales Netzwerk

Definition
Eine **Familie** besteht immer aus zwei Generationen: Eltern bzw. Elternteile und die im Haushalt lebenden Kinder. Eingeschlossen sind Ehepaare, nicht verheiratete, gemischtgeschlechtliche sowie gleichgeschlechtliche Lebensgemeinschaften und Alleinerziehende. Neben leiblichen Kindern können auch Stief-, Pflege- und Adoptivkinder dazugehören, unabhängig von ihrem Alter.

Diversität
Viele Kulturen haben einen engeren Familienbegriff: Zu einem Familienmitglied wird man nur durch eine Geburt oder eine Heirat.

Familienmitglieder werden in der Regel als **Angehörige** bezeichnet. Menschen, die von einer pflegebedürftigen Person als wichtige und vertraute Kontaktperson angegeben werden, aber keine Angehörigen im Sinne des Gesetzes sind, werden in der Regel als **Bezugspersonen** oder auch **Zugehörige** (▷ S. 347) bezeichnet. Bezugspersonen bzw. Zugehörige können füreinander die gleichen Funktionen erfüllen wie Angehörige. Sie können für die pflegebedürftige Person einen höheren Stellenwert haben als Angehörige.

Familie als Versorgungs- und Verantwortungsgemeinschaft

Idealerweise übernehmen die Familienmitglieder Verantwortung füreinander. Dies hat sowohl positive als auch negative Seiten für das einzelne Familienmitglied.

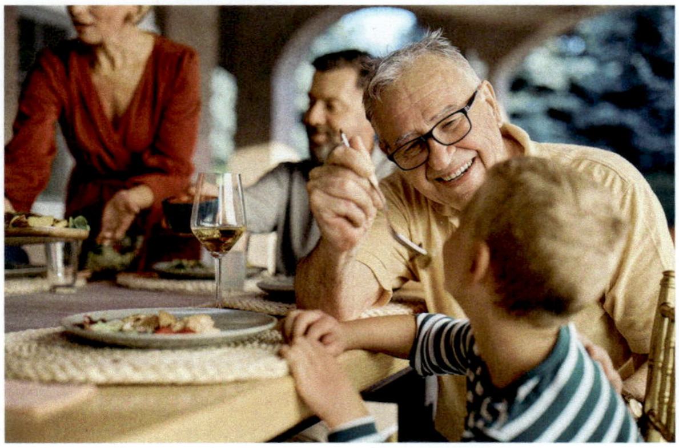

Abb. 2 Familien können bei der Bewältigung von kritischen Lebensereignissen unterstützen. Doch dies ist nicht immer der Fall.

Auf der einen Seite erwächst daraus eine Gemeinschaft, in der sich das einzelne Mitglied sicher und geborgen fühlen kann. Auf der anderen Seite können zwischen den Familienmitgliedern Spannungen und Streit z. B. um Wertschätzung, finanzielle Angelegenheiten und gegensätzliche Vorstellungen über die Art des Zusammenlebens und der Verantwortlichkeiten entstehen.

Beispiel
Hannes (9 Jahre) ist eifersüchtig auf seine jüngere Schwester (4 Jahre). Er findet, dass seine Eltern ihr wesentlich mehr erlauben als ihm und sie lieber haben.

Familienstrukturen und -formen passen sich den gesellschaftlichen Bedingungen und zeitgeschichtlichen Entwicklungen an. Sie sind soziale Gebilde, die sich verändern können. Familienstrukturen und die Aufgaben, die eine Familie erfüllt, sind kulturell und vom Zeitgeist geprägt.

Beispiel
Elke Reimann (38 Jahre) ist Pflegeassistentin. Sie ist geschieden. Ihre Tochter lebt bei ihr. Nun überlegt sie, ob sie mit ihrer Lebensgefährtin zusammenziehen soll. Elkes Großmutter findet es großartig, dass Elke so viele Möglichkeiten hat. „Als ich in deinem Alter war", sagt sie, „war der Platz einer Frau an der Seite ihres Mannes. Sie hatte sich um Kinder und Haushalt zu kümmern. Der Mann brachte das Geld nach Hause und konnte deswegen alle Entscheidungen treffen. An eine Scheidung war nicht zu denken!"

Diversität
In vielen Ländern hat die Familie die zentrale, oft auch die alleinige Rolle bei der Versorgung und Unterstützung in einer Notsituation bzw. bei Pflegebedürftigkeit. Das funktioniert nur, wenn einzelne Mitglieder auf die Durchsetzung ihrer individuellen Interessen verzichten. Oft handelt es sich dabei um Gesellschaften, in denen die Gruppe einen höheren Stellenwert hat als das Individuum.

Beispiel

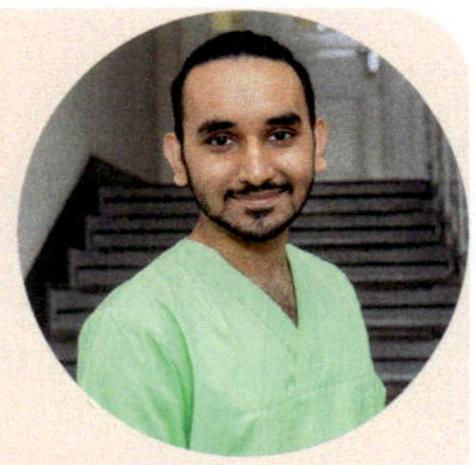

„In Myanmar übernimmt die Großfamilie die Pflege von Angehörigen im Krankenhaus. Sie bringen Essen, helfen beim Waschen, Ankleiden, richten das Bett. Fast immer ist jemand da und kümmert sich. Man hält quasi in guten wie in schlechten Zeiten immer fest zusammen und unterstützt, wo man kann, oder wechselt sich mit Besuchen ab. Auch ist es selbstverständlich, in finanziellen Notlagen zu helfen. Die Kosten für ärztliche Behandlungen sind oft hoch und müssen meist sofort beglichen werden."

Vor- und Nachteile von Familien

Im Idealfall schützt und unterstützt eine Familie die einzelnen Familienmitglieder emotional und finanziell. Familien wirken sich gesundheitsförderlich aus. Das Familienleben stärkt durch sein positives emotionales Umfeld die Widerstandsfähigkeit und Resilienz einer Person.
Eine Familie kann auch negative Auswirkungen auf einzelne Familienmitglieder haben, z. B. durch Vernachlässigung, Misshandlung, Missbrauch, psychische oder körperliche Gewalt. Insbesondere Kindern und Jugendlichen fällt es schwer, über ihre Gewalterfahrungen durch andere Familienmitglieder zu sprechen, da die Familie als Schutzraum wahrgenommen wird.

Zeit zum Reflektieren ...

Schätzen Sie Ihre Kompetenzen ein: Wo fühlen Sie sich sicher? Wo möchten Sie noch mal nachlesen oder etwas vertiefen? Setzen Sie Ihre ganz persönlichen Häkchen für Ihre Lernerfolge!

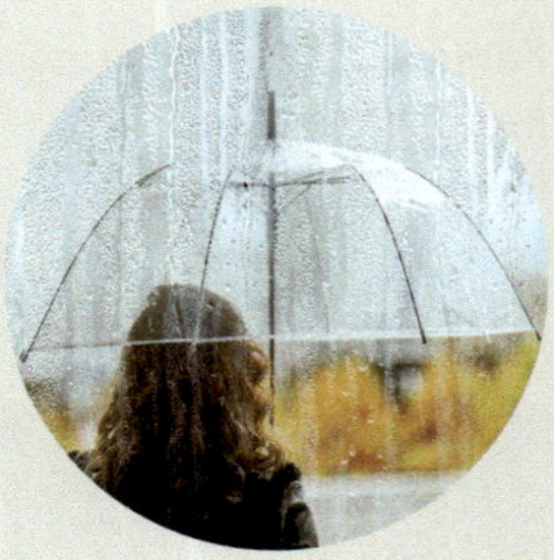

Ich ...

- ☐ kann ein kritisches Lebensereignis definieren, Merkmale und Beispiele nennen.
- ☐ unterscheide die Begriffe „Gefühle“ und „Emotionen“ und gebe dafür Beispiele.
- ☐ erkläre den Begriff „Grundemotionen“.
- ☐ erkläre die Funktion von Emotionen.
- ☐ weiß um die Bedeutung von Emotions- und Gefühlsarbeit in der Pflege und unterscheide sie.
- ☐ definiere den Begriff „Resilienz“.
- ☐ nenne Voraussetzungen für eine effektive Bewältigung kritischer Lebensereignisse.
- ☐ beschreibe verschiedene Bewältigungsstrategien (Coping).
- ☐ definiere den Begriff „soziale Netzwerke“ und zähle Beispiele auf.
- ☐ nenne Funktionen von sozialen Netzwerken.
- ☐ zähle Merkmale von sozialen Netzwerken auf.
- ☐ vergleiche die Merkmale und die Bedeutung von Bezugspersonen und Angehörigen für eine pflegebedürftige Person.
- ☐ erkläre mögliche positive und negative Auswirkungen einer Familie auf Menschen in kritischen Lebenssituationen.

Ich ...

- ☐ kann die Emotionen eines pflegebedürftigen Menschen beobachten.
- ☐ kann Gefühle und Emotionen pflegebedürftiger Menschen und ihrer Bezugspersonen mit passenden Worten beschreiben.
- ☐ erkenne verschiedene Bewältigungsstrategien (Coping) von Pflegebedürftigen und ihren Bezugspersonen im Pflegealltag.

Ich ...

- ☐ bin sensibilisiert dafür, dass jeder Mensch individuell verschieden mit kritischen Lebensereignissen umgeht.
- ☐ gehe respektvoll mit Gefühlen und Emotionen anderer Menschen in kritischen Lebenssituationen um.
- ☐ begleite Menschen in kritischen Lebenssituationen einfühlsam und empathisch.
- ☐ kann den Zusammenhang zwischen sozialen Netzwerken und Gesundheit/Wohlbefinden herstellen.

Ich ...

- ☐ reflektiere meine eigene Resilienz.
- ☐ bin mir meiner eigenen Bewältigungsstrategien in für mich beruflich belastenden Situationen bewusst.

5.2 Erste Hilfe leisten

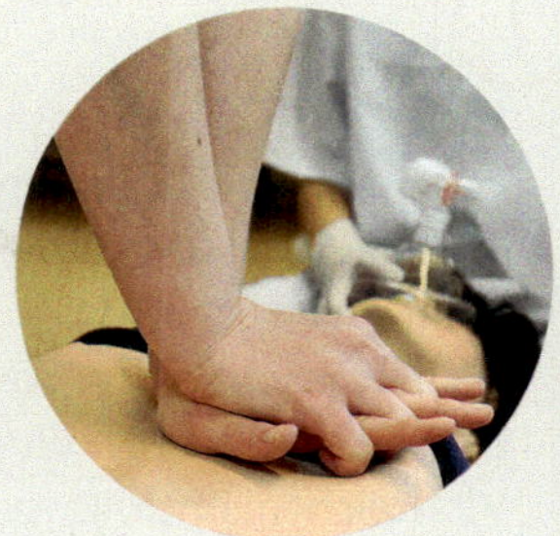

5.2.1 Allgemeine und gesetzliche Grundlagen

Definition

Erste Hilfe umfasst lebensrettende Sofortmaßnahmen in medizinischen Notfällen, z.B. bei Herz-Kreislauf-Stillstand, Bewusstlosigkeit oder Verletzungen.
Laien, die Erste Hilfe leisten, oder Personen, die durch entsprechende Unterweisungen dazu befähigt wurden, nennt man **Ersthelfende**. Sie setzen einen Notruf ab, sichern die Unfallstelle und leisten Erste Hilfe vor Ort, bis der Rettungsdienst eintrifft.
Von Pflegefachassistenzpersonen und weiteren Angehörigen von Gesundheitsberufen wird dagegen erwartet, dass sie, aufgrund ihrer Ausbildung, in Notfällen kompetent und umfassender handeln als Laien.

Jeder Bürger ist nach § 323c StGB dazu verpflichtet, Erste Hilfe zu leisten, wenn er sich dabei nicht selbst gefährdet oder dadurch andere wichtige Pflichten verletzt werden. Auch wer keine medizinischen Kenntnisse hat, muss in Notfällen Erste Hilfe leisten.

Die meisten Rettungsdienste (z.B. Deutsches Rotes Kreuz, Johanniter) bieten Erste-Hilfe-Kurse sowohl für Laien als auch für Angehörige von Gesundheitsberufen an. Dort werden die wichtigsten Regeln und Maßnahmen eingeübt, u.a. Versorgung von Verletzungen nach Unfällen, Wiederbelebungsmaßnahmen und Verhalten bei Bewusstlosigkeit.

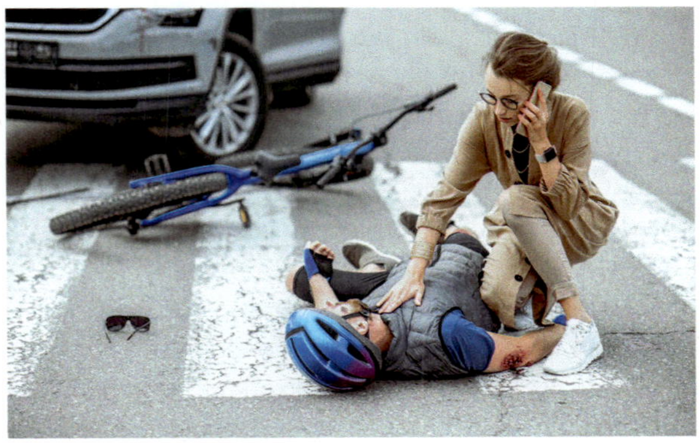

Abb. 1 Wer keine Erste Hilfe leistet, gefährdet Menschenleben und kann wegen unterlassener Hilfeleistung angezeigt und bestraft werden.

Die Rettungskette

Menschen mit lebensbedrohlichen Störungen der Vitalfunktionen brauchen sofortige Hilfe direkt am Ort des Geschehens, um keine wertvolle Zeit zu vergeuden, das Leben zu retten und bleibende Schäden abzuwenden. Erste Hilfe ist Teil der sogenannten Rettungskette. Sie umfasst:

- **1. Ersthelfende:** Sie sichern die Unfallstelle ab, prüfen die Vitalzeichen, setzen den Notruf ab und beginnen mit den Reanimationsmaßnahmen.
- **2. Rettungsdienst:** Sie übernehmen die Notfallversorgung vor Ort weiter und bringen die betroffene Person ins Krankenhaus.
- **3. Krankenhaus:** Ärztliches und pflegerisches Personal setzt die lebensrettende Versorgung in der Notaufnahme fort.

Wichtig
Für Ersthelfende gilt als wichtigste Merkregel beim Auffinden einer hilflosen Person:
1. Prüfen (Vitalzeichen),
2. Rufen (Notruf),
3. Drücken (Herzdruckmassage).
Eine Merkhilfe beim Vorgehen der Vitalzeichenkontrolle ist die **BAK-Regel:**
B=Bewusstsein, **A**=Atmung, **K**=Kreislauf.

Psychologische Erste Hilfe

Ein Unfall ist ein traumatisches Erlebnis. Maßnahmen der psychologischen Ersten Hilfe zielen darauf ab, die unmittelbaren emotionalen Auswirkungen eines Unfalls zu verringern. So geht man dabei vor:

1. Sagen Sie der betroffenen Person, dass Sie für sie da sind, sie nicht allein lassen und der Krankenwagen auf dem Weg ist.
2. Nehmen Sie vorsichtig Körperkontakt auf. Begeben Sie sich auf die gleiche Höhe und berühren Sie die betroffene Person leicht an der Schulter.
3. Sprechen Sie mit der verletzten Person und hören Sie ihr zu.
4. Schirmen Sie die betroffene Person vor neugierigen Blicken ab, z. B. indem umstehende Menschen eine blickdichte Wand um die betroffene Person herum bilden oder eine Decke hochhalten.

Wichtig
In der psychologischen Ersten Hilfe gilt die **4S-Regel:**
- **S**ag, dass du da bist.
- **S**prich und höre zu.
- **S**uche behutsam Körperkontakt.
- **S**chirme Verletzte vor Schaulustigen ab.

Diversität
Menschen reagieren in Notfallsituationen unterschiedlich. Manche verharmlosen ihre Symptome und spielen sie herunter (z. B. „Ach, das ist nicht so schlimm! Es geht schon!") Andere sind wie gelähmt oder reagieren mit Angst und Panik. Nehmen Sie Notfallsituationen immer ernst!
Im Notfall schüttet der Körper vermehrt Adrenalin aus, um die Herz-Kreislauf-Funktionen aufrecht zu halten. Wenn die Wirkung nachlässt, verschlechtert sich schnell der Zustand.

5.2.2 Lebensrettende Sofortmaßnahmen durchführen

Auffinden einer hilflosen Person

Wenn man eine hilflose Person auffindet, z. B. bei großer Hitze mit direkter Sonneneinstrahlung oder liegend auf der Straße nach einem Verkehrsunfall, muss man sie zunächst aus dem Gefahrenbereich bringen. Dies dient dem Schutz der hilflosen Person und von sich selbst als Ersthelfer oder Ersthelferin. Zudem vermeidet man dadurch, vor allem bei einem Ereignis im Straßenverkehr, weitere Folgeunfälle und Verletzte. Der Rautek-Rettungsgriff ist dafür da, eine betroffene Person allein oder zu zweit an einen sicheren Ort zu transportieren, wenn sie selbst dazu nicht in der Lage ist.

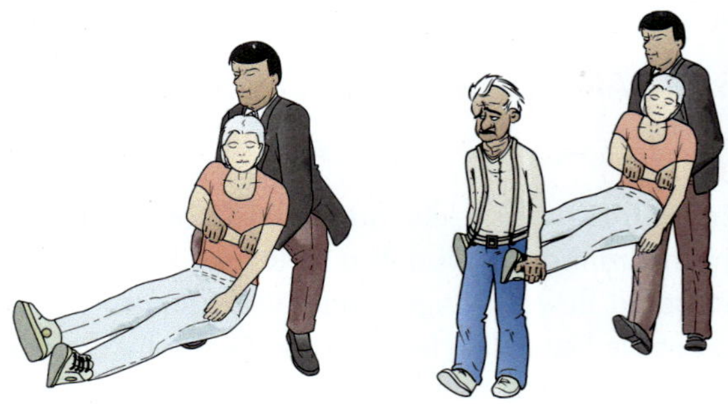

Abb. 1 Mit dem Rautek-Griff werden hilflose Menschen allein oder zu zweit aus einem Gefahrenbereich gebracht.

Rautek-Rettungsgriff
Kurzfilme und Anleitungen zum Rautek-Rettungsgriff online unter: www.johanniter.de/erste-hilfe

Nach der Bergung bzw. Rettung aus dem Gefahrenbereich überprüft man die **Vitalfunktionen** (▷ S. 387) der betroffenen Person. Dazu gehören: Bewusstsein, Atmung und Herz-Kreislauf. Auch ein kurzes Inspizieren und Absuchen des Körpers nach akuten **Verletzungen** (z. B. Wunden, Blutungen) kann je nach Situation und Ereignis notwendig sein.

Bewusstsein prüfen

Ein Mensch mit intaktem Bewusstsein (▷ S. 205) kann auf Fragen antworten, ist örtlich, zeitlich, zur Person und Situation orientiert und reagiert auf Schmerzreize. Ob ein Mensch bei Bewusstsein ist oder bewusstlos, überprüft man, indem man ihn deutlich anspricht und ihn vorsichtig an den Schultern rüttelt. Wenn er nicht reagiert und seine Muskulatur erschlafft ist, ist er bewusstlos.

Glascow Coma Scale (GSC)
Um das Bewusstsein bei Erwachsenen und Kindern nach einem Schädel-Hirn-Trauma einschätzen zu können, wird die **Glascow Coma Scale** (auch: Glasgow-Koma-Skala) bzw. der **Pediatric Glascow Coma Score** angewandt. Dabei werden Punkte für drei Kategorien (Augen öffnen, Sprache, Motorik) vergeben und addiert. Je niedriger die Punktzahl, desto schwerwiegender die Bewusstseinsstörung. Anwendung der GSC online unter: www.glasgowcomascale.org

Atmung prüfen

Bei einer bewusstlosen Person überprüft man sofort die Atmung. Das geht so:

- Zuerst schaut man in Mund und Rachen und kontrolliert, ob ein Fremdkörper (z. B. verschluckter Gegenstand, Essensrest) zu sehen ist, der die Atmung behindert und ggf. sofort entfernt werden kann.
- Dann überstreckt man den Kopf. Hierzu legt man eine Hand auf die Stirn, die andere unterhalb des Kinns und bewegt den Kopf vorsichtig weg vom Körper in Richtung Nacken.
- In dieser Position wird nun die Atemfunktion durch Sehen, Hören und Fühlen überprüft. Ohr und Wange werden dabei über Mund und Nase der Person gehalten, während die Augen in Richtung Brustkorb schauen:
  - Sehen Sie, dass sich der Brustkorb hebt und senkt?
  - Hören Sie Atemgeräusche?
  - Fühlen/Spüren Sie Atemzüge an Ihrer Wange?

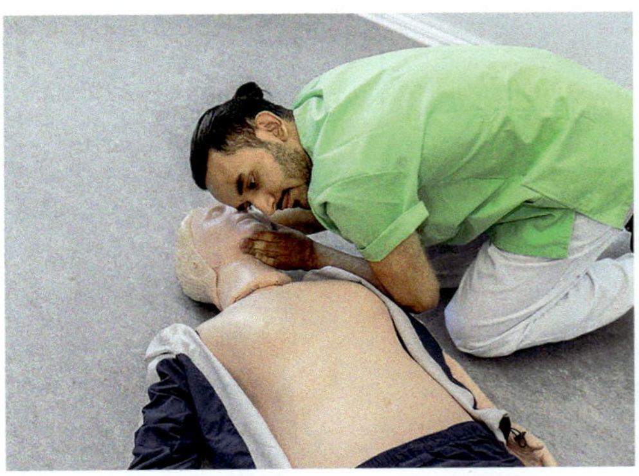

Abb. 2 Yar Zar übt das Prüfen der Atmung durch Sehen, Hören und Fühlen an einer Simulationspuppe. Das Überprüfen der Atmung sollte maximal zehn Sekunden dauern.

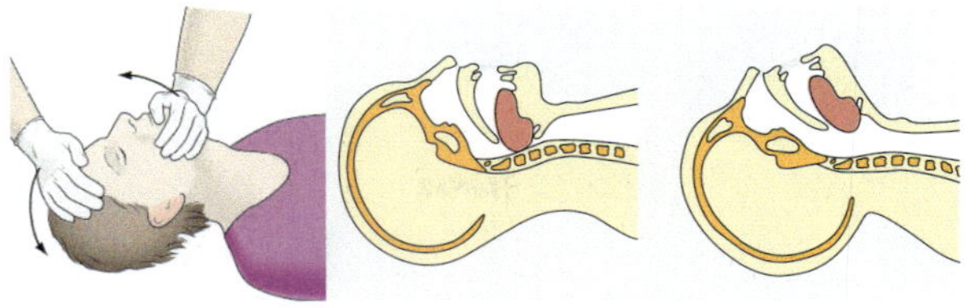

Abb. 3 Durch das Überstrecken des Kopfes verändert sich die Zungenposition, sodass der Atemweg frei ist. Links und mittig: Zungenposition vor der Überstreckung. Rechts: Zungenposition nach der Überstreckung mit freiem Atemweg.

Wichtig
Bei **Kindern unter 12 Monaten (Säuglingen)** wird die Atmung in flacher Rückenlage und in neutraler Kopfposition geprüft. Ein Überstrecken des Kopfes würde die Atemwege verengen. Bei **Verdacht auf eine Wirbelsäulenverletzung** sollte der Kopf ebenfalls nicht überstreckt werden. Rufen Sie sofort den Rettungsdienst und halten Sie Kopf und Hals möglichst ruhig.

Notruf absetzen

Das Prüfen der Atmung ist wichtig für das schnelle Einschätzen der Situation. Danach muss ein Notruf abgesetzt werden. Dieser erfolgt entweder durch einen selbst, wenn man allein ist, oder man überträgt dies einer weiteren Person, die am Unfallort ist.

Im Setting der Akut- und Langzeitpflege erfolgt der Notruf meist durch das Auslösen eines Alarmsignals über die Klingelanlage (rot aufleuchtende Lampe über der Zimmertür mit lautem Signalton), im ambulanten Setting über das Drücken eines Notrufknopfes, der von Pflegebedürftigen am Handgelenk getragen wird, bzw. über einen Telefonanruf bei Feuerwehr/Rettungsdienst.

Notruf	5-W-Schema
bundesweit einheitlich: 110 Polizei 112 Feuerwehr (auch für Notarzt und Rettungsdienst zuständig)	Wo ist es passiert? Was ist passiert? Wie viele Personen sind betroffen? Welche Symptome liegen vor? Warten auf Rückfragen!

Abb. 4 Beim Absetzen eines Notrufs werden die Informationen am Telefon nach dem 5 W-Fragen-Schema übermittelt.

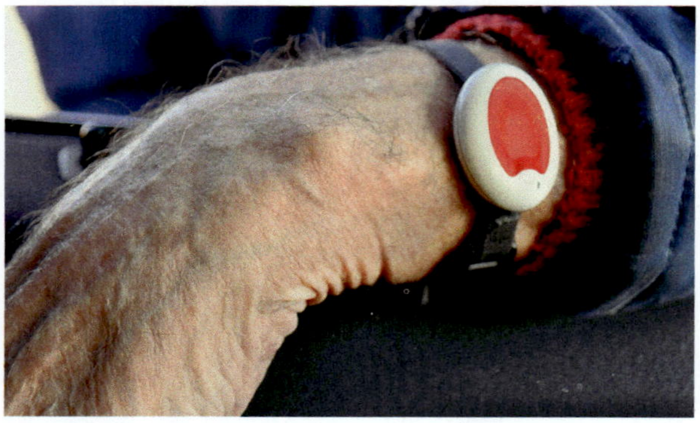

Abb. 1 Notrufknopf am Handgelenk einer pflegebedürftigen Person, die in der Häuslichkeit von einem ambulanten Pflegedienst betreut wird

Wenn die **Person atmet**, aber bewusstlos ist oder ein eingeschränktes Bewusstsein hat, positioniert man sie in die stabile Seitenlage. Wenn die **Person nicht atmet**, geht man von einem Herz-Kreislauf-Stillstand aus und beginnt sofort mit der Herzdruckmassage und Beatmung.

> **!** **Wichtig**
> Man sollte keine Zeit verschwenden, um den Puls am Handgelenk oder Hals zu suchen und zu erfühlen. Ersthelfende sollten stattdessen möglichst schnell mit der Herzdruckmassage beginnen.

Die stabile Seitenlage

Eine bewusstlose oder bewusstseinseingetrübte Person (z. B. bei übermäßigem Alkoholkonsum) mit noch funktionierender Atmung und Herz-Kreislauf-System positioniert man in die stabile Seitenlage.

Die stabile Seitenlage hält die Atemwege offen und sorgt dafür, dass z. B. Erbrochenes aus dem Mund abfließen kann. Damit beugt man vor, dass die Person nicht aspiriert und erstickt. Auch, wenn die Situation zunächst stabil erscheint, sollte man immer bei der Person bleiben, mit ihr sprechen, sie beobachten und in kurzen, regelmäßigen Abständen die Vitalfunktionen überprüfen. Denn der Zustand kann sich schnell dramatisch verschlechtern.

Lagerung in stabiler Seitenlage

1

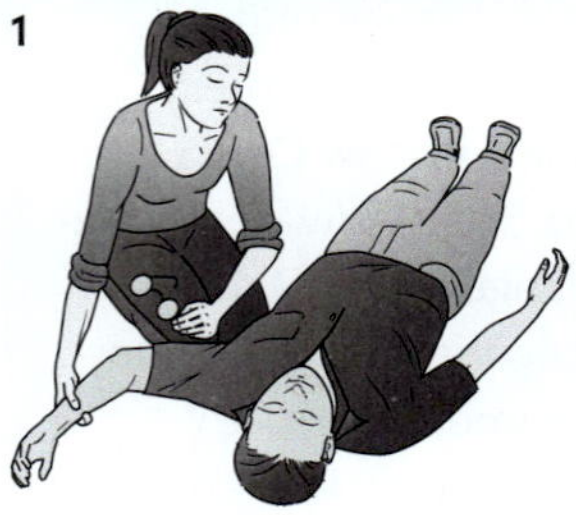

Nehmen Sie ggf. die Brille des Betroffenen ab und strecken Sie seine Beine aus. Knien Sie sich neben den Betroffenen.

2

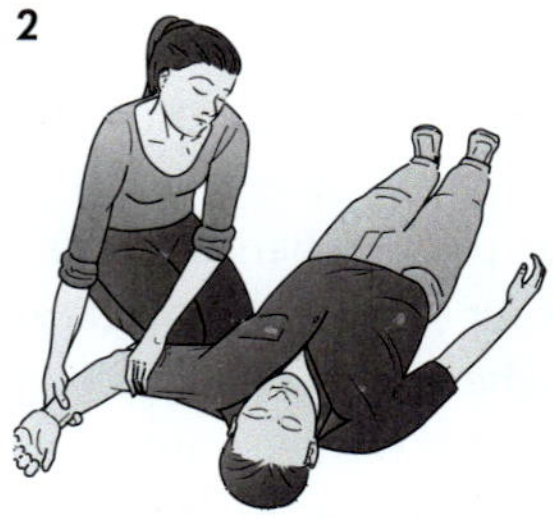

Lagern Sie den zugewandten Arm des Betroffenen mit gebeugtem Ellenbogen rechtwinklig aus.

3

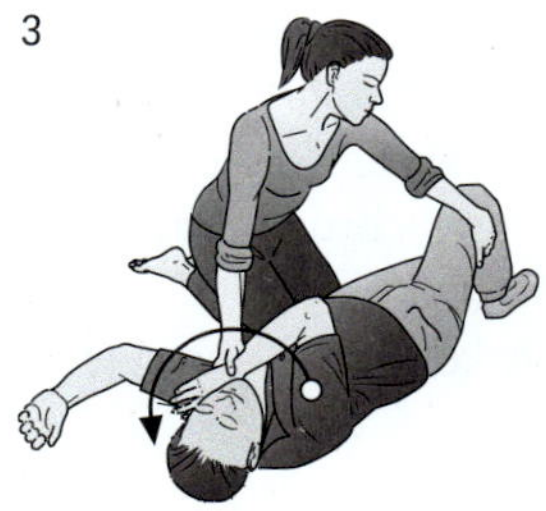

Führen Sie den anderen Arm des Betroffenen über seinen Oberkörper an die zugewandte Wange heran und fixieren Sie ihn dort.

4

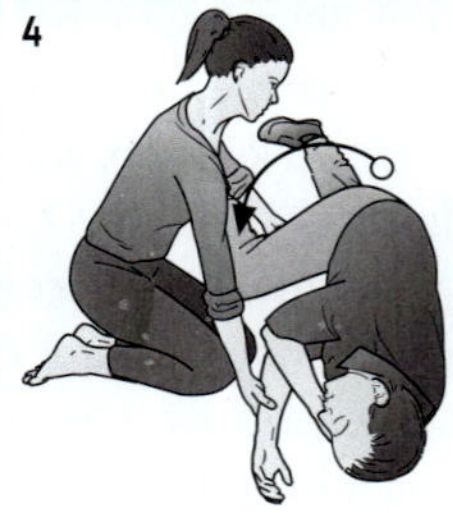

Fassen Sie mit der anderen Hand das abgewandte Knie des Betroffenen und ziehen Sie es zu sich heran, sodass der Betroffene auf die Seite rollt. Beugen Sie das jetzt oben liegende Bein in Hüfte und Knie rechtwinklig und nutzen Sie es als Stütze für den Körper.

5

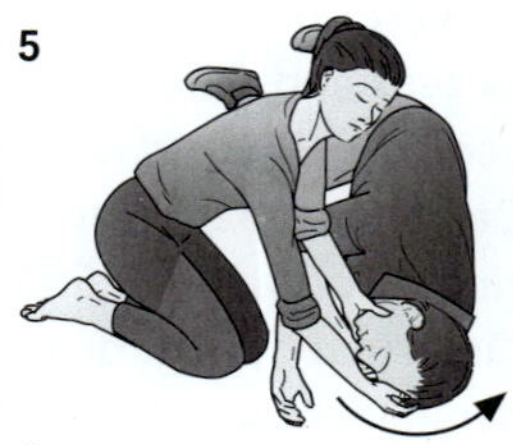

Überstrecken Sie den Kopf zum Freihalten der Atemwege und überprüfen Sie die Atmung regelmäßig.

6

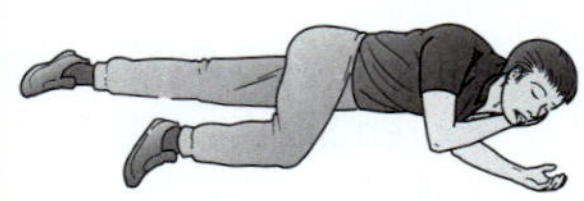

Schützen Sie die Person ggf. vor Kälte, indem Sie sie zudecken.

Abb. 2 Schritt-für-Schritt-Anleitung zur Positionierung in die stabile Seitenlage

> **Beispiel**
> 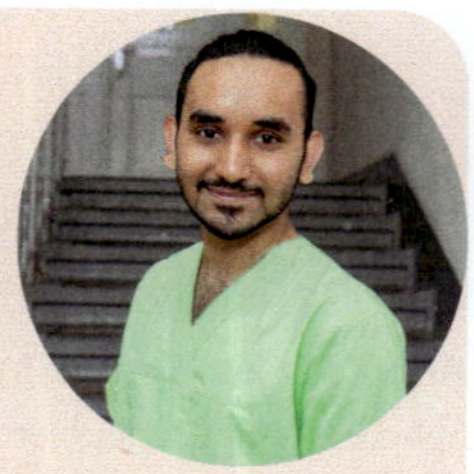
> „Ich übe mit meinen Geschwistern zu Hause immer wieder einmal die stabile Seitenlage. Das gibt mir Sicherheit. Im Notfall weiß ich dann, was zu tun ist, und muss nicht über jeden Schritt nachdenken oder fragen: Wie war das noch mal?“

„Ich glaube, der ist bewusstlos!“

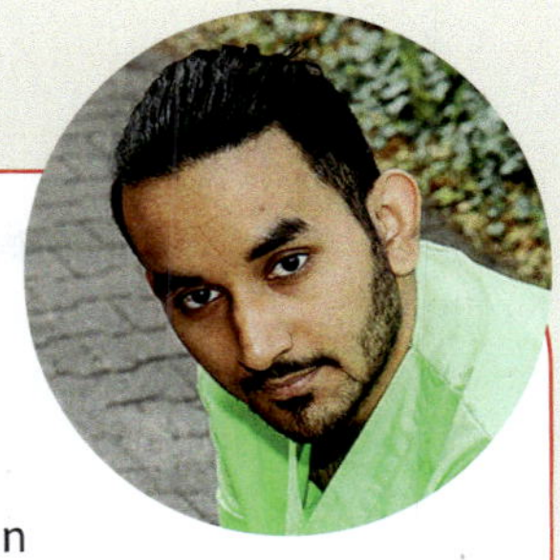

Fallsituation:

Yar Zar hat Feierabend und wartet auf die U-Bahn. Er beobachtet einen Mann, der gefährlich nah am U-Bahnsteig hin- und herwankt. Plötzlich sackt der Mann in sich zusammen. Yar Zar und zwei andere Fahrgäste eilen zu ihm. Sie beugen sich zu dem Mann auf dem Boden und sprechen ihn an: „Hallo, geht es Ihnen gut?“ Der Mann antwortet nicht. „Vielleicht spricht er kein Deutsch“, sagt jemand. „Der ist bestimmt nur betrunken“, sagt ein anderer. Yar Zar dreht den Mann auf den Rücken und rüttelt an seiner Schulter, doch er reagiert nicht.

So hat sich Yar Zar verhalten:

„Mir war schnell klar, dass der Mann bewusstlos war und ich handeln musste. Ich überstreckte seinen Kopf, öffnete seinen Mund und sah nach Fremdkörpern. Es war nichts zu sehen. Dann hielt ich mein Ohr über sein Gesicht mit Blick auf seinen Brustkorb. Ich lauschte konzentriert nach Atemzügen. An der Wange spürte und hörte ich Atemgeräusche. Auch der Brustkorb hob und senkte sich unter dem T-Shirt.
Ich brachte den Mann in die stabile Seitenlage und achtete darauf, den Kopf zu überstrecken und den Mund leicht zu öffnen.
Zu der Frau neben mir sagte ich: ‚Bitte rufen Sie sofort die 112!‘
Viele Schaulustige standen plötzlich um mich herum. Einige zückten sogar ihr Handy, um Fotos zu machen. Ich wandte mich, immer noch am Boden kniend, dem Mann neben mir zu: ‚Können Sie bitte versuchen, die Leute fernzuhalten?‘ Er nickte. Ich zog meine Jacke aus und deckte den bewusstlosen Mann zu.
Bis die Rettungskräfte kurze Zeit später eintrafen, blieb ich bei dem Mann und prüfte immer wieder das Bewusstsein, die Atmung und fühlte am Hals seinen Puls.“

Das war richtig, weil Yar Zar …

- sofort und pflichtbewusst geholfen hat.
- mit allen Sinnen die Atmung überprüft hat.
- dafür gesorgt hat, dass die Atemwege frei bleiben.
- sich Hilfe dazu geholt und dafür gesorgt hat, dass die Rettungskräfte angerufen werden. Diese können den Mann professionell weiterversorgen und ins Krankenhaus bringen.
- die bewusstlose Person vor Schaulustigen geschützt und damit deren Privatsphäre gewahrt hat.
- den Bewusstlosen vor Unterkühlung geschützt hat.
- so frühzeitig erkennen konnte, ob der Mann aufhört zu atmen, wieder zu Bewusstsein kommt oder eine Herzdruckmassage erforderlich wird.

Impulsfragen:
- Wie hätten Sie anstelle von Yar Zar gehandelt?
- Welche Informationen hätten Sie in welcher Reihenfolge dem Rettungsdienst gegeben, wenn Sie selbst den Notruf abgesetzt hätten?
- Waren Sie schon einmal in einer ähnlichen Situation? Wenn ja, wie ging es Ihnen dabei?

Reanimation bei Herz-Kreislauf-Stillstand

Definition

Herz-Kreislauf-Stillstand (Synonyme: **Asystolie** = Nulllinie, kein Puls vorhanden, **klinischer Tod** ▷ S. 530) ist ein totaler Ausfall des Herz-Kreislauf-Systems. Die Pumpfunktion des Herzens hat versagt und der Blutkreislauf steht still. Das Gehirn und alle anderen Organe werden nicht mehr mit Sauerstoff versorgt, die Person reagiert mit Bewusstlosigkeit. Dieser Notfallzustand ist nur für einen kurzen Zeitraum durch Reanimationsmaßnahmen reversibel (umkehrbar).

Bei einem Herz-Kreislauf-Stillstand muss sofort nach dem **Absetzen eines Notrufs** mit der Reanimation begonnen werden.

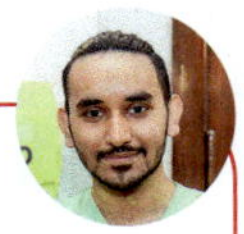

Video-Tipp von Yar Zar

„Schauen Sie sich auch das Praxisvideo zur *Reanimation* an."

Die **Reanimation** umfasst Herzdruckmassage (HDM) und Beatmung. Häufig wird dafür im klinischen Setting die Abkürzung CPR verwendet.

Definition

CPR („cardiopulmonary resuscitation", übersetzt kardiopulmonale Reanimation/Wiederbelebung) besteht aus einer Kombination von lebensrettender Herzdruckmassage und Beatmung bei einem Herz-Kreislauf-Stillstand. Bei kritischen Herzrhythmusstörungen kommt zusätzlich ein AED bzw. Defibrillator (▷ S. 500) zum Einsatz.

! Wichtig

Es gibt Fälle, in denen Reanimationsmaßnahmen nicht erwünscht sind:

DNR-Anordnung = „do not resuscitate", d. h. die Person möchte nicht reanimiert werden. Diese Anordnung muss ärztlich abgestimmt werden und im Bedarfsfall für das Fachpersonal schnell auffindbar und deutlich sichtbar sein. Es dürfen keine Reanimationsmaßnahmen erfolgen.

DNI-Anordnung = „do not intubate", d. h. die Person darf nicht intubiert werden (keine Beatmung über einen Schlauch in die Luftröhre). Wiederbelebungsmaßnahmen, wie die Herzdruckmassage, dürfen und sollen aber erfolgen.

Leitlinien zur Reanimation

Unter den folgenden Links lassen sich die aktuellen Reanimations-Leitlinien für Erwachsene und Kinder herunterladen.

- **Leitlinien des ERC:** https://leitlinien.dgk.org/ → Suche nach: Kardiopulmonale Reanimation
- **Lebensrettende Maßnahmen bei Kindern (Paediatric Life Support, PLS):** www.cprguidelines.eu/guidelines-2021 → View Guidelines → 10. Paediatric Life Support

Bei der **Herz-Lungen-Wiederbelebung (HLW)** bewirkt die Herzdruckmassage, dass das Blut und damit der Sauerstoff weiter durch den Körper gepumpt wird. Während die Beatmung sicherstellt, dass Sauerstoff in die Lunge gelangt, da dieser nicht mehr selbstständig von der betroffenen Person eingeatmet werden kann.

Eine Herzdruckmassage (HDM) durchführen

Bevor man mit der Herzdruckmassage beginnt, wird die Person flach auf den Rücken und auf einer harten Unterlage (z. B. Fußboden, REA-Brett) positioniert. Bei Betten mit elektronisch gesteuerten Wechseldruckmatratzen zur Dekubitusprophylaxe gibt es am Fußende ein CPR-Ventil für diese Notsituation. Zieht man daran, entweicht sofort die Luft aus der Matratze und die Person liegt unmittelbar auf dem harten Bettlattenrost.

Beispiel

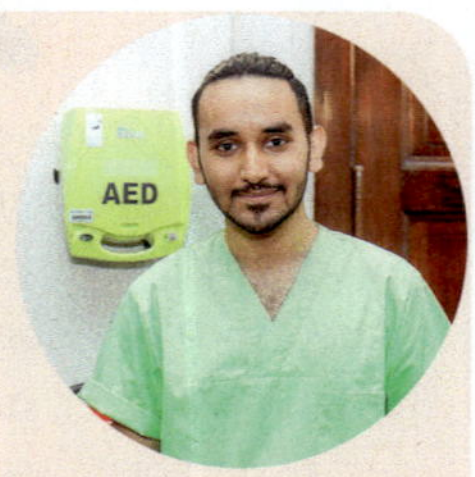

„Bei Reanimationen im Krankenhaus habe ich auch schon erlebt, dass zur Lagerung des Patienten auf einer harten Unterlage auch das Kopfteilbrett vom Bett entfernt und unter den Rücken der Person geschoben wurde. Dies ging schnell und war sehr effektiv, gerade wenn nicht gleich ein REA-Brett verfügbar ist. Am Kopfteil wurde der Bettbügel (auch „Bettgalgen") entfernt. So kann eine Person nah beim Kopf des Patienten stehen und ihn beatmen, während eine andere Person mit der Herzdruckmassage beginnt."

Positionieren und Entkleiden 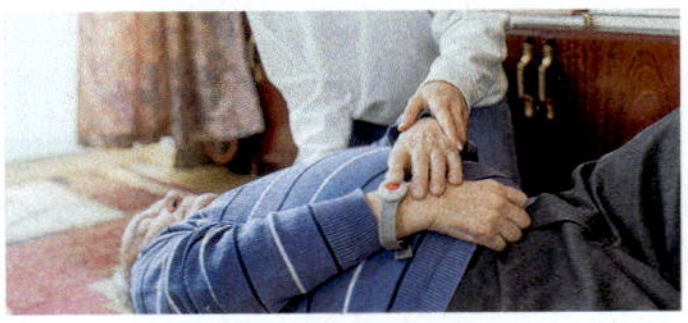	• Legen Sie die Person auf eine harte Unterlage (z. B. Fußboden, REA-Brett). • Machen Sie den Oberkörper bei Erwachsenen großzügig frei. • Säuglinge entkleiden Sie nur so weit wie nötig, aufgrund des sonst schnellen Wärmeverlustes. • Knien Sie sich seitlich links oder rechts dicht neben dem liegenden Körper in Höhe des Brustkorbs.
Druckpunkt aufsuchen 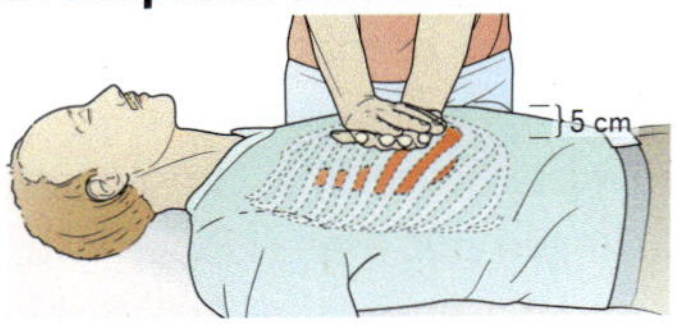 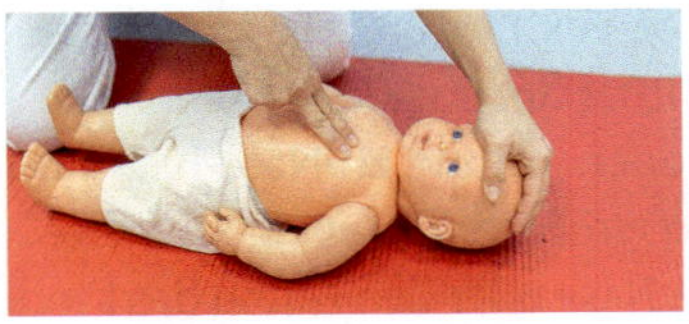	• **Bei Erwachsenen:** Setzen Sie einen Handballen mittig auf das Brustbein (Sternum) auf. Platzieren Sie Ihre zweite Hand direkt darüber auf den Handrücken der ersten Hand. Die Finger sollten nicht auf der Brust liegen. • **Bei Säuglingen:** Setzen Sie zwei Fingerkuppen einer Hand auf die Mitte des Brustbeins (unteres Drittel des Sternums bzw. mittig auf einer gedachten Linie zwischen den Brustwarzen). • **Bei Kleinkindern:** Setzen Sie einen Handballen (je nach Alter/Größe einen zweiten) mittig zwischen die Brustwarzen auf das untere Drittel des Brustbeins. Die Finger des drückenden Handballens liegen dabei nicht auf der Brust.
Herzdruckmassagen durchführen 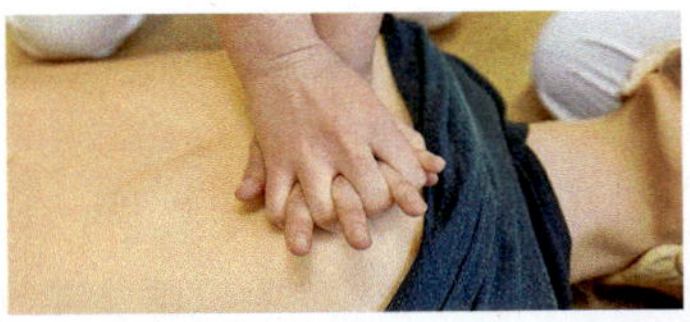 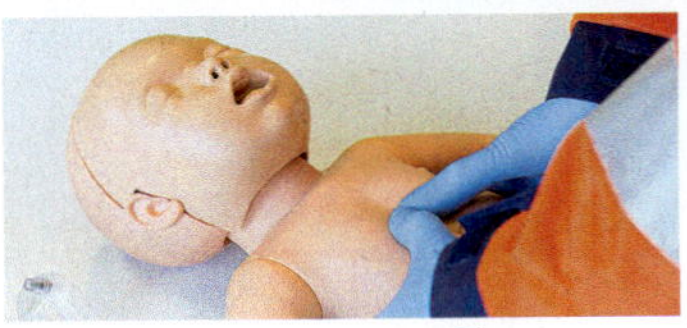 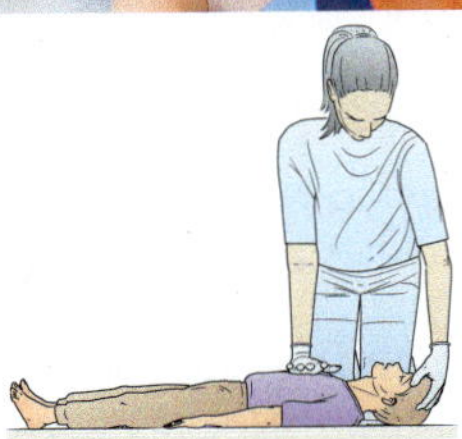	• Beugen Sie sich mit gestreckten Armen und geradem Rücken direkt über das Brustbein. • **Bei Erwachsenen:** Drücken Sie das Brustbein tief (ca. 5 bis 6 cm) und schnell (ca. 100- bis 120-mal pro Minute) von oben senkrecht mit gestreckten Armen nach unten in Richtung Wirbelsäule. • **Bei Säuglingen:** Drücken Sie das Brustbein mit zwei Fingern bis zu ca. ein Drittel tief (ca. 4 cm) und schnell (ca. 100- bis 120-mal pro Minute) senkrecht von oben nach unten in Richtung Wirbelsäule. Alternativ kann auch eine thoraxumgreifende Zwei-Daumen-Technik angewandt werden. • **Bei Kleinkindern:** Drücken Sie das Brustbein mit dem Handballen tief (ca. 5 cm) und schnell (ca. 100- bis 120-mal pro Minute) senkrecht von oben nach unten in Richtung Wirbelsäule. Nach jedem Drücken muss der Brustkorb immer vollständig entlastet werden, bevor erneut gedrückt wird.
zwischen Herzdruckmassagen und Beatmungen abwechseln 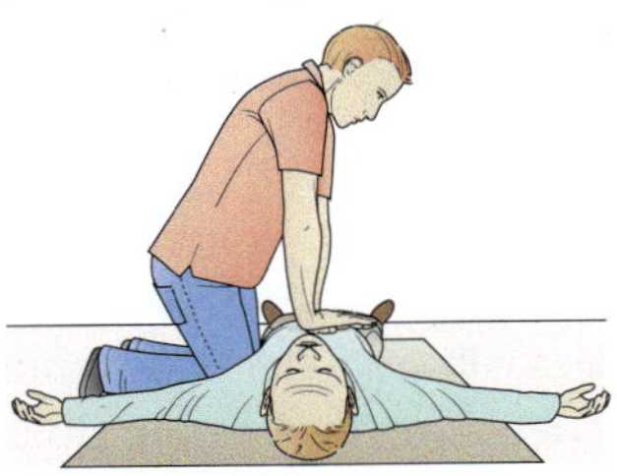	• **Bei Erwachsenen:** Führen Sie 30 Herzdruckmassagen (Kompressionen) durch und beatmen Sie dann zweimal. Setzen Sie dieses Verhältnis von 30:2 weiter fort. • **Bei Säuglingen/Kleinkindern:** Führen Sie 15 Herzdruckmassagen durch und beatmen Sie dann zweimal. Setzen Sie dieses Verhältnis von 15:2 fort. Zählen Sie laut mit und wechseln Sie sich nach Möglichkeit mit einem weiteren Helfer ab.

Tab. 1 Vorgehen bei der Herzdruckmassage (HDM)

Der richtige Rhythmus bei der HDM
Der Hit „Stayin' Alive" von den Bee Gees ist bekannt als passender Rhythmus für eine Herzdruckmassage. Gut 100 Taktschläge pro Minute hat das Lied, und bei der Wiederbelebung sollte man etwa 100- bis 120-mal pro Minute auf den Brustkorb drücken. Weitere Songs als gedankliche Rhythmushilfe bei der HDM sind:
- Crazy in Love (Beyoncé und Jay Z)
- Dancing Queen (ABBA)
- Macarena (Los Del Rìo)

Wichtig
Wenn ein **a**utomatisierter **e**xterner **D**efibrillator (AED) vorhanden ist, sollte man diesen so früh wie möglich einsetzen. AEDs haben eine Schritt-für-Schritt-Anleitung, die man leicht versteht. Der AED analysiert den Herzrhythmus und gibt vor, wann weiter eine Herzdruckmassage erfolgen muss oder wann ein Elektroschock ausgelöst werden soll.

Eine Atemspende durchführen
Die Atemspende unterstützt die Sauerstoffversorgung des Körpers und trägt dazu bei, lebenswichtige Funktionen aufrechtzuerhalten. Die Atemspende wird immer mit der Herzdruckmassage kombiniert. Je nach Lebensalter gibt es bei der Beatmung Unterschiede in Anzahl und Durchführung.

Säuglinge und Kinder beatmen
Bei Säuglingen wird der Kopf in neutraler Position gehalten und nicht überstreckt. Ebenso geeignet ist die sogenannte Schnüffelstellung, in der ein zusammengefaltetes Handtuch unter die Schultern des Kindes gelegt wird.

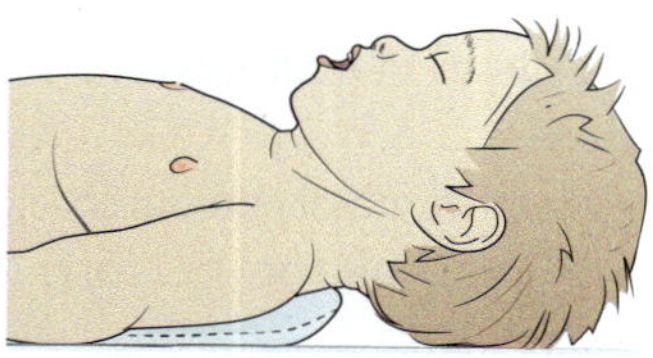

Abb. 1 Positionierung des Kopfes beim Säugling in der Schnüffelstellung

Häufig liegt bei reanimationspflichtigen Säuglingen anders als bei Erwachsenen ein Atemproblem vor. Daher wird empfohlen, bei Säuglingen und Kindern mit Atemstillstand immer zuerst mit fünf Initialbeatmungen zu beginnen.

So geht man vor:
- Halten Sie den Kopf des Säuglings in waagerechter Neutralposition: Eine Hand umfasst Kopf/Stirn, die andere hebt das Kinn leicht an und fixiert es. Bei Kindern, die älter als ein Jahr sind, wird der Kopf überstreckt, um die Atemwege frei zu machen.
- Atmen Sie normal ein (ca. eine Sekunde).
- Mund-zu-Mund- und Nase-Beatmung: Umschließen Sie bei kleineren Säuglingen mit Ihren Lippen Mund und Nase des Kindes und blasen Sie Ihre Ausatemluft ca. eine Sekunde lang ein. Der Brustkorb des Kindes sollte sich dabei sichtbar heben und senken.
- Mund-zu-Mund- oder Mund-zu-Nase-Beatmung: Umschließen Sie bei größeren Säuglingen entweder mit Ihren Lippen die Nase oder den Mund des Kindes und geben Sie Ihre Ausatemluft ein. Bei Kleinkindern bzw. größeren Kindern wird eine Mund-zu-Mund-Beatmung empfohlen.
- Wiederholen Sie den Vorgang insgesamt 5-mal.
- Überprüfen Sie danach erneut die Atmung durch Sehen, Hören und Fühlen max. 10 Sekunden lang.

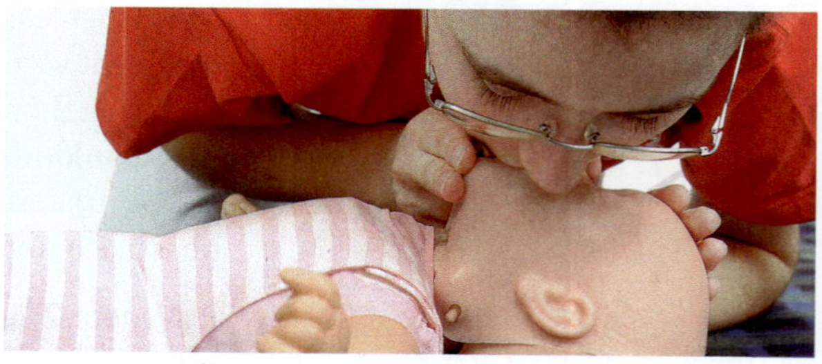

Abb. 2 Mund-zu-Mund- und Mund-zu-Nase-Beatmung bei einer Säuglingspuppe bei einem Erste-Hilfe-Training

Wenn das Kind wieder atmet, bringen Sie es in eine stabile Seitenlage und setzen Sie den Notruf ab.

Wenn das Kind nicht spontan atmet, dann fahren Sie mit der Herzdruckmassage fort und reanimieren Sie im Verhältnis 15 (Herzdruckmassagen) zu 2 (Beatmungen).

Erwachsene beatmen
Bei Erwachsenen führt häufig ein Herzproblem zu einem Atemstillstand. Deshalb liegt der Schwerpunkt bei der Reanimation auf der längeren Herzdruckmassage und zweifachen Beatmung – ohne fünffache Initialbeatmung wie beim Kind.

So geht man bei der Beatmung von Erwachsenen vor:
- Überstrecken Sie den Kopf der betroffenen Person und fixieren Sie diese Position, während Sie zusätzlich die Nase zuhalten: Eine Hand drückt die Stirn nach unten; Daumen und Zeigefinder verschließen die Nasenlöcher durch Zusammendrücken beider Nasenflügel; die andere Hand liegt unterhalb vom Kinn und hebt es an.
- Atmen Sie ein (ca. eine Sekunde).
- Umschließen Sie mit Ihren Lippen den geöffneten Mund der Person und blasen Sie Ihre Ausatemluft ein. Der Brustkorb sollte sich sichtbar heben und senken.
- Führen Sie die Atemspende 2-mal durch, bevor Sie die Herzdruckmassage fortsetzen. Es werden immer 30 Herzdruckmassagen und 2 Beatmungen im Wechsel durchgeführt.

! Wichtig

Mehr als 10.000 Menschenleben könnten jedes Jahr in Deutschland gerettet werden, wenn Ersthelfende bei einem Herzstillstand sofort mit der Reanimation beginnen. Gerade bei der Mund-zu-Mund-Beatmung gibt es Ängste vor Ansteckungsgefahr. Die Coronapandemie hat dies verstärkt. Experten raten dazu, in jedem Fall eine Herzdruckmassage durchzuführen, ggf. auch ohne die Mund-zu-Mund-Beatmung. Das sei besser als nichts zu tun. Eine Ausnahme sind Menschen nach Ertrinken. Das Herz kann maximal 20 Minuten ohne Sauerstoffversorgung auskommen, das Gehirn nur 3 bis 5 Minuten.

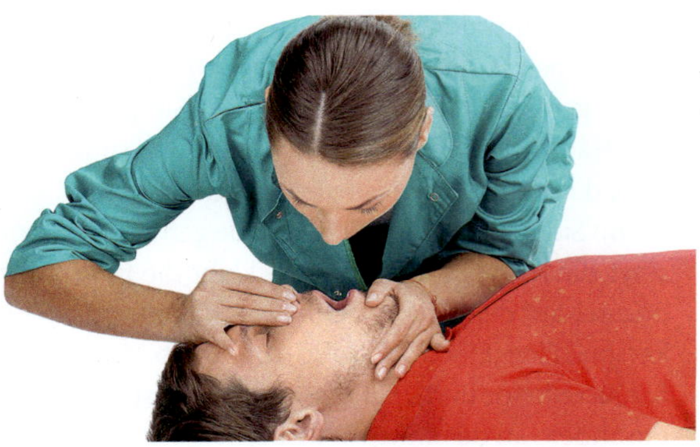

Abb. 3 Vorbereitung einer Mund-zu-Mund-Beatmung bei einem bewusstlosen Erwachsenen. Bevor die Ersthelferin ihre Ausatemluft von Mund zu Mund eingibt, überstreckt sie den Kopf, verschließt die Nase, hebt mit der Hand das Kinn und öffnet den Mund.

Mit Hilfsmitteln beatmen

Ereignet sich der Notfall in einem klinischen Setting bzw. stehen Ihnen Hilfsmittel, wie u. a. Beatmungsmasken mit Beatmungsbeutel (auch genannt: Ambu-Beutel) und Sauerstoff zur Verfügung, gehen Sie so vor:
- Knien Sie sich für die Beatmung hinter den Kopf der Person und fixieren/positionieren Sie den Kopf bei größeren Kindern und bei Erwachsenen sicher zwischen Ihren Beinen.
- Wenden Sie den Essmarch-Griff (▷ Abb. 4) an, um den Kopf zu überstrecken, die Mundhöhle auf Fremdkörper zu inspizieren und die Atemwege frei zu halten.
- Setzen Sie der Person die Beatmungsmaske so auf, dass sie von der Nasenwurzel bis zum Kinn luftdicht aufsitzt.
- Fixieren Sie die Beatmungsmaske mit einer Hand sicher im C-Griff (▷ Abb. 1, S. 500) und achten Sie auf die gleichbleibende Überstreckung des Kopfes.
- Drücken Sie mit der anderen Hand mit gleichmäßigem Druck den Beutel zusammen, damit die Luft aus dem Beatmungsbeutel über Mund und Nase in den Brustkorb gelangen kann.
- Beobachten Sie den Brustkorb. Bei erfolgreicher Beatmung hebt und senkt er sich.
- Wiederholen Sie den Beatmungsvorgang ein zweites Mal und setzen Sie danach die Herzdruckmassage fort.

Wenn Sie während der Beatmung keine Brustkorbhebungen und -senkungen sehen, achten Sie beim nächsten Beatmungszyklus auf eine bessere Kopfüberstreckung/-haltung und luftdichte Fixierung der Beatmungsmaske.

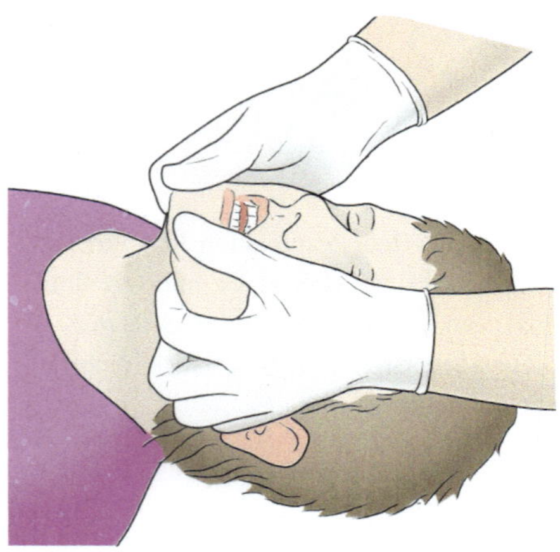

Abb. 4 Anwendung des Esmarch-Handgriffs (auch: Kopf-Kiefer-Griff), um den Mund zu öffnen und zu inspizieren.

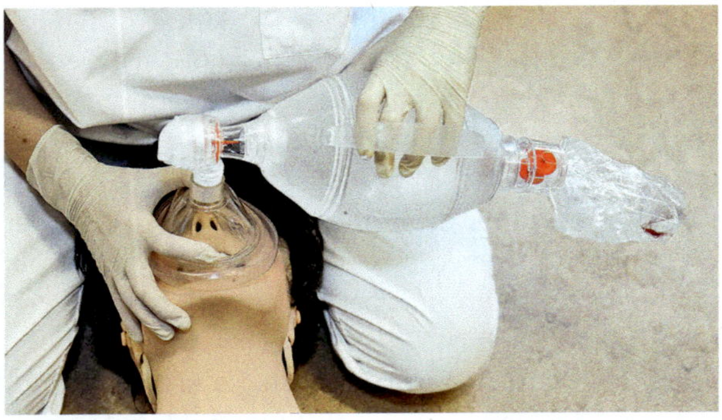

Abb. 1 Mit dem C-Griff wird die Beatmungsmaske über Mund und Nase sicher und luftdicht fixiert.

Die Beatmung und die Herzdruckmassagen werden so lange fortgeführt, bis das **Reanimationsteam** bzw. ein Arzt oder eine Ärztin eintrifft und weitere Anordnungen gibt.

Definition
Ein **Reanimationsteam** (kurz: REA-Team) besteht aus Ärzten und speziell geschultem Pflegefachpersonal. Im Krankenhaus handelt es sich dabei meist um einen Anästhesisten oder eine Anästhesistin und Pflegefachpersonen aus dem Intensivpflegebereich. Das REA-Team hat eine kurze interne Rufnummer und ist nach einem Anruf schnell zur Stelle, um zu unterstützen oder die Notsituation zu übernehmen.

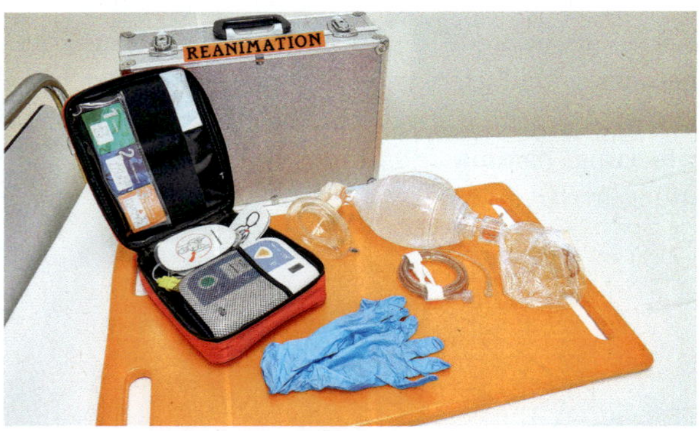

Abb. 2 Notfallausrüstung bei einer Reanimation: REA-Brett (orange); AED (links); Notfallkoffer (Mitte) u. a. mit Notfallmedikamenten, i. v.-Zugängen, Spritzen, Beatmungsbeutel mit Maske, O-Reservoir und Sauerstoffleitung/-schlauch (rechts), Handschuhe zum Selbstschutz

Umgang mit dem AED

Im Krankenhaus und in Pflegeeinrichtungen gibt es für die Unterstützung der Reanimation an einem zentralen, gut sichtbaren Ort angebrachte AEDs. Auch in verschiedenen Betrieben sind diese zu finden. Eine gesetzlich vorgeschriebene AED-Pflicht für Betriebe gibt es bislang nicht.

Definition
Ein **automatisierter externer Defibrillator (AED)** erkennt zwei typische Ursachen für einen Herz-Kreislauf-Stillstand und hilft bei der Behandlung:
- Bei kritischen, lebensbedrohlichen Herzrhythmusstörungen (z. B. **Kammerflimmern**) ziehen sich die Herzmuskelzellen zwar noch zusammen, aber der Rhythmus ist unkoordiniert. Das Herz schafft es nicht mehr, das Blut durch den Körper zu pumpen. In diesem Fall kann der AED einen kontrollierten Stromstoß abgeben, der das Herz wieder in einen regelmäßigen Rhythmus bringt.
- Bei einem **Herz-Kreislauf-Stillstand (Asystolie)** fordert der AED über seine eingebaute Sprachfunktion auf, die Herzdruckmassage durchzuführen.

Ein AED ist anders als ein manuell zu bedienender Defibrillator grundsätzlich für den Gebrauch von Laien bestimmt. Er besteht aus zwei Klebeelektroden (auch: Pads bzw. Patches), die über Kabel mit einem Gerät verbunden sind.

Die Anleitung des AED führt die Anwendenden durch den gesamten Prozess, einschließlich der Platzierung der Elektroden und der Schockabgabe, falls erforderlich.

So funktioniert die Reanimation mit einem AED:
- Schalten Sie das Gerät ein, folgen Sie den Anweisungen und führen Sie die HDM so lange fort, bis das Gerät dazu auffordert, eine Pause einzulegen.
- Entnehmen Sie die Klebe-Elektroden und kleben Sie diese gemäß Anleitung auf. Achten Sie darauf, dass die Hautstellen möglichst trocken und unbehaart sind, damit die Klebe-Elektroden gut haften.
- Wenn Sie zu zweit sind, arbeiten Sie gemeinsam: Einer setzt die HDM fort, der andere klebt die Elektrodenpflaster auf den nackten Oberkörper der betroffenen Person. Eine Elektrode wird unterhalb des rechten Schlüsselbeins und über der rechten Brust aufgeklebt, die andere an der linken Brustkorbseite unterhalb der Achselhöhle.
- Folgen Sie danach den Anweisungen, die Ihnen das Gerät gibt.
- Ermittelt das Gerät über die Elektroden einen kritischen Herzrhythmus (z. B. Kammerflimmern, Kam-

merflattern, pulslose ventrikuläre Tachykardie), ist ein Elektroschock angezeigt, der das Herz wieder in den richtigen Rhythmus bringt.

- Ein **halbautomatisierter AED** gibt den eindeutigen Befehl dazu: „Schock empfohlen. Bitte wegtreten. Person nicht berühren und Knopf für Elektroschock drücken!"
- Bei einem **vollautomatisierten AED** wird auch das Auslösen des Elektroschocks vom Gerät selbst übernommen. Auch hier erfolgt zuvor der Befehl, wegzutreten und die Person nicht zu berühren. Ein Countdown bis zur Schockabgabe beginnt.

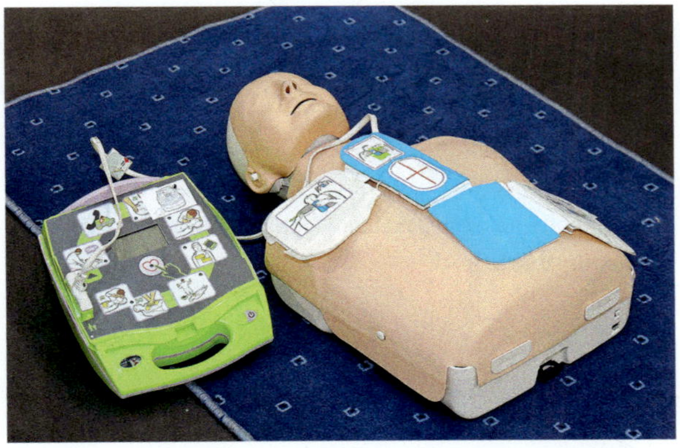

Abb. 3 Richtig geklebte AED-Elektroden an einer Trainingspuppe. Über die Elektroden kann der Herzrhythmus vom Gerät überprüft und bei Bedarf ein Elektroschock empfohlen und ausgelöst werden. Das Kreuz mittig auf dem Sternum (Brustbein) weist auf den richtigen Druckpunkt für die Herzdruckmassage hin.

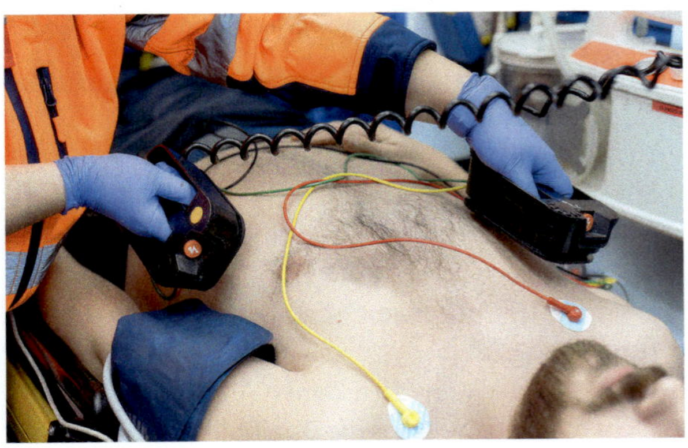

Abb. 4 Bei einem manuellen Defibrillator (kurz: Defi) wird der Elektroschock durch Aufsetzen und Drücken von Paddles abgegeben. Zuvor wird das Gerät geladen und auf die Paddles ein leitfähiges Kontaktgel aufgetragen.

Wichtig
Ziehen Sie in einem Notfall Ihre Kollegen hinzu und teilen Sie sich die Aufgaben: Einer beginnt mit der Herzdruckmassage, während der zweite den Notruf absetzt und eine dritte Person den AED und Notfallkoffer holt. Wenn Sie allein Erste Hilfe leisten müssen, beginnen Sie nach dem Notruf direkt mit der Herzdruckmassage bei Erwachsenen. Bei Kindern beginnen Sie noch vor dem Notruf mit der Initialbeatmung.

Beispiel

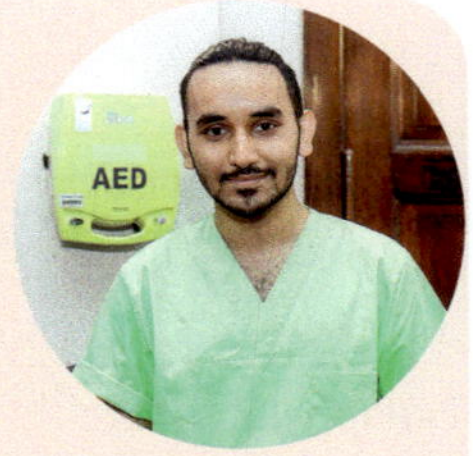

„Am Anfang eines jeden Praxiseinsatzes lasse ich mir immer zeigen, wo die Notfallausrüstung und der AED sind. Die Ausstattung ist oft sehr unterschiedlich und auch die AED-Modelle sind nicht alle gleich. Dann weiß ich im Notfall sofort, wo ich alles finden kann, um professionell zu reagieren. Auch nutze ich regelmäßig intern angebotene Reanimationsübungen, um auf dem aktuellen Stand zu sein und alle nötigen Schritte zu wiederholen."

5.2.3 Erste Hilfe bei Schock

Anders als in der Alltagssprache wird der Begriff „Schock" in der Medizin nicht für extreme emotionale Belastungen verwendet, sondern steht für ein drohendes Herz-Kreislauf-Versagen.

Definition
Ein **Schock** ist eine plötzliche, lebensbedrohliche Herz-Kreislauf-Störung, bei der Organe nicht mehr ausreichend durchblutet und mit Sauerstoff versorgt werden. Unbehandelt führt ein Schock zunächst zu Bewusstlosigkeit, dann zum Organversagen und schließlich zum Tod.

Anzeichen für einen Schock sind:

- schneller, schwach fühlbarer Puls (> 100 HF/min.),
- Blutdruckabfall (< 80 mmHg systolisch),
- Unruhe, Angst, Nervosität,
- blasse, kalte, schweißnasse Haut,
- Frieren, Zittern,
- Verwirrtheit bis Bewusstlosigkeit.

Je nach Ursache gibt es verschiedene Schockarten.

Schockart	Ursachen
Volumenmangelschock (hypovolämischer Schock)	Flüssigkeitsmangel (Dehydrierung, Exsikkose), hoher Blutverlust durch Verletzung bzw. nach Unfall (auch: hämorrhagischer Schock)
kardiogener Schock	Herzinfarkt und Herzerkrankungen (z. B. Herzklappenfehler, Myokarditis, Herzinsuffizienz), Lungenembolie
septischer Schock	Infektion durch Krankheitserreger (z. B. Bakterien, Viren, Pilze)
anaphylaktischer Schock	extreme allergische Reaktion des Körpers, z. B. auf Medikamente (z. B. Penicillin), Lebensmittel (z. B. Nüsse)

Tab. 1 Schockarten und ihre Ursachen

Wird ein Schock vermutet, setzt man einen Notruf ab. Ist die betroffene Person ansprechbar, und es besteht der Verdacht auf einen **Volumenmangelschock**, gehen Sie so vor:

- Bitten Sie die Person, sich flach auf den Rücken zu legen, bzw. unterstützen Sie sie beim Hinlegen.
- Erhöhen Sie die Beine, indem Sie diese entweder hochhalten oder ein Kissen bzw. etwas Ähnliches unter die Knie und Unterschenkel legen.
- Steht Ihnen ein kippbares Bett zur Verfügung, bringen Sie die Person in die Kopftieflage, indem Sie das Bett am Fußteil entweder manuell hochstellen oder bei einem Elektrobett die entsprechende Position auf der Fernbedienung drücken.
- Decken Sie die Person zu, um Wärmeverlust und ein Auskühlen zu verhindern.

Diese Art der Schocklagerung hilft dabei, den Blutdruck zu stabilisieren und den Blutfluss zu verbessern.

Hat eine Person neben den allgemeinen Schockanzeichen auch gestaute Halsvenen und/oder Atemnot, kann ein kardiogener Schock vorliegen. Dann bringt man die Person in eine Herzbettlagerung.

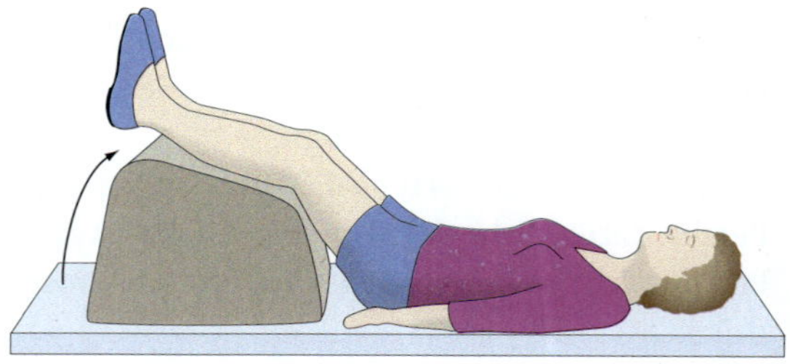

Abb. 1 Hochlagern der Beine bei einem Volumenmangelschock

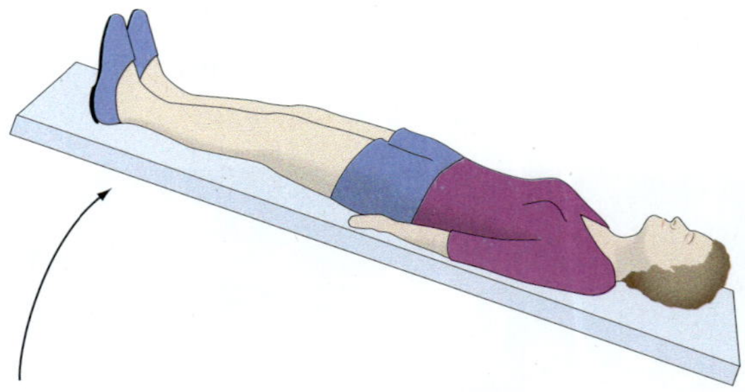

Abb. 2 Kopftieflagerung in einem kippbaren Bett bei einem Volumenmangelschock

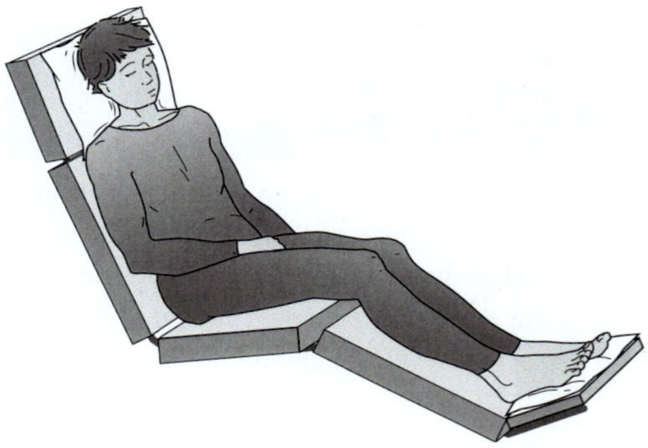

Abb. 3 Herzbettlagerung bei kardiogenem Schock

Ersthelfende sollten bei Menschen mit Verdacht auf Schock grundsätzlich Folgendes beachten:

- Lassen Sie die Person nicht allein.
- Strahlen Sie Ruhe und Zuversicht aus.
- Sprechen Sie beruhigend und einfühlsam mit der Person.
- Erklären Sie, was passiert ist, und dass ggf. weitere Hilfe unterwegs ist.
- Lassen Sie die Menschen keinen Alkohol trinken und nicht rauchen, weil dies die Durchblutung noch mehr vermindert.
- Beobachten Sie die Person und überprüfen Sie regelmäßig die Vitalzeichen.

5.2.4 Erste Hilfe bei Herzinfarkt und Schlaganfall

Sofortmaßnahmen bei Verdacht auf Herzinfarkt

Definition
Ein **Herzinfarkt** (auch: Myokardinfarkt) ist eine lebensbedrohliche Erkrankung, die zu einem Herzstillstand führen kann. Ursache ist ein Sauerstoffmangel im Herzen durch den teilweisen oder vollständigen Verschluss von Herzkranzgefäßen.

Anzeichen für einen Herzinfarkt sind:
- starke Brustschmerzen (meist hinter dem Brustbein), die in den linken Arm, Schulter, Rücken oder in den Oberkiefer ausstrahlen
- Gefühl der Brustenge (Angina pectoris),
- Atemnot, Kurzatmigkeit
- grau-blasse Gesichtsfarbe
- Unruhe bis hin zur Todesangst
- Übelkeit, Erbrechen, Oberbauchschmerzen,
- Schweißausbrüche, sichtbar großperliger Schweiß auf der Stirn.

Diversität
Frauen haben meist keine klassischen Brustschmerzen bei einem Herzinfarkt. Sie klagen eher über Übelkeit, Erbrechen, Kurzatmigkeit und Schmerzen im Oberbauch und zwischen den Schultern am Rücken. Diese Symptome werden seltener als Herzinfarkt gedeutet. Frauen werden deshalb häufig erst später zur Notfallversorgung in eine Klinik gebracht als Männer.

Ersthelfende alarmieren bei Verdacht auf einen Herzinfarkt sofort den Rettungsdienst. Ist die betroffene Person ansprechbar, klar bei Bewusstsein und verfügt über eine noch ausreichende Atmung und Herzkreislauffunktion, werden folgende Maßnahmen empfohlen:
- Positionieren Sie die betroffene Person auf einer Liege/einem Bett, alternativ auch auf dem Boden, mit erhöhtem Oberkörper.
- Entfernen Sie enge Kleidung.
- Überprüfen Sie kontinuierlich die Vitalparameter (Puls, Blutdruck, Atmung).
- Beobachten Sie die Person auf Anzeichen, dass sich der Zustand verschlechtert.
- Leisten Sie psychologische Erste Hilfe, indem Sie beruhigend auf die Person einwirken.

Sollte es zu einem Herzstillstand kommen, beginnen Sie sofort mit der **Herzdruckmassage und Beatmung.**

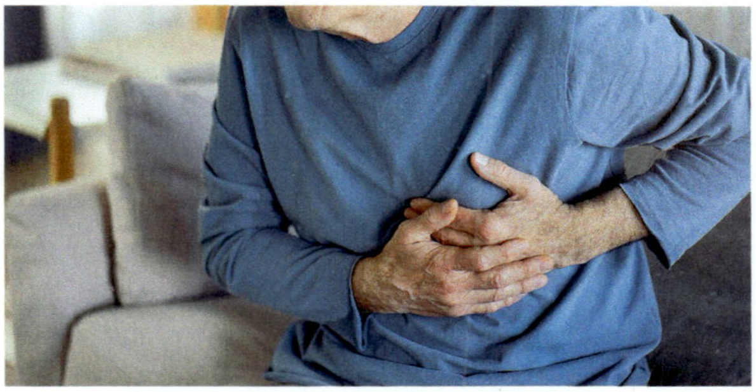

Abb. 4 Männer klagen bei einem Herzinfarkt häufig über plötzliche, stechende Brustschmerzen und Brustenge. Bei Frauen sind die Symptome oft nicht so eindeutig.

Sofortmaßnahmen bei Verdacht auf Schlaganfall

Definition
Ein **Schlaganfall** (auch: Hirninsult, Hirnschlag, veraltet: Apoplex) ist ein Notfall, bei dem die Blut- und Sauerstoffversorgung des Gehirns unterbrochen ist. Es kommt je nach betroffenem Hirnareal zu körperlichen Ausfallerscheinungen. Ursache für einen Schlaganfall kann eine akute Hirnblutung oder ein Verschluss der zum Gehirn führenden Gefäße durch ein Blutgerinnsel (Thrombus) sein.

Bei einem Schlaganfall zählt jede Minute. Je früher die Betroffenen behandelt werden, desto geringer sind die bleibenden Schäden durch absterbende Gehirnzellen.

Anzeichen für einen Schlaganfall sind:
- plötzliches Taubheitsgefühl oder Kraftlosigkeit, Schwäche in den Gliedmaßen (Arme, Beine), insbesondere auf nur einer Körperseite
- Koordinationsprobleme, Schwindel, Gleichgewichtsstörungen, unsicherer Gang
- Gesichtslähmung (Fazialisparese): halbseitig herabhängender Mundwinkel („schiefer Mund"), hängendes oder teilweise verschlossenes Auge
- Schwierigkeiten beim Sprechen und Verstehen, u.a. „verwaschene", lallende Sprache; verlangsamtes Denken, Wortfindungsstörungen
- Sehprobleme: Doppelbilder, Gesichtsfeldeinschränkungen, Verschwommensehen
- sehr starke Kopfschmerzen

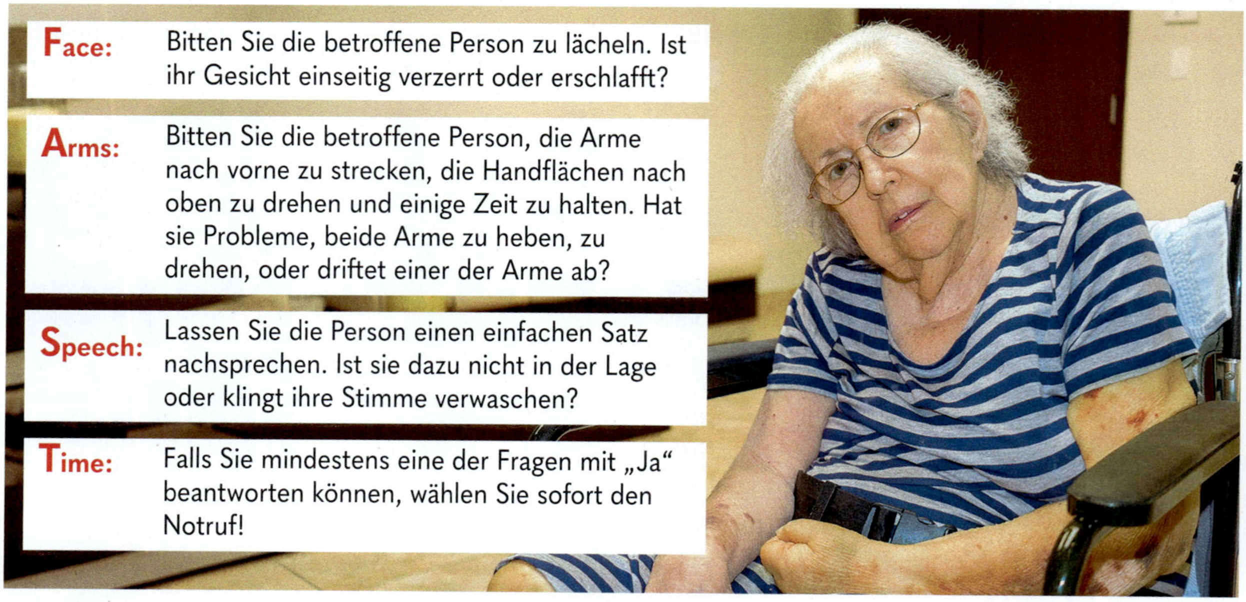
Face: Bitten Sie die betroffene Person zu lächeln. Ist ihr Gesicht einseitig verzerrt oder erschlafft?
Arms: Bitten Sie die betroffene Person, die Arme nach vorne zu strecken, die Handflächen nach oben zu drehen und einige Zeit zu halten. Hat sie Probleme, beide Arme zu heben, zu drehen, oder driftet einer der Arme ab?
Speech: Lassen Sie die Person einen einfachen Satz nachsprechen. Ist sie dazu nicht in der Lage oder klingt ihre Stimme verwaschen?
Time: Falls Sie mindestens eine der Fragen mit „Ja" beantworten können, wählen Sie sofort den Notruf!

Abb. 1 Ersthelfende können mit dem FAST-Schema („fast" = schnell) überprüfen, ob ein Schlaganfall vorliegt.

FAST-Test zur Erkennung eines Schlaganfalls
Den FAST-Test kann man sich auch als App auf das Handy laden. Mehr dazu online unter:
www.schlaganfall-hilfe.de →
Suche nach: FAST-Test als App

Wichtig:
Bei Verdacht auf einen Schlaganfall heißt es „time is brain" – „Zeit ist Hirn". Pro Minute sterben ca. 1,9 Millionen Gehirnzellen, wenn keine Therapie erfolgt. Bei einer Stunde Zeitverlust sind das ca. 120 Millionen Gehirnzellen.

5.2.5 Erste Hilfe bei allergischen Reaktionen

Definition
Eine **Allergie** ist eine Immunreaktion des Körpers auf nicht-infektiöse Fremdstoffe (Allergene). Der Körper reagiert mit Entzündungszeichen und der Bildung von Antikörpern.

Menschen können auf alles Mögliche allergisch reagieren, z. B. auf Pollen, Hausstaub, Tierhaare, bestimmte Lebensmittel und Medikamente. Die Reaktionen können individuell unterschiedlich sein und reichen von lokalen Hautausschlägen (z. B. Rötung, Quaddeln) über Niesanfälle, Hustenreiz bis hin zu plötzlicher Atemnot und Herz-Kreislauf-Versagen.

Die lebensbedrohliche Form einer allergischen Reaktion ist ein anaphylaktischer Schock.

Ersthelfende sollten bei Verdacht auf eine allergische Reaktion umgehend die Allergenzufuhr stoppen, also die Ursache beseitigen (z. B. Entfernen einer allergieauslösenden Salbe oder eines Bienenstachels) und danach die Symptome behandeln (z. B. Kühlen bei Hautrötungen, Anwenden eines bronchienerweiternden Atemsprays bei Luftnot).

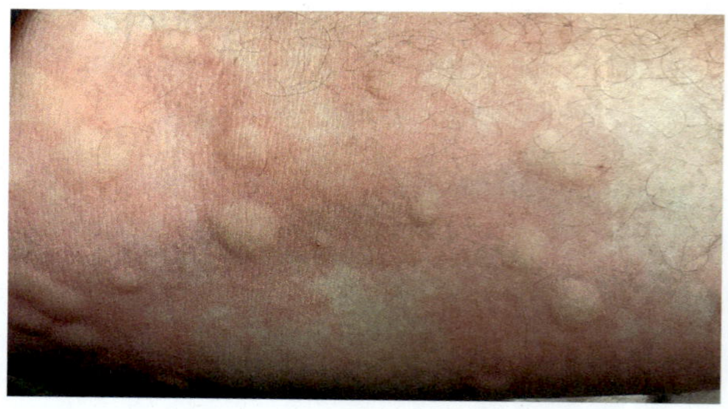

Abb. 2 Quaddeln am Arm als allergische Reaktion auf ein Arzneimittel

Wichtig
Menschen mit bekannten schweren Allergien haben oft ein Notfallatemspray oder ein Notfallinjektionsset dabei. Fragen Sie die betroffene Person oder Angehörige danach und wenden Sie es im Bedarfsfall an.

Beispiel

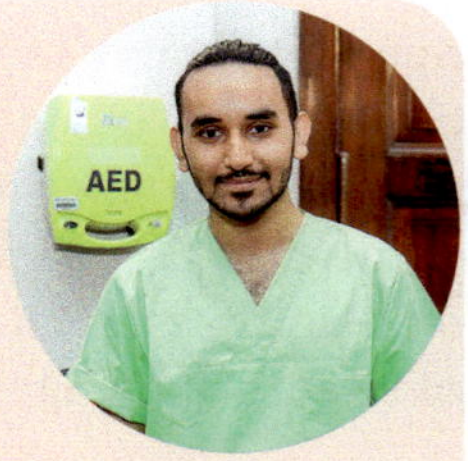

„Eine Patientin klingelte kurze Zeit, nachdem sie eine Metamizol-Kurzinfusion gegen ihre Schmerzen erhalten hatte. Sie klagte über plötzliche Luftnot und hatte im Gesicht und am Hals rote Flecken. Ich stoppte sofort die Kurzinfusion, indem ich die Rollklemme am Infusionssystem zudrehte. Ich löste den Zimmernotruf aus und beruhigte die Patientin. Eine Kollegin und die Stationsärztin eilten herbei. Die Ärztin spritze ein Notfallmedikament über den i.v.-Zugang. In der Dokumentation vermerkten wir den Vorfall und notierten mit Rot: Achtung, Metamizol-Allergie!"

5.2.6 Erste Hilfe bei Wunden und Blutungen

Definition

Eine **Wunde** ist eine äußere oder innere Verletzung von Haut, Schleimhaut oder Gewebe durch Gewalteinwirkung oder durch Entzündungsprozesse. Sind venöse Blutgefäße verletzt, kommt es zu kleineren, oberflächlichen **Blutungen**. Sind arterielle Blutgefäße verletzt, kommt es zu großen, heftig pulsierenden Blutungen, die ohne Gegenmaßnahmen zum Schock und Herz-Kreislauf-Versagen führen.

Bei der Notfallversorgung von Wunden und Blutungen sollten Ersthelfende:

- Blutungen stillen,
- Infektionen verhindern und
- Schmerzen verringern.

! Wichtig

Erfragen Sie bei der Wundversorgung (Verbandwechsel ▷ S. 461) immer den Tetanusschutz. Liegt die letzte Tetanusimpfung länger als zehn Jahre zurück oder ist nicht bekannt, muss eine Immunisierung durch eine Injektion erfolgen.

Tetanuserreger kommen u. a. in der Erde und im Straßenstaub vor und können eine tödlich verlaufende Wundinfektion auslösen.

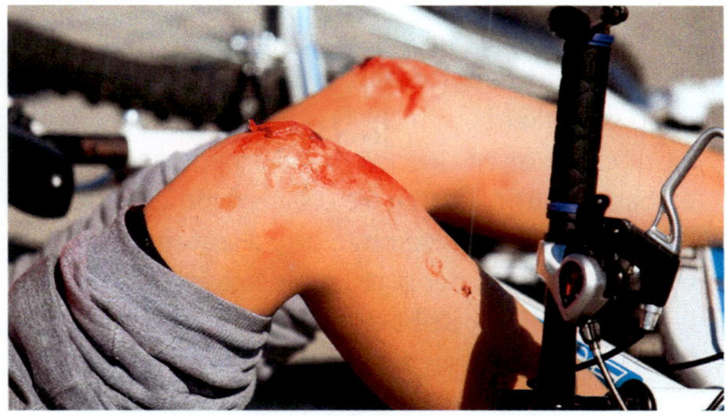

Abb. 3 Bei Verkehrsunfällen kommt es häufig zu Verletzungen mit äußeren und inneren Blutungen.

! Wichtig

Tragen Sie bei der Wundversorgung immer Handschuhe zum Selbstschutz und vermeiden Sie Blutkontakt!

Sofortmaßnahmen bei äußeren Wunden und Blutungen

Kleinere, wenig blutende Wunden versorgt man mit einem einfachen Pflasterschnellverband. Zuvor sollte man die Wunde reinigen, bestenfalls mit Desinfektionsmittel oder NaCl 0,9 % und sterilen Kompressen, um eine Infektion zu vermeiden. Ist dies nicht verfügbar, nutzt man je nach Möglichkeit zum Reinigen der Wunde kaltes Wasser und ein sauberes Taschen- oder Baumwolltuch.

Bei mittelstarken und eher langsam bzw. gleichmäßig blutenden Wunden muss ein Deck- oder auch ein Druckverband angelegt werden, um die verletzten, meist venösen Blutgefäße (dunkelrotes Blut) zu komprimieren und die Wunde vor Keimen zu schützen.

Bei einem einfachen Deckverband wird die Wunde mit einer Mullkompresse abgedeckt und entweder mit Pflasterstreifen fixiert oder mit einer Mullbinde umwickelt.

Bei einem Druckverband wird die Wunde zusätzlich zur Kompresse bzw. Wundauflage mit einem darüber liegenden Druckpolster bedeckt und anschließend mit einer Fixierbinde oder einem Dreieckstuch zirkulär fest umwickelt bzw. straff fixiert. Der Druckverband sollte in kurzen Abständen kontrolliert werden, um bei Komplikationen schnell reagieren zu können.

Anzeichen für einen fehlerhaften Druckverband:

- Der Verband blutet durch: Sie haben den Druckverband zu locker bzw. nicht fest genug angelegt. Legen Sie über den alten Druckverband erneut einen Druckverband an und fixieren Sie diesen deutlich fester.
- Die verbundene Extremität bzw. Hautumgebung ist bläulich (livide) oder blass, fühlt sich kalt an und die Person klagt über Kribbeln und Taubheitsgefühl: Der Druckverband ist zu fest angelegt. Lockern Sie den Verband etwas, indem Sie mit einer Schere den Verband links und rechts an den Seitenrändern etwas einschneiden.

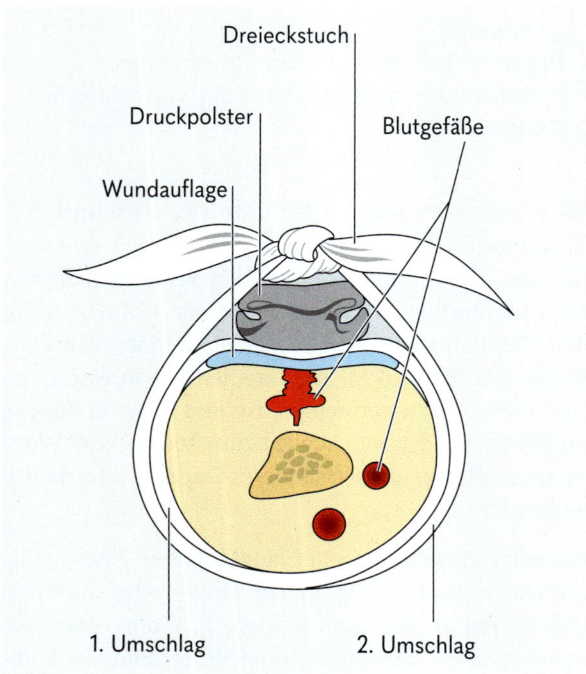

Abb. 1 Querschnitt von einem Druckverband am Arm

Liegt eine arterielle Blutung vor, erkennbar an einer hellroten, stark pulsierenden, schnellen Blutung (umgangssprachlich: „Spritzblutung"), muss zusätzlich zu einem Druckverband die Blutungsquelle mit der Hand abgedrückt bzw. komprimiert werden. Dies verhindert einen hohen Blutverlust in kurzer Zeit und beugt kurzfristig einem Schock und Herz-Kreislauf-Versagen vor.

Bei einer Blutung am Arm hält man die Extremität hoch. Gleichzeitig drückt man mit der anderen Hand die Arterie an der Oberarminnenseite gegen den Oberarmknochen.

Bei Blutungen am Oberschenkel lagert man das Bein hoch.

Sofortmaßnahmen bei inneren Blutungen

Eine innere Blutung entsteht, wenn Blutgefäße, z. B. durch ein stumpfes Trauma oder eine Fraktur, verletzt werden. Die Blutung ist äußerlich nicht zu sehen, aber die Blutverluste nach innen können sehr groß sein und zu einem Schock führen.

Bis zum Eintreffen der Rettungskräfte achten Ersthelfende bei Verdacht auf innere Blutungen, z. B. nach Verkehrsunfällen, körperlichen Angriffen oder Stürzen aus größerer Höhe, auf Anzeichen für einen Schock und leisten psychologische Erste Hilfe.

Die verletzte Person sollte sicher sitzen oder besser liegen, um die Herz-Kreislauf-Funktion zu stabilisieren. Sichtbare Fremdkörper in Wunden (z. B. Messer) verbleiben in der Wunde und werden nicht herausgezogen. Offene Wunden schützt man vor Infektionen, indem sie mit einer sterilen Kompresse oder keimarmem Material abgedeckt werden.

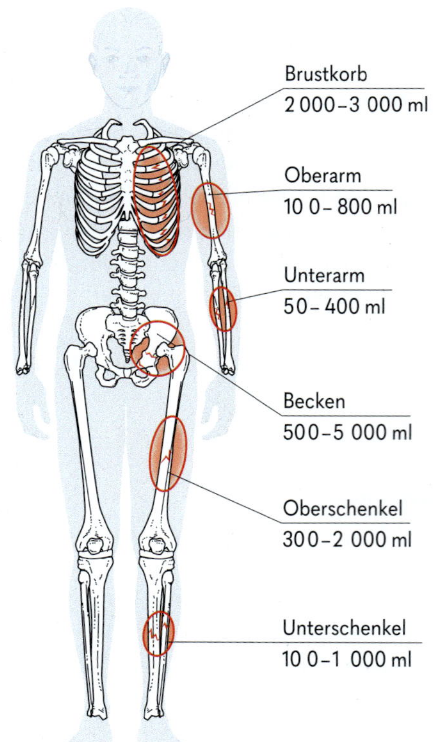

Abb. 2 Blutverluste je nach lokalisierter Körperstelle

> **! Wichtig**
> Bei Erwachsenen besteht Schockgefahr bereits ab einem Liter Blutverlust, bei Kindern entsprechend früher.

Sofortmaßnahmen bei Amputationsverletzungen

Definition
Eine **Amputation** ist die Abtrennung eines Körperteils. Abgetrennte Gliedmaßen (z. B. Finger, Zehen, Arme, Beine) nennt man **Amputat**.

Amputationsverletzungen gehen immer mit arteriellen Blutungen einher. Demzufolge ist die Gefahr eines hohen Blutverlustes und einer kritischen Herz-Kreislauf-Situation groß.
- Der Schwerpunkt liegt bei der Ersten Hilfe auf dem Stoppen der Blutung durch Anlegen eines keimfreien Druckverbands,
- Abdrücken der Blutungsquelle und Hochlagerung der Extremität.
- Das Amputat (z. B. Gliedmaße) bewahrt man bis zum Eintreffen der Rettungskräfte kühl und keimfrei auf, um eine spätere unfallchirurgische Rekonstruktion zu ermöglichen.

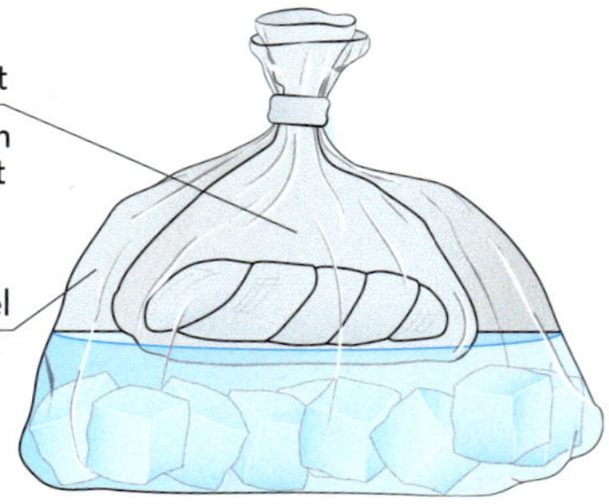

Abb. 3 Aufbewahrung eines Amputats bei der Ersten Hilfe

Sofortmaßnahmen bei Frakturen und Gelenkverletzungen

Definition
Frakturen sind Knochenbrüche durch direkte oder indirekte Gewalteinwirkung.

Da jede Bewegung bei einem Knochenbruch sehr schmerzhaft ist, sollte man die verletzte Person möglichst nicht bewegen. Die Bruchstelle ist mit zusammengerollten Kleidungsstücken, Decken oder Verbandsmaterial abzupolstern und ruhigzustellen.

! Wichtig
Knochenbrüche können zu inneren Blutungen führen. Wenn der Blutverlust hoch ist, kann ein Schock entstehen.

sichere Frakturzeichen
• abnorme Beweglichkeit oder Bewegungsunfähigkeit • sichtbare Knochen(-teile) bzw. Fehlstellung des Knochens • hör- und fühlbares Knochenreiben
unsichere Frakturzeichen
• Schonhaltung/Bewegungseinschränkung • Schmerzen • Schwellung und Erwärmung • Hämatom (Bluterguss)

Tab. 1 sichere und unsichere Frakturzeichen

Geschlossene Frakturen können mit kalten, feuchten Umschlägen zusätzlich gekühlt werden. Offene Frakturen werden möglichst keimfrei mit Verbandmaterial abgedeckt. Die Betroffenen sollten nichts essen oder trinken, weil sie meist noch am gleichen Tag operiert werden.

Gelenkverletzungen können durch plötzliches Umknicken, Stolpern oder Stürzen entstehen. Typischerweise klagen Betroffene über sofort einsetzende starke Schmerzen im Gelenk. Sie können das Gelenk kaum oder nur unter Schmerzen bewegen. Der Bereich um das Gelenk ist geschwollen, meist gerötet und sehr druckempfindlich.

! Wichtig
Bei Gelenkverletzungen gilt die **PECH-Regel**:
P = Pause (Ruhigstellen)
E = Eis (Kühlen)
C = Compresse (Bandage anlegen)
H = Hochlagern

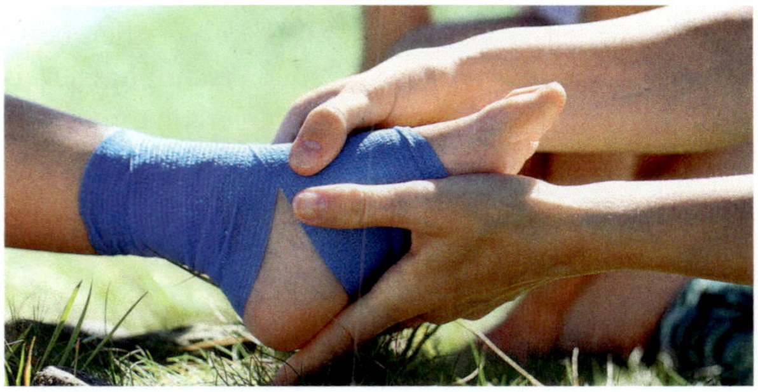

Abb. 4 Eine Bandage am Knöchel verhindert, dass der Fuß anschwillt, z. B. nach schmerzhaftem Umknicken.

5.2.7 Erste Hilfe bei Kälte- und Hitzeschäden

Sofortmaßnahmen bei Unterkühlung

Definition
Von **Unterkühlung** (Hypothermie) spricht man bei Absinken der Körperkerntemperatur auf unter 35 Grad. Der Körper verliert mehr Wärme, als er produzieren kann.

Bei Unterkühlungen unterscheidet man verschiedene Stadien, nach denen sich auch die Erste-Hilfe-Maßnahmen richten.

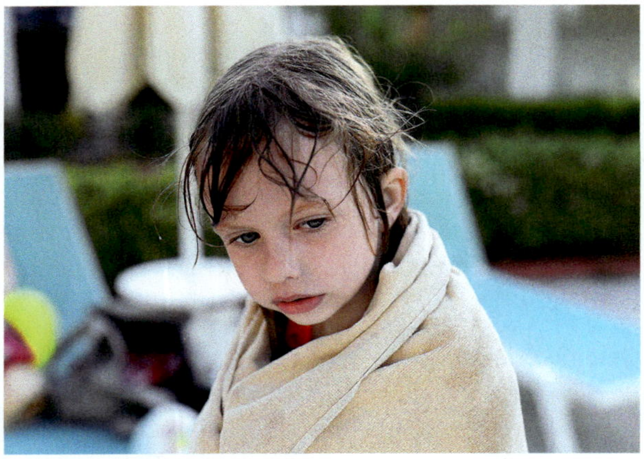

Abb. 1 Kinder können schnell unterkühlen, wenn sie sich zu lange im Wasser (z. B. in Freibädern, Seen) aufhalten.

Sofortmaßnahmen bei Erfrierungen

Definition
Erfrierungen sind örtlich begrenzte Gewebeschäden durch längere Kälteeinwirkung, die zum Absterben des Gewebes führen können. Besonders gefährdete Körperstellen sind bei Kälte und ohne wärmende Kleidung: Finger, Zehen, Nase und Ohren.

Eine Person mit Erfrierungen hat je nach Ausmaß folgende Beschwerden und Anzeichen:

- **Grad I:** taube, gefühllose Körperteile (z. B. Finger, Zehen); die betroffenen Hautstellen sind kalt, blass bis gerötet, livide und können schmerzen.
- **Grad II:** bewegungsunfähige, gefühllose und eher gering schmerzhafte Körperteile; die betroffenen Hautstellen sind blass, dunkelgrau und es kommt zu Blasenbildung.
- **Grad III:** bewegungsunfähige, harte Körperteile; die betroffenen Hautstellen sind grau bis schwarzblau, ohne Anzeichen von Durchblutung und Schmerzempfinden.

Stadium	Symptome	Maßnahmen
I: leichte Hypothermie (32–35 Grad)	• klares Bewusstsein • Zittern, Frieren, blaue Lippen • Kälteschmerzen • Unruhe • Tachykardie, erhöhter Blutdruck	• warme Umgebung • nasse Kleidung wechseln • zudecken, in Rettungsdecke hüllen • warme Getränke
II: mäßige Hypothermie (32–28 Grad)	• Verwirrtheit bis schläfrig, bewusstlos • Erschöpfung, Muskelstarre • verlangsamte Atmung • Bradykardie	• warme Umgebung • in Rettungsdecke hüllen bzw. Heizdecke • warme, gezuckerte Getränke • bei Bewusstlosigkeit, aber stabiler Atmung: stabile Seitenlage
III: schwere Hypothermie (< 28 Grad)	• Bewusstlosigkeit • Atemstillstand • Asystolie oder Kammerflimmern	• Herzdruckmassage, Beatmung und Einsatz eines AED

Tab. 1 Stadien der Unterkühlung (Hypothermie)

Erfrierungen ersten und zweiten Grades sind reversibel, das heißt umkehrbar. Ersthelfende bringen die Betroffenen an einen möglichst warmen Ort und fordern sie auf, eng anliegende Kleidung und Schuhe zu öffnen und die Gliedmaßen zu bewegen, soweit das möglich ist. Die Gliedmaßen sollen selbst aber nicht durch Ersthelfende bewegt, warm gerieben oder massiert werden. Dies ist schmerzhaft und führt zu Gewebeschäden. Ersthelfende können die betroffene Person je nach Situation auch versuchen, mit ihrer eigenen Körperwärme zu wärmen, betroffene Körperstellen warm einwickeln und warme, gezuckerte, alkoholfreie Getränke anbieten.

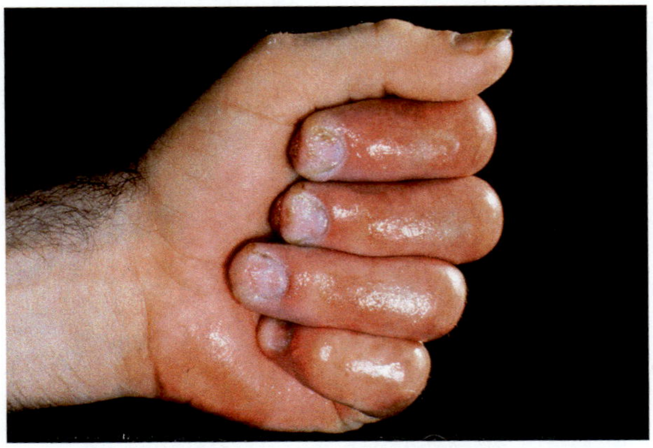

Abb. 2 Zeichen einer Erfrierung ersten Grades an den Fingern

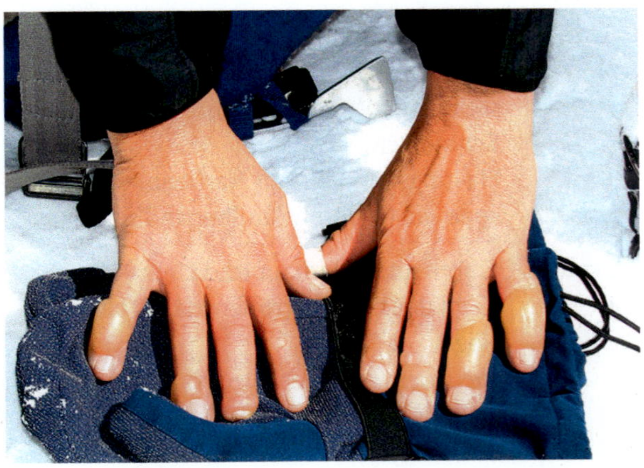

Abb. 3 Erfrierungen zweiten Grades an den Händen mit Blasenbildung

Erfrierungen dritten Grades sind nicht mehr reversibel. Betroffene Körperstellen können nicht mehr gerettet und müssen später amputiert werden. Ersthelfende sorgen neben dem Warmhalten der Person bis zum Eintreffen des Rettungsdienstes für eine druckfreie Ruhigstellung des betroffenen Körperteils.

Erste Hilfe bei Hitzeschäden

Hitzeschäden entstehen durch sehr warme Umgebungstemperaturen und starke Sonneneinstrahlung.

! **Wichtig**

Hitzeschäden können lebensbedrohlich sein. Die Personen können bewusstlos werden oder einen Schock entwickeln. Deshalb sollten Ersthelfende immer einen Notruf absetzen, die betroffenen Personen in eine kühle, schattige Umgebung bringen und für Ruhe sorgen.

Hitzschlag

Definition

Hitzschlag bedeutet, die Körpertemperatur steigt durch hohe Umgebungstemperaturen auf über 40 Grad. Der Körper kann dies durch Schwitzen nicht mehr ausgleichen, Herz-Kreislauf-Probleme drohen.

Anzeichen für einen Hitzschlag sind
- eine trockene, rote, heiße Haut,
- Schwindel, Kopfschmerzen,
- hohes Fieber und
- im Verlauf Bewusstseinsstörung bis Schock.

Ersthelfende sollten
- überflüssige Kleidung ausziehen,
- Betroffene hinlegen mit erhöhtem Oberkörper,
- möglichst viel Wasser zum Trinken anreichen,
- den Körper mit feuchten Tüchern kühlen (z.B. an Stirn, Nacken, Waden) und
- regelmäßig die Vitalzeichen prüfen bis zum Eintreffen des Rettungsdienstes.

Hitzeerschöpfung

Eine Hitzeerschöpfung (auch: Hitzeohnmacht) erkennt man daran, dass die betroffene Person
- körperlich sehr schwach ist,
- eine blasse und schweißnasse Haut hat,
- über Frieren klagt („Mir ist kalt!"),
- einen sehr schnellen Puls hat (Tachykardie).

Diese Personen positioniert man flach, wechselt die verschwitzte Kleidung, deckt sie zu und lässt sie möglichst viel Wasser trinken, wenn sie bei Bewusstsein sind.

Sonnenstich

Definition
Ein **Sonnenstich** entsteht durch längeres Einwirken von UV-Sonnenlicht auf den Kopf. Es kommt zu einem Wärmestau und einer Reizung der Hirnhäute.

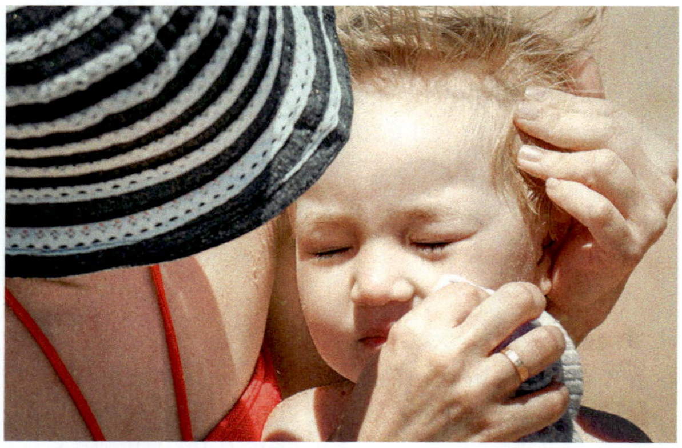

Abb. 1 Kinder ohne Kopfbedeckung in der prallen Sonne sind gefährdet für einen Sonnenstich.

Besonders gefährdet sind Personen mit wenig Kopfbehaarung und ohne Kopfbedeckung in der direkten Sonne. Die Anzeichen zeigen sich oft erst nach einigen Stunden. Die betroffenen Personen klagen über
- Übelkeit und Schwindel,
- Kopfschmerzen, Nackensteifigkeit,
- haben einen roten heißen Kopf
- und sind sehr unruhig.

In der Regel erholen sich die Betroffenen schnell wieder bei Ruhe an einem kühlen, schattigen Ort und nach ausreichender Flüssigkeitszufuhr. Treten jedoch Bewusstseinsstörungen und Herz-Kreislauf-Probleme auf, ist der Rettungsdienst zu rufen.

Verbrennungen und Verbrühungen

Definition
Verbrennungen sind Hautschäden durch direkte Hitzeeinwirkung (z. B. Feuer, heiße Herdplatte, elektrischer Strom) oder durch chemische Substanzen (chemische Verbrennung = Verätzung.
Verbrühungen sind Hautschäden, die durch heiße Flüssigkeiten, Dämpfe entstehen.

Mithilfe der **Neuner-Regel nach Wallace** kann eingeschätzt werden, wie viel Prozent der Körperoberfläche verbrannt ist. Als Faustregel gilt, dass bei einem Erwachsenen die Größe der Handfläche ca. 1 % entspricht.

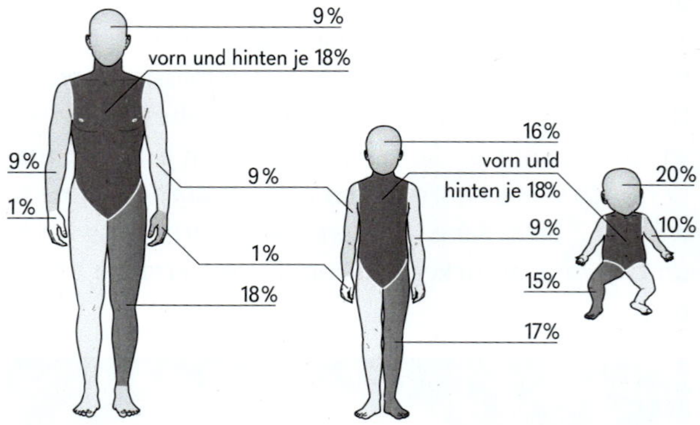

Abb. 2 Neuner-Regel entsprechend der Lebensalter

Grad 1	• Oberhaut (Epidermis) ist betroffen • Rötung, Schwellung, Überwärmung, Schmerzen • vollständige Abheilung der Haut
Grad 2a	• Oberhaut und teilweise Lederhaut (Dermis) sind betroffen • Rötung, starke Schmerzen, teilweise Blasenbildung, feuchter Wundgrund • Heilung in der Regel ohne Narbenbildung
Grad 2b	• Oberhaut und Lederhaut sind betroffen • Rötung, zerrissene/eröffnete Blasen, weißlicher Wundgrund, oft wenig Schmerzen • Heilung der Haut mit Narbenbildung, spezielle feuchte Wundbehandlung
Grad 3	• Oberhaut, Lederhaut und Unterhaut (Subkutis) sind betroffen, dazu Haare, Nägel • Nekrosen, trockener (lederartiger) weißgrauer Wundgrund, keine Schmerzen • keine Spontanheilung, chirurgisches Abtragen, Hauttransplantation
Grad 4	• alle Hautschichten sind betroffen und Muskeln, Faszien, Knochen • Nekrosen, Verkohlung • Amputation bzw. Tod

Tab. 1 Verbrennungsgrade mit Merkmalen

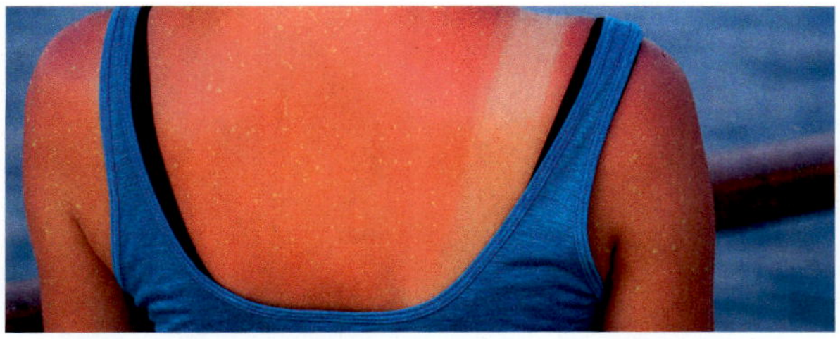

Abb. 3 Ein Sonnenbrand ist eine Verbrennung ersten Grades.

Die Verbrennung beeinträchtigt je nach Größe und Tiefe die Schutzfunktionen der Haut. Es besteht eine hohe Infektionsgefahr. Bei großflächigen Verbrennungen kann es zu einer Unterkühlung und zu einem Schock kommen.

Sofortmaßnahmen bei Verbrennungen und Verbrühungen sind:
- Brennende Kleidung/Personen mit Wasser übergießen, die Flammen mit einer Decke (Achtung: keine Kunststofffasern) ersticken oder die Person auf dem Boden wälzen.
- Verbrannte Kleidungsstücke sofort entfernen, sofern sie nicht mit der Haut verklebt oder verschmolzen sind.
- Verbrannte Hautstellen mit fließendem Wasser (ca. 10–20 Grad) mind. 10 Minuten kühlen.
- Nach dem Kühlen die Wunden mit sterilen Kompressen oder sauberen Verbandtüchern locker abdecken.
- Die betroffene Person zudecken.
- Trinken anreichen.
- Ggf. auch Schocklagerung vornehmen.

5.2.8 Erste Hilfe bei Verätzungen und Vergiftungen

Verätzungen

Definition

Verätzungen sind Schädigungen von Haut, Schleimhaut und Gewebe durch Säuren oder Laugen.
Säuren führen je nach Einwirkzeit und Konzentration zu einer meist oberflächlichen und begrenzten Hautschädigung. **Laugen** führen zu einer tiefergehenden und sich verbreitenden Schädigung.

Wichtig

Tragen Sie als Ersthelfende Schutzhandschuhe und achten Sie zusätzlich darauf, nicht mit der Lauge oder Säure in Berührung zu kommen.

Sofortmaßnahmen bei Verätzungen sind:
- Schutzkleidung anlegen,
- durchtränkte/benetzte Kleidung entfernen/ausziehen und andere Körperbereiche bzw. sich selbst nicht damit berühren,
- betroffene Hautbereiche unter fließendem Wasser spülen,
- Wunden danach mit sterilen Kompressen bzw. einem keimarmen Verband abdecken.

Verätzungen im Bereich von Mund und Speiseröhre

Wenn Säuren oder Laugen in Mund und Speiseröhre gelangt sind, sollten Betroffene schnellstmöglich Wasser trinken, um die Giftstoffe zu verdünnen. Auf keinen Fall sollte ein Erbrechen ausgelöst werden, da dies durch den Reflux zu einer erneuten Verätzung von Mund, Rachen und Speiseröhre führt.

Verätzungen des Auges

Augen können durch Spritzer von Säuren oder Laugen verätzt werden. Die betroffene Person hat starke Schmerzen im Auge und kneift es krampfartig zusammen. Als Ersthelfende gehen Sie so vor:
- Legen Sie die betroffene Person auf den Boden.
- Drehen Sie den Kopf zur betroffenen Augenseite.
- Spülen Sie das Auge mit Leitungswasser so, sodass das Wasser direkt vom Auge auf den Boden läuft.
- Decken Sie das gesunde Auge ggf. ab, damit es nicht mit kontaminierter Flüssigkeit in Berührung kommt.
- Vermeiden Sie, dass Betroffene ihre Augen reiben oder berühren, auch wenn der Drang groß ist durch Juckreiz, Brennen, Schmerzen.

Vergiftungen

Bei Vergiftungen, z. B. durch Reinigungsmittel, Medikamente oder durch Lebensmittel (z. B. Pilze), ruft man den Giftnotruf und wartet auf die Anweisungen. Wichtige Angaben sind hier:
- Alter und Gewicht der betroffenen Person
- Art, Menge, Konzentration des Giftes
- Aufnahme des Giftes, z. B. wurde es getrunken, eingeatmet oder gab es Haut- oder Augenkontakt
- Zeitpunkt der Giftaufnahme
- Symptome der betroffenen Person.

Giftnotruf

Wenn man die Telefonnummer des Giftnotrufs nicht weiß, ruft man die 112.

Zeit zum Reflektieren ...

Schätzen Sie Ihre Kompetenzen ein: Wo fühlen Sie sich sicher? Wo möchten Sie noch mal nachlesen oder etwas vertiefen? Setzen Sie Ihre ganz persönlichen Häkchen für Ihre Lernerfolge!

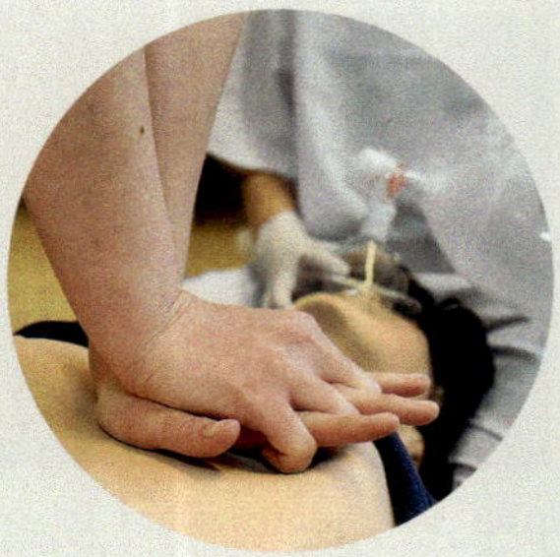

Ich ...

- ☐ weiß, dass ich gesetzlich dazu verpflichtet bin, Erste Hilfe zu leisten.
- ☐ kann die Elemente der Rettungskette aufzählen und den Ablauf beim Auffinden einer hilflosen Person beschreiben.
- ☐ beschreibe und erkläre die Unterschiede zwischen der Reanimation von Erwachsenen und Kindern.
- ☐ definiere Schock und kann vier Schockarten mit Ursachen und Maßnahmen beschreiben.
- ☐ nenne und erkläre Anzeichen für einen Herzinfarkt und einen Schlaganfall.
- ☐ weiß, worauf es bei der Versorgung von Wunden und Blutungen ankommt.
- ☐ weiß, woran ich Verletzungen des Bewegungsapparates erkennen kann (Frakturen, Gelenkverletzungen) und nenne Sofortmaßnahmen.
- ☐ beschreibe verschiedene Kälte- und Hitzeschäden und unterscheide in Schwergrade.
- ☐ definiere Verätzungen und beschreibe wichtige Sofortmaßnahmen.
- ☐ weiß, was bei Vergiftungen zu tun ist.

Ich kann ...

- ☐ einen Notruf absetzen.
- ☐ das Bewusstsein und die Atmung überprüfen.
- ☐ eine Person in die stabile Seitenlage bringen.
- ☐ eine Herzdruckmassage bei Erwachsenen und bei Kindern durchführen.
- ☐ eine Beatmung bei Kindern und Erwachsenen durchführen.
- ☐ eine Person in eine Schocklagerung bringen.
- ☐ mit einem AED umgehen.
- ☐ einen Druckverband anlegen.
- ☐ ein Amputat versorgen.
- ☐ bei Verbrennungen, Verätzungen und Vergiftungen richtig reagieren.

Ich ...

- ☐ kenne wichtige Notrufnummern.
- ☐ handle im Notfall anhand von Erste-Hilfe-Regeln.
- ☐ kann die Notfallausrüstung an meinem Einsatzort schnell finden und holen.
- ☐ nehme an Reanimationsübungen teil.

Ich ...

- ☐ bin sensibilisiert für die Ängste von Menschen, deren Vitalfunktionen eingeschränkt sind.
- ☐ weiß, wie wichtig die psychologische Erste Hilfe in Notfallsituationen ist.
- ☐ weiß, dass es am besten ist, gemeinsam mit anderen Kolleginnen und Kollegen oder Angehörigen im Notfall schnell zu handeln und sich die Aufgaben aufzuteilen.

5.3 Menschen mit chronischen Erkrankungen begleiten

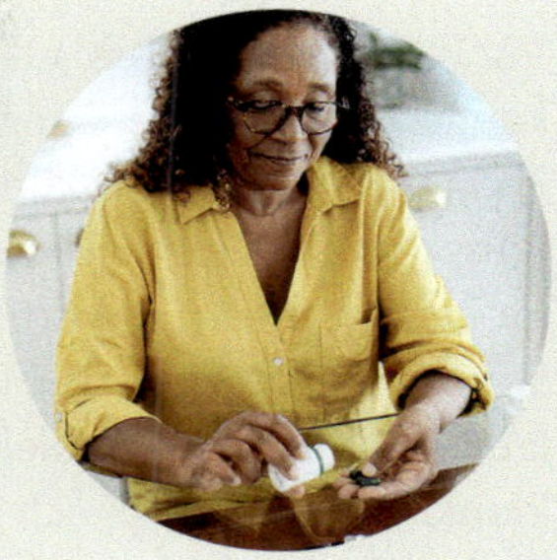

5.3.1 Risikofaktoren und Merkmale

Definition
Chronische Erkrankungen sind Erkrankungen, die sich langsam entwickeln, schleichend verlaufen und nicht vollständig ausheilen. Chronisch Erkrankte müssen andauernd oder immer wieder medizinische, pflegerische und therapeutische Leistungen in Anspruch nehmen.
Akute Erkrankungen treten im Vergleich zu chronischen Erkrankungen plötzlich auf. Sie sind in der Regel heilbar. Der Krankheitsverlauf ist schnell und oft kurz.

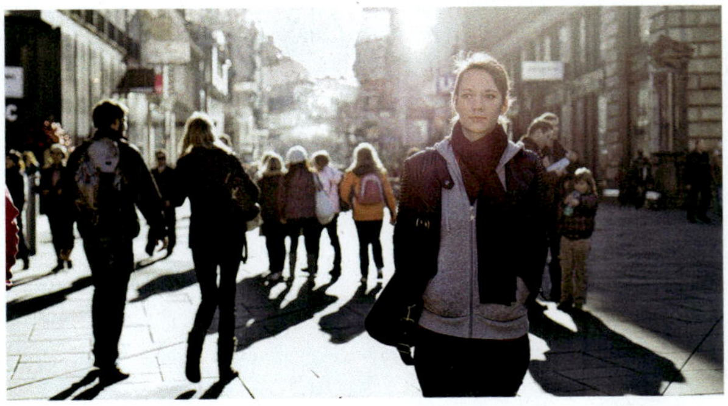

Abb. 1 Nicht jedem sieht man auf den ersten Blick an, dass er chronisch krank ist.

Chronische Erkrankungen sind weitverbreitet. Die Häufigkeit chronischer Erkrankungen steigt statistisch gesehen ab einem Alter von 45 Jahren deutlich an. Mehrfacherkrankungen (Multimorbidität) können den Krankheitsverlauf und die Behandlung erschweren. Über 60 % der Menschen ab 65 Jahren geben eine chronische Krankheit oder ein lang andauerndes gesundheitliches Problem an. Immer häufiger haben aber auch Kinder und junge Erwachsene chronische Krankheiten, zum Beispiel Allergien, Zöliakie, Neurodermitis, Diabetes mellitus und Krebserkrankungen. Wer chronisch erkrankt ist, braucht eine langfristige Behandlung und ist oft lebenslang auf Medikamente und Unterstützung angewiesen.

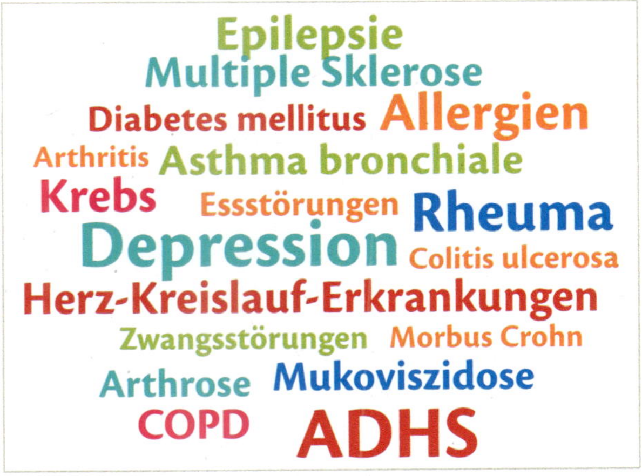
Epilepsie
Multiple Sklerose
Diabetes mellitus
Allergien
Arthritis
Asthma bronchiale
Krebs
Essstörungen
Rheuma
Depression
Colitis ulcerosa
Herz-Kreislauf-Erkrankungen
Zwangsstörungen
Morbus Crohn
Arthrose
Mukoviszidose
COPD
ADHS

Abb. 2 häufige chronische Erkrankungen

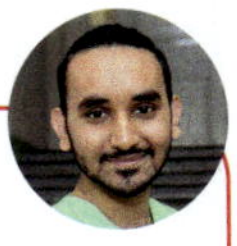

Video-Tipp von Yar Zar
„In den Filmen *Leben mit COPD* und *Leben mit Diabetes Typ 1* erzählen Betroffene ganz persönlich, was es heißt, mit einer chronischen Krankheit zu leben und was sie sich von Pflegenden wünschen. Mich hat das sehr bewegt."

Vor allem Herz-Kreislauf-Erkrankungen, Krebserkrankungen, chronische Lungenerkrankungen, psychische Erkrankungen, Erkrankungen des Muskel-Skelett-Systems und Diabetes mellitus schränken die Lebensqualität ein, verringern die Arbeitsfähigkeit und erhöhen die Sterblichkeit. 33,6 % der Todesfälle in Deutschland im Jahr 2022 gingen beispielsweise auf Herz-Kreislauf-Erkrankungen zurück. Auch psychische Erkrankungen wie Depressionen und Suchterkrankungen zählen zu den chronischen Erkrankungen.

Risikofaktoren

Risikofaktoren für die Entstehung einer chronischen Erkrankung sind:

- genetische Veranlagung
- Stress
- Bluthochdruck
- Bewegungsmangel
- ungesunde Ernährung
- Bauchfett (viszeral), Übergewicht
- Vitamin-D-Mangel
- Missbrauch von Alkohol und Tabak
- Giftstoffe in der Umgebung.

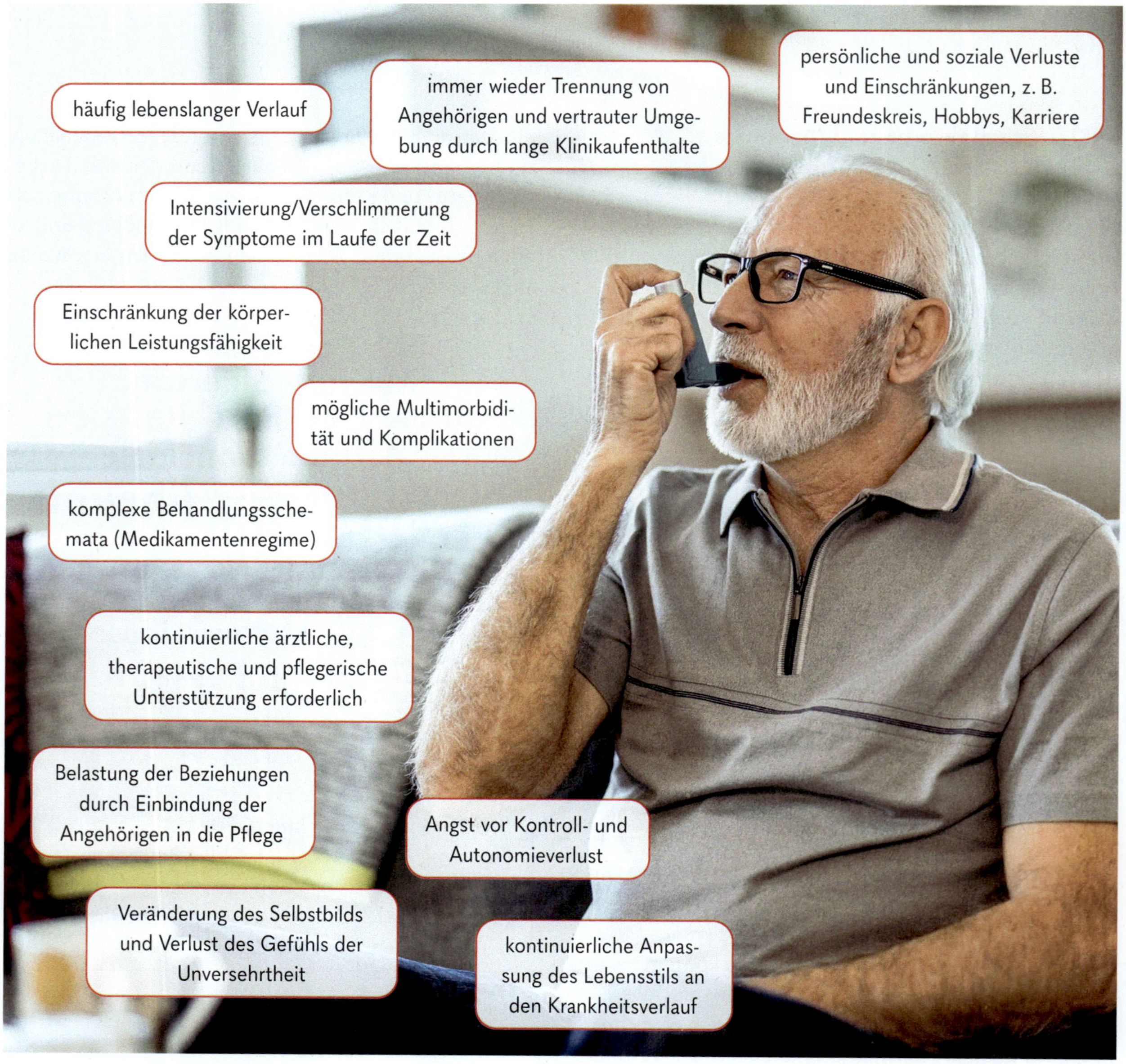
häufig lebenslanger Verlauf
immer wieder Trennung von Angehörigen und vertrauter Umgebung durch lange Klinikaufenthalte
persönliche und soziale Verluste und Einschränkungen, z. B. Freundeskreis, Hobbys, Karriere
Intensivierung/Verschlimmerung der Symptome im Laufe der Zeit
Einschränkung der körperlichen Leistungsfähigkeit
mögliche Multimorbidität und Komplikationen
komplexe Behandlungsschemata (Medikamentenregime)
kontinuierliche ärztliche, therapeutische und pflegerische Unterstützung erforderlich
Belastung der Beziehungen durch Einbindung der Angehörigen in die Pflege
Angst vor Kontroll- und Autonomieverlust
Veränderung des Selbstbilds und Verlust des Gefühls der Unversehrtheit
kontinuierliche Anpassung des Lebensstils an den Krankheitsverlauf

Abb. 1 Merkmale einer chronischen Erkrankung

Diversität
Personen mit niedrigem Einkommen und einer niedrigen sozialen Stellung in der Gesellschaft sind häufiger chronisch krank. Sie haben öfter psychosomatische Beschwerden, sind vermehrt von Unfällen und Behinderungen betroffen als Personen mit einem höheren Sozialstatus und brauchen gesundheitsbedingt mehr medizinische Hilfe und finanzielle Unterstützung.

Materialien von BZgA und Studierendenportal
Die Bundeszentrale für gesundheitliche Aufklärung (BZgA) informiert auf ihrem Internetportal „Familien mit einem behinderten oder chronisch kranken Kind" über Unterstützungen und Rechte. Das Studierendenportal der Technischen Universität Berlin gibt Hinweise zum „Studieren mit Behinderung und chronischen Krankheiten".

Merkmale einer chronischen Erkrankung

Eine chronische Erkrankung kann das Leben sowohl des Betroffenen als auch seiner Angehörigen erheblich beeinflussen. Im Gegensatz zu akuten Erkrankungen, bei denen man von einem Leben **vor** und **nach** der Erkrankung sprechen kann, ist dies bei chronischen Erkrankungen nicht so eindeutig. Hier geht es vielmehr um das Leben vor und **mit** der Erkrankung.

Personen, die allein leben und eine chronische Erkrankung haben, brauchen besonders viel Aufmerksamkeit. Im Vergleich zu Menschen, die in Partnerschaften oder Familien leben, haben sie statistisch ein höheres Sterberisiko, sind anfällig für weitere Erkrankungen und haben eine geringere Lebensqualität. Besonders schwierig wird es für ältere und alte Menschen, mit ihrer Erkrankung zu leben:
In Krisenzeiten steht den betroffenen Menschen niemand motivierend zur Seite. Keiner erinnert an die Medikamenteneinnahme oder begleitet sie zu Arztterminen.

Wichtig
Gerade für Alleinlebende können Selbsthilfegruppen eine Unterstützung sein. So lässt sich die Isolation durchbrechen und die betroffene Person bekommt emotionale und praktische Hilfe. Geben Sie Adressen von passenden Selbsthilfegruppen weiter.

Auch für Kinder und Jugendliche und ihre Eltern ist das Leben mit einer chronischen Erkrankung bzw. das Leben mit einem chronisch kranken Menschen sehr herausfordernd.

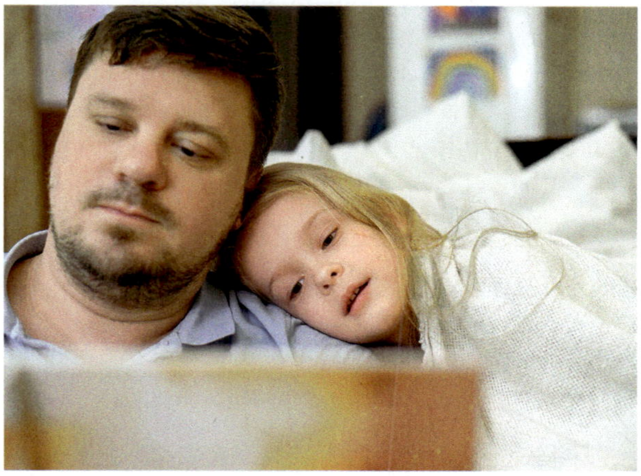

Abb. 2 Wenn ein Kind chronisch krank ist, verändert sich das ganze Familienleben.

Schwierig wird es auch, wenn Kinder und Jugendliche Eltern haben, die eine psychische Erkrankung haben. Kinder geraten dann viel zu früh in eine verantwortungsvolle Position. Es besteht die Gefahr des Rollentauschs, was nicht gut für die persönliche Entwicklung ist.

Beispiel
Frau Kettler ist an einer Depression erkrankt. Sie kann ihre Mutterrolle nur zeitweise ausfüllen. Ihre 10-jährige Tochter Mira übernimmt manchmal Aufgaben, die sonst ihre Mutter übernommen hat. Zum Beispiel macht sie morgens das Frühstück, wenn ihre Mutter nicht aufstehen kann. Sie tröstet und spricht ihrer Mutter Mut zu, wenn diese sich traurig fühlt und weint. Sie kauft nach der Schule noch ein paar Lebensmittel zum Abendbrot ein und räumt auf, wenn ihrer Mutter die Energie dafür fehlt und sie dies im Alltag überfordert.

Initiative „Netz und Boden"
Fortbildungen, Beratung und Materialien zur Unterstützung von Kindern mit psychisch erkrankten Eltern gibt es unter: www.netz-und-boden.de

5.3.2 Krankheitsverlauf nach Corbin und Strauss

Definition
Das **Corbin-Strauss-Modell** basiert auf der Beobachtung, dass jede chronische Krankheit individuell unterschiedlich in mehreren Phasen/Stadien verläuft. In jeder Phase muss der Betroffene die dafür passende ärztliche und pflegerische Unterstützung bekommen.
Das Corbin-Strauss-Modell wird auch bezeichnet als: Trajekt-Modell, Krankheitsverlaufskurvenmodell.

Eine chronische Erkrankung verläuft nicht geradlinig. Der chronisch kranke Mensch hat schlechte und gute Zeiten, manchmal zeigt sich die Krankheit gar nicht und manchmal trifft sie ihn mit voller Wucht.

Die Herausforderung bei der Pflege von Menschen mit chronischen Erkrankungen besteht darin, die aktuelle Situation der betroffenen Person zu erkennen und die Pflege daran anzupassen. Die Pflegewissenschaftlerin Juliet Corbin und der Medizinsoziologe Anselm Strauss haben in ihrer Forschung 1998 typische Phasen des Verlaufs herausgefunden und beschrieben.

Phasen	Definition
1. Vorphase	noch keine Anzeichen oder Symptome einer Krankheit
2. diagnostische Phase	Beginn der Erkrankung, Auftreten von Symptomen und Diagnosestellung
3. Krise	lebensbedrohliche Situation
4. akute Phase	akuter Zustand bzw. Komplikationen mit Krankenhausaufenthalt
5. stabile Phase	Verlauf und Symptome sind mithilfe von Behandlung unter Kontrolle
6. instabile Phase	Verlauf und Symptome sind nicht mehr unter Kontrolle, aber kein Krankenhausaufenthalt
7. Verschlechterung/ Verfall	fortschreitende Verschlechterung sowohl körperlich als auch geistig, zunehmende Behinderung
8. Sterbephase	Stunden, Tage und Wochen vor dem Tod

Tab. 1 Phasen des Corbin-Strauss-Modells

Wichtig
An den Phasen des Krankheitsverlaufs lässt sich wenig ändern, aber eine professionelle Behandlung und Pflege kann dabei helfen, instabile Phasen zu vermeiden oder ihre Auswirkungen zu verringern.

Phase 1: Vorphase
In dieser Phase zeigen sich keine Krankheitssymptome, Betroffene fühlen sich gesund. Die Erkrankung ist jedoch entweder schon vorhanden (z. B. bei Autoimmunerkankungen) oder kann durch präventives Gesundheitsverhalten abgewendet werden.

Phase 2: Suche nach der Diagnose
Die Symptome der chronischen Krankheit treten plötzlich oder schleichend auf. Bis die richtige Diagnose gestellt wird, dauert es jedoch oft lange. Betroffene schwanken in dieser Zeit zwischen Angst, Hoffnung und dem Versuch, die Beschwerden zu ignorieren. Corbin und Strauss sprechen von einem diagnostischen Schwebezustand.

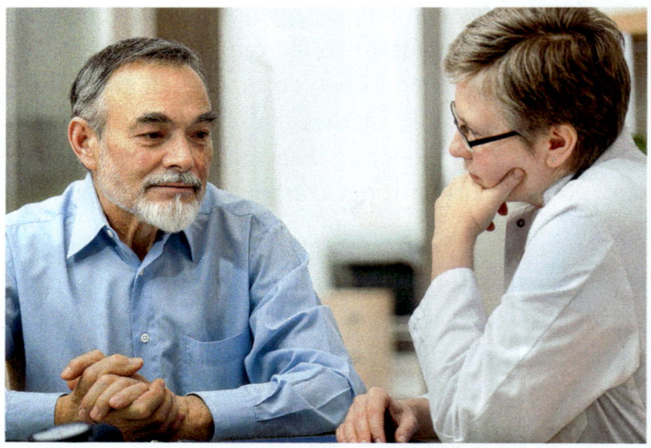

Abb. 1 Ist die Diagnose endlich gestellt, setzt im ersten Moment meist eine Art von Erleichterung ein, weil die Zeit der Unsicherheit vorbei ist.

Beispiel
Jan Wagner (27 Jahre) leidet seit einiger Zeit unter starken Bauchschmerzen und Durchfällen. Als er Blut in der Toilette sieht, bekommt er Angst und geht zu seinem Hausarzt. Dieser gibt ihm eine Überweisung für eine Magen-Darm-Spiegelung. Herr Wagner bekommt einen Termin in einer Ambulanz für Gastroenterologie. Aufgrund des Befundes wird er zur Abklärung ins Krankenhaus eingewiesen. Jan Wagner versucht, ruhig zu

bleiben. Doch nachts kann er nicht schlafen. Die Diagnose Morbus Crohn (chronisch entzündliche Darmerkrankung) bei der Visite traf ihn unvorbereitet. Am meisten hatte er Angst vor einer Krebsdiagnose gehabt. Deshalb war er zunächst erleichtert. Aber die ernsten Worte und Blicke des Oberarztes zeigen ihm, dass Morbus Crohn nichts ist, was schnell wieder vorbei ist.

Phasen 3 und 4: Krise und Akutsituation

Die Symptome verschlimmern sich rapide. Die chronische Erkrankung macht es den Betroffenen unmöglich, ihren Alltag zu bewältigen bzw. aktiv selbst zu gestalten. Ohne medizinisches und pflegerisches Eingreifen kann sich eine lebensbedrohliche Situation entwickeln. Pflegefachpersonen spielen eine entscheidende Rolle, da sie sowohl körperliche als auch psychische Unterstützung für die Betroffenen und ihr Umfeld bieten.

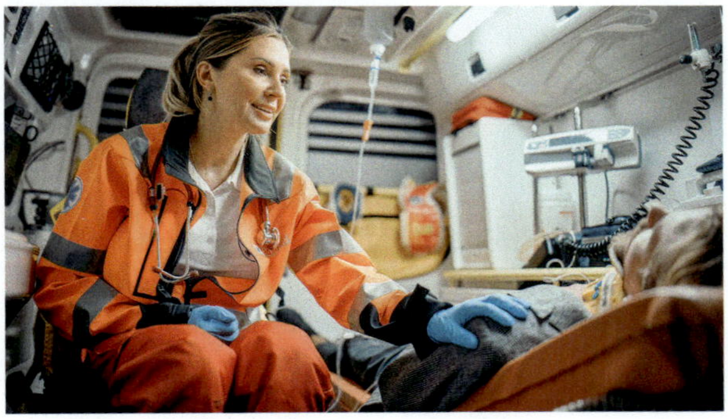

Abb. 2 Bei einer akuten Krise ist oft eine stationäre Einweisung erforderlich, manchmal ist der Zustand lebensbedrohlich.

Beispiel
Jan Wagner hat zum Zeitpunkt seiner Diagnose einen akuten Krankheitsschub. Vor allem der letzte Dünndarmabschnitt ist entzündet. Er bekommt ein Kortisonpräparat, das er für drei Monate einnehmen soll, und ebenso Medikamente gegen seine starken Durchfälle. Jan Wagner lässt sich für zwei Wochen krankschreiben.

Phase 5: stabile Phase

Nach einer akuten Krise tritt oft eine stabile Phase ein, die auch als Normalisierungsphase bezeichnet wird. Mögliche Funktionseinschränkungen gehen ganz oder teilweise zurück. Eine körperliche und seelische Erholung setzt ein.

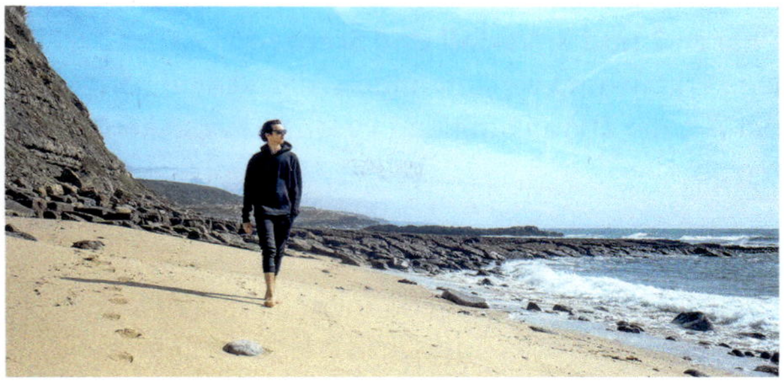

Abb. 3 Betroffene merken in einer stabilen Phase, wie die Krankheit sie verändert hat. Sie wünschen sich, dass die aktuell stabile Phase, in der sie sich gut fühlen, möglichst lange anhält.

Beispiel
Jan Wagner hat zwei Monate nach dem Beginn fast keine Durchfälle mehr und seine Schmerzen haben sich deutlich gebessert. Er merkt aber, dass er bestimmte Nahrungsmittel nicht verträgt, und vermeidet auch Alkohol. Seine Freunde erkennen ihn gar nicht wieder. Doch das ist ihm egal. Allein die Erinnerung an seine heftigen Beschwerden der letzten Monate motiviert ihn, an gemeinsamen Abenden in der Bar lieber Wasser zu bestellen.

Phase 6: instabile Phase

In dieser Phase kommt es zu einer Verschlechterung, ohne dass es zu einer akuten Situation kommt. Bisherige Therapien und Bewältigungsmechanismen reichen nicht mehr aus. Betroffene und Angehörige suchen nach neuen Wegen und Strategien. Manchmal ist eine stationäre Einweisung notwendig, oft reicht eine ambulante Betreuung. Das gewohnte Leben wird in solchen Phasen immer wieder auf den Kopf gestellt. Das kann sehr belastend sein.

Beispiel
Nach einem halben Jahr geht es Jan Wagner auf einmal wieder schlechter. Er hat wieder Durchfälle und es gibt viele Tage, an denen Schmerzen seinen Alltag bestimmen. Außerdem macht ihm erstmals sein Magen zu schaffen. Sein Gastroenterologe verschreibt ihm nach einer Magenspiegelung neue entzündungshemmende Arzneimittel. Er empfiehlt zusätzlich eine Ernährungsberatung und rät ihm, Stress zu vermeiden. Das alles hilft manchmal, aber nicht immer. Es ist ein Auf und Ab und das wirkt sich auch auf seine Arbeit aus. Herr Wagner schlägt seinem Chef vor, an mindestens drei Wochentagen im Homeoffice zu arbeiten.

Phasen 7 und 8: Verfall und Sterben

Jede Erkrankung verläuft anders, der Verlauf hängt von der Art der Erkrankung und vielen individuellen Faktoren ab.

Wichtig

Nicht jede chronische Erkrankung führt zu Behinderung oder Tod. Der Verlauf hängt von verschiedenen Faktoren ab. In vielen Fällen können geeignete Maßnahmen und Unterstützung die Lebensqualität verbessern.

Manchmal verschlechtert sich der Zustand jedoch so sehr, dass eine Besserung nicht mehr in Sicht ist. Ist der Tod absehbar, ist es wichtig, mit anderen darüber zu sprechen und gemeinsam mit Angehörigen, Ärzten und Pflegefachpersonen zu überlegen, wie die letzte Phase am besten zu gestalten ist (▷ Kap. 5.4).

Beispiel

Jan Wagner erfährt von dem Tod eines Bekannten, der gerade an Darmkrebs gestorben ist. Der Bekannte hatte ebenfalls Morbus Crohn. Die beiden hatten sich deshalb in den letzten Jahren ab und zu ausgetauscht. Herr Wagner ist aktuell in einer stabilen Phase. Die Nachricht geht ihm aber so nahe, dass er einen Termin bei seinem Hausarzt macht. Dieser beruhigt ihn und erklärt, dass laut neuester Studienlage ein behandelter Morbus Crohn mit einer normalen Lebenserwartung einhergeht und nicht immer zu Darmkrebs führen muss.

5.3.3 Physische Auswirkungen

Das Leben mit einer chronischen Erkrankung stellt die betroffenen Menschen vor große Herausforderungen. Das ständige Auf und Ab im Verlauf der Erkrankung erschwert es, die Erkrankung in ihr Leben zu integrieren und sich nicht von ihr beherrschen zu lassen.

Der Behandlungsplan ist oft sehr komplex. Deshalb ist die **Adhärenz** wichtig, wenn es um eine erfolgreiche Behandlung geht, da hier, anders als bei der **Compliance**, die Mündigkeit und Autonomie des erkrankten Menschen besonders berücksichtigt wird.

Definition

Adhärenz umfasst die Bereitschaft und Fähigkeit von Erkrankten, sich an gemeinsam mit Ärzten, Therapeuten und/oder Pflegenden erarbeitete Behandlungspläne zu halten und sich aktiv einzubringen. Man spricht davon, dass Menschen sich adhärent bzw. nicht-adhärent verhalten. **Compliance** beschreibt das passive und einseitige Befolgen der Erkrankten von ärztlichen/pflegerischen/therapeutischen Anweisungen. Eine gemeinsame Entscheidung auf Augenhöhe zum Therapieplan zwischen Betroffenen und Behandelnden findet nicht statt. Man spricht davon, dass Menschen sich compliant bzw. nicht-compliant verhalten.

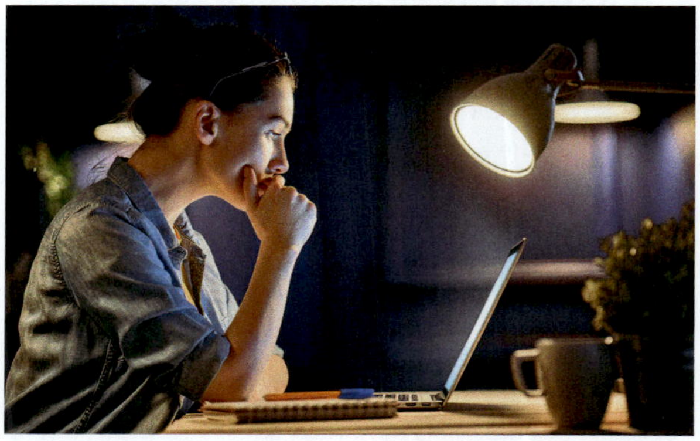

Abb. 1 Viele Menschen mit chronischen Erkrankungen verbringen viele Stunden am PC, auf der Suche nach Informationen.

Informationsbedürfnis

Die ständige **Suche nach Informationen** über die Erkrankung und Therapiemöglichkeiten ist sehr typisch für Betroffene. Dieses selbst angeeignete Expertenwissen kann aktiv zum Behandlungsplan und zur Adhärenz beitragen. Manchmal kann es aber auch zu Verunsicherung kommen. Was ist also zu tun? Bleiben Sie im Gespräch mit den Betroffenen und erkundigen Sie sich, ob die betroffene Person noch Fragen zur Therapie bzw. den Pflegemaßnahmen hat und wie es ihr damit geht.

Wichtig

Akzeptieren Sie den betroffenen Menschen als Experten seiner Erkrankung. Er soll sich mit Therapien auseinandersetzen, sie verstehen und Lösungen finden, die für ihn persönlich passen.

Symptommanagement

Betroffene müssen gerade am Anfang lernen, wie sie am besten mit ihren Beschwerden umgehen und was ihnen am besten hilft. Im Laufe der Erkrankung kommt es immer wieder zu Phasen, in denen sie neue Lösungen finden müssen, denn die Beschwerden ändern sich.

Umgang mit Medikamenten

Chronisch Kranke müssen oft eine Vielzahl an Medikamenten einnehmen und viele Einnahmehinweise und Einnahmezeiten beachten. Da ist es schwierig, den Überblick zu behalten und alle Regeln einzuhalten. Häufig ist es auch ein Problem, die Therapie in Einklang mit dem Alltag und dem Beruf zu bringen. Die Medikamente werden dann zum falschen Zeitpunkt eingenommen, in der falschen Dosis oder sie werden komplett vergessen.

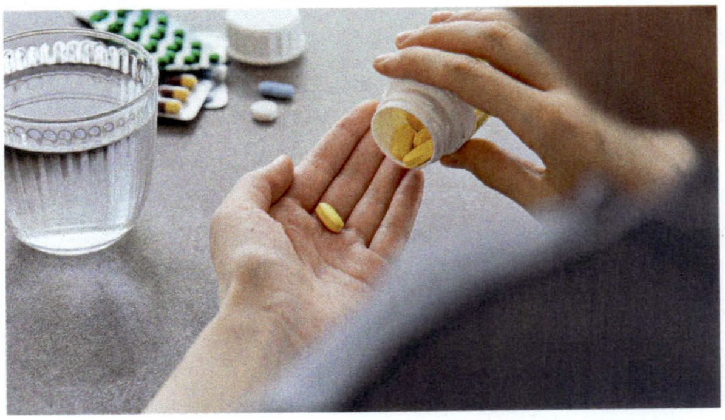

Abb. 2 Es ist nicht einfach, sich an komplexe Therapiepläne zu halten und diese konsequent durchzuhalten.

Wenn chronisch kranke Menschen nicht ausreichend über die medikamentöse Therapie informiert wurden, kann es zu Einnahmefehlern kommen.

> **!** **Wichtig**
> Pflegefachassistentinnen und -assistenten sollten den Umgang der Betroffenen mit Medikamenten beobachten und die Pflegefachpersonen bzw. die behandelnden Ärzte und Ärztinnen über Schwierigkeiten informieren.

Manche Betroffene setzen eigenmächtig Medikamente ab (mangelnde Adhärenz). Zum Beispiel, wenn sie Nebenwirkungen haben. Oder wenn sie meinen, sie brauchen sie nicht mehr, weil es ihnen ja im Augenblick gut geht. Die möglichen Folgen und die Gefahr von Komplikationen haben sie dabei nicht immer im Blick.

Beispiel

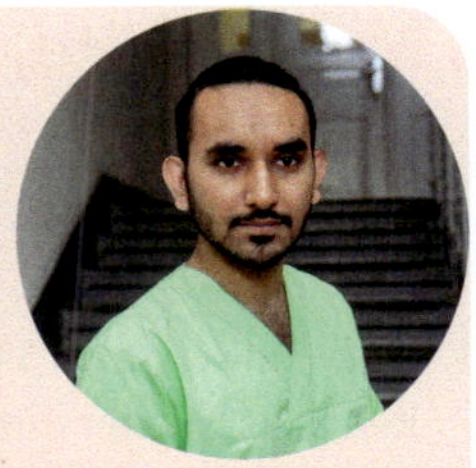

„In meinem Einsatz in der Notaufnahme hatten wir einen Patienten (70 Jahre) mit extrem hohem Blutdruck: 220/100 mmHg. Er kam mit seiner Tochter, die sich Sorgen machte. Sein Kopf war hochrot und er klagte über Übelkeit und Kopfschmerzen. Es stellte sich heraus, dass diese hypertensive Krise daher kam, weil er seine Blutdruckmedikamente übers Wochenende bei seiner Tochter nicht eingenommen hatte. Er dachte, das sei nicht schlimm, wenn er sie einmal nicht einnimmt. Er muss doch ständig so viele Tabletten nehmen, da käme es auf die zwei Tage nicht an."

5.3.4 Psychische Auswirkungen

Chronische Erkrankungen haben nicht nur physische Auswirkungen, sondern auch seelische.

Erleben von Krisen

Es braucht viel psychische Kraft (Resilienz ▷ S. 484), um die vielen Krisen gut zu überstehen, die bei einer chronischen Erkrankung vorkommen können.
Wer eine chronische Erkrankung hat, muss oft hinnehmen, dass sich der Gesundheitszustand mit der Zeit verschlechtert. Das kann oft unerwartet kommen oder dann, wenn Betroffene gerade eine längere stabile Phase hatten. Das kann sehr verunsichern. Gerade jüngere Menschen machen sich dann viele Sorgen um ihre Zukunft.

Beispiel

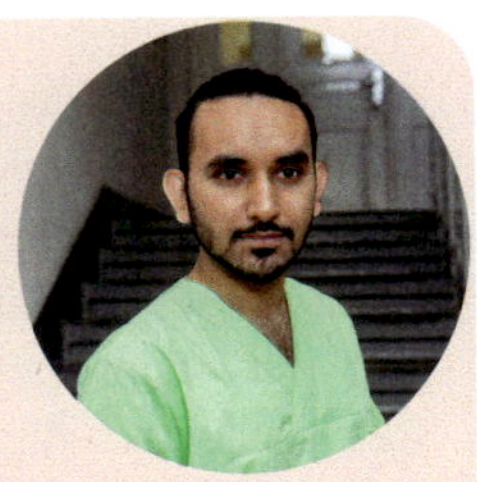

„Eine Patientin in der Notaufnahme kam wegen eines epileptischen Krampfanfalls mit schweren Verletzungen zu uns. Sie wiederholte immer wieder: ‚Aber ich hatte jetzt zwei Jahre lang keinen so schweren Anfall mehr, wieso jetzt das? Ich verstehe das nicht. Ich kann es einfach nicht verstehen.'"

„Meine Güte, Martha hätte sterben können!“

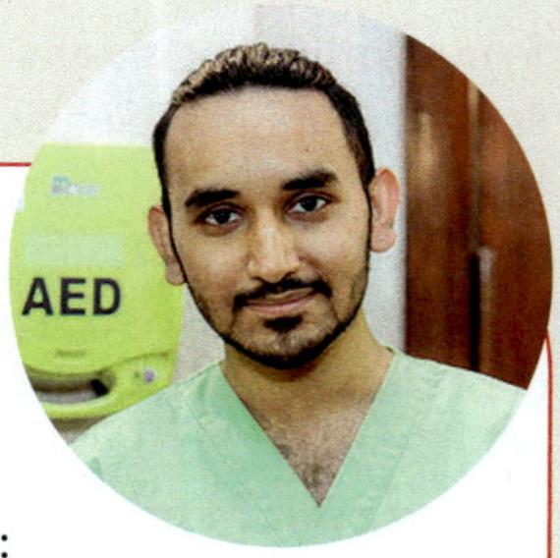

Fallsituation:

Martha Kranz ist 14 Jahre alt. Sie ist wegen eines schweren Asthmaanfalls im Krankenhaus. Weder ihre Eltern noch sie selbst wussten, dass sie an Asthma leidet. Martha wirkt so, als wäre nichts gewesen. Die Eltern sind dagegen sehr aufgeregt und verunsichert. Nach der Visite spricht Marthas Vater plötzlich Yar Zar direkt auf dem Flur an: „Was wird denn jetzt? Meine Güte, Martha hätte sterben können! Sie hat überhaupt keine Luft mehr bekommen. Der Arzt sagt, sie bekommt ein Notfallspray. Aber was ist, wenn sie wieder einen Anfall bekommt und ihr Spray dann nicht dabeihat?“

So hat Yar Zar sich verhalten:

„Marthas Vater war in großer Sorge und sehr aufgebracht, als er mich ansprach. Auf dem Flur ging es gerade hektisch zu: Kollegen liefen umher, die Neuaufnahmen warteten am Stationszimmer und ich wollte gerade zu einer anderen Patientin. Ich bot Marthas Vater an, mir gleich Zeit für ihn zu nehmen. Wir verabredeten uns für ein Gespräch im leeren Aufenthaltsraum. Ich erledigte noch meine Aufgabe zu Ende und informierte dann meine Kollegin. Sie gab mir den Tipp, die Asthma-Infobroschüren gleich mitzunehmen. Mit frischem Tee und zwei Tassen ging ich zu Marthas Vater. Er wartete bereits auf mich. Ich setzte mich zu ihm, schenkte ihm Tee ein und fragte nach: ‚Jetzt erzählen Sie mal genau: Wie war es denn vorhin bei der Visite? Was haben die Ärzte gesagt? Was wissen Sie über das Asthma bei Ihrer Tochter?‘ Marthas Vater erklärte aufgebracht und etwas durcheinander, dass er sich bei der Visite gar nicht getraut hat, nachzufragen. Es ging alles so schnell und es waren so viele Informationen. Ich hörte ihm aufmerksam zu und sagte ihm, dass es vielen Patienten und auch Angehörigen so geht und es mir sicher auch so gehen würde. Ich zeigte ihm die Informationsbroschüren der Station über Asthma und wies ihn auf die Internetseite des Lungeninformationsdienstes hin. Ich sagte ihm auch, dass er alle Fragen ruhig einmal aufschreiben soll und diese bei der nächsten Visite der behandelnden Stationsärztin stellen oder auch allein noch mal mit ihr sprechen kann. Ich würde der Ärztin dann Bescheid geben. Ich ermutigte ihn, mit Martha in den nächsten Tagen darüber zu sprechen, wen sie in der Schule und von ihren Freunden über ihre Erkrankung informieren möchte. Diese könnten dann im Notfall auch helfen.

Das war richtig, weil Yar Zar ...

- den dringenden Gesprächsbedarf von Marthas Vater erkannt und ihn mit seinen Sorgen und Ängsten ernst genommen hat.
- einen ruhigen Ort für das Gespräch ausgewählt und damit auch den Datenschutz gewahrt hat.
- eine vertrauensvolle, empathische Beziehung zu Marthas Vater aufgebaut und verstanden hat, dass von Marthas Erkrankung die ganze Familie betroffen ist.
- Marthas Vater bei der Informationssuche unterstützt hat.
- konkret auf die Befürchtungen des Vaters eingegangen ist, ihm konkrete Lösungsvorschläge gemacht und dabei auch Martha mit einbezogen hat.

Impulsfrage:

- Wie würden Sie mit Martha über ihr Leben mit Asthma sprechen?

Verändertes Körperbild

Im Laufe seines Lebens entwickelt jeder Mensch ein Bild von seinem Körper. Dieses Bild setzt sich zusammen aus den eigenen Bewertungen des Erscheinungsbilds, Annahmen darüber, wie andere diesen Körper sehen und beurteilen, und Umgangsweisen mit dem eigenen Körper.

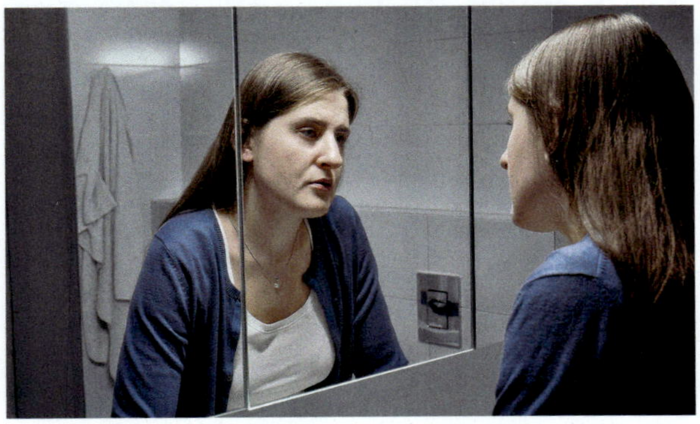

Abb. 1 Wer ein negatives Körperbild hat, ist oft unzufrieden mit sich und hat Probleme mit dem Selbstwertgefühl.

Definition
Mit dem Begriff **Körperbild** beschreibt man die individuelle Wahrnehmung des eigenen Körpers. Damit können sowohl positive als auch negative Gefühle verbunden sein.

Das Körperbild wird unter anderem beeinflusst von gesellschaftlichen Schönheitsidealen und der Persönlichkeit einer Person. Ein positives Körperbild bedeutet, dass eine Person ihren Körper so akzeptiert, wie er ist. Das stärkt das Selbstvertrauen und das Selbstbewusstsein.

Eine chronische Erkrankung kann mit vielen körperlichen Einschränkungen verbunden sein, z. B. Gangunsicherheit, Spastiken, Sprachstörungen und Seheinschränkungen bei Multipler Sklerose. Corbin und Strauss sprechen in diesem Zusammenhang von einem „gestörten Körper“. Viele Aktivitäten des Alltags, die bisher als selbstverständlich betrachtet wurden, werden durch die gestörten Körperfunktionen infrage gestellt. Auch Veränderungen des körperlichen Erscheinungsbilds, z. B. nach einer Brustamputation aufgrund einer Krebsdiagnose, zeigen den Betroffenen, wie sehr die Krankheit ihren Körper auch optisch verletzt hat. Das kann psychisch belastend sein und zu einem negativen Körperbild führen.

! Wichtig
Reagieren Sie sensibel auf Körperbildwahrnehmungen. Mit biografischen Gesprächen, aktivem Zuhören sowie Paraphrasieren und Verbalisierungen von Gefühlen zeigen Sie Betroffenen, dass Sie sie ernst nehmen, und Sie fördern die Auseinandersetzung mit dem aktuellen Körperbild. Sätze wie „Das ist doch nicht so schlimm“ oder „Es kommt auf die inneren Werte an“ sind dagegen dringend zu unterlassen. Sie zeigen Betroffenen, dass man ihre Probleme kleinredet.

5.3.5 Soziale Auswirkungen

Sowohl die sozialen Rollen als auch die Identität können sich ändern. Jemand, der chronisch krank ist, lernt seine körperlichen und psychischen Grenzen kennen. Dadurch wandelt sich die Sicht auf sich selbst und es ist oft nötig, Veränderungen im Beruf und im Alltag vorzunehmen.

Definition
Eine **soziale Rolle** bezeichnet die Verhaltensweisen, die von einer Person in einer bestimmten Funktion (z. B. Vater, Vereinsmitglied) erwartet werden.

Vielfach bemühen sich chronisch kranke Menschen, ein Bild von Normalität in der Öffentlichkeit aufrechtzuerhalten. Die Betroffenen verschweigen z. B. ihre Erkrankung und spielen anderen ihr „altes Ich“ vor. Sie geben sich z. B. als Stimmungskanone oder ewiger Optimist. Manche nehmen weiterhin an Familienaktivitäten teil, etwa an einem Wanderurlaub, obwohl sie wissen, dass sie das überfordern wird. Eine chronische Erkrankung kann dazu führen, dass soziale Rollen verändert oder gar nicht mehr ausgeübt werden. Das heißt: Die soziale Teilhabe kann reduziert sein, z. B. durch weniger Leistungskraft oder körperliche Einschränkungen.

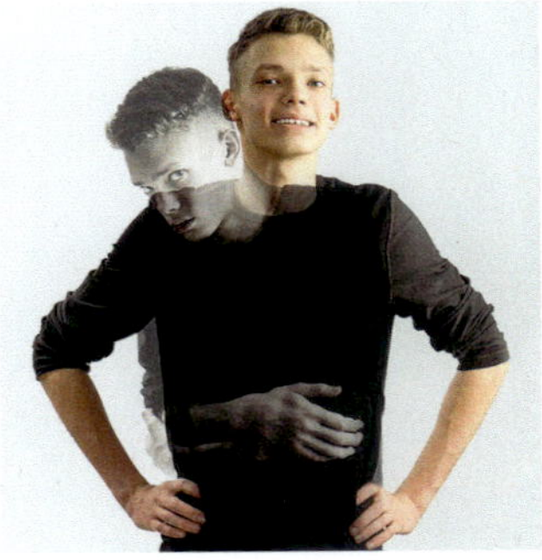

Abb. 2 Chronisch Erkrankte behalten oft ihre Sorgen und Ängste für sich.

Sozialrechtliche Grundlagen

Für die gesetzlichen Krankenkassen gilt ein Mensch als schwerwiegend chronisch krank, wenn er mindestens einen Arztbesuch pro Quartal wegen derselben Krankheit wenigstens ein Jahr lang nachweisen kann und zusätzlich eines der folgenden Kriterien erfüllt ist:

- entweder Pflegebedürftigkeit ab Pflegegrad 3 und/oder
- ein Grad der Behinderung bzw. eine Minderung der Erwerbsfähigkeit von mindestens 60 % und/ oder
- die Notwendigkeit einer kontinuierlichen medizinischen Versorgung, ohne die nach ärztlicher Einschätzung eine lebensbedrohliche Verschlimmerung der Erkrankung, eine Verminderung der Lebenserwartung oder eine dauerhafte Beeinträchtigung der Lebensqualität durch die von der Krankheit verursachte Gesundheitsstörung zu erwarten ist.

> **Wichtig**
> Menschen mit chronischen Erkrankungen und Menschen mit Behinderung werden im Sozialrecht nicht gleichbehandelt.

Menschen mit einer Behinderung bekommen nach Sozialgesetzbuch IX (sprich 9) Nachteilsausgleiche, z. B. bekommen sie mehr Urlaub, müssen keine Mehrarbeit leisten und haben einen besonderen Kündigungsschutz. Sie sind auch durch das Allgemeine Gleichstellungsgesetz (AGG) vor Diskriminierung geschützt.

Menschen, die durch ihre chronische Erkrankung Nachteile im Berufs- und Arbeitsleben haben, genießen diesen Schutz nicht. Chronisch Erkrankte haben jedoch die Möglichkeit, einen Grad der Behinderung zu beantragen. Voraussetzung ist eine Einzelfallprüfung durch die Versorgungsämter.
Wenn die Krankenkasse eine versicherte Person als schwerwiegend chronisch krank einstuft, muss diese Person nur noch Zuzahlungen für Medikamente, Hilfsmittel usw. von bis zu 1 % statt bis zu 2 % des jährlichen Bruttoeinkommens leisten.

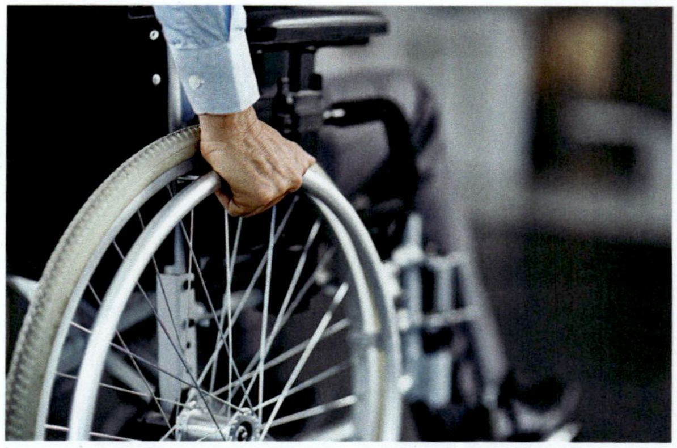

Abb. 1 Chronische Erkrankungen sind nicht automatisch gleichzusetzen mit einer Behinderung, auch wenn die Betroffenen Einschränkungen im Alltag und in der Lebensqualität haben.

Disease-Management-Programme

Spezielle Behandlungsprogramme tragen dazu bei, dass chronisch kranke Menschen die bestmögliche Behandlung bekommen. Diese Programme heißen **Disease-Management-Programme** (kurz DMP).
Sie …

- beruhen auf dem neuesten Stand der Wissenschaft.
- erleichtern die Abstimmung zwischen Ärzten, Physio- und Ergotherapeutinnen und ambulanten Pflegediensten.
- beinhalten die Schulung von pflegebedürftigen Personen und ihren Angehörigen und regelmäßige Verlaufskontrollen.

> **Wichtig**
> Nicht alle chronischen Erkrankungen werden in einem DMP erfasst. Aktuell gibt es DMP für: Asthma, COPD (chronisch obstruktive Lungenerkrankung), Brustkrebs, Diabetes mellitus, KHK (koronare Herzkrankheit). Aktuell werden erarbeitet: Osteoporose, Depression und chronische Herzinsuffizienz (Stand: 03/2024).

> **Disease-Management-Programme**
> Mehr Informationen zu den Disease-Management-Programmen gibt es unter:
> www.gesundheitsinformation.de → Suche nach: Disease-Management-Programme

Angst vor Stigmatisierung

Viele Betroffene fürchten, von ihrer Umwelt auf die Krankheit reduziert zu werden und dadurch Nachteile zu erfahren. Die Angst vor einer Stigmatisierung hält Betroffene und Eltern chronisch kranker Kinder manchmal davon ab, mit ihrem Umfeld oder am Arbeitsplatz offen über die chronische Erkrankung zu sprechen.

Definition

Ein **Stigma** ist ein (körperliches oder Verhaltens-) Merkmal, das die Aufmerksamkeit von anderen auf sich zieht. Ein solches Merkmal wird dann zu einem Stigma, wenn es mit negativen Assoziationen verbunden ist oder einer Person deswegen bestimmte Verhaltensweisen zugeschrieben werden. **Stigmatisierung** ist das Verhalten von Personen gegenüber einer anderen Person mit einem auffälligen Merkmal.

Eine Stigmatisierung bringt viele Probleme mit sich, z. B. soziale Ausgrenzung und Benachteiligung im Arbeitsleben. Das Selbstwertgefühl und die Lebensqualität können dadurch sinken. Die negativen Zuschreibungen können sich negativ auf die Entwicklung bei Kindern auswirken.

Beispiel

Bei Jonas Heindl (8 Jahre) wird Epilepsie diagnostiziert. Es besteht eine hohe Neigung zu Krampfanfällen mit unkontrollierbaren Stürzen. Der Kinderneurologe rät zum Tragen eines Helmes im Alltag, um Jonas' Kopf vor Verletzungen zu schützen. Die Eltern sind skeptisch und finden das stigmatisierend. Sie befürchten, dass Jonas in der Schule deswegen gehänselt oder gemobbt wird.

Sekundärer Krankheitsgewinn

Einige Menschen entdecken im Verlauf der Erkrankung, dass die chronische Krankheit auch ein paar Vorteile hat. Sie genießen z. B. die Aufmerksamkeit und Fürsorge von anderen Menschen (z. B. häufige Besuche, Bringen von Lieblingsspeisen ans Bett) oder die zeitweise Entbindung von Verpflichtungen (z. B. Erledigung von Schulaufgaben oder beruflicher Tätigkeit).

5.3.6 Beispiel: bösartige Tumorerkrankungen

Definition

Ein **Tumor** (Plural: Tumoren) bezeichnet eine Neubildung von Körpergewebe. Es gibt sowohl gutartige (benigne) als auch bösartige (maligne) und halbbösartige (semimaligne) Tumoren.

Gutartige Tumoren verdrängen durch ihr Wachstum benachbartes Körpergewebe. Sie bleiben an einer Körperstelle. Bösartige Tumoren wachsen meistens sehr schnell und zerstören benachbartes Körpergewebe. Dadurch können die Körperzellen ihre Aufgaben nicht mehr erfüllen. Bösartige Tumoren werden umgangssprachlich als Krebs bezeichnet. Krebszellen vermehren sich unkontrolliert. Maligne Tumore bilden Metastasen.

Definition

Wenn Krebszellen über die Blut- oder Lymphbahnen in andere Körperbereiche streuen und dort sogenannte Tochtergeschwulste ausbilden, spricht man von **Metastasen**.

Jede Tumorart hat bestimmte Bereiche, in die er typischerweise streut. Viele Krebsarten streuen in Knochen, Leber, Lunge und Gehirn.
Manche Tumoren entstehen nicht aus Gewebeneubildungen, sondern aus Blutzellen, z. B. Leukämie. Diese Tumorzellen verdrängen die gesunden Blutzellen, sodass auch diese ihre Funktion nicht mehr erfüllen können.

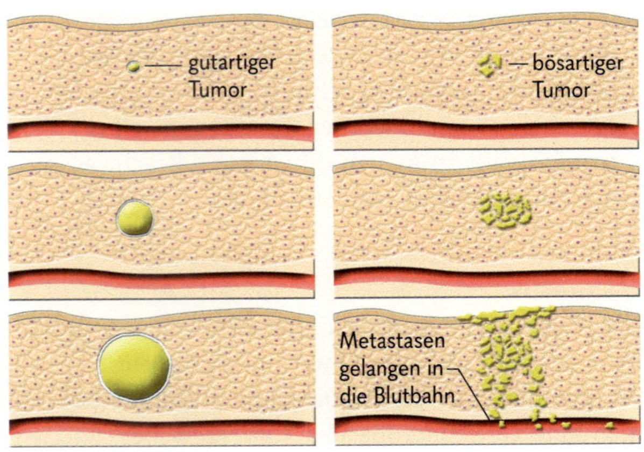

Abb. 2 Die Grafik zeigt den Unterschied zwischen gutartigen (links) und bösartigen Tumoren (rechts).

Risikofaktoren

Die genauen Ursachen vieler Krebserkrankungen sind noch nicht erforscht. Bekannt sind jedoch Risikofaktoren, die eine Tumorerkrankung begünstigen:

- Lebensstilfaktoren, z.B. Nikotin, Übergewicht, Sonnenstrahlung, Alkohol
- Umweltfaktoren, z.B. Luftschadstoffe, Chemikalien
- Krankheitserreger, z.B. Papillomaviren (Gebärmutterhalskrebs), Hepatitisviren (Leberkrebs)
- erbliche Veranlagung

Prävention von Krebs

Mehr Informationen über Prävention gibt es unter: www.krebsliga.ch → Suche nach: Prävention

Symptome

Die Symptome unterscheiden sich je nach Organ bzw. Gewebe, das vom Krebs befallen ist. Es gibt aber Beschwerden und Anzeichen, bei denen man einen Arzt aufsuchen sollte, z.B.

- unerklärlicher Gewichtsverlust über 5 kg
- Fieber und Nachtschweiß
- Abgeschlagenheit, Müdigkeit, Leistungsabfall
- Appetitlosigkeit, Schluckstörungen, Magen-Darm-Beschwerden
- tastbare Knoten am Körper
- neu aufgetretene anhaltende Schmerzen
- Veränderungen eines Muttermals
- bleibender Husten oder Heiserkeit
- Blut im Urin und Stuhl

Wichtig

Im Frühstadium gibt es bei Krebserkrankungen selten Symptome. Deshalb ist es so wichtig, auf den eigenen Körper zu achten und Vorsorgeuntersuchungen wahrzunehmen. Es wird generell empfohlen, zum Arzt zu gehen, wenn Beschwerden lange anhalten oder zunehmen.

Diagnostik

Die Diagnose von Krebs erfordert eine umfassende körperliche Untersuchung. Unter anderem werden auch die Lymphknoten untersucht. Zusätzlich entnimmt man eine Gewebeprobe des Tumorgewebes. So lässt sich herausfinden, ob es sich um einen gutartigen oder bösartigen Tumor handelt. Mithilfe von Computer- und Magnetresonanztherapie können Metastasen gefunden werden.

Therapie

Tumorerkrankungen gehören in den medizinischen Fachbereich Onkologie. Die Therapieansätze richten sich nach den Erfolgsaussichten und den Wünschen der betroffenen Personen.

Es gibt drei klassische Säulen der Tumortherapie:

- **Operative Therapie:** chirurgisches Entfernen von entartetem Gewebe
- **Chemotherapie:** Zerstörung/Schädigung von schnell wachsenden Tumorzellen mit Zytostatika
- **Strahlentherapie: Zerstörung/Schädigung von** schnell wachsenden Zellen durch Bestrahlung.

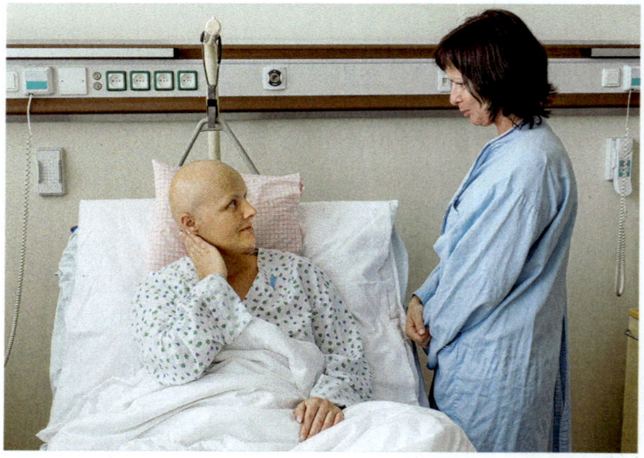

Abb. 1 Onkologische Therapien sind sehr wirkungsvoll, haben aber auch unerwünschte Wirkungen, z.B. Haarausfall bei bestimmten Chemotherapien.

Fatigue

Definition

Fatigue ist ein lang anhaltendes Gefühl schwerer Erschöpfung. Es tritt oft bei Krebs oder während der Krebsbehandlung auf. Es verbessert sich nicht durch Schlaf oder Ruhe. Fast alle Patienten erleben Fatigue am Ende der Krebstherapie, was die Lebensqualität erheblich beeinträchtigt.

Symptome von Fatigue können sich körperlich, emotional und kognitiv äußern.

- **Körperliche Anzeichen:** eingeschränkte Leistungsfähigkeit, Schwäche, Müdigkeit und Schlafstörungen.
- **Emotionale Symptome:** Traurigkeit, Antriebslosigkeit und Ängste.
- **Kognitive Symptome:** Konzentrationsstörungen und Gedächtnisschwierigkeiten.

Die Therapie der Fatigue richtet sich nach den Ursachen. Zu den Maßnahmen gehören z.B. das Führen eines Energietagebuchs, körperliche Bewegung, psychoonkologische Beratung und Entspannungsübungen.

Informationen zu Fatigue
Mehr Informationen über Fatigue gibt es unter: www.krebsinformationsdienst.de → Suche nach: Fatigue bei Krebs

Grundlagen der onkologischen Pflege

Die Pflege von Menschen mit bösartigen Tumoren ist eine anspruchsvolle und herausfordernde Aufgabe. Die pflegebedürftigen Menschen sind mit dem möglicherweise tödlichen Ausgang der Erkrankung konfrontiert. Es ist wichtig, empathisch und gesprächsbereit mit den betroffenen Menschen und ihren Bezugspersonen umzugehen. Selbsthilfegruppen und ein gutes soziales Netzwerk können den Krankheitsverlauf positiv beeinflussen.

Wichtig
Auch für Pflegende kann der Umgang mit tumorkranken Menschen emotional sehr herausfordernd sein. Ein unterstützendes Team und Supervision sind hier genauso wichtig wie eine erfüllte Freizeit und gute soziale Netzwerke.

Prophylaxen durchführen (▷S. 138)	Bei tumorkranken Menschen sollten prophylaktische Maßnahmen besonders sorgfältig durchgeführt werden, um zusätzliche gesundheitliche Belastungen zu vermeiden. Eine gründliche Mundpflege ist wichtig. So kann eine Mundschleimhautentzündung (orale Mukositis) vermieden werden.
Infektionen vermeiden (▷S. 62)	Durch eine Chemo- oder Strahlentherapie wird die körpereigene Abwehr zusätzlich geschwächt. Deshalb müssen sowohl Mitarbeitende als auch Besuchende alle hygienischen Grundregeln konsequent durchsetzen.
bei Übelkeit und Erbrechen unterstützen	Übelkeit und Erbrechen können als Nebenwirkung einer Chemo- und Strahlentherapie auftreten. Die Beschwerden werden meistens medikamentös behandelt und durch adäquate Pflegemaßnahmen begleitet (▷S. 279).
zu einem guten Ernährungszustand beitragen	Ein guter Ernährungszustand wirkt sich positiv auf den Verlauf einer Krebserkrankung aus. Oft gehen Krebstherapien jedoch mit Übelkeit, Erbrechen, Appetitlosigkeit und Geschmacksverlust einher. Betroffene haben Probleme, ihr Körpergewicht zu halten. Pflegende passen ihre Maßnahmen an die individuellen Beschwerden an.
auf Haarausfall vorbereiten	Zytostatika führen häufig zu einem Haarausfall am Kopf und im Gesicht (Wimpern, Augenbrauen). Das kann das Körperbild beeinträchtigen. Pflegende können die betroffenen Menschen darüber informieren, dass die Haare wieder nachwachsen, wenn die Chemotherapie beendet ist. Eine Glatze kann auf Wunsch durch eine Perücke oder ein Kopftuch bedeckt werden.
bestrahlte Haut pflegen	Die bestrahlte Haut ist oft mit einem wasserfesten Stift markiert, sodass man den Bereich gut beobachten kann. Um Entzündungen vorzubeugen, sollte auf die bestrahlte Haut kein Deodorant oder Parfüm aufgetragen werden. Das Bestrahlungsfeld wird nur kurz mit lauwarmem Wasser geduscht oder gewaschen, weil die Haut sonst zu sehr aufweicht. Die Haut sollte mit einem weichen Handtuch sanft trockengetupft und nicht abgerubbelt werden.
Schmerzen lindern	Die Schmerztherapie wird vom behandelnden Ärzteteam festgelegt. Pflegende wirken daran mit (▷S. 444).
über Fatigue informieren	Die Fatigue tritt typischerweise während und kurz nach der Krebstherapie auf, kann aber auch danach fortbestehen. Pflegende können über dieses Phänomen und den Umgang damit informieren.

Tab. 1 onkologische Pflegemaßnahmen

Zeit zum Reflektieren ...

Schätzen Sie Ihre Kompetenzen ein: Wo fühlen Sie sich sicher?
Wo möchten Sie noch mal nachlesen oder etwas vertiefen?
Setzen Sie Ihre ganz persönlichen Häkchen für Ihre Lernerfolge!

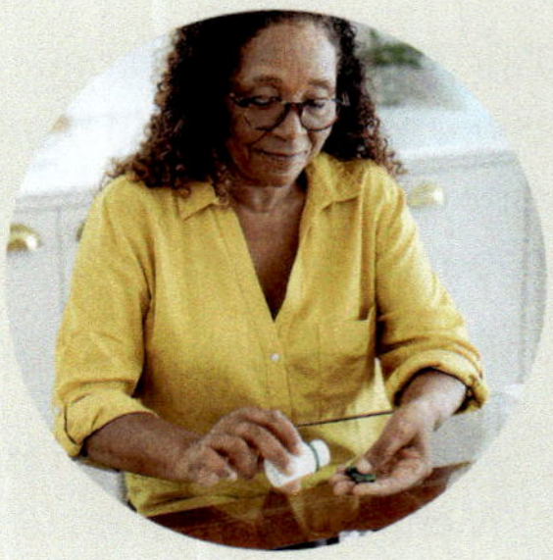

Ich ...

- ☐ zähle Merkmale von chronischen Erkrankungen auf.
- ☐ grenze den Begriff Behinderung von dem Begriff chronische Erkrankung ab.
- ☐ nenne Faktoren, die zur Entstehung von chronischen Erkrankungen beitragen.
- ☐ beschreibe den Verlauf von chronischen Erkrankungen mithilfe des Corbin-Strauss-Modells.
- ☐ beschreibe physische, psychische und soziale Auswirkungen einer chronischen Erkrankung auf das Leben Betroffener.
- ☐ unterscheide die Begriffe Compliance und Adhärenz.
- ☐ erkläre das Phänomen des sekundären Krankheitsgewinns.
- ☐ nenne Risikofaktoren für die Entstehung von Tumoren.
- ☐ zähle Symptome auf, die auf eine Tumorerkrankung hinweisen können.
- ☐ nenne die drei Therapiemöglichkeiten zur Behandlung von Tumorerkrankungen.
- ☐ erkläre das Beschwerdebild Fatigue.
- ☐ nenne Grundlagen der onkologischen Pflege.

Ich ...

- ☐ reflektiere meinen Umgang mit chronisch kranken Menschen.
- ☐ hole mir Unterstützung in für mich belastenden Situationen.

Ich ...

- ☐ fördere die Autonomie und Selbstständigkeit chronisch kranker Menschen in der Pflege im Sinne der Adhärenz.
- ☐ kommuniziere mit chronisch kranken Menschen und ihren Bezugspersonen wertschätzend.
- ☐ nehme Wünsche, Probleme und Sorgen chronisch kranker Menschen und ihrer Bezugspersonen ernst.

Ich ...

- ☐ nehme chronisch kranke Menschen als individuelle Experten ihrer Krankheit wahr.
- ☐ bin sensibilisiert dafür, dass die Veränderung der sozialen Rollen Menschen mit einer chronischen Erkrankung stark belasten kann.
- ☐ bin mir bewusst, dass Menschen mit einer chronischen Erkrankung stigmatisiert werden können.
- ☐ bin sensibilisiert für die besonderen Herausforderungen, die eine chronische Erkrankung für allein lebende Menschen und Kinder sowie Kinder mit chronisch erkrankten Eltern mit sich bringen kann.

5.4 Menschen in der letzten Lebensphase pflegen

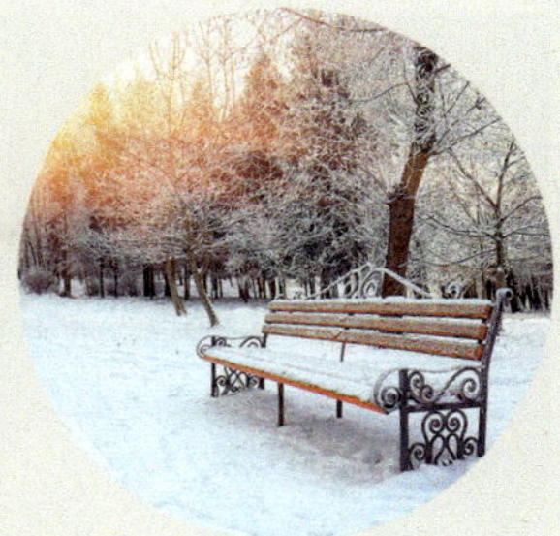

5.4.1 Sterben als Teil des Lebens

Sterben ist ein Teil des Lebens. Das eigene Sterben zu erleben, Abschied vom Leben zu nehmen und sich auf den nahenden Tod vorzubereiten gehört zu den existenziellen Erfahrungen des Menschen. Dennoch ist der Tod für die meisten Menschen sehr weit von ihrem Alltag entfernt. Dabei kann die Auseinandersetzung mit Tod und Sterben ein neues Licht auf das Leben werfen.

Mitarbeiterinnen und Mitarbeiter von Hospizen und Ehrenamtliche in stationären und ambulanten Palliativteams haben durch ihre Nähe zum Tod oft ein anderes Verhältnis zum Leben.

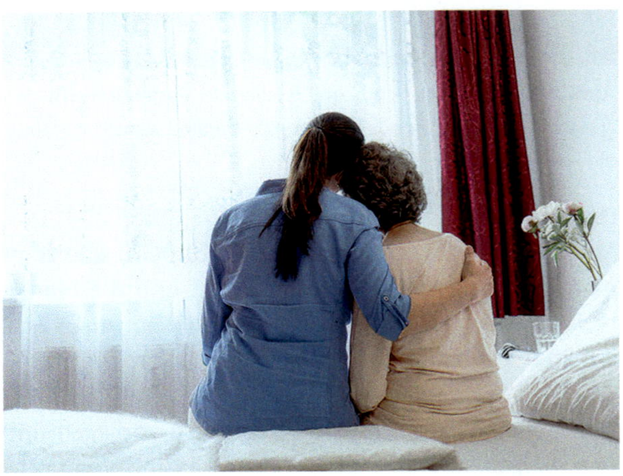

Abb. 1 Auch für Angehörige kann es eine wertvolle Erfahrung sein, einen geliebten Menschen in der letzten Lebensphase zu begleiten.

Beispiel
Elvira Sais (43 Jahre) ist Pflegefachfrau in einem Hospiz. Sie sagt: „Jeder Mensch hat an seinem Lebensende eine würdevolle Pflege und Betreuung verdient. Deshalb bedeutet mir dieser Beruf so viel. Der Umgang mit Menschen an ihrem Lebensende hat mir gezeigt, was im Leben wichtig ist. Und ich weiß: Jeder stirbt anders, kein Tod ist wie der andere. So wie kein Leben so ist wie ein anderes. Viele wissen nicht, dass es in einem Hospiz auch manchmal fröhlich zugeht. Im Hospiz wird im Hier und Jetzt gelebt, wie überall sonst auch. Klar bin traurig, wenn jemand stirbt, zu dem ich ein gutes Verhältnis aufgebaut habe. Dann brauche ich eine Pause, ein Gespräch mit meinem Team oder ich gehe zu einer Supervision. Ich bin dankbar, dass ich immer wieder in meinem Beruf Menschen kennenlernen darf. Ich habe so viel von ihnen gelernt."

Film-Empfehlungen:
- *Sowas wie Glück-Eine Reise mit Anke Engelke* (ARD-Doku über an Krebs erkrankte Kinder und ihre Familien, 2013) , online unter: www.daserste.de → Suche nach: Sowas wie Glück. Eine Reise mit Anke Engelke
- *Halt auf freier Strecke* (prämiertes Filmdrama von 2011: 40-Jähriger erhält die Diagnose Hirntumor, Regisseur: Andreas Dresen).

Abb. 1 Fragen Sie sich einmal selbst: Welche Wünsche und Gedanken haben Sie zum Thema Tod und Sterben? Was ist Ihnen persönlich wichtig?

Die meisten Menschen wünschen sich, zu Hause zu sterben und nicht in einer stationären Einrichtung. Und doch sterben 46 % der Menschen im Krankenhaus. Gründe dafür sind unter anderem:

- Die behandelnden Ärztinnen und Ärzte sprechen zu wenig mit den sterbenden Menschen über ihre Wünsche und Bedürfnisse in Bezug auf den nahenden Tod. Das führt manchmal dazu, dass noch kräftezehrende und belastende Behandlungen (z. B. Chemotherapien) durchgeführt werden, auch wenn die Erfolgsaussichten gering sind.
- Hochbetagte Menschen über 90 Jahre, die zu Hause versorgt werden, verbringen ihre letzten Lebenstage überdurchschnittlich oft im Krankenhaus. In diesem Alter kommt es oft zu schweren Atemwegserkrankungen. Die pflegenden Angehörigen sind mit der Situation überfordert und bringen den Menschen dann zum Sterben ins Krankenhaus.

5.4.2 Rechtliche Aspekte

Vorsorgedokumente

Vorsorgedokumente sichern ab, dass die persönlichen Wünsche für das Lebensende berücksichtigt werden, sollte die betreffende Person durch einen Unfall oder eine plötzliche schwere Erkrankung nicht mehr ansprechbar sein. Vorsorgedokumente sollten an einem Ort aufbewahrt werden, welcher den Angehörigen bzw. der bevollmächtigten Person bekannt ist. Oder sie werden ständig mitgeführt. Eines der wichtigsten Dokumente ist die Patientenverfügung.

Definition

In einer **Patientenverfügung** kann jede einwilligungsfähige, volljährige Person festlegen, in welchen Situationen welche medizinischen Maßnahmen angewendet oder unterlassen werden sollen. Sie muss schriftlich erstellt werden. Wenn das Formular gedruckt wird, muss es eigenhändig unterschrieben werden. Die Patientenverfügung kann jederzeit formlos widerrufen werden (§ 1827 BGB).

Pflegende, Ärzte und rechtliche Betreuerinnen müssen sich an die Festlegungen in der Patientenverfügung halten.

Textbausteine für die Patientenverfügung

Unter dem folgenden Link gibt es mehr Informationen zum Erstellen einer Patientenverfügung mit Textbausteinen: www.bmj.de → Suche nach: Textbausteine zur Patientenverfügung

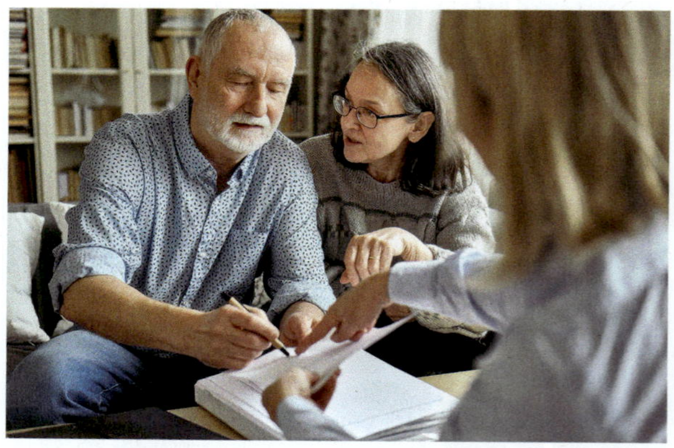

Abb. 2 Es ist sinnvoll, sich beim Erstellen der Patientenverfügung von einer Ärztin oder einem Arzt beraten zu lassen, damit die Formulierungen eindeutig sind.

Definition

Mit einer **Vorsorgevollmacht** (§ 1820 BGB) überträgt man einer anderen Person das Recht und die Pflicht, rechtliche Angelegenheiten zu regeln, wenn man Entscheidungen nicht mehr selbst treffen kann.

Die Vorsorgevollmacht muss schriftlich vorliegen und den Aufgabenbereich nennen, für den die Vollmacht erteilt wird.

Die Vorsorgevollmacht kann für alle rechtlichen Angelegenheiten oder für einzelne Teilbereiche festgelegt werden, z. B.

- die Vermögenssorge (umfasst alle finanziellen Angelegenheiten) und die
- die Personensorge (umfasst z. B. die Bestimmung des Aufenthaltsorts und die medizinischen Angelegenheiten).

Eine Vorsorgevollmacht kann jede volljährige Person ausstellen. Im Idealfall wird eine Person als Bevollmächtigte eingesetzt, der man bedingungslos vertraut. Wenn man nicht weiß, ob eine pflegebedürftige Person eine Vorsorgevollmacht hat, kann man beim Zentralen Vorsorgeregister nachfragen. Dort kann jeder Mensch eine Vorsorgevollmacht hinterlegen.

Zentrales Vorsorgeregister
Online-Zugang zum zentralen Vorsorgeregister der Bundesnotarkammer unter:
www.vorsorgeregister.de

Wichtig
Wenn keine Vorsorgevollmacht vorliegt, bestimmt das Gericht eine Person dazu, die rechtlichen Angelegenheiten eines Menschen zu regeln, wenn er dies selbst nicht mehr kann.

Seit dem 1.1.2023 gibt es das **Notvertretungsrecht** (§ 1358 BGB) für Eheleute und Lebenspartner bzw. Lebenspartnerinnen. Darin ist festgelegt, dass die Ehepartner sich gegenseitig in Gesundheitsfragen vertreten können, wenn der jeweils andere Ehegatte „aufgrund von Bewusstlosigkeit oder Krankheit seine Angelegenheiten der Gesundheitssorge rechtlich nicht besorgen kann." Dieses Recht besteht nur für sechs Monate. Für diesen Zeitraum müssen die Ärztinnen und Ärzte gegenüber den Ehegatten keine Schweigepflicht einhalten. Wenn man nicht möchte, dass der Ehegatte dieses Recht ausüben kann, muss man ausdrücklich (schriftlich) widersprechen.

Definition
In einem **Testament** legt man fest, wie man sein Erbe verteilen möchte. Ein Testament ist notwendig, wenn man von der gesetzlichen Erbfolge abweichen möchte. Die gesetzliche Erbfolge ist in den §§ 1922–2385 BGB geregelt. Darin wird die Rangfolge der Erben aufgelistet.

Wichtig
Man kann auch einen Notar (Anwalt) damit beauftragen, das Testament aufzusetzen. Dafür muss man dem Notar seinen letzten Willen erklären. Der Notar dokumentiert diesen dann.

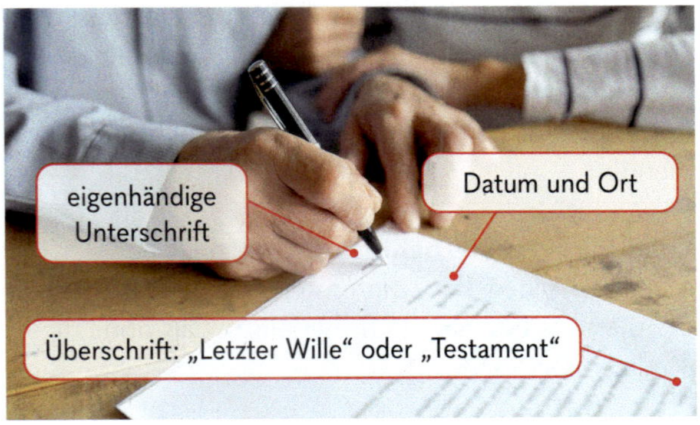
eigenhändige Unterschrift
Datum und Ort
Überschrift: „Letzter Wille" oder „Testament"

Abb. 3 Damit ein Testament gültig ist, braucht es drei Elemente, die in der Abb. genannt werden.

Sterbehilfe

Definition
Sterbehilfe umfasst verschiedene, das Lebensende einer Person beschleunigende Maßnahmen. Dies kann auf unterschiedliche Weise geschehen: Es gibt **passive, aktive** und **indirekte** Sterbehilfe.

Passive Sterbehilfe bezeichnet das Zulassen eines natürlichen Sterbeprozesses durch Verzicht auf lebensverlängernde Maßnahmen. Dabei wird das Ziel der Behandlung von kurativ auf palliativ umgestellt, um die Lebensqualität zu verbessern. Entscheidungen werden gemeinsam mit dem Patienten und seinen Angehörigen getroffen, wodurch alle Beteiligten auf dem gleichen Informationsstand sind.

Diversität
Obwohl der Begriff der passiven Sterbehilfe international verwendet wird, halten viele ihn für missverständlich und bevorzugen die Bezeichnung „Sterbenlassen", da es immer um Patientinnen und Patienten mit begrenzter Lebenserwartung geht.

Definition

Die Anweisung **DNR (Do Not Resuscitate)** und **DNI (Do Not Intubate)** ist eine rechtliche und medizinische Anordnung. Sie respektiert den Wunsch des Patienten, auf invasive lebenserhaltende Maßnahmen zu verzichten, und ermöglicht einen natürlichen Sterbeprozess. Diese Anweisung wird in der Regel nach ausführlichen Gesprächen zwischen dem Patienten, seinen Angehörigen und dem behandelnden Arzt festgelegt und in der Patientenverfügung oder medizinischen Akte dokumentiert.

Von **indirekter Sterbehilfe** spricht man, wenn der Tod eines Menschen im Zusammenhang mit schmerzlindernden Medikamenten früher eintritt als ohne dieses Medikament.

Beispiel

Eine Ärztin, die einem Sterbenden Schmerzmittel gibt, die seinen vorzeitigen Tod bewirken, bleibt straffrei, wenn der betroffene Mensch in diese Behandlung eingewilligt hatte und die behandelnde Ärztin das Ziel hatte, sein Leiden zu lindern. Der Bundesgerichtshof stellte dazu fest, dass „die Ermöglichung eines Todes in Würde und Schmerzfreiheit ein höherwertiges Rechtsgut ist als die Aussicht, unter schwersten, insbesondere sogenannten Vernichtungsschmerzen noch kurze Zeit länger leben zu müssen" (BGH-Urteil vom 15.11.1996, 3 StR 79/96, Randnummer 25).

Bei der **aktiven Sterbehilfe** wird zwischen der „Beihilfe zur Selbsttötung" und der „Tötung auf Verlangen" unterschieden. Es ist wichtig, die Unterschiede zu kennen.

Beihilfe zur Selbsttötung

Bei der „Beihilfe" zur Selbsttötung geht es um aktive Hilfestellung beim Vollzug einer Suizidhandlung durch eine Person, die ein Mittel (meist ein Medikament) zur Selbsttötung bereitstellt. Das Grundgesetz garantiert jedem Menschen die Freiheit, sich das Leben zu nehmen und sich dabei von freiwilligen Dritten helfen zu lassen (Art. 1 und 2 GG).

! Wichtig

Betäubungsmittel (S. 413) dürfen nicht herausgegeben werden, damit sich eine Person damit suizidiert (§ 5 Abs. 1 Nr. 6 BtMG). Da ein Suizid straffrei ist, wird auch die helfende Person nicht bestraft. Eine Hilfe gegen Bezahlung ist dagegen nicht erlaubt.

Tötung auf Verlangen

Niemand darf einen anderen Menschen töten, auch wenn dieser es ausdrücklich wünscht. Wer einen Menschen auf seinen Wunsch hin tötet, macht sich strafbar (§ 216 StGB).

5.4.3 Sichtweisen auf den Tod

Naturwissenschaften, Recht und Religionen haben verschiedene Sichtweisen auf den Tod.

Naturwissenschaftliche Sicht auf den Tod

Aus naturwissenschaftlicher Perspektive schließt der Tod das Sterben ab und beendet das Leben. Der Tod wird als endgültiges Versagen von Atmung, Herz-Kreislauf- und zentralem Nervensystem beschrieben. Vom Eintritt des Todes bis zum Absterben der letzten Körperzelle durchläuft der Organismus drei Phasen.

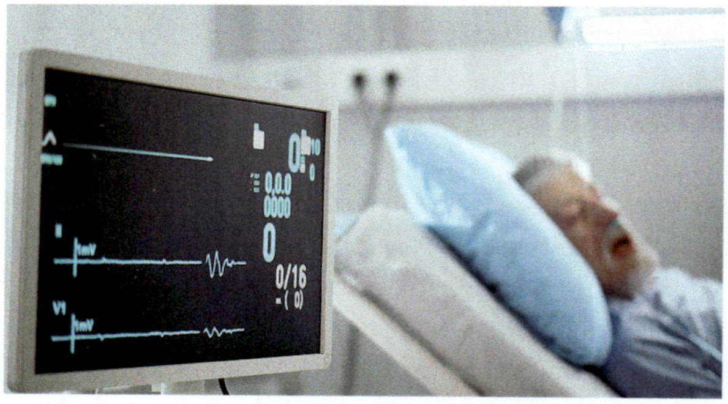

Abb. 1 Es wird unterschieden zwischen klinischem Tod, Hirntod und biologischem Tod.

1. Phase: klinischer Tod

Wenn Atmung und Kreislauf ausfallen, spricht man von einem klinischen Tod. Der Tod ist durch Reanimationsmaßnahmen (▷ Kap. 5.2) noch umkehrbar, solange der Sauerstoffmangel zu keinen Organschäden geführt hat, die nicht mehr rückgängig zu machen sind.

Das Gehirn kommt maximal 3–5 Minuten ohne Sauerstoff aus. Es ist das Organ mit der geringsten Toleranz für einen Sauerstoffmangel. Der klinische Tod ist gekennzeichnet durch **unsichere Todeszeichen**:

- Atemstillstand
- Pulslosigkeit
- Bewusstlosigkeit
- fehlende Reflexe
- schlaffe Muskulatur
- lichtstarre Pupillen
- blasse bis bläuliche Haut und Schleimhäute

2. Phase: Hirntod

Den Herz-Kreislauf und die Atmung können Intensivmediziner maschinell noch lange aufrechterhalten, während die Hirnaktivität unwiederbringlich erloschen ist. Wenn der Hirntod eingetreten ist, wird

- die intensivmedizinische Behandlung beendet oder
- eine Organ- oder Gewebeentnahme eingeleitet, wenn das der Wille des verstorbenen Menschen war oder er die Entscheidung über die Organspende namentlich einer vertrauten Person übertragen und ihr nicht ausdrücklich widersprochen hat (§ 2 Absatz 2 Satz 2 Transplantationsgesetz).

> **Wichtig**
> Die Diagnose des Hirntods erfordert die unabhängige Bestätigung durch zwei spezialisierte Fachärzte bzw. Fachärztinnen zu verschiedenen Zeitpunkten.

3. Phase: biologischer Tod

Vom biologischen Tod spricht man, wenn alle Vital- und Organfunktionen unumkehrbar zum Stillstand gekommen sind und die Zellen anfangen, sich abzubauen. Der biologische Tod ist durch **sichere Todeszeichen** gekennzeichnet:

- **Totenflecke:** Sie treten ca. 20–30 Minuten durch Absinken des Blutes an den tiefer gelegenen Körperregionen auf.
- **Totenstarre/Leichenstarre:** Sie setzt nach etwa 2–4 Stunden ein und ist nach 6–8 Stunden vollständig ausgeprägt. Die Leichenstarre löst sich nach 2–3 Tagen auf.
- **Verwesung/Selbstauflösung**
- **Verletzungen**, die mit dem Leben unvereinbar sind (z. B. fehlendes Herz).

Rechtliche Sichtweise – das Bestattungsgesetz

Für Juristen ist wichtig, dass die gesetzlichen Bestimmungen im Zusammenhang mit einer verstorbenen Person eingehalten werden. Die Regelungen sind im **Bestattungsgesetz** festgelegt.

> **Bestattungsgesetze der Bundesländer**
> Jedes Bundesland in Deutschland hat aufgrund des Föderalismus sein eigenes Bestattungsgesetz. Online-Zugriff unter: www.bestatter.de → Suche nach: Bestattungsgesetz: Bestattungsrecht

Leichenschau	Eine Ärztin oder ein Arzt muss bei einer Leichenschau an der unbekleideten Leiche selbst den Tod feststellen. Die Kosten tragen die Erben.
Todesursache	Wenn die Todesursache nicht natürlich ist, muss der Arzt oder die Ärztin umgehend die Polizei informieren.
Totenschein	Die Ärztin oder der Arzt muss frühestens zwei Stunden nach dem Tod einen Totenschein ausstellen.
Sterbeurkunde	Die Angehörigen oder das Bestattungsinstitut beantragen beim Standesamt unter Vorlage des Totenscheins eine Sterbeurkunde.
persönlicher Besitz	Die Besitztümer einer Person, die in einer Pflegeeinrichtung gestorben ist, müssen von den Pflegenden diebstahlsicher aufbewahrt werden.
Testament	Wenn bei der verstorbenen Person ein Testament gefunden wird, wird dieses beim Nachlassgericht eingereicht.
Leichenhalle	Die verstorbene Person muss innerhalb landesrechtlicher Fristen eingesargt und in eine Leichenhalle gebracht werden.
Bestattung	In Deutschland ist eine Erd-, Feuer- und Seebestattung zulässig. Der früheste Zeitpunkt für eine Bestattung ist 24 Stunden, nachdem der Tod ärztlich bestätigt wurde.

Tab. 1 wichtige Begriffe aus dem Bestattungsgesetz

Wichtig
Wird ein Tod als „nicht natürlich" bezeichnet, ist die Ursache nicht geklärt. Das bedeutet, dass Fremdverschulden nicht auszuschließen ist. In diesem Fall ist die Polizei einzuschalten.

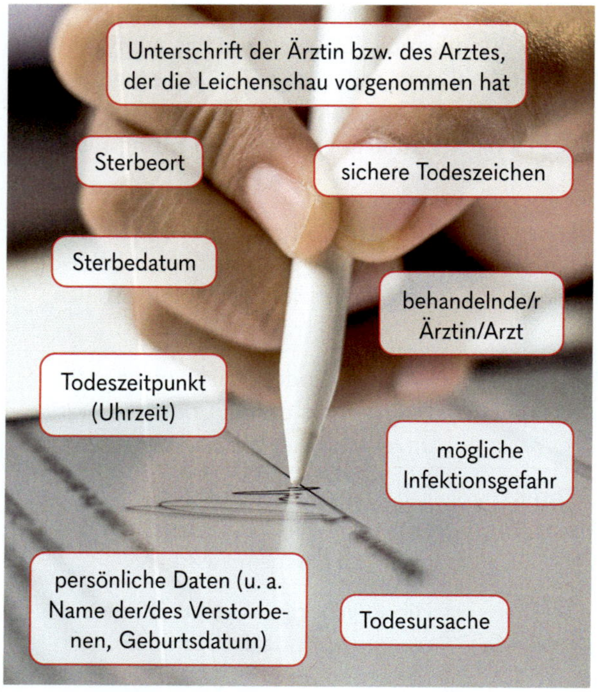

Abb. 1 Es ist genau vorgeschrieben, was auf einem Totenschein zu stehen hat.

Religiöse und spirituelle Sichtweise

Jeder Mensch hat eine persönliche Vorstellung vom Tod. Die Religionen bieten gläubigen Menschen oft sehr konkrete Vorstellungen davon, was nach dem Sterben passiert. Gläubige Menschen finden in diesen Vorstellungen Trost. Im Judentum, im Christentum und im Islam wird an die Unsterblichkeit der Seele in der Nähe Gottes geglaubt. Im Buddhismus und im Hinduismus gibt es den Glauben an die Reinkarnation, also daran, dass jeder Mensch mehrfach wiedergeboren wird.

Wichtig
Religiöse Menschen finden in ihrem Glauben Trost, Halt und Hoffnung. Es ist nicht entscheidend, ob die Pflegeperson die religiösen Überzeugungen teilt. Wichtig sind eine offene, wertschätzende Grundhaltung und die Bereitschaft, die religiösen Bedürfnisse der/des Sterbenden zu verstehen und zu respektieren.

Trauer- und Bestattungsrituale
Mehr Informationen über die besonderen Trauer- und Bestattungsrituale in den verschiedenen Religionen gibt es z. B. online unter: www.sozialministerium.baden-wuerttemberg.de → Suche nach: Trauer und Bestattung in verschiedenen Glaubenskontexten

5.4.4 Hospize und Palliativversorgung

Die Hospizidee geht davon aus, dass jeder Mensch am Ende seines Lebens Zuwendung und Unterstützung braucht. Dieses Bedürfnis ist nicht abhängig von seinem Alter. Das gilt auch für seine Angehörigen und Bezugspersonen.

Hospize (lat. für „Herberge, Gastfreundschaft") entstanden im 4. Jahrhundert. Es waren Orte an den Pilgerwegen in Europa, an denen sich Pilger ausruhen und für ihre weitere Reise Kraft schöpfen konnten. Kranke Pilger wurden dort so lange gepflegt, bis sie ihre Reise fortsetzen konnten.

Im 19. Jahrhundert wurden in Frankreich und Großbritannien die ersten Hospize speziell für sterbende Menschen gegründet. Die Idee der Hospize als Orte, an denen sterbende Menschen ihre letzte Lebensphase in Würde verbringen konnten, verbreitete sich weiter.

Die britische Krankenschwester, Sozialarbeiterin und Ärztin **Cicely Saunders (1918–2005)** ist die Begründerin der modernen Hospizbewegung. Sie wollte mehr für schwer kranke Menschen tun, als ihnen Schmerzmittel zu geben. Saunders wollte eine ganzheitliche Betreuung bieten. Das heißt, es ging ihr darum, neben den körperlichen auch die psychischen und spirituellen Bedürfnisse zu beachten.

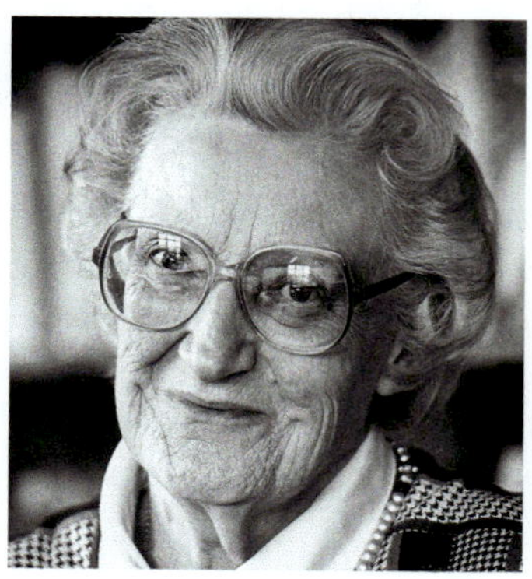

Abb. 2 Cicely Saunders hat über das Sterben gesagt: „Es geht nicht darum, dem Leben mehr Tage zu geben, sondern den Tagen mehr Leben."

Wichtig
Saunders wollte das Leben eines sterbenden Menschen nicht mit den Methoden der modernen Medizin um jeden Preis verlängern. Stattdessen wollte sie die Lebensqualität des sterbenden Menschen an seinen verbleibenden Tagen erhöhen.

Hospize in Deutschland
Mehr Informationen zu den Hospizen in Deutschland gibt es hier: www.wegweiser-hospiz-palliativmedizin.de

Ambulante Hospizdienste

Die festangestellten Mitarbeitenden und ehrenamtlichen Helfenden eines ambulanten Hospizdienstes ermöglichen es einem Menschen, zu Hause in seiner vertrauten Umgebung zu sterben. Sie unterstützen die betroffene Person darin, bis zum Schluss ein möglichst selbstbestimmtes Leben zu führen.
Die Hospizdienste begleiten und entlasten auch die Angehörigen eines sterbenden Menschen.

Wichtig
Ambulante Hospizdienste bekommen Aufwandsentschädigungen von den gesetzlichen Krankenkassen. Sie finanzieren sich jedoch überwiegend aus Spenden. Die Leistungen der ambulanten Hospizdienste sind für die Sterbenden kostenlos.

Stationäre Hospize

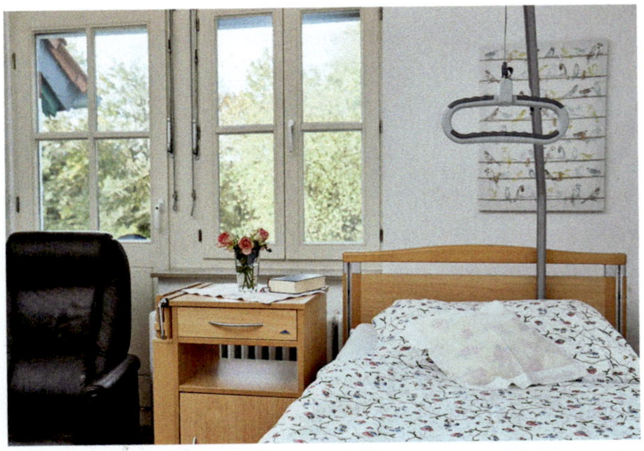

Abb. 3 Stationäre Hospize legen viel Wert auf die Ausgestaltung der Zimmer. Persönliche Gegenstände und eigene Bilder sind willkommen.

Stationäre Hospize richten sich mit ihrem Angebot an Menschen, die nicht durch ambulante Hospizdienste im häuslichen Umfeld versorgt werden können. Voraussetzungen, um in ein stationäres Hospiz aufgenommen zu werden, sind:

- Der Gast leidet an einer unheilbaren Erkrankung,
- Er wünscht eine palliativmedizinische Versorgung.
- Es ist keine Krankenhausbehandlung erforderlich.
- Die maximale Lebenszeit beträgt nicht mehr als wenige Monate.

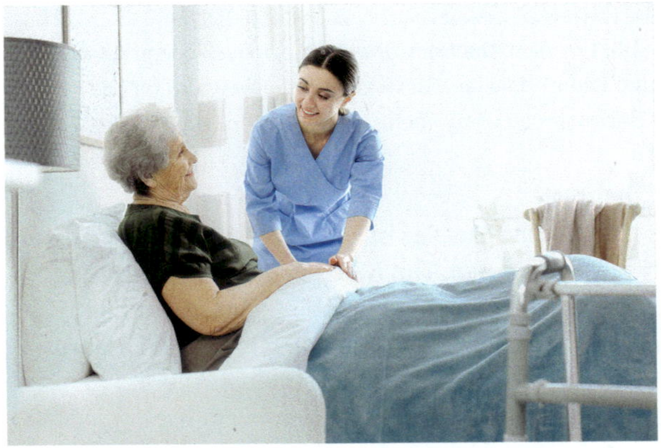

Abb. 4 Die Menschen, die in einem Hospiz versorgt werden, nennt man Gäste. Die Hospizbewegung wird von einer großen Anzahl von ehrenamtlichen Mitarbeitenden unterstützt.

Wichtig
Stationäre Hospize werden über die Krankenkassen und Pflegeversicherung finanziert. Sie arbeiten jedoch nicht kostendeckend und sind ebenfalls auf Spenden angewiesen. Die Leistungen der Hospize sind für die Gäste kostenlos.

Stationäre Kinderhospize

In stationären Kinderhospizen werden Kinder mit schwerwiegenden, lebenszeitverkürzenden Krankheiten und ihre Familien betreut. Anders als bei Hospizen für Erwachsene sind Kinderhospize nicht ausschließlich für die Sterbebegleitung vorgesehen. Eine wichtige Aufgabe ist die zeitweise Entlastung des Familienalltags und die Unterstützung der Familien von schwerstkranken Kindern. Die Aufenthalte finden über Jahre mehrfach statt. Die Kinder bekommen dort Pflege, Hilfe bei ihren Symptomen und haben jemanden zum Reden über ihre Sorgen und Hoffnungen.

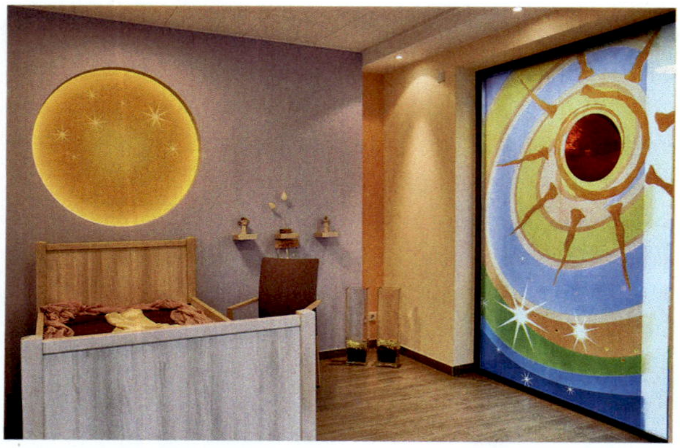

Abb. 1 In allen Kinderhospizen gibt es verschiedene Angebote und Räumlichkeiten. Dies ist ein spezieller Raum für das Abschiednehmen vom Leben.

Beispiel
Die Familie Metzler ist schon viele Male im Kinderhospiz gewesen. Tim Metzler wird als „Entlastungskind" liebevoll empfangen. Er leidet seit seiner Geburt an schweren zerebralen Krämpfen. Heute darf seine Familie einen Tag ohne ihn verbringen, Eltern und Geschwister wollen in ein nahe gelegenes Spaßbad fahren. Tim freut sich auf den Snoezelen-Raum. Die verschiedenen Farben und Lichter faszinieren ihn jedes Mal aufs Neue.

Palliativmedizin und Palliative Care

Definition

- Das Wort **palliativ** kommt aus dem Lateinischen und bedeutet „mit einem Mantel umhüllen, zudecken".
- **Palliativmedizin** ist eine Fachrichtung in der Medizin. Sie hat sich auf die ganzheitliche Betreuung von schwerstkranken Menschen spezialisiert, für die es keine erfolgsversprechende Behandlung mehr gibt oder die keine Behandlung mehr wünschen.
- **Palliative Care** beschreibt die pflegerische Umsetzung des Palliativgedankens.

Palliativmedizin bzw. Palliative Care möchte die Verbesserung der Lebensqualität von Menschen mit lebensbedrohlichen Erkrankungen erreichen. Dieser Ansatz schließt auch die Angehörigen und Bezugspersonen ein.

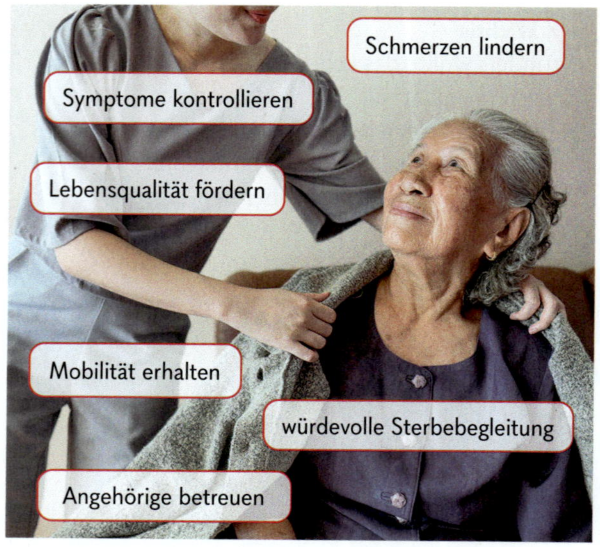

Abb. 2 Die Aufgaben der palliativen Betreuung (Palliative Care) sind klar definiert.

Beispiel
„In der Palliativversorgung arbeiten ganz verschiedene Berufe zusammen. Das wird ‚multiprofessionelles Team' genannt. Da sind z. B. Schmerztherapeuten, Physiotherapeutinnen, Psychologen, Onkologinnen, Seelsorger, Sozialarbeiterinnen und Casemanager. Alle kümmern sich um ein Sterben in Würde!"

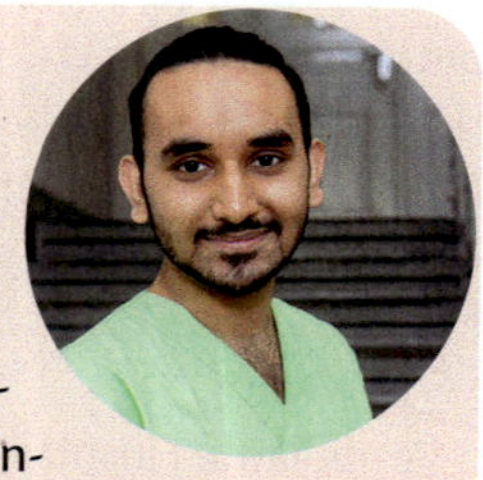

Podcast zur Geschichte der Palliativmedizin
Der deutsche Schauspieler und Hörbuchsprecher Ulrich Noethen erzählt in diesem Podcast die Geschichte der Palliativmedizin: www.apotheken-umschau.de → Suche nach: Wie die Palliativmedizin entstand

Palliativstationen

Palliativstationen sind spezielle Abteilungen in Krankenhäusern, die sich darauf konzentrieren, schwer kranke Menschen zu betreuen. Ihr Ziel ist es, den Patienten so zu stabilisieren, dass er entweder nach Hause oder in ein Hospiz entlassen werden kann. Selbst Krankenhäuser ohne eigene Palliativstation haben oft spezialisierte Pflegefachpersonen und Ärzte, die die normalen Stationen bei der palliativen Behandlung unterstützen.

Spezialisierte ambulante Palliativversorgung (SAPV)

Seit 2007 haben Menschen mit schweren, lebensverkürzenden Krankheiten in Deutschland Anspruch auf eine spezialisierte ambulante Palliativversorgung (SAPV). Diese ermöglicht es ihnen, trotz ihrer fortschreitenden Erkrankung zu Hause betreut zu werden.
Ein Hauptziel der SAPV und der ambulanten Hospizdienste ist es, die Angehörigen zu unterstützen und als verlässliche Ansprechpartner zur Verfügung zu stehen. Dieser Anspruch gilt auch für Menschen, die in stationären Langzeitpflegeeinrichtungen leben. SAPV-Teams sind multiprofessionell aufgestellt und rund um die Uhr erreichbar.

Allgemeine Ambulante Palliativversorgung (AAPV)

Bei der AAPV geht es um Beratungsleistungen zu den Möglichkeiten der palliativen Versorgung. Diese Beratungen werden von Pflegenden und Ärzten und Ärztinnen durchgeführt, die eine Weiterbildung in Palliative Care bzw. Palliativmedizin haben

5.4.5 Sterbephasen-Modelle

Es ist schwer zu sagen, wann das Sterben beginnt. Für manche Menschen beginnt das Sterben in dem Moment, in dem sie eine tödliche Diagnose erhalten. Andere wiederum ahnen bis kurz vor dem Eintritt des Todes nicht, dass sie sterben. Die Dauer des Sterbens variiert ebenfalls stark.
Die Psychiaterin **Elisabeth Kübler-Ross (1926–2004)** hat sich intensiv mit Sterbenden beschäftigt und ihre Erkenntnisse dokumentiert. Kübler-Ross hat ein Modell entwickelt, das die emotionalen Zustände von Sterbenden zu verschiedenen Zeitpunkten im Sterbeprozess beschreibt.

Phase	Merkmale	Beispiel	Umgang mit Betroffenen
1. Phase: Nicht-Wahrhaben-Wollen	Verleugnung der Realität, Hoffnung auf Irrtum oder Verwechslung	„Der Arzt hat sich geirrt." „Das Labor hat sicher einen Fehler gemacht."	Der betroffene Mensch muss sich an den Gedanken gewöhnen, dass sein Leben zu Ende geht. Die Pflegenden sollten Geduld aufbringen.
2. Phase: Wut/Zorn	Erkenntnis setzt ein; Neigung zu Wutausbrüchen und Anschuldigungen	„Ich bin von Idioten umgeben." „Mir reicht es, ich will niemanden sehen, raus hier!"	Wut als Ausdruck der Verzweiflung begreifen und nicht persönlich nehmen; Verständnis und Mitgefühl zeigen, aber professionelle Distanz wahren
3. Phase: Verhandeln	Hohe Kooperationsbereitschaft, um Zeit zu gewinnen	„Mein Sohn heiratet in sieben Wochen. Wenn ich mich jetzt anstrenge, dann schaffe ich das."	Dem Betroffenen die neue Hoffnung nicht nehmen, sie aber auch nicht bestärken
4. Phase: Trauer/ Depression	Zustand verschlechtert sich; tiefe Trauer über bevorstehenden Verlust oder unerlebte Erfahrungen; Ablehnung weiterer Behandlungen	Person schaut stundenlang aus dem Fenster, weint, plant Trauerzeremonie, hat großes Mitteilungsbedürfnis	Aktives Zuhören, nicht versuchen, den Menschen aufzuheitern; Unterstützung bei Dingen, die erledigt werden sollen (Testament, Angehörige zusammenrufen u.a.)
5. Phase: Akzeptanz	Loslassen, Akzeptanz, innerer Rückzug, Bedürfnis nach Ruhe	Person erzählt wenig, schweigt bei Besuchen von Angehörigen	Ruhebedürfnis akzeptieren; Angehörigen erklären, dass der innere Rückzug des sterbenden Menschen keine Zurückweisung ist, sondern eine Vorbereitung auf den Tod

Tab. 1 Sterbephasen nach E. Kübler-Ross

Wichtig

Das Modell von Kübler-Ross beschreibt einen idealtypischen Verlauf. Nicht jeder chronisch kranke Mensch durchläuft alle Sterbephasen hintereinander. Manche Phasen werden mehrfach durchlaufen oder übersprungen. Nicht immer erreicht ein sterbender Mensch die Phase der Zustimmung und stirbt vielleicht zornig. Das Modell hilft Pflegenden und Angehörigen zu verstehen, welche Emotionen das Sterben und das bevorstehende Lebensende in dem betroffenen Menschen auslösen können.

Sterbephasen nach Jonen-Thielemann

Die Palliativärztin **Ingeborg Jonen-Thielemann** unterscheidet vier Phasen im letzten Lebensabschnitt eines Menschen mit einer unheilbaren Erkrankung. Sie orientiert sich dabei an den Aktivitäten, die der erkrankte Mensch selbst ausüben kann, und berücksichtigt seine vermutete Restlebenszeit. Die Phasen bestehen aus der Rehabilitationsphase, der Präterminalphase, der Terminalphase und der Finalphase.

Definition

Das Wort „terminal" kommt aus dem Lateinischen. Es bedeutet „das Ende betreffend" oder „im Endstadium". „Prä" bedeutet „davor" oder „vorher". Die **Präterminalphase** ist demnach die Phase vor dem Endstadium.

Wichtig

Das Modell von Jonen-Thielemann dient als Orientierung für diejenigen, die einen sterbenden Menschen auf seinem letzten Weg begleiten und palliativ versorgen. Es kann dabei helfen, negative Emotionen und Verhaltensweisen der Sterbenden zu verstehen und besser damit umzugehen.

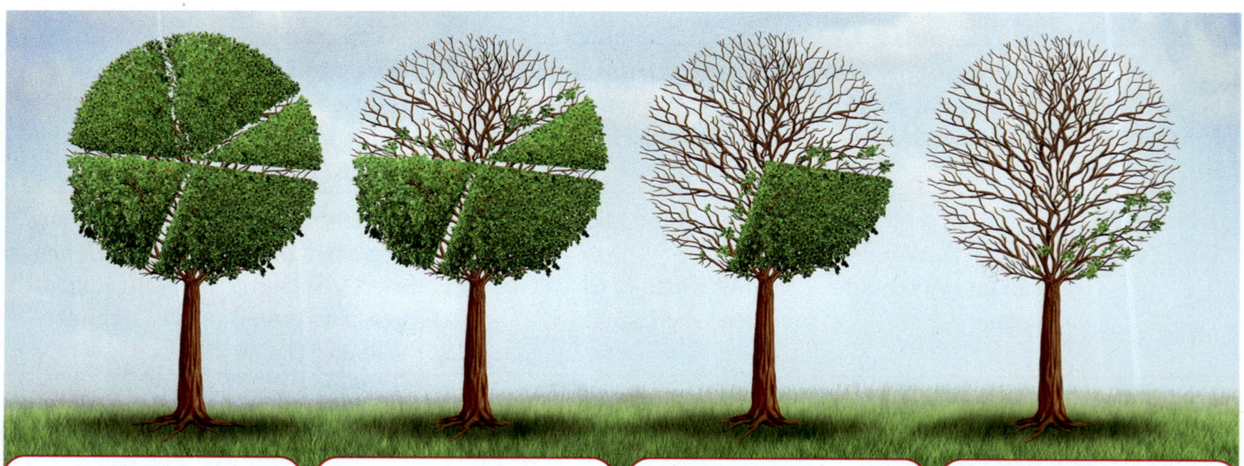

1. Rehabilitationsphase
Dauer: Monate bis Jahre
Merkmale: Der betroffene Mensch weiß von seiner Erkrankung, ist weitestgehend selbstständig und hat fast keine Einschränkungen.
Pflegeaufgaben: Kontrolle der Symptome (z. B. Schmerzen) und Erhalten der Mobilität.

2. Präterminalphase
Dauer: Wochen bis Monate
Merkmale: Erkrankung weit fortgeschritten, eine eigenständige Lebensführung unmöglich. Kaum aktive Teilnahme am sozialen Leben. Große Schwäche, Bedürfnis nach Ruhe.
Pflegeaufgaben: Unterstützung je nach Bedarf unter Einbeziehung der individuellen Ressourcen, medizinische Symptomkontrolle

3. Terminalphase
Dauer: wenige Tage oder Wochen
Merkmale: zunehmende Immobilität, Bettlägerigkeit, innerer Rückzug oder große Unruhe, rasselndes Atmen
Pflegeaufgaben: Unterstützung bei den meisten Aktivitäten des täglichen Lebens; Fördern des Wohlbefindens, Symptomkontrolle und Linderung von Schmerzen

4. Finalphase
Dauer: beginnt wenige Stunden vor dem Tod
Merkmale: Dies ist die eigentliche Sterbephase. Die Organe hören auf zu arbeiten, der sterbende Mensch ist kaum ansprechbar, hat aber manchmal wache Momente.
Pflegeaufgaben: Sorge tragen, dass der Sterbeprozess nicht durch unnötige Maßnahmen belastet oder behindert wird.

Abb. 1 die vier Phasen in der Palliativversorgung nach Jonen-Thielemann

5.4.6 Sterbende Menschen begleiten

Die Hospizbewegung hat bewirkt, dass unheilbar kranke und sterbende Menschen heute nach Möglichkeit palliativ versorgt werden. Alle Maßnahmen sind darauf ausgerichtet, dass der sterbende Mensch so gut wie möglich mit der Erkrankung leben kann und nicht leiden muss.

Der sterbende Mensch und seine Angehörigen stehen in der palliativen Pflege im Mittelpunkt. Die Pflegenden begleiten sie auf diesem letzten gemeinsamen Weg am engsten von allen Berufsgruppen. Pflegende richten ihr pflegerisches Handeln an den Bedürfnissen und Wünschen der sterbenden Menschen aus. Sie tragen dadurch dazu bei, dass die letzte Lebensphase möglichst selbstbestimmt gelebt werden kann.

Zu den grundlegenden Bedürfnissen von Sterbenden gehören:

- keine Schmerzen leiden müssen,
- Beschwerden (z. B. Atemnot, Mundtrockenheit) lindern,
- gemeinsam mit den Pflegenden und Ärzten pflegerische und medizinische Entscheidungen treffen,
- sich auf den Tod vorbereiten (z. B. die Trauerfeier planen, ein Testament aufsetzen, sich über die körperlichen und psychischen Veränderungen informieren),
- mit dem Leben abschließen (z. B. unerledigte Dinge beenden, Streit beilegen, auf das Leben zurückschauen),
- als einzigartige Persönlichkeit respektiert und nicht nur als sterbender Mensch wahrgenommen werden,
- in Anwesenheit eines vertrauten Menschen sterben.

Die Pflegenden beobachten und erfragen die Bedürfnisse der pflegebedürftigen Menschen und unterstützen sie individuell, bedarfs- und bedürfnisgerecht.

Beispiel
Frau Kaminski, ein alleinstehender Gast in einem Hospiz, sucht ein Zuhause für ihren Pudel. Sie sagt, dass sie nicht sterben kann, wenn sie nicht weiß, dass ihr Pudel auch nach ihrem Tod ein gutes Leben haben wird. Die Pflegenden und die ehrenamtlichen Helferinnen unterstützen Frau Kaminski tatkräftig bei ihrer Suche nach einem Zuhause in den sozialen Netzwerken.

Kommunikation mit Sterbenden

Für die Kommunikation mit sterbenden Menschen gelten die allgemeinen Prinzipien der Gesprächsführung und Beziehungsgestaltung (▷ S. 325). Darüber hinaus möchten sterbende Menschen, dass man das, was sie im Leben geleistet und erreicht haben, wertschätzt.

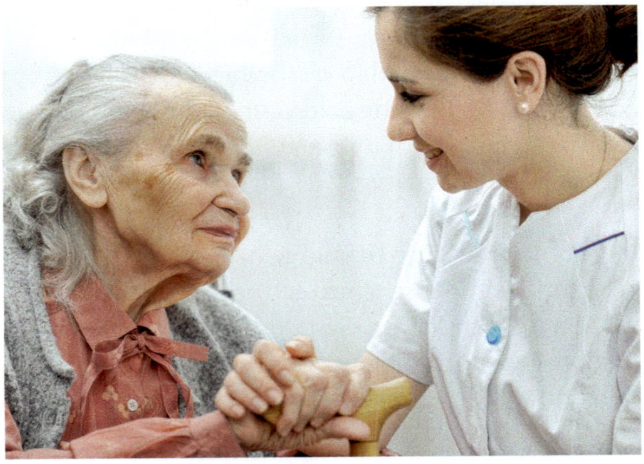

Abb. 2 Wertschätzende Kommunikation ist auch für Sterbende ein grundlegendes Bedürfnis.

Pflegende sollten mit dem pflegebedürftigen Menschen über Themen sprechen, die ihn interessieren. Sie sollten individuelle Wünsche und Bedürfnisse erfragen und versuchen, diese zu erfüllen.

Manchmal haben Pflegende Angst, Sterbenden die Wahrheit über ihren Zustand zu sagen.

Wichtig
Es ist nicht hilfreich, Sterbende über ihren Zustand zu belügen oder ihnen Versprechungen zu machen. Behandeln Sie Sterbende stets mit Ehrlichkeit und Respekt.

Charta zur Betreuung Sterbender
Die „Charta zur Betreuung schwerstkranker und sterbender Menschen in Deutschland" setzt sich für die Rechte Sterbender ein und listet fünf Punkte auf, die jedem Menschen am Lebensende zustehen:
www.charta-zur-betreuung-sterbender.de

Auch wenn der sterbende Mensch starke Stimmungsschwankungen hat und seine Emotionen nicht immer kontrollieren kann, sollten Pflegende möglichst bei ihm bleiben und ihn nicht allein lassen. Menschen in der letzten Lebensphase sind oft sehr redselig. Es tut ihnen gut, wenn Pflegende ihnen aktiv zuhören und damit Interesse an ihrer Person zeigen. Wenn Menschen spüren, dass der Tod nicht mehr weit ist, sprechen sie häufig in Symbolen und Bildern.

Beispiel
Die Pflegefachassistentin Kerstin Meier betreut im Hospiz Herrn Milo. Als sie sich am Ende ihrer Schicht von Herrn Milo verabschiedet, erzählt er: „Ich glaube, ich werde bald verreisen." Kerstin Meier lächelt Herrn Milo an und setzt sich noch einen Moment zu ihm. Drei Tage später stirbt er.

Manchmal ist es auch richtig, gemeinsam mit dem pflegebedürftigen Menschen zu schweigen. Pflegende entwickeln mit der Zeit ein Gespür dafür, wann in einer Situation Reden, Humor oder auch Pausen angebracht sind und wann nicht.

Linderung der Atemnot (Dyspnoe)

Definition
Dyspnoe ist eine subjektiv erschwerte Atmung, die von Atemnot bis hin zur Erstickungsangst und Erschöpfung reichen kann. Typische Anzeichen sind der Einsatz der Atemhilfsmuskulatur und heftige Bewegungen der Nasenflügel. Dyspnoe kann durch Einschränkungen der Herz-Lungen-Funktion, Lungenödeme, Anämien und Ängste ausgelöst werden.

Jeder Mensch braucht Luft zum Atmen. Das Gefühl, keine Luft zu bekommen und ersticken zu müssen, löst bei den meisten Menschen große Angst und Unruhe aus. Wie stark die Atemnot empfunden wird, ist abhängig von der psychischen Situation, dem Beistand durch Angehörige und Bezugspersonen und den Bewältigungsstrategien, die der betroffenen Person zur Verfügung stehen. Nur der pflegebedürftige Mensch kann beurteilen, wie stark er die Atemnot empfindet. Deswegen müssen Pflegende diese Äußerungen ernst nehmen, auch wenn ihre eigenen Beobachtungen nicht auf eine Atemnot hinweisen.
Auch für die Angehörigen ist es sehr belastend, wenn der sterbende Mensch sagt, dass er keine Luft bekommt. Die Angst des betroffenen Menschen überträgt sich auf sie und sie leiden mit ihm mit. Pflegende können die Angehörigen bitten, das Zimmer zu verlassen, bis sich die Situation entspannt hat.

Maßnahmen für die Linderung der Atemnot:
- ein sicheres und ruhiges Auftreten und das schnelle Umsetzen von medizinischen Anordnungen
- atemerleichternde Positionierungen (z. B. Erhöhung des Oberkörpers)
- spürbare Luftbewegungen, z. B. durch ein geöffnetes Fenster oder einen Ventilator
- Entspannungstechniken
- Schmerzmittel nach ärztlicher Anordnung
- Beruhigungsmittel, um die Todesangst zu verringern
- Sauerstoffgabe über eine Nasensonde nach ärztlicher Anordnung

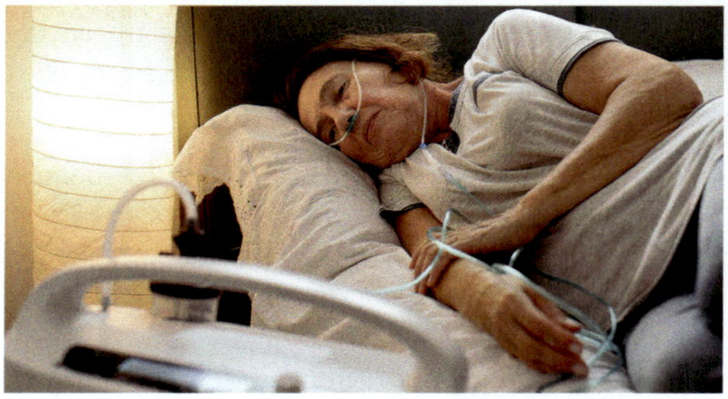

Abb. 1 Bis zu 70 % aller Menschen mit einer Tumorerkrankung und bis zu 90 % mit einer chronischen Herzerkrankung oder COPD leiden am Lebensende unter Atemnot und Husten.

Umgang mit Verwirrtheitszuständen
Akute Störungen des Bewusstseins, des Denkens, der Aufmerksamkeit oder des Tag-Nacht-Rhythmus können Hinweise auf einen Verwirrtheitszustand sein.
Eine ruhige Kommunikation, eine dauerhafte Betreuung durch eine möglichst vertraute Person und eine ruhige Umgebungsgestaltung können die Verwirrtheit verbessern.

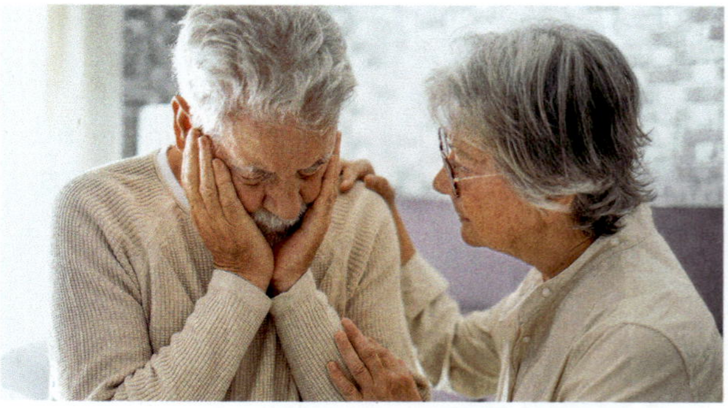

Abb. 2 Ein verwirrter Mensch hat eine erhöhte Sturzgefahr. Sturzprophylaktische Maßnahmen (▷ S. 244) und ein einfühlsamer Umgang durch vertraute Personen können dieser entgegenwirken.

Linderung der Rasselatmung

Definition

Als **Rasselatmung** bezeichnet man ein lautes geräuschvolles Atmen. Die Geräusche entstehen, weil das Sekret aus dem Mund-Rachen-Raum und den Bronchien nicht mehr abgehustet werden kann und beim Aus- und Einatmen hin- und herbewegt wird. Die Rasselatmung weist darauf hin, dass der Tod in wenigen Stunden eintreten wird.

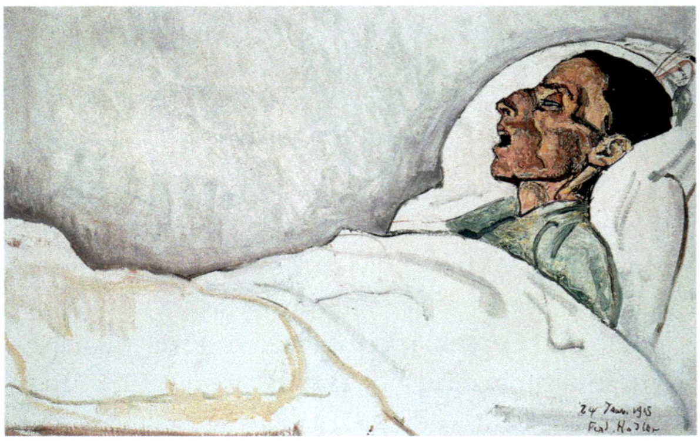

Abb. 3 Die Rasselatmung scheint für den sterbenden Menschen nicht so belastend zu sein wie für seine Angehörigen. Kunstwerk (Öl auf Leinwand) „Die Sterbende" 1915 von Ferdinand Hodler (1853–1918).

Die Rasselgeräusche nehmen ab, wenn die Flüssigkeitszufuhr nach Absprache mit den behandelnden Ärztinnen und Ärzten begrenzt wird und der sterbende Mensch seitlich positioniert wird.

Wichtig

Das Absaugen des Sekrets in den oberen (Mund, Nase, Rachen) oder unteren Atemwegen (Luftröhre) ist meistens nicht geeignet, um die Rasselatmung zu verringern. Es kann das Befinden beeinträchtigen und zu Unruhe führen.

Schmerzbehandlung

Fast 90 % aller Menschen mit einer Tumorerkrankung leiden im Verlauf der Erkrankung an Schmerzen. Die Schmerzen von sterbenden Menschen können viele Ursachen haben und sehr stark empfunden werden. Das Schmerzerleben wird durch viele Faktoren beeinflusst. Cicely Saunders (▷ S. 532) prägte für diesen umfassenden Schmerz den Begriff „total pain".

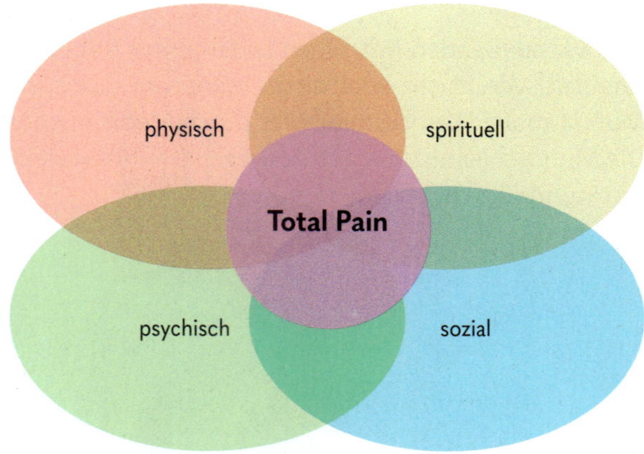

Abb. 4 Das Total-Pain-Konzept nach Cicely Saunders

Definition

Das **Total-Pain-Konzept** wurde von Cicely Saunders entwickelt. Es betrachtet Schmerz als multidimensionales Erleben, das körperliche, seelische, soziale und spirituelle Aspekte umfasst. In der Palliativversorgung werden die individuellen Bedürfnisse des Patienten ganzheitlich betrachtet, da eine alleinige Steigerung der Schmerzmittel oft nicht ausreicht. Patienten in palliativen Situationen erleben existenzielle Grenzsituationen, die von verschiedenen Formen des Leidens geprägt sind.

Gegen den Schmerz von sterbenden Menschen verschreiben Palliativmedizinerinnen meistens Schmerzmittel aus der Gruppe der Opioide. Sehr gut geeignet ist eine sublinguale (unter der Zunge) Anwendung der Schmerzmittel, weil diese nicht geschluckt werden müssen. Denn Schlucken ist wegen der Mundtrockenheit oft ein Problem.

Um die starken Schmerzen zu lindern, müssen die Opioide in einer Dosis verabreicht werden, die zu einer Eintrübung des Bewusstseins und Verwirrtheit führen können. Der pflegebedürftige Mensch und seine Angehörigen sollten über diese Nebenwirkungen informiert werden. Manche Menschen lehnen eine solche Behandlung ab, weil sie ihre letzten Lebenstage bewusst erleben möchten. Opioide verursachen oft eine Obstipation. Pflegende sollten deswegen Maßnahmen zur Obstipationsprophylaxe durchführen (▷ S. 292).

Wichtig

Auch Maßnahmen zur Atemerleichterung und gegen Ängste (z. B. spirituelle Begleitung, Entspannungsübungen) tragen zur Schmerzlinderung bei.

Mundpflege

Fast alle sterbenden Menschen leiden unter Mundtrockenheit. Verursacht wird dieses Symptom durch die Mundatmung (Xerostomie) oder durch Medikamente. Die Mundschleimhaut sollte deswegen ein- bis zweimal pro Stunde befeuchtet werden.

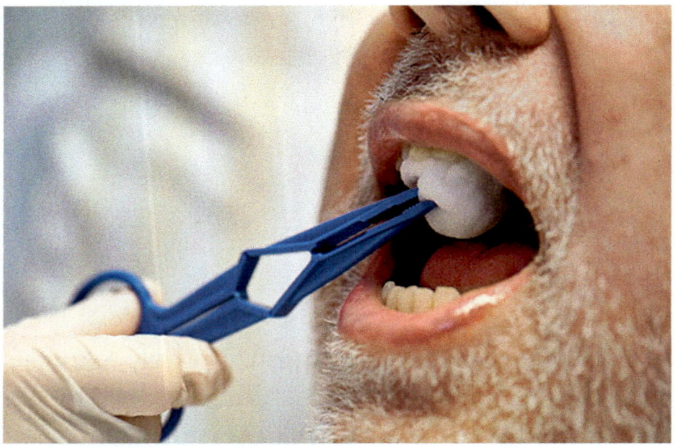

Abb. 1 Mit in Wasser oder in Lieblingstee getränkten Tupfern wird der Mundtrockenheit entgegengewirkt. Diese Art der Mundpflege wird als sehr angenehm empfunden.

Bei der Auswahl der Flüssigkeiten, mit denen man die Mundschleimhaut befeuchtet, richtet man sich nach den Vorlieben und Wünschen des sterbenden Menschen, das kann Pfirsichsaft sein oder auch Sekt oder Kaffee.

Sehr angenehm wird die Mundpflege, wenn ein Watteträger mit der Lieblingsflüssigkeit mit einem kleinen Holzspatel kombiniert wird. Zuerst berührt man mit dem Holzspatel sanft die Lippen. So merkt die betroffene Person, dass gleich etwas am Mund vor sich geht. Erst danach kommt der feuchte Watteträger zum Einsatz. Er wird sanft an die Lippen geführt und in den Mund gebracht.

Wichtig

Es ist bei der Mundpflege wie auch bei allen anderen Pflegehandlungen wichtig, alle Aktionen vorher anzukündigen, damit sich der sterbende Mensch nicht erschrickt.

Wenn ein pflegebedürftiger Mensch noch schlucken kann, können Pflegende ihm Eisstäbchen aus Fruchtsäften zum Lutschen oder gefrorene Fruchtstückchen anbieten. Auch fetthaltige Lebensmittel wie Schlagsahne, Butter oder Kokosöl lindern die Mundtrockenheit. Eine sorgfältige Mundpflege beugt einer Mundtrockenheit vor.

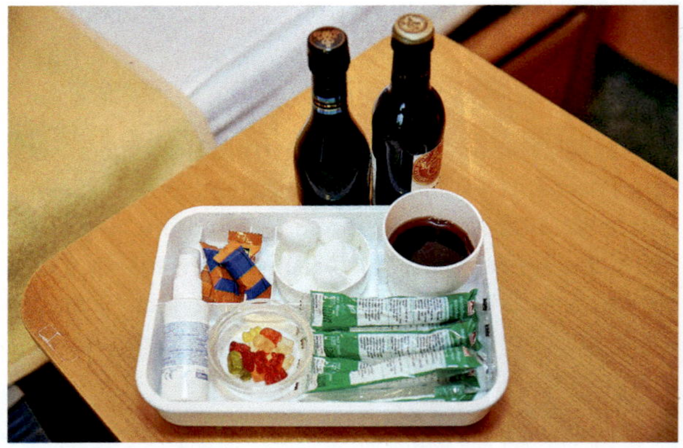

Abb. 2 Utensilien zur Mundpflege bei sterbenden Menschen mit Mundtrockenheit

Palliative Mundpflege

Die Deutsche Gesellschaft für Palliativmedizin spricht sich für die Ergänzung der allgemeinen Mundpflege durch „individuelle Genusserfahrungen" aus. Diese umfassen die Ressourcen, Gewohnheiten und Geschmacksvorlieben eines Menschen. Eine Broschüre dazu gibt es unter www.dgpalliativmedizin.de → Suche nach: freiwilligen Verzicht auf Essen und Trinken

Umgang mit fehlendem Hunger und Durst

In den letzten Lebenstagen und Lebensstunden essen und trinken sterbende Menschen kaum oder gar nichts mehr. Sie haben weder Hunger noch Durst. Für Angehörige ist es oft nur schwer zu ertragen, dass dem sterbenden Menschen keine Infusionen mit Flüssigkeit oder Nährsubstanzen verabreicht werden. Es ist wichtig, den Angehörigen zu erklären, dass ihr Familienmitglied oder Freund nichts mehr isst oder trinkt, weil er stirbt. Er braucht kein Essen und keine Flüssigkeit mehr. Es würde ihn nur belasten.

Beispiel

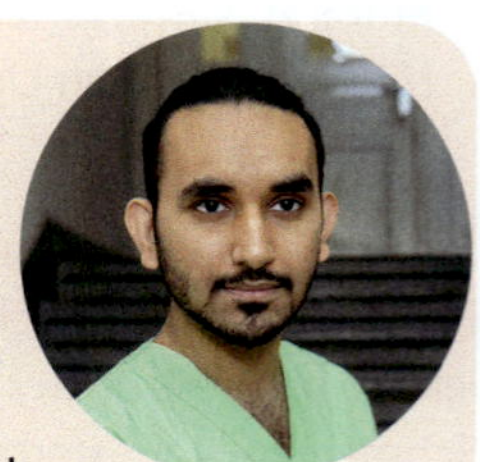

„Sterbende mögen nicht mehr essen oder trinken. Das ist oft schwer für die Angehörigen auszuhalten. Ich habe gesehen, dass es gut ist, wenn sie stattdessen die Mundpflege übernehmen. So haben sie das Gefühl, dass sie ihren Liebsten etwas Gutes tun können."

Der Verzicht auf eine künstliche Flüssigkeits- und Nahrungszufuhr hat viele Vorteile für Menschen in der Sterbephase:

- weniger Wassereinlagerungen (Ödeme)
- weniger Sekrete, dadurch reduzierte Rasselatmung
- weniger Magen-Darm-Beschwerden
- weniger Schmerzen durch Zugänge und Ableitungen (z. B. durch Infusionen und Magensonden)

Der Nachteil ist die Mundtrockenheit, die dadurch verstärkt wird. Die Mundpflege und Maßnahmen zur Befeuchtung der Mundhöhle sind deshalb sehr wichtig.

Umgang mit Sterbefasten

Definition
Beim **Sterbefasten**, auch bekannt als **freiwilliger Verzicht auf Essen und Trinken (FVET)**, trifft eine entscheidungsfähige Person bewusst die Wahl, aufgrund eines unerträglichen andauernden Leidens nichts mehr zu sich zu nehmen, um den Tod frühzeitig herbeizuführen.

Die Deutsche Gesellschaft für Palliativmedizin sieht im FVET einen Unterschied zum Suizid, da die Entscheidung auf Nahrung und Flüssigkeit im Gegensatz zu einem Zu-Verzichten rückgängig gemacht werden kann. Für die Befürwortenden ist der FVET eine Möglichkeit, das Selbstbestimmungsrecht auch am Lebensende auszuüben.

Wichtig
Der Wunsch und die Entscheidung zum Sterbefasten sollte besprochen, dokumentiert und respektiert werden. Er ist nicht gleichzusetzen mit einem zugestimmten Suizid oder einem Unterlassen der Fürsorge.

Das sind die Voraussetzungen für den Entschluss, auf Essen und Trinken zu verzichten:

- alle Handlungsmöglichkeiten einer palliativen Versorgung sind geprüft worden, z. B. für die Linderung von Symptomen.
- Gespräche zwischen dem betroffenen Menschen, dem Palliativteam und den Zu- und Angehörigen fanden statt.
- Die Gesprächsinhalte und die Entscheidung des betroffenen Menschen wurden schriftlich dokumentiert.

Wenn all das passiert ist, empfiehlt die Deutsche Gesellschaft für Palliativmedizin eine schrittweise Verringerung der oralen Kalorienzufuhr und Flüssigkeitszufuhr.

Die fehlende Flüssigkeitsaufnahme trocknet auch die Schleimhäute nicht nur im Mund, sondern auch in den Augen aus. Dies kann zu einem Fremdkörpergefühl in den Augen führen. Die Augen können nach ärztlicher Anordnung mit Augentropfen befeuchtet werden. Eine erhöhte Luftfeuchtigkeit wirkt sich positiv auf die Schleimhäute aus.

Sterbende Kinder und ihre Angehörigen begleiten

Auch mit einem Kind sollte man über seinen Zustand und den Tod sprechen. Diese Gespräche sollten ausschließlich in enger Absprache mit den Eltern des Kindes getroffen werden. Die Gespräche werden dem Reifegrad des Kindes angepasst. Für Kinder im Kindergartenalter ist der Tod gleichbedeutend mit Schlafen. Wenn sie in die Schule kommen, beginnen sie zu verstehen, dass alle Menschen sterben müssen und nach dem Tod nicht zurückkommen. Teenager haben eine realistische Vorstellung von der eigenen Sterblichkeit und dem Tod.

Altersgerecht über den Tod sprechen
Das Verständnis vom Tod ist in jeder Altersphase unterschiedlich. Mehr Informationen darüber gibt es unter:
www.kinder-hospiz.at/betroffene-familien/kinder-und-der-tod/

Meist sterben Kinder zu Hause, und Eltern übernehmen die Pflege. Pflegefachpersonen und Pflegefachassistenzpersonen unterstützen die Eltern und ermutigen sie, sich um ihr sterbendes Kind zu kümmern.

Wichtig
Der Gedanke, dass ein Kind sterben muss, löst bei allen Beteiligten starke Emotionen aus. Anders als bei einem alten sterbenden Erwachsenen hat ein Kind „sein Leben noch nicht gelebt“. Es wird um viele Lebenserfahrungen betrogen. Das macht Eltern und Geschwistern sehr traurig. Es ist aber wichtig, dass sie für ihre sterbenden Kinder verlässliche Ansprechpartner sind: für Gespräche und um bei Schmerzen oder anderen Problemen zu helfen.

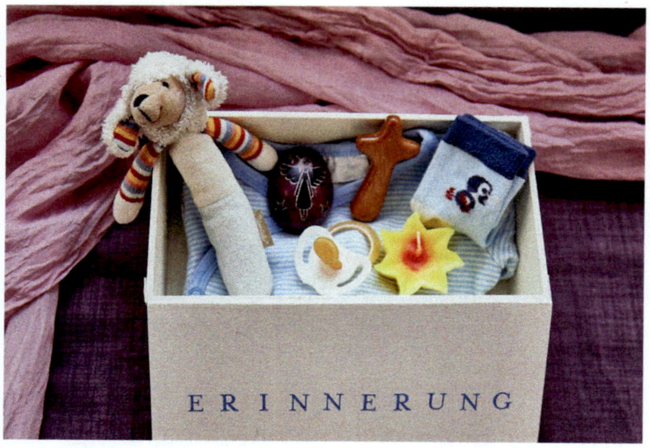

Abb. 1 Angehörigen von sterbenden Kindern kann es helfen, eine Kiste mit Dingen anzulegen, die sie an das Leben mit ihrem Kind erinnern.

> **Wichtig**
> In Kinderhospizen erhalten Familien spezielle Unterstützung durch Angebote wie Geschwistergruppen und Familienberatung.

Angehörige in die Sterbebegleitung einbeziehen

Einen geliebten Menschen beim Sterben zu begleiten ist nicht einfach. Anders als viele beruflich Pflegende haben Angehörige darin wenig Erfahrung. Beruflich Pflegende können eine professionelle Distanz wahren. Angehörige können das nicht.

Oft haben Angehörige den Wunsch, in die Pflege einbezogen zu werden. So fühlen sie sich weniger hilflos. Pflegende sollten die Angehörigen nach Wunsch Pflegemaßnahmen erklären und sie darin anleiten.

Dies sind einige Beispiele für das, was Angehörige tun können, um wertvolle Zeit mit dem geliebten Menschen verbringen zu können:

- Besuche durch Verwandte und Freunde koordinieren, um den sterbenden Menschen nicht zu überfordern
- vorlesen, singen, zusammen beten, Musik hören
- Massagen durchführen (z. B. respectare®)
- eine Telefonliste mit den Telefonnummern von Menschen anlegen, die der betroffene Mensch vor seinem Tod noch kontaktieren möchte
- Erinnerungen wachrufen, z. B. durch Fotoalben, Briefe, Andenken
- letzte Wünsche erfüllen
- spirituelle Begleitung organisieren

5.4.7 Versorgung von Verstorbenen

Nach dem Tod eines geliebten Menschen sind Angehörige oft im Schockzustand. Sie möchten jedoch oft noch Zeit mit dem Verstorbenen verbringen, bevor der Bestatter kommt. In dieser Zeit wird der Verstorbene von speziell geschulten Pflegenden versorgt, die Angehörige können jedoch auch einbezogen werden, wenn sie es möchten. Folgende Punkte gehören zur Versorgung der Verstorbenen:

- Die Augen des verstorbenen Menschen werden behutsam geschlossen.
- Zu- und Ableitungen (z. B. venöse Zugänge, Blasenkatheter) werden entfernt, Hörgeräte herausgenommen.
- Der Mund wird verschlossen, zum Beispiel mit einem zusammengerollten Handtuch als Kinnunterlagerung.
- Der Körper wird behutsam gewaschen, wobei auf mögliche Infektionsgefahr geachtet wird.
- Die Haare werden so gekämmt, wie es der verstorbene Mensch gerne hatte, die Zahnprothese wird gereinigt und wieder eingesetzt.
- Die Wäsche wird gewechselt, eine Inkontinenzhose wird angezogen. Die Pflegenden wechseln einen gefüllten Stomabeutel (▷ S. 302) aus. Die verstorbene Person wird in ihrer eigenen Kleidung bzw. mit frischem Hemd angezogen.
- Die Hände werden entweder übereinander oder neben den Körper gelegt. Die Angehörigen können dem verstorbenen Menschen noch eine Blume, ein Kuscheltier oder einen wichtigen persönlichen Gegenstand in die Hände legen.
- Stühle für Angehörige werden neben dem Bett bereitgestellt.

> **Diversität**
> Für viele Menschen gehört es dazu, ein Fenster zu öffnen, um die Seele des Verstorbenen freizulassen. Auch andere Rituale je nach Religion und Glauben sind möglich.

> **Wichtig**
> Schmuck wird abgenommen und zusammen mit dem Nachlass sicher verwahrt. Pflegende sollten darauf achten, dass dabei Zeugen anwesend sind und die Handlung dokumentieren.

„Er kann doch nicht einfach so gestorben sein!“

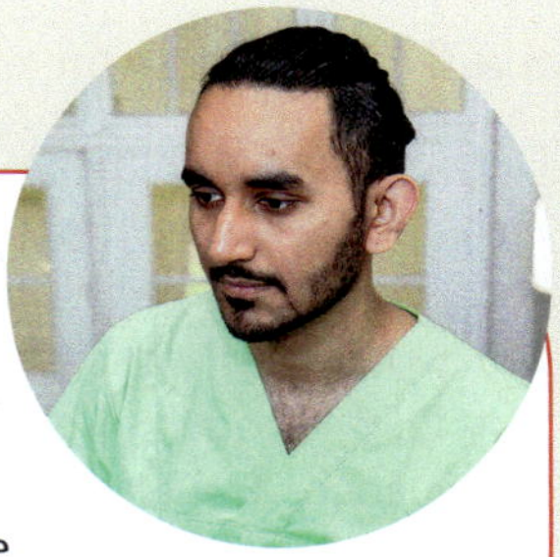

Fallsituation:

Yar Zar hat nach drei freien Tagen wieder Frühdienst auf der Station für Chirurgie. Er hofft, dass er wieder für Herrn Kleinherr (78 Jahre) eingeteilt wird. Beide haben viel zusammen gelacht. Die Dienstübergabe beginnt. Der Nachtdienst blickt traurig in die Runde und berichtet, dass Herr Kleinherr vor einer halben Stunde verstorben ist. Die Tochter wurde bereits vom Stationsarzt angerufen und wird in etwa zwei Stunden da sein. Yar Zar wird mit einer Pflegefachkraft u.a. für Herrn Kleinherr eingeteilt.

So hat sich Yar Zar verhalten:

„Ich konnte es nicht glauben, dass Herr Kleinherr gestorben war. Sein Tod ging mir sehr nah. Meiner Kollegin erging es ähnlich. Ich sagte ihr, dass ich noch nie einen Verstorbenen versorgt habe und nicht weiß, ob ich das schaffe. Wir bereiteten zusammen alle Materialien vor, brachten ein Türschild an mit der Aufschrift *Bitte nicht stören* und gingen gemeinsam in das Zimmer. Herr Kleinherr lag im Bett, als würde er nur schlafen. Wir entfernten die Zugänge, wuschen ihn behutsam überall, kämmten seine Haare, zogen ihm ein frisches Hemd an und betteten ihn in neuer Bettwäsche flach auf dem Rücken mit geschlossenen Augen und Mund. Am Fuß von Herrn Kleinherr befestigten wir ein Identifikationsband. Seine Armbanduhr und seinen Ring legten wir in einen Wertsachenumschlag, beschrifteten diesen und schlossen ihn ein. In der Dokumentation vermerkten wir alles und unterschrieben beide dafür. Wir räumten das Zimmer auf, stellten einen Stuhl ans Bett für seine Tochter und öffneten das Fenster. Bevor wir aus dem Zimmer gingen, warfen wir einen letzten Blick zurück – alles sah ordentlich, sauber und friedlich aus. Kurze Zeit später traf die Tochter von Herrn Kleinherr ein. Meine Kollegin und ich sprachen ihr unser Beileid aus und begleiteten sie ins Zimmer.

Ich fragte sie, ob sie mit ihrem Vater allein im Zimmer sein möchte oder lieber jemanden bei sich wünscht. Ich bot ihr auch an, noch mal mit dem Stationsarzt sprechen zu können. Sie schaute mich jedoch nur schweigend an, setzte sich auf den Stuhl neben das Bett und weinte. Ich reichte ihr ein Taschentuch und sagte: ‚Es tut uns wirklich sehr leid.‘“

Das war richtig, weil Yar Zar …

- offen und ehrlich gegenüber der Kollegin seine Gefühle und Unsicherheiten reflektiert und mitgeteilt hat.
- sich der herausfordernden Situation trotz eigener Befürchtungen gemeinsam mit einer Kollegin gestellt und unterstützt hat.
- zusammen mit seiner Kollegin auch im Tod die Intimsphäre und Würde des Verstorbenen gewahrt hat.
- den Verstorbenen von spontanen Ausscheidungen nach Todeseintritt gereinigt hat.
- auf dieser Weise einer Verwechslung vorgebeugt und sich an den Verfahrensstandard gehalten hat.
- den Nachlass vom Verstorbenen rechtlich gesichert aufbewahrt und dokumentiert hat.
- ein würdevolles Abschiednehmen der Tochter von ihrem Vater ermöglicht hat.
- aus spiritueller Sicht dazu beigetragen hat, dass die Seele vom Verstorbenen das Zimmer verlassen kann.
- Mitgefühl und Verständnis gezeigt hat.
- das Schweigen der Tochter auf seine Fragen als Schockreaktion eingeordnet und nicht negativ bewertet oder persönlich genommen hat.

Impulsfrage:

- Wie hätten Sie sich in der Situation verhalten?

5.4.8 Trauerphasen nach Verena Kast

Der Tod eines geliebten Menschen ist eines der Lebensereignisse, das Angehörige am stärksten belastet. Während der verstorbene Mensch Abschied von seinem Leben nehmen musste, müssen die Hinterbliebenen Abschied von dem Geliebten nehmen und ohne ihn weiterleben. Trauernde Menschen durchlaufen dabei mehrere Phasen. Die Trauerforscherin Verena Kast hat sie beschrieben.

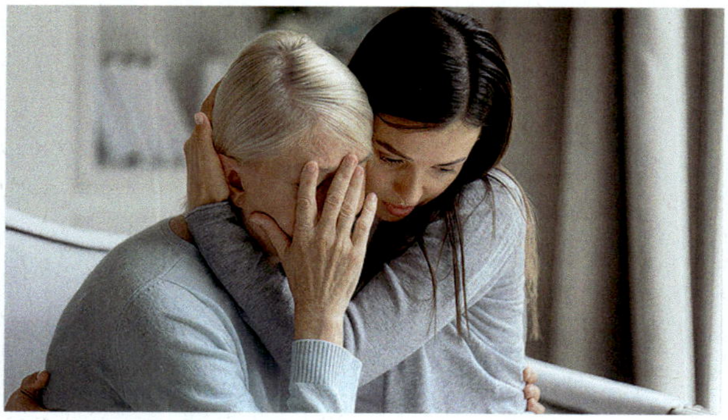

Abb. 1 Trauert ein Mensch, werden viele verschiedene Phasen und Emotionen durchlebt.

! Wichtig
Erwachsene sind oft der Meinung, dass Kinder vor dem Umgang mit dem Sterben und dem Tod geschützt werden müssen. Experten raten jedoch dazu, die Fragen von Kindern zu diesem Thema ehrlich zu beantworten. Sonst wird ihr Trauerprozess erschwert.

1. Phase: Nicht-Wahrhaben-Wollen

Für die Hinterbliebenen ist der Tod des geliebten Menschen immer ein Schock, auch wenn sie ihn erwartet haben. Sie können wie erstarrt oder auch gefühlskalt wirken. Manche sind verzweifelt, unruhig oder fühlen sich körperlich elend. Diese Phase kann mehrere Stunden dauern. Wenn der Tod unerwartet kam, z. B. durch einen Unfall oder ein sehr junger Mensch gestorben ist, kann sie auch mehrere Wochen andauern.

Beispiel
Frau Mey (40 Jahre) sitzt neben dem Bett ihres Mannes, der vor wenigen Stunden verstorben ist. Sie sitzt mit weit geöffneten Augen völlig steif auf ihrem Platz. Sie weint nicht, sie sagt nichts, sie berührt ihren Mann nicht. Sie wirkt wie erstarrt.

In dieser Phase ist es für die trauernden Menschen hilfreich, wenn Pflegende
- bei Regelungen im Zusammenhang mit dem Todesfall ihre Unterstützung anbieten (z. B. den Bestatter anrufen, bei der Organisation der Beerdigung helfen),
- die trauernden Menschen nicht allein lassen und die scheinbare Gefühlslosigkeit aushalten,
- Wärme und Mitgefühl vermitteln,
- die eigenen Gefühle und ihr Beileid ausdrücken.

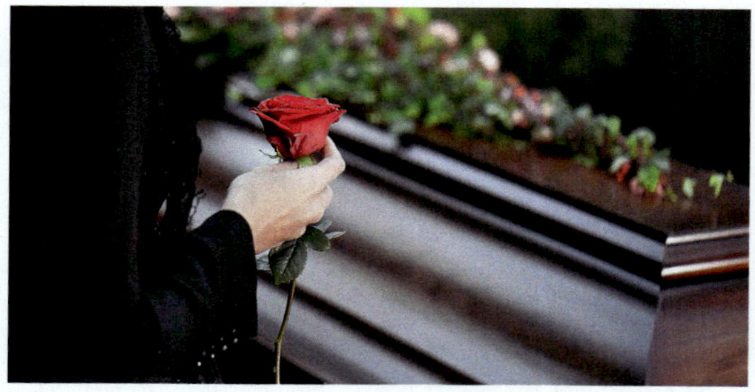

Abb. 2 Zu begreifen, dass der Verstorbene nie wieder bei einem sein wird, ist sehr schmerzvoll und kaum zu ertragen.

2. Phase: Aufbrechende Emotionen

In dieser Phase durchleben die Hinterbliebenen eine Vielfalt an Gefühlen wie Angst, Wut, Schmerz, Freude und Trauer. Sie haben Mitleid mit sich selbst und machen dem verstorbenen Menschen Vorwürfe. Zu einem späteren Zeitpunkt haben sie deswegen Schuldgefühle. Diese Phase kann zwischen einigen Wochen und mehreren Monaten gehen.

Beispiel
Frau Mey beklagt sich bei ihrer Freundin: „Wie kann er mir das antun? Er lässt mich einfach allein mit den Kindern und den Schulden für das Haus!“ Später sitzt sie weinend im Wohnzimmer, mit einem Bild ihres verstorbenen Mannes. „Es tut mir so leid, Viktor“, schluchzt sie. „Ich bin so ungerecht zu dir gewesen.“

Maßnahmen der Trauerbegleitung sind in dieser Phase:
- die Gefühlsausbrüche der Angehörigen zulassen, da sie eine heilsame Wirkung entfalten können. Ablenkungen und Verdrängung können zu einem verlängerten Trauerprozess führen,
- Probleme aussprechen lassen, zuhören, Aussagen nicht interpretieren oder werten, keine eigenen Erfahrungen mit Trauer erzählen,
- Schuldgefühle kommentarlos zur Kenntnis nehmen.

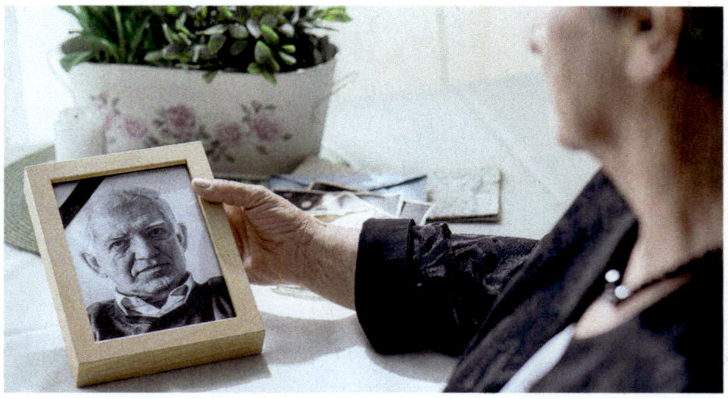

Abb. 3 Trauernde in der Phase aufbrechender Emotionen durchleben verschiedene Gefühle und Erinnerungen im Zusammenhang mit dem Verstorbenen.

3. Phase: Suchen und sich trennen

In dieser Phase setzen sich die Hinterbliebenen intensiv mit ihrer Trauer auseinander. Sie suchen Orte auf, an denen sie Zeit mit dem verstorbenen Menschen verbracht haben. Sie erinnern sich an gemeinsame Erlebnisse und sprechen darüber mit dem verstorbenen Menschen. Auch Gewohnheiten werden manchmal übernommen. Irgendwann muss sich der hinterbliebene Mensch entscheiden, ob er wieder ins Leben findet oder in der Trauer verharren wird. Diese Phase kann Wochen, Monate und Jahre dauern.

Beispiel
Frau Mey geht in den ersten Monaten nach dem Tod ihres Mannes mit ihren beiden Kindern oft in den Tierpark. Besonders lange hält sie sich im Elefantenhaus auf. Sie fragt die Kinder jedes Mal aufs Neue, ob sie sich daran erinnern, dass ihr Papa die Elefanten alle mit Namen kannte.

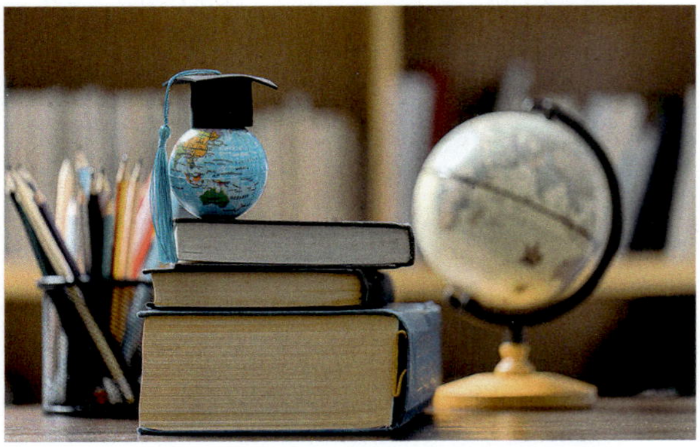

Abb. 4 Trauernde Angehörige lassen das Zimmer der verstorbenen Person zunächst oft völlig unangetastet. Die Dinge, die er oder sie einmal benutzt haben, geben ihnen das Gefühl der Nähe und Verbundenheit.

Maßnahmen der Trauerbegleitung sind in dieser Phase:

- die verschiedensten Formen der Suche akzeptieren und die Gefühle ernst nehmen, die durch die Erinnerungen hochkommen können,
- dem Hinterbliebenen zuhören, auch wenn man die Geschichten schon oft gehört hat,
- Fantasien darüber, dass der geliebte Mensch noch lebt, akzeptieren, sie aber nicht bestätigen,
- suizidale Äußerungen ernst nehmen,
- geduldig bleiben und nicht darauf drängen, den Verlust endlich zu akzeptieren.

4. Phase: Neuer Selbst- und Weltbezug

Langsam erkennt der hinterbliebene Mensch, dass er weiterleben kann und für sein Leben verantwortlich ist. Er findet zu einer inneren Ruhe zurück. Der verstorbene Mensch bleibt Teil seines Lebens und lebt in den Gedanken und Erinnerungen weiter.

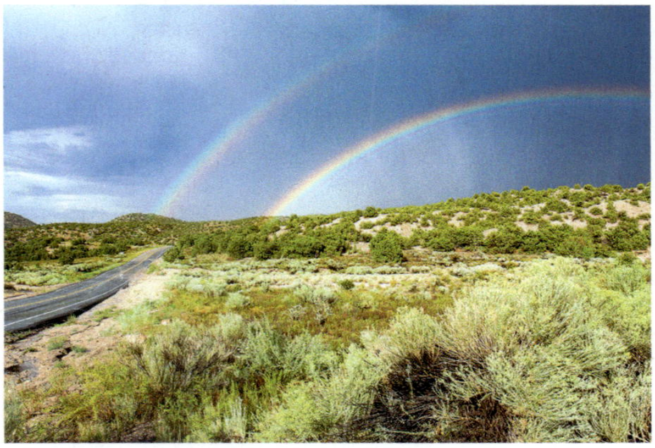

Abb. 5 In der letzten Trauerphase wird der Blick positiv nach vorn in die Zukunft gerichtet. Neue Sichtweisen auf das eigene Leben sind möglich, ohne den Verstorbenen zu vergessen.

Beispiel
Frau Mey hat sich für eine Leitungsposition auf ihrer Arbeitsstelle beworben. Sie fährt mit den Kindern allein in den Urlaub nach Griechenland. Dahin wollte sie immer schon einmal reisen. Danach besucht sie einen Kurs für griechische Tänze in der Volkshochschule. Jeden Geburtstag ihres Mannes feiert sie mit ihren Kindern und Freunden ihres Mannes im Elefantenhaus im Tierpark.

Zeit zum Reflektieren ...

Schätzen Sie Ihre Kompetenzen ein: Wo fühlen Sie sich sicher? Wo möchten Sie noch mal nachlesen oder etwas vertiefen? Setzen Sie Ihre ganz persönlichen Häkchen für Ihre Lernerfolge!

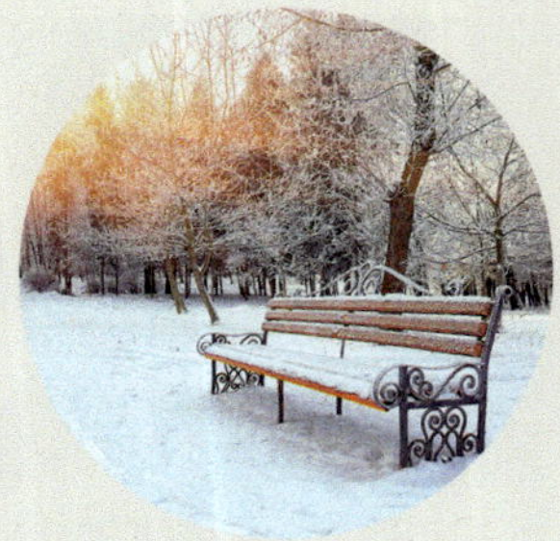

Ich ...

- ☐ nenne rechtliche und gesetzliche Vorgaben zum Sterben und Tod.
- ☐ erkläre die Bedeutung einer Patientenverfügung und nenne formale Kriterien für deren Gültigkeit.
- ☐ weiß um die Bedeutung und Arten einer Vorsorgevollmacht.
- ☐ beschreibe die drei Phasen des Todes aus naturwissenschaftlicher Perspektive.
- ☐ beschreibe die Grundgedanken und Schwerpunkte von Palliative Care und Hospizen.
- ☐ beschreibe die vier Sterbe- bzw. Palliativphasen nach Ingeborg Jonen-Thielemann.
- ☐ beschreibe das Modell der fünf Sterbephasen nach Elisabeth Kübler-Ross.
- ☐ weiß, wie man zu pflegende Menschen in den unterschiedlichen Sterbephasen körperlich und emotional unterstützen kann.
- ☐ beschreibe die Phasen des Trauerprozesses nach Verena Kast.
- ☐ nenne Möglichkeiten, trauernde Menschen in den einzelnen Trauerphasen zu unterstützen.

Ich ...

- ☐ nehme die individuellen Bedürfnisse und Wünsche von sterbenden Menschen und ihren Angehörigen wahr und richte mein pflegerisches Handeln danach aus.
- ☐ kommuniziere alters- und situationsgerecht.
- ☐ bin einfühlsam und empathisch im Umgang mit sterbenden und trauernden Menschen.

Ich ...

- ☐ kann sichere und unsichere Todeszeichen erkennen und Phasen des Todes voneinander unterscheiden.
- ☐ unterscheide und erkenne verschiedene Formen der Sterbehilfe aus rechtlicher Sicht.
- ☐ erkenne bei sterbenden Menschen und Trauernden Merkmale bekannter Sterbe- und Trauerphasenmodelle wieder (Kübler-Ross, Jonen-Thielemann, Kast) und passe meine Pflege danach an.
- ☐ wirke pflegerisch an der Linderung belastender Symptome am Lebensende mit.
- ☐ versorge sterbende und verstorbene Menschen würdevoll.

Ich ...

- ☐ reflektiere meine eigenen Vorstellungen und Haltungen zum Thema Sterben und Tod.
- ☐ nehme das Sterben als natürlichen Teil des Lebens wahr.
- ☐ handle in der Versorgung von Sterbenden und Verstorbenen gemäß den rechtlich und gesetzlich geltenden Bestimmungen.
- ☐ erkenne, wenn mich Situationen sehr belasten, und suche mir aktiv Unterstützung im Team bzw. nutze passende Bewältigungsstrategien.

6 Menschen mit psychischen Gesundheitsproblemen und kognitiven Beeinträchtigungen unterstützen

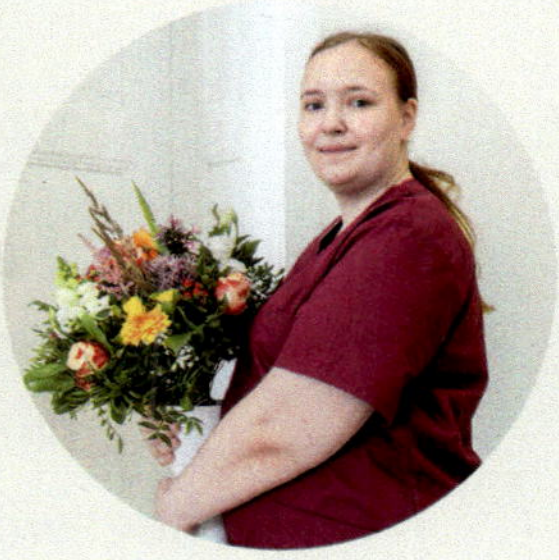

Tabea, 20 Jahre

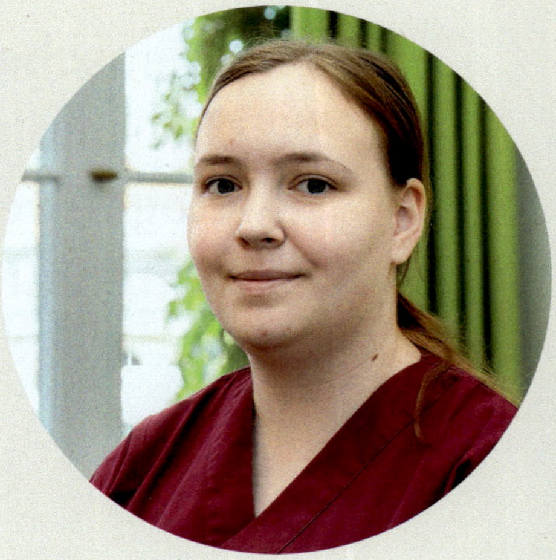

Tabea betreut Menschen mit kognitiven und psychischen Beeinträchtigungen und Erkrankungen in einem Pflegewohnzentrum, in dem sie bereits ein Freiwilliges Soziales Jahr gemacht hat. Besonders die Bewohner und Bewohnerinnen mit Demenz liegen ihr am Herzen, zu denen sie mit viel Offenheit, Empathie und Kreativität einen sehr guten Zugang findet.

„Für Menschen da sein – das zählt!"

„Das Leitmotiv bei uns im Team ist: Was sieht dein Herz? – Pflege heißt: mit dem Herzen zu sehen, Halt durch besondere Bindungen zu geben und gerade in schwachen Momenten stark und füreinander da zu sein. Das finde ich unglaublich wichtig.
Zusammen mit einer Pflegefachperson unterstütze ich Bewohnerinnen und Bewohner mit Demenz in ihrem Tagesablauf. Dabei lassen wir die Menschen möglichst alles selbst machen, was sie können. Durch die kognitiven Beeinträchtigungen können sich manche z. B. nicht mehr an das Waschen oder Essen und Trinken erinnern. Wir setzen dann Impulse durch Vormachen einzelner Handlungsschritte, reichen an, assistieren oder fragen gezielt nach. Fast alle Pflegebedürftigen möchten bei uns mit Vornamen angesprochen werden. Unsere Namen können sie sich dagegen meist nicht merken, dafür aber andere Merkmale. Ich bin z. B. immer ‚die mit dem Pferdeschwanz'.
Beschäftigung und Besuche von Angehörigen sind für die Menschen sehr wichtig. Manche Bewohnerinnen und Bewohner verlassen zusammen mit ihren Angehörigen die Einrichtung und gehen bummeln, spazieren oder in ein Café. Andere bleiben zum gemeinsamen Kaffeetrinken in den Zimmern. Wenn die Angehörigen sich verabschieden, fühlen sich die Menschen für eine Weile sehr allein und traurig. Eine Bewohnerin sucht z. B. dann nach ihrer Tochter. Wenn ich zu ihr sage: ‚Deine Tochter kommt zu *dir*, sie findet *dich*', ist sie erleichtert. Wir Pflegende können einen kognitiv beeinträchtigten Menschen mit sehr starken Impulsgedanken oft nicht aufhalten. Aber wir können einen sicheren Rahmen schaffen und für sie da sein.
Dieses Kapitel gibt Ihnen viele Einblicke, um Menschen mit kognitiven und psychischen Beeinträchtigungen zu unterstützen. Und in dem Interviewfilm *Kognitiven Beeinträchtigungen begegnen* finden Sie von mir und weiteren Akteuren dieses Buches noch mehr Erfahrungen und Anregungen."

6.1 Menschen mit psychischen Gesundheitsproblemen lebensweltorientiert unterstützen

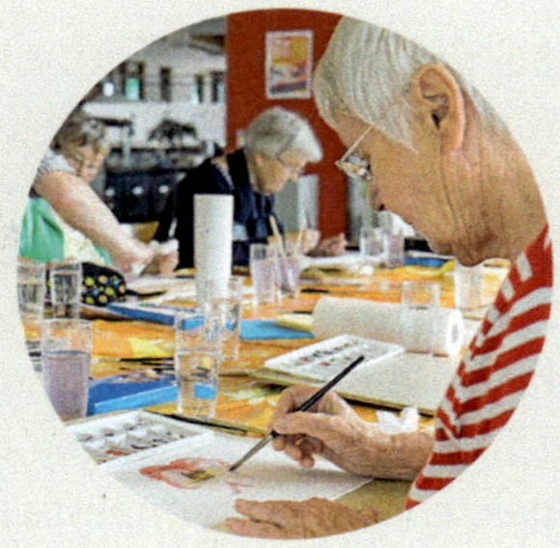

6.1.1 Geschichte und Gegenwart der Psychiatrie

Ein Blick zurück auf die Geschichte der Psychiatrie lohnt sich, denn so wird uns bewusst, woher manche Vorurteile kommen. Der Umgang mit psychisch kranken Menschen zeigt vieles über den Stand einer Gesellschaft.

Im Altertum und Mittelalter

In vielen alten Schriften finden sich Beschreibungen von Menschen, die „ver-rückt“ sind: Irre, Wahnsinnige, Rasende, Melancholische, Hysterische, Besessene, Begnadete, Narren. Abhängig von der psychischen Störung und der jeweiligen Kultur bzw. Religion galten diese Störungen als Geisteskrankheiten, als besondere Gabe oder auch als Bestrafung durch eine göttliche Gestalt.

Im griechischen Altertum gab es bereits erste Ideen, dass es sich um Störungen oder Krankheiten handelte, die z. B. mit bestimmten Kräutern oder Diäten behandelt werden konnten. Im Mittelalter herrschte die Vorstellung, dass geisteskranke Menschen von Dämonen oder dem Teufel besessen waren. Die Gemeinschaften schlossen die betroffenen Personen aus oder unterwarfen sie grausamen „Behandlungen“, um die Dämonen zu vertreiben. In manchen Regionen und Zeiten mussten die Betroffenen „Narrenkleidung“ tragen. Jeder in der Gemeinschaft konnte damit ihr „Ver-rückt“-Sein erkennen, gleichzeitig waren die Narren auch vor Fehlverurteilung geschützt: „Narren wissen nicht, was sie tun.“

Unterbringung in Heilanstalten

Ab dem 18. Jahrhundert ging man in Europa dazu über, Menschen mit psychischen Störungen in sogenannten Heilanstalten einzusperren. Ein Großteil der betroffenen Menschen wurde hier nicht behandelt, sondern nur mit Essen und Trinken versorgt. Suchterkrankte und Menschen mit Schizophrenie wurden teilweise mit Straftätern in Verliese gesperrt.

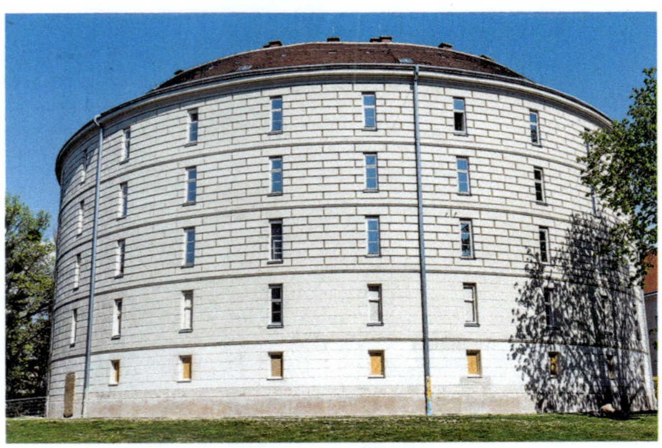

Abb. 1 Der „Narrenturm“ (1784) in Wien war die erste psychiatrische Klinik.

Bei anderen Störungen, z. B. der Hysterie (veraltet u. a. für psychotische Störungen) oder der Melancholie (veraltet für Depression), ging man davon aus, dass der Körper „geschockt" werden muss, um den Geist zu heilen. Zum Einsatz kamen furchtbare, schmerzhafte, entwürdigende und teilweise Tod bringende „Therapien", wie z. B. Eisbäder, Drehstühle, Fixierbretter oder das Auspeitschen mit Brennnesseln.
Die Heilanstalten lagen in der Regel am Rand von größeren Städten und waren streng abgeriegelt. Einmal in eine Heilanstalt eingeliefert, konnten die wenigsten Patienten diese wieder verlassen. Noch bis in die 1960er-Jahre hießen große psychiatrische Krankenhäuser „Nervenheilanstalten".

Moderne Therapieansätze

Ebenfalls im 18. und 19. Jahrhundert entwickelte sich eine modernde Bewegung: Ärzte und Wissenschaftlerinnen erforschten psychische Störungen und entwickelten strukturierte Therapien. In der Folge entstand eine eigene medizinische Disziplin, die sich mit den „Geistes- und Nervenkrankheiten" beschäftigte. Besonders bekannt ist Sigmund Freud. Er machte mit seinem modernen Therapieansatz der Psychoanalyse, mit seiner systematischen Analyse von Symptomen und Ursachen sowie mit der erfolgreichen Behandlung von berühmten und weniger berühmten „Fällen" die Psychiatrie für viele interessant.

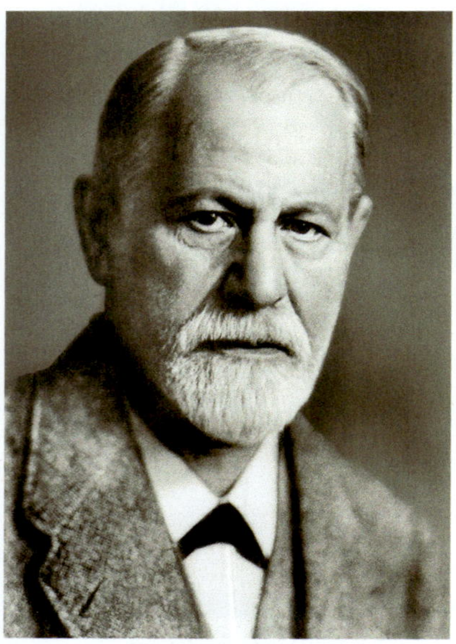

Abb. 1 Sigmund Freud gilt als Begründer der Psychoanalyse. Seine Theorien und Methoden sind auch heute noch in der Psychotherapie bedeutsam.

Eugenik und Euthanasie im Nationalsozialismus

Definition
Der Begriff **Eugenik** („Erbgesundheitslehre") umfasst Strategien mit dem Ziel, das menschliche Erbgut zu „verbessern". Demnach gibt es Erbanlangen, die förderungswürdig und erwünscht sind. Im Gegenzug sollte verhindert werden, dass sich Menschen vermehren, deren Erbanlagen als negativ bewertet wurden.

Ende des 19. und Anfang des 20. Jahrhunderts folgten immer mehr Wissenschaftler und Politiker der Idee der Eugenik. Im Fokus standen Menschen mit psychischen Störungen, die als nicht „erbgesund" ausgesondert und zwangssterilisiert wurden. Auch der Euthanasie (▷ S. 22) fielen viele Menschen mit psychischen Störungen zum Opfer.

Behandlung mit Psychopharmaka

In der zweiten Hälfte des 20. Jahrhunderts brachte die Forschung zahlreiche Medikamente auf den Markt, die psychische Störungen nicht heilen, jedoch ihre Symptome lindern konnten. Diese Medikamente wurden Psychopharmaka genannt. Sie revolutionierten die Behandlung von Menschen mit psychischen Störungen und die Zustände in den psychiatrischen Krankenhäusern.

Antipsychiatrie

Die Behandlung von Menschen mit psychischen Störungen war dennoch weiterhin von Zwang und teilweise menschenunwürdigen Verhältnissen geprägt. Die wenigsten Betroffenen konnten ein selbstbestimmtes Leben führen. Viele wurden entmündigt und ihrer bürgerlichen Rechte beraubt. Die Bewegung der „Antipsychiatrie" machte auf diese Missstände aufmerksam. Sie setzte sich dafür ein, dass Menschen mit psychischen Störungen nicht ausgegrenzt und das System der Psychiatrie mit ihren Zwangsbehandlungen und Zwangseinweisungen reformiert wurde.

Enthospitalisierung und moderne Psychiatriegesetze

Erst in den 1980er-Jahren wurden in Deutschland die Psychiatriegesetze reformiert. Menschen mit psychischen Störungen bekamen mehr Rechte und Mitbestimmung bei ihrer Behandlung eingeräumt. Menschen, die teilweise seit Jahrzehnten in Nervenheilanstalten „therapiert" wurden, sollten in Wohnstätten außerhalb der Krankenhäuser leben können (Enthospitalisierung). Die bisherigen riesigen Bettensäle in den psychiatrischen Einrichtungen wurden von der heute vorherrschenden ambulanten Betreuung abgelöst, z. B. durch niedergelassene Ärzte und den Sozialpsychiatrischen Dienst (▷ S. 574).

Multimodale Therapiegestaltung, Teilhabe und Selbstbestimmung

In der Bevölkerung gibt es immer noch sehr viel Unkenntnis über die Möglichkeiten der psychiatrischen Behandlung und Betreuung. Sind Menschen von psychischen Störungen betroffen, tun sie sich häufig sehr schwer damit, ärztliche und therapeutische Hilfe zu suchen. Viele haben immer noch Angst, „zwangsbehandelt" zu werden. Scham und die Sorge vor Stigmatisierung (▷ S. 523) spielen ebenfalls eine große Rolle. Diese halten noch heute viele zurück, sich in Behandlung zu begeben oder auch offen darüber zu sprechen.

Zeit-Online: Artikel „Wir sind zur Therapie"
Psychische Erkrankungen sind gesellschaftlich immer noch ein Tabuthema. In den Medien werden sie zunehmend platziert, um aufzuklären und der Stigmatisierung entgegenzuwirken.
Die Zeit-Online veröffentlichte 2021 den Artikel „Wir sind zur Therapie" unter:
www.zeit.de/gesellschaft/2021-06/psychische-erkrankungen-therapie-depression-angststoerung-klinik-psychopharmaka-erfahrungen
Darin sprechen 38 Menschen, u. a. auch Prominente, öffentlich über ihre psychischen Erkrankungen.

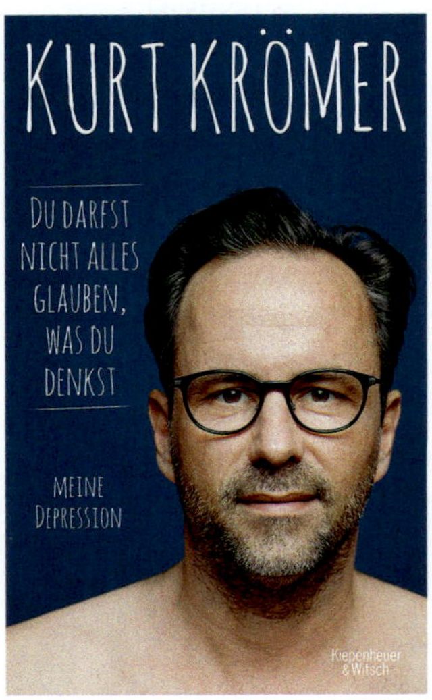

Abb. 2 Der Komiker Kurt Krömer spricht in seinem Buch offen über seine Depression: „Ich war dreißig Jahre depressiv. Ich muss damit leben. Und ich habe keinen Bock, das zu verheimlichen."
Quelle: Krömer, Kurt (2022): Du darfst nicht alles glauben, was du denkst. Meine Depression. Köln: Verlag Kiepenheuer& Wietsch.

Grundsätzlich gilt in der heutigen Psychiatrie der Grundsatz, den betroffenen Menschen so viel Teilhabe und Selbstbestimmung wie möglich zu gewähren. Die Therapieansätze sind häufig multimodal. Das heißt, dass Gesprächstherapien, sozialpädagogische Angebote und medikamentöse Therapien verbunden und aufeinander abgestimmt werden. Eine stationäre Behandlung im Krankenhaus gilt als letzte Wahl, wenn ambulante Therapien nicht mehr wirken. Es gibt zahlreiche Interessenverbände von Betroffenen und ihren Angehörigen sowie Selbsthilfegruppen, die sich außerhalb des medizinischen Systems organisiert haben. Dort gibt es niedrigschwellige Beratungsangebote.

6.1.2 Rechtliche Grundlagen

Definition
Eine **psychische Erkrankung** bezeichnet eine Störung des mentalen (geistigen) oder emotionalen Wohlbefindens einer Person, die das Denken, Fühlen und Handeln erheblich beeinflusst.

Die Pflege von Menschen mit psychischen Erkrankungen erfordert neben einer besonderen Sensibilität auch Fachkenntnis zu den rechtlichen Grundlagen. Denn es gilt, stets die Rechte und die Privatsphäre der Betroffenen zu schützen. Besonders dann, wenn sie (zeitweise) entweder sich selbst oder andere mit ihrem Verhalten gefährden.

Psychisch-Kranken-Gesetze

Die Psychisch-Kranken-Gesetze (PsychKG, früher Psychiatriegesetze) sind Landesgesetze, die insbesondere den Umgang mit psychisch kranken Menschen regeln, welche sich oder andere gefährden. Diese Gesetze können in Einzelfällen auch die Selbstbestimmung und die Bestimmung über den Aufenthaltsort einschränken.
Diese Gesetze umfassen unter anderem:

- **Unterbringung zur Gefahrenabwehr:** Hiermit ist die Unterbringung in einer psychiatrischen Einrichtung gemeint, auch gegen den Willen der Person. Den Antrag zur Unterbringung stellt in der Regel der Sozialpsychiatrische Dienst beim zuständigen Gericht.
- **Strafrechtsbezogene Unterbringung:** In diesem Fall wird die betroffene Person in einer Einrichtung des Maßregelvollzugs untergebracht. Das passiert dann, wenn die Person zuvor eine erhebliche Straftat begangen hat oder ein eindeutiger Verdacht darauf be-

steht und sie als schuldunfähig oder vermindert schuldfähig aufgrund einer psychischen Störung oder Krankheit gilt.
- **Anwendung unmittelbaren Zwangs:** Das bedeutet, dass auf Personen mit körperlicher Gewalt eingewirkt wird, um Dritte nicht zu gefährden oder die Flucht aus einer Unterbringung zu verhindern.
- **Ärztliche Zwangsmaßnahmen:** Hiermit ist gemeint, dass Maßnahmen zum Einsatz kommen, die aus ärztlicher Sicht zur Aufrechterhaltung oder Wiederherstellung der Gesundheit notwendig sind, auch wenn diese dem aktuellen Willen einer Person widersprechen.

Darüber hinaus regeln die meisten PsychKG weitere Hilfsangebote der Länder und Kommunen. In den meisten Bundesländern sind für diese Hilfen die Sozialpsychiatrischen Dienste zuständig.

Betreuungsrecht

Können volljährige Menschen aufgrund
- einer psychischen Krankheit oder Störung,
- einer geistigen oder seelischen Behinderung sowie
- in Ausnahmefällen aufgrund einer körperlichen Behinderung

ihre Angelegenheiten nicht mehr selbst regeln, kann eine rechtliche Betreuung angeordnet werden.

Ein Betreuungsgericht bestellt einen gesetzlichen Betreuer. Dies geschieht in der Regel auf Anregung von Familienangehörigen, Sozialarbeitern und Sozialarbeiterinnen oder Ärztinnen und Ärzten. Ausschließlich körperlich behinderte Menschen müssen den Antrag selbst stellen.

Beispiel

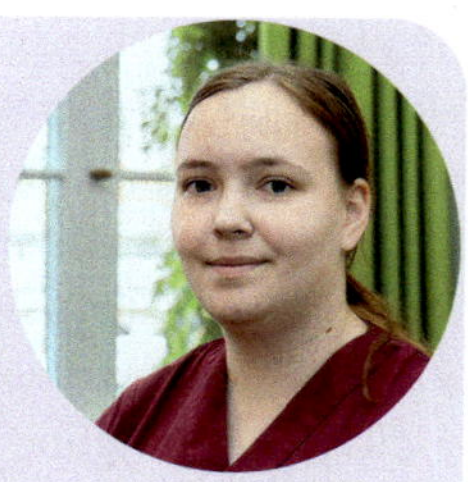

„Einige unserer Bewohner oder Bewohnerinnen mit Demenz haben in unserem Pflegewohnzentrum eine gesetzliche Betreuung. Wenn es sich um Angehörige handelt, ist es in den meisten Fällen der Ehepartner oder die Tochter bzw. der Sohn."

Die Betreuung soll dem Wohl der betreuten Person und ihren Wünschen dienen. Nur in Ausnahmefällen, z. B. bei Selbst- oder Fremdgefährdung, kann die gesetzliche Betreuungsperson gegen den Willen der betreuten Person handeln.

Die Geschäftsfähigkeit der betreuten Person ist in der Regel nicht betroffen.

Definition

Geschäftsfähigkeit ist die Fähigkeit, Rechtsgeschäfte selbstständig und mit aller Wirkung zu tätigen. In Deutschland geht das Gesetz davon aus, dass grundsätzlich alle Menschen geschäftsfähig sind, und regelt lediglich Ausnahmen, wie z. B. für Kinder und Jugendliche.

Aufenthaltsbestimmungsrecht
Wohnungsangelegenheiten
Gesundheitsfürsorge
Vermögensverwaltung Post
Behördliche Angelegenheiten

Abb. 1 Gesetzliche Betreuungspersonen können in einem, mehreren oder in allen dieser Aufgabenkreise die Betreuung übernehmen.

Wichtig

Verfügt eine Person über einen gesetzlichen Betreuer, müssen alle Maßnahmen, die den betreuten Aufgabenkreis betreffen, sowohl mit der betreuten Person als auch mit der gesetzlichen Betreuerin abgesprochen werden.

Informationen zur Betreuungsverfügung und Vorsorgevollmacht vom Bundesjustizministerium

Es ist empfehlenswert, mithilfe einer Betreuungsverfügung zu bestimmen, wer eine rechtliche Betreuung übernehmen soll, wenn dies notwendig ist. Das Bundesjustizministerium stellt für diese Zwecke rechtssichere Dokumente zur Verfügung, in denen man seinen Wunsch festhalten kann. Außerdem gibt es Informationen zu den Hintergründen und Folgen einer Betreuungsverfügung und Vorsorgevollmacht. Ebenso werden Formulare in verschiedenen Sprachen angeboten. Unter Service/Formulare und Muster stehen die Formulare zur Betreuungsverfügung zum Download zur Verfügung. Online unter: www.bmj.de → Reiter Service → Formulare und Muster → Vorsorgevollmacht/Betreuungsverfügung

6.1.3 Leitsymptome psychisch beeinträchtigter Menschen

Die psychiatrische Diagnostik unterscheidet sich von der körperorientierten (somatischen) Medizin. Sie setzt sich zusammen aus:

- der **psychiatrischen Erkundung (Exploration)**, bei der ein aktueller psychopathologischer Befund aus Selbst- und Fremdanamnese, Familienanamnese und sozialem wie psychischem Lebenslauf erstellt wird,
- der **körperlichen Untersuchung**, die dem Ausschluss körperlicher Ursachen für die psychischen Auffälligkeiten dient, sowie
- der **labortechnischen oder apparativen Zusatzuntersuchung** (z.B. Blutuntersuchung, bildgebende Verfahren).

Im Krankenhaus findet die psychiatrische Diagnostik teilweise auch in der Notaufnahme statt, wenn verwirrte oder anderweitig psychisch auffällige Menschen eingeliefert werden. Aufgabe der Pflegenden ist es, so ruhig wie möglich und deeskalierend vorzugehen. Auch wenn die betroffene Person hochgradig erregt ist, muss ihr alles erklärt werden, um sie nicht noch mehr zu verunsichern.
Bei Kindern und Jugendlichen werden die Eltern und teilweise auch andere Personen aus dem sozialen Umfeld bei der Anamnese einbezogen, um psychosoziale Belastungen einschätzen zu können.

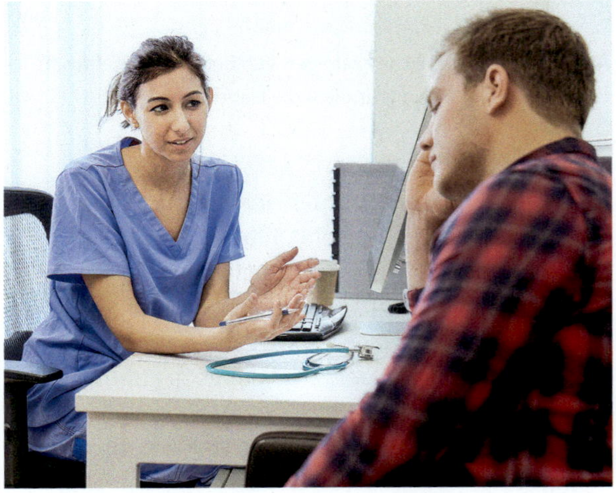

Abb. 2 Eine Ärztin bei der Aufnahme eines psychiatrischen Patienten im Untersuchungszimmer.

Störungen des Bewusstseins

Störungen des Bewusstseins können den Bereich **Wachheit**, **Orientierung** und **Aufmerksamkeit** umfassen. Im Bereich der Orientierung unterscheidet man die Fähigkeit der Orientierung zur Person, zur Zeit, zum Ort und zur Situation. Ist eine Person in einem oder mehreren dieser Bereiche nicht orientiert, spricht man von Desorientierung oder Verwirrtheit, die jeweils akut oder chronisch auftreten kann. In der Regel ist durch Bewusstseinsstörungen auch die Fähigkeit zur Selbstkontrolle verändert.

Orientierung	mögliche Fragen
zur Person	„Wie heißen Sie?" „Wie ist Ihr Name?"
zur Zeit	„Welcher Tag oder welches Datum ist heute?"
zum Ort	„Wo befinden Sie sich?" „Wo sind Sie hier?"
zur Situation	„Wissen Sie, warum Sie hier im Krankenhaus sind?" „Was ist passiert?"

Tab. 1 Kriterien zum Überprüfen der Orientierung

Aufmerksamkeits- und Gedächtnisstörungen

Definition
Aufmerksamkeit ist die Fähigkeit, sich auf etwas oder jemanden geistig einstellen zu können. Sie geht mit Gedächtnisleistungen einher.

Bei Aufmerksamkeits- und Gedächtnisstörungen ist die Funktion des Gedächtnisses beeinträchtigt bis hin zur Unfähigkeit, den Alltag zu bewältigen. Man unterscheidet

- **Konzentrationsstörungen**, bei denen die Aufmerksamkeit nicht anhaltend auf einen Gegenstand gerichtet werden kann (Beeinträchtigung des Ultrakurzzeitgedächtnisses),
- **Merkfähigkeitsstörungen**, bei denen Informationen nicht länger als ein paar Minuten abgespeichert und abgerufen werden können (Störungen des Kurzzeitgedächtnisses) und
- **Gedächtnisstörungen**, bei denen Informationen nicht länger als ein paar Stunden abgespeichert werden können (Störungen des Langzeitgedächtnisses).

Affektivität und Ängste

Definition
Affektivität beschreibt das Gefühlsleben eines Menschen. **Angst** ist physiologisch betrachtet eine Reaktion auf Bedrohliches.

Folgende **Merkmale des Gefühlslebens** werden unterschieden:
- **Deprimiertheit:** Niedergeschlagenheit
- **Euphorie:** Hochstimmung
- **Dysphorie:** starke Ausprägung „schlechter Laune", also Missmut, Gereiztheit, eventuell verbunden mit Fremdaggressivität
- **Affektlabilität:** schnelle Stimmungsschwankungen
- **Affektinkontinenz:** sehr schnelle Stimmungsschwankungen.

In Abgrenzung zur physiologischen Angst im Fall einer realen Bedrohung unterscheidet man:
- **Ängstlichkeit:** generalisierte Angst, oft grundlose Befürchtung, es könnte etwas Schlimmes passieren
- **Panik:** Angstattacke, plötzliches Erschrecken, das die Vernunft ausschaltet und zu unkontrollierten Fluchtreaktionen führt
- **Phobie:** unkontrollierbare Angst vor bestimmten Objekten oder Handlungen ohne tatsächliche Bedrohung (z. B. Spinnenphobie, Platzangst).

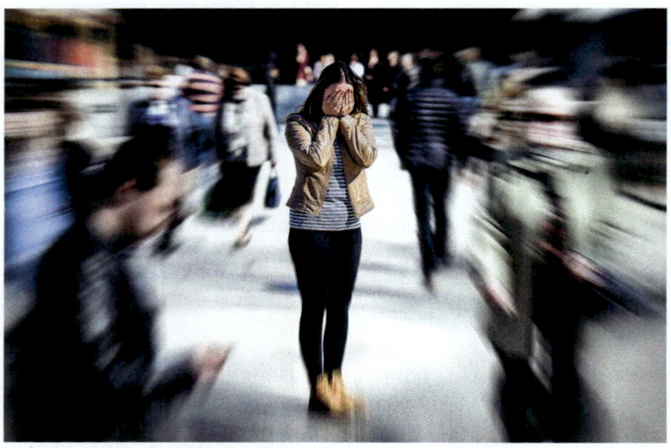

Abb. 1 Agoraphobie: Die Angst vor u. a. Menschenmassen, öffentlichen Plätzen oder vollen Bussen führt dazu, dass sich Betroffene zunehmend isolieren.

Zwang

Wiederholen Menschen ständig bestimmte Handlungen, die für die Person selbst ohne eigentlichen Sinn sind, spricht man von einer **Zwangshandlung**. Versuchen die betroffenen Menschen, die Handlung zu unterlassen, spüren sie eine starke innere Anspannung und Angst. Führen sie die Handlung durch, entspannen sie sich.
Beispiele für häufige Zwangshandlungen sind der Waschzwang oder das Nicht-Anfassen von Türklinken.

Hiervon zu unterscheiden sind **Zwangsgedanken**. Man unterscheidet
- Zwangsideen bzw. Zwangsbefürchtungen, z. B. dass Erwartungen nicht erfüllt werden können oder dass ein Unglück geschieht,
- Zwangsimpulse, d. h. Antrieb zu Handlungen, die einen selbst oder andere schädigen, unabhängig davon, ob die Impulse ausgeführt werden oder nicht, und
- Grübelzwang, bei dem die Betroffenen bestimmte Gedanken immer wieder durchdenken, ohne zu einer Lösung zu kommen.

Allen Zwängen gemein ist, dass sie objektiv unlogisch oder falsch erscheinen.

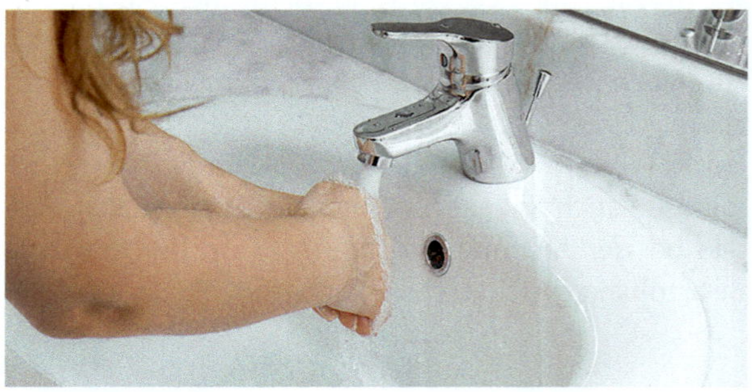

Abb. 2 Beim Waschzwang reinigen sich Betroffene mehrmals täglich sehr lange und gründlich die Hände.

Beispiel
Frau Andersen leidet unter einem Zahlenzwang. Sie fühlt sich von der Zahl „3" bedroht und reagiert mit Angst, Rückzug, teilweise aber auch mit Aggressionen auf Situationen, die sich auf die Zahl 3 beziehen lassen. So weigerte sie sich, zum dritten Geburtstag des Enkelkindes zu kommen, wartet immer mindestens viermal ab, bevor sie an das Telefon geht, und nimmt an therapeutischen Angeboten oft nur zweimal teil, um sie ab dem dritten Mal abzulehnen.

Antrieb und Verhalten

Der Antrieb, das Verhalten und die Psychomotorik (unbewusste Bewegung) können auf charakteristische Weise auffällig oder gestört sein (s. Tab. 1).

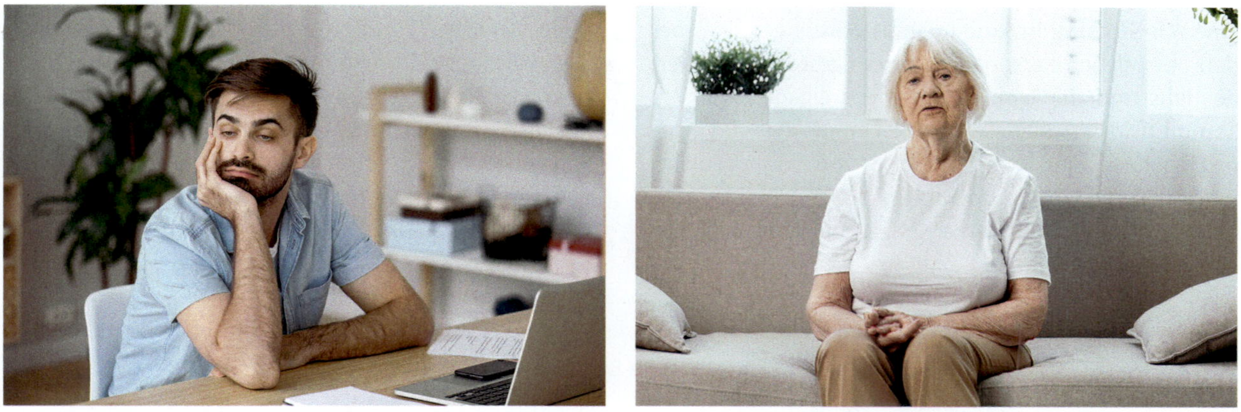

Abb. 3 Betroffene mit Antriebsschwäche schaffen es oft nicht, Termine wahrzunehmen, egal, wie wichtig oder notwendig diese sind.

Störungen von Antrieb und Verhalten	
Antriebsminderung	Die betroffene Person hat eine verminderte Lust bzw. Desinteresse an Aktivitäten oder der Teilnahme am Alltag.
Antriebshemmung	Die betroffene Person fühlt sich innerlich gebremst, hat das Gefühl, alle Tätigkeiten gegen einen inneren Widerstand durchzuführen. Hierbei kann es neben Bewegungsverlangsamungen auch zu einer Verlangsamung der Sprache kommen (psychomotorische Hemmung).
Antriebssteigerung	Die betroffene Person verspürt eine große Energie und zeigt diese in einer Zunahme von Aktivität und Eigeninitiative. Davon ist unter anderem die Sprache betroffen (Logorrhö = unaufhörlicher Rededrang).
(psycho-)motorische Unruhe	Die betroffene Person ist sehr unruhig und zeigt eine ungerichtete sowie ziellose motorische Aktivität, diese kann bis zum Erregungszustand gesteigert sein.
inadäquates Verhalten	Die betroffene Person verhält sich im Kontakt nicht wie sozial erwünscht, sondern teilweise aufdringlich und unpassend.
unwillkürliche Bewegungen oder ständig wiederkehrende Lautäußerungen (Tics)	Die betroffene Person zeigt plötzliche, unwillkürliche, rasche Bewegungen oder Lautäußerungen. Diese verfolgen keinen Zweck. Beispiele hierfür sind Augenblinzeln, Kopfwerfen, Räuspern oder die Wiederholung bestimmter Worte (Echolalie).
Stupor	Die betroffene Person antwortet nicht auf Fragen und reagiert auf keine Ansprache, sie verharrt körperlich im Liegen oder Sitzen.

Tab. 1 Störungen von Antrieb und Verhalten

Psychotische Symptome

Definition
Das Wort **psychotisch** bezeichnet unterschiedliche Symptome. In der Regel ist ein Verlust des Realitätssinnes damit verbunden. War früher die Psychose ein eigenes Krankheitsbild, wird das Adjektiv psychotisch heute für verschiedene Symptome genutzt, die zu unterschiedlichen Krankheitsbildern gehören.

Der **Wahn** ist eine Fehleinschätzung der Realität. Die von einem Wahn betroffene Person zeigt sich unbeirrbar und ist keinen Gegenargumenten zugängig, da der Wahninhalt subjektiv als Realität wahrgenommen wird. Inhalte und Formen eines Wahns können z. B. Eifersuchts-, Größen- oder Verfolgungswahn sein.

Eine **Ich-Störung** ist eine Erlebnisweise, bei der es bei den betroffenen Personen zu einem gestörten Erleben des Ichs und der Umwelt oder des eigenen Körpers kommt. Die betroffenen Personen empfinden das eigene Denken, Fühlen und Handeln als von außen gelenkt. Ich-Störungen können sowohl bei psychischen Erkrankungen als auch bei starker Belastung oder extremer Übermüdung auftreten.

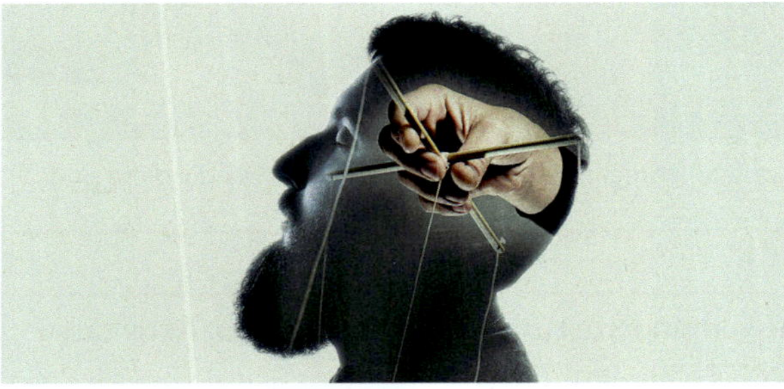

Abb. 1 Bei einer Ich-Störung empfinden Betroffene ihr eigenes Denken, Fühlen und Handeln wie von außen gelenkt.

Denken	Erleben
Gedankenausbreitung: „Jemand kann meine Gedanken lesen."	**Depersonalisation:** „Mein Körper gehört mir nicht."
Gedankeneingebung: „Jemand gibt mir seine Gedanken ein."	**Derealisation:** „Die Welt ist verrückt und bedrohlich."
Gedankenentzug: „Jemand stiehlt meine Gedanken."	**Fremdsteuerungserleben:** „Jemand kontrolliert mich und mein Handeln."

Tab. 1 Störungen im Denken und Erleben

Wahrnehmungsstörungen sind unterteilt in:
- Wahrnehmungsanomalien (z. B. blasse Farben sind intensiv)
- Illusionen (z. B. Bäume sehen aus wie Roboter)
- Halluzinationen (Dinge sind sichtbar, die in Wahrheit nicht vorhanden sind, z. B. Töne oder Farben).

Suizidalität/Selbstgefährdung

Definition
Als **Suizid** bezeichnet man die Selbsttötung. **Suizidalität** ist die Neigung zum Suizid und beschreibt Gedanken oder Fantasien, den eigenen Tod herbeiführen zu wollen.

Viele Menschen kündigen eine Selbsttötung oder einen Selbsttötungsversuch an. Dies geschieht durch mehr oder weniger eindeutige Äußerungen wie z. B. „Ich sehe keinen Sinn mehr im Leben" oder „Wäre ich bloß tot". Solche Äußerungen sind grundsätzlich immer ernst zu nehmen, müssen dokumentiert und einer Fachperson übermittelt werden.

! Wichtig
Ist eine Person akut suizidgefährdet, bedarf es ständig besonderer Schutzmaßnahmen.

Während es bei jüngeren Menschen häufiger beim Versuch der Selbsttötung bleibt, kommt es bei älteren Menschen sehr viel häufiger zum ausgeführten Suizid.

Selbstgefährdendes oder selbstverletzendes Verhalten (auch **Autoaggression** genannt) umfasst eine Bandbreite von Handlungen, die den eigenen Körper akut schädigen oder sogar zum Tod führen können. Beispiele sind Ritzen oder anderweitiges Herbeiführen von Wunden, mit dem Kopf an die Wand schlagen oder der gefährliche Konsum von Alkohol oder anderen Drogen.

Fremdaggressivität
Eine Person wird als fremdaggressiv oder fremdgefährdend bezeichnet, wenn sie Gedanken, Absichten oder Pläne hat, einer dritten Person zu schaden. Diese Schädigungen können körperliche Angriffe, Fallen oder Vergiftungen umfassen. Die Ankündigung von fremdschädigendem Verhalten in Gesundheits- oder Pflegeeinrichtungen muss dokumentiert und eine unmittelbare Reaktion erfahren (Deeskalationsstrategien ▷ S. 360, Gewaltprävention ▷ S. 363).

Intelligenzminderung und geistige Behinderung
Eine Person wird als intelligenzgemindert oder minderbegabt bezeichnet, wenn ihre geistige Entwicklung in der Kindheit verlangsamt oder unvollständig ist. Die geistige Entwicklung umfasst Kognition (Bewusstsein), Sprache sowie motorische und soziale Fähigkeiten. Gemeinsam bilden diese Fähigkeiten das Intelligenzniveau. Mithilfe von Intelligenztests kann das Intelligenzniveau gemessen und als Intelligenzquotient (IQ) ausgedrückt werden. Der durchschnittliche IQ liegt zwischen 85 und 114. Ein Mensch mit einem IQ unterhalb von 85 gilt als intelligenzgemindert. Zwischen 70 und 84 spricht man von einer Lernbehinderung, ab einem IQ von unter 70 auch von einer geistigen Behinderung.

6.1.4 Krankheitsbilder und Therapien

Kindes- und Jugendalter	Erwachsenenalter	höheres Lebensalter (> 60 Jahre)
• Entwicklungsstörungen • Enuresis/Enkopresis • Ängste • Zwangsstörungen • hyperkinetisches Syndrom • Störungen des Sozialverhaltens • Essstörungen • affektive Störungen • Tic-Störungen • Schizophrenie • Sucht	• affektive Störungen • Schizophrenie • Sucht • Angststörungen • Essstörungen • Persönlichkeitsstörungen	• affektive Störungen • Demenz • Schizophrenie • Sucht • Persönlichkeitsstörungen • Angststörungen

Tab. 2 Überblick über psychiatrische Krankheitsbilder in den verschiedenen Lebensphasen

Psychische Störungen können in allen Lebensphasen auftreten. Bestimmte Störungen sind jedoch stärker mit bestimmten Lebensphasen verbunden. Die **Tab. 2** gibt einen Überblick darüber, welche Störungen in welchem Alter überwiegen.

Nicht-medikamentöse Therapien

In der psychiatrischen Behandlungspraxis gibt es zahlreiche Verfahren, die in der Regel von Fachärztinnen und Fachärzten für Psychiatrie oder durch Psychotherapeutinnen und Psychotherapeuten angeboten werden. Die meisten Therapien können ambulant erfolgen.

Psychotherapeutische Verfahren bestehen aus geplanten und gezielten Einzel- oder Gruppengesprächen. Sie beeinflussen viele Leidenszustände und Verhaltensauffälligkeiten positiv. Es gibt unterschiedliche psychotherapeutische Ansätze, die abhängig von der Störung zum Einsatz kommen, z. B. verhaltenstherapeutische Ansätze, psychoanalytische Verfahren oder systemische Ansätze.

Beispiel
Herr Nitsch leidet an einer mittelschweren Depression mit Grübelzwang. Er bekommt bestimmte Gedanken nicht aus seinem Kopf heraus, z. B. dass seine Freundin ihm untreu ist, dass er nichts wert ist und dass er im Leben immer die falschen Entscheidungen fällt. In seiner Verhaltenstherapie übt er zusammen mit seinem Therapeuten, wie er Grübelschleifen unterbrechen kann, indem er sich z. B. vor einen Spiegel stellt und laut und deutlich „Stopp!" sagt und dann vorher ausgewählte Fotos betrachtet, die in ihm positive Assoziationen wecken. Herr Nitsch hat sich dazu ein Bild von einer Kanufahrt ausgesucht, bei der es ihm gelungen ist, das Boot an gefährlichen Felsen und Strudeln vorbei zu steuern. Ein anderes Bild zeigt ihn bei einer Party mit seinen besten Freunden aus der Studienzeit.

Körperlich orientierte Therapieverfahren dienen der bewussten Wahrnehmung von Körperempfindungen. Dadurch können sie verschiedene psychische Störungen positiv beeinflussen. Zu den körperlich orientierten Verfahren gehört z. B. das autogene Training. Mit dieser Technik kann es gelingen, den ganzen Körper Schritt für Schritt zu entspannen und die Gedanken zu beruhigen.

! Wichtig
Autogene Trainingskurse, die an Volkshochschulen oder auch online von Krankenkassen zur Gesundheitsprävention angeboten werden, sind nicht mit einem individuell auf Betroffene abgestimmten autogenen Training in der psychotherapeutischen Behandlung vergleichbar.

Somatisch-biologische Therapien wirken durch äußere Reizsetzung auf den Körper und können damit psychische Erkrankungen beeinflussen. Beispiele sind die Lichttherapie, der Schlafentzug oder die Elektrokonvulsionstherapie. Sowohl Schlafentzug als auch die Elektrokonvulsionstherapie kommen hauptsächlich bei einem stationären Aufenthalt in einer psychiatrischen Klinik zum Einsatz.

Medikamentöse Therapien

Bei schwereren Krankheitsverläufen kommen ergänzend zu den nicht-medikamentösen Therapien Medikamente zum Einsatz, die zusammengefasst Psychopharmaka (▷ S. 420) heißen. Die Wirkungsweisen sind komplex und die Medikamente müssen streng nach ärztlicher Verordnung eingenommen werden. Die unerwünschten Wirkungen (Nebenwirkungen) werden häufig als belastend empfunden. Das kann dazu führen, dass die Betroffenen sich nicht an die Therapieempfehlungen halten. Man spricht dann auch von mangelnder **Compliance** (Therapietreue ▷ S. 518). Diese Fälle sind zu dokumentieren und an die Pflegefachperson bzw. die Ärztin oder den Arzt weiterzugeben.

Ausgewählte Krankheitsbilder

Entwicklungsstörungen

Die Entwicklung von Kindern und Jugendlichen ist vor allem von den psychischen und sozialen Bedingungen ihrer Umwelt abhängig. Sie bilden gemeinsam mit den genetischen Anlagen die Grundlage für die Bewältigung der Entwicklungsaufgaben. Reichen die Bewältigungsmöglichkeiten (Coping-Strategien) eines Kindes oder einer Jugendlichen nicht mehr aus, um ein Problem zu lösen, kann dies eine Krise oder auch eine Entwicklungsstörung auslösen.

Entwicklungsstörungen können unterschiedliche Symptome aufweisen und die Kinder sowie ihre Familien in unterschiedlicher Form beeinträchtigen.

Enuresis und Enkopresis

Definition

Die **Enuresis** ist ein unwillkürlicher Harnabgang bei Tag oder bei Nacht ab einem Lebensalter oder einem geistigen Entwicklungsalter von fünf Jahren. Die Enuresis heißt umgangssprachlich auch Einnässen oder Bettnässen.

Die **Enkopresis** ist ein willkürlicher oder unwillkürlicher Stuhlabgang an Orten, die dafür nicht vorgesehen sind, ab einem Lebensalter oder einem geistigen Entwicklungsalter von vier Jahren.

Beide Erkrankungen sind für die Betroffenen mit großer Scham und bei den Eltern häufig mit großem Schuldbewusstsein verbunden. Die Therapie erfolgt in den meisten Fällen ambulant durch verhaltenstherapeutische Ansätze sowie Beratung der Familien, vorausgesetzt, organische Ursachen konnten im Vorfeld ausgeschlossen werden.

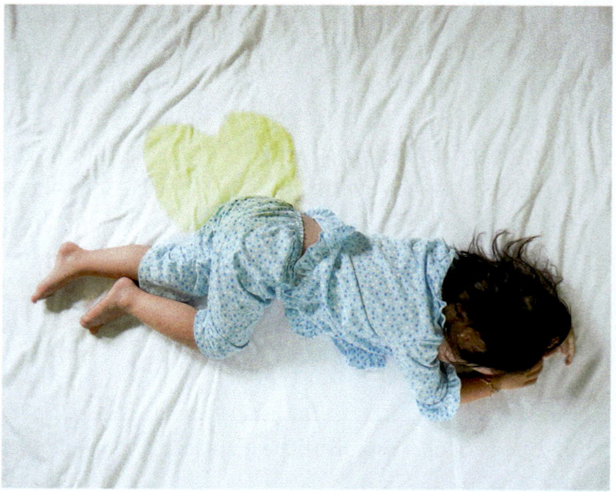

Abb. 1 Bettnässen (Enuresis) ist mit viel Scham verbunden. Die Betroffenen leiden oft sehr darunter und vermeiden jede Möglichkeit, woanders zu übernachten.

Liegt bei kranken oder pflegebedürftigen Kindern oder Jugendlichen (in seltenen Fällen auch Erwachsenen) eine Enuresis oder Enkopresis vor, ist es wichtig, die empfohlenen Absprachen weiterzuführen. Dies können z. B. das Führen von sogenannten Blasentagebüchern oder zu festen Zeiten angesetzte Toilettengänge sein.

Essstörungen

Definition

Die **Essstörung** ist eine Verhaltensstörung, bei der sich die Gedanken und Emotionen fortwährend um das Thema Essen drehen. Die Essstörung betrifft die Nahrungsaufnahme oder die Verweigerung der Nahrungsaufnahme. Sie tritt besonders häufig im Jugendalter auf. Man unterscheidet die Hauptformen

- **Anorexia nervosa** (Magersucht): Die betroffene Person nimmt nur noch äußerst geringe Nahrungsmengen zu sich, häufig in Verbindung mit einem Übermaß an sportlicher Betätigung.
- **Bulimia nervosa** (Ess-Brecht-Sucht): Die betroffene Person nimmt ein Übermaß an Nahrungsmitteln zu sich, um diese im unmittelbaren Nachgang zu erbrechen oder mit abführenden Medikamenten schnellstmöglich auszuscheiden.

Die Betroffenen zeigen häufig keine Krankheitseinsicht. Eltern oder Bezugspersonen suchen erst dann Hilfe, wenn weitere körperliche oder psychische Symptome auftreten. Insbesondere die Magersucht kann in extremer Form tödlich verlaufen.

Müssen Betroffene stationär behandelt werden, liegt in der Regel das Ziel auf der Gewichtszunahme oder dem Gewichtserhalt sowie dem Aufbau von Selbstbewusstsein und Selbstvertrauen. Beobachtungsschwerpunkte sind das Essverhalten, körperliche Aktivitäten oder Erbrechen bzw. Ausscheidungen.

Hyperkinetische Störungen

Der Begriff „hyperkinetisch" beschreibt ein Übermaß (hyper) des Bewegungstriebs (Kinetik = Bewegung). Er umfasst unterschiedliche Ausprägungen von Symptomen, die häufig bei Kindern im Schulalter auffällig werden:

- **Aufmerksamkeitsdefizite:** „Das Kind schaut oft aus dem Fenster, hört selten zu und lässt alles liegen."
- **motorische Hyperaktivität:** „Das Kind zappelt, kann nicht still sitzen."
- **mangelnde Impulskontrolle:** „Das Kind ruft immer rein, ohne sich zu melden."
- **emotionale Instabilität:** „Das Kind regt sich grundlos auf und schreit immer herum."

Nicht selten gehen hyperkinetische Störungen mit sprachlichen und schriftsprachlichen Entwicklungsstörungen einher. Im Laufe der Jugend können Angstsymptome und dissoziales Verhalten hinzukommen.

Unbehandelt haben die Betroffenen ein höheres Risiko für Unfälle, Substanzmissbrauch (bis hin zur Suchterkrankung ▷ S. 564) und eine Neigung zur Straffälligkeit (Delinquenz).

Die Therapie besteht in der Beratung der Bezugspersonen in Familie, Kindergarten oder Schule, der Verhaltenstherapie und Trainingsprogrammen für die Betroffenen sowie ggf. einer medikamentösen Therapie.

Die Behandlung erfolgt in der Regel ambulant. Nur in sehr schweren Fällen erfolgt eine stationäre Einweisung. In diesen Fällen bedarf es einer engen Abstimmung über Regeln und Konsequenzen bei Regelverletzungen im Team sowie mit dem Kind und seinen Bezugspersonen.

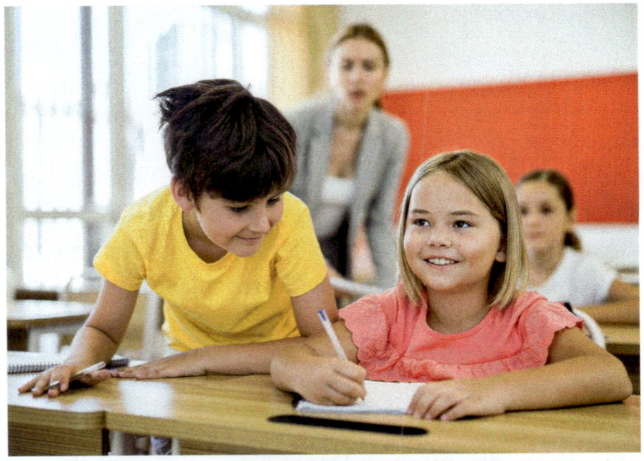

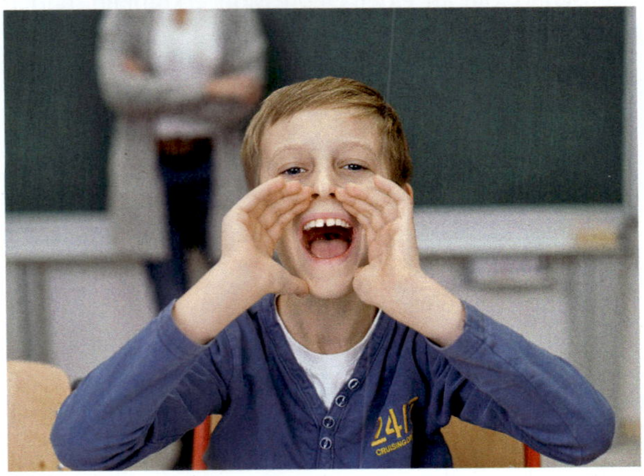

Abb. 2 und 3 Hyperkinetische Störungen zeigen sich oft im Schulalter u. a. durch motorische Hyperaktivität oder mangelnde Impulskontrolle.

! Wichtig

Das Verhalten von Kindern und Jugendlichen mit hyperkinetischen Störungen erscheint für Außenstehende häufig provokant, insbesondere wenn sie unerwünschtes Verhalten immer wiederholen. Es ist wichtig zu verstehen, dass dies ein Symptom der Störung ist und kein bewusstes, „bösartiges" Verhalten.

Affektive Störungen und Erkrankungen

Depression

Definition
Die **Depression** ist eine Störung im Gefühlsleben des Menschen (affektive Störung). Sie äußert sich durch einen als nicht mehr kontrollierbar wahrgenommenen Zustand der Traurigkeit, Niedergeschlagenheit. Hinzu kommt eine bedrückte Stimmung, die über ein gewöhnliches Maß hinausgeht und ungewöhnlich lange besteht.

Menschen, die an einer Depression erkranken, haben meistens eine entsprechende Veranlagung (Disposition), die durch psychosoziale Belastungen verstärkt wird und zum Auslösen der Krankheit führt.

Solche Belastungen können Stress, Krisen oder Misserfolge genauso wie körperliche Belastungen durch schwere Erkrankungen, Medikamenteneinnahme oder Suchterkrankungen sein.
Die Symptome einer Depression sind vielseitig, unterscheiden sich zwischen den Geschlechtern und zwischen den Lebensaltern (s. Abb. 1). Hinzu kommen häufig Äußerungen der Suizidalität, die während der depressiven Episode jedoch in der Regel nicht umgesetzt wird.

Depressionen werden abhängig von ihrer Stärke und ihren Auslösern unterschiedlich behandelt. Bei leichten Depressionen stehen nicht-medikamentöse Verfahren (z. B. Gesprächstherapie, Lichttherapie, Sport- und Bewegungsangebote) im Vordergrund, bei schweren und wiederkehrenden Depressionen kommt eine medikamentöse Behandlung (u. a. Antidepressiva mit stimmungsaufhellender, angstlösender Wirkung) ergänzend zum Einsatz.

Beispiel

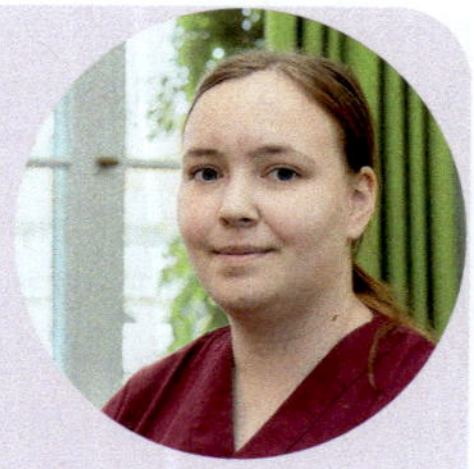

„Bei meiner Freundin ist letztes Jahr eine Depression diagnostiziert worden. Sie war lange krankgeschrieben und hatte sich auch sozial sehr zurückgezogen. Sie bekam keine Medikamente, sondern ging einmal in der Woche zu einer Verhaltenstherapie und hatte einen Wochenplan, den sie einhielt. So sollte sie jeden Tag mindestens eine Stunde spazieren gehen und ein Tagebuch führen, in welchem sie ihre Stimmungsverläufe und Gedanken über den Tag hinweg beschreiben sollte."

Seelische Symptome bei einer Depression:
- Traurigkeit
- Gefühl der Leere
- Angst
- Abgeschlagenheit
- Schlafstörungen (zu viel oder zu wenig Schlaf)
- Konzentrationsstörungen
- Antriebslosigkeit mit Bewegungsmangel
- Appetitlosigkeit und Gewichtsverlust oder übermäßiger Appetit und Gewichtszunahme
- Minderwertigkeitsgefühle

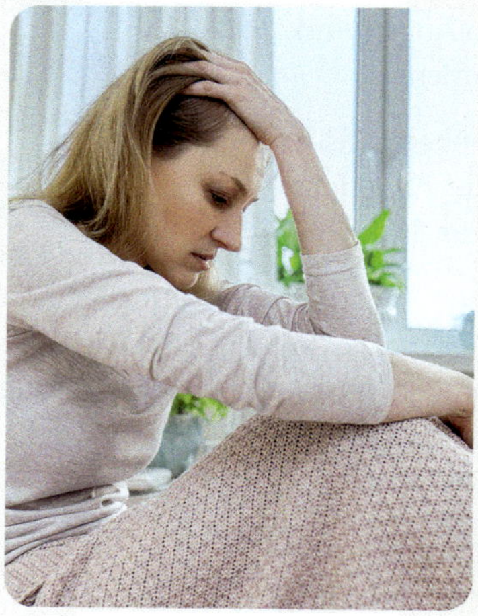

Körperliche Symptome bei einer Depression:
- Schmerzen in der Herzgegend (z. B. Druck auf der Brust)
- Engegefühl beim Atmen
- Herz-Kreislauf-Störungen
- Nachlassen von Seh- und Hörfähigkeit bzw. Geruchs- oder Geschmacksempfinden, bisweilen auch Überempfindlichkeit
- Verspannungen, Gelenk- und Muskelschmerzen (meist nicht genau festlegbar)
- Hitzewallungen, Kälteschauer
- Störungen der Sexualität (z. B. Libidoverlust)

Abb. 1 seelische und körperliche Symptome bei einer Depression

Die pflegerische Begleitung von Menschen mit einer Depression erfordert Geduld und Einfühlungsvermögen:

- Beteiligen Sie die betroffenen Personen am Alltag, geben Sie ihnen eine sinnvolle Beschäftigung, ermutigen und motivieren Sie sie, leichte Aufgaben zu erledigen. Dies stärkt das Selbstwertgefühl. Achten Sie dabei auf Anzeichen der Über- oder Unterforderung.
- Ermuntern Sie die betroffene Person zur Teilnahme an tagesstrukturierenden Maßnahmen (▷ S. 615) und Therapieangeboten.
- Nutzen Sie die typischen Tagesschwankungen (Morgentief und Abendhoch), um die betroffenen Personen zur Körperpflege zu motivieren oder anzuleiten.

Wichtig
Die Suizidgefahr bei Menschen mit Depression ist dann besonders hoch, wenn eine Phase der Antriebssteigerung beginnt. Das Gleiche gilt für die Phase der Wirksamkeit von Antidepressiva, in der die stimmungsaufhellende Wirkung beginnt. Plötzliche Antriebssteigerung oder Stimmungsaufhellung können ebenso ein Zeichen dafür sein, dass die betroffene Person den festen Plan zur Durchführung des Suizidgedankens gefasst hat und davon ausgeht, diesen auszuführen.

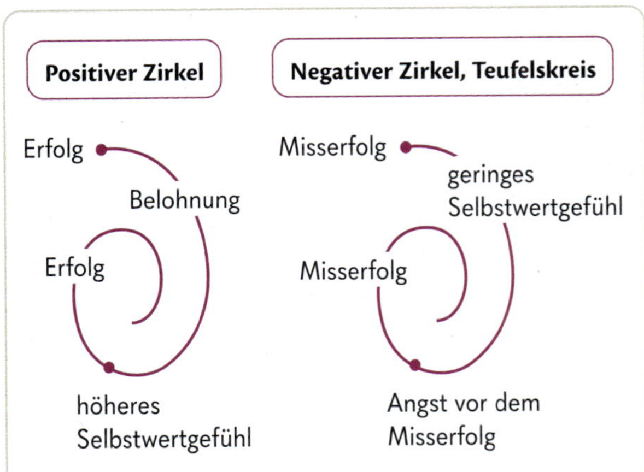

Abb. 2 Infolge negativer Erfahrungen entwickeln depressive Menschen ein Denkschema, das sich scheinbar wiederholt. Es automatisiert und verfestigt sich (rechts). Es ist wünschenswert, einen positiven Zirkel (links) anzustoßen.

Manie

Definition
Eine **Manie** ist eine affektive Störung, bei der es zu extremen Antriebs- und Stimmungssteigerungen kommt. Aufgrund der von den Betroffenen im Vordergrund stehenden euphorischen Stimmung verspüren diese häufig keinen Leidensdruck und zeigen keine Krankheitseinsicht.

Die an einer Manie erkrankten Menschen haben meistens eine entsprechende Disposition. Bestimmte Ereignisse oder die Einnahme von Drogen können die Erkrankung auslösen und verstärken.

Die Symptome zeigen sich in einer offensichtlichen Schlaf- und Rastlosigkeit. Das Denken der Betroffenen ist beschleunigt, es kommt zu ständigen Gedankensprüngen sowie zu einem übermäßigen Rededrang (Logorrhö). Hinzu kommen teilweise psychotische Symptome (▷ S. 505), aber auch extreme Leichtsinnigkeit sowie (sexuelle) Enthemmung.

Die Therapie der Manie erfolgt vorrangig medikamentös, in der Regel mit Antipsychotika und Phasenstabilisatoren (Medikamente, die bei affektiven Störungen die Stimmungsausschläge verringern).

Die pflegerische Begleitung der Betroffenen ist aufgrund des hohen Energielevels der Betroffenen teilweise sehr herausfordernd bis unterhaltsam. Umso wichtiger ist es, den Betroffenen mit einer klaren Haltung und festen Regeln im Team zu begegnen, sich nicht gegenseitig ausspielen zu lassen und ein Kräftemessen zu vermeiden.

Beispiel
Herr Andresen (28 Jahre) wird seit Kurzem auf der Station für Psychiatrie wegen seiner Manie behandelt. Herr Andresen lotet auffällig oft seine Grenzen beim Pflegepersonal aus (Kräftemessen). Zum Beispiel meint er, sich nicht an die Regel halten zu müssen, dass nach 22 Uhr im Gemeinschaftsraum keine Fernseher mehr laufen. Die Pflegenden ermahnen ihn mehrfach und „drohen" schließlich mit dem Rufen des diensthabenden Arztes. Doch Herr Andresen lacht nur und ruft: „Macht doch, macht doch!"

Wichtig
Manische Episoden sind schwerwiegende Störungen, die aufgrund der Selbstgefährdung der Betroffenen psychiatrisch zu behandeln sind. Die Einsicht in die eigene Krankheit ist während der manischen Phase nicht vorhanden, sodass eine Unterbringung im Krankenhaus auf Basis einer richterlichen Anordnung oder auf Antrag des gesetzlichen Betreuers erfolgen kann.

Unipolare und bipolare Störungen

Definition
Eine **biopolare Störung** beschreibt einen Wechsel von depressiven und manischen Episoden. Diese können von Phasen ohne Störung unterbrochen sein oder direkt ineinander übergehen. Als **unipolare Störung** bezeichnet man Krankheitsverläufe, die jeweils nur depressive oder nur manische Episoden kennen.

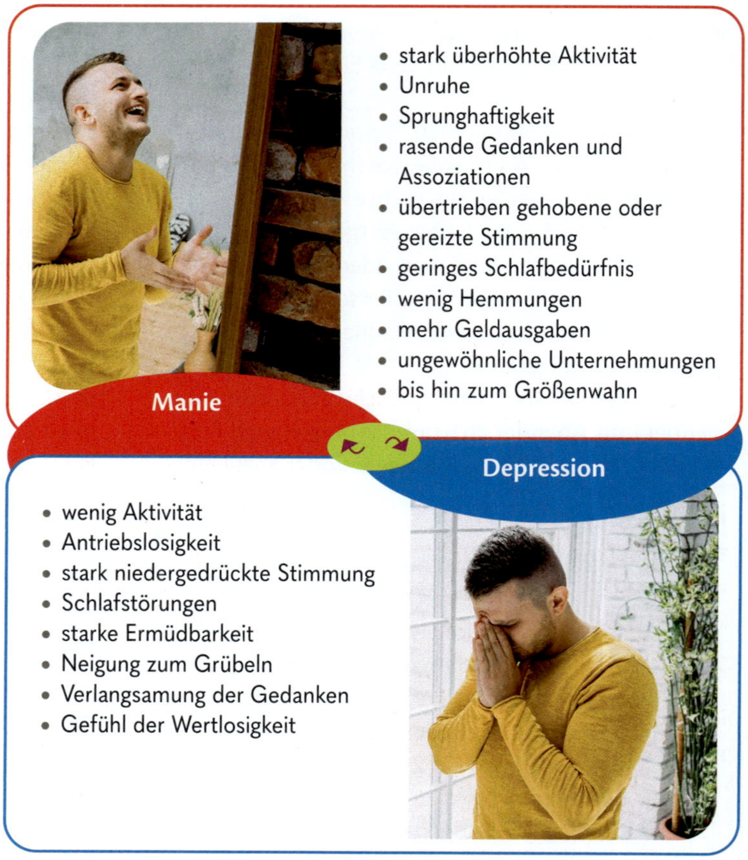
Manie
• stark überhöhte Aktivität
• Unruhe
• Sprunghaftigkeit
• rasende Gedanken und Assoziationen
• übertrieben gehobene oder gereizte Stimmung
• geringes Schlafbedürfnis
• wenig Hemmungen
• mehr Geldausgaben
• ungewöhnliche Unternehmungen
• bis hin zum Größenwahn
Depression
• wenig Aktivität
• Antriebslosigkeit
• stark niedergedrückte Stimmung
• Schlafstörungen
• starke Ermüdbarkeit
• Neigung zum Grübeln
• Verlangsamung der Gedanken
• Gefühl der Wertlosigkeit

Abb. 1 Bipolare Störungen treten in einem zeitlichen Wechsel von depressiven (blau) und manischen (rot) Phasen auf. Dazwischen gibt es Phasen mit geringen Gefühlsschwankungen (grün).

Die Therapie von unipolaren oder bipolaren Störungen richtet sich nach den jeweils vorrangigen Symptomen, so wie bei der Depression und der Manie. Ergänzend kommen Phasenstabilisatoren zum Einsatz (z. B. Lithium). Die unerwünschten Wirkungen sind bei diesen Medikamenten häufig unangenehm, wie u. a. starke Gewichtszunahme, Fettverteilungsstörungen oder Veränderung der Libido. Die Betroffenen neigen daher dazu, in Phasen des Wohlbefindens oder der Manie die Medikamente abzusetzen. Das kann dann wiederum zu einer neuen Episode führen.

Wichtig
Ungefähr 15–20 Prozent aller von einer bipolaren Störung betroffenen Menschen begehen Suizid. Die Suizidgefahr ist vor allem in der Phase einer abklingenden Depression besonders hoch, in welcher der Antrieb steigt und die Stimmung sich langsam hebt.

Schizophrenie

Definition
Die **Schizophrenie** ist eine schwere, uneinheitliche Störung mit verschiedenen Verlaufsformen und Symptomgruppen (s. Tab. 2) sowie unterschiedlichen Heilungschancen. Die Einteilung erfolgt anhand der Symptome.

Bei der Schizophrenie unterscheidet man zwischen Positiv- und Negativsymptomen (s. Tab. 1). Tritt ein bestimmtes Verhalten hinzu, spricht man von Positivsymptomen, fehlt ein bestimmtes Verhalten oder ein Antrieb, spricht man von Negativsymptomen.

Positivsymptome treten oft plötzlich auf und umfassen alle psychotischen Symptome. Negativsymptome treten als Denkstörungen und Abweichungen von gesundem Affekt auf und sind oft an einer verminderten Mimik und Gestik erkennbar.

Negativsymptome beginnen oft Monate oder Jahre vor dem Auftreten von Positivsymptomen.

Positivsymptome
• paranoide Gedanken • Fremdbeeinflussungserleben und Gedankeneingebung • Halluzinationen (meist akustische) • Inkohärenz (fehlende Zusammenhänge), Zerfahrenheit
Negativsymptome
• Affektverflachung • Freudlosigkeit, Lustlosigkeit • sozialer und emotionaler Rückzug • Sprachverarmung • Antriebsminderung, reduzierte Belastbarkeit • mangelnde Selbstversorgung

Tab. 1 Positiv- und Negativsymptome bei Schizophrenie

Die Schizophrenie verläuft meistens in Schüben und kann chronisch werden. Ein Schub dauert meistens mehrere Wochen bis Monate, bevor die Symptome oft fast vollständig abklingen. Negativsymptome bleiben insbesondere bei einer Chronifizierung auch jenseits von akuten Schüben bestehen.

Die Therapie von Schizophrenien erfolgt meist mit Antipsychotika. Darüber hinaus bedarf es einer engen sozialen Betreuung und Begleitung der Betroffenen sowie ihres sozialen Umfelds. In der Pflege steht häufig der Umgang mit Selbst- und Fremdgefährdung im Vordergrund. Reizüberflutung verstärkt die Symptomatik, sodass es wichtig ist, den Betroffenen möglichst reizarme Rückzugsräume zu ermöglichen.

> **Wichtig**
> Wahnvorstellungen und Ängste können für Außenstehende absurd erscheinen. Bleiben Sie als Pflegende dennoch ernst und wertschätzend. Menschen mit einer chronischen Schizophrenie sind überproportional oft wohnungslos.

Katatonie
• Beginn mit ca. 25–30 Jahren • Halluzinationen • Stupor, Rigidität • Tendenz zu akuten Schüben, die sich anfangs völlig zurückbilden
Hebephrenie
• unberechenbares, kindisches Verhalten • Beginn oft um das 20. Lebensjahr • Leistungsabfall, sozialer Rückzug, Antriebslosigkeit • Betroffene bilden sich häufig Krankheiten ein • schwer therapierbar, häufig ungünstiger Verlauf
Paranoide Schizophrenie
• häufigste Form der Schizophrenie • Verfolgungswahn, Misstrauen, Wahnideen, Halluzinationen bei gut erhaltener Persönlichkeit • Beginn oft erst mit 35 bis 40 Jahren oder erst im höheren Alter
Schizophrenia simplex
• Auftreten im Erwachsenenalter • keine Halluzinationen, keine paranoiden Symptome • schleichender Verlauf • soziales Scheitern, „Knick“ in der Lebenslinie • therapeutisch kaum beeinflussbar • hohe Suizidrate

Tab. 2 Formen der Schizophrenie

Persönlichkeitsstörungen

Persönlichkeitsstörungen entwickeln sich in der Regel bereits in der Kindheit und können zeitlebens andauern. Menschen mit Persönlichkeitsstörungen haben im Vergleich zu anderen Menschen Abweichungen im Wahrnehmen, Denken, Fühlen sowie in der Wahrnehmung und Gestaltung zwischenmenschlicher Beziehungen. Die Betroffenen verspüren einen starken Leidensdruck. Ihre Fähigkeiten zur Beziehungsgestaltung mit anderen Menschen sind gestört.

Es gibt zahlreiche Ausprägungen von Persönlichkeitsstörungen, oft auch verbunden mit anderen psychischen Leitsymptomen. Beispiele sind
- zwanghafte Persönlichkeitsstörung,
- schizoide Persönlichkeitsstörung,
- dissoziale Persönlichkeitsstörung oder
- paranoide Persönlichkeitsstörung.

Die **Borderline-Störung** ist eine besondere Form einer emotional-instabilen Persönlichkeitsstörung. Sie zeigt sich anhand folgender Symptome:
- Störungen des Selbstbilds, der Lebensziele und der eigenen (sexuellen) Identität
- Wechsel von starkem Bindungswunsch und sich Distanzieren, ausgeprägte Nähe-Distanz-Probleme
- Angst vor Zurückweisung und Verlassenwerden
- Androhung und Umsetzung selbstverletzenden Verhaltens, z.B. „Ritzen“, oftmals eingesetzt als Druckmittel bei Verlustängsten
- Gefühl der Leere im Wechsel mit einem starken Spannungsdruck
- weitere psychische Störungen wie z.B. Impulskontrollverlust, Essstörungen, Substanzmissbrauch, Depressionen und Suizidalität

Das Bindungsverhalten der betroffenen Patienten ist gegenüber dem Personal ähnlich wie in ihrem privaten Umfeld: Teilweise suchen sie eine extreme Nähe, oft zu einzelnen „Lieblingspersonen“, haben aber gleichzeitig Angst vor dem Verlassenwerden. Wichtig ist, dass das Team geschlossen bleibt und einzelne Personen sich von den betroffenen Personen nicht vereinnahmen lassen.

Die Therapie besteht in psychotherapeutischen Verfahren (z.B. einer Verhaltenstherapie in Gruppen- und Einzelsitzungen) und medikamentöser Behandlung. Häufig kommen die Patientinnen und Patienten auch nur zur kurzfristigen Krisenintervention, z.B. bei akuter Suizidgefahr, und leben sonst in der eigenen Häuslichkeit.

Vor allem in der ambulanten Pflege kann die Betreuung von Menschen mit einer Borderline-Störung sowie mit anderen Persönlichkeitsstörungen äußerst herausfordernd sein. In diesen Fällen sollten regelmäßige Fallbesprechungen und Supervisionen das Team unterstützen, mit der oftmals schwierigen Beziehungsgestaltung umzugehen.

Suchterkrankungen

Definition

Eine **Suchterkrankung** entwickelt sich allmählich, beginnt mit dem Missbrauch der Substanzen (erhöhter Konsum) und endet in der Abhängigkeit (Zwang, die Substanz zu konsumieren). Man unterscheidet stoffgebundene Abhängigkeiten (z.B. Alkoholabhängigkeit) von Tätigkeitsabhängigkeiten (z.B. Computerspielsucht). Bestimmte Substanzen führen neben der psychischen zusätzlich zu einer körperlichen Abhängigkeit.

Im Erleben der Betroffenen nimmt der Suchtgegenstand einen zentralen Platz ein. Die Betroffenen vernachlässigen ihr soziales Umfeld, berufliche oder schulische Verpflichtungen bis hin zur Körperpflege. Entstehen durch den Konsum Kosten (z.B. die Kosten für eine Droge oder Wetteinsätze bei Spielsucht), können die Betroffenen das Geld häufig nicht mehr durch legale Möglichkeiten aufbringen. Besonders dann nicht, wenn sie durch die fortschreitende Abhängigkeit ihre Arbeit oder ihr sicheres familiäres Umfeld verloren haben. In diesen Fällen kann die Suchterkrankung zur Delinquenz (Straffälligkeit) und zum Verlust der Wohnung (Wohnungslosigkeit) führen.

Bei körperlicher Abhängigkeit treten bei Nichtkonsum Entzugserscheinungen mit Zittern, Schwitzen, starken Schmerzen oder Delir (▷ S. 578) auf. Diese enden, wenn die Betroffenen die Substanz wieder zu sich nehmen.

Grundlage jeder Therapie ist der Entzug vom Suchtgegenstand. Dies kann ambulant oder stationär, mit oder ohne medikamentöse Unterstützung geschehen. Bei sehr starker körperlicher Abhängigkeit und bestimmten Substanzen kann ein Entzug mit lebensbedrohlichen Komplikationen einhergehen, sodass der Entzug nicht ohne ärztliche Begleitung erfolgen darf.

Die Betroffenen bleiben auch nach dem Entzug süchtig und müssen, um keinen Rückfall zu erleben, ein Leben lang enthaltsam (abstinent) bleiben. Hierbei helfen unterschiedliche therapeutische Verfahren und Selbsthilfeprogramme wie z.B. das der Anonymen Alkoholiker.

Selbsthilfegruppen
- Alkoholabhängigkeit: www.anonyme-alkoholiker.de
- Spielsucht: www.anonyme-spieler.org

Suchterkrankte Menschen leiden häufig an einer Vielzahl weiterer psychischer Störungen. Nicht immer ist es eindeutig, ob bereits vorhandene psychische Störungen zum Konsum führen oder ob der Konsum zu psychischen Störungen führt. Hinzu können körperliche Erkrankungen kommen, z. B. durch Mangelernährung, die Nutzung unsauberer Drogenbestecke oder die Schädigung innerer Organe durch Drogen oder ihre Beimengungen.

Wichtig
Für Pflegende ist es wichtig, über eine vorhandene Suchterkrankung informiert zu sein. Lebt ein Mensch abstinent, gilt es, ihn in seiner Lebensform zu bestätigen. Selbsthilfegruppen unterstützen in Phasen des Zweifels und der Schwäche.

Anders stellt sich die Situation bei konsumierenden, süchtigen Menschen dar. Die Einsicht zur Änderung des Lebenswandels und die Bereitschaft zum Entzug müssen von innen kommen. Da die Betroffenen ihren Leidensdruck häufig durch den weiteren Konsum lindern, ist es für Zugehörige und das soziale Umfeld oft schwer zu ertragen, dass es keine Hilfe von außen gibt.
Für schwerstabhängige Menschen gibt es inzwischen zunehmend Einrichtungen, in denen die Betroffenen kontrolliert Alkohol oder Drogen(ersatzstoffe) zu sich nehmen können. Bei der Pflege dieser Menschen stehen tagesstrukturierende Maßnahmen sowie die Unterstützung bei der bzw. die Anleitung zur Selbstpflege im Vordergrund.

Psychische Beeinträchtigungen von traumatisierten Menschen

Definition
Trauma heißt übersetzt „Wunde oder Verletzung". Die Mehrzahl heißt Traumata. Traumata können körperlich oder seelisch (psychisch) sein. Psychische Traumata entstehen nach psychisch belastenden Extremsituationen, vor allem Gewalterfahrungen, Naturkatastrophen oder auch durch schwere persönliche Angriffe (z. B. Mobbing, lang andauernde Ausgrenzung oder Herabwürdigung).
Als **Flashback** bezeichnet man Situationen, in denen die Betroffenen das Trauma erneut durchleben. Ausgelöst wird ein Flashback durch einen Sinnesreiz, der mit dem Trauma in Verbindung steht, z. B. ein Geruch.

Definition
Retraumatisierung bedeutet, dass eine Person eine dem ursprünglichen Trauma ähnliche Erfahrung erneut erlebt oder z. B. in Gerichtsverhandlungen oder Medienberichten mit ihrem Trauma konfrontiert wird.

Beispiel
Eine Frau, die in ihrer Kindheit mehrfach von einem Mann sexuell missbraucht wurde, riecht in einer Drogerie das Rasierwasser, das der Täter damals benutzte. Sie bekommt ein Flashback und fühlt sich dadurch wieder in die Missbrauchssituation hineinversetzt.

Traumatisierte Menschen können mit einer Vielzahl von **Symptomen** reagieren:
- sozialer Rückzug
- Ein- und Durchschlafstörungen
- erhöhten Konzentrationsschwierigkeiten
- Reizbarkeit und Wutausbrüche
- affektive Störungen
- Angststörungen
- körperliche Übererregung, z. B. Herzrasen, Atemnot, Schwindel
- selbstverletzendes Verhalten, Autoaggression
- Dissoziation bzw. Depersonalisation, d. h. „seelische" Ablösung vom eigenen Körper bzw. der eigenen Person.

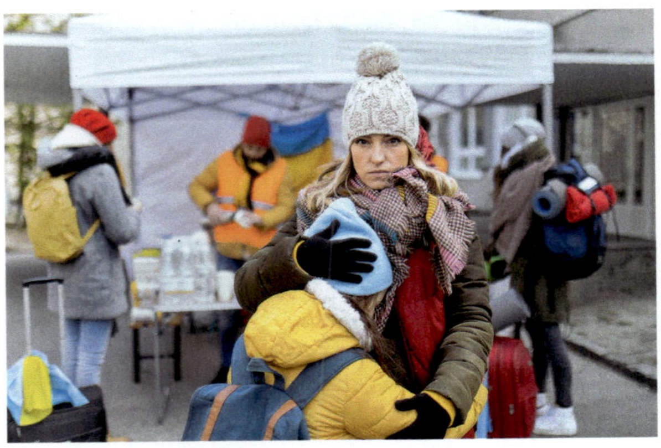

Abb. 1 Kriegs- und Fluchterlebnisse sind häufige Auslöser von Traumata.

Können Betroffene das Trauma nicht angemessen verarbeiten, kann eine **posttraumatische Belastungsstörung** entstehen (PTBS).

Definition
Eine **posttraumatische Belastungsstörung (PTBS)** ist eine psychische Erkrankung aufgrund einer Trauma-Erfahrung (z. B. Gewalt, Krieg, Naturkatastrophe). Symptome wie u. a. Ängste, Schlaflosigkeit oder Flashbacks treten meist innerhalb von sechs Monaten nach dem Trauma auf.

Die Behandlung von Menschen, die ein Trauma erlebt haben oder an einer posttraumatischen Belastungsstörung leiden, sollte in dafür spezialisierten Einrichtungen erfolgen. Sie besteht in einem multimodalen Ansatz aus nicht-medikamentösen und medikamentösen Therapien.

Geflüchtete Menschen mit posttraumatischer Belastungsstörung
Internationale Studien gehen davon aus, dass ca. 30 Prozent der geflüchteten Menschen unter posttraumatischen Belastungsstörungen oder depressiven Symptomen leiden. Aufgrund kultureller Unterschiede und sprachlicher Hürden kann die Aufarbeitung und Behandlung für diese Betroffenen eine besondere Hürde darstellen. Inzwischen haben sich in größeren Städten Zentren gegründet, die sich auf die Zielgruppe von geflüchteten Menschen mit PTBS spezialisiert haben.

6.1.5 Besonderheiten in der Pflege von Menschen mit psychischen Gesundheitsproblemen

Grundsätze

Die Grenzen zwischen „normalem", auffälligem oder unerwünschtem Verhalten sind fließend. Die Diagnose von psychischen Störungen ist komplex und kann nur durch Fachärzte und Fachärztinnen kompetent durchgeführt werden.

Die Pflege von Menschen mit psychischen Störungen ist sehr stark von der individuellen Situation sowie dem Setting abhängig. In Einrichtungen für Menschen mit psychischen Erkrankungen ist die Unterstützungsstruktur vielfältiger als in Einrichtungen ohne diese Spezialisierung. Die Kompensation von Selbstpflegedefiziten ist eher die Ausnahme, im Vordergrund stehen die Begleitung der nicht-medikamentösen und der medikamentösen Therapie.

Leben Menschen mit psychischen Erkrankungen in ihrer eigenen Wohnung, sind sie stark auf ein unterstützendes Netzwerk angewiesen. Es ist daher wichtig, dieses Netzwerk aufrechtzuerhalten. Gelingt dies nicht, sind die Pflegenden häufig der einzige Kontakt zur Außenwelt.

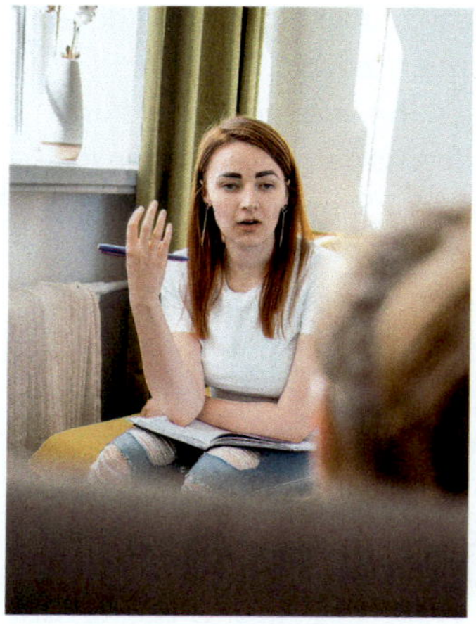

Abb. 1 Gespräche sind ein wichtiges Element in der Pflege von Menschen mit psychischen Störungen.

Menschen mit psychischen Erkrankungen erleben die Realität anders und für Außenstehende oft unverständlich. Dennoch muss eine wertschätzende und empathische Kommunikation das Ziel und die Grundlage der pflegerischen Beziehung sein. Nur so können die emotionalen, psychischen und körperlichen Bedürfnisse der Betroffenen erkannt und berücksichtigt werden.

Viele Betroffene empfinden das Anders-Sein oder „Verrückt"-Sein als Teil ihrer Persönlichkeit. Sie reagieren empfindlich auf Versuche, sie zu „normalisieren". Durch einfühlendes Verstehen fühlen sie sich gestärkt.

Wichtig
In Einrichtungen mit einer Spezialisierung auf Menschen mit psychischen Störungen sind Fortbildungen und Unterstützungsangebote wie z. B. Supervision (▷ S. 84) die Regel und ergänzen das Erfahrungswissen von Pflegenden und anderen Berufsgruppen. Oft sind diese Angebote interprofessionell angelegt und verpflichtend.

Gespräche führen

Das regelmäßige Gesprächsangebot ist Kernbestandteil der Pflege von Menschen mit psychischen Störungen. Routinesituationen dienen der Kontaktaufnahme, z. B. bei Schichtbeginn oder bei Schichtende. Dabei gelten eine ruhige Umgebung, freundliche Zuwendung sowie möglichst ungestörte Zeit als Gesprächsförderer.

Gespräche können mit Alltagsthemen eröffnet werden, z. B.

- das aktuelle Befinden,
- das soziale Umfeld,
- der „normale" Alltag.

Zeigt die betroffene Person ihre Ablehnung gegenüber einem Gespräch, z. B. durch sich Wegdrehen oder Weggehen, kann die Pflegeperson freundlich auf einen späteren Zeitpunkt verweisen: „Ich bin da, wenn Sie mich brauchen.", „Ich schaue später noch einmal vorbei". Wichtig ist dabei, keine falschen Angaben oder Versprechungen zu machen, da dies zu Missverständnissen bis hin zum Vertrauensbruch führen kann.

Wichtig
Gespräche mit Menschen mit psychischen Störungen können oft überraschende, nicht vorhersehbare Wendungen haben: Gefühle kommen hoch oder Tränen fließen. Es ist wichtig, diese Verhaltensweisen zuzulassen.

Menschen mit psychischen Erkrankungen sind besonders sensibel für authentische Haltungen. Die nonverbale und paraverbale Kommunikation unterstützt daher die Gesprächsführung und kann bewusst eingesetzt werden.

Beispiel
Tabea erzählt von ihrem mehrwöchigen Praxiseinsatz auf einer psychiatrischen Station:

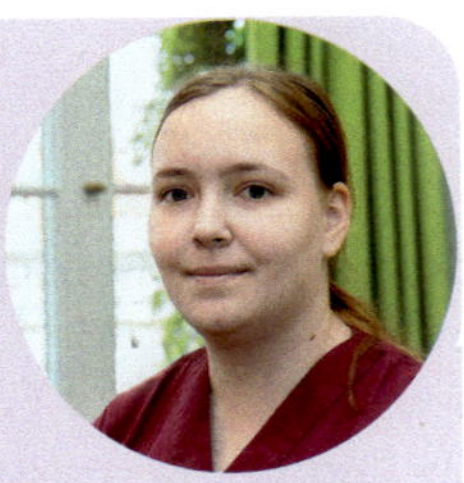

„Heute war ich wieder bei Frau Moser. Sie hat eine mittelschwere Depression. Ich habe sie gefragt, wie es ihr geht. Zuerst erzählte sie ganz zufrieden von einem Vogel, den sie morgens am Fenster gesehen hatte. Aber auf einmal brach sie in Tränen aus. Ich habe gewartet, ihr ein Taschentuch gereicht."

Begleitung der nicht-medikamentösen Therapie

Sowohl bei stationärer als auch bei ambulanter Betreuung fällt es den Betroffenen oft schwer, die Termine für die nicht-medikamentösen Therapien zu überblicken und einzuhalten. Gute Absprachen zwischen den Berufsgruppen, der betroffenen Person und ggf. den Zugehörigen sind notwendig, um die verschiedenen Therapieformate zu koordinieren.

Vor allem bei einer Ersterkrankung ist es oft schwierig, überhaupt einen Platz für eine Behandlung zu erhalten. Die Krankenkassen, aber auch niedrigschwellige Beratungszentren können hierbei unterstützen, sobald eine Verordnung oder Überweisung vorliegt. Die Betroffenen und ihre Zugehörigen sollten ermutigt werden, ggf. mehrmals anzurufen, auf den Anrufbeantworter zu sprechen oder Mails zu schicken, um einen Therapieplatz zu erhalten. Gibt es in der Einrichtung Sozialarbeiter und Sozialarbeiterinnen oder hat die betroffene Person einen gesetzlichen Betreuer, so können diese die Aufgabe übernehmen. In zahlreichen Regionen Deutschlands gibt es zu wenige Therapieangebote, sodass die Wartezeiten lang sind.

Digitale Gesundheitsanwendungen (DiGA)
Seit einigen Jahren können Ärztinnen und Ärzte sowie Psychotherapeutinnen und Psychotherapeuten digitale Gesundheitsanwendungen (DiGA) bei bestimmten Krankheiten oder Störungen verordnen. Diese Anwendungen unterstützen Therapien z. B. bei Depressionen, Angststörungen oder Essstörungen. Die Kosten für die DiGA übernimmt die gesetzliche Krankenversicherung. Die DiGAs können auf jedem digitalen Endgerät zum Einsatz kommen. Ist die DiGA verordnet und die Kostenübernahme geklärt, erhalten die Betroffenen einen Zugangscode von der Krankenkasse. Im Unterschied zu anderen Gesundheitsapps sind die DiGAs staatlich geprüft: So ist die Datensicherheit gewährt und der medizinische Nutzen durch den Anbieter in Form von Studien nachgewiesen.

Begleitung der medikamentösen Therapie

Reichen nicht-medikamentöse Therapien nicht mehr aus, kommen medikamentöse Therapien zum Einsatz. Die Betroffenen müssen die Psychopharmaka oft zu bestimmten Zeiten einnehmen. Bestimmte Medikamente benötigen einen bestimmten Blutserumspiegel, um wirken zu können. Das bedeutet, dass Veränderungen in der Dosierung, die Nichteinnahme oder auch das Erbrechen nach Medikamenteneinnahme sich negativ auswirken. Im ambulanten Bereich erfolgt die Medikamenteneinnahme meist oral, oft in Form von Medikamenten mit einem verzögerten Wirkeintritt (Retard-Präparate).

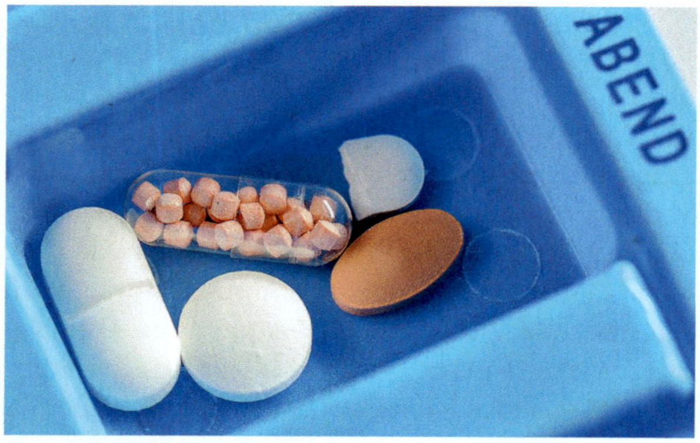

Abb. 1 Psychopharmaka müssen regelmäßig und zu bestimmten Zeiten eingenommen werden für den richtigen Wirkspiegel im Blut. Es kann erforderlich sein, dass Pflegende die Medikamenteneinnahme daher überwachen bzw. kontrollieren müssen.

Viele Psychopharmaka lösen unerwünschte Wirkungen (s. Tab. 1) aus, die die Betroffenen als unerträglich empfinden. Fehlt dazu auch die Krankheitseinsicht, mangelt es vielen Betroffenen an Compliance (▷ S. 518). Sind unerwünschte Wirkungen eingetreten oder wurden Medikamente nicht eingenommen oder wird die Absicht geäußert, sie nicht einzunehmen, muss dies unmittelbar einer Pflegefachperson oder einer zuständigen Ärztin oder einem Arzt mitgeteilt werden.

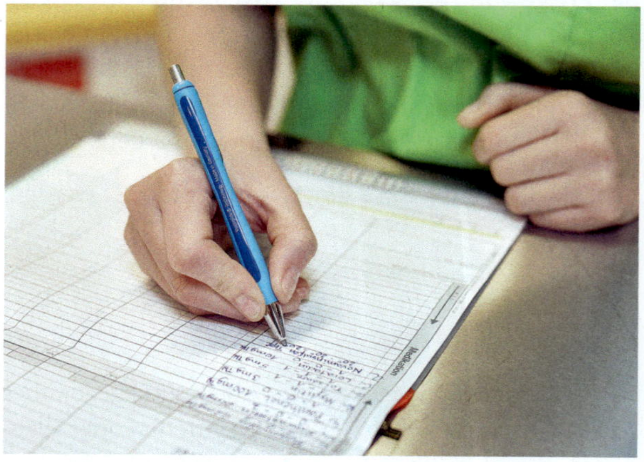

Abb. 2 Das Richten und auch Verabreichen von Medikamenten wird von Pflegenden analog oder digital dokumentiert. Wird die Medikamenteneinnahme abgelehnt, müssen ein Vermerk in der Dokumentation und ärztliche Rücksprache erfolgen.

Milieugestaltung

Definition

Die **Milieugestaltung** umfasst das bewusste Einbinden aller Personen und Strukturen der unmittelbaren Umgebung (franz. = Milieu) der Betroffenen. Kommen Personen und Strukturen im Zusammenhang eines therapeutischen Vorgehens zum Einsatz, heißt das Vorgehen auch Milieutherapie.

	Einsatz bei	Auswahl unerwünschter Wirkungen
Antidepressiva	• Depressionen • Angsterkrankungen • Zwangsstörungen	• Mundtrockenheit • Obstipation • Schlafstörungen
Antipsychotika (früher auch Neuroleptika genannt)	• affektiven Störungen • Schizophrenie	• starke Störungen des Bewegungsablaufs (Dyskinesien, Akathisie) • Parkinson-Syndrom • Hormon- und Stoffwechselstörungen
Lithium	• bipolaren Störungen als Phasenprophylaxe	• (starke) Gewichtszunahme • Zittern der Hände (Tremor) • Übelkeit
Tranquilizer (Beruhigungsmittel)	• allen psychiatrischen Erkrankungen zur Beruhigung	• hohes Suchtpotenzial • Schläfrigkeit • Konzentrationsstörungen

Tab. 1 Wirkspektrum ausgewählter Psychopharmaka

Im Rahmen der Milieugestaltung soll soziales Lernen durch die bewusste Gestaltung und Reflexion aller Beziehungen zwischen den Personen in der Umgebung ermöglicht werden. Die Milieugestaltung richtet sich nach den Bedürfnissen der Betroffenen. Dazu gehören sowohl alltagsunterstützende als auch therapeutische Maßnahmen. In der (teil-)stationären Pflege und Betreuung kommen hierzu häufig **Wochenpläne** zum Einsatz.

Alltagsunterstützung und -strukturierung

Abhängig von der Ausprägung der psychischen Symptome bedürfen die Betroffenen der Unterstützung oder Strukturierung ihres Alltags. Hilfreich sind klare Vorgaben zu den Tagesabläufen und die freundliche Ermunterung, an den Alltagsaktivitäten teilzunehmen. Das hilft den Betroffenen dabei, sich und ihre Gedanken besser zu strukturieren. In der Regel werden in stationären Einrichtungen alle Angebote, Therapien und weitere Maßnahmen in Tages- oder Wochenplänen zusammengefasst. Fehlt den Betroffenen der Antrieb oder haben sie die Uhrzeit aus dem Blick verloren, können sie daran erinnert und zur Teilnahme motiviert werden.

Apps als Unterstützung

In der Häuslichkeit können Zeit- und Wecker-Apps zum Einsatz kommen, die die Betroffenen z. B. daran erinnern, Medikamente einzunehmen, Nahrung zu sich zu nehmen oder sich rechtzeitig auf den Weg zur Psychotherapie zu machen.

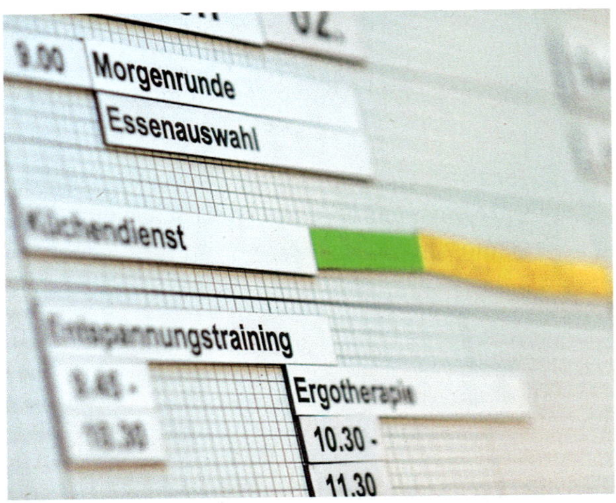

Abb. 3 Einsatz eines Wochenplans in der Milieugestaltung

Umgang mit Suizidalität

Verschiedene psychische Störungen gehen mit einer erhöhten Suizidalität einher. Bevor es zu einem Suizidversuch kommt, lässt sich bei vielen Betroffenen das sogenannte präsuizidale Syndrom beobachten.

Definition

Zum **präsuizidalen Syndrom** gehören das Gefühl von Eingeengtheit, Aggressionen gegen sich selbst sowie das Gefühl der Frustration. Die Betroffenen äußern ihre Überforderung und ziehen sich aus ihrer Umwelt zurück, ihre Gedanken kreisen nur noch um den Tod. Kommt eine plötzliche Stimmungsänderung zum Positiven hinzu, kann das ein Anzeichen dafür sein, dass der Entschluss zum Suizidversuch feststeht und die betroffene Person Erleichterung darüber verspürt.

Suizidalität ist ein Leitsymptom verschiedener psychischer Störungen, kann aber auch infolge einer Krise auftreten.

Sind pflegebedürftige oder kranke Personen in Gesundheits- oder Pflegeeinrichtungen suizidal, müssen alle im interdisziplinären Team darüber informiert sein. Es kommen besondere Schutzmaßnahmen zum Einsatz:

- möglichst dauerhafte, enge Begleitung, insbesondere der Medikamentenüberwachung, ggf. **Sitzwachen**
- offene Ansprache des Themas, möglichst Absprache eines Nicht-Suizid-Vertrags
- in geschützten oder geschlossenen Einrichtungen Entfernung von Gegenständen, von denen eine Gefahr ausgehen könnte (Messer, Rasierklingen, Reinigungsmittel, Kabel)
- in offenen Einrichtungen Kontaktaufnahme zu Haus- oder Facharzt bzw. -ärztin
- in der Häuslichkeit Einbindung des Krisendienstes (▷ S. 571).

Wichtig

Überleben Menschen einen Suizidversuch, sind Vorwürfe oder vorschnelles Urteilen zu vermeiden. Im Fall eines durchgeführten Suizids ist es wichtig, die Erfahrung im Team zu reflektieren, ohne die Frage der Schuld in den Vordergrund zu stellen.

„Noch aus dem Bett heraus fing Lin an, mich zu beschimpfen!"

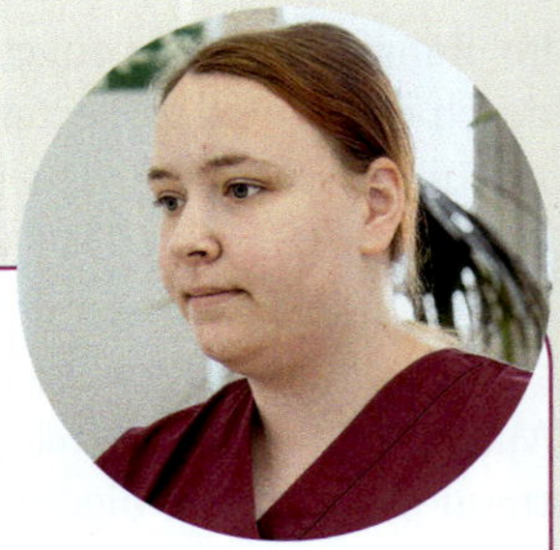

Fallsituation:

Tabea hat einen Praxiseinsatz im Akutbereich der Kinder- und Jugendpsychiatrie. In den ersten Tagen wird sie zusammen mit ihrer Praxisanleiterin einem Zimmer zugeteilt, in dem Lin seit mehreren Wochen lebt. Lin ist 15 Jahre alt, fühlt sich keinem biologischen Geschlecht zugehörig, ritzt sich regelmäßig und hat bereits mehrere Suizidversuche hinter sich. Nachdem Lin in der Nacht erneute Suizidabsichten geäußert hat, hat die Stationsärztin eine Sitzwache angeordnet. Tabea soll die Sitzwache für heute übernehmen. Als Lin aufwacht und Tabea an der offenen Tür sieht, fängt Lin an, sie im Bett liegend zu beschimpfen.
Nach kurzer Zeit fängt Lin an zu weinen und bittet Tabea ans Bett. Lin will ihr Fotos zeigen und Songs von der eigenen Band vorspielen.

So hat sich Tabea verhalten:

„Ich war von Lin fasziniert. Lin war ja nicht so viel jünger als ich. Und sie sah schon richtig erwachsen aus. Meine Praxisanleiterin hatte mich bereits mehrfach vor den Borderline-Jugendlichen gewarnt und mich darauf hingewiesen, dass hier ein gesundes Maß von Nähe und Distanz besonders wichtig ist. Als ich ins Zimmer kam und Lin mich beschimpfte und dann angefangen hat zu weinen, bin ich ganz ruhig geblieben. Gerade bei den Sitzwachen ist es meine einzige Aufgabe, die Patienten ständig zu begleiten. Also schlug ich Lin vor, dass wir uns gemeinsam an den Tisch setzen und ich mir die Fotos anschaue. Ich gab mir Mühe, Lin nicht mit männlichen oder weiblichen Formen anzusprechen. Ich fragte Lin nach den Namen der anderen Jugendlichen auf den Fotos und Lin begann von der Band zu erzählen. Plötzlich bat Lin mich, meine Telefonnummer zu teilen. Das lehnte ich freundlich ab und wechselte das Thema."

Das war richtig, weil Tabea ...

- ihre eigenen Gefühle und ihre Haltung gegenüber Lin reflektiert hat.
- die Nähe-Distanz-Problematik von Jugendlichen mit Borderline-Störung gut erkannt und angemessen reagiert hat.
- die sexuelle Identität von Lin als selbstbestimmt wahrnimmt und in der Kommunikation berücksichtigt.
- sich in die Gefühlswelt von Lin einfühlt.
- die Sitzwache als ein Instrument der Suizidprophylaxe ernst nimmt und sich ausschließlich der Patientin zuwendet.

Impulsfragen:

- Haben Sie beruflich bereits Menschen mit suizidalem Verhalten erlebt? Welche Schutzmaßnahmen wurden in Ihrer Einrichtung getroffen?
- Welche Herausforderung besteht im Umgang mit Menschen mit psychischen Störungen für Sie?

6.1.6 Kriseninterventionen und freiheitsentziehende Maßnahmen

Definition
Das Wort **Krise** bedeutet Höhepunkt oder Wendepunkt eines Konfliktes. Eine **psychische Krise** ist ein schmerzhafter Zustand oder Konflikt, der durch ein überraschendes Ereignis oder akutes Geschehen hervorgerufen ist. Er entsteht auf dem Weg zur Erreichung wichtiger Lebensziele oder bei der Alltagsbewältigung, wenn für dann auftauchende Probleme keine Lösungsmethoden (Coping ▷S. 484) mehr zur Verfügung stehen.

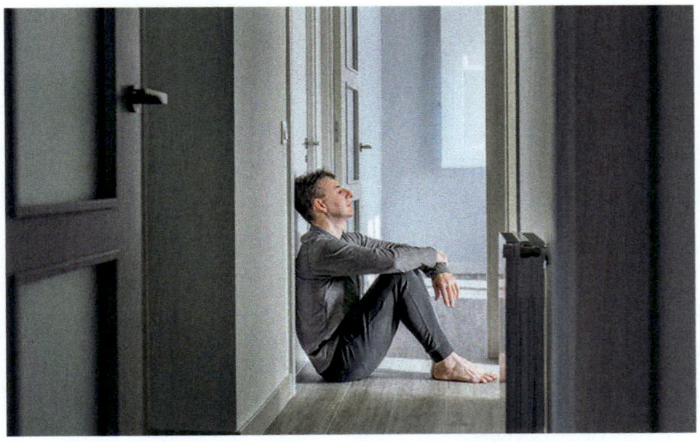

Abb. 1 Menschen in einer psychischen Krise sind mit der Bewältigung ihrer Probleme überfordert.

Menschen entwickeln sich anhand von Krisen weiter, wenn ihre Lösungsmethoden ausreichend waren, um die Krisen auslösenden Probleme zu lösen. In diesen Fällen gehen die Menschen gestärkt aus der Krise hervor und haben eine Entwicklungsaufgabe im Leben bewältigt.

Problematisch wird es, wenn die Person, die in eine Krise gerät, das Gefühl hat, diese nicht lösen zu können. Dieses Gefühl ist vor allem dann häufig, wenn der Konflikt existenziell ist und wenn die Person wenige oder keine Methoden zur Konfliktlösung kennt.

Typische Auslöser für psychische Krisen sind existenziell bedrohliche Erfahrungen wie z. B.
- das Erleben eines Verlustes eines nahestehenden Menschen durch Trennung oder Tod,
- nicht lösbar erscheinende Konflikte in der Partnerschaft, der Familie oder im Arbeitsleben,
- traumatische Erlebnisse oder
- schwerwiegende chronische oder lebensbedrohliche Erkrankungen.

Besonders Jugendliche in der Pubertät haben ein hohes Risiko, Krisen zu entwickeln. Diese Krisen werden auch Adoleszenz- oder Pubertätskrisen genannt. Nicht immer sind diese Krisen interventionsbedürftig. Ob eine Gefährdung vorliegt, sollte im Zweifelsfall ärztlich abgeklärt werden.

Beispiel
Die Jugendlichen Timo und Jonas sind seit sechs Monaten ein Paar. Als Jonas auf einer Party einen anderen Jungen kennenlernt und sich trennen möchte, droht Timo damit, sich umzubringen. Jonas ist sehr verzweifelt und erzählt seinen Eltern davon. Die versuchen, Timos Eltern zu erreichen. Als dies nicht funktioniert, rufen sie den Krisendienst an, der sofort zu Timos Wohnung fährt und mit ihm ein langes Gespräch geführt. Mit dem Krisengespräch ist die Aufnahme in die Psychiatrie nicht notwendig – nach einigen Tagen ist Timo auch wieder „ganz der Alte" und geht selbstbewusst mit der Trennung um.

Die Krisenintervention ist auch Aufgabe von fachlich geschultem Personal, insbesondere von Psychotherapeutinnen und Psychotherapeuten sowie von Psychiaterinnen und Psychiatern.

Wichtig
Aufgabe von Pflegenden ist es, (sich anbahnende) Krisen zu erkennen und den Zugang zu Hilfsstrukturen zu unterstützen.

In den meisten Bundesländern stehen telefonische Krisendienste zur Verfügung, die in akuten Situationen Erste Hilfe leisten können. Viele psychiatrische Krankenhäuser haben eigene Kriseninterventionszentren.

Krisendienste
Beispiele für Krisendienste, die Hilfe u. a. persönlich vor Ort, per Telefon oder Videoberatung anbieten:
- www.berliner-krisendienst.de
- www.psychenet.de → Reiter Hilfe finden → Schnelle Hilfe → Krisenanlaufstellen
- www.krisendienste.bayern

Welche Krisendienste gibt es in Ihrem Bundesland?

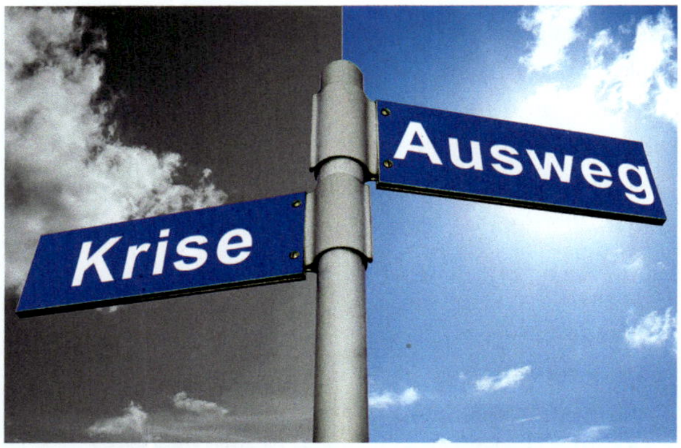

Abb. 1 Menschliche Hilfe und professionelle Unterstützung können dazu beitragen, dass Betroffene die psychische Krise auch als Chance für eine positive Neuausrichtung sehen.

Pflegefachassistenzpersonen können das Vorgehen bei der Krisenintervention dadurch unterstützen, dass sie als Gesprächsperson auch in der Krise zur Seite stehen und weiterhin wertschätzend und empathisch kommunizieren.

Anwendung und Möglichkeit der Reduktion freiheitsentziehender Maßnahmen

Definition

Freiheitsentziehende Maßnahmen (FEM) werden fachsprachlich auch „Fixierungen" genannt. Sie umfassen sowohl mechanische Fixierungen, z. B. durch Fixiergurte oder Bettgitter, als auch chemische Fixierungen, z. B. durch Sedativa (Beruhigungsmittel) oder Narkotika (Betäubungsmittel).

Als **faktische FEM** bezeichnet man Maßnahmen, die nicht offensichtlich freiheitsentziehend sind, wie z. B. Trickschlösser, tiefe und nach hinten gelehnte Sessel, aus denen Pflegebedürftige nicht selbstständig aufstehen können, oder elektronische Maßnahmen, die den selbstständigen Ortswechsel verhindern.

FEM müssen immer das letzte mögliche Mittel in der Betreuung, Behandlung und Pflege von Menschen sein. Jeder Mensch hat das Grundrecht (▷ S. 93) auf Freiheit. Der Entzug der Freiheit ist grundsätzlich eine Straftat. Kurzfristig können Ärzte einen Freiheitsentzug zur Verhinderung einer Selbst- oder Fremdgefährdung anordnen (Rechtfertigungsgrund ▷ S. 101). In diesen Fällen muss ein schriftliches Protokoll Beginn und Ende der Maßnahme erfassen. Darüber hinaus ist eine kontinuierliche Überwachung durch das Pflegepersonal notwendig.

Zur dauerhaften Einschränkung der Freiheit ist ein richterlicher Beschluss notwendig. Dies gilt für
- Fixierungen am Bett mittels eines Gurtes.
- das Anbringen von Bettgittern (sofern nicht vom Pflegebedürftigen ausdrücklich erwünscht).
- die Unterbringung in geschlossenen Einrichtungen.

Beispiel

Im Fall einer ungerechtfertigten und dauerhaften Fixierung eines psychiatrischen Patienten von über 16 Stunden erhielt dieser zunächst 5000 Euro Schmerzensgeld vor Gericht zugesprochen. In der späteren Berufungsinstanz 2500 Euro (Landgericht Berlin Urteil vom 28.01.2015, Az:86 O 88/14, Kammergericht Berlin, Urteil vom 26.01.2016, Az.:9 U35/15).

Neben der klassischen „Fixierung" oder eindeutigen „Fesselung" durch z. B. professionelle Fixiersysteme fallen auch andere Handlungen unter die freiheitsentziehenden Maßnahmen. Beispiele dafür sind:
- Hilfsmittel zur Mobilisation (z. B. Gehstock, Rollator) oder Kleidung (z. B. Jacke, Schuhe) für Betroffene außer Reichweite zu positionieren,
- Wege zu Türen oder Fahrstühlen zustellen, versperren oder verwehren,
- Ängste aktivieren, z. B. bei bekanntem Verfolgungswahn, um Betroffene an einem Ort festzuhalten.

! Wichtig

Das Fehlen von Personal ist kein Rechtfertigungsgrund für einen Freiheitsentzug! Auch die Angst vor Haftungsansprüchen bei möglichen Stürzen reicht als Begründung nicht aus. Der Bundesgerichtshof hat in einem Urteil 2005 ausdrücklich festgestellt, dass Maßstab aller vorbeugenden Maßnahmen in Pflegeeinrichtungen das Erforderliche und das für die Betroffenen und das Pflegepersonal Zumutbare sein müssen. Weiterhin ist es stets wichtig, die Würde und die Selbstständigkeit der Pflegebedürftigen zu wahren.

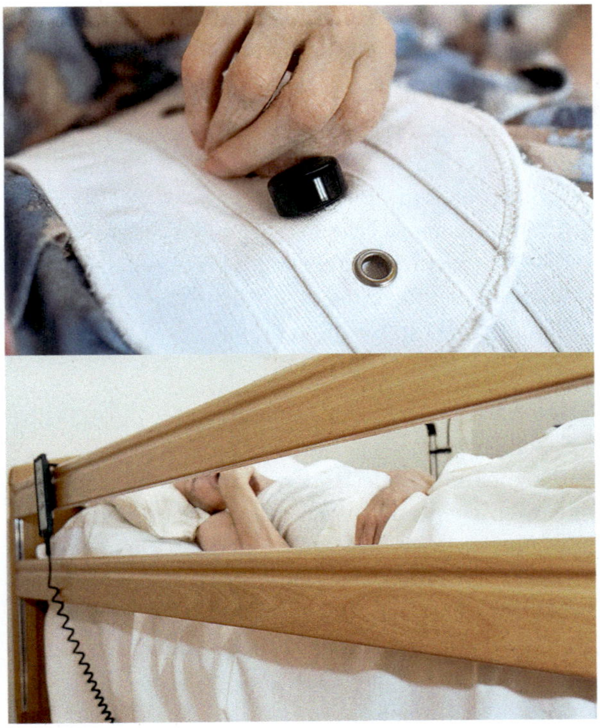

Abb. 2 und 3 Eine dauerhafte Freiheitseinschränkung z. B. durch Bauchgurte oder Bettgitter ist grundsätzlich eine Straftat,

In der Betreuung von Menschen mit Demenz kommen FEM zum Einsatz bei psychomotorischer Unruhe sowie aggressivem Verhalten. FEM sollten nur in äußersten Ausnahmefällen eingesetzt werden, da der erlebte Freiheitsentzug für die betroffenen Menschen großes Leid bedeutet. Die häufig in Verbindung mit körperlichen Fixierungen eingesetzten Beruhigungsmittel verhindern dieses Leid nicht, sondern lassen lediglich das Gefühlsleben der Betroffenen im Verborgenen.

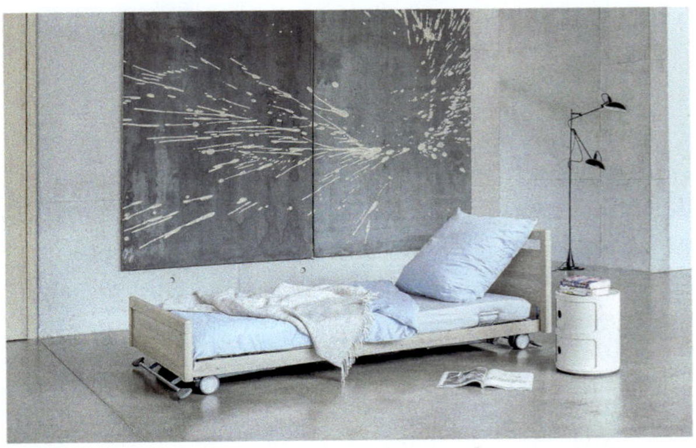

Abb. 4 Ein bodentiefes Pflegebett ist eine sturzprophylaktische Maßnahme, die das Recht auf Freiheit respektiert.

Pflegende können freiheitsentziehende Maßnahmen durch eine personzentrierte Haltung und Pflege vermeiden. Gezielte Beschäftigung, kreative Sturzpräventionsmaßnahmen sowie eine an der Biografie orientierte, individuelle Pflege können ebenfalls helfen, Gefahren abzuwehren. Die Initiative „Werdenfelser Weg" (▷ S. 365) hat es sich zum Ziel gesetzt FEM in der Pflege zu reduzieren.

> **!** **Wichtig**
> Sind FEM nicht zu vermeiden und ärztlich oder richterlich angeordnet, müssen professionelle Fixierungssysteme zum Einsatz kommen, um Verletzungen zu vermeiden. Weiterhin ist sicherzustellen, dass die fixierte Person zu jeder Zeit Hilfe rufen kann oder kontinuierlich beaufsichtigt ist. Eine regelmäßige Ansprache und Zuwendung sind genauso selbstverständlich wie die besonders sorgfältige Dekubitusprophylaxe und Durchführung aller notwendigen Pflegemaßnahmen. FEM in der Häuslichkeit sind betreuungsrechtlich nicht vorgesehen, nur äußerst selten gibt es Richter, die eine Rechtfertigung anerkennen.

6.1.7 Besondere Versorgungsstrukturen für Menschen mit psychischen Beeinträchtigungen

Kontakt- und Beratungsstellen

Kontakt- und Beratungsstellen für Menschen mit psychischen Beeinträchtigungen und für ihre Zugehörigen sind ein niederschwelliges und kostenfreies Angebot. Hier können sie Beratung zu Alltagssituationen sowie Informationen zu Hilfsangeboten und Versorgungsstrukturen erhalten.

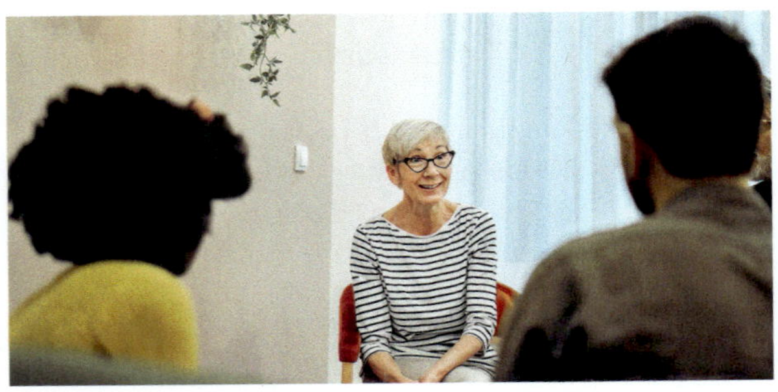

Abb. 5 In Kontakt- und Beratungsstellen für Menschen mit psychischen Beeinträchtigungen können sich Betroffene und auch deren Angehörige oder Freunde kostenfrei informieren und beraten lassen.

Sozialpsychiatrischer Dienst

Sozialpsychiatrische Dienste sind Einrichtungen der Kommunen. Sie gehören zum Öffentlichen Gesundheitsdienst (▷ S. 80) und bieten folgende Leistungen an:

- Information und Beratung für Betroffene, Zugehörige, das soziale Umfeld, Helfer und Helferinnen, Institutionen, Hausverwaltungen, rechtliche Betreuer und Betreuerinnen und andere
- Einleitung, Vermittlung und Organisation vielfältiger Hilfen
- Krisenhilfe, notfallpsychiatrische Versorgung einschließlich der Unterbringung nach den Psychiatriegesetzen
- Begutachtung von Eingliederungshilfemaßnahmen
- Erstellung von Betreuungsgutachten

Maßnahmen und Einrichtungen der Eingliederungshilfe

Die Eingliederungshilfe (SGB IX) verfolgt das Ziel, eine drohende (seelische) Behinderung zu vermeiden oder die Folgen einer Behinderung zu beseitigen oder zu mildern.

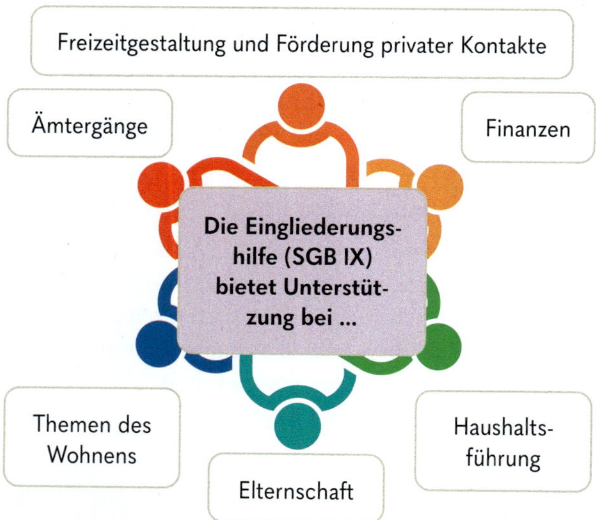
Freizeitgestaltung und Förderung privater Kontakte
Ämtergänge
Finanzen
Die Eingliederungshilfe (SGB IX) bietet Unterstützung bei ...
Themen des Wohnens
Haushaltsführung
Elternschaft

Abb. 1 Beispiele für Leistungen der Eingliederungshilfe aus dem Bereich soziale Teilhabe. Auch für die Bereiche Teilhabe an Bildung und Arbeitsleben sowie medizinische Rehabilitation gibt es Unterstützung.

Ziel der Eingliederungshilfe ist es, dass Betroffene weiterhin am Leben in der Gemeinschaft teilhaben können. Sie hat auch das Ziel, dass nach einem längeren Klinikaufenthalt oder längerer Isolation die gesellschaftliche Teilhabe wiederhergestellt wird.

Betroffene sollen auf diese Weise bei der Bewältigung des täglichen Lebens unterstützt werden.

Viele Angebote der Eingliederungshilfe sind ambulant, es gibt aber auch stationäre Einrichtungen.

Das Bundesportal informiert

Informationen zu Leistungen der Eingliederungshilfe für psychisch kranke Menschen online unter: www.verwaltung.bund.de → Suche nach: Eingliederungshilfe für psychisch Kranke

Stationäre Pflegeeinrichtungen mit Spezialisierung

In den meisten Bundesländern gibt es für pflegebedürftige Menschen mit psychischen Beeinträchtigungen oder für psychisch beeinträchtigte Menschen, die pflegebedürftig werden, spezialisierte stationäre Pflegeeinrichtungen. Dies gilt vor allem für die Versorgung von Menschen mit Demenz, aber auch mit anderen psychischen Beeinträchtigungen.

Ambulante Pflegedienste mit Spezialisierung

Im Rahmen der häuslichen Krankenpflege nach SGB V gibt es eine spezielle Verordnung für häusliche psychiatrische Pflegedienste. Entsprechend spezialisierte ambulante Pflegedienste übernehmen die Leistungen in der Versorgung von Menschen mit psychischen Beeinträchtigungen.

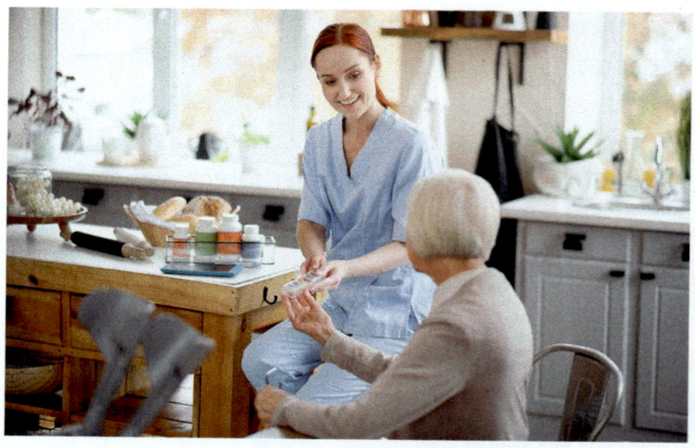

Abb. 2 Ein ambulanter psychiatrischer Pflegedienst bei der Betreuung einer Frau mit einer psychischen Beeinträchtigung in ihrem Zuhause.

Psychiatrische Tageskliniken

Psychiatrische Tageskliniken bieten ähnlich der Tagespflege Therapie, Pflege und Betreuung in den Tagesstunden an, während die Patienten und Patientinnen nachts in ihre Häuslichkeit zurückkehren. Aufgrund der häufig langen Verläufe psychischer Störungen sind die Tageskliniken dazu da,

- einen vollstationären Krankenhausaufenthalt zu vermeiden und
- den Übergang aus der vollstationären Versorgung in die eigene Häuslichkeit zu erleichtern.

Manche Tageskliniken sind an die Psychiatrischen Krankenhäuser angegliedert, andere sind eigenständige Einrichtungen. Sie verfügen über die gleichen Personalstrukturen wie ein Krankenhaus mit einem interdisziplinären Mix aus ärztlichem, therapeutischem und pflegerischem Personal. Oft haben sich die Tageskliniken auf bestimmte Bereiche spezialisiert, z. B. Krisenintervention oder Suchttherapie. Sozialarbeiterinnen unterstützen häufig das medizinisch-therapeutische Angebot.

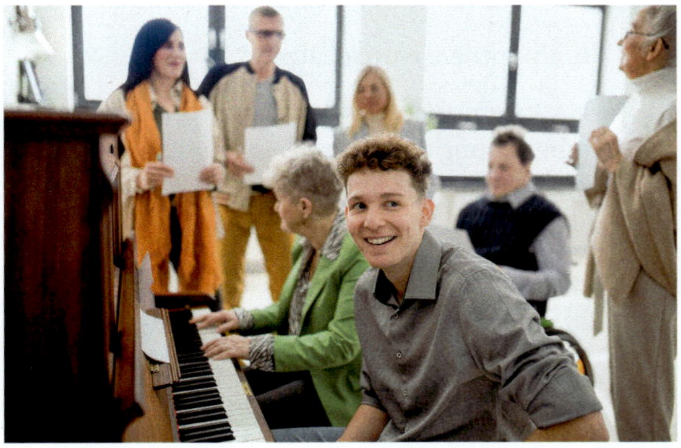

Abb. 3 Tageskliniken bieten u. a. verschiedene therapeutische Angebote sowie pflegerische Betreuung. Sie sind oft auf bestimmte Bereiche spezialisiert, z. B. Krisenintervention oder Suchttherapie.

Psychiatrische Krankenhäuser

Psychiatrische Krankenhäuser können eigenständige Krankenhäuser sein oder Teil eines Krankenhauskomplexes. Früher (Heilanstalten ▷ S. 549) waren psychiatrische Krankenhäuser meist eigenständige Einrichtungen. Heute bieten sie in der Regel ein breites Angebot für alle Altersgruppen (Kinder- und Jugendpsychiatrie, Erwachsenenpsychiatrie, Gerontopsychiatrie) und unterschiedliche Symptome an (z. B. Suchtstation). Die meisten psychiatrischen Krankenhäuser verfügen über offene Stationen sowie geschützte bzw. geschlossene Bereiche, die nach der Anordnung einer Unterbringung von den Patientinnen und Patienten nicht verlassen werden dürfen.

Viele Psychiatrien sind aufgeteilt in Intensiv- und Akutbereiche, Aufnahmestationen und Kriseninterventionsbereiche. Teams aus Ärzten, Psychologinnen, Psychotherapeuten, Ergo- und Physiotherapeutinnen sowie weiteren therapeutischen und sozialpädagogischen Berufen arbeiten gemeinsam mit Pflegenden und dem Personal aus dem hauswirtschaftlichen Bereich zusammen.

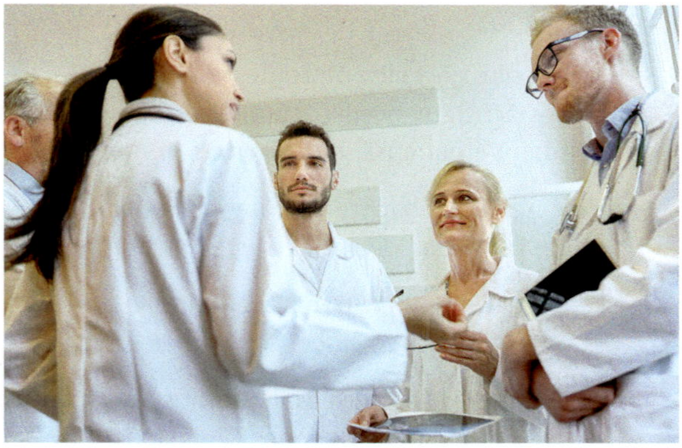

Abb. 4 In interdisziplinären Teams erfolgen Absprachen und Anordnungen für eine optimale Therapie und Pflege.

Von den psychiatrischen Krankenhäusern oder Stationen sind die psychosomatischen Abteilungen zu unterscheiden. Sie gehören in der Regel zu den internistischen Fachbereichen.

Maßregelvollzug

Krankenhäuser des Maßregelvollzugs (KMV), auch forensische Krankenhäuser genannt, sind besondere Krankenhäuser, in denen Patienten und Patientinnen untergebracht werden, die für Straftaten verurteilt wurden, jedoch aufgrund einer psychischen Störung nicht oder eingeschränkt schuldfähig sind. Auch wenn diese Krankenhäuser notwendige Therapien und Behandlungen anbieten, steht der Schutz bzw. die Sicherheit der Bevölkerung im Vordergrund. Die Patienten dürfen während ihrer Freiheitsstrafe nur unter strengen Auflagen das Krankenhaus verlassen. Neben dem Krankenhauspersonal, das sich ähnlich zusammensetzt wie in anderen psychiatrischen Krankenhäusern, gehört auch Sicherheitspersonal zu den Angestellten. Viele KMV verfügen über einen sogenannten Sicherungsverwahrungsbereich. Hier sind Straftäter und Straftäterinnen untergebracht, die ihre Strafe bereits verbüßt haben, aber als gefährlich für die Bevölkerung gelten. Urteile über Sicherungsverwahrung sind selten und bedürfen einer besonderen Schwere des Falls.

Zeit zum Reflektieren ...

Schätzen Sie Ihre Kompetenzen ein: Wo fühlen Sie sich sicher?
Wo möchten Sie noch mal nachlesen oder etwas vertiefen?
Setzen Sie Ihre ganz persönlichen Häkchen für Ihre Lernerfolge!

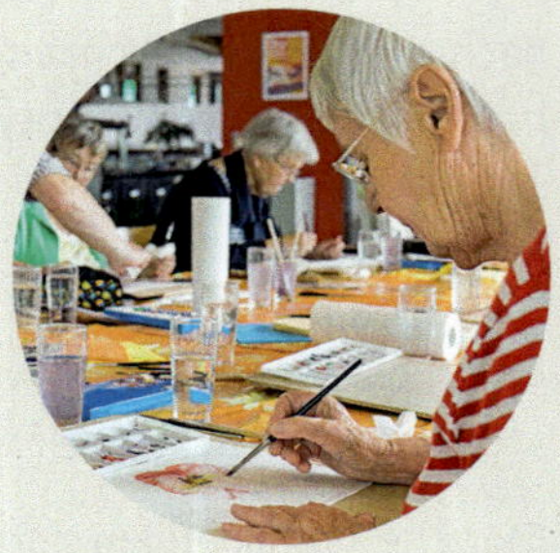

Ich ...

- ☐ beschreibe die Leitsymptome psychisch beeinträchtigter Menschen mit den einhergehenden Verhaltensänderungen.
- ☐ beschreibe Beobachtungskriterien in der Pflege psychisch beeinträchtigter Menschen.
- ☐ kenne die Ursachen, den Verlauf und Interventionsmöglichkeiten einer psychischen Krise.
- ☐ erkläre die Grundlagen ausgewählter psychischer Erkrankungen über alle Lebensphasen.
- ☐ weiß über die Auswirkung von psychischen Traumata auf die Betroffenen Bescheid.
- ☐ erkläre die Grundlagen des Betreuungsrechts.
- ☐ nenne die Grundlagen des Psychisch-Kranken-Gesetzes meines Bundeslandes.

Ich ...

- ☐ fühle mich in die Gefühlswelt psychisch beeinträchtigter Menschen ein.
- ☐ deute die speziellen Verhaltensweisen psychisch beeinträchtigter Menschen vor dem Hintergrund meines fachlichen Wissens.
- ☐ kommuniziere wertschätzend.
- ☐ gestalte empathische Beziehungen unter der Einbeziehung der rechtlichen Grundlagen sowie der Herausforderungen der Leitsymptome.
- ☐ setze Kommunikationsmittel bewusst zur Beziehungsgestaltung ein.
- ☐ arbeite im interdisziplinären Team und bringe mich ein.

Ich ...

- ☐ nehme die speziellen Bedürfnisse von psychisch beeinträchtigten Menschen wahr, richte mein Handeln danach aus bzw. leite sie an die Pflegefachperson weiter.
- ☐ beobachte psychische Veränderungen, deute diese und informiere die Pflegefachperson.
- ☐ unterstütze und begleite psychisch beeinträchtigte Menschen bei der medikamentösen und nicht-medikamentösen Therapie sowie der Selbstversorgung und der Alltagsbewältigung.

Ich ...

- ☐ reflektiere die Ängste und Herausforderungen von psychisch beeinträchtigten Menschen sowie ihrer Angehörigen vor dem Hintergrund der Geschichte und Gegenwart der Psychiatrie.
- ☐ reflektiere meine eigenen Gefühle und Haltung gegenüber psychisch beeinträchtigten Menschen.

6.2 Menschen mit kognitiven Beeinträchtigungen lebensweltorientiert unterstützen

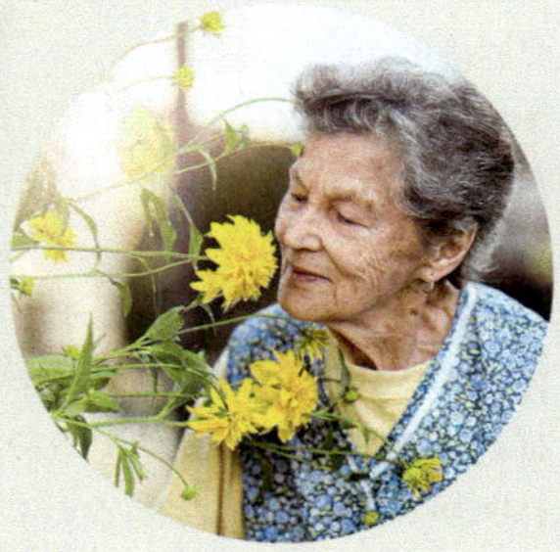

6.2.1 Denken, Fühlen und Verhalten

Definition
Kognition bedeutet die Art und Weise, wie wir Dinge wahrnehmen und behalten, wie wir denken, sprechen, lernen, uns erinnern und uns Dinge vorstellen.

Denken und Fühlen bestimmen das menschliche Verhalten. Gleichzeitig löst Verhalten neue Gedanken und Gefühle aus. Denken, Fühlen und Verhalten beeinflussen sich gegenseitig.

Die Kognition umfasst:
- Wahrnehmung und Aufmerksamkeit,
- Erinnerung und Lernen,
- Problemlösen, Kreativität und Vorstellungskraft,
- Planen und Orientierung,
- Argumentation,
- Selbstbeobachtung (Introspektion),
- Glauben und Spiritualität.

Kognitive Prozesse können bewusst oder unbewusst erfolgen.

Emotionale Prozesse umfassen das Gefühlsleben. Bestimmte Ereignisse lösen Gefühle aus, z. B. Glück, Freude, Zorn. Gefühle haben immer auch einen kognitiven Anteil. Sie sind bewusst wahrnehmbar und beeinflussbar.

Als **Affekt** bezeichnet man die sichtbare oder messbare Gefühlsregung.

Die Steuerung emotionaler und kognitiver Prozesse erfolgt im Gehirn. Dabei ist das Großhirn überwiegend für kognitive Prozesse zuständig und das limbische System für die emotionalen Prozesse.

Beispiel
Jugendliche in der Pubertät neigen zu verstärkten Schamgefühlen. Spricht eine wenig vertraute Person über die Liebe (Ereignis), fühlen sie Scham (Gefühl) und erröten (Affekt).

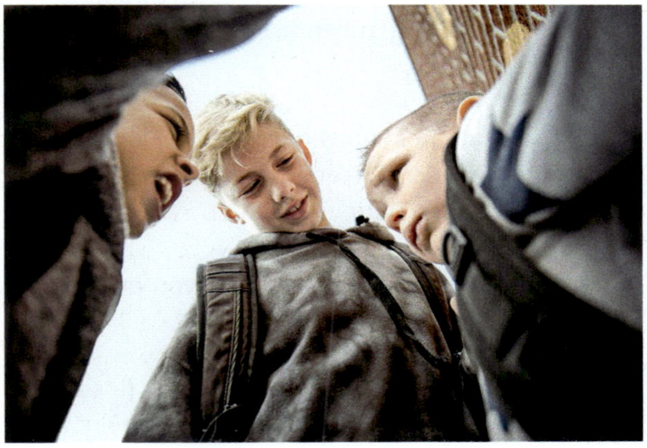

Abb. 1 Bestimmte soziale Ereignisse können Gefühle und Affekte auslösen, z. B. das Blass- oder Rotwerden.

Wie Menschen mit anderen Menschen umgehen, ist geprägt davon, wie jeder einzelne Mensch die Welt wahrnimmt und welche Urteile er sich daraus gebildet hat (**soziale Kognition**).

Definition

Soziale Kognition sind die mentalen Prozesse, die in Menschen ablaufen, wenn sie sich mit anderen Menschen austauschen. Sie beeinflusst, wie wir die Situation verarbeiten, interpretieren und reflektieren. Soziale Kognition hilft dabei, soziale Beziehungen sowie die Emotionen, Handlungen und Gedanken anderer Menschen zu verstehen. Sie ermöglicht auch, dass wir die Perspektive von anderen einnehmen können.

Störungen im Denken und Fühlen heißen fachsprachlich **kognitive Beeinträchtigungen**. Im Alter sind sie die Folge des (krankhaften) Abbaus des Nervensystems, auch **neurodegenerative Prozesse** genannt. Sie führen zu **chronischer Verwirrtheit**.
Die Hausärztin ist oft die erste Ansprechperson, bevor Neurologen oder Gerontopsychiaterinnen die betroffenen Menschen untersuchen und behandeln.

Definition

Verwirrtheit ist eine Form der Bewusstseinsstörung. Typische Symptome sind:
- beeinträchtigte Orientierung
- unverständliches, zusammenhangloses Sprechen
- innere Unruhe
- eingeschränkte Merkfähigkeit
- gestörte Wahrnehmung

Je nach Ursache kann die Verwirrtheit chronisch sein und von Tag zu Tag zunehmen, aber auch plötzlich (akut) auftreten.

Kurzfristige Einschränkungen im Denken und Fühlen, insbesondere in der Orientierung werden mit **akuter Verwirrtheit** oder **Delir** bezeichnet. Auslöser hierfür können sein:
- Einnahme oder schnelles Absetzen von bestimmten Medikamenten,
- Alkohol- oder Drogenentzug
- Durchblutungsstörungen des Gehirns, z. B. bei alten Menschen aufgrund einer Exsikkose (▷ S. 272).

Akute Verwirrtheit kann auch als Folge von Narkosen oder längerer Sedierung bei intensivmedizinischer Behandlung auftreten und heißt in diesen Fällen **postoperatives Delir** (auch umgangssprachlich Durchgangssyndrom). Wenn die Ursachen der akuten Verwirrtheit behandelt werden, hören die Symptome meist auf, manchmal enden sie auch ohne spezielle Therapie.

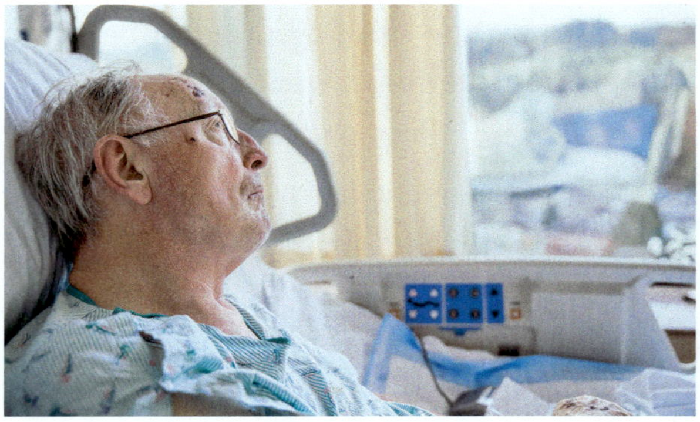

Abb. 1 Eine Operation in höherem Lebensalter ist mit dem Risiko verbunden, dass ein postoperatives Delir entsteht.

6.2.2 Entstehung und Leitsymptome demenzieller Erkrankungen

Definition

Als **Demenz** bezeichnet man eine Gruppe von Symptomen (Syndrom), das mit einer Minderung der kognitiven, emotionalen und sozialen Fähigkeiten einhergeht. Die Zahl der Betroffenen steigt mit dem Lebensalter an.

Ursachen

Man unterscheidet die Demenz nach ihrer Ursache:
- Die **primäre Demenz** hat ihre Ursache in einer Erkrankung des Gehirns, z. B. Alzheimer-Demenz.
- Die **sekundäre Demenz** hat ihre Ursache in anderen Erkrankungen, z. B. chronischer Alkoholmissbrauch.

Formen der Demenz

Demenz ist der Überbegriff für viele unterschiedliche Demenzformen. Die häufigste Form ist die **Alzheimer-Demenz** (auch Alzheimer-Krankheit oder Morbus Alzheimer oder Demenz vom Alzheimer Typ – DAT). Sie betrifft mehr als die Hälfte aller Menschen mit Demenz und tritt meistens erst nach dem 60. Lebensjahr auf. Die Ursache ist bis heute nicht eindeutig geklärt. Man vermutet eine Mischung aus genetischer Veranlagung und Umwelteinflüssen.

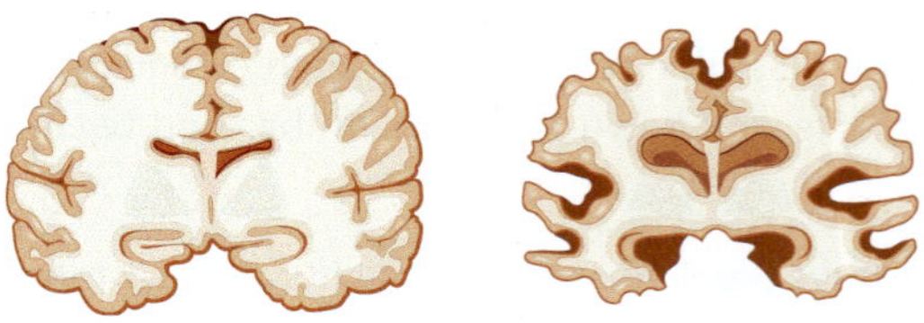

Abb. 2 Vergleich eines gesunden Gehirns (links) mit einem Gehirn mit Demenz vom Typ Alzheimer (rechts)

Bei **vaskulären Demenzen** ist die Hirnfunktion aufgrund von Veränderungen der zuführenden Blutgefäße eingeschränkt (Arteriosklerose). Neben kognitiven Einschränkungen kann es auch zu Bewegungsausfällen kommen.
Die Häufigkeit der vaskulären Demenzen hat in den vergangenen Jahren stark abgenommen, da sich die medizinischen Therapien der Gefäßerkrankungen verbessert haben.

Die **Lewy-Körperchen-Demenz** ist nach der Alzheimer-Demenz die zweithäufigste Demenzform. Sie kann eigenständig oder im Rahmen der Parkinson-Krankheit auftreten. Im Unterschied zur Alzheimer-Demenz sind die Leitsymptome schwankend und durch visuelle Halluzinationen erweitert.

Die **frontotemporale Demenz** (früher Pick-Krankheit genannt) betrifft häufig jüngere Menschen zwischen 30 und 50 Jahren. Im Gegensatz zu den bereits genannten Formen der Demenz fällt diese Krankheit zuerst durch die starken Persönlichkeitsveränderungen auf. Erst später folgt der Gedächtnisverlust.

Es gibt zahlreiche weitere Demenzformen. Die genauen Diagnosen sind vor allem für die medizinische Therapie von Bedeutung.

Leitsymptome

Menschen mit Demenz leiden besonders häufig unter folgenden Symptomen:

- Aufmerksamkeits- und Gedächtnisstörungen
- Verlust der Sprachfähigkeit
- Persönlichkeitsveränderungen
- Verlust alltagspraktischer Fähigkeiten wie z. B. Haushaltsführung, Körperpflege, Ankleiden
- Orientierungsstörungen bzw. chronische Verwirrtheit
- Inkontinenz
- Störungen des Schlafwach-Rhythmus
- psychotische Symptome (▷ S. 505)
- motorische Unruhe, stereotype Bewegungsmuster, wie z. B. Nesteln, Kramen, Herumwandern
- Störungen von Antrieb und Verhalten
- Affektstörungen
- im Endstadium Verlust der motorischen Fähigkeiten (Immobilität)

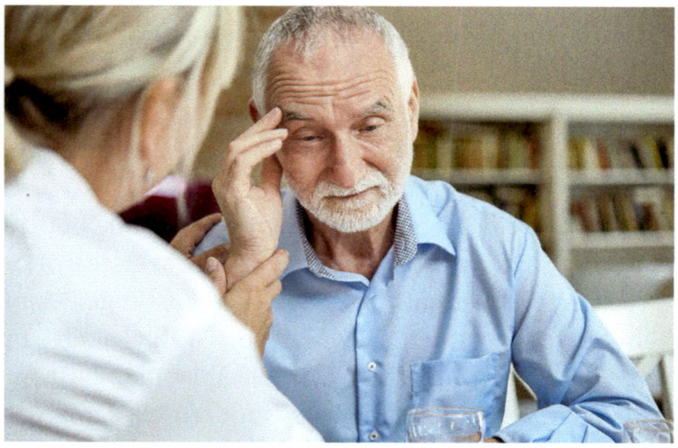

Abb. 3 Die Beeinträchtigung des Gedächtnisses, der Sprachfähigkeit sowie Persönlichkeitsveränderungen gehören u. a. zu den häufigsten Symptomen bei Demenz.

Therapie

Zur Behandlung der Demenzerkrankungen gehören medikamentöse und nicht-medikamentöse Therapien. Demenzerkrankungen sind nicht heilbar. Daher ist das Ziel der Therapie, den Verlauf der Erkrankung zu verlangsamen und die Lebensqualität aufrechtzuerhalten.

Die medikamentöse Therapie richtet sich nach den Leitsymptomen. Es kommen Antidepressiva, Antipsychotika und Tranquilizer zum Einsatz, im Frühstadium der Erkrankung auch sogenannte Antidementiva. Antidementiva wirken sich teilweise positiv auf den Verlauf der Erkrankung aus. Sie können jedoch die Erkrankung nicht heilen.

Zur nicht-medikamentösen Therapie gehören kognitiv ausgerichtete Trainings und körperlich orientierte Verfahren.

! Wichtig

In Deutschland haben 2021 laut Statista rund 1,7 Millionen Menschen mit Demenz gelebt. Es waren im selben Jahr etwa 440.000 Menschen neu erkrankt.
Sollte es weiterhin keine Therapie- oder Präventionsmaßnahmen geben, könnten sich nach Angaben der Deutschen Alzheimer Gesellschaft die Zahl bis zum Jahr 2050 auf rund 2,8 Millionen in Deutschland erhöhen.

Erleben von Menschen mit Demenz und ihren Zugehörigen

Die Diagnose einer Demenzerkrankung erscheint für die Betroffenen und ihre Zugehörigen existenziell bedrohlich. Sie macht ihnen Angst.

Häufig wird die Diagnose gestellt, nachdem die Betroffenen bereits über einen längeren Zeitraum erste Symptome bemerkt haben. Insbesondere berufstätige Personen versuchen, den Verlust von Fähigkeiten zu verbergen. Das Bedrückende an der Erkrankung ist für viele nicht ihre Unheilbarkeit, sondern das mit der Krankheit verbundene Leiden, das von vielen mit dem Verlust der menschlichen Würde in Verbindung steht. Schließlich verliert man mit der Erkrankung vor allem die Fähigkeiten, die uns als Menschen ausmachen.

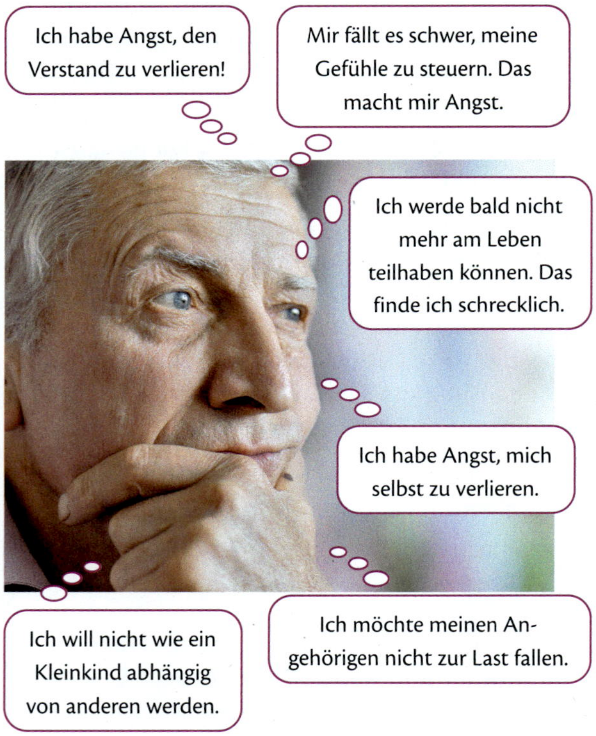
Ich habe Angst, den Verstand zu verlieren!
Mir fällt es schwer, meine Gefühle zu steuern. Das macht mir Angst.
Ich werde bald nicht mehr am Leben teilhaben können. Das finde ich schrecklich.
Ich habe Angst, mich selbst zu verlieren.
Ich will nicht wie ein Kleinkind abhängig von anderen werden.
Ich möchte meinen Angehörigen nicht zur Last fallen.

Abb. 1 Menschen mit beginnender Demenz haben Angst vor dem, was auf sie zukommt.

Pflege

Die Pflege und Betreuung von Menschen mit Demenz im fortgeschrittenen Stadium überfordert die meisten Zugehörigen im häuslichen Setting. Aus diesem Grund gibt es eine immer größere Anzahl von Menschen mit Demenz in gemeinschaftlichen Wohnformen (Pflegeheimen, Pflege-Wohngemeinschaften).

Diversität

Der Begriff „Menschen mit Demenz" ist den Begriffen „Demenzkranke" oder „Demente" vorzuziehen. Denn er macht deutlich, dass der Mensch im Mittelpunkt der Fürsorge steht und nicht die Krankheit.

In den letzten Jahren hat sich in den auf Demenz spezialisierten Pflegeeinrichtungen der Blick auf die Pflege verändert: Im Zentrum stehen nicht mehr die reinen pflegerischen Verrichtungen (z. B.: Körperpflege, Nahrungsaufnahme), sondern die Personzentrierung und die Beziehungsgestaltung.

Das übergeordnete Ziel ist, dass die Pflegebedürftigen das Gefühl haben, gehört, verstanden und angenommen sowie mit anderen Personen verbunden zu sein. Grundlage dafür ist der Expertenstandard „Beziehungsgestaltung in der Pflege von Menschen mit Demenz". Zur Beziehungsgestaltung gehören Angebote der Interaktion und Kommunikation, die diese Gefühle erhalten oder fördern.

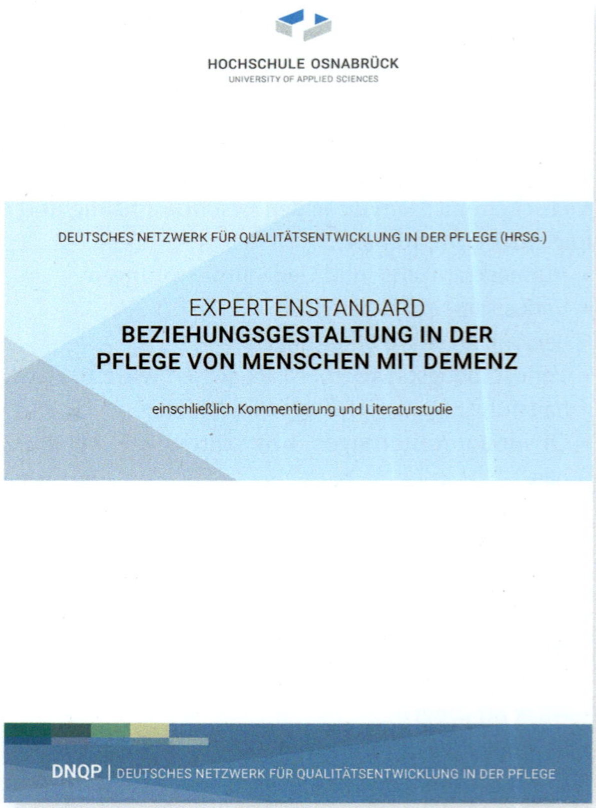

HOCHSCHULE OSNABRÜCK
UNIVERSITY OF APPLIED SCIENCES

DEUTSCHES NETZWERK FÜR QUALITÄTSENTWICKLUNG IN DER PFLEGE (HRSG.)

EXPERTENSTANDARD
BEZIEHUNGSGESTALTUNG IN DER PFLEGE VON MENSCHEN MIT DEMENZ

einschließlich Kommentierung und Literaturstudie

DNQP | DEUTSCHES NETZWERK FÜR QUALITÄTSENTWICKLUNG IN DER PFLEGE

Abb. 2 Der Expertenstandard „Beziehungsgestaltung in der Pflege von Menschen mit Demenz" ist ein wichtiger Leitfaden für die Pflege.

6.2.3 Besondere Konzepte im Umgang mit Menschen mit Demenz

Personzentrierung

Eine personzentrierte Haltung ermöglicht es, den Blick auf die Ressourcen von Menschen mit Demenz zu richten. Wertschätzung, Empathie und Echtheit vermitteln ihnen das Gefühl, in ihrer Individualität angenommen und verstanden zu werden.

Da die kognitiven Fähigkeiten bei Demenz zunehmend abnehmen, ist es umso wichtiger, die Individualität der Menschen in ihrem Gefühlsleben zu sichern. Hierzu gehört, die emotionalen Bedürfnisse der Menschen zu erkennen und hierauf angemessen und auf die Person bezogen zu handeln.

Wichtig
Nach dem personzentrierten Ansatz gibt es 5 große seelische Bedürfnisse: Bindung, Trost, Einbeziehung, Identität und Beschäftigung. Diese Bedürfnisse vereinen sich im zentralen Bedürfnis nach Liebe. Im Denken und Fühlen beeinträchtigte Menschen verlieren die Fähigkeit, diese Bedürfnisse durch ihr eigenes Handeln zu befriedigen. Daher ist es Aufgabe der Pflegenden, Menschen mit Demenz darin zu unterstützen, diese Bedürfnisse zu befriedigen.

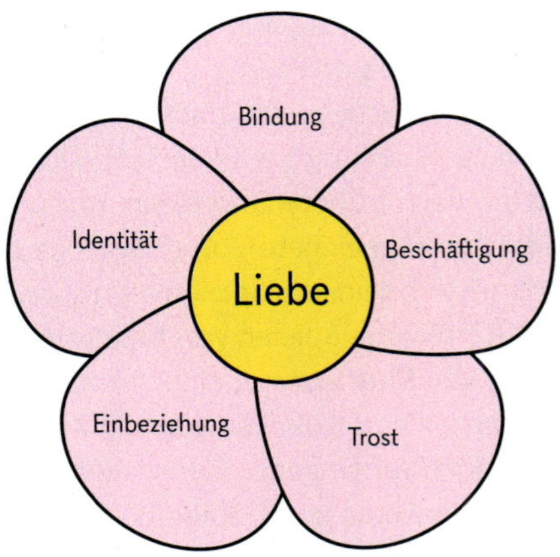

Abb. 3 Die fünf großen seelischen Bedürfnisse nach Tom Kitwood

Bindung

Bindung gibt den Menschen Sicherheit, vor allem, wenn durch die fehlenden kognitiven Fähigkeiten die Umwelt als unsicher, unverständlich und bedrohlich erscheint. Pflegende erkennen das Bedürfnis nach Bindung anhand von ängstlicher und unsicherer Körperhaltung oder auch verbalen Äußerungen. Feste Bezugspersonen unterstützen mit Ruhe und Geduld, einer empathischen und wertschätzenden Haltung sowie gezielten Berührungen das Wohlbefinden.

Trost

Trost spendet Wärme und Stärke, lindert Schmerzen und Leid. Trost wird durch Zärtlichkeit und Nähe zum Ausdruck gebracht. Pflegende erkennen das Bedürfnis nach Trost im Verlangen nach Körperkontakt, Zuwendung und Berührung. Sie nehmen sich Zeit für die Pflegebedürftigen, zeigen ihr Interesse an der Person und ermöglichen körperliche Nähe.

Einbeziehung

Menschen haben das Bedürfnis, Teil einer Gemeinschaft zu sein und eine soziale Rolle einzunehmen (Einbeziehung). Pflegende erkennen dieses Bedürfnis anhand von Aufmerksamkeit suchendem Verhalten (z. B. lautes Rufen, Festhalten von Pflegenden, Anklammern an Bezugspersonen oder auch fremde Personen). Bei fortgeschrittener Erkrankung kehrt sich das Verhalten um und es kommt zu einem Rückzug aus der Gemeinschaft.
Pflegende können das Bedürfnis nach sozialer Teilhabe durch kleine Aufgaben im Rahmen von tagesstrukturierenden Angeboten unterstützen.

Beispiel

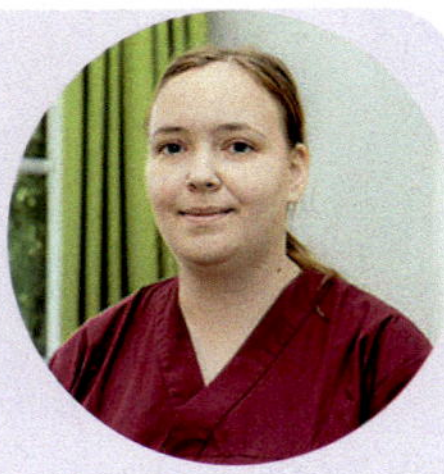

„In unserer Demenz-WG leben acht Menschen mit Demenz zusammen. Tagesstrukturierende Angebote orientieren sich an der Biografie der Menschen und können abhängig vom Tageszustand variieren. Neben einer Tafel mit Bildkarten zu den regelmäßigen Angeboten kommen Rollenkarten zum Einsatz. Frau Näther ist heute vor dem Mittagessen besonders laut. Sie steht immer wieder auf, hält sich an mir oder meinen Kollegen fest, rennt wieder weg und hat einen verzweifelten Gesichtsausdruck. Ich lege ihr die Rollenkarte zum Tischeindecken in die Hand und sage zu ihr: ‚Frau Näther, ich benötige Ihre Hilfe, keiner hat heute Zeit. Stellen Sie bitte die Teller auf den Tisch, damit alle gleich essen können.'"

Identität

Menschen spüren ihre Identität besonders dann, wenn sie wissen, wer sie sind, wo sie herkommen und in welchen sozialen Beziehungen sie stehen. Menschen mit Demenz verlieren dieses Gefühl und zeigen dies durch starke Unsicherheit, Haltlosigkeit und Traurigkeit. Pflegende unterstützen das Bedürfnis nach Identität durch Biografiearbeit.

Wichtig
Im Vordergrund steht, mit der Biografiearbeit emotionale Prozesse anzusprechen, anstatt auf konkrete Namen, Orte oder Jahreszahlen abzuzielen.

Beispiel

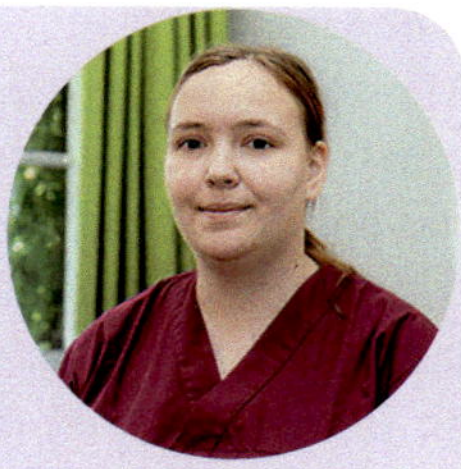

„In den Zimmern der Wohnbereiche hängen oft Familienfotos an der Wand oder stehen auf dem Tisch. Ich schaue sie mir genau an und frage nach. Wie neulich bei einer Bewohnerin: ‚Sie und ihr Mann sehen auf dem Hochzeitsfoto wunderschön aus.' Ich fragte: ‚Wie haben Sie sich an Ihrem Hochzeitstag gefühlt?' So kam ein kleines Gespräch in Gang."

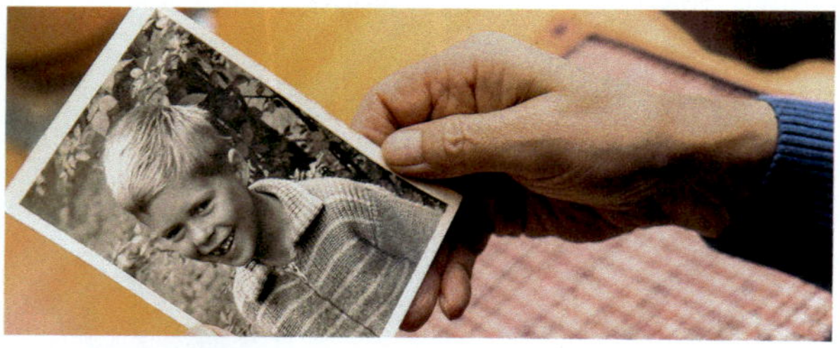

Abb. 1 Biografiearbeit

Digitale Fotorahmen
Viele Angehörige verschenken gerne digitale Fotorahmen, auf denen Fotos von der Familie sich automatisch abwechseln. Sie möchten damit ihren Liebsten mit Demenz eine Freude machen und zugleich das Gedächtnis anregen und fördern. Bei einigen Betroffenen mit Demenz kann dieses Medium jedoch anstatt Freude auch Ängste und Sorgen auslösen oder gar unheimlich wirken, wenn beispielsweise die Enkel, die eben noch auf dem Foto da waren, plötzlich wieder weg sind.

Beschäftigung

Beschäftigung ermöglicht Menschen mit Demenz, ihre vorhandenen Fähigkeiten und Kräfte einzusetzen. Bei anhaltender Beschäftigungslosigkeit lassen vorhandene Fähigkeiten nach. Betroffene Personen verlieren ihre Selbstachtung und trauen sich nichts mehr zu. Pflegende erkennen das Bedürfnis nach Beschäftigung vor allem an psychomotorischer Unruhe.

Im Idealfall sind in den Alltag zahlreiche Beschäftigungsangebote eingebaut, die frühere Fähigkeiten und gerne ausgeübte Tätigkeiten aufgreifen. Im Sinne des Betätigungsansatzes gehört es dazu, dass die Angebote auf die jeweilige Situation und die Person abgestimmt sind.

Digitale Anwendungen für Menschen mit Demenz
Viele digitale Spiele und andere Anwendungen sind so aufgebaut, dass auch Menschen mit Demenz einen guten Zugang finden.

Beispiel

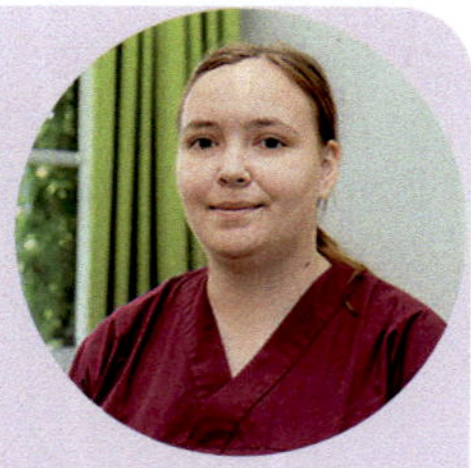

„Wir ermuntern Zugehörige auch gern zu gemeinsamer Beschäftigung bei ihren Besuchen. Manche sind verunsichert, wie sie sich verhalten sollen oder was sie unternehmen können. Besuche enden dann leider oft schnell, was sehr traurig für beide Seiten ist. Wir fragen dann nach früheren Interessen und Vorlieben und machen geeignete Vorschläge, wie z. B. gemeinsames Puzzeln, das Spielen vertrauter, einfacher Karten, das Spielen von Brettspielen, das Mitbringen von Blumenzwiebeln zum gemeinsamen Bepflanzen von Balkonkästen, das Anschauen von Bildbänden vergangener Reiseziele oder das Backen und Verzieren von Lieblingskuchen. Für die Anregungen sind sie oft sehr dankbar."

Beschäftigungsangebote für Menschen mit Demenz

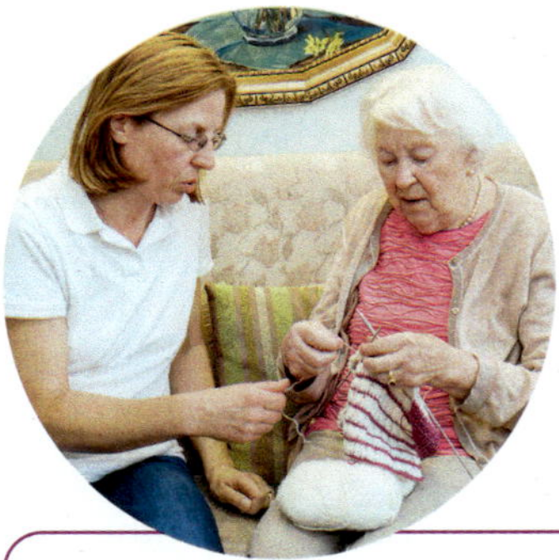

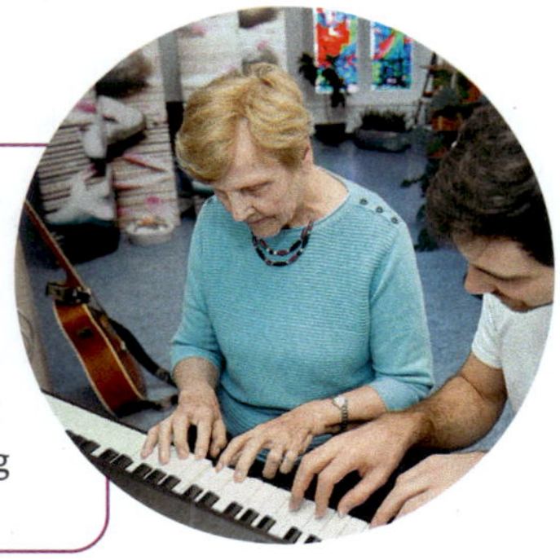

Musik: Musik hören oder selbst musizieren wird von vielen Menschen mit Demenz als positiv wahrgenommen. Die Musik muss jedoch unbedingt auf frühere Musikgewohnheiten abgestimmt sein. Eine „Dauerbeschallung“, z. B. ständig laufendes Radio, ist zu vermeiden.

Kreativität: Malen, Zeichnen, Kneten, Stricken, Häkeln oder Töpfern können Menschen mit Demenz ermöglichen, ihre Gefühle zum Ausdruck zu bringen, wenn sie sich sprachlich nicht mehr äußern können. Das Anfassen von warmen und weichen Materialien wirkt dabei häufig beruhigend.

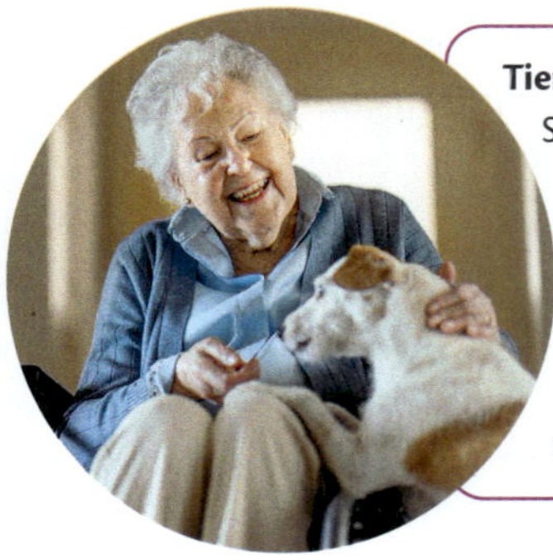

Tiere: Tiere funktionieren wie Stellvertreterobjekte, Menschen mit Demenz fühlen sich in ihrer Gegenwart wohl. In vielen Einrichtungen kommen speziell ausgebildete Tiere, z. B. Therapiehunde, zum Einsatz. Das Streicheln der Tiere wirkt nachweislich stressreduzierend.

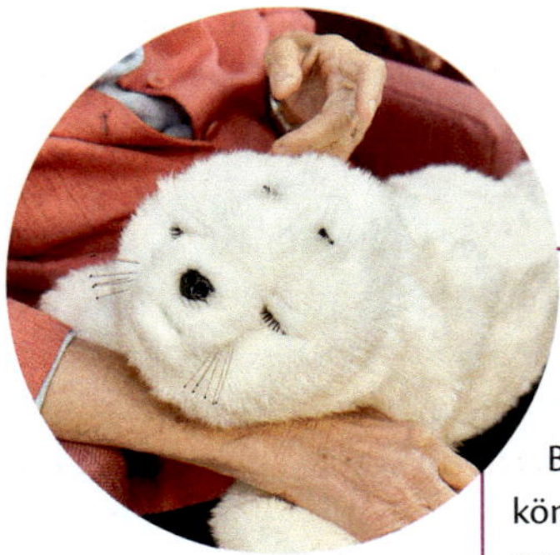

Stellvertreterobjekte: In fortgeschrittenen Demenzphasen können Puppen, Stofftiere oder auch abstrakte Gegenstände die Rolle von vertrauten Bezugspersonen übernehmen. Menschen mit Demenz können mit ihnen „kommunizieren“ oder ihr Bedürfnis nach Nähe stillen. In manchen Einrichtungen kommen auch Handpuppen zum Einsatz.

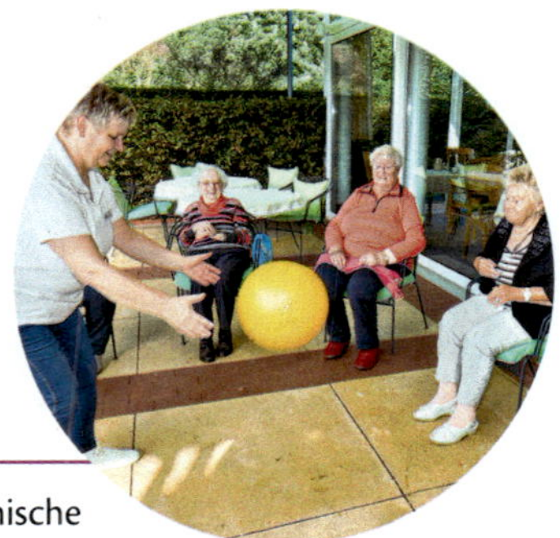

Bewegung: Gymnastische oder rhythmische Körperübungen, Ballspiele oder Kegeln aktivieren alle Muskelpartien und wirken sich häufig stimmungsaufhellend aus.

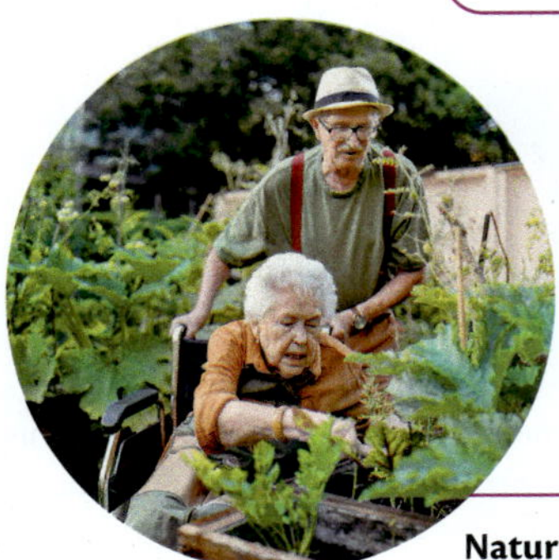

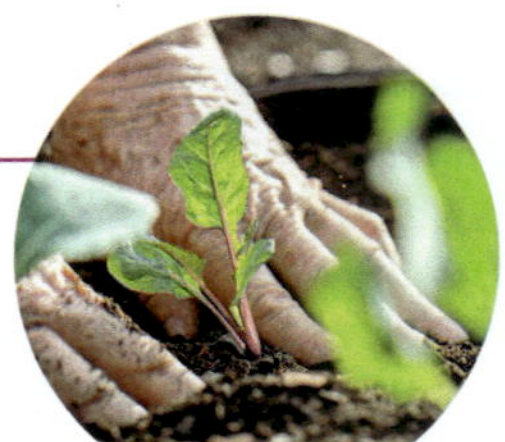

Natur: Draußen in der Natur zu sein, aktiviert und entspannt besonders bei motorischer Unruhe und stereotypen Bewegungsmustern (u. a. Suchen, Nesteln, Herumwandern). Beim Spazieren im Park oder kleinen Gartenarbeiten werden viele Sinne angeregt: das Riechen von frischer Luft, des Dufts von Blumen und Kräutern; das Spüren von Wind und Sonne im Gesicht oder von Erde an den Händen; das Sehen der Farbenvielfalt von Wiesen und Bäumen; das Hören von Vogelgezwitscher.

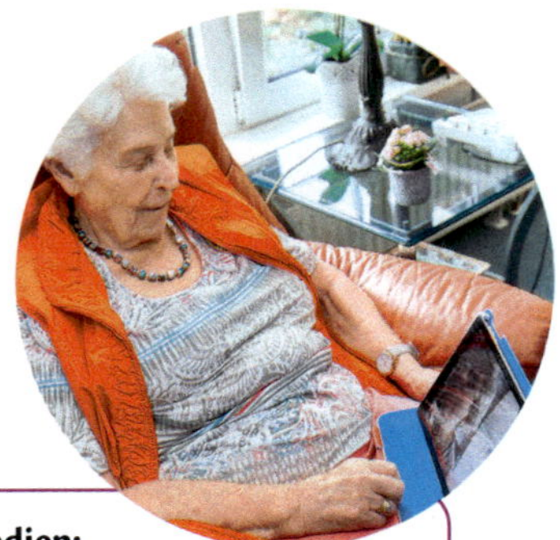

Digitale Medien: Viele digitale Spiele und andere Anwendungen sind so intuitiv aufgebaut, dass auch Menschen mit Demenz einen guten Zugang finden.

Validierende Kommunikation

Ein Großteil unserer Alltagskommunikation ist auf die kognitiven Fähigkeiten des Erkennens und Bewertens ausgerichtet. Da Menschen mit Demenz diese Fähigkeiten zunehmend verlieren, sind besondere Formen der Kommunikation hilfreich.

Ein Konzept, das besonders auf verwirrte Menschen ausgerichtet ist, heißt **Validation**. Um es richtig zu erlernen, bedarf es spezieller Fortbildung. Die Grundzüge der Validation kann jedoch jeder in die Alltagskommunikation einbauen. Grundziel ist es, sich in die Gefühls- und Erlebenswelt der Menschen mit Demenz hineinzuversetzen und sie nicht zu „korrigieren".

Weitere Techniken sind:
- Wahrnehmen des Gefühlslebens und Einbauen in die Kommunikation: „Ich sehe, dass Sie traurig sind."
- Kurze und eindeutige Sätze formulieren, dabei die Sprache an die Zeit anpassen, in der die Person aufgewachsen ist, heutige „Jugendsprache" vermeiden.
- Sprichwörter und Metaphern (Bildsprache) verwenden, die der Person aus ihrer Jugend bekannt sein könnte: „Alles neu macht der Mai! Sie wollten doch heute ein frisches Unterhemd anziehen."

Beispiel

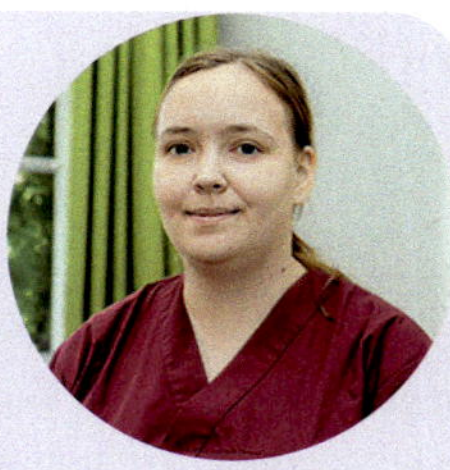

„Für Bewohnerinnen und Bewohner mit Demenz ist es oft schwer, das Pflegewohnheim als ihr neues Zuhause anzunehmen. Alles ist fremd: die Umgebung, die Menschen, der Tagesablauf. Ich erinnere mich an einen Frühdienst. Da fragte mich ein Bewohner: ‚Ich muss zum Bus. Ich muss nach Hause. Wissen Sie, wann der Bus kommt?' Ich merkte, dass er sein Zuhause vermisste, und fragte ihn, was er dort am liebsten gemacht hat. Nach kurzem Überlegen fiel ihm dazu etwas ein."

6.2.4 Umgang mit herausforderndem Verhalten

Menschen mit einer Demenz halten sich nicht an Regeln, kümmern sich nicht um Pflegekonzepte oder einen ordentlichen Tagesablauf. Sie tun das nicht mit Absicht oder weil sie es nicht wollen, sondern weil sie die kognitiven Fähigkeiten verloren haben. Diese „auffälligen" Verhaltensweisen heißen **herausforderndes Verhalten**. Mit einer empathischen und wertschätzenden Grundhaltung versuchen Pflegende herauszufinden, was die Ursache des Verhaltens sein könnte, und finden konkret in Bezug auf die Person und die Situation Lösungsansätze.

Leben im Augenblick

Ein Leitsymptom bei Demenz ist der Gedächtnisverlust sowie der Verlust der Fähigkeit, Neues zu lernen. Dabei nehmen diese Fähigkeiten im Verlauf einer Demenz zunehmend ab. Ist am Anfang insbesondere das Kurzzeitgedächtnis betroffen, können sich die Betroffenen noch gut an Ereignisse ihrer Vergangenheit erinnern. Mit fortschreitender Erkrankung verlieren sie auch diese Fähigkeiten.
Im Endstadium der Erkrankung umfasst die Merkspanne häufig sogar weniger als 60 Sekunden. Damit verlieren die Menschen auch die Fähigkeit, sich im Tagesablauf zu orientieren. Die Menschen leben nur noch im unmittelbaren Augenblick. Sie können neue Orte und Situationen nicht mehr erfassen und selbst nahe Bezugspersonen nicht mehr erkennen. Pflegende unterstützen die zeitliche Orientierung, indem sie sich immer mit Namen vorstellen und den Tageszeitpunkt oder besondere Anlässe in die Kommunikation einbauen.

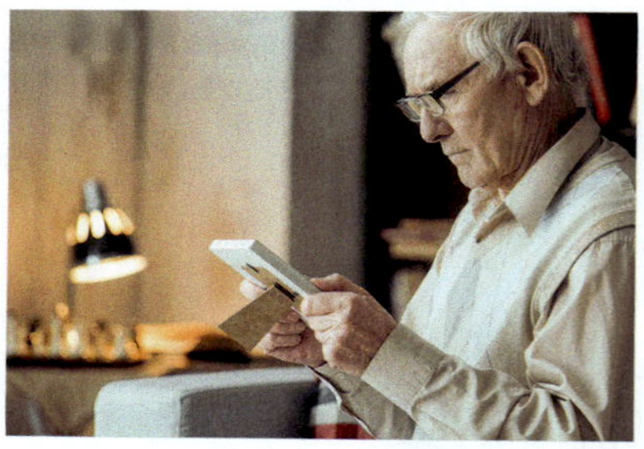

Abb. 1 Menschen mit Demenz erinnern anfangs noch Ereignisse aus der Vergangenheit, im fortgeschrittenen Stadium nicht mehr.

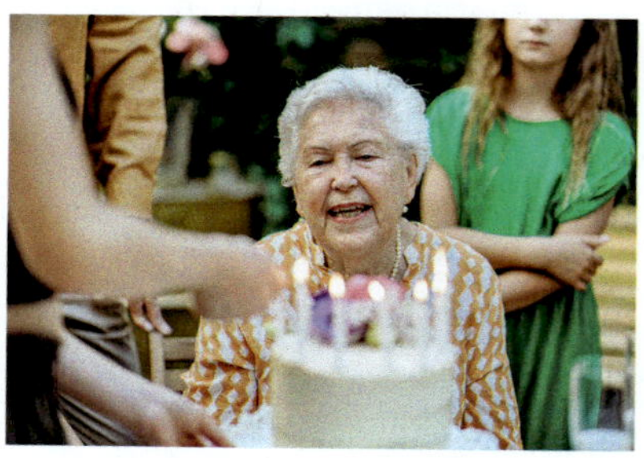

Abb. 2 Den Geburtstag mit vertrauten Ritualen zu feiern, schafft schöne Momente im Hier und Jetzt.

Beispiel
„Guten Morgen, Herr Jaczyk, ich bin Frau Meier. Ich helfe Ihnen heute Morgen, beim Aufstehen und der Körperpflege, danach gibt es Frühstück."

Anspielungen auf die Erinnerung (z. B. „Ich bin deine Nichte Leni, weißt du nicht mehr, wer ich bin?") erzeugen bei den Betroffenen dagegen Scham und Traurigkeit, sie ziehen sich zurück oder reagieren mit Wut und Verzweiflung.

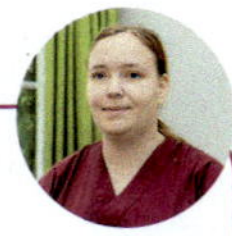

Video-Tipp von Tabea
„Es gibt einen Interviewfilm von mir und weiteren Pflegefachassistentinnen und -assistenten zum Thema Menschen mit *Kognitiven Beeinträchtigungen begegnen.*
Darin gehen wir auch auf den Umgang mit herausfordernden Verhaltensweisen ein."

Nahrungsablehnung

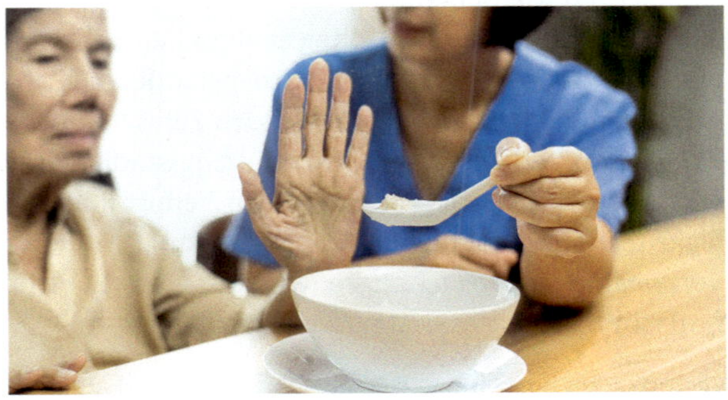

Abb. 3 Nahrungsablehnung bei Menschen mit Demenz kann verschiedene Gründe haben, die es gilt herauszufinden.

Nehmen Menschen mit Demenz keine oder nur unzureichend Essen und Trinken zu sich, müssen Pflegende nach der Ursache suchen, bevor sie die entsprechenden Maßnahmen einleiten.

Mögliche Ursachen für Nahrungsablehnung	Maßnahmen
Die Person kann die angebotene Speise nicht richtig sehen.	Farbenfroh angerichtete Speisen auf bunten Tellern unterstützen das Erkennen von Essen.
Die Person mag die angebotene Speise nicht.	Bevorzugte Nahrungsmittel und Getränke im Rahmen der Biografiearbeit erfragen und ggf. eher Lieblingsspeisen der Kindheit und Jugend anbieten. Angehörige können eingebunden werden, Lieblingsspeisen mitzubringen.
Die Person kann das Besteck nicht mehr richtig halten und schämt sich dafür.	Fingerfood anbieten und bei der Nahrungsaufnahme unterstützen.
Die Person vergisst immer wieder zu essen.	Essen und Getränke immer wieder anbieten und ggf. noch mal erwärmen. Essen in einem Raum ermöglichen, der eindeutig nach Nahrungsaufnahme aussieht, z. B. in einer Wohnküche. Essen in Töpfen oder Schüsseln auf den Tisch stellen. Bei (drohender) Mangelernährung nicht verderbliches Fingerfood an verschiedenen Stellen aufstellen, sodass die Person auch außerhalb der Mahlzeiten Nahrung zu sich nehmen kann.
Die Person hat Schmerzen beim Essen oder Schlucken und kann diese nicht in Worte fassen.	Mundhöhle regelmäßig inspizieren (Mundpflege ▷ S. 195) und bei Auffälligkeiten Pflegefachpersonen oder ärztliches Personal informieren, um geeignete Therapiemaßnahmen einzuleiten.
Die Person misstraut dem Essen, hat Angst, vergiftet zu werden.	Person in die Nahrungszubereitung einbinden und Speisen vor ihren Augen zubereiten.
Die Person befindet sich im Sterbeprozess.	Vorgehen entsprechend der Patientenverfügung abstimmen. Nahrungsablehnung als Willenserklärung akzeptieren und nach Rücksprache mit Pflegefachpersonen Maßnahmen der Sterbebegleitung priorisieren.

Tab. 1 Lösungsstrategien bei Ablehnung von Nahrung

Verlust alltagspraktischer Fähigkeiten

Die meisten Menschen mit Demenz verlieren im Lauf ihrer Erkrankung fast alle alltagspraktischen Fähigkeiten. Sie können sich nicht mehr anziehen oder die Zähne putzen, sie können nicht mehr den Fernseher oder das Telefon bedienen. Gerade im Anfangsstadium der Erkrankung spüren die Menschen den Verlust ihrer Fähigkeiten. Sie empfinden daraufhin Scham, Wut und Verzweiflung. Auf Nachfragen, warum sie etwas nicht gemacht haben, reagieren sie womöglich aggressiv.

Grundsätzlich ist es wichtig, die vorhandenen Fähigkeiten so lange wie möglich zu erhalten, indem Pflegende in der Alltagsgestaltung lediglich unterstützen, z. B. die Hand mit der Zahnbürste führen, statt das Zähneputzen vollständig zu übernehmen. Verbale, also ausgesprochene Anleitungen, können die Betroffenen häufig nicht mehr umsetzen, besser ist, die Handlung „vorzumachen" oder „mitzumachen".

Ist eine alltagspraktische Handlung nicht gelungen, tritt die Pflegeperson zuerst in Beziehung, bevor sie gemeinsam mit der betroffenen Person Abhilfe schafft.

Beispiel

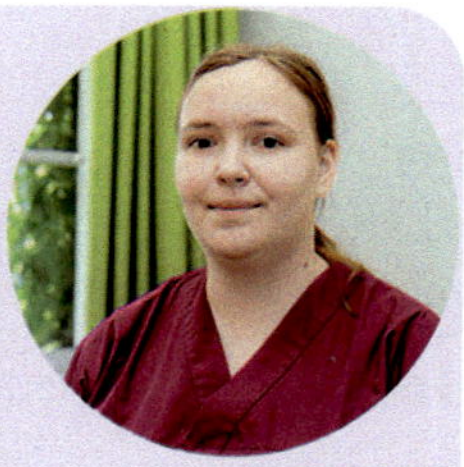

„Guten Abend, Frau Partschik, ich bin Tabea und heute den ganzen Abend bei Ihnen. Ich freue mich, Sie zu sehen. Sie haben sich ja bereits bettfein gemacht – das Nachthemd steht Ihnen wirklich gut. Wollen wir zusammen in Ihr Zimmer gehen und noch den Bademantel dazu holen, damit es nicht so kalt ist? Sie können sich gerne bei mir unterhaken."

Harn- und Stuhlinkontinenz

Harn- und Stuhlinkontinenz begleitet Menschen mit Demenz oft ab dem mittleren Stadium. Hinzu kommt, dass die Betroffenen die Versorgung mit Inkontinenzmaterial häufig nicht akzeptieren oder vermeintlich unangemessen mit ihren Ausscheidungen umgehen. Dazu gehören u. a. das Urinieren außerhalb der Toilette, das Spielen mit dem Stuhlgang oder das Zerpflücken von (gebrauchtem) Inkontinenzmaterial.

Pflegende sollten zuerst abklären, ob die Inkontinenz daran liegt, dass Betroffene die Toilette nicht erkennen bzw. nicht schnell genug erreichen oder die Fähigkeit zum An- und Ausziehen nicht mehr vorhanden ist.

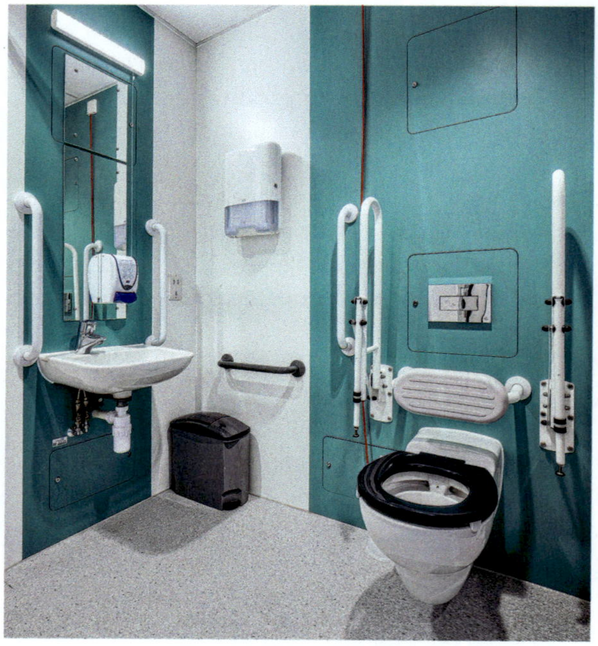

Abb. 1 Zu einer demenzfreundlichen Badgestaltung zählen u. a.: farbig hervorgehobene Bereiche wie WC- und Waschbereich, Haltegriffe, voreingestellte Temperaturregulierungen am Wasserhahn, sehr helle Beleuchtung und Vermeiden von Badvorlegern als Stolperfalle.

In diesen Fällen können begleitete, regelmäßige Toilettengänge die Kontinenz wiederherstellen. Farbig gestaltete Klobrillen und offene Klodeckel erleichtern die Orientierung in der Toilette (▷ Abb. 1).

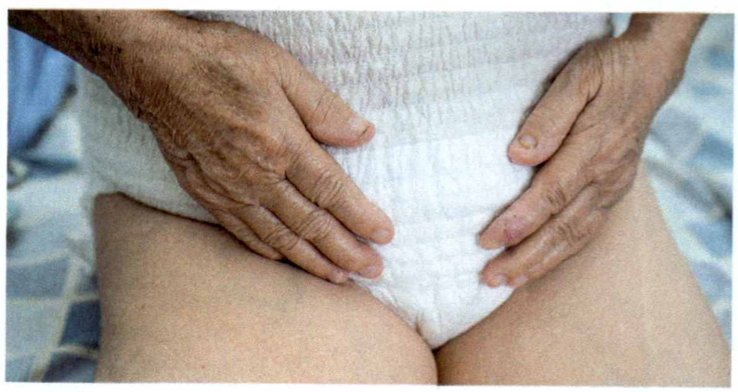

Abb. 2 Menschen mit Demenz akzeptieren häufig Inkontinenzslips eher als Vorlagen, da sie diese als Unterhosen einordnen können.

Hat sich eine Person bereits eine „Ecke" ausgesucht, die sie als Toilette nutzt, hilft auch hier kein Verbot oder Schimpfen. In diesen Fällen können rechtzeitige begleitete Toilettengänge Abhilfe schaffen oder kreative Lösungen, wie z. B. ein Eimer in der „betroffenen" Ecke. Eine Lösung stellen auch Inkontinenzslips dar (▷ Abb. 2).

Orientierungslosigkeit

Viele Menschen mit Demenz können sich mit fortschreitender Erkrankung weder über die Zeit noch über den Raum, die Person oder die Situation orientieren.

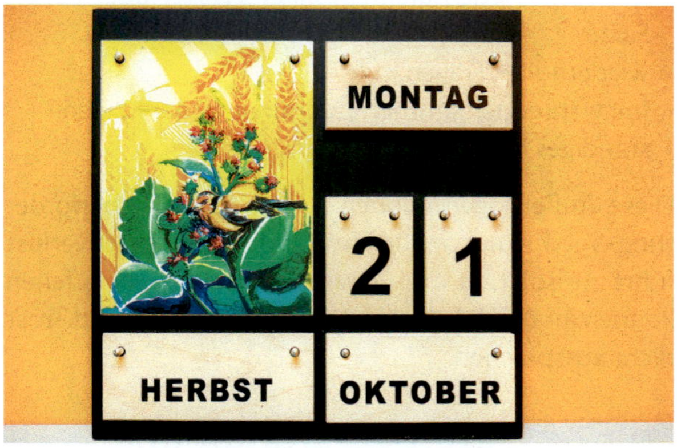

Abb. 3 Für die zeitliche Orientierung eignen sich große Kalender, auf denen nicht nur der Wochentag mit Datum, sondern auch die Jahreszeit deutlich erkennbar ist.

Ziel aller Maßnahmen ist es, den Personen die Orientierung im Hier und Jetzt zu erleichtern. Dazu kommen visuelle, akustische oder olfaktorische Hilfen zum Einsatz. Die meisten Menschen bevorzugen eine dieser Sinneswahrnehmungen.

visuelle Hilfen	• große Uhren (Zeit) • Piktogramme (Raum) • Foto von sich selbst (Person) • Vormachen von Tätigkeiten (Situation)
akustische Hilfen	• Essensglocke (Zeit) • gleiche Musik im Speiseraum (Raum) • Lieblingsmusik (Person) • ritualisierte Worte, z. B. „Gute Nacht, schlafen Sie gut!" (Situation)
olfaktorische Hilfen	• Kaffeeduft (Zeit) • Raumduft (Raum) • Parfüm (Person) • Aromatherapie zu bestimmten Anlässen (Situation)

Tab. 1 Hilfsmittel zur Orientierung

Psychomotorische Unruhe – Agitation

Viele Menschen mit Demenz äußern ihren Bewegungsdrang in immer wiederkehrenden, gleichförmigen (stereotypen), nicht aufhörenden Handlungen. Sie erscheinen getrieben (agitiert). Pflegerisches Ziel ist, sie ihren Bewegungstrieb ausleben zu lassen oder durch Maßnahmen der basalen Stimulation zu entspannen.
Manchmal hilft es, Ursachen für das Verhalten in der Biografie zu suchen. Dadurch können agitierte Verhaltensweisen in sinnstiftende Beschäftigung umgewandelt werden. Bei starker psychomotorischer Unruhe ist auf den Ernährungszustand zu achten, da die Personen einen hohen Energieverbrauch haben. Das regelmäßige Anbieten von Fingerfood hilft, dass es zu keiner Mangelernährung kommt.

Typisch für Menschen mit Demenz ist, dass sie häufig scheinbar ziellos „weglaufen". Durch Gespräche mit Angehörigen lässt sich häufig herausfinden, dass sie ein Ziel haben, zu dem sie „hinlaufen". Ist dieses Ziel bekannt, kann es in die Alltagsbeschäftigung eingebaut werden, z. B. durch Simulation oder durch Ausflüge.

Beispiel
Herr Waskowiak (76 Jahre) spricht nicht mehr und läuft den ganzen Tag im Wohnbereich herum. Er öffnet jede Zimmertür, schaut hinein und geht wieder raus, dabei hat er einen verzweifelten Gesichtsausdruck. Da er keine direkten Angehörigen hat, ist wenig über seine Biografie bekannt. Als nach einigen Wochen eine entfernte Bekannte zu Besuch kommt, berichtet sie, dass Herr Waskowiak früher beim Gebäudeschutz in einem Ministerium gearbeitet hat. Zweimal am Tag drehen die Betreuungsassistentinnen mit ihm nun eine „Runde". Sie fordern ihn auf, nun den „Kontrollgang" zu machen, und lassen ihn zielgerichtet jeden Raum „kontrollieren". Nach diesen Rundgängen ist Herr Waskowiak nun ruhig und entspannt.

Nicht alle stereotypen Bewegungen sind zielgerichtet. Für manche Menschen ist die spürbare, sinnliche Erfahrung wichtig. Die Tätigkeiten ermöglichen es den Betroffenen mit einfachen Mitteln, sich selbst zu fühlen, und vermitteln damit Sicherheit.

Das Anfassen, Kneten oder Zerreiben („Nesteln", „Kramen") von Gegenständen über lange und immer wiederkehrende Zeiten ist daher ein Ausdruck des Lebens.

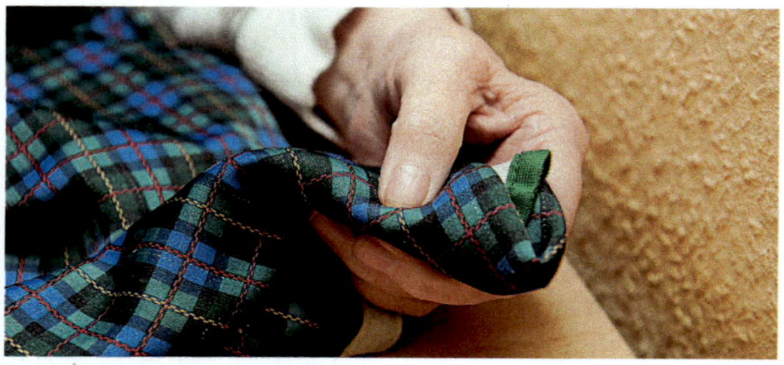

Abb. 1 Das Nesteln, „Zerreiben“ von Textilien oder anderen Gegenständen mit den Fingern, ist ein typisches Bewegungsmuster im fortgeschrittenen Demenzstadium.

Um zu vermeiden, dass Gegenstände oder die Menschen selbst zu Schaden kommen, ist es hilfreich, den Betroffenen unterschiedliche und gezielte Tätigkeiten anbieten, z. B. das Kneten von Teig, Ton oder Knete oder das Spielen in einer Schüssel mit Erbsen. Auch hier helfen biografische Kenntnisse und kreatives Ausprobieren, um das richtige individuelle Angebot zu finden.

Beispiel
Frau Lasker nestelt immerzu an der Bettwäsche und schaut in diesen Momenten suchend im Zimmer herum. In der Folge hat sie bereits mehrere Bettdecken „zerrieben“. Auf der Suche nach einem biografischen Bezug finden die Pflegenden heraus, dass sie früher als Krankenschwester in der Chirurgie gearbeitet hat. Sie geben ihr nun Verbandsbinden, die sie immer wieder aufrollen kann. Frau Lasker lächelt während der Tätigkeit.

Verbale Äußerungen

In frühen Demenzstadien fehlen nur einzelne Worte, im mittleren Stadium fällt es schwer, Sätze zu bilden. In fortgeschrittenen Demenzstadien verlieren die Betroffenen die Sprachfähigkeit vollständig. Während viele Betroffene in Schweigen verfallen, dominieren bei anderen verbale Äußerungen.

Dazu gehören:
- Schreien, lautes Rufen
- dauerhafte Geräusche, ständiges Gequassel, Murmeln, Brummen oder Grunzen
- häufiges Wiederholen einzelner Wörter oder kurzer Sätze
- wiederholtes Fragen
- fortwährendes Jammern, Wimmern oder Klagen
- ständiges Fluchen, Schimpfen

Diese Äußerungen können Anzeichen für Überforderung, Verwirrung und Irritation sein. Der Sprachverlust führt zu Isolation und Vereinsamung, die Betroffenen können ihr Bedürfnis nach Nähe, Zuwendung und Trost nicht aussprechen.

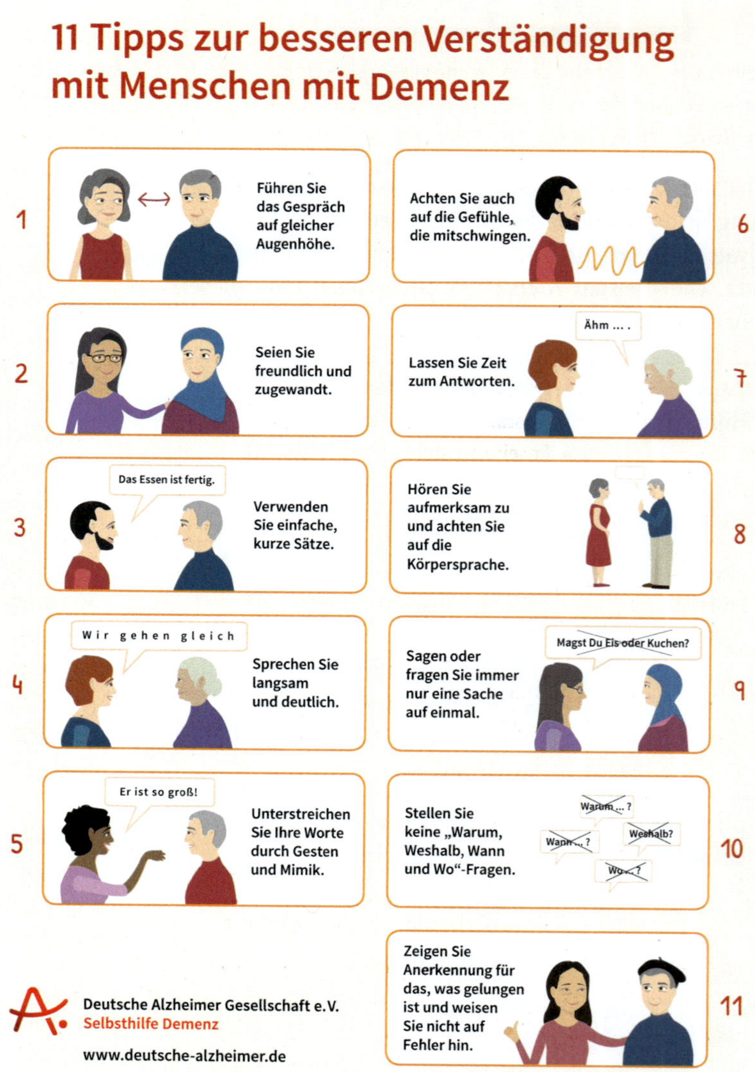
11 Tipps zur besseren Verständigung mit Menschen mit Demenz
1
Führen Sie das Gespräch auf gleicher Augenhöhe.
2
Seien Sie freundlich und zugewandt.
3
Das Essen ist fertig.
Verwenden Sie einfache, kurze Sätze.
4
Wir gehen gleich
Sprechen Sie langsam und deutlich.
5
Er ist so groß!
Unterstreichen Sie Ihre Worte durch Gesten und Mimik.
6
Achten Sie auch auf die Gefühle, die mitschwingen.
7
Ähm ....
Lassen Sie Zeit zum Antworten.
8
Hören Sie aufmerksam zu und achten Sie auf die Körpersprache.
9
Sagen oder fragen Sie immer nur eine Sache auf einmal.
Magst Du Eis oder Kuchen?
10
Stellen Sie keine „Warum, Weshalb, Wann und Wo“-Fragen.
Warum ... ?
Wann ... ?
Weshalb?
Wo ... ?
11
Zeigen Sie Anerkennung für das, was gelungen ist und weisen Sie nicht auf Fehler hin.
Deutsche Alzheimer Gesellschaft e.V.
Selbsthilfe Demenz
www.deutsche-alzheimer.de

Abb. 2 Kommunikationstipps von der Deutschen Alzheimer Gesellschaft e. V., die eine validierende Kommunikation (▷ S. 584) begleiten können.

Wichtig
Menschen, die Deutsch als Fremdsprache gelernt haben, verlernen häufig bereits in frühen Krankheitsstadien diese Fähigkeit. Eine Kommunikation ist oft nur noch über die Muttersprache möglich. Spricht keine Pflegeperson diese Sprache, sollten Pflegende über Bild- und Symbolkarten eine Kommunikationsbasis herstellen.

Auch Angebote der Basalen Stimulation oder andere Sinnesreize (z. B. Snoezelen) sowie regelmäßige Ansprache, vor allem über Körpersprache, können ein Gefühl der Sicherheit und Geborgenheit geben und die negativen stressbedingten verbalen Äußerungen reduzieren.

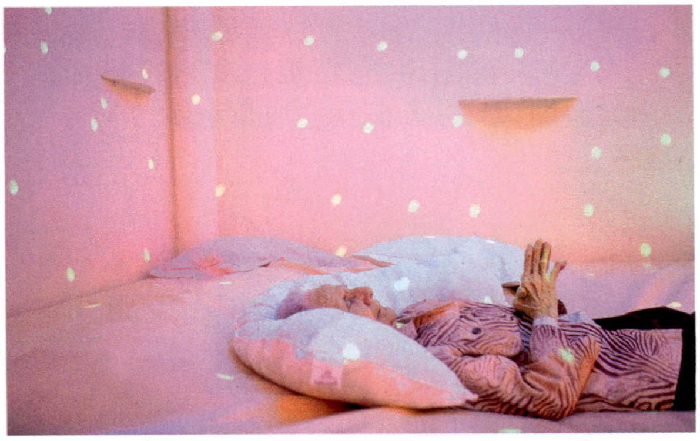

Abb. 3 Snoezelen: In mit warmen Farben und bequemen Liegemöglichkeiten ausgestatteten Räumen führen Musik, Düfte und Lichteffekte zu einer tiefen Entspannung.

Aggressionen

Menschen mit Demenz können folgende aggressive Verhaltensweisen zeigen:
- Stoßen, Schlagen, Treten
- Kneifen, Kratzen, Spucken
- an den Haaren ziehen
- Zerstörung von Gegenständen
- Drohungen, Beschimpfen und Beleidigen

Besonders häufig tritt aggressives Verhalten bei Personen auf, die an einer frontotemporalen Demenz leiden. In diesen Fällen schränken die Funktionsstörungen im Frontalhirn die gedankliche Kontrolle ein.

Aggressionen können auch ein Ausdruck für Wut und Verzweiflung sein. Dies geschieht insbesondere in Momenten, in denen sie ihre verlorenen Fähigkeiten bemerken. Das Gefühl der Abhängigkeit, als Bedrohung wahrgenommene Alltagssituationen oder Angst führen zu abwehrendem Verhalten, das Außenstehende als aggressiv erleben. Vor allem bei traumatisierten Menschen, z. B. nach einem Erlebnis mit sexualisierter Gewalt, können alltägliche pflegerische Maßnahmen wie die Intimpflege zu Abwehrverhalten führen.

Diversität
Nicht alle Menschen mit Demenz waren in ihrem früheren Leben friedliche und freundliche Menschen. Viele waren vielleicht schon immer respektlos und gewaltbereit. Da Persönlichkeit und Charaktereigenschaften lange fortbestehen, können gerade diese Merkmale besonders hervortreten.

Eine personzentrierte Haltung sowie das Schaffen einer ruhigen und vertrauten Umgebung können Aggressionen vermeiden oder abschwächen.

Menschen mit Demenz reagieren sehr empfindlich auf
- Bevormundung
- Verbote
- unfreundliche Ansprache
- doppeldeutiges Verhalten (fehlende Kongruenz in der Kommunikation).

Treten Aggressionen immer wieder bei den gleichen Pflegehandlungen auf, gilt es, die Ursache herauszufinden und kreativ zu sein.

Beispiel
Herr Heyer (83 Jahre) kann seine Körperpflege nicht mehr selbst übernehmen. Die Übernahme der Körperpflege durch Pflegepersonal lehnt er ab. Das Team versucht nun, ihn einmal in der Woche zu baden. Doch der sonst so ruhige Herr Heyer fängt in diesen Situationen an, um sich zu treten, zu spucken und hat bereits eine Pflegeperson böse gekratzt. In einem Gespräch mit der Tochter versuchen die Pflegenden, eine biografische Ursache zu finden. Die Tochter berichtet, dass sie ihren Vater nie nackt gesehen hat. In der Folge reichen die Pflegepersonen vor dem „Badetag" Herrn Heyer eine Badehose, die er anzieht. Beim ersten Mal sieht er noch unsicher aus, als er das Stationsbad betritt. Als er merkt, dass er die Badehose anbehalten darf, entspannt er sich.

„Sie haben meine Geldbörse geklaut!"

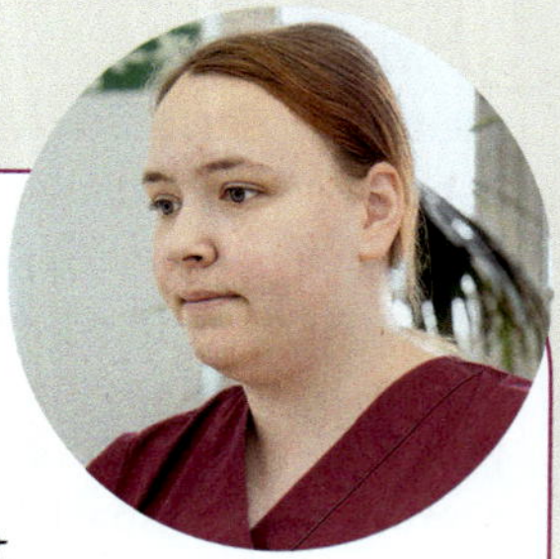

Fallsituation:

Tabea ist im Rahmen ihrer Ausbildung seit vier Wochen in einem Praxiseinsatz in der ambulanten Pflege einer Demenz-WG eingesetzt. Sie hat sich gut eingewöhnt und sich schon an die unterschiedlichen Persönlichkeiten und pflegerischen Situationen gewöhnt. An diesem Morgen kommt sie in das Zimmer von Frau Jakub. Frau Jakub läuft sofort auf sie zu und ruft: „Sie haben meine Geldbörse geklaut, Sie gemeine Person! Ich wusste, dass ich Ihnen nicht trauen kann! Was sind Sie für ein böser Mensch, mir meine kleine Rente zu klauen!"

So hat sich Tabea verhalten:

„So hatte ich Frau Jakub noch nicht erlebt. Ich ging erst mal einen Schritt zurück und holte tief Luft. Am liebsten hätte ich zurückgebrüllt, ich fand Frau Jakub in dem Moment richtig unverschämt. Natürlich würde ich nie auf die Idee kommen, etwas zu klauen. Ich erinnerte mich aber an eine ähnliche Situation, von der meine Praxisanleiterin berichtet hatte. Also versuchte ich erst mal, Vertrauen aufzubauen. Ich sagte ihr, dass ich verstehe, dass sie wütend ist, wenn die Geldbörse weg ist. Ich lobte sie dafür, dass sie ja immer sehr ordentlich ist und nie etwas verliert. Ich fragte sie, wo denn die Geldbörse immer liegt. Sie zeigte ins Leere und sagte: ‚Da, da liegt sie immer.' Ich schlug ihr vor, dass wir die Geldbörse gemeinsam suchen. Sie sollte mit dem Schrank beginnen und ich mit dem Nachttisch. Als ich die Geldbörse in der Nachttischschublade fand, legte ich sie wieder zurück und bat Frau Jakub, selbst im Nachttisch zu suchen. Als sie die Geldbörse in der Hand hielt, sah sie ganz glücklich aus."

Das war richtig, weil Tabea ...

- erkannt hat, dass Frau Jakub sie nicht persönlich angreift, sondern ihre nachlassenden kognitiven Fähigkeiten zu ihrem Handeln führen.
- mit Frau Jakub in Beziehung getreten ist und empathisch auf sie reagiert hat.
- Frau Jakub ermöglichte, ihr Gesicht zu wahren, indem sie selbst ihre Geldbörse wiederfindet.

Impulsfragen:

- Haben Sie bereits herausfordernde Situationen im Umgang mit Menschen mit Demenz erlebt? Wie sind Sie damit umgegangen? Welche Reaktionen haben Sie erfahren?
- Fühlen Sie sich über das Verhalten von Menschen mit Demenz sowie den Umgang damit gut informiert? Welche Wissenslücken haben Sie noch?

6.2.5 Besondere Versorgungsstrukturen für Menschen mit Demenz

Einrichtungen für Menschen mit Demenz werben häufig damit, dass sie

- über besonders geschultes Personal verfügen,
- eine wohnliche und lebensweltorientierte Umgebung anbieten (Milieugestaltung) sowie
- teilweise besondere Sicherungssysteme zum Schutz der Menschen mit Demenz installiert haben.

Die meisten Einrichtungen sind jedoch keine geschlossenen Einrichtungen im Sinne des PsychKG (▷ S. 551). Die Menschen halten sich dort freiwillig auf und dürfen auch nicht zum Aufenthalt gezwungen werden. Darüber hinaus verfügen die Einrichtungen über zusätzliches Personal in Form von Betreuungsassistentinnen und Alltagsbegleitern, die insbesondere den Bereich der Beschäftigung organisieren.

Demenz-Wohnbereich

Viele stationäre Pflegeeinrichtungen bieten inzwischen für Menschen mit Demenz eigene Wohnbereiche an. Dies ermöglicht den Betroffenen eine freiere Entfaltung und entlastet gleichzeitig die Bewohnerinnen und Bewohner, die keine kognitiven Einschränkungen haben. Die Wohnbereiche orientieren sich häufig am personzentrierten Ansatz. Es gibt dort besondere räumliche Gegebenheiten, wie z. B. Sicherungen vor Aufzugstüren, eine gefährdungsarme Umgebung und besondere gemeinschaftliche Aufenthaltsräume.

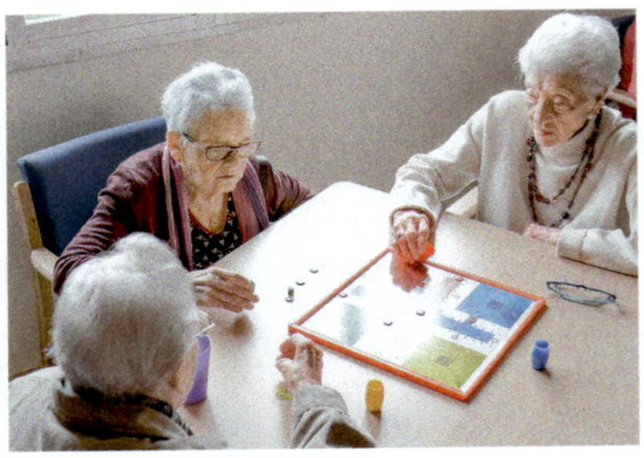

Abb. 1 Bewohnerinnen in einem Aufenthaltsraum beim gemeinsamen Brettspiel

Demenz-WG

Demenz-Wohngemeinschaften sind Pflegewohngemeinschaften, die sich auf Menschen mit Demenz spezialisiert haben. Die ambulanten Pflegedienste stellen oftmals eine 24-Stunden-Betreuung sicher. Der Begriff ist jedoch nicht geschützt und die Angebote unterscheiden sich stark zwischen den Regionen und Trägern.

Demenz-Dorf

Aus den Niederlanden stammt das Konzept des Demenz-Dorfs. Dort leben Menschen mit Demenz in mehreren Hausgemeinschaften, die auf ihre Bedürfnisse ausgerichtet sind. Das Dorf besteht aus einer nach außen abgeschlossenen Siedlung, sodass sich die Bewohnerinnen und Bewohner innerhalb dieser Siedlung frei bewegen können.

Das Konzept ist umstritten, da es auch als gesellschaftliche Ausgrenzung von Menschen mit Demenz verstanden werden kann. In Deutschland gibt es bisher nur vereinzelte Demenz-Dörfer. Sie gelten wie Demenz-WGs nicht als stationäre Einrichtungen.

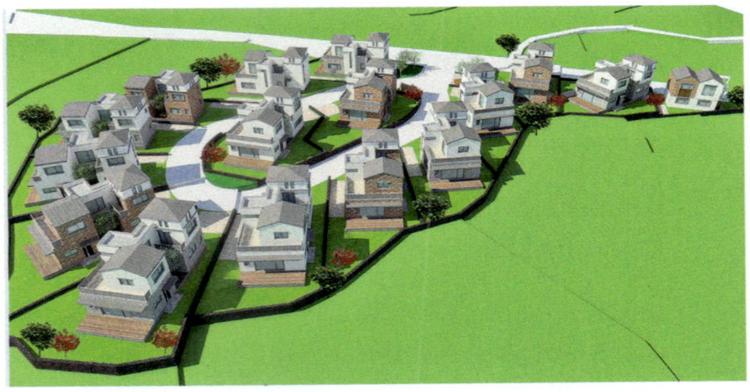

Abb. 2 Demenz-Dörfer sind nach außen abgeschlossene Wohnsiedlungen mit u. a. eigenen Grünanlagen, Bushaltestellen, Cafés und Friseursalons. In Tönebön am See (Niedersachsen) gibt es seit 2014 das erste Demenz-Dorf in Deutschland.

Nachtpflege

Eine besondere Form der teilstationären Pflege ist die Nachtpflege. Sie wird nur in wenigen Städten angeboten und soll Angehörige von Menschen mit Demenz entlasten, die eine Tag-Nacht-Rhythmus-Störung haben.

Akutversorgung in der Gerontopsychiatrie

Bei besonders schwierigen Demenzverläufen oder in Phasen mit besonderen Herausforderungen kann eine Aufnahme in der Gerontopsychiatrie eines Krankenhauses notwendig werden. In der Regel erfolgt dies mit dem Ziel der Einstellung einer entsprechenden Medikation sowie der Überleitung in eine passende Versorgungssituation.
In gerontopsychiatrischen Stationen arbeitet speziell ausgebildetes ärztliches und pflegerisches Personal.

Zeit zum Reflektieren ...

Schätzen Sie Ihre Kompetenzen ein: Wo fühlen Sie sich sicher?
Wo möchten Sie noch mal nachlesen oder etwas vertiefen?
Setzen Sie Ihre ganz persönlichen Häkchen für Ihre Lernerfolge!

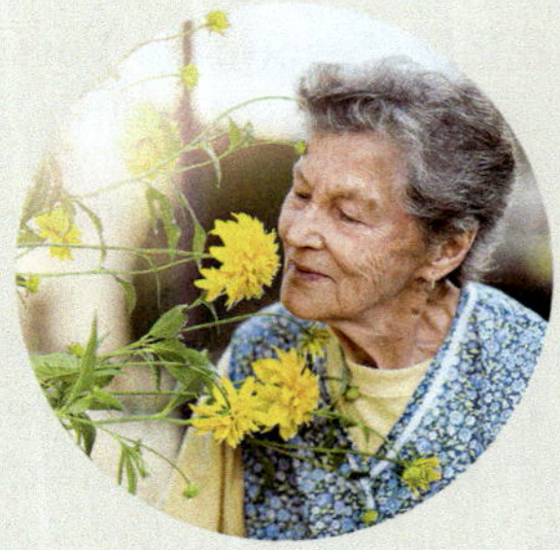

Ich ...

- ☐ kenne den Zusammenhang zwischen Denken, Fühlen und Verhalten und die Folgen von kognitiven Einschränkungen.
- ☐ grenze akute von chronischer Verwirrtheit ab.
- ☐ erkläre Leitsymptome sowie Grundlagen der Pathogenese, Diagnostik und Therapie von demenziellen Erkrankungen.
- ☐ kenne besondere Konzepte im Umgang mit Menschen mit Demenz.
- ☐ beschreibe herausfordernde Verhaltensweisen von Menschen mit Demenz und kenne Möglichkeiten der Interpretation und pflegerischen Intervention.
- ☐ erkläre die Folgen motorischer Unruhe für den Ernährungszustand.
- ☐ kenne den Expertenstandard Beziehungsgestaltung in der Pflege von Menschen mit Demenz als Basis des pflegerischen Handelns.
- ☐ benenne besondere Versorgungsformen für Demenz.

Ich ...

- ☐ integriere biografische Aspekte der Betroffenen in mein pflegerisches Handeln.
- ☐ kommuniziere wertschätzend und empathisch.
- ☐ nehme emotionale Bedürfnisse und individuelle Ressourcen kognitiv beeinträchtigter Menschen wahr und richte mein pflegerisches Handeln danach aus.
- ☐ reagiere auf herausfordernde Verhaltensweisen personzentriert und deeskalierend.
- ☐ gestalte Betreuungs- und Beschäftigungssituationen mit Menschen mit Demenz respektvoll, individuell und diversitätssensibel.
- ☐ kommuniziere validierend.
- ☐ unterstütze verwirrte Menschen bei der Orientierung.

Ich ...

- ☐ respektiere die Lebenswirklichkeit kognitiv beeinträchtigter zu pflegender Menschen.
- ☐ richte mein Handeln sowie die Umgebungsgestaltung am Wohlbefinden der Menschen mit Demenz aus.
- ☐ erkenne Affekte und Emotionen von Menschen mit Demenz und greife diese in der Beziehungsgestaltung auf.

Ich ...

- ☐ reflektiere meine persönlichen Erfahrungen, Vorstellungen und Vorurteile gegenüber Menschen mit Demenz.
- ☐ bin für das Erleben von speziellen Bedürfnissen von Menschen mit Demenz sensibilisiert.
- ☐ erkenne meine eigene Überlastung in der Pflege von Menschen mit Demenz und nehme Unterstützungsangebote in Anspruch.

7 Menschen in der Alltagsgestaltung begleiten

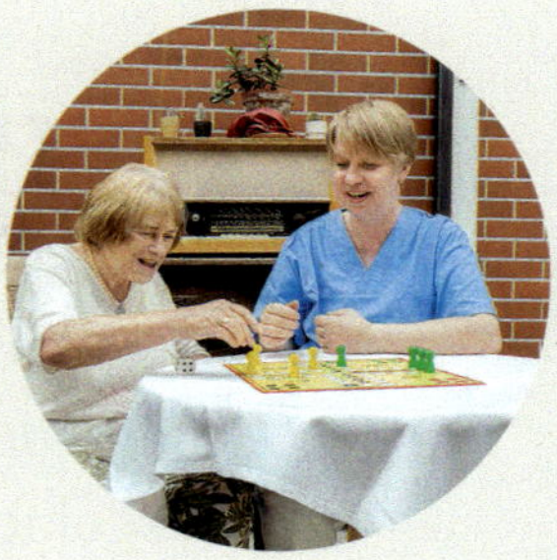

Martina, 46 Jahre

Martina arbeitete nach einem Pflegebasiskurs über 20 Jahre in der Pflege und entschloss sich dann, die Pflegefachassistenzausbildung zu machen. Sie beschreibt sich selbst als lebensfroh und authentisch mit viel positiver Energie, Leidenschaft und Liebe für ihren Beruf – und das spüren auch die Bewohnerinnen und Bewohner im Seniorenstift.

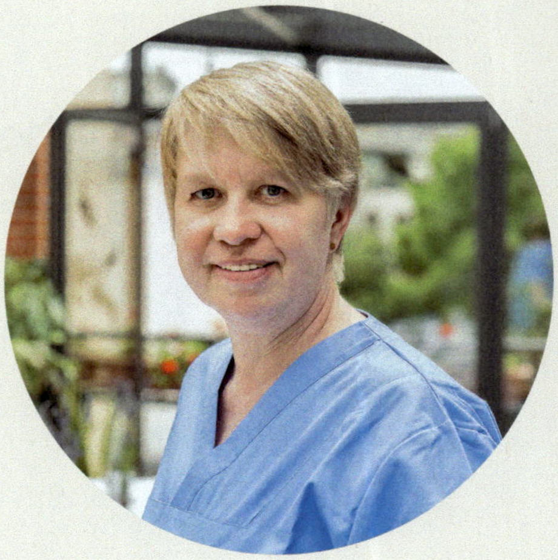

„Ich singe oft mit den Bewohnern alte Schlager – da sind viele richtig textsicher!"

„Bei uns im Seniorenstift fühlen sich die allermeisten pflegebedürftigen Bewohnerinnen und Bewohner so richtig wie zu Hause. Sie schätzen, dass sie individuell und selbstbestimmt betreut und versorgt werden und auch ihre Zimmer nach ihren Wünschen gestalten können. Wer ausschlafen möchte, schläft aus und wer Frühaufsteher ist, kann gern als Erster morgens im Speisesaal Platz nehmen und frühstücken. Es gibt vielfältige und wechselnde Beschäftigungsangebote, sodass für jeden etwas dabei ist. Manchmal braucht es aber auch nicht viel und es sind kleine Dinge im Alltag, die glücklich machen. Ich singe zum Beispiel sehr gerne mit den Bewohnern. Beliebt sind bei ihnen vor allem alte Volkslieder oder Schlager. Da staune ich manchmal, wie textsicher sie sind und wie die Augen zu strahlen anfangen. Andere mögen es, wenn ich oder eine Betreuungsassistentin ihnen aus der Zeitung vorliest oder sie zum Beispiel aktiv beim Tischdecken oder Wäschesortieren einbinde.
In diesem Kapitel erfahren Sie, wie lebensweltbezogene Pflege und Unterstützung im Alltag von pflegebedüftigen Menschen gelingen kann und wie hilfreich dabei auch digitale Technologien sind. Empfehlen kann ich das Video zum Thema *Lebensweltbezogen Pflegen* mit mir und meinen Bewohnerinnen und Bewohnern im Seniorenstift."

7.1 In der stationären, teilstationären sowie ambulanten Pflege nach SGB XI handeln

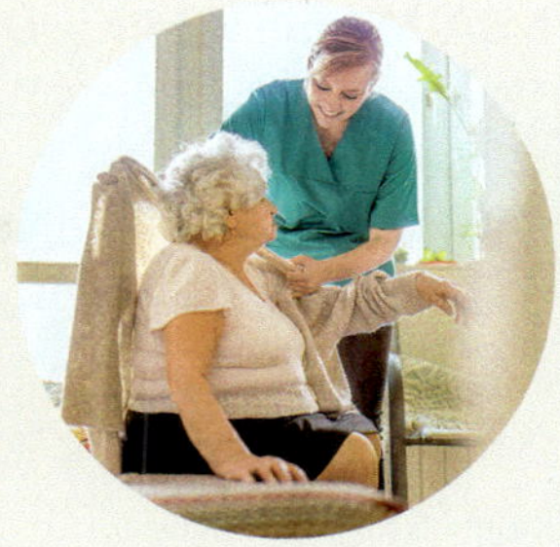

Viele Menschen benötigen im Alter oder bei Krankheit Hilfe. Dauert ein solcher Zustand über längere Zeit an, kann er in eine Pflegebedürftigkeit münden. Wenn Menschen Leistungen der Pflegeversicherung nutzen wollen, ist der erste Schritt das Feststellen der Pflegebedürftigkeit.

7.1.1 Pflegebedürftigkeit feststellen

Definition

Pflegebedürftig im Sinne des SGB XI (▷ S. 381) sind Menschen, die gesundheitlich bedingte Beeinträchtigungen der Selbstständigkeit oder der Fähigkeiten haben und deshalb auf Hilfe durch andere angewiesen sind.

Eine Person ist pflegebedürftig, wenn die folgenden Bedingungen erfüllt sind:

- Es bestehen körperliche, kognitive oder psychische Beeinträchtigungen oder gesundheitlich bedingte Belastungen oder Anforderungen, die nicht selbstständig kompensiert oder bewältigt werden können.
- Die Pflegebedürftigkeit besteht auf Dauer: voraussichtlich für mindestens sechs Monate.
- Die Schwere der Pflegebedürftigkeit wurde nach dem **Neuen Begutachtungsassessment** (NBA) festgestellt.

Der Medizinische Dienst der Kassen (MDK) begutachtet auf Antrag möglicherweise pflegebedürftige Personen mithilfe des NBA und stellt daraufhin einen Pflegegrad fest.

Definition

Der **Pflegegrad** bestimmt, in welcher Höhe die pflegebedürftige Person Leistungen aus der Pflegeversicherung erhalten kann.

2023 waren in Deutschland laut statistischem Bundesamt 5,69 Millionen Menschen pflegebedürftig. Im SGB XI ist festgelegt, wer berechtigt ist, Leistungen aus der Pflegeversicherung aufgrund von Pflegebedürftigkeit zu beziehen. Es gibt Sachleistungen, Pflegegeld und Kombinationsleistungen:

- Die **Sachleistungen** sind festgesetzte Beträge für jeden Pflegegrad, die die Pflegekasse in unterschiedlicher Höhe für die Pflege im ambulanten oder (teil-) stationären Bereich an die Einrichtungen zahlt.
- Das **Pflegegeld** ist ebenfalls pflegegradabhängig, steht jedoch den Pflegebedürftigen zur Verfügung. Sie können damit z. B. pflegenden Angehörigen eine Aufwandsentschädigung geben.
- Beanspruchen Pflegebedürftige Sachleistungen und Pflegegeld (z. B. bei der Pflege in der eigenen Häuslichkeit), ist dies eine **Kombinationsleistung.**

Die Begutachtung erfolgt innerhalb von acht Lebensbereichen (Modulen). Sechs davon fließen mit unterschiedlichen Gewichtungen in die Bewertung mit ein. Im Rahmen dieser Begutachtung berät der MDK zu den verschiedenen Entlastungs- und Versorgungsmöglichkeiten.

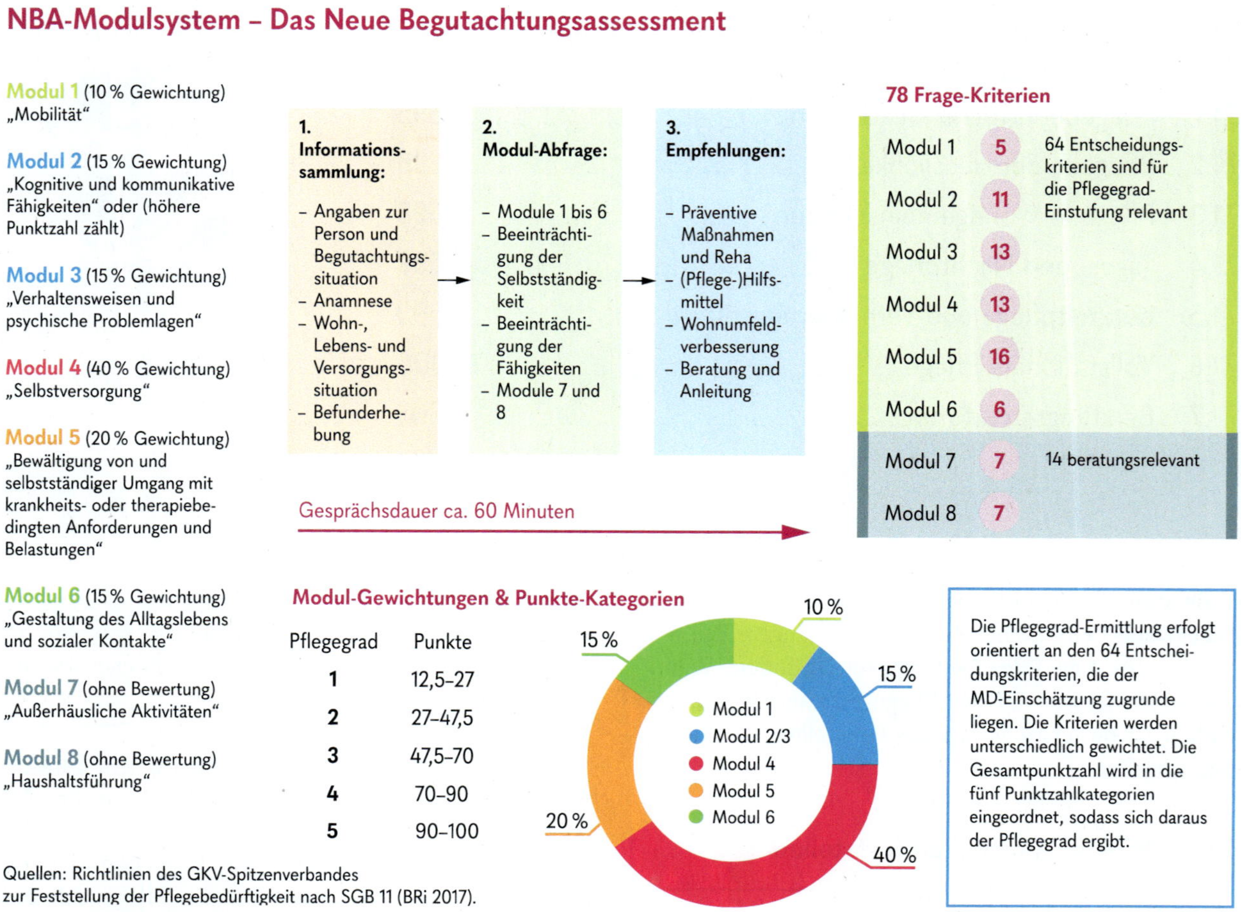

Abb. 1 Übersicht NBA und Pflegegrad

7.1.2 Pflege in der Häuslichkeit

Definition

Pflege in der Häuslichkeit ist die pflegerische Versorgung und Betreuung in der eigenen Wohnung, d. h.:

- eine Eigentumswohnung oder ein eigenes Haus,
- die Wohnung oder das Haus von An- und Zugehörigen,
- ein Zimmer in einer Wohngemeinschaft,
- eine Wohnung bzw. ein Zimmer im Rahmen des Service-Wohnens.

Die pflegerische Versorgung in der eigenen Wohnung heißt **häusliche** oder **ambulante Pflege.**

Das Ziel aller Unterstützungsmaßnahmen ist, das Leben im eigenen Wohnumfeld so lange wie möglich zu erhalten und das eigene Unterstützungssystem (Zugehörige, Nachbarschaft) zu stärken. Die Pflegeversicherung stärkt den Ansatz „ambulant vor stationär“. Dies entspricht meist dem Wunsch der Pflegebedürftigen und beansprucht weniger finanzielle und personelle Ressourcen.

Strukturdaten

Rund vier von fünf Pflegebedürftigen (80 Prozent) in Deutschland werden in der Häuslichkeit versorgt. Meist erfolgt die Pflege durch Zugehörige. Häufig unterstützt sie dabei ein ambulanter Pflegedienst. Zum Jahresende 2023 waren in Deutschland 446.425 Personen bei 15.549 ambulanten Pflegeeinrichtungen beschäftigt, die ca. 1,1 Millionen Pflegebedürftige versorgten.

Ambulante Pflegedienste: Leistungen

Definition

Ambulante Pflegedienste sind selbstständig wirtschaftende Einrichtungen. Sie versorgen unter ständiger Verantwortung einer ausgebildeten Pflegefachperson Pflegebedürftige in ihrer Wohnung mit Leistungen der **häuslichen Pflegehilfe.** Diese Leistungen umfassen körperbezogene Pflegemaßnahmen und pflegerische Betreuungsmaßnahmen sowie Hilfen bei der Haushaltsführung.

Häusliche Krankenpflege: Leistungen

Zusätzlich zur häuslichen Pflegehilfe bieten viele ambulante Pflegedienste **häusliche Krankenpflege** nach SGB V an. Diese soll

- die ambulante ärztliche Versorgung unterstützen (Sicherungspflege) oder
- einen Krankenhausaufenthalt vermeiden (Vermeidungspflege).

Die Leistungen umfassen eine Vielzahl von ärztlich verordneten Leistungen im Rahmen der Therapie und Diagnostik (z.B. Wundversorgung, Medikamentengabe, Vitalzeichenkontrolle). Der Pflegedienst schließt mit der pflegebedürftigen Person einen Vertrag über die zu erbringenden Leistungen.

> **! Wichtig**
> Derzeit werden körperbezogene Pflegemaßnahmen im Rahmen der häuslichen Pflegehilfe immer noch als „Grundpflege“ und Sicherungs- und Vermeidungspflege im Rahmen der häuslichen Krankenpflege als „Behandlungspflege“ bezeichnet. Wichtig ist zu verstehen, dass den beiden Pflegeformen unterschiedliche Gesetze und Vorgaben zugrunde liegen. Sie wirken sich häufig auch auf die Arbeitsorganisation und Aufgabenverteilung im Qualifikationsmix (▷ Kap. 1.1) aus.

Entlastungsbetrag – alltagsunterstützende Angebote

Der **Entlastungsbetrag** ermöglicht Pflegebedürftigen, Angebote zur Unterstützung im Alltag zu finanzieren, und umfasst unabhängig vom Pflegegrad (ab Pflegegrad 1) 131 Euro im Monat (Stand: 2025). Er kann für haushaltsnahe Dienstleistungen (z.B. Wohnungsreinigung, Einkaufen) oder Betreuung (z.B. Vorlesen, Spazierengehen) eingesetzt werden. Die Abrechnung erfolgt direkt über die Pflegekasse. In manchen Bundesländern müssen haushaltsnahe Dienstleistungen über zertifizierte Anbieter erfolgen, in anderen können auch Zugehörige diese Aufgaben übernehmen.

Unterstützung durch Ehrenamtliche

In vielen Gemeinden oder Stadtteilen gibt es zahlreiche Projekte, die Pflegebedürftige in der Häuslichkeit unterstützen. Damit soll die Teilhabe (▷ S.639) gefördert werden. In diesen Projekten sind häufig Ehrenamtliche tätig. Zu den Angeboten gehören z.B.:

- Freizeitstrukturen, etwa in Kirchen und Seniorenzentren,
- Mehrgenerationen-Projekte, oder
- auf die Bedürfnisse von Pflegebedürftigen zugeschnittene Sport- und Bewegungsangebote.

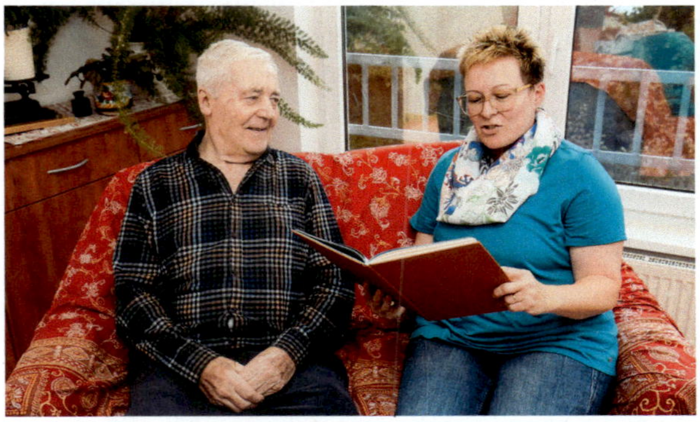

Abb. 2 Ehrenamtliche Angebote unterstützen die Gesundheit und die Teilhabe.

Um Angehörige oder ehrenamtliche Pflegepersonen zu unterstützen, bieten die Pflegekassen unentgeltlich **Pflegekurse** bzw. **Pflegeschulungen** an.

Verhinderungspflege

Sind pflegende Angehörige erkrankt oder im Erholungsurlaub, haben sie als Ersatz für ihre pflegerische Leistung Anspruch auf Verhinderungspflege. Diese können entweder Privatpersonen, ambulante Pflegedienste oder eine Kurzzeitpflegeeinrichtung übernehmen. Die Kosten für die Verhinderungspflege können zum Teil durch die Pflegeversicherung erstattet werden.

Finanzierung

Die Vergütung ambulanter Pflegeleistungen (Sachleistungen) erfolgt abhängig vom Kostenträger bzw. dem jeweiligen Sozialversicherungssystem:

- Die häusliche Pflegehilfe nach SGB XI wird entweder nach Leistungskomplexen oder Zeitwerten vergütet, die in einem Rahmenvertrag bzw. individuell zwischen den Pflegekassen und den Leistungserbringern (z.B. Trägerverbände) ausgehandelt werden.

- Die häusliche Krankenpflege und hauswirtschaftliche Leistungen nach SGB V werden nach einem Gebührenkatalog vergütet, der zwischen Krankenkassen und den Leistungserbringern (in der Regel Trägerverbände) ausgehandelt wird.
- Reichen die Leistungen der Pflegeversicherung und der Krankenkasse sowie das eigene Vermögen nicht aus, um pflegerische Leistungen zu bezahlen, erfolgt die Vergütung im Rahmen des SGB XII („Hilfe zur Pflege" bzw. „Hilfe zum Alter"). In diesen Fällen übernehmen die Kommunen die Kosten. Oft lehnen diese sich an die Vergütungsvereinbarungen im SGB V und SGB XI an, führen aber eigene Begutachtungen durch.
- Investitionskosten sowie Mehrkosten, die nicht von den Kassen getragen werden (u. a. auch Ausbildungskosten), tragen die Pflegebedürftigen selbst **(Eigenanteile)**. Dies gilt auch für alle Leistungen, die über das Sachkostenbudget der Versicherten hinausgehen. Zusätzlich erstatten einige Bundesländer Aufwendungen für Investitionen.

Rechtliche Grundlagen und Fachaufsicht

Die rechtlichen Grundlagen für die häusliche Pflegehilfe sind u. a. in §§ 36, 71 ff. SGB XI geregelt, die rechtlichen Grundlagen für die häusliche Krankenpflege in § 37 SGB V.

Die verantwortliche Pflegefachperson hat die Fachaufsicht über die erbrachten Leistungen in der ambulanten Pflege, d. h. sie trägt die Verantwortung über die Rechtmäßigkeit und Zweckmäßigkeit der pflegerischen Handlungen und kann im Schadensfall dafür haften.
Es ist die Aufgabe der Pflege- und Krankenkassen, die Qualität der Strukturen zu überprüfen. Dies erfolgt in der Regel über den MDK. Eine Aufsicht durch das Land oder die Kommunen wie bei der stationären Pflege gibt es in der ambulanten Pflege nicht.

7.1.3 Pflege in Wohngemeinschaften

Grundlagen

Der Begriff Wohngemeinschaft (WG) ist nicht genau definiert. Er bedeutet, dass mehrere Menschen sich eine Wohnung oder ein Haus teilen. Sie können Eigentümer oder Mieter sein. Seit einigen Jahren spielt insbesondere in der Demenzversorgung das Konzept der Wohngemeinschaften eine immer größere Rolle. Häufig wird hierfür der Begriff **Demenz-WG** oder **Pflege-WG** genutzt.

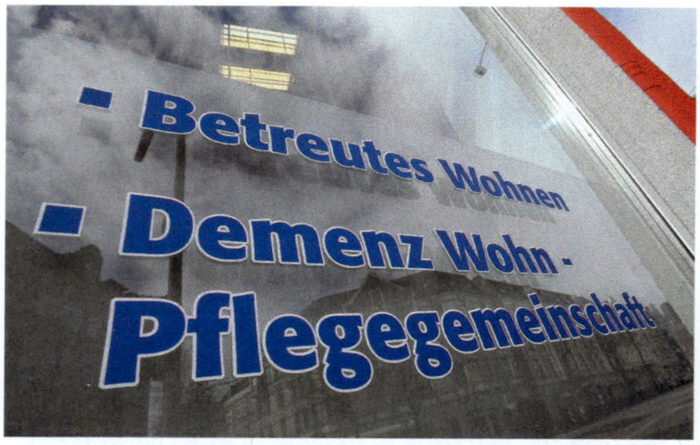

Abb. 1 Demenz-Wohngemeinschaften werden in Deutschland immer häufiger.

Eine andere Wohnform für Pflegebedürftige ist das **Service-Wohnen** oder das **betreute Wohnen.** Dafür werden Apartments bzw. Wohnungen oder Zimmer in größeren Gebäudekomplexen angeboten. Die Wohnanlagen sind meistens barrierefrei gestaltet und es gibt Rufanlagen.

Bei allen Versorgungsarten schließen die Pflegebedürftigen zwei Verträge ab: einen für die Wohnsituation (ggf. auch für Serviceleistungen wie hauswirtschaftliche Tätigkeiten) und einen für die eigentliche Pflege. Deshalb gehört die Pflege in Wohngemeinschaften oder im Rahmen des betreuten bzw. Servicewohnens strukturell zur ambulanten Pflege. Sie heißen auch **ambulante betreute Wohngruppen.**

Strukturdaten

2022 gab es in Deutschland ungefähr 4.500 Wohngruppen mit Pflegebezug. Ein Großteil des Angebots richtet sich an Menschen mit Demenz. Hinzu kommen spezialisierte Angebote für Menschen mit Intensivpflegebedarf. Eine statistische Erhebung für das Servicewohnen oder das betreute Wohnen existiert nicht. In vielen Kommunen steigt die Nachfrage nach gemeinschaftlichen Wohnformen. Die Neugründungen nehmen seit Jahren zu. Sie gelten aufgrund ihrer übersichtlichen Größe und niedrigeren Kosten als gute Alternative zur vollstationären Versorgung.

Leistungen

Im Rahmen des Mietvertrags können die Personen neben den klassischen Mietleistungen (Wohnverhältnis, Nebenkosten, Energiekosten) zusätzliche Leistungen buchen (Service). Zusätzlich schließen sie – bei Bedarf – einen Vertrag mit einem ambulanten Pflegedienst ab. Viele Anbieter werben mit der dauerhaften Präsenz von Pflege- und Hauswirtschaftspersonal. Die pflegerischen und hauswirtschaftlichen Leistungen bei Pflegebedürftigkeit sind ähnlich wie in der ambulanten Pflege.

Finanzierung

Die Miet- und Servicekosten sowie die allgemeinen Lebenshaltungskosten wie Nahrungsmittel sind von den Mieterinnen und Mietern selbst zu tragen. Die Pflegeleistungen basieren auf der gleichen Finanzierung wie in der ambulanten Pflege. Hinzu kommt ein **Wohngruppenzuschlag,** den die Pflegeversicherung für zusätzliches Personal zahlt. Er ist für alle WG-Bewohner da. Zusätzlich gewährt die Pflegekasse bei einer WG-Neugründung eine Anschubfinanzierung. Reicht das Einkommen für die Miet- und Servicekosten nicht aus, können Mieterinnen und Mieter Leistungen nach SGB XII beantragen.

Rechtliche Grundlagen und Fachaufsicht

Die rechtlichen Grundlagen unterscheiden sich je nach Bundesland. In einigen Bundesländern fallen Pflegewohngemeinschaften unter das Heimrecht. In den Bundesländern, in denen Wohngemeinschaften unter das Heimrecht fallen, ist die Heimaufsicht für die Qualitätskontrolle zuständig.

7.1.4 Tages- und Nachtpflege

Grundlagen

Die Tages- und Nachtpflegeeinrichtungen heißen **teilstationäre Einrichtungen.** Sie bieten entweder während des Tages oder der Nacht pflegerische Betreuung an. Dieses Angebot soll pflegende Angehörige entlasten, die z. B. berufstätig sind.

Strukturdaten

Deutschlandweit gab es 2023 etwas mehr als 106.000 Plätze in ungefähr 6.500 teilstationären Einrichtungen. Nachtpflegeeinrichtungen sind nach wie vor selten.

Leistungen

Die teilstationären Einrichtungen bieten alle Pflege- und Betreuungsleistungen an, die für den jeweiligen Pflegegrad notwendig sind. Hinzu kommt der Transport zur Einrichtung bzw. nach Hause. Auch die Medikamentengabe, ggf. weitere ärztlich verordnete Leistungen sowie ein Mahlzeitenangebot gehören zu den Leistungen.

Finanzierung

Für Pflegebedürftige ab Pflegegrad 2 ist die Tagespflege als Sachleistung mit bis zu 2.299 Euro durch die Pflegeversicherung finanziert (Stand: 2025). Hinzu kommen Eigenanteile sowie die Kosten für Mahlzeiten, die genauso wie zusätzliche Leistungen von den Pflegebedürftigen finanziert werden müssen. Pflegebedürftige mit Pflegegrad 1 können den Entlastungsbetrag einsetzen.

Rechtliche Grundlagen und Fachaufsicht

Die teilstationäre Pflege ist in § 41 SGB XI geregelt und fällt unter das Heimrecht. Damit ist die Heimaufsicht auch für teilstationäre Einrichtungen zuständig.

7.1.5 Kurzzeitpflege und Verhinderungspflege

Allgemeines

Kurzzeitpflegeeinrichtungen bzw. Kurzzeitpflegeplätze bieten eine pflegerische Versorgung, wenn die häusliche oder teilstationäre Pflege kurzzeitig nicht möglich ist oder nicht ausreicht.

In manchen Bundesländern gibt es spezialisierte Einrichtungen, in anderen sind die Kurzzeitpflegeplätze Bestandteil der stationären Pflege: „eingestreute" Kurzzeitpflege. Deutschlandweit gibt es ca. 1.400 Einrichtungen, die Kurzzeitpflege anbieten.

Leistungen

Einrichtungen der Kurzzeitpflege bieten alle Leistungen der vollstationären Pflege an: von der individuellen Pflege rund um die Uhr bis hin zu Freizeitangeboten.

Finanzierung

Die Höhe der Leistung durch die Pflegeversicherung beträgt für alle Pflegebedürftigen ab Pflegegrad 2 bis zu 1.845 Euro für bis zu acht Wochen pro Kalenderjahr (Stand: 2025). Hinzu kommen die Eigenanteile und die Kosten für Mahlzeiten. Sie werden genauso wie zusätzliche Leistungen von den Pflegebedürftigen finanziert.

Pflegebedürftige Personen mit dem Pflegegrad 1 können den Entlastungsbetrag einsetzen. Auch Pflegebedürftige der Pflegegrade 2 bis 5 können für Leistungen der Kurzzeitpflege zusätzlich den Entlastungsbetrag nutzen.

> **Wichtig**
> Mit dem Pflegeunterstützungs- und -entlastungsgesetz (PUEG) werden zum 1. Juli 2025 die Leistungsbeträge der Verhinderungspflege und der Kurzzeitpflege zusammengefasst. Damit stehen beiden Pflegeformen zusammen künftig pro Jahr bis zu 3.539 Euro zur Verfügung.

Rechtliche Grundlagen und Fachaufsicht

Die Kurzzeitpflege ist in § 42 SGB 11 geregelt und fällt unter das Heimrecht, womit die Heimaufsicht zuständig ist.

7.1.6 Vollstationäre Pflege

Allgemeines

Vollstationäre Pflegeeinrichtungen heißen umgangssprachlich Pflegeheime. Früher war der Begriff Altenheim weitverbreitet. Vollstationäre Pflegeeinrichtungen übernehmen die Versorgung von Menschen, die dauerhaft pflegebedürftig und auf ständig verfügbares Pflegepersonal angewiesen sind. Sie sind so gebaut, dass die folgenden Punkte erfüllt sind:

- Die Wohnbereiche und die einzelnen Zimmer haben eine wohnliche Atmosphäre.
- Es gibt Orte für soziale Begegnungen und Freizeitangebote.
- Pflegepersonen können vor Ort medizinische Leistungen im Sinne der häuslichen Krankenpflege erbringen.

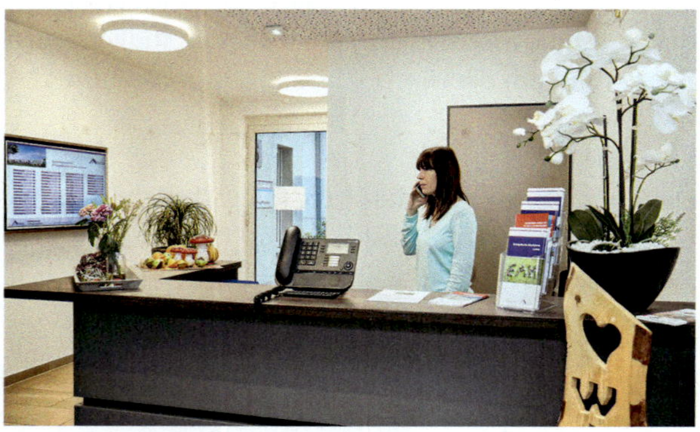

Abb. 1 Empfang einer vollstationären Pflegeeinrichtung

In den meisten Einrichtungen gibt es sowohl Einzelzimmer als auch Doppelzimmer für Paare. Jedes Zimmer hat ein eigenes Bad. In Apartments gibt es zusätzlich eine kleine Küche oder eine Küchenzeile. In älteren Einrichtungen mancher Bundesländer kann es noch vorkommen, dass sich zwei Pflegebedürftige ein Doppelzimmer teilen, die sich vor dem Einzug nicht kannten.

In den Wohnbereichen einer Pflegeeinrichtung gibt es noch weitere Räume, die für die Pflege wichtig sind:

- reine und unreine Arbeitsräume,
- barrierefreie Badezimmer
- Dienstzimmer
- Aufenthaltsraum für das Pflegepersonal
- hauswirtschaftliche Räume, z. B. Großküche, Wäscheräume sowie Lagerräume

Strukturdaten

2023 wurden deutschlandweit in knapp 16.500 vollstationären Einrichtungen fast eine Million vollstationäre Pflegeplätze angeboten. Damit lebt etwas weniger als ein Fünftel aller Pflegebedürftigen in einer vollstationären Einrichtung. Mehr als 800.000 Menschen sind hier beschäftigt.

Die meisten Einrichtungen haben zwischen 80 und 120 Pflegeplätze. Überwiegend wohnen hier Personen mit höheren Pflegegraden. Außerdem gibt es Einrichtungen, die sich auf die Versorgung von Menschen mit Demenz oder andere Bewohnergruppen spezialisiert haben.

Leistungen

Vollstationäre Einrichtungen bieten in der Regel folgende Leistungen:

- pflegerische Versorgung entsprechend dem Pflegebedarf und Pflegegrad
- Übernahme ärztlich angeordneter Leistungen, z. B. Medikamentenverabreichung, Vitalzeichenkontrolle, Wundversorgung
- Betreuungs- und Aktivierungsangebote
- gemeinschaftliche Mahlzeiten
- Serviceleistungen (hauswirtschaftliche Leistungen)

Manche vollstationäre Einrichtungen beschäftigen angestellte Physio- und Ergotherapeutinnen und -therapeuten oder haben Kooperationen mit entsprechenden Praxen. Einige Einrichtungen haben zusätzlich Kooperationen mit Hausarztpraxen und bieten körpernahe Dienstleistungen an, z. B. Haarpflege, Kosmetik, medizinische Fußpflege.

Finanzierung

Die Kosten in einer vollstationären Einrichtung setzen sich wie folgt zusammen (▷ Tab. 1).

Art der Kosten	Kostenübernahme
Pflegekosten	Pflegeversicherung (mit einem pauschalen Betrag abhängig vom Pflegegrad)
Hotelkosten für die Miete des Zimmers, das Essen, den Service	pflegebedürftige Person
einrichtungsbezogene Eigenanteile, u. a. für Mehrkosten des Personals, Investitionskosten und Ausbildungskosten	pflegebedürftige Person

Tab. 1 Kosten vollstationärer Pflege

Die Pflegeversicherung finanziert Leistungszuschläge zu den Eigenanteilen wie folgt:

- im ersten Jahr 15 Prozent,
- im zweiten Jahr 30 Prozent,
- im dritten Jahr 50 Prozent und
- ab dem vierten Jahr 75 Prozent.

Reichen die Eigenmittel von Pflegebedürftigen für die Hotelkosten und Eigenanteile nicht aus, greift die Hilfe zur Pflege (SGB XII), bei Angehörigen mit hohem Einkommen wird auf deren Vermögen zugegriffen.

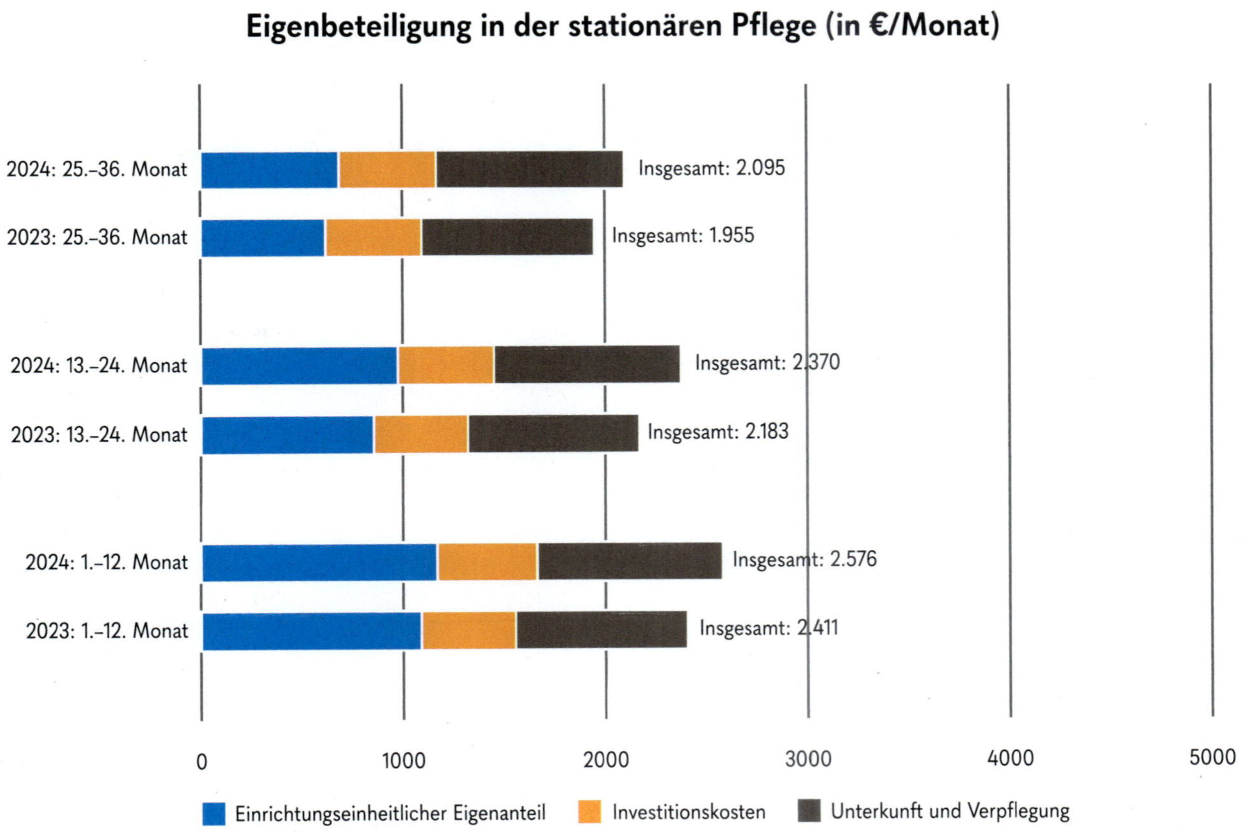

Abb. 2 Die finanzielle Belastung für Pflegebedürftige in der stationären Pflege stieg von 2023 zu 2024 an. Der Eigenanteil geht mit der Aufenthaltsdauer zurück. (Eigene Darstellung. Datenquelle: vdek-Basisdaten des Gesundheitswesens in Deutschland, 2024)

„Es ist wichtig zu verstehen, wo das Geld herkommt!“

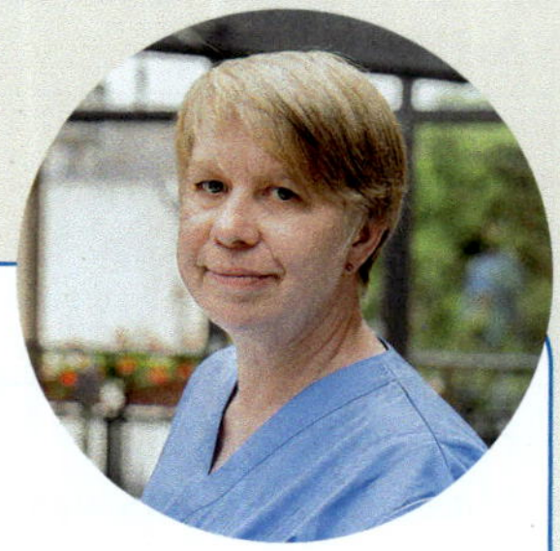

Fallsituation:

Martina verbringt die erste Woche in der Praxis bei ihrem Träger, einem Pflegewohnzentrum mit vielen verschiedenen Bereichen. Bei der Übergabe berichtet die Wohnbereichsleitung über eine Inhouse-Fortbildung in der kommenden Woche zur neuen Pflegereform. Die Kolleginnen und Kollegen stöhnen: ‚schon wieder neue Regeln und wie immer zu wenig Geld! Und immer diese Fortbildungen.‘ Die Wohnbereichsleiterin sagt, dass die Fortbildung verpflichtend ist und es ja außerdem wichtig ist zu verstehen, wo das Geld herkommt.

So hat sich Martina verhalten:

„Ich wunderte mich schon ein wenig über den rauen Ton gegenüber der Wohnbereichsleitung. Sie kann schließlich nichts für die Politik. Ich war dagegen interessiert und neugierig, das System etwas besser zu verstehen. Schon in der Schule hatte ich mich für Politik interessiert und bislang hatte ich in der Ausbildung noch gar nichts erfahren, außer, dass ich in einer SGB-XI-Einrichtung arbeite. Also fragte ich am nächsten Tag, ob ich an der Fortbildung teilnehmen darf. Die Wohnbereichsleitung erlaubte mir die Teilnahme und ich war überrascht, wie kompliziert das ganze System ist. Kein Wunder, dass sich keiner so richtig auskennt. Die Dozentin hatte auf zwei Internetlinks und einen Podcast zum Thema hingewiesen, damit wollte ich mich etwas näher beschäftigen.“

Das war richtig, weil Martina ...

- verstanden hat, dass die Pflegereformen ihr Arbeitsleben betreffen.
- an Fortbildungen ihres Trägers teilnimmt und damit zum beruflichen Selbstverständnis beiträgt.

Impulsfragen:

- Nach welchen gesetzlichen Grundlagen ist Ihr Praxisträger finanziert?
- Wie beeinflussen diese gesetzlichen Grundlagen Ihre tägliche Arbeit?

Rechtliche Grundlagen und Fachaufsicht

Nach § 71 Abs. 2 SGB XI sind stationäre Pflegeeinrichtungen selbstständig wirtschaftende Einrichtungen, in denen Pflegebedürftige

- unter ständiger Verantwortung einer ausgebildeten Pflegefachperson gepflegt werden und
- ganztägig (vollstationär) oder teilstationär untergebracht und gepflegt werden können.

Jede pflegebedürftige Person schließt mit dem Träger des Heims einen schriftlichen Vertrag über die zu erbringenden Leistungen ab. Dieser Vertrag ist eine Kombination aus Miet- und Pflegevertrag und muss folgende Punkte enthalten:

- allgemeine Leistungsbeschreibung
- Inhalt und Umfang der Unterkunft, der Verpflegung, Betreuung und Pflege
- gesonderte Ausweisung der verschiedenen Kosten für Unterkunft und Mahlzeiten (hotelnahe Dienstleistungen), Pflegekosten im Rahmen der Pflegeversicherung und zusätzliche Personal- und Investitionskosten (als Eigenanteile über die Erstattung der Pflegeversicherung hinaus).

Die Pflegeeinrichtung muss entsprechend der jeweiligen landesrechtlichen Vorschriften die Mitwirkung der Bewohnerinnen und Bewohner über einen Heimbeirat (oder Bewohnerbeirat) sicherstellen. Dieser kann mindestens in folgenden Bereichen mitwirken:

- Maßnahmen des Heimbetriebs, die den Bewohnerinnen und Bewohnern dienen sollen
- Eingliederung neuer Bewohnerinnen und Bewohner
- Durchführung von Bewohnerversammlungen (mindestens einmal im Jahr)
- Förderung der Qualität der Betreuung
- Bearbeitung und Weiterleitung von Anregungen und Beschwerden von Bewohnerinnen und Bewohnern

Stationäre Pflegeeinrichtungen unterliegen dem Heimrecht bzw. Wohnteilhaberecht der einzelnen Bundesländer und unterstehen der Heimaufsicht. Diese überprüft u. a., ob die baulichen und personellen Vorgaben der entsprechenden Rechtsvorschriften eingehalten werden.

7.1.7 Beratungsstrukturen

Die Leistungen, die von der Pflegeversicherung gezahlt werden, sind sehr vielfältig. Die zusätzlichen Maßnahmen der Länder und Kommunen sind ebenfalls komplex und werden teils freiwillig, teils auf Basis von Landespflegegesetzen erbracht. Die meisten Menschen haben sich in ihrem Leben damit noch nie damit beschäftigt. Pflegebedürftigkeit ist ein schleichender Prozess. Am Anfang können die Menschen sich noch selbst helfen, später unterstützen Zugehörige. Wenn es ohne externe Hilfe nicht mehr geht, sind die meisten Menschen überfordert.

Deshalb braucht es eine gute und professionelle Beratung zur Pflege. Viele Angebote sind niedrigschwellig, d. h. sie sind für Pflegebedürftige und ihre Zugehörigen einfach und kostenfrei. Pflegekassen, ambulante Pflegedienste und Pflegestützpunkte führen Pflegeberatungen durch.

> **!** **Wichtig**
> Die Beratung zum Pflegebedarf muss von ausgebildeten Pflegefachpersonen durchgeführt werden.

Leistungen

Die Pflegeberatung klärt über folgende Punkte auf:

- Auswahl und Kombination von Pflegesachleistungen (körperbezogene Pflegemaßnahmen, pflegerische Betreuungsmaßnahmen sowie Hilfen bei der Haushaltsführung)
- Kombination von Pflegegeld und Sachleistung
- möglichen Anspruchs auf den Entlastungsbetrag
- pflegerische Hilfen, Pflege- und Hilfsmittel
- Rehabilitation, Anpassung des Wohnumfeldes
- Prävention und Gesundheitsförderung

Pflegestützpunkte beraten zu den konkreten Versorgungsangeboten der Kommune. Sie händigen in der Regel Listen der Einrichtungen aus und geben häufig eine Einschätzung zu vorhandenen Kapazitäten.

Finanzierung

Die Pflegeberatung wird von den Pflegekassen finanziert und ist bei ausschließlicher Pflegegeldleistung verpflichtend, beim Bezug von Sachleistungen freiwillig. Die Finanzierung der Pflegestützpunkte erfolgt in der Regel durch Länder und Kassen. Darüber hinaus beschäftigen viele Pflegekassen eigene Pflegeberatungspersonen.

Rechtliche Grundlagen

Die Pflegeberatung erfolgt im Rahmen von § 7 a SGB XI freiwillig beim Bezug von Pflegesachleistungen, und im Rahmen von § 37 SGB XI verpflichtend beim ausschließlichen Bezug von Pflegegeld.

Zeit zum Reflektieren ...

Schätzen Sie Ihre Kompetenzen ein: Wo fühlen Sie sich sicher? Wo möchten Sie noch mal nachlesen oder etwas vertiefen? Setzen Sie Ihre ganz persönlichen Häkchen für Ihre Lernerfolge.

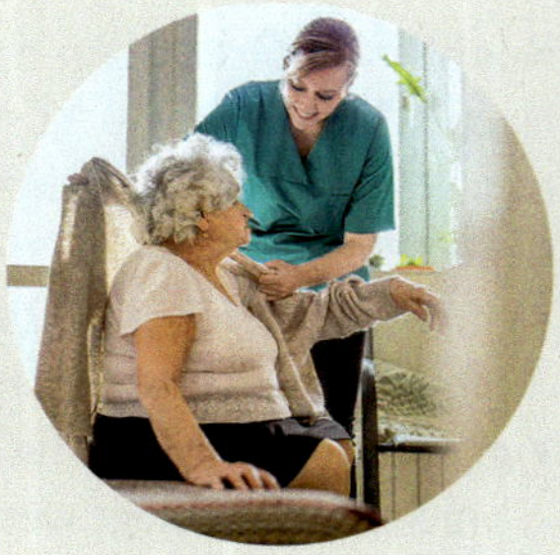

Ich ...

- ☐ erkläre den Pflegebedürftigkeitsbegriff im SGB XI.
- ☐ weiß, wie Pflegebedürftigkeit festgestellt wird.
- ☐ beschreibe die unterschiedlichen Versorgungssettings mit ihren Finanzierungs- und Rechtsgrundlagen.
- ☐ erkläre das Prinzip „ambulant vor stationär".
- ☐ erkläre die Verwendung der Begriffe „Grundpflege" und „Behandlungspflege".
- ☐ beschreibe die Aufgaben und Zuständigkeit der Heimaufsicht in meinem Bundesland.
- ☐ kenne die Aufgaben, Besonderheiten und Angebote des Pflegeberatungssystems meines Bundeslandes bzw. meiner Kommune.

Ich ...

- ☐ bin dafür sensibilisiert, dass das komplexe Pflegesystem Menschen mit Pflegebedarf abschreckt und die Beanspruchung von Hilfe zur Pflege Scham auslösen kann.

Ich ...

- ☐ reflektiere die Diskrepanz zwischen tatsächlichem Pflegebedarf, individuellen Bedürfnissen und dem durch die Pflegeversicherung gewährten Leistungsanspruch.

Ich ...

- ☐ informiere mich regelmäßig und zielgerichtet über Neuerungen in der Pflegeversicherung.

7.2 Lebensweltbezogen pflegen

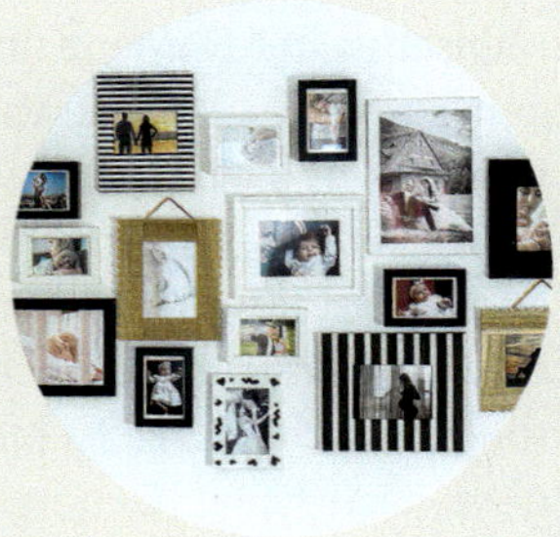

7.2.1 Selbstbestimmung und Fürsorge

Recht auf Selbstbestimmung

Definition
Selbstbestimmung bedeutet, die Kontrolle über das eigene Leben zu haben, Entscheidungen selbst fällen zu können und sich für seine Rechte einzusetzen. Ein anderes Wort für Selbstbestimmung ist **Autonomie**.

Selbstbestimmt leben zu können ist eine Grundvoraussetzung für Lebensqualität. Deshalb ist das Recht auf Selbstbestimmung im Grundgesetz verankert. In Artikel 2 steht: „Jeder hat das Recht auf die freie Entfaltung seiner Persönlichkeit, soweit er nicht die Rechte anderer verletzt und nicht gegen die verfassungsmäßige Ordnung oder das Sittengesetz verstößt."

Im SGB IX sind die Leistungen zur Teilhabe und Rehabilitation von Menschen mit Behinderungen geregelt. Besonders wichtig ist das Recht auf Selbstbestimmung für diese Gruppe von Menschen. Die Selbstbestimmung dieser Menschen und ihre volle, wirksame und gleichberechtigte Teilhabe am Leben in der Gesellschaft soll gefördert werden.

Auch im SGB XI ist der Aspekt des Selbstbestimmungsrechts hervorgehoben. Es ist Ziel der Pflegeversicherung, die größtmögliche Selbstbestimmung für pflegebedürftige Menschen zu erhalten und zu ermöglichen.

Fürsorge

Definition
Fürsorge bedeutet, für jemanden zu sorgen, sich um jemanden zu sorgen oder auch für etwas Sorge zu tragen. Im Alltag bezeichnet der Begriff sowohl eine Haltung („fürsorglich") als auch das System von Wohlfahrtseinrichtungen („die Fürsorge"). Fürsorge ist im zwischenmenschlichen Zusammenleben Pflicht und Recht zugleich.

Pflege- und hilfsbedürftige Menschen haben laut Pflege-Charta (▷ S. 378) das Recht auf Fürsorge. Kinder haben ein Recht auf Fürsorge durch die Eltern, Eltern die Pflicht zur Fürsorge für ihre Kinder („Fürsorgepflicht").

Fürsorge bedeutet im besten Fall, dass die fürsorgliche Person im Sinne der Person handelt, für die sie sorgt. Das bedeutet, dass beide Personen über die gleichen Werte und Vorstellungen verfügen müssen und die fürsorgende Person empathisch handelt.

Fürsorge ist wichtig. Doch es gibt Situationen, in denen Fürsorge problematisch wird, z. B wenn die fürsorgliche Person nach ihren eigenen Vorstellungen handelt. Diese Form der Bevormundung heißt **Paternalismus**. Eine paternalistische Haltung steht oft im Gegensatz zur Selbstbestimmung der Menschen, für die „gesorgt" wird. Die fürsorgliche Person argumentiert: „Ich will doch nur das Beste!"

Menschen mit Demenz sind besonders gefährdet, nach dem Prinzip ‚still, satt, sauber' gepflegt zu werden. Das passiert vor allem dann, wenn Pflegende aufhören, die Menschen als Persönlichkeiten mit eigener Biografie und Identität wahrzunehmen. Sie sorgen dann zwar für ein vermeintliches Wohlbefinden („Körperpflege, Nahrung, Ausscheidung"), ignorieren aber zentrale Bedürfnisse nach Nähe, Geborgenheit, Teilhabe oder Bewegungsfreiheit.

Menschen, die aufgrund von Krankheit, Behinderung oder Pflegebedürftigkeit auf Hilfe und Unterstützung angewiesen sind, behalten das Recht auf Selbstbestimmung. Sie selbst dürfen – bis auf wenige Ausnahmen in Fällen von Selbst- oder Fremdgefährdung – selbst über ihr Leben entscheiden. Sie dürfen dies auch tun, wenn ihr Handeln vermeintlich „fachlichem" Wissen widerspricht.

Beispiel
Herr Masur leidet an Diabetes Typ 2, er ist übergewichtig und sitzt am liebsten in seinem Fernsehsessel. Im Rahmen der häuslichen Pflege erhält er Unterstützung beim Einkaufen. Auf dem Einkaufszettel stehen Süßigkeiten, Weißbrot, Wurstwaren und Bier. Die Pflegefachassistentin Anna Polenz versucht, mit ihm darüber zu sprechen, dass diese Lebensmittel für ihn ungesund sind. Er lässt sie gar nicht erst ausreden und sagt: „Papperlapapp – Sie sind nicht die Erste, die mir das erzählt. Es ist aber meine Entscheidung!"

7.2.2 Anpassen der Wohnumgebung bei Pflegebedürftigkeit

Wohnformen und ihre Besonderheiten

Leben im eigenen Haus

Gerade im ländlichen Raum leben viele Menschen in ihrem eigenen Haus. Die Häuser haben oft mehrere Etagen, die durch Treppen verbunden sind. Leben Angehörige mit im Haus, können die Wohn- und Lebensbereiche voneinander getrennt sein. In manchen Häusern gibt es auch voneinander getrennte Wohneinheiten.

Häufig ist die Wohnfläche größer als in Wohnungen und muss bewirtschaftet werden. Viele Häuser haben außerdem einen Garten, der zu pflegen ist. Menschen, die pflegebedürftig werden, können diese Aufgaben meist nicht mehr übernehmen.

Leben in der eigenen Wohnung

In Städten leben Menschen häufiger in Wohnungen – entweder in einer Eigentumswohnung oder in einer Mietwohnung. Die Wohnungen sind in Mehrfamilienhäusern mit mehreren Etagen. Gibt es keinen Aufzug, ist es für Menschen mit Beeinträchtigungen schwer, in die eigene Wohnung zu gelangen. Manche Wohnungen sind so gebaut, dass es schwierig ist, sich ungehindert mit einem Rollator oder einem Rollstuhl zu bewegen. Positiv ist, dass es in vielen Mehrfamilienhäusern einen sozialen Zusammenhalt in der Hausgemeinschaft gibt. Gute Nachbarschaft gilt als Ressource bei der häuslichen Pflege, z. B. beim Einkaufen oder wenn es um Ansprechpersonen in Notsituationen geht.

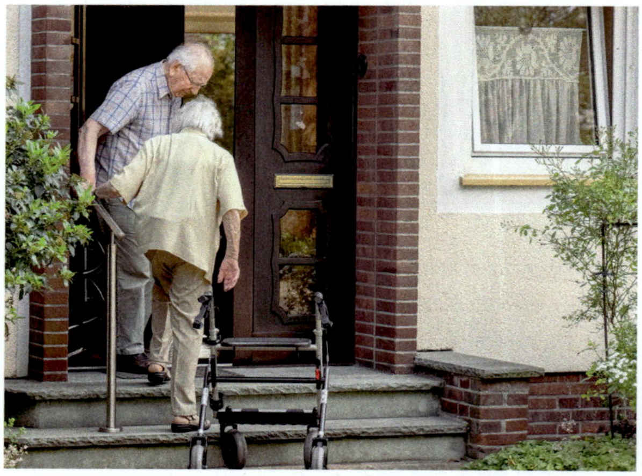

Abb. 1 Viele Wohnhäuser und Wohnungen sind so gebaut, dass der Zugang mit einem Rollator erschwert ist.

Leben in einer Wohngemeinschaft

Das Konzept der Wohngemeinschaft ist nicht geschützt. In den meisten Fällen ziehen jedoch die Menschen erst bei Pflegebedarf in eine Wohngemeinschaft und müssen damit ihr bisheriges Wohnumfeld aufgeben und sich von einem Großteil des Besitzes trennen. Gibt es Gemeinschaftsräume wie ein Wohnzimmer oder einen Küchenbereich, ist dieser mit bislang fremden Menschen zu teilen und nicht vom eigenen Wohnungsstil geprägt. Aufgrund des Zusammenlebens bestehen gemeinsame Regeln, an die sich die Bewohnerinnen und Bewohner zu halten haben.

Leben in einem Mehrgenerationenhaus
Mehrgenerationenhäuser versuchen, das traditionelle Zusammenleben von Menschen mehrerer Generationen in ein modernes Konzept zu bringen. Träger sind häufig soziale Vereine. Manche Träger sind auf bestimmte Zielgruppen ausgerichtet, z. B. homosexuelle Menschen. In der Regel gibt es mehrere abgeschlossene Wohneinheiten in unterschiedlichen Größen. Bei der Verteilung wird darauf geachtet, dass der Anteil an Familien mit Kindern, Studierenden und älteren Menschen ausgewogen ist.

Wer in ein Mehrgenerationenhaus umzieht, entscheidet sich bewusst und lange vor einer Pflegebedürftigkeit für ein solches Hausprojekt. Attraktiv ist die gegenseitige Unterstützung in den verschiedenen Lebensphasen. Neben den Wohneinheiten gibt es häufig auch gemeinschaftlich genutzte Flächen und Räume. Bei Pflegebedürftigkeit können die Betroffenen häufig im Mehrgenerationenhaus wohnen bleiben, weil sie von den jüngeren Parteien unterstützt werden.

Leben in einer stationären Pflegeeinrichtung
Der Einzug in eine stationäre Pflegeeinrichtung ist meist mit Pflegebedürftigkeit verbunden und erfolgt nicht freiwillig. Die meisten müssen sich bei dem Einzug mit der Endlichkeit ihres Lebens auseinandersetzen. Denn für die meisten ist es der letzte Lebensort vor dem Tod. Deshalb gehört der Einzug in eine stationäre Pflegeeinrichtung zu den kritischen Lebensereignissen (▷ Kap. 5.1).

Wohnraumanpassung zur Barrierefreiheit
Die Anpassung des Wohnraums ist eine wichtige Voraussetzung, um die Selbstständigkeit zu erhalten und den Umzug in eine Pflegeeinrichtung zu verhindern. Die Pflegeversicherung fördert Maßnahmen der Wohnraumanpassung. Pflegedienste sowie Pflegestützpunkte können zu entsprechenden Lösungen beraten.

Um die **Mobilität außerhalb der Wohnung** oder des Hauses zu ermöglichen, können bauliche Veränderungen im Treppenhaus oder im Eingangsbereich nötig sein. Dazu gehören
- Schaffung ebenerdiger Zugänge oder Rampen
- Einbau von Treppenliften
- Anbringen von Haltestangen oder Griffen
- Vergrößerung von Türen, Abbau von Türschwellen
- Einbau eines automatischen Türöffnungssystems

Um die **Mobilität innerhalb der Wohnung** zu gewährleisten, können folgende Maßnahmen sinnvoll sein:
- Änderung des Bodenbelags, um Stürze zu vermeiden
- Veränderung von Fenstergriffen, Heizungsventilen, Lichtschaltern und Steckdosen auf Greifhöhe oder elektronische Steuerung (Smarthome ▷ S. 644)
- Stockwerk- oder Zimmertausch
- Einbau einer Notrufanlage

Die meisten Anpassungen sind **in der Küche und im Bad** nötig. Es gibt inzwischen eine Vielzahl von Angeboten, die für diese Bereiche Lösungen anbieten. Beispiele sind:
- Armstützen und Haltegriffe im Bad
- ebenerdiger Duschzugang
- Badewannenlifter
- Haltegriffe in Badewanne und Dusche sowie an der Toilette
- unterfahrbare Küchenzeilen
- höhenverstellbare Küchenschränke

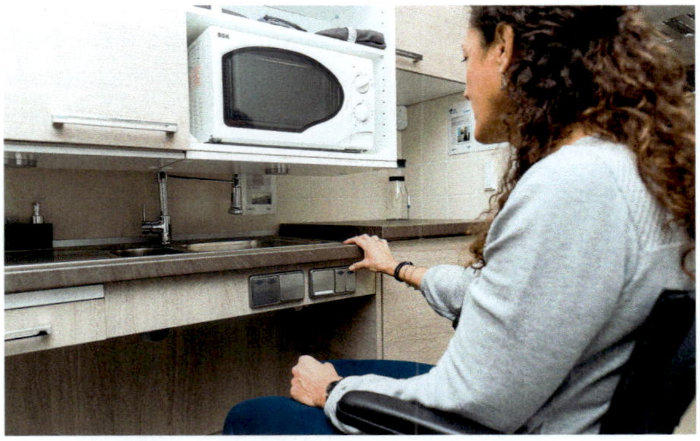

Abb. 2 rollstuhlgerechte Küche mit unterfahrbaren Unterschränken

Ausrichten einer Wohnform auf Pflegebedürftigkeit
Werden Pflegebedürftige in ihrer Häuslichkeit gepflegt, ist es hilfreich, gemeinsam mit ihnen und Mitbewohnenden zu überlegen, wo und wie pflegerelevante Hilfsmittel platziert und gelagert werden:
- Ein **Pflegebett** erleichtert die Mobilität im Bett sowie die Pflege am Bett. Es gibt inzwischen zahlreiche Anbieter, die Pflegebetten in wohnlicher Ästhetik herstellen. Der Platz des Pflegebettes sollte bewusst gewählt werden. Es braucht eine Steckdose für die elektronische Steuerung und einen guten Zugang von mindestens einer Seite. Das Bett sollte so im Zimmer

aufgestellt werden, dass eintretende Personen sofort gesehen werden.

- **Mobilitätshilfen** wie Lifter, Rollstühle und Rollatoren brauchen viel Platz. Optimal ist ein separater Lagerungsraum. Möglicherweise kann gemeinsam überlegt werden, ob auf bestimmte Möbelstücke wie große Schränke oder Sitzgelegenheiten verzichtet werden kann, um Abstellfläche zu schaffen.
- **Pflegehilfsmittel** wie Inkontinenzvorlagen, Medikamente oder die Pflegedokumentation sollten an fest vereinbarten Orten gelagert werden. Für die Entsorgung von Inkontinenzmaterial sind dicht verschließbare Abfalleimer hilfreich. Kleinteilige Pflegeutensilien können in extra dafür freigeräumten Schränken oder Schubladen gelagert werden.

7.2.3 Struktur und Bedeutung familiärer Systeme

Definition

- Eine **Familie** ist eine Lebensgemeinschaft, die durch Partnerschaft, Heirat, Lebenspartnerschaft, Adoption oder Abstammung entsteht. Basis ist das Verwandtschaftsprinzip. Dazu gehören Partnerschaften, Kinder-Eltern-Verhältnisse, aber auch Geschwister und entferntere Verwandte.
- Als **Kleinfamilie** gilt ein Paar mit höchstens zwei Kindern.
- Eine **Großfamilie** umfasst mehr als zwei Generationen.
- Als **Wahlfamilie** bezeichnet man Lebensgemeinschaften, die freiwillig gewählt sind und nicht auf Verwandtschaft basieren, z. B. ein enger und dauerhafter Freundeskreis.

Funktionen von Familie

Familien haben rechtliche, erzieherische und wirtschaftliche Funktionen:

- Die **Rechte** der Familie sind durch verschiedene Gesetze in Deutschland geregelt. Hierzu gehören das Erbrecht, das Adoptionsrecht, das Unterhalts- oder Vormundschaftsrecht. Die Familie ist im Grundgesetz besonders geschützt. Zahlreiche Regelungen und Förderungen begünstigen Familien.
- Ziel der **Erziehung** der Familie ist es meist, gemeinsame Werte und Normen zu leben. Zu den klassischen Aufgaben von Eltern gehört es, Fähigkeiten zur sozialen Kontrolle zu vermitteln und Heranwachsende in der Entwicklung von Kompetenzen zu unterstützen.
- Die **wirtschaftliche Funktion** von Familie ist vor allem in Ländern ohne ausgleichendes Sozialsystem sehr wichtig. Die Familie ernährt ihre Kinder sowie kranke, alte oder pflegebedürftige Angehörige. Sie bringt Schutz und Fürsorge.

Familienstrukturen in Deutschland

Das Familienbild in Deutschland hat sich in den letzten Jahrzehnten stark verändert. So gibt es heute unterschiedliche Familienformen mit verheirateten oder unverheirateten Paaren, heterosexuellen oder homosexuellen Paaren, Familien mit ein oder mehreren oder keinen Kindern und Patchworkfamilien. Hinzu kommen alleinerziehende Eltern mit Kindern sowie alleinlebende Verwandte oder Zugehörige.

Familie als Ressource

„Die Familie ist der größte Pflegedienst Deutschlands." Mit dieser Aussage machen Angehörigenverbände immer wieder darauf aufmerksam, dass pflegende Angehörige einen Großteil der Pflegearbeit leisten. Auch in akuten Krankheitssituationen ist die Begleitung und Betreuung durch Angehörige ein wesentlicher Faktor auf dem Weg zur Genesung.

Es gehört zur Rolle der Eltern, sich um ihre Kinder zu sorgen, sie zu versorgen und sich um sie kümmern. Im Alter und bei Pflegebedürftigkeit können sich diese Rollen umkehren: Nun versorgen die Kinder die Eltern. Diese Rollenumkehr kann zu Konflikten führen, auch Rollenkonflikt genannt. Das Gleiche kann es in Paarbeziehungen geben: War ein Leben lang der eine Partner der „Versorger" und hat sich um alles gekümmert, kann diese Aufgabe im Fall von Pflegebedürftigkeit an den anderen Partner übergehen.

Belastungen pflegender Angehöriger

Pflegende Angehörige übernehmen verschiedene Aufgaben, von der Begleitung mit regelmäßigen Besuchen im Pflegeheim bis hin zur vollständigen Übernahme der Pflege. Dabei verteilen sich die Hauptpflegepersonen nach Geschlecht, Alter, Berufstätigkeit und Haushaltseinkommen sehr unterschiedlich, wie die Grafik vom Barmer Pflegereport 2023 zeigt (▷ Abb. 1).

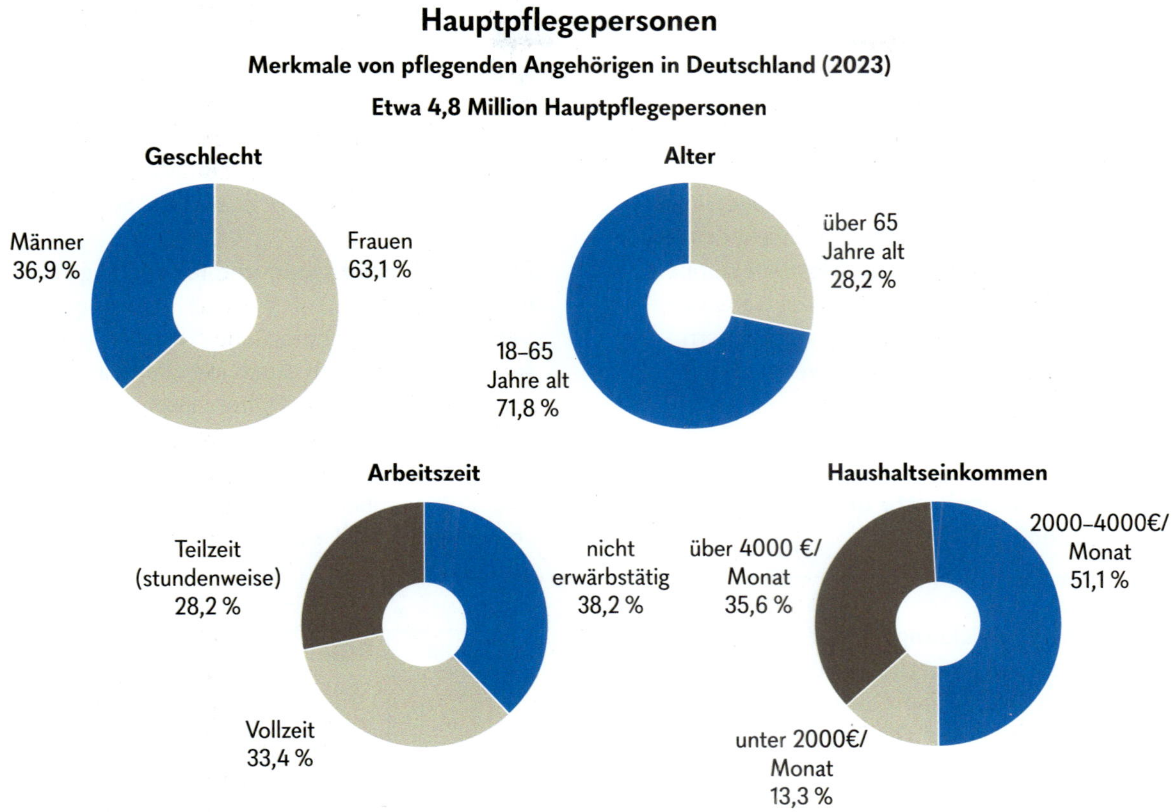

Abb. 1 Hauptpflegepersonen in Bezug auf Alter, Geschlecht, Erwerbstätigkeit und Einkommen. Barmer Ersatzkasse

Pflegende Angehörige können durch die Pflege teilweise stark belastet sein. Bedeutsam sind unter anderem folgende Punkte:

- Dreifachbelastung durch Pflege, eigene Bedürfnisse und Berufstätigkeit/Studium/Ausbildung
- hohe emotionale Belastung durch Rollenkonflikte
- möglicherweise finanzielle Einbußen durch Kosten der Pflege oder Gehaltseinbußen wegen Arbeitszeitreduktion
- teilweise fachliche Überforderung
- teilweise kaum Freizeit
- schlechtes Gewissen, wenn andere die Pflege übernehmen

Manche Angehörige haben aus diesen Gründen hohe Erwartungen an Pflegedienste oder Pflegeeinrichtungen. Sie denken, dass die Pflege in der Einrichtung genauso erfolgt wie durch die eigene Hand. Diese Sorgen und daraus entstehende Konflikte sind für professionell Pflegende manchmal anstrengend. In diesen Fällen hilft ein Perspektivwechsel (▷ S. 316), um das Verhalten von Angehörigen besser einzuschätzen.

Entlastungsangebote für pflegende Angehörige

Für pflegende Angehörige gibt es ein breites, aber oft nicht bekanntes Angebot an Unterstützung und entlastenden Angeboten. Pflegefachassistentinnen und -assistenten und Pflegefachpersonen sollten die Angebote ihrer Region kennen, um spontan darüber informieren zu können. Grundsätzlich ist es die Aufgabe der Kranken- und Pflegekassen, Pflegestützpunkte oder der Pflegeberatung, über diese Angebote zu beraten.

Zu den Entlastungsangeboten gehören:

- Pflegekurse und Pflegeschulungen, meist durch die Krankenkassen, aber auch an Volkshochschulen
- Informationsmaterialien, Broschüren
- Selbsthilfegruppen
- Kurzzeitpflege, Verhinderungspflege, Tages- oder Nachtpflege (▷ S. 599)
- alltagsunterstützende Angebote (AUA)
- nachbarschaftliche und ehrenamtliche Angebote
- Angebote kirchlicher Gemeinschaften

Viele pflegende Angehörige nutzen keine Beratungs-, Schulungs- oder Informationsangebote, da ihnen die Zeit fehlt, Kurse vor Ort zu besuchen. Außerdem möchten sie die pflegebedürftige Person nicht allein lassen.

Digitale Entlastungsangebote

Inzwischen gibt es viele digitale Angebote: Informationen im Internet, Schulungsangebote in Form von E-Learning-Plattformen, Selbsthilfegruppen, die sich in Videokonferenzsystemen treffen und austauschen. Digitale Angebote werden gern genutzt, wenn die Angehörigen vertraut mit digitalen Medien sind.

7.2.4 Lebensabschnitte und Entwicklungsaufgaben

Definition

Menschliche **Entwicklung** ist das wechselseitige Anpassen von Mensch und Umwelt über die Lebensspanne. Sie ist ein Prozess, der sich ständig verändert und erst mit dem Tod endet. Die Begriffe Entwicklung und Reifung bedeuten oft dasselbe.

Lebensabschnitte

Schon in der Antike gab es die Vorstellung von den verschiedenen Lebensphasen des Menschen:

Die Sphinx (ein Ungeheuer, halb Mensch und halb Löwe) belagert die Stadt Theben. Nur wer das folgende Rätsel löst, kann sie besiegen: „Was ist das: Es ist am Morgen vierfüßig, am Mittag zweifüßig, am Abend dreifüßig. Es wechselt mit der Zeit die Zahl seiner Füße; aber wenn es die meisten Füße bewegt, sind Kraft und Schnelligkeit seiner Glieder am geringsten." Ödipus antwortet als Einziger richtig: „Du meinst den Menschen, der am Morgen seines Lebens als Kind auf zwei Füßen und zwei Händen kriecht. Ist er stark geworden, geht er als Erwachsener am Mittag seines Lebens auf zwei Füßen, am Lebensabend, als Greis (alter Mensch), bedarf er der Stütze und nimmt den Stab als dritten Fuß zu Hilfe."

In der griechischen Sage beschreibt Ödipus die drei großen Lebensabschnitte des Menschen mit seinen Fähigkeiten und Unterstützungsbedarfen. Neben diesem einfachen, dreiteiligen Modell „Kind–Erwachsener–Alter " gibt es unterschiedliche Modelle der Lebensabschnitte des Menschen. Sie haben gemeinsam, dass sie anhand von Fähigkeiten oder Ereignissen die Lebensspanne des Menschen unterteilen. Bekannt ist die Unterteilung in Säugling/Kleinkind, Kind, Jugend/Adoleszenz, Erwachsensein und Alter. Da die Menschen immer älter werden, wird heute für Menschen ab 80 Jahre der Lebensabschnitt „Hochaltrigkeit" verwendet.

Entwicklungsaufgaben und lebenslange Entwicklung

Verschiedene psychologische Theorien gehen davon aus, dass der Mensch durch alle Lebensabschnitte hindurch Entwicklungsaufgaben lösen muss (▷ Tab. 1). Durch die Bewältigung einer Entwicklungsaufgabe entstehen neue Kompetenzen und damit Selbstvertrauen und Zufriedenheit. Viele Entwicklungsaufgaben sind vorhersehbar, weil sie von der Gesellschaft erwartet werden.

Kindheit	Bindung an Eltern/Bezugspersonen, Umgang mit körperlicher Entwicklung, Entwicklung von Selbstvertrauen und Selbstkontrolle, Erwerb von Kulturtechniken wie Lesen, Schreiben, Rechnen
Jugend	Abnabelung von Elternhaus, Bewältigung der Pubertät, Entwicklung der sexuellen Identität
Frühes Erwachsenenalter	Ausbildung, Eintritt ins Erwerbsleben, Festigung eines Moral- und Werteverständnisses, Familiengründung
Mittleres Erwachsenenalter	Entwicklung von Lebensstandards, Weiterentwicklung im Beruf, Aufrechterhaltung oder Erwerb von Wohnung/Haus, Erziehung von Kindern, Pflege und Tod der Eltern
Alter	Eintritt in den Ruhestand, Großelternrolle, erste körperliche Einschränkungen
Hochaltrigkeit	Verlust sozialer Kontakte, Verlust körperlicher und kognitiver Fähigkeiten

Tab. 1 Beispiele für typische Entwicklungsaufgaben in den einzelnen Lebensabschnitten

Kritische Lebensereignisse (▷ Kap. 5.4) sind plötzliche Ereignisse, die mit Verlust, Schmerz oder Trauer einhergehen. Es sind einschneidende und belastende Erlebnisse, die die Lebenssituation einer Person verändern und Anpassungen nötig machen. Nicht bewältigte kritische Lebensereignisse (Krisen) können psychische Erkrankungen auslösen. Bewältigte kritische Lebensereignisse gelten als stärkend.

7.2.5 Biografie und Biografiearbeit

Persönlichkeit und Prägung durch Biografie

Je mehr Entwicklungsaufgaben ein Mensch bewältigt hat, desto stabiler ist seine Persönlichkeit. Schöne und kritische Ereignisse, Sozialkontakte, Arbeitsplatz und Wohnumfeld prägen sein Denken und Fühlen und damit sein Verhalten. Die Persönlichkeit eines Menschen kann ohne seine Biografie nicht vollständig erfasst werden. Vor allem bei der bedürfnisorientierten Pflege braucht es viele biografische Informationen.

Definition
Eine **Biografie** ist die Lebensbeschreibung eines Menschen.

Ältere Menschen haben häufig den Wunsch, eine Bilanz zu ziehen und auf ihr Leben zurückzuschauen. Die von ihnen betrachteten Erlebnisse entsprechen ihrer persönlichen Wahrnehmung und Bewertung. Dieser Blick auf die Lebensgeschichte heißt **innere Biografie.** Als **äußere Biografie** bezeichnet man die objektiven Daten des chronologischen Lebenslaufes (z. B. Geburt, Schulabschluss, Hochzeit, erstes Kind, Rente).

! Wichtig
Die meisten Biografien sind von der Geschichte beeinflusst. Kriege, Wirtschaftskrisen, politische Ereignisse, aber auch technischer und wissenschaftlicher Fortschritt wie Farbfernseher oder Internet beeinflussen das Leben.

Beispiel

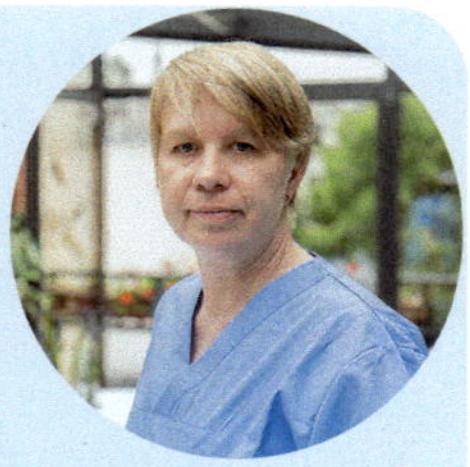

„Im Seniorenstift betreue ich viele hochaltrige Menschen, die um die 90 Jahre alt sind und fast ihr ganzes Leben in Deutschland verbracht haben. Ich frage mich dann: In was für eine Welt wurden sie hineingeboren? Welche wichtigen Ereignisse prägten seine oder ihre Kindheit und Jugend? Welche politischen und sozialen Veränderungen hat er oder sie wohl erlebt?"

Erhebung biografischer Daten

In den meisten Langzeitpflegeeinrichtungen werden strukturierte Instrumente zur Erhebung der Biografie verwendet. Bereits zu Beginn der Pflegesituation füllt eine Pflegefachperson mit der pflegebedürftigen Person und ggf. mit weiteren Zugehörigen einen Fragebogen dazu aus. Diese biografische Anamnese können Pflegefachpersonen über die Zeit mit weiteren Informationen ergänzen, die sie während der Pflege erfahren.

Bei der Aufnahme bzw. in der Anamnese werden viele gesundheitsrelevante Informationen zur Biografie sowie zur aktuellen Lebenssituation und zu aktuellen Vorlieben gesammelt. Darüber hinaus sind folgende Themen für eine biografieorientierte Pflege wichtig:

- Elternhaus/frühe Jugend
- Beruf und Lebensleistung
- Interessen und Vorlieben
- persönliche Normen und Werte
- persönliche Rituale und Gewohnheiten
- soziale Netzwerke und Bedürfnisse
- persönliche bedeutsame Lebensereignisse

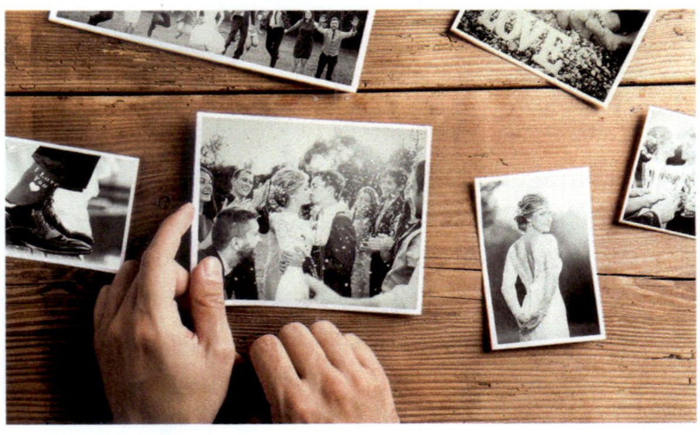

Abb. 1 Fotos dokumentieren wichtige Ereignisse im Leben eines Menschen.

„Sie stand immer wieder auf und holte neue Fotos!“

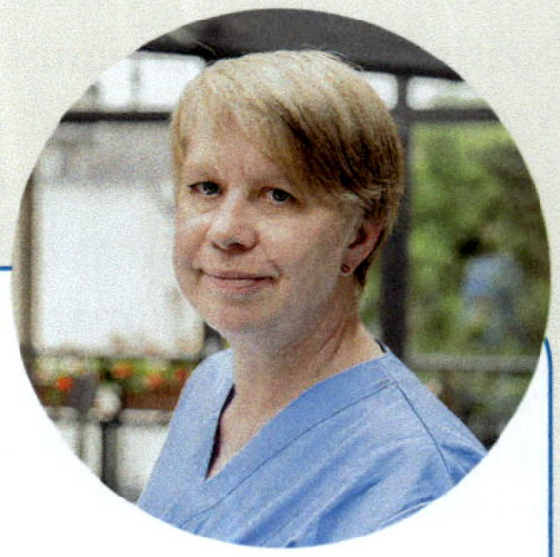

Fallsituation:

Martina hat einen Praxiseinsatz in der ambulanten Pflege. Die Morgentour fährt sie gemeinsam mit ihrer Praxisanleiterin. Die nächste Klientin ist Frau Hagenow. Die Praxisanleiterin erzählt, dass Frau Hagenow schon 94 Jahre alt ist und immer noch in ihrer 4-Zimmer-Altbau-Wohnung im 4. Stock ohne Aufzug lebt. Es gibt zum Heizen nur Kohleöfen. Frau Hagenow hatte im Leben viele Schicksalsschläge zu bewältigen: Ihre Eltern und alle Verwandten starben im Holocaust, ihr Mann starb früh an Krebs, sie musste ihre Zwillinge allein großziehen. Sie war Kinderärztin in einer Klinik und hat immer gearbeitet. Der Pflegedienst stellt die Medikamente, hilft einmal in der Woche beim Baden und holt im Winter die Kohlen aus dem Keller.

So hat sich Martina verhalten:

„Als wir die Wohnung von Frau Hagenow betraten, stellte ich mich sofort kurz vor und war gleich begeistert. Die Wohnung war sehr geschmackvoll eingerichtet, mit vielen schönen Möbeln und Teppichen. An einigen Wänden waren Gemälde, an anderen Fotos in schönen, alten Rahmen. Frau Hagenow begrüßte uns sehr freundlich und bot uns eine Tasse Kaffee an. Ich schaute meine Praxisanleiterin an und sie nickte. Wir setzten uns an den Küchentisch und ich fragte, ob ich eines der Fotos aus dem Flur abnehmen dürfte. Ich bat Frau Hagenow, von den Menschen zu erzählen, die auf dem Foto waren, es schien ein Familienbild zu sein. Frau Hagenow kam gleich ins Erzählen, während meine Praxisanleiterin die Medikamente stellte. Frau Hagenow wirkte trotz aller Schicksalsschläge sehr zufrieden mit ihrem Leben. Zwischendurch stand sie immer wieder auf und holte weitere Fotos. Ich bekam das erste Mal eine Vorstellung davon, was biografisches Arbeiten ist.“

Das war richtig, weil Martina ...

- sich höflich, wie ein Gast, in der Wohnung von Frau Hagenow verhalten hat.
- die Lebenswelt von Frau Hagenow als bedeutsam wahrgenommen hat.
- die Zeit effektiv genutzt und Frau Hagenow situativ zu einem biografischen Gespräch motiviert hat.
- das biografische Gespräch mit einer offenen Frage zu einem Foto begonnen hat.

Impulsfragen:

- Haben Sie bereits biografische Gespräche führen können? Welche Erfahrungen haben Sie dabei gesammelt?
- Welchen Einfluss hat die Lebenswelt von pflegebedürftigen Menschen aus Ihrer Sicht? Gibt es in Ihrer Einrichtung Konzepte, die diese Lebenswelt einbezieht? Wenn ja, welche?

Wichtig

Bei der Pflege von Menschen mit Demenz geht man davon aus, dass insbesondere die Erlebnisse bis zum 25. Lebensjahr bedeutsam sind, um das Erinnern trotz des Gedächtnisverlustes zu aktivieren. Aus diesem Grund ist es bei bereits chronisch verwirrten Menschen wichtig, Zugehörige nach möglichst vielen Informationen zu dieser Lebenszeit zu befragen.

Diversität

Homosexuelle Menschen oder Menschen mit anderen religiösen oder kulturellen Hintergründen, z. B. Menschen mit Migrationshintergrund oder Menschen, die einer religiösen Minderheit angehören, haben möglicherweise andere biografische „Eckpunkte" als diejenigen, die Ihnen vertraut sind.

Biografisches Interview

Pflege- oder Betreuungspersonen können während der Betreuung und Beschäftigung weitere biografische Interviews führen. Hierzu stellt die Pflegeperson offene Fragen oder setzt Gegenstände und Fotos ein. Dabei ist es wichtig, Interesse und Wertschätzung gegenüber der Persönlichkeit zu zeigen, die Erinnerungsarbeit zu unterstützen und das Bedürfnis nach Identität zu befriedigen.

Offene Fragen (▷ S. 340) erleichtern es der pflegebedürftigen Person, über sich und ihr Leben zu sprechen. Dies ist eine mögliche Reihenfolge für aufeinander aufbauende Themen eines biografischen Gesprächs:

1. Fakten zum Lebenslauf der Person und Zeitgeschichte (z. B. Heimatort und -region, Beruf)
2. Persönliche Lebensereignisse (z. B. Familienleben, Schulerfahrungen)
3. Ein spezielles Thema, welches die pflegebedürftige Person aktuell besonders beschäftigt

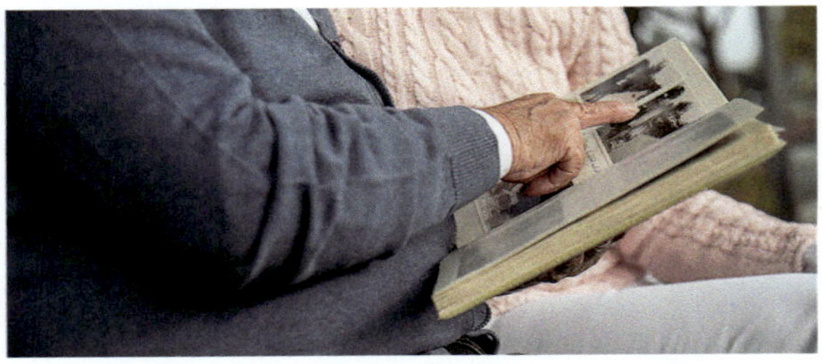

Abb. 1 Ein biografisches Gespräch kann mit einem Fotoalbum unterstützt werden.

Einbindung biografischer Elemente in die Pflege

Neben der bewussten Biografiearbeit als Teil von Beschäftigungsangeboten binden Pflegende biografische Elemente regelmäßig in die Pflege ein, um die Erinnerungsarbeit zu unterstützen.

Vorschläge für die Einbindung biografischer Elemente im Pflegealltag:

- Bei der Raumgestaltung in Pflegeeinrichtungen bekommen die Bewohnerinnen und Bewohner Platz für eigene Möbel, Fotos, Fotoalben sowie weitere Erinnerungsstücke.
- Pflegende in der ambulanten Pflege erkennen die Bedeutung des selbst gestalteten Wohnumfelds für die Menschen als wesentlichen Teil der Lebenswelt.
- Erinnerungsstücke dienen als Gesprächsöffner in alltäglichen Pflegesituationen, z. B. „Das ist aber ein schönes Foto, möchten Sie mir erzählen, wann das war und wer darauf zu sehen ist?"
- Das Speisenangebot richtet sich – wo möglich – nach persönlichen Vorlieben und Abneigungen.
- Beschäftigungsangebote orientieren sich an früheren Hobbys, häufigen Tätigkeiten in Beruf oder Haushalt.
- Pflegende beobachten sensibel, ob Gerüche, Geräusche oder Geschmacksrichtungen eine biografische Bedeutung haben könnten.
- Pflegende respektieren die Rolle von Angehörigen bzw. Verwandten in der Pflegebeziehung, sowohl im Fall von positiven wie von negativen Beziehungen.

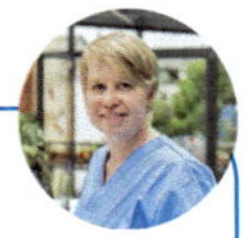

Video-Tipp von Martina

„Ich empfehle das Video *Lebensweltbezogen Pflegen*, in dem auch biografieorientiertes Arbeiten thematisiert wird."

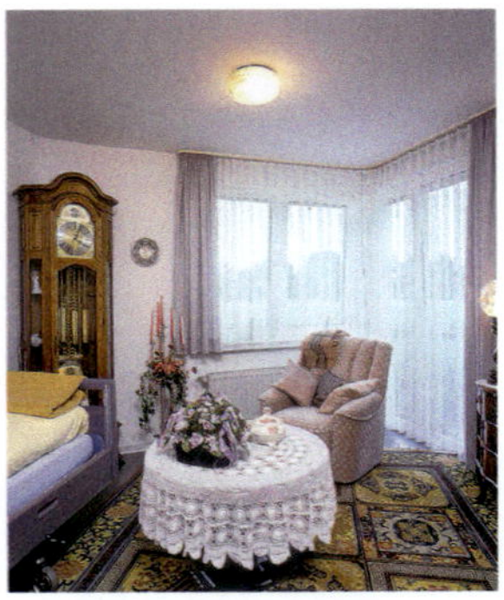

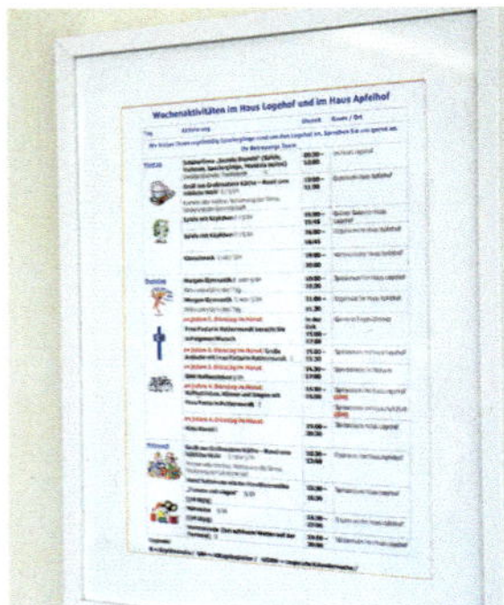

Abb. 2 Zimmer mit eigenen Möbeln

Abb. 3 Wochenplan mit verschiedenen Beschäftigungsangeboten

Zeit zum Reflektieren ...

Schätzen Sie Ihre Kompetenzen ein: Wo fühlen Sie sich sicher? Wo möchten Sie noch mal nachlesen oder etwas vertiefen? Setzen Sie Ihre ganz persönlichen Häkchen für Ihre Lernerfolge.

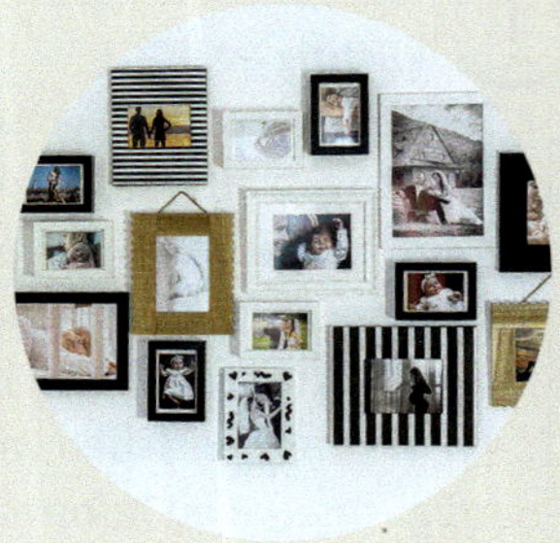

Ich ...

- ☐ erkläre das Recht auf Selbstbestimmung vor dem Hintergrund meiner pflegerischen Arbeit.
- ☐ beschreibe unterschiedliche Wohnformen in der Langzeitpflege und ihre Auswirkungen auf Pflegebedürftigkeit.
- ☐ erkläre die Struktur und Bedeutung familiärer Systeme.
- ☐ erkläre die Entstehung einer Biografie sowie die pflegerische Bedeutung der Biografiearbeit.
- ☐ benenne Lebensabschnitte und Entwicklungsaufgaben über die Lebensspanne.

Ich ...

- ☐ reflektiere die Wohnsituation des zu pflegenden Menschen und erkenne deren Einfluss auf die Lebensqualität, das Wohlbefinden und das Sicherheitsgefühl.
- ☐ wahre das Recht auf Selbstbestimmung des zu pflegenden Menschen bei der Durchführung von Pflegemaßnahmen.
- ☐ reflektiere die Bedeutung des jeweiligen familiären Netzwerks der pflegebedürftigen Person.

Ich ...

- ☐ führe verschiedene Formen der Biografiearbeit durch.
- ☐ beziehe biografische Elemente in meine pflegerische Tätigkeit ein.

Ich ...

- ☐ reflektiere regelmäßig mein Handeln im Spannungsfeld zwischen Fürsorge und Selbstbestimmung und vermeide eine paternalistische Haltung.
- ☐ achte das Recht auf Selbstbestimmung von pflegebedürftigen Personen in ihrem Wohnumfeld und beziehe dies in Entscheidungsprozesse ein.

7.3 Bei der Tagesgestaltung und bei selbst organisierten Aktivitäten unterstützen

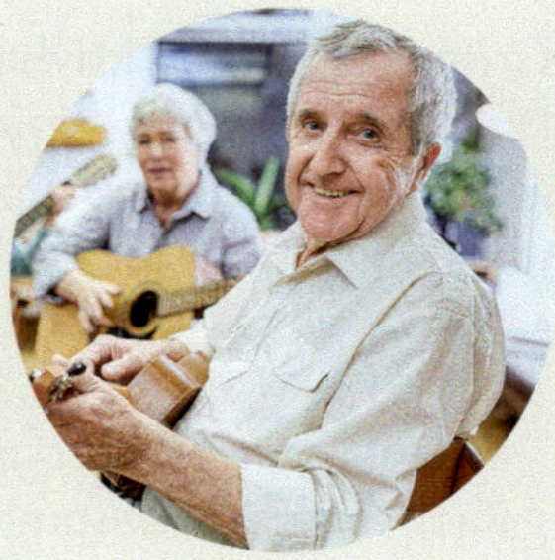

7.3.1 Normalisierungsprinzip und Grundsätze der Aktivierung

Normalisierungsprinzip

Das Normalisierungsprinzip stammt ursprünglich aus der Arbeit mit Menschen mit Behinderung. Sie waren, wie Menschen mit psychischen Erkrankungen, bis in die 1980er-Jahre in Einrichtungen verwahrt und hatten oft kaum Kontakt zur „Normalbevölkerung". Die Einrichtungen befanden sich häufig außerhalb des normalen Siedlungsraums.

Die Grundidee des Normalisierungsprinzips ist, Menschen in den folgenden acht Bereichen Normalität zu ermöglichen. Normalität meint dabei, die gleichen Möglichkeiten zu erfahren wie Menschen, die keine Behinderung haben.

1. **Trennung von Arbeit-Freizeit-Wohnen:** Individuelle Rückzugsräume mit „Hausrecht"
2. **Tagesrhythmus:** Möglichkeiten zur individuellen Gestaltung des Tagesrhythmus, z. B. bei Essens- und Schlafenszeiten
3. **Jahresrhythmus:** Teilhabe an Anlässen im Jahreskreis
4. **Ablauf des Lebenszyklus:** Ausleben der Entwicklungsaufgaben innerhalb der Lebensphasen (▷ Kap. 7.2)
5. **Respekt vor dem Individuum und dessen Recht auf Selbstbestimmung**
6. **Ausleben der Sexualiät:** Ermöglichen von Rückzugsräumen und ggf. Unterstützung beim Ausleben der eigenen Sexualität
7. **Recht auf wirtschaftliche Teilhabe:** Verfügung über eigenes Geld
8. **Lebensstandards innerhalb der Gemeinschaft:** transparente Rechte und Pflichten

Das Leben in Einrichtungen birgt immer die Gefahr, dass die Teilhabe der dort lebenden Menschen eingeschränkt ist. Die Einrichtung ist jedoch das Zuhause der Bewohnerinnen und Bewohner. Das darf man nie vergessen. Sie haben das Recht zur Teilhabe am Leben wie jede andere Person in einer Mietwohnung auch.

Inzwischen verfügen die meisten Bundesländer im Rahmen des Heimrechts über Verordnungen zur Teilhabe und Mitbestimmung.

> **! Wichtig**
> Alle Aktivitäten in der Einrichtung orientieren sich an der Lebenswelt und Biografie der Bewohnerinnen und Bewohner.

Kompetenzmodell

Das Kompetenzmodell geht davon aus, dass Menschen ihr Leben lang Kompetenzen erwerben. Auch im Alter lernen Menschen dazu. Die Aktivierung von Menschen in Pflegeeinrichtungen hat das Ziel,

- die vorhandenen Kompetenzen zu erhalten,
- den Erwerb neuer Kompetenzen zu fördern und
- die Menschen dabei zu begleiten, ihren Alltag entsprechend ihren Kompetenzen leben zu können.

Das gelingt am besten, wenn stärker auf die vorhandenen Kompetenzen fokussiert wird (Kompetenzorientierung) als auf die nicht mehr vorhandenen (Defizitorientierung).

Grundsätze der Aktivierung

Die Aktivierung der Bewohnerinnen und Bewohnern gehört heute zu den Hauptaufgaben von Pflegeeinrichtungen. Das sind die Grundsätze:

- Aktivierung ist eine Haltung in der Arbeit mit pflegebedürftigen Menschen. Sie spiegelt sich in allen Tätigkeiten wider und ist nicht auf einen bestimmten Raum oder eine bestimmte Zeit beschränkt.
- An der Aktivierung der Bewohnerinnen und Bewohner sind alle Berufsgruppen beteiligt.
- Aktivierung entsteht in der Kommunikation, in der Beziehungsgestaltung, in der Umsetzung pflegerischer Maßnahmen und bei konkreten Beschäftigungsangeboten.
- Aktivierung bedeutet, kreative Angebote zu schaffen, die zu der persönlichen Lebenswelt und der Biografie der Bewohnerinnen und Bewohner passen.
- Aktivierungsangebote strukturieren mit festen Terminen den Tag und die Woche und schaffen damit zeitliche Orientierung.

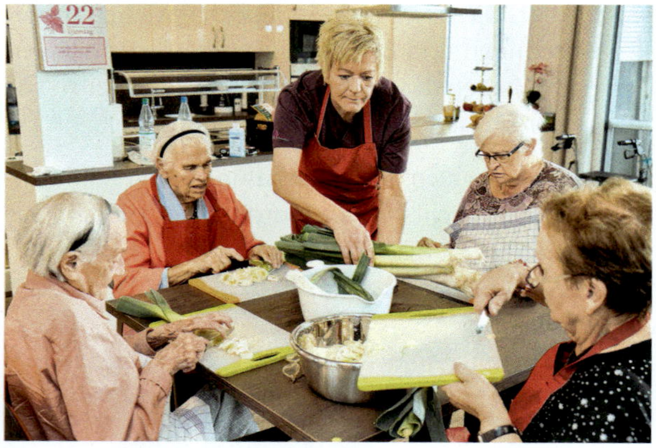

Abb. 1 gemeinsames Kochen als Aktivierungsangebot in Pflegeeinrichtungen

7.3.2 Rituale und Bräuche im Jahreskreis

Definition

Der **Jahreskreis** ist die Aufeinanderfolge von religiösen Bräuchen und Festen innerhalb eines (Kirchen-)Jahres. Die Jahreskreise unterscheiden sich je nach Religion, Religionsgemeinschaft oder Weltanschauung.

Religiöse Feste und Bräuche

Zu religiösen Festtagen gehören häufig Gottesdienste, aber auch bestimmte Gebräuche, z. B. besondere Speisen, Zusammenkünfte, Dekorationen. Auch viele nichtgläubige Menschen orientieren sich an diesen Festtagen, da sie teilweise gesetzliche Feiertage sind oder sie die Traditionen schätzen.

Zentrale christliche Feste und Bräuche

- **Adventszeit:** Anlass ist die Vorfreude auf die Ankunft des Gottessohns Jesus (Advent = Ankunft). Es ist eine Art „Countdown bis Weihnachten“, der durch zahlreiche Rituale und Dekorationen begleitet ist. Dazu gehören Adventskalender für 24 Tage mit täglicher kleiner Überraschung (z. B. Schokolade), Adventskranz mit vier Kerzen für die vier Adventssonntage die nach und nach sonntags angezündet werden oder der Besuch von Weihnachtsmärkten.

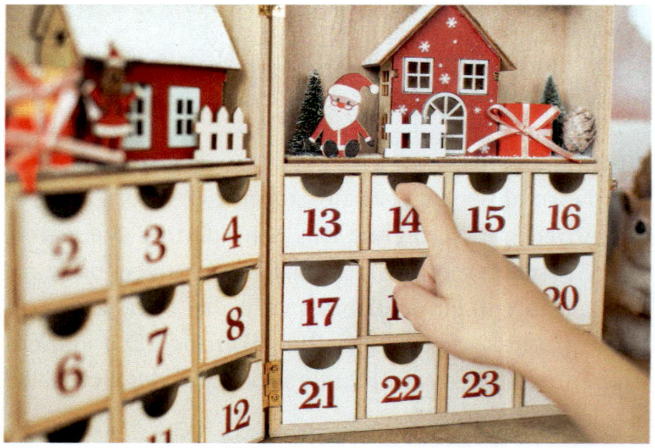

Abb. 2 Adventskalender, ob gekauft oder selbst gebastelt, bieten tägliche Überraschungen und verkürzen die Wartezeit bis Weihnachten.

- **Weihnachten:** Anlass ist die Geburt von Jesus Christus. Kinder, aber auch Erwachsene erhalten Geschenke. Es gibt zahlreiche Bräuche, symbolische Figuren oder Dekorationen sowie traditionelle Speisen, die sich teilweise regional unterscheiden, z. B. Christkind, Weihnachtsmann, Weihnachtsbaum mit Kugeln und Lichtern, Weihnachtskrippe, Weihnachtsgans, Weihnachtsgebäck.
- **Ostern:** Religiöser Anlass ist die Leidenszeit von Jesus bis zu seiner Kreuzigung und Auferstehung. Es ist das Ende der christlichen Fastenzeit. Teilweise gibt es frühlingshafte symbolische Figuren. Zum Brauchtum gehören Ostereiersuchen, Osterfeuer und Osterlamm. Zur Dekoration gehören Osterhasen, Blumen, Bienen und Schmetterlinge.

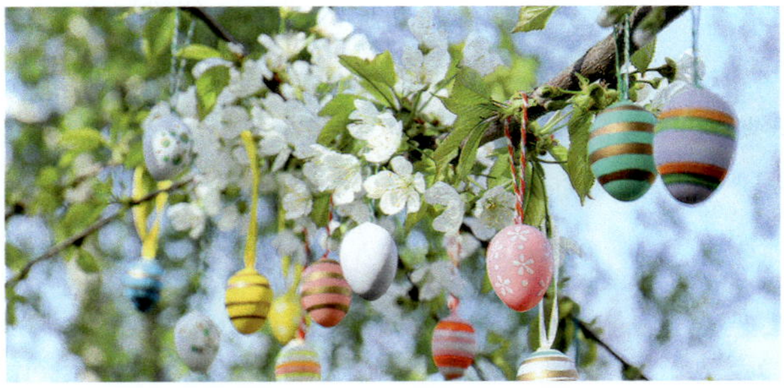

Abb. 3 Zu Ostern werden Eier gefärbt, bemalt und an Frühlingszweige draußen und drinnen gehängt.

- **Christi Himmelfahrt und Pfingsten:** Religiöse Anlässe sind die Fahrt des auferstandenen Jesus in den Himmel sowie die Aussendung des Heiligen Geistes (hohe kirchliche und gesetzliche Feiertage). Außerhalb von christlichen Gemeinden ist das Brauchtum verloren gegangen. Für viele Familien gehören Ausflüge und Kurzurlaube an diesen Tagen zum festen Jahresprogramm.

Zentrale jüdische Feste und Bräuche

- **Chanukka** – Lichterfest: Anlass ist die Wiedereinweihung des zweiten Tempels in Jerusalem; das Fest dauert acht Tage, hierfür steht der achtarmige Kerzenleuchter mit einem neunten Dienerlicht (Schamasch) in der Mitte; traditionell versammeln sich Familien und Freunde zu großen Festen, mit Gesang, Gebeten und Münzgeschenken für Kinder sowie einem Gänsebraten.

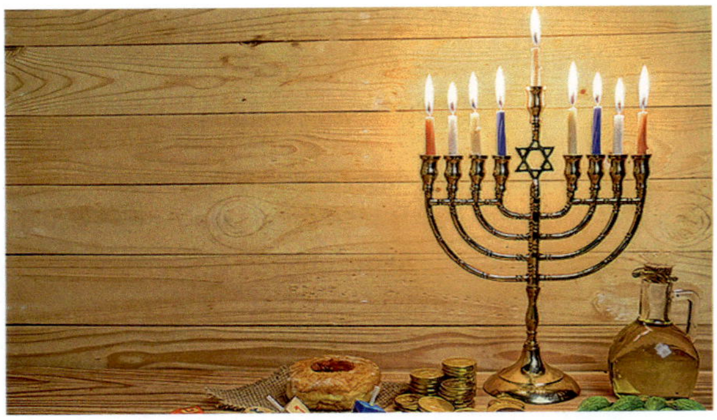

Abb. 4 Chanukkaleuchter: Nach den Segnungen werden mit dem Licht in der Mitte die anderen acht Kerzen angezündet.

- **Passah:** Anlass ist der Auszug der Juden aus Ägypten und damit der Befreiung aus der Sklaverei. Während des siebentägigen Festes wird Matzen, ein ungesäuertes Brot, gegessen und sich gemeinsam in den Familien an den Anlass erinnert. Am siebten Tag denken die Familien an die Verstorbenen.
- **Rosch ha-Schana** – Neujahrsfest: jüdischer Neujahrstag und Beginn der zehn Tage der Umkehr. In vielen Familien gibt es Honigkuchen, Zwetschgenkuchen, Weintrauben, süßen Wein und andere süßen Speisen. Sie werden gemeinsam in der Familie verspeist und mit Neujahrswünschen verbunden.
- **Jom Kippur** – Versöhnungstag: Ende der zehn Tage der Umkehr, an dem die Gläubigen streng fasten und über ihre Beziehung zu Gott und die Mitmenschen nachdenken. Es ist der höchste jüdische Feiertag. Vor Beginn werden traditionell gefüllte Teigtaschen gegessen. Am Ende des Tages kommen die Familien zusammen und brechen das Fasten.

Zentrale islamische Feste und Bräuche

- **Eid al-Fitr** – Zuckerfest: Es beendet den Fastenmonat Ramadan (Fastenbrechen) und wird traditionell in der Heimatfamilie gefeiert. Es beginnt mit Gebet und Besuch des Friedhofs. Kinder und Arme erhalten Geschenke, oft in Form von Süßigkeiten oder süßen Speisen.
- **Eid ul-Adha** – Opferfest: Anlass ist die Bereitschaft des Propheten Ibrahim, Gott seinen Sohn zu opfern. Aus Dankbarkeit, dass Gott ihm den Sohn ließ, opferten sie im Kreis von Freunden und Armen einen Widder. Es ist der höchste muslimische Feiertag. Traditionell schlachten die Familien ein Tier, oft ein Schaf, welches sie zusammen essen oder Freunden und armen Menschen schenken. Kinder erhalten Geschenke und die Menschen tragen ihre beste Kleidung.

Persönliche Feste und Bräuche

In vielen Familien spielen Geburtstage, Jubiläen, Hochzeits- und Todestage eine große Rolle. Vor allem der Geburtstag wird im deutschen Kulturkreis in der Familie, oft auch mit Freunden gefeiert. Wenn Kinder Geburtstag haben, gibt es häufig eine eigene Feier mit den Freundinnen und Freunden des Kindes. Viele Familien feiern „runde" Geburtstage (Ende eines Jahrzehnts) und Jubiläen wie die Goldene Hochzeit (50. Hochzeitstag) besonders ausgiebig.

> **! Wichtig**
> Viele ältere Menschen legen großen Wert darauf, an persönliche Feiertage zu denken. Oft führen sie einen Geburtstagskalender, um pünktlich zu gratulieren und Karten oder (Geld-)Geschenke zu versenden.

Gedenktage

Einige staatliche Feiertage gedenken an besondere Ereignisse, z. B. erinnert

- der **Tag der Deutschen Einheit** am 3. Oktober an die Wiedervereinigung von Ost- und Westdeutschland,
- der **Tag des Gedenkens am 27. Januar** an die Opfer des Nationalsozialismus („Holocaustgedenktag"),
- der **Volkstrauertag** zwei Sonntage vor dem ersten Advent an die Opfer von Gewalt und Krieg.

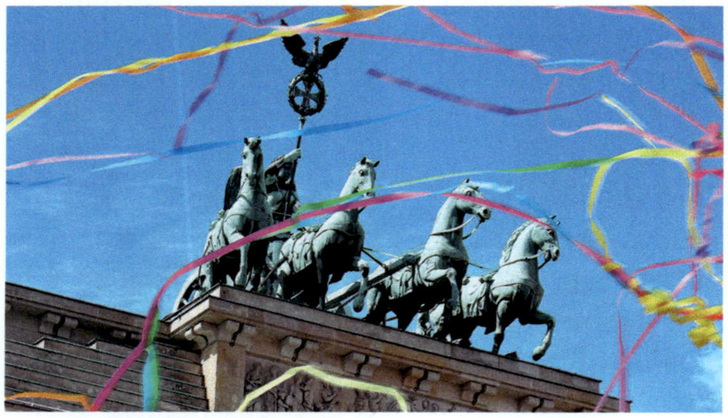

Abb. 1 Die offiziellen Feierlichkeiten am Tag der Deutschen Einheit finden jedes Jahr in dem Bundesland statt, das gerade den Vorsitz im Bundesrat hat. Es gibt u. a. Volksfeste, die auch als Ausflugsziele beliebt sind, Konzerte und Feuerwerk.

Für Menschen, die sich gesellschaftlich engagieren oder die zu einer der betroffenen Gruppen gehören, spielen diese Gedenktage eine besondere Rolle.

Beispiel

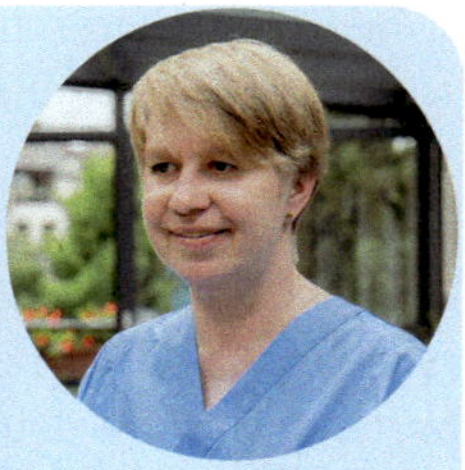

„Rund um alle staatlichen Gedenktage gibt es besonders viele Beiträge in den Medien mit geschichtlichen Bezügen. Diese Zeitungsartikel oder TV- und Radiosendungen können sehr gut im Rahmen der Erinnerungspflege eingesetzt werden."

Jahreszeitliche Feste und Bräuche

Viele jahreszeitliche Feste und Bräuche haben ihren Ursprung in der Religion, inzwischen stehen sie meist für sich. Andere Feste orientieren sich nur an der Jahreszeit oder dem Kalender. Hierzu gehören z. B.

- Fasching/Karneval/Fastnacht,
- Frühlingsfest, Mittsommernacht,
- Muttertag, Tanz in den Mai,
- Erntedankfest, Halloween,
- Silvester (Neujahr).

Diese Feste können je nach Alter und Vorlieben der pflegebedürftigen Menschen und der Region in jedem Jahr in die Beschäftigungsplanung mit aufgenommen werden.

7.3.3 Feste, Feiern und Ausflüge organisieren

Organisation von Festen und Feiern

Der Jahreskreis bietet eine breite Auswahl an Anlässen, zu denen die Bewohnerinnen und Bewohner, deren Zugehörige, das Personal sowie die Nachbarschaft gemeinsam Feste feiern können. Häufig übernimmt der Beschäftigungsbereich die Organisation. Manche kleineren Feste (wie z. B. ein Geburtstag) kann das Pflegepersonal auch im Wohnbereich oder in der Tagespflege mitorganisieren. Typische Feste in Einrichtungen sind

- Fasching/Karneval/Fastnacht,
- Frühlings- und Sommerfest,
- Weihnachtsfeier.

Planung von Gästeliste und Zeitpunkt

Die Veranstalter planen frühzeitig, wer an dem Fest teilnehmen soll. Davon abhängig ist, an welchem Wochentag und zu welcher Uhrzeit das Fest beginnt. Sollen Zugehörige dabei sein, empfiehlt sich ein Tag am Wochenende oder ein Spätnachmittag, damit auch Berufstätige teilnehmen können.

Planung des Ortes

Je nach der Jahreszeit und der baulichen Gegebenheit der Einrichtung können Feste im Innenraum (meist im Speisesaal) oder im Garten stattfinden.

! Wichtig

Es ist sicherzustellen, dass für alle Gäste ausreichende Sitzplätze vorhanden sind und die klimatischen Bedingungen einen längeren Aufenthalt zulassen (Lüftungsmöglichkeiten in Innenräumen, Wetterschutz im Garten).

Ankündigung

Vorfreude ist die schönste Freude! Sobald Termin, Gästeauswahl und Ort feststehen, wird die Veranstaltung im Eingangsbereich sowie an anderen Aushängen veröffentlicht. Tipp: Eine persönliche Einladung mit Teilnahmebestätigung versenden, wenn bestimmte Personen unbedingt anwesend sein sollen, z. B. Pfarrerin, Mitglieder der Gemeinde.

Planung des kulturellen Rahmenprogramms

Feste sind dann unvergesslich und abwechslungsreich, wenn Musik- oder Kleinkunstbeiträge eingeplant sind. Ob professionelle Beiträge oder eine Aufführung der Musikschule oder des Kindergartens um die Ecke – die Künstlerinnen und Künstler müssen rechtzeitig eingeladen und das Programm abgesprochen werden.

Kulinarisches Angebot

Die Küche der Einrichtung kann themengerechte Speisen- und Getränkeangebote für den Anlass vorbereiten. Dafür ist es nötig, frühzeitig über die geschätzte Zahl der Teilnehmenden sowie notwendiges Geschirr zu informieren.

Dekoration

Meistens ist der Beschäftigungsbereich zuständig für die Dekoration. Beim Basteln von Tisch- und Wandschmuck können Bewohnerinnen und Bewohner unterstützen. Am Tag selbst müssen ausreichend Personen vorhanden sein, um die Dekoration aufzustellen und nach der Veranstaltung wieder wegzuräumen.

Begleitung und Betreuung beim Fest

Im Dienstplan sollte ausreichend Personal eingeteilt sein, um alle Bewohnerinnen und Bewohner während des Fests zu begleiten. Vor allem solche, die einen größeren Unterstützungsbedarf haben.

Organisation von Ausflügen

Ausflüge ermöglichen neue Eindrücke und können Erinnerungen auffrischen. Ausflüge können regelmäßig angeboten werden, z. B. zum Wochenmarkt, zum Sonntagsgottesdienst oder zu besonderen Gelegenheiten, wie u. a.

- Konzerte, Theateraufführungen,
- regionale Feste (Weinfeste, Stadtfeste),
- Restaurantbesuche,
- Zoobesuche, Schloss- oder Parkbesuche,
- Sportveranstaltungen.

> **! Wichtig**
> Regelmäßige Angebote müssen verlässlich sein, z. B. mittwochs Besuch des Wochenmarkts. Häufig freuen sich die Bewohnerinnen und Bewohner auf diesen Tag und sind dann sehr enttäuscht, wenn der Termin ausfällt.

Vorbereitung

Mit den Wohnbereichen sollten die Routinetätigkeiten möglichst frühzeitig so abgestimmt sein, dass alle, die an dem Angebot teilnehmen möchten, dann auch bereits fertig angezogen sind und ihre Mahlzeiten eingenommen haben. Gegebenenfalls muss die Leitung den Dienstplan zu solchen Anlässen anpassen.

Die Transportmittel und der Weg zum Ziel sollten möglichst barrierefrei sein. Außerdem sollte ausreichend Platz für Mobilitätshilfen eingeplant werden. Möglicherweise können die Organisatoren über Barrierefreiheit vor Ort informieren oder Zugänge freiräumen. So sind auch Personen im Rollstuhl oder mit Rollatoren mobil.

Durchführung

Am Tag des Ausflugs wird sichergestellt, dass

- alle notwendigen Hilfsmittel funktionstüchtig und zur Hand sind,
- notwendige Regelmedikamente sowie ggf. Notfallmedikamente eingepackt sind (ggf. auf Kühlung achten),
- notwendige Inkontinenzmaterialien und ggf. Kleidung zum Wechseln vorhanden ist,
- bei Personen mit Sauerstoffbedarf die Sauerstoffflasche ausreichend gefüllt ist,
- bei Personen mit Akku-betriebenen Hilfsgeräten der Akku geladen ist,
- ausreichend Wasser zum Trinken und entsprechende Trinkgefäße vorhanden sind, vor allem bei Hitze,
- eine Person Erinnerungsfotos aufnimmt,
- ein Sammeltreffpunkt mit Uhrzeit abgestimmt wird, falls jemand „verloren“ geht.

Nachbereitung

Der Beschäftigungsbereich, aber auch die Pflegepersonen vor Ort können in den Folgetagen die Teilnehmenden über das Erlebte berichten lassen. Das ist ein wichtiger Bestandteil der Nachbereitung. Zusätzlich können Fotos gemeinsam betrachtet und zu Plakaten zusammengestellt werden. In manchen Einrichtungen gibt es interne Zeitungen, für die einzelne Teilnehmende einen Beitrag schreiben können. Die meisten Einrichtungen haben einen Internetauftritt, digitale Willkommensmonitore oder digitale Fotorahmen in den Wohnbereichen. Das Einspielen von Fotos und Texten zu einem Fest oder einem Ausflug erfreut Bewohnerinnen und Bewohner sowie Zugehörige.

Digitale Aufbereitung von Festen oder Ausflügen und Bildrechte

Ob analog auf einem Plakat, in einem Bilderrahmen oder digital, es ist wichtig, dass die auf den Fotos abgebildeten Personen ihre Einwilligung zu der Veröffentlichung der Bilder passend zum jeweiligen Medium gegeben haben. Hat eine Person eingewilligt, dass Fotos von ihr innerhalb der Einrichtung aushängen dürfen, heißt das nicht, dass das Foto auch auf der Internetseite veröffentlicht werden darf. Dafür braucht es eine gesonderte Einwilligung.

7.3.4 Tages- und wochenstrukturierende Angebote organisieren

Angebote für Geist und Seele

Am Ende des Lebens werden Glauben und Religion für viele Menschen (wieder) wichtig. Andere waren immer schon gläubig und in eine Gemeinde eingebunden. Der Gedanke an die eigene Endlichkeit, den Tod, löst in vielen Menschen das Bedürfnis aus, sich stärker mit Spiritualität auseinanderzusetzen.

Zu den großen Weltreligionen gehören aufgrund ihrer weiten Verbreitung: das Christentum, der Islam, der Hinduismus, der Buddhismus, das Judentum. Innerhalb der großen Religionen gibt es noch Glaubensrichtungen, Konfessionen genannt, die sich durch Auslegung der religiösen Schriften und Bräuche unterscheiden. Zentrale Elemente der Religionsausrichtung sind der Gottesdienst, das Gebet sowie die Beschäftigung mit den traditionellen Texten, z. B. Bibel, Thora oder Koran.

So können Pflegende Bewohnerinnen und Bewohner unterstützen:

- **Gottesdienst und Andacht:** In manchen Einrichtungen werden vor allem christliche Gottesdienste und Andachten angeboten. Mobile Pflegebedürftige sollten an Gottesdiensten und Andachten teilnehmen können. Für immobile Pflegebedürftige besteht die Möglichkeit, per Video oder Radio teilzuhaben. Die Teilhabe an Gottesdiensten ist für viele Gläubige vor allem an hohen Feiertagen wichtig.
- **Vorlesen** aus den Schriften des Glaubens: Ob Heilige Schrift, Koran oder Talmud, es gibt viele Texte, die sich zum Vorlesen und Besprechen eignen, z. B. in Form eines Bibelkreises.
- **Gebete sprechen:** Gebete sind Fürbitten an Gott. Wünschen Pflegebedürftige, ein Gebet zu sprechen, können Gebetbücher, Losungsbücher oder -kalender helfen, wenn man selbst kein Gebet kennt. Die Gebetpraktiken (z. B. mit gefalteten Händen oder den Körper nach Mekka ausgerichtet) können vorher erfragt werden. Auch das Sprechen eines Tischgebets vor einer gemeinsamen Mahlzeit kann ein willkommenes Ritual sein – auch für Menschen, die nicht gläubig sind.

Kulturelle Angebote

Musik spendet vielen Menschen Trost, Lebensfreude und Energie. Die meisten Menschen haben Vorlieben für bestimmte Musikrichtungen. Auch wenn das Hören von Musik über Radio, Internet oder Schallplatten und CDs bereits ein Genuss sein kann, sind Konzerte mit Live-Musik für die meisten Menschen ein besonderes Erlebnis. Das gilt auch für das gemeinsame Musizieren. Spielt eine Person Klavier oder Gitarre, können andere dazu singen. Auch das Singen im Chor ist eine Beschäftigung, die erfreut. Können Menschen aufgrund von Immobilität nicht mehr an musikalischen Veranstaltungen teilnehmen, bereitet auch das gemeinsame Singen von Volksliedern oder Kinderliedern Freude und unterstützt die Erinnerungsarbeit.

Auch **Theater und Kino** sind beliebte kulturelle Angebote. Ein Kinoabend kann mithilfe einer Leinwand und eines Beamers auch in der Einrichtung simuliert werden. Viele alte Filme stehen kostenfrei in den Mediatheken zur Verfügung. Es gibt Schauspielerinnen und Schauspieler, die Ein- oder Zweipersonenstücke auch in Pflegeeinrichtungen aufführen. Das Vortragen von Gedichten oder eine Buchlesung erfreut besonders Menschen, die nicht mehr gut lesen können.

Handarbeit und Handwerk

Viele Menschen haben Hobbys im Bereich Handarbeit und Handwerk. Im Alter können die Beschäftigungsangebote daran anknüpfen. Nähen, Stricken und Häkeln, Kochen und Backen oder Tischlern, Malern, Rasen mähen – das sind für viele Bewohnerinnen und Bewohner sinnstiftende Beschäftigungen. Viele können ihre Kompetenzen in diesem Bereich auch weitergeben, z. B. an Kinder aus dem benachbarten Kindergarten oder andere Interessierte. Oft entstehen schöne, kunsthandwerkliche Produkte, die z. B. auf einem Basar im Rahmen eines Festes verkauft werden können.

Spielerische Angebote

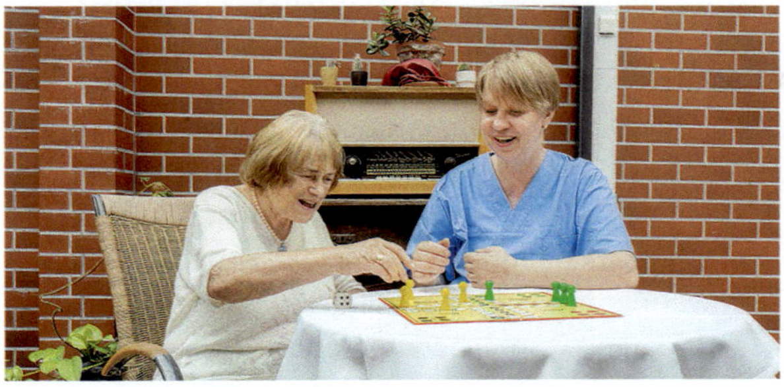

Abb. 1 Martina spielt Mensch ärgere Dich nicht mit einer Bewohnerin. Spielbrett, Spielfiguren und Würfel sind extra groß und dadurch gut erkennbar und greifbar.

Viele Erwachsene mögen Gesellschaftsspiele, z. B. Brett-, Karten- oder Würfelspiele. Auch Gedächtnisspiele wie Memory, Puzzle oder Rätsel (Kreuzworträtsel, Sudoku) vertreiben die Zeit und stärken die Gedächtnisleistung. Da viele ältere Menschen eine eingeschränkte Finger- und Greiffunktion haben, bietet es sich an, Spielfassungen mit extra großen Steinen, Karten oder Würfeln einzusetzen. Auch Spielkartenständer können bei einem Skatabend hilfreich sein.

Geplante Spieleabende oder Spielenachmittage sind idealerweise in den Wochenplan integriert, einfache Spiele können spontan zum Einsatz kommen.

Naturnahe Angebote und Einbezug von Haustieren

Einige Einrichtungen haben einen Garten. Hier können Bewohnerinnen und Bewohner selbst gärtnern oder auf Barfußpfaden oder in Geruchsgärten sinnliche Erfahrungen sammeln. Tiere können das Wohlbefinden der Bewohnerinnen und Bewohner steigern. In manchen Einrichtungen gehören Haustiere zum Alltag. Es gibt auch speziell ausgebildete Therapiehunde.

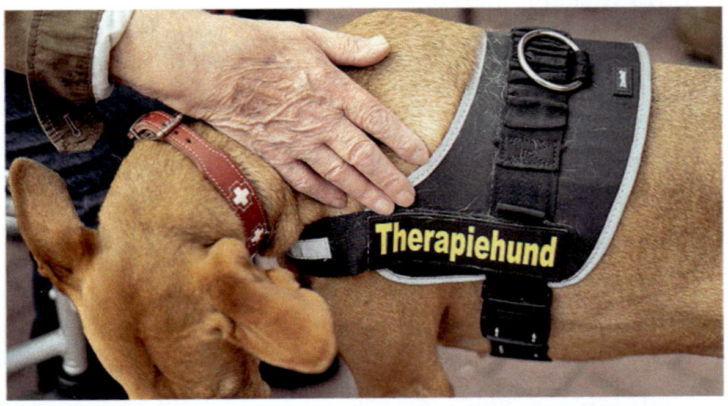

Abb. 2 Therapiehunde schaffen emotionale Nähe und Freude im Alltag.

Bewegungsangebote

Bewegungsangebote erhöhen Mobilität und Lebensqualität. Meistens finden sie als Wochenplanangebot in Gruppen statt. Ob Gymnastik, Tanzangebote von Gesellschaftstanz bis Sitztanz oder gemeinsame Spaziergänge – sie fördern nicht nur die Beweglichkeit, sondern sind in der Gruppe auch ein Anlass für Kommunikation.

10-Minuten-Aktivierung

Die 10-Minuten-Aktivierung ist eine besondere Form der Erinnerungsarbeit. Sie unterstützt den Erhalt der Gedächtnisfunktion im Bereich des Langzeitgedächtnisses und ist daher besonders gut für Menschen mit Demenz im frühen Stadium geeignet. Im Idealfall findet sie jeden Tag zur selben Zeit statt.

Ein Beutel oder eine Kiste, gefüllt mit täglich wechselnden Gegenständen, dient als Gedächtnisimpuls. Die teilnehmenden Personen können die Gegenstände in die Hand nehmen und erfühlen. Die Pflegeperson motiviert sie dazu, den Gegenstand zu benennen, ihn zu beschreiben und ggf. Assoziationen zum Gegenstand zu formulieren.

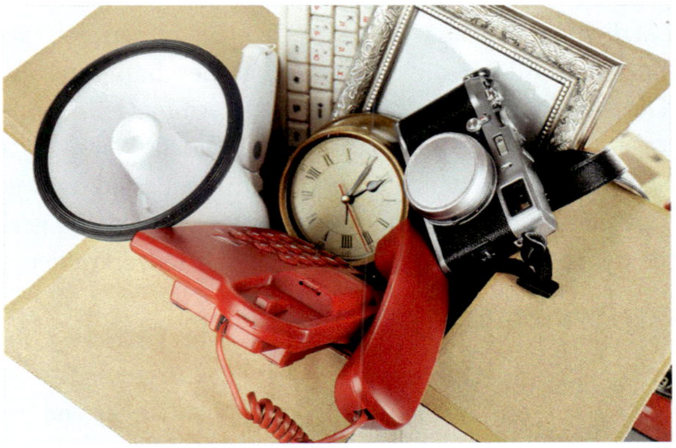

Abb. 3 Eine Kiste mit verschiedenen Gegenständen gibt Gedächtnis- und Gesprächsimpulse.

Beschäftigung digital

Viele Beschäftigungsangebote gibt es auch digital: Ob klassische Computerspiele, Konsolenspiele (auch im Multiplayer-Modus), nachgestellte Quizsendungen (z. B. Wer wird Millionär?) oder Bewegungsspiele – mit einer Spielekonsole lassen sie sich gut in den Alltag eines Wohnbereichs einbringen. Sie werden bei älteren Menschen immer beliebter.

7.3.5 Informationsmedien einbinden

Tageszeitung

Für viele Menschen der älteren Generationen gehört das Lesen der Tageszeitung zum Alltag. In der Tageszeitung stehen die wichtigsten Nachrichten über die Welt und was in der Region so passiert. Die Tageszeitung ist meistens auch Amtsblatt, sodass vor allem am Wochenende zu lesen ist, wer heiratet, wer geboren und wer gestorben ist.

In großen Städten mit mehreren Tageszeitungen ist die Wahl der Tageszeitung auch ein politisches Statement. Ob jemand politisch liberal, sozialdemokratisch oder konservativ ist, kann man an der gewählten Tageszeitung erkennen. Können Menschen nicht selbstständig lesen, eignen sich die meist kurzen Artikel der Tageszeitungen gut zum Vorlesen. Über ein biografisches Gespräch können Pflegende herausfinden, ob die Person früher den Politikteil, das Feuilleton (den Kulturteil) oder den Sportteil am liebsten gelesen hat.

Wochenzeitungen, Zeitschriften und Magazine

In Wochenzeitungen stehen häufig längere Hintergrundartikel. Zeitschriften und Magazine erscheinen meist wöchentlich oder monatlich und erfreuen zusätzlich mit schönen Bilderstrecken. Sie bieten sich daher auch gut für die selbstständige Beschäftigung an. Der regelmäßige Veröffentlichungstermin (z. B. montags, donnerstags) strukturiert die Woche. Alte Zeitschriften und Magazine können in der Beschäftigung für Menschen mit Demenz eingesetzt werden, die gerne mit ihren Händen Dinge zerreißen oder zerknüllen.

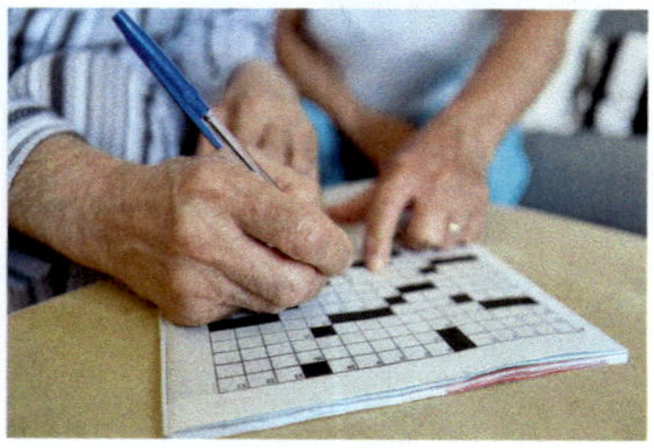

Abb. 1 Rätsel in Zeitungen und Zeitschriften sind eine beliebte Beschäftigung, ob allein oder gemeinsam mit anderen.

Radio

Für die Menschen, die heute hochaltrig sind, war das Radio das erste Massenmedium. Über das Radio wurden gute und schlechte Nachrichten verbreitet, Konzerte übertragen und neueste Schlager bekannt gemacht. Später erweiterte sich die Rundfunklandschaft und viele Menschen hatten einen Lieblingssender, der sie durch den Tag begleitete.

Wichtig

Die in Einrichtungen weitverbreitete Praxis, den ganzen Tag einen Radiosender laufen zu lassen (oft noch mit der Lieblingsmusik des Pflegepersonals und nicht der Bewohnerinnen und Bewohner) führt bei vielen Menschen – vor allem denen mit kognitiven Einschränkungen – zu einer Reizüberflutung. Auch hindert es Bewohnerinnen und Bewohner mit Einschränkungen des Hörvermögens daran, Gesprächen im Raum zu folgen. Es ist daher empfehlenswert, in Gemeinschaftsräumen das Radio nur punktuell laufen zu lassen und darauf zu achten, dass alle Bewohnerinnen und Bewohner sich auf einen Sender einigen können.

Fernsehen

Der Fernseher löste das Radio als Massenmedium in den 1960er-Jahren ab. Für viele Menschen war der Fernseher das Tor zur Welt. Sie konnten von der Wohnzimmercouch von der Mondlandung bis zum Einstürzen des World Trade Centers viele wichtige Geschehnisse miterleben. Auch im Alter ist der Fernseher für viele ein treuer Wegbegleiter. Können Menschen den Fernseher nicht mehr selbstständig bedienen, übernehmen Pflegepersonen die Auswahl von Sender und Sendung.

Digitale Endgeräte

Tablets oder Smart-TVs können heute Tageszeitung, Zeitschrift, Radio und Fernseher in einem sein. Nach anfänglicher Abneigung können viele alte Menschen auch einen Smart-TV bedienen. Früher war es so, dass es für alle technischen Geräte eine gedruckte Bedienungsanleitung gab. Es ist daher ungewohnt für manche, sich auf die intuitive Nutzeroberfläche auf dem Bildschirm einzulassen. Dabei können Pflegende unterstützend wirken.

Diversität

Zugewanderte Menschen haben häufig auch nach vielen Jahren noch das Bedürfnis, die Zeitung ihrer Heimatregion oder den Fernsehsender in ihrer Muttersprache zu nutzen. Bei Bedarf können Pflegende über digitale Endgeräte oder Anschlüsse den Wunschsender oder die Wunschseite zur Verfügung stellen.

Herr Jenzow und das Tablet

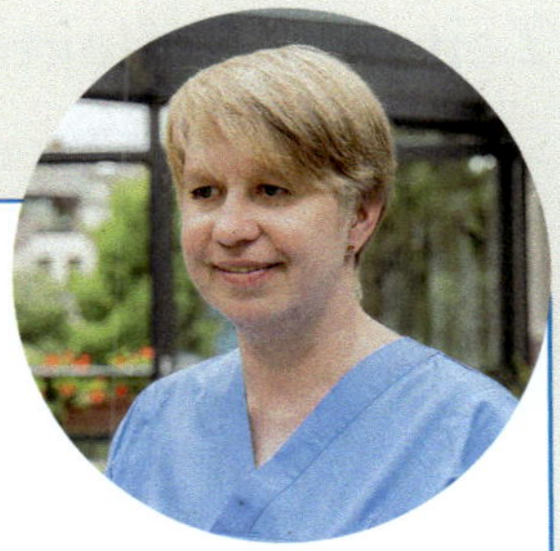

Fallsituation:

Martina hat in der vergangenen Woche von der Pflegeschule ein Tablet für den Unterricht und die Praxisaufgaben erhalten. Dieses Tablet hat sie mit zur Arbeit im Seniorenstift genommen. Als es klingelt, lässt sie es für eine kurze Zeit unbeaufsichtigt im Gemeinschaftsraum liegen. Sie kommt nach einer Weile zurück und sieht, dass Herr Jenzow, ein Bewohner, das Tablet in der Hand hat und mit Freude im Gesicht *Candy Crush** spielt.

* Candy Crush ist ein Computer-Puzzle-Spiel, bei dem gleichfarbige Süßigkeiten kombiniert werden müssen.

So hat sich Martina verhalten:

„Zuerst wollte ich ihm reflexhaft das Tablet wegnehmen, weil ich Angst hatte, dass er es kaputt machen könnte. Dann bemerkte ich, wie ruhig und konzentriert er war. Herr Jenzow rannte sonst immer unruhig hin und her. Also setzte ich mich zu ihm, beobachtete ihn und war fasziniert, wie gut er das Spiel hinbekam. Er ließ sich sonst nie auf Spiele ein oder andere Beschäftigungsangebote. Ich berichtete meiner Kollegin davon und schlug vor, vielleicht noch weitere Spiele auszuprobieren. Sie fand die Idee gut und bat mich, morgen im Beschäftigungsbereich ein Tablet zu holen und das Spiel runterzuladen. Ich war auch etwas stolz, als ich im Bericht meine Beobachtungen festhielt, und war gespannt, wie sich Herr Jenzow in den nächsten Tagen verhalten würde."

Das war richtig, weil Martina ...

- erkannt hat, dass Herr Jenzows Verhalten sich mit dem Tablet positiv verändert hatte.
- ihre Beobachtungen mit der Kollegin geteilt hat und Schlüsse für weitere Beschäftigungsmöglichkeiten für Herrn Jenzow gezogen hat.
- die Beobachtungen dokumentierte, damit das ganze Team informiert ist und diese Erkenntnisse für die Pflege und Versorgung von Herrn Jenzow nutzen kann.

Impulsfragen:

- Haben Sie bereits Erfahrungen in der Beschäftigung machen können? Wenn ja, welche?
- Welche tagesstrukturierenden Maßnahmen sind in Ihrer Einrichtung im Angebot?
- Welche Beobachtungen könnten Sie bei Festen in Pflegeeinrichtungen machen?

Zeit zum Reflektieren ...

Schätzen Sie Ihre Kompetenzen ein: Wo fühlen Sie sich sicher? Wo möchten Sie noch mal nachlesen oder etwas vertiefen? Setzen Sie Ihre ganz persönlichen Häkchen für Ihre Lernerfolge.

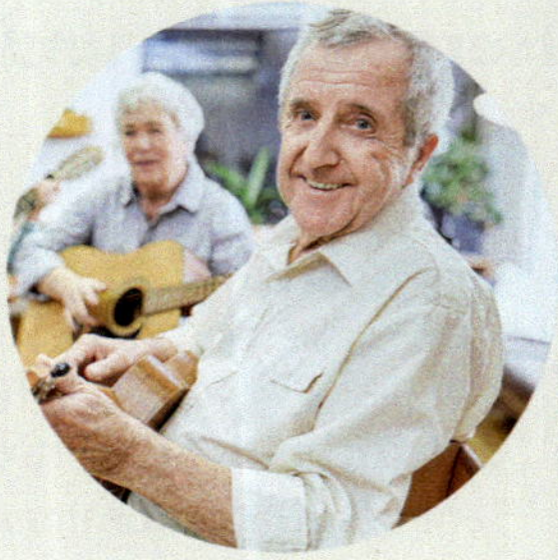

Ich ...

- ☐ erkläre das Normalisierungsprinzip, das Kompetenzmodell sowie weitere Grundsätze und Ziele der Aktivierung.
- ☐ kenne Feste, Bräuche und Rituale auch aus anderen Kulturkreisen als Orientierungshilfe im Jahreskreis.
- ☐ beschreibe verschiedene tages- und wochenstrukturierende Beschäftigungsangebote.

Ich ...

- ☐ berücksichtige Diversitätsaspekte pflegebedürftiger Menschen bei der Auswahl aktivierender Angebote.
- ☐ nutze Aktivierungsangebote, um mit pflegebedürftigen Menschen in Beziehung zu treten.
- ☐ unterstütze die Aufnahme sozialer Kontakte zwischen pflegebedürftigen Menschen bei gruppenbezogenen Aktivierungsangeboten.

Ich ...

- ☐ berücksichtige Tages- und Wochenstrukturen zur zeitlichen Orientierung pflegebedürftiger Menschen.
- ☐ führe Aktivitäts- und Beschäftigungsangebote vor dem Hintergrund der Biografie, der Interessen, der Persönlichkeit und der motorischen und kognitiven Fähigkeiten der Bewohnerinnen und Bewohner durch.
- ☐ bereite mit den zu pflegenden Menschen unterschiedliche kulturelle und religiöse Feste vor und feiere sie mit ihnen gemeinsam.
- ☐ unterstütze pflegebedürftige Menschen bei der Nutzung analoger und digitaler Medien.

Ich ...

- ☐ führe Aktivierungsangebote in Absprache mit Pflegefachpersonen und Betreuungspersonen selbstständig durch.

7.4 Im Haushalt und im Wohnbereich unterstützen

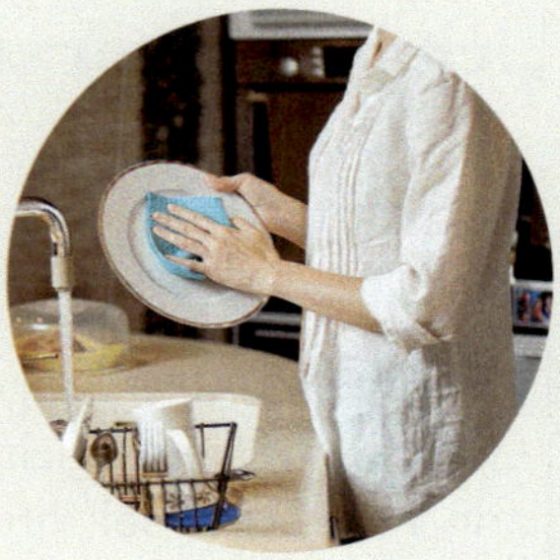

7.4.1 Gastrolle einnehmen

Pflegende betreten das Zuhause ihrer Klientinnen und Klienten als Gäste. Daher ist es wichtig, bestimmte Verhaltensweisen zu beachten:

- Verhalten Sie sich, als wenn Sie eine entfernte Verwandte besuchen.
- Seien Sie pünktlich. Ist dies aufgrund der Verkehrssituation oder anderer ungeplanter Ereignisse nicht möglich, informieren Sie die Klientin bzw. den Klienten über Ihr Zuspätkommen.
- Klingeln Sie, auch wenn Sie einen Schlüssel haben.
- Wechseln Sie bei Betreten der Wohnung Ihre Schuhe oder nutzen Sie Überzieher.
- Begrüßen Sie zuerst die Klientin bzw. den Klienten, bevor Sie anfangen zu arbeiten.
- Fragen Sie, ob Sie die Toilette, Seife und Handtuch benutzen dürfen.
- Fragen Sie um Erlaubnis, wenn Sie Veränderungen in der Wohnung vornehmen wollen.
- Gehen Sie in Fragen der Haushaltsführung oder Alltagsunterstützung so vor, wie die Klientin oder der Klient es wünscht.

Der Klient oder die Klientin ist Ihr Auftraggeber und damit auch Hauptansprechperson. Lebt er oder sie mit anderen Personen in einem Haushalt, klären Sie, wie der Umgang miteinander erfolgen soll: Wer gibt Anweisungen? Wer setzt die Regeln?

- Wahren Sie trotz des Eintauchens in das Privatleben des zu pflegenden Menschen eine ausreichende Distanz. Die Kommunikation sollte wertschätzend, empathisch und beziehungsorientiert sein, bestimmte Grenzen jedoch nicht überschreiten.
- Teilen Sie von Anfang an mit, wie viel Zeit Sie haben, und kündigen Sie kurz vorher an, wann Sie mit Ihren Arbeiten fertig sind und gehen wollen. So hat die Person die Möglichkeit, noch rechtzeitig Wünsche zu äußern.
- Verabschieden Sie sich von der pflegebedürftigen Person und ggf. von weiteren Bewohnern.

Unabhängig davon setzen Sie auch als Gast eine pflegerische Brille auf und beobachten Sie nicht nur die zu pflegende Person, sondern auch deren Umgebung hinsichtlich möglicher Gefahren in Ihrer Abwesenheit.

Checkliste vor dem Verlassen der Wohnung

- ☐ Die Klientin / Der Klient kann mit jemandem außerhalb der Wohnung Kontakt aufnehmen: z. B. das Telefon ist erreichbar, das Handy ist geladen, das Notrufsystem aktiv bzw. am Handgelenk des Klienten / der Klientin.
- ☐ Alle Mobilitätshilfen sowie weitere Hilfsmittel (u. a. Brille, Hörgerät) sind intakt und in erreichbarer Nähe.
- ☐ Ausreichende Flüssigkeit zum Trinken ist in erreichbarer Nähe.
- ☐ Genügend Lebensmittel sind da, falls an einem Tag der Pflegedienst nicht vorbeikommen kann.
- ☐ Das Raumklima ist angemessen, z. B. gelüftet, gut temperiert.
- ☐ Es gibt keine Anzeichen darauf, dass die Klientin / der Klient bis zu meinem nächsten Besuch weitere Unterstützung braucht.

Abb. 1 Wenn Sie einem der Punkte auf der Checkliste nicht zustimmen können, müssen Sie noch vor der Verabschiedung das Problem lösen.

„Ich bin immer so einsam, wenn Sie weg sind!“

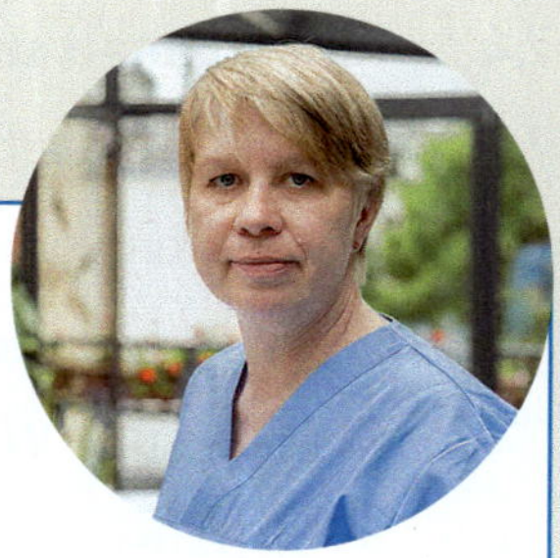

Fallsituation:

Martina hat einen längeren Einsatz in der ambulanten Pflege. Die ersten Wochen war sie immer in Begleitung einer anderen Pflegefachperson oder ihrer Praxisanleiterin. Frau Gerbig soll ihre Prüfungsklientin werden. Martina war bislang jeden Arbeitstag bei ihr. Frau Gerbig hat einen Vertrag sowohl über körpernahe Pflege als auch über hauswirtschaftliche Verrichtungen. Heute ist Martina allein bei Frau Gerbig. Sie hat eine gute Beziehung zu ihr aufgebaut. Als sie sich verabschieden will, fragt Frau Gerbig: „Ach, Martina, Sie sind so ein netter Mensch – ich bin immer so einsam, wenn Sie weggehen. Wollen Sie mich nicht heute zum Kaffeetrinken besuchen? Ich gebe Ihnen auch Geld, dann können Sie Kuchen mitbringen. Bitte!“

So hat sich Martina verhalten:

„Ich war völlig hin- und hergerissen. Auf der einen Seite tat mir Frau Gerbig leid und ich wollte sie nicht verärgern. Auf der anderen Seite stand in meinem Arbeitsvertrag, dass es uns nicht erlaubt ist, außerhalb des dienstlichen Verhältnisses noch privat Kontakt zu haben oder Aufträge gegen Geld anzunehmen oder Geschenke, auch in Form von Nahrungsmitteln. Ich holte also einmal tief Luft und antwortete: ‚Vielen Dank für das Kompliment, Frau Gerbig, ich mag Sie auch gern. Ich verstehe, dass Sie sich einsam fühlen. Aber Sie wissen, dass ich die Einladung nicht annehmen darf. Was halten Sie davon, wenn ich unsere Pflegefachperson frage, ob Sie nicht zusätzlich noch ein alltagsunterstützendes Angebot erhalten können? Da könnte jemand kommen und mit Ihnen spazieren gehen oder gemeinsam einen Kuchen essen.‘ Frau Gerbig schaute schuldbewusst und antwortete: ‚Ja, ich weiß das natürlich. Bitte entschuldigen Sie, dass ich Sie in Verlegenheit gebracht habe. Vielleicht kann ich wirklich mehr Informationen über dieses Angebot erhalten.‘ Ich schrieb in den Bericht, dass Frau Gerber an dem besprochenen Angebot interessiert ist.“

Das war richtig, weil Martina …

- das Verhältnis zwischen Nähe und Distanz im häuslichen Kontext gut austariert und professionell gewahrt hat.
- in der Gastrolle freundlich reagiert hat, die Gefühle von Frau Gerbig gespiegelt und versucht hat, sie nicht vor den Kopf zu stoßen.
- sich mit dem Verweis auf ihre Arbeitnehmerinnenrolle professionell verhalten hat.
- Frau Gerber ein passendes alternatives Angebot gemacht hat.
- den Wunsch dokumentiert hat und ihm so nachgegangen werden kann, ohne dass er vergessen wird.

Impulsfragen:

- Haben Sie bereits Erfahrungen mit zu Pflegenden gemacht, die „mehr wollten“? Wenn ja, welche? Wie sind Sie damit umgegangen?
- Welche Angebote in der Alltagsunterstützung oder in der Beschäftigung für pflegebedürftige Menschen in der Häuslichkeit gibt es in Ihrer Region?

7.4.2 Mahlzeiten vorbereiten und nachbereiten

Lebensmittel einkaufen

Die Grundversorgung mit Lebensmitteln ist eine Hauptvoraussetzung für das Leben in der Häuslichkeit. Gibt es keine Zugehörigen oder Nachbarn und ist die Klientin oder der Klient nicht mobil genug, um selbst einzukaufen, können dies ein Pflegedienst oder Dienste für alltagsunterstützende Angebote übernehmen.

Entweder schreibt die Klientin / der Klient selbstständig eine Einkaufsliste, diktiert Ihnen die benötigten Lebensmittel oder Sie erstellen die Einkaufsliste anhand der vorhandenen Vorräte gemeinsam. Ein Notizblock oder eine kleine beschreibbare Tafel sind hilfreich, um kontinuierlich die Lebensmittel zu notieren, die verbraucht sind.

Bevor Sie das erste Mal für eine zu pflegende Person die Einkäufe übernehmen, klären Sie folgende Fragen:

- Gibt es Vorlieben bei den Geschäften, bevorzugt sie/er z. B. bestimmte Metzger/Fleischer, Bäckereien, Biosupermärkte oder einen Discounter?
- Gibt es Vorlieben für bestimmte Produkte oder Marken? Bevorzugt sie/er frische, konservierte oder tiefgekühlte Produkte? Was sollen Sie tun, wenn ein bestimmtes Produkt nicht zu bekommen ist?
- Gibt es Nahrungsmittelunverträglichkeiten, Allergien oder andere Gründe, um genau auf die Zutatenlisten der Produkte zu achten?
- Wie erfolgt die Verrechnung? Sollen Sie mit Bargeld bezahlen? Wo sollen Sie den Kassenbon bei der Rückkehr ablegen?

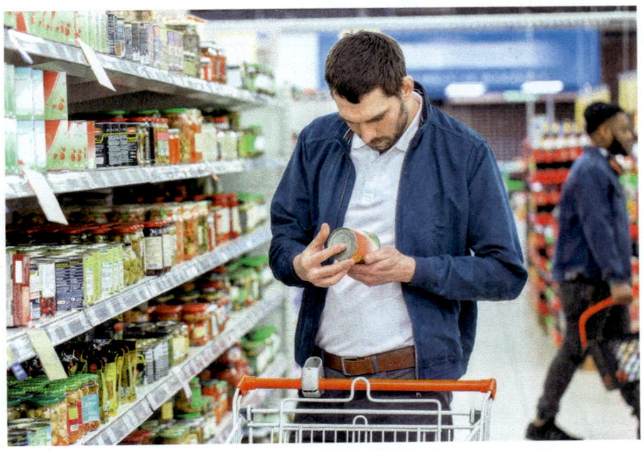

Abb. 1 Bei Nahrungsmittelunverträglichkeiten, Allergien und bei bestimmten Vorlieben ist es wichtig, die Zutatenlisten auf den Produkten zu prüfen.

Beugen Sie Missverständnissen vor, indem Sie vor dem Einkauf die Einkaufsliste gemeinsam durchsprechen.

Beachten Sie beim Einkaufen Folgendes:

- Das Mindesthaltbarkeitsdatum (MHD) sollte möglichst weit in der Zukunft liegen.
- Bevorzugen Sie saisonale Ware.
- Prüfen Sie die Qualität der Ware, z. B. kaufen Sie kein Obst mit Druckstellen.
- Nehmen Sie ausreichend Stoffbeutel oder andere Transportmöglichkeiten mit.
- Nehmen Sie, wenn möglich, Isoliertaschen mit Eisakkus mit, wenn Sie Tiefkühlware oder bei großer Hitze Kühlware transportieren möchten.
- Heben Sie alle Bons und Quittungen für die korrekte Abrechnung sowie mögliche Reklamationen auf.
- Beachten Sie bei allen Einkäufen, dass es um den Geschmack und die Gewohnheiten der Klientin bzw. des Klienten geht und nicht um Ihre eigenen. Vermeiden Sie Hinweise wie „Das müssen Sie unbedingt mal probieren".

> **! Wichtig**
> Viele ältere Menschen leben sparsam. Sie lesen gerne Postwurfsendungen mit Angeboten der Supermärkte und entscheiden danach, welche Lebensmittel sie einkaufen. Sollten solche Postwurfsendungen im Briefkasten sein, fragen Sie, ob die zu pflegende Person darin stöbern möchte. Die Angebote können auch Grundlage für eine Einkaufsliste sein.

Lebensmittel lagern

Um Verschwendung und unnötigen Abfall zu vermeiden, sollten Sie alle Lebensmittel mit Bedacht einkaufen. Dazu gehört, dass Sie nur so viele Lebensmittel einkaufen, wie verbrauchen werden können.

Bestimmte Lebensmittel eignen sich zur Vorratshaltung. Dazu gehören Trockenprodukte wie z. B. Mehl, Nudeln oder Reis, Dosenkonserven und Eingelegtes sowie Tiefkühlprodukte. Es ist sinnvoll, etwas mehr davon zu kaufen, als für eine Mahlzeit nötig ist.

Hinweise für die **Vorratshaltung:**

- Beachten Sie die auf der Verpackung abgedruckten Lagerungsbedingungen und -zeiten.
- Füllen Sie Nahrungsmittel in Vorratsbehälter um, wenn die Einkaufsverpackung nicht wiederver-

schließbar ist. Notieren Sie das Öffnungsdatum und die Uhrzeit.

- Nutzen Sie Vorratsbehälter, die gut verschließbar, leicht zu reinigen und beschriftbar sind.
- Verbrauchen Sie die Lebensmittel zuerst, deren Mindesthaltbarkeit zuerst abläuft. Lagern Sie frische Einkäufe „hinter" den älteren.
- Lagern Sie Fleisch-, Fisch- und Milchprodukte sowie leicht verderbliches Obst und Gemüse im **Kühlschrank.** Achten Sie auch hier darauf, dass die Lebensmittel gut verpackt sind, und beschriften Sie die Verpackung mit dem Einkaufs- bzw. Öffnungsdatum.

Im Kühlschrank gibt es verschiedene Temperaturzonen, die für die optimale Lagerung zu beachten sind (▷ Tab. 1).

oberes Regal	ca. 8–10 °C	offene Konserven, Marmelade
mittlere Regale	ca. 5–8 °C	Milchprodukte, wie z. B. Quark, Käse, Joghurt
unteres Regal/ Glasboden	ca. 2–5 °C	schnell verderbliche Produkte, wie z. B. Fleisch, Fisch und Wurst
Gemüsefach	ca. 9 °C	kühlungsbedürftiges Gemüse, Salat, Obst
Tür	wärmster Bereich	Getränke, Butter, Eier
Eisfach	−6 bis −12 °C	Tiefkühlprodukte

Tab. 1 Temperaturzonen im Kühlschrank mit Lagerungsempfehlungen für Lebensmittel

! **Wichtig**
Gleichen Sie die Sterne auf der Tiefkühltür des Eisfachs mit denen auf dem Tiefkühlprodukt ab.

Hinweise zur Lagerung von Vorräten außerhalb des Kühlschranks:

- Füllen Sie angebrochene Trockenprodukte wie z. B. Mehl, Zucker, Kaffee oder Müsli in geeignete, eng verschließbare Behälter, um den Befall mit Schädlingen zu vermeiden.
- Überprüfen Sie regelmäßig die Behälter auf Schädlingsbefall. Diesen können Sie z. B. an Gespinstbildung (spinnennetzartiges Gewebe) erkennen.
- Lagern Sie Kartoffeln, Zwiebeln und Knoblauch in lichtundurchlässigen Behältern außerhalb des Kühlschranks.
- Auch Tomaten, Bananen, Zitrusfrüchte und die meisten Südfrüchte sowie Aprikosen, Pfirsiche und Nektarinen können Sie außerhalb des Kühlschranks lagern. Achten Sie darauf, dass die Früchte in Papiertüten verpackt oder lose nebeneinander liegen, damit sie keine Druckstellen bekommen und schimmeln.

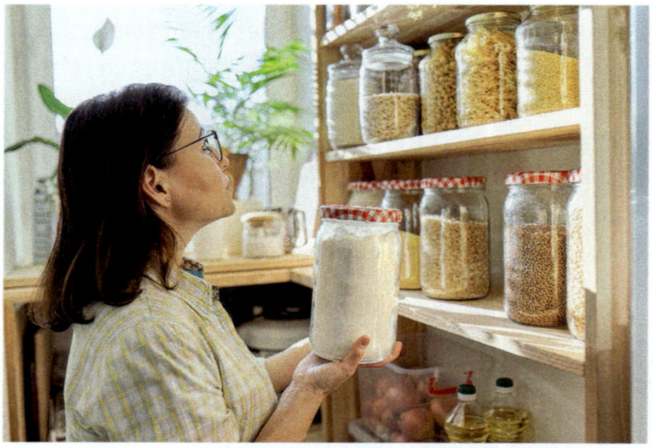

Abb. 1 Angebrochene Trockenprodukte, wie z. B. Nudeln oder Mehl werden in verschließbaren Vorratsbehältern gelagert.

Beachten Sie bei der Lagerung von Brot Folgendes:

- Nutzen Sie einen unlasierten Tontopf oder Brotboxen (aus Plastik oder Metall) mit genug Lüftungslöchern den Sie regelmäßig mit Essig auswischen, damit das Brot nicht schimmelt.
- Stellen Sie das Brot auf die Schnittkante, damit es nicht so schnell trocken wird.
- Bewahren Sie auch geschnittenes Brot außerhalb des Kühlschranks in einer Brotbox auf.

! **Wichtig**
Äpfel verströmen ein Reifegas. Dadurch verdirbt in der Nähe gelagertes anderes Obst oder Gemüse schneller. Lagern Sie daher Äpfel immer separat und nach Möglichkeit mit dem Stiel nach unten.

Lebensmittel zubereiten

Hat Ihre Klientin oder Ihr Klient nicht mehr die fingermotorischen Fähigkeiten, um Speisen selbst zuzubereiten, übernehmen Sie die Zubereitung entsprechend der Wünsche und dem Versorgungsvertrag. In der Regel gehört dazu eine warme Mahlzeit am Tag sowie Frühstück und Abendbrot, ggf. Zwischenmahlzeiten wie z. B. Obst oder Gebäck.

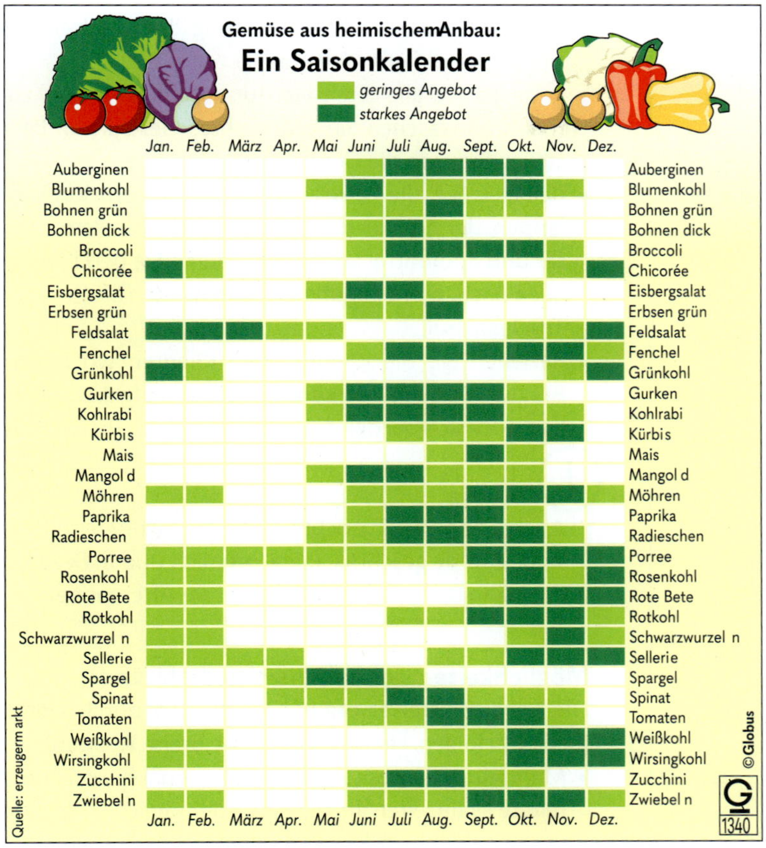

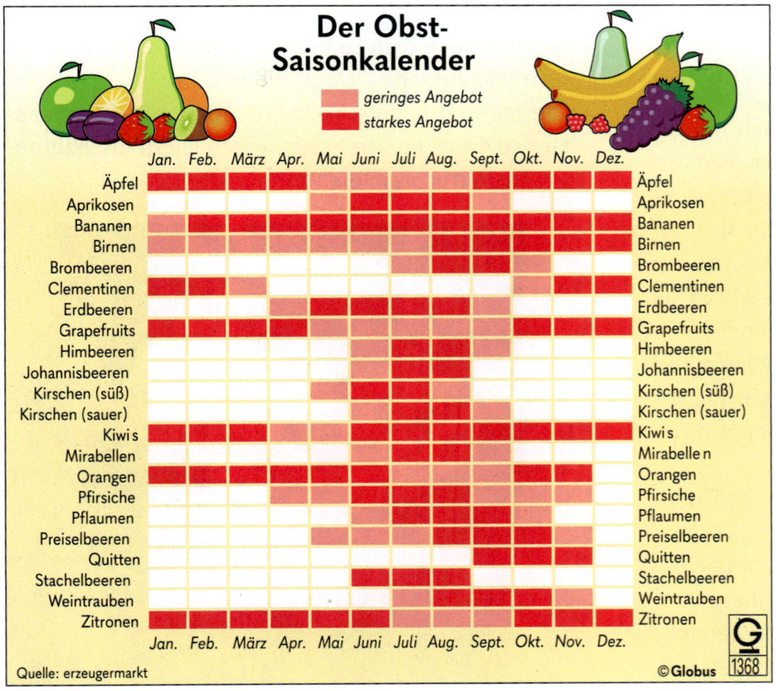

Abb. 2 Saisonkalender für Obst und Gemüse

Speisen auswählen

Ältere Menschen haben oft sehr klare Vorstellungen davon, was sie gerne essen und wie es zubereitet sein soll. Haben sie früher selbst gekocht, orientieren Sie sich an ihren früheren Kochkünsten. Wurden sie bekocht, soll es so schmecken „wie früher". Das ist mit Sicherheit nicht immer möglich.

Die meisten Menschen haben bisher gut gehaushaltet und sich nach dem Angebot in heimischen Gärten gerichtet. Im Herbst und Winter gibt es Kohlgerichte und Wurzelgemüse, im Frühjahr Rhabarber und im Sommer Beerenfrüchte. Auch heute bietet es sich an, den Speiseplan danach auszurichten, da saisonales Obst und Gemüse häufig sehr preisgünstig und gesund ist.

! Wichtig

Berücksichtigen Sie – wenn möglich und erwünscht – die Richtlinien der DGE zur gesunden Ernährung bei älteren Menschen. Achten Sie auf ausreichende Versorgung mit Eiweiß.

Portionsgrößen berechnen

Wenn Sie für eine Person kochen, ist es wichtig, sorgfältig zu planen. Auf Wunsch können Sie auch größere Mengen kochen, die Sie portionsweise einfrieren und einige Tage später auftauen. Die meisten Menschen essen nicht gerne zweimal hintereinander das Gleiche. Macht es der zu pflegenden Person nichts aus, können Sie die Portion auch für ein oder zwei Tage im Kühlschrank lagern. Beachten Sie, dass alte Menschen oft kleinere Portionen zu sich nehmen.

	Hauptgericht	Vorsuppe
Suppe/ Eintopf	500 ml	200 ml

	Hauptgericht	Beilage/ Snack	Suppeneinlage
Kartoffeln	250 g	200 g	150 g
Reis	100 g	50 g	30 g
Teigwaren	100 g	60 g	30 g
Gemüse	250 g	200 g	
Salat	500 g	150 g	
Fleisch	mit Kochen 150 g	ohne Kochen 125 g	Hackfleisch 100 g
Fisch	mit Kopf 250 g	Filet 150 g	
Obst	frisch 200 g	Kompott 100 g	
Süßspeise	125 g		

Tab. 1 Portionsgrößen für die Zubereitung von Speisen für eine Person

Speisen herstellen

Kochen ist eine Kunst. Wenn Sie vorher noch nie gekocht haben, ist es keine gute Idee, den ersten Versuch in einer fremden Küche zu unternehmen. Darüber hinaus ist es ein Unterschied, ob Sie zu Hause für sich kochen oder die Verantwortung für die Hygiene auch für die pflegebedürftige Person tragen. Daher beachten Sie – unabhängig von Ihren Kochkünsten – Folgendes:

- Stellen Sie sicher, dass alle notwendigen Lebensmittel vorhanden sind. Am besten tun Sie dies einen Tag vor der Zubereitung, sodass Sie fehlende Lebensmittel noch einkaufen können.
- Waschen Sie Ihre Hände vor Beginn der Speisenzubereitung.
- Waschen Sie Obst und Gemüse erst kurz vor der Zubereitung, damit die Vitamine erhalten bleiben.
- Wiegen Sie die Lebensmittel vorher ab und bereiten Sie sie entsprechend der notwendigen Größe zu, z. B. indem Sie sie schälen, schneiden oder hobeln.
- Würzen und salzen Sie das Gericht mild, bei Bedarf kann die Klientin / der Klient nachwürzen.
- Richten Sie nach der Zubereitung die Mahlzeit ansprechend auf dem Teller an.
- Räumen Sie alle Utensilien unmittelbar wieder zurück und waschen Sie gebrauchtes Geschirr ab bzw. stellen Sie es in die Geschirrspülmaschine.
- Reinigen Sie alle Arbeitsflächen mit einem Küchenlappen, den Sie vor der Reinigung mit warmem Wasser und Spülmittel ausspülen. Spülen Sie den Lappen auch nach der Reinigung aus und hängen Sie ihn zum Trocknen auf.
- Beziehen Sie die Klientin / den Klienten wo immer möglich mit ein. Sie können kleine Aufgaben abgeben oder sich bei der Zubereitung Tipps geben lassen.

! Wichtig
Auch wenn Fertiggerichte schneller zuzubereiten sind, sind sie geschmacklich, preislich und in Bezug auf Nährstoffe meist die schlechtere Alternative.

Möglichkeiten der Lebensmittellieferung

Die Lebensmittelversorgung kann auch durch Lieferdienste erfolgen. Hierzu gibt es eine breite Auswahl:

- Mahlzeitendienste („Essen auf Rädern") bieten zubereitete Mahlzeiten an, die entweder täglich frisch und warm gehalten oder wöchentlich tiefgefroren geliefert werden.
- Getränkelieferdienste liefern zu verabredeten Zeiten Getränke für eine Lieferpauschale.
- Die meisten Supermärkte bieten inzwischen ebenso Lieferdienste an, die gegen eine Lieferpauschale die Lebensmittel bis in die Wohnung bringen.

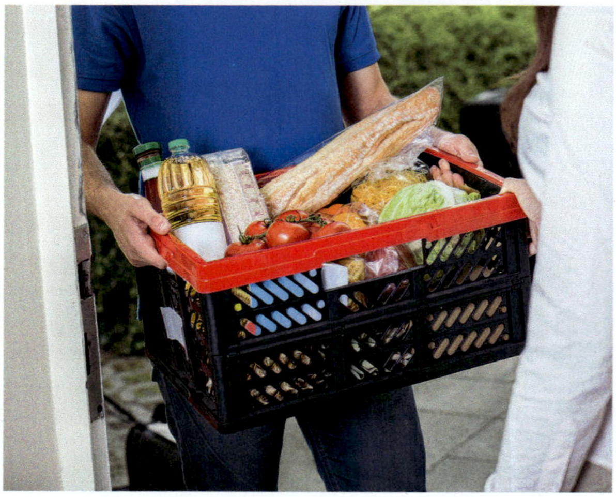

Abb. 1 Lieferdienste bringen frische Produkte und auch Getränke bis in die Wohnung.

- Bei zahlreichen Restaurants gibt es eigene oder zentrale Lieferdienste, mit denen fertige Gerichte nach Hause gebracht werden. Die Preise liegen häufig oberhalb von spezialisierten Mahlzeitendiensten, auch die Portionsgröße ist oft nicht auf die Bedürfnisse älterer Menschen angepasst.

Online-Bestellung
Die meisten Lieferdienste, ob Supermarkt, Mahlzeitendienst oder junge Start-ups, bieten ihre Leistungen auch online an. Gibt es eigene Apps dafür, können auch ältere Menschen ihre Waren komfortabel bestellen. Voraussetzung ist jedoch meist, dass die Bestellung im Vorfeld über einen Online-Bezahldienst abgewickelt wird.

7.4.3 Wohnung reinigen

Grundprinzipien und Nachhaltigkeit

Die Reinigung der Wohnung gehört zu den Leistungen in der häuslichen Pflege. Sie sollte so nachhaltig wie möglich erfolgen. Es sind private Räume. Daher gelten die Prinzipien der Alltagshygiene und nicht die von Gemeinschaftseinrichtungen.

Orientierende Hinweise für die Alltagshygiene:
- Reinigen Sie die Wohnung entsprechend den Wünschen der pflegebedürftigen Person.
- Nutzen Sie die bereits vorhandenen Reinigungsmittel.
- Verwenden Sie – wenn möglich – nachhaltige Reinigungsmittel mit entsprechenden Umweltsiegeln.
- Nutzen Sie so wenig Reinigungsmittel wie möglich und so viel wie nötig.
- Setzen Sie – wo möglich – energiesparende Verfahren ein und achten Sie auf einen sparsamen Verbrauch von Strom, z.B. durch den Einsatz von Energiesparlampen oder ökologischen Programmen bei Haushaltsgeräten.

Wichtig
Beachten Sie bei allen Reinigungsmaßnahmen den Gefahrenschutz. Warnen Sie z.B. beim Wischen des Bodens die pflegebedürftige Person davor, auf dem nassen Boden zu laufen, damit sie nicht stürzt.

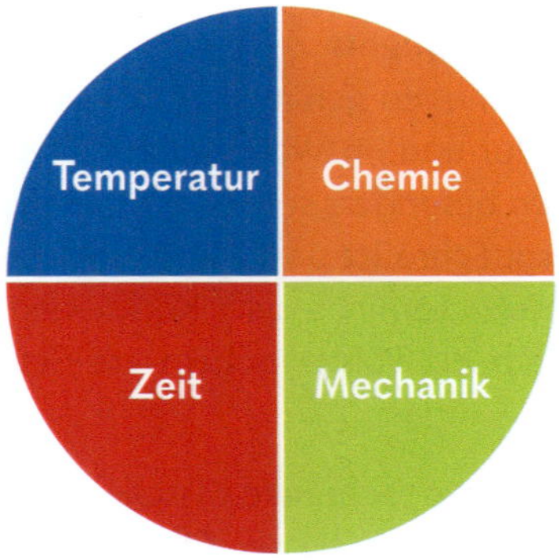

Abb. 2 Gemäß dem Sinner'schen Kreis entsteht die Reinigungswirkung sowohl durch Temperatur als auch durch Chemie, Zeit und Mechanik. Wende ich eine höhere Temperatur an, kann ich dadurch die Menge an Chemie genauso verringern wie durch mehr Kraft (Mechanik) oder Zeit.

Reinigungsarten

Bei Wohnräumen gibt es grundsätzlich drei Reinigungsarten: Sichtreinigung, Unterhaltsreinigung und Grundreinigung (▷ Tab. 1).

Sichtreinigung (täglich)	Aufräumen, Oberflächen abwischen, Müllbehälter entleeren, Betten machen, verwelkte Blumenblätter entfernen, Spinnweben entfernen
Unterhaltsreinigung (meist einmal pro Woche oder bei Bedarf, entsprechend dem Leistungsvertrag)	Staubsaugen, Staub wischen, Fußboden wischen, Kühlschrank und Vorratsschränke auf verdorbene Nahrungsmittel kontrollieren, WC, Waschbecken und Dusch- oder Badewanne reinigen, Schuhe putzen
Grundreinigung (erfolgt 4- bis 6-mal pro Jahr, bei Bedarf bzw. entsprechend dem Leistungsvertrag)	Reinigung von Haushaltsgroßgeräten wie Herd, Backofen, Waschmaschine, Toaster, Kaffeemaschine, Fenster- und Türreinigung Abtauen des Gefrierschranks, Innen- und Außenreinigung von Schränken nach dem Ausräumen und Aussortieren

Tab. 2 Übersicht der Reinigungsarten und was dazugehört.

Wohn- und Flurbereich reinigen

Die meisten Menschen bewegen sich in ihrer Häuslichkeit am häufigsten im Flur und im Wohnbereich. Deshalb sind dort die Böden besonders schnell schmutzig. Der Staubsauger entfernt Schmutz und Staub auf Teppichen, aber auch auf Holz-, Laminat- oder Korkböden. Saugen funktioniert auch bei Polstermöbeln wie Sesseln oder Sofas.

Bevor gesaugt wird, können Schränke, Tische oder Kommoden sowie Sitzmöbel mit glatten Oberflächen mit einem feuchten Tuch oder einem Staubwedel gereinigt werden. Zum Wischen werden alle Gegenstände von der Oberfläche entfernt. Vor dem Saugen zu wischen ist deshalb sinnvoll, weil beim Wischen oft Staub auf den Boden fällt.

Küche reinigen

Die Küche wird nach jeder Nutzung im Rahmen der Sichtreinigung gereinigt. Verwendet wird dazu am besten warmes Wasser und Spülmittel. Wichtig ist, dass Küchenschwämme und -lappen sowie Handtücher regelmäßig bei hohen Temperaturen gewaschen werden (mind. 60 Grad). So bilden sich keine Bakterien.

Nahrungsreste auf den Herdplatten oder im Backofen können bei der nächsten Nutzung einbrennen und sollten daher immer sofort und besonders sorgfältig entfernt werden.

Auch die Küchenreinigung erfolgt „von oben nach unten“. Wenn die Arbeitsflächen, der Küchentisch und das Waschbecken sauber sind, kann der Boden gefegt und bei Bedarf feucht gewischt werden.

Abfall trennen und entsorgen

Die Entsorgung des Abfalls erfolgt nach den Standards der kommunalen Abfallentsorgung bzw. Wertstoffverwertung. Um den Prozess zu erleichtern, bietet sich ein Sammelsystem in der Wohnung an.

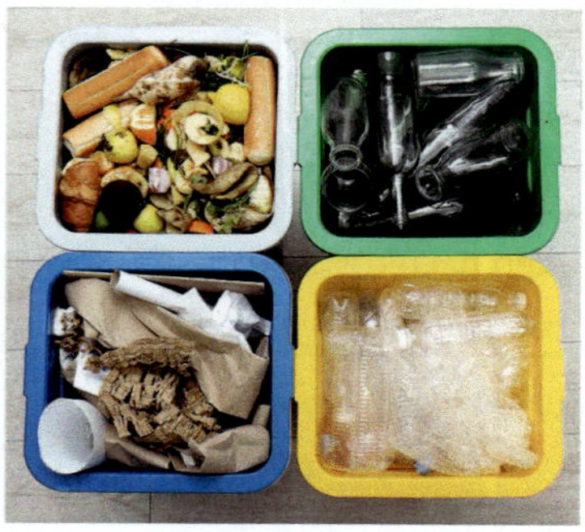

Abb. 1 Mülltrennung in Bioabfall, Pappe/Papier, Glas und Plastik

Abfall	Entsorgung	Wann
organische Abfälle (Gemüse, Eierschalen etc.)	Biowertstofftonne	täglich
Glas nach Farbe sortiert	Glascontainer	wöchentlich oder nach Bedarf
Papier, Pappe, Kartons, Zeitungen	Papiercontainer	
Umverpackungen (Grüner Punkt, Wertstoffe getrennt, z. B. Aludeckel und Joghurtbecher)	Wertstofftonne bzw. „gelbe Tonne“	
Mehrweggläser, Pfandflaschen	Abgabe im Geschäft je nach Pfandsystem	

Tab. 1 Abfallentsorgung im Haushalt

Toilette und Bad reinigen

Die Reinigung von Toilette und Bad erfolgt „von oben nach unten“, beim Toilettenbecken von außen nach innen. Dazu braucht es einen Eimer mit warmem Wasser sowie Allzweckreiniger und einen Schwamm oder ein Tuch. Spiegel können mit Glasreiniger und entsprechenden Tüchern poliert werden. Die Armaturen (Wasser- und Duschhahn) zeigen häufig Kalkspuren und können mit Essig oder Zitronensäure gereinigt werden. Sie sollten nach dem Abwischen mit einem trockenen Tuch poliert werden.

Bevor die Toilette außen und innen gereinigt wird, kann der WC-Reiniger im Innenbecken aufgebracht werden, um einzuwirken. Auch die Toilettenbürste kann in dieser Zeit im Toilettenbecken einweichen. In der Zwischenzeit werden von außen nach innen die umliegenden Fliesen, der Toilettenpapierhalter, der Toilettendeckel sowie die Toilettenbrille feucht gereinigt. Danach wird mit der Toilettenbürste das Innenbecken geputzt.

Bad- und Toilettenvorleger sind zu staubsaugen, bevor der Fliesenboden feucht gewischt wird. Die Handtücher werden mindestens einmal pro Woche ausgetauscht.

7.4.4 Kleidung und Wäsche reinigen und trocknen

Zu den hauswirtschaftlichen Dienstleistungen der ambulanten Pflege gehört auch die Pflege von Wäsche und anderen Textilien. Im Vertrag ist geregelt, wie häufig und in welchem Umfang diese Dienstleistung ausgeführt werden soll.

Auch hier gelten die Grundprinzipien und Aspekte der Nachhaltigkeit der Wohnungsreinigung.

Wäsche vorbereiten

Für viele ältere Menschen ist es selbstverständlich, pfleglich mit ihrer Kleidung umzugehen. Sie unterscheiden zwischen Hausbekleidung, Alltagsbekleidung und Kleidung für besondere Anlässe. Einmal getragene Kleidung wird nicht sofort gewaschen, sondern oftmals mehrfach getragen und zum Lüften aufgehängt. Zum Sammeln der getragenen Kleidung gibt es häufig ein Wäschesammelsystem, in dem dunkle Kleidung, helle Kleidung und Kochwäsche getrennt gesammelt werden. Ebenfalls separat werden Kleidung aus Wolle, Seide oder anderen empfindlichen Materialien gesammelt, die entweder per Hand gewaschen oder in eine Reinigung gegeben werden. Helle und dunkle Wäsche sollte getrennt gewaschen werden, um Verfärbungen zu vermeiden.

Darüber hinaus gilt es Folgendes zu beachten:

- Kochwäsche wird bei 90 °C gewaschen und empfiehlt sich nur für farbechte Baumwollwaren. Da bei dieser Temperatur alle Bakterien absterben, gilt sie als Goldstandard für Handtücher, Bettwäsche, Unterwäsche sowie besonders verschmutzte Tischwäsche.
- Neu erworbene Textilien können leicht ausfärben und wurden bei der Herstellung mit Chemikalien imprägniert. Deshalb sollte sie vor dem ersten Gebrauch separat gewaschen werden.
- Kleinteilige oder empfindliche Wäschestücke, z. B. Socken, Nylonstrümpfe und Büstenhalter, können sich in der Waschtrommel festsetzen und werden daher am besten in Wäschenetzen gewaschen.
- Jedes industriell hergestellte Wäschestück enthält kleine eingenähte Etiketten, auf denen in Form von Symbolen das geeignete Wasch- und Trockenprogramm, sowie weitere Pflege- und Bügelhinweise aufgedruckt sind, die bei der Einstellung des Waschprogramms zu beachten sind.

Wasch- und Pflegesymbole
Unter dem folgenden Link sind die gängigsten Symbole auf Wäscheetiketten übersichtlich erklärt: www.waesche-waschen.de

Beachten Sie beim Vorsortieren weitere Hinweise:

- Entleeren Sie alle Taschen.
- Verschließen Sie alle Reißverschlüsse und Knöpfe.
- Drehen Sie farbempfindliche Textilien auf links.
- Flechten Sie Bänder und Kordeln zusammen.
- Entkrempeln Sie Ärmel, Hosenbeine und Socken.

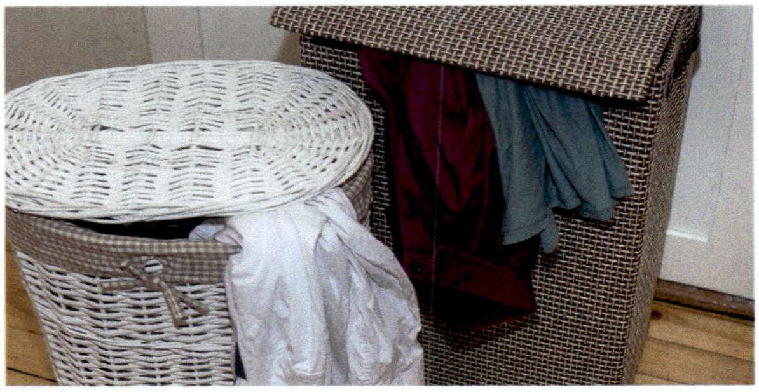

Abb. 2 In vielen Haushalten wird die Wäsche in Bunt- und Weißwäsche in Körben gesammelt bzw. schon vorsortiert.

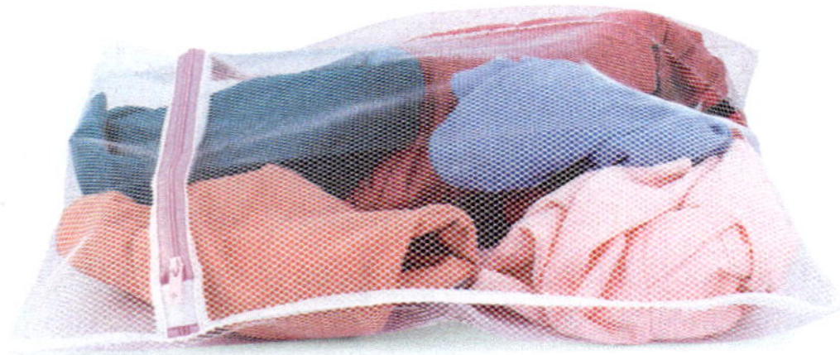

Abb. 3 Empfindliche Kleidungsstücke, wie z. B. BHs mit Bügel, werden in Wäschenetze gelegt und damit in der Waschmaschine gewaschen.

Waschvorgang

Moderne Waschmaschinen sind in der Regel intuitiv nutzbar. Im Internet lassen sich Gebrauchsanleitungen anhand des Firmen- und Modellnamens finden, wenn die Bedienung unklar ist.

Die meisten **Waschmaschinen** haben ein Waschmittelfach für die Vorwäsche sowie für den Hauptwaschgang und ein kleines Fach für den Weichspüler. Der Vorwaschgang verbraucht zusätzliche Energie und ist nur bei sehr stark verschmutzter Wäsche nötig. Der Einsatz von Weichspüler belastet ebenfalls die Umwelt und sollte nur auf Wunsch erfolgen.

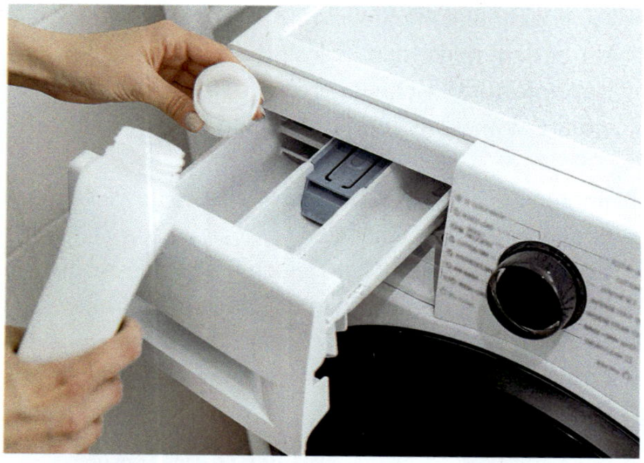

Abb. 1 Alle modernen Maschinen haben ein Energiesparprogramm. Die Waschmittelmenge sollte den Herstellerangaben und dem Verschmutzungsgrad der Wäsche angepasst werden.

> **Wichtig**
> Da beim Waschvorgang immer die Gefahr besteht, dass Wasser ausläuft, sollte währenddessen immer jemand in der Wohnung anwesend sein, um Wasserschäden vorzubeugen.

Handwäsche

Auch bei der Handwäsche ist es wichtig, sich bei der Art des Waschmittels (z. B. Feinwaschmittel) und der Wahl der Wassertemperatur an die Angaben auf dem Pflegeetikett zu halten. Die Handwäsche kann entweder in einem großen Waschbecken oder in speziellen Waschschüsseln erfolgen.

So wird Wäsche mit der Hand gewaschen:
- Wasser einlassen, dann das Waschmittel hinzugeben und verteilen, damit es sich auflöst
- die Wäsche in das Wasser einlegen und für kurze Zeit einweichen lassen
- die Wäsche mit den Händen im Wasserbad leicht bewegen und kneten, dann noch einmal für wenige Minuten einweichen
- Wäsche herausnehmen, das Waschwasser abgießen und durch frisches Wasser ersetzen und die Wäsche ausspülen
- sind noch Seifenreste zu erkennen, kann die Wäsche auch unter fließendem Wasser ausgespült werden

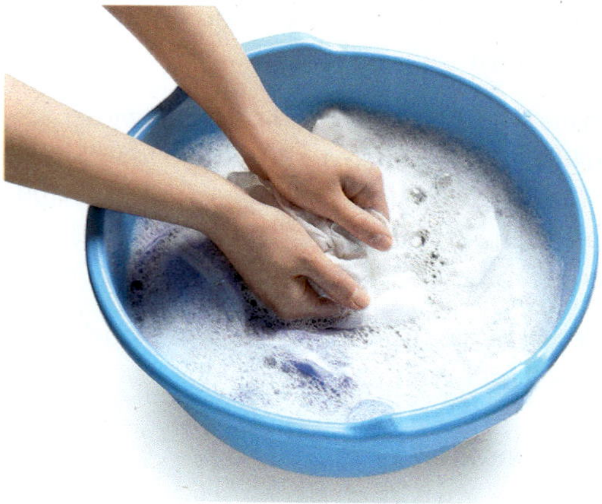

Abb. 2 Bei der Handwäsche wird die Wäsche separat eingeweicht, leicht bewegt und geknetet.

> **Wichtig**
> Da oft empfindliche Textilien mit der Hand gewaschen werden, kann das Auswringen den Textilien Schaden zufügen und sollte nur sehr leicht erfolgen. Tropfnasse Wäsche kann auf Handtüchern, die auf dem Wäscheständer liegen, ausgebreitet werden. Sie sollte nicht aufgehängt oder in den Trockner gegeben werden.

Wäsche trocknen

Außer bei Woll- oder Schonwaschgängen wird die Wäsche in der Waschmaschine bereits geschleudert und ist beim Herausnehmen nur noch feucht. Die energieärmste Variante des Trocknens ist das Aufhängen der Wäsche auf einer Wäscheleine an der frischen Luft auf dem Balkon oder im Garten. Auch das Aufhängen auf einem Wäscheständer in der Wohnung ist verhältnismäßig ressourcenschonend, wenn der Raum ausreichend belüftet ist.

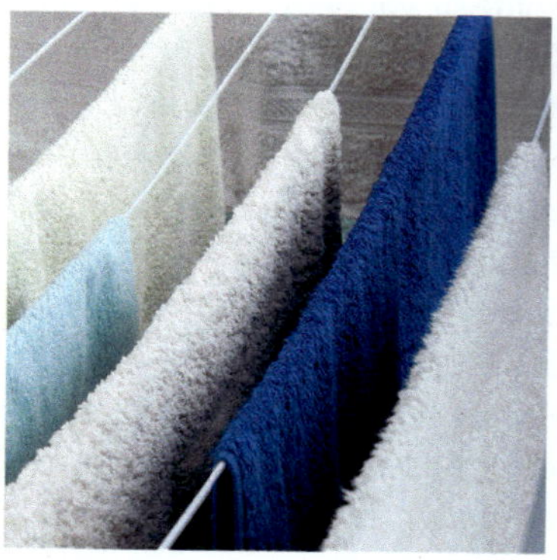

Abb. 3 Wäsche kann auf dem Wäscheständer in der Wohnung oder auf dem Balkon ressourcenschonend trocknen.

In vielen alten Mietshäusern gibt es eigene Trockenräume unter dem Dach oder im Keller.

Hinweise für das Aufhängen der Wäsche:

- Schlagen Sie die Wäsche vor dem Aushängen aus.
- Lassen Sie beim Aufhängen ausreichend Zwischenraum, damit die Feuchtigkeit verdunsten kann.
- Setzen Sie – wenn überhaupt nötig – die Wäscheklammer so an, dass die Abdrücke später kaum sichtbar sind, z. B. am Saum oder Bund.
- Trocknergeeignete Wäsche kann auch in einem Wäschetrockner getrocknet werden, wenn vorhanden. Die Wäsche sollte unmittelbar nach dem Trockenvorgang entnommen und nach Möglichkeit noch warm zusammengelegt werden, um Faltenbildung zu vermeiden.

Wäsche schrankfertig machen

Ist die Wäsche trocken, kann sie faltenfrei zusammengelegt und nach den Wünschen des Klienten in den Schrank einsortiert werden. Hosen, Blusen, Hemden, Röcke und Kleider werden oft auf einem Bügel auf eine Kleiderstange gehängt.

Muss die Wäsche vorher gebügelt werden, sollten die Wäschestücke möglichst noch leicht feucht sein. Wird ein Wäschetrockner genutzt, reicht es meist aus, die Einstellung „bügelfeucht" zu wählen.

Das Bügeln von Kleidung erfordert einige Übung und sollte an der eigenen Wäsche erprobt werden, bevor die Wäsche von Klienten gebügelt wird. Es ist auch möglich, den Bügelservice einer Reinigung zu nutzen.

7.4.5 Mit herausfordernden Situationen in der Häuslichkeit umgehen

In der häuslichen Pflege kann es zu Situationen kommen, die mehr oder weniger unangenehm und manchmal sogar gefährlich sein können. Zu den Ursachen gehören der Zustand der Wohnung, aber auch verbale und körperliche Grenzüberschreitungen. Wichtig ist es, vorbereitet zu sein und Herausforderungen frühzeitig zu erkennen, um in der Situation richtig zu handeln.

Der private Wohnraum ist durch das Grundgesetz geschützt. Jeder Mensch kann seine Wohnung nach seinen eigenen Standards gestalten und pflegen. Auch der Anspruch an Hygiene und Ordnung ist bei den Menschen unterschiedlich. Die meisten Menschen mögen, wie ihre Wohnung aussieht, und fühlen sich dort durch viele vertraute Gegenstände wohl.

Beispiel
„Für viele alte Menschen gehören Büchersammlungen, alte Teppiche oder Sammeltassen in Vitrinen oder Anbauwänden zu *ihrem Reich.*"

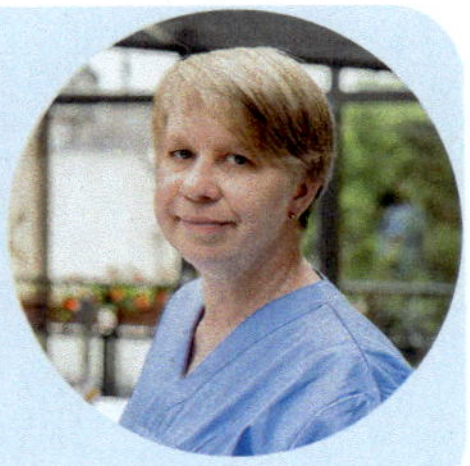

Wohnungsdesorganisation

Es gibt Formen der Desorganisation, die sich von persönlichen Vorlieben bei der Einrichtung unterscheiden. Sie können sich negativ auf das Lebensgefühl, die Hygiene und die Sicherheit der Klienten oder ihrer Nachbarn auswirken. In diesen Fällen ist es wichtig, die Ursache zu kennen, um dann die passenden Unterstützungsmöglichkeiten zu finden. Die Einschätzung erfolgt durch Pflegefachpersonen.

! Wichtig
Im Rahmen der Selbstbestimmung haben Klientinnen und Klienten das Recht, über den Zustand ihrer Wohnung zu bestimmen. Pflegende dürfen ohne Einverständnis weder Gegenstände umräumen noch wegwerfen.

Wohnungsdesorganisation aufgrund körperlicher Gebrechen ist ein schleichender Prozess. Die Betroffenen suchen aus Scham keine Hilfe und können ihre Wohnung nicht mehr organisieren. Mit einfühlsamen Gesprächen, ohne Schuldzuweisung, können die Betroffenen von Hilfsangeboten überzeugt werden.

Die häufigste Form von Wohnungsdesorganisation ist die **Wohnungsverwahrlosung.** Sie ergibt sich dadurch, dass keinerlei hauswirtschaftliche Tätigkeiten ergriffen werden. Dadurch kommt es zu massiver Verschmutzung und Geruchsbildung. Auch Schädlinge und Parasiten treten auf. Ursachen sind oft Suchterkrankungen, meist in Verbindung mit finanziellen Problemen oder Arbeitslosigkeit.

Betroffene von Wohnungsverwahrlosung gehören in der Regel nicht zur Zielgruppe der ambulanten Pflege. Bei Selbst- oder Fremdgefährdung greift hier der Sozialpsychiatrische Dienst ein, meist in Zusammenarbeit mit dem Ordnungsamt.

Sammelsucht

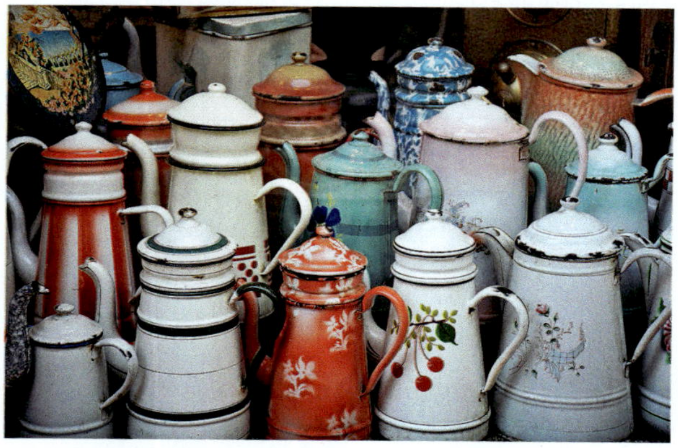

Abb. 1 Bei der Sammelsucht haben sich Menschen auf bestimmte Gegenstände spezialisiert, die sie teilweise in Massen in ihren Wohnräumen lagern.

Bei der Sammelsucht erfolgt die Lagerung der bevorzugten Gegenstände mit System – auch wenn dies von außen nicht immer erkennbar ist. Im Gespräch können Möglichkeiten erarbeitet werden, wie die Gegenstände so gelagert werden, dass der Klient oder die Klientin die Wohnung adäquat nutzen kann, z. B. durch das Anschaffen von Aufbewahrungsboxen oder neuen Regalen und Schränken.

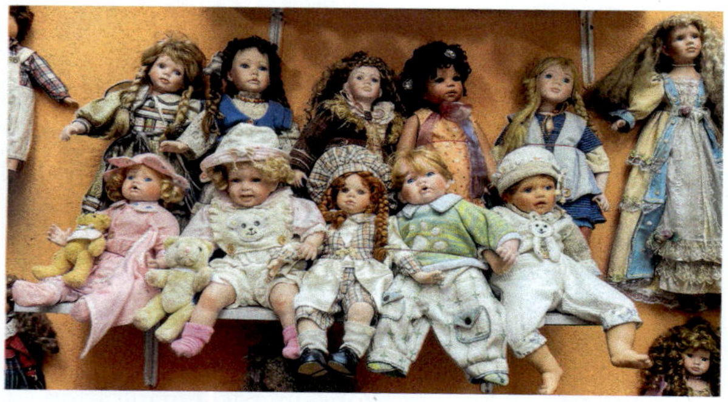

Abb. 2 Die Sammelsucht von Puppen, das sogenannte Puppenhoarding, kann ein Ausdruck von Nostalgie und emotionaler Bindung sein.

Sammeltrieb

Von der Sammelsucht ist der Sammeltrieb zu unterscheiden, bei dem Objekte ohne erkennbares System gesammelt und in den Wohnungen in Tüten oder Kartons gehortet werden. Der Sammeltrieb kann ein Symptom psychischer Erkrankungen oder kognitiven Abbaus sein und hat oft biografische Ursachen, z. B. Verlust oder Armut in Kriegszeiten. Meist haben die Betroffenen keinen Bezug zu den gesammelten Objekten.

In Absprache mit gesetzlichen Betreuern oder Angehörigen können Pflegepersonen dezent immer wieder Objekte entsorgen. Dies ist vor allem dann nötig, wenn es sich um verderbliche Lebensmittel handelt.

> **!** **Wichtig**
> Da der Sammeltrieb keine bewusste Handlung ist, hilft es nicht, das Verhalten zu kritisieren. Im Gegenteil, oft führt dies zu Gefühlen der Schuld und Scham und verstärkt das Problem.

Messie-Syndrom

Definition

Das **Messie-Syndrom** ist eine Verhaltensstörung, bei der Betroffene zwanghaft Dinge ansammeln und sich nicht von ihnen trennen können. Dies führt oft zu einem chaotischen und überfüllten Wohnumfeld.

Bei der Messieproblematik sind Menschen grundsätzlich in all ihren Handlungen desorientiert, oft als Symptom psychischer Erkrankungen. Sie haben häufig einen hohen Leidensdruck und sind daher offen für Hilfe. Sie können die Ordnung in der Wohnung jedoch nicht aufrechterhalten und sind dauerhaft auf Hilfe angewiesen. Verhaltenstherapien können sehr wirksam sein.

Vermüllungssyndrom

Vom Vermüllungssyndrom sind oft sozial isolierte, kontaktscheue bis menschenfeindliche Personen betroffen. Sie sammeln wahllos Abfall und Sperrmüll auf der Straße ein und befassen sich fast liebevoll mit den Gegenständen in ihrer Wohnung. Eine Ursache kann eine posttraumatische Belastungsstörung (▷ S. 90) sein.

Da die Betroffenen eine Beziehung zu den gesammelten Gegenständen aufbauen, fällt ihnen das Fehlen sofort auf. Sie verstehen jedes Hilfsangebot als Bedrohung und können mit Selbst- und Fremdaggression reagieren.

Selbst- und fremdgefährdendes Verhalten

Besonders Klientinnen oder Klienten mit psychischen Störungen können grundsätzlich in jedem Setting, so auch im häuslichen Umfeld, selbst- oder fremdgefährdendes Verhalten zeigen. Wenn Sie Anzeichen für Selbstgefährdung bemerken, kontaktieren Sie den Krisendienst, ggf. den Rettungsdienst über den Notruf 112.

Bei fremdgefährdendem, aggressivem Verhalten beachten Sie Folgendes:

- Kontaktieren Sie schon bei geringen Anzeichen telefonisch den Krisendienst oder über den Notruf 110 die Polizei.
- Nutzen Sie die Techniken der Deeskalation (▷ S. 360).
- Stellen Sie sicher, dass Sie sich immer zwischen der Klientin bzw. dem Klienten und dem Fluchtweg (z. B. der Wohnungstür) aufhalten.
- Verlassen Sie im Zweifelsfall die Wohnung und begeben Sie sich aus der Gefahrenzone.
- Informieren Sie sofort Ihre Teamleitung bzw. die verantwortliche Pflegefachperson.
- Erstellen Sie zeitnah ein Gedächtnisprotokoll, ggf. per Sprachaufzeichnung.
- Bestehen Sie darauf, dass das Ereignis im Team besprochen und reflektiert wird.

Wichtig
Erfahren Klientinnen oder Klienten Gewalt und Aggression, z. B. durch Angehörige, gehen Sie wie folgt vor:
In einer unmittelbaren Gewaltsituation geht Ihre Sicherheit vor und Sie verlassen die Wohnung, um sofort die Polizei zu rufen. Beobachten Sie Verletzungen am Körper der Klientin oder des Klienten, dokumentieren Sie diese im Sinne der Gewaltdiagnostik (▷ S. 89) und informieren Sie die verantwortliche Pflegefachperson.

Sexuelle Übergriffe

In der ambulanten Pflege entstehen aufgrund der Nähe in der Häuslichkeit oft intime Situationen. Studien gehen davon aus, dass es in diesem Setting besonders häufig zu sexuellen Übergriffen durch Pflegebedürftige kommen kann. Gesicherte Zahlen gibt es jedoch nicht.

Es gelten alle Handlungen als sexuelle Übergriffe, die in irgendeiner Form die Sexualität der angesprochenen Person spiegeln und die sie als sexuell belästigend oder übergriffig empfindet. Dazu gehören insbesondere

- anzügliche Bemerkungen, sexuelle Witze,
- das Zeigen pornografischer Bilder oder Filme,
- die Aufforderung zu sexuellen Handlungen sowie körperliche Angriffe mit sexuellem Bezug.

Wichtig
Die belästigte Person hat das Recht zu deuten, ob eine Handlung sexuell übergriffig ist, nicht der Täter oder die Täterin.

In seltenen Fällen liegt die Ursache für ein solches Verhalten in kognitiven Beeinträchtigungen, psychischen Störungen oder medikamentösen Nebenwirkungen. Weder in diesen noch in Fällen von „vollem Bewusstsein" haben Pflegebedürftige oder ihre Angehörigen eine Berechtigung dazu.

Oftmals sind die belästigten Menschen so überrascht, dass sie nicht wissen, wie sie reagieren sollen. Daher bietet es sich an, den folgenden Ablauf zur Abwehr zu trainieren:

- Weisen Sie die Handlung sofort im 3-W-Schema zurück: 1. **W**ahrnehmung, 2. **W**irkung, 3. **W**unsch.

Beispiel
3-W-Schema bei einer sexuellen Belästigung:

1. **Wahrnehmung**: „Ich habe Ihre Hand an meinem Po bemerkt."
2. **Wirkung**: „Das ist mir unangenehm und es belästigt mich."
3. **Wunsch**: „Nehmen Sie sofort Ihre Hand weg!"

Wichtig
Wenn Sie versuchen, die Situation durch Schweigen zu ignorieren, kann die belästigende Person dies als Zustimmung verstehen.

- Verlassen Sie den Raum, möglichst nach vorheriger Sicherung des Klienten – wenn nötig. Überlegen Sie in Ruhe, wie Sie weiter vorgehen wollen, telefonieren Sie mit der verantwortlichen Pflegefachperson oder bitten Sie z. B. Nachbarn um Hilfe.
- Werten Sie den Vorfall mit dem Klienten zeitnah aus, gemeinsam mit der verantwortlichen Pflegefachperson und ggf. Angehörigen. Stellen Sie klare Forderungen für die Zukunft auf und zeigen Sie Konsequenzen für den Wiederholungsfall auf.
- Dokumentieren Sie den Vorfall und die Auswertung.

Zeit zum Reflektieren ...

Schätzen Sie Ihre Kompetenzen ein: Wo fühlen Sie sich sicher?
Wo möchten Sie noch mal nachlesen oder etwas vertiefen?
Setzen Sie Ihre ganz persönlichen Häkchen für Ihre Lernerfolge.

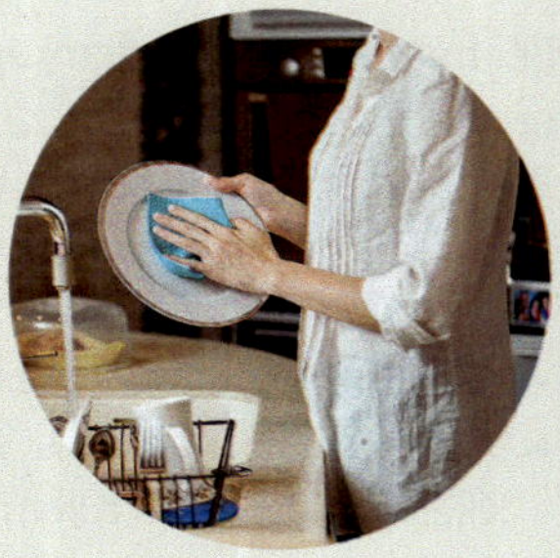

Ich ...

- ☐ erkläre Grundsätze der Vor- und Nachbereitung verschiedener Mahlzeiten.
- ☐ erkläre Grundsätze der Vorratshaltung.
- ☐ beschreibe verschiedene Möglichkeiten der Essensbestellung und Lebensmittellieferung.
- ☐ beschreibe verschiedene Formen und Tätigkeiten der Wohnungsreinigung.
- ☐ beschreibe Prinzipien und Möglichkeiten zum Reinigen und Trocknen von Kleidung und Wäsche.
- ☐ kenne Vorgehensweisen in herausfordernden Situationen in der Häuslichkeit.

Ich ...

- ☐ unterstütze den pflegebedürftigen Menschen unter Einbeziehung seiner Ressourcen bei der hauswirtschaftlichen Versorgung seines Wohnbereichs.
- ☐ unterstütze den pflegebedürftigen Menschen bei der Zubereitung von Mahlzeiten.
- ☐ setze die Regeln der Küchen- und Lebensmittelhygiene um.

Ich ...

- ☐ nehme die Gastrolle in der häuslichen Pflege wahr.
- ☐ akzeptiere die individuelle Gestaltung von Wohnräumen.

Ich ...

- ☐ reflektiere die Gastrolle in der häuslichen Pflege.
- ☐ gehe sorgsam mit den privaten Gegenständen der zu pflegenden Menschen um.
- ☐ führe die hauswirtschaftlichen Tätigkeiten selbstständig und fachgerecht durch.
- ☐ gehe mit Lebensmitteln nachhaltig um.
- ☐ gehe mit Reinigungsmitteln nachhaltig um.
- ☐ handle in Gefahrensituationen in der häuslichen Pflege angemessen und sicherheitsorientiert.

7.5 Autonomie und Teilhabe zu pflegender Menschen mithilfe von Technologien fördern

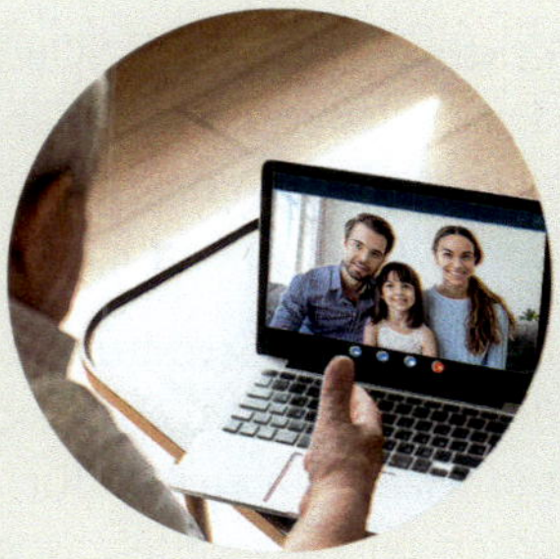

7.5.1 Autonomie und Teilhabe bei Pflegebedürftigkeit ermöglichen

Definition

Autonomie heißt, dass Menschen frei darin sind, Entscheidungen über ihr Leben treffen können. Dazu gehört, dass sie die Entscheidungen

- absichtlich,
- informiert und mit Verstehen,
- ohne kontrollierenden Einfluss,
- in Vereinbarung mit den eigenen Wünschen und
- in förderlichen und respektvollen Beziehungen mit anderen Menschen treffen.

Mit dieser Definition geht der Begriff Autonomie über die Definition von Selbstbestimmung (▷ S. 605) hinaus. Pflegende unterstützen dieses Autonomieverständnis, indem sie die pflegebedürftige Person ermutigen und sich förderlich gegenüber deren Gesundheit oder Willen verhalten. Sie stärken pflegebedürftige oder kranke Menschen darin, ihren Körper und ihre Bedürfnisse ernst zu nehmen. Dazu gehört ebenso, dass pflegebedürftige und kranke Menschen den Zugang zu allen Informationen haben, die sie für eine Entscheidungsfindung benötigen. Und es bedeutet, dass keine Person oder Institution die Kontrolle über diese Entscheidung ausübt.

Beispiel

Frau Hansen ist 50 Jahre alt und vom Hals abwärts gelähmt. Sie leidet unter großen Schmerzen aufgrund von Spastiken. Als auch ihre Kehlkopfmuskulatur aussetzt und sie dadurch kaum noch sprechen kann, wünscht sie sich ein selbstbestimmtes Sterben. Sie informiert sich bei ihren Assistenzpersonen und bei Freunden und lernt eine Palliativärztin kennen, die sie über die Möglichkeit des Sterbefastens aufklärt. Sie führen mehrere lange Gespräche. Außerdem lässt sich Frau Hansen in einer Beratungsstelle informieren. Da der Pflegedienst die Versorgung in der Häuslichkeit nur noch schwer sicherstellen kann, schlägt die Ärztin einen Umzug in ein Hospiz vor. Im Hospiz geht es Frau Hansen in den ersten Tagen erst einmal viel besser, sodass sie ihr Vorhaben verschiebt. Die Hospizmitarbeiterinnen stehen regelmäßig für Gespräche zur Verfügung und sind offen für jede Entscheidung. Eines Tages hört sie auf zu essen und zu trinken und stirbt nach sechs Tagen. Sie brauchte die Zeit, um ihren Wunsch nach selbstbestimmtem Sterben umzusetzen.

Definition

Teilhabe heißt, dass Menschen in folgende Lebensbereiche einbezogen sind:

- Lernen und Wissensanwendung
- allgemeine Aufgaben und Anforderungen
- Kommunikation
- Mobilität
- Selbstversorgung
- häusliches Leben
- zwischenmenschliche Kontakte und Beziehungen, bedeutende Lebensbereiche
- Gemeinschaftsleben
- soziales und staatsbürgerliches Leben

Leistungen aus dem SGB V, IX, XI und XII sollen dazu dienen, bei Krankheit, Behinderung oder Pflegebedürftigkeit sowie Alter und wirtschaftlicher Bedürftigkeit die Teilhabe zu ermöglichen.

Die konkrete Gestaltung von Teilhabe ist abhängig von der individuellen Lebenssituation. Es gibt keine konkreten Maßnahmen, die für alle pflegebedürftigen Menschen gelten. Vielmehr ist es eine grundsätzliche pflegerische Haltung, teilhabeorientiert zu pflegen.

Die Herausforderung dabei, Teilhabe und Autonomie zu ermöglichen, liegt darin, dass

- es keine Patentrezepte gibt,
- Pflegende Zeit und Empathie benötigen, um Wünsche zu hören und zu verstehen,
- Pflegende die fehlende Mobilität oder Kommunikationsfähigkeiten von Pflegebedürftigen nur mit einem hohen Aufwand ausgleichen können.

Es werden immer mehr innovative Technologien entwickelt, die dazu gedacht sind, die Lebensqualität von pflegebedürftigen Menschen zu verbessern. Es braucht hierfür jedoch Pflegepersonen, die bei der Nutzung der digitalen Instrumente unterstützen.

7.5.2 Grundlagen digitaler Anwendungen

Mehrwert digitaler Technologien

Nicht jede Technologie ist automatisch besser als herkömmliche Verfahren. Daher ist es immer sinnvoll, zu prüfen, welchen konkreten Nutzen sie in der jeweiligen Situation hat. Eine digitale Technologie bringt gegenüber herkömmlichen Arbeitsschritten einen Mehrwert, wenn sie

- die Pflegequalität erhöht,
- die Sicherheit für pflegebedürftige und kranke Menschen erhöht,
- Möglichkeiten zur Teilhabe und Autonomie pflegebedürftiger und kranker Menschen erweitert,
- Pflegende körperlich entlastet,
- Pflegende psychisch entlastet.

Kann die Einführung digitaler Anwendungen den Fachkräftemangel in der Pflege beheben? Diese Frage wird kritisch diskutiert. Befürworter von digitalen Technologien in der Pflege gehen aber davon aus, dass das Arbeitsfeld mit zunehmender Digitalisierung attraktiver wird.

Technische Basis

Alle digitalen Anwendungen basieren auf verschiedenen technischen Komponenten, die meistens mit englischen Begriffen benannt sind.

Ein **Computer** oder Rechner ist eine Maschine, die mithilfe von Rechenvorschriften Daten verarbeitet. Neben PC (Personal Computer) und Notebook (Laptop) sind Computer heute in allen elektronischen Geräten enthalten, z. B. in Smartphones, Autos, Waschmaschinen und Spielekonsolen.

Hardware sind die physischen Komponenten. Das heißt, alles, was bei einem Computer angefasst werden kann, z. B. der Bildschirm, die Tastatur, die Maus, der USB-Stick und die inneren Teile wie der Prozessor und die Festplatte.

Software ist dagegen nicht anfassbar. Sie ist die Information in Form von Programmen oder Daten. Programme heißen auch Anwendungen oder Applikationen, kurz „Apps". Die Software bestimmt, was ein Computer tut. Die Hardware führt die Software aus. Sie macht digitale Informationen sichtbar und damit nutzbar.

Das **Betriebssystem** ist die grundlegende Software, die den Computer steuert. Es ermöglicht den Zugriff auf die technischen Komponenten und organisiert alle weiteren Anwendungsprogramme. Häufig genutzt sind Windows, Apple iOS, Android, Linux und Unix.

Die **Nutzeroberfläche** ist der Zugangsbereich zu allen Anwendungen auf dem Computer. Die grafische Nutzeroberfläche ist über eine Computermaus oder ein Touchpad oder einen Sensorbildschirm zu steuern und ermöglicht die intuitive Erledigung von Aufgaben. Die Konsole ermöglicht den direkten Befehl an den Computer über Buchstaben- und Zahleneingabe und ist über eine Tastatur zu bedienen.

Die Umgebung des Computers, auch **Peripherie** genannt, umfasst weitere Geräte, die folgende Funktionen erfüllen:

- **Ausgabegeräte,** z. B. Drucker, Bildschirm, Beamer, Lautsprecher
- **Eingabegeräte,** z. B. Tastatur, Touchpad, Maus, Joystick
- **Einlesegeräte** zum Erfassen von Daten, z. B. Mikrofone, Kartenlesegeräte, verschiedene Arten von Scannern

Als **Netzwerk** bezeichnet man die Verbindung zwischen mehreren Computern, um Daten auszutauschen oder miteinander zu kommunizieren. Neben lokalen Netzwerken gibt es auch übergreifende Netzwerke, das größte ist das Internet (**W**orld **W**ide **W**eb).

Eine **Datenbank** ist eine Sammlung von Daten, die durch ein Datenbankprogramm verwaltet wird.

Als **Künstliche Intelligenz** (KI) bezeichnet man selbstlernende Computerprogramme.

Daten und Datensicherheit

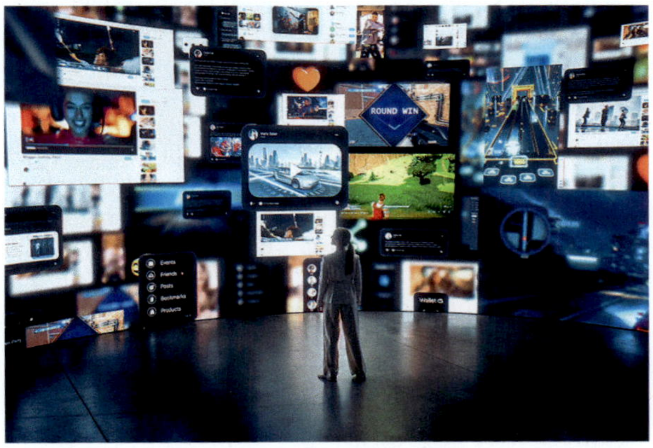

Abb. 1 Die Digitalisierung der Welt erzeugt, nutzt, verarbeitet und speichert in verschiedenen Formen und Zusammenhängen Daten.

Definition

Daten sind Informationen und existieren in verschiedenen Formen: Zahlen, Buchstaben, Texte, Tondaten, Bilder, Tabellen.

Dateien umfassen viele gleichartige und geordnete Daten, die unter einem Dateinamen zusammengefasst sind.

Die Sammlung, Verarbeitung und Speicherung von Daten ist ein interessanter „Nebeneffekt" der Computer- und Internetnutzung:

- **Nutzerdaten** können Auskunft für zielgruppengerechte Werbung geben,
- **Mobilitätsdaten** können Informationen über häufig genutzte Verkehrsstrecken geben,
- **Gesundheitsdaten** können zu einer Aussage zu einem Krankheitsrisiko treffen.

Datensammlungen gelten heute als wertvolle Ressource. Dies gilt sowohl für persönliche Daten und Zugänge (z. B. Passwort für Online-Banking) als auch für große Datenmengen („Big Data"), die aufgrund ihrer riesigen Menge und Vielfalt nach Interessenlagen oder Verhalten ausgewertet werden können. Der Umgang mit Daten ist hochkomplex und wirft viele rechtliche und ethische Fragen auf.

IT-Sicherheit

Neben der Datensicherheit ist auch die Sicherheit der Informationstechnik (IT) besonders wichtig. Hier geht es darum, IT-Strukturen vor Schäden und Bedrohungen zu schützen. Das betrifft einzelne Dateien und Computer, aber insbesondere auch Netzwerke und Rechenzentren.

Um Ihre Daten und Ihre Hardware zu schützen, sollten Sie folgende Punkte beachten:

- Führen Sie bei Einbindung Ihres Gerätes in ein Netzwerk oder das Internet regelmäßig die Sicherheits-Updates (Aktualisierungen) durch, die Ihr Betriebssystem oder andere Programme vorschlagen.
- Achten Sie auf sichere Passwörter.
- Nutzen Sie, wenn möglich, verschlüsselte Kommunikationssysteme (z. B. bei Chats oder E-Mails).
- Legen Sie regelmäßige Datensicherungen an, z. B. auf einer externen Festplatte.

Erstellen und Merken von sicheren Passwörtern

Umfragen belegen, dass ein Großteil der Menschen auf einfache, leicht zu erratende Passwörter zugreift, z. B. „Passwort", 1234 oder ABCD. Ein Passwort gilt aber erst dann als sicher, wenn es aus mindestens 8 Zeichen besteht, darunter Sonderzeichen, Groß- und Kleinbuchstaben sowie Zahlen. Darüber hinaus sollte für jede passwortgeschützte Anwendung ein eigenes Passwort gelten. Bei der Vielzahl der Anwendungen ist es unmöglich, sich alle Passwörter zu merken. Das Festhalten der Passwörter in einem Notizbuch ist jedoch keine gute Idee. Deshalb hilft entweder eine Passwort-Management-App oder ein Merksystem wie das folgende:

- Überlegen Sie sich 6 Zeichen, die Sie sich gut merken können, z. B. die ersten beiden Buchstaben (Groß und Klein) Ihrer Heimatstadt und die ersten beiden Buchstaben (Groß und Klein) des Geburtsnamens Ihrer Oma sowie zwei Ziffern (z. B. die beiden letzten Stellen des Geburtsjahres Ihres Opas). Diese 6 Zeichen bilden nun Ihr Basispasswort, das Sie sich einfach merken können.
- Suchen Sie sich ein Sonderzeichen aus, z. B.: !, ? oder +.

- Variieren Sie das Passwort in der letzten Stelle, indem Sie immer den Anfangsbuchstaben der Anwendung nutzen, für die das Passwort gedacht ist.

Beispiel
Heimatstadt **Bo**chum, Geburtsname der Oma **Me**yer, Geburtsjahr des Opas **63,** Sonderzeichen **?,** Anwendung **P**ayPal = BoMe63?P; das Passwort für Ihr Konto bei der **S**parkasse wäre dann entsprechend BoMe63?S. Auch wenn nicht viele Menschen den Geburtsnamen Ihrer Großmutter kennen dürften – variieren Sie bitte die hier aufgeführten Vorschläge!

Rechtliche Grundlagen

Persönliche Daten sind besonders geschützt. Grundlage hierfür ist die europäische **Datenschutzgrundverordnung** (DSGVO), die insbesondere die Rechte der Verbraucher stärkt. Als Grundprinzip gilt, dass so wenig Daten wie nötig verarbeitet oder gespeichert werden sollen. Ebenso haben die Verbraucher das Recht, Auskunft zu den über sie gespeicherten Daten zu erhalten.

Darüber hinaus müssen sie aktiv der Nutzung und Weiterleitung ihrer Daten zustimmen. Unternehmen, die Daten verarbeiten, müssen einen Datenschutzbeauftragten benennen.

Das sind die wichtigsten Gesetze für den Datenschutz:
- Das Gesetz für sichere digitale Kommunikation und Anwendungen im Gesundheitswesen **(E-Health-Gesetz)** ist die Grundlage für den Aufbau der Telematikinfrastruktur (▷ S. 647) und die Einführung digitaler Gesundheitsanwendungen (▷ S. 567).
- Das **Digitale-Versorgung-Gesetz** (DVG) regelt den Anspruch der Versicherten auf Leistungen wie digitale Gesundheitsanwendungen.
- Das **Patientendaten-Schutz-Gesetz** (PDSG) ermöglicht digitale Angebote wie das E-Rezept (▷ S. 421) oder die elektronische Patientenakte (▷ S. 647) und regelt, dass sensible Gesundheitsdaten bestmöglich geschützt sind.

Ethische Fragen

Die Beantwortung ethischer Fragen und Probleme rund um die Digitalisierung steht erst am Anfang. Die Digitalisierung entwickelt sich laufend und sehr schnell weiter. Deshalb versucht die Ethik, neue Modelle aufzustellen und Wege zur Beantwortung zu finden. In der Diskussion sind viele Fragen, die oft auch rechtliche Bezüge haben (▷ Abb. 1).

Kann man zu Robotern eine persönliche Bindung aufbauen?

Können digitale Entwicklungen menschliche Fürsorge ersetzen?

Wem gehören die in digitalen Anwendungen erzeugten und gespeicherten Daten?

Führen Geschlechterstereotype bei der Auswahl von Stimmen oder Oberflächen zu Wohlfühleffekten oder verstärken sie die Geschlechterungleichheit?

Dürfen Roboter Emotionen erzeugen und lenken, indem sie vortäuschen, ein Lebewesen zu sein?

Muss das Internet kontrolliert werden und wenn ja, von wem?

Dürfen KI-basierte Systeme Entscheidungen über unser Leben treffen, und wer kann sie daran hindern?

Welche ethischen Aspekte müssen bei der Datenauswertung berücksichtigt werden?

Wie selbstbestimmt bin ich bei der Nutzung von digitalen Anwendungen? Weiß ich, welche Daten ich wo hinterlasse und was damit passiert?

Abb. 1 Ethische Fragen im Zusammenhang mit der zunehmenden Digitalisierung und KI-Entwicklung

Umstellung von traditionellen auf digitale Arbeitsweisen

Viele Bereiche des Lebens sind bereits digitalisiert, z. B. ist die Nutzung von Smartphones, Onlinebanking und Internetshops für viele Menschen selbstverständlich. In anderen Bereichen will die Politik die Digitalisierung beschleunigen und spricht vom Digitalen Wandel oder auch Digitalen Transformationsprozessen (z. B. im Bereich der Bildung oder auch im Pflege- und Gesundheitswesen).

Um auf digitale Prozesse umstellen zu können, braucht es ein Umdenken, um effektiv mit den Technologien umzugehen. Eine gewisse Agilität (Beweglichkeit) ist nötig. Und die Bereitschaft, digitale Instrumente intuitiv (nach Gefühl) zu verwenden. Denn es gibt keine Bedienungsanleitung.

Voraussetzung für eine Umstellung ist eine gute Fehlerkultur. Denn Innovation entsteht nur dann, wenn aus Fehlern gelernt wird. Und ganz wichtig: Die Arbeit sollte nicht mehr nach festen Regeln und Abläufen organisiert sein, sondern orientiert am Ziel, auch wenn noch nicht bekannt ist, wie das Ziel zu erreichen ist.

Möchte ein Unternehmen die Digitalisierung nachhaltig umsetzen, bedarf es der Freiräume für die Angestellten, um sich in die Weiterentwicklung einzubringen.

Traditionell orientierte Arbeitnehmer stellt dies vor eine Herausforderung, da sie Unsicherheiten aushalten müssen und ihre bisherigen Qualitätsmerkmale, spezialisiertes Wissen und Können, nicht mehr in der Form benötigen. Darüber hinaus ist der Mensch ein „Gewohnheitstier" und verändert sich ungern. Hauptvoraussetzung für die Umsetzung von digitalen Prozessen ist jedoch Veränderungsbereitschaft und Innovationsfreude.

7.5.3 Digitale Anwendungen im Alltag von Pflegebedürftigen

Kommunikation

Menschen mit Einschränkungen haben verschiedene Herausforderungen zu bewältigen, wenn sie in Kontakt mit anderen Menschen gehen wollen:

- Menschen, die in ihrer **Mobilität eingeschränkt** sind, fehlt oft der soziale Austausch. Denn ihr Bewegungskreis ist auf ihr Bett, ihr Zimmer oder ihre Wohnung eingeschränkt.
- Menschen mit **kognitiven Einschränkungen** verlieren häufig mit dem Sprachverlust die Fähigkeit, per Telefon zu kommunizieren.
- Menschen mit **fehlender Feinmotorik** tun sich schwer, einen Telefonhörer zu halten oder die Tasten zu bedienen.

Folgende digitale Innovationen der letzten Jahre können Teilhabe ermöglichen:

Smartphones bieten eine Bandbreite an Nutzungsmöglichkeiten. Sie sind heute so intuitiv bedienbar, dass auch viele ältere Menschen sie nutzen, wenn auch nicht mit allen Funktionen. Notrufapps und Chatsysteme sind einfache Anwendungen, bei deren Einrichtung und Nutzung Pflegende unterstützen können. Über Chatgruppen (z. B. ein Familienchat) können Pflegebedürftige am Leben ihrer Lieben teilhaben und Fotos sowie Text- oder Sprachnachrichten erhalten und teilen.

! Wichtig
Pflegende sollten darauf achten, dass die Smartphone-Geräte der Pflegebedürftigen stets aufgeladen sind.

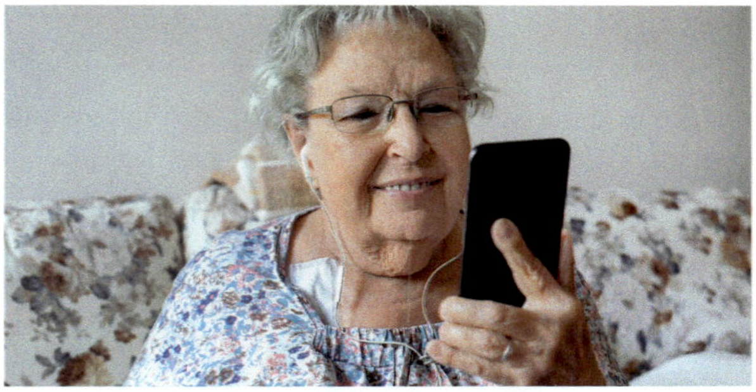

Abb. 2 Smartphones können helfen, mit Familie und Freunden in Kontakt zu bleiben und sich über aktuelle Ereignisse zu informieren.

Beispiel
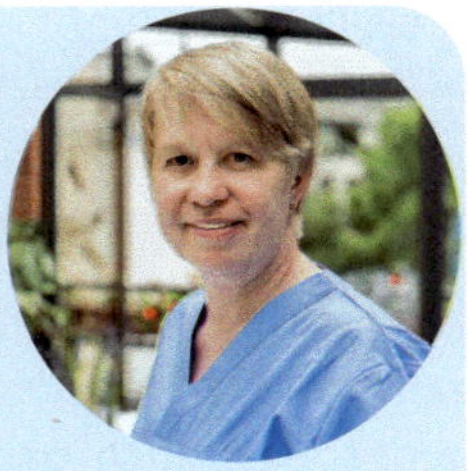
„Einige Bewohner und Bewohnerinnen nutzen aktiv Smartphones, um mit ihren Liebsten in Kontakt zu bleiben. Ich unterstütze sie dabei, indem ich z. B. Funktionen zeige oder aktiviere wie u. a. Schriftvergrößerung, Kontrasteinstellung, Signaltöne/-musik bei Sprachnachrichten oder auch mal ein Foto mache und beim Versenden helfe."

Videokonferenzsysteme/Videotelefonie/audiovisuelle Kommunikation: Sie ermöglicht, sich in Echtzeit mit Personen zu treffen und sich dabei zu sehen. Es braucht dafür lediglich ein Endgerät mit Mikrofon und Kamera. Die meisten Videokonferenzsysteme erlauben mehrere (bis zu mehreren 100) Teilnehmende. Sie bieten Zusatzfunktionen wie Chats, Bildreaktionen (Emojis) sowie das Teilen von Bild- oder Textdateien an. Bekannte Systeme sind Zoom, Teams, Sky, Webex oder BigBlueButton. Videotelefonie ist heute auch in einigen Messenger-Diensten wie WhatsApp oder Signal integriert.

Die Vorteile liegen in der Wahrnehmung der nonverbalen Kommunikation sowie der Überwindung von großen Entfernungen. Die Nachteile liegen in der hohen Datenübertragungsrate (nicht alle Kommunikationsnetze reichen dafür aus) sowie in der fehlenden Wahrnehmung anderer Sinnesreize (z. B. Gerüche).

Wichtig
Um den Datenschutz zu wahren, ist darauf zu achten, dass der Dienst DSGVO-konform arbeitet (in der Regel dann, wenn er aus der EU angeboten wird) und der Datentransport verschlüsselt erfolgt.

Pflegende unterstützen Pflegebedürftige, indem sie über die Möglichkeiten der audiovisuellen Kommunikation beraten, entsprechende Anwendung nach Einverständnis auf einem Endgerät installieren und bei der Nutzung der Programme helfen.

Sprachsteuerungen: Viele elektronische Systeme lassen sich inzwischen über Sprachbefehle steuern. Dies ist vor allem in der Smarthome-Technik hilfreich, indem z. B. über Sprachsteuerung
- Lichtquellen ein- und ausgeschaltet werden können („Licht ein"),
- Musik oder Fernsehprogramme („Spiel Beethovens fünfte Symphonie") ausgewählt werden können oder
- die Tür geöffnet („Haustür öffnen") werden kann.

Auch Textverarbeitungsprogramme (z. B. Word) besitzen inzwischen gut funktionierende Spracherkennungen, sodass auch ohne Fingerfertigkeit Texte verfasst werden können.

Diversität
Im Notfall und bei fehlenden Sprachkenntnissen auf beiden Seiten kann in entsprechende Übersetzungsapps eine Sprachnachricht eingebracht werden, die dann in die Zielsprache übersetzt und in Sprachform wieder ausgegeben wird. Diese Übersetzungen sind jedoch unzuverlässig und daher nur für einfache Alltagsübersetzungen geeignet.

Ambient Assistent Living

Definition
Der Begriff **Ambient Assistent Living (AAL)** steht für technische Anwendungen und smarte (schlaue) Services in der Wohnumgebung. Solche Systeme können die Selbstständigkeit und Selbstbestimmung verbessern und damit den Verbleib in der Häuslichkeit verlängern.

Inzwischen haben sich mehrere Anbieter auf Angebote besonders für ältere Menschen spezialisiert. Verschiedene Assistenzsysteme bieten über Sensoren und Sprachsteuerung Sicherheit und Komfort in der Nutzung. Auch die Kommunikation mit Zugehörigen sowie Pflegenden und Ärztinnen (Telecare oder Telemedizin) sind oft integriert.

Nachteilig wirken sich die hohen Kosten aus, die nur zu geringen Teilen im Rahmen der Wohnraumanpassung getragen werden, sowie die Abhängigkeit von Strom und einer stabilen Netzwerkverbindung.

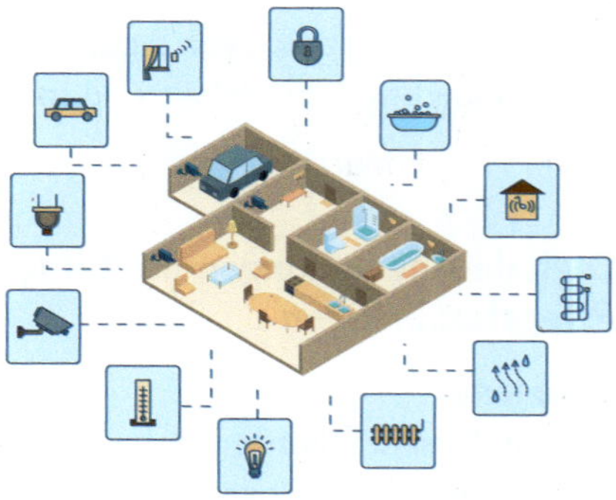

Abb. 1 Beispiele für AAL-Angebote in der Wohnung (Smarthome): u. a. automatische Türöffnung, Heizungssteuerung und Luftfeuchtigkeitsmessung, Klingel mit optischem Signalgeber, automatische Abschaltsysteme für Elektrogeräte, Videoüberwachung, Alarmanlage/Notruf, Regulierung von Wassertemperatur und -verbrauch.

„Ich habe Angst, dass mein Opa mich nach meiner Rückkehr nicht mehr erkennt."

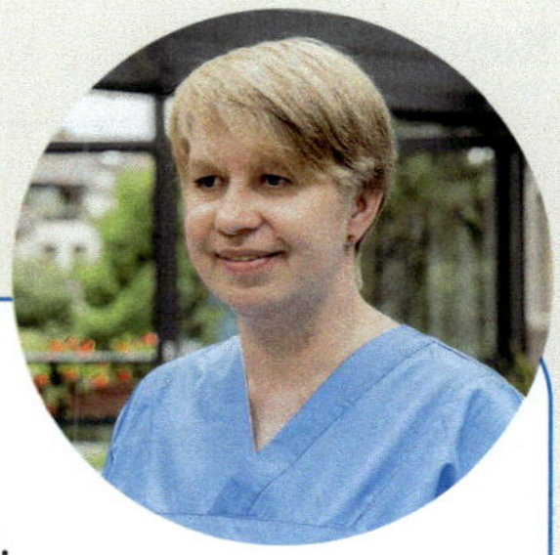

Fallsituation:

Martina arbeitet im Wohnbereich für Menschen mit Demenz. Sie betreut seit einigen Wochen regelmäßig Herrn Hebert. Seine Demenz ist noch nicht so weit fortgeschritten. Er erkennt immer noch seine Verwandtschaft und freut sich über ihren Besuch. Am Wochenende kommt immer seine Enkelin zu ihm. Als sie sich an diesem Wochenende verabschiedet, ist sie ganz traurig und erzählt Martina: „Ich fliege nächsten Donnerstag für ein Studienjahr nach Australien. Es ist für mich eine tolle Möglichkeit. Ich habe aber Angst, dass mein Opa mich bei meiner Rückkehr nicht mehr erkennt."

So hat sich Martina verhalten:

„Ich verstand genau, was sie meinte. Ich erinnerte mich aber an eine andere Bewohnerin, die regelmäßig mit ihrer Tochter über Videochat telefonierte und trotz einer fortgeschrittenen Demenz große Freude an dem Format hatte. Ich berichtete der Enkelin davon und schlug ihr vor, Herrn Hebert ein kleines Tablet zur Verfügung zu stellen, es müsse auch nicht das allerneuste Modell sein. Ich versprach ihr, dass ich mich – zumindest solange ich da bin – darum kümmern würde, alles einzurichten. Wir könnten dann feste Zeiten am Wochenende verabreden, sodass sie weiterhin einmal wöchentlich mit ihm im Kontakt ist. Die Enkelin war ganz begeistert von der Idee und brachte noch am nächsten Tag ihr altes Tablet mit. Gemeinsam richteten wir das Programm ein und probierten es gleich aus einem anderen Raum heraus aus. Und es funktionierte! Herr Hebert machte sich gar keine Gedanken um die Technik, sondern redete einfach drauflos und freute sich."

Das war richtig, weil Martina ...

- eine bereits erlebte Erfahrung auf eine neue Situation übertrug.
- eine kreative, digitale Lösung gefunden hatte, um Herrn Hebert soziale Teilhabe zu ermöglichen.
- die Unterstützung in der Nutzung als ihre Aufgabe wahrnahm und dabei berücksichtigte, dass es fester Absprachen bedarf.

Impulsfragen:

- Haben Sie bereits Erfahrungen in der Nutzung von Videotelefonie bei Pflegebedürftigen machen können? Wenn ja, welche?
- Welche Anwendungen fallen Ihnen noch ein, die die Teilhabe pflegebedürftiger Menschen ermöglicht?

Robotik

Definition

Ein **Roboter** ist ein universell nutzbares technisches Gerät, das mit mehreren Achsen, Greifarmen und anderen Bewegungselementen ausgestattet sein kann. Gesteuert wird er von einem Computerprogramm. Je nach Einsatz ist er fest im Raum integriert oder er bewegt sich frei im Raum.

Am Anfang der Entwicklung von Robotern standen technische Geräte im Fokus, die ganz ähnlich funktionieren und aussehen sollten wie Menschen – wie die Roboter in Science-Fiction-Filmen. Die meisten heute verwendeten Roboter sehen jedoch alles andere als menschenähnlich aus. In der Industrie werden Roboter z. B. in der Fertigung und in der Logistik eingesetzt. In einigen privaten Haushalten werden sie zum Rasenmähen und Staubsaugen eingesetzt.

Grundsätzlich wird zwischen assistierenden und emotionalen Robotern unterschieden:

- Zu den **assistierenden Robotern** gehören Service-, Transport- und Handhabungsroboter.
- **Emotionale oder soziale Roboter** sehen oft haustierähnlich aus, z. B. die Roboter Pepper und Paro. Sie sollen positiv auf die Stimmungslage von Menschen, vor allem mit kognitiven Einschränkungen, wirken.

Bislang sind die meisten Roboter in der Anschaffung noch zu teuer, um flächendeckend eingesetzt zu werden. Darüber hinaus ist der Nutzen von Robotern in der Pflege noch nicht ausreichend durch Studien belegt.

In Deutschland gibt es eine ethische Debatte darüber, ob der Einsatz von Robotern zu verantworten ist. In anderen Ländern, z. B. in Japan, ist die Akzeptanz dieses technischen Fortschritts sehr viel höher.

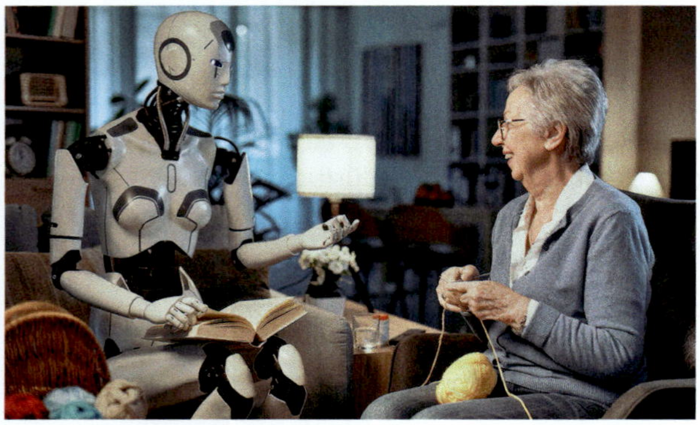

Abb. 1 emotionale Robotik

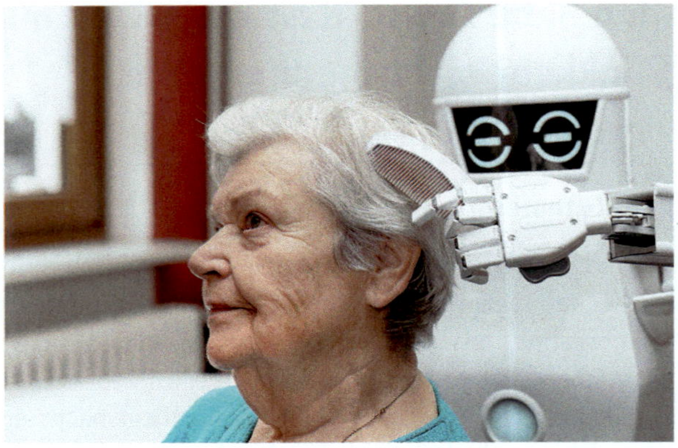

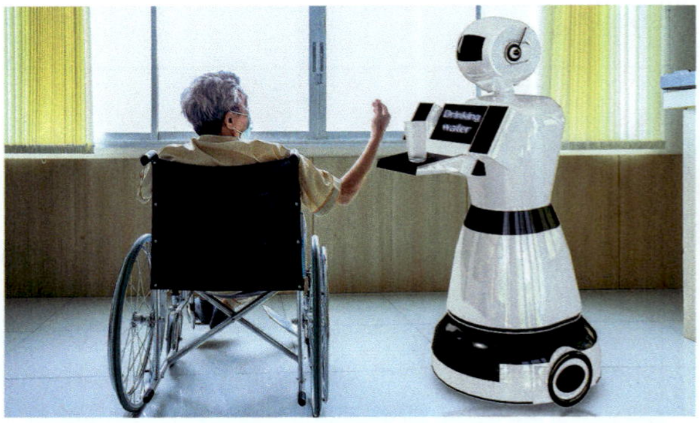

Abb. 2 und 3 assistive Robotik

7.5.4 Digitale Anwendungen in der Pflege und im Gesundheitswesen

Kommunikation

Im Bereich der Kommunikation hat sich in den letzten Jahren der Einsatz mobiler Endgeräte in der Pflege weit verbreitet. Ob in Form von Tablets oder Smartphones – es gibt wohl kaum mehr einen Bereich, der ausschließlich auf Festnetztelefone setzt.

! **Wichtig**

Bei allen Kommunikationsformen sind die Datensicherheit und die Schweigepflicht zu beachten und umzusetzen.

Beispiel

Eine WhatsApp-Nachricht über den psychischen Zustand von Frau Wagner in Zimmer 43 widerspricht der Schweigepflicht.

Telepflege, Telecare oder Telenursing: Pflegende sprechen über eine Entfernung mit Pflegebedürftigen, ihren Angehörigen oder Kolleginnen und Kollegen über pflegefachliche Themen.

Beispiel
Die Pflegeberatung über Videokonferenz oder der fachliche Austausch über die Wundverhältnisse einer Klientin in der ambulanten Pflege per Videoanruf mit der verantwortlichen Pflegefachkraft sind Elemente von Telepflege bzw. Telecare.

Findet die Kommunikation zwischen Ärzten und Patienten statt, wird das Wort **Telemedizin verwendet.** Ein Beispiel dafür ist die videobasierte Online-Sprechstunde.

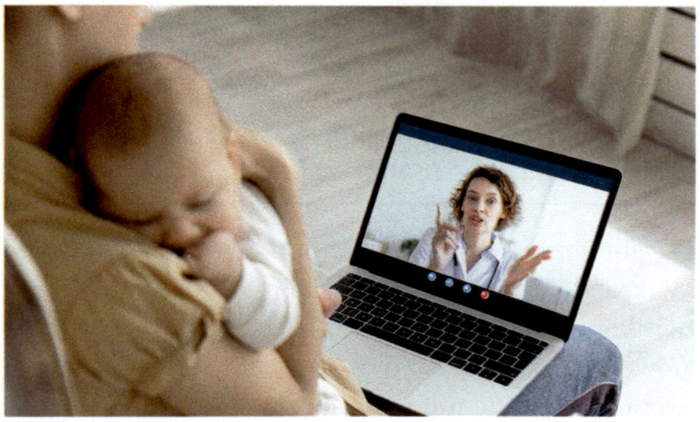

Abb. 4 Einige niedergelassene Ärzte bieten zusätzliche Videosprechstunden neben ihren Praxiszeiten an.

Dokumentation und Organisation

Die meisten Pflegeeinrichtungen sind auf digitale Dokumentationssysteme umgestiegen. Ein Beispiel dafür ist die digitale Pflegedokumentation (▷ S. 115). Vor allem die Dienstplangestaltung, die Essens- und Materialbestellung sowie Bettenbelegungspläne und Patientendatenverarbeitung in den Krankenhäusern sind heute meistens digital organisiert. Die sogenannte Telematikinfrastruktur soll in den kommenden Jahren weiter ausgebaut werden.

Telematik

Definition
Telematik kombiniert die Wörter Telekommunikation und Informatik. Der Begriff umfasst die Vernetzung von IT-Systemen und die damit verbundene Möglichkeit, Informationen aus unterschiedlichen Quellen miteinander zu verknüpfen.

Ziel der Telematik ist es, einen sicheren Raum für den Austausch und die Verknüpfung von Gesundheitsdaten zu schaffen. Die hierfür notwendigen technischen und strukturellen Voraussetzungen heißen **Telematikinfrastruktur (TI).** Sie muss von Apotheken, Arztpraxen, Krankenhäusern sowie ab 2024 auch von ambulanten Pflegediensten nach SGB V vorgehalten werden.

Zu den bislang nutzbaren Diensten gehören:
- ePa – elektronische Patientenakte
- eMP – elektronischer Medikationsplan
- NFDM – elektronische Notfalldaten
- eRezept – elektronisches Rezept / zukünftig weitere elektronische Verordnungen
- Hinweise auf Vorsorgevollmachten / Patientenverfügungen

Elektronische Pflegedokumentationssysteme sind in Planung. Für den Anschluss an die Telematikinfrastruktur benötigen Pflegefachpersonen in Zukunft einen Heilberufeausweis.

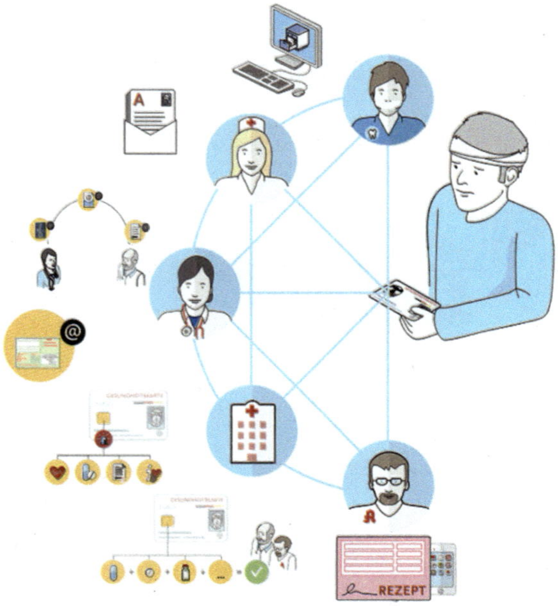

Abb. 5 Die Telematik soll Wege für Patientinnen verkürzen, Doppelbehandlungen reduzieren, aber vor allem einen sicheren Raum für die Nutzung digitaler, gesundheitsbezogener Daten liefern. Bildquelle: Bundesärztekammer 2024

Assistenz- und Monitoringsysteme

Assistenz- und Monitoringsysteme umfassen verschiedene Modelle, die Formen von Sensorik und Aktorik beinhalten oder verbinden.

Definition

- **Sensorik** ist die Erfassung von Reizen durch Sensoren.
- **Aktorik** ist die Reaktion auf diese Reize.

Sensorik- und Monitoringsysteme können sowohl Lebensqualität, Selbstbestimmung und Eigenständigkeit pflegebedürftiger Menschen in der Häuslichkeit erhöhen als auch Pflegende in ihrer Arbeit entlasten.

Beispiele

- **Sensorstreifen in Inkontinenzmaterial,** die den Füllstand des Materials anzeigen, ohne dass die zu pflegende Person entkleidet werden muss
- **Blasenfüllstandsensoren,** die direkt mit einem Pflaster oberhalb des Schambeins befestigt werden, um die Füllung der Blase z. B. bei querschnittsgelähmten Menschen anzuzeigen
- **Aktivitätssensoren,** wie z. B. Ortungsarmbänder mit GPS für kognitiv eingeschränkte Menschen
- **Sturzmatten** mit jeweiliger digitaler Verbindung zu einem Empfängergerät

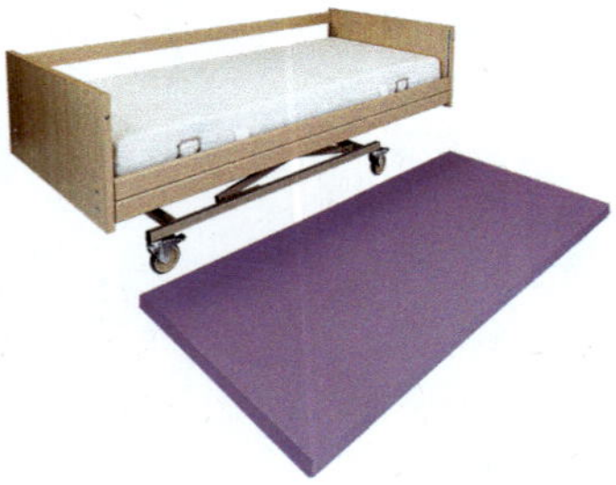

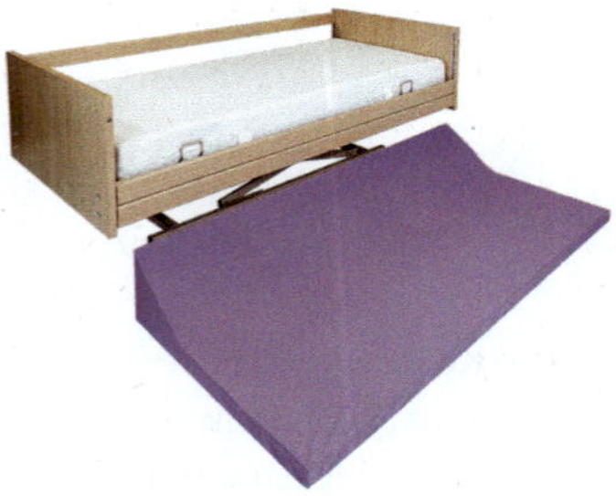

Abb. 1 und 2 Sturzmattensysteme, die mit Sensoren und Alarmfunktionen kombiniert werden können

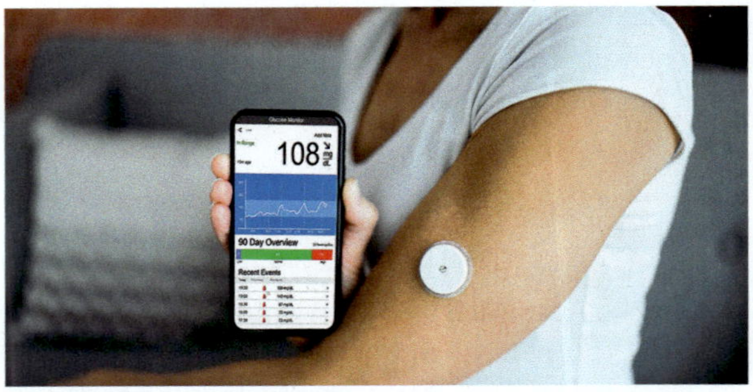

Abb. 3 Kontinuierliche Blutzuckerwertmessung über einen Sensor mit Übertragung auf das Smartphone

Digitale Gesundheitsanwendungen

Definition

Digitale Gesundheitsanwendungen (DiGas) werden in der Prävention und Therapie von Erkrankungen eingesetzt. Sie gelten als Medizinprodukte mit gesundheitsbezogener Zweckbestimmung. DiGas müssen von einem Arzt verordnet werden, damit die gesetzliche Krankenkasse die Kosten trägt.

Es gibt inzwischen eine Bandbreite an DiGas, deren Wirksamkeit in Studien gesichert nachgewiesen werden konnten und Patientinnen zur Verfügung stehen. Anwendungsfelder sind z. B. Depressionen, Übergewicht, Nikotinsucht oder Diabetes.

Die Anwendungen bieten eine Mischung aus Patienteninformationen, Selbsterfahrungsübungen, Tagebüchern sowie Coachings und Online-Therapien.

DiGas
Ein Verzeichnis von DiGas gibt es unter dem folgenden Link: www.diga-verzeichnis.de

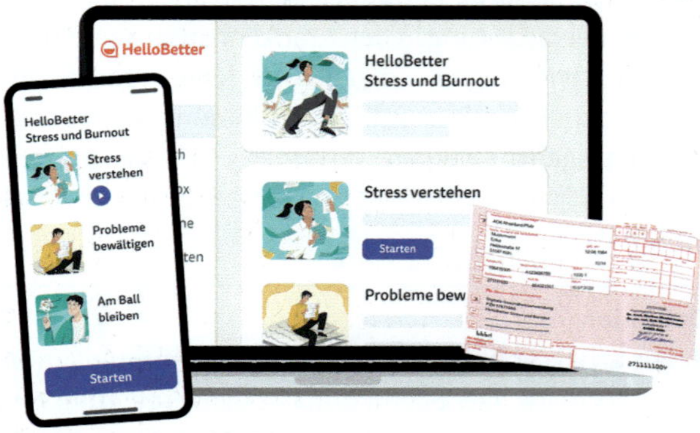

Abb. 4 HelloBetter bietet unter anderem eine DiGA zur Behandlung von Stress und Burn-out. Quelle: https://hellobetter.de

Zeit zum Reflektieren …

Schätzen Sie Ihre Kompetenzen ein: Wo fühlen Sie sich sicher? Wo möchten Sie noch mal nachlesen oder etwas vertiefen? Setzen Sie Ihre ganz persönlichen Häkchen für Ihre Lernerfolge.

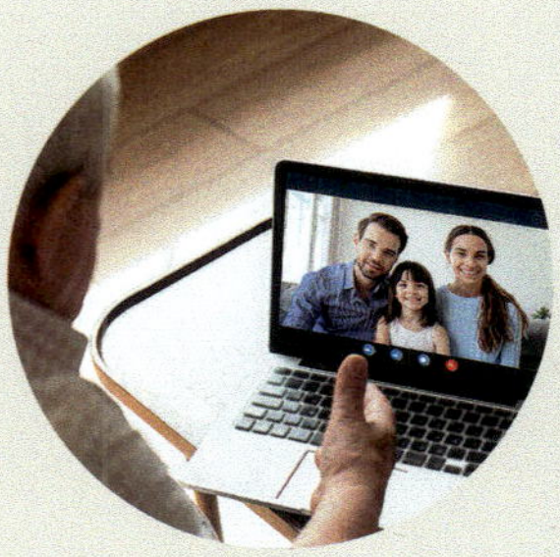

Ich …

- ☐ beschreibe die Ermöglichung von Teilhabe und Autonomie als grundlegende Haltung in der Pflege.
- ☐ benenne die wesentlichen technischen Elemente der Informationstechnologie bzw. Digitalisierung.
- ☐ benenne die rechtlichen Grundlagen der Digitalisierung.
- ☐ beschreibe wesentliche Aspekte der Daten- und IT-Sicherheit.
- ☐ benenne Kriterien, die einen Mehrwert digitaler Technologien in der Pflege aufweisen.
- ☐ nenne Beispiele für ethische Fragen rund um den Einsatz digitaler Technologien im Alltag und in der Pflege.
- ☐ beschreibe ausgewählte digitale Anwendungen im Alltag.
- ☐ beschreibe ausgewählte digitale Anwendungen im Pflege- und Gesundheitssektor.

Ich …

- ☐ nutze digitale Technologien souverän und selbstbestimmt.
- ☐ erstelle sichere Passwörter und nutze digitale oder analoge Systeme zu deren Verwaltung.
- ☐ leite Pflegebedürftige und ihre Zugehörigen in der Nutzung von digitalen Technologien, vor allem im Bereich der Kommunikation, an.
- ☐ wende Aspekte der Daten- und IT-Sicherheit an.

Ich …

- ☐ unterstütze Pflegebedürftige und ihre Zugehörigen in der Nutzung von Assistenzsystemen.
- ☐ berücksichtige Datenschutz und Schweigepflicht bei der Nutzung des Smartphones.

Ich …

- ☐ reflektiere die eigenen Kompetenzen und Unsicherheiten in der Nutzung digitaler Technologien.
- ☐ reflektiere die Chancen und Herausforderungen, die der digitale Wandel in der Pflege insbesondere für die Angestellten bedeutet.
- ☐ suche selbstständig nach Lösungen bei Herausforderungen in der Nutzung digitaler Technologien.
- ☐ setze mich mit Innovationen von digitalen Pflege- und Kommunikationstechnologien aus verschiedenen Perspektiven (u. a. rechtliche und ethische) auseinander.

Anhang

Literatur

1. Pflegefachassistenzperson werden

Baitinger, O. (2016): Der gelungene Einstieg in die Pflegepraxis. Die schlimmsten Situationen und wie man sie übersteht. Hannover: Schlütersche Verlagsgesellschaft.

Bundesinstitut für Berufsbildung; Bonn, Jürgensen, A. (2019): Pflegehilfe und Pflegeassistenz: ein Überblick über die landesrechtlichen Regelungen für die Ausbildung und den Beruf. Fachbeiträge im Internet. Online unter: https://lit.bibb.de/vufind/Record/DS-183731 (Letzter Zugriff: 12.12.2024).

Bundesministerium für Familie, Senioren, Frauen und Jugend (Hrsg.), (05.12.2024): Entwurf eines Gesetzes über die Einführung einer bundeseinheitlichen Pflegeassistenzausbildung (Pflegeassistenzeinführungsgesetz – PflAssEinfG). Online unter: https://www.bmfsfj.de/bmfsfj/service/gesetze/entwurf-eines-gesetzes-ueber-die-einfuehrung-einer-bundeseinheitlichen-pflegeassistenzausbildung-pflegeassistenzeinfuehrungsgesetz-pflasseinfg--242496 (Letzter Zugriff: 11.12.2024).

Bundesministerium für Gesundheit (Hrsg.), (24.07.2017): Pflegeberufereformgesetz (PflBRefG). Online unter: https://www.bundesgesundheitsministerium.de/service/gesetze-und-verordnungen/detail/pflegeberufereformgesetz-pflb-refg.html (Letzter Zugriff: 11.12.2024).

Bundesministerium für Justiz (Hrsg.), Bundesgesetzblatt (2017): Gesetz zur Reform der Pflegeberufe (Pflegeberufereformgesetz – PflBRefG). In: Bundesgesetzblatt, Jahrgang 2017, Teil I, Nr. 49, ausgegeben zu Bonn am 24. Juli 2017. Bonn: Bundesanzeiger Verlag. Online unter: Online unter: https://www.bgbl.de/xaver/bgbl/start.xav?startbk=Bundesanzeiger_BGBl&jumpTo=bgbl117s2581.pdf#__bgbl__%2F%2F*%5B%40attr_id%3D%27bgbl117s2581.pdf%27%5D__1734015172413 (Letzter Zugriff: 12.12.2024).

Bundesministerium für Justiz (Hrsg.), Bundesgesetzblatt (2017): Ausbildungs- und Prüfungsverordnung für die Pflegeberufe (Pflegeberufe-Ausbildungs- und -Prüfungsverordnung– PflAPrV). In: Bundesgesetzblatt, Jahrgang 2018 Teil I, Nr. 34, ausgegeben zu Bonn am 10. Oktober 2018. Bonn: Bundesanzeiger Verlag. Online unter: https://www.bgbl.de/xaver/bgbl/start.xav?startbk=Bundesanzeiger_BGBl&jumpTo=bgbl118s1572.pdf#__bgbl__%2F%2F*%5B%40attr_id%3D%27bgbl118s1572.pdf%27%5D__1734015651857 (Letzter Zugriff: 12.12.2024).

Charta der Vielfalt e. V. (Hrsg.): Vielfaltsdimensionen: https://www.charta-der-vielfalt.de/fuer-organisationen/vielfaltsdimensionen/ (Letzter Zugriff: 16.12.2024).

Charta der Vielfalt e. V. (Hrsg.): Diversity in Deutschland, Studie anlässlich des 10-jährigen Bestehens der Charta der Vielfalt. Online unter: https://www.charta-der-vielfalt.de/fileadmin/user_upload/Studien_Publikationen_Charta/STUDIE_DIVERSITY_IN_DEUTSCHLAND_2016-11.pdf (Letzter Zugriff: 16.12.2024).

Deutscher Bundestag (Hrsg.), (2018): Verordnung des Bundesministeriums für Familie, Senioren, Frauen und Jugend und des Bundesministeriums für Gesundheit Ausbildungs- und Prüfungsverordnung für die Pflegeberufe (Pflegeberufe-Ausbildungs- und -Prüfungsverordnung– PflAPrV). Online unter: https://dserver.bundestag.de/btd/19/027/1902707.pdf (Letzter Zugriff: 17.12.2024).

Dieckmann, J.: Was ist Diskriminierung? Über illegitime Ungleichbehandlung, Demokratie und Sand im Getriebe. Online unter: https://www.idz-jena.de/wsddet/wsd1-12 (Letzter Zugriff 16.12.2024).

Düllingen, M.; Kirov, A.; Unverricht, H. (2017): Hygiene und medizinische Mikrobiologie. Lehrbuch für Pflegeberufe. 7., Aufl.; Stuttgart: Schattauer Verlag.

Fischer, D. et al. (2016): Pflege dokumentieren. Grundlage der Pflege für die Aus-, Fort- und Weiterbildung. Brake: Prodos Verlag.

Gordon, M; Georg, J. (2019): Handbuch Pflegediagnosen. 6. Aufl.; Bern: Hogrefe Verlag.

Habermann, M. (2020): Ethische Herausforderungen in interkulturellen Pflege- und Versorgungssettings. In: Riedel, A., Lehmeyer, S. (Hrsg.): Ethik im Gesundheitswesen. Springer Reference Pflege – Therapie – Gesundheit. Berlin [u. a.]: Springer Verlag.

Hähner-Rombach, S.; Pfütsch, P. (Hrsg.), (2018): Entwicklungen in der Krankenpflege und in anderen Gesundheitsberufen nach 1945. Ein Lehr- und Studienbuch. Frankfurt a. M.: Mabuse Verlag.

International Council of Nurses (ICN) (Hrsg.), (2021): Der ICN-Ethikkodex für Pflegefachpersonen. Überarbeitet 2021. Online unter: https://www.dbfk.de/media/docs/newsroom/publikationen/ICN_Code-of-Ethics_DE_WEB.pdf. (Letzter Zugriff: 11.12.2024).

Kamitsuru, S.; Herdman, T. H.; Lopes, C. (2024): NANDA-I-Pflegediagnosen: Definitionen und Klassifikation 2024-2026: Pflegediagnosen. Definitionen und Klassifikationen 2015–2017. Stuttgart/Kassel: Thieme Verlag/RECOM Verlag.

Kußmaul, J.; Vater, A. (Hrsg.), (2017): Pflegeplanung. Formulierungen für Altenheim – Ambulante Pflege – Krankenhaus. Stuttgart: Thieme Verlag.

Möller, S. (2016): Einfach ein gutes Team – Teambildung und -führung in Gesundheitsberufen. Berlin [u. a.]: Springer Verlag.

Rabe, M. (2017): Ethik in der Pflegeausbildung. Beiträge zur Theorie und Didaktik. 2. Aufl.; Bern: Hogrefe Verlag.

Rettenwender, E. (2017): Psychologie. 7. Aufl.; Linz: Veritas Verlag.

Riedel, A.; Lehmeyer, S. (Hrsg.), (2016): Einführung von ethischen Fallbesprechungen: Ein Konzept für die Pflegepraxis. Lage: Jacobs-Verlag.

Roddewig, M. (2022): Kollegiale Beratung für Gesundheitsberufe. ein Anleitungsprogramm. Frankfurt a. M.: Mabuse Verlag.

Rothgang, G.-W.; Bach, J. (2020): Entwicklungspsychologie. 4. Aufl.; Stuttgart: Kohlhammer Verlag.

Schulz-Stübner, S. (2015): Hygiene und Infektionsprävention. Fragen und Antworten. 2. Aufl.; Berlin [u. a.]: Springer Verlag.

Schmal, J., (2023): Unterrichten und Präsentieren in Gesundheitsfachberufen. Methodik und Didaktik für Praktiker. Berlin [u. a.]: Springer Verlag.

Sozialgesetzbuch (SGB V), Fünftes Buch, Gesetzliche Krankenversicherung (Stand: Zuletzt geändert durch Art. 6 G v. 23.10.2024 I Nr. 324). Online unter: https://www.sozialgesetzbuch-sgb.de/sgbv/1.html. (Letzter Zugriff: 11.12.2024).

Sozialgesetzbuch (SGB IX), Neuntes Buch, Rehabilitation und Teilhabe von Menschen mit Behinderungen (Stand: Zuletzt geändert durch Art. 6 G v. 22.12.2023 I Nr. 412). Online unter: https://www.sozialgesetzbuch-sgb.de/sgbix/1.html. (Letzter Zugriff: 11.12.2024).

Vester, F. (2018): Denken, Lernen, Vergessen. Was geht in unserem Kopf vor, wie lernt das Gehirn und wann lässt es uns im Stich? München: DTV Verlag.

2. Menschen in der Selbstversorgung und Bewegung unterstützen

Asmussen, M. (2010): Praxisbuch Kinaesthetics. 2. Aufl.; München: Elsevier Verlag.

Bahrmann, A. et al. (2018): S2k-Leitlinie Diagnostik, Therapie und Verlaufskontrolle des Diabetes mellitus im Alter. 2. Aufl. 2018 – AWMF-Register-Nr. 057-017. Online unter: https://www.ddg.info/fileadmin/user_upload/05_Behandlung/01_Leitlinien/Evidenzbasierte_Leitlinien/2018/LL_Alter_Gesamtdokument_20180713.pdf (Letzter Zugriff: 16.12.2024).

Bischoff, L.; Otto, A.; Wollesen, B. (Hrsg.), (2023): Gesundheitsförderung und Präventionsarbeit im Pflegeheim. Praktische Umsetzung für Führungskräfte. Berlin [u. a.]: Springer Verlag.

Bundesärztekammer et al. (2023): Nationale VersorgungsLeitlinie. Typ-2-Diabetes. Kurzfassung. Version 3. Online unter: https://register.awmf.org/assets/guidelines/Nationale_Versorgungs-Leitlinie/nvl-001fol_S3_Typ-2-Diabetes_2023-05.pdf (Letzter Zugriff: 16.12.2024).

Deutsche Gesellschaft für Schlafforschung (Hrsg.), (2021): Schlaf im Alter. Patientenratgeber der Deutschen Gesellschaft für Schlafforschung und Schlafmedizin [DGSM] AG Geriatrie. Online unter: https://www.dgsm.de/fileadmin/patienteninformationen/ratgeber_schlafstoerungen/08_DGSM-Schlaf-im-Alter_barrierefrei.pdf (Letzter Zugriff: 16.12.2024).

Deutsche Gesellschaft für Schlafforschung (Hrsg.), (2022): Schlafstörungen bei Säuglingen, Kleinkindern, Kindern und Jugendlichen. Patientenratgeber der Deutschen Gesellschaft für Schlafforschung und Schlafmedizin [DGSM] AG Pädiatrie. Online unter: https://www.dgsm.de/fileadmin/patienteninformationen/ratgeber_schlafstoerungen/10_DGSM-Schlafstoerungen-bei-Kindern_barrierefrei.pdf (Letzter Zugriff: 16.12.2024).

Deutsches Netzwerk für Qualitätsentwicklung in der Pflege (Hrsg.), (2017): Expertenstandard Dekubitusprophylaxe in der Pflege. 2. Aktualisierung. Osnabrück: Deutsches Netzwerk für Qualitätsentwicklung in der Pflege (DNQP).

Deutsches Netzwerk für Qualitätsentwicklung in der Pflege (Hrsg.), (2017): Expertenstandard Ernährungsmanagement zur Sicherung und Förderung der oralen Ernährung in der Pflege. 1. Aktualisierung. Osnabrück: Deutsches Netzwerk für Qualitätsentwicklung in der Pflege (DNQP).

Deutsches Netzwerk für Qualitätsentwicklung in der Pflege (Hrsg.), (2024): Expertenstandard Kontinenzförderung in der Pflege. 2. Aktualisierung. Osnabrück: Deutsches Netzwerk für Qualitätsentwicklung in der Pflege (DNQP).

Deutsches Netzwerk für Qualitätsentwicklung in der Pflege (Hrsg.), (2023): Expertenstandard Förderung der Mundgesundheit in der Pflege. Osnabrück: Deutsches Netzwerk für Qualitätsentwicklung in der Pflege (DNQP).

Deutsches Netzwerk für Qualitätsentwicklung in der Pflege (Hrsg.), (2024): Expertenstandard Förderung und Erhaltung der Hautintegrität in der Pflege. Osnabrück: Deutsches Netzwerk für Qualitätsentwicklung in der Pflege (DNQP).

Deutsches Netzwerk für Qualitätsentwicklung in der Pflege (Hrsg.), (2014): Expertenstandard nach § 113a SGB XI. Erhaltung und Förderung der Mobilität in der Pflege. Abschlussbericht. Osnabrück: Deutsches Netzwerk für Qualitätsentwicklung in der Pflege.

Deutsches Netzwerk für Qualitätsentwicklung in der Pflege (Hrsg.), (2022): Expertenstandard Sturzprophylaxe in der Pflege, 2. Aktualisierung (August 2022). Osnabrück: Deutsches Netzwerk für Qualitätsentwicklung in der Pflege.

Deutsche Rentenversicherung Bund (Hrsg.), (2018): Das ärztliche Gutachten für die gesetzliche Rentenversicherung. Hinweise zur Begutachtung. In: DRV-Schriften, Band 21, 2., vollständig überarbeitete Fassung.

Düllingen, M.; Kirov, A.; Unverricht, H. (2017): Hygiene und medizinische Mikrobiologie. Lehrbuch für Pflegeberufe. 7. Aufl.; Stuttgart: Schattauer Verlag.

Eißing, E. (2018): Berührung in der Pflege. In: Pflegerische Interventionen. Verstehen & Pflegen 3. Lauber, A.; Schmalstieg, P. (Hrsg.). Stuttgart: Thieme Verlag.

Faller, A.; Schünke, M.; Schünke, G. (2016): Der Körper des Menschen. Einführung in Bau und Funktion. 17., überarb. Aufl.; Stuttgart: Thieme Verlag.

Gerrig, R. J.; gegründet von Philip G. Zimbardo (2018): Psychologie. 21. akt. Aufl.; München: Pearson Verlag.

Hebbauer, C. (2017): Gips- und Castverbände. Material, Technik, korrektes Anlegen und Fehlervermeidung. Berlin [u. a.]: Springer Verlag.

Jettenberger, M. (2017): Ekel. Professioneller Umgang mit Ekelgefühle in Gesundheitsfachberufen. Berlin [u. a.]: Springer Verlag.

Kanning, U.; Fischbach, A. (2023): Ist Maslow noch zeitgemäß? In: Die Schwester Der Pfleger. 2023, Ausgabe 8/2023, S. 66.

Kassenzahnärztliche Bundesvereinigung; Bundeszahnärztekammer – Arbeitsgemeinschaft der Deutschen Zahnärztekammern e. V. (Hrsg.), (2016): Fünfte Deutsche Mundgesundheitsstudie [DMS V]. Kurzfassung. Institut der Deutschen Zahnärzte im Auftrag von Bundeszahnärztekammer und Kassenzahnärztlicher Bundesvereinigung. Online unter: www.bzaek.de/fileadmin/PDFs/dms/Zusammenfassung_DMS_V.pdf (Letzter Zugriff: 16.12.2024).

Krey, H. (2015): Ekel ist okay. Ein Lern- und Lehrbuch zum Umgang mit Emotionen in Pflegeausbildung und Pflegealltag. 2. Aufl.; Frankfurt am Main: Mabuse Verlag.

Loewe, R. (2018): Hauttumoren in der Altenpflege. In Heilberufe 70 (7-8), S. 14–15.

Paulsen, F.; Waschke, J. (2017): Allgemeine Anatomie und Bewegungsapparat [= Sobotta – Atlas der Anatomie, Band 1]. 24. Aufl.; München: Elsevier Verlag.

Paulsen, F.; Waschke, J. (2017): Innere Organe [Sobotta – Atlas der Anatomie, Band 2]. 24. Aufl.; München: Elsevier Verlag.

Paulsen, F.; Waschke, J. (2017): Kopf, Hals und Neuroanatomie [= Sobotta – Atlas der Anatomie, Band 3]. 24. Aufl.; München: Elsevier Verlag.

Schulz-Stübner, S. (2015): Hygiene und Infektionsprävention. Fragen und Antworten. 2. Aufl.; Berlin [u. a.]: Springer Verlag.

Schwegler, J. S.; Lucius, R. (2016): Der Mensch. Anatomie und Physiologie, 6., überarb. Aufl.; Stuttgart: Thieme Verlag.

World Health Organization (WHO): Constitution. Online unter: https://www.who.int/about/governance/constitution (Letzter Zugriff: 07.01.2025).

Zegelin, A. (2013): Festgenagelt sein. Der Prozess des Bettlägerigwerdens, 2., überarb. und erw. Aufl.; Bern: Hogrefe Verlag.

Zentrum für Qualität in der Pflege (Hrsg.), (2023): Scham. Praxistipps für den Pflegealltag. 9. unveränd. Aufl.; Online unter: www.zqp.de/wp-content/uploads/ZQP-Ratgeber-Scham.pdf (Letzter Zugriff: 16.12.2024).

3. Pflegeerfahrungen reflektieren – berufsbezogen kommunizieren

Ackermann, S. E. (2015): Beziehungsqualität professionell gestalten: Praxisleitfaden für die Altenpflege. Köln: Butzon und Bercker Verlag.

Aronson, E.; Wilson, T.; Akert, R. (2019): Sozialpsychologie. 8., akt. Aufl.; München: Pearson Verlag.

Auert, A.; Krachleder, Ch.; Röpnack, R. (2015): Selbstreflexion als Hilfsmittel für Erfolg, Gesundheit und Lebenszufriedenheit. PersonalEntwickeln 192. Erg.-Lfg., März 2015.

Bauer, R. (2018): Beziehungspflege: Kongruente Beziehungsarbeit für Pflege-, Sozial- und Gesundheitsberufe. Bern: Hogrefe Verlag.
Büker, C.; Lademann, J. (2019): Beziehungsgestaltung in der Pflege. Stuttgart: Kohlhammer Verlag.
Deutsches Netzwerk für Qualitätsentwicklung in der Pflege (Hrsg.), (2019): Expertenstandard Beziehungsgestaltung in der Pflege von Menschen mit Demenz. Osnabrück: Deutsches Netzwerk für Qualitätsentwicklung in der Pflege (DNQP).
Färber, H.-P. (Hrsg.), (2018): Beziehungen professionell gestalten. In Pädagogik, Therapie und Pflege. Mössingen: Stiftung KBF.
Gerrig, R. J.; gegründet von Philip G. Zimbardo (2018): Psychologie. 21. akt. Aufl.; München: Pearson Verlag.
Hausmann, C. (2019): Psychologie und Kommunikation für Pflegeberufe. Ein Handbuch für Ausbildung und Praxis. 4., überarb. und erw. Aufl.; Wien: Facultas Verlag.
Jurkowitsch R.; Schröder, G. (Hrsg.), (2016): Edukation und Kommunikation im Gesundheitswesen. 1. Aufl.; Wien: Facultas Verlag.
Largo, R. H. (2017): Babyjahre. Entwicklung und Erziehung in den ersten vier Jahren. München: Piper Verlag.
Luderer, H.-J. (2018): Die personenzentrierte Haltung als Grundlage der professionellen Begegnung. In: H.-P. e. Färber, Beziehungen professionell gestalten. In: Pädagogik, Therapie und Pflege. Mössingen: Stiftung KBF. S. 11–25.
Mantz, S. (2019): Kommunizieren in der Pflege: Kompetenz und Sensibilität im Gespräch. Stuttgart: Kohlhammer Verlag.
Rosenberg, M. B. (2016): Gewaltfreie Kommunikation. Eine Sprache des Lebens. Paderborn: Junfermann Verlag.
Rossmann, P. (2016): Einführung in die Entwicklungspsychologie des Kindes- und Jugendalters, 3. Aufl.; Bern: Hogrefe Verlag.
Schirmer, U.-B. (2018): Einfühlsam Gespräche führen. Empathische Kommunikation in Gesundheits-, Pflege- und Sozialberufen. Bern: Hogrefe Verlag.

4. Menschen in kurativen Prozessen unterstützen

Aktionskomitee für Kinder im Krankenhaus (AKIK) (Hrsg.): European Association for Children in Hospital: EACH-Charta. Online unter: https://www.akik.de/was-wir-tun/each/each-charta/ (Letzter Zugriff 16.12.2024).
Bamberg, C. et al. (2018): Moderne Stationsorganisation im Krankenhaus. Berlin [u. a.]: Springer Verlag.
Bundesministerium für Justiz und Verbraucherschutz (2024): Patientenverfügung. Leiden – Krankheit – Sterben. Online unter: www.bmjv.de/SharedDocs/Publikationen/DE/Patientenverfuegung.pdf?__blob=publicationFile&v=34 (Letzter Zugriff: 16.12.2024).
Bundesministerium für Gesundheit (Hrsg.), (2024): Bundestag beschließt Krankenhausreform. Der Bundestag hat heute das Krankenhausversorgungsverbesserungsgesetz (KHVVG) beschlossen. Online unter: https://www.bundesgesundheitsministerium.de/presse/pressemitteilungen/bundestag-beschliesst-krankenhausreform-pm-17-10-2024.html (Letzter Zugriff 16.12.2024).
Bundesministerium für Familie, Senioren, Frauen und Jugend, Bundesministerium für Gesundheit (Hrsg.), (2018): Charta der Rechte hilfe- und pflegebedürftiger Menschen. Online unter: https://www.bmfsfj.de/resource/blob/93450/534bd1b2e04282ca14bb725d684bdf20/charta-der-rechte-hilfe-und-pflegebeduerftiger-menschen-data.pdf (Letzter Zugriff 16.12.2024).
Bundeszentrale für politische Bildung (Hrsg.), (2021): Karin Böhm: Diagnose und Behandlung im Krankenhaus. Online unter: https://www.bpb.de/kurz-knapp/zahlen-und-fakten/datenreport-2021/gesundheit/330100/diagnose-und-behandlung-im-krankenhaus/ (Letzter Zugriff 07.01.2025).
Daumann, S. (2018): Wundmanagement und Wunddokumentation, 5., erw. und überarb. Aufl.; Stuttgart: Kohlhammer Verlag.
Deutsche Gesellschaft für Kardiologie – Herz- und Kreislaufforschung e.V. (2019) ESC Pocket Guidelines. Diagnose und Management von Synkopen, Version 2018. Börm Bruckmeier Verlag GmbH, Grünwald. Kurzfassung der „2018 ESC Guidelines for the diagnosis and management of syncope" (European Heart Journal; 2018 – doi/10.1093/eurheartj/ehy037). Online unter: https://leitlinien.dgk.org/2019/pocket-leitlinie-diagnose-und-management-von-synkope-version-2018/ (Letzter Zugriff 16.12.2024).
Deutsche Gesellschaft für Prävention und Rehabilitation von Herz-Kreislauferkrankungen e. V. (DGPR) in Kooperation mit ÖKG und SGK (Hrsg.), (2020): S3-Leitlinie Kardiologische Rehabilitation im deutschsprachigen Raum Europas Deutschland, Österreich, Schweiz (D-A-CH). (gültig bis: 06.01.2025) Online unter: https://register.awmf.org/de/leitlinien/detail/133-001 (Letzter Zugriff 16.12.2024).
Deutsche Gesellschaft für Rechtsmedizin (2022): S1-Leitlinie 054-001 Regeln zur Durchführung der ärztlichen Leichenschau. Online unter: https://register.awmf.org/de/leitlinien/detail/054-002 (Letzter Zugriff: 16.12.2024).
Deutsche Gesellschaft für Kinderchirurgie (Hrsg.), (2024): S2k-Leitlinie 006-128. Behandlung thermischer Verletzungen im Kindesalter [Verbrennungen, Verbrühungen]. Online unter: www.awmf.org/leitlinien/detail/ll/006-128.html (Letzter Zugriff: 16.12.2024).

Deutsche Gesellschaft für Verbrennungsmedizin (Hrsg.), (2021): Leitlinie. Behandlung thermischer Verletzungen des Erwachsenen. Online unter: www.awmf.org/leitlinien/detail/ll/044-001.html (Letzter Zugriff: 16.12.2024).

Deutsche Krankenhausgesellschaft e. V (2024): Foliensatz Krankenhausstatistik – Eckdaten der Krankenhausversorgung. Online unter: https://www.dkgev.de/fileadmin/default/Mediapool/3_Service/3.3._Zahlen-Fakten/Foliensatz_KHstatistik20241119.pdf (Letzter Zugriff: 07.01.2025).

Deutsches Netzwerk für Qualitätsentwicklung in der Pflege (Hrsg.), (2020): Expertenstandard Schmerzmanagement in der Pflege. Aktualisierung. Osnabrück: Deutsches Netzwerk für Qualitätsentwicklung in der Pflege (DNQP).

Gerken, L.; Windisch, A.; Thalhammer, R.; Olwitz, S.; Fay, E.; Al Hussini, H.; Reuschenbach, B. (2017): Pflegerisches Schmerzassessment aus Patientenperspektive. Qualitative Querschnittsuntersuchung zur Anwendung der NRS, Schmerz, In: Pflegezeitschrift, Fachzeitschrift- Wissen & Management (31), S. 123–130.

Gesundheitsberichterstattung des Bundes (GBE-Bund) (2024): Operationen und Prozeduren der vollstationären Patientinnen und Patienten in Krankenhäusern (Wohnort/Behandlungsort). Gliederungsmerkmale: Jahre, Region, Alter, Geschlecht. Online unter: https://www.gbe-bund.de/gbe/pkg_isgbe5.prc_menu_olap?p_uid=gast&p_aid=55944741&p_sprache=D&p_help=0&p_indnr=662&p_indsp=99999999&p_ityp=H&p_fid= (Letzter Zugriff: 16.12.2024).

Kirsch, J. (Hrsg.), (2018): Schmerz lass' nach! – Eine Einführung in die Grundbegriffe der Schmerzmedizin, Berlin [u. a.]: Springer Verlag

Kommission für Krankenhaushygiene und Infektionsprävention beim Robert Koch-Institut (2016) Händehygiene in Einrichtungen des Gesundheitswesens. Bundesgesundheitsblatt (59), S. 1189–1220.

Kommission für Krankenhaushygiene und Infektionsprävention am Robert Koch-Institut (2018): Prävention postoperativer Wundinfektionen. Bundesgesundheitsblatt (61), S. 448–473.

Lang, R.; Karow, T. (2019): Allgemeine und spezielle Pharmakologie und Toxikologie, Vorlesungsorientierte Darstellung und klinischer Leitfaden für Studium und Praxis, Pulheim: Thomas Karow Verlag.

Leitlinienprogramm Onkologie der Arbeitsgemeinschaft der Wissenschaftlichen Medizinischen Fachgesellschaften e.V. (AWMF), Deutschen Krebsgesellschaft e.V. (DKG) und Deutschen Krebshilfe (DKH) (2015): S3-Leitlinie Palliativmedizin für Patienten mit einer nicht heilbaren Krebserkrankung. Stuttgart: Kohlhammer Verlag. Online unter: https://www.dgpalliativmedizin.de/allgemein/s3-leitlinie.html (Letzter Zugriff: 16.12.2024).

Pflege & Gesellschaft, Zeitschrift für Pflegewissenschaft, Schwerpunkt Interprofessionelle Schnittstellen zwischen Krankenhaus, stationärer Langzeitversorgung und häuslichem Bereich, Heft 4/2018 und Heft 2/2019, Weinheim: Beltz-Juventa Verlag.

Plötz, H. (2017): Kleine Arzneimittellehre für Pflege- und Gesundheitsberufe, 7., überarb. Aufl.; Berlin [u. a.]: Springer Verlag.

Protz, K.; Hinnerk Timm, J. (2019): Moderne Wundversorgung, 9. Aufl.; München: Elsevier Verlag.

Richter, M.; Seipolt, B. (2018): Schmerztherapie bei Früh- und Neugeborenen, In: Monatsschrift Kinderheilkunde, Zeitschrift für Kinder- und Jugendmedizin (9), S. 823–834.

Schumacher, A. (2015): Anatomie, Physiologie, Pathologie. Basiswissen für medizinische Assistenzberufe. Herne: NWB-Verlag.

Sozialgesetzbuch (SGB VII), Siebtes Buch, Gesetzliche Unfallversicherung. § 63 SGB VII Leistungen bei Tod. Online unter: www.sozialgesetzbuch-sgb.de/sgbvii/63.html (Letzter Zugriff: 16.12.2024).

Sozialgesetzbuch (SGB VII), Siebtes Buch, Gesetzliche Unfallversicherung. § 193 SGB VII Pflicht zur Anzeige eines Versicherungsfalls durch die Unternehmer. Online unter: www.sozialgesetzbuch-sgb.de/sgbvii/193.html (Letzter Zugriff: 16.12.2024).

Stiftung Gesundheitswissen (Hrsg.). (2021): Anne Engler, Lisa-Marie Ströhlein, Nastasia Heilemann: Hintergrund. Mit Diabetes Typ 2 umgehen lernen. Online unter: https://www.stiftung-gesundheitswissen.de/wissen/mit-diabetes-typ-2-umgehen-lernen/hintergrund (Letzter Zugriff: 07.01.2025).

Stiftung ZPQ (Hrsg.): Arbeits- und Schulungsmaterial, Plage-Charta. Online unter: www.zqp.de/pflege-charta (Letzter Zugriff: 16.12.2024).

Statistisches Bundesamt (Hrsg.), (2024): Statistischer Bericht – Grunddaten der Krankenhäuser 2023. Online unter: https://www.destatis.de/DE/Themen/Gesellschaft-Umwelt/Gesundheit/Krankenhaeuser/Publikationen/Downloads-Krankenhaeuser/statistischer-bericht-grunddaten-krankenhaeuser-2120611237005.html (Letzter Zugriff: 07.01.2025).

Strametz, R. (2017): Grundwissen Medizin für Nichtmediziner in Studium und Praxis. Konstanz u. a.: UVK Verlag. Stab, N.; Hacker, W. (2016): Stationsorganisation im Krankenhaus. Entwicklung und Erprobung eines kriteriengeleiteten Bewertungs- und Gestaltungsverfahrens, 1. Aufl.; Dortmund: Bundesanstalt für Arbeitsschutz und Arbeitsmedizin. Online unter: https://www.baua.de/DE/Angebote/Publikationen/Berichte/F2253 (Letzter Zugriff: 16.12.2024).

Thomm, M. (Hrsg.), (2016): Schmerzmanagement in der Pflege, 2., akt. und erw. Aufl., Berlin [u. a.]: Springer Verlag.

Zernikow, B. (Hrsg.), (2015): Schmerztherapie bei Kindern, Jugendlichen und jungen Erwachsenen, 5. Aufl.; Berlin [u. a.]: Springer Verlag.

5. Menschen in kritischen Lebenssituationen und in der letzten Lebensphase begleiten

Bausewein. C.; Roller, S.; Voltz, R. (Hrsg.), (2015): Leitfaden Palliative Care: Palliativmedizin und Hospizbetreuung. München: Elsevier Verlag.

Statistisches Bundesamt (Hrsg.): Bevölkerung. Sterbefälle und Lebenserwartung. Online unter: https://www.destatis.de/DE/Themen/Gesellschaft-Umwelt/Bevoelkerung/Sterbefaelle-Lebenserwartung/_inhalt.html (Letzter Zugriff: 07.01.2025).

Charité – Universitätsmedizin Berlin in Kooperation mit DBfK, ÖGKV, SBK-ASI (Hrsg. Deutsche Ausgabe) (2024) von Internation Council of Nurses (ICN) (2019): Kernkompetenzen in der Katastrophenpflege. Version 2.0. Online unter: https://dbfk.de/media/docs/newsroom/publikationen/CORE_ICN-Katastrophenpflege_Stufe_I-II_2019.pdf (Letzter Zugriff: 16.12.2024).

Deutsche Gesellschaft für Palliativmedizin e. V. (Hrsg.): WHO Definition of Palliative Care 2002. Online unter: https://www.dgpalliativmedizin.de/images/stories/WHO_Definition_2002_Palliative_Care_englisch-deutsch.pdf (Letzter Zugriff: 07.01.2025).

Deutsche Gesellschaft für Palliativmedizin e. V. (Hrsg.): Informationen und Handlungsempfehlungen für Patientinnen, Patienten und Angehörige. Online unter: https://www.dgpalliativmedizin.de/dgp-veroeffentlichungen/broschueren.html (Letzter Zugriff: 07.01.2025).

Filipp, S.-H.; Aymann, P. (2018): Kritische Lebensereignisse und Lebenskrisen. Vom Umgang mit den Schattenseiten des Lebens. 2., akt. Aufl.; Stuttgart: Kohlhammer.

GKV-Spitzenverband: Vereinbarung nach § 132g Abs. 3 SGB V über Inhalte und Anforderungen der gesundheitlichen Versorgungsplanung für die letzte Lebensphase vom 13.12.2017. Online unter: www.gkv-spitzenverband.de/media/dokumente/krankenversicherung_1/hospiz_palliativversorgung/versorgungsplanung/Vereinbarung_nach_132g_Abs_3_SGBV_ueber_Inhalte_und_Anforderungen_der_gesundheitlichen_Versorgungsplanung.pdf (Letzter Zugriff: 16.12.2024).

Hülshoff, T. (2017): Psychosoziale Intervention bei Krisen und Notfällen. München: Ernst Reinhardt Verlag.

Kohlmann, C.-W.; Salewski C.; Wirtz, M. A. (Hrsg.), (2018): Psychologie in der Gesundheitsförderung. Bern: Hogrefe Verlag.

Max-Planck-Gesellschaft (MPG) (Hrsg.), (2018): Sterben im Krankenhaus. Rückläufiger Trend, aber nicht für alle. Online unter: https://www.mpg.de/12545976/sterben-im-krankenhaus (Letzter Zugriff: 07.01.2025).

Rettenwender, E. (2017): Psychologie. 7. Aufl.; Linz: Veritas Verlag.

Robert Koch Institut (Hrsg.), (2019): Themenschwerpunkt: Chronische Erkrankungen. Online unter: https://www.rki.de/DE/Content/Gesundheitsmonitoring/Themen/Chronische_Erkrankungen/Chronische_Erkrankungen_node.html (Letzter Zugriff 16.12.2024).

Sonneck, G.; Kapusta, N.; Tomandl, G.; Voracek, M. (Hrsg.), (2016): Krisenintervention und Suizidverhütung. Wien: Facultas Verlag.

6. Menschen mit psychischen Gesundheitsproblemen und kognitiven Beeinträchtigungen unterstützen

Althaus, D.; Niedermeier, N.; Niescken, S. (2018): Zwangsstörungen. Wenn die Sucht nach Sicherheit zur Krankheit wird. 3., überar. Aufl.; München: C. H. Beck Verlag.

Deutsche Alzheimer Gesellschaft e. V. – Selbsthilfe Demenz (2019): Demenz. Das Wichtigste. Ein kompakter Ratgeber. Online unter: https://www.deutsche-alzheimer.de/fileadmin/Alz/pdf/Broschueren/Demenz-das_wichtigste_.pdf (Letzter Zugriff: 17.12.2024).

Deutsche Alzheimer Gesellschaft e. V. – Selbsthilfe Demenz (Hrsg.) Deutschsprachige Alzheimer- und Demenz-Organisationen (DADO) (2020): Sprachleitfaden „Demenz“. Wie sprechen wir über Demenz in einer angemessenen Weise? Online unter: https://www.deutsche-alzheimer.de/fileadmin/Alz/pdf/Broschueren/Sprachleitfaden-Demenz-INTERNET.pdf (Letzter Zugriff: 17.12.2024).

Deutsche Alzheimer Gesellschaft e. V. – Selbsthilfe Demenz: 11 Tipps zur besseren Verständigung mit Menschen mit Demenz. (DIN A3-Plakat mit Hinweisen für die Kommunikation). Online unter: https://shop.deutsche-alzheimer.de/broschueren/18/11-tipps-zur-besseren-verstaendigung-mit-menschen-mit-demenz-0 (Letzter Zugriff: 17.12.2024).

Deutsches Netzwerk für Qualitätsentwicklung in der Pflege (Hrsg.), (2019): Expertenstandard Beziehungsgestaltung in der Pflege von Menschen mit Demenz. Osnabrück: Deutsches Netzwerk für Qualitätsentwicklung in der Pflege (DNQP).

Gawrilow, C. (2016): Lehrbuch ADHS. Modelle, Ursachen, Diagnose, Therapie. 2., akt. Aufl.; München [u. a.]: Ernst Reinhardt Verlag.

Ortiz-Müller, W.; Gutwinski, S.; Gahleitner S. (Hrsg.), (2021): Praxis Krisenintervention, Handbuch für helfende Berufe: Psychologen, Ärzte, Sozialpädagogen, Pflege- und Rettungskräfte. Stuttgart: Kohlhammer Verlag.

Rupp, M. (2018): Psychiatrische Krisenintervention. 2. Aufl.; Köln: Psychiatrie Verlag.

Wormer, E. J. (2018): Bipolar – mit extremen Emotionen leben. Wege zur Hilfe und Selbsthilfe bei manisch-depressiver Erkrankung. Hannover: Humboldt Verlag.

7. Menschen in der Alltagsgestaltung begleiten

Achtziger, A; Gollwitzer, P. M. (2018): Motivation und Volition im Handlungsverlauf. In: Heckhausen, J.; Heckhausen, H. (Hrsg.): Motivation und Handeln. Berlin [u. a.]: Springer Verlag.

Bamberger, G. (2015): Lösungsorientierte Beratung. 5. Aufl.; Weinheim: Beltz.

Barrierefrei leben e.V. (Hrsg.), (2019): Hilfsmittel finden. Online unter: https://www.online-wohn-beratung.de/fileadmin/Ordner-Fusszeile/Info-Material/Flyer_Interrnetportal_www.online-wohn-beratung.de__Barrierefrei_Leben_eV__2023_.pdf (Letzter Zugriff: 17.12.2024).

Becker, R. (2017): Beratung als pflegerische Aufgabe: Arbeitsmaterialien für Unterricht und Praxis. Stuttgart: Kohlhammer Verlag.

Buchholz, D.; Demirel, A.; Özel, Y. (2017): Religion und Ernährung. Ernährungsvorschriften und -empfehlungen und ihre Bedeutung für ernährungsbezogene Maßnahmen. In: Diät + Information 1, S. 8–14. Online unter: www.vdd.de/fileadmin/downloads/D_I/D_I_Fokus_2017/D_u_I_1_2017_FOKUS_web.pdf (Letzter Zugriff: 17.12.2024).

Büker, C. (2015): Pflegende Angehörige stärken. Information, Schulung und Beratung als Aufgaben der professionellen Pflege. 2., überarb. Aufl.; Stuttgart: Kohlhammer.

Bundesamt für Migration und Flüchtlinge (Hrsg.), (2024): Interkultureller Kalender 2025. Online unter: https://www.bamf.de/SharedDocs/Anlagen/DE/Behoerde/interkultureller-kalender-2025.html (Letzter Zugriff: 17.12.2024).

Bundesarbeitsgemeinschaft für Rehabilitation e.V. (Hrsg.), (2018): Rehabilitation. Vom Antrag bis zur Nachsorge – für Ärzte, Psychologische Psychotherapeuten und andere Gesundheitsberufe. Berlin [u. a.]: Springer Verlag.

Gemeinsamer Bundesausschuss (Hrsg.), (2024): Richtlinie des Gemeinsamen Bundesausschusses. Richtlinie über die Verordnung von Heilmitteln in der vertragsärztlichen Versorgung (Heilmittel-Richtlinie/HeilM-RL). Online unter: https://www.g-ba.de/richtlinien/12/ (Letzter Zugriff: 17.12.2024).

Lebensmittelverband Deutschland e. V. (Hrsg.), (2019): Die wichtigsten Aspekte der Lebensmittelsicherheit. Sicherheit. Qualität. Online unter: https://www.lebensmittelverband.de/de/medien/publikation/pb-aspekte-lebensmittelsicherheit (Letzter Zugriff: 17.12.2024).

Preuss-Bleuer, B. (Hrsg.); Wright, L. M.; Leahey, M.; Shajani, Z.; Snell, D. (2021): Familienzentrierte Pflege. Lehrbuch für Familien-Assessment und Intervention. 3., überarb. und erw. Aufl.; Bern: Hogrefe Verlag.

REHADAT – ein Projekt des Instituts der deutschen Wirtschaft Köln e. V., gefördert vom Bundesministerium für Arbeit und Soziales (BMAS): Internetauftritt des unabhängigen Informationsportals. Online unter: www.rehadat.de (Letzter Zugriff: 17.12.2024).

Rheinberg, F.; Vollmeyer, R. (2018): Motivation. Stuttgart: Kohlhammer Verlag.

Rohde, K. S. (2018): Angehörigen- und Familienwirkung als Pflegebezugspunkt in Qualifikation und Berufspraxis. Individuums- und angehörigenbezogene Sorge- und Pflegeinteraktionssysteme (IAPSIS). In: PADUA 13 (4), S. 235–244.

Sachse, R.; Langens, Th.; Sachse, M. (2018): Klienten motivieren. Köln: Psychiatrieverlag.

Schumacher, A. (2015): Anatomie, Physiologie, Pathologie. Basiswissen für medizinische Assistenzberufe. Herne: NWB-Verlag.

Strametz, R. (2017): Grundwissen Medizin für Nichtmediziner in Studium und Praxis. Konstanz u. a.: UVK Verlag.

Stichwortverzeichnis

B

G

XYZ

Bildquellenverzeichnis

Cover
Cornelsen/Werner Krüper

Illustrationen
Bundesministerium für Familie, Senioren, Frauen und Jugend: S. 378/1; Copyright © 2024 by Bundesärztekammer: S. 647/5; Cornelsen/Angelika Kramer: S. 40/2, S. 91/2, S. 167/2, S. 179/l., S. 182/2, S. 184/2-3, S. 193/4, S. 227, S. 230/r., S. 231, S. 234/1-4, S. 235, S. 237/1+2, S. 241/1, S. 242/1+3, S. 243/4, S. 254/1, S. 255, S. 259/2, S. 261/5, S. 277/l., S. 301, S. 326/2, S. 443, S. 451/1, S. 462, S. 492, S. 497/v.o.: 2.+6.+7., S. 498/1, S. 502/3, S. 506/2, S. 507/3, S. 510/2; Cornelsen/Birte Schlund: S. 494/2; Cornelsen/Gabriele Heinisch: S. 198/6, S. 221/4, S. 432/2+3, S. 433/5, S. 434; Cornelsen/Gerda Raichle: S. 166/1, S. 394, S. 440, S. 493/o.l., S. 499/4, S. 502/1+2; Cornelsen/Jörg Mair: S. 64/1, S. 70/7, S. 72/1, S. 169/8, S. 182/1, S. 184/1, S. 192/1+3, S. 199/10-12, S. 218, S. 219, S. 220, S. 221/3, S. 222, S. 223/2, S. 251, S. 284/2, S. 285/3+4, S. 388, S. 389, S. 391/2, S. 399/1, S. 407, S. 432/1, S. 476/1-3, S. 523; Cornelsen/Karin Mall: S. 493/o.m.+r., S. 506/1; Cornelsen/Natascha Welz: S. 125, S. 337; dpa Picture-Alliance/dpa Infografik: S. 94, S. 104, S. 207/1, S. 370, S. 629; EACH/European Association for Children in Hospital, Utrecht: S. 378/2, S. 379; Paul Hartmann AG: S. 461

Fotos
S. 5: Cornelsen/Werner Krüper; **S. 6:** Cornelsen/Werner Krüper; **S. 7:** Cornelsen/Werner Krüper; **S. 17:** Cornelsen/Werner Krüper; **S. 18:** Cornelsen/Werner Krüper; **S. 19:** m.l.: mauritius images/Science Source; **S. 19:** m.r.: akg-images; **S. 19:** o.: Shutterstock.com/Gorodenkoff; **S. 20:** m.: akg-images/ClassicStock/H. Armstrong Roberts; **S. 20:** u.: mauritius images/The Reading Room/Alamy Stock Photos; **S. 21:** Shutterstock.com/Everett Collection; **S. 23:** 1: BMG/Thomas Ecke; **S. 23:** 2: Jürgensen, Anke: Factsheet zur Publikation „Pflegehilfe und Pflegeassistenz", Bonn 2023; **S. 24:** Cornelsen/Werner Krüper; **S. 27:** Cornelsen/Werner Krüper; **S. 28:** Cornelsen/Werner Krüper; **S. 29:** l.+r.m.: Cornelsen/Werner Krüper; **S. 29:** r.o.: Shutterstock.com/New Africa; **S. 30:** Cornelsen/Werner Krüper; **S. 31:** Shutterstock.com/Andrei Korzhyts; **S. 32:** Shutterstock.com/Gorodenkoff; **S. 33:** m.: Shutterstock.com/FotoDuets; **S. 33:** o.: Shutterstock.com/Anton_Ilchenko; **S. 34:** Shutterstock.com/Peshkova; **S. 36:** Shutterstock.com/Stock 4you; **S. 37:** 2: Shutterstock.com/Rawpixel.com; **S. 37:** r.: Cornelsen/Werner Krüper; **S. 38:** Shutterstock.com/LUDmyla; **S. 39:** r.: Cornelsen/Werner Krüper; **S. 40:** 1: Shutterstock.com/Macrovector; **S. 40:** 3: © Anja Lull, Berlin; **S. 41:** 4: © Anja Lull, Berlin; **S. 41:** 5: Shutterstock.com/Monkey Business Images; **S. 44:** Shutterstock.com/ESB Professional; **S. 45:** Cornelsen/Werner Krüper; **S. 46:** Cornelsen/Werner Krüper; **S. 47:** u.l.: Shutterstock.com/Rawpixel.com; **S. 47:** u.r.: Shutterstock.com/Sabrina Bracher; **S. 48:** Shutterstock.com/Anton_Ilchenko; **S. 49:** m.: Cornelsen/Werner Krüper; **S. 49:** o.: Shutterstock.com/inxti; **S. 50:** l.m.: Cornelsen/Werner Krüper; **S. 50:** l.o.: Shutterstock.com/Ian Sidlow; **S. 50:** r.: Kompetenzzentrum Technik-Diversity-Chancengleichheit e. V.; **S. 52:** 1: Shutterstock.com/Mr.vicpix; **S. 52:** 2: Shutterstock.com/favorita1987; **S. 53:** 3: Shutterstock.com/Lidia_Efimova; **S. 53:** 4: Shutterstock.com/kckate16; **S. 54:** Shutterstock.com/DGLimages; **S. 55:** 2: Shutterstock.com/PeopleImages.com – Yuri A; **S. 55:** 3: Shutterstock.com/Ink Drop; **S. 55:** 4: Shutterstock.com/olgaarmawir; **S. 55:** m.: Cornelsen/Werner Krüper; **S. 56:** Cornelsen/Werner Krüper; **S. 57:** Cornelsen/Werner Krüper; **S. 58:** 1: Shutterstock.com/demarcomedia; **S. 58:** 2: Shutterstock.com/AS Food studio; **S. 58:** 3: Shutterstock.com/gregory tkatc; **S. 58:** 4: Shutterstock.com/Bilderstoeckchen; **S. 58:** 5: Shutterstock.com/Kzenon; **S. 59:** 6: Shutterstock.com/PeopleImages.com – Yuri A; **S. 59:** u.: Schwulenberatung Berlin gGmbH; **S. 60:** Shutterstock.com/inxti; **S. 61:** 1: Shutterstock.com/fizkes; **S. 61:** o.: Shutterstock.com/cmp55; **S. 61:** u.: Cornelsen/Werner Krüper; **S. 62:** 1: Shutterstock.com/Stock-Asso; **S. 62:** 2: Shutterstock.com/Photoroyalty; S. 63/3l.: stock.adobe.com/Sagittaria; **S. 63:** 3m.: stock.adobe.com/Mardre; **S. 63:** 3r.: Shutterstock.com/Kateryna Kon; **S. 63:** 4: Shutterstock.com/Pongphitak; **S. 63:** 5: Shutterstock.com/P.NOONIN; **S. 64:** 2: Shutterstock.com/Aleksandr Finch; **S. 64:** 3: Shutterstock.com/Flystock; **S. 65:** 4: Shutterstock.com/MyFavoriteTime; **S. 65:** 5: Shutterstock.com/PabloUA; **S. 65:** 6: Shutterstock.com/New Africa; **S. 65:** 7: Shutterstock.com/Chuck Wagner; **S. 67:** Shutterstock.com/Marco Ritzki; **S. 68:** Cornelsen/Werner Krüper; **S. 69:** Cornelsen/Werner Krüper; **S. 70:** 1–6: Cornelsen/Werner Krüper; **S. 71:** Cornelsen/Werner Krüper; **S. 72:** m.-u.: Cornelsen/Werner Krüper; **S. 73:** Cornelsen/Werner Krüper; **S. 74:** Cornelsen/Werner Krüper; **S. 75:** m.: Cornelsen/Werner Krüper; **S. 75:** o.: Shutterstock.com/Goldsithney; **S. 75:** u.: Shutterstock.com/elenabsl; **S. 76:** l.: Cornelsen/Werner Krüper; **S. 76:** r.: Shutterstock.com/Asya Nurullina; **S. 77:** Shutterstock.com/Nicoleta Ionescu; **S. 78:** 1: Shutterstock.com/Sangoiri; **S. 78:** 2: Shutterstock.com/ViDI Studio; **S. 79:** Cornelsen/Werner Krüper; **S. 80:** 2: mauritius images/Schoening/imageBROKER; **S. 81:** 3: Shutterstock.com/upixa; **S. 81:** 4: Shutterstock.com/Mike_shots; **S. 82:** 1: Shutterstock.com/Rainer Lesniewski; **S. 82:** 2: Cornelsen/Werner Krüper; **S. 83:** 3: Shutterstock.com/Freedom365day; **S. 83:** 4: Shutterstock.com/fizkes; **S. 84:** Shutterstock.com/fizkes; **S. 85:** Shutterstock.com/fizkes; **S. 86:** Shutterstock.com/

Joanna Dorota; **S. 88:** Shutterstock.com/Mangkorn Danggura; **S. 89:** 2: Shutterstock.com/Volodymyr Baleha; **S. 89:** 3: Shutterstock.com/Suzanne Tucker; **S. 90:** Shutterstock.com/Photographee.eu; **S. 91:** 3: Shutterstock.com/Edw; **S. 92:** Shutterstock.com/cmp55; **S. 93:** Shutterstock.com/Javier Cruz Acosta; **S. 97:** dpa Picture-Alliance/onw-images; **S. 98:** Shutterstock.com/H_Ko; **S. 100:** 1: Shutterstock.com/Monkey Business Images; **S. 100:** u.: Cornelsen/Werner Krüper; **S. 102:** Shutterstock.com/Dusan Petkovic; **S. 103:** Cornelsen/Werner Krüper; **S. 104:** dpa Picture-Alliance/Globus Infografik; **S. 105:** Shutterstock.com/Astrid Gast; **S. 107:** 1l.: Shutterstock.com/Lamyai; **S. 107:** 1r.: Shutterstock.com/Bilanol; **S. 108:** Shutterstock.com/Anna Rusak; **S. 109:** Shutterstock.com/ingehogenbijl; **S. 110:** Shutterstock.com/Javier Cruz Acosta; **S. 111:** Shutterstock.com/ALPA PROD; **S. 114:** Cornelsen/Werner Krüper; **S. 115:** Shutterstock.com/Mihai Simonia; **S. 116:** Shutterstock.com/Nirat.pix; **S. 117:** Cornelsen/Werner Krüper; **S. 118:** Cornelsen/Werner Krüper; **S. 120:** Shutterstock.com/ALPA PROD; **S. 121:** o.: Shutterstock.com/Nong Mars; **S. 121:** u.: Cornelsen/Werner Krüper; **S. 122:** Cornelsen/Werner Krüper; **S. 124:** Cornelsen/Werner Krüper; **S. 126:** Cornelsen/Werner Krüper; **S. 128:** Shutterstock.com/Nong Mars; **S. 129:** Cornelsen/Werner Krüper; **S. 130:** Cornelsen/Werner Krüper; **S. 131:** Shutterstock.com/Lisa-S; **S. 132:** Shutterstock.com/Prostock-studio; **S. 134:** Shutterstock.com/Sergey Furtaev; **S. 135:** Shutterstock.com/Olena Yakobchuk; **S. 136:** Shutterstock.com/moreimages; **S. 138:** Cornelsen/Werner Krüper; **S. 138:** alles außer Dekubitus: Cornelsen/Werner Krüper; **S. 138:** Dekubitus: Shutterstock.com/Thomas Marx; **S. 139:** Cornelsen/Werner Krüper; **S. 140:** Cornelsen/Werner Krüper; **S. 141:** Cornelsen/Werner Krüper; **S. 142:** Shutterstock.com/Lisa-S; **S. 143:** 1: Shutterstock.com/Antonio Guillem; **S. 143:** o.: Shutterstock.com/H_Ko; **S. 144:** 1: Shutterstock.com/Sudowoodo; **S. 144:** 2: Shutterstock.com/Sudowoodo; **S. 144:** 3: Shutterstock.com/Mia Shaly; **S. 145:** 2: Shutterstock.com/Atypeek Dsgn; **S. 145:** 3: GlowImages; **S. 146:** Shutterstock.com/ALPA PROD; **S. 147:** Cornelsen/Werner Krüper; **S. 148:** Cornelsen/Werner Krüper; **S. 149:** Shutterstock.com/Jakubski; **S. 150:** 2.v.o.: Shutterstock.com/Kati Finell; **S. 150:** 3.v.o.: Shutterstock.com/New Africa; **S. 150:** 4.v.o.: Cornelsen/Werner Krüper; **S. 150:** 5.v.o.: Cornelsen/Werner Krüper; **S. 150:** o.: Cornelsen/Werner Krüper; **S. 150:** u.: Cornelsen/Werner Krüper; **S. 152:** Cornelsen/Werner Krüper; **S. 153:** Cornelsen/Werner Krüper; **S. 154:** Shutterstock.com/H_Ko; **S. 155:** 1: Shutterstock.com/Toa55; **S. 155:** 2: Shutterstock.com/san4ezz; **S. 155:** 3: Shutterstock.com/George Rudy; **S. 155:** o.: Shutterstock.com/Africa Studio; **S. 157:** 1: Thomas Hilfen für Körperbehinderte GmbH & Co. Medico KG; **S. 157:** 2: Thomas Hilfen für Körperbehinderte GmbH & Co. Medico KG; **S. 157:** l.u.: Shutterstock.com/PV productions; **S. 157:** r.2.v.o.: Shutterstock.com/Yaoinlove; **S. 157:** r.3.v.o.: Shutterstock.com/Alex Zabusik; **S. 157:** r.4.v.o.: Shutterstock.com/Robie Online; **S. 157:** r.o.: Shutterstock.com/Rawpixel.com; **S. 157:** r.u.: Shutterstock.com/file404; **S. 158:** Cornelsen/Werner Krüper; **S. 159:** Cornelsen/Werner Krüper; **S. 160:** Shutterstock.com/Africa Studio; **S. 161:** u.: Shutterstock.com/fizkes; **S. 161:** o: Cornelsen/Werner Krüper; **S. 162:** Cornelsen/Werner Krüper; **S. 163:** Cornelsen/Werner Krüper; **S. 164:** 2–3: Cornelsen/Werner Krüper; **S. 164:** Tab 1.o.-5.v.o.: Shutterstock.com/Designer things; **S. 164:** Tab 1.u.: Shutterstock.com/Alphavector; **S. 166:** r.m.: Shutterstock.com/Dahlahh; **S. 166:** r.o.: Shutterstock.com/sruilk; **S. 166:** r.u.: Shutterstock.com/Master1305; **S. 167:** 3: Shutterstock.com/oneinchpunch; **S. 168:** 1+2: Shutterstock.com/Toa55; **S. 168:** 3+4: Cornelsen/Werner Krüper; **S. 168:** 5: Shutterstock.com/Kolabava Nadzeya; **S. 168:** Tab 1 o.: Shutterstock.com/NAOWARAT; **S. 168:** Tab 1.2.v.o.: Shutterstock.com/Narin Nonthamand; **S. 168:** Tab 1.3.v.o.: Shutterstock.com/OHishiapply; **S. 168:** Tab 1.4.v.o.: Shutterstock.com/Ttatty; **S. 168:** Tab 1.u.: Shutterstock.com/kris4to; **S. 169:** 6: Shutterstock.com/jittawit.21; **S. 169:** 7: Shutterstock.com/Bricolage; **S. 170:** 1: Shutterstock.com/Alyona Shu; **S. 170:** 2: Shutterstock.com/Homers; **S. 170:** 3: mauritius images/Alamy/Family; **S. 170:** r.o.: Cornelsen/Werner Krüper; **S. 172:** Cornelsen/Werner Krüper; **S. 173:** l: Cornelsen/Werner Krüper; **S. 173:** u.r.: Shutterstock.com/Halfpoint; **S. 174:** Shutterstock.com/murattellioglu; **S. 175:** Cornelsen/Werner Krüper; **S. 176:** Cornelsen/Werner Krüper; **S. 177:** Mauritius images/Alamy/Vlad Deep; **S. 178:** Cornelsen/Werner Krüper; **S. 179:** 7: Shutterstock.com/giocalde; **S. 180:** 1: Cornelsen/Werner Krüper; **S. 180:** 2: Shutterstock.com/Chiyacat; **S. 180:** 3: Shutterstock.com/Stephen Barnes; **S. 180:** u.: Cornelsen/Werner Krüper; **S. 181:** 4: mauritius images/Philipp Mansmann; **S. 181:** 5+6: Shutterstock.com/220 Selfmade studio; **S. 181:** 7: Shutterstock.com/Lesterman; **S. 182:** l.: Cornelsen/Werner Krüper; **S. 183:** Cornelsen/Werner Krüper; **S. 185:** 4–7: Cornelsen/Werner Krüper; **S. 185:** 8: Shutterstock.com/IrinaFoto; **S. 185:** 9: Shutterstock.com/Bricolage; **S. 186:** Cornelsen/Werner Krüper; **S. 187:** Cornelsen/Werner Krüper; **S. 188:** 1+3+r.u.: Cornelsen/Werner Krüper; **S. 188:** 2: Shutterstock.com/sfam_photo; **S. 188:** 4: Shutterstock.com/ANN PATCHANAN; **S. 189:** Cornelsen/Werner Krüper; **S. 190:** Cornelsen/Werner Krüper; **S. 191:** Shutterstock.com/Asier Romero; **S. 192:** 2: Shutterstock.com/rob9000; **S. 193:** 5: Shutterstock.com/CooperP; **S. 194:** 1: Cornelsen/Werner Krüper; **S. 194:** 2: Cornelsen/Werner Krüper; **S. 194:** l.2.v.u.: OKAPIA/Normann Hochheimer; **S. 194:** l.3.v.u.: Shutterstock.com/Vinicius R. Souza; **S. 194:** l.4.v.u.: Shutterstock.com/Velimir Zeland; **S. 194:** l.u.: Shutterstock.com/hayabusapatto; S. 194/r.2.v.u.: mauritius images/Science Source/Ted Croll; **S. 194:** r.2.v.u.: Shutterstock.com/Sergii Kuchugurnyi; **S. 194:** r.4.v.u.: Shutterstock.com/dimid_86; **S. 194:** r.u.: Shutterstock.com/umaruchan4678; **S. 195:** Shutterstock.com/Ingo Bartussek; **S. 196:** Cornelsen/Werner Krüper; **S. 197:** 2–4: Cornelsen/Werner Krüper; **S. 197:** 5: Shutterstock.com/Andrey_Popov; **S. 198:** 1: Shutterstock.com/Vilgun; **S. 198:** 2: Shutterstock.com/LezinAV; **S. 198:** 3: Shutterstock.com/addillum; **S. 198:** 4+u.r.: Cornelsen/Werner Krüper; **S. 198:** 5: Shutterstock.com/Taras Trl; S. 199/7-9: Cornelsen/Werner Krüper; **S. 200:** 1: Shutterstock.com/bezikus; **S. 200:** 2: Cornelsen/Werner Krüper; **S. 201:** 5: Shutterstock.com/Timonina; **S. 201:** l.: Cornelsen/Werner Krüper; **S. 202:** 1: Shutterstock.com/Zay Nyi Nyi; **S. 202:** r.: Cornelsen/Werner Krüper; **S. 203:** Cornelsen/Werner Krüper; **S. 204:** Shutterstock.com/Asier Romero; **S. 205:** Shutterstock.com/fizkes; **S. 207:** 2: Shutterstock.com/Lucigerma; **S. 209:** Shutterstock.com/amenic181; **S. 211:** Cornelsen/Werner Krüper; **S. 213:** 2: Shutterstock.com/Sopotnicki; **S. 213:** 3: Shutterstock.com/RUCHUDA BOONPLIEN; **S. 213:** 4: Shutterstock.com/Healthy Definition; **S. 213:** 1.: Cornelsen/Werner Krüper; **S. 213:** l.o.: Imago Stock & People GmbH/photothek; **S. 214:** 1: Shutterstock.com/Have a nice day Photo; **S. 214:** m.: Cornelsen/Werner Krüper; **S. 215:** Cornelsen/Werner Krüper; **S. 216:** Shutterstock.com/fizkes; **S. 217:** Shutterstock.com/Maridav; **S. 223:** 3: Shutterstock.com/Mintoboru; **S. 225:** 2: Shutterstock.com/DC Studio; **S. 225:** 3: Shutterstock.com/GUNTRUEM; **S. 225:** 4: Shutterstock.com/logika600; **S. 226:** Shutterstock.com/Ahmet Misirligul; **S. 229:** 2: Shutterstock.com/larisa Stefanjuk; **S. 229:** u.: Cornelsen/Werner Krüper; **S. 230:** l.: Cornelsen/Werner Krüper; **S. 232:** 1: Shutterstock.com/FamVeld; **S. 232:** 2: Shutterstock.com/Okrasiuk; **S. 233:** Shutterstock.com/Africa Studio; **S. 234:** l.m.: Cornelsen/Werner Krüper; **S. 237:** l.o.-m.: Cornelsen/Werner Krüper; **S. 238:** Cornelsen/Werner Krüper; **S. 239:** stock.adobe.com/Köpenicker; **S. 241:** r.o.: Cornelsen/Werner Krüper; **S. 242:** 2: Shutterstock.com/Zay Nyi Nyi; **S. 242:** r.m.: Cornelsen/Werner Krüper; **S. 243:** Shutterstock.com/Pond Saksit; **S. 244:** Shutterstock.com/LightField Studios; **S. 245:** 2: Shutterstock.com/pz71; **S. 245:** 3: Shutterstock.com/Med_Ved; **S. 246:** Cornelsen/Werner Krüper; **S. 247:** o.: Cornelsen/Werner Krüper; **S. 247:** u.: Shutterstock.com/Pepermpron; **S. 248:** l.: Shutterstock.com/Artemida-psy; **S. 248:** r.: Cornelsen/Werner Krüper; **S. 249:** 1: Shutterstock.com/Thomas Marx; **S. 249:** r.: Cornelsen/Werner Krüper; **S. 250:** 2: aks – Aktuelle Krankenpflege Systeme; **S. 252:** 1: sciencephotolibrary/ANTONIA REEVE; **S. 252:** l.: Cornelsen/Werner Krüper; **S. 253:** 2: Shutterstock.com/VectorMine; **S. 253:** o.: Cornelsen/Werner Krüper; **S. 254:** m.: Cornelsen/Werner Krüper; **S. 256:** Shutterstock.com/Maridav; **S. 257:** Shutterstock.com/sasirin pamai; **S. 258:** 2.v.o.: Shutterstock.com/Audreycmk; S. 258/3.v.o.: Shutterstock.com/Food Shop; **S. 258:** 4.v.o.: Shutterstock.com/Enez Selvi; **S. 258:** o.: Shutterstock.com/ChameleonsEye; **S. 258:** u.: Shutterstock.com/SMDSS; **S. 259:** 1: Shutterstock.com/Vasilyeva Larisa; **S. 259:** o.: Cornelsen/Werner Krüper; **S. 260:** l.m.: Shutterstock.com/Alila Medical Media; S. 260/l.u.: Shutterstock.com/Pepermpron; **S. 260:** r.: Cornelsen/Werner Krüper; **S. 263:** Shutterstock.com/Inside Creative House; **S. 266:** 1: Shutterstock.com/Iryna Inshyna; **S. 266:** 2: Shutterstock.com/Microgen; **S. 267:** 3: Shutterstock.com/MarcinWojc; **S. 267:** 4: Shutterstock.com/Valazarus-Studio; **S. 268:** Gemeinsamer Bundesausschuss; **S. 269:** 2: sciencephotolibrary/DR P. MARAZZI; **S. 269:** 3: Shutterstock.com/SeDmi; **S. 270:** Shutterstock.com/Olesya Tseytlin; **S. 271:** Cornelsen/Werner Krüper; **S. 272:** l.: Shutterstock.com/Budimir Jevtic; **S. 272:** r.: Cornelsen/Werner Krüper; **S. 273:** Shutterstock.com/zstock; **S. 274:** Shutterstock.com/Pepermpron; **S. 275:** 2: Shutterstock.com/Goksi; **S. 275:** 3: Shutterstock.com/Adcharin Chitthammachuk; **S. 276:** Cornelsen/Werner Krüper; **S. 277:** r: Shutterstock.com/Kzenon; **S. 278:** l.: Shutterstock.com/GNT STUDIO; **S. 278:** r.: mauritius images/JIRI; **S. 279:** Cornelsen/Werner Krüper; **S. 280:** 1: sciencephotolibrary/DR P. MARAZZI; **S. 280:** 2+3: Cornelsen/Werner Krüper; **S. 281:** Cornelsen/Werner Krüper; **S. 282:** Shutterstock.com/sasirin pamai; **S. 283:** Cornelsen/Werner Krüper; **S. 284:** 1: Shutterstock.com/Pixel-Shot; **S. 284:** r.o.: Cornelsen/Werner Krüper; **S. 285:** 5: mauritius images/Alamy/Montgomery Martin; **S. 286:** Cornelsen/Werner Krüper; **S. 287:** Cornelsen/Werner Krüper; **S. 289:** 1: Shutterstock.com/andriano.cz; **S. 289:** 2: mauritius images/Alamy/Viktoriya Kabanova; **S. 291:** Cornelsen/Werner Krüper; **S. 294:** Med SSE System GmbH; **S. 297:** Shutterstock.com/sergfear; **S. 298:** 1: Shutterstock.com/Rawpixel.com; **S. 298:** 2: Shutterstock.com/sweeann; **S. 298:** 3: Shutterstock.com/Ruslan Ivantsov; **S. 299:** 4: Cornelsen/Werner Krüper; **S. 300:** 1: Shutterstock.com/Noiel; **S. 300:** 2: Cornelsen/Werner Krüper; **S. 302:** l.: Coloplast GmbH; **S. 302:** r.: Shutterstock.com/NataKor; **S. 303:** u.: Shutterstock.com/Dee-sign; **S. 304:** Cornelsen/Werner Krüper; **S. 305:** l.: Shutterstock.com/mw_atp5; **S. 305:** r.: Shutterstock.com/nimito; **S. 307:** Shutterstock.com/Pixel-Shot; **S. 308:** 1: Shutterstock.com/Claudio Caridi; **S. 308:** 2: Shutterstock.com/MARGRIT HIRSCH; **S. 308:** 3: Shutterstock.com/Aaron Amat; **S. 310:** l.o.: Cornelsen/Werner Krüper; **S. 310:** m.r.: Shutterstock.com/Marharyta Manukha; **S. 311:** Cornelsen/Werner Krüper; **S. 312:** Cornelsen/Werner Krüper; **S. 313:** Cornelsen/Werner Krüper; **S. 314:** Cornelsen/Werner Krüper; **S. 315:** 1: Shutterstock.com/Ground Picture; **S. 315:** o.: Shutterstock.com/Gatot Adri; **S. 316:** Shutterstock.com/SeventyFour; **S. 317:** 2: Shutterstock.com/stoatphoto; **S. 317:** o.: Cornelsen/Werner Krüper; **S. 318:** 1: Shutterstock.com/HobbitArt; **S. 318:** 2: Shutterstock.com/lazyintrovert; S. 318/Koffer: Shutterstock.com/Eganova Antonina; **S. 319:** 3: Shutterstock.com/Tetyana Kozhemiakina; **S. 319:** 4: Shutterstock.com/Irina Wilhauk; **S. 320:** Shutterstock.com/Roman Zaiets; **S. 321:** Cornelsen/Werner Krüper; **S. 322:** Shutterstock.com/LightField Studios; **S. 323:** Shutterstock.com/Aaron Amat; **S. 324:** Shutterstock.com/Gatot Adri; **S. 325:** Shutterstock.com/Koltsov; **S. 326:** 1: Shutterstock.com/nullplus; **S. 327:** Shutterstock.com/suvita style; **S. 328:** r.: Cornelsen/Werner Krüper; **S. 329:** 4: Shutterstock.com/wavebreakmedia; **S. 330:** Cornelsen/Werner Krüper; **S. 331:** Cornelsen/Werner Krüper; **S. 332:** 1: Shutterstock.com/Dmytro Zinkevych; **S. 332:** r.: Cornelsen/Werner Krüper; **S. 333:** Cornelsen/Werner Krüper; **S. 334:** Shutterstock.com/Koltsov; **S. 335:** 1: Shutterstock.com/

Mangostar; **S. 335:** 2: Shutterstock.com/Antonio Guillem; **S. 335:** o.: Shutterstock.com/Diego Schtutman; **S. 336:** Cornelsen/Werner Krüper; **S. 339:** Shutterstock.com/Africa Studio; **S. 340:** Shutterstock.com/fizkes; **S. 341:** 2: Shutterstock.com/insta_photos; **S. 341:** 3+4: Cornelsen/Werner Krüper; **S. 342:** Cornelsen/Werner Krüper; **S. 343:** Cornelsen/Werner Krüper; **S. 344:** 1: Cornelsen/Werner Krüper; **S. 344:** 2: Shutterstock.com/mariakray; **S. 345:** Shutterstock.com/Mila Supinskaya Glashchenko; **S. 346:** 1: Shutterstock.com/Peter Snaterse; **S. 346:** o.: Cornelsen/Werner Krüper; **S. 347:** Shutterstock.com/CREATISTA; **S. 348:** 1: Cornelsen/Werner Krüper; **S. 348:** 2: Shutterstock.com/Monkey Business Images; **S. 348:** 3: Shutterstock.com/Monkey Business Images; **S. 349:** Cornelsen/Werner Krüper; **S. 351:** Shutterstock.com/Miriam Doerr; **S. 353:** 2: Shutterstock.com/Peakstock; **S. 353:** 3: Shutterstock.com/Andrey_Popov; **S. 354:** Shutterstock.com/Diego Schtutman; **S. 355:** l.: Cornelsen/Werner Krüper; **S. 355:** o.: Shutterstock.com/Billion Photos; **S. 358:** l.: Shutterstock.com/Dmytro Zinkevych; **S. 358:** r.: Cornelsen/Werner Krüper; **S. 359:** Cornelsen/Werner Krüper; **S. 360:** Cornelsen/Werner Krüper; **S. 361:** 1: Shutterstock.com/Dmytro Zinkevych; **S. 361:** 2: Shutterstock.com/GarryKillian; **S. 362:** Cornelsen/Werner Krüper; **S. 363:** 1: Shutterstock.com/FooTToo; **S. 363:** 2: Shutterstock.com/Daniel Suhre; **S. 364:** 1: Shutterstock.com/Robert Kneschke; **S. 364:** 2: Shutterstock.com/oneinchpunch; **S. 366:** Shutterstock.com/Billion Photos; **S. 367:** Cornelsen/Werner Krüper; **S. 368:** Cornelsen/Werner Krüper; **S. 369:** Shutterstock.com/SARINRA; **S. 372:** Shutterstock.com/upixa; **S. 373:** 2: Shutterstock.com/Daniel Donciu; **S. 373:** l.u.: Cornelsen/Werner Krüper; **S. 375:** Shutterstock.com/Lena Evans; **S. 376:** Shutterstock.com/M Stocker; **S. 378:** Bundesministerium für Familie, Senioren, Frauen und Jugend; **S. 380:** Cornelsen/Werner Krüper; **S. 382:** 2: Shutterstock.com/SpeedKingz; **S. 384:** mauritius images/WESTEND61; **S. 385:** 2: Shutterstock.com/Miriam Doerr Martin Frommherz; **S. 385:** 3: Shutterstock.com/Tolikoff Photography; **S. 386:** Shutterstock.com/SARINRA; **S. 387:** 1: Shutterstock.com/Andrey_Popov; **S. 387:** o.: Shutterstock.com/Tewan Banditrakkanka; **S. 388:** Cornelsen/Werner Krüper; **S. 391:** 2: Shutterstock.com/Africa Studio; **S. 391:** r.u.: Cornelsen/Werner Krüper; **S. 392:** l.: stock.adobe.com/sudok1; **S. 392:** m.: Shutterstock.com/Sebastian Rose; **S. 392:** r.: Shutterstock.com/Andrew Angelov; **S. 393:** Cornelsen/Werner Krüper; **S. 395:** 2: Shutterstock.com/Andrew Buckin; **S. 395:** 3: Shutterstock.com/Image Point Fr; **S. 396:** Shutterstock.com/Minoli; **S. 397:** mauritius images/alamy stock photo/Zay Nyi Nyi; **S. 399:** 2: Shutterstock.com/Designua; **S. 401:** 1: Shutterstock.com/Zhuravlev Andrey; **S. 401:** 2: Shutterstock.com/Tewan Banditrukkanka; **S. 402:** r.o.: Cornelsen/Werner Krüper; **S. 404:** Shutterstock.com/Peter Hermes Furian; **S. 405:** 2: Shutterstock.com/t.max; **S. 405:** 3: Shutterstock.com/Anna Tryhub; **S. 406:** Cornelsen/Werner Krüper; **S. 408:** Cornelsen/Werner Krüper; **S. 409:** Cornelsen/Werner Krüper; **S. 410:** Shutterstock.com/Tewan Banditrakkanka; **S. 411:** Shutterstock.com/Milosz Bartoszczuk; **S. 412:** 1: Shutterstock.com/adriaticfoto; **S. 412:** l.: Cornelsen/Werner Krüper; **S. 413:** Shutterstock.com/Kzenon; **S. 415:** Shutterstock.com/Skalapendra; **S. 416:** Cornelsen/Werner Krüper; **S. 419:** Shutterstock.com/Anatoliy Cherkas; **S. 420:** Shutterstock.com/TheVisualsYouNeed; **S. 421:** Shutterstock.com/VIZ UALNI; **S. 422:** Cornelsen/Werner Krüper; **S. 424:** Cornelsen/Werner Krüper; **S. 425:** Dahlhausen & Co. GmbH, Koeln; **S. 426:** Cornelsen/Werner Krüper; **S. 427:** 3: Shutterstock.com/Arlee.P; **S. 427:** o.+m.: Cornelsen/Werner Krüper; **S. 428:** 1: Shutterstock.com/vchal; **S. 428:** 2: Shutterstock.com/WH_Pics; **S. 429:** 3: Shutterstock.com/Iri-s; **S. 429:** 4: Shutterstock.com/Lukasz Siekierski; **S. 430:** Cornelsen/Werner Krüper; **S. 431:** 1: Shutterstock.com/Douglas Cliff; **S. 431:** 2: Shutterstock.com/Alberto CB; **S. 433:** 4+6: Cornelsen/Werner Krüper; **S. 435:** Shutterstock.com/tetxu; **S. 436:** Shutterstock.com/Milosz Bartoszczuk; **S. 437:** Shutterstock.com/Amnaj Khetsamtip; **S. 439:** Cornelsen/Werner Krüper; **S. 441:** Shutterstock.com/Gwoeii; **S. 444:** Shutterstock.com/zackKOP; **S. 445:** Cornelsen/Werner Krüper; **S. 446:** 2.v.o.: Shutterstock.com/Monika Wisniewska; **S. 446:** 3.v.o.: Shutterstock.com/granata68; **S. 446:** o.: Shutterstock.com/New Africa; **S. 446:** u.: Shutterstock.com/I am a Stranger; **S. 447:** Cornelsen/Werner Krüper; **S. 448:** Shutterstock.com/Amnaj Khetsamtip; **S. 449:** 1: mauritius images/alamy stock photo/Svetlana Lazarenka; **S. 449:** o.: Shutterstock.com/ESB Professional; **S. 451:** 2: Shutterstock.com/Firma V; **S. 454:** Shutterstock.com/Komuso and Colorsandia; **S. 455:** Cornelsen/Werner Krüper; **S. 456:** 1: Shutterstock.com/sumroeng chinnapan; **S. 456:** 2: Shutterstock.com/Robert Kneschke; **S. 457:** Shutterstock.com/santypan; **S. 459:** Shutterstock.com/Mangkorn Danggura; **S. 460:** 1: Shutterstock.com/Saitan; **S. 460:** 2: Shutterstock.com/Sergii Votit; **S. 460:** r.m.: Shutterstock.com/Sergii Votit; **S. 460:** r.o.: Shutterstock.com/chatuphot; **S. 460:** r.u.: Shutterstock.com/BERNATSKAIA OKSANA; **S. 463:** 1: Shutterstock.com/topperspix; **S. 463:** 2: Cornelsen/Werner Krüper; **S. 464:** Shutterstock.com/ESB Professional; **S. 465:** Shutterstock.com/Lorena Garibo; **S. 468:** 1: Shutterstock.com/Heike Brauer; **S. 468:** 2: Shutterstock.com/OlPhotoV; **S. 471:** Cornelsen/Werner Krüper; **S. 472:** Cornelsen/Werner Krüper; **S. 473:** Cornelsen/Werner Krüper; **S. 474:** Shutterstock.com/StanislauV; **S. 475:** 2: Shutterstock.com/Sirirat; **S. 475:** 3: Shutterstock.com/SIRIKWAN DOKUTA; **S. 476:** l.u.: Cornelsen/Werner Krüper; **S. 477:** 4: Shutterstock.com/chinasong; **S. 477:** 5: Shutterstock.com/GagliardiPhotography; **S. 477:** 6: Shutterstock.com/Suttha Burawonk; **S. 477:** 7: mauritius images/alamy stock photo/BSIP SA; **S. 477:** 8: mauritius images/Science Photo Library/Juan Gaertner; **S. 477:** 9: mauritius images/Science Source; **S. 477:** l.o.: mauritius images/alamy stock photo/Juan Aunion; **S. 477:** l.u.: Shutterstock.com/Oxford Media Library; **S. 478:** Shutterstock.com/Lorena Garibo; **S. 479:** Cornelsen/Werner Krüper; **S. 480:** Cornelsen/Werner

Krüper; **S. 481:** Shutterstock.com/FTiare; **S. 482:** 1: Shutterstock.com/Antonio Guillem; **S. 482:** u.: Cornelsen/Werner Krüper; **S. 483:** l.: Shutterstock.com/Plateresca; **S. 483:** r.: Cornelsen/Werner Krüper; **S. 484:** Shutterstock.com/Halfpoint; **S. 485:** 2: Shutterstock.com/fizkes; **S. 485:** 3: Shutterstock.com/Kristi Blokhin; **S. 485:** 4: Shutterstock.com/Halfpoint; **S. 486:** Cornelsen/Werner Krüper; **S. 488:** Shutterstock.com/De Visu; **S. 489:** 2: Shutterstock.com/Drazen Zigic; **S. 489:** r.: Cornelsen/Werner Krüper; **S. 490:** Shutterstock.com/FTiare; **S. 491:** 1: Shutterstock.com/RossHelen; **S. 491:** o.: Cornelsen/Werner Krüper; **S. 493:** 2: Cornelsen/Werner Krüper; **S. 494:** 1: Shutterstock.com/Edinburghcitymom; **S. 494:** r.u.: Cornelsen/Werner Krüper; **S. 495:** Cornelsen/Werner Krüper; **S. 496:** Cornelsen/Werner Krüper; **S. 497:** 3.v.o.: Shutterstock.com/Photoroyalty; **S. 497:** 4.v.o.: Cornelsen/Werner Krüper; **S. 497:** 5.v.o.: Shutterstock.com/Nehris; **S. 497:** o.: Shutterstock.com/Kzenon; **S. 498:** 2: Shutterstock.com/pryzmat; **S. 499:** 3: Shutterstock.com/BlueSkyImage; **S. 500:** Cornelsen/Werner Krüper; **S. 501:** 3: Shutterstock.com/Baloncici; **S. 501:** 4: Shutterstock.com/David Herraez Calzada; **S. 501:** r.: Cornelsen/Werner Krüper; **S. 503:** Shutterstock.com/sebra; **S. 504:** 1: Shutterstock.com/Fotoluminate LLC; **S. 504:** 2: Shutterstock.com/TisforThan; **S. 505:** 3: Shutterstock.com/wellphoto; **S. 505:** l.: Cornelsen/Werner Krüper; **S. 507:** 4: Shutterstock.com/Robert Przybysz; **S. 508:** Shutterstock.com/H_Ko; **S. 509:** 2: mauritius images/Science Source/Southern Illinois University; **S. 509:** 3: Shutterstock.com/Avatar_023; **S. 510:** 1: Shutterstock.com/Tagwaran; **S. 511:** Shutterstock.com/yurakrasil; **S. 512:** Cornelsen/Werner Krüper; **S. 513:** 1: Shutterstock.com/creativemarc; **S. 513:** r.o.: Shutterstock.com/JLco Julia Amaral; **S. 513:** r.u.: Cornelsen/Werner Krüper; **S. 514:** Shutterstock.com/Jelena Stanojkovic; **S. 515:** Shutterstock.com/Streltsova Anna; **S. 516:** Shutterstock.com/Alexander Raths; **S. 517:** 2: Shutterstock.com/Gorodenkoff; **S. 517:** 3: Shutterstock.com/VALUA VITALY; **S. 518:** Shutterstock.com/Yuganov Konstantin; **S. 519:** 2: Shutterstock.com/Busra Ispir; **S. 519:** r.: Cornelsen/Werner Krüper; **S. 520:** Cornelsen/Werner Krüper; **S. 521:** 1: Shutterstock.com/Kyrylo Ryzhov; **S. 521:** 2: Shutterstock.com/Sergey Peterman; **S. 522:** Shutterstock.com/PeopleImages.com – Yuri A; **S. 524:** Shutterstock.com/Artush; **S. 526:** Shutterstock.com/JLco Julia Amaral; **S. 527:** 1: Shutterstock.com/Newman Studio; **S. 527:** o.: Shutterstock.com/Vadym Lavra; **S. 528:** 1: Shutterstock.com/Billion Photos; **S. 528:** 2: Shutterstock.com/Robert Kneschke; **S. 529:** Shutterstock.com/fizkes; **S. 530:** Shutterstock.com/nimito; **S. 532:** 1: Shutterstock.com/GBJSTOCK; **S. 532:** 2: akg-images/Purkiss Archive/Anne Purkiss; **S. 533:** 3: Cornelsen/Werner Krüper; **S. 533:** 4: Shutterstock.com/New Africa; **S. 534:** 1+r.m.: Cornelsen/Werner Krüper; **S. 534:** 2: Shutterstock.com/Orawan Pattarawimonchai; **S. 536:** Shutterstock.com/Lightspring; **S. 537:** Shutterstock.com/Alexander Raths; **S. 538:** 1: Shutterstock.com/vered shutzman; **S. 538:** 2: Shutterstock.com/Lucigerma; **S. 539:** 3: akg-images/Hervé Champollion; **S. 540:** Cornelsen/Werner Krüper; **S. 542:** Cornelsen/Werner Krüper; **S. 543:** Cornelsen/Werner Krüper; **S. 544:** 1: Shutterstock.com/fizkes; **S. 544:** 2: Shutterstock.com/Kzenon; **S. 545:** 3: Shutterstock.com/Ground Picture; **S. 545:** 4: Shutterstock.com/jd8; **S. 545:** 5: Shutterstock.com/Traveller70; **S. 546:** Shutterstock.com/Vadym Lavra; **S. 547:** Cornelsen/Werner Krüper; **S. 548:** Cornelsen/Werner Krüper; **S. 549:** 1: Shutterstock.com/Fotokon; **S. 549:** o.: Shutterstock.com/belushi; **S. 550:** Bridgeman Images/Lebrecht Music Arts; **S. 551:** Verlag Kiepenheuer & Witsch GmbH & Co. KG; **S. 552:** Cornelsen/Werner Krüper; **S. 553:** Shutterstock.com/Monkey Business Images; **S. 554:** 1: Shutterstock.com/Tero Vesalainen; **S. 554:** 2: Shutterstock.com/Alliance; **S. 555:** l.: Shutterstock.com/fizkes; **S. 555:** r.: Shutterstock.com/ShotPrime Studio; **S. 556:** Shutterstock.com/SvetaZi; **S. 558:** Shutterstock.com/Jes2u.photo; **S. 559:** r.o.: Shutterstock.com/BearFotos; **S. 559:** r.u.: Shutterstock.com/stockfour; **S. 560:** o.: Cornelsen/Werner Krüper; **S. 560:** u.: Shutterstock.com/VH-studio; **S. 562:** Fotos: Shutterstock.com/Sotnikov Misha; Rahmen: Lola Says Pty Ltd.; **S. 565:** Shutterstock.com/Halfpoint; **S. 566:** Shutterstock.com/MariaBorovkova; **S. 567:** Cornelsen/Werner Krüper; **S. 568:** 1: Shutterstock.com/Patila; **S. 568:** 2: Cornelsen/Werner Krüper; **S. 569:** Cornelsen/Werner Krüper; **S. 570:** Cornelsen/Werner Krüper; **S. 571:** Shutterstock.com/David Pereiras; **S. 572:** Shutterstock.com/Rynio Productions; **S. 573:** 2+3: Imago Stock & People GmbH/epd-bild/Werner Krüper; **S. 573:** 4: Hermann Bock GmbH, Verl; **S. 573:** 5: Shutterstock.com/Zamrznuti tonovi; **S. 574:** 2: Shutterstock.com/Dmytro Zinkevych; **S. 575:** 3: Shutterstock.com/Halfpoint; **S. 575:** 4: Shutterstock.com/Robert Kneschke; **S. 576:** Shutterstock.com/belushi; **S. 577:** 1: Shutterstock.com/Lopolo; **S. 577:** o.: Shutterstock.com/Halfpoint; **S. 578:** 1: Shutterstock.com/MPH Photos; **S. 578:** 2: Shutterstock.com/Designua; **S. 579:** Shutterstock.com/Robert Kneschke; **S. 580:** 1: Shutterstock.com/Ruslan Huzau; **S. 580:** 2: Hochschule Osnabrück, Fakultät Wirtschafts- und Sozialwissenschaften; **S. 581:** r.: Cornelsen/Werner Krüper; **S. 582:** 1: Shutterstock.com/Miriam Doerr Martin Frommherz; **S. 582:** l.o.+r.: Cornelsen/Werner Krüper; **S. 583:** l.o.+m.l.+r.o.+m.r.+u.r.: Cornelsen/Werner Krüper; **S. 583:** l.u.: Shutterstock.com/Halfpoint; **S. 583:** m.o.: Shutterstock.com/Halfpoint; **S. 583:** m.u.: Shutterstock.com/encierro; **S. 584:** 1: Shutterstock.com/Viktoriia Hnatiuk; **S. 584:** 2: Shutterstock.com/Halfpoint; **S. 584:** l.: Cornelsen/Werner Krüper; **S. 585:** 3: Shutterstock.com/Toa55; **S. 585:** l.: Cornelsen/Werner Krüper; **S. 586:** 1: Shutterstock.com/SimonWest; **S. 586:** 2: Shutterstock.com/sasirin pamai; **S. 586:** l.: Cornelsen/Werner Krüper; **S. 587:** Cornelsen/Werner Krüper; **S. 588:** 1: Cornelsen/Werner Krüper; **S. 588:** 2: Deutsche Alzheimer Gesellschaft e.V. Selbsthilfe Demenz; **S. 589:** yourphototoday/ABK/SUPERBILD/BSIP; **S. 590:** Cornelsen/Werner Krüper; **S. 591:** 1: Shutterstock.com/Daniel Megias; **S. 591:** 2: Shutterstock.com/JIN Architects; **S. 592:** Shutterstock.

com/Halfpoint; **S. 593:** Cornelsen/Werner Krüper; **S. 594:** Cornelsen/Werner Krüper; **S. 595:** Shutterstock.com/pikselstock; **S. 597:** Cornelsen/Werner Krüper; **S. 598:** dpa Picture-Alliance/Bodo Marks; **S. 600:** Cornelsen/Werner Krüper; **S. 602:** Cornelsen/Werner Krüper; **S. 604:** Shutterstock.com/pikselstock; **S. 605:** Shutterstock.com/OndroM; **S. 606:** Shutterstock.com/Ingo Bartussek; **S. 607:** mauritius images/alamy stock photo/BSIP SA/A. NOOR; **S. 611:** 1: Shutterstock.com/Ground Picture; **S. 611:** o.: Cornelsen/Werner Krüper; **S. 612:** Cornelsen/Werner Krüper; **S. 613:** 1: Imago Stock & People GmbH/Westend61/Uwe Umstätter; **S. 613:** 2: mauritius images/alamy stock photo/Juergen Ritterbach; **S. 613:** 3+r.m.: Cornelsen/Werner Krüper; **S. 614:** Shutterstock.com/OndroM; **S. 615:** Shutterstock.com/Robert Kneschke; **S. 616:** 1: Cornelsen/Werner Krüper; **S. 616:** 2: Shutterstock.com/kipgodi; **S. 617:** 3: Shutterstock.com/New Africa; **S. 617:** 4: Shutterstock.com/MIND AND I; **S. 618:** 1: Shutterstock.com/MisterStock; **S. 618:** u.: Cornelsen/Werner Krüper; **S. 621:** 1: Cornelsen/Werner Krüper; **S. 621:** 2: Shutterstock.com/Sarah B Fotos; **S. 621:** 3: Shutterstock.com/Africa Studio; **S. 622:** Shutterstock.com/Robert Kneschke; **S. 623:** Cornelsen/Werner Krüper; **S. 624:** Shutterstock.com/Robert Kneschke; **S. 625:** Shutterstock.com/Ekaterina Gladskikh; **S. 626:** Cornelsen/Werner Krüper; **S. 627:** Shutterstock.com/Gorodenkoff; **S. 628:** Shutterstock.com/VH-studio; **S. 630:** Shutterstock.com/Andrey_Popov; **S. 632:** Shutterstock.com/New Africa; **S. 633:** 2: Shutterstock.com/ok_fotoday; **S. 633:** 3: Shutterstock.com/Vadarshop; **S. 634:** 1: Shutterstock.com/fast-stock; **S. 634:** 2: Shutterstock.com/Pixel-Shot; **S. 634:** 3: Shutterstock.com/SGr; **S. 635:** Cornelsen/Werner Krüper; **S. 636:** 1: Shutterstock.com/Petair; **S. 636:** 2: Shutterstock.com/VBentley; **S. 638:** Shutterstock.com/Ekaterina Gladskikh; **S. 639:** Shutterstock.com/fizkes; **S. 641:** Shutterstock.com/Gorodenkoff; **S. 643:** 2: Shutterstock.com/Deflet; **S. 643:** u.: Cornelsen/Werner Krüper; **S. 644:** Shutterstock.com/VectorPot; **S. 645:** Cornelsen/Werner Krüper; **S. 646:** 1.: Shutterstock.com/Stock-Asso; **S. 646:** 2.: Shutterstock.com/Miriam Doerr Martin Frommherz; **S. 646:** 3.: Shutterstock.com/PaO_STUDIO; **S. 647:** 4: Shutterstock.com/fizkes; **S. 647:** Copyright © 2024 by Bundesärztekammer. All rights reserved; **S. 648:** 1+2: Kubivent Sitz- und Liegepolster GmbH, Urbach; **S. 648:** 3: Shutterstock.com/Andrey_Popov; **S. 648:** 4: HelloBetter.de; **S. 649:** Shutterstock.com/fizkes

Übersicht zu den Videos

Dieses Buch bietet Ihnen viele zusätzliche Erklär- und Lernvideos.
Video-Tipps in den Kapiteln weisen Sie auf die passenden Themen und Inhalte hin:

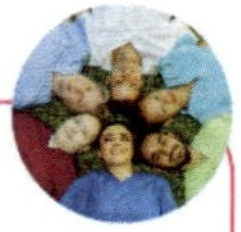

Video-Tipp
Im Interviewfilm *Berufliches Selbstverständnis* gibt es ganz persönliche Einblicke zum Qualifikationsmix und wie wir unsere Rolle verstehen.

Mithilfe der kostenlosen **Cornelsen Lernen App** können Sie alle Videos zu diesem Buch auf Ihr Smartphone oder Tablet laden.
So haben Sie die Inhalte jederzeit griffbereit:

1. Laden Sie die kostenlose **Cornelsen-Lernen-App** herunter.
2. Öffnen Sie die App: Log-in mit Ihren Kundendaten oder kostenlos registrieren.
3. Wählen Sie in der App das hybride Materialpaket zur Pflegefachassistenz aus oder geben Sie die Buchseite ein, auf der Sie den passenden Video-Tipp entdeckt haben.
4. Klicken Sie das gewünschte Video in der Übersicht an. Sogleich werden Ihnen die Inhalte angezeigt.

Weitere Informationen zur App finden Sie auf www.cornelsen.de oder hier:

Wir danken allen Beteiligten, insbesondere dem Bildungszentrum für Pflegeberufe der DRK-Schwesternschaft Berlin und dem Evangelischen Seniorenzentrum Hasenheyer-Stift in Potsdam, für die Zusammenarbeit und Unterstützung bei den Video- und Fotoaufnahmen zu diesem Buch.